Jürgen Nöhring
Wörterbuch Medizin
Englisch–Deutsch

Dr. med. Jürgen Nöhring

Dictionary of Medicine

English
German

containing approximately 55,000 terms

1984

Verlag Harri Deutsch · Thun · Frankfurt/M.

Dr. med. Jürgen Nöhring

Wörterbuch Medizin

Englisch
Deutsch

Mit etwa 55 000 Wortstellen

1984
Verlag Harri Deutsch · Thun · Frankfurt/M.

Fachgutachter: MR Prof. Dr. med. habil. *L. Pickenhain*

Eingetragene (registrierte) Warenzeichen sowie Gebrauchsmuster und Patente sind in diesem Wörterbuch nicht ausdrücklich gekennzeichnet. Daraus kann nicht geschlossen werden, daß die betreffenden Bezeichnungen frei sind oder frei verwendet werden können.

CIP-Kurztitelaufnahme der Deutschen Bibliothek

Nöhring, Jürgen:
Wörterbuch Medizin: engl.-dt./von Jürgen Nöhring. —
Thun; Frankfurt/M.: Deutsch, 1984.
ISBN 3-87144-725-0
NE: HST

ISBN 3-87144-725-0

Lizenzausgabe für den Verlag Harri Deutsch, Thun
© VEB Verlag Technik, Berlin, 1984
Printed in the German Democratic Republic
Satz: Fotosatz Druckerei Neues Deutschland, Berlin
Offsetdruck und buchbinderische Verarbeitung:
Druckerei „Thomas Müntzer", 5820 Bad Langensalza

Vorwort

Bedingt durch den ständigen Fortschritt des medizinischen Fachwissens, eine stetig wachsende internationale wissenschaftliche Zusammenarbeit sowie den Austausch wissenschaftlicher Ergebnisse und Publikationen kommt dem fachspezifischen sprachvermittelnden Wörterbuch eine wichtige Rolle zu.
Auch auf medizinischem Gebiet mit einerseits feststehendem Wortschatz werden im Zuge der Wissenschaftsentwicklung immer wieder sprachliche Neuschöpfungen in die Fachsprache aufgenommen, welche dem Nichtfachmann häufig ungeläufig sind. Durch den hohen Grad der Spezialisierung auf den Teilgebieten der Medizin sind bestimmte Wortinhalte selbst für den medizinisch Vorgebildeten nicht immer sofort erfaßbar.
Das vorliegende englisch-deutsche „Wörterbuch Medizin" ist das Ergebnis einer mehrjährigen Sichtung englischsprachiger medizinischer Fachliteratur. Bei der Auswahl des Wortgutes sind im weitesten Sinne alle Teilgebiete der Medizin berücksichtigt worden, ohne dabei einen Anspruch auf Vollständigkeit erheben zu wollen.
Das Anliegen dieses Fachwörterbuchs ist es, all jenen, die mit englischsprachiger medizinischer Fachliteratur in Berührung kommen, ein praktisches Arbeitsmittel in die Hand zu geben, das sie befähigt, über die in wissenschaftlichen Publikationen vielfach verwendeten Internationalismen hinaus schnell und sicher den fremdsprachigen Fachtext in seinem spezifischen Inhalt zu erschließen.
Das Wörterbuch wendet sich somit an wissenschaftlich und klinisch tätige Ärzte, an Studenten der Medizin in den vorklinischen und klinischen Semestern, an das mittlere medizinische Personal sowie an alle an englischer medizinischer Literatur Interessierten ebenso wie an Sprachmittler, denen damit die Erschließung der medizinischen Fachterminologie erleichtert werden soll.
Besonderer Dank gilt an dieser Stelle den Mitarbeitern des Wörterbuchlektorats des Verlags für ihre unermüdlichen kritischen Hinweise und Anregungen bei der Gestaltung des Manuskripts.
In Anbetracht des hohen Spezialisierungsgrads wird auch dieses Wörterbuch nicht frei von Unzulänglichkeiten sein.
Autor und Verlag sind deshalb für sachdienliche kritische Hinweise zur weiteren Verbesserung des Wörterbuchs sowie für Vorschläge von notwendigen Ergänzungen des Wortbestands dankbar.
Wir bitten, diese an den Verlag Harri Deutsch, Gräfstr. 47, D-6000 Frankfurt (Main) 90, zu richten.

Jürgen Nöhring

BENUTZUNGSHINWEISE

1. Beispiele für die alphabetische Ordnung

black cancer
~ induration
~ phthisis
~ smallpox
~ vomit[ing]
Black death
blackhead
blackout
bladder
bleed/to
~ to death
bleeder
bleeding
blind/to
blind
blind
~ spot
blindness

J stomach
jacket
~ crown
jaundice
jaundiced/to be
jejunal
jejunectomy
jejunitis
jejunogastric
jejuno-ileal
jejuno-ileum
jejunojejunostomy

labour
● to be in ~
~ at [full] term
LAD
Laennec's cirrhosis

2. Bedeutung der Zeichen

/	amputate/to = to amputate
( )	paralytic squint (strabismus) = paralytic squint *or* paralytic strabismus juveniler Hypertonus (Bluthochdruck) = juveniler Hypertonus *oder* juveniler Bluthochdruck
[ ]	antihaemorrhagic [agent] = antihaemorrhagic agent *or* antihaemorrhagic Streck[ungs]paraplegie = Streckungsparaplegie *oder* Streckparaplegie
( )	Diese Klammern enthalten Erklärungen
Am	American English/amerikanisches Englisch
s.	see/siehe
s. a.	see also/siehe auch
z. B.	for example/zum Beispiel

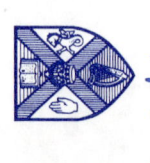

With the compliments of
Department of Applied Plant Science

The Queen's University of Belfast

Agriculture and Food Science Centre,
Newforge Lane, Belfast BT9 5PX,
Northern Ireland, United Kingdom.
Telephone: +44 (0)1232–
Fax: +44 (0)1232–668375

Dorothka, Here are the books, with 10 x photocopies of the first seven pages in case the students haven't bought their own copies yet. I can renew the books over the phone when the loan period is up.

Tim

A

a. s. 1. anterior; 2. accommodation; 3. artery
A bile A-Galle f, Galle f aus Gallengängen und Gallenblase
aa s. ana [partes aequales]
abacterial abakteriell, nichtbakteriell, bakterienlos; steril, keimfrei
~ **meningitis** abakterielle Meningitis f, Virusmeningitis f, aseptische (idiopathische) Gehirnhautentzündung f, Meningitis f serosa (lymphocytaria benigna)
Abadie's sign Abadiesches Zeichen n (1. Achillessehnenunempfindlichkeit bei Tabes dorsalis; 2. Augenlidheberkrampf bei Morbus Basedow)
abalienated geistesgestört, [geistes]verwirrt
abalienation Geistesstörung f, Geistesverwirrung f
abapical abapikal, von der Spitze weggerichtet
abarognosis Abarognosis f, Unvermögen n der Gewichtsschätzung
abarticular abartikulär, gelenkfern; extraartikulär
abarticulation Gelenkverrenkung f, Gelenkluxation f, Luxation f
abasia Abasie f, Gehunfähigkeit f
abasic, abatic gehunfähig, Abasie...
Abbe-Zeiss [counting] cell Thoma-Zeiss-Zählkammer f (Blutuntersuchung)
Abderhalden-Kaufmann-Lignac syndrome s. cystinosis
abdomen Abdomen n, Bauch m
abdominal abdominal, Abdominal..., Abdomen..., Bauch...
~ **angina** Abdominalangina f, Angina f abdominalis
~ **aorta coarctation** Bauchaortakoarktation f, Coarctatio f aortae abdominalis
~ **aorta occlusion** Bauchaortenverschluß m
~ **aortic aneurysm** Bauchaortenaneurysma n, Aneurysma n aortae abdominalis
~ **aortic aneurysmectomy** Bauchaortenaneurysmaresektion f
~ **artery** Abdominalarterie f, Bauchschlagader f, Arteria f abdominalis
~ **bandage** Abdominalverband m, Bauchverband m
~ **brain** s. solar plexus
~ **breathing** Abdominalatmung f, Bauchatmung f
~ **cavity** Abdominalhöhle f, Bauchhöhle f, Cavum n abdominis
~ **colic** Abdominalkolik f, Bauchkolik f
~ **cramping** Abdominalkrampf m, Bauchkrampf m
~ **cyst** Abdominalzyste f, Bauchhöhlenzyste f
~ **delivery** s. caesarean section
~ **discomfort** Abdominalunwohlsein n, Bauchbeschwerden pl
~ **distension** Bauchdehnung f, Bauchblähung f
~ **echotomography** Abdominalechotomographie f, Bauchultraschall[schicht]untersuchung f
~ **fistula** Abdominalfistel f, Bauchwandfistel f
~ **ganglion** Abdominalganglion n, Bauch[höhlen]ganglion n
~ **gestation** s. ~ pregnancy
~ **girth** Abdominalumfang m, Bauchumfang m
~ **hernia** Abdominalhernie f, Bauchwandhernie f, Bauchwandbruch m, Hernia f ventralis
~ **hysterectomy** Abdominohysterektomie f, abdominale Hysterektomie f, Hysterectomia f abdominalis, [operative] Gebärmutterentfernung f durch die Bauchhöhle, Schauta-Wertheimsche Operation f
~ **hysterotomy** Abdominalhysterotomie f, abdominale Hysterotomie f, Hysterotomia f abdominalis, [operative] Gebärmuttereröffnung f durch die Bauchhöhle
~ **incision** Abdominalinzision f, Bauchschnitt m, [operative] Bauchhöhleneröffnung f
~ **influenza** Magen-Darm-Grippe f, Virusgastroenteritis f
~ **inguinal ring** Anulus m inguinalis profundus, innerer Leistenring m
~ **laparotomy** s. laparotomy
~ **line** Abdominallinie f, Bauchlinie f
~ **muscle** Bauchmuskel m, Musculus m abdominis
~ **nephrectomy** Abdominalnephrektomie f, Nephrectomia f abdominalis, [operative] Nierenentfernung f durch die Bauchhöhle
~ **pack** Bauchtuch n, Bauchkompresse f
~ **pain** Abdominalschmerz m, Bauchschmerz m, Bauchweh f
~ **paracentesis** Abdominalparazentese f, Abdominozentese f, abdominale Parazentese f, Bauch[höhlen]punktion f
~ **part of the ureter** Pars f abdominalis ureteris
~ **phthisis** Abdominalphthise f, Bauch[höhlen]tuberkulose f
~ **pregnancy** Abdominalgravidität f, Bauchhöhlenschwangerschaft f
~ **prelum** Abdominalpresse f, Bauchpresse f, Prelum n abdominale
~ **ptosis** Abdominalptose f, Viszeroptose f, Bauchhöhleneingeweidesenkung f, Eingeweidesenkung f
~ **pulse** Abdominalpuls m, Pulsus m abdominalis
~ **puncture** s. ~ paracentesis
~ **reference of symptoms** Bauchsymptomatik f
~ **reflex** Abdominalreflex m, Bauch[decken]reflex m
~ **region** Abdominalregion f, Bauchregion f, Regio f abdominalis
~ **respiration** s. ~ breathing
~ **retractor** Abdominalretraktor m, Bauchsperrer m, Bauch[decken]haken m, Bauchdeckenhalter m
~ **rigidity** Bauchdeckenhärte f, Bauchdeckenverhärtung f; bretthartte Bauchdecken fpl

abdominal

- ~ **scissors** Abdominalschere f, Bauchdeckenschere f
- ~ **section** s. ~ incision
- ~ **stalk** s. umbilical cord
- ~ **suction tube** Abdominalsauger m, Bauchsauger m, Bauchhöhlensaugrohr n
- ~ **surgery** Abdominalchirurgie f, Bauchchirurgie f
- ~ **syndrome** Abdominalsyndrom n, Peritonealsyndrom n
- ~ **tap** s. ~ trauma
- ~ **tenderness** Bauchdecken[abwehr]spannung f
- ~ **touch** Abdominalpalpation f, Bauch[wand]abtastung f, Bauchbetastung f, digitale Bauchuntersuchung f
- ~ **trauma** Abdominaltrauma n, Bauchverletzung f
- ~ **tuberculosis** s. ~ phthisis
- ~ **tumour** Abdominaltumor m, Bauch[höhlen]geschwulst f
- ~ **typhus** Abdominaltyphus m, Bauchtyphus m, Typhus m abdominalis
- ~ **viscus** Abdominalorgan n, Bauchorgan n
- ~ **wall** Abdominalwand f, Bauchwand f, Bauchdecke f
- ~ **wall closure** Abdominalwandverschluß m, Bauchdeckenverschluß m
- ~ **wall hernia** s. ~ hernia
- ~ **wound** Abdominalwunde f, Bauchwunde f
- ~ **wound closure** Abdominalwundschluß m, Bauchwundenverschluß m
- ~ **X-ray photograph** Abdomenröntgenbild n, Abdomenübersichtsaufnahme f

abdominalgia s. abdominal pain
abdominocardiac abdomino-kardial, Abdominokardial..., Bauch[höhlen]-Herz-...
abdominocentesis s. abdominal paracentesis
abdominogenital abdomino-genital, Abdominogenital..., Bauch[höhlen]-Genital-...
abdominohysterectomy s. abdominal hysterectomy
abdominohysterotomy s. abdominal hysterotomy
abdominopelvic abdomino-pelvin
abdominoperineal abdomino-perineal, Abdominoperineal..., Bauch[höhlen]-Damm-...
- ~ **resection** abdomino-perineale Resektion f, Abdominoperinealresektion f (Rektum)

abdominoscopy Abdominoskopie f, Bauch[höhlen]spiegelung f, Laparoskopie f
abdominoscrotal abdomino-skrotal, Abdomenskrotum-..., Bauch[höhlen]-Hodensack-...
abdominothoracic abdomino-thorakal, Abdominothorakal..., Bauchhöhlen-Brustkorb-..., Bauch-Brust-...
abdominous großbäuchig
abdominouterotomy s. abdominal hysterotomy
abdominovaginal abdomino-vaginal, Abdominovaginal..., Bauch[höhlen]-Scheiden-...

abdominovesical abdomino-vesikal, Abdominovesikal..., Bauch[höhlen]-Blasen-...
abducens [nerve] s. abducent nerve
abducent abduzierend, wegbewegend, wegführend
- ~ **nerve** Nervus m abducens, Abduzens m, VI. Hirnnerv m
- ~ **nerve paralysis** Abduzensparalyse f, Abduzenslähmung f, Lähmung f des VI. Hirnnerven
- ~ **nucleus** Nucleus m nervi abducens, Abduzenskern m

abduct/to abduzieren, abspreizen, mittels eines Muskels wegziehen
abduction Abduktion f, Abspreizung f, Abspreizen n, Seitwärtsbewegung f
- ~ **paralysis** Abduktionslähmung f

abductor Musculus m abductor, Abduktor m, Abduktionsmuskel m, Abzieher[muskel] m
- ~ **digiti minimi manus [muscle]** Musculus m abductor digiti minimi manus, Kleinfingerabzieher[muskel] m
- ~ **digiti minimi pedis [muscle]** Musculus m abductor digiti minimi pedis, Kleinzehenabzieher[muskel] m
- ~ **hallucis** Musculus m abductor hallucis, Großzehenabzieher[muskel] m
- ~ **hallucis longus [muscle]** Musculus m abductor hallucis longus, langer Großzehenabzieher[muskel] m
- ~ **hallucis muscle** s. ~ hallucis
- ~ **indicis [muscle]** Musculus m abductor indicis, Zeigefingerabzieher[muskel] m
- ~ **muscle** s. abductor
- ~ **paralysis** 1. Abduktorenparalyse f, Abduktionsmuskellähmung f; 2. Glottisöffnerlähmung f, Postikuslähmung f
- ~ **pollicis brevis [muscle]** Musculus m abductor pollicis brevis, kurzer Daumenabzieher[muskel] m
- ~ **pollicis longus [muscle]** Musculus m abductor pollicis longus, langer Daumenabzieher[muskel] m

abenteric abenterisch, extraintestinal, außerhalb des Darmkanals
aberrant aberrierend, abweichend
- ~ **goitre** s. accessory goitre
- ~ **mamma** aberrierende Mamma (Brust) f, Mamma f aberrans (erratica)
- ~ **ureter** aberrierender Ureter m, fehlmündender Harnleiter m

aberration 1. Aberration f, Abweichung f, Abbildungsfehler m (Ophthalmologie); 2. s. dystopia
- ~ **angle** Aberrationswinkel m, Abweichungswinkel m

abetalipoproteinaemia Abetalipoproteinämie f, β-Lipoproteinmangel m im Blut
abiosis s. abiotrophy
abiotic s. abiotrophic
abiotrophic abiotrophisch, abiotisch
- **disease** s. abiotrophy

abiotrophy Abiotrophie f, Abiose f, Lebensunfähigkeit f *(1. embryonale Defekte; 2. normale Bildungen mit reduzierter Lebensenergie)*
ablactation Ablaktation f, Abstillen n, Abstillung f
ablate/to abladieren, amputieren, abtragen, [operativ] entfernen; ablösen
ablation Ablation f, Amputation f, Abtragung f *(von Gliedmaßen)*; Ablösung f *(der Netzhaut)*
ablative ablativ, abladierend, amputierend, abtragend; ablösend
ablepharia Ablepharie f, Fehlen n des Augenlids (Lids)
ablepharous ablepharös, [augen]lidlos
ablepsia Ablepsie f, Blindheit f
abnerval abnerval, vom Nerv[en] weg
abnormal abnorm, ano[r]mal, von der Regel abweichend; mißgebildet
~ **occlusion** s. malocclusion
~ **retinal correspondence** anormale Netzhautabbildung f
abnormalism, abnormality Abnormität f, Anomalie f, Regelwidrigkeit f, Normwidrigkeit f, Naturwidrigkeit f; Mißbildung f, Mißgestalt f
ABO [blood group] system ABO-Blutgruppensystem n, ABO-System n, Landsteinersches System n der Blutgruppeneigenschaften
aboral aboral, vom Munde weggerichtet, mundfern
abort/to 1. abortieren, fehlgebären, eine Fehlgeburt haben, einen Abort haben; einen Abort herbeiführen, abtreiben; 2. nicht zur Entwicklung kommen lassen
~ **a disease** eine Krankheit im Anfangsstadium unterdrücken
abort s. abortion
aborted systole abortive (abgekürzte) Systole f, unvollständige Herzmuskelkontraktion f
abortient, abortifacient einen Abort bewirkend, abortbewirkend, abtreibend
abortifacient [agent] Abortivum n, Abortivmittel n, Abtreibungsmittel n
abortin Abortin n, Bang-Bakterien-Aufschwemmung f, Bangin f
~ **reaction** Abortin[haut]reaktion f
~ **test** Abortin-[Intrakutan-]Test m, Abortinprobe f, Hautprobe f nach Burnet
abortion 1. Abort m, Fehlgeburt f, Ausstoßung f der Leibesfrucht; 2. Abort m, Fehlgeburt f, lebensunfähige Leibesfrucht f; 3. abortiver Krankheitsverlauf m, Verkürzung f einer Krankheit, Krankheitsunterdrückung f
abortive 1. abortiv, abtreibend; 2. abortiv, unfertig, unreif; 3. abgekürzt (leicht) verlaufend
~ **course** abortiver Verlauf (Krankheitsverlauf) m
~ **mitosis** Abortivmitose f
abortus bacillus Abortbazillus m, Brucella f abortus
aboulia Abulie f, [krankhafte] Willenslosigkeit f

aboulic [krankhaft] willenlos
aboulomania s. aboulia
above-knee amputation Oberschenkelamputation f
~**-knee amputee** Oberschenkelamputierter m
~**-knee prosthesis** Oberschenkelprothese f
abrachia Abrachie f, Armlosigkeit f, [angeborenes] Fehlen n der Arme
abrachiocephalia s. acephalobrachia
abrachius Abrachius m, armlose Mißgeburt f
abrade/to ausschaben, auskratzen, kürettieren, eine Abrasion (Ausschabung, Auskratzung, Kürettage) durchführen
abrasion Abrasio[n] f, Ausschabung f, Auskratzung f, Kürettage f
abrasor Kürette f
abreaction Abreaktion f, Abreagieren n *(Enthemmung eines Affekts)*
Abrikosow's tumour Abrikosow-Tumor m, Myoblastenmyom n der Unterlippe *(granuläres Neurom)*
abrosia Fasten n, Nahrungskarenz f, Hungern n
abruption of placenta [vorzeitige] Plazentalösung f
abscess Abszeß m, Eiteransammlung f, eitrige Einschmelzung f, Apostasis f, Apostema n
~ **cavity** Abszeßhöhle f
~ **formation** Abszeßbildung f, Abszedierung f
~ **knife** Abszeßmesser n
~ **lancet** Abszeßlanzette f
abscessus s. abscess
abscission Exzision f, Abschneidung f, Abtrennung f, Amputation f
absence Absentia f, Absence f, Abwesenheit f; kurze Bewußtlosigkeit f
~ **attack** Absentia f epileptica, Absence f, abortiver Epilepsieanfall m, Petit mal n
~ **of the lens** Linsenlosigkeit f, Aphakie f
~ **of the pulse** Pulslosigkeit f, Pulsus m deletus
absinthism Absinthvergiftung f, Absinthintoxikation f
absolute accommodation Absolutakkommodation f
~ **agraphia** absolute Agraphie f, völlige Schreibunfähigkeit f
~ **arrhythmia** absolute Arrhythmie f, vollständige Herzrhythmusstörung f, Pulsus m irregularis perpetuus
~ **glaucoma** totales Glaukom n
~ **refractory period** absolute Refraktärperiode (Refraktärzeit) f
~ **scotoma** Totalskotom n
~ **threshold** Minimal[reiz]schwelle f
absorb/to absorbieren, aufnehmen, aufsaugen, einsaugen
absorbable ligature absorbierbare Ligatur f; Katgutunterbindung f
absorbate Absorbat n, absorbierter Stoff m
absorbed dose absorbierte (aufgenommene) Dosis f
absorbefacient s. absorbent

absorbent

absorbent absorbierend, aufnehmend, aufsaugend, einsaugend
absorbent [agent] Absorbens n, Absorptionsmittel n, aufsaugender (absorbierender) Stoff m, Absorbentium n
absorption Absorption f, Aufnahme f, Aufsaugen n, Einsaugen n
~ **atelectasis** Absorptionsatelektase f, Obstruktionsatelektase f, Obturationsatelektase f, Resorptionsatelektase f, Verstopfungsatelektase f
~ **lens** Absorptionslinse f
absorptive surface Absorptionsoberfläche f
abstinence Abstinenz f, Enthaltung f, Enthaltsamkeit f
~ **delirium** Abstinenzdelir[ium] n, Entzugsdelirium n
~ **phenomenon (symptom)** Abstinenzerscheinung f, Entzugssymptom n
abul[e]ia s. aboulia
abulic s. aboulic
abulomania s. aboulia
AC s. air conduction
a.c. s. ante cibum
Ac globulin s. accelerator globulin
acalcinosis Akalzinose f, Kalziummangel[zustand] m, Kalkmangel m
acalculia Akalkulie f, Rechenstörung f (bei aphasischem Symptomenkomplex)
acampsia Rigidität f, Steifheit f; Versteifung f, Ankylose f
acanthaesthesia Akanthästhesie f, Nadel[stich]gefühl n
acanthoameloblastoma Akanthoameloblastom n
acanthocephaliasis Acanthocephaliasis f, Darminfektion f mit Acanthocephala
acanthocyte Akanthozyt m, Stachelzelle f
acanthocytosis Akanthozytose f, Stachelzellenvermehrung f im Blut
acanthoid stachlig, stachelförmig
acanthokeratodermia Akanthokeratodermie f, Hornhautverdickung f der Hände und Füße
acanthokeratoma Akanthokeratom n, Hyperkeratosis f senilis
acantholysis Akantholyse f, Stachelzellschichtauflösung f der Haut
acantholytic akantholytisch
acanthoma Akanthom[a] n, Stachelzellentumor m, Stachelzellengeschwulst f
acanthopelvis Akanthopelvis n, Pelvis f spinosa, Stachelbecken n
acanthorrhexis Akanthorrhexis f, Stachelzellschichtzerreißung f der Haut
acanthosis Akanthose f, Stachelzellschichtverbreiterung f der Haut, Stachelzellschichthypertrophie f
acanthotic akanthotisch, Akanthose...
acapnia Akapnie f, Kohlensäuremangel m im Blut
acapnial Akapnie..., Kohlensäuremangel...
acapsular akapsulär, kapsellos, ohne Kapsel

acardia Akardie f, Fehlen n des Herzens
acardiac akardial, ohne Herz, herzlos
acardiac[us] Acardi[ac]us m, Akardier m, Mißgeburt f ohne Herz
acardiohaemia Akardiohämie f, Blutmangel m im Herzen
acardiotrophia Akardiotrophie f, Herzatrophie f
acardius s. acardiacus
acarian Milbe f
acariasis Akariasis f, Akarinose f, Milbenbefall m, Milbeninfestation f
acaricide akarizid, milbentötend
acaricide [agent] Akarizid n, Milben[bekämpfungs]mittel n
acarid Krätzmilbe f
acarid[i]an Milben...
acari[n]osis s. acariasis
acarodermatitis Akarodermatitis f, durch Milben verursachte Hautentzündung f
acaroid milbenartig, milbenähnlich
acarophobia Akarophobie f (Angst vor Milbenbefall)
acarotoxic akarotoxisch, milbentötend, milbenzerstörend
Acarus scabiei Acarus m scabiei (siro), Sarkoptesmilbe f, Krätzemilbe f, Sarcoptes f scabiei
acaryote akaryot, [zell]kernlos
acatalasaemia Akatalasämie f, Katalasemangel m im Blut
acatalasia Akatalasie f, [angeborener] Katalasemangel m
acatalepsia Akatalepsie f, Unsicherheit f der Diagnose
acataleptic akataleptisch
acataphasia Akataphasie f, syntaktische Aphasie f (Unfähigkeit zur Satzkonstruktion)
acathectic inkontinent
acathexia Akathexie f, Inkontinenz f
acathisia Akathisie f, Sitzangst f
acaudal, acaudate akaudal, schwanzlos
accelerans s. accelerator nerve
accelerate/to akzelerieren, beschleunigen
acceleration 1. Akzeleration f, Beschleunigung f (z. B. Puls); 2. Akzeleration f, Entwicklungsbeschleunigung f, Wachstumsbeschleunigung f; Entwicklungsverfrühung f
accelerator globulin Akzeleratorglobulin n, Gerinnungsfaktor VI m, Faktor VI m, Proakzelerin n, Akzelerin n, Serum-Ac-Globulin n, Serumakzelerator m
~ **nerve** Akzeleratornerv m, Nervus m accelerans
~ **urinae [muscle]** Musculus m bulbospongiosus
accelerin s. accelerator globulin
accessory akzessorisch, hinzutretend, zusätzlich
~ **cephalic vein** Vena f cephalica accessoria
~ **cuneate nucleus** Nucleus m cuneatus accessorius (Hirnstamm)
~ **gland** Zusatzdrüse f, Glandula f accessoria, akzessorische Drüse f

acephalus

- ~ **goitre** akzessorische Struma f, Nebenkropf m, Struma f accessoria
- ~ **hemiazygous vein** zusätzliche Brustkorblängsvene f, Vena f hemiazygos accessoria, Vena f thoracica longitudinalis sinistra accessoria
- ~ **hepatic artery** zusätzliche Leberarterie f, Arteria f hepatica accessoria
- ~ **lacrimal gland** Glandula f lacrimalis accessoria, Krausesche Drüse f, Ganglion n conjunctivalis (mucosae Krausei)
- ~ **lobe of the lacrimal gland** Nebentränendrüse f, Lobus m accessorius glandulae lacrimalis
- ~ **movement** Mitbewegung f, Zusatzbewegung f, Synkinesie f
- ~ **muscle** Zusatzmuskel m, Begleitmuskel m, Musculus m accessorius
- ~ **nasal cartilage** Cartilago f nasalis accessoria
- ~ **nasal sinus** Nasennebenhöhle f
- ~ **nerve** Zusatznerv m, Begleitnerv m, Nervus m accessorius
- ~ **organs of the eye** Augenanhangsgebilde npl, Augenadnexe f, Adnexa f oculi
- ~ **pancreas** akzessorisches Pankreas n, Nebenbauchspeicheldrüse f, Pancreas n accessorium
- ~ **pancreatic duct** Nebenausführungsgang m der Bauchspeicheldrüse, Ductus m pancreaticus accessorius [Santorini]
- ~ **parotid gland** Nebenohrspeicheldrüse f, Glandula f parotis accessoria
- ~ **peroneal muscle** Musculus m peronaeus accessorius
- ~ **phrenic nerves** Nervi mpl phrenici accessorii
- ~ **placenta** Nebenplazenta f, Placenta f succenturiata
- ~ **saphenous vein** Vena f saphena accessoria
- ~ **sign** s. ~ symptom
- ~ **spleen** Nebenmilz f, Zusatzmilz f, Lien m accessorius
- ~ **stomach** Nebenmagen m
- ~ **symptom** Begleitsymptom n, Zusatzsymptom n
- ~ **thyreoid gland** Nebenschilddrüse f, Glandula f thyreoidea accessoria
- ~ **vertebral vein** Vena f vertebralis accessoria
- **accident** Unfall m, Unfallereignis n
- ~ **neurosis** Unfallneurose f
- **accidental** akzident[i]ell, zufällig eintretend (hinzukommend), nicht zum Krankheitsbild gehörend, bedeutungslos
- ~ **symptom** Zufallssymptom n
- **acclimate/to** s. acclimatize/to
- **acclimatization** Akklimatisation f, Umweltanpassung f, Gewöhnung f an neue Umweltbedingungen; Klimaanpassung f
- **acclimatize/to** [sich] akklimatisieren, [sich] anpassen, [sich] gewöhnen
- **accommodate/to** akkommodieren
- **accommodation** Akkommodation f, Anpassung f, Angleichung f (Zusammensetzungen s. a. unter accommodative)
- ~ **convergence** Akkommodationskonvergenz f
- ~ **phosphene** Akkommodationsphosphen n
- ~ **reflex** Akkommodationsreflex m
- **accommodative** akkommodativ, sich anpassend, sich angleichend
- ~ **asthenopia** Akkommodationsschwäche f
- ~ **astigmatism** Akkommodationsastigmatismus m
- ~ **excess** Akkommodationsüberschuß m
- ~ **failure** Akkommodationsmangel m
- ~ **fatigue** Akkommodationsermüdung f
- ~ **insufficiency** Akkommodationsschwäche f
- ~ **paralysis** Akkommodationsparalyse f, Akkommodationslähmung f
- ~ **spasm** Akkommodationsspasmus m, Akkommodationskrampf m
- ~ **squint (strabismus)** Akkommodationsschielen n, Strabismus m accommodativus
- **accompanying sciatic nerve artery** Begleitarterie f des Nervus ischiadicus, Arteria f comitans nervi ischiadici
- **accouchement** Accouchement n, Entbindung f, Geburt f (Zusammensetzungen s. unter birth)
- **accoucheur** Geburtshelfer m
- **accoucheur's hand** Geburtshelferhand f, Geburtshelferstellung f der Hand
- **accoucheuse** Geburtshelferin f, Hebamme f
- **accumulation disease** Speicherkrankheit f
- **ACD solution** s. anticoagulant acid citrate dextrose solution
- **acellular** azellulär, zellenlos
- **acephalia** Azephalie f, [angeborenes] Fehlen n des Kopfes
- **acephalic** azephal, ohne Kopf, kopflos
- **acephalobrachia** Azephalobrachie f, [angeborenes] Fehlen n von Kopf und Armen
- **acephalobrachius** Azephalobrachius m, Mißgeburt f ohne Kopf und Arme
- **acephalocardia** Azephalokardie f, [angeborenes] Fehlen von Kopf und Herz
- **acephalocardius** Azephalokardius m, Mißgeburt f ohne Kopf und Herz
- **acephaloch[e]iria** Azephaloch[e]irie f, [angeborenes] Fehlen n von Kopf und Händen
- **acephaloch[e]irus** Azephaloch[e]irus m, Mißgeburt f ohne Kopf und Hände
- **acephalocyst** Azephalozyste f, Hydatide f, Echinokokkusblase f
- **acephalogaster** Azephalogaster m, Mißgeburt f ohne Kopf, Brustkorb und Bauch
- **acephalopodia** Azephalopodie f, [angeborenes] Fehlen n von Kopf und Füßen
- **acephalopodius** Azephalopodius m, Mißgeburt f ohne Kopf und Füße
- **acephalorrhachia** Azephalorrhachie f, [angeborenes] Fehlen n von Kopf und Wirbelsäule
- **acephalorrhachus** Azephalorrhachus m, Mißgeburt f ohne Kopf und Wirbelsäule
- **acephalothorax** Azephalothorax m, Mißgeburt f ohne Kopf und Brustkorb
- **acephalous** azephal, ohne Kopf, kopflos
- **acephalus** Azephalus m, Mißbildung f ohne Kopf

acervulus

acervulus Acervulus *m* [cerebri], Hirnsand *m*
acescent sauer, säuerlich, azid
acetabular azetabular, Azetabulum..., Hüft[gelenk]pfannen...
~ **bone** Os *n* acetabuli
~ **branch of the medial femoral circumflex artery** Arteria *f* acetabuli, Ramus *m* acetabularis arteriae obturatoriae
~ **fossa** Fossa *f* acetabuli, Hüft[gelenk]pfannengrube *f*, Hüftgelenkpfanne *f*
~ **fracture** Hüft[gelenk]pfannenbruch *m*
~ **labrum** Labrum *n* acetabulare (articulare articulationis coxae), Gelenklippe *f* am Hüftgelenk
~ **notch** Incisura *f* acetabuli
acetabulectomy Azetabulektomie *f*, operative Azetabulumentfernung *f*, Hüft[gelenks]pfannenexstirpation *f*
acetabuloplasty Azetabuloplastik *f*, Azetabulumrekonstruktion *f*, Hüft[gelenks]pfannenwiederherstellung *f*
acetabulum Azetabulum *n*, Hüftgelenkspfanne *f*
~ **cup** Hüftgelenkspfannenprothese *f*
~ **reamer** Azetabulumfräser *m*, Pfannenfräser *m*
acetaldehyde dehydrogenase Azetaldehyddehydrogenase *f (Enzym)*
acetanilid Acetanilid *n (Antipyretikum)*
acetazolamide Azetazolamid *n (Karboanhydrasehemmstoff)*
acetomorphine Dia[zetyl]morphin *n*, Heroin *n (Rauschgift)*
acetonaemia Azetonämie *f*, Vorhandensein *n* von Azetonkörpern im Blut
acetonaemic azetonämisch
acetonasthma Azetonasthma *n*, Dyspnoe *f* bei Azetonämie
acetone body Azetonkörper *m*, Ketonkörper *m*
acetonuria Azetonurie *f*, Azetonkörperausscheidung *f* im Urin
acetophenetidin Azetphenetidin *n*, Phenazetin *n (Analgetikum, Antipyretikum)*
acetyl CoA *s.* ~ **coenzyme A**
~ **coenzyme A** Azetyl-Koenzym A *n*, Azetyl-CoA, aktives Azetat *n*
~ **coenzyme A carboxylase deficiency** Azetyl-CoA-Karboxylase-Mangel *m*
acetylase Azetylase *f (Enzym)*
acetylation Azetylierung *f*
acetylcholine Azetylcholin *n (Überträgersubstanz cholinerger Nervenimpulse)*
acetylcholinesterase Azetylcholinesterase *f*, Azetylcholinhydrolase *f (Enzym)*
acetylcysteine Azetylzystein *n*
acetyldigitoxin Azetyldigitoxin *n (Herzglykosid)*
acetylglucosamine Azetylglukosamin *n*
acetylization Azetylierung *f*, Azetylgruppenübertragung *f*, Azetylgruppenanlagerung *f*
acetylmuramic acid Azetylmuraminsäure *f*
acetylsalicylic acid Azetylsalizylsäure *f*, Aspirin *n (Antirheumatikum, Analgetikum)*

acetylsulphonamide Azetylsulfonamid *n (Konjugationsprodukt der Leber)*
AcG *s.* accelerator globulin
achalasia Achalasie *f*, Erschlaffungsunfähigkeit *f* eines Schließmuskels
~ **of the cardia** Kardiaachalasie *f*, Kardiospasmus *m*, Magenmundkrampf *m*
ache/to schmerzen, weh tun, Schmerzen bereiten
ache Schmerz *m*
acheilia Ach[e]ilie *f*, [angeborenes] Fehlen *n* der Lippen, Lippenlosigkeit *f*
acheilous lippenlos, ohne Lippen
acheilus Acheilus *m*, Lippenloser *m*, Mißgeburt *f* ohne Lippen
acheiria Acheirie *f*, [angeborenes] Fehlen *n* der Hände
acheirous handlos, ohne Hände
acheirus Acheirus *m*, Mißgeburt *f* ohne Hände
achilia *s.* acheilia
Achilles bursa Achillessehnenschleimbeutel *m*, Bursa *f* tendinis calcanei (achillea profunda)
~ **jerk** Achillessehnenreflex *m*
~ **tendon** Achillessehne *f*, Tendo *f* musculi tricipitis surae [Achilli], Tendo *f* calcaneus (Achilles)
~ **tendon lesion** Achillessehnenverletzung *f*
~ **tendon reflex** Achillessehnenreflex *m*, ASR
~ **tendon sign** Achillessehnenzeichen *n*
achillobursitis Achillobursitis *f*, Schleimbeutelentzündung *f* der Achillessehne
achillodynia Achillodynie *f*, Achillessehnenschmerz *m*
achillorrhaphy Achillorrhaphie *f*, Achillessehennennaht *f*
achillorrhexis Achillorrhexis *f*, Achillessehnenruptur *f*, Achillessehnenriß *m*
achillotenotomy Achillotenotomie *f*, Achillessehnendurchtrennung *f*
achillotomy Achillotomie *f*, Achillessehneninzision *f*, Achillessehnenschnitt *m*
achiria *s.* acheiria
achlorhydria Achlorhydrie *f*, Fehlen *n* der Salzsäure im Magensaft
achlorhydric achlorhydrisch, salzsäurefrei
~ **anaemia** achlorhydrische (essentielle hypochrome) Anämie *f*
achloro[ble]psia Achloroblepsie *f*, Achloropsie *f*, Grünblindheit *f*
achluophobia Achluophobie *f (Angst vor Dunkelheit)*
acholia Acholie *f*, Gallenmangel *m*; unterbrochene Gallensekretion *f*
acholic acholisch, gallenlos, gallefrei, Gallenmangel...
acholuria Acholurie *f*, Fehlen *n* von Bilirubin im Urin
acholuric acholurisch
achondroplasia *s.* chondrodystrophia
achondroplastic dwarf achondroplastischer (chondrodystropher) Zwerg *m*
achondroplasty *s.* chondrodystrophia

achreocythaemia Achreozythämie f, hypochrome Anämie f
achrestic anaemia achrestische Anämie f
achroacyte Lymphozyt m, Lymphzelle f, Lymphkörperchen n (Zusammensetzungen s. unter lymphocyte)
achroacytosis Achroazytose f, Lymphozythämie f
achroiocythaemia s. achreocythaemia
achromacyte s. achromatocyte
achromasia 1. Achromasie f, Minderfärbung f, Nichtfärbung f (Histologie); 2. s. achromia
achromate Achromat[e] m, Farbenblinder m
achromatic achromatisch, farblos
~ figure (spindle) achromatische Figur (Spindel) f, Mitosespindel f
achromatin Achromatin n (nicht färbbarer Teil des Zellkerngerüsts)
achromatism Achromatismus m, Farblosigkeit f
achromatocyte Achroma[to]zyt m, entfärbter Erythrozyt m, Erythrozytenschatten m
achromatolysis Achromatolyse f (Herauslösen des Achromatin aus der Zelle)
achromatophil achromatophil, nicht Farbe annehmend, nicht färbbar
achromatophil Achromatophiler m, Nichtfärbbarer m (z. B. Mikroorganismus)
achromatophilia Achromatophilie f, Nichtfärbbarkeit f
achromatopsia Achromatopsie f, absolute (totale) Farbenblindheit f, Visus m decoloratus
achromatosis Achromatosis f, Pigmentmangel m, Pigmentarmut f (z. B. bei Albinismus)
achromatous farblos; nichtpigmentiert
achromaturia Achromaturie f, Farblosigkeit f des Urins
achromia Achromie f, Achromasie f, Farblosigkeit f; Pigmentmangel m, Pigmentarmut f
achromic achrom, farblos; pigmentarm
achromoderma Achromoderma n, farblose (pigmentarme) Haut f
achromodermia Achromodermie f, Pigmentlosigkeit f der Haut
achromotrichia Achromotrichie f, Pigmentlosigkeit f der Haare
achromous s. achromic
achylanaemia hypochrome mikrozytäre Anämie f, essentielle hypochrome Anämie f
achylia Achylie f, Chylusmangel m, Saftmangel m
achylic achylisch, keinen Chylus [mehr] absondernd, Chylusmangel...
~ chloranaemia achylische Chloranämie f (Eisenmangelanämie durch Salzsäuremangel im Magen)
achylosis s. achylia
achymia Achymie f, Chymusmangel m
achymous Chymusmangel...
acid acriflavine Akriflavinhydrochlorid n
~-base balance (equilibrium) Säure-Basen-Gleichgewicht n

~-base metabolism Säure-Basen-Haushalt m
~-base status Säure-Basen-Status m
~ cell Parietalzelle f, Belegzelle f, [salz]säureproduzierende Zelle f (der Magenschleimhaut)
~-fast säurefest, säurebeständig
~-fastness Säurefestigkeit f, Säurebeständigkeit f
~-forming säurebildend, säureproduzierend (z. B. Bakterien)
~ fuchsin saures Fuchsin n (Gewebefarbstoff)
~ intoxication Säureintoxikation f, Säurevergiftung f
~-labile säurelabil, säureunbeständig
~ maltase deficiency Pompesche Krankheit f, Pompesches Syndrom n, Glykogenose f Typus III, Cardiomegalia f glycogenica, kardiale Glykogenspeicherkrankheit f
~ phosphatase saure Phosphatase f (Enzym)
~-resistant säureresistent, säurefest, säurebeständig
acidaemia s. acidosis
acidaminuria s. amino aciduria
acidic sauer, azid
acidification Ansäuern, n, Säuerung f, Azidifikation f
acidify/to [an]säuern, sauer machen, azidifizieren
acidimeter Azidimeter n, Säure[gehalts]messer m
acidimetric azidimetrisch, säure[gehalts]bestimmend
acidimetry Azidimetrie f, Säure[gehalts]messung f
acidism s. acid intoxication
acidity Azidität f, Säuregrad m, Säuregehalt m
acidocyte azidophiler (eosinophiler) Leukozyt m, Eosinophiler m
acidocytopenia Eosinopenie f, Eosinophilenverminderung f, Eosinophilenmangel m
acidocytosis Eosinophilie f, Eosinophilenvermehrung f
acidogenic azidogen, säurebildend, säureproduzierend
acidometer s. acidimeter
acidopenia s. acidocytopenia
acidophilia 1. Azidophilie f, Oxyphilie f (Färbung mit sauren Farbstoffen); 2. s. acidocytosis
acidophilic 1. azidophil, säurefreundlich, säureliebend; säurefärbend; 2. eosinophil
acidophilus milk Azidobakterienmilch f, Laktobakterienaufschwemmung f
acidoresistance Säureresistenz f, Säurefestigkeit f, Säurebeständigkeit f
acidosis Azidose f, Azidämie f, Vermehrung f der Säuren im Blut, Blut-pH-Senkung f
acidotic azidotisch, Azidose..., Azidämie...
acidulant [agent] ansäuerndes Mittel n
acidulate/to [an]säuern, sauer machen
aciduria Azidurie f, Säureausscheidung f im Urin
aciduric azidurisch, säureausscheidend

acinal

acinal, acinar, acinic s. acinous
aciniform aziniform, azinusförmig
acinotubular azinotubulär *(z. B. Drüse)*
acinous azinös, Azinus...
~ **cell** Azinuszelle f
~ **gland** azinöse Drüse f, Azinusdrüse f
acinus Azinus m, Drüsenbeere f, beerenförmiges Drüsenendstück n
aclastic aklastisch, nicht brechend
acmastic s. acmic
acme Akme f, Krisis f, Krise f, Höhepunkt m *(z. B. in einem Krankheitsverlauf)*
acmic Akme..., Höhepunkt..., Gipfel...
acne Akne f, Finnenausschlag m *(Hauterkrankung mit Knötchen- und Pustelbildung)*
~ **bacillus** Aknebakterium n, Corynebacterium n acnes
~ **lancet** Aknelanzette f
acneform akneartig, akneähnlich
acnegenic aknebewirkend, akneauslösend
acneic Akne..., Finnenausschlag...
acneiform s. acneform
acnemia 1. Aknemie f, [angeborenes] Fehlen n der Beine; 2. Aknemie f, Unterschenkelatrophie f, Unterschenkelmangelentwicklung f
acnemous beinlos
acnitis Aknitis f, Acne f agminata *(Form der Hauttuberkulose)*
acoasma Akoasma n, Gehörtäuschung f, akustische Halluzination f, Geräuschwahn m
acomia Kahlköpfigkeit f, Kahlheit f, Haarlosigkeit f
aconine Akonin n *(Alkaloid)*
aconitase Akonitase f *(Enzym)*
aconitic acid Akonitsäure f
aconitine Akonitin n *(Alkaloid)*
aconuresis Harninkontinenz f, unwillkürliche Harnentleerung f
acorea Akorie f, Pupillenlosigkeit f [der Iris]; pupillenlose Iris f
acoria Akorie f, Gefräßigkeit f, Unersättlichkeit f
acormus Akormus m, Mißgeburt f ohne Rumpf
Acosta's disease D'Acosta-Syndrom n, Bergkrankheit f, Höhenkrankheit f
acostate rippenlos
acouaesthesia 1. Akuästhesie f, Hörfähigkeit f, Gehörempfindlichkeit f; 2. Gehörsinn m
acoumeter Akumeter n, Hörprüf[ungs]gerät n, Hör[weiten]messer m
acoumetric akumetrisch
acouophonia Akuphonie f, auskultatorische Perkussion f
acousma s. acoasma
acousmatagnosis Akusmatagnosis f, Seelentaubheit f
acoustic agraphia akustische Agraphie f
~ **aphasia** akustische (auditive) Aphasie f
~ **eminence** Area f vestibularis
~ **image** akustisches Bild n, Hörbild n
~ **lemniscus** s. lateral lemniscus
~ **meatus** äußerer Gehörgang m, Meatus m acusticus externus

~ **nerve** Hörnerv m, Nervus m acusticus (octavus, statoacusticus, vestibulocochlearis), VIII. Hirnnerv m
~ **nerve neurinoma (tumour)** Akustikusneurinom n, Akustikustumor m, Akustikusgeschwulst f
~ **neurilemmoma (neurinoma, neuroma)** s. ~ nerve neurinoma
~ **organ (papilla)** s. organ of Corti
~ **radiation** Hörstrahlung f, Radiatio f acustica *(Teil der zentralen Hörbahn)*
~ **reflex threshold measurement** Hörreflexschwellenmessung f
~ **striae** Teniae fpl acusticae, Striae fpl medullares acusticae (ventriculi quarti) *(Streifen am Boden der Rautengrube)*
~ **trauma** akustisches Trauma n, Schalltrauma n, Hörtrauma n
~ **tubercle** Tuberculum n acusticum, Area f vestibularis
acousticofacial akustikofazial *(zum VII. und VIII. Hirnnerven gehörend)*
acousticomotoric akustikomotorisch, audiogen
acousticopalpebral akustikopalpebral, Hörnerv-Augenlid-...
acousticophobia Akustikophobie f *(Angst vor Tönen)*
acquired erworben; zugezogen
~ **dysmenorrhoea** Sekundärdysmenorrhoe f
~ **functional megacolon** idiopathisches Megakolon n
~ **immunity** erworbene Immunität f
~ **reflex** bedingter (erworbener) Reflex m
~ **syphilis** erworbene Syphilis f, Syphilis f acquisita
acra Akren fpl, vorstehende Körperteile mpl
acral akral, Akren...
acrania Akranie f, [angeborenes] Fehlen n des Schädeldachs
acranial akranial, schädellos
acranius Akranius m, Mißgeburt f ohne Schädel
acratia Akratie f, Schwäche f; Impotenz f
acremoniosis Akremoniose f *(Pilzinfektion durch Acremonium potroni)*
acridine Akridin n
~ **dye** Akridinfarbstoff m
acriflavine Akriflavin n *(Antiseptikum)*
acritochromacy s. achromatopsia
acroaesthesia Akroästhesie f, Extremitätenschmerzhaftigkeit f, Schmerz[über]empfindlichkeit f der Gliedmaßenenden
acroagnosis Akroagnosis f, Verlust m des Extremitätengefühls
acroanaesthesia Akroanästhesie f, Empfindungslosigkeit f (Gefühllosigkeit) f der Gliedmaßenenden
acroarthritis Akroarthritis f, Entzündung f der Extremitätengelenke
acroasphyxia Akroasphyxie f *(Raynaud-Phänomen)*
acroataxia Akroataxie f, Koordinationsstörung f der Finger- und Zehenmuskeln

acrobrachycephalia Akrobrachyzephalie f *(Mißbildung des Kopfes)*
acrocentric akrozentrisch
acrocephalia Akrozephalie f, Spitzschädel m, Turmschädel m
acrocephalic akrozephal, oxyzephal, spitzschädelig
acrocephalopagus Akrozephalopagus m, Craniopagus m parietalis
acrocephalosyndactylism Akrozephalosyndaktylie f *(Mißbildung von Kopf und Extremitäten)*
acrochordon Akrochordon n, Saitenwarze f, gestielte Warze f *(Hautpolyp an Augenlidern)*
acrocontracture Akrokontraktur f, Kontraktur f der Hand- und Fußgelenke
acrocyanosis Akrozyanose f, Blau[ver]färbung f der Gliedmaßenenden
acrodermatitis Akrodermatitis f, Erythromelie f *(entzündliche Hauterkrankung der Extremitäten)*
acrodermatosis Akrodermatose f, Hautausschlag m an den Extremitäten
acrodolichomelia Akrodolichomelie f, abnorme Vergrößerung f der Hände und Füße
acrodynia 1. Akrodynie f, Gliedmaßenschmerz m, Gliedenschmerz m; 2. [Selter-Swift-]Feersche Krankheit f, Dermatopolyneuritis f, Trophodermatoneurose f, Erythrödem n
acrogeria Akrogerie f *(Kleinheit der Hände und Füße bei vorzeitiger Vergreisung der Haut)*
acrognosis Akrognosis f, Extremitätensinn m, Gliedmaßengefühl n
acrohyperhidrosis Akrohyperhidrose f, verstärktes Schwitzen n von Händen und Füßen
acrohypothermia Akrohypothermie f, Unterkühlung f der Extremitäten
acrokeratosis Akrokeratose f, starke Verhornung f der Hände und Füße
acrokinesia, acrokinesis Akrokinese f, verstärkte Extremitätenbewegung f
acromacria s. arachnodactyly
acromania Akromanie f *(unheilbare Geisteskrankheit)*
acromastitis Akromastitis f, Brustwarzenentzündung f
acromegalic akromegal
acromegaloid akromegaloid, akromegalieähnlich
acromegaly Akromegalie f, Akrenvergrößerung f, Akrengroßwuchs m
acromelalgia Akromelalgie f, Schmerzhaftigkeit f der Gliedmaßenenden
acromial akromial, Akromion..., Schulterhöhe...
~ **angle** Angulus m acromialis
~ **end of the clavicle** Extremitas f acromialis [claviculae]
~ **reflex** Akromialreflex m
~ **rete** Rete n acromiale *(Arteriennetz)*
acromicria Akromikrie f, Akrenverkleinerung f, Akrenkleinwuchs m

acromioclavicular akromioklavikulär, Akromioklavikular..., Akromion-Clavicula-..., Schulter[höhe]-Schlüsselbein-...
~ **joint** Akromioklavikulargelenk n, kleines Schultergelenk n, Articulatio f acromioclavicularis
~ **ligament** Schulter-Schlüsselbein-Band n, Ligamentum n acromioclaviculare
acromiocoracoid akromiokorakoid[al], Schulterhöhe-Rabenschnabelfortsatz-...
acromiohumeral akromiohumeral, Schulterhöhe-Oberarmknochen-...
acromion [process] Akromion n, Schulterhöhe f, Schulterblattgrätenende n
acromionectomy Akromionektomie f, Akromionexzision f, Schulterhöhenabtragung f
acromioscapular akromioskapular, Akromion-Skapula-..., Schulterhöhe-Schulterblatt-...
acromiothoracic akromiothorakal, Akromion-Thorax-..., Schulterhöhe-Brustkorb-...
~ **artery** Brust-Schulter-Arterie f, Arteria f thoracoacromialis
~ **vein** Brust-Schulter-Vene f, Vena f thoracoacromialis
acromphalus Akromphalus m, hervorstehender Nabel m
acromycosis Akromykose f, Pilzerkrankung (Mykose) f der Extremitäten
acromyotonia Akromyotonie f, Muskelkrampf m der Extremitäten
acroneuropathy Akroneuropathie f, Extremitätennervenerkrankung f
acroneurosis Akroneurose f, Extremitätenneurose f, Gliedmaßenendenneurose f
acrooedema Akroödem n, Akrenschwellung f; Ödem n der Gliedmaßenenden
acroosteolysis Akroosteolyse f *(atrophische Defekte der Endphalangen)*
acropachy Akropachie f, Trommelschlegelfinger mpl, Kolbenfinger mpl
acropachyderma Akropachyderma n, Brugschsche Krankheit f
acroparaesthesia Akroparästhesie f, Empfindungsstörung f an Gliedmaßenenden
acroparalysis Akroparalyse f, Extremitätenparalyse f, Gliedmaßenlähmung f
acropathology Akropathologie f, Lehre f von den Extremitätenerkrankungen
acropathy Akropathie f, Extremitätenkrankheit f, Extremitätenerkrankung f
acrophobia Akrophobie f, Höhenangst f, Höhenfurcht f
acropigmentation Akropigmentation f, Gliedmaßenendenpigmentierung f
acroposthitis Vorhautentzündung f
acroscleroderma Akroskleroderm[a] n, Hautverhärtung f der Gliedmaßenenden
acrosclerosis Akrosklerose f, Hautverhärtung f der Finger und des Gesichts
acrosomal akrosomal, Akrosomen-...
~ **system** akrosomales System n, Akrosomensystem n *(des Spermiums)*

acrosomal

~ **vesicle** Akrosomenvesikel f
acrosome Akrosom n, Perforatorium n (am Kopf des Spermiums)
acrostealgia Akrostealgie f, Extremitätenknochenschmerz m
acrotic akrot, pulslos
acrotism Akrotismus m, Pulslosigkeit f
acrotrophoneurosis Akrotrophoneurose f, trophische Akroneurose f, Ernährungsstörung f der Extremitäten
acrylate adhesive Akrylkleber m, Akrylatklebstoff m (Wundklebstoff)
ACTH s. adrenocorticotrophic hormone
actin Aktin n (Muskelprotein)
actinic conjunctivitis Strahlenkonjunktivitis f, Augenbindehautentzündung f durch Strahlen
~ **dermatitis** s. actinodermatitis
~ **dermatosis** Strahlendermatose f, aktinische Dermatose f
~ **keratoconjunctivitis** Strahlenkeratokonjunktivitis f, aktinische Keratokonjunktivitis f
~ **keratosis** Strahlenkeratose f
~ **ray ophthalmia** Ophthalmia f electrica
~ **retinitis** Strahlenretinitis f
actiniform aktiniform, strahlenförmig
actinodermatitis Aktinodermatitis f, Röntgenstrahlendermatitis f; Sonnenstrahlendermatitis f, Insolationsdermatitis f, Sonnenbrand m
actinogenic aktinogen, strahlenbildend
actinometer Aktinometer n, Strahlenmeßgerät n, Strahlungsmesser m
actinometric aktinometrisch, strahlenmessend, strahlungsmessend
actinometry Aktinometrie f, Strahlungsmessung f
actinomycelial s. actinomycetic
Actinomyces israeli Actinomyces m israeli (Erreger der Strahlenpilzkrankheit)
actinomycete Aktinomyzet m, Strahlenpilz m
actinomycetic, actinomycetous aktinomyzetisch, Aktinomyzeten..., Strahlenpilz...
actinomycin Aktinomyzin n (Zytostatikum)
actinomycoma Aktinomykom n, Strahlenpilzmykom n
actinomycosis Aktinomykose f, Strahlenpilzkrankheit f
actinomycotic aktinomykotisch, Aktinomykose..., Strahlenpilzkrankheits...
actinon Aktinon n, Aktiniumemanation f (Radonisotop 219)
actinoneuritis Aktinoneuritis f, Strahlenneuritis f, Nervenentzündung f bei Strahlenexposition
actinophytosis Aktinophytose f, Traubenpilzkrankheit f, Botryomykose f
actinotherapeutic aktinotherapeutisch, strahlentherapeutisch
actinotherapy Aktinotherapie f, Strahlenbehandlung f (z. B. mittels UV- oder Röntgenstrahlung)

action current Aktionsstrom m
~ **potential** Aktionspotential n
~ **time** Aktionszeit f, Wirkungszeit f
~ **tremor** s. intention tremor
activate/to 1. aktivieren, anregen; eine Wirkung verstärken; 2. radioaktiv machen; 3. adsorptionsfähig machen
activated charcoal Aktivkohle f
~ **coagulation time** aktivierte Koagulationszeit f, ACT
activation of enzymes Enzymaktivierung f, Fermentaktivierung f
~ **of fibrinolysin** Fibrinolysinaktivierung f
activator Aktivator m, Aktivierungsmittel n
active acetate s. acetyl coenzyme A
~ **immunity** aktive Immunität f
~ **oneirodynia** Oneirodynia f activa, Nachtwandeln n, Somnambulismus m
actomyosin Aktomyosin n (Eiweißkomplex des Muskels)
acuesthesia s. acouaesthesia
acuity 1. akuter Zustand m; 2. Schärfe f (z. B. einer Sinneswahrnehmung)
acumeter s. acoumeter
acuminate condyloma Condyloma n acuminatum, spitzes Kondylom n, spitze Feigwarze f
acupressure Akupressur f (Kompression eines Blutgefäßes mit Nadeln)
acupuncture 1. Akupunktur f, Nadelstichelung f; 2. Akupunktur f, Nadellehre f
acus [chirurgische] Nadel f
acusection Diathermieschnitt m, Schneiden n mit dem elektrischen Messer
acusector Akusektor m, Diathermiemesser n, elektrisches Messer n
acusticus [nerve] s. acoustic nerve
acute akut, schnell (heftig) verlaufend; plötzlich auftretend
~ **abdomen** akutes Abdomen n, akuter Bauch m, akute Bauchkrankheit f
~ **adrenal insufficiency** s. Addisonian crisis
~ **angle-closure glaucoma** Engwinkelglaukom n
~ **appendicitis** Appendicitis f acuta, akute Blinddarmentzündung f
~ **articular rheumatism** akutes rheumatisches Fieber n
~ **aseptic meningitis** s. lymphocytic choriomeningitis
~ **benign lymphoblastosis** s. infectious mononucleosis
~ **benign lymphocytic meningitis** Meningitis f serosa, aseptische (abakterielle) Meningitis f, Virusmeningitis f
~ **chorea** 1. Chorea f Sydenham (minor infectiosa), infektiös-toxische Chorea f, infektiös-toxischer Veitstanz m; 2. Chorea f gravidarum, Schwangerschaftschorea f
~ **contagious conjunctivitis** Conjunctivitis f catarrhalis, akuter Augenbindehautkatarrh m
~ **delirium** akutes Delir[ium] n, Entzugssyndrom n

~ **ear** Otitis *f* media acuta, akute Mittelohrentzündung *f*
~ **fibrinous enteritis** akute fibrinöse Enteritis *f*, membranöse Darmentzündung *f*
~ **fulminating meningococcaemia** *s*. Waterhouse-Friderichsen syndrome
~ **haemorrhagic pancreatitis** Pancreatitis *f* haemorrhagica acuta, akute haemorrhagische Pankreatitis *f*, akute Pankreasapoplexie (Pankreasnekrose) *f*
~ **hepatic porphyria of Watson** Porphyria *f* acuta intermittens
~ **idiopathic polyneuritis** akute idiopathische Polyneuritis *f*, Landry-Guillain-Barré-Syndrom *n*
~ **infectious adenitis** *s*. infectious mononucleosis
~ **infectious erythema** Erythema *n* infectiosum, akutes infektiöses Erythem *n*
~ **intermittent porphyria** *s*. ~ hepatic porphyria of Watson
~ **interstitial pancreatitis** Pancreatitis *f* interstitialis acuta
~ **non-suppurative hepatitis** interstitielle Hepatitis (Leberentzündung) *f*
~ **-on-chronic mastoiditis** akuter Schub *m* einer chronischen Mastoiditis
~ **parenchymatous hepatitis** *s*. ~ yellow atrophy of the liver
~ **pituitary vascular accident** *s*. pituitary apoplexy
~ **respiratory disease** akuter respiratorischer Infekt *m*
~ **respiratory distress syndrome** akutes Atemnotsyndrom *n*
~ **spasmodic laryngitis** Laryngitis *f* subglottica mit Stimmritzenkrampf, Pseudokrup[p] *m*, Pseudocroup *m*
~ **suppurative synovitis** Arthritis *f* purulenta, Pyarthrosis *f*, akute eitrige Gelenk[haut]entzündung *f*
~ **yellow atrophy of the liver** Icterus *m* gravis, akute gelbe Leberatrophie *f*
acutenaculum Nadelhalter *m*
acuteness of vision Sehschärfe *f*, Visus *m* acris
acyanoblepsia, acyanopsia Azyanoblepsie *f*, Azyanopsie *f*, Blau[gelb]blindheit *f*
acyanotic azyanotisch, ohne Zyanose
acyclic azyklisch; nicht im normalen Zyklus menstruierend
acyesis 1. [weibliche] Sterilität *f*, Schwangerschaftsunfähigkeit *f*; 2. Fehlen *n* einer Schwangerschaft, Schwangerschaftslosigkeit *f*
acyetic 1. steril, nicht schwangerschaftsfähig, schwangerschaftsunfähig; 2. schwangerschaftslos, nicht schwanger
acyoblepsia *s*. acyanoblepsia
acystia Azystie *f*, [angeborenes] Fehlen *n* der Harnblase
ad lib., ad libitum ad libitum, ad lib., nach Belieben

adactyl *s*. 1. adactylous; 2. adactylus
adactylous fingerlos; zehenlos
adactylus Adaktylus *m*, Mißbildung *f* ohne Finger oder Zehen
adactyly Adaktylie *f*, [angeborenes] Fehlen *n* von Fingern oder Zehen
Adair-Dighton syndrome Adair-Dighton-Syndrom *n* [der blauen Skleren], van-der-Hoevesches Syndrom *n*
adamantine Adamantin *n*, Substantia *f* adamantina, Zahnschmelz *m* (Zusammensetzungen *s. unter* enamel)
adamantinocarcinoma Adamantinokarzinom *n*
adamantinoma Adamantinom[a] *n*, Ameloblastom[a] *n*, Adamantoblastom[a] *n*, Schmelzzellengeschwulst *f*, Cystadenoma (Epithelioma) *n* adamantinum
adamantoblast Adamantoblast *m*, Ganoblast *m*, Ameloblast *m*, Zahnschmelzbildner *m*, Schmelzzelle *f*, Zahnemaillezelle *f* (Zusammensetzungen *s. unter* ameloblastic)
adamantoblastoma, adamantoma *s*. adamantinoma
Adamkiewicz reaction Adamkiewicz-Probe *f* (Proteinnachweis)
Adam's apple Adamsapfel *m*, Pomum *n* Adami, Prominentia *f* laryngea
Adams-Stokes disease (syndrome) Adams-Stokes-Syndrom *n*, Adams-Stokesscher Symptomenkomplex *m*
adamsite Adamsit *n* (nasen- und rachenreizender Kampfstoff)
adapt/to adaptieren, anpassen; einpassen
adaptable 1. anpassungsfähig, [sich] anpassend; 2. anwendbar
adaptation 1. Adap[ta]tion *f*, Anpassung *f*, Anpassungsvermögen *n*; 2. Adaptation *f*, Angepaßtsein *n*
~ **curve** Adaptationskurve *f* (Dunkelanpassung des Auges)
~ **disease** Adaptationskrankheit *f*
~ **goggles** Adaptationsbrille *f*
~ **time** Adaptationszeit *f*, Anpassungszeit *f*
adaptive behaviour Adaptationsverhalten *n*, Anpassungsverhalten *n*
~ **colitis** irritables Kolon *n*
~ **hypertrophy** Adaptationshypertrophie *f*, Anpassungshypertrophie *f*, Erfordernishypertrophie *f*
adaptometer Adaptometer *n* (Instrument zur Bestimmung der Dunkelanpassungsfähigkeit des Auges)
adaptometry Adaptometrie *f*
add, adde adde, füge hinzu!
addephagia Bulimie *f*, Heißhunger *m*, Hyperorexie *f*
addict/to süchtig sein [nach], abhängig sein [von]
addict Süchtiger *m*; Rauschgiftsüchtiger *m*, Rauschgiftnehmer *m*
addiction Sucht *f*, Hang *m*, Neigung *f*; Gewöhnung *f*, Rauschgiftsucht *f*

Addis

Addis count 1. Addis-Test *m (Untersuchung des Harnsediments)*; 2. Addis-Harnsediment *n*, Addis-Sediment *n*
Addisonian crisis Addison-Krise *f*, akute Nebennierenrindeninsuffizienz *f*, akuter Nebennierenhormonausfall *m*
Addisonism Addisonismus *m*, sekundäre Nebennierenrindeninsuffizienz *f*, benigne (gutartige) Hypoadenie *f*
Addison's anaemia Addisonsche Anämie *f*, Hunter-Addisonsche Krankheit *f*, kryptogenetische (perniziöse) Anämie *f*, Anaemia *f* perniciosa [Biermer]
~ **disease (syndrome)** Addisonsche Krankheit *f*, Addison-Syndrom *n*, Addisonsches Syndrom *n*, Nebennierenrindeninsuffizienz *f*, Bronzekrankheit *f*, Melanoma *n* suprarenale, Morbus *m* Addison
adduct/to adduzieren, anziehen; heranführen, heranziehen
adduction Adduktion *f*, Anziehung *f*; Heranführen *n*, Heranziehen *n (zur Medianebene des Körpers)*
adductor Musculus *m* adductor, Adduktor *m*, Adduktionsmuskel *m*, Heranzieher *m*, Anziehmuskel *m*
~ **brevis [muscle]** Musculus *m* adductor brevis, kurzer Schenkelanzieher *m*
~ **canal [of Hunter]** Adduktorenkanal *m*, Canalis *m* adductorius [Hunteri]
~ **digiti secundi [muscle]** Musculus *m* adductor digiti secundi
~ **hallucis [muscle]** Musculus *m* adductor hallucis, Großzehenanzieher *m*
~ **hallucis transversus [muscle]** Caput *n* transversum musculi adductoris hallucis, querer Kopf *m* des Großzehenanziehmuskels
~ **hiatus** Hiatus *m* adductorius (tendineus), Adduktorenschlitz *m*, untere Adduktorenkanalöffnung *f*
~ **longus [muscle]** Musculus *m* adductor longus, langer Schenkelanzieher *m*
~ **magnus [muscle]** Musculus *m* adductor magnus, großer Schenkelanzieher *m*
~ **minimus [muscle]** Musculus *m* adductor minimus, kleiner Schenkelanzieher *m*
~ **muscle** *s.* adductor
~ **musculature** Adduktorenmuskulatur *f*
~ **pollicis [muscle]** Musculus *m* adductor pollicis, Daumenanzieher *m*
~ **pollicis obliquus [muscle]** Caput *n* obliquum musculi adductoris pollicis, schräger Kopf *m* des Daumenabziehmuskels
~ **pollicis transversus [muscle]** Caput *n* transversum musculi adductoris pollicis, querer Kopf *m* des Daumenabziehmuskels
~ **reflex** Adduktorenreflex *m*
~ **reflex of the thigh** Oberschenkeladduktoren[eigen]reflex *m*
~ **tubercle** Tuberculum *n* adductorium, Adduktorentuberkulum *n*
adelomorphic, adelomorphous adelomorph, kaum sichtbar *(z. B. Drüsenzellen des Magens)*
adenalgia Adenalgie *f*, Drüsenschmerz *m*
adenase Adenase *f (Enzym)*
adenasthenia Adenasthenie *f*, Drüsen[funktions]schwäche *f*, Drüsenunterfunktion *f*
adendritic adendritisch, dendritenlos
adenectomy 1. Adenektomie *f*, [operative] Drüsenentfernung *f*; 2. Lymphknotenexstirpation *f*, [operative] Lymphknotenentfernung *f*
adenectopia Adenektopie *f*, Drüsenverlagerung *f*
adenia Adenie *f*, Drüsenerkrankung *f*; Lymphdrüsenkrankheit *f*
adeniform drüsenförmig
adenine Adenin *n*, 6-Aminopurin *n*
~ **nucleotide** Adeninnukleotid *n*, Adenosindiphosphat *n*
~ **riboside** Adeninribosid *n*, Adenosin *n*
adenitis Adenitis *f*, Drüsenentzündung *f*; Lymphknotenentzündung *f*
adenoacanthoma Adenoakanthom *n*, Adenokankroid *n*
adenoameloblastoma Adenoameloblastom *n*
adenoangiosarcoma Adenoangiosarkom *n*
adenoblepharitis Adenoblepharitis *f*
adenocancroid Adenokankroid *n*, Adenoakanthom *n*
adenocarcinoid adenokarzinoid, Adenokarzinom..., Drüsen[gewebs]krebs...
adenocarcinoma Adenokarzinom *n*, Drüsen[gewebs]krebs *m*, Carcinoma *n* adenomatosum
adenocarcinomatous adenokarzinomatös, adenokarzinomartig, Adenokarzinom...
adenocele Adenozele *f (zystischer Drüsentumor)*
adenocellulitis Adenozellulitis *f*, Drüsen- und Zellgewebsentzündung *f*
adenochondroma Adenochondrom *n (Geschwulst aus Drüsen- und Knorpelgewebe)*
adenochondrosarcoma Adenochondrosarkom *n (Geschwulst aus Drüsen-, Knorpel- und Muskelgewebe)*
adenocystic adenozystisch, drüsig-blasig
adenocystoma Adenokystom *n*, Zystadenom *n*, Kystadenom *n*
adenocystosarcoma Adenozystosarkom *n*
adenodynia Adenodynie *f*, Drüsenschmerz *m*
adenofibroma Adenofibrom *n*, Fibroadenom *n*, Drüsenfasergeschwulst *f*
adenofibrosis Adenofibrose *f (1. Fibrose einer Drüse; 2. fibrozystische Brustkrankheit)*
adenogenesis Adenogenese *f*, Drüsenentwicklung *f*
adenogenic, adenogenous adenogen
adenohypersthenia Drüsenüberfunktion *f*
adenohypophyseal, adenohypophysial adenohypophyseal, adenohypophysial, Adenohypophysen..., Hypophysenvorderlappen..., HVL-...
adenohypophysis Adenohypophyse *f*, Prähypophyse *f*, Hypophysenvorderlappen *m*, HVL

adenoid adenoid, drüsig, drüsenähnlich, drüsenartig, Drüsen...; drüsenförmig; lymphknotenähnlich, lymphoid
~ **curette** Adenoidmesser n, Ringmesser n
~ **cystic carcinoma** s. cylindroma
~ **facies** Adenoidfazies f, Adenoidgesicht n, drüsiges Gesicht n
~ **squamous cell carcinoma** s. adenoacanthoma
~ **tissue** adenoides (lymphatisches) Gewebe n, Lymphgewebe n
adenoidectomy Adenektomie f, Adenotomie f, [operative] Adenoidenentfernung f
adenoidism adenoider Habitus m
adenoiditis Adenoiditis f, Adenoitis f, Rachenmandelentzündung f
adenoids Adenoide pl, adenoide Vegetationen fpl, Rachenmandelwucherungen fpl (lymphatisches Gewebe im Nasenrachen)
adenoleiomyofibroma Adenoleiomyofibrom n
adenoleiomyoma Adeno[leio]myom n
adenolipoma Adenolipom n
adenolymphitis Lymphadenitis f, Lymphknotenentzündung f, Lymphdrüsenentzündung f
adenolymphocele Adenolymphozele f, zystische Lymphknotenvergrößerung f
adenolymphoma Adenolymphom n, Speicheldrüsengeschwulst f
adenoma Adenom[a] n, [gutartige] Drüsengeschwulst f, Epithelioma n adenomatosum
adenomalacia Adenomalazie f, Drüsenerweichung f
adenomatoid adenomatoid, adenomartig, adenomähnlich, Adenom...
adenomatosis Adenomatose f, Adenomanhäufung f
adenomatous adenomatös, adenomartig, adenomähnlich, Adenom...
~ **goitre** Struma f nodosa, Knotenstruma f, Knotenkropf m
adenomyohyperplasia Adenomyohyperplasie f
adenomyoma Adenomyom n (Geschwulst des weiblichen Genitales aus Epithel und Muskulatur)
adenomyomatosis Adenomyomatose f (Ausbreitung eines Adenomyoms auf Nachbargewebe)
adenomyometritis Adenomyometritis f
adenomyosalpingitis Adenomyosalpingitis f
adenomyosarcoma Adenomyosarkom f (bösartiger embryonaler Tumor)
adenomyosis Adenomyosis f (Geschwulst des weiblichen Genitales aus Endometrium und Muskulatur)
~ **of the Fallopian tube** s. adenomyosalpingitis
adenomyositis Adenomyositis f (entzündliche Gebärmuttervergrößerung)
adenomyxochondrosarcoma Adenomyxochondrosarkom n
adenomyxoma Adenomyxom n, Myxoadenom n
adenomyxosarcoma Adenomyxosarkom n

adenoncus Drüsenvergrößerung f, Drüsenschwellung f; Drüsengeschwulst f
adenoneural adenoneural, Drüsen-Nerven-...
adenopathy Adenopathie f, Drüsenerkrankung f, Drüsenkrankheit f
adenopharyngitis Adenopharyngitis f, Rachen- und Mandelentzündung f
adenophlegmon Adenophlegmone f, Drüsenphlegmone f, Drüsenvereiterung f, Adenitis f phlegmonosa
adenophthalmia Adenophthalmie f, Entzündung f der Meibomschen Drüsen
adenosalpingitis Adenosalpingitis f
adenosarcoma Adenosarkom n
~ **of the kidney** Nierenadeno[myo]sarkom n, Wilms-Tumor m (bösartiger Nierentumor beim Kind)
adenosarcorhabdomyoma Adenosarkorhabdomyom n
adenosclerosis Adenosklerose f, Drüsenverhärtung f
adenose s. adenoid
adenosine Adenosin n, Adeninribosid n
~ **diphosphatase** Adenosindiphosphatase f (Enzym)
~ **diphosphate** Adenosindiphosphat n, ADP
~ **monophosphatase** Adenosinmonophosphatase f, AMPase f (Enzym)
~ **monophosphate** Adenosinmonophosphat n, AMP
~ **-3-phosphatase** Adenosin-3-phosphatase f (Enzym)
~ **pyrophosphate** s. ~ diphosphate
~ **triphosphatase** Adenosintriphosphatase f, ATPase f (Enzym)
~ **triphosphate** Adenosintriphosphat n, ATP
adenosinediphosphoric acid Adenosindiphosphorsäure f, ADP
adenosinemonophosphoric acid Adenosin-5'-monophosphorsäure f, AMP[-5'], Muskeladenylsäure f, [5'-]Adenylsäure f, Laktazidogen n
adenosinetriphosphoric acid Adenosintriphosphorsäure f, ATP, Adenylpyrophosphorsäure f
adenosis Adenose f, Adenosis f, Drüsenerkrankung f
adenotome Adenotom n, Nasenrachenmesser n, Ringmesser n [nach Beckmann]
adenotomy 1. Adenotomie f, Adenektomie f, [operative] Adenoidenentfernung f; 2. Drüseninzision f, Drüsenschnitt m
adenotonsillar adenotonsillär, Rachenwucherungen-Mandel-...
adenotonsillectomy Adenotonsillektomie f, [operative] Entfernung f der Rachenwucherungen und der Mandeln
adenoviral pharyngitis Adenoviruspharyngitis f
adenovirus Adenovirus n
adenyl cyclase Adenylzyklase f (Enzym)
adenylic acid s. adenosinemonophosphoric acid

adenylpyrophosphatase

adenylpyrophosphatase s. adenosine triphosphatase
adenylpyrophosphoric acid Adenylpyrophosphorsäure f, Adenosintriphosphorsäure f, ATP
adephagia Adephagie f, Bulimie f, Heißhunger m
adeps Adeps m (f), Fett n
adequate stimulus adäquater Reiz (Stimulus) m
adermia Hautlosigkeit f, Fehlen n der Haut
adermin Adermin n, Pyridoxin n, Vitamin B$_6$ n
adermogenesis Adermogenese f, fehlende Hautbildung (Hautentwicklung) f
adhere/to ankleben; anwachsen; verwachsen, zusammenwachsen; verkleben
adherence-disappearence phenomenon Schwund- und Haftphänomen n
adherent adhärent, adhärierend, anhaftend, anklebend
~ **lens** s. contact lens
~ **leucoma** Leucoma n adhaerens
adhesion Adhäsion f, Verklebung f; Anwachsen n; Verwachsung f, Zusammenwachsen n
~ **phenomenon** Adhäsionsphänomen n
adhesiotomy Adhäsiotomie f (Lösung oder Durchtrennung von Verwachsungen)
adhesive bandage Pflasterverband m
~ **otitis media** Otitis f media adhaesiva
~ **pericardiomediastinitis** Pericardiomediastinitis f adhaesiva
~ **pericarditis** Pericarditis f adhaesiva
~ **peritonitis** Peritonitis f adhaesiva
~ **plaster** Heftpflaster n
~ **pleurisy** Pleuritis f adhaesiva
~ **tenosynovitis** Tenosynovitis f adhaesiva
adiadochokinesis Adiadochokinese f (Unfähigkeit zu schnellen entgegengesetzten Bewegungen)
adiastole Adiastole f, fehlende Diastole f, Fehlen n der Diastole
adiathetic adiathetisch, ohne Diathese
Adie's syndrome Adiesches Syndrom n, Adiesche Pupille f, Pupillotonie f
adipectomy Adipektomie f, [operative] Fettentfernung f, Fett[gewebe]exstirpation f
adipic Fett..., Adip[o]...
adipocele Adipozele f, Lipozele f, Hernia f adiposa, Fett[gewebs]bruch m
adipocellular adipozellulär, Fettzellen...
adipoceratous Leichenwachs..., Fettwachs...
adipocere Adipocire f, Leichenwachs n
adipocerous s. adipoceratous
adipocyte Adipozyt m, Fettzelle f (im Fettbindegewebe)
~ **differentiation** Adipozytendifferenzierung f
adipofibroma Lipofibrom n
adipogenesis Lipogenese f, Fettbildung f
adipogenous fettbildend
adipohepatic Fettleber...
adipokinetic adipokinetisch
adipolysis Lipolyse f, Fettspaltung f
adipolytic lipolytisch, fettspaltend

20

adipoma Adipom[a] n, Lipom[a] n, Fett[gewebs]geschwulst f
adiponecrosis Adiponekrose f, Fett[gewebs]nekrose f
adipopectic, adipopexic fettanhäufend, fettspeichernd
adipopexis Fettanhäufung f, Fettspeicherung f
adipose adipös, fetthaltig, Fett...; verfettet
~ **capsule [of the kidney]** Fettkapsel f der Niere, Nieren[fett]kapsel f
~ **cell** Fettzelle f, Lipoblast m
~ **gynandrism** adipöser Gynandrismus m, körperliche und geistige Verweiblichung f von Knaben
~ **gynism** adipöser Gynismus m, körperliche und geistige Verfraulichung f von Mädchen
~ **tissue** Fettgewebe n, Tela f adiposa
~ **tumour** Fettgeschwulst f, Lipom n
adiposis Adipositas f, Fettsucht f, Fettleibigkeit f
adipositis Adipositis f, Unterhautfettgewebsentzündung f
adiposity Adipositas f, Fettsucht f, Fettleibigkeit f
adiposogenital dystrophy (syndrome) adiposogenitale Dystrophie f, Dystrophia f adiposogenitalis, Adipositas f hypogenitalis, Adiposis f orchalis, Fröhlichsche Krankheit f
adiposuria Adiposurie f, Lipurie f, Fettausscheidung f im Urin
adipsy Adipsie f, Durstmangel m, Durstlosigkeit f
aditus Aditus m, Zugang m, Eingang m
adjust/to [sich] anpassen
adjusted death rate Standardtodesrate f
adjustment reaction Anpassungsreaktion f
adjuvant Adjuvans n, Hilfsmittel n (Pharmazie)
admaxillary maxillawärts, oberkiefernah
~ **gland** Glandula f parotis accessoria, Nebenohrspeicheldrüse f
administer orally/to oral applizieren (zuführen), durch den Mund geben, per os verabreichen
administration of oxygen Sauerstoffzufuhr f, O$_2$-Zufuhr f
admit to constipation/to zur Obstipation (Stuhlverstopfung) neigen
~ **to the hospital** in ein Krankenhaus einweisen (einliefern)
adnexa Adnexe pl, Annexe pl, Anhangsgebilde npl menschlicher Organe
adnexectomy Adnexektomie f, [operative] Adnexentfernung f
adnexitis Adnexitis f, Annexitis f, Adnexeentzündung f
adnexopexy Adnexopexie f, Adnexefixierung f, Adnexeanheftung f
adolescence Adoleszenz f, Jünglingsalter n
adolescent crisis Adoleszentenkrise f
~ **depression** Adoleszentendepression f
~ **goitre** Adoleszentenstruma f
~ **kyphosis** Adoleszentenkyphose f, Scheuermannsche Kyphose f
adoral adoral, mundwärts, mundnah

adorbital adorbital, augenhöhlenwärts, orbitanah
ADP s. adenosine diphosphate
adrenal adrenal, Nebennieren...
adrenal s. ~ gland
~ **adenoma** Nebennierenadenom n
~ **apoplexy** s. ~ haemorrhage syndrome
~ **cortex** Nebennierenrinde f, NNR
~ **cortical** adrenokortikal, Nebennierenrinden...
~ **cortical adenoma** Nebennierenrindenadenom n
~ **cortical disease** Nebennierenrindenkrankheit f, Nebennierenrindenerkrankung f
~ **cortical hormone** Nebennierenrindenhormon n
~ **cortical hyperplasia** adrenogenitales Syndrom n, Nebennierenrindenhyperplasie f
~ **cortical insufficiency** Nebennierenrindeninsuffizienz f, Addison-Syndrom n, Addisonsche Krankheit f, Morbus m Addison, Bronze[haut]krankheit f
~ **cortical obesity** adrenokortikale Fettsucht f, Stammfettsucht f (bei Morbus Cushing)
~ **cortical scintigraphy** Nebennierenrindenszintigraphie f
~ **corticosteroid** Nebennierenrindensteroid n
~ **crisis** s. Addisonian crisis
~ **cyst** Nebennierenzyste f
~ **failure** Nebennierenversagen n
~ **gland** Nebenniere f, Adrenaldrüse f, Glandula f suprarenalis
~ **haemorrhage [syndrome]** [Marchand-]Waterhouse-Friderichsensches Syndrom n, Nebennierenapoplexie f, akute Nebennieren[en]blutung f, akutes Nebennierenversagen n
~ **hypernephroma** 1. Nebennierenrindenadenom n; 2. Nebennierenrindenkarzinom n
~ **insufficiency** Nebenniereninsuffizienz f
~ **medulla** Nebennierenmark n, NNM, Medulla f glandulae suprarenalis
~ **medullary hormone** Nebennierenmarkhormon n
~ **necrosis** Nebennierennekrose f
~ **phlebography** Nebennierenphlebographie f, Nebennierenvenenröntgen[kontrast]darstellung f
~ **tumour** Nebennierentumor m, Nebennierengeschwulst f
~ **virilism syndrome** s. adrenogenital syndrome
adrenalectomize/to adrenalektomieren, die Nebenniere entfernen (exstirpieren)
adrenalectomy Adrenalektomie f, [operative] Nebennierenentfernung f
adrenalinaemia Adrenalinämie f, Vorhandensein n von Adrenalin im Blut
adrenaline Adrenalin n, Suprarenin n, Epinephrin n (Nebennierenmarkhormon)
adrenalinogenesis Adrenalinbildung f

adrenalinuria Adrenalinurie f, Adrenalinausscheidung f im Urin
adrenalism Adrenalismus m, Nebennierendysfunktion f, Nebennieren[funktions]störung f
adrenalitis Adrenalitis f, Nebennierenentzündung f
adrenalopathy Adrenalopathie f, Nebennierenkrankheit f, Nebennierenerkrankung f
adrenalotropic adrenalotrop, nebennierenwirksam, auf die Nebenniere wirkend
adrenarche Adrenarche f
adrenergic adrenerg[isch], adrenomimetisch
~ **blocker (blocking agent)** Adrenolytikum n, Sympathikolytikum n
~ **nerve fibre** adrenerge Nervenfaser f
~ **receptor** adrenerger Rezeptor m
~ **receptor blocking** adrenerge Rezeptorenblockade f
adrenin[e] s. adrenaline
adrenitis s. adrenalitis
adrenochrome Adrenochrom n (Oxydationsprodukt des Adrenalins)
adrenocortical s. adrenal cortical
adrenocorticoid adrenokortikoid, Nebennierenrindenhormon...
adrenocorticoid Adrenokortikoid n, Nebennierenrindenhormon n
adrenocorticolytic adrenokortikolytisch, die Wirkung von Nebennierenrindenhormon aufhebend
adrenocorticomimetic adrenokortikomimetisch, die Wirkung von Nebennierenrindenhormon auslösend
adrenocorticotrophic adrenokortikotrop, nebennierenrindenwirksam, auf die Nebennierenrinde wirkend
~ **hormone** Adrenokortikotropin n, [adreno]kortikotropes Hormon n, ACTH, Kortikotropin n
adrenocorticotrophin s. adrenocorticotrophic hormone
adrenocorticotropic s. adrenocorticotrophic
adrenogenital adrenogenital, Nebennieren-Gonaden-...
~ **syndrome** adrenogenitales Syndrom n, AGS, Pseudopupertas f interrenalis (praecox), vorzeitiges Auftreten n sekundärer Geschlechtsmerkmale
adrenogenous adrenogen, aus den Nebennieren stammend
adrenogram Adrenogramm n, Nebennierenröntgen[kontrast]bild n
adrenography Adrenographie f, Nebennierenröntgen[kontrast]darstellung f
adrenolytic adrenolytisch, sympathikolytisch, adrenalineffekthemmend
~ **agent** Adrenolytikum n, adrenalineffekthemmender Stoff m
adrenomedullary adrenomedullär, Nebennierenmark[s]...
adrenopathy s. adrenalopathy
adrenopause Adrenopause f

adrenoprival adrenopriv, nebennierenlos, nebennierenexstirpiert
adrenosterone Adrenosteron n *(androgenes Hormon)*
adrenosympathetic adrenosympathisch, Nebennieren-Sympathikus-...
~ **syndrome** Pagesches Syndrom n, Page-Syndrom n, juveniler Hypertonus (Bluthochdruck) m
adrenotrop[h]ic s. adrenocorticotrophic
adrenotrop[h]in s. adrenocorticotrophic hormone
adsorb/to adsorbieren, anlagern
adsorbate Adsorbat n, adsorbierter Stoff m
adsorbent [agent] Adsorbens n, Adsorptionsmittel n, adsorbierender Stoff m, Adsorbentium n
adsorption Adsorption f, Adsorbieren n, Anlagerung f
adsternal adsternal, brustbeinwärts, zum Sternum (Brustbein) gerichtet, sternumnah
adtorsion Adtorsion f *(Schielstellung beider Augen in Richtung Nase)*
adult erwachsen; reif
adult Erwachsener m
~ **coeliac disease (syndrome)** Zöliakie f, Erwachsenenzöliakie f, Gee-Heubner-Hertersche Krankheit f
~ **Fanconi syndrome** Fanconisches Syndrom n des Erwachsenen, Debré-de Toni-Fanconisches Syndrom n, Aminosäurediabetes m
~ **hereditary chorea** Huntingtonsche Chorea f, Chorea f chronica progressiva hereditaria
~ **onset diabetes** Erwachsenendiabetes m
~ **progeria** Erwachsenenprogerie f, Werner-Syndrom n
~ **respiratory distress syndrome** s. shock lung
~ **rickets** Osteomalazie f, Knochenerweichung f [beim Erwachsenen]
~ **Still disease** Felty-Syndrom n, Feltysches Syndrom n
~ **-type tuberculosis** chronische Tuberkulose f
adulterate/to fälschen, verfälschen; verunreinigen
adulthood Erwachsensein n; Erwachsenenalter n
advancement of muscle 1. Muskelvorlagerung f; 2. Muskelneueinpflanzung f *(Schieloperation)*
adventitia Adventitia f, Bindegewebshülle f, Tunica f adventitia
adventitial adventitial, adventitiell, Adventitia...
~ **cell** Adventitialzelle f, Perizyt m, Rouget-Zelle f, Rougetsche Zelle f
~ **coat** Adventitia[l]hülle f
~ **neuritis** Nervenscheidenentzündung f
~ **sheath** Adventitiascheide f *(z.B. einer Arterie)*
adventitious zufällig [erworben]; erworben, nicht erblich
~ **dentin** Sekundärdentin n

adversive field Adversivfeld n
~ **seizure** Adversivanfall m *(bei Epilepsie)*
adynamia Adynamie f, Kraftlosigkeit f, Schwäche f
adynamic ileus adynamischer Ileus m
Aëdes aegypti Aedes f aegypti, Stegomyia f fasciata, Gelbfiebermücke f
aequator of the eye Augenäquator m, Aequator m bulbi *(oculi)*
~ **of the lens** Augenlinsenäquator m, Aequator m lentis
aequatorial plate Äquatorialplatte f *(Zellkernteilung)*
aeraemia Aerämie f, Pneumathämie f, Gasbläschenbildung f im Blut *(z.B. bei Taucherkrankheit)*
aerenterectasia Pneumoenteroektasie f, Darm[auf]blähung f, Darmauftreibung f, Gasbauch m, Trommelbauch m, Meteorismus m
aeriferous luftführend, luftenthaltend, lufthaltig
aeriform gasförmig, gasartig
aeroatelectasis Aeroatelektase f, Fliegeratelektase f *(bei reiner Sauerstoffatmung in großen Höhen)*
aerobe Aerobier m, Aerobiont m, [luft]sauerstoffabhängiger Organismus m *(z.B. Bakterien)*
aerobic aerob, sauerstoffabhängig, abhängig von Luftsauerstoff, luftabhängig
~ **metabolism** aerober Metabolismus (Stoffwechsel) m
aerobiosis Aerobiose f, [luft]sauerstoffabhängiger Stoffwechsel m
aerobiotic aerobiotisch, Aerobiose...
aerocele Aerozele f, [zystenartige] Luftgeschwulst f
aerocolpos Aerokolpos m, Luftansammlung f in der Scheide (Vagina)
aerocoly Aerokolie f, Luftansammlung f im Dickdarm (Colon)
aerocystoscope Aerozystoskop n
aerocystoscopy Aerozystoskopie f, Blasenspiegelung f nach Lufteinblasung *(zur Aufdehnung)*
aerodermectasia Pneumohypoderma n, Hautemphysem n, subkutanes Emphysem n
aerodontalgia Aerodontalgie f, Zahnschmerz m durch Luftdruckverminderung
aeroembolism Aeroembolie f, Luftembolie f *(durch Druckabfall oder -erhöhung)*
aeroemphysema Aeroemphysem n *(bei Fliegern)*
aerogastria Aerogastrie f, Luftansammlung f im Magen
aerogen aerogen, durch Luft übertragen
aerogenic, aerogenous gasbildend *(Bakterien)*
aerohydrotherapy Aerohydrotherapie f, Luft- und Wassertherapie f
aeroionotherapy Aeroionotherapie f
aeromedicine Aeromedizin f, Luftfahrtmedizin f
aeroneurosis Aeroneurosis f, Fliegerneurose f

aerootitis Aerootitis f, Barotitis f, Ohrentzündung f durch Luftdruckabfall
aeropathy Aeropathie f, Luftkrankheit f *(Krankheitszustand infolge Luftdruckänderung)*
aeroperitoneum Pneumoperitoneum n, Luftansammlung f in der Bauchhöhle (Peritonealhöhle)
aerophagy Aerophagie f, Luftschlucken n
aerophil[e] aerophil, luftliebend; aerob
aerophobia Aerophobie f, Luftscheu f
aeroplethysmograph Aeroplethysmograph m, Spirometer n
aeropleura Pneumothorax m, Luftansammlung f im Brustfellraum
aerosialophagy Aerosialophagie f, Luft- und Speichelschlucken n
aerosinusitis Aerosinusitis f, Barosinusitis f, Fliegersinusitis f
aerosol therapy Aerosoltherapie f
aerospace medicine Luft- und Raumfahrtmedizin f
aerotherapy Aerotherapie f, Luftbehandlung f
aerothermotherapy Heißluftbehandlung f
aerotonometer Aerotonometer n
aerotonometry Aerotonometrie f *(Bestimmung der Blutgaspartialdrucke)*
aerotympanal aerotympanal
~ **conduction** Luftleitung f *(beim Hörvorgang)*
aerourethroscope Aerourethroskop n
aerourethroscopy Aerourethroskopie f, Harnröhrenspiegelung f mit Luftinsufflation
aesthesia 1. Sensibilität f, Empfindlichkeit f, Empfindungsvermögen n *(Sinnesqualität)*; 2. Sinn m
aesthesiology Ästhesiologie f, Empfindungslehre f, Gefühlslehre f
aesthesiometer Ästhesiometer n, Empfindungsmesser m, Sensibilitäts[prüf]instrument n
aesthesioneuroblastoma s. neuroepithelioma
aesthesioneuroepithelioma s. neuroepithelioma
aesthesioneuroma Ästhesioneurom n *(in der Nasenhöhle)*
aesthesiophysiology Ästhesiophysiologie f, Empfindungsphysiologie f, Wahrnehmungsphysiologie f, Sinnesphysiologie f
aestivo-autumnal malaria Malaria f falciparum (tropica)
aether s. ether
aetiologic ätiologisch, ursächlich
aetiology Ätiologie f, Lehre f von den Krankheitsursachen
aetiopathogenesis Ätiopathogenese f, Krankheitsentwicklung f
aetiopathology s. pathogenesis
afebrile afebril, fieberfrei, fieberlos, ohne Fieber
affect Affekt m, kurzzeitige heftige Erregung (Gemütsbewegung) f; Emotion f
affected with affiziert, befallen von
affection Affektion f, Befall m, Befallensein n; Krankheit f, Leiden n

~ **of bone** Knochenaffektion f, Knochenbefall m
affective 1. affektiv, befallend; ergreifend; 2. affektiv, gefühlsmäßig, gefühlsbedingt
~ **disorder (insanity)** Affektpsychose f, affektive Geistesstörung f
~ **personality** zyklothyme Persönlichkeit f
~ **psychosis** s. ~ disorder
~ **reaction** Affektreaktion f
afferent afferent, aufsteigend, hinführend *(z. B. zu einem Organ)*
~ **anosmia** afferente Anosmie f, Nervenleitungsanosmie f
~ **loop syndrome** Syndrom n der zuführenden Schlinge, Afferentopathie f
~ **nerve** afferenter Nerv m, sensorischer (sensibler) Nerv m
affiliation Adoption f, Kindesannahme f
affliction Leiden n, Krankheit f; Befallensein n
afflux Zufluß m, Andrang m
affusion Übergießung f, Guß m; Berieselung f, Dusche f *(z. B. bei Augenspülung)*
afibrinogenaemia Afibrinogenämie f, Fibrinogenmangel m im Blut, Fehlen n von Fibrinogen im Blut
aflatoxin Aflatoxin n *(Mykotoxin von Aspergillus flavus)*
afoetal afötal, afetal, fruchtlos, ohne Fötus, ohne Leibesfrucht
African anaemia Sichelzellenanämie f
~ **coast fever** s. Rhodesian fever
~ **histoplasmosis** afrikanische Histoplasmose (Histoplasmosis) f *(durch Histoplasma duboisii)*
~ **lymphoma** Burkitt-Tumor m, Burkitt-Lymphom m
~ **meningitis** Trypanosomenmeningitis f, meningo-enzephalitisches Trypanosomiasisstadium n *(Terminalstadium der Schlafkrankheit)*
~ **sleeping sickness** s. ~ trypanosomiasis
~ **tick-borne typhus** afrikanisches Zeckenbißfieber n
~ **trypanosome** 1. Trypanosoma n gambiense *(Erreger der westafrikanischen Schlafkrankheit)*; 2. Trypanosoma n rhodiense *(Erreger der ostafrikanischen Schlafkrankheit)*
~ **trypanosomiasis** afrikanische Trypanosomiasis (Schlafkrankheit) f
after-milk Nachmilch f
afterbirth Nachgeburt f, Plazenta f, Mutterkuchen m
afterbrain Nachhirn n, Myelenzephalon n, Medulla f oblongata, verlängertes Rückenmark n
aftercare Nachsorge f, Nachbehandlung f
aftercataract Sekundärkatarakt f, Nachstar m
afterdischarge Nachentladung f *(Hirnpotential)*
afterhearing Nachhören n, Nachtönen n
afterimage Nachbild n
~ **test** Nachbildtest m
afterimpression Nacheindruck m, Nachempfindung f

afterload

afterload Nachlast *f*; Blutdruck *m*, peripherer Widerstand (Gefäßwiderstand) *m*
afternystagmus Nachnystagmus *m*
afterpain Nachschmerz *m*
afterpains Nachwehen *pl*
afterperception Nachempfindung *f*
afterpotential Nachpotential *n*
aftersensation Nachempfindung *f*
aftersound Nachton *m*
afterstaining Nachfärbung *f*, Gegenfärbung *f*
aftertaste Nachgeschmack *m*, Beigeschmack *m*
aftertreatment Nachbehandlung *f*, Nachsorge *f*
aftervision Nachsehen *n*; Nachbild *n*
agalactia Agalaktie *f*, Alaktie *f*, fehlende Milchproduktion (Milchsekretion) *f*
agalactous agalaktisch, milchlos
agalaxy s. agalactia
agalorrhoea Agalorrhoe *f*, fehlender Milchfluß *m*, Fehlen *n* des Milchflusses
agammaglobulinaemia Agammaglobulinämie *f*, Gammaglobulinmangel *m* im Blut
agammaglobulinaemic agammaglobulinämisch, Gammaglobulinmangel...
agamospermia Agamospermie *f*
agamous agamisch, ehelos
aganglionic aganglionär, ganglienlos
~ **megacolon** aganglionäres Megakolon *n*, Megacolon *n* congenitum, Hirschsprungsche Krankheit *f*, Morbus *m* Hirschsprung
aganglionosis Aganglionose *f*, Ganglienmangel *m*
agar Agar *m (n)*, Agar-Agar *m (n) (Bakteriennährboden)*
~-**agar** s. agar
~ **dilution method** Agardilutionsmethode *f*
~ **gel diffusion test** Agargeldiffusionstest *m*
~ **gel electrophoresis** Agargelelektrophorese *f*
~ **plate** Agarplatte *f*
agastria Agastrie *f*, Magenlosigkeit *f*, Fehlen *n* des Magens
agastric agastrisch, magenlos
agenesia, agenesis Agenesie *f*, Fehlen *n* einer Organanlage
ageniocephalia Ageniozephalie *f (milde Form der Otozephalie)*
ageniocephalus Ageniozephalus *m (Mißgeburt)*
agenitalism Agenitalismus *m*, [angeborenes] Fehlen *n* der Geschlechtsorgane *(mit Sexualhormonausfällen)*
agenosomia Agenosomie *f (Fehlentwicklung der Genitalien)*
ageusia Ageusia *f*, Verlust *m* des Geschmackssinns
ageusic ohne Geschmackssinn, geschmackssinnlos
agglomerate/to agglomerieren, zusammenballen; anhäufen
agglutinable agglutinierbar
agglutinate/to agglutinieren, [sich] zusammenballen, [ver]kleben, verklumpen
~ **erythrocytes** Erythrozyten agglutinieren (zusammenballen)

agglutination Agglutination *f*, Zusammenballung *f*, Verklebung *f*, Verklumpung *f*
~ **of the vulva** Vulvaverklebung *f*
~ **reaction** Agglutinationsreaktion *f*
~ **test** Agglutinationstest *m*
agglutinative agglutinierend, zusammenballend, [ver]klebend
agglutinin Agglutinin *n (Blutantikörper)*
agglutinogen Agglutinogen *n*, Agglugen *n (Blutantigen zur spezifischen Antikörperbildung)*
agglutinogenic agglutinogen, agglutininbildend, agglutininproduzierend
agglutinoid Agglutinoid *n (inkompletter Antikörper)*
agglutinophilic agglutinophil, agglutinationsfreundlich; sofort agglutinierend
agglutinophore agglutinophore Gruppe *f*
agglutinoscope Agglutinoskop *n*, Agglutinationsbeobachtungsgerät *n*
aggregate follicles Folliculi *mpl* lymphatici aggregati intestini tenuis, Peyersche Plaques *mpl*
~ **follicles of the vermiform appendix** Folliculi *mpl* lymphatici aggregati appendicis vermiformis
~ **glands** s. aggregate follicles
~ **nodules [of the small intestine]** s. aggregate follicles
aggregation Aggregation *f*, Zusammenballung *f*, Zusammenschluß *m*, Vereinigung *f*
aggressin Aggressin *n*, Angriff[s]stoff *m*
aggression Aggression *f*
aggressive behavior disorder aggressive Verhaltensstörung *f*
~ **personality** aggressive Persönlichkeit *f*
aging-lung emphysema Altersemphysem *n*
~ **pigment** Alterspigment *n*, Abnutzungspigment *n*, Lipofuszin *n*
agitate/to agitieren, [sich] schütteln; [sich] erregen
agitated melancholia Melancholia *f* agitata (agitans), Getriebenheit *f*, Unruhe *f*, Jammern *n* aus ängstlicher Erregung
~ **paralysis** Paralysis *f* agitans, Schüttellähmung *f*, Parkinsonsche Krankheit *f*
agitation Agitation *f*, Schütteln *n*; Erregung *f*, Ruhelosigkeit *f*, allgemeine körperliche Unruhe *f*
aglandular aglandulär, drüsenlos
aglomerular aglomerulär, glomerulumlos *(Niere)*
aglossia 1. Aglossie *f*, Zungenlosigkeit *f*, [angeborenes] Fehlen *n* der Zunge; 2. Sprachlosigkeit *f*, Verlust *m* der Sprache
aglossus Aglossus *m*, Zungenloser *m*
aglutition Aglutition *f*, Schluckunfähigkeit *f*
aglycaemia Aglykämie *f*, Fehlen *n* des Blutzuckers
aglycaemic aglykämisch, blutzuckerlos, blutzuckerfrei
aglycon[e] Aglykon *n*, Genin *n*, Aglukon *n*

aglycosuria Aglukosurie *f*, Fehlen *n* des Harnzuckers
aglycosuric aglukosurisch, harnzuckerlos, harnzuckerfrei
agnathia Agnathie *f*, Kieferlosigkeit *f*
agnathocephalia Agnathozephalie *f (Form der Otozephalie)*
agnathocephalus Agnathozephalus *m (Mißgeburt mit Agnathozephalie)*
agnathous agnath, kieferlos
agnathus Agnathus *m*, Kieferloser *m*
agnosia Agnosie *f*, Nichtwahrnehmung *f*
agnostic agnostisch, nicht wahrnehmend
agomphiasis 1. Agomphiasis *f*, Zahnlosigkeit *f*; 2. Zahnlockerung *f*
agomphious zahnlos
agonadal agonadal, gonadenlos, ohne Geschlechtsdrüsen
agonadism Agonadismus *m*, Fehlen *n* der Gonaden
agonal agonal, im Todeskampf, präfinal
agonia Agonie *f*, Todeskampf *m*; Todesangst *f*
agonist Agonist *m*
agonistic muscle *s.* agonist
agoraphobia Agoraphobie *f*, Platzangst *f*
agrammaphasia, agrammatism Agrammaphasie *f*, Agrammatismus *m*, Dysgrammatismus *m*, ungrammatische Ausdrucksweise (Formulierungsweise) *f (Störung)*
agranular agranulär, körnerlos
agranulocyte Agranulozyt *m*, agranulozytärer (zytoplasmakörnerfreier) Leukozyt *m*
agranulocythaemia *s.* agranulocytosis
agranulocytic agranulozytisch, agranulozytär, granulozytenlos, körnerzellenfrei; zytoplasmakörnerfrei
~ **angina** Agranulozytenangina *f*, agranulozytäre Angina *f*
agranulocytosis Agranulozytose *f*, Agranulozythämie *f*, Granulozytenverminderung *f* im Blut, maligne Neutropenie (Leukopenie) *f (z. B. durch Medikamentenwirkung)*
agranuloplastic agranuloplastisch
agranulosis *s.* agranulocytosis
agraphia Agraphie *f*, Schreibunfähigkeit *f*
agraphic agraphisch, schreibunfähig
agromania Agromanie *f*, [krankhafter] Einsamkeitsdrang *m*, Einsamkeitstrieb *m*
agrypnia Agrypnie *f*, Schlaflosigkeit *f*, Insomnie *f*
agrypnode Weckmittel *n*, schlafvertreibendes (schlafhinderndes) Mittel *n*
agrypnotic schlafvertreibend, schlafhindernd
agrypnotic [agent] *s.* agrypnode
ague 1. Malaria *f*, Sumpffieber *n*, Paludismus *m*; 2. Schüttelfrost *m*; 3. Neuralgie *f*, Nervenschmerz *m*
agyria Agyrie *f*, [angeborenes] Fehlen *n* der Hirnwindungen
AHF *s.* antihaemophilic factor
ahypnia, ahypnosis *s.* agrypnia
ailment Krankheit *f*, Leiden *n*

A$_2$influenza virus Influenzavirus A2 *n*
ainhum Ainhum *n (Tropenkrankheit mit spontaner Abschnürung von Zehen und Fingern)*
air bath Luftbad *n*, Balneum *n* pneumaticum
~ **bed** Luftbett *n*
~-**blast injury** Luftdruckverletzung *f*, Barotrauma *n*
~ **cells** Cellulae *fpl* pneumaticae
~ **conduction** Luftleitung *f (Schall)*
~ **conduction audiogram** Luftleitungsaudiogramm *n*
~ **conduction audiometry** Luftleitungsaudiometrie *f*
~ **conduction hearing aid** Hörapparat *m*
~ **conduction test** Luftleitungshörprobe *f*
~ **conduction threshold** Luftleitungsschwelle *f*, Luftschallleitungsschwelle *f*
~-**contrast examination** Röntgen[doppel]kontrastuntersuchung *f*
~ **cushion** Luftkissen *n*, Kranken[luft]kissen *n*
~ **cyst** Luftzyste *f*, Emphysemblase *f*
~ **dressing** offene Wundbehandlung *f*
~ **embolism (embolization)** Luftembolie *f*
~ **hunger** Lufthunger *m*, Kussmaulsche (große) Atmung *f*
~ **medicine** *s.* aviation medicine
~ **myelography** Pneumomyelographie *f*, Rückenmarkröntgen[kontrast]darstellung *f* nach Lufteinblasung
~ **passages** Luftwege *mpl*, Atemwege *mpl*
~ **pilot's disease** Fliegerneurose *f*, Aeroneurosis *f*
~ **pyelography** Pneumopyelographie *f*, Nierenbeckenröntgen[kontrast]darstellung *f* nach Lufteinblasung
~ **sac** Lungenalveole *f*
~ **sickness** Luftkrankheit *f*, Flug[zeug]krankheit *f (Kinetose)*
~ **sinus** Nasennebenhöhle *f*, Paranasalsinus *m*
~ **swallowing** Aerophagie *f*, Luftschlucken *n*
~ **syringe** Luftdusche *f*
~ **tube** Bronchus *m*
~ **velocity index** Ventilationsleistungsquotient *m*
airborne luftübertragen, durch Luft übertragen
~ **germ** Luftkeim *m*
~ **infection** Tröpfcheninfektion *f*
airplane splint Oberarmabduktionsgips *m*
airway 1. Luftweg *m*, Atemweg *m*; 2. intratrachealer Tubus *m*; Narkosetubus *m*
~ **obstruction** Luftwegverschluß *m*, Atemwegobstruktion *f*, Atemwegverlegung *f*
~ **resistance** Luftwegwiderstand *m*, Atemwiderstand *m*
ajmaline Ajmalin *n*, Rauwolfin *n (Alkaloid)*
akaryocyte [kernloser] Erythrozyt *m*
akaryote kernlos
akaryote akaryote (kernlose) Zelle *f*
akeratosis Akeratose *f*, Fehlen *n* der Hornsubstanz *(z. B. der Nägel)*
akinesia Akinesie *f*, Akinese *f*, Bewegungslosigkeit *f*; Bewegungsarmut *f*

akinesic

akinesic, akinetic akinetisch, bewegungslos, bewegungsarm
akoasm s. acoasma
akoria s. acoria
ala 1. Ala f, Flügel m, Flügelfortsatz m (Zusammensetzungen s. a. unter alar); 2. Axilla f, Achselhöhle f
~ **of the ilium** Ala f ossis ilii (ilium), Darmbeinschaufel f
~ **of the nose** Ala f nasi, Nasenflügel m
~ **of the sacrum** Ala f ossis sacri, Kreuzbeinschaufel f
~ **of the vomer** Ala f vomeris, Flügel m des Pflugscharbeins
alalia Alalie f, Sprechunfähigkeit f (Artikulationsstörung)
alalic Alalie...
alanine Alanin n, α-Aminopropionsäure f
~ **aminotransferase (transaminase)** Alaninaminotransferase f, ALAT, Glutamat-Pyruvat-Transaminase f, GPT (Enzym)
alar 1. flügelförmig, Flügel...; 2. Achselhöhlen..., Achsel..., Axilla...
~ **cartilage** Cartilago f alaris, Flügelknorpel m
~ **lamina** s. ~ plate
~ **odontoid ligament** Ligamentum n alare [dentis, epistrophei, articulationis atlantoaxialis], Flügelband n
~ **part of the nasalis muscle** Musculus m depressor alae nasi
~ **plate** Lamina f alaris, Flügelplatte f (Embryologie)
~ **plica** Plica f alaris, Flügelfalte f
~ **process** Processus m alaris [ossis frontalis], Ala f cristae galli, Flügelfortsatz m
~ **scapula** Scapula f alata, Flügelskapula f, geflügeltes Schulterblatt n
~ **wing of the nose** s. ala of the nose
alarm reaction Alarmreaktion f (erstes Stadium des Adaptationssyndroms)
alastrim Alastrim n, Variola f minor, weiße Pokken pl, Milchpocken pl
~ **virus** Alastrimvirus n
alastrimic Alastrim..., Milchpocken...
alate geflügelt
Albarran's test Albarranscher Test m, Polyurieprobe f
Albee-Delbet operation s. Albee's operation
Albee's operation Henle-Albeesche Operation f, Versteifungsoperation f der Wirbelsäule
Albers-Schönberg disease Albers-Schönbergsche Krankheit f, Marmorknochenkrankheit f, Osteopetrosis f, Osteosclerosis f fragilis generalisata
albicans weißlich, Weiß...
albiduria s. albinuria
albinic an Albinismus leidend, Albinismus...
albinism Albinismus m, angeborener totaler Pigmentmangel m (mit Astigmatismus, Nystagmus und Photophobie)
albino Albino m (Individuum ohne Pigmentbildung)

albinotic albinotisch, Albino...
albinuria 1. Albinurie f, farbloser Urin m; 2. s. chyluria
Albright disease Albrightsches Syndrom n
albuginea Albuginea f, Tunica f albuginea (derbfibröse weißliche Bindegewebshaut um ein Organ)
albugineotomy Albugineotomie f, Albugineainzision f, [operative] Albugineadurchtrennung f
albugineous albuginös, Albuginea...
albuginitis Albuginitis f, Entzündung f der Tunica albuginea
albugo Albugo m, weißer Hornhautfleck m
albumin Albumin n (Sammelbezeichnung für eine Gruppe einfacher Eiweiße)
~ **fraction** Albuminfraktion f
~ **-globulin ratio** Albumin-Globulin-Quotient m, Eiweißquotient m
albuminaemia Albuminämie f, Vorhandensein n von Albumin im Blut
albuminate Albuminat n
albuminiferous albuminhaltig
albuminiparous albuminbildend, albuminproduzierend
albuminocytologic albumino-zytologisch
~ **dissociation** albumino-zytologische Dissoziation f
albuminogenous albuminogen, albuminbildend, albuminproduzierend
albuminoid albuminoid, albuminartig
albuminoid Albuminoid n, Gerüsteiweiß n, Skleroprotein n
~ **liver** s. amyloid liver
albuminolysin Albuminolysin n
albuminolysis Albuminolyse f, Albuminauflösung f
albuminometer Albuminimeter n
albuminometry Albuminimetrie f, [quantitative] Albuminbestimmung f
albuminorrhoea Albuminorrhoe f, [verstärkte] Albuminausscheidung f
albuminous 1. albuminoid, albuminartig, albuminös; 2. albuminös, albuminenthaltend, eiweißhaltig; eiweißreich
~ **degeneration** albuminöse (albuminoide) Degeneration f, trübe Schwellung f, körnige Entartung f (Pathohistologie)
~ **gland** seröse Drüse f
~ **swelling** s. ~ degeneration
albuminuretic albuminuretisch, Albuminurie bewirkend (auslösend)
albuminuria Albuminurie f, Albuminausscheidung f im Urin
albuminuric albuminurisch, Albuminurie...
albumoid s. albuminoid
albumose Albumose f (Eiweißabbauprodukt bei der Proteolyse)
albumosuria Albumosurie f (Ausscheidung von Bence-Jones-Protein im Urin)
alcapton Alkapton n, Homogentisinsäure f, Hydrochinonessigsäure f

alcaptonuria Alkaptonurie f, Alkaptonausscheidung f im Urin
Alcian blue stain Alzianblau-Färbung f
Alcock's canal Alcockscher Kanal (Faszienkanal) m, Canalis m pudendalis
alcohol Alkohol m; Äthanol n
~ **bath** Alkoholumschlag m
~ **dehydrogenase** Alkoholdehydrogenase f, Alkoholase f (Enzym)
~ **delirium** Alkoholdelir[ium] n, Delirium n tremens, Säuferwahnsinn m
~ **polyneuropathy** Alkoholpolyneuropathie f
~ **sponge** Alkoholtupfer m
~ **withdrawal symptom** Alkoholentzugssymptom n, Alkoholentzugserscheinung f
alcoholaemia Alkoholämie f, Vorhandensein n von Alkohol im Blut
alcoholase s. alcohol dehydrogenase
alcoholic Alkoholiker m, Trinksüchtiger m, Trinker m, Säufer m, Potator m
~ **cirrhosis** alkoholische Leberzirrhose (Zirrhose) f, Alkohol[leber]zirrhose f
~ **dementia (insanity)** alkoholische Demenz f, Alkoholdemenz f, Korsakowsche Psychose f
~ **intoxication** Alkoholintoxikation f, Alkoholvergiftung f
~ **myocardiopathy** Alkoholmyokardiopathie f, alkoholinduzierter Myokardschaden m
~ **neuritis** Alkoholneuritis f
~ **paralysis** Alkoholparalyse f
~ **paranoia** Alkoholhalluzinose f
~ **paraplegia** Alkoholparaplegie f
~ **psychosis** Alkoholpsychose f
alcoholism 1. Alkoholismus m, chronische Trunksucht f; 2. Alkoholismus m, Alkoholintoxikation f, Alkoholvergiftung f
alcoholize/to alkoholisieren
alcoholometer Alkoholometer n, Alkoholmesser m
alcoholometry Alkoholometrie f, Alkohol[gehalt]bestimmung f
alcoholophilia Alkoholophilie f, Trinkfreudigkeit f; Trunksucht f
alcoholuria Alkoholurie f, Alkoholausscheidung f im Urin
aldehyde mutase Aldehydmutase f (Enzym)
Alder's anomaly (phenomenon) Aldersche Granulationsanomalie f
aldohexose Aldohexose f
aldolase Aldolase f (Enzym)
aldosterone Aldosteron n (Nebennierenrindenhormon)
~ **excretion** Aldosteronexkretion f, Aldosteronausschüttung f
aldosteronism Hyperaldosteronismus m, Aldosteronismus m, Aldosteronerhöhung f im Blut
Aleppo boil (button) Aleppobeule f, Leishmaniasis f cutanea, Orientbeule f, Hautleishmaniase f
aleukaemia Aleukämie f
aleukaemic aleukämisch

alimentation

Alexander's operation Alexander-Adams-Operation f, Verkürzungsoperation f der Gebärmutterbänder
alexia Alexie f, Leseunfähigkeit f, zentrale Buchstabenblindheit (Wortblindheit) f
alexin Alexin n, Komplement n
algaesthesia s. algesia
alganaesthesia Analgie f, Analgesie f, Schmerzunempfindlichkeit f
algesia Algesie f, Schmerzempfindlichkeit f, Hyperästhesie f
algesic schmerzempfindlich, Algesie..., Schmerz...
algesimeter Algesimeter n
algesimetry Algesimetrie f, Schmerzempfindlichkeitsmessung f
algesiogenic schmerzbewirkend, schmerzbereitend
algetic schmerzhaft, Schmerz...
algid eiskalt
~ **malaria (pernicious fever)** algide Malaria f, Malaria f falciparum
algiomuscular Muskelschmerz bewirkend
algogenic 1. algogen, schmerzbewirkend, schmerzbereitend; 2. algogen, die Körpertemperatur senkend
algolagnia Algolagnie f, Schmerzgeilheit f, [sexuelle] Schmerzwollust f
algolagnist Algolagnist m
algometer Algometer n
algometry Algometrie f, Schmerzempfindlichkeitsmessung f
algophilia Algophilie f (krankhafte Schmerzfreude)
algophobia Algophobie f (krankhafte Angst vor Schmerzen)
algor Algor m, Kältegefühl n, Fieberfrost m
algospasm Algospasmus m, schmerzhafter Krampf m
algospastic algospastisch
alienation Alienation f, Entfremdung f
alienism 1. Geisteskrankheit f, Geistesstörung f; 2. Behandlung f von Geisteskrankheiten
alienist Psychiater m
aliform aliform, flügelförmig, flügelartig
aligning discrimination (power) of the eye Auflösungsvermögen n des Auges
alimentary alimentär, ernährend (auf Stoffwechsel und Ernährung bezüglich)
~ **albuminurie** alimentäre Albuminurie f
~ **azotaemia** alimentäre Azotämie f
~ **bolus** Nahrungsbissen m
~ **canal** Verdauungskanal m, Gastrointestinaltrakt m, Canalis m alimentarius
~ **glucosuria** alimentäre Glukosurie f
~ **lipaemia** alimentäre Lipämie f
~ **obesity** alimentäres Fettsucht f, Ernährungsfettsucht f, Mastfettsucht f
~ **system** Verdauungssystem n
~ **toxicosis** Nahrungsmittelvergiftung f
~ **tract (tube)** s. ~ canal
alimentation Alimentation f, Ernährung f

alimentotherapy

alimentotherapy systematische Nahrungszufuhr f; Diätbehandlung f
alinasal Nasenflügel...
aliquorrhoea Aliquorrhoe f, Liquormangel m, fehlender Liquorfluß m
alisphenoid [bone] Keilbeinflügelknochen m
alizarin Alizarin n, 1,2-Dihydroxyanthrachinon n (Farbstoff)
alkalaemia Alkalämie f, Alkalose f, Blut-pH-Erhöhung f, erhöhter Basengehalt m im Blut
alkalescent schwach alkalisch; alkalisierend, den Blut-pH erhöhend
alkali albuminate Alkalialbuminat n
~ **reserve** Alkalireserve f (Puffersystem des Blutes)
alkalimeter Alkalimeter n, Alkali[gehalts]meßgerät n
alkalimetric alkalimetrisch
alkalimetry Alkalimetrie f, Alkali[gehalts]messung f
alkaline phosphatase alkalische Phosphatase f (Enzym)
alkalinity Alkalität f, Basizität f
alkalinization Alkalisierung f
alkalinize/to alkalisieren, alkalisch machen
alkalinuria Alkali[n]urie f, Alkaliausscheidung f im Urin
alkalitherapy Alkalitherapie f, Alkalibehandlung f (bei peptischen Geschwüren)
alkaloid Alkaloid n (stickstoffhaltiges pflanzliches Gift)
alkaloidal alkaloidisch, Alkaloid...
alkalosis Alkalose f, Alkalämie f, Blut-pH-Erhöhung f, erhöhter Basengehalt m im Blut
alkalotherapy s. alkalitherapy
alkalotic alkalotisch, Alkalose...
alkapton s. alcapton
all-coats stitch Allschichtennaht f (chirurgische Nahtform)
~**-layers closure** Allschichten[naht]verschluß m (chirurgische Wundverschlußtechnik)
~**-or-non law** Alles-oder-Nichts-Gesetz n (Physiologie)
allantochorion Allantochorion n, Chorion n allantoideum
allantoenteric allantoenterisch
~ **diverticulum** allantoenterisches Divertikel n
~ **duct** Allantoisgang m
allantogenesis Allantoisbildung f, Allantogenese f
allantoic Allantois..., Umbilikal..., Nabel...
~ **bladder** Allantoisblase f
~ **circulation** Allantoiskreislauf m, Umbilikalkreislauf m
~ **cyst** Allantoiszyste f
~ **diverticulum** Allantoisdivertikel n
~ **duct** Allantoisgang m
~ **fluid** Allantoisflüssigkeit f, Liquor m amnii spurius
~ **parasite** Allantoisparasit m
~ **sac** Allantoissack m
~ **stalk** s. ~ duct

~ **vein** Allantoisvene f, Umbilikalvene f, Nabelvene f
~ **vesicle** s. ~ sac
allantoid allantoid, allantoisartig
allantoin Allantoin n (Purinstoffwechselprodukt)
allantois Allantois f, Urharnsack m, embryonaler Harnsack m
allel[e] Allel n, Genpaar n
allelic Allelen..., Genpaar...
allelomorphism Allelomorphismus m
allelotaxis Allelotaxie f (Organentwicklung aus verschiedenen Embryonalanlagen)
Allen's tract Tractus m solitarius, Solitärbündel n (Wurzel des IX. und X. Hirnnerven)
allergen Allergen n, allergieauslösender Stoff m
~**-desensitizing treatment** Allergendesensibilisierungstherapie f, Desensibilisierung[sbehandlung] f
~ **skin test** Allergenhauttest m
allergenic allergen, allergieauslösend, eine Allergie hervorrufend
allergenicity Allergenizität f, Allergenität f
allergic allergisch; überempfindlich
~ **asthma** Asthma n bronchiale, Bronchialasthma n
~ **balance** Allergiegleichgewicht n
~ **constitution** allergische Konstitution f
~ **contact dermatitis** allergische Kontaktdermatitis f
~ **coryza** allergische Coryza (Rhinitis) f, Heuschnupfen m
~ **diathesis** Allergiediathese f, Allergiebereitschaft f
~ **purpura** 1. allergische (anaphylaktoide) Purpura f; 2. s. Henoch's purpura; 3. s. Schönlein's disease
~ **reaction** allergische Reaktion f, Allergiereaktion f
allergist Allergologe m, Allergiespezialist m
allergization Allergisierung f, Sensibilisierung f
allergological allergologisch
allergometry Allergietestung f, Allergiebestimmung f
allergosis Allergose f, allergische Krankheit f
allergy Allergie f (Krankheitszustand nach Antigen-Antikörper-Reaktion)
alligator forceps Krokodilklemme f, Faßzange f
~**-skin disease** Fischschuppenkrankheit f, Ichthyosis f
Allis forceps Allis-Klemme f
alliteration Alliteration f, Wortwiederkehr f
alloch[e]iral allocheirisch, Allocheirie...
alloch[e]iria Allocheirie f (fehlerhafte Lokalisation eines Tastreizes oder Stiches in die kontralaterale Hand)
allocortex Allokortex m (Großhirnrindenabschnitt)
allogenic allogen; homolog (bei Transplantation zwischen Individuen gleicher Art)
~ **graft (homograft)** s. allograft

allograft Allograft n, Homograft n
allopathic allopathisch
allopathy Allopathie f *(unwissenschaftliche Therapieform; Gegenteil: Homöopathie)*
allophanamide s. biuret
alloplasm Alloplasma n, Fremdplasma n
alloplastic alloplastisch
alloplasty Alloplastik f *(Einheilung körperfremden leblosen Materials bei plastischer Operation)*
allorhythmia Allorhythmie f *(Herzrhythmusstörung)*
allorhythmic allorhythmisch
allosome Allosom n, Geschlechtschromosom n, Heterochromosom n
allotransplantation Allotransplantation f
allotriogeusia Allotriogeusie f, Geschmackstäuschung f
alloxan diabetes Alloxandiabetes m
alloxuria Alloxurie f, Purin[körper]ausscheidung f im Urin
allylnormorphine [N-]Allylmorphin n, Nalorphin n *(Morphinantagonist)*
alopecia Alopezie f, Haarschwund m, Haarausfall m, Haarmangel m, Kahlköpfigkeit f, Lapsus m pilorum, Morbus m vulpis
alopecic Alopezie..., Haarausfall[s]...
alpha-adrenergic blocker (blocking agent) Alpha-Rezeptorenblocker m, α-Rezeptorenblocker m
~-adrenergic receptor Alpha-Rezeptor m, α-Rezeptor m
~-adrenergic receptor blocking agent s. alpha-adrenergic blocker
~ cell Alpha-Zelle f, α-Zelle f *(z. B. des Pankreas)*
~-chymotrypsin Alpha-Chymotrypsin n, α-Chymotrypsin n *(Enzym)*
~ foetoprotein Alpha-Fötoprotein n, α-Fötoprotein n
~ globulin Alpha-Globulin n, α-Globulin n
~ haemolysin Alpha-Hämolysin n, α-Hämolysin n
~ haemolysis Alpha-Hämolyse f, α-Hämolyse f
~ index Alpha-Index m, α-Index m
~ lysin Alpha-Lysin n, α-Lysin n
~ methyldopa Alpha-Methyldopa n, α-Methyldopa n *(Antihypertensivum)*
~-mimetic alpha-mimetisch, α-mimetisch, α-Rezeptoren stimulierend
~-receptor s. ~-adrenergic receptor
~ rhythm Alpha-Rhythmus m, α-Rhythmus m, Berger-Rhythmus m *(EEG)*
~ streptococcus Alpha-Streptokokkus m, α-Streptokokkus m
~ wave s. ~ rhythm
alphodermia, alphosis Alphodermie f, Fehlen n der Hautpigmentierung; Leukoderm n
Alport's syndrome Alportsches Syndrom n, hereditäre familiäre Nierenentzündung f
alterative verändernd; umstimmend
alterative [agent] Umstimmungsmedikament n

alternans of the heart s. alternating pulse
alternate alternierend, [ab]wechselnd
~ hemiplegia alternierende Lähmung f, Hemiplegia f alternans
~ host Zwischenwirt m
alternating calculus Schichtstein m
~ insanity manisch-depressive Krankheit f
~ mydriasis springende Mydriasis f, Hippus m
~ psychosis s. ~ insanity
~ pulse alternierender (wechselnder) Puls m, Pulsus m alternans
~ squint (strabismus) wechselndes Schielen n, Strabismus m alternans
~ vision Wechselsehen n, Visio f alternans
Althausen test Althausen-Test m, Galaktose-Toleranz-Test m
altitude alkalosis Höhenalkalose f, respiratorische Alkalose f *(infolge Luftverdünnung)*
~ sickness Höhenkrankheit f
altitudinal hemianopsia Höhenhemianopsie f, Horizonthemianopsie f
Altmann's granules Altmannsche Körnchen npl, Mitochondrien npl
alum-adsorbed toxoid Tetanus-Aluminium-Adsorbat-Impfstoff m
~-precipitated tetanal toxoid s. alum-absorbed toxoid
alveobasilar line Linea f alveobasilaris, Alveobasilarlinie f
alveolabial sulcus Sulcus m alveolabialis
alveolar 1. alveolär, Alveolen..., Zahnfach...; 2. alveolär, Alveolen..., Lungenbläschen...
~ abscess Alveolarabszeß m
~ air Alveolarluft f, Alveolenluft f
~ angle Alveolarwinkel m
~ arch Alveolarbogen m
~ bone Alveolarknochen m
~ canal Alveolarkanal m, Canalis m alveolaris
~ canals of the maxilla Canales m alveolares maxillae (superiores)
~ cancer (carcinoma) Alveolarzellkarzinom n, Alveolarkrebs m, Bronchiolarkrebs m
~ cavity Alveolarhöhle f
~ cell carcinoma s. ~ cancer
~ crest Alveolarkamm m
~ duct Alveolargang m, Alveolengang m, Ductulus m alveolaris
~ ectasia Alveolarektasie f, Lungenbläschenerweiterung f
~ eminence Alveolareminenz f, Eminentia f alveolaris
~ hypoventilation syndrome alveoläres Hypoventilationssyndrom n
~ index Alveolarindex m
~ involvement Alveolenbeteiligung f, Lungenbläschenbefall m *(Pneumonie)*
~ line Alveolarlinie f, Linea f alveolaris
~ lining cell Alveolarepithelzelle f
~ macrophage Alveolarmakrophage m
~ mucosa Alveolarmukosa f, Alveolenschleimhaut f

alveolar

~ **periosteum** Alveolarperiost n, Tapetum n alveoli *(Knochenhaut der Zahnfächer)*
~ **phagocyte** Alveolarphagozyt m
~ **point** Alveolarpunkt m
~ **pore** Alveolarpore f, Alveolenpore f
~ **process** Alveolarfortsatz m, Processus m alveolaris
~ **process of the mandible** Pars f alveolaris mandibulae
~ **ridge** Alveolarkamm m
~ **sac** Alveolarsack m, Sacculus m alveolaris
~ **sarcoma** Alveolarsarkom n
~ **tumour** Alveolartumor m, Alveolengeschwulst f
~ **ventilation** Alveolarventilation f, Alveolenbelüftung f
~ **wall** Alveolarwand f, Alveolenwand f
alveolectomy Alveolektomie f, Alveolarfortsatzresektion f, [operative] Alveolarfortsatzentfernung f *(am Ober- und Unterkiefer)*
alveolingual sulcus Sulcus m alveolingualis
alveolitis Alveolitis f, Zahnalveolenentzündung f, Zahnfachentzündung f
alveolobasal alveolobasal
alveoloclasia Alveoloklasie f *(führt zur Zahnlockerung)*
alveolocondylean alveolokondylär
alveolodental alveolodental
~ **osteoperiostitis** s. periodontitis
alveololabial alveololabial
alveololingual alveololingual
alveolonasal alveolonasal
alveoloplasty Alveolarplastik f
alveolotomy Alveolotomie f, Alveolenschnitt m, [operative] Zahnfacheröffnung f
alveolus 1. Alveole f, Zahnfach n; 2. Alveole f, Lungenbläschen n; 3. Alveole f *(Drüsen, Magenschleimhaut)*
alveonasal line Linea f alveonasalis
alveosubnasal prognathism alveolosubnasale Prognathie f
alvine Unterleibs...
alvinolith Alvinolith m, Enterolith m, Darmstein m
alvus Alvus m, Unterleib m
alymphia Alymphie f, Lymphemangel m, Fehlen n der Lymphe
alymphocytosis Alymphozytose f, Lymphozytenmangel m; Lymphozytenschwund m
alymphoplasia Alymphoplasie f, Thymusaplasie f
Alzheimer cell Alzheimer-Zelle f, Alzheimersche Zelle f *(bei hepatolentikulärer Degeneration)*
Alzheimer's disease Alzheimersche Krankheit f, präsenile Demenz f
amaas s. alastrim
amacrinal amakrin
amacrine cell s. association cell
amalgam carrier Amalgamträger m *(Dentalmedizin)*
amarillic typhus s. yellow fever

amastia Amastie f, Amazie f, [angeborenes] Fehlen n der Brust[drüse]
amaurosis Amaurose f, totale Blindheit f, schwarzer Star m *(veraltet)*
amaurotic amaurotisch, blind
amaurotic Amaurot[ik]er m, Blinder m
~ **familial (family) idiocy** familiäre amaurotische Idiotie f
amazia s. amastia
ambidexter Ambidexter m, Beidhänder m
ambidexterity Ambidexteritie f, Beidhändigkeit f
ambidextrous ambidexter, beidhändig
ambiguous doppelsinnig, zweideutig; unbestimmt; nach zwei Seiten strebend
~ **nucleus** Nucleus m ambiguus
ambilateral ambilateral, zwei Seiten betreffend, beidseitig
ambiocularity beidäugiges Sehen n
ambiopia Diplopie f, Doppelsehen n, Doppelsichtigkeit f
ambisexual bisexuell, zweigeschlechtlich, zwitterig, doppelgeschlechtlich
ambisexuality Bisexualität f, Zwittrigkeit f, Doppelgeschlechtlichkeit f
ambitendency Ambitendenz f, Willensstörung f *(Neurose mit Entschlußlosigkeit infolge Antriebsstörung)*
ambivalence Ambivalenz f *(Nebeneinanderstehen von entgegengesetzten Gefühlen)*
ambivalent ambivalent
ambiversion Ambiversion f *(Gleichgewicht zwischen Introversion und Extroversion)*
amblyacousia Amblyakusie f, Schwerhörigkeit f, Hördefekt m
amblychromasia Amblychromasie f, Zellkernchromatinminderfärbung f
amblychromatic amblychromatisch
amblyopia Amblyopie f, Schwachsichtigkeit f, Sehschwäche f, Visus m hebetudo
~ **of disuse** Amblyopia f ex anopsia, Schwachsichtigkeit f durch Nichtgebrauch
amblyopic amblyop, schwachsichtig
amblyoscope Amblyoskop n *(Apparat zur Schielbehandlung)*
amboceptor Ambozeptor m, Zwischenkörper m *(Immunkörper)*
~ **unit** Ambozeptoreinheit f
ambomalleal ambomalleal, Amboß-Hammer...
~ **articulation** Amboß-Hammer-Gelenk n, Articulatio f incudomallearis
ambosexual s. ambisexual
ambulance 1. Kranken[transport]wagen m; 2. Ambulanz f, ambulante Behandlungsstelle f
ambulant, ambulatory ambulant, beweglich
ameba *(Am)* s. amoeba
amegakaryocytic amegakaryozytär
ameiosis Ameiose f *(Ausbleiben der Kernreduktionsteilung)*
amelanotic 1. amelanotisch, melaninfrei, melaninlos; 2. hellgefärbt, schwach pigmentiert

amelia Amelie f, [angeborenes] Fehlen n der Extremitäten
ameloblast Ameloblast m, Adamantoblast m, Ganoblast m, Zahnschmelzbildner m, Zahnemaillezelle f
ameloblastic ameloblastisch, Ameloblasten...
~ **fibroma** Ameloblastenfibrom n
~ **odontoma** Ameloblastenodontom n
~ **process** Ameloblastenfortsatz m
ameloblastoma Ameloblastom n, Schmelzzellengeschwulst f (s. a. adamantinoma)
ameloblastosarcoma Ameloblastosarkom n, Schmelzzellensarkom n (bösartiger Tumor)
amelogenesis Amelogenese f, Zahnschmelzbildung f
amelus Amelus m, Mißgeburt f ohne Extremitäten
amenorrhoea Amenorrhoe f, fehlende Regelblutung f, Fehlen n der Menstruation
amenorrhoeal amenorrhoisch, Amenorrhoe...
ament Schwachsinniger m, Idiot m
amentia Amentia f, Schwachsinn m, Geistesschwäche f, Verwirrtheit f, amentielles Syndrom n
amential schwachsinnig
American cutaneous-mucocutaneous leishmaniasis lateinamerikanische Haut- und Schleimhautleishmaniase f
~ **mountain fever** Colorado-Zeckenfieber n (durch Dermacentor andersoni)
~ **trypanosomiasis** s. Chagas' disease
ametria Ametrie f, Gebärmutterlosigkeit f, [angeborenes] Fehlen n des Uterus
ametrohaemia Ametrohämie f, Gebärmuttermangeldurchblutung f, Mangeldurchblutung f des Uterus
ametrope Ametroper m, Fehlsichtiger m
ametropia Ametropie f, Fehlsichtigkeit f, Refraktionsanomalie f; Refraktionsfehler m, Brechungsfehler m
ametropic ametrop, fehlsichtig
ametrous uteruslos, gebärmutterlos, ohne Uterus
amianthosis Asbestose f, Asbeststaublunge[nerkrankung] f
amicrobic amikrobiell, keimfrei
amicroscopic amikroskopisch, mit dem Ultramikroskop nicht sichtbar
amidase Amidase f, Desamidase f (Enzym)
amide Amid n
amidopyrine Amidopyrin n, Aminophenazon n (Antipyretikum, Analgetikum, Antiphlogistikum)
amimia Amimie f, Mimikverlust m, Aufhebung f des Mienenspiels
amine Amin n
~ **oxidase** Aminooxydase f (Enzym)
amino acid Aminosäure f
~~**-acid balance** Aminosäuregleichgewicht n
~~**-acid carboxylase** Aminosäurekarboxylase f (Enzym)

~~**-acid decarboxylase** Aminosäuredekarboxylase f (Enzym)
~~**-acid incorporation** Aminosäureinkorporation f
~~**-acid mixture** Aminosäuregemisch n
~~**-acid oxidase** Aminosäureoxydase f (Enzym)
~~**-acid tolerance test** Aminosäuretoleranztest m, Aminosäurebelastungstest m
~~**-acid urine level** Aminosäurespiegel m im Urin
~ **acidopathy** Aminosäureverwertungsstörung f
~ **aciduria** Aminazidurie f, Aminosäureausscheidung f im Urin
~ **alcohol** Aminoalkohol m
~ **diabetes** Aminosäurediabetes m, Zystinose f, Zystinspeicherkrankheit f, Debrè-de Toni-Fanconi-Syndrom n, Abderhalden-Fanconi-Syndrom n, Kaufmann-Abderhalden-De-Lignac-Syndrom n
~ **sugar** Aminozucker m
aminoacetic acid Aminoessigsäure f
aminobenzenesulphonamide p-Aminobenzolsulfonamid n, Sulfanilamid n (bakteriostatische Substanz)
aminocaproic acid Aminokapronsäure f, AMCA (blutungshemmende Substanz)
aminoglucose Aminoglukose f, Glukosamin n
aminolipid Aminolipid n
2-amino-3-mercaptopropanoic acid α-Amino-β-merkaptopropionsäure f, α-Amino-β-thiopropionsäure f, Zystein n
aminomethanamidine Aminomethanamidin n, Guanidin n, Iminoharnstoff m
2-amino-3-methylbutanoic acid α-Amino-isovaleriansäure f, Valin n
aminopeptidase Aminopeptidase f (Enzym)
aminopherase s. transaminase
aminophylline Aminophyllin n
aminopolypeptidase Aminopolypeptidase f (Enzym)
aminopurine Aminopurin n
aminosuria Aminurie f, Aminausscheidung f im Urin
aminotransferase s. transaminase
aminuria s. aminosuria
amitosis Amitose f, direkte Kernteilung f
amitotic amitotisch
ammonia Ammoniak n
~ **level** Ammoniakspiegel m
ammoniacal ammoniakalisch, ammoniakhaltig
~ **fermentation** ammoniakalische Gärung f, Ammoniakfermentation f
ammoniaemia Ammoniämie f, Vorhandensein n von Ammoniak im Blut
ammonification [bakterielle] Ammoniakbildung f
ammonium bromide Ammoniumbromid n, Ammonium n bromatum (Beruhigungsmittel)
~ **carbonate** Ammoniumkarbonat n, Ammonium n carbonicum, Hirschhornsalz n

ammonium 32

~ chloride Ammoniumchlorid n, Ammonium n chloratum, Salmiak m
ammoniuria Ammonurie f, Ammoniakausscheidung f im Urin
Ammon's horn Ammonshorn n, Cornu n Ammonis, Hippocampus m, Pes m hippocampi
ammotherapy Psammotherapie f, Sandtherapie f
amnesia Amnesie f, Gedächtnislücke f, Erinnerungsverlust m
amnesic amnestisch, Amnesie...
~ aphasia amnestische Aphasie f, Wortfindungsstörung f
~ [-confabulatory] syndrome amnestisches Syndrom n, Merkschwäche f
amnestic s. amnesic
amniocardiac amniokardial
amniocentesis Amniozentese f, Amnionpunktion f, Fruchtwasserpunktion f
amniochorial amniochorial, Amnion-Chorion-...
amnioembryonic amnioembryonal, Amnion-Embryo-...
amniogenesis Amniogenese f, Amnionbildung f, Eihautbildung f
amniography Amniographie f, Röntgen[kontrast]darstellung f des Fötus im Amnionsack
amnion Amnion n, Eihaut f, Schafhaut f, Wasserhaut f, Embryonalhülle f *(Zusammensetzungen s. a. unter amniotic)*
~ hook Fruchtblasenhakenzange f
amnionic s. amniotic
amnionitis Amnionitis f, Amnionentzündung f, Eihautentzündung f
amniorrhexis Amniorrhexis f, Amnionruptur f, Eihautzerreißung f
amniorrhoea Amniorrhoe f, Fruchtwasserfluß m, vorzeitiger Fruchtwasserabgang m
amnios s. amnion
amnioscopic amnioskopisch, amnionspiegelnd, fruchtwasserspiegelnd
amnioscopy Amnioskopie f, Amnionspiegelung f, Fruchtwasserspiegelung f
amniotic amniotisch, Amnion..., Eihaut...
~ adhesion Amnionadhäsion f
~ cavity Amnionhöhle f
~ cyst Amnionzyste f
~ embolism Fruchtwasserembolie f
~ fluid Fruchtwasser n, Amnionflüssigkeit f, Liquor m amnii
~ fluid aspiration Fruchtwasseraspiration f
~ fluid cell Fruchtwasserzelle f
~ fluid cytology Fruchtwasserzytologie f
~ fluid embolism Fruchtwasserembolie f
~ fluid sample Fruchtwasserprobe f
~ liquor s. ~ fluid
~ puncture s. amniocentesis
~ sac Amnionsack m, Fruchtwassersack m, Eihautsack m
~ sac rupture s. amniorrhexis
amniotome Amniotom n *(Instrument zur Punktion des Amnions)*

amniotomy Amniotomie f, Amnioninzision f, Eihautschnitt m
amoeba Amöbe f
amoebiasis Amöbiasis f, Amöbenkrankheit f, Amöbenruhr f, Tropenruhr f, Amöbendysenterie f *(Erreger Entamoeba histolytica)*
amoebic amöbisch, Amöben...
~ abscess Amöbenabszeß m
~ colitis Amöbenkolitis f, Dickdarmentzündung f durch Amöben
~ dysentery s. amoebiasis
~ gangrene Amöbengangrän f
~ granuloma Amöbengranulom n
~ hepatitis Amöbenhepatitis f
~ keratitis Amöbenkeratitis f
~ liver abscess Amöbenleberabszeß m, Amöbenabszeß m der Leber
~ trophozoite Amöbentrophozoit m *(vegetatives Amöbenstadium)*
amoebicide Antiamöbi[ati]kum n, Amöbengift n, amöbizides (amöbentötendes) Mittel n, Amöbenmittel n
amoebocyte Amöbenzelle f
amoeboid amöboid, amöbenartig
~ cell amöboide Zelle f
~ glioma Glioblastoma n multiforme
amoeboma Amöbom n, Amöbengranulom n
amoeburia Amöburie f, Amöbenausscheidung f im Urin
amok Amok m, Amoklaufen n *(Zustand einer Besessenheit)* ● **to run ~** Amok laufen, in blinder Wut umherlaufen
amorphia s. amorphism
amorphic s. amorphous
amorphinism Amorphinismus m, Morphinentzugssyndrom n *(bei Süchtigen)*
amorphism Amorphismus m, Amorphie f, amorpher (formloser) Zustand m
amorphous amorph, formlos; nicht kristallin
~ foetus s. anideus
amorphus s. anideus
amotile unbeweglich
AMP s. adenosine monophosphate
AMPase s. adenosine monophosphatase
amphiarthrosis Amphiarthrose f, Wackelgelenk n
amphiarthrotic amphiarthrotisch
amphiaster Amphiaster m, Diaster m, Doppelstern m *(Mitosefigur)*
amphiblastic amphiblastisch
amphibolic amphibol, schwankend *(z. B. Typhusfieber)*
~ stage Stadium n amphiboles *(Krankheitsstadium zwischen Höhepunkt und Heilung)*
amphicrania Amphikranie f, Kopfschmerz m in beiden Kopfhälften
amphigastrula Amphigastrula f *(Eiteilungsstadium)*
amphigenetic amphigenetisch
amphigony Amphigonie f, zweigeschlechtliche Fortpflanzung f

amphikaryon Amphikaryon *m*, diploider Nukleus (Zellkern) *m*
amphimixis Amphimixis *f*, Erbmassenvereinigung *f (bei der Befruchtung)*
amphimorula Amphimorula *f (Ungleichheit der beiden Morulahälften)*
amphitrichous amphitrich, beidseitig (bipolar) begeißelt
amphodiplopia Ampho[tero]diplopie *f*, beidseitiges Doppeltsehen *n*
amphophil[ic] amphophil, mit basischen und sauren Farbstoffen färbend
amphoric amphorisch, hohl und metallisch klingend
~ **breathing** *s*. ~ respiration
~ **resonance** amphorischer metallischer Klang *m*
~ **respiration** amphorisches Atmen *n*, Krugatmen *n*
amphoterodiplopia *s*. amphodiplopia
ampicillin Ampizillin *n*, α-Aminobenzylpenizillin *n (Antibiotikum)*
amplitude of accommodation Akkommodationsbreite *f*, Akkommodationsamplitude *f*
~ **of adaptation** Adaptationsbreite *f*
~ **of convergence** Konvergenzbreite *f*
~ **of divergence** Divergenzbreite *f*
~ **of fusion** Fusionsbreite *f*
~ **of pupillary movements** Pupillenspielamplitude *f*
ampoule, ampul[e] Ampulle *f (Glasgefäß)*
ampulla Ampulle *f*, Ampulla *f (blasenförmige Erweiterung von Hohlorganen)*
~ **of the ductus deferens** Samenleiterampulle *f*, Ampulla *f* ductus deferentis
~ **of the gall bladder** Gallenblasenampulle *f*
~ **of the lacrimal canaliculus (duct)** Tränenkanälchenampulle *f*, Ampulla *f* canaliculi lacrimalis
~ **of the rectum** Rektumampulle *f*, Mastdarmampulle *f*, Ampulla *f* recti
~ **of the uterine tube** Eileiterampulle *f*, Ampulla *f* tubae uterinae
~ **of the vagina** Scheidenampulle *f*
~ **of Vater** Vatersche Ampulle *f*, Ampulla *f* hepatopancreatica (Vateri)
ampullar abortion Eileiterabort *m*
~ **pregnancy** Eileiterschwangerschaft *f*
ampullary sulcus Sulcus *m* ampullaris
ampullate ampullenförmig
amputate/to amputieren, abtragen, absetzen; abschneiden, verkürzen
amputating knife Amputationsmesser *n*
amputation Amputation *f*, Abtragung *f*, Ablation *f*, Absetzung *f* ● **in** ~ bei der Amputation
~ **appliance** Prothese *f*, Extremitätenprothese *f*
~ **by transfixion** Durchstichamputation *f*
~ **flap** Amputationslappen *m*
~ **knife** Amputationsmesser *n*

~ **neuroma** Amputations[stumpf]neurom *n*, Stumpfneurom *n*
~ **rate** Amputationsrate *f*
~ **retractor** Amputationsretraktor *m*
~ **saw** Amputationssäge *f*
~ **stump** Amputationsstumpf *m*
~ **stump pain** Amputationsstumpfschmerz *m*, Stumpfschmerz *m*
amputee Amputierter *m*
amuck *s*. amok
amusia Amusie *f*, musikalische Aphasie *f*
amydriasis Amydriasis *f*, Pupillenkontraktion *f*
amyelencephalus Amyelenzephalus *m*, Mißgeburt *f* ohne Gehirn und Rückenmark
amyelia Amyelie *f*, [angeborenes] Fehlen *n* des Rückenmarks
amyelic amyelisch, rückenmarklos
amyelinic amyelin, markscheidenlos
amyelonic 1. amyeloisch, rückenmarklos; 2. knochenmarklos, knochenmarkfrei
amyelus Amyelus *m*, Mißgeburt *f* ohne Rückenmark
amygdala 1. Tonsille *f*, Mandel *f*; 2. *s*. amygdaloid body; 3. *s*. cerebellar tonsil
amygdalin Amygdalin *n (Glykosid)*
amygdalitis Amygdalitis *f*, Tonsillitis *f*, Mandelentzündung *f*
amygdaloid body (nucleus) Corpus *n* amygdaloideum, Mandelkern *m*, Amygdale *n (Hirnstruktur)*
amygdaloidectomy Amygdalektomie *f*, Tonsilektomie *f*, [operative] Mandelentfernung *f*
amygdalolith Amygdalolith *m*, Tonsillolith *m*, Mandelstein *m*
amygdalotomy Amygdalotomie *f*, Mandelinzision *f*, Mandelschnitt *m*
amylaceous stärkeenthaltend
amylase Amylase *f*, Diastase *f (veraltet) (Enzym)*; α-Amylase *f*, Endo-Amylase *f*; β-Amylase *f*, Exo-Amylase *f*
~ **estimation** Amylasebestimmung *f*
amyloclastic stärkespaltend
amylodextrin Amylodextrin *n*
amylodyspepsia Amylodyspepsie *f*, Stärkeverdauungsstörung *f*
amyloid amyloid, stärkeartig, stärkeähnlich
amyloid Amyloid *n (im Gewebe abgelagerte glasige Eiweißsubstanz)*
~ **angiopathy** Amyloidangiopathie *f*
~ **body** Amyloidkörper *m*, Corpus *n* amylaceum
~ **degeneration** Amyloiddegeneration *f*, amyloidartige Degeneration *f*
~ **deposition** Amyloiddeposition *f*, Amyloidablagerung *f*
~ **disease** *s*. amyloidosis
~ **kidney** Amyloidniere *f*
~ **liver** Amyloidleber *f*
~ **nephropathy** Amyloidnephropathie *f*

3 Nöhring engl./dtsch.

amyloid

~ **nephrosis** Amyloidnephrose f, Amyloidablagerung f in der Niere
~ **neuropathy** Amyloidneuropathie f
~ **tumour** Amyloidtumor m
amyloidosis Amyloidose f, Amyloidentartung f, Wachsentartung f, amyloidartige Degeneration f, Amyloidablagerung f, Amyloideinlagerung f
~ **of the larynx** Larynxamyloidose f, Kehlkopfamyloidose f
amylolysis Stärkehydrolyse f, Stärkespaltung f, Stärkeverdauung f
amylolytic amylolytisch, stärkespaltend
~ **enzyme** stärkespaltendes Enzym n, Amylase f
amylopectin Amylopektin n
amylopectinosis Amylopektinose f
amylophosphorylase Amylophosphorylase f (Enzym)
amylopsin Pankreasamylase f (Enzym)
amylose Amylose f
amylum Amylum n, Stärke f
amyluria Amylurie f, Stärkeausscheidung f im Urin
amyoaesthesia Amyoästhesie f, fehlendes Muskelgefühl n, Fehlen n des Muskelsinns
amyoplasia Amyoplasie f, mangelnde Muskelbildung f, mangelhafte Muskelentwicklung f
amyoplastic amyoplastisch
amyostasia Myastasie f, Muskelzittern n
amyostatic amyostatisch
amyosthenia Myasthenie f, Amyosthenie f, Muskelschwäche f
amyotaxia Amyotaxie f, muskuläre Ataxie f
amyotonia s. myatonia
amyotrophia Amyotrophie f, Myatrophie f, Muskelatrophie f, Muskelschwund m
amyotrophic amyotroph[isch]
~ **lateral sclerosis** amyotrophe Lateralsklerose f
amyxorrhoea Amyxorrhoe f, Amyxie f, Fehlen n der Schleimsekretion, fehlende Schleimsekretion f
ana [partes aequales] ana [partes aequales], zu gleichen Teilen
anabiotic anabiotisch, scheintot
anabolic anabol[isch]
anabolism Anabolismus m, Aufbaustoffwechsel m
anacidity Anazidität f, Fehlen n der Salzsäurebildung; Salzsäuremangel m (im Magen), Achlorhydrie f
anacousia Anakusis f, Anakusie f, völlige Taubheit f
anacroasia Anakroasie f, Worttaubheit f
anacrotic pulse anakroter Puls m
anacrotism Anakrotie f, Anakrotismus m (Auftreten von Wellen im aufsteigenden Teil der Pulskurve)
anadenia 1. Anadenie f, [angeborene] Drüsenlosigkeit f; 2. Anadenie f, Drüsenschwund m;

3. Drüseninsuffizienz f, mangelnde Drüsenfunktion f
anadidymus Anadidymus m, Doppelmißgeburt f mit Verschmelzung im oberen Körperbereich
anadipsia Anadipsie f, unstillbarer Durst m, Polydipsie f, krankhaft gesteigerter Durst m
anaedeous ohne äußere Geschlechtsorgane
anaemia Anämie f, Erythrozytenarmut f, Blutarmut f
anaemic anämisch, blutarm, Anämie...
~ **infarct** anämischer (weißer) Infarkt m
~ **pallor** anämische Blässe f, Anämieblässe f
anaerobe Anaerobier m, Anaerobiont m, [luft-] sauerstoffunabhängiger Organismus m
anaerobic anaerob, sauerstoffunabhängig, unabhängig von Luftsauerstoff, luftunabhängig
~ **antitoxin** Anaerobierantitoxin n
~ **cellulitis** Gasgangrän f
~ **contraction** anaerobe Muskelkontraktion f
~ **infection** Anaerobierinfektion f
~ **metabolism** anaerober Metabolismus (Stoffwechsel) m
~ **myositis** Gasgangrän f
anaerobiosis Anaerobiose f, luftunabhängiger (sauerstoffunabhängiger) Stoffwechsel m
anaerobiotic s. anaerobic
anaerogenic anaerogen, nicht gasbildend
anaesthekinesia Anästhekinesie f, sensorische und motorische Paralyse f
anaesthesia 1. Anästhesie f, Empfindungslosigkeit f, natürliche Schmerzunempfindlichkeit f; 2. Anästhesie f, Betäubung f, künstliche Schmerzausschaltung f; Narkose f (Zusammensetzungen s. a. unter anaesthetic)
~ **bag** Beatmungsbeutel m
~ **paralysis** Anästhesieparalyse f, Narkoselähmung f
~ **syringe** Anästhesiespritze f, Narkosespritze f
anaesthesimeter s. anaesthetometer
anaesthesiologist s. anaesthetist
anaesthesiology Anästhesiologie f, Schmerzausschaltungslehre f
anaesthetic 1. anästhetisch, empfindungslos, schmerzunempfindlich; 2. anästhesierend, betäubend, schmerzausschaltend, narkotisierend (Zusammensetzungen s. a. unter anaesthesia)
anaesthetic Anästhetikum n, Betäubungsmittel n, Schmerzausschaltungsmittel n; Narkosemittel n
~ **airway** Anästhesietubus m, Narkosetubus m
~ **ether** Anästhesieäther m, Narkoseäther m, Aether m pro narcosi
~ **frame** Anästhesiebügel m
~ **gas** Anästhesiegas n, Narkosegas n
~ **index** Anästhesieindex m, Narkoseindex m

anaphylactogenic

~ **machine** Narkoseapparat *m*, Narkosegerät *n*
~ **recovery room** Aufwachraum *m*
~ **risk** Anästhesierisiko *n*, Narkoserisiko *n*
~ **technique** Anästhesieverfahren *n*, Narkosetechnik *f*
anaesthetist Anästhesist *m*, Narkosearzt *m*, Facharzt *m* für Anästhesie (Anästhesiologie), Anästhesiologe *m*
anaesthetization Anästhesierung *f*, Betäubung *f*, Schmerzausschaltung *f*; Narkotisierung *f*; Narkoseeinleitung *f*
anaesthetize/to anästhesieren, betäuben, schmerzlos machen; narkotisieren, eine Narkose durchführen; eine Narkose einleiten
anaesthetometer Anästhetometer *n*, Anästhesiemeter *n*
anal anal, Anal..., After..., Anus... *(Zusammensetzungen s. a. unter anus)*
~ **atresia** Analatresie *f*, [angeborenes] Fehlen *n* des Afters, fehlende Analöffnung *f*, Anus *m* imperforatus
~ **canal** Analkanal *m*, Canalis *m* analis
~ **columns** Columnae *fpl* anales
~ **crypt** s. ~ **sinus**
~ **erotism** Analerotismus *m*
~ **fissure** Analfissur *f*, Afterschrunde *f*
~ **fistula** Analfistel *f*, Afterfistel *f*, Anusfistel *f*
~ **gland** Analdrüse *f*, Proktodealdrüse *f*
~ **hillock** Analhöcker *m*, Analtuberkel *m*
~ **incontinence** Analinkontinenz *f*; Stuhlinkontinenz *f*
~ **manometry** Analmanometrie *f*
~ **membrane** Analmembran *f*, Analplatte *f*
~ **orifice** After *m*, Anus *m*
~ **papilla** Analpapille *f*
~ **part of the rectum** s. ~ **canal**
~ **plate** s. ~ **membrane**
~ **pruritus** Analpruritus *m*, Afterjucken *n*, Afterjuckreiz *m*, Pruritus *m* ani
~ **reflex** Analreflex *m*
~ **ring** Analring *m*
~ **sinus** Analsinus *m*, Rektalsinus *m*, Sinus *m* analis (rectalis), Analkrypte *f*
~ **skin** Anal[schleim]haut *f*, Afterschleimhaut *f*
~ **skin tags** äußere Hämorrhoiden *fpl*
~ **sphincter** Analsphinkter *m*, Afterschließmuskel *m*, Musculus *m* sphincter ani, Sphincter *m* ani
~ **sphincteric function** Analsphinkterfunktion *f*, Afterschließmuskelfunktion *f*
~ **triangle** Analdreieck *n*
~ **tubercle** Analtuberkel *m*, Analhöcker *m*
~ **ulcer triad** Analgeschwürstrias *f*
~ **valve** quere Afterschleimhautfalte *f*, Valvula *f* analis
analbuminaemia Analbuminämie *f*, Plasmaalbuminmangel *m*, Albuminmangel *m* [im Blut]
analeptic analeptisch, wiederbelebend, anregend, stärkend

analeptic [agent] Analeptikum *n*, Exzitans *n*, Weckmittel *n*, Anregungsmittel *n*
analgesia Analgesie *f*, Analgie *f*, Schmerzfreiheit *f*; Schmerzunempfindlichkeit *f*
analgesic analgetisch, schmerzlindernd, schmerzstillend
analgesic Analgetikum *n*, Antalgikum *n*, Schmerzmittel *n*, schmerzstillendes Mittel *n*
analgetic analgetisch, schmerzstillend, schmerzlindernd
analgic s. **analgesic**
analgize/to analgesieren, schmerzfrei machen, Schmerzen ausschalten
anallergenic anallergen, nicht allergen (allergieerzeugend)
anallergic anallergisch, nichtallergisch
anamnesis Anamnese *f*, Krankengeschichte *f*, Vorgeschichte *f*
anamnestic anamnestisch, Anamnese...
anandria Anandrie *f*, Fehlen *n* männlicher Geschlechtsmerkmale
anangioplastic anangioplastisch, gefäßfehlbildend
anankastia Anankasmus *m*, Zwang *m*, Zwangsvorstellung *f*; Zwangshandlung *f*; Zwangsneurose *f*
anankastic anankastisch, zwanghaft
~ **personality** Anankast[iker] *m*, Zwangsneurotiker *m*
anaphase Anaphase *f (Kernteilungsphase)*
anaphia Anaphie *f*, Tastsinnverlust *m*, Fehlen *n* des Tastsinnes
anaphoresis Anaphorese *f (Elektrophorese)*
anaphoretic anaphoretisch
anaphoria Anaphorie *f*, Hyperphorie *f*, latentes Aufwärtsschielen *n*
anaphrodisia Anaphrodisie *f*, [krankhaft] verminderter Geschlechtstrieb *m*, Geschlechtstriebmangel *m*
anaphrodisiac geschlechtstriebvermindernd, geschlechtstriebsenkend
anaphrodisiac Anaphrodisiakum *n*, den Geschlechtstrieb dämpfendes Mittel *n*
anaphylactic anaphylaktisch, schutzlos; überempfindlich; allergisch
~ **antibody** anaphylaktischer Antikörper *m*, Anaphylaxieantikörper *m*
~ **reaction** anaphylaktische Reaktion *f*, Anaphylaxiereaktion *f*
~ **shock** anaphylaktischer Schock *m*, Anaphylaxieschock *m*
anaphylactin Anaphylaktin *n (Anaphylaxieantikörper)*
anaphylactogen Anaphylaktogen *n (Anaphylaxieantigen)*
anaphylactogenesis Anaphylaktogenese *f*, Anaphylaxieauslösung *f*, Anaphylaxieerzeugung *f*
anaphylactogenic anaphylaktogen, anaphylaxieauslösend

anaphylactoid

anaphylactoid anaphylaktoid, Anaphylaxie...
~ **purpura** anaphylaktoide (allergische) Purpura f
anaphylatoxin Anaphylatoxin n, Anaphylaxiegift n
anaphylaxis Anaphylaxie f, Schutzlosigkeit f; Überempfindlichkeit f *(gegenüber Antigenen)*
anaplasia Anaplasie f, Zellentdifferenzierung f *(Zellumbildung in weniger differenzierte Zellen)*
anaplastic anaplastisch
anaplasty Anaplastik f, Ersatzchirurgie f, plastische Chirurgie f, Wiederherstellungschirurgie f
anarithmia Anarithmie f, Zählunfähigkeit f, Zählunvermögen n
anarthria Anarthrie f, Lautbildungsunfähigkeit f, Sprachartikulationsstörung f
anarthric lautbildungsunfähig
anasarca Anasarka f, Hautwassersucht f
~ **trocar** Aszitespunktionskanüle f, Bauchtrokar m
anasarcous anasarkös, hautwassersüchtig, Anasarka...
anascitic asziteslos, aszitesfrei
anastalsis Antiperistaltik f
anastaltic antiperistaltisch
anastasis Anastase f, Rekonvaleszenz f, Erholung f
anastatic anastatisch, rekonvaleszierend, [sich] erholend; wiederauffrischend, erneuernd
anastigmat Anastigmat m *(Ophthalmologie)*
anastigmatic anastigmatisch, punktförmig abbildend *(z. B. Linse)*
anastigmatism Anastigmatismus m, punktförmige Abbildung f
anastomose/to anastomosieren, miteinander verbinden *(z. B. Blutgefäße, Nerven)*
anastomosis Anastomose f, Verbindung f *(operativ oder natürlich)*
~ **clamp (forceps)** Anastomosenklemme f
anastomotic anastomotisch, Anastomosen...
~ **aneurysm** Anastomosenaneurysma n
~ **arch** Anastomosenbogen m
~ **leak** Anastomoseninsuffizienz f
~ **oedema** Anastomosenödem n
~ **operation** Anastomosenoperation f, Anastomosierungsoperation f
~ **ulcer** Anastomosenulkus n, Anastomosengeschwür n
anat. s. 1. anatomic; anatomical; 2. anatomy
anatomic anatomisch, Anatomie... *(Zusammensetzungen s. a. unter anatomical)*
~ **conjugate** Conjugata f vera
~ **neck [of the humerus]** anatomischer Hals m des Oberarmknochens, Collum n anatomicum humeri
~ **root of the tooth** anatomische Zahnwurzel f, Radix f dentis
~ **theatre** Anatomiesaal m, anatomischer Präpariersaal m

anatomical anatomisch, Anatomie... *(Zusammensetzungen s. a. unter anatomic)*
~ **dead space** anatomischer (respiratorischer) Totraum m, toter Raum m des Respirationssystems
~ **snuffbox** Tabatière f, Fossa f radialis
~ **tubercle (wart)** Verrucca f necrogenica
anatomist Anatom m
anatomist's snuffbox Tabatière f, Fossa f radialis
anatomy 1. Anatomie f, anatomische Zerlegung f; 2. Anatomie f, anatomischer Aufbau m
anatoxic Anatoxin...
anatoxin Anatoxin n, entgiftetes Toxin n
anatricrotic anatrikrot[isch] *(Pulswelle)*
anatricrotism Anatrikrotismus m, dreizackige Pulswelle f
anatropia Anatropie f *(Aufwärtsdrehung der Augen in Ruhe)*
anaudia Stimmlosigkeit f, Phonationsverlust m, Aphonie f
anazoturia Anazoturie f, fehlende (mangelhafte) Harnstoffausscheidung f im Urin
ancestral cell Stammzelle f
anchorage Fixation f, Fixierung f, Befestigung f, Anheftung f *(z. B. eines Organs)*
anconeus [muscle] Musculus m anconeus, Knorrenmuskel m
anconoid Ellenbogen...
Ancylostoma duodenale Ancylostoma n duodenale, Hakenwurm m
ancylostomiasis Ankylostomiasis f, Ankylostomainfestation f, Hakenwurmkrankheit f, Hakenwurmbefall m, ägyptische Chlorose f, Tunnelanämie f, Uncinariasis f *(Bergmannskrankheit)*
Anders' disease Anderssche Krankheit f, Adiposis f tuberosa simplex
Anderson-Fabry disease Angiokeratoma n corporis diffusum universale
Anderson's disease 1. s. mucoviscidosis; 2. Amylopektinose f
~ **syndrome** s. mucoviscidosis
andranatomy männliche Anatomie f, Anatomie f des Mannes
andrei[oblast]oma Andreioblastom[a] n, Androblastom n, Arrhenoblastom n *(Ovarialtumor)*
andriatrics Andrologie f, Männerheilkunde f
androblastoma s. andreioblastoma
androgalactosaemia Androgalaktosämie f, Milchsekretion f der männlichen Brustdrüse
androgamone Androgamon n *(Keimzellenwirkstoff)*
androgen Androgen n *(männliches Geschlechtshormon)*
~ **metabolism** Androgenstoffwechsel m
~ **synthesis** Androgensynthese f
androgenesis Androgenese f *(Entwicklung ohne mütterlichen Kernanteil)*

androgenic androgen
~ **agent** Androgen n (männliches Geschlechtshormon)
androgenicity Androgenizität f, Androgenwirksamkeit f
androgyne weiblicher Hermaphrodit m, Zwitter m
androgyneity s. androgyny
androgynic s. androgynoid
androgynism s. androgyny
androgynoid androgynoid, Hermaphroditen..., Zwitter...
androgynous androgyn
androgynus s. androgyne
androgyny Androgynie f, Mannweibheit f, weibliche Scheinzwitrigkeit f, weiblicher Pseudohermaphroditismus m
android android, männlich
andromania Andromanie f, Mannstollheit f, Nymphomanie f, Ovariomanie f, Östromanie f, Metromanie f
andromorphous andromorph, von männlicher Gestalt
androphilous androphil, menschenliebend, menschenbevorzugend (z. B. Stechmücken)
androphobia Androphobie f, Männerangst f, Männerfurcht f, Männerabneigung f
androstenediol Androstendiol n (Keimdrüsenhormon)
androstenedione Androstendion n (Keimdrüsenhormon)
androsterone Androsteron n (männliches Keimdrüsenhormon)
anelectrotonic anelektrotonisch
anelectrotonus Anelektrotonus m
anemia (Am) s. anaemia
anemophobia Anemophobie f (krankhafte Angst vor Wind)
anencephalia Anenzephalie f, Gehirnlosigkeit f, Hirnlosigkeit f
anencephalic anenzephal, [ge]hirnlos
anencephalus Anenzephalus m, Mißgeburt f ohne Gehirn
anephric nierenlos
anepia Mutismus m, Schweigen n, Stummheit f, Schweigesucht f; Sprechunfähigkeit f, Sprechunvermögen n (bei intaktem Sprechapparat)
anepiploic netzlos, ohne Omentum (Netz)
anergic anergisch, reaktionslos auf Antigen, Energie..., Antigentoleranz...
anergy Anergie f, Reaktionslosigkeit f auf Antigen, Antigentoleranz f
anerobic s. anaerobic
anerythroblep[s]ia Anerythropsie f, Protanopie f, Rotblindheit f; Grünsichtigkeit f
anerythrocyte Anerythrozyt m, hämoglobinloser Erythrozyt m
anerythroplasia Anerythroplasie f, fehlerhafte Erythrozytenbildung f

anerythropsia s. anerythroblepsia
anesthesia (Am) s. anaesthesia
anetoderma Anetodermie f, Anetodermia f maculosa, Dermatitis f atrophicans maculosa
aneuploid aneuploid (Chromosomensatz)
aneuria Aneurie f, Nervenschwäche f
aneuric nervenschwach
aneurin Thiamin n, Vitamin B_1 n, Aneurin n (veraltet)
aneurysm Aneurysma n, Arterienerweiterung f, Schlagadergeschwulst f, Pulsadergeschwulst f
~ **needle** Aneurysmanadel f
~ **of aortic sinus** s. ~ of sinus of Valsalva
~ **of pulmonary artery** Lungenarterienaneurysma n
~ **of sinus of Valsalva** Sinus-Valsalva-Aneurysma n
~ **resection** s. aneurysmectomy
aneurysmal aneurysmatisch, Aneurysma...
~ **sac** Aneurysmasack m
~ **thrill** Aneurysmaschwirren n
aneurysmatic s. aneurysmal
aneurysmectomy Aneurysmektomie f, Aneurysmaresektion f, Aneurysmaexstirpation f, [operative] Aneurysmaentfernung f
aneurysmogram Aneurysmaröntgen[kontrast]bild n
aneurysmoplasty Aneurysmaplastik f, Arterienrekonstruktion f
aneurysmorrhaphy Aneurysmorrhaphie f, Aneurysmanaht f
aneurysmotomy Aneurysmotomie f, Aneurysmainzision f; [operative] Aneurysmaeröffnung f
anfractuosity Sulcus m, Furche f (zwischen den Gehirnwindungen)
angeial vaskular, Gefäß...
angel's scapula (wing) Flügelskapula f, Scapula f alata
angialgia Angialgie f, Gefäßschmerz m
angiasthenia Angiasthenie f, Gefäßschwäche f, Blutgefäßtonusverlust m
angiectasia Angiektasie f, Gefäßektasie f, Blutgefäßerweiterung f
angiectatic angiektatisch, gefäßerweitert; gefäßerweiternd
angiectid Angiektid n, intradermale Venenerweiterung f
angiectomy Angiektomie f, Gefäßexzision f, [operative] Gefäßentfernung f
angiectopia Angiektopie f, Gefäßverlagerung f, abnormer Gefäßverlauf m
angiectopic angiektop[isch]
angiitis Ang[i]itis f, Gefäßentzündung f, Vaskulitis f
angina 1. Angina f, Hals[mandel]entzündung f; 2. spastische (krampfartige) Schmerzattacke f; 3. Angina f pectoris, Herzenge f, Stenokardie f, Präkordialangst f
~ **of effort** Effort-Syndrom n, Da-Costa-Syndrom n, Da Costasches Syndrom n

anginal

anginal Angina...
~ syndrome Angina-pectoris-Syndrom *n*, Angina *f* pectoris, Stenokardiesyndrom *n*
anginoid anginoid, anginiform, anginaartig, Angina...
anginophobia Anginophobie *f (Angst vor Angina pectoris)*
anginose anginös
~ state Status *m* angiosus, Angina-pectoris-Daueranfall *m*
anginous *s.* anginose
angioarchitecture Gefäßarchitektur *f*, Gefäßanordnung *f*
angioblast Angioblast *m*, Gefäßbildungszelle *f*; Kapillarbildungszelle *f*
angioblastic angioblastisch, gefäßbildend; kapillarbildend
angioblastoma Angioblastom *n*, Gefäßtumor *m*, Blutgefäßgeschwulst *f*
angiocardiogram Angiokardiogramm *n*, Röntgen[kontrast]bild *n* der Herzgefäße
angiocardiographic angiokardiographisch
angiocardiography Angiokardiographie *f*, Herz- und Gefäßröntgen[kontrast]darstellung *f*
angiocardiopathy Angiokardiopathie *f*, Herz- und Gefäßkrankheit *f*
angiocavernoma Angiokavernom *n*, kavernöses Angiom *n*
angiocavernous angiokavernös
angiocheiloscope Angiocheiloskop *n* (Instrument zur Beobachtung der Lippenblutgefäße)
angiocholitis *s.* cholangitis
angiochondroma Angiochondrom *n*, Blutgefäß-Knorpel-Geschwulst *f*
angiodermatitis Angiodermatitis *f*, Hautgefäßentzündung *f*
angiodiathermy Angiodiathermie *f*, Gefäßverkochung *f*
angiodynia *s.* angialgia
angiodysplasia Angiodysplasie *f*, Gefäßfehlbildung *f*, Gefäßmißbildung *f*
angiodystrophia Angiodystrophie *f*, Gefäßmangelernährung *f*, Gefäßminderversorgung *f*
angioectasia Angioektasie *f*, Gefäßerweiterung *f*
angioedema angioneurotisches Ödem *n*, Quinckesches Ödem *n*
angioelephantiasis Angioelephantiasis *f (Ansammlung von Gefäßgeschwülsten im Unterhautgewebe)*
angioendothelioma 1. Angioendotheliom *n (Blutgefäßgeschwulst)*; 2. Ewing-Sarkom *n (bösartige Knochenmarkgeschwulst)*
angiofibroblastoma Angiofibroblastom *n (Gefäßgeschwulst mit Fasergewebsanteil)*
angiofibroma Angiofibrom *n*, Angiofibrom *n*, Gefäß- und Fasergeschwulst *f*
angiogenesis Angiogenese *f*, Gefäßentwicklung *f*, Blutgefäßentwicklung *f*
angiogenic angiogen, gefäßbildend
angioglioma Angiogliom *n*, Gefäßgliom *n*

angiogliomatosis Angiogliomatose *f*, multiple Angiogliombildung *f*
angiogram Angiogramm *n*, Gefäßröntgen[kontrast]bild *n*
angiographer Angioröntgenologe *m*, Gefäßröntgenologe *f*
angiographic angiographisch, gefäßdarstellend
angiography Angiographie *f*, Gefäßröntgen[kontrast]darstellung *f*
~ catheter Angiographiekatheter *m*
angiohaemophilia Angiohämophilie *f*, vaskuläre Hämophilie *f*
angiohypertonia Angiohypertonie *f*, Vasokonstriktion *f*, Gefäßzusammenziehung *f*, Gefäßvereng[er]ung *f*
angiohypotonia Angiohypotonie *f*, Vasodilatation *f*, Gefäßerschlaffung *f*, Gefäßerweiterung *f*
angioid angioid, gefäßartig
~ streaks angioide (gefäßähnliche) Netzhautstreifen *mpl*
angiokeratoma Angiokeratom *n*, Blutwarze *f*
angiokinetic *s.* vasomotor
angiolipoma Angiolipom *n*, Gefäß- und Fettgeschwulst *f*
angiolith Angiolith *m*, Gefäßstein *m*
angiolithic angiolithisch
~ sarcoma *s.* psammoma
angiology Angiologie *f*, Lehre *f* von den Gefäßen und Gefäßkrankheiten
angiolupoid Angiolupoid *n (Teleangiektasien der Gesichtshaut)*
angiolymphangioma Angiolymphangiom *n*, Blutgefäß-Lymphgefäß-Geschwulst *f*
angiolymphoma *s.* lymphangioma
angiolysis Angiolyse *f*, Gefäßobliteration *f*, Gefäßverschluß *m*
angioma Angiom[a] *n*, Gefäßschwamm *m*, Blutschwamm *m*, Gefäßtumor *m*, Gefäßgeschwulst *f*
~ of the retina Angioma *n* retinae, Netzhautangiom *n (s.a.* Hippel-Lindau disease)
angiomalacia Angiomalazie *f*, Gefäßerweichung *f*
angiomatoid angiomatoid, angiomartig
angiomatosis Angiomatose *f*, multiple Angiombildung *f*
angiomatous angiomatös, Blutschwamm..., Angiom...
angiomegaly Angiomegalie *f*, Gefäßvergrößerung *f*
angiometer Angiometer *n (Instrument zur Messung des Gefäßlumens)*
angiomyolipoma Angiomyolipom *n (Blutgefäßgeschwulst mit Muskel- und Fettgewebeanteil)*
angiomyoma Angiomyom *n*, gefäßreiche Gebärmutterwandgeschwulst *f*
angiomyoneuroma *s.* glomus tumour
angiomyopathy Angiomyopathie *f*, Erkrankung *f* der Gefäßmuskelschichten
angiomyosarcoma Angiomyosarkom *n (Mischgeschwulst)*

angionecrosis Angionekrose f, Gefäß[wand]nekrose f
angioneoplasm Angioneoplasma n, Gefäßtumor m, Gefäßgeschwulst f
angioneuralgia Angioneuralgie f, Gefäßnervenschmerz m
angioneurectomy Angioneurektomie f, Nerven- und Gefäßexzision f, [operative] Nerven- und Blutgefäßentfernung f
angioneuroma Angioneurom n *(Mischgeschwulst)*
angioneuromyoma s. glomus tumour
angioneurosis Angioneurose f, Gefäßneurose f, Angioneuropathie f, Vaso[motoren]neurose f
angioneurotic angioneurotisch, gefäßneurotisch
~ **oedema** angioneurotisches Ödem n, Quinckesches Ödem n, allergisches Gesichtsödem n
angioneurotomy Angioneurotomie f, [operative] Gefäß- und Nervendurchtrennung f
angionoma Gefäßnoma n, Gefäßulkus n, Gefäßulzeration f
angioosteohypertrophy s. Klippel-Trenaunay-Weber syndrome
angioparalysis Angioparalyse f, komplette Gefäßnervenlähmung (Vasomotorenlähmung) f
angioparalytic angioparalytisch, gefäßnervenlähmend; gefäßnervengelähmt, Angioparalyse...
angioparesis Angioparese f, inkomplette Gefäß[nerven]lähmung f, inkomplette Vasomotorenlähmung f
angiopathology Angiopathologie f, Gefäßpathologie f
angiopathy Angiopathie f, Gefäßerkrankung f, Gefäßkrankheit f
angiophacomatosis Angiophakomatose f, von-Hippel-Lindausche Erkrankung (Krankheit) f
angioplastic angioplastisch, [blut]gefäßrekonstruierend, gefäßwiederherstellend
angioplasty Angioplastik f, Gefäßplastik f, Blutgefäßrekonstruktion f, Gefäßwiederherstellung f
angiopneumogram Angiopneumogramm n, Röntgen[kontrast]bild n der Lungengefäße
angiopneumographic angiopneumographisch, lungengefäßdarstellend
angiopneumography Angiopneumographie f, Röntgen[kontrast]darstellung f der Lungengefäße
angiopoiesis Angiopoese f, Gefäß[neu]bildung f
angiopoietic angiopoetisch, gefäß[neu]bildend
angiopressure Gefäßkompression f, Blutgefäßabdrückung f
angioreticuloma Angioretikulom n, Hämangioblastom n *(Hirngeschwulst)*
angioretinogram Angioretinogramm n, Netzhautgefäßröntgen[kontrast]bild n
angioretinographic angioretinographisch, netzhautgefäßdarstellend

angioretinography Angioretinographie f, Netzhautgefäßröntgen[kontrast]darstellung f
angiorrhaphy Angiorrhaphie f, Gefäßnaht f
angiorrhexis Angiorrhexis f, Gefäßruptur f, Blutgefäßzerreißung f
angiosarcoma Angiosarkom n, Gefäßsarkom n, Hämangioendotheliom n
angiosclerosis Angiosklerose f, Gefäß[wand]verhärtung f, Gefäßverkalkung f
angiosclerotic angiosklerotisch, gefäß[wand]verhärtend; gefäß[wand]verhärtet
angioscope Angioskop n, Gefäßmikroskop n
angioscopy Angioskopie f, Gefäßmikroskopie f
angioscotoma Angioskotom n, Gefäßskotom n *(Sehstörung durch Blutgefäßschatten)*
angioscotometer Angioskotometer n
angioscotometry Angioskotometrie f, Angioskotomvermessung f
angiosis Angiose f, Angiopathie f, Gefäßerkrankung f, Gefäßkrankheit f
angiospasm Angiospasmus m, Gefäßspasmus m, Gefäßkrampf m
angiospastic angiospastisch, Gefäßkrampf...
~ **retinitis** Retinitis (Retinopathia) f angiospastica
~ **syndrome** 1. Akroparästhesie f; 2. Angioneurose f; 3. Raynaudsches Phänomen n
angiostenosis Angiostenose f, Gefäßvereng[er]ung f, Gefäßlumeneinengung f
angiostenotic angiostenotisch, gefäßverenge[r]nd, gefäßlumeneinengend
angiotelectasia Angiotelektasie f, Teleangiektasie f, Hautgefäßerweiterung f, Hautkapillarerweiterung f
angiotelectatic angiotelektatisch, [haut]gefäßerweiternd, Teleangiektasie...
angiotensin Angiotensin n, Angiotonin n, Hypertensin n *(blutdruckerhöhende Substanz)*
angiotensinase Angiotensinase f *(Enzym)*
angiotomogram Angiotomogramm n, Gefäßröntgen[kontrast]schichtbild n
angiotomographic angiotomographisch, gefäßschichtend
angiotomography Angiotomographie f, Gefäßröntgen[kontrast]schichtdarstellung f
angiotomy Angiotomie f, Gefäßinzision f, Gefäßschnitt m, Gefäßeröffnung f
angiotonic angiotonisch, gefäßtonisierend, blutdruckerhöhend
angiotonin s. angiotensin
angiotrophic angiotroph, gefäßernährend
angitis s. angiitis
angle Angulus m, Winkel m
~-**closure glaucoma** Engwinkelglaukom n
~ **malformation** s. goniodysgenesis
~ **of aberration** Aberrationswinkel m, Abweichungswinkel m
~ **of declination** Beugungswinkel m
~ **of deviation** Abweichungswinkel m, Ablenkungswinkel m; Schielwinkel m
~ **of dispersion** Zerstreuungswinkel m, Dispersionswinkel m

angle

~ **of divergence** Divergenzwinkel m
~ **of inclination of the pelvis** Beckenneigungswinkel m
~ **of Louis (Ludwig)** s. ~ of the sternum
~ **of squint** Schielwinkel m
~ **of supination** Supinationswinkel m
~ **of the anterior chamber** vorderer Augenkammerwinkel m
~ **of the eye** Angulus m oculi medialis (nasalis), innerer Augenwinkel m, medialer Lidspaltenwinkel m
~ **of the iris** Angulus m iridocornealis, vorderer Augenkammerwinkel m, Filtrationswinkel m
~ **of the jaw** s. ~ of the mandible
~ **of the lips** s. ~ of the mouth
~ **of the mandible** Angulus m mandibulae, Unterkieferwinkel m
~ **of the mouth** Angulus m oris, Mundwinkel m
~ **of the pubes** Angulus m pubis, Schambeinwinkel m
~ **of the rib** Angulus m costae
~ **of the scapula** Angulus m scapulae
~ **of the sternum** Angulus m sterni, Brustbeinwinkel m, Louisscher Winkel m
angophrasia Angophrasie f, Gaxen n (Auftreten unartikulierter Laute beim Sprechen)
angor Angst f
anguilluliasis, anguillulosis Anguilluliasis f, Strongyloidiasis f, Strongyloidosis f, Palisadenwurmbefall m
angular angulär, winklig, eckig, Winkel...
~ **artery** Arteria f angularis (Endast der Gesichtsschlagader)
~ **blepharitis** Blepharitis f angularis, [innere] Lidwinkelentzündung f
~ **cheilosis** Mundwinkelcheilosis f
~ **curvature** s. Pott's disease
~ **gyrus** Gyrus m angularis
~ **incisure** Incisura f angularis, Mageneinbuchtung f, Mageneinschnitt m
~ **kyphosis of the spine** s. Pott's disease
~ **movement** Winkelbewegung f
~ **nail plate** Winkelplatte f (Osteosynthese)
~ **notch** s. ~ incisure
~ **nucleus** Nucleus m vestibularis superior
~ **spine** Spina f angularis (ossis sphenoidalis)
~ **stomatitis** Mundwinkelentzündung f
~ **sulcus** s. ~ incisure
~ **vein** Vena f angularis
~ **vein thrombophlebitis** Vena-angularis-Thrombophlebitis f
anhaematopoiesis, anhaematosis s. anhaemopoiesis
anhaemolytic anhämolytisch, nicht hämolytisch (hämolysierend)
~ **streptococcus** Streptococcus m anhaemolyticus
anhaemopoiesis Anhämopoese f, Blutbildungsstörung f, mangelnde Erythrozytenreifung f
anhaemopoietic anhämopoetisch
anhepatic anhepatisch, leberlos
anhepatogenic anhepatogen, nicht der Leber entstammend

anhidrosis Anhidrose f, Anhidrosis f, fehlende Schweißabsonderung f, Fehlen n der Schweißsekretion
anhidrotic anhidrotisch
anhydraemia Anhydrämie f, verminderter Blutwassergehalt m, Bluteindickung f
anhydrase Anhydrase f (Enzym)
anhydration Dehydratation f, Entwässerung f; Wasserabspaltung f
anhypnosis Insomnie f, Schlaflosigkeit f
aniacinosis Pellagra f, Nikotinsäureavitaminose f, lombardischer Aussatz m, Vitamin-B_2-Mangelkrankheit f
anicteric anikterisch, ohne Ikterus
~ **biliary obstruction** anikterischer Gallenwegsverschluß m
anidean Anideus...
anideus Anideus m, Amorphus m, amorpher Fötus m
anidian, anidous Anideus...
aniline Anilin n, Phenylamin n, Aminobenzol n
~ **carcinoma** Anilinkrebs m (Harnblasenkrebs bei Anilinarbeitern)
anilinism, anilism Anilinismus m, Anilinvergiftung f
animal 1. animal[isch], tierisch, Tier...; 2. beweglich; sinnlich
~ **charcoal** Tierkohle f
~ **dextrin** tierische Stärke f, Glykogen n, Leberstärke f
~ **experiment** Tierexperiment n
~ **starch** tierische Stärke f, Glykogen n, Leberstärke f
~ **-to-man transmission** Tier-Mensch-Übertragung f
animate/to beleben, anregen, stimulieren
anion-exchange resin Anionenaustausch[er]harz n, Anionenaustauscher m
aniridia Aniridie f, Fehlen n der Regenbogenhaut, fehlende Iris f
aniseikometer Eikonometer n (ophthalmologisches Gerät)
aniseikonia Aniseikonie f, Ungleichheit f der Bildgröße (in den Augen)
aniseikonic aniseikonisch
anisochromasia s. anisochromia
anisochromia Anisochromie f, Ungleichfärbung f (z. B. der roten Blutkörperchen)
anisochromic anisochrom[atisch], ungleichmäßig gefärbt
anisocoria Anisokorie f, Pupillendifferenz f, Pupillenungleichheit f
anisocytosis Anisozytose f (Vorhandensein von roten Blutkörperchen ungleicher Größe)
anisodactylous anisodaktyl, verschiedenfingerig; verschiedenzehig
anisodont anisodont, ungleichartig bezahnt
anisogamet Anisogamet m, morphologisch ungleiche Geschlechtszelle f
anisogamous anisogam
anisogamy Anisogamie f, Verschmelzung f ungleicher Geschlechtszellen

anisognathous anisognath *(Gebiß)*
anisokaryosis Anisokaryose *f (unterschiedliche Zellkerngröße bei gleichartigen Zellen)*
anisometrope Anisometroper *m*
anisometropia Anisometropie *f*, Refraktionsunterschied (Brechkraftunterschied) *m* beider Augen
anisometropic anisometrop
anisomorphic, anisomorphous anisomorph, verschiedengestaltig
anisonucleosis Anisonukleose *f*
anisophoria Anisophorie *f (Horizontalabweichung der Sehachsen)*
anisopia *s.* anisometropia
anisosphygmia Anisosphygmie *f (Pulsunterschied an symmetrischen Arterien)*
anisosthenic anisosthen[isch]
anisotonia Anisotonie *f*, unterschiedlicher osmotischer Druck *m*
anisotonic anisotonisch, unterschiedlichen osmotischen Druck zeigend
anisotropic anisotrop, doppelt lichtbrechend *(Muskelfasern)*
anisotropy Anisotropie *f*
anisuria Anisurie *f*, wechselnder Harnfluß *m (Wechsel von Polyurie und Oligurie)*
Anitschkow cell (myocyte) Anitschkowsche Zelle *f*, Myokardretikulozyt *m*, Myokardmyozyt *m*
ankle Knöchel *m*, Fußknöchel *m*
~ **arthrodesis** Sprunggelenkarthrodese *f*, Sprunggelenksversteifung *f*
~ **bone** Sprungbein *n*, Talus *m*
~ **drop** Spitzfuß *m*, Spitzfußstellung *f*
~ **fracture** Sprungbeinfraktur *f*, Talusfraktur *f*
~ **jerk** Achillessehnenreflex *m*
~ **joint** oberes Sprunggelenk *n*, Articulatio *f* talocruralis
~ **mortise** Sprunggelenk[s]gabel *f*, Malleolengabel *f*
~ **reflex** *s.* ~ jerk
ankyloblepharon Ankyloblepharon *n*, Lidwinkelverwachsung *f*, Lidrandverwachsung *f*
ankylocheilia Ankylocheilie *f*, Lippenverwachsung *f*
ankylodactyly Ankylodaktylie *f*, Fingerverwachsung *f*; Zehenverwachsung *f*
ankyloglossia Ankyloglosson *n*, Ankyloglossie *f (Verwachsung der Zunge mit dem Mundboden)*
ankylokolpos Ankylokolpos *n*, Scheidenatresie *f*, Scheideneingangsverwachsung *f*
ankylophobia Ankylophobie *f (Angst vor Gelenkversteifung)*
ankylose/to 1. ankylosieren, [im Gelenk] versteifen *(operativ)*; 2. ankylosieren, nicht fest verwachsen, ein Scheingelenk bilden *(Knochen)*
ankylosing spondylarthritis (spondylitis) Spondylarthritis (Spondylitis) *f* ancylopoetica, Bechterew-Pierre-Marie-Strümpellsche Erkrankung *f*

ankylosis Ankylose *f*, Gelenkversteifung *f*
ankylostomiasis *s.* ancylostomiasis
ankylotic ankylotisch, Ankylose...
ankylotome Ankylotom *n (krummes chirurgisches Messer)*
ankylotomy Ankylotomie *f (operative Beseitigung einer Ankyloglossie)*
annectent gyri Gyri *mpl* annectentes *(Gehirn)*
annular anular, ringförmig, Ring... *(Zusammensetzungen s. a. unter* ring*)*
~ **cartilage** Kehlkopfringknorpel *m*, Ringknorpel *m*, Cartilago *f* cricoidea
~ **cataract** Ringstar *m*, Cataracta *f* anularis
~ **hernia** Umbilikalhernie *f*, Nabelbruch *m*, Hernia *f* umbilicalis
~ **hymen** Ringhymen *m(n)*, Hymen *m* circularis (anularis)
~ **keratitis** Ringkeratitis *f*, Keratitis *f* anularis (marginalis)
~ **ligament of the proximal radioulnar joint** Ligamentum *n* anulare radii
~ **ligament of the stapedial base** Ligamentum *n* anulare stapedis
~ **pancreas** Ringpankreas *n*, ringförmige Bauchspeicheldrüse *f*, Pancreas *n* anulare
~ **psoriasis** Psoriasis *f* anularis
~ **scotoma** Ringskotom *n*, Scotoma *n* anulare
~ **stricture** Ringstriktur *f*
~ **thrombus** Ringthrombus *m*
annuloplasty Anuloplastik *f*, Herzklappenringplastik *f*, Klappenringplastik *f*
annulorrhaphy Anulorrhaphie *f*, Herzklappenringraffung *f*, Klappenringraffung *f*
annulotomy 1. Anulotomie *f*, operative Ringdurchtrennung *f*; 2. Anulotomie *f*, [operative] Herzklappenringdurchtrennung *f*
annulus Anulus *m*, Ring *m*
~ **migrans** Anulus *m* migrans, Erythema *n* chronicum migrans
anochromasia Anochromasie *f (Hämoglobinanhäufung am Erythrozytenrand)*
anococcygeal anokokzygeal, Anus-Steißbein-...
~ **ligament** Ligamentum (Septum) *n* anococcygeum
~ **plexus** Plexus *m* anococcygeus
anocutaneous anokutan, Anus-Haut-...
~ **line** Anokutanlinie *f*, Analrand *m*, [äußere] Analöffnung *f*, Linea *f* anocutanea
anode block Hyperpolarisationsblock *m (Nervenmembran)*
anodontia Anodontie *f*, angeborene Zahnlosigkeit *f*
anodyne schmerzstillend, schmerzlindernd
anodyne [agent] Schmerz[stillungs]mittel *n*, schmerzlinderndes Mittel *n*
anodynia Anodynie *f*, Schmerzfreiheit *f*
anodynous *s.* anodyne
anogenital anogenital
~ **band** Raphe *f* perinei
anoia Anoia *f*, Demenz *f*, Geistesschwäche *f*, Schwachsinn *m*

anomaloscope

anomaloscope Anomaloskop n *(Farbsinnuntersuchungsgerät)*
anomalous ano[r]mal, abnorm, von der Regel abweichend; mißgebildet
~ **draining pulmonary vein** fehlmündende Lungenvene (Pulmonalvene) f
~ **pulmonary venous drainage** Pulmonalvenentransposition f, Lungenvenenfehlmündung f
anomaly Anomalie f, Unregelmäßigkeit f, Abweichung f vom Normalen
anomia Anomie f, Verlust m der Benennungsfähigkeit
anomous schulterlos
anonychia Anonychie f, Fehlen n der Nägel *(an Fingern und Zehen)*
anonyma Arteria f brachiocephalica, Truncus m brachiocephalicus
anoopsia [strabismus] Strabismus m sursum vergens, Aufwärtsschielen n, Höhenschielen n
anopelvic anopelvisch, Anus-Becken-...
anoperineal anoperineal, Anus-Damm-...
anophelicide [agent] anophelestötendes (stechmückentötendes) Mittel n
anophelifuge [agent] anophelesvertreibendes (stechmückenvertreibendes) Mittel n
anopheline Anopheles...
anopheline [mosquito] Anopheles f *(Stechmückengattung)*
anophthalmia Anophthalmie f, Fehlen n eines Auges (Augapfels)
anophthalmic anophthalm[isch], augenlos
anopia 1. Anopie f, Anopsie f, Blindheit f eines Auges; 2. s. anoopsia
anoplasty Anoplastik f, Analplastik f, Afterplastik f
anopsia s. anopia
anorchia, anorchi[di]sm Anorchie f, Anorchidie f, [angeborenes] Fehlen n der Hoden
anorchous hodenlos
anorchus Anorchus m, Mißgeburt f ohne Hoden
anorectal anorektal, Anorektal..., Anus-Rektum-...
~ **abscess** Anorektalabszeß m, Perirektalabszeß m
~ **anomaly** Anorektalanomalie f, anorektale Anomalie f
~ **disease** Anorektalerkrankung f, anorektale Krankheit f
~ **fistula** Anorektalfistel f, anorektale Fistel f
~ **incontinence** Anorektalinkontinenz f, anorektale Inkontinenz f
~ **junction** Linea f sinuosa analis
~ **line** Anorektallinie f, anorektale Linie f
~ **surgery** Anorektalchirurgie f
~ **syndrome** Anorektalsyndrom n, anorektales Syndrom n, Kokzygodynie f, Steißbeinschmerz m
anorectoplasty Anorektoplastik f, Anorektalplastik f

42

anorectous appetitlos
anorectum Anorektum n
anoretic appetitlos
anoretic [agent] Appetitszügler m, appetitverringerndes Mittel n
anorexia Anorexie f, Appetitlosigkeit f, Inappetanz f
anorexiant appetitszügelnd, appetitverringernd
anorexiant [agent] Appetitszügler m, appetitverringerndes Mittel n
anorexigenic s. anorexiant
anorgasm, anorgasmia Anorgasmie f, Fehlen n des Orgasmus
anorthography Anorthographie f, fehlerhaftes Schreiben n
anorthopia Anorthopie f, Schielen n, Strabismus m
anoscope Anoskop n, Analspiegel m, Afterspiegel m; Rektoskop n
anoscopy Anoskopie f, Analspiegelung f, Afterspiegelung f; Rektoskopie f
anosmatic geruchs[sinn]los
anosmia Anosmie f, Geruchsunvermögen n, Anästhesia f olfactoria; Verlust m des Geruchsvermögens
anosmic geruchs[sinn]los
anosognosia Anosognosie f, Nosoagnosie f, Nichtwahrnehmung f der eigenen Erkrankung
anospinal anospinal, Anospinal..., Anus-Rückenmark-...
anosteoplasia Anosteoplasie f, Dysostosis f cleidocranialis
anostosis Anostose f, Knochenschwund m
anotia Anotie f, [angeborenes] Fehlen n der Ohrmuschel
anotous ohr[en]los
anotus Ohr[en]loser m, Ohrmuschelloser m
anovarism Anovarie f, [angeborenes] Fehlen n der Ovarien
anovesical anovesikal, Anovesikal..., Anus-Blasen-...
anovular anovulatorisch, ohne Eisprung (Eifreisetzung); eilos
~ **menstruation** anovulatorischer (monophasischer) Zyklus m
anovulation Anovulation f, Fehlen n des Eisprungs
anovulatory s. anovular
anoxaemia Anoxämie f, anoxische Anämie f, vollständiger Sauerstoffmangel m im Blut
~ **test** Sauerstoffmangel[belastungs]test m
anoxaemic anox[äm]isch, Sauerstoffmangel...
~ **albuminuria** Albuminuria f acetonica
~ **erythrocytosis** Sauerstoffmangelerythrozytose f
anoxia Anoxie f, völliger Sauerstoffmangel m, Erstickung f
~ **of the newborn** Neugeborenenanoxie f, Anoxia f neonatorum
anoxic anoxisch, sauerstofflos

anterior

~ **encephalopathy** Sauerstoffmangelenzephalopathie f
~ **headache** Sauerstoffmangelkopfschmerz m
ansa Ansa f, Schlinge f, Schleife f
~ **of Vieussens** Ansa f subclavia
ansate ansiform, schlingenförmig, schleifenförmig
anserine skin Gänsehaut f, Cutis f anserina
antacid ant[i]azid, säurebindend, neutralisierend
antacid [agent] Ant[i]azidum n, säureneutralisierendes Mittel n
~ **therapy** Antazidabehandlung f (bei peptischen Geschwüren)
antagonist Antagonist m, Gegenspieler m, Gegenwirker m
antagonistic action Antagonismus m, entgegengesetzte Wirkung f, Gegensätzlichkeit f
~ **muscle** antagonistischer Muskel m, Muskelantagonist m, Gegenspieler[muskel] m
~ **reflex** Gegenreflex m
antalgic analgesisch, analgetisch, schmerzlindernd
antalgic [agent] Antalgikum n, Analgetikum n, Schmerzmittel n, schmerzlinderndes Mittel n
antaphrodisiac An[t]aphrodisiakum n, den Geschlechtstrieb herabsetzendes Mittel n
antarthritic s. antiarthritic
antasthmatic s. antiasthmatic
ante cibum ante cibum, vor den Mahlzeiten, vor dem Essen
anteaural vor dem Ohr liegend
antebrachial antebrachial, Vorderarm..., Unterarm...
antebrachium Antebrachium n, Vor[der]arm m, Unterarm m
antecubital antekubital
~ **fossa** Fossa f cubitalis, Ellenbogengrube f
antecurvature Antekurvatur f, Antekurvation f, Verbiegung f nach vorn
antefebrile antefebril, vor dem Fieber
anteflexion Anteflexion f, Vorwärtsknickung f
~ **of the uterus** Anteflexio f uteri, Gebärmutteranteflexion f
antehypophysis Adenohypophyse f, Hypophysenvorderlappen m, HVL, Lobus m anterior hypophyseos
antemortem ante mortem, vor dem Tode
antenatal antenatal, pränatal, vor der Geburt
~ **monitoring** antenatale Überwachung f, Pränatalüberwachung f
~ **physiology** Pränatalphysiologie f
antepartal antepartal, vorgeburtlich, vor der Entbindung
antepartum bleeding (haemorrhage) Vorgeburtsblutung f
anterior anterior, vorn [liegend], vorderer, Vorder..., Vor...
~ **ampullary nerve** Nervus m ampullaris anterior
~ **approach to the joint** vorderer Gelenkzugang m

~ **area of the arm** Regio f brachii anterior
~ **area of the forearm** Regio f antebrachii anterior
~ **asynclitism** vorderer Asynklitismus m, Vorderscheitelbeineinstellung f, Naegelesche Obliquität f
~ **atlantooccipital membrane** Membrana f atlantooccipitalis anterior
~ **auricular artery** Arteria f auricularis anterior, vordere Ohrarterie f
~ **auricular ligament** Ligamentum n auriculare anterius
~ **auricular muscle** Musculus m auricularis anterior, vorderer Ohrmuskel m
~ **auricular vein** Vena f auricularis anterior, vordere Ohrvene f
~ **axillary fold (plica)** Plica f axillaris anterior, vordere Achselfalte f
~ **belly of the digastric muscle** Venter m anterior musculi digastrici
~ **border of the parietal bone** Margo m frontalis ossis parietalis, Scheitelbeinvorderrand m
~ **brain vesicle** Prosenzephalon n, Vorderhirn n
~ **caecal branch of the ileocolic artery** Arteria f cecalis anterior
~ **cardiac vein** Vena f cordis anterior, vordere Herzvene f
~ **central gyrus** Gyrus m precentralis, vordere Zentralwindung f
~ **cerebellar notch** Incisura f cerebelli anterior
~ **cerebral artery** Arteria f cerebri anterior, vordere Hirnarterie f
~ **cerebral vein** Vena f cerebri anterior, vordere Hirnvene f
~ **chamber** Camera f anterior bulbi, vordere Augenkammer f
~ **chamber angle** vorderer Augenkammerwinkel m
~ **chamber depth** vordere Augenkammertiefe f
~ **chamber drainage angle** s. ~ chamber angle
~ **choroid artery** Arteria f chorioidea, Adergeflechtarterie f
~ **ciliary artery** Arteria f ciliaris anterior
~ **clinoid process** Processus m clinoideus anterior
~ **column of the spinal medulla** Columna f anterior medullae spinalis, Vordersäule f (Vorderhorn n) des Rückenmarks (graue Substanz)
~ **column of the vagina** Columna f rugarum anterior
~ **column of white matter of the spinal cord** Funiculus m anterior medullae spinalis
~ **commissure [of the cerebrum]** Commissura f anterior (rostralis) cerebri
~ **communicating artery of the cerebrum** Arteria f communicans anterior [cerebri], vordere Hirnverbindungsarterie f
~ **conjunctival artery** Arteria f conjunctivalis anterior
~ **cornu cell** Vorderhornzelle f
~ **cornual syndrome** Vorderhornsyndrom n

anterior 44

- ~ **coronary plexus of the heart** Plexus *m* coronarius cordis anterior *(Nervengeflecht der vorderen Herzkranzarterie)*
- ~ **corticospinal tract** Tractus *m* corticospinalis anterior, Pyramidenvorderstrangbahn *f*
- ~ **cranial fossa** Fossa *f* cranii anterior, vordere Schädelgrube *f*
- ~ **cruciate knee ligament rupture** vordere Kreuzbandruptur (Kreuzbandzerreißung) *f*
- ~ **cruciate ligament of the knee** Ligamentum *n* cruciatum anterius (genus anterior), vorderes Kreuzband (Kniekreuzband) *n*
- ~ **crus of internal capsule** Pars *f* frontalis capsulae internae
- ~ **cubital region** Regio *f* cubiti anterior
- ~ **curvature** s. kyphosis
- ~ **cusp** Cuspis *f* anterior (ventralis), vorderer Klappenzipfel *m*, vorderes Segel *n* *(Herzklappe)*
- ~ **cusp of the left atrioventricular valve** Cuspis *f* anterior (ventralis) valvae atrioventricularis sinistrae, Cuspis *f* anterior valvulae bicuspidalis, vorderer Mitralklappenzipfel *m*, vorderes Mitralklappensegel *n*
- ~ **cusp of the right atrioventricular valve** Cuspis *f* anterior (ventralis) valvae atrioventricularis dextrae, Cuspis *f* anterior valvulae tricuspidalis, vorderer Trikuspidalklappenzipfel *m*, vorderes Trikuspidalklappensegel *n*
- ~ **deformity** s. lordosis
- ~ **elastic membrane** Membrana *f* elastica anterior *(Auge)*
- ~ **ethmoid air cells** Cellulae *fpl* ethmoidales anteriores, vordere Siebbeinzellen *fpl*
- ~ **ethmoid artery** Arteria *f* ethmoidalis anterior, vordere Siebbeinarterie *f*
- ~ **ethmoid foramen** Foramen *n* ethmoidale anterius, vorderes Siebbeinloch *n*
- ~ **ethmoid nerve** Nervus *m* ethmoidalis anterior
- ~ **ethmoidal sinusitis** Sinusitis *f* ethmoidalis anterior, vordere Siebbeinzellenentzündung *f*
- ~ **ethmoidal vein** Vena *f* ethmoidalis anterior, vordere Ethmoidalvene (Siebbeinvene) *f*
- ~ **external spinal vein** Vena *f* spinalis externa anterior, ventrale äußere Rückenmarkvene *f*
- ~ **eye chamber** s. ~ chamber
- ~ **facial vein** Vena *f* facialis anterior, vordere Fazialvene (Gesichtsvene) *f*
- ~ **fontanel** Fonticulus *m* anterior, vordere Fontanelle *f*
- ~ **gastric plexus** Plexus *m* gastricus anterior, Rami *mpl* gastrici anteriores nervi vagi *(vordere Vagusnervenaufzweigung am Magen)*
- ~ **glutaeal line** Linea *f* glutea anterior
- ~ **grey commissure of the spinal cord** Commissura *f* grisea medullae spinalis
- ~ **horn** Vorderhorn *n*, Cornu *n* anterius
- ~ **horn cell** Vorderhornzelle *f*
- ~ **horn of the lateral ventricle** Cornu *n* anterius ventriculi lateralis *(Gehirn)*

- ~ **horn of the spinal medulla** Cornu *n* anterius medullae spinalis, Vorderhorn *n*
- ~ **humeral circumflex artery** Arteria *f* circumflexa humeri anterior, vordere Kranzarterie *f* des Armes
- ~ **inferior cerebellar artery** Arteria *f* cerebelli inferior anterior, untere vordere Kleinhirnarterie *f*
- ~ **inferior iliac spine** Spina *f* iliaca anterior inferior, Tuberculum *n* ilicum, vorderer unterer Darmbeinstachel *m*
- ~ **intercavernous sinus** Sinus *m* intercavernosus anterior
- ~ **intercostal vein** Vena *f* intercostalis anterior, vordere Zwischenrippenvene *f*
- ~ **intermuscular septum of the leg** Septum *n* intermusculare anterius cruris
- ~ **interosseous artery** Arteria *f* interossea anterior, vordere Zwischenknochenarterie *f*
- ~ **interosseous nerve of the forearm** Nervus *m* interosseus [antebrachii] anterior
- ~ **interventricular furrow (groove)** Sulcus *m* interventricularis anterior *(Herz)*
- ~ **jugular vein** Vena *f* jugularis anterior, vordere oberflächliche Drosselvene *f*
- ~ **junction of the labia majora** Commissura *f* labiorum anterior, vordere Schamlippenkommissur *f*
- ~ **labial branch of the femoral artery** Arteria *f* labialis anterior pudendi muliebris, Ramus *m* labialis anterior arteriae femoralis
- ~ **labial nerves** Nervi *mpl* labiales anteriores
- ~ **lacrimal crest** Crista *f* lacrimalis anterior, vordere Tränenleiste *f*
- ~ **lateral malleolar artery** Arteria *f* malleolaris anterior lateralis, vordere äußere Knöchelarterie *f*
- ~ **leaflet of the mitral valve** s. ~ cusp of the left atrioventricular valve
- ~ **ligament of the malleus** s. ~ malleal ligament
- ~ **lingual gland** Glandula *f* lingualis anterior [Blandini, Nuhni], Zungenspitzendrüse *f*
- ~ **lip of the auditory tube** Labium *n* anterius tubae auditivae
- ~ **lip of the cervix of the uterus** Labium *n* anterius ostii uteri, Labium *n* anterius portionis vaginalis uteri, vordere Muttermundslippe *f*
- ~ **lobe of the cerebellum** Lobus *m* anterior cerebelli, Kleinhirnvorderlappen *m*, Vorderlappen *m* des Kleinhirns
- ~ **lobe of the hypophysis** Lobus *m* anterior hypophyseos, Hypophysenvorderlappen *m*, HVL, Adenohypophyse *f*
- ~ **longitudinal cardiac sulcus** Sulcus *m* interventricularis anterior
- ~ **longitudinal column of grey matter of the spinal cord** s. ~ column of the spinal medulla
- ~ **longitudinal ligament of the spine (vertebral column)** Ligamentum *n* longitudinale anterius columnae vertebralis, vorderes Wirbelsäulenlängsband *n*

anterior

- ~ **malleal ligament** Ligamentum *n* mallei anterius, vorderes Hammerband *n*
- ~ **malleolar fold** Plica *f* mallearis anterior, vordere Hammerfalte *f*
- ~ **margin of the fibula** Margo *m* anterior fibulae, vordere Wadenbeinleiste *f*
- ~ **margin of the lung** Margo *m* anterior pulmonis, Lungenvorderrand *m*
- ~ **margin of the pancreas** Margo *m* anterior pancreatis, vorderer Bauchspeicheldrüsenrand *m*
- ~ **margin of the radius** Margo *m* anterior radii, vordere Speichenleiste *f*
- ~ **margin of the shaft of the fibula** s. ~ margin of the fibula
- ~ **margin of the ulna** Margo *m* anterior ulnae, vordere Ellenleiste *f*
- ~ **medial malleolar artery** Arteria *f* malleolaris anterior medialis, vordere innere Knöchelarterie *f*
- ~ **median fissure** Fissura *f* mediana anterior medullae spinalis
- ~ **mediastinal area** s. ~ mediastinum
- ~ **mediastinal vein** Vena *f* mediastinalis, vordere Mittelfellvene *f*
- ~ **mediastinum** Mediastinum *n* anterius, Cavum *n* mediastinale anterius, Pars *f* ventralis mediastini, vorderes Mediastinum *n*, vorderer Mittelfellraum *m*
- ~ **medullary velum** Velum *n* medullare anterius, vorderes Kleinhirnmarksegel *n*
- ~ **membranous ampulla** Ampulla *f* membranacea anterior, vordere Bogengangsampulle *f*
- ~ **meningeal artery** Arteria *f* meningea anterior, vordere Hirnhautarterie *f*
- ~ **midline of the body** Linea *f* mediana anterior, vordere Körpermedianlinie *f*
- ~ **myocardial infarction** Herzmuskelvorderwandinfarkt *m*, Vorderwandinfarkt *m*
- ~ **nasal spine** Spina *f* nasalis anterior [maxillae]
- ~ **neck triangle** vorderes Halsdreieck *n*
- ~ **nuclei of the thalamus** Nuclei *mpl* anteriores thalami
- ~ **obturated space (substance)** Substantia *f* perforata anterior, Area *f* olfactoria *(veraltet)*
- ~ **obturator tubercle** Tuberculum *n* obturatorium anterius
- ~ **occlusion** Progenie *f*, Vorstehen *n* des Unterkiefers
- ~ **papillary muscle** Musculus *m* papillaris anterior, vorderer Papillarmuskel *m*
- ~ **papillary muscle of the left ventricle** Musculus *m* papillaris anterior ventriculi sinistri
- ~ **papillary muscle of the right ventricle** Musculus *m* papillaris anterior ventriculi dextri
- ~ **parametritis** Parametritis *f* anterior
- ~ **part of the anterior cerebral commissure** Pars *f* anterior commissurae anterioris cerebri
- ~ **part of the diaphragmatic surface of the liver** Pars *f* anterior faciei diaphragmaticae hepatis
- ~ **part of the quadrangular lobule of the cerebellum** Pars *f* anterior lobuli quadrangularis
- ~ **part of the rhinencephalon** Pars *f* anterior rhinencephali
- ~ **pectoral region** Regio *f* pectoralis anterior
- ~ **pillar of the fauces** Arcus *m* palatoglossus, vorderer Gaumenbogen *m*
- ~ **pituitary** Hypophysenvorderlappenextrakt *m*
- ~ **pituitary gonadotropin** Hypophysenvorderlappengonadotropin *n*, HVL-Gonadotropin *n*
- ~ **pituitary hormone** Hypophysenvorderlappenhormon *n*, HVL-Hormon *n*
- ~ **pole of the eye** Polus *m* anterior bulbi oculi, vorderer Augenpol *m*
- ~ **pole of the lens** Polus *m* anterior lentis, vorderer Linsenpol *m*
- ~ **process of the malleus** Processus *m* anterior mallei
- ~ **process of the stapes** Crus *n* anterius stapedis *(am Steigbügel des Ohres)*
- ~ **pulmonary plexus** Plexus *m* pulmonalis anterior
- ~ **recurrent tibial artery** Arteria *f* recurrens tibialis anterior, vordere rückläufige Schienbeinarterie *f*
- ~ **region of the knee** Regio *f* genus anterior
- ~ **region of the leg** Regio *f* cruris anterior
- ~ **region of the neck** Regio *f* colli anterior
- ~ **region of the thigh** Regio *f* femoris anterior
- ~ **rhizotomy** Rhizotomia *f* anterior, vordere Rückenmarkwurzeldurchschneidung *f*, Durchtrennung *f* der vorderen Rückenmarkwurzeln
- ~ **root** Radix *f* anterior, Vorderwurzel *f*
- ~ **sacral foramen** Foramen *n* sacrale pelvinus (anterius)
- ~ **sacral plexus** Plexus *m* venosus sacralis
- ~ **scalene muscle** Musculus *m* scalenus anterior, vorderer Rippenhalter[muskel] *m*
- ~ **scrotal artery** Arteria *f* scrotalis anterior, vordere Hodensackarterie *f*
- ~ **scrotal nerves** Nervi *mpl* scrotales anteriores
- ~ **scrotal vein** Vena *f* scrotalis anterior, vordere Skrotalvene (Hodensackvene) *f*
- ~ **semicircular canal of the bony labyrinth of the inner ear** Canalis *m* semicircularis anterior
- ~ **semicircular duct of the inner ear** Ductus *m* semicircularis anterior (superior), vorderer (oberer) häutiger Bogengang *m*
- ~ **spinal artery** Arteria *f* spinalis anterior (ventralis), vordere Rückenmarkarterie *f*
- ~ **spinal paralysis (poliomyelitis)** Poliomyelitis *f* anterior
- ~ **spinocerebellar tract** Tractus *m* spinocerebellaris ventralis (anterior), vordere Kleinhirnseitenstrangbahn *f*, Gowerssches Bündel *n*
- ~ **spinothalamic tract** Tractus *m* spinothalamicus anterior
- ~ **staphyloma** Keratoglobus *m*, Megalokornea *f*, kugelige Hornhautvorwölbung *f*

anterior 46

~ **sternoclavicular ligament** Ligamentum *n* sternoclaviculare anterius, vorderes Sternoklavikularband *n*
~ **sternocostal ligament** Ligamentum *n* sternocostale anterius
~ **superior alveolar artery** Arteria *f* alveolaris superior anterior, vordere Oberkieferarterie *f*
~ **superior iliac spine** Spina *f* iliaca anterior superior, vorderer oberer Darmbeinstachel *m*
~ **surface of the adrenal gland** Facies *f* anterior glandulae suprarenalis
~ **surface of the arm** Facies *f* anterior brachii, Oberarmvorderseite *f*
~ **surface of the cornea** Facies *f* anterior corneae, Hornhautvorderseite *f*
~ **surface of the eyelid** Facies *f* anterior palpebrae, Augenlidvorderseite *f*
~ **surface of the forearm** Facies *f* anterior antebrachii, Unterarmvorderseite *f*
~ **surface of the heart** Facies *f* sternocostalis cordis
~ **surface of the iris** Facies *f* anterior iridis, Irisvorderseite *f*
~ **surface of the kidney** Facies *f* anterior renis, Nierenvorderseite *f*
~ **surface of the leg** Facies *f* anterior cruris
~ **surface of the lens** Facies *f* anterior lentis, Linsenvorderseite *f*
~ **surface of the pancreas** Facies *f* anterior pancreatis, Pankreasvorderseite *f*
~ **surface of the patella** Facies *f* anterior patellae, Kniescheibenvorderseite *f*
~ **surface of the prostate** Facies *f* anterior prostatae, Vorsteherdrüsenvorderseite *f*
~ **surface of the radius** Facies *f* anterior radii, Radiusvorderseite *f*
~ **surface of the sacrum** Facies *f* pelvina ossis sacri
~ **surface of the thigh** Facies *f* anterior femoris, Oberschenkelvorderseite *f*
~ **surface of the ulna** Facies *f* anterior ulnae, Ulnavorderseite *f*
~ **talocalcaneal ligament** Ligamentum *n* talocalcaneum anterius, vorderes Talokalanealband *n*
~ **talofibular ligament** Ligamentum *n* talofibulare anterius
~ **talotibial ligament** Ligamentum *n* talotibiale anterius, Pars *f* tibiotalaris anterior ligamenti deltoidei
~ **thoracic nerves** Nervi *mpl* thoracales anteriores
~ **tibial artery** Arteria *f* tibialis anterior, vordere Schienbeinarterie *f*
~ **tibial syndrome** Tibialis-anterior-Syndrom *n*, Tibialisphänomen *n*, Strümpellsches Zeichen *'n*
~ **tibial vein** Vena *f* tibialis anterior, vordere Tibialvene (Schienbeinvene) *f*
~ **tibiofibular ligament** Ligamentum *n* tibiofibulare anterius, vorderes Tibiofibularband *n*
~ **triangle of the neck** vorderes Halsdreieck *n*

~ **tricuspid leaflet** *s*. ~ cusp of the right atrioventricular valve
~ **tubercle of the cervical vertebrae** Tuberculum *n* anterius vertebrarum cervicalium
~ **tympanic artery** Arteria *f* tympanica anterior, vordere Paukenhöhlenarterie *f*
~ **ulnar recurrent artery** Arteria *f* recurrens ulnaris anterior, vordere rückläufige Ellenarterie *f*
~ **urethritis** Urethritis *f* anterior, vordere Harnröhrenentzündung *f*
~ **vagal trunk** Truncus *m* vagalis anterior, Vagusvorderstamm *m*
~ **ventral nucleus of the thalamus** Nucleus *m* ventralis anterior [thalami]
~ **wall of the cochlear duct** Paries *m* vestibularis ductus cochlearis
~ **wall of the stomach** Paries *m* anterior ventriculi, Magenvorderwand *f*
~ **wall of the tympanum** Paries *m* carotica [cavi] tympani
~ **wall of the vagina** Paries *m* anterior vaginae, Scheidenvorderwand *f*
~ **white commissure of the spinal cord** Commissura *f* alba medullae spinalis
anteroexternal anteroexternal, vorn und außen
anteroinferior anteroinferior, vorn und unten
anterointerior anterointerior, vorn und innen
anterolateral anterolateral, vorn und seitlich
~ **fasciculus of Gowers** Gowerssche Bahn *f*, Tractus *m* spinocerebellaris anterior, vordere Kleinhirnseitenstrangbahn *f*
~ **fontanel** *s*. sphenoid fontanel
~ **spinal sulcus** Sulcus *m* lateralis anterior medullae spinalis
~ **sulcus of the medulla oblongata** Sulcus *m* lateralis anterior medullae oblongatae
~ **surface of the arytenoid cartilage** Facies *f* anterolateralis cartilaginis arytenoideae
~ **surface of the body of the maxilla** Facies *f* anterior maxillae
~ **surface of the shaft of the humerus** Facies *f* anterior lateralis humeri
anteromedial anteromedial, vorn und in der Mitte
anteromedian anteromedian, vorn und in der Mittellinie
anteroparietal anteroparietal, vorn und scheitel[bein]wärts
anteropituitary Hypophysenvorderlappen..., HVL-...
anteroposterior anteroposterior, vorn und hinten
~ **diameter of the inlet of the pelvis** Conjugata *f* vera
~ **roentgenogram of the thorax** anteroposteriore Thoraxröntgenaufnahme *f*
anterosuperior anterosuperior, vorn und oben
anterotransverse anterotransversal
anteversion Anteversion *f*, Vorwärtsneigung *f*, Vorwärtsbiegung *f*

antevert/to antevertieren, nach vorn beugen (z. B. Gebärmutter)
anthaemorrhagic blutstillend, blutungsstillend, antihämorrhagisch
anthelix Anthelix f (Ohrmuschelwindung)
anthelminthic s. anthelmintic
anthelmintic anthelminthisch, wurmtötend, wurmabtreibend, wurmbekämpfend
anthelmintic [agent] Anthelmintikum n, Wurm[abtreibungs]mittel n, Wurmbekämpfungsmittel n
anthema Exanthem n, Hautausschlag m
anthracic Anthrax..., Milzbrand...
anthracidal anthrazid, milzbrandtötend
anthracoid Anthrax..., milzbrandartig, milzbrandähnlich
anthracosilicosis Anthrakosilikose f (Kombination von Anthrakose und Silikose)
anthracosis Anthrakose f, Kohlenstaublunge[nerkrankung] f, Anthracosis f pulmonum
anthracotic anthrakotisch, Anthrakose..., Kohlenstaublungen...
anthrax Anthrax m, Milzbrand m; Pustula f maligna, Milzbrandkarbunkel m
~ **antiserum** Anthraxantiserum n, Milzbrandantiserum n
~ **bacillus** Bacillus m anthracis, Milzbrandbazillus m
~ **meningitis** Milzbrandmeningitis f, Hirnhautmilzbrand m
~ **pneumonia** Anthraxpneumonie f, Milzbrandpneumonie f
~ **vaccine** Anthraxvakzine f, Milzbrandimpfstoff m
anthrophobia s. anthropophobia
anthropogenesis Anthropogenese f, Anthropogenie f, Entwicklungsgeschichte f des Menschen
anthropogen[et]ic anthropogenetisch
anthropoid [ape] Anthropoid m, Menschenaffe m
~ **thinking** Primitivdenken n
anthropology Anthropologie f
anthropometric anthropometrisch
anthropometry Anthropometrie f (Bestimmung der menschlichen Körpermaße)
anthropophagy Anthropophagie f, Kannibalismus m (sexuelle Abnormität)
anthropophobia Anthropophobie f, Menschenscheu f
anthroposomatology Anthroposomatologie f (Lehre vom menschlichen Körper)
anthyponotic s. antihypnotic
anti-blood group A antibody Anti-A n (Blutserologie)
~-**blood group B antibody** Anti-B n (Blutserologie)
~-**grey-hair factor** Anti-Graue-Haare-Faktor m, Pantothensäure f (Vitamin-B-Komplex)
~-**icteric** anti-ikterisch, gegen Gelbsucht wirksam
~-**immunoglobulin** Antiimmunoglobulin n

~-**infective** antiinfektiös, infektionsverhindernd
~-**inflammatory** antiinflammatorisch, antientzündlich, entzündungshemmend
~-**Rh agglutinin** Anti-Rh-Agglutinin n
~-**Rh serum** Anti-Rh-Serum n
~-**sheep-cell haemolysin** Anti-Schafzellen-Hämolysin n
~-**tubular basement membrane antibody** Anti-Tubulus-Basalmembran-Antikörper m
antiacid ant[i]azid, säurebindend, neutralisierend
antiadrenergic antiadrenerg[isch]
antiagglutinin Antiagglutinin n
antiaggressin Antiaggressin n (Antikörper)
antiamarillic serum Gelbfieberserum n
antiamoebic antiamöbisch, amöbizid, amöbentötend
antiamoebic [agent] Antiamöbi[ati]kum n, Amöbengift n, amöbizides Mittel n, Amöbenmittel n
~ **chemotherapy** Amöbenchemotherapie f
antianaemia factor (principle) Antianämie-Faktor m, Vitamin B_{12} n
antianaemic antianämisch
antianaemic [agent] Antianämikum n, antianämisches Mittel n
antianaphylaxis Antianaphylaxie f (Unempfindlichkeit gegenüber Antigenen)
antianginal agent Mittel n gegen Angina pectoris
antianthrax serum Anti-Anthrax-Serum n, Milzbrand[anti]serum n
antiantibody Antiantikörper m
antiarrhythmic antiarrhythmisch, [herz]rhythmisierend
antiarrhythmic [agent] antiarrhythmisches (herzrhythmisierendes) Mittel n, Antiarrhythmikum n
antiarthritic antiarthritisch, gelenkentzündungshemmend
antiarthritic [agent] Antiarthritikum n, Mittel n gegen Gelenkentzündung
antiasthmatic antiasthmatisch, asthmalindernd, asthmolytisch
antiasthmatic [agent] Antiasthmatikum n, Asthmolytikum n, Mittel n gegen Asthma
antibacterial antibakteriell, bakterienhemmend, bakterientötend
~ **spectrum** s. antibiotic spectrum
antiberiberi vitamin Antiberiberi-Vitamin n, Vitamin B_1 n
antibiosis Antibiose f (Hemmwirkung eines Mikroorganismus auf einen anderen)
antibiotic antibiotisch [wirkend]
antibiotic [agent] Antibiotikum n, antibiotischer Wirkstoff m
~ **cover** Antibiotikaschutz m
~ **dilution test** Antibiotika-Dilutions-Test m
~ **era** Antibiotikaära f
~ **of choice** Antibiotikum n der Wahl
~ **ointment** Antibiotikasalbe f, antibiotische Salbe f

antibiotic

~ **preparation** Antibiotikapräparat n, Antibiotikum n
~ **prescribing** Antibiotikaverschreibung f, Antibiotikaverordnung f
~ **prophylaxis** Antibiotikaprophylaxe f
~ **resistance** Antibiotikaresistenz f, Antibiotikaunempfindlichkeit f
~ **spectrum** antibiotisches Spektrum n, Antibiogramm n
~ **spray** Antibiotikaspray n
~ **therapy** Antibiotikatherapie f, antibiotische Behandlung f
antiblastic antiblastisch, wachstumhemmend
antibody Antikörper m, [körpereigener] Abwehrstoff m, Immunkörper m
~-**deficiency syndrome** Antikörpermangelsyndrom n
~ **formation (production)** Antikörperbildung f, Antikörperproduktion f
~ **response** Antikörperreaktion f
~ **titer** Antikörpertiter m, Antikörpergehalt m
~ **titration** Antikörpertitration f
antibotulinus serum Antibotulismusserum n
antibrachium s. antebrachium
antibrucella antibody Brucellen-Antikörper m, Antikörper m gegen Brucellen
anticachectic antikachektisch, kachexiebeseitigend, kachexieüberwindend
anticandida serum precipitin Anti-Candida-Serum-Präzipitin n
anticarcinogenic antikarzinogen, krebshemmend
anticariogenic, anticarious antikariogen, antikariös, karieshemmend, zahnfraßhemmend
anticatarrhal antikatarrhal, katarrhlösend
antichlamydial [agent] chlamydienwirksames Mittel n
anticholera serum Anti-Cholera-Serum n, Cholera[anti]serum n
anticholesteraemic anticholesterämisch
anticholinergic anticholinergisch
anticholinesterase Anticholinesterase f
anticoagulant antikoagulierend, gerinnungshemmend
anticoagulant Antikoagulans n, Antikoagulationsmittel n, gerinnungshemmendes Mittel n
~ **acid citrate dextrose solution** ACD-Stabilisatorlösung f (zur Blutkonservierung)
~ **therapy (treatment)** Antikoagulantientherapie f, Antikoagulantienbehandlung f
anticoagulate/to ungerinnbar machen
anticoagulated blood ungerinnbares (gerinnungsunfähiges) Blut n
anticoagulation Antikoagulation f, Gerinnungshemmung f; Blutgerinnungshemmung f
anticoagulative antikoagulierend, gerinnungshemmend
anticodon Antikodon m (in Transfer-RNS)
anticollagenase Antikollagenase f
anticomplement Antikomplement n

48

anticomplementary antikomplementär, komplementhemmend
~ **activity** Antikomplementaktivität f
~ **titration** Antikomplementtitration f
anticonceptive antikonzeptiv, antikonzeptionell, kontrazeptiv, schwangerschaftsvorbeugend, empfängnisverhütend
anticonvulsant s. anticonvulsive
anticonvulsant [agent] Antikonvulsivum n, Antikrampfmittel n, antikonvulsives (krampflösendes) Medikament n; Antiepileptikum n
~ **therapy** antikonvulsive (krampflösende) Therapie f, Antikonvulsivatherapie f, Antikrampfbehandlung f
anticonvulsive antikonvulsiv, krampflösend; krampfhemmend
anticrotalus serum Anti-Krotalus-Serum n, Klapperschlangen[anti]serum n
anticus s. anterior
anticytolysin Antizytolysin n
anticytomegalovirus antibody Anti-Zytomegalovirus-Antikörper m
antidepressant antidepressiv, depressionshemmend
antidepressant [agent] Antidepressivum n, antidepressives (depressionenbekämpfendes) Mittel n
antidiabetic antidiabetisch
antidiabetic [agent] Antidiabetikum n, Mittel n gegen Diabetes
~ **hormone** antidiabetisches Hormon n, Insulin n
antidiabetogenic antidiabetogen, diabetesverhütend, diabetesvorbeugend
antidiarrhoeal antidiarrhöisch, durchfallverhütend; durchfallbekämpfend, durchfallbeseitigend
antidiphtheritic serum Anti-Diphtherie-Serum n, Diphtherieserum n, Diphtherieantitoxin n
antidiuresis Antidiurese f, Harnsekretionshemmung f, Urinausscheidungshemmung f
antidiuretic antidiuretisch, harnhemmend, diuresehemmend
antidiuretic [agent] Antidiuretikum n, antidiuretisches (harnhemmendes) Mittel n
~ **hormone** antidiuretisches Hormon n, Adiuretin n, Vasopressin n
antidotal Antidot…, Gegengift…
antidote Antidot n, Gegengift n, Gegenmittel n
antidotic s. antidotal
antidromic antidrom[isch], gegenläufig
~ **inhibition** Renshaw-Hemmung f (Nervenhemmung)
antidysenteric antidysenterisch, dysenteriebeseitigend
antieczematic antiekzematisch
antiemetic antiemetisch, erbrechenhemmend
antiemetic [agent] Antiemetikum n, antiemetisches (erbrechenhemmendes) Mittel n, Mittel n gegen Erbrechen
antienzymatic antienzymatisch

antienzyme Antienzym n, Gegenenzym n (s. a. antiferment)
antiepileptic antiepileptisch
antiepileptic [agent] Antiepileptikum n, antiepileptisches Mittel n
antierysipeloid serum Antierysipeloidserum n, Erysipeloid[anti]serum n
antierythrogenic antierythrogen, gegen Erythrozyten wirksam
antifebrile antipyretisch, fiebersenkend, antifebril
antiferment Antiferment n, Gegenferment n (gärungshemmendes Mittel)
antifibrinolysin Antifibrinolysin n
antifibrinolytic antifibrinolytisch, fibrinolysehemmend
antifibrinolytic [agent] Antifibrinolytikum n, antifibrinolytisches (fibrinolysehemmendes) Mittel n
antifilarial antifilarial, Antifilarien...
antifilarial [agent] Antifilarienmittel n, Mittel n gegen Filarien
antifolic [agent] Folsäureantagonist m
antifungal fungizid, pilztötend, antimykotisch
antifungal [agent] Antimykotikum n, Pilzmittel n, pilztötendes (fungizides) Mittel n
antigalactic milch[fluß]hemmend
antigastrin agent Gastrinantagonist m
antigen Antigen n, Antisomatogen n, Antikörperbildner m
~-antibody complex Antigen-Antikörper-Komplex m
~-antibody reaction Antigen-Antikörper-Reaktion f
antigenic antigen, Antigen...
~ localization Antigenlokalisierung f, Antigenlokalisation f
~ protein Antigeneiweiß n
~ strength Antigenstärke f, antigene Stärke f
~ structure Antigenstruktur f
antigenicity Antigenität f, Antigenwirksamkeit f, Antigenwirkung f
antigenotherapy Antigentherapie f, Antigenbehandlung f
antigerminative agent keimhemmendes (bakterienhemmendes) Mittel n
antiglaucomatous antiglaukomatös, Antiglaukom...
~ therapy Antiglaukombehandlung f, Glaukomtherapie f
antiglobulin Antiglobulin n
~ serum Antiglobulinserum n
~ test Anti[human]globulintest m, Coombs-Test m
antiglomerular basement membrane antibody Anti-Glomerulum-Basalmembran-Antikörper m (Niere)
antigonadotrop[h]ic gonadotropinhemmend
antigonorrhoeic antigonorrhoisch, gonorrhoewirksam, tripperwirksam
antigravity reflex Antischwerkraftreflex m
antihaemagglutinin Antihämagglutinin n

antihaemolysin Antihämolysin n
antihaemolytic antihämolytisch, hämolysehemmend, blutauflösungsverhindernd
antihaemophilia preparation Antihämophiliepräparat n
antihaemophilic factor (globulin) antihämophiler Faktor m, Antihämophilieglobulin n, Gerinnungsfaktor VIII m
antihaemorrhagic antihämorrhagisch, blutstillend, blutungsverhindernd, hämostyptisch, hämostatisch
antihaemorrhagic [agent] Antihämorrhagikum n, blut[ungs]stillendes Mittel n, Hämostyptikum n, Hämostatikum n
~ vitamin antihämorrhagisches Vitamin n, Vitamin K n
antihaemorrhoidal antihämorrhoidal, hämorrhoidenhemmend
antihaemorrhoidal [agent] Antihämorrhoidenmittel n, antihämorrhoidales Mittel n
antihidrotic antihidrotisch, schweißhemmend
antihidrotic [agent] Antihidrotikum n, schweißhemmendes Mittel n
antihistamine [drug] s. antihistaminic agent
antihistaminic antihistaminisch, histaminantagonistisch
antihistaminic [agent] Antihistaminikum n, Histaminantagonist m, Mittel n gegen Histamin
antihormone Antihormon n, Gegenhormon n, Hormonantagonist m
antihuman globulin Antihumanglobulin n
~ globulin (serum) test Anti[human]globulintest m, Coombs-Test m
~ IgA antiserum Antihuman-IgA-Antiserum n
~ immunglobulin Antihumanimmunglobulin n
antihyaluronidase Antihyaluronidase f
antihypertensive antihypertensiv, hypertonussenkend, blutdrucksenkend, RR-senkend
antihypertensive [agent] Antihypertonikum n, Antihypertensivum n, blutdrucksenkendes Mittel n, RR-senkendes Mittel n
antihypnotic antihypnotisch, schlafhemmend
antihypnotic [agent] Antihypnotikum n, antihypnotisches (schlafhemmendes) Mittel n
antiketogen antiketogene Substanz f
antiketogenesis Antiketogenese f, Hemmung f der Ketonkörperbildung
antiketogenic antiketogen
antileprosy vaccine Anti-Lepra-Vakzine f, Lepraimpfstoff m
antileprotic gegen Lepra wirkend
antileprotic [agent] Lepramittel n, Mittel n gegen Lepra
antileprous serum Anti-Lepra-Serum n, Lepra[anti]serum n
antileukaemic antileukämisch, leukämiehemmend
antileukaemic [agent] Antileukämikum n, Leukämiemittel n (Zytostatikum)
antilewisite Antilewisit n, Dimerkaprol n
antilipase Antilipase f (Enzym)
antiluetic antiluetisch, antisyphilitisch, gegen Syphilis wirksam

antiluetic

antiluetic [agent] Antisyphilitikum n, antisyphilitisches Mittel n, Mittel n gegen Syphilis
antilymphoblast globulin Antilymphoblastenglobulin n
antilymphocyte s. antilymphocytic
antilymphocytic antilymphozytisch, Antilymphozyten...
~ **globulin** Antilymphozytenglobulin n
~ **serum** Antilymphozytenserum n
antilysin Antilysin n
antilysis Antilyse f, Lysinzerstörung f
antilyssic s. antirabic
antimacrophage globulin Antimakrophagenglobulin n
antimalarial malariahemmend, malariabekämpfend, Antimalaria...
antimalarial [agent] Antimalariamittel n, Malaria[bekämpfungs]mittel n
antimelanoma antibody Antimelanomantikörper m
antimeningococcic serum Antimeningokokkenserum n
antimesenteric antimesenterisch, antimesenteriell
antimetabolite Antimetabolit m, Stoffwechselantagonist m
~ **therapy** Antimetabolitentherapie f
antimetropia Antimetropie f *(entgegengesetzte Refraktion beider Augen)*
antimicrobial antimikrobiell, mikrobentötend
antimicrobial [agent] antimikrobielles (mikrobentötendes) Mittel n
~ **therapy** antimikrobielle (mikrobentötende) Therapie f
antimicrobic s. antimicrobial
antimineralocorticoid Antimineralokortikoid n
antimitotic [agent] Antimitotikum n, antimitotisches (mitosehemmendes) Mittel n, Mitosehemmstoff m, Mitosegift n
antimycotic antimykotisch, pilztötend, fungizid
antimycotic [agent] Antimykotikum n, Pilzmittel n, pilztötendes (fungizides) Mittel n
antinarcotic antinarkotisch, narkosehemmend
antinarcotic [agent] Antinarkotikum n, antinarkotisches (narkosehemmendes) Mittel n
antinauseant brechreizhemmend
antinauseant [agent] Mittel n gegen Übelkeit
antineoplastic antineoplastisch
antineuralgic antineuralgisch, [nerven-]schmerzstillend
antineuralgic [agent] Antineuralgikum n, [nerven]schmerzstillendes Mittel n
antineuritic antineuritisch, nervenentzündungshemmend
antineuritic [agent] Antineuritikum n, antineuritisches Mittel n
~ **vitamin** antineuritisches Vitamin n, Vitamin B_1 n
antinocardinal Antinokardia..., gegen Nokardia wirksam
antiobesic appetitzügelnd, appetitverringernd
antiobesic [agent] Appetitzügler m, appetitverringerndes Mittel n

50

antiodontalgic zahnschmerzlindernd, zahnschmerzverringernd
antiopsonin Antiopsonin n
antipaludian s. antimalarial
antiparalytic antiparalytisch
antiparasitic antiparasitisch
antiparasitic [agent] Antiparasitikum n, antiparasitisches Mittel n, Antiparasitenmittel n
antiparkinson[ian] Antiparkinson[ismus]...
antipellagra Antipellagra...
antiperistalsis Antiperistaltik f, gegenläufige Darmbewegung f
antiperistaltic antiperistaltisch
antipernicious-anaemia factor Antiperniziosa-Faktor m, Vitamin B_{12} n
antipertussis serum Anti-Pertussis-Serum n, Keuchhusten[anti]serum n
antiphage serum Antiphagenserum n
antiphagocytic antiphagozytisch, antiphagozytär
antiphlogistic entzündungshemmend, antiphlogistisch
antiphlogistic [agent] Antiphlogistikum n, antiphlogistisches (entzündungshemmendes) Mittel n
antiplasmin Antiplasmin n, Antifibrinolysin n
antiplatelet serum Antithrombozytenserum n
antipneumococcic pneumokokkenhemmend, Antipneumokokken...
antiprecipitin Antipräzipitin n
antiprothrombin Antiprothrombin n, Prothrombinantagonist m, Prothrombinhemmer m
antiprotozoal, antiprotozoan Antiprotozoen...
antipruritic antipruritisch, juckreizlindernd, juckreizmildernd; juckreizstillend
antipruritic [agent] Antipruritikum n, antipruritisches (juckreizlinderndes) Mittel n
antipsoriatic psoriasiswirksam, Antipsoriasis...
antipsoriatic [agent] Antipsoria[ti]kum n, Psoriasismittel n, Mittel n gegen Schuppenflechte
antiputrefactive fäulniswidrig, fäulnisverhindernd
antipyogenic antipyogen
antipyresis Antipyrese f, Fieberbekämpfung f, Fieberbehandlung f
antipyretic antipyretisch, fiebersenkend
antipyretic [agent] Antipyretikum n, antipyretisches (fiebersenkendes) Mittel n, Fiebermittel n
antirabic tollwutbekämpfend, tollwutwirksam
antirabic [agent] Antirabikum n, Mittel n gegen Tollwut, Tollwutmittel n
antirabies antiserum Tollwutantiserum n
~ **serum** Tollwutserum n
~ **treatment** Tollwutbehandlung f, Tollwuttherapie f
~ **vaccination** Antirabiesvakzination f, Tollwut[schutz]impfung f
~ **vaccine** Antirabiesvakzine f, Tollwutimpfstoff m
antirachitic antirachitisch, rachitiswirksam, rachitisverhindernd

antirachitic [agent] Antirachitikum *n*, antirachitisches (rachitisverhinderndes) Mittel *n*
~ **vitamin** antirachitisches Vitamin *n*, Vitamin D *n*
antireflux operation Antirefluxoperation *f*
~ **procedure** Antirefluxverfahren *n*
antirejection therapy Antirejektionstherapie *f*, Antiabstoßungsbehandlung *f*; immunosuppressive Therapie *f*, Immunsuppressionstherapie *f (bei Transplantatabstoßung)*
antireticular antiretikulär, gegen das retikuloendotheliale System wirksam
antirheumatic antirheumatisch
antirheumatic [agent] Antirheumatikum *n*, Mittel *n* gegen Rheumatismus
~ **therapy** antirheumatische Therapie *f*, Rheumabehandlung *f*
antiriboflavin Antiriboflavin *n*
antiribonucleoprotein antibody Anti-Ribonukleoprotein-Antikörper *m*
antisarcoma antibody titer Sarkomantikörperpertiter *m*, Sarkomantikörpergehalt *m*
antiscabetic krätzewirksam, Antiskabies...
antiscabetic [agent] Antiskabikum *n*, Antiskabiosum *n*, Mittel *n* gegen Krätze
antiscabious *s.* antiscabetic
antiscarlatinal antiskarlatinal, scharlachwirksam, Anti-Scharlach-...
~ **serum** Anti-Scharlach-Serum *n*, Scharlach[anti]serum *n*
antischistosomal schistosomenwirksam, Antischistosomen...
antischistosomal [agent] Antischistosomenmittel *n*, Mittel *n* gegen Schistosomiasis (Bilharziose)
antiscorbutic antiskorbutisch, skorbutverhindernd
antiscorbutic [agent] Antiskorbutmittel *n*, Mittel *n* gegen Skorbut
~ **vitamin** antiskorbutisches Vitamin *n*, Vitamin C *n*
antisecretory antisekretorisch, sekretionshemmend
antisepsis Antisepsis *f*, Antiseptik *f*, Keimbekämpfung *f*, Wundinfektionsbekämpfung *f*
antiseptic antiseptisch, keimtötend
antiseptic [agent] Antiseptikum *n*, antiseptisches (keimtötendes) Mittel *n*, Keimbekämpfungsmittel *n*, Mittel *n* gegen Wundinfektion
antiserum Antiserum *n*, Immunserum *n*
~ **treatment** Antiserumtherapie *f*, Immunserumbehandlung *f*, Serumbehandlung *f*
antisialagogue speichel[fluß]hemmend
antisialic speichelhemmend
antisialic [agent] speichelhemmendes Mittel *n*
antismallpox vaccine Pockenvakzine *f*, Pockenimpfstoff *m*
antisnakebite serum Schlangenserum *n*, Schlangenbißgegenserum *n*
antispasmodic antispastisch, krampflösend, krampflindernd

antispasmodic [agent] Antispastikum *n*, Spasmolytikum *n*, krampflösendes Mittel *n*
antispastic *s.* antispasmodic
antispirochaetic antispirochätisch, gegen Spirochäten wirkend, spirochätentötend
antispirochaetic [agent] Antispirochätenmittel *n*, spirochätentötendes Mittel *n*
antistaphylo[haemo]lysin Antistaphylo[hämo]lysin *n*, Staphylokokkenhämolysinantikörper *m*
antisterility vitamin Antisterilitätsvitamin *n*, Vitamin E *n*
antistreptococcic Antistreptokokken...
antistreptodornase Antistreptodornase *f*
antistreptohaemolysin Antistrepto[hämo]lysin *n*, Streptokokkenhämolysinantikörper *m*
~ **titre** Antistreptolysintiter *m*
antistreptokinase Antistreptokinase *f*
antistreptolysin *s.* antistreptohaemolysin
antistrumous antistrumös, strumalindernd, kropfwirksam
antisudoral [agent] schweißhemmendes Mittel *n*
antisudorific schweißhemmend
antisyphilitic antisyphilitisch, syphilishemmend
antisyphylitic [agent] Antisyphilitikum *n*, antisyphilitisches (antiluetisches) Mittel *n*, Mittel *n* gegen Syphilis
antitetanic antitetanisch, Antitetanus...
antitetanic [agent] Antitetanikum *n*, Mittel *n* gegen Tetanus
antitetanus globulin Antitetanusglobulin *n*, Tetanus[anti]globulin *n*
~ **serum** Antitetanusserum *n*, Tetanus[anti]serum *n*, Tetanusantitoxin *n*, Tetanusimmunserum *n*
~ **serum of bovine** Tetanusserum *n* vom Rind
~ **serum of equine** Tetanusserum *n* vom Pferd
~ **serum of ovine** Tetanusserum *n* vom Hammel
antithermic antithermisch, kühlend; antipyretisch, fiebersenkend
antithrombin Antithrombin *n*
~ **deficiency** Antithrombinmangel *m*
antithromboplastin Antithromboplastin *n*
antithrombotic antithrombotisch, thromboseverhindernd
antithrombotic [agent] Antithrombotikum *n*, antithrombotisches (thromboseverhinderndes) Mittel *n*
antithymocyte globulin Antithymozytenglobulin *n*
antithymus serum Antithymusserum *n*
antithyroid antithyroid, schilddrüsenhemmend
antithyroid [agent] Thyreostatikum *n*, antithyroides (schilddrüsenhemmendes) Mittel *n*
antithyrotoxic antithyreotoxisch, thyreotoxikoseverhindernd
antitoxic antitoxisch, gegen Toxin wirkend, Antitoxin..., Gegengift...
~ **serum** antitoxisches Serum *n*, Antitoxinserum *n*

antitoxic

~ unit Antitoxineinheit *f*, AE, A.E.
antitoxin Antitoxin *n*, Gegengift *n*
~ rash Antitoxinexanthem *n*, Serumausschlag *m*
antitragic Antitragus...
antitragicus [muscle] Musculus *m* antitragicus
antitragus Antitragus *m*, Ohrmuschelhöcker *m*
antitreponemal antitreponemal, gegen Treponemen wirkend, treponementötend
antitrichomonal antitrichomonal, trichomonadozid, gegen Trichomonaden wirkend
~ agent Trichomonaziakum *n*, Trichomonadenmittel *n*
antitrypanosomal antitrypanosomal, trypanosomalozid, gegen Trypanosomen wirkend
antitrypanosomal [agent] antitrypanosomales (trypanosomentötendes) Mittel *n*, Trypanosomenmittel *n*
antitrypsin Antitrypsin *n*, Trypsininhibitor *m*
~ test Antitrypsintest *m*
antitryptic antitryptisch, Antitrypsin...
antituberculin Antituberkulin *n*, Tuberkulinantikörper *m*
antituberculous antituberkulös, tuberkulostatisch, tuberkulosehemmend
~ drug Tuberkulostatikum *n*
~ therapy tuberkulostatische Therapie *f*, Tuberkulosebehandlung *f*
antitussive antitussiv, husten[reiz]lindernd
antitussive [agent] Antitussivum *n*, Antitussikum *n*, Hustenmittel *n*
antityphoid antityphoid, Antityphus...
antityphoid [agent] Antityphusmittel *n*, Antityphusserum *n*
antivenene *s.* antivenin
antivenereal antivenerisch, gegen eine Geschlechtskrankheit gerichtet
antivenin Antivenin *n*, Schlangengiftantikörper *m*, Schlangengegengift *n*
antivenomous serum Schlangen[gift]serum *n*, Schlangenbißgegenserum *n*
antiviral antiviral, Antivirus...
antivirus Antivirus *n*
antivitamin Antivitamin *n*, Vitaminantagonist *m*, Vitaminantimetabolit *m*
antixerophthalmic antixerophthalmisch, xerophthalmieverhindernd
~ vitamin antixerophthalmisches Vitamin *n*, Vitamin A *n*
antizymotic antizymotisch, antifermentativ, gärungshemmend
antral antral, Antrum...
antrectomy 1. Antrektomie *f*, Magenantrumresektion *f*, [operative] Antrumentfernung *f*; 2. Antrektomie *f*, Antrotomie *f*, [operative] Warzenfortsatzausräumung *f*
antritis 1. Antritis *f*, Antrumentzündung (Warzenfortsatzentzündung) *f* des Säuglings; 2. *s.* maxillary sinusitis
antrocele Antrozele *f* (Flüssigkeitsansammlung in der Kieferhöhle)
antrochoanal polyp antrochoanaler Polyp *m*

antrodynia Antrodynie *f*, Antrumschmerz *m*
antronasal antronasal, Kieferhöhlen-Nasenhöhlen-...
antroscope Antroskop *n*, Kieferhöhlenspiegel *m*
antroscopy Antroskopie *f*, Kieferhöhlenspiegelung *f*
antrostomy Antrostomie *f*, Antrumfistelung *f*
antrotomy Antrotomie *f*, Antrumaufmeißelung *f*, [operative] Warzenfortsatzeröffnung *f*
antrotympanic antrotympanal, Antrum-Paukenhöhlen-...
antrotympanitis Antrotympanitis *f*, Antrum- und Paukenhöhlenentzündung *f*
antrum Antrum *n*, Höhle *f*
~ of Highmore Antrum *n* Highmori (maxillare), Sinus *m* maxillaris, Kieferhöhle *f*
~ of the ear Antrum *n* mastoideum
~ of the testis Mediastinum *n* testis
~ of the uterine tube Antrum *n* tubae uterinae
~ retractor Kieferhöhlenhaken *m*
~ trocar Kieferhöhlentrokar *m*
antuitarism Hypophysenvorderlappenüberfunktion *f*, HVL-Überfunktion *f*
anuclear anuklear, kernlos
anucleolar anukleolär, nukleoluslos
anulus *s.* annulus
anuresis 1. Anurie *f*, Harnlosigkeit *f*, fehlende Harnbereitung *f*; 2. Versiegen *n* der Harnausscheidung, Nichtharnen *n*
anuretic anurisch, harnlos
anuria *s.* anuresis
anus Anus *m*, After *m* (Zusammensetzungen *s. a. unter* anal) ● **by the ~** durch den Anus (After), rektal, via Anus, per anum
~ cancer (carcinoma) Anuskrebs *m*, Analkarzinom *n*, Afterkarzinom *n*
~ diverticulum Anusdivertikel *n*, Analdivertikel *n*, Afterdivertikel *n*
~ prolapse Anusprolaps *m*, Analprolaps *m*, Aftervorfall *m*, Prolapsus *m* ani
~ stenosis Anusstenose *f*, Analstenose *f*, Afterverengfer]ung *f*
~ surgery Anuschirurgie *f*, Analchirurgie *f*, Afterchirurgie *f*
~ ulcer Anusulkus *n*, Analgeschwür *n*, Aftergeschwür *n*
anuscope *s.* anoscope
anusitis Anusitis *f*, Analentzündung *f*, Afterentzündung *f*
anvil Incus *m*, Amboß *m*
anxiety Angst *f*
~ hysteria Angsthysterie *f*
~ neurosis (reaction, state) Angstneurose *f*, Phobie *f*
~ syndrome Angstsyndrom *n*
~ tension state neuromuskulärer Hypertonus *m*
anxiolytic agent angstlösendes (angstbeseitigendes) Mittel *n*
anxious state Angstzustand *m*

aorta Aorta f, Körperschlagader f, Hauptschlagader f *(Zusammensetzungen s. a. unter aortic)*
- ~ **clamping** Aortenabklemmung f
- ~ **declamping** Aortenfreigabe f *(nach Abklemmung)*
- ~ **embolism** Aortenembolie f
- ~**-exclusion clamp** Aortaexklusionsklemme f, Aortentangentialklemme f
- ~ **graft** Aortentransplantat n; Aortenprothese f
- ~ **lesion** Aortenläsion f, Aortenverletzung f
- ~ **of Valsalva** s. aortic sinus
- ~ **reconstruction** Aortenrekonstruktion f
- ~ **rupture** Aortenruptur f, Aortenzerreißung f
- ~ **surgery** Aortenchirurgie f
- ~ **trauma** Aortentrauma n
- ~ **valve regurgitation** Aorten[klappen]insuffizienz f
- ~ **valve stenosis** Aorten[klappen]stenose f

aortal s. aortic

aortalgia Aortalgie f, Aortenschmerz m

aortarctia Aortenvereng[er]ung f, Aortenstriktur f, Aortenstenose f

aortectasia Aortenerweiterung f, Aortenektasie f

aortectomy Aortektomie f, Aorten[teil]exzision f, [operative] Aorten[teil]entfernung f

aortic aortal, Aorta..., Körperschlagader..., Hauptschlagader... *(Zusammensetzungen s. a. unter aorta)*
- ~ **abdominal aneurysm** Bauchaortenaneurysma n
- ~ **aneurysm** Aortenaneurysma n, Aneurysma n aortae
- ~ **aneurysm clamp** Aortenaneurysmaklemme f
- ~ **arch** Aortenbogen m, Arcus m aortae
- ~ **arch aneurysm** Aortenbogenaneurysma n
- ~ **arch anomaly** Aortenbogenanomalie f
- ~ **arch arteritis (occlusive disease)** s. ~ arch syndrome
- ~ **arch syndrome** Aortenbogensyndrom n, Takayasusches Syndrom n, Takayasu-Krankheit f
- ~ **atresia** Aorten[klappen]atresie f
- ~ **ball valve prosthesis** Aortenklappe f vom Kugel-Käfig-Typ
- ~ **bifurcation** Aortenaufzweigung f, Aortenbifurkation f, Bifurcatio f aortae
- ~ **bifurcation area** Aortenaufzweigungsbereich m, Bereich m der Aortenbifurkation
- ~ **bifurcation graft** Aortenaufzweigungsprothese f, Aortabifurkationsprothese f
- ~ **body** Glomus n aorticus
- ~**-body tumour** Glomus-aorticus-Tumor m
- ~ **bulb** Aortenbulbus m, Bulbus m aortae
- ~ **clamp** Aortenklemme f
- ~ **coarctation** Aortenisthmusstenose f, Coarctatio f aortae
- ~**-coronary** s. aortocoronary
- ~ **cross-clamping** Aortenabklemmung f
- ~ **diastole** Aortendiastole f
- ~ **hiatus** Aortenhiatus m, Hiatus m aorticus
- ~ **incompetence (insufficiency)** Aorten[klappen]insuffizienz f
- ~ **isthmus** Aortenisthmus m, Isthmus m aortae
- ~ **knob** Aortenknopf m
- ~ **mean systolic pressure** mittlerer systolischer Aortendruck m
- ~ **murmur** 1. Aortageräusch n, Körperschlagadergeräusch n; 2. Aortenklappengeräusch n
- ~ **orifice** Ostium n aortae (arteriosum sinistrum) *(Eingang von der linken Herzkammer in die Aorta)*
- ~ **origin** Aortenursprung m
- ~ **plexus** Aortenplexus m, Aortanervengeflecht n, Plexus m aorticus
- ~ **regurgitation** Aorten[klappen]insuffizienz f
- ~ **replacement** Aortenersatz m
- ~ **root** Aortenwurzel f
- ~ **root aneurysm** Aortenwurzelaneurysma n
- ~ **septum** Aortenseptum n
- ~ **sinus** Aortensinus m, Sinus m aorticus (aortae, Valsalvae)
- ~ **sinus aneurysma** Aortensinusaneurysma n, Sinus-Valsalva-Aneurysma n
- ~ **stenosis** 1. Aortenstenose f, Körperschlagaderstenose f; 2. Aortenklappenstenose f
- ~ **sulcus** Sulcus m aorticus *(Lunge)*
- ~ **thrill** Aortenschwirren n
- ~ **transposition** Aortentransposition f
- ~ **triangle** Aortendreieck n
- ~ **valve** Aortenklappe f, Valva f aortae
- ~ **valve bypass** Aortenklappenbypass m, Aortenklappenumgehung f
- ~ **valve cusp** Aorten[klappen]segel n
- ~ **valve graft** Aortenklappentransplantat n; Aortenklappenprothese f, künstliche Aortenklappe f
- ~ **valve homograft** Aortenklappenhomotransplantat n
- ~ **valve leaflet** Aorten[klappen]segel n
- ~ **valve prosthesis** Aortenklappenprothese f, künstliche Aortenklappe f
- ~ **valve replacement** Aortenklappenersatz m
- ~ **valvular incompetence (insufficiency)** Aortenklappeninsuffizienz f
- ~ **window** Aortenfenster n

aorticopulmonary aortikopulmonal, aortopulmonal
- ~ **fenestration (fistula)** s. ~ window
- ~ **septal defect** aortopulmonaler Septumdefekt m, Truncus m arteriosus communis
- ~ **septum** Septum n aorticopulmonale (aorticum)
- ~ **window** aortopulmonales Fenster n

aorticopulmonic s. aorticopulmonary

aorticorenal aortikorenal, Aorta-Nieren-...

aortitis Aortitis f, Aortenentzündung f

aortocoronary aortokoronar, Aorta-Herzkranzgefäß-...
- ~ **bypass surgery** aortokoronarer Bypass m, aortokoronare Anastomose f, Aorta-Herzkranzgefäß-Anastomose f

aortogram Aortogramm n, Aortaröntgen[kontrast]bild n

aortographic

aortographic aortographisch
aortography Aortographie f, Röntgen[kontrast]darstellung f der Aorta
aortoiliac bypass aortoiliakaler Bypass m, aortoiliakale Umgehungsanastomose f
~ **obstruction (occlusion)** aortoiliakaler Verschluß m
~ **steal syndrome** aortoiliakales Entzugssyndrom n
aortointestinal fistula Aortointestinalfistel f, aortointestinale Fistel f
aorto-oesophageal fistula Aortoösophagealfistel f, Aorta-Speiseröhren-Fistel f
aortopathy Aortopathie f, Aortenkrankheit f
aortoplasty Aortenplastik f, Aortarekonstruktion f, [operative] Aortenwiederherstellung f
aortorrhaphy Aortorrhapie f, Aortennaht f
aortostenosis Aortenstenose f, Aortenstriktur f, Aortenvereng[er]ung f
aortotomy Aortotomie f, Aortenschnitt m, [operative] Aorteneröffnung f
apancreatic pankreaslos
aparalytic aparalytisch
aparathyroidism Aparathyreose f, Fehlen n der Epithelkörperchen
apath[et]ic apathisch, gleichgültig, teilnahmslos; unempfindlich
apathy Apathie f, Gleichgültigkeit f, mangelnde Gefühlserregbarkeit f
APC virus Adenovirus n, APC-Virus n (veraltet)
ape hand Affenhand f (Medianusnervenläsion)
Apelt's test Nonne-Apelt-Schumm-Reaktion f (Nachweis für Globuline im Liquor cerebrospinalis)
aperient abführend, stuhlfördernd
aperient [agent] Laxans n, Laxativ n, Abführmittel n
aperiosteal aperiosteal, periostlos, knochenhautlos
aperistalsis Aperistaltik f, fehlende Darmbewegung f
aperitive 1. appetitanregend, appetitsteigernd; 2. abführend
aperitive 1. appetitanregendes (appetitsteigerndes) Mittel n; 2. Laxativum n, Abführmittel n
Apert's syndrome Apertsches Syndrom n, Akrozephalie f mit Syndaktylie
apex Apex m, Spitze f, Scheitel m (Zusammensetzungen s. a. unter apical)
~ **beat [of the heart]** Herzspitzenschlag m, Herzspitzenstoß m, Ictus (Pulsus) m cordis
~ **cardiogram** Apexkardiogramm n, Herzspitzenkardiogramm n
~ **impulse** s. ~ beat of the heart
~ **murmur** Apexgeräusch n, Herzspitzengeräusch n
~ **of the bladder** Harnblasenscheitel m, Vertex m vesicae
~ **of the head of the fibula** Wadenbeinköpfchenspitze f, Apex m capitis fibulae
~ **of the heart** Herzspitze f, Apex m cordis
~ **of the lung** Lungenspitze f, Apex m pulmonis

~ **of the osseous cochlea** Schneckenkuppel f, Cupula f cochleae
~ **pneumonia** Apexpneumonie f, Lungenspitzenentzündung f
Apgar rating (score) Apgar-Schema n (zur Beurteilung eines Neugeborenen)
aphagia Aphagie f, Schluckunfähigkeit f
aphakia Aphakie f, Linsenlosigkeit f
aphakial, aphakic aphak[isch], linsenlos
aphalangia Aphalangie f, Fehlen n von Fingern und Zehen (bei Lepra)
aphasia Aphasie f (zentrale Sprachstörung)
aphasic aphasisch, Aphasie...
aphasiology Aphasiologie f (Lehre von der Aphasie)
aphemia Aphemie f, motorische Aphasie f, Wortstummheit f
aphonia Aphonie f, Stimmlosigkeit f, Tonlosigkeit f
aphonic, aphonous aphon[isch], stimmlos, tonlos
aphrasia Aphrasie f, Satzbildungsunfähigkeit f, fehlendes Satzbildungsvermögen n
aphrenia s. dementia
aphrodisia Aphrodisie f, [krankhaft] gesteigerter Geschlechtstrieb m, [krankhafte] Geschlechtstriebsteigerung f
aphrodisiac geschlechtstriebsteigernd, geschlechtstrieberhöhend
aphrodisiac [agent] Aphrodisiakum n, den Geschlechtstrieb steigerndes Mittel n
aphrodisiomania Erotomanie f, [krankhaft] gesteigerter Geschlechtstrieb m
aphronesia s. dementia
aphta Aphte f, Erosion f, Bläschen n (in der Mundschleimhaut)
aphthoid aphthoid, Aphthen...
aphthongia Aphthongie f, Reflexaphasie f (Sprachstörung infolge Zungenkrampf)
aphthosis Aphthosis f (Geschwürbildungen an den Genitalien)
aphthous aphthös, Aphten...
~ **fever** Maul- und Klauenseuche f, Aphthenseuche f, Aphtha f epizootica
~ **stomatitis** Stomatitis f aphthosa
~ **ulcer** aphthöses Ulkus (Geschwür) n
apical apikal, spitzenwärts, Spitzen... (Zusammensetzungen s. a. unter apex)
~ **abscess** Periapikalabszeß m
~ **dental ligament** Ligamentum n apicis dentis, Spitzenband n
~ **foramen** Foramen n apicis dentis, Zahnwurzelkanalöffnung f
~ **granuloma** Zahngranulom n, Wurzelgranulom n
~ **odontoid ligament** s. ~ dental ligament
apicectomy, apiceotomy Apikotomie f, Zahnwurzelspitzenresektion f, Wurzelspitzenamputation f, [operative] Wurzelspitzenentfernung f
apicitis Apizitis f, Zahnwurzelspitzenentzündung f

apicolysis Apikolyse f (Lösung der Lungenspitzen aus der Pleurakuppel)
apicotomy s. apicectomy
apiophobia Apiophobie f (Furcht vor Bienen)
apiotherapy Apiotherapie f, Bienengiftbehandlung f
aplacental aplazental, plazentalos, mutterkuchenlos
aplasia Aplasie f, [angeborenes] Fehlen n eines Organs
aplastic aplastisch, unvollkommen entwickelt
~ **anaemia** aplastische Anämie f, Aleucia f haemorrhagica, Aleukie f, Panmyelopathie f, Knochenmarkinsuffizienz f
apleuria Apleurie f, Ekostatismus m, Fehlen n der Rippen, Rippenlosigkeit f
apneumatosis s. atelectasis
apneumia [angeborenes] Fehlen n der Lunge
apneusis Apneusis f, inspiratorischer Atemkrampf (Lungenkrampf) m
apneustic Apneusis..., Lungenkrampf...
apnoea Apnoe f, Atemstillstand m
apocamnosis 1. Apokamnose f, schnelle Muskelermüdung f (z. B. bei Myasthenia gravis); 2. Übermüdung f
apocarteresis Apokarteresis f, Selbsttötung f durch Verhungern
apocrine apokrin, absondernd
~ **gland** apokrine Drüse f
apodal apodal, fußlos, ohne Füße
apodemialgia Apodemialgie f, Wanderlust f
apodia Apodie f, [angeborenes] Fehlen n der Füße
apodous s. apodal
apoenzyme Apoenzym n (Enzymanteil)
apoerythrein Apoerythrein n, Castlescher Intrinsic-Faktor m
apoferritin Apoferritin n (eisenspeicherndes Protein)
apomorphine Apomorphin n (Morphinabkömmling)
aponeurectomy Aponeurektomie f, Aponeurosenexstirpation f, [operative] Muskelfaszienentfernung (Faszienentfernung) f
aponeurorrhaphy Aponeurorrhapie f, Aponeurosennaht f, Faszennaht f, Muskelfasziennaht f
aponeurosis Aponeurose f, Sehnenkappe f, Sehnenhaut f, Muskelfaszie f
~ **of insertion** Insertionsaponeurose f
~ **of origin** Ursprungsaponeurose f
~ **of the occipitofrontalis muscle** Galea f aponeurotica, Aponeurosis f epicranialis
aponeurositis Aponeurositis f, Aponeurosenentzündung f
aponeurotic aponeurotisch, Aponeurosen...
~ **portion of the occipitofrontal muscle** Galea f aponeurotica, Aponeurosis f epicranialis
aponeurotomy Aponeurotomie f, Aponeuroseninzision f, Aponeurosen[ein]schnitt m
apophyseal, apophysial Apophysen...

apophysis Apophyse f, Processus m, Fortsatz m, Knochenfortsatz m
apophysitis Apophysitis f, Apophysenentzündung f
apoplectic apoplektisch, Apoplexie..., Schlaganfall[s]..., Hirnschlag...
~ **dementia** apoplektische Demenz f
~ **stroke** s. apoplexy 1.
apoplectiform apoplektisch, apoplektiform, apoplex[ie]artig, schlaganfallartig
apoplexy 1. Apoplexie f, Apoplex m, apoplektischer Insult m, Hirninfarkt m, Hirnschlag m, Schlaganfall m, Schlagfluß m, Apoplexia f cerebri; 2. Apoplexie f, Massivblutung f in ein Organ
aposia Aposie f, Durstlosigkeit f, Durstmangel m
apositia Nahrungsaversion f, Speiseabneigung f
apostasis, apostem[a] s. abscess
aposthia Aposthie f, [angeborenes] Fehlen n der Vorhaut; fehlende Vorhaut f
apous apodal, fußlos
apparent anaemia Pseudoanämie f, Scheinanämie f
~ **death** Scheintod m, Mors f putativa
~ **movement** Scheinbewegung f, autokinetische Perzeption f
appendage Anhängsel n, Appendix f (s. a. appendix)
~ **of the eye** Augenanhang m, Augenanhangsgebilde n
appendalgia Appendalgie f, Wurmfortsatzschmerz m
appendectomy Appendektomie f, [operative] Wurmfortsatzentfernung f, Appendixentfernung f
~ **clamp** Appendektomieklemme f
appendiceal Appendix..., Wurmfortsatz... (Zusammensetzungen s. unter appendix)
appendicectomy s. appendectomy
appendicitis Appendizitis f, Wurmfortsatzentzündung f, Blinddarmentzündung f, Epityphlitis f
appendiclausis Appendiklausis f, Appendixobstruktion f, Wurmfortsatzobliteration f
appendicoenterostomy Appendikoenterostomie f
appendicolith Appendikolith m, Appendixkalkulus m, Wurmfortsatzstein m
appendicopathy Appendikopathie f, Wurmfortsatzerkrankung f
appendicostomy Appendikostomie f, Appendixfistelung f, Wurmfortsatzfistelung f
appendicovesicocolic fistula appendikovesikokolische Fistel f, Wurmfortsatz-Blasen-Kolon-Fistel f
appendicular Appendix..., Wurmfortsatz... (Zusammensetzungen s. a. unter appendix)
~ **artery** Arteria f appendicularis (appendicis vermiformis), Wurmfortsatzarterie f

appendicular

~ **vein** Vena f appendicularis (appendicis vermiformis), Wurmfortsatzvene f
appendix 1. Appendix f, Anhang m, Fortsatz m; 2. Appendix f vermiformis, Wurmfortsatz m, Epityphlon n
~ **abscess** perityphlitischer Abszeß m, Wurmfortsatzabszeß m
~ **adenocarcinoma** Wurmfortsatzadenokarzinom n
~ **adenoma** Wurmfortsatzadenom n
~ **carcinoma** Wurmfortsatzkarzinom n
~ **cystadenoma** Wurmfortsatzzystadenom n
~ **haemorrhage** Wurmfortsatzblutung f
~ **inversion** Wurmfortsatzinversion f
~ **mass** s. periappendicular phlegmon
~ **mucocele** Wurmfortsatzmukozele f
~ **neuroma** Wurmfortsatzneurom n
~ **perforation** Wurmfortsatzperforation f
~ **polyp** Wurmfortsatzpolyp m
~ **protection forceps** Appendixschutzklemme f
~ **rupture** Wurmfortsatzruptur f
~ **volvulus** Wurmfortsatzvolvulus m
apperception Apperzeption f, [bewußte] Wahrnehmung f, Sinneswahrnehmung f
appersonification Appersonifikation f (unbewußte Identifikation mit anderen Personen)
appetite 1. Appetit m, Eßlust f; 2. Begierde f
appetizer Appetitanreger m, appetitanregendes Mittel n
applanation Applanatio f, Abflachung f (der Hornhaut)
~ **pressure** Applanationsdruck m
~ **tension** Applanationsspannung f
~ **tonometer** Applanationstonometer n, Applanometer n
~ **tonometry** Applanationstonometrie f
applanometer Applanometer n, Applanationstonometer n
applicator Applikator m
apprehension Verstehen n; Auffassungsgabe f
approach Zugang m, Zugangsweg m (bei einer Operation)
approximation forceps Wundrandanlegepinzette f
apractic Apraxie...
apraxia Apraxie f, Handlungsunfähigkeit f
~ **of lid closure** Lidschlußunfähigkeit f
apraxic Apraxie...
aproctia Imperforatio f ani, Analatresie f, Mastdarmverschluß m, Membranverschluß m des Afters
aproctous aproktisch, afterlos
aprosexia Aprosexie f, herabgesetzte (fehlende) Aufmerksamkeit f
aprosopia Aprosopie f, [angeborenes] Fehlen n des Gesichts
aprosopous gesichtslos
aprosopus Aprosopus m, Mißgeburt f ohne Gesicht
apselaphesia Apselaphesie f, Tastsinnverlust m, aufgehobener (fehlender) Tastsinn m, Fehlen n des Tastsinns

apsychia Ohnmacht f, Bewußtlosigkeit f
aptitude Anlage f, Begabung f, Fähigkeit f; Tüchtigkeit f
~ **test** Eignungstest m
aptyalia s. aptyalism
aptyalism Aptyalismus m, Asialie f, Fehlen n der Speichelsekretion f; fehlende Speichelsekretion f
apus Apus m, Fußloser m; Beinloser m
apyretic fieberlos, fieberfrei
apyrexia Apyrexie f, Fieberlosigkeit f, Fieberfreiheit f
apyrogen[et]ic apyrogen, nicht Fieber erzeugend (hervorrufend)
aquaeduct of Fallopius Canalis m facialis
~ **of Sylvius** Aquaeductus m cerebri (mesencephali, Sylvii)
~ **of the cochlea** Aquaeductus m cochleae, Ductus m perilymphaticus
aquaeductal Aquädukt...
~ **stenosis** Aquäduktstenose f, Aquäduktvereng[er]ung f
aquaeductus Aquädukt m, Wasserleitung f
aquaphobia Aquaphobie f, Hydrophobie f, Wasserscheu f
aqueous wäßrig
aqueous s. ~ humour
~ **chamber of the eye** Augenkammer f, Camera f oculi
~ **humour** Augenkammerwasser n, Kammerwasser n, Humor m aqueus
~ **humour outflow** Kammerwasserabfluß m
arabinose Arabinose f (Pentose)
arachnephobia Arachnophobie f, Spinnenfurcht f
arachnidism Arachnidismus m, Spinnenbißvergiftung f
arachnitis s. arachnoiditis
arachnodactyly Arachnodaktylie f, Spinnenfingrigkeit f, Dolichostenomelie f, Marfan-Syndrom n
arachnogastria Arachnogastrie f, Spinnenbäuchigkeit f (bei Bauchwassersucht)
arachnoid arachnoidal, Spinnenhaut..., Spinnwebenhaut..., Arachnoidea...
arachnoid Arachnoidea f, Spinnwebenhaut f
~ **granulations** Spinnenhautzotten fpl
~ **knife** Arachnoideamesser n
~ **membrane** s. arachnoid
~ **naevus** Naevus m arachnoideus, Spinnennävus m, Spinnenmal n
~ **of the brain** Arachnoidea f encephali, Gehirnspinnwebenhaut f
~ **of the spinal cord** Arachnoidea f spinalis, Rückenmarksspinnwebenhaut f
~ **villi** Spinnenhautzotten fpl
arachnoidal spinnwebenartig, Arachnoidea...
arachnoidea s. arachnoid
arachnoidean s. arachnoid
arachnoidism s. arachnidism
arachnoiditis Arachnoiditis f, Arachnitis f, Arachnoideaentzündung f, Spinnwebenhautentzündung f

Aran-Duchenne dystrophy (syndrome) Aransche Krankheit f, Duchenne-Aransche Lähmung (Krankheit) f, spinale progressive Muskelatrophie f
Aran's cancer s. Balfour's disease
Arantius' ligament Ligamentum n venosum (Arantii) *(Überrest des Ductus venosus)*
araphia Araphie f, Spaltbildung f, fehlende Nahtbildung f, Dysraphie f
arboreal baumartig, baumähnlich
arborescent keratitis Keratitis f arborescens
arborization Arborisation f, baumartige Aufzweigung (Anordnung) f
~ **block** Arborisationsblock m, Verzweigungsblock m *(EKG)*
arborize/to baumartig aufzweigen
arbovirus Arbovirus n, Enzephalitisvirus n
~ **encephalitis** Arbovirusenzephalitis f, Hirnentzündung f durch Arboviren
arc-flash conjunctivitis Lichtbogenkonjunktivitis f, Conjunctivitis f electrica
~ **perimeter** Bogenperimeter n
arch Bogen m, Arcus m, Gewölbe n
~ **of the aorta** Aortenbogen m, Arcus m aortae
~ **of the rib** Rippenbogen m, Arcus m costae
archaic-paralogical thinking archaisches Denken n, Primitivdenken n
archencephalon Archenzephalon n, Urhirn n
archenteric Archenteron..., Urdarm...
archenteron Archenteron n, Urdarm m
archicoele Blastozöle f
archigaster s. archenteron
archinephron Pronephros m, Vorniere f
archistome Blastopore f, Blastoporus m, Urmund m
archoplasm Archoplasma n
arctation Vereng[er]ung f, Stenose f
arcuate gebogen, bogenförmig, gewölbt
~ **arteries** Arteriae fpl arcuatae renis
~ **artery of the foot** Arteria f arcuata [pedis], Fußrückenbogenarterie f
~ **eminence** Eminentia f arcuata
~ **ligament of the knee** Ligamentum n popliteum arcuatum
~ **ligament of the pubis** Ligamentum n arcuatum pubis, Symphysenbogenband n
~ **line** 1. Linea f arcuata [ossis ilii]; 2. Arcus m tendineus musculi levatoris ani
~ **pubic ligament** s. ~ ligament of the pubis
~ **talipes** Talipes m arcuatus (cavus), Hohlfuß m
~ **vein** Vena f arciformis (arcuata), Nierenarkadenvene f
arcuation Verbiegung f, Verkrümmung f *(z. B. bei Knochen)*
arcus s. arch
area Area f, Zone f, Feld n, Fläche f
~ **of most distinct vision** Macula f lutea, gelber Fleck m
~ **of the cheek** Regio f buccalis
~ **of the clavicle** Regio f clavicularis

areflexia Areflexie f, Reflexlosigkeit f, Fehlen n der Eigenreflexe; fehlende Eigenreflexe mpl
arenation 1. Sandbadtherapie f, Sandbadbehandlung f; 2. Sandbad n
arenovirus group Arenovirusgruppe f
areola Areola f, Hof m
areolar areolär, hofartig [umgebend], ringartig, ringförmig, Areola..., Hof...
~ **glands** Glandulae fpl areolares
~ **glands of Montgomery** Montgomerysche Drüsen fpl
argentaffine 1. argentaffin, silbereinlagernd, silberfärbend; 2. s. argentophil
~ **carcinoma** Karzinoid n
~ **fibre** argentophile Faser f, Retikulinfaser f
~ **tumour** Karzinoid n
argentaffinoma Karzinoid n
~ **syndrome** Karzinoid-Syndrom n
argentation Silberfärbung f, Versilberung f, Silberimprägnierung f *(Histologie)*
argentic silbern, silbrig; silberhaltig
Argentine haemorrhagic fever argentinisches hämorrhagisches Fieber n
argentophil[e] argentophil, argyrophil, silberfreundlich
~ **fibre** argentophile Faser f, Retikulinfaser f
arginase Arginase f *(Enzym)*
arginine Arginin n, α-Amino-δ-guanidyl-n-valeriansäure f
~ **glutamate** Argininglutamat n *(gegen Ammoniakvergiftung)*
argon laser photocoagulation Argonlaser-Photokoagulation f *(z. B. in Ophthalmologie)*
Argyll Robertson pupil (sign) Argyll-Robertsonsches Phänomen n, reflektorische Pupillenstarre f
argyria s. argyrosis
argyrism Argyrismus m, Silbervergiftung f
argyrophilia Argyrophilie f, Silberfreundlichkeit f; Silberfärbbarkeit f
argyrosiderosis Argyrosiderose f, Silber- und Eisenstaublunge[nerkrankung] f
argyrosis Argyrose f, Argyrie f, Silberimprägnation f, Silbereinlagerung f in der Haut
arhythmia s. arrhythmia
ariboflavinosis Ariboflavinose f, Alaktoflavinose f, Riboflavinavitaminose f, Laktoflavinavitaminose f, Vitamin-B$_2$-Mangelkrankheit f
arithmomania Arithmomanie f, Zählzwang m, Zwang m zum Zählen
Arizona bacteria Arizona-Bakterien npl, Arizona-Gruppe f
arm Arm m, Brachium n, obere Extremität f
~ **deviation test** Armabweichungstest m, Armtonusreaktion f
~ **-lung time [test]** Ätherumlaufzeittest m, Ätherumlaufzeit f, ÄZ, Arm-Lunge-Zeit f
~ **lymphoedema** Armlymphödem n, Lymphödem n des Armes
~ **presentation** Armvorfall m *(bei der Geburt)*

arm

~ **rest (support)** Armstütze f
~-**to-ear circulation time** Arm-Ohr-Kreislauf-Zeit f
~-**tongue time [test]** Decholinumlaufzeittest m, Decholinzeit f, DZ, Arm-Zunge-Zeit f
armlet Armmanschette f
armoured heart Panzerherz n, Pericarditis f calculosa
~ **sling catheter** Spiralschlingenkatheter m
armpit Achsel[höhle] f, Achselgrube f, Axilla f, Fossa f axillaris
Arneth' classification (count, formula, index) Arnethsches Schema (Einteilungsschema) n der Leukozyten
Arnold-Chiari malformation (syndrome) Arnold-Chiari-Syndrom n, Arnold-Chiarische Mißbildung f (Hemmungsmißbildung des Kleinhirns)
Arnold's neuralgia Arnoldsche Neuralgie f, Vagusneuralgie f
arousal reaction Aufwacheffekt m, Weckeffekt m (im Hirnrinden-EEG)
arrector Arrector m, Aufrichter m, Aufricht[er]muskel m
~ **pilorum [muscle]** Haaraufrichter[muskel] m, Musculus m arrector pilorum
arrest Stillstand m, Hemmung f, Inhibition f
arrhenoblastoma Arrhenoblastom n, Androblastom n (Ovarialtumor)
arrhenoma s. arrhenoblastoma
arrhinencephalia Arrhinenzephalie f, Fehlen n des Riechhirns
arrhinia Arrhinie f, Nasenlosigkeit f
arrhinic arrhinisch, nasenlos
arrhythmia Arrhythmie f, Herzrhythmusstörung f, unregelmäßige Herzschlagfolge f, unregelmäßiger Herzschlag m
arrhythmic[al] arrhythmisch, rhythmuslos, rhythmusgestört
arrhythmogenic arrhythmogen, arrhythmieerzeugend
arrosion haemorrhage Arrosionsblutung f
arsenic arsenisch, Arsen...; Arsenik...
arsenic 1. Arsen n; 2. Arsenik n, Arsentrioxid n (Kapillargift)
arsenical arsenhaltig, Arsen...
~ **carcinoma** Arsen[ik]krebs m
~ **encephalopathy** Arsenenzephalopathie f
~ **keratosis** Arsen[hyper]keratose f
~ **paralysis** Arsenparalyse f, Arsenlähmung f, Muskellähmung f bei Arsenvergiftung
~ **poisoning** Arsenvergiftung f, Arsenintoxikation f
~ **polyneuropathy** Arsenpolyneuropathie f, Arsenpolyneuritis f, Nervenentzündung f bei Arsenvergiftung
~ **tremor** Arsentremor m
arsenotherapy Arsenotherapie f, Arsenbehandlung f
arsonvalization Arsonvalisation f, Tesla-Strom-Behandlung f (von Krankheiten mit Hochfrequenzströmen)

58

arterectomy s. arteriectomy
arterenol Arterenol n, Noradrenalin n (Sympathikuswirkstoff)
arteria s. artery
arterial arteriell, Arterien..., Schlagader... (Zusammensetzungen s. a. unter artery)
~ **arcade** Arterienarkade f
~ **arcade of the lower eyelid** Arcus m palpebralis (tarseus) inferior
~ **arcade of the upper eyelid** Arcus m palpebralis (tarseus) superior
~ **blood** arterielles Blut n, Schlagaderblut n
~ **blood oxygen percent saturation** prozentuale arterielle Sauerstoffsättigung f
~ **bridge** Veneninterponat n zwischen Arterien
~ **bulb** Bulbus m aortae, Aortenbulbus m
~ **capillary** Präkapillare f, arterielle (arterioläre) Kapillare f
~ **cerebral circle** Circulus m arteriosus cerebri [Willisi], Hirnbasiskreislauf m, Hirnbasisgefäßkranz m
~ **circle of the cerebrum** s. ~ cerebral circle
~ **circle of Willis** s. ~ cerebral circle
~ **clamp** Arterienklemme f
~ **desaturation** arterielle Untersättigung f, mangelnde Sauerstoffaufsättigung f
~ **diastole** arterielle Diastole f, Schlagaderdiastole f
~ **headache** Migräne f, Migränekopfschmerz m
~ **hypertension** arterieller Hochdruck m, Hypertonus m
~ **hypertension of renal origin** renaler Hypertonus m, Nierenhochdruck m
~ **ligament** Ligamentum n arteriosum
~ **ligation** Arterienligatur f, Schlagaderunterbindung f
~ **murmur** arterielles Strömungsgeräusch (Geräusch) n
~ **nephrosclerosis** Nierenarteriensklerose f
~ **network** Rete n arteriosum
~ **oxygen saturation** arterielle Sauerstoff[auf]sättigung f
~ **oxygen tension** arterielle Sauerstoffspannung f
~ **pressure** arterieller Blutdruck m, Schlagader[blut]druck m, Arteriendruck m
~ **sclerosis** s. arteriosclerosis
~ **substitute** Arterienersatz m
~ **systole** arterielle Systole f, Schlagadersystole f
~ **transfusion** intraarterielle Transfusion (Blutübertragung) f
~ **trunk** Truncus m arteriosus, Arterienstamm m
arterialization Arterialisierung f, Arterialisation f, Sauerstoffanreicherung (O_2-Aufsättigung, O_2-Versorgung) f des Blutes
arterialize/to arterialisieren, mit Sauerstoff anreichern (aufsättigen)
arteriarctia s. arteriostenosis
arteriasis Arterien[wand]degeneration f, Schlagader[wand]degeneration f

arteriectasia Arteriektasie f, Arterienerweiterung f, Schlagadererweiterung f
arteriectomy Arteriektomie f, Arterienexzision f, [operative] Arterienentfernung f
arteriectopia Arteriektopie f, abnorme Arterienlokalisation f
arteriocapillary arteriokapillär
arteriofibrosis Arteriofibrose f, Schlagaderfibrose f, Endangitis f obliterans
arteriogram 1. Arteriogramm n, Röntgen[kontrast]bild n der Arterien; 2. s. sphygmogram
arteriograph 1. s. sphygmograph; 2. s. arteriogram
arteriographic arteriographisch
~ **findings** Arteriographiebefund m
arteriography 1. Arteriographie f, Röntgen[kontrast]darstellung f der Arterien; 2. s. sphygmography
arteriolar arteriolär, Arteriolen...
~ **capillary** Präkapillare f, arterioläre (arterielle) Kapillare f
~ **endothelium** Arteriolenendothel n
~ **lumen** Arteriolenlumen n
~ **nephrosclerosis** Nierenarteriolensklerose f
~ **resistance** Arteriolenwiderstand m
~ **sclerosis** s. arteriolosclerosis
~ **vasodilatation** Arteriolenerweiterung f
arteriole Arteriole f (präkapillare Arterie)
arteriolith Arteriolith m, Arterienstein m
arteriolithic arteriolithisch, Arteriensten...
arteriolitis Arteriolitis f, Arteriolenentzündung f
arteriolonecrosis Arteriolonekrose f, Arteriolennekrose f, Arteriolendegeneration f
arteriolonecrotic arteriolonekrotisch
arteriolosclerosis Arteriolosklerose f, Arteriolenhyalinisierung f
arteriolosclerotic arteriolosklerotisch
arteriomalacia Arteriomalazie f, Arterienerweichung f, Schlagadererweichung f
arteriomesenteric arteriomesenterial
~ **ileus** arteriomesenterialer Darmverschluß (Ileus) m, akuter Duodenalileus (Zwölffingerdarmverschluß) m
arterionecrosis Arterionekrose f, Schlagadernekrose f
arteriopathy Arteriopathie f, Arterienerkrankung f, Schlagaderkrankheit f
arterioplastic arterioplastisch
arterioplasty Arterienplastik f, Arterienrekonstruktion f, [operative] Schlagaderwiederherstellung f
arteriopressor arteriopressorisch, blutdruckerhöhend, blutdruckhebend
arteriopuncture Arterienpunktion f
arteriorenal arteriorenal, Nierenarterien..., Nierenschlagader...
arteriorrhaphy Arteriorrhaphie f, Arteriennaht f
arteriorrhexis Arteriorrhexis f, Arterienruptur f, Arterienzerreißung f, Schlagaderriß m
arteriosclerosis Arteriosklerose f, Arterienverkalkung f, Schlagader[wand]verkalkung f, Atherosklerose f

arteriosclerotic arteriosklerotisch, arterienverkalkend, Arteriosklerose...
~ **disease** s. arteriosclerosis
~ **gangrene** arteriosklerotische Gangrän f, trokkener Brand m
arteriospasm Arteriospasmus m, Arterienkrampf m
arteriospastic arteriospastisch, Arterienkrampf...
arteriostenosis Arteriostenose f, Arterienstriktur f, Schlagaderveneng[er]ung f
arteriotome Arteriotom n, Arterienmesser n
arteriotomy Arteriotomie f, Arterienschnitt m, [operative] Schlagadereröffnung f, Pulsaderinzision f
arteriotracheal fistula Arteriotrachealfistel f, arteriotracheale Fistel f
arteriovenous arteriovenös, a. v., a.-v.
~ **anastomosis** arteriovenöse Anastomose f, Anastomosis f arteriovenosa
~ **aneurysm** arteriovenöses Aneurysma n, Aneurysma n arteriovenosum, AV-Fistel f
~ **crossing sign** Gunnsches Kreuzungsphänomen n
~ **fistula** s. ~ aneurysm
~ **oxygen difference** arteriovenöse Sauerstoffdifferenz f
~ **shunt** arteriovenöser Nebenschluß (Shunt) m
arteritis Arteri[i]tis f, Arterienentzündung f, Schlagaderentzündung f
artery Arterie f, Arteria f, Schlagader f (Zusammensetzungen s. a. unter arterial)
~ **anastomosis** Arterienanastomose f
~ **aneurysm** Arterienaneurysma n
~ **catheterization** Arterienkatheterung f, Arterienkatheterisation f
~ **cleaner** Ringstripper m
~ **disease** Arterienerkrankung f, Schlagaderkrankheit f, Arteriopathie f
~ **dissector** Arteriendissektor m
~ **embolism** arterielle Embolie f
~ **endothelium** Arterienendothel n, Schlagaderinnenhaut f
~ **forceps** Arterienklemme f
~ **graft** Arterientransplantat n
~ **haemorrhage** Arterienblutung f, Schlagaderblutung f, arterielle Blutung f
~ **obstruction** Arterienobstruktion f, Schlagaderverstopfung f, Schlagaderverlegung f
~ **occlusion** Arterienokklusion f, Schlagaderverschluß m
~ **of the bulb of the penis** Arteria f bulbi penis, Harnröhrenschwellkörperarterie f
~ **of the bulb of the vestibule of the vagina** Arteria f bulbi vestibuli vaginae, Scheidenvorhofschwellkörperarterie f
~ **of the penis** Arteria f penis, Penisarterie f
~ **of the pterygoid canal** Arteria f canalis pterygoidei
~ **of the round ligament of the uterus** Arteria f ligamenti teretis uteri, Schlagader f des runden Mutterbandes

artery

~ **prosthesis** Arterienprothese f
~ **reconstruction** Arterienrekonstruktion f, [operative] Schlagaderwiederherstellung f, Arterienplastik f
~ **replacement** Arterienersatz m (Vorgang)
~ **resistance** arterieller Widerstand m, Arterienwiderstand m
~ **thrombosis** arterielle Thrombose f, Schlagaderthrombose f
~ **traction forceps** Arterienfaßzange f
~ **trauma** Arterientrauma n, Schlagadertrauma n, Schlagaderverletzung f
~ **wall** Arterienwand f
arthral Gelenk...
arthralgia Arthralgie f, Gelenkschmerz m
arthralgic Arthralgie..., Gelenkschmerz...
arthrectomy Arthrektomie f, Gelenk[teil]resektion f, [operative] Gelenkentfernung f
arthritic arthritisch, Gelenkentzündung[s]...
arthritic Arthritiker m
~ **erythema** Erythema n arthriticum epidemicum
~ **state** Status m arthriticus (bei Gicht)
arthritis Arthritis f, Gelenkentzündung f
arthrocentesis Arthrozentese f, Gelenkinzision f, Gelenkpunktion f
arthrochondritis Arthrochondritis f, Gelenkknorpelentzündung f
arthroclasia, arthroclasis Arthroklasie f, Gelenkmobilisation f
arthrodese/to ein Gelenk versteifen (durch eine Operation); steif werden, im Gelenk versteifen
arthrodesed/to be versteift werden (Gelenk)
arthrodesis Arthrodese f, [operative] Gelenkversteifung f
~ **of the shoulder** Schultergelenksarthrodese f, Schultergelenksversteifung f
arthrodia Arthrodia f, Kugelgelenk n
arthrodial Kugelgelenk...
~ **cartilage** Gelenkknorpel m, Cartilago m articularis
arthrodynia Arthrodynie f, Gelenkschmerz m
arthrodynic Gelenkschmerz...
arthrodysplasia Gelenkdysplasie f, [angeborene] Gelenkdeformation f, Gelenkfehlbildung f
arthroempyesis Gelenkempyem n, Gelenk[ver]eiterung f
arthroendoscopy Arthroendoskopie f, Gelenkspiegelung f
arthroereisis 1. Arthrorhise f, [operative] Gelenkriegelbildung f, Sperrung f der Gelenkbeweglichkeit (durch Operation); 2. Arthrorhise f, Gelenkriegel m, Anschlagsperre f im Gelenk
arthrofibrosis Arthrodese f, Gelenkversteifung f
arthrogram Arthrogramm n, Röntgen[kontrast]bild n eines Gelenks
arthrographic arthrographisch, gelenkdarstellend
arthrography Arthrographie f, Röntgen[kontrast]darstellung f eines Gelenks

arthrogryposis Arthrogrypose f, Gelenkversteifung f infolge Muskelkontraktur
~ **syndrome** Arthrogryposis f multiplex congenita, Arthromyodysplasia f congenita, Guérin-Sternsches Syndrom n, angeborene systematisierte Gelenkdysplasie f
arthrokatadysis Arthrokatadysis f, Protrusio f acetabuli, intrapelvine Pfannenvorwölbung f, zentral gerichtete Pfannenwanderung f, Koxarthrolisthesisbecken n, Otto-Chrobacksches Becken n
arthrolith Arthrolith m, Gelenkstein m
arthrolithiasis Gicht f
arthrology Arthrologie f, Gelenklehre f
arthrolysis Arthrolyse f, [operative] Gelenkmobilisation f
arthrometer Arthrometer n, Gelenk[winkel]messer m
arthrometry Arthrometrie f, Gelenk[winkel]messung f
arthroncus Arthronkus m, Gelenkschwellung f, Gelenktumor m
arthropathic arthropathisch, gelenkkrank, gelenkleidend
~ **psoriasis** Psoriasis f arthropathica
arthropathy Arthropathie f, Gelenkleiden n, Gelenkerkrankung f
arthrophyte Arthrophyt m, Gelenkkörper m (durch Wachstum entstanden)
arthroplastic arthroplastisch, gelenkbildend
arthroplasty Arthroplastik f, [operative] Gelenkneubildung f, Gelenkrekonstruktion f
arthropod-borne virus s. arbovirus
arthrorisis s. arthroereisis
arthrorrhagia Arthrorrhagie f, Gelenkhämorrhagie f, Gelenk[ein]blutung f
arthrosclerosis Arthrosklerose f, Gelenk[yer]steifung f
arthroscope Arthroskop n, Gelenkspiegel m
arthroscopic arthroskopisch, gelenkspiegelnd
arthroscopy Arthroskopie f, Gelenkspiegelung f
arthrosis Arthrose f, Arthrosis (Arthropathia) f deformans, Arthronose f, degeneratives Knochen- und Gelenkleiden n
arthrostomy Arthrostomie f, Gelenkfistelung f
arthrosynovitis Arthrosynovitis f, Gelenk[innen]hautentzündung f
arthrotome Arthrotom n, Gelenkmesser n; Knorpelmesser n
arthrotomy Arthrotomie f, [operative] Gelenkeröffnung f
arthrous Gelenk...
Arthus' phenomenon Arthus-Phänomen n, Arthussches Phänomen n, lokale anaphylaktische Reaktion f
articular artikulär, Gelenk...
~ **calculus** freier Gelenkkörper m, Gelenkmaus f, Corpus n liberum (articulare mobile)
~ **capsule** Gelenkkapsel f, Capsula f articularis
~ **cartilage** Gelenkknorpel m, Cartilago f articularis
~ **chondrocalcinosis** Gelenkchondrokalzinose f, Gelenkknorpelverkalkung f

ascending

~ **corpuscles** Gelenknervenkörperchen *npl*, Corpuscula *npl* vervosa articularia
~ **disk** Gelenkscheibe *f*, Discus *m* articularis
~ **disk of the acromioclavicular joint** Discus *m* articularis articulationis acromioclavicularis
~ **disk of the distal radioulnar joint** Discus *m* articularis articulationis radioulnaris distalis
~ **disk of the sternoclavicular joint** Discus *m* articularis articulationis sternoclavicularis
~ **disk of the temporomandibular joint** Discus *m* articularis articulationis temporomandibularis
~ **eminence** Tuberculum *n* articulare ossis temporalis
~ **fracture** Gelenkfraktur *f*, Gelenkbruch *m*
~ **muscle** Gelenkmuskel *m*, Musculus *m* articularis
~ **process** Gelenkfortsatz *m*, Processus *m* articularis
~ **rete** Rete *n* articulare
~ **surface** Gelenkfläche *f*
~ **surface of the bone** Knochengelenkfläche *f*, Facies *f* articularis [ossium]
~ **surface of the head of the radius** Circumferentia *f* articularis radii
~ **surface of the head of the rib** Facies *f* articularis capitis costae
~ **surface of the head of the ulna** Circumferentia *f* articularis ulnae
~ **tubercle of the temporal bone** Tuberculum *n* articulare ossis temporalis
articularis genus [muscle] Musculus *m* articularis genus
articulate/to 1. [miteinander] artikulieren, in Gelenkverbindung (gelenkiger Verbindung) stehen; 2. artikulieren, deutlich aussprechen
articulatio *s.* articulation 1.
articulation 1. Articulatio *f*, Gelenk *n*, gelenkige Verbindung *f* (Zusammensetzungen *s.* unter articular, joint); 2. Artikulation *f*, deutliche Sprachlautbildung *f*
articulator Artikulator *m* (dentalmedizinisches Instrument)
artificial abortion künstlicher Abort *m*
~ **anus** Kunstafter *m*, künstlicher After *m*, Anus *m* praeternaturalis
~ **crown** künstliche Zahnkrone *f*
~ **denture** künstliches Gebiß *n*, Zahnprothese *f*
~ **eye** künstliches Auge *n*, Kunstauge *n*, Augenprothese *f*
~ **fecundation** künstliche Insemination *f*
~ **feeding** künstliche Ernährung *f*
~ **fever** künstliches (therapeutisches) Fieber *n*, Heilfieber *n*
~ **heart** künstliches Herz *n*, Kunstherz *n*
~ **heart pacemaker** künstlicher Herzschrittmacher *m*, Pacemaker *m*
~ **heart pacemaker failure** Herzschrittmacherversagen *n*, Pacemaker-Ausfall *m*
~ **insemination** künstliche Insemination *f*
~ **kidney** künstliche Niere *f*, Dialyseapparat *m*
~ **kidney patient** Dialysepatient *m*

~ **limb** Prothese *f*
~ **organ** künstliches Organ *n*, Organersatz *m*
~ **pneumothorax** künstlicher (therapeutischer) Pneumothorax *m*
~ **respiration (ventilation)** künstliche Atmung (Beatmung) *f*
aryepiglottic aryepiglottisch
~ **fold** Plica *f* aryepiglottica
aryepiglotticus [muscle] Musculus *m* aryepiglotticus
arytenoepiglottic ary[teno]epiglottisch
arytenoid arytenoid, gießbeckenartig
~ **cartilage** Cartilago *f* arytenoidea, Aryknorpel *m*, Gießbeckenknorpel *m*, Kehlkopfstellknorpel *m*
arytenoidectomy Arytenoidektomie *f*, Aryknorpelexstirpation *f*, [operative] Gießbeckenknorpelentfernung *f*, Stellknorpelresektion *f*
arytenoiditis Arytenoiditis *f*, Aryknorpelentzündung *f*, Gießbeckenknorpelentzündung *f*, Stellknorpelentzündung *f*
arytenoidopexy Arytenoidopexie *f*, [chirurgische] Aryknorpelfixierung *f*, Gießbeckenknorpelfixation *f*, Stellknorpelbefestigung *f*
As. *s.* astigmatism
asbestos body Asbestkörperchen *n* (bei Asbeststaublunge)
~ **transformation** Asbesttransformation *f*, Asbestfaserung *f* (von Knorpeln)
asbestosis Asbestose *f*, Asbeststaublunge[nerkrankung] *f*
ascariasis Askari[di]asis *f*, Spulwurmkrankheit *f*, Spulwurmbefall *m*, Infektion *f* mit Ascaris lumbricoides
ascaricide [agent] Askaridenmittel *n*, askarizides (askaridentötendes) Mittel *n*
ascarid, ascaris Ascaris *f*, Spulwurm *m*
ascendent lumbal vein Vena *f* lumbalis ascendens
ascending ascendens, aufsteigend, aszendierend
~ **aorta** aufsteigende Aorta (Körperschlagader) *f*, Aorta *f* ascendens
~ **cervical artery** aufsteigende Halsarterie *f*, Arteria *f* cervicalis ascendens
~ **colon** aszendierendes Kolon *n*, Colon *n* ascendens, aufsteigender Dickdarm[schenkel] *m*
~ **frontal gyrus** Gyrus *m* praecentralis
~ **limb** aufsteigender Schenkel *m* (im Nierentubulus)
~ **lumbar vein** Vena *f* lumbalis ascendens
~ **mesocolon** Mesocolon *n* ascendens
~ **palatine artery** aufsteigende Gaumenarterie *f*, Arteria *f* palatina ascendens
~ **paralysis** aufsteigende Paralyse (Lähmung) *f*, Landry-Guillain-Barré-Syndrom *n*
~ **parietal gyrus** Gyrus *m* postcentralis
~ **pharyngeal artery** aufsteigende Schlundarterie *f*, Arteria *f* pharyngea ascendens
~ **poliomyelitis (polyneuritis)** *s.* ~ paralysis
~ **pyelography** retrograde Pyelographie *f*

ascending

~ urethral infection aufsteigender Harnröhreninfekt m
Aschheim-Zondek reaction (test) Aschheim-Zondeksche Schwangerschaftsreaktion f, AZR
Aschner's phenomenon Aschnersches Phänomen n, Aschnerscher Reflex (Augendruckversuch) m
Aschoff cell Aschoff-Geipelsche Riesenzelle f
Aschoff's node s. atrioventricular node
~ nodule Aschoff-Geipelsches Rheumatismusknötchen (Knötchen) n
ascites Aszites m, Bauchhöhlenhydrops m, Bauch[fell]wassersucht f, Wasserbauch m, Hydroperitoneum f
ascitic aszitisch, bauchwassersüchtig, Aszites...
~ fluid Aszitesflüssigkeit f
~ fluid cytology Asziteszytologie f
Ascoli test [for anthrax] Ascolische Milzbrandreaktion (Reaktion) f, Thermopräzipitation f zum Milzbrandbakteriennachweis
ascorbic acid Askorbinsäure f, Vitamin C n
~ acid oxidase Askorbinsäureoxydase f (Enzym)
~ acid synthesis Askorbinsäuresynthese f
asemia Asemie f, Asymbolie f, Zeichenunverständnis n, Fehlen n des Zeichenverständnisses
asepsis Asepsis f, Keimfreiheit f
aseptic aseptisch, keimfrei, steril
~ gauze Verbandmull m
~ meningitis aseptische Meningitis f, Virusmeningitis f, abakterielle (idiopathische) Gehirnhautentzündung f, Meningitis f serosa (lymphocytaria benigna)
~ necrosis aseptische Nekrose f
~ surgery Aseptik f, keimfreie Wundbehandlung f, aseptische Chirurgie f
asexual 1. asexuell, geschlechtslos, ungeschlechtlich (z.B. Fortpflanzung von Bakterien); 2. asexuell, ohne sexuelles Empfinden (Verlangen)
asialia Asialie f, Aptyalismus m, fehlende Speichelsekretion f, Fehlen n der Speichelsekretion
Asian influenza virus Influenza-Virus n A2
~ tick-borne rickettsiosis asiatisches Zeckenbißfieber n
Asiatic schistosomiasis asiatische Schistosomiasis f, Schistosomiasis f japonica, Katayama-Krankheit f
asiderosis Asiderose f, Eisenmangel m
asiderotic asiderotisch, Asiderose..., Eisenmangel...
~ anaemia Eisenmangelanämie f, asiderotische (sideroprive) Anämie f
asociality Asozialität f, mangelnder Gemeinsinn m
asparaginase Asparaginase f (Enzym)
asparagine Asparagin n, α-Aminobernsteinsäuremonoamid n
asparaginic acid s. aspartic acid
aspartase Aspartase f (Enzym)
aspartate aminotransferase (transaminase) Aspartataminotransferase f, ASAT, Glutamat-Oxalazetat-Transaminase f, GOT
aspartic acid Asparaginsäure f, α-Aminobernsteinsäure f, Asp.
aspartylglycosaminuria Aspartylglukosaminurie f (angeborene Stoffwechselkrankheit)
aspastic aspastisch, krampflos
aspergillar Aspergillus..., Kolbenschimmel..., Gießkannenschimmel...
aspergilloma Aspergillom n, Aspergillusmyzetom n
aspergillosis Aspergillose f, Aspergillusinfektion f, Kolbenschimmel[pilz]erkrankung f, Gießkannenschimmel[pilz]krankheit f
aspergillus Aspergillus m, Kolbenschimmel[pilz] m, Gießkannenschimmel[pilz] m
aspermatic aspermatisch, aspermatös, spermienlos, samenlos
aspermatism s. aspermia
aspermatogenesis Aspermatogenese f, Samenreifungsstörung f, Spermienbildungsstörung f
aspermatous s. aspermatic
aspermia 1. Aspermie f, Aspermatismus m, Fehlen n der Samenzellen, fehlende Samenbildung f; 2. Aspermatismus m, Aspermie f, fehlender Samenerguß m
asphyxia Asphyxie f, Erstickung f, Ersticken n, Suffokation f
~ of the newborn Neugeborenenasphyxie f, Asphyxia f neonatorum
asphyxial asphyktisch, der Erstickung nahe, erstickend
asphyxiant erstickend, Asphyxie bewirkend
asphyxiant [agent] Erstickungsmittel n, erstickendes Mittel n
asphyxiate/to ersticken
asphyxiation s. asphyxia
aspirate/to aspirieren, ansaugen
aspirating needle Aspirationsnadel f, Punktionsnadel f
aspiration Aspiration f, Ansaugung f
~ biopsy Aspirationsbiopsie f, Saugbiopsie f
~ cytology Aspirationszytologie f, Saugzytologie f
~ liver biopsy Leberaspirationsbiopsie f, Lebersaugbiopsie f
~ pneumonia Aspirationspneumonie f
aspirator Aspirator m, Aspirationsapparat m, Ansauger m
aspirin Aspirin n, Azetylsalizylsäure f (Antirheumatikum, Analgetikum)
asplenia Asplenie f, [angeborenes] Fehlen n der Milz
Assam fever Kala-Azar f, schwarze Krankheit f, Splenomegalia f tropica, schwarzes Fieber n, Dum-Dum-Fieber n (tropische Infektionskrankheit durch Leishmanien)
assay/to prüfen, analysieren, testen

assay Probe *f*, Prüfung *f*, Analyse *f*, Test *m*
assimilate/to assimilieren, angleichen, in körpereigene Substanzen umwandeln *(z. B. Nährstoffe)*
assimilation Assimilation *f*, Angleichung *f*
assist-control respiration assistiert-kontrollierte Beatmung *f*
~-**control respirator** assistiert-kontrollierter Respirator *m (Beatmungsgerät)*
Assmann focus Assmannscher Herd (Lungenherd) *m*, Lungenfrühinfiltrat *n*, infraklavikuläres Lungentuberkuloseinfiltrat *n*
associate/to assoziieren, verbinden, verknüpfen, in Zusammenhang bringen
associated automatic movement *s.* ~ movement
~ **injury** Begleitverletzung *f*
~ **movement** [unwillkürliche] Mitbewegung *f*, Begleitbewegung *f*, Synkinese *f*
association Assoziation *f*, Verbindung *f*, Verknüpfung *f*
~ **area** Assoziationsareal *n*, Assoziationszentrum *n*
~ **cell** Assoziationszelle *f*, amakrine Zelle *f*
~ **fibres [of the cerebrum]** Fibrae *fpl* arcuatae cerebri
~ **paralysis** *s.* bulbar palsy
~ **test** Assoziationsversuch *m*
~ **time** Assoziationszeit *f*
~ **word** Assoziationswort *n*
associative inhibition (interference) Assoziativhemmung *f*
~ **learning** Assoziationslernen *n*, assoziatives Lernen *n*
~ **memory** Assoziationsgedächtnis *n*, Assoziativerinnerung *f*
~ **reaction** Assoziationsreaktion *f*; Assoziationsversuch *m*
~ **thinking** Assoziationsdenken *n*, assoziatives Denken *n*
assuage/to lindern *(z. B. Schmerzen)*
astasia Astasie *f*, Abasie *f*, Stehunfähigkeit *f (infolge motorischer Koordinationsstörung)*
astatic astatisch
asteatosis Asteatosis *f*, fehlende Talgdrüsensekretion (Talgdrüsenabsonderung) *f*
aster Aster *m*, Polstrahlung *f*, Plasmastrahlung *f (bei Mitose)*
astereocognosy, astereognosis Astereognosie *f*, taktile Agnosie *f*, Stereoagnosie *f*, Tastblindheit *f*, Tastsinnlähmung *f*
asterion Asterion *n (anthropologischer Meßpunkt)*
asternal asternal, brustbeinlos
~ **rib** falsche Rippe *f*
asternia Asternie *f*, Fehlen *n* des Sternums (Brustbeins)
asthenia Asthenie *f*, Kraftlosigkeit *f*, Körperschwäche *f*, Schwäche *f*
asthenic asthenisch, kraftlos, schwach
~ **type** Astheniker *m*, schlanker (schmächtiger) Mensch[entyp] *m*

asthenocoria Asthenokorie *f*, verlangsamte Pupillenreaktion *f (bei Nebennierenunterfunktion)*
asthenope Asthenoper *m*
asthenophobia Asthenophobie *f (krankhafte Furcht vor Schwäche)*
asthenopia Asthenopie *f*, Sehschwäche *f*, Kopiopie *f*, rasche Ermüdbarkeit *f* beim Nahesehen, Visus *m* debilitas
asthenopic asthenop, sehschwach, augenschwach
asthenospermia Asthenospermie *f*, Schwäche *f* (Vitalitätsverlust *m*) der Spermatozoen
asthma Asthma *n*, Atemnot *f (anfallartig auftretende Kurzatmigkeit)*
~ **crystals** Asthmakristalle *npl*, Charcot-Leydensche Kristalle *npl*
~ **death** Asthmatod *m*
~-**like** asthmaartig, asthmoid
asthmatic asthmatisch, Asthma...
asthmatic Asthmatiker *m*, Asthmakranker *m*, Asthmaleidender *m*
~ **shock (state)** Status *m* asthmaticus, Asthmadaueranfall *m*
asthmogenic asthmogen, asthmaauslösend, asthmabewirkend
asthmoid asthmoid, asthmaartig
~ **respiration** asthmoide Atmung *f*, asthmaartiges Atmen *n*
astigmatic astigmatisch, brennpunktlos, nicht punktförmig abbildend, fehlabbildend
astigmatism Astigmatismus *m*, Stabsichtigkeit *f*, nicht punktförmige Abbildung *f (durch Hornhautverkrümmung)*
~ **against the rule** Astigmatismus *m* gegen die Regel, inverser Astigmatismus *m*
~ **with the rule** Astigmatismus *m* nach der Regel, direkter Astigmatismus *m*
astigmatoscope *s.* astigmoscope
astigmometer Astigmometer *n*, Astigmatometer *n*
astigmometry Astigmometrie *f*, Astigmatismusbestimmung *f*
astigmoscope Astigmatoskop *n (Astigmatismusprüfgerät)*
astigmoscopy Astigmoskopie *f*
astomatous mundlos
astomia Astomie *f*, [angeborenes] Fehlen *n* des Mundes
astomic, astomous *s.* astomatous
astragalar Sprungbein..., Talus...
astragalectomy Astragalektomie *f*, Talusexstirpation *f*, Talusexzision *f*, [operative] Sprungbeinentfernung *f*
astragalocalcanean astragalokalkaneal, talokalkaneal, Talus-Kalkaneus-..., Sprungbein-Fersenbein-...
astragalocrural astragalokrural, talokrural, Talus-Bein-...
astragalofibular astragalofibular, talofibular, Talus-Fibula-..., Sprungbein-Wadenbein-...

astrogaloscaphoid 64

astragaloscaphoid talonavikulär, Talus-Naviculare-..., Sprungbein-Kahnbein-...
astragalotibial astragalotibial, talotibial, Talus-Tibia-..., Sprungbein-Schienbein-...
astragalus Astragalus *m*, Talus *m*, Sprungbein *n*
astral astral, Stern...
astringent adstringierend, zusammenziehend
astringent [agent] Adstringens *n*, adstringierendes (zusammenziehendes) Mittel *n*; Adstringentium *n* remedium, blutstillendes (entzündungshemmendes) Mittel *n*
astroblast Astroblast *m (Vorstufe eines Astrozyten)*
astroblastoma Astroblastom *n (unreifes Astrozytom)*
astrocyte Astrozyt *m*, Sternspinnenzelle *f (Gliazelle)*
astrocytic astrozytisch, Astrozyten...
~ **glioma** *s.* astrocytoma
astrocytoma Astrozytom *n (Hirngeschwulst)*
astrocytosis Astrocytosis *f*, Astrozytose *f*, Astrozytenvermehrung *f*
astroglia Astroglia *f (Neuroglia aus Astrozyten)*
astroglioma *s.* astrocytoma
astrogliosis 1. Astrocytosis *f*, Astrozytose *f*, Astrozytenvermehrung *f*; 2. Astrogliose *f*
astroma *s.* astrocytoma
astrophobia Astrophobie *f (Angst vor Sternen)*
astrosphere Astrosphäre *f*, Plasmastrahlung *f*, Strahlenzone *f (bei Mitose)*
Asturian leprosy *s.* pellagra
asylum dysentery Shigellosis *f*, Bakterienruhr *f (s. a.* bacillary dysentery*)*
asymboly Asymbolie *f*, Asemie *f*, Zeichenunverständnis *n*, Fehlen *n* des Zeichenverständnisses
asymmetric asymmetrisch, unsymmetrisch, ungleichmäßig
~ **syncephalus** Syncephalus *m* asymmetros, Cephalothroracopagus *m* monosymmetros *(Doppelmißgeburt)*
asymmetropia Asymmetropie *f*, asymmetrisches Sehen *n*
asymmetry Asymmetrie *f*, Ungleichheit *f (z. B. beider Körperhälften)*
asymptomatic asymptomatisch, symptomlos
asynclitic asynklitisch, nicht achsengerecht, Asynklitismus...
asynclitism Asynklitismus *m (Achsenabweichung der Pfeilnaht bei der Geburt)*
asynergic asynergisch, Asynergie...
asynergy Asynergie *f*, zerebrale Ataxie *f*, mangelhaftes Zusammenspiel *n* von Bewegungsmuskeln
asynesia Dummheit *f*, Beschränktheit *f*; Stumpfsinnigkeit *f*, Stupidität *f*
asynetic dumm, beschränkt; stumpfsinnig, stupid[e]

asystole, asystolia Asystolie *f*, Systolenausfall *m (z. B. bei Herzblock)*
asystolic asystolisch, systolenlos
asystolism *s.* asystole
atactic *s.* ataxic
atactiform ataxieförmig; ataxieartig
atactilia Ataktilie *f*, Berührungssinnverlust *m*
ataractic ataraktisch, gleichmütig, unerschrocken, unerschütterlich, seelenruhig
ataractic [agent] Ataraktikum *n*, Psychosedativum *n*, Tranquilizer *m*
ataralgesia Ataralgesie *f (Anästhesieform)*
ataraxia Ataraxie *f*, Gleichmut *m*, Unerschütterlichkeit *f*, Seelenruhe *f*
ataraxic beruhigend, tranquilisierend
ataraxic *s.* ataractic agent
atavism 1. Atavismus *m*, Wiederauftreten *n* eines Ahnenmerkmals, Entwicklungsrückschlag *m*; 2. Atavismus *m*, wiederauftretendes Ahnenmerkmal *n*
atavistic atavistisch, rückschlagend, Atavismus...
ataxia Ataxie *f*, Bewegungskoordinationsstörung *f (Muskeldisharmonie)*
~-**telangiectasia** Ataxia *f* teleangiectatica, Louis-Barsches Syndrom *n*, Louis-Bar-Syndrom *n*
ataxiameter Ataxiemesser *m*, Ataxiemeßgerät *n*
ataxic ataktisch, unsicher; ungeordnet, regellos
~ **gait** ataktischer Gang *m*
~ **speech** ataktische Sprache *f*
atelectasis 1. Atelektase *f*, Lungen[abschnitt]kollaps *m*; 2. Apneumatose *f*, [an-. geborene] Atelektase *f*, fehlende Lungenentfaltung *f (nach Geburt)*
~ **of the newborn** Neugeborenenatelektase *f*
atelectatic atelektatisch
~ **rale** Atelektaseknistern *n*
atelencephalia *s.* ateloencephalia
atelia 1. Atelie *f*, Unterentwicklung *f*, Mangelentwicklung *f*; 2. hypophysärer Zwergwuchs *m*
atelocardia Atelokardie *f*, Herzfehlentwicklung *f*, Herzunterentwicklung *f*
atelocheilia Atelocheilie *f*, Lippenfehlentwicklung *f*, Lippenunterentwicklung *f*
atelocheiria Atelocheiria *f*, Handfehlbildung *f*, Handunterentwicklung *f*
ateloencephalia Ateloenzephalie *f*, Hirnfehlbildung *f*, Gehirnunterentwicklung *f*
ateloglossia Ateloglossie *f*, Zungenfehlbildung *f*, Zungenunterentwicklung *f*
atelognathia Atelognathie *f*, Kieferfehlbildung *f*, Kieferunterentwicklung *f*
atelokinesia Atelokinesie *f*, Tremor *m*
atelomyelia Atelomyelie *f*, Rückenmark[s]-fehlbildung *f*, Rückenmarkunterentwicklung *f*
atelopodia Atelopodie *f*, Fußfehlbildung *f*, Fußunterentwicklung *f*

ateloprosopia Ateloprosopie f, Gesicht[s]fehlbildung f, Gesichtsunterentwicklung f
atelorrhachidia Atelorrhachidie f, Wirbelsäulenfehlbildung f, Wirbelsäulenunterentwicklung f
atelostomia Atelostomie f, Mundfehlbildung f, Mundunterentwicklung f
athelia Athelie f, [angeborenes] Fehlen n der Brustwarze
atherogenesis Atherogenese f, Atheroskleroseentwicklung f, Arterioskleroseentstehung f
atherogenic atherogen, arteriosklerosierend, arterioskleroseauslösend, arteriosklerosebildend
atheroma Atherom n, Grützbeutel m, Balggeschwulst f
atheromatosis Atheromatose f (1. degenerative Arterienerkrankung; 2. Häufung von Atheromen)
atheromatous atheromatös, grützbeutelartig
~ **abscess** Atheromabszeß m, Atheromeinschmelzung f
~ **degeneration** atheromatöse Degeneration f
atherosclerosis Atherosklerose f (s. a. arteriosclerosis)
athetoid athetoid, athetotisch, Athetose...
athetoid Athetotiker m
athetosic s. athetoid
athetosis Athetose f, Hammondsches Syndrom n (unwillkürliche umständliche Bewegungen bei Hirnläsion)
athetotic s. athetoid
athiaminosis Thiaminmangel m, Thiaminmangelkrankheit f, Beriberi f, Vitamin-B$_1$-Avitaminose f
athlete's foot s. dermatophytosis
~ **heart** Sportlerherz n
athletic type Athletiker m, athletischer Mensch[entyp] m
athrepsia 1. Athrepsie f, Malnutrition f, Fehlernährung f; 2. Marasmus m, Kräfteverfall m, Siechtum f
athymic 1. thymuslos, ohne Thymus; 2. athym, hypothym, emotionsschwach
athyreosis 1. Athyreose f, Fehlen n der Schilddrüse, Schilddrüsenlosigkeit f; 2. Athyreose f, Schilddrüsenhormonmangel m
athyreotic athyreoid, schilddrüsenlos
athyroidism s. athyreosis
atlantal Atlas...
atlantoaxial atlantoaxial, Atlantoaxial..., Atlas-Axis-...
~ **dislocation** Dislocatio f atlantoaxialis, Verrenkung f im Atlantoaxialgelenk
~ **joint** Articulatio f atlantoaxialis, Atlantoaxialgelenk n
atlantoepistrophic s. atlantoaxial
atlantooccipital atlantookzipital, Atlantookzipital..., Atlas-Hinterhaupt-...
~ **joint** Articulatio f atlanto-occipitalis, Atlantookzipitalgelenk n

~ **membrane** Membrana f atlanto-occipitalis, Atlantookzipitalmembran f
atlas Atlas m, erster (I.) Halswirbel m, Kopfträger m
~ **assimilation** s. platybasia
atlo-axoid s. atlantoaxial
atmospheric blast injury Barotrauma n
atocia [weibliche] Sterilität f
atomizer Zerstäuber m, Sprüher m, Einbläser m, Sprayapparat m
atonia Atonie f, Erschlaffung f, Schlaffheit f, völliges Fehlen n des Muskeltonus
atonic atonisch, erschlafft, schlaff, völlig entspannt, tonuslos
~ **bladder** atonische Harnblase f, Blasenatonie f
atonicity s. atonia
atopic atopisch
~ **dermatitis (eczema)** Atopik-Dermatitis f, Neurodermatitis f
atopy Atopie f, erbliche Überempfindlichkeit f, Allergiebereitschaft f
atoxic atoxisch, ungiftig
ATP s. adenosine triphosphate
ATPase s. adenosine triphosphatase
atraumatic atraumatisch, nicht traumatisierend (verletzend)
atresia Atresie f, Fehlen n einer natürlichen Körperöffnung
~ **of iter** Aquäduktstenose f
~ **of mitral orifice** Mitral[klappen]atresie f
~ **of the tricuspid orifice** Trikuspidal[klappen]atresie f
atresic s. atretic
atretic atretisch, verschlossen, nicht eröffnet
~ **follicle** Corpus n atreticum, degenerierter Eierstockfollikel m; Follikelatresie f, Atresia f folliculi
atretocystia Atretozystie f, Blasenatresie f
atretogastria Atretogastrie f, [angeborenes] Fehlen n der Magenöffnungen
atretometria Atretometrie f, Gebärmutteratresie f
atretopsia Atretopsie f, Pupillenatresie f, Membrana f pupillaris persistens
atretorrhinia Atretorrhinie f, Nasenatresie f
atretostomia Atretostomie f, Mundatresie f
atreturethria Atreturethrie f, Urethraatresie f, Harnröhrenatresie f
atrial atrial, Herzvorhof..., Vorhof..., Herzvorkammer..., Vorkammer...
~ **appendage** Herzohr n, Auricula f cordis
~ **appendectomy** Herzohrresektion f, [operative] Herzohrentfernung f
~ **arrhythmia** Vorhofarrhythmie f
~ **contraction** Vorhofkontraktion f
~ **diastole** Vorhofdiastole f
~ **excitability** Vorhoferregbarkeit f
~ **fibrillation** Vorhofflimmern n (Herzrhythmusstörung)
~ **flutter** Vorhofflattern n (Herzrhythmusstörung)

atrial 66

~ **gallop [sound]** Vorhofgalopp *m*
~ **myxoma** Vorhofmyxom *n*
~ **pressure curve** Vorhofdruckkurve *f*
~ **rhythm** Vorhofrhythmus *m*
~ **septal aneurysm** Vorhofseptumaneurysma *n*
~ **septal anomaly** Vorhofseptumanomalie *f*
~ **septal defect** Vorhofseptumdefekt *m*, ASD
~ **septum** Vorhofseptum *n*, Vorhofscheidewand *f*, Septum *n* interatriale
~ **standstill** Vorhofstillstand *m*
~ **systole** Vorhofsystole *f*
~ **tachyarrhythmia** Vorhoftachyarrhythmie *f*
~ **tachycardia** Vorhoftachykardie *f*
atrichia Atrichie *f*, Atrichose *f*, Fehlen *n* der Haare
atrichous haarlos
atrioseptopexy Atrioseptopexie *f*, operativer Vorhofseptumverschluß *m*
atriotomy Atriotomie *f*, [operative] Vorhoferöffnung *f*
atrioventricular atrioventrikulär, AV, av, Herzvorhof-Herzkammer-..., Vorhof-Kammer-...
~ **band** *s*. ~ bundle
~ **block** Atrioventrikularblock *m*, atrioventrikulärer Block *m*, AV-Block *m*
~ **bundle** Atrioventrikularbündel *n*, AV-Bündel *n*, Fasciculus *m* atrioventricularis, Hissches Bündel *n* (Herzreizleitung)
~ **canal** Atrioventrikularkanal *m*, AV-Kanal *m*
~ **conduction** atrioventrikuläre Überleitung *f*, AV-Überleitung *f*, Vorhof-Kammer-Überleitung *f*
~ **conduction time** atrioventrikuläre Überleitungszeit *f*, Vorhof-Kammer-Überleitungszeit *f*
~ **dissociation** atrioventrikuläre Dissoziation *f*, AV-Dissoziation *f*, Vorhof-Kammer-Dissoziation *f*
~ **dissociation with interference** *s*. interference dissociation
~ **heart block** *s*. ~ block
~ **interval** atrioventrikuläres Intervall *n*, AV-Intervall *n*
~ **node** Atrioventrikularknoten *m*, AV-Knoten *m*, Aschoff-Tawarascher Knoten *m*, Nodus *m* atrioventricularis (Herzreizleitung)
~ **node artery** Atrioventrikularknotenarterie *f*
~ **orifice** Orificium (Ostium) *n* atrioventriculare (Öffnung zwischen Herzvorhof und Herzkammer)
~ **rhythm** Atrioventrikular[knoten]rhythmus *m*, AV-Rhythmus *m*, Knotenrhythmus *m*
~ **septum** Atrioventrikularseptum *n*, AV-Septum *n*, Vorhof-Kammer-Scheidewand *f*, Septum *n* atrioventriculare
~ **sulcus** Sulcus *m* atrioventricularis
~ **tachycardia** Atrioventrikulartachykardie *f*, AV-Knotentachykardie *f*
~ **valve** Atrioventrikularklappe *f*, AV-Klappe *f*, Valvula *f* atrioventricularis

~ **valve ring** Atrioventrikularklappenring *m*
atrioventricularis communis gemeinsamer Atrioventrikularkanal (AV-Kanal) *m*, Canalis *m* atrioventricularis communis
atrium 1. Atrium *n*, Vestibulum *n*, Vorraum *m*, Vorhof *m*; 2. *s*. ~ of the heart
~ **of infection** Infektionseintrittspforte *f*, Krankheitserregereintrittsstelle *f*
~ **of the heart** Herzvorhof *m*, Atrium *n* cordis
atrophic 1. atrophisch, abmagernd; 2. atrophisch, schrumpfend, schwindend
~ **anaemia** aplastische Anämie (Blutarmut) *f*
~ **arthritis** Rheumatoidarthritis *f*
~ **chronic acrodermatitis** Akrodermatitis *f* chronica atrophicans [Herxheimer]
~ **cirrhosis** Pfortaderzirrhose *f*, portale Zirrhose *f*
~ **gastritis** atrophische Gastritis (Magenschleimhautentzündung) *f*, Gastritis *f* atrophicans
~ **glossitis** atrophische Glossitis (Zungenentzündung) *f*, Huntersche Glossitis *f*
~ **myotonia** *s*. myotonic muscular atrophy
~ **papulosquamous dermatitis** *s*. Degos' disease
~ **rhinitis** Rhinitis *f* atrophicans cum foetore, Ozeana *f*
~ **vascular poikiloderma** Poikilodermia *f* atrophicans vasculare
atrophoderma Atrophoderma *n*, Hautatrophie *f*
atrophy/to 1. atrophieren, abmagern; 2. atrophieren, [ein]schrumpfen, schwinden
atrophy 1. Atrophie *f*, [starke] Abmagerung *f*; 2. Atrophie *f*, Schrumpfung *f*, Schwund *m*
atropine Atropin *n* (Alkaloid)
~ **cycloplegia** Ziliarmuskellähmung *f* durch Atropin
~ **drops** Atropintropfen *mpl*, Guttae *fpl* atropini
~ **sulphate** Atropinsulfat *n*, Atropinum *n* sulfuricum
atropinism Atropinvergiftung *f*, Atropinintoxikation *f*
atropinization Atropinzufuhr *f*; Atropintherapie *f*, Atropinbehandlung *f*
atropinize/to atropinisieren, Atropin zuführen; mit Atropin behandeln
atropism *s*. atropinism
A.T.S. *s*. antitetanus serum
attach the ECG leads/to die Ekg-Elektroden anlegen
~ **to cell surface** an der Zelloberfläche haften
attachment apparatus Zahnhalteapparat *m* (den Zahn haltendes Gewebe)
attack Attacke *f*, Anfall *m*
attending physician konsultierender Arzt *m*
attenuate/to mildern (Krankheitssymptome); vermindern, abschwächen (die Virulenz pathogener Keime)
attenuated virus vaccine abgeschwächte Virusvakzine *f*, abgeschwächter Virusimpfstoff *m*

attenuation Milderung f (z. B. von Krankheitssymptomen); Verminderung f, Abschwächung f (der Virulenz pathogener Keime)
attic Atticus m, Paukenhöhlenkuppel f, Recessus m epitympanicus (Teil der Paukenhöhle)
~ **suppuration** Paukenhöhlenkuppel[ver]eiterung f, Vereiterung f des Recessus epitympanicus
atticitis Paukenhöhlenkuppelentzündung f, Entzündung f des Recessus epitympanicus
atticomastoid Paukenhöhlenkuppel-Warzenfortsatz-...
atticotomy Attikotomie f, [operative] Eröffnung f des Recessus epitympanicus
attolens aurem [muscle] oberer Ohrmuskel m, Musculus m auricularis superior
attonity Attonität f, Stupor m, Regungslosigkeit f (bei katatoner Schizophrenie)
attracted to areas of injury/to be vom Gebiet der Verletzung angezogen werden (z. B. Leukozyten)
attrahens aurem [muscle] vorderer Ohrmuskel m, Musculus m auricularis anterior
attrition Erosion f, Abreibung f, Abschürfung f, Wundreiben n
~ **murmur** Perikarditisreibegeräusch n, extraperikardiales Reibegeräusch (Reiben) n
atypia Atypie f, Abweichung f; abweichender Typ m
atypical amyloidosis atypische Amyloidose f, Paraamyloidose f
~ **pneumonia** [primär] atypische Lungenentzündung f
~ **verrucous endocarditis** Endokarditis f Libman-Sachs
audibility limit Hör[barkeits]grenze f
audimutism Audimutitas f, Hörstummheit f (Stummheit bei erhaltenem Hörvermögen)
audiogenic audiogen, schallinduziert
audiogram Audiogramm n, Hörkurve f, Hörkurvenbild n
audiologic[al] audiologisch, gehörskundlich, Audiologie...
audiologist Audiologe m, Gehörsspezialist m
audiology Audiologie f, Gehörskunde f, Lehre f vom Hören
audiometer Audiometer n, elektroakustisches Hörprüfgerät n, Hörschärfemeßgerät n
~ **calibration scheme** Audiometerkalibrierungsschema n
audiometric audiometrisch, gehörmessend, Audiometrie...
~ **curve** Audiogramm n, Hörkurve f, Hörkurvenbild n
audiometrist Gehörvermesser m, Audiometriespezialist m
audiometry Audiometrie f, Gehörprüfung f, audiometrische Hörschärfebestimmung f
audiospectrometer Audiospektrometer n
audiovisual audiovisuell
audiphone Audiphon n, Hörapparat m

audition 1. Audition f, Hören n; 2. Audition f, Hörvermögen n, Gehör n
auditive s. auditory
audito-oculogyric reflex audito-okulogyrischer Reflex m, Audiookularreflex m (reflektorische Blickwendung zu einer Schallquelle)
auditory auditiv, hörend, Hör...; Gehör...
~ **acuity test** Hörschärfeprobe f, Hörschwellentest m
~ **analysis** Hörprobe f, Gehöranalyse f
~ **aura** akustische Aura f
~ **canal** s. ~ meatus
~ **centre** Hörzentrum n
~ **cortex** Hörrinde f (Zentralnervensystem)
~ **disorder (dysfunction)** Hörstörung f
~ **meatus** Gehörgang m, Meatus m acusticus
~ **nerve** Hörnerv m, VIII. Hirnnerv m, Nervus m vestibulocochlearis (statoacusticus)
~ **neurotoxicity** Hörnerventoxizität f
~ **ossicle** Ossiculum n auditus (tympani), Gehörknöchelchen n
~ **percussion** auskultatorische Perkussion f
~ **pit** s. otic pit
~ **placode (plate)** s. otic placode
~ **radiation** Hörstrahlung f, Radiatio f acustica (Zentralnervensystem)
~ **stalk** s. placodal stalk
~ **striae** s. acoustic striae
~ **system** Hörsystem n
~ **test** Hörtest m
~ **threshold** Hörschwelle f
~ **training** Hörtraining n
~ **trauma** Hörtrauma n, akustisches Trauma n
~ **tube** Tuba f auditiva (Eustachii, pharyngotympanica), Ohrtrompete f, Eustachische Röhre f
~ **verbal agnosia** Seelentaubheit f
~ **vertigo** s. aural vertigo
~ **vesicle** s. otic vesicle
auditosensory auditosensorisch
Auer bodies Auer-Körperchen npl (z. B. bei Leukämie)
Auerbach's plexus Auerbachscher Plexus m, Plexus m myentericus
augmentation 1. Vergrößerung f; 2. Aggravation f, Verschlimmerung f (z. B. von Symptomen), Exazerbation f
~ **mammoplasty** Mammaaufbauplastik f, Brustvergrößerungsoperation f
~ **mentoplasty** Kinnaufbauplastik f
augmented unipolar limb lead Goldbergersche [EKG-]Ableitung f
Aujeszky's disease Aujetsky-Krankheit f, Aujeszky-Krankheit f, Pseudorabies f, Pseudowut f
aura Aura f, Vorgefühl n (bei Epilepsie)
aural 1. aural, Ohr...; 2. Aura...
~ **atresia** Ohratresie f
~ **complication** Ohrkomplikation f
~ **microsurgery** Ohrmikrochirurgie f
~ **pain** Ohrschmerz m

aural

~ **reflex** Hörreflex *m*
~ **speculum** Ohrspekulum *n*
~ **surgeon** Otochirurg *m*
~ **surgery** Otochirurgie *f*
~ **syringe** Ohrspritze *f*
~ **vertigo** Ohrschwindel *m*, Vertigo *f* auricularis, Labyrinthschwindel *m*
aurantiasis Aurantiasis *f*, Xanthochromie *f*, Gelbfärbung *f*
auricle 1. Auricula *f*, Ohrmuschel *f*; Ohrläppchen *n*; 2. Auricula *f* cordis, Herzohr *n*
~ **clamp** Aurikelklemme *f*, Herzohrklemme *f*
~ **of the left atrium of the heart** linkes Herzohr *n*, Auricula *f* sinistra
~ **of the right atrium of the heart** rechtes Herzohr *n*, Auricula *f* dextra
auricular 1. aurikulär, Ohr...; 2. aurikulär, Herzohr...; 3. atrial, Herzvorhof..., Vorhof... *(Zusammensetzungen s. unter atrial)*
~ **anastomotic artery** *s.* Kugel's artery
~ **appendage (appendix)** Herzohr *n*, Auricula *f* cordis
~ **cartilage** Ohrknorpel *m*, Cartilago *f* auriculae
~ **complex** *s.* P wave of the electrocardiogram
~ **ligaments** Ligamenta *npl* auricularia
~ **muscle** Ohrmuskel *m*, Musculus *m* auricularis
~ **systole** Vorhofsystole *f*
~ **training** Hörtraining *n*
~ **tube** äußerer Gehörgang *m*, Meatus *m* acusticus externus
auricularis [muscle] Ohrmuskel *m*, Musculus *m* auricularis
auriculocervical reflex aurikulozervikaler Reflex *m*, Aurikulozervikalreflex *m*
auriculocranial aurikolokranial, Aurikolokranial..., Ohr-Schädel-...
auriculofrontalis [muscle] Musculus *m* auriculofrontalis
auriculopalpebral aurikulopalpebral, Aurikulopalpebral..., Ohrmuschel-Augenbrauen-...
~ **reflex** Aurikulopalpebralreflex *m*
auriculotemporal aurikulotemporal, Aurikulotemporal..., Ohrmuschel-Schläfen-...
~ **nerve** Aurikulotemporalnerv *m*, Nervus *m* auriculotemporalis
~ **syndrome** Aurikulotemporalsyndrom *n*, aurikulotemporales Syndrom *n*
auriculoventricular *s.* atrioventricular
auriform auriform, ohrförmig
aurinasal aurinasal, Aurinasal..., Ohren-Nasen-...
auris Ohr *n*, Auris *f*
aurist Otologe *m*, Ohrenarzt *m*
auropalpebral reflex Auropalpebralreflex *m*
aurotherapy Goldtherapie *f*, Goldbehandlung *f*
auscult[ate]/to auskultieren, abhorchen
auscultation Auskultation *f*, Abhören *n*, Abhorchen *n*
auscultatory auskultatorisch, abhorchend

68

~ **findings** Auskultationsbefund *m*
~ **percussion** auskultierende Perkussion *f*
~ **sound** Auskultationsgeräusch *n*
Australian antigen Australia-Antigen *n*, SH-Antigen *n*
~ **X disease** Murray-Valley-Enzephalitis *f*
autism Autismus *m*, autistisches (an der Wirklichkeit nicht überprüftes) Denken *n*
autistic autistisch, ichbezogen
~ **thinking** autistisches Denken *n*, Autismus *m*
autoagglutination Autoagglutination *f*, Eigenagglutination *f* (der Blutkörperchen durch körpereigenes Serum)
autoagglutinin Autoagglutinin *n* (Serumantikörper)
autoamputation Autoamputation *f*, Eigenamputation *f*
autoanalysis Autoanalyse *f*, Selbstanalyse *f*, Eigenanalyse *f* (psychotherapeutische Methode)
autoanamnesis Autoanamnese *f*, Eigenanamnese *f*
autoantibiosis Autoantibiose *f*
autoantibody Auto-Antikörper *m*, Antikörper *m* gegen eigenes Gewebe
autocatalysis Autokatalyse *f*
autocatharsis Autokatharsis *f* (psychotherapeutische Methode)
autochthonous autochthon, ursächlich, ursprünglich
autoclave/to sterilisieren, keimfrei machen (im Autoklaven)
autoclave Autoklav *m*, Dampfsterilisationsapparat *m*
autocytolysin *s.* autolysin
autodiagnosis Autodiagnose *f*, Eigendiagnose *f*
autodigestion Autodigestion *f*, Selbstverdauung *f*, Eigenverdauung *f*
autoemasculation Autoemaskulation *f*, Selbstentmannung *f*
autoerotic autoerotisch
autoerotism Autoerotismus *m*, Autoerastie *f*, geschlechtliche Selbstliebe *f*
autofluorescence Autofluoreszenz *f*, Eigenfluoreszenz *f*, Selbstleuchten *n*
autogamous autogam, selbstbefruchtend
autogenous graft *s.* autograft
~ **vaccine therapy** autogene Vakzinetherapie *f*, Eigenvakzinebehandlung *f*
autograft Autotransplantat *n*, Eigen[gewebe]transplantat *n*, körpereigenes Transplantationsgewebe (Transplantat) *n*, Autoplastik *f*
autographism Autographismus *m*, Dermographismus *m*, Hautschrift *f* (vasomotorisches Nachröten der Haut nach dem Bestreichen)
autohaemagglutination Autohämagglutination *f*
autohaemolysin Autohämolysin *n* (Serumkörper)

autohaemolysis Autohämolyse f, Blutkörperchenauflösung (Hämolyse) f durch körpereigenes Serum
autohaemotherapy Autohämotherapie f, Eigenblutbehandlung f, Eigenblutinjektion f
autohydrolysis Autohydrolyse f
autohypnosis Autohypnose f, Eigenhypnose f, Selbsthypnose f, künstlicher Teilschlaf m
autohypnotic autohypnotisch
autohypnotism s. autohypnosis
autoimmune autoimmun
~ **disease** Autoimmunkrankheit f
~ **factor** Autoimmunfaktor m
autoimmunity Autoimmunität f, Eigenimmunität f
autoimmunization Autoimmunisierung f, Autoimmunisation f, Eigenimmunisierung f
autoinfarction Autoinfarzierung f
autoinfection Autoinfektion f, Selbstinfektion f, Eigeninfektion f
autoinfusion Autoinfusion f, Autotransfusion f, Eigeninfusion f (Blutumverteilung durch Extremitätenkompression)
autoinoculation Autoinokulation f, Eigeninokulation f, Selbstimpfung f
autointoxicant selbstvergiftend
autointoxication Autointoxikation f, Eigenvergiftung f, Selbstvergiftung f
autoisolysin Autoisolysin n (Serumkörper)
autokinesis Autokinese f
autolesion Selbstverwundung f, Eigenverletzung f, Mutilation f; Selbstverstümmelung f
autologous autolog, vom eigenen Körper
autolysin Autolysin n (Serumkörper)
autolysis Autolyse f, Selbstauflösung f, Eigenauflösung f
autolytic enzyme autolytisches Enzym n, Selbstverdauungsferment n
automatic automatisch, selbsttätig; spontan
~ **action** Reflexwirkung f, Reflexeffekt m
~ **bladder** Reflexblase f
automatism Automatismus m, Automatie f (Vollzug mechanischer Handlungen ohne innere Beteiligung)
autonephrectomy Autonephrektomie f, Nierenselbstabstoßung f
autonomasia amnestische Aphasie f
autonomic centre Autonomiezentrum n, autonomes Zentrum n
~ **nerve** autonomer (vegetativer) Nerv m, Eingeweidenerv m
~ **nervous system** autonomes (vegetatives) Nervensystem n, Systema n nervosum autonomicum
~ **nucleus of the oculomotor nerve** Nucleus m accessorius nervi oculomotorii
auto-ophthalmoscope Autoophthalmoskop n (zur Augeneigenuntersuchung)
auto-ophthalmoscopy Autoophthalmoskopie f, Augeneigenspiegelung f

autopathic idiopathisch, selbständig [autretend] (Krankheiten) (Zusammensetzungen s. unter idiopathic)
autopathy Autopathie f
autophilia Narzißmus m, [krankhafte] Verliebtheit f in den eigenen Körper, Insichselbstverliebtheit f
autophobia Autophobie f (krankhafte Angst vor sich selbst)
autophonia Autophonie f, Tympanophonie f, Eigenhören n, verstärktes Hören n der eigenen Stimme
autophonomania Selbstmordsucht f, Selbstmorddrang m, suizidale Manie f
autoplast s. autograft
autoplastic autoplastisch, eigengewebeverpflanzend
autoplasty Autoplastik f, Autotransplantation f, Eigentransplantation f, Übertragung (Transplantation) f körpereigenen Gewebes
autopneumonectomy Autopneumonektomie f (funktionslose Lunge infolge Hauptbronchusverschluß)
autoprothrombin C s. Stuart-Prower factor
autopsy Autopsie f, Obduktion f, Sektion f, Leichenschau f, Leichenuntersuchung f, Leichen[er]öffnung f; Sichtbarmachung f
~-**confirmed** autoptisch gesichert, durch Autopsie bestätigt
~ **knife** Autopsiemesser n, Seziermesser n, Sektionsmesser n
~ **room** Sektionssaal m
~ **saw** Autopsiesäge f
autopsyche Autopsyche f, Persönlichkeitsbewußtsein n, Eigenbewußtsein n
autopsychic autopsychisch
autopsychosis Autopsychose f, Eigenpsychose f (krankhafte Störung des Bewußtseins der Persönlichkeit)
autoradiogram Autoradiogramm n
autoradiographic autoradiographisch
autoradiography Autoradiographie f
autoreinfusion Autoreinfusion f, Autotransfusion f, Retransfusion f eigenen Blutes
autosensitization Autosensibilisierung f
autoserodiagnosis Autoserodiagnostik f, Eigenserumdiagnostik f
autoserotherapy Autoserotherapie f, Eigenserumbehandlung f
autoserum Autoserum n, Eigenserum n
autosexualism Autosexualismus m, Autoerotismus m, geschlechtliche Selbstliebe f
autosite Autosit m (im Gegensatz zum Parasit das lebensfähige Individuum einer Doppelmißgeburt)
autosomal autosomal, Autosom[en]...
~ **dominant transmission** autosomal-dominante Vererbung (Genübertragung) f
~ **recessive transmission** autosomal-rezessive Vererbung (Genübertragung) f
autosome Autosom n (übereinstimmendes Chromosom beider Geschlechter)

autosplenectomy

autosplenectomy Autosplenektomie f, Milzselbstabstoßung f
autosuggestibility Autosuggestibilität f, Selbstbeeinflußbarkeit f
autosuggestion Autosuggestion f, Selbstbeeinflussung f, Selbsttäuschung f
autotherapy 1. Autotherapie f, Selbstbehandlung f, Eigenbehandlung f; 2. Selbstheilung f, Spontanheilung f
autotomy Autotomie f, Selbstzerstückelung f
autotransfusion 1. s. autoinfusion; 2. s. autoreinfusion
autotransplant Autotransplantat n, Eigengewebetransplantat n (s. a. autograft)
autotransplantation Autotransplantation f, Eigentransplantation f, Transplantation (Verpflanzung) f körpereigenen Gewebes
autotrophic autotroph, selbsternährend; sich von anorganischen Stoffen ernährend
autovaccination Autovakzination f, Selbstimpfung f, Eigenimpfung f
autovaccine Autovakzine f, Eigenimpfstoff m
AV s. atrioventricular
avalvular klappenlos, avalvulär
avascular avaskulär, blutgefäßlos
avascularization Avaskularisation f
avascularize/to blutleer machen
avenue of metastasis Metastasierungsweg m
average dose Durchschnittsdosis f
avian vogelartig
aviation medicine Luftfahrtmedizin f, Aeromedizin f
aviator's ear Barotitis f media
avidity 1. Avidität f (Inaktivierungsrate von Antigenen); 2. Affinität f (in Antigen-Antikörper-Bindung)
avirulent avirulent, ohne Virulenz, virulenzlos
avitaminosis Avitaminose f, Vitaminmangelkrankheit f
~ **C** Vitamin-C-Mangelkrankheit f, C-Avitaminose f, Askorbinsäuremangel m, Skorbut m
avitaminotic Avitaminose..., Vitaminmangel...
avulsion Avulsion f, Ausreißen n (z. B. von Sehnen); Ex[h]airese f, Nervenausreißung f
~ **fracture** Sehnenausrißfraktur f
~ **of the bulb** Avulsio f fasciculi optici, Evulsio f nervi (fasciculi) optici, Sehnervenabriß m
~ **of the scalp** Skalpierung f, Skalpierungsverletzung f
axanthopsia Axanthopsie f, Gelbblindheit f
axerophthol Retinol n, Vitamin A n, Axerophthol n (veraltet)
axial axial, achsengerecht, in Richtung der Achse [liegend]
~ **current** s. ~ stream
~ **fibre** 1. Achsenfaden m (im Spermium); 2. Achsenzylinder[fortsatz] m, Neuraxon n, Axon n
~ **hyperopia** Achsenhyperopie f
~ **stream** Achsenstrom m (der Blutkörperchen)

~ **tomography scan** Achsentomogramm n
axilla Axilla f, Achsel[höhle] f, Achselgrube f, Fossa f axillaris
axillary axillär, zur Axilla gehörend, Axilla[r]..., Achselhöhlen...
~ **abscess** Achsel[höhlen]abszeß m
~ **arch** Axillarbogen m
~ **artery** Achselarterie f, Arteria f axillaris
~ **fossa** Achselhöhle f, Axilla f, Fossa f axillaris
~ **glands** Axillarlymphknoten mpl, axilläre Lymphknoten mpl, Achsel[höhlen]lymphknoten mpl
~ **hyperhidrosis** Achselhyperhidrose f, vermehrte Achselschweißbildung f
~ **line** Achsellinie f, Axillarlinie f, Linea f axillaris
~ **lymph node** Achsellymphknoten m, Nodus m lymphaticus axillaris
~ **lymph node metastasis** Achsellymphknotenmetastase f
~ **lymphatic node** s. ~ lymph node
~ **nerve** Achselnerv m, Nervus m axillaris
~ **nodal involvement** Achsellymphknotenbeteiligung f
~ **nodal removal** Achsellymphknotenentfernung f, Achselausräumung f, Axillaausräumung f
~ **paralysis** Axillarislähmung f
~ **plexus** Axillarplexus m, Plexus m axillaris
~ **plica** Achselfalte f, Axillarfalte f, Plica f axillaris
~ **region** Achsel[höhlen]bereich m, Axillarregion f, Regio f axillaris
~ **vein** Achselvene f, Vena f axillaris
~ **vein thrombosis** Achselvenenthrombose f, Axillarvenenthrombose f, Paget-von-Schroettersches Syndrom n
axipetal s. axopetal
axis 1. Achse f, Mittellinie f; 2. Axis f, zweiter Halswirbel m, Epistropheus m
~ **cylinder [process]** Achsenzylinder[fortsatz] m, Neuraxon n, Axon n
~ **deviation** Achsenabweichung f
~ **of lens** Linsenachse f, Axis f lentis
~ **of pelvis** s. pelvic axis
~ **-traction forceps** Achsenzugzange f
axofugal axofugal, zentrifugal, peripheriewärts
axogenous axogen
axolemma Axolemm[a] n
axometer Axometer n (Instrument zur Brillenanpassung)
axon Axon n, Achsenzylinder[fortsatz] m, Neuraxon n
~ **reflex** Axonreflex m
axonal axonal, Achsenzylinder..., Neuraxon...
~ **swelling** Axonschwellung f, Achsenzylinderschwellung f
axonapraxia Neurapraxie f (Nervenhüllenverletzung mit Wiederherstellung der Nervenleitfähigkeit)

axonometer Axonometer *n (Instrument zur Bestimmung der Astigmatismusachse)*
axonotmesis Axonotmesis *f*, Nervenverletzung *f*, Nervenschädigung *f*, Nervenläsion *f*
axopetal axopetal, zentripetal, zentralwärts
axoplasm Axoplasma *n*, Achsenzylinder[neuro]plasma *n*, Neuroplasma *n* des Achsenzylinders
~ **flow** Axoplasmafluß *m*
Ayerza's disease (syndrome) Ayerzasche Krankheit *f*, Pulmonalarteriensklerose *f*, Lungenarterienverkalkung *f*
azoospermatism *s.* azoospermia
azoospermia Azoospermie *f*, Azoospermatismus *m*, Fehlen *n* der Samenzellen, Samenzellenmangel *m*
azotaemia Azotämie *f*, Erhöhung *f* stickstoffhaltiger Verbindungen im Blut
azotaemic azotämisch
azotorrhoea Azotorrhoe *f*, vermehrte Stickstoffausscheidung *f (im Stuhl oder Urin)*
azoturia Azoturie *f*, vermehrte Stickstoffausscheidung *f* im Urin
azoturic azoturisch
azul Pinta *f*, Carate *f*, Mal de Pinto *(Hautkrankheit durch Treponema carateum)*
azure II eosin Azur-Eosin-Lösung *f*, Giemsa-Färbung *f*
azurophil[e] azurophil, leicht mit Azurfarbstoffen färbend
azurophilia Azurophilie *f*
azygos *s.* azygous
azygous azygisch, azygos, unpaarig; ungepaart
~ **vein** Vena *f* azygos (thoracica longitudinalis dextra)
azymia Enzymmangel *m*, Fermentmangel *m*

B

B bile B-Galle *f*, Gallenblasengalle *f*
Baastrup's disease Baastrupsche Krankheit *f*, Baastrup-Syndrom *n*, interspinale Pseudarthrose *f*
Babcock's operation Babcocksche Methode *f*, Babcocksche Varizenoperation (Krampfaderoperation) *f*
Babés-Ernst bodies Babés-Ernstsche Polkörperchen (Körperchen) *npl (bei Diphtheriebakterien)*
~ **nodules (tubercles)** Babéssche Knötchen (Rabieskörperchen) *npl*, Tollwutknötchen *npl*, Wutknötchen *npl*
babesiasis, babesiosis Babesiasis *f*, Babesiose *f*, Babesieninfektion *f*, Piroplasmose *f (hämolytische Infektionskrankheit)*
Babinski-Froehlich disease Fröhlichsche Krankheit *f*, Dystrophia *f* adiposogenitalis, Morbus *m* Fröhlich, Adiposis *f* orchalis, Adipositas *f* hypogenitalis

~-**Nageotte syndrome** Babinski-Nageotte-Syndrom *n*, Babinski-Nageottesches Syndrom *n*
~ **phenomenon (reflex)** Babinski-Reflex *m*, Babinskischer Reflex *m*, Babinskisches Zehenphänomen *n*, Großzehendorsalflexion *f*
baby Säugling *m*, Kleinstkind *n*
~ **autoclave** Kleinautoklav *m*
Bachmann's Bundle Bachmannsches Interaurikularbündel *n (Muskelfaserbündel des Herzens)*
bacillaemia Bazillämie *f*, Vorhandensein *n* von Bazillen im Blut
bacillary bazillär, Bazillen...; bakteriell, Bakterien...
~ **dysentery** Bazillendysenterie *f*, Bazillenruhr *f*, Bakterienruhr *f*, Bakteriendysenterie *f*, bakterielle Dysenterie *f*, Ruhr *f*
bacilli-laden bazillenbeladen
bacillicidal bazillizid, bazillentötend, bazillenvernichtend
bacillicide [agent] bazillizides (bazillentötendes) Mittel *n*
bacilliculture Bazillenkultur *f*
bacilliform bazillenförmig, bazillenartig
bacilliparous bazillenbildend
bacillogenic, bacillogenous bazillogen, durch Bazillen bewirkt
bacillophobia Bazillophobie *f*, Bazillenangst *f*, Bazillenfurcht *f*
bacillosis Bazilleninfektion *f*
bacilluria Bazillurie *f*, Bazillenausscheidung *f* im Urin
bacillus Bazillus *m (sporentragendes aerobes Stäbchen)*
~ **Calmette-Guérin** Bazillus *m* Calmette-Guérin, BCG
back 1. Rücken *m*, Dorsum *n*; 2. Rückseite *f*; Rück[en]ansicht *f*
~ **injury** Rückenverletzung *f*
~ **knee** überstrecktes Knie *n*, Genu *n* recurvatum
~ **of the hand** Handrücken *m*, Dorsum *n* manus
~ **reflex** Rückenreflex *m*
backache, backalgia Rückenschmerz *m*, Lumbalschmerz *m*, Lumbosakralschmerz *m*
backbone Wirbelsäule *f*, Rückgrat *n*, Columna *f* vertebralis
backward retardiert, gehemmt, verlangsamt
~ **deviation of the hand** Handüberstreckung *f*, Manus *f* extensa
~ **[heart] failure** 1. Links[herz]dekompensation *f*, Linksherzinsuffizenz *f*, Linksherzstauung *f*, Lungenstauung *f*, Asthma *n* cardiale; 2. Rechts[herz]dekompensation *f*, Rechtsherzinsuffizienz *f*, Rechtsherzstauung *f*
backwardness Retardation *f*, Retardierung *f*, Hemmung *f*, Verlangsamung *f (geistiger und körperlicher Entwicklung)*
bacon spleen Speckmilz *f*, Milzamyloidose *f*
bacony degeneration *s.* amyloid degeneration
bacteraemia *s.* bacteriaemia

bacteriaemia 72

bacteriaemia Bakteriämie f, Vorhandensein n von Bakterien im Blut
bacteriaemic bakteriämisch, Bakteriämie…
~ **shock** septischer Schock m, Endotoxinschock m
bacterial bakteriell, Bakterien…
~ **allergen** Bakterienallergen n
~ **allergy** Bakterienallergie f, bakterielle Allergie (Überempfindlichkeit) f
~ **antagonism** Bakterienantagonismus m
~ **antitoxin** Bakterienantitoxin n, Bakteriengegengift n
~ **capsule** Bakterienkapsel f
~ **cast** Bakterienzylinder m (pathologischer Harnbestandteil)
~ **cell wall** Bakterienzellwand f
~ **contamination** Bakterienkontamination f, bakterielle Kontamination (Verseuchung, Ansteckung) f
~ **culture** Bakterienkultur f (s. a. culture)
~ **cytoplasma** Bakterienzytoplasma n, Bakterienzellplasma n
~ **endocarditis** Bakterienendokarditis f, bakterielle Herzinnenhautentzündung (Endokardentzündung) f
~ **endotoxin** Bakterienendotoxin n, bakterielles Endotoxin n
~ **enzyme** Bakterienenzym n
~ **flora** Bakterienflora f
~ **growth** Bakterienwachstum n, bakterielles Wachstum n
~ **infection** Bakterieninfektion f, bakterielle Infektion f
~ **multiplication** Bakterienvermehrung f, bakterielle Vermehrung f
~ **polysaccharide** Bakterienpolysaccharid n
~ **protein** Bakterienprotein n, Bakterieneiweiß n
~ **pyrogen** Bakterienpyrogen n, bakterielles Pyrogen n
~ **resistance** Bakterienresistenz f, bakterielle Resistenz (Widerstandsfähigkeit) f
~ **ribosome** Bakterienribosom n
~ **seeding** Bakterienaussaat f, Bakterienstreuung f, Bakterienausbreitung f
~ **sepsis** Bakteriensepsis f, bakterielle Sepsis (Blutvergiftung) f
~ **spectrum** 1. Bakterienspektrum n, Erregerspektrum n; 2. s. bacteriostatic spectrum
~ **toxin** Bakterientoxin n, Bakteriengift n
~ **vaccine** Bakterienvakzine f (s. a. bacterin)
bactericidal bakterizid, bakterientötend, bakterienvernichtend
bactericide Bakterizid n, bakterientötender (bakterizider) Stoff m
bacteriform bakterienförmig, bakteriform
bacterin Bakterin n, Bakterienimpfstoff m
bacterination Bakterienvakzination f, bakterielle Impfung f
bacteriochlorophyll Bakteriochlorophyll n, Bakterienchlorophyll n

bacteriocholia Bakteriocholie f (Vorhandensein von Bakterien in der Galle)
bacterioclasis Bakterioklasie f, Bakterienkolonieauflösung f, Twortsches Phänomen n
bacteriodiagnosis bakterielle Diagnose f
bacterioerythrin Bakterioerythrin n, Bakterienerythrin n (roter Bakterienfarbstoff)
bacteriofluorescein Bakteriofluoreszein n, Bakterienfluoreszein n
bacteriogenic, bacteriogenous bakteriogen, durch Bakterien bewirkt
bacteriohaemagglutinin Bakteriohämagglutinin n, Bakterienhämagglutinin n
bacteriohaemolysin Bakteriohämolysin n, Bakterienhämolysin n
bacterioid bakteroid, bakterienartig, bakterienähnlich
bacteriologic bakteriologisch
~ **loop** Bakteriologenöse f, Platinöse f (zur Bakterienkulturverimpfung)
bacteriologist Bakteriologe m, Bakterienforscher m
bacteriology Bakteriologie f
bacteriolysant Bakteriolytikum n, bakteriolytischer (bakterienauflösender) Stoff m
bacteriolysin Bakteriolysin n (bakterienauflösender Antikörper)
bacteriolysis Bakteriolyse f, Bakterienauflösung f
bacteriolytic bakteriolytisch, bakterienauflösend, bakterienvernichtend
bacteriolyze/to Bakterien auflösen
bacterio-opsonin Bakterioopsonin n
bacteriopathology bakterielle Pathologie f
bacteriophage Bakteriophage m, Phage m (bakterientötendes Virus)
~ **typing** Bakteriophagentypisierung f
bacteriophagia Bakteriophagie f, Bakterienschädigung f, Bakterientötung f
bacteriophagic bakteriophag[isch], Bakteriophagen…
bacteriophagology Bakteriophagologie f, Bakteriophagenlehre f
bacteriophobia Bakteriophobie f, Bakterienangst f, Bakterienfurcht f
bacterioprotein Bakterienprotein n, Bakterieneiweiß n
bacterioscopic bakterioskopisch, bakterienuntersuchend
bacteriosis Bakteriose f, Bakterienkrankheit f, bakterielle Erkrankung f
bacteriostasis Bakteriostase f, Bakterienhemmung f
bacteriostat Bakteriostatikum n, Bakterienhemmstoff m
bacteriostatic bakteriostatisch, bakterienhemmend
~ **spectrum** Bakteriostasespektrum n, Bakterienhemm[ungs]bereich m, antibiotisches Spektrum n
bacteriotherapeutic[al] bakteriotherapeutisch

bacteriotherapy Bakteriotherapie f, Bakterienbehandlung f
bacteriotoxic bakteriotoxisch, bakteriengiftig, bakterientötend; bakteriostatisch
bacteriotoxin 1. Bakteriotoxin n, Bakteriengift n; 2. Bakteriostatikum n, Bakterienhemmstoff m, Antibiotikum n
bacteriotropic bakteriotrop, bakterienwirksam, auf Bakterien gerichtet
bacteriotropin Bakteriotropin n, Opsonin n *(Serumkörper)*
bacterium Bakterium n, Bakterie f
bacteriuria Bakteriurie f, Bakterienausscheidung f im Urin
bacteroid s. bacterioid
bacteruria s. bacteriuria
badge meter Filmdosimeter n, Strahlenschutzplakette f
Bäfverstedt's disease Bäfverstedtsche Krankheit f, Lymphadenosis f benigna cutis
bag Hodensack m, Skrotum n
~ **of waters** Amnionhöhle f, Fruchtblase f
bagasse disease, bagassosis Bagassose f, Zukkerrohrstaublunge[nerkrankung] f
Bagdhad boil (sore, ulcer) Bagdadbeule f, Bagdadgeschwür n, Orientbeule f, Hautleishmaniasis f
Bahia ulcer Bahia-Beule f, Espundia f, südamerikanische Haut- und Schleimhautleishmaniasis f
Baillarger's bands (layers, lines) Baillargersche Streifen mpl, Striae fpl Baillargeri interni et externi *(in der Großhirnrinde)*
Bainbridge reflex Bainbridge-Reflex m
baker leg X-Bein n, Genu n valgum
balance disturbance Gleichgewichtsstörung f
balanced anaesthesia Kombinationsnarkose f
balanic Balan[o]..., Glans..., Eichel...
~ **hypospadias** Hypospadia f glandis, Harnröhrenöffnung f an der Eichelunterseite
balanitis Balanitis f, Eichelentzündung f
balanoblennorrhoea Balanoblennorrhoe f, Eichelgonorrhoe f, Eicheltripper m
balanochlamyditis Balanitis f clitoridis *(Entzündung von Präputium und Glans der Klitoris)*
balanoplasty Balanoplastik f, Eichelplastik f
balanoposthitis Balanoposthitis f, Eichel- und Vorhautentzündung f
balanopreputial balano-präputial, Vorhaut-Eichel-...
balanorrhagia Balanorrhagie f, Eichelblutung f
balanorrhoea Balanorrhoe f, Balanitis f purulenta, eitrige Balanitis (Eichelentzündung) f
balantidiasis, balantidosis Balantidiasis f, Balantidiose f, Balantidienruhr f *(Darminfektion durch Balantidium coli)*
balanus 1. Glans f penis, Eichel f; 2. Glans f clitoris
bald kahl[köpfig], haarlos
baldness Kahlheit f, Kahlköpfigkeit f *(s. a. alopecia)*

Baldwin operation Baldwinsche Operation (Scheidenersatzplastik) f
Baldy-Webster operation Baldy-Frankesche Operation f, Antefixationsoperation f der Gebärmutter
Balfour's disease Balfoursche Krankheit f, [Chlorom-]Chloroleukämie f, Chlorosarkom n
ball-and-socket joint Kugelgelenk n, Articulatio f spheroidea
~ **myoma** Kugelmyom n
~ **probang** Kugelsonde f
~ **thrombus** Kugelthrombus m
~-**valve action** Kugelventilwirkung f, Kugelventileffekt m *(z. B. durch Gallenstein im Hauptgallengang)*
~-**valve thrombus** Kugelventilthrombus m, Ventilthrombus m
ballism[us] Ballismus m *(unwillkürliche Schleuderbewegungen der Extremitäten)*
ballistocardiogram Ballistokardiogramm n, Rückstoßwellenkardiogramm n, Rückstoßwellenkurve f des Herzschlagvolumens
ballistocardiograph Ballistokardiograph m
balloon out the rectum/to das Rektum erweitern (aufdehnen, aufblasen, entfalten)
balloon catheter Ballonkatheter m
~ **catheter dilatation** Ballonkatheterdilatation f, Ballonkatheteraufdehnung f
~ **rectal tube** Ballondarmrohr n
~ **septostomy** Ballonseptostomie f
ballooning 1. Ballonement n, Auftreibung f, Aufblähung f; 2. Luftinsufflation f, Gaseinblasung f *(z. B. in die Bauchhöhle)*
ballottement Ballottement n, Ballotieren n, Hin- und Hertanzen n
balm Balsam m
balneary Bäder[therapie]abteilung f
balneation Balneotherapie f, Bäderbehandlung f, Bäderanwendung f
balneologist Balneologe m, Bäderarzt m, Facharzt m für Bäderheilkunde
balneology Balneologie f, Bäderlehre f, Bäderheilkunde f
balneotechnics Balneotechnik f, Bädertechnik f
balneotherapy s. balneation
Baló's concentric sclerosis s. ~ disease
~ **disease** Balósche Krankheit f, Enzephalomyelitis f periaxialis concentrica *(Form der multiplen Sklerose)*
balsam Balsam m
Balser's fat necrosis Balsersche Fettgewebsnekrose f, Bauchspeicheldrüsenfettnekrose f, Pankreasfettgewebeuntergang m
Bamberger-Marie disease Marie-Bambergersche Krankheit f, Bambergersche (Mariesche) Krankheit f, Osteoperiostitis f ossificans toxica, Osteopathia f hypertrophicans toxica
bamboo spine Bambus[stab]wirbelsäule f, Spondylitis f ankylosans
Bancroftian (Bancroft's) filariasis Bancroftsche [lymphoretikuläre] Filariasis f
band Band n, Ligament n

band 74

~ **cell (form)** Stabkerniger *m*, stabkerniger Granulozyt (Leukozyt) *m*
~ **keratitis (keratopathy)** Bandkeratitis *f*, Keratitis *f* bendiformis, bandförmige Hornhautentzündung *f*
bandage/to bandagieren, eine Bandage anlegen, verbinden, einen Verband anlegen
bandage Bandage *f*, Verband *m*; Binde *f*; Verbandstoff *m*
~ **[cutting] scissors,** ~ **shears** Verband[stoff]schere *f*
banding of the pulmonary artery Lungenarterienbändelung *f*, Pulmonalisbändelung *f*
bands of Piccolomini Striae *fpl* medullares ventriculi quarti, Striae *fpl* medullares fossae rhomboideae
bandy leg O-Bein *n*, Genu *n* varum
~**-legged** O-beinig, krummbeinig
Bang's disease *s.* brucellosis 1.
bank *s.* 1. blood bank; 2. tissue bank; 3. bone bank
banked blood Blutkonserve *f*; Konservenblut *n*
Banti's disease (syndrome) Bantische Krankheit *f*, Banti-Syndrom *n*
bar of the bladder Plica *f* interureterica
baraesthesia 1. Barästhesie *f*, Druckempfindung *f*; 2. Barästhesie *f*, Druckempfindungsvermögen *n*, Drucksinn *m*
baraesthesiometer Barästhesiometer *n*
Bárány's pointing test Báránykscher Zeigeversuch *m*
~ **test** Báránykscher Versuch *m*, Báránysche kalorische Prüfung *f*
Barbeiro fever Chagas-Krankheit *f*, südamerikanische Trypanosomiasis *f*
barber's itch Folliculitis *f* barbae, Bartflechte *f*, Bartfinne *f*
barbital Barbital *n*, 5,5-Diäthylbarbitursäure *f*, Diäthylmalonylharnstoff *m*
barbitalism *s.* barbiturism
barbitone *s.* barbital
barbituism *s.* barbiturism
barbiturate Barbiturat *n*
barbituric acid Barbitursäure *f*, Acidum *n* barbituricum, Malonylharnstoff *m*
barbiturism Barbiturismus *m*, Barbitalismus *m*, Barbituratvergiftung *f* (Schlafmittelvergiftung)
Bardenheuer's operation Bardenheuersche Operation (Milzfixierungsoperation) *f*
Bard's sign Bardsches Zeichen (Nystagmuszeichen) *n*
Barfoed's reagent Barfoeds Reagens *n* (Traubenzuckernachweis)
baritosis Baritose *f*, Lungenentzündung *f* nach Bariuminhalation
barium contrast roentgenography Bariumkontraströntgendarstellung *f*
~ **contrast X-ray [photograph]** Bariumkontraströntgenogramm *n*
~ **enema** Bariumeinlauf *m*

~ **enema X-ray examination** Bariumkontrasteinlaufröntgenuntersuchung *f*
~ **meal** Bariumbrei *m*, Bariumsulfat, reinst *n* (Röntgenkontrastmittel)
~ **swallow** Barium[brei]schluck *m*
barking cough bellender Husten *m*, Bellen *n*
Barlow's disease Möller-Barlowsche Krankheit *f*, kindlicher Skorbut *m* (Vitamin-C-Mangelkrankheit)
barognosis Barognosis *f*, Gewichtssinn *m*, Druckempfindung *f*, Druckwahrnehmung *f*
barootitis *s.* barotitis
baroreceptor Barorezeptor *m*
barosinusitis Barosinusitis *f*, Nebenhöhlenentzündung *f* durch Luftdruckunterschiede
barotalgia Barotalgie *f*, Mittelohrschmerz *m* durch Luftdruckunterschiede
barotitis Barotitis *f*, Ohrentzündung *f* durch Luftdruckunterschiede
~ **media** Aerotitis *f* media, Fliegerohr *n*
barotrauma Barotrauma *n*
Barr body Barrscher Zellkörper *m*, Geschlechtschromatin *n*, X-Chromatin *n*
~**-Epstein virus** Barr-Epstein-Virus *n*, BE-Virus *n*
Barraquer's (Barraquer-Simons) disease Lipodystrophia *f* progressiva
barrel chest Faßthorax *m*, Emphysemthorax *m*
~ **of the ear** Paukenhöhle *f*, Cavum *n* tympani
~ **thorax** *s.* barrel chest
barren unfruchtbar, steril (Frau)
Bartholinian abscess Bartholinischer Abszeß *m*, Abszeß *m* der Bartholinischen Drüsen
bartholinitis Bartholinitis *f*, Entzündung *f* der Bartholinischen Drüsen
Bartholin's cyst Bartholinische Zyste *f*, Zyste *f* der Bartholinischen Drüse
~ **duct** Bartholinischer Gang *m*, Ausführungsgang *m* der Bartholinischen Drüse
~ **gland** Bartholinische Drüse *f*, Glandula *f* vestibularis major
~ **gland carcinoma** Karzinom *n* der Bartholinischen Drüse
bartonella Bartonella *f*, Bartonelle *f* (Erreger der Peruanischen Warzenkrankheit)
bartonelliasis, bartonellosis Bartonelliasis *f*, Bartonellose *f*, Oroyafieber *n*, Verruga *f* peruviana, Peruanische Warzenkrankheit *f*
Barton's forceps Bartonsche Geburtszange (Zange) *f*
basal basal, Basis..., an der Grundfläche [liegend] (Zusammensetzungen *s. a.* unter basilar)
~ **anaesthesia** Basalanästhesie *f*, Basisnarkose *f*
~ **body** Basalkörperchen *n* (im Zytoplasma)
~ **cell** Basalzelle *f*
~**-cell adenoma** Basalzellenadenom *n*
~**-cell cancer (carcinoma)** Basalzellenkarzinom *n*, Basaliom[a] *n*, Basalzellenepitheliom *n*, Carcinoma *n* basocellulare (bösartige Hautgeschwulst)

~-**cell layer** 1. Basalzellenschicht f, Stratum n basale (Gebärmutterschleimhaut); 2. Basalzellenschicht f, Stratum n cylindricum (basale epidermidis) (Oberhaut)
~-**cell naevus syndrome** Basalzellnävussyndrom n
~-**cell tumour of the ovary** Granulosazelltumor m (Eierstockgeschwulst)
~ **decidua** Decidua f basalis [serotina], Membrana f decidua, Dezidua f (Zusammensetzungen s. unter decidual)
~ **ganglion** Basalganglion n, Ganglion n basale
~ **ganglionic paralysis** Basalganglionparalyse f, Basalganglionlähmung f
~ **granule** Basalkörnchen n
~ **lamina** 1. Lamina f basalis, Basalmembran f, Grundhäutchen n (allgemein); 2. Lamina f basalis [chorioideae], Lamina f vitrea, Glashaut f, Bruchsche Membran f; 3. Lamina f limitans anterior corneae, Bowmannsche Membran (Grenzschicht) f; 4. Lamina f limitans posterior corneae, Descemetsche Membran (Grenzschicht) f
~ **lamina of the choroid** s. ~lamina 2.
~ **layer** s. 1. ~-cell layer; 2. ~lamina 2.
~ **membrane** s. ~lamina 1. und 2.
~ **metabolic rate** Basalstoffwechselrate f, Grundstoffwechselrate f, Basalumsatz m, Grundumsatz m
~ **metabolism** Basalstoffwechsel m, Grundstoffwechsel m
~ **plate of the neural tube** Lamina f basalis, Neuralrohrbodenplatte f
~ **pneumonia** basale Pneumonie f, Unterlappenlungenentzündung f
~ **skull fracture** Schädelbasisfraktur f, Schädelbasisbruch m
~ **temperature** Basal[körper]temperatur f
~ **turn** Basalwindung f (Innenohr)
~ **vein** Basalvene f, Vena f basalis [Rosenthal]
basalioma s. basal-cell cancer
base 1. Basis f, Grundfläche f, Grund m; 2. Base f, Lauge f
~ **deficit** Basendefizit n, Basenmangel m
~ **excess** Basenüberschuß m, BE
~ **of the brain** Facies f inferior cerebri, Hirnbasis f, Gehirnbasis f
~ **of the heart** Basis f cordis, Herzbasis f
~ **of the lung** Basis f pulmonis, Lungenzwerchfellfläche f
~ **of the mandible** Basis f mandibulae, Unterkieferbasis f
~ **of the metacarpal bone** Basis f ossis metacarpalis
~ **of the metatarsal bone** Basis f ossis metatarsalis
~ **of the modioli** Basis f modioli, Schneckenbasis f, Spindelbasis f
~ **of the nose** Basis f nasi, Nasenbasis f
~ **of the patella** Basis f patellae, Kniescheibenoberkante f

~ **of the prostatic gland** Basis f prostatae, obere Fläche f der Vorsteherdrüse
~ **of the renal pyramid** Basis f pyramidis renalis, Nierenpyramidenbasis f
~ **of the sacrum** Basis f ossis sacri
~ **of the skull** Basis f cranii, Schädelbasis f
~ **of the stapes** Basis f stapedis, Steigbügelfußplatte f
~ **ratio** Basenverhältnis n
~-**view roentgenogram of the skull** Schädelbasisröntgenaufnahme f
basedoid basedowartig, Basedow...
basedowiform basedowförmig
Basedow's disease Basedowsche Krankheit f, Morbus m Basedow, Hyperthyreose f, Schilddrüsenüberfunktion f
basement layer s. basal lamina 1.
~ **membrane of the corneal epithelium** s. basal lamina 3. und 4.
basial Basion...
basicity Basizität f, Alkalität f, Basengehalt m
basicranial Schädelbasis...
basihyal Zungenbeinschaft m
basilar basilar, Basis... (Zusammensetzungen s. a. unter basal)
~ **arachnoiditis** Arachnoiditis f chronica adhaesiva, Basilararachnoiditis f
~ **artery** Grundschlagader f, Basilararterie f, Arteria f basilaris, Basilaris f
~ **artery insufficiency** Basilarisinsuffizienz f
~ **artery insufficiency syndrome** Basilarisinsuffizenzsyndrom n
~ **artery obstruction** Basilararterienobstruktion f, Basilarisverschluß m
~ **cartilage** Cartilago (Fibrocartilago) f basialis, knorpeliger Teil m der Schädelbasis
~ **membrane** Basilarmembran f, Lamina f basilaris [cochleae]
~ **meningitis** Basilarmeningitis f, Basalmeningitis f, Hirnbasishirnhautentzündung f
~ **papilla** Organum n spirale, Cortisches Organ n
~ **plexus** Plexus m basilaris (Venengeflecht im Hirnbasisbereich)
~ **process of the occipital bone** Pars f basilaris ossis occipitalis
~ **radiodensity** basale Röntgenverschattung f, Basalverschattung f (bei Lungenentzündung)
~ **skull fracture** Schädelbasisfraktur f, Schädelbasisbruch m
~ **vertebra** V. Lendenwirbel m
basilateral basilateral, basal und seitlich
basilic vein Vena f basilica, königliche Vene f
basilobregmatic basilobregmatisch, Hirnbasis-Bregma-...
basiloma s. basal-cell cancer
basilomental basilomental, Hirnbasis-Kinn-...
basilopharyngeal basilopharyngeal, Hirnbasis-Pharynx-...
basioccipital basiookzipital, Hirnbasis-Hinterhaupt-...
basion Basion n (anthropologischer Meßpunkt)

basiotribe Basiotrib *m*, Basiotripter *m*, Schädelzertrümmerer *m (Instrument für Totgeburten)*
basiotripsy Basiotripsie *f*, Schädelzertrümmerung *f*
basipharyngeal canal Canalis *m* vomerovaginalis
basis Basis *f*, Grundlage *f*; Fundament *n*
~ **anaesthesia** *s.* basal anaesthesia
basitemporal basitemporal
basivertebral basivertebral
~ **vein** Wirbelkörpervene *f*, Vena *f* basivertebralis
basket cell Korbzelle *f*
basocytopenia Basophilenverminderung *f* im Blut
basophil[e] Basophiler *m*, basophiler Leukozyt (Granulozyt) *m*
basophilia *s.* basophilism
basophilic basophil, basenfreundlich
~ **erythroblast** basophiler Normoblast *m*
~ **leukaemia** Basophilenleukämie *f*
~ **normoblast** *s.* ~ erythroblast
~ **tumour of the pituitary** basophiles Hypophysenadenom (Adenom) *n*
basophilism 1. Basophilie *f (bevorzugte Zellfärbung mit basischen Stoffen)*; 2. Basophilie *f*, Basophilenvermehrung *f* im Blut
basophilocytic *s.* basophilic
basophobia Basophobie *f (Angst, nicht laufen zu können)*
Bassen-Kornzweig syndrome Bassen-Kornzweigsches Syndrom *n*, Abetalipoproteinämie *f*
Bassini operation Bassinische Operation (Leistenbruchoperation) *f*
bathaesthesia *s.* bathyaesthesia
bather's itch Larva *f* migrans cutanea
bathmophobia Bathmophobie *f*, Tiefenangst *f*, Tiefenfurcht *f*
bathmotropic bathmotrop, die Reizschwelle des Herzens ändernd
bathmotropism Bathmotropie *f*, Bathmotropismus *m*
bathyaesthesia Bathyästhesie *f*, Tiefensensibilität *f*, Tiefenempfindlichkeit *f*
bathyanaesthesia Bathyanästhesie *f*, Tiefenanästhesie *f*, Tiefensensibilitätsverlust *m*, Tiefenunempfindlichkeit *f*
bathycardia Bathykardie *f*, Kardioptose *f*, Herztiefstand *m*, Herzsenkung *f*
bathypnoea Bathypnoe *f*, Atmungsvertiefung *f*, Atemzugintensivierung *f*
batophobia Akrophobie *f*, Höhenangst *f*, Höhenfurcht *f*
Batson's plexus Batsonscher Plexus *m (Venensystem der Wirbelsäule)*
battarism Battarismus *m (überstürzte, polternde Sprechweise)*
Batten-Mayou's disease Batten-Mayou-Krankheit *f*, amaurotische familiäre Idiotie *f*
Batten's disease *s.* Batten-Mayou's disease

battle fatigue Kriegsneurose *f*, Kriegsschütteln *n*, Kriegszittern *n*
Baudeloque's diameter Baudeloquescher Durchmesser (Diameter) *m*, Conjugata *f* externa *(Geburtshilfe)*
Bauer's test Bauerscher Test *m*, Galaktosetoleranztest *m*, Galaktosebelastungstest *m*
Bauhin's valve Bauhinsche Klappe *f*, Valva *f* ileocaecalis, Ileozökalklappe *f*
bauxite fume pneumoconiosis Bauxitstaubpneumokoniose *f*, Aluminiumstaublunge[nerkrankung] *f*, Aluminose *f* der Lunge
bay sickness Haffkrankheit *f*
~ **sore** *s.* chiclero ulcer
Bayle's disease Baylesche Krankheit *f*, progressive Paralyse *f*
Bazin's disease Erythema *n* induratum [Bazin]
BCG inoculation BCG-Vakzination *f*, BCG-Impfung *f*
BCG vaccine BCG-Vakzine *f*, BCG-Impfstoff *m*
beaded hair Spindel[haar]krankheit *f*, Monilethrix *f*, Pili *mpl* moniliformes, abnorme Haarfollikelverhornung *f*
beading [of the ribs] rachitischer Rosenkranz *m*
beak-shaped process of the scapula Rabenschnabelfortsatz *m*, Processus *m* coracoideus
bear/to gebären
bearer protein Apoenzym *n*
beat Schlag *m*, Schlagen *n (des Herzens)*; Puls[schlag] *m*
Beau's lines Beau-Reilsche Querfurchen (Nagelplattenquerfurchen) *fpl*
beaver-tail liver Biberschwanzleber *f*
Bechterew's arthritis (disease) Bechterewsche Krankheit *f*, Spondylarthritis *f* ancylopoetica
~ **nucleus** Bechterewscher Kern *m*, Ursprungskern *m* des Nervus vestibulocochlearis
~ **sign** Bechterewsches Zeichen *n*
Beck-Potts clamp Pottsche Klemme (Gefäßklemme) *f*
Becker's disease Beckersche Krankheit *f*, Kollagenose *f*
become bedridden/to bettlägerig werden
~ **blind** erblinden, blind werden, das Augenlicht verlieren
~ **clinically apparent** klinisch manifest werden
~ **cyanotic** zyanotisch werden
~ **deaf** ertauben, taub werden, das Gehör verlieren
~ **hypersusceptible** überempfindlich werden
~ **impacted** eingeklemmt werden, inkarzeriert werden *(z. B. Meniskus)*
~ **obliterated** obliterieren, verstopfen
~ **pregnant** schwanger werden
bed rest Bettruhe *f*
bedfast bettlägerig
Bednar's aphthae Bednarsche Aphthen *fpl*, Kachexieaphthen *fpl*
bedpan Schieber *m*, Steckbecken *n*, Stechbecken *n*
bedridden bettlägerig

bedside diagnosis Diagnose f am Bett
bedsore Dekubitus m, Druckstelle f, Druckgeschwür n
beef tapeworm Rinder[finnen]bandwurm m, Taeniarhynchus m saginatus
beer-drinker's cardiomyopathy Biertrinkerkardiomyopathie f, Bierherz n
~ **test** Bierprobe f *(bei Gonorrhoe)*
beet sugar Rübenzucker m, Sa[c]charose f
beetle disease Skarabiasis f
beeturia Rübenzuckerausscheidung f im Urin
behaviour Verhalten n, Verhaltensweise f
~ **pattern** Verhaltensmuster n
~ **reflex** bedingter Reflex m, Verhaltensreflex m
~ **therapy** Verhaltenstherapie f
behavioural science Verhaltensforschung f, Verhaltenswissenschaft f
behaviouristic psychology Verhaltenspsychologie f
Behçet's disease Behçetsche Krankheit f
Beigel's disease Beigelsche Krankheit f, Haarknötchenkrankheit f, Piedra f, Trichosporie f
bejel Bejel f, endemische Lues f, nichtvenerische Syphilis f
Békésy audiometer Békésy-Audiometer n, Audiometer n nach Békésy
~ **audiometry** Békésy-Audiometrie f, Audiometrie f nach Békésy
Bekhterew... s. Bechterew's...
bell type stethoscope Trichterstethoskop n
belladonna Atropa f belladonna, Tollkirsche f
~ **alkaloid** Belladonnaalkaloid n, Tollkirschenalkaloid n
belladonnine Belladonnin n *(Belladonnaalkaloid)*
bellows murmur Blasebalggeräusch n *(Herz)*
Bell's disease (palsy, paralysis) Bellsche Lähmung f, periphere Fazialislähmung f
~ **phenomenon (sign)** Bellsches Phänomen n, fehlender Lidschluß m bei Fazialislähmung
belly 1. Abdomen n, Bauch m, Bauchhöhle f *(Zusammensetzungen s. a. unter abdominal)*; 2. s. ~ of the muscle
~ **button** Bauchnabel m, Nabel m, Umbilicus m
~ **of the muscle** Muskelbauch m, Venter m musculi
~ **stalk** Nabelstrang m, Nabelschnur f, Funiculus m umbilicalis
bellyache Abdominalschmerz m, Bauchschmerz m; Kolik f
belonephobia Nadelangst f, Nadelfurcht f
below-knee amputation Unterschenkelamputation f
~**-knee amputee** Unterschenkelamputierter m
Bence Jones cylinders Bence-Jonessche Urinzylinder mpl, Bence-Jones-Urinzylinder mpl
~ **Jones protein** Bence-Jonessches Protein n, Bence-Jones-Eiweißkörper m
~ **Jones protein test** Bence-Jones-Protein-Präzipitationstest m

~ **Jones proteinuria** Bence-Jones-Proteinurie f, Bence-Jones-Körper-Ausscheidung f im Urin
bends Dekompressionsschmerzen mpl *(z. B. an Knochen)*
Benedict's solution Benediktsche Lösung f *(Glukosenachweis)*
~ **syndrome** Benediktsches Syndrom n *(herdseitige Okulomotoriuslähmung mit herdgekreuzter Hyperkinese)*
~ **test** Benediktsche Urinzuckerprobe f, Benediktscher Glukosenachweis m
benign 1. benigne, gutartig; 2. nicht rezidivierend; 3. ausheilend
~ **haemangioendothelioma** gutartiges Hämangioendotheliom n
~ **intracranial hypertension** Pseudotumor m cerebri, Hirnscheingeschwulst f, entzündliche (gefäßbedingte) Hirnschwellung f
~ **leprosy** tuberkuloide Lepra f
~ **lymphocytic [chorio]meningitis** Choriomeningitis f lymphocytaria, lymphozytäre Choriomeningitis f
~ **lymphogranulomatosis** s. Boeck's sarcoid
~ **lymphoma** Brill-Symmerssche Krankheit f, Lymphoretikulosis f
~ **migratory glossitis** Glossitis f areata exfoliativa, Exfoliatia f areata linguae, Lingua f geographica, Landkartenzunge f
~ **myalgic encephalomyelitis** s. neuromyasthenia
~ **reticulosis** Katzenkratzkrankheit f
~ **tertian malaria** Malaria f tertiana (vivax)
Bennett's fracture Bennettsche Fraktur f, Verrenkungsbruch m des ersten Mittelhandknochens
Bennhold's test Bennholdsche Probe (Kongorotprobe) f
benzanthracene Benzanthrazen n *(Kanzerogen)*
benzathine penicilline G Benzathin-Penizillin G n
benzidine test Benzidinprobe f *(Blutfarbstoffnachweis)*
benzodioxane test Benzodioxantest m *(Phäochromozytomnachweis)*
benzoic acid Benzoesäure f, Benzolkarbonsäure f, Acidum n benzoicum *(Antiseptikum)*
Bergara-Wartenberg's sign Bergara-Wartenbergsches Zeichen (Syndrom) n
Bergenhem's operation Bergenhemsche Operation f, Bergenhemsche Harnleitereinpflanzung f in das Rektum
Berger rhythm (wave) Bergersche Reaktion f *(im EEG)*
Bergh's test van den Berghscher Test m, Berghscher Bilirubinnachweis m im Blut
Bergmann's astrocytes Bergmannsche Astrozyten mpl, Bergmannsche Gliafasern *fpl*
~ **cords (fibres)** Striae fpl medullares ventriculi quarti
beriberi Beriberi f, Kakke f, Reisesserkrankheit f, Polyneuritis (Panneuritis) f epidemica *(Vitamin-B$_1$-Mangelkrankheit)*

beriberic

beriberic Beriberi...
Berkefeld filter Berkefeld-Filter *n*, bakteriendichte Filterkerze *f* nach Berkefeld
Berlin's disease Berlinsche Trübung *f*, Torpor *m* retinae, Commotio *f* retinae, ödemartige Netzhauttrübung *f (partiell oder total)*
berlock (berloque) dermatitis Berloque-Krankheit *f*, Dermatitis *f* phototoxica
Bernard's canal (duct) Ductus *m* pancreaticus accessorius [Santorini], Nebenausführungsgang *m* der Bauchspeicheldrüse
~ puncture Bernardscher Zuckerstich *m*
Bernhard-Roth syndrome Roth-Bernhard-Syndrom *n*, Roth-Bernhardsche Krankheit *f*, Bernhardsches Syndrom *n*, Bernhardsche Lähmung *f*, Meralgia *f* paraesthetica
Bernhard's paraesthesia *s.* Bernhard-Roth syndrome
Bernheim's syndrome Bernheimsches Syndrom *n*
~ therapy Bernheimsche Hypnosetherapie (Neurosebehandlung) *f*
berylliosis Berylliose *f*, Berylliumstaubpneumokoniose *f*, Berylliumstaublunge[nerkrankung] *f*
Besnier-Boeck[-Schaumann] disease *s.* Boeck's sarcoid
bestiality Bestialität *f (1. tierische Rohheit; 2. Sexualbeziehung mit Tieren)*
Best's disease (macular degeneration) infantile Makuladegeneration *f*
beta-adrenergic blocker (blocking agent) Betarezeptorenblocker *m*, β-Rezeptorenblocker *m*
~-adrenergic receptor Betarezeptor *m*, β-Rezeptor *m*
~-adrenergic receptor blocking Betarezeptorenblockade *f*, β-Rezeptorenblockade *f*
~-adrenergic receptor blocking agent *s.* beta-adrenergic blocker
~-adrenergic stimulation Betastimulation *f*, β-[Rezeptoren-]Stimulation *f*
~ cells 1. Betazellen *fpl*, B-Zellen *fpl*, Langerhanssche Inselzellen *fpl*, Pankreasinselzellen *fpl*; 2. Betazellen *fpl* des Hypophysenvorderlappens
~ globulin Betaglobulin *n*, β-Globulin *n*
~ glucuronidase Betaglukuronidase *f*, β-Glukuronidase *f (Enzym)*
~ haemaolysin Betahämolysin *n*, β-Hämolysin *n*
~ haemolysis Betahämolyse *f*, β-Hämolyse *f*
~-haemolytic streptococcal pharyngitis Rachenentzündung (Pharyngitis) *f* durch β-hämolysierende Streptokokken
~-haemolytic streptococci group B β-hämolysierende Streptokokken *mpl* der Gruppe B
~-ketohydroxybutyric acid Azetessigsäure *f*, β-Ketohydroxybuttersäure *f*
~ lipoprotein Betalipoprotein *n*, β-Lipoprotein *n*
~ lysin Betalysin *n*, β-Lysin *n*
~ oxidation Betaoxydation *f*, β-Oxydation *f (Fettsäurestoffwechsel)*
~ rays Betastrahlen *mpl*, β-Strahlen *mpl*
~ rhythm Betarhythmus *m*, β-Rhythmus *m (EEG)*
~ streptococci Betastreptokokken *mpl*, β-Streptokokken *mpl*
~ wave *s.* ~ rhythm
betel-nut carcinoma Betelnußkarzinom *n*, Betelnußkrebs *m*
Bettendorff's test Bettendorff-Probe *f*, Bettendorffscher Arsennachweis *m*
betweenbrain Zwischenhirn *n*, Dienzephalon *n*
Betz cells Betzsche Riesenpyramidenzellen *fpl (Hirnrinde)*
bezoar Bezoar[stein] *f*, Magenstein *m (geschwulstartiges Knäuel aus aufgenommener Nahrung)*
Bezold abscess Bezoldscher Abszeß *m*, Eiterung *f* im Schläfenbein
~ [-Jarisch] reflex Bezold-Jarisch-Reflex *m (blutdrucksenkender Reflex)*
~ type of mastoiditis Bezoldsche Mastoiditis *f*, Warzenfortsatzeiterung *f* mit Eiterdurchbruch nach kaudal
bhang *s.* cannabis indica
BHF *s.* Bolivian haemorrhagic fever
Bial's reagent Bialsches Reagens *n*
~ test Bialsche Pentoseprobe *f*, Bialscher Pentosenachweistest *m*, Orzinprobe *f* nach Bial
biarticular biartikulär, zweigelenkig, doppelgelenkig
biastigmatism Biastigmatismus *m*, Doppelastigmatismus *m*, Linsen- und Hornhautastigmatismus *m*
biauricular biaurikulär, beidohrig, doppelohrig
biaxial biaxial, zweiachsig, doppelachsig
~ joint Doppelachsengelenk *n*
biblioclast Biblioklast *m*, Bücherbeschädiger *m*, Bücherschänder *m*
bibliokleptomania Bibliokleptomanie *f*, [krankhafter] Bücherstehltrieb *m*
bibliomania Bibliomanie *f*, [krankhafter] Büchersammeltrieb *m*
bibliophobia Bibliophobie *f*, Bücherabneigung *f*
bibliotherapy Bibliotherapie *f*
bicapitate *s.* bicephalous
bicapsular bikapsulär, zweikapselig, doppelkapselig
bicarbonate Bikarbonat *n (Blutpufferion)*
bicellular bizellulär, zweizellig, doppelzellig
bicephalous zweiköpfig, dizephal
biceps biceps, zweiköpfig *(Zusammensetzungen s. a. unter* bicipital*)*
biceps Musculus *m* biceps, Bizipitalmuskel *m*, Zweikopfmuskel *m*, zweiköpfiger Muskel *m*
~ brachii [muscle] Musculus *m* biceps brachii, zweiköpfiger Armmuskel *m*
~ brachii muscle tendon rupture Bizeps[muskel]sehnenruptur *f*, Bizepssehnenzerreißung *f*

~ **femoris [muscle]** Musculus *m* biceps femoris, zweiköpfiger Schenkelmuskel *m*
~ **jerk** Bizeps[muskel]reflex *m*
~ **muscle** s. biceps
~ **reflex** s. ~ jerk
bicipital zweiköpfig *(Zusammensetzungen s. a. unter biceps)*
~ **aponeurosis** Aponeurosis *f* musculi bicipitis, Lacertus *m* fibrosus, Bizeps[muskel]aponeurose *f*
~ **groove** Sulcus *m* intertubercularis
~ **ridge** Crista *f* tuberculi majoris et minoris
bicipitoradial bursa Bursa *f* [synovialis] bicipitoradialis
biconcave lens Bikonkavlinse *f*
biconvex lens Bikonvexlinse *f*
bicornuate zweihörnig
~ **uterus** Uterus *m* bicornis
bicornuous s. bicornuate
bicuspid bikuspid[al], zweizipflig
bicuspid [dens] Dens *m* bicuspidatus (praemolaris), zweihöckriger Zahn *m*, Bikuspidat *m*, Prämolarer *m*
~ **valve (valvula)** Valvula *f* bicuspidalis, Mitralklappe *f*
bidactyly Bidaktylie *f*, Zweifingrigkeit *f*
bidermoma Bidermom *n* *(zweikeimblätterige Geschwulst)*
Biedl's disease (syndrome) Biedlsche Krankheit (Erkrankung) *f*, Lawrence-Moon-Biedlsche Krankheit *f*
Bielschowsky-Janský disease Bielschowskysches Syndrom *n*, spätinfantile amaurotische Idiotie *f*
Biermer's anaemia (disease) Biermer-Anämie *f*, Biermersche Krankheit (Blutkrankheit) *f*, Anaemia *f* perniciosa Biermer, perniziöse Anämie *f*
Biernacki's sign Biernackisches Ulnariszeichen (Zeichen) *n*, Ulnarnervenunempfindlichkeit *f* bei Tabes
Bier's anaesthesia 1. Biersche Venenanästhesie *f*; 2. Biersche Lumbalanästhesie *f*
Biett's disease Biettsche Krankheit (Erkrankung) *f*, Lupus *m* erythematosus
bifid zweigeteilt
~ **skull** Cranium *n* bifidum, Schädelspalte *f*
~ **spine** Spina *f* bifida, Wirbelspalte *f*, Spaltwirbel *m*
~ **sternum** Sternum *n* bifidum, Brustbeinspalte *f*
~ **tongue** Zungenspalte *f*
~ **uvula** Uvula *f* bifida, Gaumenzäpfchenspalte *f*
bifocal lens Bifokallinse *f*, Zweistärkenglas *n*, Doppelfokusglas *n*
~ **spectacles** Bifokalbrille *n*, Zweistärkenbrille *f*
bifrontal bifrontal
bifurcate/to gabeln, aufzweigen; [sich] zweiteilen
bifurcate gegabelt, aufgezweigt, zweizackig

bifurcation Bifurkation *f*, Gabelung *f*, Aufzweigung *f*; Zweiteilung *f*
~ **graft** Bifurkationsprothese *f*
~ **of the aorta** Aortenbifurkation *f*, Aortengabelung *f*
~ **of the trachea** Trachealbifurkation *f*, Luftröhrengabelung *f*, Bifurcatio *n* tracheae
big liver disease Viszerallymphomatose *f*
bigeminal doppelt, zweimal, bigeminal; Bigeminus...
~ **pregnancy** Zwillingsschwangerschaft *f*
~ **pulse** doppelschlägiger Puls *m*, Pulsus *m* bigeminus, Bigeminus *m*
~ **rhythm** s. bigeminy
bigeminy Bigeminie *f*, Bigeminusrhythmus *m* *(Auftreten gekoppelter Extrasystolen)*
bigerminal bigerminal, zweikeimig, doppelkeimig
biischial diameter querer Beckenausgangsdurchmesser *m*, Diameter *m* transversa
bilaminar bilaminär, zweischichtig
bilateral bilateral, zweiseitig, beidseitig
~ **adrenalectomy** Bilateraladrenalektomie *f*, Totaladrenalektomie *f*
~ **hermaphroditism** bilateraler (doppelseitiger) Hermaphroditismus *m*
~ **peripheral facial palsy** Fazialisdiplegie *f*, Diplegia *f* facialis
~ **strabism** Wechselschielen *n*, Strabismus *m* alternans
bilateralism Bilateralismus *m*, Zweiseitigkeit *f*, Beidseitigkeit *f*
bile Bilis *f*, Galle *f*, Fel *n* *(Zusammensetzungen s. a. unter biliary)*
~ **acid conjugation** Gallensäurekonjugation *f*, Gallensäurekopplung *f*
~ **acids** Gallensäuren *fpl*
~ **canaliculus** Gallenkanälchen *n*, Canaliculus *m* biliferus
~ **capillary** Gallenkapillare *f*, Ductus *m* biliferus intralobularis
~ **cyst** Gallengangszyste *f*
~ **drainage** Gallen[wegs]drainage *f*, Gallenableitung *f*
~ **duct** Gallengang *m*, Gallenweg *m*, Ductus *m* biliferus
~-**duct abscess** Gallengangsabszeß *m*
~-**duct adenoma** Gallengangsadenom *n*
~-**duct anomaly** Gallengangsanomalie *f*, Gallenwegsfehlbildung *f*
~-**duct ascariasis** Gallengangsaskariasis *f*, Gallenwegsaskaridenerkrankung *f*, Spulwurminfektion *f* der Gallengänge
~-**duct atresia** Gallengangsatresie *f*
~-**duct carcinoma** Gallengangskarzinom *n*, Gallenwegskrebs *m*
~-**duct cyst** Gallengangszyste *f*
~-**duct cystadenoma** Gallengangszystadenom *n*
~-**duct dilatation** Gallengangsdilatation *f*, Gallenwegserweiterung *f*

bile

~-**duct disease** Gallengangserkrankung f, Gallenwegskrankheit f
~-**duct drainage** Gallengangsdrainage f
~-**duct fistula** Gallengangsfistel f
~-**duct infection** Gallengangsinfektion f
~-**duct ligation** Gallengangsligatur f, Gallengangsunterbindung f
~-**duct obstruction** Gallengangsobstruktion f, Gallenwegsverschluß m
~-**duct perforation** Gallengangsperforation f
~-**duct pressure** Gallengangs[binnen]druck m, Gallenwegs[innen]druck m
~-**duct stricture** Gallengang[s]striktur f, Gallengangsvereng[er]ung f
~-**duct surgery** Gallengangschirurgie f, Gallenwegschirurgie f
~-**duct system** Gallengangssystem n, Gallen[wegs]system n, Gallenwege mpl
~-**duct trauma** Gallengangstrauma n, Gallengangs[be]schädigung f
~-**duct tumour** Gallengangstumor m, Gallenwegsgeschwulst f
~ **flow** Gallenfluß m
~ **leakage** Gallenleck n, Gallenfistel f
~ **nephrosis** Gallennephrose f, cholämische Nephrose f
~ **papilla** Papilla f duodeni major [Vateri], Vatersche Papille f
~ **passages** Gallenwege mpl
~ **peritonitis** gallige Peritonitis (Bauchfellentzündung) f
~ **pigment** Gallenpigment n, Gallenfarbstoff m
~-**plug syndrome** Gallenpfropfsyndrom n
~ **salt** Gallensalz n
~ **salt agar** Galle-Agar m
~ **salt deconjugation** Gallensalzdekonjugation f, Gallensäureentkopplung f
~ **secretion** Gallensekretion f, Gallenabsonderung f
~ **solubility test** Gallenlösungsversuch m
~-**stone** Gallenstein m, Gallenkonkrement n
~-**trouble** Gallenleiden n
~ **vessel** s. ~duct
bilharzia worm Schistosoma n, Pärchenegel m
bilharzial lesion s. bilharziasis
bilharziasis Bilharziose f, Bilharzsche Krankheit f, Schistosomiasis f, Pärchenegelbefall m
biliary biliär, gallig, Gallen...
~ **ascariasis** s. bile-duct ascariasis
~ **calculus** Gallenkonkrement n, Gallenstein m
~ **cirrhosis** biliäre Leberzirrhose f, Gallenstauungszirrhose f
~ **colic** Gallen[stein]kolik f
~ **duct** s. bile duct
~ **ductule** interlobulärer Gallengang m, Ductulus m biliferus interlobularis
~ **dyskinesia** Gallengangsdyskinese f, Gallenwegsdyskinesie f, Gallenabflußstörung f
~ **intralobular canal** intralobulärer Gallengang m, intralobuläre Gallenkapillare f, Ductus m biliferus intralobularis

~ **lithiasis** Gallensteinkrankheit f, Gallensteinleiden n, Cholelithiasis f
~ **liver cirrhosis** s. ~ cirrhosis
~ **mud** Galle[n]schlamm m
~ **radiogram** Gallenwegsröntgen[kontrast]bild n, Gallen[wegs]röntgenaufnahme f
~ **radiography** Gallenwegsröntgen[kontrast]darstellung f
~ **stasis** Gallenstase f, Gallen[fluß]stauung f, Cholestase f, Gallenabflußbehinderung f
~ **stone surgery** s. bile-duct surgery
~ **stricture** s. bile-duct stricture
~ **system (tract)** Gallengangssystem n, Gallen[wegs]system n, Gallenwege mpl
~ **tract reconstruction** Gallengangsrekonstruktion f, Gallenwegswiederherstellung f
~ **tree** s. ~system
biliation Gallensekretion f, Gallenausscheidung f, Gallenabsonderung f
bilicyanin Bilizyanin n (Gallenfarbstoff)
biliflavin Biliflavin n (Gallenfarbstoff)
bilifuscin Bilifuszin n (Gallenfarbstoff)
biligenesis Gallenbildung f, Gallenproduktion f
biligen[et]ic gallenbildend, galleproduzierend
bilileukan Bilileukan n, Pyrromethan n (Bilirubinabbauprodukt)
bilineurine Bilineurin n, Cholin n
biliodigestive biliodigestiv, Gallen[system]-Verdauungstrakt-...
~ **anastomosis** biliodigestive Anastomose f, Gallensystem-Verdauungstrakt-Anastomose f
biliopancreatic biliopankreatisch, Gallen[system]-Pankreas-...
bilious gallig, Galle[n]...
~ **headache** Migräne f
~ **vomiting** Galleerbrechen n
bilirubin Bilirubin n (Gallenfarbstoff)
~ **clearance test** Bilirubinbelastungsprobe f, Bergmann-Elliotsche Probe f
~ **serum level** Bilirubinserumspiegel m, Serumbilirubinspiegel m
~ **thesaurismosis** Bilirubin-Thesaurismose f, Bilirubinspeicherkrankheit f
~ **UDP-glucuronyl transferase** Bilirubin-UDP-glukuronyltransferase f (Enzym)
bilirubinaemia Bilirubinämie f, Hyperbilirubinämie f, Gelbsucht f, Ikterus m
bilirubinuria Bilirubinurie f, Bilirubinausscheidung f im Urin
biliuria Biliurie f, Gallen[salz]ausscheidung f im Urin
biliverdin Biliverdin n (Gallenfarbstoff)
Billroth I anastomosis Billrot-I-Anastomose f, B I, Gastroduodenostomie f nach B I
~ **II anastomosis** Billroth-II-Anastomose f, B II, Gastrojejunostomie f nach B II
Billroth's operation s. 1. Billroth I anastomosis; 2. Billroth II anastomosis
bilobate bilobulär, zweilappig
bilobed placenta Plazenta f duplex, Doppelplazenta f

bilobular s. bilobate
bilocular bilokulär, zweikammerig, zweifächerig
~ **bladder** Doppelblase f, Sanduhrblase f
~ **heart** Zweikammerherz n, Cor n biloculare
~ **stomach** Sanduhrmagen m
biloculate s. bilocular
bimanual bimanuell, zweihändig
~ **palpation** bimanuelle Palpation f, bimanuelle (zweihändige) Untersuchung f
bimastic doppelbrüstig, beidbrüstig
bimaxillary Oberkiefer-Unterkiefer-..., Maxilla-Mandibula-...
binasal binasal
~ **hemianopsia** heteronyme binasale Hemianopsie f
binaural binaural, beidohrig, zweiohrig
~ **stethoscope** Zweiolivenstethoskop n
binauricular binaurikulär
bind/to verbinden, einen Verband anlegen; bandagieren, eine Bandage anlegen
binder Bauchbinde f, Leibbinde f, Bauchverband m; Nabelbinde f
Binet-Simon intelligence test Binet-Simon-Intelligenztest m, Binet-Simonsche Methode f
Bing's sign Bingscher Fußreflex m, Bingsche Plantarflexion f
binocle bandage beidäugiger Verband m, Binokelverband m
binocular binokular, beidäugig, zweiäugig
~ **accommodation** Binokularakkommodation f, Simultanakkommodation f
~ **diplopia** Binokulardiplopie f
~ **false projection** s. abnormal retinal correspondence
~ **microscope** Binokularmikroskop n
~ **perception (vision)** Binokularsehen n, binokulares (beidäugiges) Sehen n, Visio f binocularis
binocularity Binokularität f, Zweiäugigkeit f
binotic s. binaural
Binswanger's dementia (encephalopathy) Binswangersche Krankheit (Gehirnarteriosklerose) f
binuclear, binucleate binukleär, zweikernig
bioassay Bioassay m, Biotest m
biocatalyst Biokatalysator m, Enzym n, Ferment n
biochemical biochemisch
biochemistry Biochemie f
bioclimatics Bioklimatologie f (Lehre der Beziehungen zwischen Klima und Organismus)
biocompatible biokompatibel
biocytoculture Lebendzellkultur f
biodynamics Biodynamik f (Lehre von der Lebenstätigkeit)
bioelectric potential bioelektrisches Potential n, Membranpotential n
bioelectricity Bioelektrizität f
bioflavonoid Bioflavonoid n
biogenesis Biogenese f (Entwicklung der Organismen, umfaßt Ontogenese und Phylogenese)

biogenetic biogenetisch
~ **law** biogenetisches Gesetz n, biogenetische Grundregel f, Rekapitulationstheorie f
biogenous biogen
biokinetics Biokinetik f
biological half-life biologische Halbwertszeit f
~ **warfare** biologische Kriegführung f
biology Biologie f
bioluminescence Biolumineszenz f
biomathematics Biomathematik f
biomechanics Biomechanik f
biomedicine Biomedizin f
biometrics Biometrie f, Biometrik f, Biostatistik f
biomicroscope Biomikroskop n
biomicroscopic biomikroskopisch
biomicroscopy Biomikroskopie f, Lebendzellenmikroskopie f, Lebendzellenbeobachtung f
bionics Bionik f (Wissenschaftszweig für technische Verwertbarkeit biologischer Strukturen und Prozesse)
biophotometer Biophotometer n (zur Messung der Dunkeladaption des Auges)
biophysics Biophysik f
bioplasm Bioplasma n, Protoplasma n, Zytoplasma n
bioprosthesis Bioprothese f
biopsy Biopsie f, Probeexzision f (Entnahme von Gewebsproben)
~ **curette** Biopsieküretze f
~ **forceps** Biopsiezange f
~ **material** Biopsiematerial n, Biopsieprobe f, Bioptat n
~ **needle** Biopsienadel f
~ **punch** Biopsiestanze f
~ **specimen** s. ~material
~ **tip** Biopsieaufsatz m
biorbital biorbital
bios I Bios I n, Inositol n
~ **II a** Bios II a n, Pantothensäure f
~ **II b** Bios II b n, Biotin n (Vitamin H)
biose Biose f
biostatistics s. biometrics
biosterol Vitamin A n
biosynthesis Biosynthese f
biosynthetic biosynthetisch
biotelemetry Biotelemetrie f (Meßwertübertragung von Lebensvorgängen)
biotin Biotin n, Bios II b n (Vitamin H)
biotransformation Biotransformation f
Biot's breathing (respiration) Biotsche Atmung f, Biotscher Atmungstyp (Atemtyp) m
biotype Biotyp m
biovular biovular, zweieiig
~ **twins** zweieiige Zwillinge mpl
bipara Bipara f, Zweitgebärende f
biparietal biparietal
~ **diameter** Scheitelbeindurchmesser m
~ **obliquity** vorderer Asynklitismus m, Vorderscheitelbeineinstellung f, Naegelsche Obliquität f
biparous bipar, zwillingsgebärend; zweitgebärend

6 Nöhring engl./dtsch.

bipartite

bipartite zweigeteilt
- ~ **patella** Patella f bipartita, zweigeteilte Patella (Kniescheibe) f, Doppelpatella f
- ~ **placenta** Placenta f bipartida, Doppelplazenta f
- ~ **uterus** Uterus m septatus

bipedal bipedal, beidfüßig, zweifüßig
bipennate muscle Musculus m bipennatus, doppeltgefiederter Muskel m
bipolar limb lead bipolare Extremitätenableitung f [nach Einthoven]; [EKG-]Extremitätenableitung f, EKG-Standardableitung f
- ~ **pressure** Bipolardruck m, Kompressionsdruck m; Knochenachsenkompression f

bipolarity Bipolarität f, Zweipoligkeit f
bird-face Vogelgesicht n
- ~ **mite** s. chicken mite

Bird's disease Birdsche Krankheit (Erkrankung) f, Oxalurie f
birefractive s. birefringent
birefringence Doppelrefraktion f, Doppelbrechung f
birefringent doppel[licht]brechend
birth Geburt f, Entbindung f, Niederkunft f, Partus m (Zusammensetzungen s. a. unter labour)
- ~ **canal** Geburtskanal m, Geburtsweg m
- ~ **certificate** Geburtsurkunde f
- ~ **control** Geburtenkontrolle f, Geburtenregelung f
- ~ **injury** Geburtsverletzung f, Geburtstrauma n
- ~ **length** Geburtslänge f (Neugeborenes)
- ~ **mark** Nävus m, Muttermal n, Feuermal n, Blutmal n
- ~ **membranes** Geburtsmembranen fpl, Eihäute fpl
- ~ **palsy (paralysis)** Geburtslähmung f
- ~ **planning** Geburtenplanung f
- ~ **process** Geburtsvorgang m
- ~ **rate** Geburtenrate f
- ~ **room** Entbindungsraum m, Kreißsaal m
- ~ **trauma** Geburtstrauma n, Geburtsverletzung f
- ~ **weight** Geburtsgewicht n

bisexual bisexuell, zweigeschlechtlich, zwitterig
bisexuality Bisexualität f, Doppelgeschlechtlichkeit f
bisferious zweizipf[e]lig, dikrot
- ~ **pulse** zweigipfliger Puls m, Pulsus m bisferiens (dicrotus)

bishydroxycoumarin Dikumarin n, Dikumarol n (gerinnungshemmender Stoff)
Biskra button Biskrabeule f, Aleppobeule f (Hautleishmaniose)
bismuthism, bismuthosis Wismutvergiftung f, Bismuthismus m
bison neck Stiernacken m, Bisonnacken m
bistoury Bistouri m, Klappmesser n (Operationsmesser)
bite 1. Beißen n; 2. Bißwunde f; Insektenstich m; 3. Biß m (der Zähne)
- ~ **block** Beißkeil m

- ~ **plane** Zahnschlußebene f, Okklusionsebene f
- ~ **wound** Bißwunde f

bitemporal diameter bitemporaler Durchmesser m, Bitemporaldurchmesser m, Schläfenbeindurchmesser m
- ~ **hemianopsia** bitemporale heteronyme Hemianopsie f, Scheuklappenhemianopsie f

Bitot's patches Bitotsche Bindehautflecken (Flecken) mpl, Xerosis f conjunctivae
biuret Biuret n, Allophanamid n (Harnstoffderivat)
- ~ **reaction** Biuret-Reaktion f

bivalvular zweiklappig
biventer s. biventral
biventer [muscle] Musculus m biventer, zweibäuchiger Muskel m
biventral biventral, biventer, zweibäuchig
- ~ **lobule** Lobulus m biventer (Kleinhirn)

biventricular biventrikulär, zweikammerig
- ~ **heart** Cor n biventriculare, Zweikammerherz n
- ~ **origin of aorta** reitende Aorta f

Bizzozero' blood platelet Bizzozerosches Blutplättchen n, Thrombozyt m
Bjerrum's scotoma Bjerrumsches Skotom n, Bjerrum-Skotom n, Bjerrumsche Gesichtsfelddefekte mpl
black cancer Melanoma n, malignes (bösartiges) Melanom n
- ~ **cataract** schwarzer Star m, Cataracta f nigra
- ~ **eye** blaues Auge n, Oculus m contusus, Augenkontusion f
- ~ **fever** schwarze Krankheit f, Kala-Azar f, Splenomegalia f tropica
- ~ **hairy tongue** schwarze Haarzunge f, Lingua f villosa nigra, Melanotrichia f linguae
- ~ **induration** Lungenfibrose f bei Anthrakose
- ~ **jaundice** Winckelsche Krankheit f (Säuglingssepsis) f
- ~ **measles** hämorrhagische Masern pl
- ~ **phthisis** s. anthracosis
- ~ **plague** s. Black death
- ~ **sickness** s. ~ fever
- ~ **smallpox** schwarze Pocken (Blattern) pl, hämorrhagische Pocken pl
- ~ **tongue** s. ~ hairy tongue
- ~ **vomit[ing]** schwarzes Erbrechen n, Vomitus m niger, Melanemesis f, Kaffeesatzerbrechen n, Hämatinerbrechen n

Black Death Schwarzer Tod m, Beulenpest f
blackhead Komedo m, Mitesser m
blackout 1. Ohnmacht f, Bewußtlosigkeit f; 2. s. ~ of vision
- ~ **of vision** vorübergehende Amaurose (Blindheit) f

blackwater fever Schwarzwasserfieber n
bladder 1. Blase f, Hohlorgan n; 2. Harnblase f, Vesica f urinaria, Blase f
- ~ **bar** Plica f interureterica
- ~ **cancer** Harnblasenkarzinom n, Blasenkrebs m, Carcinoma n vesicae

~ **capacity** Harnblasenkapazität f, Harnblasenfassungsvermögen n
~ **catheter** Harnblasenkatheter m
~ **catheterization** Harnblasenkatheterisation f, Blasenkatheterung f
~ **disease** Harnblasenkrankheit f, Blasenleiden n
~ **diverticulum** Harnblasendivertikel n
~ **drainage** Harnblasendrainage f
~ **dysfunction** Harnblasendysfunktion f, Blasenfunktionsstörung f
~ **exstrophy** Harnblasenexstrophie f, Exstrophia f vesicae
~ **hernia** Blasenhernie f, Harnblasenbruch m, Blasenvorfall m
~ **injury (laceration)** Harnblasenverletzung f; Blasenruptur f, Blasenzerreißung f
~ **malignancy** maligne (bösartige) Harnblasenkrankheit f; Blasenkrebs m
~ **mucosa** Harnblasenschleimhaut f
~ **musculature** Harnblasenmuskulatur f
~ **neck** Harnblasenhals m
~-**neck obstruction** Harnblasenhalsobstruktion f, Blasenhalsverschluß m
~-**neck resection** Harnblasenhalsresektion f
~-**neck spreader** Harnblasenhalsspreizer m
~ **obstruction** Harnblasenobstruktion f, Blasenverschluß m
~ **papilloma** Harnblasenpapillom n, Papilloma n vesicae
~ **perforation** Harnblasenperforation f
~ **puncture** Harnblasenpunktion f
~ **reflex** Harnblasenreflex m
~ **retractor** Harnblasenretraktor m, Blasenwundspreizer m
~ **rupture** Harnblasenruptur f, Blasenzerreißung f
~ **schistosomiasis** Blasenbilharziose f, Schistosomiasis f urogenitalis
~ **spatula** Blasenspatel m
~ **stone** Harnblasenstein m, Calculus m vesicae
~ **syringe** Blasenspritze f
~ **tenesmus** Harnblasentenesmus m (schmerzhafter Harndrang bei Blasensphinkterkrampf)
~ **training** Harnblasentraining n, Blasenschließmuskeltraining n, Blasenentleerungstraining n
~ **trauma** Harnblasentrauma n
~ **triangle (trigone)** Harnblasendreieck n, Trigonum n vesicae
~ **trocar** Blasentrokar m
~ **tumour** Harnblasentumor m, Blasengeschwulst f
~ **urine** Harnblasenurin m
~ **wall** Harnblasenwand f
~ **wall calcification** Harnblasenwandverkalkung f
~ **washout** Harnblasenspülung f
~ **worm** Blasenwurm m, Zystizerkus m (Bandwurmfinne)

blade 1. Schneide f (des Skalpells); 2. Zangenblatt n, Zangenbranche f; 3. Spatel m
Blakemore's tube Blakemoresche [Doppelballon-]Sonde f, Sengstaken-Blakemore-Sonde f
Blalock-Taussig operation Blalock-Taussig-Operation f, Blalock-Taussigsche Anastomose f
bland mild, reizlos, bland; ruhig (milde) verlaufend
~ **infarct** blander Infarkt m
~ **necrosis** nichtinfektiöse (aseptische, blande) Nekrose f
Bland-White-Garland syndrome Bland-White-Garland-Syndrom n (Ursprung der linken Koronararterie aus der Lungenschlagader)
Blandin's gland Blandinsche Zungendrüse (Drüse) f, Glandula f lingualis anterior
blast cell Stammzelle f
~-**cell leukaemia** Stammzellenleukämie f
~ **injury (syndrome)** Explosionstrauma n, Knalltrauma n
blastema Blastem[a] n, undifferenziertes Bildungsgewebe n
blastemal, blastem[at]ic Blastem...
blastocoele Blastozöle f, Segmentationshöhle f
blastocyst Blastozyste f, Keimblase f
blastoderm Blastoderm n, Keimhaut f, Blastulahaut f
blastodermal s. blastodermic
blastodermic Blastoderm..., Blasenkeim[zellen]...
~ **membrane** Blastoderm n, Zellschicht f des Blasenkeims
~ **vesicle** s. blastocyst
blastodisk Keimscheibe f
blastogenesis Blastogenese f, Sprossung f, Knospung f
blastogenetic blastogenetisch
blastogenic blastogen
blastokinin Blastokinin n
blastolysis Blastolyse f, Blastodermauflösung f
blastoma Blastom n, Geschwulst f, Gewächs n
blastomatoid, blastomatous Blastom..., Geschwulst...
blastomere Blastomere f, Blastomer n, Furchungszelle f (eines Eies)
Blastomyces brasiliensis Blastomyces (Paracoccidioides) m brasiliensis (Erreger der südamerikanischen Blastomykose)
blastomycete Blastomyzet m, Sproßpilz m
blastomycetic dermatitis Blastomyzetendermatitis f, Sproßpilzdermatose f
blastomycin Blastomyzin n
~ **skin test** Blastomyzin-Hauttest m
blastomycosis Blastomykose f, Sproßpilzerkrankung f
blastoneuropore Blastoneuropore f
blastopore Blastoporus m, Urmund m
blastoporic Blastoporen..., Urmund...
blastosphere 1. s. blastula; 2. Blastozyste f
blastula Blastula f, Bläschenkeim m, Blasenkeim m (Keimentwicklungsstadium)

blastular

blastular Blastula..., Blasenkeim...
blastulation Blastulation f, Blasenkeimbildung f
blattern Pocken pl, Blattern pl
bleb Hautblase f, Blase f
bleed/to bluten
~ **to death** verbluten
bleeder Bluter m, Hämophiler m
bleeding Blutung f, Hämorrhagie f
~ **diathesis** Blutungsneigung f, Blutungsbereitschaft f, Blutungsübel n, hämorrhagische Diathese f
~ **into mucous membranes** Schleimhauteinblutung f
~ **point** blutender Punkt m, Blutpunkt m (z. B. Diphtheriemembran)
~ **tendency** s. ~ diathesis
~ **time** Blutungszeit f
blennophthalmia Bindehautentzündung f, Conjunctivitis f catarrhalis
blennorrhagia s. blennorrhoea
blennorrhagic keratosis Keratosis f blennorrhagica, blennorrhoische (gonorrhoische) Keratose f
blennorrhoea 1. Blennorrhagie f, Blennorrhoe f, Eiterfluß m; 2. Gonorrhoe f, Tripper m
blennorrhoeal 1. blennorrhoisch, Blennorrhoe...; 2. gonorrhoisch, Gonorrhoe...
blepharadenitis Blepharadenitis f, Liddrüsenentzündung f
blepharal Augenlid..., Lid...
blepharectomy Blepharektomie f, Augenlidexzision f, [operative] Lidentfernung f
blepharelosis Entropium n, Augenlideinstülpung f, Lideinwärtskehrung f
blepharism Blepharospasmus m, Augenlidkrampf m, Lidzwinkern n
blepharitis Blepharitis f, Lidrandentzündung f
blepharoadenitis Blepharoadenitis f, Meibomitis f (Entzündung der Meibomschen Drüsen)
blepharoadenoma Blepharoadenom n, Augenlidadenom n
blepharoatheroma Blepharoatherom n, Augenlidatherom n
blepharoblennorrhoea Blepharoblennorrhoe f, Augenlideiterung f
blepharochalasis Blepharochalasis f, Lidhauterschlaffung f
blepharochromhidrosis Blepharochromhidrose f, farbige Augenlidschweißsekretion f
blepharoclonus Blepharoklonus m, klonischer Augenlidkrampf m
blepharoconjunctivitis Blepharokonjunktivitis f, Augenlid- und Bindehautentzündung f
blepharocyanosis Blepharozyanose f, Augenlidzyanose f
blepharodiastasis Lagophthalmus m, Lidschlußunfähigkeit f
blepharoedema Blepharoödem n, Augenlidödem n, Lidschwellung f
blepharomelasma Blepharomelasma n
blepharon Blepharon n, Palpebra f, Augenlid n, Lid n (Zusammensetzungen s. unter eyelid, palpebral)

blepharoncus Blepharonkus m, Augenlidgeschwulst f, Lidschwellung f
blepharophimosis Blepharophimose f, Lidspaltenverkürzung f
blepharophyma Blepharophym[a] n
blepharoplastic blepharoplastisch, [augen]lidbildend
blepharoplasty Blepharoplastik f, Lidplastik f, Augenlidbildung f
blepharoplegia Blepharoplegie f, Augenlidlähmung f
blepharoptosis Blepharoptose f, Ptosis f (Herabhängen des Oberlides)
blepharopyorrhoea Blepharopyorrhoe f, Augenlideiterung f
blepharorrhaphy Blepharorrhaphie f, Augenlidnaht f
blepharospasm Blepharospasmus m, krampfhafter Augenlidschluß m, Augenringmuskelkrampf m
blepharostasis Blepharostase f, Ruhigstellung f der Lider
blepharostat Blepharostat m, Augenlidhalter m, Lidsperrer m
blepharostenosis Blepharostenose f, Augenlidspaltvereng[er]ung f
blepharosymphysis s. blepharosynechia
blepharosynechia Blepharosynechie f, Augenlidverwachsung f, Lidverklebung f
blepharotomy Blepharotomie f, Kanthotomie f, Kanthoplastik f, [operative] Lidspalterweiterung f, Augenlidinzision f
blind/to blenden; blind machen
blind blind
blind Blinder m
~ **experiment** 1. [einfacher] Blindversuch m; 2. Doppelblindversuch m, doppelter Blindversuch m
~ **gut** Blinddarm m, Intestinum n caecum, Zökum n, Typhlon n
~ **headache** Migräne f
~ **-loop syndrome** Blind-loop-Syndrom n, Blindschlingensyndrom n, Syndrom n der blinden (zuführenden) Schlinge
~ **portion of the retina** Pars f caeca retinae
~ **pouch** Blindsack m, Blindtasche f
~ **spot** blinder Fleck m, Punctum n caecum, physiologisches Skotom (Dunkelfeld) n
~ **test** s. ~ experiment
~ **treatment** Blindbehandlung f (ohne exakte Erregerdiagnose)
blindness Blindheit f, Amaurose f
blink/to blinzeln, zwinkern
blink Lidschlag m
~ **reflex (response)** Blinzelreflex m, Konjunktivalreflex m, Kornealreflex m, Lidschlagreflex m
blister Bläschen n, Blase f, Hautblase f, Pustel f, Wasserblase f
~ **serum** Blasenserum n, Bläschenserum n
~ **tetter** s. pemphigus
blistering Blasenbildung f, Hautblasenbildung f

Bloch-Sulzberger syndrome Bloch-Sulzberger-Syndrom *n*, Bloch-Sulzbergersche Krankheit *f*, Incontinentia *f* pigmenti, Pigmentinkontinenz *f*
block/to 1. blockieren; hemmen; 2. blocken *(z. B. den Endotrachealtubus)*
~ **the pain** den Schmerz blockieren (ausschalten)
block 1. Block *m*; 2. Blockierung *f*, Sperrung *f*, Leitungsunterbrechung *f*, Blockade *f*
~ **anaesthesia** Blockierungsanästhesie *f*, Nervenblockade *f*, Leitungsanästhesie *f*
~ **osteotomy** Blockosteotomie *f*
~ **vertebra** Blockwirbel *m*
blocking antibody inkompletter Antikörper *m*
blood Blut *n*, Sanguis *m*
~ **agar** Blut-Agar *m (n)*
~ **albumin** Blut[serum]albumin *n*
~-**aqueous barrier** Blut-Kammerwasser-Schranke *f*
~ **bank** Blutbank *f*, Blutdepot *n*
~ **bicarbonate** Blut[serum]bikarbonat *n*, Serumbikarbonat *n (Blutpufferion)*
~ **blister** Blutblase *f*, Blutbläschen *n*
~-**borne** hämatogen, durch Blut übertragen
~-**brain barrier** Blut-Hirn-Schranke *f*, Blut-Liquor-Schranke *f*
~ **cell** Blutzelle *f*, Blutkörperchen *n*
~-**cerebral barrier** *s.* ~-brain barrier
~-**cerebrospinal fluid barrier** *s.* ~-brain barrier
~ **circulation** Blutkreislauf *m*
~ **clot** Blutgerinnsel *n*; Blutkuchen *m*
~ **clotting** Blutgerinnung *f*, Gerinnung *f*
~ **clotting defect** Blutgerinnungsdefekt *m*
~-**clotting disorder** Blutgerinnungsstörung *f*, Koagulopathie *f*
~-**clotting factor** Blutgerinnungsfaktor *m*, Gerinnungsfaktor *m*
~-**clotting factor I** Blutgerinnungsfaktor I *m*, Fibrinogen *n*
~-**clotting factor II** Blutgerinnungsfaktor II *m*, Prothrombin *n*
~-**clotting factor III** Blutgerinnungsfaktor III *m*, Thromboplastin *n*
~-**clotting factor IV** Blutgerinnungsfaktor IV *m*, Kalzium *n*
~-**clotting factor V** Blutgerinnungsfaktor V *m*, Proakzelerin *n*, Akzeleratorglobulin *n*
~-**clotting factor VI** Blutgerinnungsfaktor VI *m*, Akzelerin *n*
~-**clotting factor VII** Blutgerinnungsfaktor VII *m*, Prokonvertin *n*, Konvertin *n*
~-**clotting factor VIII** Blutgerinnungsfaktor VIII *m*, antihämophiles Globulin A *n*, AHG
~-**clotting factor IX** Blutgerinnungsfaktor IX *m*, Christmas-Faktor *m*, antihämophiles Globulin B *n*, Plasma-Thromboplastin-Component *n*, PTC
~-**clotting factor X** Blutgerinnungsfaktor X *m*, Stuart-Prower-Faktor *m*
~-**clotting factor XI** Blutgerinnungsfaktor XI *m*, Plasma-Thromboplastin-Antecedent *n*, PTA
~-**clotting factor XII** Blutgerinnungsfaktor XII *m*, Hageman-Faktor *m*, Oberflächenfaktor *m*
~-**clotting factor XIII** Blutgerinnungsfaktor XIII *m*, fibrinstabilisierender Faktor *m*
~-**clotting factor deficiency** Blutgerinnungsfaktormangel *m (s. a.* factor deficiency*)*
~-**clotting mechanism** Blutgerinnungsmechanismus *m*
~ **coagulability** Blutkoagulabilität *f*, Blutgerinnungsneigung *f*
~ **coagulation** Blutgerinnung *f (s. a.* ~ clotting*)*
~ **coagulation deficiency** Koagulopathie *f*, Blutungsneigung *f*, Gerinnungsmangel *m*, Blutungsübel *n*
~ **coagulation system** Blutgerinnungssystem *n*
~-**containing** blutenthaltend, bluthaltig
~-**containing Graafian follicle** Corpus *n* haemorrhagicum
~ **corpuscle** Blutkörperchen *n*
~-**cortical barrier** *s.* ~-brain barrier
~ **count** Blutkörperchenzählung *f*; Blutbild *n*
~ **cross matching** Blutkreuzprobe *f*, Blutgruppenkreuzversuch *m*
~ **culture** Blutkultur *f*
~ **cyst** Blutzyste *f*
~ **disease** Blutkrankheit *f*, Bluterkrankung *f*, Hämopathie *f*
~ **disk** Erythrozyt *m*, rotes Blutkörperchen *n*
~ **donation** Blutspende *f*
~ **donor** Blutspender *m*
~-**donor selection** Blutspenderauswahl *f*
~ **dust of Müller** Hämokonien *fpl*
~ **dyscrasia** Blutdyskrasie *f*
~ **examination** Blutuntersuchung *f*
~ **film** Blutausstrich *m*
~ **flow** Blut[durch]strömung *f*, Blutfluß *m*, Durchblutung *f*
~ **flow measurement** Durchblutungsmessung *f*
~ **fluke** Blasenpärchenegel *m*, Schistosoma *n* haematobium (japonicum, Mansoni)
~-**forming** blutbildend
~ **fraction** Blutbestandteil *m*, Blutfraktion *f*
~ **gas analysis** Blutgasanalyse *f* [nach Astrup], Astrup *m*
~ **gas analyzer** Blutgasanalyseapparat *m*
~ **glucose** Blutzucker *m*
~ **glucose concentration** Blutzuckerkonzentration *f*
~ **group** Blutgruppe *f*
~ **group AB0 incompatibility** Blutgruppeninkompatibilität *f*, Blutgruppenunverträglichkeit *f*, AB0-Inkompatibilität *f*
~ **group AB0 isoimmunization** Blutgruppen-AB0-Isoimmunisierung *f*
~ **group AB0 system** AB0-Blutgruppensystem *n*, Blutgruppen-AB0-System *n*, AB0-System *n*
~ **group antigen** Blutgruppenantigen *n*
~ **grouping** Blutgruppenbestimmung *f*
~-**inner ear barrier** Blut-Innenohr-Schranke *f*
~ **islands (islets)** Blutinseln *fpl*
~ **lacuna** Blutlakune *f*

blood

- ~ **lake** Hämatom n, Bluterguß m
- ~ **lancet** Blutentnahmenadel f
- ~ **loss** Blutverlust m
- ~**-loss shock** Blutverlustschock m, hämorrhagischer Schock m, Blutungsschock m
- ~ **mole** Blutmole f *(Plazentamißbildung)*
- ~ **oxygen** Blutsauerstoff m
- ~ **oxygen dissociation curve** Blutsauerstoffdissoziationskurve f
- ~ **oxygen tension** Sauerstoffspannung f des Blutes, pO₂
- ~ **ph [value]** Blut-pH m(n), pH-Wert m des Blutes
- ~ **picture** Blutbild n
- ~ **pigment** Blutpigment n, Blutfarbstoff m
- ~ **plaque** s. ~ plate
- ~ **plasma** Blutplasma n, Plasma n, Liquor m sanguinis
- ~ **plate** Blutplättchen n, Thrombozyt m *(Zusammensetzungen s. a. unter* thrombocyte*)*
- ~ **plate thrombus** Thrombozytenthrombus m
- ~ **platelet** s. ~ plate
- ~ **poisoning** Blutvergiftung f, Septikämie f, Sepsis f
- ~ **pressure** Blutdruck m, RR
- ~ **pressure cuff** Blutdruckmanschette f, RR-Manschette f
- ~ **pressure manometer** Blutdruckmeßapparat m
- ~ **pressure measurement** Blutdruckmessung f
- ~ **pressure regulation** Blutdruckregulation f
- ~ **protozoon** Blutprotozoon n
- ~ **pump** Blutpumpe f
- ~ **relationship** Blutsverwandschaft f, Konsanguinität f
- ~ **relative** Blutsverwandter m
- ~ **replacement** Blutauffüllung f, Blutersatz m, Blutersetzung f
- ~**-retina barrier** Blut-Retina-Schranke f, Blut-Netzhaut-Schranke f
- ~ **sample** Blutprobe f
- ~ **schizont** Blutschizont m *(Malariazyklus)*
- ~ **schizonticide** Blutschizonten tötendes Mittel n
- ~ **sedimentation** Blutsenkung f
- ~ **serum** Blutserum n
- ~ **shadow** Blutschatten m, Erythrozytenschatten m
- ~ **sludge** [hochgradige] Bluteindickung f, Geldrollenbildung f der Erythrozyten, intrakapilläre Erythrozytenaggregation f, Blood sludge m
- ~ **smear** Blutausstrich m
- ~**-streaked sputum** blutig tingiertes Sputum n, blutiger Auswurf m
- ~ **stream** Blutstrom m, Blutströmung f
- ~ **substitute** Blutersatz m, Blutersatzmittel n, Blutersatzstoff m
- ~ **substitution** Blutsubstitution f
- ~ **sucker** Blutegel m
- ~ **sugar** Blutzucker m
- ~**-sugar level** Blutzuckerspiegel m
- ~ **supply** Blutversorgung f
- ~**-tinged** blutig tingiert
- ~ **transfusion** Bluttransfusion f, Transfusion f, Blutübertragung f
- ~ **transfusion reaction** Bluttransfusionsreaktion f
- ~ **transfusion service** Bluttransfusionsdienst m, Bluttransfusionswesen n, Blutspendewesen n
- ~ **tumour** Hämatom n, Bluterguß m
- ~ **type** Blutgruppe f; Blutgruppenverhalten n
- ~ **typing** Blutgruppenbestimmung f
- ~ **urea** Blutharnstoff m
- ~ **urea estimation** Blutharnstoffbestimmung f
- ~ **urea level** Blutharnstoffspiegel m, Harnstoffblutspiegel m
- ~ **urea nitrogen** Blutharnstoffstickstoff m, Harnstoff-N m im Blutserum
- ~ **vessel** Blutgefäß n, Ader f, Gefäß n
- ~**-vessel clip** Blutgefäßklammer f
- ~**-vessel innervation** Blutgefäßinnervation f, Gefäßnervenversorgung f
- ~**-vessel resistance** Blutgefäßwiderstand m, peripherer Widerstand m
- ~**-vessel trauma** Blutgefäßverletzung f, Gefäßtrauma n
- ~ **viscosity** Blutviskosität f
- ~ **volume** Blutvolumen n
- ~**-volume deficit** Blutvolumendefizit n, Blutvolumenmangel m
- ~**-volume expander** Blutvolumenexpander m, Volumenexpander m
- ~**-volume reduction** Blutvolumenverminderung f
- ~**-volume replacement** Blutvolumenauffüllung f

bloodless 1. blutlos, anämisch; 2. blutlos, ohne Blutverlust; 3. ausgeblutet
- ~ **amputation** Amputation f in Blutleere, blutsparende Amputation f
- ~ **phlebotomy** Phlebostase f, unblutiger Aderlaß m

bloodletting Aderlaß m
bloodstream Blutstrom m, Blutbahn f
- ~ **dissemination** Blutbahnstreuung f; Blutbahnaussaat f

bloody blutig
- ~ **sweat** blutiger Schweiß m, Sudor m sanguinosus; Hämathidrosis f
- ~ **vomit[ing]** Bluterbrechen n, Hämatemesis f, Vomitus m cruentus

Blount-Barber syndrome Blountsche Krankheit f, Osteochondrosis f deformans tibiae *(aseptische Knochennekrose des medialen Tibiakondylus)*

blowing wound offener Pneumothorax m

blue asphyxia Asphyxia f neonatorum, Neugeborenenasphyxie f
- ~ **baby** zyanotisches Baby n, Morbus m caeruleus, Blausucht f des Neugeborenen
- ~ **blindness** Violettblindheit f, Tritanopie f
- ~ **dot cataract** Cataracta f punctata

~ **drum** Hämatotympanum n
~ **kidney** renale Hämosiderose f
~ **line** Bleisaum m
~ **phlebitis** Phlegmasia f caerulea dolens
~ **pus** blauer Eiter m, Pseudomonas-aeruginosa-Eiter m
~ **sclerotics** blaue Skleren fpl
~-**yellow blindness** Blaugelbblindheit f, Tritanopie f
Blumberg's sign Blumbergsches Zeichen n, Loslaßschmerz m *(Appendizitiszeichen)*
blunt abdominal trauma stumpfes Bauchtrauma n
blurring of vision Sehtrübung f, Sehverschlechterung f
blush Flush m, plötzliche Gesichtsrötung f
board of health Gesundheitsamt n
boardlike [abdominal] rigidity brettharte Bauch[decken]abwehrspannung f
Boas' point Boasscher Druckpunkt m *(bei Magengeschwür)*
~ **sign** Boassches Cholezystitiszeichen n
boat-shaped abdomen Kahnbauch m
Bobroff's operation Bobroffsche Wirbelspaltenoperation (Wirbelspaltenplastik) f
Bochdalek's foramen (lumbocostal triangle) Bochdaleksches Dreieck n, Trigonum n lumbocostale, Bochdaleksche Lücke f
Bodansky unit Bodansky-Einheit f
Bodansky's method Bodanskysche Phosphatasebestimmungsmethode f, Phosphatasebestimmungsmethode f nach Bodansky
body Körper m, Korpus m(n), Corpus n
~ **agnosia** Autotopagnosie f, Körperagnosie f
~ **cavity** Körperhöhle f
~ **cell** Körperzelle f, somatische Zelle f
~ **constitution** Körperkonstitution f, Körperverfassung f, Körperzustand m, Konstitution f
~ **fluid** Körperflüssigkeit f
~ **fluid compartment** Körperflüssigkeitskompartment n
~ **fold** Körperfalte f
~ **image** Körperschema n
~ **louse** Körperlaus f, Kopflaus f, Pediculus m humanus (hominis) corporis
~ **of Highmore** Mediastinum n testis
~ **of the bulbourethral gland** Corpus n glandulae bulbourethralis
~ **of the calcaneus** Corpus n calcanei, Fersenbeinkörper m
~ **of the clitoris** Corpus n clitoris, Kitzlerkörper m
~ **of the epididymus** Corpus n epididymidis, Nebenhodenkörper m
~ **of the fornix** Corpus n fornicis
~ **of the gall bladder** Corpus n vesicae felleae, Gallenblasenkörper m
~ **of the hyoid [bone]** Corpus n ossis hyoidei
~ **of the mandible** Corpus n mandibulae
~ **of the rib** Corpus n costae, Rippenkörper m
~ **of the seminal vesicle** Corpus n vesiculae seminalis, Samenbläschenkörper m

~ **of the sternum** Corpus n sterni, Brustbeinkörper m
~ **of the stomach** Corpus n ventriculi, Magenkorpus n, Magenkörper m
~ **of the talus** Corpus n tali, Sprungbeinkörper m
~ **of the urinary bladder** Corpus n vesicae urinariae, Harnblasenkorpus m, Blasenkörper m
~ **of the uterus** Corpus n uteri, Gebärmutterkörper m
~ **of the vertebra** Corpus n vertebrae, Wirbelkörper m
~ **posture** Körperhaltung f, Körperstellung f
~ **protein store** Körpereiweißspeicher m; Körpereiweißbestand m
~-**righting reflex** Körperaufrichtungsreflex m, Körperstellreflex m
~ **schema** s. ~ image
~ **section roentgenogram** Röntgenschichtaufnahme f [des Körpers]
~ **section roentgenography** Röntgenschichtaufnahme f [des Körpers], Röntgenschichtung f
~ **segment** Körpersegment n
~ **sense** Körpersinn m
~ **surface [area]** Körperoberfläche f
~ **temperature** Körpertemperatur f
~ **type** Somatotyp m
~ **weight** Körpergewicht n
~-**weight ratio** Körperlängen-Gewichts-Index m
Boeck's sarcoid Boecksches Sarkoid n, Boeck-Besnier-Schaumannsche Krankheit f, Sarkoidose f, Morbus m Boeck, Boecksche Erkrankung f
~ **scabies** Boecksche Borkenkrätze (Krankheit) f, Skabies f crustosa (Norwegica, Boecki), norwegische Krätze f
Boerhaave syndrome Oesophagusspontanruptur f
Boerner-Lukens test Boerner-Lukens-Syphilistest m, Syphiliskomplementbindungstest m nach Boerner und Lukens
Böhler's splint Böhlersche Drahtextension f
boil Furunkel m, Beule f
Bolen test Bolen-Test m, Bolensches Blut[tropfen]muster n
Bolivian haemorrhagic fever bolivianisches hämorrhagisches Fieber n, Lassafieber n
bolus Bolus m, Klumpen m; große Pille f
bone 1. Knochen m, Os n, Bein n, Gebein n; 2. Knochengewebe n
~ **abscess** Knochenabszeß m, Knochen[ver]eiterung f
~ **absorption** Knochenabsorption f, Knochenresorption f
~ **age** Knochenalter n
~ **bank** Knochenbank f
~ **biopsy** Knochenbiopsie f
~ **biopsy trephine** Knochenbiopsieinstrument n

bone 88

- ~ **blood flow** Knochendurchblutung *f*
- ~ **cell** Knochenzelle *f*, Osteozyt *m*
- ~ **clamp** Knochenhalteklammer *f*
- ~ **conduction** Kopfknochenleitung *f*, knöcherne Schalleitung *f*
- ~-**conduction acuity** Knochenschalleitungsschärfe *f*
- ~-**conduction audiometry** Knochenleitungsaudiometrie *f*
- ~-**conduction hearing** Knochenleitungshören *n*
- ~-**conduction hearing aid** Knochenleitungshörhilfe *f*, Knochenschalleitungshörgerät *n*
- ~-**conduction test** Knochenleitungstest *m*, Knochenschalleitungsprobe *f*
- ~-**conduction threshold** Knochenschalleitungsschwelle *f*
- ~ **corpuscle** *s.* ~ **cell**
- ~ **curette** scharfer Löffel *m*
- ~ **cut** Knochenschnitt *m*, Knochendurchtrennung *f*
- ~-**cutting forceps** Knochenzange *f*; Knochensplitterzange *f*
- ~ **cyst** Knochenzyste *f*
- ~ **drill** Knochenbohrer *m*
- ~ **endothelioma** Knochenendotheliom *n*
- ~ **eosinophilic granuloma** eosinophiles Knochengranulom *n*
- ~ **epiphyseal vascularization** Knochenepiphysenvaskularisation *f*, Epiphysenknochenvaskularisation *f*
- ~ **file** Knochenfeile *f*
- ~ **forceps** *s.* ~ **cutting forceps**
- ~ **formation** Knochen[gewebe]bildung *f*
- ~-**forming** knochenbildend
- ~ **giant cell tumor** Knochenriesenzellentumor *m*
- ~ **graft** Knochentransplantat *n*
- ~ **graft impactor** Knochenspanstößel *m*
- ~ **grafting** *s.* ~ **transplantation**
- ~ **growth** Knochenwachstum *n*, Knochenwuchs *m*
- ~ **healing** Knochenheilung *f*
- ~-**holding forceps** Knochenfaßzange *f*, Knochenhaltezange *f*
- ~ **infection** Knocheninfektion *f*
- ~ **lesion** Knochenläsion *f*, Knochenverletzung *f*
- ~ **lever** Knochenhebel *m*
- ~ **localization** Knochenlokalisation *f*
- ~ **loss** Knochenverlust *m*, Knochenschwund *m*
- ~ **lymphangioma** Knochenlymphangiom *n*
- ~ **marrow** Knochenmark *n*, Medulla *f* ossium
- ~-**marrow aplasia** Knochenmarkaplasie *f*
- ~-**marrow aspirate** Knochenmarkaspirat *n*
- ~-**marrow aspiration** Knochenmarkaspiration *f*
- ~-**marrow cavity** Knochenmarkhöhle *f*, Cavum *n* medullare
- ~-**marrow depletion** Knochenmarkerschöpfung *f*; Knochenmarkverarmung *f* (*an Zellen*)
- ~-**marrow depression** Knochenmarkdepression *f*
- ~-**marrow derived** vom Knochenmark [ab]stammend

- ~-**marrow function** Knochenmarkfunktion *f*
- ~-**marrow freezing** Knochenmarkeinfrieren *n*
- ~-**marrow grafting** *s.* ~-**marrow transplantation**
- ~-**marrow hypoplasia** Knochenmarkhypoplasie *f*
- ~-**marrow malignancy** bösartiger Knochenmarktumor *m*
- ~-**marrow puncture** Knochenmarkpunktion *f*
- ~-**marrow reserve** Knochenmarkreserve *f*
- ~-**marrow sample** Knochenmarkprobe *f*
- ~-**marrow storage** Knochenmark[ein]lagerung *f*, Knochenmarkspeicherung *f*
- ~-**marrow store** Knochenmarkspeicher *m*
- ~-**marrow study** Knochenmarkuntersuchung *f*
- ~-**marrow transfusion** Knochenmarktransfusion *f*
- ~-**marrow transplantation** Knochenmarktransplantation *f*, Knochenmarküberpflanzung *f*
- ~ **metabolism** Knochenmetabolismus *m*, Knochenstoffwechsel *m*
- ~ **metastasis** Knochenmetastase *f*, Knochentochtergeschwulst *f*
- ~ **mineral content** Knochenmineralgehalt *m*
- ~-**muscle pedicle graft** gestieltes Knochen-Muskel-Transplantat *n*
- ~ **nibblers (nippers)** Knochenknabberzange *f*, Lüersche Zange *f*
- ~ **of Bertin** Bertinscher Knochen *m*, Concha *f* ossis sphenoidalis
- ~ **of the face** Gesichtsknochen *m*, Os *n* faciei
- ~ **of the lower limb** Beinknochen *m*, Os *n* extremitatis (membri) inferioris
- ~ **of the metacarpus** Metakarpalknochen *m*, Mittelhandknochen *m*, Os *n* metacarpale
- ~ **of the upper limb** Armknochen *m*, Os *n* extremitatis (membri) superioris
- ~ **onlay** Knochenspan *m*, Anlagerungsspan *m*, Phemister-Span *m*
- ~ **plate** Knochenplatte *f*
- ~ **plate bending device** Knochenplattenbiegegerät *n*
- ~ **plate compression device** Kompressionsplattenspanner *m*
- ~ **plate compression instrument set** Druckplatteninstrumentarium *n*
- ~ **plate contouring device** Knochenplattenschränkgerät *n*
- ~ **plate holding forceps** Knochenplattenhaltezange *f*
- ~ **rasp** Knochenraspel *f*
- ~ **reflex** Knochen[periost]reflex *m*, Periostreflex *m*
- ~ **regeneration** Knochenregeneration *f*, Knochenneubildung *f*
- ~ **resorption** Knochenresorption *f*
- ~ **retractor** Knochenretraktor *m*, Knochenhaken *m*
- ~ **rongeur** Hohlmeißelzange *f*
- ~ **scintigram** Knochenszintigramm *n*
- ~ **scintigraphy** Knochenszintigraphie *f*
- ~ **screw** Knochenschraube *f*

~ **sensibility** Knochensensibilität f, Pallästhesie f, Vibrationsempfindung f (Vibrationsgefühl n) der Knochen *(Empfindungsqualität der Tiefensensibilität)*
~ **spike** Knochenklammer f
~ **surgery** Knochenchirurgie f
~ **transplantation** Knochentransplantation f, Knochenverpflanzung f, Knochengewebeübertragung f
~ **tumour** Knochentumor m, Knochengeschwulst f
~ **wax** Knochenwachs n
~ **wire tightener** Knochendrahtspanner m, Drahtspanner m
~ **wire tightening forceps** Drahtspannzange f
bonelet s. ossicle 1.
Bonnevie-Ullrich syndrome Bonnevie-Ullrich-Syndrom n, Gonadendysgenesie f
bony knöchern, knochig, Knochen... *(Zusammensetzungen s. a. unter bone)*
~ **ankylosis** 1. Knochenankylose f, Knochen[bruch]ankylosierung f, Scheingelenkbildung f; 2. Knochenankylose f, knöcherne Gelenkversteifung f
~ **canal** Knochenkanal m
~ **heart** Panzerherz n, Pericarditis f calculosa
~ **involvement** Knochenbeteiligung f
~ **labyrinth** knöchernes Labyrinth n, Labyrinthus m osseus
~ **metastasis** Knochenmetastase f
~ **[part of the] nose** knöcherne Nase f, knöcherner Nasenanteil m, Nasus m osseus
~ **structure** Knochenstruktur f
~ **tissue** Knochengewebe n
boomerang leg Säbelbein n, Säbelscheidentibia f
booster dose Boosterdosis f, Auffrischungsdosis f, Erinnerungsdosis f
~ **inoculation** Boosterung f, Boostern n, Auffrischungsimpfung f
boot-shaped heart Holzschuhherz n, Coeur m en sabot
borborygmus Borborygmus m *(kollerndes gurrendes Darmgeräusch)*
border Margo m, Rand m; Kante f; Besatz m
~ **cell** Grenzzelle f *(Hörorgan)*
~ **of the tongue** Zungenrand m, Margo m linguae
borderline case Grenzfall m
Bordet-Gengou bacillus Bordet-Gengousches Bakterium n, Keuchhustenerreger m, Bordatella f pertussis
bore hole protection forceps Bohrlochschutzzange f
boring pain bohrender Schmerz m, Dolchstichschmerz m
~ **wire for fingers** Fingerspickdraht m
Bornholm disease Bornholmer Krankheit f, Sylvestsches Syndrom n, Pleurodynia (Myositis) f epidemica, Pleurodynie f, Muskelkaterkrankheit f
Boston exanthem Boston-Exanthem n

Botallo's duct Ductus m Botalli (arteriosus)
botryoid sarcoma Sarcoma n botryoides
botryomycosis Botryomykosis f, Botryomykose f, Traubenpilzkrankheit f
botryomycotic botryomykotisch, Traubenpilz...
bottle nose Flaschennase f, Knollennase f, Pfundnase f, Rhinophym n
~ **sound** amphorisches Atmen n
botulin s. botulinal toxin
botulinal botulismusartig, Botulismus...
~ **antitoxin** Botulismusantitoxin n
~ **toxin** Botulismustoxin n, Botulinustoxin n, Botulin n
botulism Botulismus m, Botulinusvergiftung f, Lebensmittelintoxikation f durch Botulismustoxin
~ **toxin** s. botulinal toxin
bouba s. 1. yaws; 2. espundia
Bouchard's node Bouchardscher (Heberdenscher) Knoten m
bougie Bougie f, Dehnungsbougie f, Dehnsonde f, Dilatator m
bougienage Bougierung f, Aufdehnung f, Aufweitung f
Bouillaud's disease (syndrome) Bouillaudsche Krankheit (Erkrankung) f, akuter Rheumatismus m, akutes rheumatisches Fieber n
boulimia Bulimie f, Heißhunger m, Hyperorexie f
boulimic Bulimie..., Heißhunger...
boundary layer phenomenon Grenzflächenphänomen n
~ **membrane** Basalmembran f, Grenzmembran f
bounding mydriasis s. springing mydriasis
Bourneville's disease Bournevillesche Krankheit (Erkrankung) f, Bourneville-Syndrom n, tuberöse hypertrophische Sklerose f
boutonneuse fever Boutonneuse-Fieber n, Marseille-Fieber n, zentral- und südafrikanisches Zeckenbißfieber (Fleckfieber) n
boutonniere deformity Knopflochdeformität f
Bouveret's syndrome Bouveretsche Krankheit f, Bouveretsches Syndrom n, paroxysmale Vorhoftachykardie f
Boveri's test Boverische Probe (Reaktion) f *(Globulinnachweis im Liquor cerebrospinalis)*
bovine heart Ochsenherz n, Cor n bovinum
~ **malaria (piroplasmosis)** Texasfieber n
~ **smallpox** Kuhpocken pl
~ **tuberculosis** Rindertuberkulose f
bowel 1. Darm m, Intestinum n, Enteron n *(Zusammensetzungen s. a. unter intestinal)*; 2. Eingeweide n, Gedärm n
~ **continuity** Darmkontinuität f
~ **function** Darmfunktion f, Darmtätigkeit f
~ **movement** Darmbewegung f, Darmperistaltik f, Peristaltik f
~ **obstruction** Darmverlegung f, Darmobstruktion f, Darmverschluß m, Ileus m

bowel

~ **operation** Darmoperation f
~ **preparation** Darmvorbereitung f
~ **sound** Darmgeräusch n
~ **training** Darmtraining n, Stuhltraining n, Defäkationstraining n
~ **wall** Darmwand f
bowing reflex Vorbeugungsreflex m, Gamperscher Reflex m, Labyrinthstellreflex m
bowleg O-Bein n, Genu n varum
Bowman's capsule Bowmansche Kapsel f, Glomerulumkapsel f, Nierenknäulchenkapsel f
~ **membrane** Bowmansche Membran f, Lamina f limitans externa corneae
boxer's ear Boxerohr n, Ohrhämatom n
~ **encephalopathy** Boxerkrankheit f, Boxerenzephalopathie f, Gehirnleiden n der Boxer
brachial brachial, Arm...
~ **artery** Oberarmarterie f, Arteria f brachialis
~ **-basilar insufficiency syndrome** Subklaviansteal-Syndrom n, Subklaviaanzapfsyndrom n
~ **birth palsy** Armplexuslähmung f (bei der Geburt)
~ **neuritis** Brachialneuritis f, Schultergürtelschmerz m
~ **paralysis** Brachialparalyse f, Armlähmung f
~ **plexus** Brachial[nerven]plexus m, Plexus m brachialis, Armplexus m, Armnervengeflecht n
~ **plexus block** Armplexusblockade f
~ **plexus compression syndrome** Armplexuskompressionssyndrom n, Skalenus-anterior-Syndrom n
~ **plexus injury** Armplexusverletzung f
~ **plexus neuralgia** Armplexusneuralgie f
~ **plexus palsy** Armplexuslähmung f
~ **plexus trauma** Brachialplexustrauma n, Armnervengeflechtverletzung f
~ **plexus tumour** Armplexustumor m
~ **vein** Oberarmvene f, Vena f brachialis
brachialgia Brachialgie f, Armschmerz m (neuritischer oder vasomotorischen Ursprungs)
brachialis [muscle] Musculus m brachialis, Armbeuger m, Armbeugemuskel m
brachiform brachiform, armförmig
brachiocephalic brachiozephal, Arm-Kopf-...
~ **artery (trunk)** Truncus m brachiocephalicus
brachiocubital brachiokubital, Oberarm-Unterarm-...
brachioradialis [muscle] Musculus m brachioradialis, Oberarm-Speichen-Muskel m
~ **reflex** Brachioradialreflex m, Supinationsreflex m
brachiotomy Brachiotomie f, Armamputation f
brachium Brachium n, Arm m; Oberarm m
~ **of the inferior colliculus** Brachium n colliculi inferioris
~ **of the superior colliculus** Brachium n colliculi superioris
brachycardia s. bradycardia
brachycephalia Brachyzephalie f, Brachyzephalismus m, Kurzschädeligkeit f, Kurzköpfigkeit f

brachycephalic, brachycephalous brachyzephal, kurzschädelig, kurzköpfig, rundköpfig
brachych[e]ily Brachycheilie f, Kurzlippigkeit f
brachych[e]irism Brachychirie f, Kurzhändigkeit f
brachych[e]irous kurzhändig
brachycranial brachykranial
brachydactylic, brachydactylous brachydaktyl, kurzfingrig
brachydactyly Brachydaktylie f, Kurzfingrigkeit f
brachyglossal brachyglossal, kurzzungig
brachyglossia Brachyglossie f, Kurzzungigkeit f
brachygnathia Brachygnathie f, Mikrogenie f, Kleinkieferwuchs m
brachygnathous brachygnath, kurzkieferig
brachymetacarpalia Brachymetakarpalie f, angeborene Mittelhandknochenverkürzung f
brachymetapody Brachymetapodie f, angeborene Mittelfußverkürzung f
brachymorphic brachymorph
brachymorphy Brachymorphie f, kleine Statur f
brachypelvic brachypelvisch, brachypelvin
brachyphalangia Brachyphalangie f, Kurzfingrigkeit f
brachyphalangous brachyphalangeal, kurzfingrig
brachyprosopic brachyprosop, kurzgesichtig
brachyrhinia Brachyrhinie f, Kurznasigkeit f
brachyskelic kurzbeinig
brachystasis Brachystase f
brachystatic brachystatisch
bradyarthria Bradyarthrie f, Bradylalia f, verlangsamte Sprechweise f (Kleinhirnsymptomatik)
bradycardia Bradykardie f, Bradyrhythmie f, Verlangsamung f der Herzfrequenz, Herz[schlag]verlangsamung f; langsamer Herzschlag m
bradycardiac bradykard
bradycrotic bradykrot, pulsverlangsamt
bradydiastole Bradydiastolie f, Bradydiastole f, verkürzte Diastole f; Diastolenverkürzung f
bradyglossia Bradyglossie f
bradykinesia Bradykinesie f, [allgemeine] Bewegungsverlangsamung f
bradykinetic bradykinetisch
bradykinin Bradykinin n (Nonapeptid)
bradykininogen Bradykininogen n
bradylalia s. bradyarthria
bradylexia Bradylexie f, verlangsamtes Lesen n
bradyphrenia Bradyphrenie f, Verlangsamung f aller psychischen Leistungen (bei Postenzephalitis)
bradypnoea Bradypnoe f, verlangsamte Atmung f; Atmungsverlangsamung f
bradypnoeic bradypnoisch, langsam atmend
bradypragia, bradypraxia Bradypragie f, Tätigkeitsverlangsamung f; Trägheit f
bradyrhythmia s. bradycardia
bradyspermatism Bradyspermatismus m, Ejakulationsverlangsamung f

bradyspermia s. bradyspermatism
bradysphygmia Bradysphygmie f, Pulsverlangsamung f
bradystalsis verlangsamte Peristaltik f; Peristaltikverlangsamung f
bradyteleokinesis Bradyteleokinese f *(Haltmachen der Bewegung vor dem Ziel; Kleinhirnsymptomatik)*
bradytrophia Bradytrophie f, Stoffwechselverlangsamung f
bradytrophic bradytroph
bradyuria Bradyurie f, verlangsamte Harnentleerung f
brain Gehirn n, Hirn n, Enzephalon n, Cerebrum n, Großhirn n *(Zusammensetzungen s. a. unter cerebral)*
~ **abscess** Gehirnabszeß m, Hirn[ver]eiterung f
~ **aneurysm** Hirnaneurysma n
~ **atherosclerosis** Hirnatherosklerose f, Gehirnarteriosklerose f
~ **axis** s. ~ stem
~ **biopsy tissue** Hirnbiopsiegewebe n
~ **cannula** Gehirnkanüle f, Hirn[punktions]kanüle f
~ **case** s. cerebral cranium
~ **circulation** 1. Hirndurchblutung f; 2. Hirn[blut]kreislauf m, Zerebralkreislauf m
~ **clip** Hirnklip m, Duraklip m
~ **concentration** Hirnkonzentration f
~ **concussion** Gehirnerschütterung f, Commotio f cerebri, Schädel-Hirn-Trauma n I. Grades
~ **damage** Gehirnschaden m, Hirnschädigung f
~-**damaged** hirngeschädigt, gehirnbeschädigt
~ **death** Hirntod m
~ **degeneration** Hirndegeneration f
~ **dysfunction** Gehirndysfunktion f, Hirnfunktionsstörung f
~ **embolism** Hirnembolie f
~-**exploring cannula** Hirnpunktionskanüle f
~ **fever** 1. Meningitis f, Gehirnhautentzündung f; 2. Enzephalitis f, Gehirnentzündung f
~ **function** Hirnfunktion f
~ **haemorrhage** Gehirnblutung f, Hirn[massen]blutung f, hämorrhagischer Insult m
~ **herniation** Gehirnprolaps m, Hirnvorfall m
~-**injured** s. ~-damaged
~ **injury** Gehirnverletzung f, Hirntrauma n
~ **ischemia** Gehirnischämie f, Hirnminderdurchblutung f
~ **knife** Hirnmesser n
~ **lesion** Gehirnschaden m, Hirnläsion f, Gehirnschädigung f
~ **metastasis** Gehirnmetastase f, Hirntochtergeschwulst f
~ **needle** Hirnpunktionsnadel f
~ **pressure** Hirndruck m
~ **purpura** Enzephalomyelitis f haemorrhagica necrotisans
~ **sand** Hirnsand m, Acervulus m cerebri
~ **scanning (scintigraphy)** Gehirnszintigraphie f, Hirnscanning n
~-**sick** geisteskrank; schwachsinnig

~ **spatula** Hirnspatel m
~ **stem** Hirnstamm m, Stammhirn n, Truncus m cerebri
~-**stem damage** Hirnstammschaden m, Stammhirnschädigung f
~-**stem epilepsy (fit)** Stammhirnepilepsie f
~-**stem function** Hirnstammfunktion f, Stammhirnfunktion f
~-**stem lesion** Hirnstammverletzung f, Stammhirnläsion f
~-**stem potential** Hirnstammpotential n, Stammhirnpotential n
~-**stem seizure** s. ~-stem epilepsy
~-**stem trauma** Hirnstammtrauma n, Stammhirnverletzung f
~-**stem tumour** Hirnstammtumor m, Stammhirngeschwulst f
~ **substance** Hirnsubstanz f
~ **sugar** Galaktose f *(Zerebrosidbestandteil)*
~ **surgery** Hirnchirurgie f, Neurochirurgie f
~ **swelling** Hirnschwellung f, Hirnödem n
~ **syndrome** organisches Hirnsyndrom n
~ **tissue** Hirngewebe n
~ **tumour** Gehirntumor m, Hirngeschwulst f
~ **uptake** Hirnaufnahme f *(z. B. von Medikamenten)*
~ **ventricle** Gehirnventrikel m, Hirnkammer f
~ **ventricle peritoneum shunt** intraperitoneale Hirnwasserableitung f, Hirnkammer-Peritoneum-Shunt m, ventrikuloperitonealer Shunt m
~ **ventriculography** Gehirnventrikulographie f, Hirnkammerröntgen[kontrast]darstellung f
~ **vesicle** Hirnbläschen n
~ **waves** Hirnstromwellen fpl
~ **weight** Hirngewicht n
brainpan s. cerebral cranium
branched-chain ketoaciduria Ahornsirupkrankheit f
branchial branchial, Kiemen...
~ **arch** Kiemenbogen m
~ **carcinoma** Kiemengangskarzinom n, branchiogenes Karzinom n
~ **cleft** Kiemenspalte f, Kiemengang m, Viszeralspalte f
~ **[cleft] cyst** Kiemengangszyste f, branchiogene Zyste f
~ **cyst fistula** s. ~ fistula
~ **duct** s. ~ cleft
~ **fistula** Kiemengangsfistel f, branchiogene Fistel f, laterale Halsfistel f
~ **groove** Kiemenfurche f
~ **inclusion cyst** s. ~cleft cyst
~ **pouch** Kiementasche f, Schlundtasche f
branchiogenic, brachiogenous s. branchial
branchioma s. branchial carcinoma
branchiomotor nucleus of the visceral nerve Nucleus m facialis
brandy face (nose) s. rosacea
Branham's sign Branham-Effekt m, Aneurysmakompressionseffekt m

brash

brash 1. Pyrosis f, Sodbrennen n; 2. Eruption f (bei Hautausschlag); 3. Krankheitsattacke f
brass chills Messing[staub]pneumokoniose f, Messingstaublunge[nerkrankung] f
~-founder's ague s. metal fume fever
Braxton-Hicks version Braxton-Hicks-Wendung f (geburtshilflicher Handgriff)
brazier's disease Zinkvergiftung f
Brazilian spotted fever südamerikanisches Felsengebirgsfieber n, amerikanisches (neotropisches) Fleckfieber n, neuweltliches Zeckenbißfieber n
~ **trypanosomiasis** südamerikanische Trypanosomiasis f, Chagas-Krankheit f
bread-crumbing tremor Pillendrehertremor m
break loose/to [sich] loslösen, losgehen, [sich] ablösen, abgehen (z. B. Thrombus)
breakbone fever Dengue[fieber] n
breakthrough Durchbruch m
~ **[uterine] bleeding** Durchbruchblutung f
breast Brust f, Brustdrüse f, Mamma f (Zusammensetzungen s. a. unter mammary)
~ **abscess** Brust[drüsen]abszeß m, Brust[ver]eiterung f, Mammaabszeß m
~ **amputation** Brustamputation f, Ablatio f mammae
~ **augmentation** Brustvergrößerung f, Mammavergrößerung f
~ **augmentation operation** Brustvergrößerungsoperation f, Mammaaufbauplastik f
~ **biopsy** Brustbiopsie f
~ **cancer** Brustkrebs m, Mammakarzinom n
~ **cancer treatment** Brustkrebsbehandlung f, Mammakarzinomtherapie f
~ **cyst** Brustzyste f, Mammazyste f
~ **discharge** Brust[drüsen]absonderung f
~ **feeding** Brusternährung f, Bruststillung f, Stillen n
~ **fibroadenoma** Brustfibroadenom n
~-**gland ectopia** Brustdrüsenektopie f
~ **hyperplasia** Brusthyperplasie f, Mammahyperplasie f, Brustvergrößerung f
~ **hypertrophy** Brusthypertrophie f, Mammahypertrophie f, Brustvergrößerung f
~ **hypoplasia** Brusthypoplasie f, Mammahypoplasie f, Brustverkleinerung f, Brustunterentwicklung f
~ **milk** Brustmilch f, Muttermilch f
~-**milk jaundice** Muttermilchikterus m
~ **nipple** Brustwarze f, Mamille f (Zusammensetzungen s. a. unter mamillary)
~-**nipple carcinoma** Brustwarzenkrebs m, Mamillenkarzinom n
~ **pang** Angina f pectoris, Herzstechen n, Stenokardie f
~ **prosthesis** Brustprothese f, Mammaprothese f
~ **presentation** Brustlage f (bei der Geburt)
~ **pump** Brust[milch]pumpe f, Muttermilchpumpe f
~ **pump bulb** Milchpumpenball m

92

~ **radiation** Brustbestrahlung f, Mammabestrahlung f
~ **reconstruction** Brustrekonstruktion f, Mammarekonstruktion f, Brustaufbau m, Brustaufbauplastik f
~ **reduction** Mammareduktion f, Brustverkleinerung f, Brustrückbildung f (z. B. nach Stillperiode)
~ **sarcoma** Brustsarkom n, Mammasarkom n
~ **self-examination** Brustselbstuntersuchung f
~ **tissue** Brust[drüsen]gewebe n
breastbone Brustbein n, Sternum n
breath Atem m, Hauch m
~-**holding** Atemstillstand m
~ **sound** Atemgeräusch n
breathe/to atmen
breathing Atmen n, Atmung f, Atemvorgang m (Zusammensetzungen s. a. unter respiratory)
~ **disturbance** Atemstörung f, Atmungsstörung f
~ **exercise** Atemübung f
~ **patterns** Atemmuster n, Atemart f, Atemtyp m
breathlessness Atemlosigkeit f, Kurzatmigkeit f, Atemnot f, Dyspnoe f
Breda's disease 1. Espundia f, lateinamerikanische Haut- und Schleimhautleishmaniase f; 2. Frambösie f
breech Gesäß n, Gesäßbacken fpl, Hinterbacken fpl; Steiß m
~ **delivery** 1. Steißgeburtentbindung f, Geburt f in Beckenendlage, Beckenendlagengeburt f; 2. s. ~ extraction
~ **extraction** Steißgeburtextraktion f, Extraktion f einer Beckenendlage, Steißgeburtentwicklung f
~ **lie** s. ~ presentation
~ **presentation** Steißgeburt f, Steißlage f, Beckenendlage f, Partus m agrippinus
bregma Bregma n (Kreuzungspunkt der Kranz- und Pfeilnaht)
bregmatic bregmatisch, zum Scheitel gehörend
~ **space** vordere Fontanelle f, Fontanella f anterior
bregmatodymia Craniopagus m parietalis
brenneroma, **Brenner tumour** Brenner-Tumor m (Eierstockgeschwulst)
Breus's mole Breussche Hämatommole f
brickmaker's anaemia s. ancylostomiasis
bridge coloboma Brückenkolobom n (der Iris oder Aderhaut)
~ **flap** Brückenlappen m
bridgework Zahnbrücke f, Teilprothese f
bridging graft Überbrückungstransplantat n, Interponat n
bridle 1. Frenum n, Zügel m, Band n; 2. Strang m, Narbenstrang m, Bride f, Narbenzug m, Verwachsungsstrang m
~ **stricture** Narbenstriktur f, Bridenstriktur f
~ **suture** Zügelnaht f
bright-field microscopy Hellfeldmikroskopie f

Brill-Symmers disease Brill-Symmerssche Krankheit (Erkrankung) f
Brill's disease Brill-Zinssersche Krankheit f, Brillsche Krankheit f, Morbus m Brill, Fleckfieberrezidiv n
brilliant cresyl blue Brillantkresylblau n *(Vitalfarbstoff)*
~ **green** Brillantgrün n *(Vitalfarbstoff)*
brim of the pelvis Beckenrand m
bring a furuncle to a head/to einen Furunkel zur Reife bringen, einen Furunkel reifen lassen
~ **a patient through alive** einen Patienten durchbringen (am Leben erhalten)
~ **about the cure of a disease** eine Krankheit zur Ausheilung (Heilung) bringen, eine Krankheit [aus]heilen
~ **forth a non-viable foetus** einen lebensunfähigen Fötus entbinden (gebären)
Brissaud's disease (syndrome) Brissaudsches Syndrom n, Fazialiskrampf m mit gegenseitiger Zungen- und Extremitätenlähmung, Hemiplegia f alterna
British antilewisite Dimerkaprol n, BAL, Sulfactin n
brittle bones abnorme Knochenbrüchigkeit f; Osteogenesis f imperfecta, mangelhafte Knochenbildung f
broad condyloma s. flat condyloma
~ **ligament abscess** Parametriumabszeß m, Abszeß m im Ligamentum latum uteri
~ **ligament of the uterus** Ligamentum n latum uteri, Plica f lata uteri, Parametrium n
~ **-spectrum antibiotic** Breitspektrumantibiotikum n, Breitbandantibiotikum n
~ **tapeworm** breiter Bandwurm m, Fischbandwurm m, Grubenkopfbandwurm m, Diphyllobothrium n latum
Broadbent's sign Broadbentsches Zeichen (Mediastinoperikarditiszeichen) n
Broca's angle Brocascher Winkel (Parietalwinkel) m
~ **aphasia** Brocasche (kortikale motorische) Aphasie f, Aphemie f
~ **area (centre, convolution, gyrus)** Brocasches Zentrum n, motorisches Sprachzentrum n
Brock operation Brocksche Operation f, digitale Herzklappensprengung f
Brock's syndrome Brocksches Mittellappensyndrom n
Brocq's disease Brocqsche Krankheit f, Parapsoriasis f
Brodie's abscess Brodiescher Abszeß (Metaphysenabszeß, Knochenabszeß) m
Brodmann's area Brodmannsches Großhirnfeld (Feld) n
bromatotoxism Lebensmittelvergiftung f, Lebensmittelintoxikation f
bromhidrosis Bromhidrosis f, übler Schweißgeruch m, stinkender Schweiß m *(durch Zersetzungsvorgänge)*
bromide poisoning Bromvergiftung f, Bromintoxikation f, Bromismus m

bromidrosis s. bromhidrosis
bromine acne Bromakne f
~ **poisoning** s. bromide poisoning
bromi[ni]sm s. bromide poisoning
bromoderma Bromexanthem n, Bromausschlag m, Bromakne f
bromohyperhidrosis Bromhyperhidrose f *(verstärkte Sekretion stinkenden Schweißes)*
bromomania Bromomanie f, Brompsychose f
bromopnoea Fötor m [ex ore], Halitosis f, übler Mundgeruch m
bromosulphophthalein clearance Bromsulphthalein-Clearance f
~ **test** Bromsulphthalein-Belastungsprobe f
bronchadenitis Bronchiallymphknotenentzündung f, Lympnadenitis f bronchialis
bronchial bronchial, Bronchien...
~ **allergy** s. ~ asthma
~ **arborization** Bronchialaufzweigung f, Bronchialverzweigung f
~ **artery** Arteria f bronchialis, Luftröhrenarterie f
~ **aspiration** Bronchialabsaugung f
~ **asthma** Bronchialasthma n, Asthma n bronchiale
~ **breath sound** Bronchialatemgeräusch n
~ **breathing** Bronchialatmen n, Bronchialatmung f
~ **bud** Bronchialknospe f
~ **calculus** s. broncholith
~ **cancer (carcinoma)** Bronchialkrebs m, Bronchialkarzinom n
~ **cartilage** Bronchialknorpel m
~ **cyst** Bronchialzyste f
~ **exudate** Bronchialexsudat n
~ **fistula** Bronchialfistel f
~ **forceps** Bronchus[faß]zange f
~ **fremitus** Bronchialfremitus m
~ **gland** 1. Glandula f bronchialis, Bronchial[schleim]drüse f; 2. Bronchiallymphknoten m, Lymphonodus m bronchialis
~ **mucolytic** Bronchosekretolytikum n, bronchialschleimlösendes Mittel n
~ **mucosa** Bronchialmukosa f, Bronchialschleimhaut f
~ **mucous membrane** Bronchialschleimhautmembran f
~ **mucus** Bronchialschleim m, Bronchialsekret n
~ **phthisis** Bronchialtuberkulose f
~ **pneumonia** Bronchialpneumonie f, Bronchopneumonie f, lobuläre Pneumonie (Lungenentzündung) f
~ **polyp** Bronchialpolyp m
~ **respiration** Bronchialatmen n, Bronchialatmung f
~ **ring** Bronchus[knorpel]ring m
~ **secretion** 1. Bronchialsekret n; 2. Bronchialsekretion f
~ **septum** Bronchialseptum n, Carina f tracheae

bronchial

- ~ **spasm** Bronchialspasmus m, Bronchospasmus m, Bronchial[muskel]krampf m
- ~ **stenosis** Bronchialstenose f, Bronchostenose f, Bronchusvereng[er]ung f
- ~ **stimulant** Bronchialexpektorans n
- ~ **stump** Bronchialstumpf m, Bronchusstumpf m
- ~ **stump suture appliance** Bronchialstumpfnähapparat m
- ~ **toilet** Bronchialtoilette f
- ~ **tree** Bronchialbaum m
- ~ **tube** Bronchus m, Luftröhrenast m *(Zusammensetzungen s. unter bronchus)*
- ~ **vein** Bronchialvene f, Vena f bronchialis
- ~ **washing** Bronchialspülung f, Bronchusspülung f

bronchiectasia Bronchiektasie f, Bronchialerweiterung f, chronische Bronchuserweiterung (Bronchialerschlaffung) f
bronchiectatic bronchiektatisch, Bronchiektasie...
bronchiogenic bronchiogen
bronchiolar bronchiolar, Bronchiolen...
- ~ **carcinoma** Bronchiolarkarzinom n, Bronchialkrebs m
- ~ **epithelium** Bronchiolarepithel n, Bronchiolenepithel n
- ~ **obstruction** Bronchiolarobstruktion f, Bronchiolenverschluß m

bronchiole Bronchiolus m, Bronchulus m, Bronchiole f, feiner Bronchienast m
bronchiolectasia Bronchiolektasie f, [chronische] Bronchiolenerweiterung f, Bronchiolenerschlaffung f
bronchiolitis Bronchiolitis f, Bronchiolenentzündung f, Bronchitis f capillaris
bronchiolus s. bronchiole
bronchiospasm Bronchospasmus m, Bronchialspasmus m, Bronchial[muskel]krampf m
bronchitic bronchitisch, Bronchitis...
bronchitic Bronchitiker m
- ~ **sputum** Bronchitissputum n

bronchitis Bronchitis f, Bronchialkatarrh m, Bronchialentzündung f, Bronchienentzündung f
bronchoalveolar bronchoalveolar, Bronchus-Alveolen-...
- ~ **carcinoma** s. bronchogenic carcinoma

bronchobiliary fistula bronchobiliare Fistel f, Bronchus-Gallengang-Fistel f
bronchocandidiasis Bronchokandidiasis f, Bronchomoniliasis f, Soorerkrankung f der Bronchien
bronchocavernous bronchokavernös
bronchocele Bronchozele f, Bronchialwandbruch m
bronchoconstriction Bronchokonstriktion f, Bronchuszusammenziehung f
bronchoconstrictor bronchokonstriktorisch
bronchodilatation 1. Bronchodilatation f, Bronchialerschlaffung f, Bronchuserweiterung f; Bronchusaufdehnung f; 2. s. bronchiectasia

bronchodilating agent s. bronchodilator
bronchodilator Bronchodilatator m, Broncholytikum n, bronchienerweiterndes (bronchienerschlaffendes) Mittel n
bronchoedema Bronchial[schleimhaut]ödem n, Bronchialschleimhautschwellung f
bronchofibrescope Glasfiberbronchoskop n, flexibles Bronchoskop n
bronchogenic bronchogen, von den Bronchien ausgehend
- ~ **carcinoma** Bronchialkarzinom n, Bronchialkrebs m
- ~ **cyst** Bronchialzyste f, bronchogene Zyste f
- ~ **spread** bronchogene Aussaat f
- ~ **tuberculosis** Bronchialtuberkulose f, Bronchustuberkulose f

bronchogenous s. bronchogenic
bronchogram Bronchogramm n, Röntgen[kontrast]bild n der Bronchien
bronchographic bronchographisch
bronchography Bronchographie f, Röntgen[kontrast]darstellung f der Bronchien
broncholith Broncholith m, Bronchialstein m
broncholithiasis Broncholithiasis f, Bronchialsteinleiden n
bronchology Bronchologie f
bronchomalacia Bronchomalazie f, Bronchuserweichung f, Bronchial[spangen]erweichung f
bronchomediastinal trunk Truncus m bronchomediastinalis
bronchomoniliasis s. bronchocandidiasis
bronchomotor bronchomotorisch
bronchomycosis Bronchialmykose f, Bronchialpilzkrankheit f, Bronchuspilzerkrankung f
broncho-oesophageal bronchoösophageal, Bronchus-Speiseröhren-...
- ~ **fistula** Bronchoösophagealfistel f, Bronchus-Speiseröhren-Fistel f
- ~ **muscle** Musculus m bronchooesophageus

broncho-oesophagology Bronchoösophagologie f
broncho-oesophagoscopy Bronchoösophagoskopie f, Bronchien- und Speiseröhrenspiegelung f
bronchopathy Bronchopathie f, Bronchialleiden n, Bronchialerkrankung f, Bronchuskrankheit f
bronchophony Bronchophonie f *(verstärkte Stimmleitung bei infiltrativen Lungenprozessen)*
bronchoplasty Bronchoplastik f, Bronchusrekonstruktion f
bronchoplegia Bronchoplegie f, Bronchial[muskel]lähmung f
bronchopleural bronchopleural, Bronchus-Pleura-...
- ~ **fistula** Bronchopleuralfistel f, Bronchus-Pleura-Fistel f

bronchopneumonia Bronchopneumonie f, Lobulärpneumonie f, herdförmige Pneumonie f

bronchopneumopathy Bronchopneumopathie f, Bronchus- und Lungenerkrankung f
bronchopulmonary bronchopulmonär, bronchopulmonal, Bronchus-Lungen-...
~ **segment** Bronchopulmonalsegment n
bronchorrhagia Bronchorrhagie f, Bronchialblutung f, Bronchusblutung f
bronchorrhaphy Bronchorrhaphie f, Bronchusnaht f
bronchorrhoea Bronchorrhoe f, Bronchitis f pituitosa *(Hustenanfälle mit Auswurf großer Schleimmengen)*
bronchorrhoeal Bronchorrhoe...
bronchoscope/to bronchoskopieren, die Bronchien betrachten (spiegeln)
bronchoscope Bronchoskop n, Bronchusspiegel m
bronchoscopic bronchoskopisch, Bronchoskopie...
bronchoscopy Bronchoskopie f, Bronchusspiegelung f, Bronchusbetrachtung f
bronchospasm Bronchospasmus m, Bronchial-[muskel]krampf m
bronchospirography Bronchospirographie f *(Lungenfunktionsprüfung)*
bronchospirometer Bronchospirometer n
bronchospirometry Bronchospirometrie f *(Lungenfunktionsprüfung)*
bronchostenosis Bronchostenose f, Bronchialstenose f, Bronchialvereng[er]ung f, Bronchusverengung f
bronchostomy Bronchostomie f, Bronchialfistel f, Bronchus-Haut-Fistel f
bronchotetany Bronchotetanie f *(Bronchialmuskelkrämpfe mit asthmoiden Anfällen)*
bronchotomy Bronchotomie f, Bronchusinzision f, [operative] Bronchuseröffnung f
bronchovascular markings bronchovaskuläre Zeichnung (Streifung) f *(Lungenröntgenbild)*
bronchovesicular breathing (respiration) Bronchovesikuläratmen n, bronchovesikuläre Atmung f
bronchus Bronchus m, Luftröhrenast m
~ **carcinoid** Bronchuskarzinoid n
~ **chondroma** Bronchuschondrom n
~ **forceps** Bronchusklemme f
~ **occluder** Bronchusblocker m
~ **of the anterior basal segment of the lower lobe of the left lung** Bronchus m segmentalis basalis anterior lobi inferioris sinistri
~ **of the anterior basal segment of the lower lobe of the right lung** Bronchus m segmentalis basalis anterior lobi inferioris dextri
~ **of the anterior segment of the upper lobe of the left lung** Bronchus m segmentalis anterior lobi superioris sinistri
~ **of the anterior segment of the upper lobe of the right lung** Bronchus m segmentalis anterior lobi superioris dextri
~ **of the apical posterior segment of the upper lobe of the left lung** Bronchus m segmentalis apicoposterior lobi superioris sinistri
~ **of the apical segment of the lower lobe of the left lung** Bronchus m segmentalis apicalis lobi inferioris sinistri
~ **of the apical segment of the upper lobe of the right lung** Bronchus m segmentalis apicalis lobi superioris dextri
~ **of the lateral basal segment of the lower lobe of the right lung** Bronchus m segmentalis basalis lateralis lobi inferioris dextri
~ **of the lateral segment of the middle lobe of the right lung** Bronchus m segmentalis lateralis lobi medii dextri
~ **of the lower lateral segment of the lower lobe of the left lung** Bronchus m segmentalis basalis lateralis lobi inferioris sinistri
~ **of the lower lobe of the left lung** Bronchus m lobaris inferior sinister
~ **of the lower lobe of the right lung** Bronchus m lobaris inferior dexter
~ **of the medial basal segment of the lower lobe of the left lung** Bronchus m segmentalis basalis medialis lobi inferioris sinistri
~ **of the medial basal segment of the lower lobe of the right lung** Bronchus m segmentalis basalis medialis lobi inferioris dextri
~ **of the medial segment of the middle lobe of the right lung** Bronchus m segmentalis medialis lobi medii dextri
~ **of the middle lobe of the right lung** Bronchus m lobaris medius dexter
~ **of the posterior basal segment of the lower lobe of the left lung** Bronchus m segmentalis basalis posterior lobi inferioris sinistri
~ **of the posterior basal segment of the lower lobe of the right lung** Bronchus m segmentalis basalis posterior lobi inferioris dextri
~ **of the posterior segment of the upper lobe of the right lung** Bronchus m segmentalis posterior lobi superioris dextri
~ **of the subapical segment of the lower lobe of the left lung** Bronchus m segmentalis subapicalis lobi inferioris sinistri
~ **of the subapical segment of the lower lobe of the right lung** Bronchus m segmentalis subapicalis lobi inferioris dextri
~ **of the upper lobe of the left lung** Bronchus m lobaris superior sinister
~ **of the upper lobe of the right lung** Bronchus m lobaris superior dexter
~ **rupture** Bronchusruptur f, Bronchusabriß m
~ **suture appliance** Bronchusnähapparat m
~ **tree** Bronchialbaum m
bronze diabetes Bronzediabetes m, Troissier-Hanot-Chauffardsches Syndrom n, Hämochromatose f
~ **liver** Bronzeleber f
bronzed disease Bronzekrankheit f *(s.a.* Addison's disease)
~ **skin** Bronzehaut f, Melasma n suprarenale *(bei Nebenniereninsuffizienz)*
brow pang Migräne f, Halbseitenkopfschmerz

brow

~ **presentation** Stirnlage f *(bei der Geburt)*
Brown-Séquard paralysis Brown-Séquardsche Lähmung f, Brown-Séquardsches Syndrom n
brucella agglutination test Bruzellen-Agglutinations-Test m
~ **phage** Bruzellenphage m
~ **vaccine** Bruzellenvakzine f, Bruzellenimpfstoff m
brucellar Bruzellen...
~ **endocarditis** Bruzellenendokarditis f
brucelliasis s. brucellosis
brucellosis 1. Brucellosis f, Bruzellose f, Febris f undulans abortus, Bangsche Krankheit (Infektion) f, Morbus m Bang; 2. Febris f undulans melitensis, Mittelmeerfieber n, Maltafieber n, Gibraltarfieber n; 3. Febris f undulans suis
Bruch's membrane Bruchsche Membran f, Lamina f basalis chorioideae
Brudzinski's contralateral leg sign Brudzinskischer kontralateraler Reflex m
Brunhilde virus Brunhilde-Typ m, Poliomyelitisvirus n Typ I
Brunner's gland adenoma Adenom n der Brunnerschen Drüsen
~ **glands** Brunnersche Drüsen fpl des Zwölffingerdarms, Glandulae fpl duodenales
brush border Bürstensaum m *(von Epithelzellen)*
~ **cytology** Abstrichzytologie f, Tupfzytologie f *(zur Zelluntersuchung)*
bruxism Zähneknirschen n
bruxomania Bruxomanie f, krankhaftes Zähneknirschen n
Bryant's triangle Bryantsches Dreieck n, Iliofemoraldreieck n, Trigonum n iliofemorale
bubble oxygenator Schaumoxygenator m, Dispersionsoxygenator m
bubo Bubo m, Lymphknotenschwellung f
bubocardia Ochsenherz n, Cor n bovinum
bubonadenitis Bubonadenitis f, Leistenlymphknotenentzündung f
bubonalgia Inguinalschmerz m, Leistenschmerz m
bubonic Bubo..., Leisten..., Leistenlymphknoten...
~ **plague** Bubonenpest f, Beulenpest f, Drüsenpest f, Pestis f bubonica
bubonocele inkomplette Leistenhernie f
bubonulus Bubonulus m, Nisbetscher Schanker m (Abszeß des Penisrückens)
bucca Bucca f, Backe f, Wange f
buccal bukkal, Backen..., Wangen...
~ **artery** Backenarterie f, Arteria f buccalis
~ **epithelial cell** Wangen[schleimhaut]epithelzelle f
~ **gland** Glandula f buccalis
~ **mucosa** Wangen[mund]schleimhaut f
~ **nerve** Nervus m buccalis, Wangennerv m
~ **psoriasis** Leucoplacia f buccalis, Psoriasis f buccalis

96

~ **tooth** Back[en]zahn m
buccinator [muscle] Musculus m buccinator, Backenmuskel m
buccofacial bukkofazial
buccogingival bukkogingival, Wangen-Gaumen-...
buccolabial, bukkolabial, Wangen-Lippen-...
buccolingual bukkolingual, Wangen-Zungen-...
bucconasal bukkonasal, Wangen-Nasen-...
buccopharyngeal bukkopharyngeal, Wangen-Rachen-...
~ **fascia** Fascia f buccopharyngea
bucket handle fracture Korbhenkelriß m (Meniskus)
Buck's fascia Bucksche Faszie f, Fascia f penis profunda
bud Knospe f, Keimknospe f
Budd-Chiari syndrome Budd-Chiari-Syndrom n, Lebervenenverschlußsyndrom n
Budd's cirrhosis (jaundice) akute gelbe Leberatrophie f
Buerger's disease [Winiwarter-]Bürgersche Krankheit f, Endangitis (Thrombangitis) f obliterans, arterielle Verschlußkrankheit f
buffalo obesity Stammfettsucht f (z. B. bei Nebennierenrindenüberfunktion)
buffer/to [ab]puffern, mit Pufferlösung behandeln
buffer Puffer m, Pufferlösung f
~ **action** Pufferwirkung f, Puffereffekt m, Pufferung f
~ **solution** Pufferlösung f, Puffer m
~ **therapy** Pufferbehandlung f, Pufferung f
bufo reaction Krötentest m (Schwangerschaftstest)
bufotoxin Bufotoxin n, Krötengift n (Glykosid)
buggery s. paederasty
bulb 1. Bulbus m, Zwiebel f, Knolle f, Knospe f; 2. Medulla f oblongata, verlängertes Rückenmark n
~ **of the corpus cavernosum [urethrae]** Bulbus m corporis spongiosi penis, Bulbus m corporis cavernosi urethrae
~ **of the eye** Bulbus m oculi, Augapfel m
~ **of the hair** Bulbus m pili, Haarzwiebel f
~ **of the heart** Bulbus m aortae (arteriosus cordis), Aortenbulbus m
~ **of the penis** Bulbus m penis
~ **of the posterior horn** Bulbus m cornus posterioris
~ **of the urethra** Bulbus m urethrae
~ **of the vestibule [of the vagina]** Bulbus m vestibuli vaginae, Scheidenvorhofschwellkörper m
bulbar bulbär, Bulbär...
~ **anaesthesia** Bulbäranästhesie f
~ **apoplexy** Bulbärapoplexie f
~ **ataxia** Bulbärataxie f
~ **brain lesion** Bulbärhirnschaden m, Bulbärhirnschädigung f
~ **conjunctiva** Conjunctiva f bulbaris, Tunica f conjunctiva bulbi, Bulbusbindehaut f, Augapfelbindehaut f

bursolith

~ **fascia** Fascia f bulbaris, Bulbusfaszie f
~ **muscle** Musculus m bulbi, Augenmuskel m, Augapfelmuskel m
~ **palsy (paralysis)** Bulbärparalyse f
~ **poliomyelitis** Bulbärpoliomyelitis f
~ **sclerosis** Bulbärsklerose f
~ **septum** Septum n aorticopulmonale
~ **sign** Bulbärzeichen n
~ **speech** Bulbärsprache f, unartikulierte (verwaschene) Sprache f
bulbocavernosus s. bulbospongiosus [muscle]
bulbomembranous bulbomembranös
~ **urethra** Pars f membranacea et spongiosa urethrae
bulbospinal bulbospinal
~ **paralysis** Myasthenia f gravis
~ **tract** Tractus m olivospinalis
bulbospongiosus [muscle] Musculus m bulbospongiosus (bulbocavernosus)
~ **reflex** Penisreflex m, Gliedreflex m, Bulbospongiosusreflex m
bulbourethral bulbourethral
~ **gland** Glandula f bulbourethralis, Bulbourethraldrüse f, Cowpersche Drüse f
~ **septum** Septum n bulbae urethrae
bulbous Bulbus..., Zwiebel...
~ **portion of the urethra** Pars f spongiosa urethrae
bulboventricular crest Crista f bulboventricularis, Septum n interventriculare primum
bulbus s. bulb 2.
bulimia s. boulimia
bull neck Stiernacken m (bei Diphtherie)
bulla Blase f; Hautblase f
bulldog clamp (forceps) Bulldogklemme f
bullectomy Blasenexstirpation f, [operative] Emphysemblasenentfernung f
bullet forceps Kugelzange f
~ **lens** Kugellinse f, Sphärophakie f
~ **wound** Schußwunde f
bullous bullös, blasig
~ **dermatosis** Blasendermatose f, Hautblasenerkrankung f
~ **emphysema** Blasenemphysem n, blasiges (bullöses) Emphysem n
~ **epidermolysis** Epidermolysis f bullosa
~ **erysipelas** Erysipelas n bullosum, Blasenerysipel n
~ **fever** Pemphigus[begleit]fieber n
~ **keratitis** Keratitis f bullosa, Bläschenkeratitis f, Bläschenhornhautentzündung f
~ **myringitis** Myringitis f bullosa
Bumke's pupil Bumkesches Pupillenzeichen (Zeichen) n, fehlende Pupillenunruhe f
bumper fracture Stoßstangenfraktur f, Stoßstangenknochenbruch m
bundle Bündel n; Faserstrang m, Faszikel m
~-**branch block** Schenkelblock m
~ **of His** Hissches Bündel n, Atrioventrikulärbündel n, AV-Bündel n
buphthalmia Buphthalmie f, Hydrophthalmus m congenitus, Augenwassersucht f, angeborenes (primär kindliches) Glaukom n, Glaucoma n congenitum (infantile)
buphthalmic buphthalmisch, hydrophthalmisch
buphthalmos Buphthalmus m, Hydrophthalmus m, Ochsenauge n, Wasserauge n
Burdach's fasciculus Burdachscher Strang m, Fasciculus m cuneatus medullae spinalis
~ **nucleus** Nucleus m cuneatus
Burdwan fever Burdwan-Fieber n, Kala Azar f, Splenomegalia f tropica
buried suture Intrakutannaht f
Burkitt's lymphoma (tumour) Burkittsches Lymphosarkom n, Burkitt-Tumor m, afrikanisches kindliches Kieferlymphosarkom n
burn/to verbrennen, brennen; sich verbrennen, sich eine Verbrennung zuziehen
burn Verbrennung f; Brandwunde f
~ **cachexia** Verbrennungskachexie f
~ **centre** Verbrennungszentrum n, Verbrennungs[spezial]klinik f
~ **encephalopathy** Verbrennungsenzephalopathie f
~ **eschar** Verbrennungsschorf m
~ **management** Verbrennungsbehandlung f
~ **of first degree** Verbrennung f I. (ersten) Grades, erstgradige Verbrennung f, Combustio f erythematosa
~ **of fourth degree** Verbrennung f IV. (vierten) Grades, viertgradige Verbrennung f, Carbonisatio f, Verkohlung f
~ **of second degree** Verbrennung f II. (zweiten) Grades, zweitgradige Verbrennung f, Combustio f bullosa
~ **of third degree** Verbrennung f III. (dritten) Grades, drittgradige Verbrennung f, Combustio f gangraenosa (escharotica)
~ **shock** Verbrennungsschock m
~ **shock prevention** Verbrennungsschockvorbeugung f
~ **unit** Verbrennungsintensivstation f
~ **wound** Verbrennungswunde f
~ **wound infection** Verbrennungswundeninfektion f
burned patient Verbrennungspatient m
burning feet syndrome Syndrom n der brennenden Füße
~ **tongue** Glossodynie f, Zungenbrennen n
burr Bohrer m
~ **cell** Schistozyt m
~ **hole** Bohrloch n, Probetrepanationsloch n, Trepanationsloch n
bursa Bursa f, Beutel m, Tasche f
~-**equivalent lymphocyte** B-Lymphozyt m
~ **of the omentum** Bursa f omentalis (retroventricularis), Netzbeutel m
bursal synovitis s. bursitis
bursectomy 1. Bursektomie f, Schleimbeutelentfernung f; 2. Netzbeutelentfernung f, Entfernung f des Omentum majus
bursitis Bursitis f, Schleimbeutelentzündung f
bursolith Bursolith m, Schleimbeutelkonkrement n, Schleimbeutelstein m

7 Nöhring engl./dtsch.

bursopathy

bursopathy Bursopathie f, Schleimbeutelkrankheit f
bursotomy Bursotomie f, Schleimbeuteleröffnung f
burst abdomen Platzbauch m
Buschke's disease (scleroedema) Buschkesche Krankheit (Erkrankung) f, Buschkesches Sklerödem n, Skleroedema n adultorum
bush yaws Dschungelframbösie f
business spasm Ermüdungsspasmus m, Ermüdungskrampf m
Busse-Buschke's disease Busse-Buschkesche Krankheit (Erkrankung) f, europäische Blastomykose f, Cryptococcosis f
butterfly Pflasterzugverband m
~ **lupus** Schmetterlingslupus m, Lupus m erythematodes disseminatus, Erythematodes m disseminatus
~ **[-mounted] needle** Flügelkanüle f
~ **rash** Schmetterlingsfigur f, schmetterlingsförmiger Gesichts[haut]ausschlag m
~ **vertebra** Spaltwirbel[körper] m, Wirbelkörperspalte f, Spina f bifida
buttock Gesäß n, Gesäßbacken fpl, Hinterbacken fpl; Steiß m
button suture Bäuschchennaht f; Bleiplattennaht f
buttonhole deformity (dislocation) Knopflochdeformität f
~ **incision** Knopflochinzision f, Stichinzision f
butyric acid Buttersäure f
bypass the coarctation/to die Koarktation überbrücken (umgehen)
bypass procedure Umgehungs[operations]verfahren n, Bypass-Verfahren n
~ **surgery** Umgehungschirurgie f, Bypass-Chirurgie f
byssinosis, byssophthisis Byssinosis f, Byssinose f, Baumwollpneumokoniose f, Baumwollstaublunge[nerkrankung] f

C

C. s. 1. cervical; 2. cathode; 3. clearance; 4. chest
C bile C-Galle f, Lebergangsgalle f
C cells C-Zellen fpl (in Langerhansschen Inseln)
C-reactive protein C-reaktives Protein n, CRP
cable graft Kabeltransplantat n, Nervenkabeltransplantat n
Cabot's rings Cabotsche Ringe (Reifen) mpl (in Erythrozyten bei Anämie)
cachectic kachektisch, abgezehrt, Kachexie...
~ **aphthae** Kachexieaphten fpl, Bednarsche Aphten fpl
cachexia Kachexie f, Abzehrung f, Kräfteverfall m
cachinnation hebephren[isch]es Lachen n (bei Schizophrenie)
cacogeusia Kakogeusie f, übler Geschmack m, üble Geschmacksempfindung f

cacosmia Kakosmie f, schlechte Geruchsempfindung f
cacostomia Kakostomie f, übler Mundgeruch m
cadaver Leiche f, Leichnam m
~ **blood** Leichenblut n
~ **dissection** Leicheneröffnung f, Leichenuntersuchung f, Sektion f
~ **donor** Spenderleiche f, Spenderleichnam m, Leichenspender m
~ **kidney** Leichenniere f
~ **material** Leichenmaterial n
cadaveric Leichen...
~ **kidney** s. cadaver kidney
~ **lividity** Leichenflecke mpl, Totenflecke mpl, Livor m mortis
~ **rigidity** Leichenstarre f, Totenstarre f, Rigor m mortis, Rigiditas f cadaverica
cadaverine Kadaverin n (Leichengift)
cadaverous s. cadaveric
caduceus Äskulapstab m
caecal zökal, Zökum..., Blinddarm..., zäkal, Zäkum... (Zusammensetzungen s. a. unter caecum)
~ **appendage** Appendix f vermiformis, Wurmfortsatz m
~ **fossa** Fossa f caecalis, Zökalgrube f
~ **plica** Plica f caecalis, Zökalfalte f
caecectomy Zökektomie f, Zökumexstirpation f, [operative] Zökumentfernung f
caecitas s. cecity
caecitis Zökumentzündung f, Blinddarmentzündung f
caecocele Zökozele f, Blinddarmhernie f
caecocolic zökokolisch, Zökum-Kolon-..., Blinddarm-Dickdarm-...
caecocolostomy Zökokolostomie f, Zökum-Kolon-Anastomose f
caecoileostomy Zökoileostomie f, Zökum-Ileum-Anastomose f
caecopexy Zökopexie f, Zökumfixation f, [operative] Blinddarmfixierung f
caecoplication Zökoplikation f, Zökumraffung f
caecoptosis Zökoptosis f, Zökumtiefstand m, Zökumsenkung f
caecorrhaphy Zökorrhaphie f, Zökumnaht f
caecosigmoidostomy Zökosigmoidostomie f, Zökum-Sigma-Anastomose f
caecostomy 1. Zökostomie f, Zökumfistel f, Zökalfistel f, Typhlostomie f; 2. Zökostomie f, [operative] Zökumfistelung f
caecotomy Zökotomie f, [operative] Zökumeröffnung f, Typhlotomie f
caecum Zökum n, Blinddarm m, Zäkum n, Intestinum n caecum (Zusammensetzungen s. a. unter caecal)
~ **cancer (carcinoma)** Zökumkarzinom n, Blinddarmkrebs m
~ **diverticulitis** Zökumdivertikulitis f, Blinddarmdivertikelentzündung f
~ **leiomyoma** Zökumleiomyom n
~ **mobility** Zökummobilität f, Zökumbeweglichkeit f

calcifying

~ neurilemmoma Zökumneurilemmom *n*
~ perforation Zökumperforation *f*
~ stasis Zökumstauung *f*, Zökalstase *f*
~ ulcer Zökumulkus *n*, Zökalgeschwür *n*
~ volvulus Zökumvolvulus *m*
caenogenesis Zänogenese *f*, Störungsentwicklung *f*, [embryonale] Fehlbildung *f*
caeruloplasmin Zeruloplasmin *n (Plasmakupferspeicher)*
caesarean hysterectomy abdominale Hysterektomie (Gebärmutterentfernung) *f*, Wertheimsche Operation *f*
~ section Kaiserschnitt *m*, Kaiserschnittentbindung *f*, Schnittentbindung *f*, Sectio *f* [caesarea]
caesarotomy *s.* caesarean section
caffeine Koffein *n*, Kaffein *n (Alkaloid)*
~-withdrawal headache Koffeinmangelmigräne *f*
caffeinism Koffeinvergiftung *f*, Koffeinintoxikation *f*
Caffey's disease (syndrome) Caffey-de Tonisches Syndrom *n*, Caffey-Silvermann-Syndrom *n*, Hyperostosis *f* corticalis infantilis, kindliche Kortikalhyperostose *f*
caged-ball prosthesis (valve) Kugel-Käfig-[Herzklappen-]Prothese *f*, Kugelherzklappe *f*; Herzklappenprothese *f* nach Starr-Edwards
~-lens prosthesis (valve) Diskus-Herzklappen-Prothese *f*, Disk[usherz]klappe *f*; Herzklappenprothese *f* nach Björk-Shiley
caisson disease Caissonkrankheit *f*, Druckluftkrankheit *f*, Dekompressionskrankheit *f*, Taucherkrankheit *f*
Cajal's cell Cajalsche Zelle *f*, Astrozyt *m (Nervenzelle in der Großhirnrinde)*
~ silver method Cajalsche Silberimprägnation *f*, Golgi-Imprägnation *f (Darstellungsmethode des Nervengewebes)*
cake kidney Kuchenniere *f*
caked breast Mastitis *f* puerperalis, Kindbettmastitis *f*, Wöchnerinnenbrustentzündung *f*
~ kidney *s.* cake kidney
Calabar swellings Calabarschwellung *f*, Calabarbeulen *fpl*, Loa loa *f*, Loiasis *f*, Kamerunbeule *f*
calcaemia Kalziämie *f*, Hyperkalziämie *f*, Vorhandensein *n* von Kalzium im Blut
calcaneal kalkaneal, Kalkaneus-..., Fersenbein-...
~ apophysis Kalkaneusapophyse *f*, Fersenbeinapophyse *f*
~ area of the heel Regio *f* calcanea
~ rete Rete *n* calcaneum, Fersenbeinarteriengeflecht *n*
~ spur Kalkaneussporn *m*, Fersensporn *m*
~ sulcus Sulcus *m* calcanei, Fersenbeingrube *f*
~ tendon Tendo *m* calcaneus, Achillessehne *f*
~ tendon reflex Achillessehnenreflex *m*
~ tuber[osity] Tuber *m* calcanei, Fersenhöcker *m*
calcanean *s.* calcaneal

calcaneoastragalar kalkaneoastragal, talokalkaneal, Kalkaneus-Talus-..., Fersenbein-Sprungbein-...
calcaneocavus Talipes *m* calcaneocavus *(Form des Hackenfußes)*
calcaneocuboid kalkaneokuboid, Kalkaneus-Kuboid-..., Fersenbein-Würfelbein-...
calcaneodynia Kalkaneodynie *f*, Fersen[bein]schmerz *m*
calcaneofibular kalkaneofibular, Kalkaneus-Fibula-..., Fersenbein-Wadenbein-...
~ ligament Ligamentum *n* calcaneofibulare
calcaneonavicular kalkaneonavikulär, Kalkaneus-Navikulare-..., Fersenbein-Kahnbein-...
~ ligament Ligamentum *n* calcaneonaviculare
calcaneoplantar kalkaneoplantar, Fersenbein-Fußsohlen-...
calcaneoscaphoid *s.* calcaneonavicular
calcaneotibial kalkaneotibial, Kalkaneus-Tibia-..., Fersenbein-Schienbein-...
~ ligament Ligamentum *n* calcaneotibiale
calcaneovalgus Talipes *m* calcaneovalgus *(Form des Hackenfußes)*
calcaneum *s.* calcaneus
calcaneus 1. Calcaneus *m*, Kalkaneus *m*, Fersenbein *n*; 2. Talipes *m* calcaneus, Hackenfuß *m (Klumpfuß)*
~ apophysitis Fersenbeinapophysenentzündung *f*, Kalkaneusapophysitis *f*
~ fracture Kalkaneusfraktur *f*, Fersenbeinbruch *m*
calcanodynia *s.* calcaneodynia
calcar Sporn *m*, Calcar *m*
calcarate gespornt, Sporn...
calcareous kalkhaltig, verkalkt, Kalk...; verkalkend
~ chondrodystrophy Chondrodystrophia *f* calcificans congenita
~ degeneration (infiltration) Gewebeverkalkung *f*, Kalkeinlagerung *f*, Kalziumimprägnation *f* [des Gewebes]
~ periarthritis Periarthritis *f* calcarea
calcarine gespornt, Sporn...
calcariuria Kalkariurie *f*, Kalziumsalzausscheidung *f* im Urin
calcibilia Kalzibilie *f*, Vorhandensein *n* von Kalzium in der Galle
calcic kalziumhaltig, Kalzium...; Kalk...
calcicosis Kalzikose *f*, Kalkstaublunge[nerkrankung] *f*, Steinhauerkrankheit *f*
calciferol Kalziferol *n*, Calciferol *n*; Ergokalziferol *n*, Vitamin D$_2$ *n*
calciferous kalziumhaltig, kalk[salz]haltig
calcification Kalzifikation *f*, Verkalkung *f*, Kalkablagerung *f* im Gewebe
~ line Kalzifikationslinie *f*, Verkalkungslinie *f*
calcified foetus Lithopädion *m*, Steinkind *n*, Steinfötus *m*
calcify/to kalzifizieren, verkalken
calcifying giant-cell tumour Chondroblastom *n*

calcinosis

calcinosis Kalzinose f, Kalkablagerung f, Verkalkung f, Kalziumablagerung f, Calcinosis f universalis
calcipenia Kalzipenie f, Kalziummangel m, Kalkmangel m
calcipenic Kalziummangel..., Kalkmangel...
calcitonin Kalzitonin n, Parathormon n *(Nebenschilddrüsenhormon)*
calcium antagonist [drug] Kalziumantagonist m
~ **balance** Kalziumgleichgewicht n
~ **blood level** Kalziumblutspiegel m
~ **carbonate** Kalziumkarbonat n
~ **gout** s. calcinosis
~ **hunger** Kalziumhunger m
~ **metabolism** Kalziummetabolismus m, Kalziumstoffwechsel m
~ **oxalate calculus** Kalziumoxalatstein m *(Nierenstein)*
~ **sulphate** Kalziumsulfat n, Calcium n sulfuricum ustum, Gips m
~ **thesaurismosis** s. calcinosis
~ **thiosulphate** Kalziumthiosulfat n *(z. B. zur Zellmembranstabilisierung)*
~ **time** Kalziumzeit f *(Blutgerinnung)*
calciuria Kalziurie f, Kalziumausscheidung f im Urin
calcosphaerite Kalkosphärit m *(Protein-Kalzium-Komplex im Gewebe)*
calculogenesis Lithogenese f, Steinbildung f
calculosis Kalkulose f, Lithiasis f, Steinkrankheit f, Steinleiden n
calculous 1. kalkulös..., Stein...; 2. steinleidend, steinkrank
~ **disease** s. calculosis
calculus Stein m
Caldwell-Luc operation Caldwell-Lucsche Operation f, Kieferhöhlenradikaloperation f
calf Wade f, Regio f cruris posterior
~ **blood flow** Wadendurchblutung f
~ **bone** Wadenbein n, Fibula f *(Zusammensetzungen s. unter fibular)*
~ **muscle** Wadenmuskel m
~ **muscle contraction** Wadenmuskelkontraktion f
~ **musculature** Wadenmuskulatur f
~ **vein** Wadenvene f
caliculus Caliculus m, Knospe f
caliectasis Kaliektasis f, Nierenkelcherweiterung f
California disease s. coccidioidomycosis
~ **encephalitis** California-Enzephalitis f
~ **encephalitis virus** California-Enzephalitis-Virus n
Callander's amputation Callandersche Kniegelenk[s]amputation (Amputation) f
callosal Corpus-callosum-..., Hirnbalken-..., Balken...
~ **gyrus** Gyrus m cinguli
~ **sulcus** Sulcus m corporis callosi
callosity Callositas f, Hautschwiele f, Schwiele f, harte Haut f, Hornhaut[bildung] f

callosum Corpus n callosum, Hirnbalken m, Balken m
callous kallös, Kallus...
~ **ulcer** kallöses Ulkus (Geschwür) n
callus Kallus m, Knochenkeimgewebe n
calmative sedativ, sedierend, beruhigend
calmative [agent] Sedativum n, Beruhigungsmittel n
Calmette test Calmettescher Konjunktivaltest m, [Calmettesche] Ophthalmoreaktion f *(früher zur Tuberkulosetestung)*
Calmette's vaccine BCG-Vakzine f, Bakterium-Calmette-Guerin-Impfstoff m
calor Calor m, Hitze f *(Entzündungszeichen)*
caloric kalorisch, Kalorien...
~ **restriction** Kalorienrestriktion f, Kalorienbeschränkung f
calorie Kalorie f *(SI-fremde Einheit der Wärmemenge)*
Calot's triangle Calotsches Dreieck n *(zwischen Leber- und Gallenblasengang)*
calvaria Calvaria f, [knöchernes] Schädeldach n
calvarial Schädeldach...
~ **hyperostosis** Hyperostosis f frontalis interna
~ **sarcoidosis** Kalvariasarkoidose f, Schädeldachsarkoidose f
calvarium s. calvaria
Calvé's disease 1. s. ~ vertebra plana; 2. Osteochondritis (Osteochondropathia) f deformans coxae juvenilis, Calvé-Legg-Perthessche Krankheit f
~ **vertebra plana** Calvéscher Wirbel m, Vertebra f plana Calvé, Osteochondrosis f vertebrae, [aseptische] Nekrose f des Wirbelkörperknochenkerns
calvities Kahlheit f, Kahlköpfigkeit f, Glatze f *(s. a. alopecia)*
calyceal Calyx..., Kalix..., Nierenkelch..., Kelch...
~ **abnormality** Nierenkelchabnormität f, Nierenkelchveränderung f
~ **blunting** Nierenkelchabflachung f
~ **dilatation** Nierenkelchdilatation f, Nierenkelcherweiterung f
~ **diverticulum** Nierenkelchdivertikel n
~ **epithelium** Nierenkelchepithel n
~ **widening** s. ~ dilatation
calycectasis s. calyceal dilatation
calycectomy [operative] Nierenkelchentfernung f
calyciform kelchförmig
calycinal, calycine s. calyceal
calyculus s. caliculus
calyx Calyx m, Calix m, Kalyx m, Kelch m, Becher m, Schüssel f
cambium layer Kambiumschicht f *(des Periosteums)*
camel curve Dromedar[fieber]kurve f
camera Camera f, Kammer f
cAMP s. cyclic adenosine monophosphate
Campell's operation Campellsche Spananlagerungsoperation f

Camper's fascia Campersche Faszie f
~ **line** Campersche Linie f, Linea f facialis
camphor Kampfer m
~ **spirit** Kampferspiritus m, alkoholische Kampferlösung f
camphoric Kampfer...
camphorism Kampfervergiftung f, Kampferintoxikation f
camphoromania Kampfersucht f
campimeter Perimeter n, Gesichtsfeldmesser m
campimetric kampimetrisch, gesichtsfeld[ver]messend
campimetry Kampimetrie f, Gesichtsfeld[ver]messung f, Gesichtsfeldbestimmung f, Perimetrie f
camptocormia Kamptokormie f *(nach vorn gebeugte Zwangshaltung des Körpers)*
camptodactyly Kamptodaktylie f, Kleinfingerbeugekontraktur f
Camurati-Engelmann disease Camurati-Engelmannsche Krankheit f, Camurati-Engelmann-Syndrom n, Osteopathia f hyperostotica [scleroticans] multiplex infantilis
can poisoning Konservenvergiftung f
Canada balsam (turpentine) Kanadabalsam m, Balsamum n canadense, Kanadaterpentin n(m)
canal Canalis m, Kanal m, Ductus m, Röhre f, Gang m
~ **for the facial nerve** Canalis m nervi facialis
~ **of Nuck** Canalis m Nucki, Nuckscher Kanal m, Processus m vaginalis peritonei *(Bauchfellausstülpung)*
~ **of the cervix of the uterus** Canalis m cervicis uteri, Zervixkanal m, Gebärmutter[hals]kanal m
~ **of the chorda tympani** Canaliculus m chordae tympani
~ **of the epididymis** Ductus m epididymidis, Nebenhodenkanal m
~ **of the greater petrosal nerve** Canalis (Sulcus) m nervi petrosi majoris
~ **of the lesser petrosal nerve** Canalis (Sulcus) m nervi petrosi minoris
canalicular 1. kanalikulär, kanalförmig; 2. mit Kanälchen versehen
~ **abscess** Milchgangabszeß m; Gangabszeß m
~ **apparatus** Golgi-Apparat m
~ **scissors** Tränenkanalschere f
canaliculation s. canaliculization
canaliculitis Kanalikulitis f, Dakryokanalikulitis f, Tränengangentzündung f
canaliculization Kanalierung f, Kanalbildung f, Kanälchenbildung f
canaliculoplasty Kanalikuloplastik f, Tränenkanalrekonstruktion f, [operative] Tränenkanalwiederherstellung f
canaliculorhinostomy 1. Kanalikulorhinostomie f, Tränengang-Nasen-Fistel f; 2. Kanalikulorhinostomie f, [operative] Tränengangfistelung f in die Nasenhöhle

canaliculotomy Kanalikulotomie f, Tränenganginzision f, [operative] Tränengangeröffnung f
canaliculus Canaliculus m, Kanalikulus m, Kanälchen n
canalis s. canal
canalization 1. Kanalisierung f, Kanalbildung f, Kanalformung f, Kanälchenbildung f; 2. Blutgefäß[neu]bildung f; 3. Bahnung f, Kanalisierung f *(Nervenleitungsverbesserung)*
canalize/to 1. kanalisieren, Kanäle (Kanälchen) bilden; 2. neue Blutgefäße bilden; 3. bahnen, die Nervenleitfähigkeit verbessern (beschleunigen)
cancellate s. cancellous
cancellous schwammig, spongiös
~ **bone** Substantia f spongiosa, Knochenspongiosa f, Knochenschwammsubstanz f
~ **bone tissue** spongiöses Knochengewebe (Gewebe) n
cancer Carcinoma n, Karzinom n, Krebs m; Malignom n *(bösartige Epithelgeschwulst) (Zusammensetzungen s. a. unter carcinoma)*
~ **cell** Krebszelle f
~ **chemotherapy** Krebschemotherapie f
~ **en cuirasse** Panzerkrebs m, Cancer m en cuirasse
~ **growth** Krebswachstum n
~ **milk** Krebsmilch f
~ **mortality** Karzinomsterblichkeit f, Krebsmortalität f
~ **nest** Karzinomnest n, Krebs[zellen]nest n
~ **of the thyroid [body]** Struma f maligna, Schilddrüsenkarzinom n, Schilddrüsenkrebs m
~ **of throat** Rachenkarzinom n, Schlundkrebs m
~ **pain** Karzinomschmerz m, Krebsschmerz m
~ **patient** Karzinompatient m, Krebspatient m
~ **population** Karzinompopulation f, Krebspopulation f
~ **surgery** Karzinomchirurgie f, Krebschirurgie f
~ **virus** Krebsvirus n
cancericidal kanzerozid, krebs[zellen]tötend, krebsvernichtend
cancerigenic s. carcinogenic
cancerogen s. carcinogen
cancerologist Onkologe m, Krebsspezialist m
cancerology Onkologie f, Geschwulstlehre f
cancerophobia Kanzerophobie f, Krebsangst f, Krebsfurcht f
cancerous kanzerös, karzinös, krebsartig, Krebs...
~ **cachexia** Krebskachexie f
~ **goitre** Krebsstruma f, Struma f maligna, Strumakrebs m
~ **ulcer** 1. Ulcus n cancrosum; 2. Basalzellenkarzinom n, Basaliom n
cancroid Kankroid..., Hautkrebs...
cancroid Kankroid n, Hautkrebs m
~ **corpuscle** Kankroidperle f

candicidin

candicidin Candicidin n (Antimykotikum)
candidaemia Candidämie f, Vorhandensein n von Candida im Blut, Candidasepsis f
candidal Candida...; Soor...
~ **infection** Candidainfektion f, Soorinfektion f
candidiasis Candidiasis f, Candidamykose f; Soor m (Pilzerkrankung)
candidid Candidid n, Candidaexanthem n
canebrake yellow fever Schwarzwasserfieber n
canicola fever Canicola-Fieber n, Stuttgarter Hundefieber n, Stuttgarter Hundeseuche f
canine Caninus..., Eckzahn...
canine s. ~ tooth
~ **fossa** Fossa f canina, Eckzahngrube f
~ **laugh** Risus m sardonicus, teuflisches Lachen n (bei Tetanus)
~ **leptospirosis** s. canicola fever
~ **spasm** s. ~ laugh
~ **tooth** Dens m caninus, Caninus m, Eckzahn m, Augenzahn m, Hakenzahn m, Spitzzahn m
caninus [muscle] Musculus m caninus (levator anguli oris), Eckzahnmuskel m
canities Trichopoliose f, Poliosis f, Achromotrichie f, Haarergrauen n
canker Ulkus n, Geschwür n, Aphte f
~ **rash** Scharlach[ausschlag] m, Scarlatina f
~ **sore** Mundschleimhautaphte f, Mundschleimhautgeschwür n
cannabis indica 1. Kannabis n, indischer Hanf m; 2. Haschisch m(n), Charas n, Marihuana n (Rauschgift)
cannabism Haschischsucht f, Marihuanasucht f
cannibalism Kannibalismus m, Anthropophagie f, Menschenfresserei f (sexuelle Abnormität)
cannon ball pulse s. Corrigan's pulse
~ **sound** Kanonenschlag[ton] m, betonter l. Herzton m (bei komplettem Herzblock)
cannula Kanüle f, Injektionsnadel f
~ **dryer** Kanülenbläser m
cannular kanulär, Kanüle[n]...
cannulization Kanülierung f, Punktion f
cannulize/to kanülieren, punktieren
cantering rhythm Galopprhythmus m
canthal Canthus..., Lidwinkel..., Augen[lid]winkel...
canthariasis Canthariasis f, Kantharideninfektion f
cantharidism Cantharidismus m, Cantharidinvergiftung f, Cantharidinintoxikation f
canthectomy Kanthektomie f, Lidwinkelexstirpation f, [operative] Augen[lid]winkelentfernung f
canthitis Kanthitis f, Lidwinkelentzündung f, Augen[lid]winkelentzündung f
cantholysis Kantholyse f, Lidwinkel[frei]lösung f, Augen[lid]winkellösung f
canthoplasty Kanthoplastik f, Augenlidspaltenerweiterung f, [operative] Lidspaltenrekonstruktion f
canthorrhaphy Kanthorrhaphie f, Augenlidwinkelnaht f; Augenlidspaltenverkürzung f

canthotomy Kanthotomie f, Augenwinkelschnitt m, Augenlidwinkelspaltung f, [operative] Lidwinkelspaltung f
canthus Canthus m, Lidwinkel m, Augen[lid]winkel m
canvas roll Leinentuchtasche f (für Instrumente)
cap Tegmen n, Decke f, Dach n
capability of sterilization Sterilisierbarkeit f
capacitance-discharge defibrillation Gleichstromdefibrillation f, DC-Defibrillierung f, DC-Schock m, Kardioversion f (Herzrhythmisierung)
capacity 1. Kapazität f, Fassungsvermögen n; Volumen n; 2. Fähigkeit f; Leistungsvermögen n
capillarectasia Kapillarektasie f, Kapillarerweiterung f
capillarioscopy Kapillaroskopie f, Kapillarmikroskopie f
capillaritis Kapillaritis f, Kapillar[en]entzündung f
capillaropathy Kapillaropathie f, Kapillarkrankheit f
capillaroscopy s. capillarioscopy
capillary kapillar, haarfein
capillary s. ~ tube
~ **action** Kapillarwirkung f
~ **angioma** Kapillarangiom n
~ **bed** Kapillarbett n
~ **bleeding** Kapillarblutung f
~ **blood gas analysis** Kapillarblutanalyse f; Astrup-Bestimmung f
~ **bronchitis** Bronchiolitis f, Bronchiolenentzündung f
~ **budding** Kapillar[ein]sprossung f, Kapillarknospenbildung f
~ **closure** Kapillar[en]verschluß m, Kapillarokklusion f
~ **drain** Kapillardrain m(n)
~ **endothelial cell** Kapillarendothelzelle f
~ **endothelium** Kapillarendothel n, Kapillarinnenhaut f
~ **flow** Kapillardurchblutung f
~ **fragility** Kapillarfragilität f
~ **haemangioma** Kapillarhämangiom n (s. a. port-wine mark)
~ **occlusion** Kapillarokklusion f, Kapillar[en]verschluß m
~ **permeability** Kapillarpermeabilität f, Kapillardurchlässigkeit f
~ **pressure** Kapillardruck m
~ **pulse** Kapillarpuls m
~ **puncture** Kapillarpunktion f
~ **resistance** Kapillarresistenz f
~ **resistance test** Kapillarresistenzprobe f
~ **sheath** Kapillarscheide f, Kapillarhülle f
~ **teleangiectasia** Kapillarteleangiektasie f
~ **thrombosis** Kapillarthrombose f
~ **tube** Kapillare f, Kapillarröhre f, Kapillarröhrchen n, Kapillargefäß n, Haarröhrchen n
~ **vasodilatation** Kapillargefäßerweiterung f

capillus Kopfhaar *n*
capistration Kapistration *f*, Paraphimosis *f* oculi, Augenlidretraktion *f* hinter den Augapfel
capital operation lebensgefährliche (schwierige, schwere, komplizierte) Operation *f*
capitate bone, capitatum Os *n* capitatum, Capitatum *n*, Kopfbein *n*
capitellum Capitellum *n*, Köpfchen *n*
capitular kapitulär, Köpfchen...
capitulum Capitulum *n*, Köpfchen *n*
~ **of the humerus** Capitulum *n* humeri
Caplan's syndrome Caplan-[Colinetsches] Syndrom *n*
capsid Kapsid *n*
capsitis Linsenkapselentzündung *f (des Auges)*
capsomere Kapsomer *n*
capsular kapsulär, kapselförmig
~ **ankylosis** Kapselankylose *f*
~ **cataract** Kapselkatarakt *f*, Kapselstar *m*
~ **cell** Satellitenzelle *f*
~ **decidua** Kapseldezidua *f*, Decidua *f* capsularis
~ **fold** Kapselfalte *f*, Plica *f* capsularis
~ **glaucoma** Linsenkapselhäutchenglaukom *n*
~ **hemiplegia** kapsuläre Lähmung *f*, spastische Halbseitenlähmung *f*
~ **lamella** Kapselhäutchen *n*, Cuticula *f* capsularis
~ **ligament** Gelenkkapsel *f*, Capsula *f* articularis
~ **nephritis** Nierenkapselentzündung *f*
~ **paralysis** *s.* ~ hemiplegia
~ **polysaccharide** Kapselpolysaccharid *n*
~ **pseudocirrhosis** Kapselpseudozirrhose *f*, Leberkapselpseudozirrhose *f*
~ **quellung (swelling)** Kapselschwellung *f*
capsulation Kapseleinschluß *m (z. B. Medikament)*
capsule Kapsel *f*, Umhüllung *f*
~ **forceps** Kapselpinzette *f*
~ **formation** Kapselbildung *f*
~ **grasping forceps** Kapselfaßzange *f*
~ **of Tenon** Tenonsche Kapsel *f*, Capsula (Vagina, Fascia) *f* bulbi, Augapfelkapsel *f*
~ **of the acromioclavicular joint** Capsula *f* articularis acromioclavicularis
~ **of the ankle joint** Capsula *f* articularis talocruralis
~ **of the calcaneocuboid joint** Capsula *f* articularis calcaneocuboideae
~ **of the carpometacarpal joint of the thumb** Capsula *f* articularis carpometacarpea pollicis
~ **of the distal radioulnar joint** Capsula *f* articularis radioulnaris distalis
~ **of the elbow joint** Capsula *f* articularis cubiti
~ **of the hip joint** Capsula *f* articularis coxae
~ **of the kidney** Nierenkapsel *f*
~ **of the knee joint** Capsula *f* articularis genus
~ **of the lens** Linsenkapsel *f*, Augenlinsenkapsel *f*, Capsula *f* lentis
~ **of the liver** *s.* Glisson's capsule

~ **of the nerve cell** Ganglienzellenneurilemm *n*
~ **of the prostate** Prostatakapsel *f*, Capsula *f* prostatis
~ **of the shoulder joint** Capsula *f* articularis humeri
~ **of the sternoclavicular joint** Capsula *f* articularis sternoclavicularis
~ **of the temporomandibular joint** Capsula *f* articularis mandibulae (articulationis temporomandibularis)
~ **of the tibiofibular joint** Capsula *f* articularis tibiofibularis
~ **of the transverse tarsal joint** Capsula *f* articularis articulationis tarsi transversae
~ **of the wrist joint** Capsula *f* articularis articulationis radiocarpeae
capsulectomy Kapsulektomie *f*, Kapselausschneidung *f*, [operative] Kapselentfernung *f (z. B. der Linsenkapsel)*
capsulitis Kapsulitis *f*, Kapselentzündung *f (z. B. der Linsenkapsel)*
capsulodesis Kapsulodesis *f*, Kapsulodese *f*, operative Fingergelenkversteifung *f* [durch Bohrdrahtfixation]
capsulolenticular kapsulolentikulär, Linsenkapsel...
capsuloplasty Gelenkkapselplastik *f*, Kapselplastik *f*, Gelenkkapselrekonstruktion *f*, [operative] Gelenkkapselwiederherstellung *f*
capsulorrhaphy Kapsulorrhaphie *f*, Kapselnaht *f*, Kapselraffung *f (z. B. der Linsenkapsel)*
capsulothalamic kapsulothalamisch
capsulotome Kapsulotom *n*, Kapselmesser *n*
capsulotomy Kapsulotomie *f*, Kapsel[ein]schnitt *m*, [operative] Kapseleröffnung *f*
caput Kopf *m*, Gelenkkopf *m*, Caput *n*
car sickness Autokrankheit *f (Kinetose)*
carate Carate *f*, Pinta *f*, Mal *m* de Pinto *(Hautkrankheit durch Treponema carateum)*
carbachol Karbachol *n (Parasympathikomimetikum)*
carbamidine Guanidin *n*, Iminoharnstoff *m*
carbaminohaemoglobin Karbaminohämoglobin *n*
carbamyl urea *s.* biuret
carbasus Gaze *f*, Mull *m*
carbinol Karbinol *n (Methanolderivat)*
carbohaemoglobin Karbaminohämoglobin *n*
carbohydrase Karbohydrase *f*
carbohydrate Kohle[n]hydrat *n*, Karbohydrat *n*
~-**induced** kohlenhydratinduziert
~ **metabolism** Kohlenhydratmetabolismus *m*, Kohlenhydratstoffwechsel *m*
carbohydraturia Glukosurie *f*, Kohlenhydratausscheidung *f* im Urin
carbol-aniline fuchsin stain Karbolanilinfuchsinfärbung *f*
~-**fuchsin solution** Karbolfuchsinlösung *f*
~-**fuchsin stain** Karbolfuchsinfärbung *f*
carbolic acid Karbolsäure *f*, Acidum *n* carbolicum, Phenol *n*, Hydroxybenzol *n*
carbolism Karbolsäurevergiftung *f*, Phenolvergiftung *f*

carboluria

carboluria Karbolurie f, Phenolausscheidung f im Urin
carbon dioxide absorption anaesthesia Kohlendioxid-Absorptionsanästhesie f, Narkoseverfahren n mit Kohlendioxidabsorption *(geschlossenes Narkosesystem)*
~ **dioxide absorption canister** Kohlendioxidabsorber m
~ **dioxide acidosis** respiratorische Azidose f
~ **dioxide snow** Kohlendioxidschnee m, Trockeneis n
~ **dioxide tension** Kohlendioxidspannung f, pCO$_2$
~ **dioxide therapy** Kohlendioxidtherapie f, Kohlendioxidbehandlung f
~ **monoxide** Kohlenmonoxid n
~ **monoxide poisoning** Kohlenmonoxidvergiftung f, CO-Vergiftung f
~ **tetrachloride** Tetrachlorkohlenstoff m, Tetrachlormethan n
carbonate/to karbonieren, mit Kohlendioxid sättigen (beladen), mit Kohlensäure versetzen
carbonic anhydrase Karboanhydrase f *(Enzym)*
~ **anhydrase inhibitor** Karboanhydraseinhibitor m, Karboanhydrasehemmer m
carbonization Carbonisatio f, Verkohlung f, Verbrennung f IV. (vierten) Grades
carbonize/to verkohlen, eine viertgradige Verbrennung erleiden, sich eine Verbrennung vierten Grades zuziehen
carbonometer Karbonometer n, Kohlendioxidmesser m, Kohlendioxidanzeiger m
carbonyl chloride s. phosgene
carboxyhaemoglobin Karboxyhämoglobin n, Kohlenoxidhämoglobin n
carboxyhaemoglobinaemia Karboxyhämoglobinämie f, Vorhandensein n von Karboxyhämoglobin im Blut
carboxylase Karboxylase f *(Enzym)*
carboxymyoglobin Karboxymyoglobin n, Kohlenoxidmyoglobin n
carboxypeptidase Karboxypeptidase f *(Enzym)*
carboxypolypeptidase Karboxypolypeptidase f *(Enzym)*
carbuncle Karbunkel m
carbuncular Karbunkel...
carbunculosis Karbunkulose f
carcinectomy Karzinomexstirpation f, Karzinomexzision f, [operative] Karzinomentfernung f
carcinoembryonic antigen karzinoembryonales Antigen n
carcinogen Karzinogen n, Kanzerogen n, krebserzeugender Stoff m
carcinogenesis Karzinogenese f, Krebsentstehung f, Krebsentwicklung f
carcinogenetic s. carcinogenic
carcinogenic karzinogen, kanzerogen, krebserzeugend, krebserregend
carcinogenicity Kanzerogenität f
carcinoid Karzinoid n

~ **-like** karzinoidartig
~ **metastasis** Karzinoidmetastase f
~ **syndrome** Karzinoidsyndrom n, Syndrom n des malignen (bösartigen) Karzinoids
~ **tumour** Karzinoid n
carcinoidosis s. carcinoid syndrome
carcinolysis Krebs[zellen]zerstörung f
carcinolytic karzinolytisch, krebs[zellen]zerstörend
carcinoma Carcinoma n, Karzinom n, Krebs m; Malignom n *(bösartige Epithelgeschwulst) (Zusammensetzungen s. a. unter cancer)*
~ **of the breast** Mammakarzinom n, Brustkrebs m
~ **of the corpus luteum** Luteom n
~ **of the larynx** Larynxkarzinom n, Kehlkopfkrebs m
~ **of the lip** Lippenkarzinom n
~ **of the pancreas** Pankreaskarzinom n, Bauchspeicheldrüsenkrebs m
~ **of the prostata** Prostatakarzinom n, Vorsteherdrüsenkrebs m
~ **of the scrotum** Skrotumkarzinom n
~ **of the vocal cord** Stimmbandkarzinom n
carcinomatoid karzinomatoid, karzinomähnlich, karzinomartig; karzinomförmig
carcinomatophobia Karzinophobie f, Kanzerophobie f, Krebsangst f
carcinomatosis Karzinomatose f, Karzinose f, Karzinommetastasenabsiedlung f, Krebsmetastasenabsiedlung f, Metastasenausbreitung f
carcinomatous karzinomatös, krebsig, Krebs...
~ **dermatitis** Dermatitis f carcinomatosa
~ **pericarditis** Pericarditis f carcinomatosa
carcinomectomy s. carcinectomy
carcinophilia Karzinophilie f, Kanzerophilie f, Karzinomempfänglichkeit f, Krebsfreundlichkeit f *(Gewebe)*
carcinophilic karzinophil, karzinomempfänglich, krebsfreundlich
carcinophobia Karzinophobie f, Kanzerophobie f, Krebsangst f
carcinosarcoma Karzinosarkom n, Kollisionstumor m
carcinosectomy s. carcinectomy
carcinosis Karzinose f, Karzinomatose f, Karzinommetastasenabsiedlung f, Krebsmetastasenabsiedlung f, Metastasenausbreitung f
carcinous krebsartig, karzinös, kanzerös, Krebs...
cardboard mouth piece Pappmundstück n
cardia Kardia f, Magenmund m, Mageneingang m, Ostium n cardiacum
~ **dilator** Kardiadilatator m, Kardiadehnungsinstrument n
~ **reconstruction** Kardiarekonstruktion f
cardiac 1. kardial, Kardial..., Kardio.., Herz... *(Zusammensetzungen s. a. unter* heart*)*; 2. kardial, Kardia..., Kardio.., Magenmund...
cardiac 1. Herzkranker m; 2. s. ~ agent
~ **action** Herzaktion f

cardiac

~ **-active** herzwirksam
~ **agent** Kardiakum n, Herzmittel n, herzwirksames Medikament n
~ **amyloidosis** Herzamyloidose f
~ **aneurysm** Herz[wand]aneurysma n
~ **angina** Angina f pectoris, Herzschmerz m
~ **anomaly** Herzanomalie f
~ **antrum** Antrum n cardiacum
~ **apex** Apex m cordis, Herzspitze f
~ **arrest** Herzstillstand m, Asystolie f, Asystole f
~ **arrhythmia** Herzarrhythmie f, Herzrhythmusstörung f, Arrhythmia f cordis
~ **asthma** Herzasthma n, Asthma n cardiale
~ **asystole** s. ~ arrest
~ **atrophy** Herzatrophie f
~ **axis** Herzachse f, Axis f cordis
~ **calculus** s. cardiolith
~ **catheter** Herzkatheter m
~ **catheterization** Herzkatheterung f, Herzkathetern n, Herzkatheterisierung f; Herzkatheteruntersuchung f
~ **catheterization laboratory** Herzkatheterlaboratorium n
~ **catheterization technique** Herzkatheterisierungsverfahren n, Herzkatheter[ungs]technik f
~ **catheterization unit** Herzkathetereinheit f, Herzkatheterabteilung f
~ **chambre** Herzkammer f, Herzventrikel m, Ventrikel m, Ventriculus m cordis
~ **cirrhosis** kardiale Leberzirrhose f, Stauungs[leber]zirrhose f, Leberzirrhose f bei Herzinsuffizienz
~ **compression** Herzkompression f
~ **contour** Herzkontur f, Herzumriß m; Herzschatten m (Röntgen)
~ **cycle** Herzzyklus m
~ **damage** Herzschaden m, Herzschädigung f
~ **death** Herztod m
~ **decompensation** Herzdekompensation f, Nachlassen n der Herzkraft, Herzpumpversagen n
~ **defect** Herzfehler m
~ **diuretic** Kardiakum n, herzkraftsteigerndes Mittel (Medikament) n
~ **dropsy** kardiales Ödem n, Herzinsuffizienzödem n
~ **dullness** Herz[schall]dämpfung f (Perkussion)
~ **dynamics** Herzdynamik f
~ **dysfunction** Herzdysfunktion f, Herzfunktionsstörung f
~ **dyspnoea** kardiale Atemnot f, Asthma n cardiale
~ **enlargement** Herzvergrößerung f, Herzauswalzung f, Herz[schatten]verbreiterung f
~ **exploration** Herzexploration f, Herzuntersuchung f
~ **failure** Herz[kraft]versagen n, Herzmuskelversagen n, Herzinsuffizienz f
~ **finding** Herzbefund m

~ **fluoroscopy** Herzfluoroskopie f, Herz[röntgen]durchleuchtung f
~ **ganglion** Ganglion n cardiacum
~ **gland** Kardiadrüse f, Magenmunddrüse f
~ **glycogen storage disease** Pompesches Syndrom n, Pompesche Krankheit f, Glykogenose f Typ III, Kardiomegalia f glykogenica (kardiomegale Form der Glykogenspeicherkrankheit)
~ **hypertrophy** Herzhypertrophie f
~ **impulse** Herz[spitzen]stoß m, Ictus m cordis
~ **incisure** 1. Incisura f cardiaca pulmonis sinistri; 2. Incisura f cardiaca ventriculi
~ **index** Herzindex m
~ **infundibulum** Herzinfundibulum n, Ausflußbahn f des rechten Ventrikels
~ **inhibitory nerve** Vagus[nerv] m, X. Hirnnerv m, Nervus m vagus
~ **liver** Stauungsleber f
~ **margin** Herzrand m
~ **massage** Herzmassage f
~ **monitoring** Herzüberwachung f, kardiale Überwachung f
~ **murmur** Herzgeräusch n
~ **muscle** Herzmuskel m, Herzmuskelgewebe n, Myokard m
~ **muscle degeneration** Herzmuskeldegeneration f
~ **muscle fibre** Herzmuskelfaser f, Myokardfaser f
~ **myxoma** Herzmyxom n, Myxoma n cordis
~ **nerve** Herznerv m, Nervus m cardiacus
~ **neuralgia** s. ~ angina
~ **neurasthenia (neurosis)** Kardioneurose f, Herzneurose f, nervöses Herz n
~ **notch** Incisura f cardiaca pulmonis sinistri
~ **oedema** Herzödem n, kardiales Ödem n
~ **operation** Herzoperation f
~ **orifice** s. cardia
~ **output** Herzminutenvolumen n, Herzförderleistung f je Minute
~ **pain** Herzschmerz m
~ **pericardium** viszerales Perikard n, Pericardium n viscerale
~ **plexus** Herznervengeflecht n, Plexus m cardiacus
~ **power failure** Herz[kraft]versagen n, Herzmuskelversagen n, Herzinsuffizienz f
~ **radioisotope scanning** Herzisotopenuntersuchung f
~ **rehabilitation** kardiale Rehabilitation f, Herzleistungstraining n (z. B. nach Herzinfarkt)
~ **reserve** Herzreserve f
~ **resuscitation** Herzwiederbelebung f, Wiederbelebung f, Reanimation f
~ **rhythm** Herzrhythmus m, Rhythmus m cordis
~ **shadow** Herzschatten m
~ **shock** kardiogener Schock m
~ **silhouette** Herzsilhouette f
~ **skeleton** Herzskelett n, Bindegewebegerüst n des Herzens, Herzbindegewebe n

cardiac

~ **souffle** Herzgeräusch n
~ **sound** Herzton m
~ **sphincter** Kardiasphinkter m, Magenmundschließer m
~ **standstill** s. ~ arrest
~ **stimulant** herzstimulierendes Mittel n, Herzmittel n
~ **surgeon** Herzchirurg m, Kardiochirurg m
~ **surgery** Herzchirurgie f, Kardiochirurgie f; Herzoperation f
~ **symptom** kardiales Symptom n, Herzsymptom n
~ **tamponade** Herztamponade f
~ **thoracic nerves** Nervi mpl cardiaci thoracici
~ **tissue** Herzgewebe n
~ **tonic** Herztonikum n, herzkraftstärkendes Mittel (Medikament) n
~ **tube** Herzschlauch m, Herzohr n
~ **tumour** Herztumor m, Herzgeschwulst f, Tumor m cordis
~ **valve** Herzklappe f, Valvula f cordis
~ **valve area** Herzklappen[öffnungs]fläche f
~ **valve disease** Herzklappenkrankheit f, Herzklappenerkrankung f
~ **valve replacement** Herzklappenersatz m (durch Operation)
~ **valvular defect** Herzklappenfehler m
~ **vector** Herzvektor m
~ **vein** Herzvene f, Vena f cordis
cardial 1. kardial, Kardial..., Kardio..., Herz... (Zusammensetzungen s. unter cardiac); 2. kardial, Kardia..., Kardio..., Magenmund...
cardialgia 1. Kardialgie f, Herzschmerz m, Herzstechen n; 2. Kardialgie f, Magenschmerz m, Magenkrampf m, Gastralgie f, Gastrodynie f
cardianeuria Herzmuskelerschlaffung f, Tonusverlust m des Herzens
cardiasthenia s. cardiac neurasthenia
cardiasthma s. cardiac asthma
cardicentesis s. cardiocentesis
cardiectasis Kardiektasie f, Herzerweiterung f, Herzdilatation f
cardiectomy 1. Kardiektomie f, Herzexstirpation f, [operative] Herzentfernung f; 2. Kardiektomie f, Kardiaresektion f, [operative] Magenkardiaresektion f
cardinal ligament Ligamentum n cardinale
~ **symptom** Kardinalsymptom n
cardioaccelerator kardioakzeleratorisch, herz[frequenz]beschleunigend, herzfrequenzsteigernd
cardioaccelerator [agent] herzbeschleunigendes Mittel n, [herz]frequenzsteigerndes Medikament n
cardioactive herzwirksam
cardioangiography s. angiocardiography
cardioangiological kardioangiologisch, Herzgefäß...
cardioangiology Kardioangiologie f
cardioaortic kardioaortal, Herz-Aorta-...
cardioarterial kardioarterial, kardioarteriell, Herz-Arterien-...

cardioasthma s. cardiac asthma
cardiocele Kardiozele f, Herzbruch m, Herzaneurysma n, Aneurysma n cordis
cardiocentesis Kardiozentese f, Herz[kammer]punktion f, Herzventrikelpunktion f, Ventrikelpunktion f
cardiocerebrovascular kardiozerebrovaskulär
cardiocirrhosis s. cardiac cirrhosis
cardioclasia, cardioclasis Herzruptur f, Herzzerreißung f
cardiodilator Kardiadilatator m, Magenmunderweiterer m, kardiaerweiternde Zange f; Starcksche Sonde f
cardiodiosis Kardiadilatation f, [operative] Magenmunderweiterung f, Kardiasprengung f
cardiodynamic kardiodynamisch
cardiodynamometry Kardiodynamometrie f
cardiodynia Kardialgie f, Herzschmerz m, Herzstechen n
cardiogenesis Kardiogenese f, [embryonale] Herzentwicklung f
cardiogenic kardiogen, Herz...
~ **shock** kardiogener Schock m
cardiogram 1. Kardiogramm n, Herz[spitzen]stoßkurve f; 2. Elektrokardiogramm n, EKG
cardiograph 1. Kardiograph m, Herzschreiber m; 2. Elektrokardiograph m, EKG-Gerät n, EKG-Schreiber m
cardiographic kardiographisch
cardiography 1. Kardiographie f, Herzstoßkurvenaufzeichnung f; 2. Elektrokardiographie f, Herzstromkurvenaufzeichnung f
cardiohepatic kardiohepatisch, Herz-Leber-...
~ **angle** Herz-Leber-Winkel m
cardiohepatomegaly Kardiohepatomegalie f, Herz- und Lebervergrößerung f
cardioid herzartig, herzförmig
cardioinhibitory kardioinhibitorisch, herzhemmend, herzfrequenzsenkend
cardioinhibitory [agent] kardioinhibitorisches (herzfrequenzsenkendes) Mittel n
cardiokinetic kardiokinetisch, herzstimulierend, herzfrequenzsteigernd
cardiokinetic [agent] kardiokinetisches (herzfrequenzsteigerndes) Mittel n
cardiokymogram Kymokardiogramm n, mechanische Herzaktionskurve f, Herz[spitzen]stoßkurve f
cardiokymographic kardiokymographisch
cardiokymography Kardiokymographie f, Kymokardiographie f
cardiolipin Kardiolipin n (Syphilisserologie)
~ **test** Kardiolipin[flockungs]test m
cardiolith Kardiolith m, Herzkonkrement n
cardiologist Kardiologe m, Herzspezialist m
cardiology Kardiologie f (Lehre vom Herzen und seinen Funktionen)
cardiolysis Kardiolysis f, Perikardablösung f, [operative] Herzloslösung f
cardiomalacia Kardiomalazie f, Herzmuskelerweichung f
cardiomegaly Kardiomegalie f, Herzvergrößerung f

cardiomelanosis Kardiomelanosis f, Pigmentablagerung f im Herzmuskel
cardiomentopexy Omentokardiopexie f, Herzvaskularisation f durch Netzgefäße
cardiometer Kardiometer n, Herzkraftmesser m
cardiometry 1. Kardiometrie f, Herzkraftmessung f, Kontraktionskraftmessung f des Herzens; 2. Kardiometrie f, Herzgrößenmessung f
cardiomotility Kardiomotilität f, Herzbeweglichkeit f; Herzbewegung f
cardiomyoliposis Fettherz n; Herzverfettung f
cardiomyopathy Kardiomyopathie f, Herzmuskelerkrankung f, Herzmuskelkrankheit f
cardiomyopexy Kardiomyopexie f *(Muskelanheftung zur Verbesserung der Herzdurchblutung)*
cardiomyotomy Kardiomyotomie f, [operative] Kardiasprengung f, Magenmundsphinkterdurchtrennung f
cardionector Herzreizleitungssystem n, Erregungsleitungssystem n
cardionephric kardiorenal, Herz-Nieren-...
cardioneural kardioneural, Herz-Nerven[system]-...
cardioneurosis Kardioneurose f, Herzneurose f; nervöses Herz n
cardio-oesophageal kardioösophageal, Kardia-Ösophagus-...
cardio-oesophagomyotomy s. cardiomyotomy
cardiopalmus Kardiopalmus m, Herzklopfen n
cardiopaludism Malariakardiomyopathie f, kardiale Malaria f
cardiopath Kardiopath m, Herzkranker m
cardiopathic kardiopathisch, herzkrank
cardiopathology Kardiopathologie f, Herzkrankheitslehre f
cardiopathy Kardiopathie f, Herzkrankheit f, Herzleiden n
cardiopericardiopexy Kardiopexie f, Herz[muskel]vaskularisation f durch Perikardanheftung
cardiopericarditis Kardioperikarditis f, Herz- und Perikardentzündung f, Herzmuskel- und Herzbeutelentzündung f
cardiophobia Kardiophobie f *(Angst vor Herzkrankheiten)*
cardiophone Kardiophon n, Herztonmikrophon n
cardiophrenic angle Herz-Zwerchfell-Winkel m
cardioplasty Kardioplastik f, Magenöffnerplastik f, [operative] Magensphinkterrekonstruktion f
cardioplegia Kardioplegie f, Herzlähmung f
cardioplegic kardioplegisch, herzlähmend
cardiopneumatic kardiopulmonal, Herz-Lungen-...
cardiopneumography Kardiopneumographie f
cardioptosis Kardioptose f, Herztiefstand m; Herzsenkung f
cardiopulmonary kardiopulmonal, Herz-Lungen-...; Herz-Atem-...

~ **arrest** Herz- und Atemstillstand m
~ **bypass** Herz-Lungen-Maschine f, HLM, kardiopulmonaler Bypass m
~-**obesity syndrome** Pickwick-Syndrom n, Herz-Kreislauf-Insuffizienz f mit Fettsucht
cardiopulmonic s. cardiopulmonary
cardiopuncture Herz[kammer]punktion f, Herzventrikelpunktion f, Ventrikelpunktion f, Kardiozentese f
cardiopyloric kardiopylorisch, Kardia-Pylorus-..., Mageneingang-Magenausgang-...
cardioradiologic kardioradiologisch
cardioradiology Kardioradiologie f, kardiovaskuläre Röntge. diagnostik f
cardiorenal kardiorenal, Herz-Nieren-...
cardiorespiratory kardiorespiratorisch, Herz-Atem-..., Herz-Atmungs-...
~ **arrest** Herz- und Atemstillstand m
cardiorrhaphy Kardiorrhaphie f, Herzmuskelnaht f
cardiorrhexis Kardiorrhexis f, Herzruptur f
cardiosclerosis Kardiosklerose f, Herzsklerose f
cardioscope 1. Kardioskop n, Herzspiegel m; 2. Kardioskop n, EKG-Monitor m
cardioscopy Kardioskopie f, Herzspiegelung f
cardioselective kardioselektiv, herzselektiv
cardiospasm Kardiospasmus m, Magenmundkrampf m, Kardiaachalasie f
cardiosphygmogram Sphygmokardiogramm n, Kardiosphygmogramm n, Herzpulskurve f
cardiosphygmographic sphygmokardiographisch, kardiosphygmographisch
cardiosphygmography Sphygmokardiographie f, Kardiosphygmographie f, Herzpulsschreibung f, Herzspitzenstoßschreibung f
cardiostenosis Kardiostenose f, Herzeinschnürung f, Herzkonstriktion f
cardiosurgeon Kardiochirurg m, Herzchirurg m
cardiosurgery Kardiochirurgie f, Herzchirurgie f
cardiosymphysis Pericardiomediastinitis f adhaesiva
cardiotachometer Kardiotachometer n, Herzfrequenzzählgerät n
cardiotherapy Herztherapie f, Herzbehandlung f
cardiotocogram Kardiotokogramm n, fötales Elektrokardiogramm n, Fötusherzstromkurve f
cardiotocograph Kardiotokograph m
cardiotocographic monitoring kardiotokographische Überwachung f
cardiotocography Kardiotokographie f, fötale Elektrokardiographie f, Aufzeichnung f der Fötusherzstromkurve
cardiotomy 1. Kardiotomie f, Herzschnitt m, [operative] Herzeröffnung f; 2. Kardio[myo]tomie f, [operative] Magenmunderöffnung f
cardiotonic kardiotonisch, herzkraftsteigernd
cardiotonic [agent] Kardiotonikum n, herzkraftsteigerndes Mittel n
cardiotoxic kardiotoxisch
cardiovalvulitis Kardiovalvulitis f, Herzklappenentzündung f

cardiovalvulotome 108

cardiovalvulotome Kardiovalvulotom *n*, Herzklappenmesser *n*
cardiovalvulotomy Kardiovalvulotomie *f*, [operative] Herzklappensprengung *f*
cardiovascular kardiovaskulär, Herz-Gefäß-...
~ **collapse** kardiovaskulärer Kollaps *m*, Herz-Kreislauf-Kollaps *m*, Herz-Kreislauf-Zusammenbruch *m*
~ **defect** kardiovaskulärer Fehler *m*, Herz-Kreislauf-Fehler *m*
~ **disease** kardiovaskuläre Krankheit *f*, Herz-Kreislauf-Erkrankung *f*
~ **failure** kardiovaskuläres Versagen *n*, Herz-Kreislauf-Versagen *n*
~ **forceps** Kardiovaskularklemme *f*, Herz- und Gefäßklemme *f*
~ **surgery** kardiovaskuläre Chirurgie *f*, Herz- und Gefäßchirurgie *f*
~ **syphilis** Herz- und Gefäßsyphilis *f*, Herz-Kreislauf-Manifestation *f* der Syphilis
~ **system** kardiovaskuläres System *n*, Herz-Kreislauf-System *n*
cardiovectography *s.* vectorcardiography
cardioversion Kardioversion *f*, Defibrillation *f*, Elektroschockbehandlung *f* des Herzens, Herzrhythmisierung *f*
cardipericarditis *s.* cardiopericarditis
carditis Karditis *f*, Herzentzündung *f*
cardivalvulitis *s.* cardiovalvulitis
care standard Behandlungsstandard *m*, Therapiestandard *m*
caries 1. Karies *f*, Knochenfraß *m*, Knochenzerstörung *f*; 2. Zahnkaries *f*, Zahn[schmelz]zerstörung *f*, Caries *f* dentium, Zahnfäulnis *f*
~ **control** Karieskontrolle *f*
~ **of the spine** Wirbelsäulentuberkulose *f*, Pottsche Krankheit *f*, Morbus *m* Pott
carina 1. Kiel *m*; 2. Karina *f*, Bronchialseptum *n*, Carina *f* tracheae
carinal *s.* carinate
carinate Karina...
~ **abdomen** Kahnbauch *m*, Kielbauch *m*
~ **breast** Pectus *n* carinatum (gallinaceum), Hühnerbrust *f*, Kielbrust *f*
cariogenic kariogen, kariesfördernd
cariostatic kariostatisch, karieshemmend
carious kariös, Karies...
~ **osteitis** *s.* osteomyelitis
Carlsbad salt [künstliches] Karlsbader Salz *n*, Sol *n* carolinum [factitium]
carminative karminativ, blähungsmindernd, windtreibend
carminative [agent] Karminativum *n*, Blähungsmittel *n*, Carminativum *n* remedium
carneous fleischig, fleischähnlich
~ **columns** *s.* ~ trabeculae
~ **mole** Fleischmole *f*
~ **osteitis** Osteitis *f* carnosa (fungosa)
~ **pannus** Pannus *m* carnosus (crassus)
~ **trabeculae** Trabeculae *fpl* carneae (cordis), Columnae *fpl* carneae, Fleischbälkchen (Muskelbälkchen) *npl* im Herzen, Herzmuskelbälkchen *npl*

carnification Karnifikation *f*, Lungengewebeverdichtung *f*
carnivorous karnivor, fleischessend
carotenaemia Karotinämie *f*, Karotinerhöhung *f* im Blut
carotene Karotin *n*
carotenoid Karotinoid *n*
carotenosis Karotinose *f*, Karotinablagerung *f* im Gewebe
carotic Koma..., Stupor..., komatös, stuporös
caroticotympanic karotikotympanal
carotid Karotis..., Karotid[en]..., Halsschlagader..., Kopfschlagader...
carotid *s.* ~ artery
~ **aneurysm** Karotidenaneurysma *n*, Karotisaneurysma *n*, Halsschlagaderaneurysma *n*
~ **angiography** Karotisangiographie *f*, Karotidenarteriographie *f*, Röntgen[kontrast]darstellung *f* der Halsschlagader
~ **arterial occlusive disease** Karotisverschlußkrankheit *f*, Halsschlagaderokklusionssyndrom *n*; Karotisverschluß *m*; Karotisinsuffizienz *f*
~ **arteriography** *s.* ~ angiography
~ **artery** Arteria *f* carotis, Karotis *f*, Halsschlagader *f*, Kopfschlagader *f*
~ **artery aneurysm** *s.* ~ aneurysm
~ **artery insufficiency syndrome** *s.* ~ arterial occlusive disease
~ **artery ligation** Karotisligatur *f*, Halsschlagaderunterbindung *f*
~ **artery narrowing** Karotiseinengung *f*, Halsschlagaderverengeung *f*, Karotisstenose *f*
~ **artery obstruction (occlusion)** Karotisobstruktion *f*, Halsschlagaderverschluß *m*
~ **artery surgery** Karotischirurgie *f*, Halsschlagaderchirurgie *f*
~ **body** Glomus *n* caroticum, Karotiskörper *m*, Karotisknötchen *n*, Karotisdrüse *f*
~**-body reflex** Karotiskörperreflex *m*
~**-body tumour** Glomus-caroticum-Tumor *m*, Karotiskörpergeschwulst *f*, Karotisgabeltumor *m*, Glomustumor *m*, Paraganglion caroticum
~ **bulb** Karotisbulbus *m*, Karotidenbulbus *m*
~ **canal** Canalis *m* caroticus, Karotiskanal *m*
~ **clamp** Karotisklemme *f*
~ **endarterectomy** Karotisendarteriektomie *f*
~ **ganglion** Karotisganglion *n*
~ **gland** *s.* ~ body
~ **glomectomy** Glomus-caroticum-Exstirpation *f*, [operative] Glomustumorentfernung *f*
~ **groove** Sulcus *m* caroticus
~ **nerve** Karotisnerv *m*, Karotidennerv *m*
~ **occlusion** *s.* ~ artery obstruction
~ **occlusive disease** *s.* ~ arterial occlusive disease
~ **phonoangiography** Karotisphonoangiographie *f*, Halsschlagaderphonoangiographie *f*
~ **plexus** Plexus *m* caroticus, Karotisplexus *m*, Halsschlagadernervengeflecht *n*
~ **pulse** Karotispuls *m*, Halsschlagaderpuls *m*

~ **sheath** Vagina f carotica fasciae cervicalis, Karotishülle f, Halsschlagaderscheide f
~ **sinus** Sinus m caroticus, Karotissinus m
~ **sinus hypersensitivity** hypersensitives Karotissinussyndrom n
~ **sinus massage** Karotis-Sinus-Druck m, Karotissinus-Massage f
~ **sinus nerve** Karotissinusnerv m
~ **sinus pressure** s. ~ sinus massage
~ **sinus reflex** Karotissinusreflex m
~ **sinus syndrome** Karotissinussyndrom n
~ **siphon** Karotissiphon m, Karotidensiphon m
~ **stenosis** Karotisstenose f, Karotiseinengung f, Halsschlagadervereng[er]ung f
~ **triangle** Karotisdreieck n, Halsschlagaderdreieck n, Trigonum n caroticum
~ **wall of the tympanic cavity** s. anterior wall of the tympanum
carotin s. carotene
carotis s. carotid artery
carpal karpal, Karpal..., Handwurzel..., Karpus...
~ **arch** Hohlhand[arterien]bogen m, Hohlhand[arterien]arkade f
~ **bone** Handwurzelknochen m, Os n carpi, Carpale n
~ **canal** s. ~ tunnel
~ **rete** Karpalarteriennetz n, Hohlhand[arterien]netz n, Rete n carpi
~ **scaphoid fracture** Navicularefraktur f, Kahnbeinbruch m der Hand
~ **scaphoid screw** Navikular[spongiosa]schraube f
~ **tunnel** Handwurzelkanal m, Karpaltunnel m, Canalis m carpi
~ **tunnel syndrome** Karpaltunnelsyndrom n, [isolierte] genuine Daumenballenatrophie f
carpectomy Karpektomie f, Handwurzelknochenexstirpation f, [operative] Handwurzelknochenentfernung f
carpometacarpal karpometakarpal, Karpometakarpal..., Handwurzel-Mittelhand-...
~ **joint** Karpometakarpalgelenk n, Handwurzel-Mittelhand-Gelenk n, Articulatio f carpometacarpea
~ **joint dislocation** Handwurzel-Mittelhand-Gelenkverrenkung f
~ **reflex** Karpometakarpalreflex m, Handwurzel-Mittelhand-Reflex m, Handrückenreflex m
carpopedal spasm Karpopedalspasmus m, Hand- und Fußkrampf m
carpophalangeal karpophalangeal, Handwurzel-Finger-...
~ **reflex** Karpophalangealreflex m, Handwurzel-Finger-Reflex m
carpoptosis Karpoptose f, Fallhand f
carpus Carpus m, Karpus m, Handwurzel f, Faustgelenk n
Carr-Price test Carr-Price-Reaktion f, Carr-Price-Vitamin-A-Nachweistest m
carrier 1. Keim[über]träger m; 2. Genträger m, Mutantenträger m; 3. Wattetträger m; Halter m, Halteinstrument n

~ **-free** trägerfrei
~ **of haemophilia** Hämophilieüberträger m, Hämophilie-Genträger m
~ **state** Übertragungsstadium n
Carrion's disease Carrionsche Krankheit f, Verruga f peruviana, Peruwarze f, Oroyafieber n (durch Bartonella bacilliformis)
carry blood/to Blut übertragen
~ **out biosynthetic processes** biosynthetische Prozesse ausführen (vollziehen)
cartilage Knorpel m, Cartilago f, Knorpelgewebe n
~ **bone** Knorpelknochen m
~ **capsule** Knorpelkapsel f
~ **corpuscle** Knorpelzelle f, Chondrozyt m
~ **fragment** Knorpelfragment n
~ **graft** Knorpeltransplantat n
~ **of Santorini** Santorinischer Knorpel m, Hörnchenknorpel m, Cartilago f corniculata
~ **of the auditory tube** s. cartilaginous part of the auditory tube
~ **of the external acoustic meatus** Gehörgangsknorpel m, Cartilago f meatus acustici
~ **of Wrisberg** Wrisbergscher Knorpel m, Kegelknorpel m, Cartilago f cuneiformis
~ **regeneration** Knorpelregeneration f
~ **scissors** Knorpelschere f
~ **transplant** Knorpeltransplantat n
~ **transplantation** Knorpeltransplantation f
cartilagineous s. cartilaginous
cartilagification Chondrifikation f, Verknorpelung f
cartilaginiform knorpelartig; knorpelförmig
cartilaginous kartilaginös, knorp[e]lig
~ **joint** Junctura (Symphysis) f cartilaginea, Synchondrose f, Knorpelhaft f
~ **part** Pars f cartilaginea, Knorpelteil m, Knorpelabschnitt m
~ **part of the auditory tube** Cartilago f (Pars f cartilaginea) tubae auditivae, Ohrtrompetenknorpel m
~ **part of the nose** Nasus m cartilagineus, knorpeliger Nasenanteil m
~ **perisplenitis** Perisplenitis f cartilaginea
~ **ring** Knorpelring m
~ **septum [of the nose]** Cartilago f (Pars f cartilaginea) septi nasi, Nasenscheidewandknorpel m, knorpeliges Nasenseptum n
~ **skeleton** Knorpelskelett n
~ **symphysis** s. ~ joint
~ **tissue** Knorpelgewebe n, Knorpel m
caruncula Caruncula f, Karunkel f, Fleischwärzchen n (aus lockerem Bindegewebe und Gefäßen)
caruncular, carunculate Karunkel..., Fleischwärzchen...
carus Carus m, Stupor m, Koma n
Casál's collar (necklace) Casálscher Kragen m, Casálsches Halsband n (bei Pellagra)
cascade stomach Kaskadenmagen m
case Fall m, Kasus m; Krankheitsfall m

~-fatality rate (ratio) Krankheitsfall-Sterblichkeit[srate] *f (Todesfälle je 100 gleichartige Erkrankungen)*
~ history Anamnese *f*, Krankengeschichte *f*
~ of emergency Notfall *m*
~ report Krankheitsfallbeschreibung *f*, Fallbericht *m*, Kasuistik *f*
casease Kasease *f (Enzym)*
caseate/to verkäsen, käsig degenerieren
caseation Verkäsung *f*
~ necrosis Verkäsungsnekrose *f (Tuberkulose)*
casein Kasein *n*
caseinogen Kaseinogen *n*
caseonecrotic focus *s.* caseous focus
caseous käsig, käseartig
~ abscess käsiger Abszeß *m*, käsige Gewebseinschmelzung *f*, Verkäsungsabszeß *m*
~ degeneration käsige Degeneration *f*, käsiger Gewebsuntergang *m*
~ fermentation Verkäsung *f*, käsige Fermentierung *f*
~ focus Verkäsungsherd *m (Tuberkulose)*
~ necrosis Verkäsungsnekrose *f (Tuberkulose)*
~ osteitis Knochentuberkulose *f*
~ pneumonia käsige Pneumonie *f*, tuberkulöse Lungenentzündung *f*
~ pneumonic tuberculosis käsige Lungentuberkulose *f*, Verkäsungs-Lungen-Tbk *f*
~ pulmonary focus *s.* ~ focus
~ rhinitis Rhinitis *f* caseosa
caseworm *s.* echinococcus
Casoni reaction *s.* ~ skin test
~ [skin] test Casoni-Test *m*, Casonische Hautprobe *f*, Echinokokkus[haut]test *m* [nach Casoni]
cast an X-ray shadow/to einen Röntgenkontrast liefern (ergeben), röntgenologisch sichtbar (abbildbar) sein
cast 1. Abguß *m*, Moulage *f*; 2. Zylinder *m*, zylinderförmiger Ausguß *m* (z. B. im Nierenkanälchen); 3. Gipsverband *m*; 4. *s.* strabismus
~ brace Oberarmgipsverband *m*, Oberarmgips *m*
~ cutter Gipssäge *f*
Castellani's bronchitis (disease) Castellanische Krankheit *f*, Bronchospirochätose *f*
~ mixture (paint) Castellanische Farblösung *f*, Solutio *f* Castellani *(zur Behandlung von Hautkrankheiten)*
Castle's extrinsic factor Castlescher Extrinsic-Faktor *m*, Vitamin B_{12} *n*, Kobalamin *n*
~ intrinsic factor Castlescher Intrinsic-Faktor *m*, Apoerythrein *n (fehlt bei perniziöser Anämie)*
castrate/to kastrieren, unfruchtbar machen, entmannen
castrate Kastrat *m*, Unfruchtbarer *m*, Eunuch *m*
castration Kastration *f*, Keimdrüsenentfernung *f*, Entmannung *f*
~ anxiety Kastrationsangst *f*, Kastrationsfurcht *f*

~ complex Kastrationskomplex *m*, Entmannungskomplex *m*
casualty 1. Unfall *m*, Verletzung *f*, Trauma *n*; 2. Verunglückter *m*, Verletzter *m*; Verwundeter *m*; sanitärer Verlust *m (Militärmedizin)*
~ clearing station Einstufungsplatz *m (Militärmedizin)*
~ department Einstufungsabteilung *f*
~ officer Einstufungsoffizier *m*, Einstufungsfeldscher *m*
casuistics Kasuistik *f*, Krankheitsfallbeschreibung *f*, Fallbericht *m*
cat-bite fever Katzenkratzkrankheit *f*
~-scratch disease (fever) Katzenkratzkrankheit *f*
~ unit Katzeneinheit *f (Pharmakologie)*
catabiosis *s.* catabolism
catabiotic *s.* catabolic
catabolic katabol[isch], Katabolismus..., Abbaustoffwechsel...
~ rate Katabolismusrate *f*
catabolism Katabolismus *m*, Abbaustoffwechsel *m*, Dissimilation *f*
catabolite Katabolit *m*, Stoffwechselendprodukt *n*, Abbauprodukt *n*
catabolize/to katabolisieren, abbauen, dissimilieren; abgebaut (katabolisiert) werden, dem Abbaustoffwechsel unterliegen
catacrotic pulse katakroter Puls *m*
catacrotism Katakrotismus *m (Erhebung im abfallenden Teil der Pulswelle)*
catadicrotic pulse katadikroter Puls *m*
catadicrotism Katadikrotismus *m (doppelte Erhebung im abfallenden Teil der Pulswelle)*
catadidymus Katadidymus *m (Doppelmißbildung mit Verschmelzung im unteren Körperbereich)*
catalase Katalase *f (Enzym)*
~ activity Katalaseaktivität *f*
catalepsia Katalepsie *f*, statuenhaftes Körperverharren *n*, Stupor *m* vigilans
cataleptic kataleptisch, [körper]starr
cataleptiform, cataleptoid kataleptiform, kataleptoid, [körper]starr
catalytic activity katalytische Aktivität *f*
catamenia Katamenien *npl*, Menstruation *f*, Monatsblutung *f*, Periode *f*, monatliche Regel[blutung] *f*, Menses *pl*
catamenial Katamenien..., Menstruations..., Monatsblutungs..., Perioden..., Regel[blutungs]... *(Zusammensetzungen s. a. unter menstrual)*
~ dermatitis Menstruationsdermatitis *f*
~ epilepsy Menstruationsepilepsie *f*
~ haemoptysis Menstruationshämoptyse *f*
catamnesis Katamnese *f*, Krankheitsverlaufsbeobachtung *f*; Krankheitsverlaufsbeschreibung *f*
catamnestic katamnestisch
cataphasia Kataphasie *f*, ständige Wortwiederholung *f (Sprachstörung)*
cataphoresis Kataphorese *f (Elektrophorese)*

caudal

cataphoria Kataphorie f, Hypophorie f, latentes Abwärtsschielen n
cataphoric kataphor[isch], abwärtsschielend
cataplasia 1. Kataplasie f, Rückbildung f; 2. Kataplasmaverwendung f, Kataplasmenanwendung f
cataplasm[a] Kataplasma n, heißer Breiumschlag m
cataplectic kataplektisch, zusammensinkend
cataplexis Kataplexie f, Zusammensinken n, Haltungstonusverlust m, kataplektische Hemmung f, affektiver Tonusverlust m; Knieweichwerden n
cataract Cataracta f, Katarakt f, Linsentrübung f, [grauer] Star m, Altersstar m
~ **extraction** Kataraktextraktion f, Staroperation f, Starstich m
~ **knife** Kataraktmesser n, Starmesser n
~ **needle** Kataraktnadel f, Starnadel f
~ **spoon** Kataraktlöffel m, Starlöffel m
~ **surgery** Kataraktchirurgie f, Starchirurgie f
cataractogenesis Kataraktogenese f, Starbildung f, Starentstehung f; Erblindung f durch den grauen Star
cataractogenic kataraktogen, starbildend
cataractous kataraktös, getrübt; Katarakt..., Star...
~ **eye** Kataraktauge n, Starauge n
catarrh Katarrh m, Schleimhautentzündung f; Erkältung[skrankheit] f der Atemwege
catarrhal katarrhal[isch], Katarrh...
~ **conjunctivitis** Conjunctivitis f catarrhalis, Bindehautkatarrh m
~ **croup** Pseudokrupp m
~ **fever** Katarrh m der oberen Luftwege; Erkältung[skrankheit] f; grippaler Infekt m
~ **jaundice** Hepatitis f infectiosa, infektiöse Hepatitis (Leberentzündung) f
~ **pharyngitis** Pharyngitis f acuta (catarrhalis), akute Pharyngitis (Rachenentzündung) f
~ **pneumonia** katarrhalische Lungenentzündung (Pneumonie) f, Bronchopneumonie f
~ **stage** Katarrhstadium n, katarrhalisches Stadium n
catastrophic reaction Panikverhalten n, Katastrophenreaktion f
catathermometer Katathermometer n
catathymia Katathymie f, katathyme Wahnvorstellung (Schizophrenie) f, katathymer Wahn m
catathymic katathym, wunschgemäß, neigungsentsprechend; affektbedingt
catathymic Katathymer m, katathym Wahnsinniger m
catatonia Katatonie f, katatone Schizophrenie f, Spannungsirresein n (muskelstarre Form)
catatonic katatonisch, muskelstarr
catatonic Katatoner m, Katatoniker m
~ **type of schizophrenia** s. catatonia
catatricrotic pulse katatrikroter Puls m
catatricrotism Katatrikrotismus m (dreifache Erhebung im abfallenden Teil der Pulswelle)

catchment area Einzugsbereich m, Versorgungsgebiet n (eines Krankenhauses)
catecholamine Katecholamin n
~ **excretion** Katecholaminexkretion f, Katecholaminausschüttung f
~ **metabolism** Katecholaminmetabolismus m, Katecholaminstoffwechsel m
catelectrotonic katelektrotonisch
catelectrotonus Katelektrotonus m (Physiologie)
caterpillar dermatitis Raupendermatitis f, Raupenausschlag m, Raupenurtikaria f
~ **[hair] ophthalmia** Raupenhaarophthalmie f, Ophtalmia f nodosa, Augenentzündung f durch Raupenhaarverletzung
~ **rash (urticaria)** s. caterpillar dermatitis
catgut Katgut n (Nahtmaterial aus Schafsdarm)
~ **suture** Katgutnaht f
catharsis 1. Katharsis f, Darmreinigung f, Abführung f, Darmabführung f; 2. Aussprache f; Seelenreinigung f, psychische Reinigung f
cathartic reinigend; abführend, Abführ...
cathartic [agent] Kathartikum n, Abführmittel n
cathepsin Kathepsin n
catheter Katheter m, Sondierkatheter m, Leitungssonde f
~ **angiography** Katheterangiographie f
~ **embolism** Katheterembolie f
~ **fever** Katheterinfektion f
~ **for bronchography** Bronchographiekatheter m
~ **for continuous irrigation** Dauerspülkatheter m
~ **[-induced] infection** Katheterinfektion f
~ **introducer** Katheterspanner m
~ **introduction forceps** Kathetereinführungszange f
~ **pacemaker** Herzkatheterschrittmacher m
~ **puncture** Katheterpunktion f
~ **tip** Katheterspitze f
catheterism Katheterismus m, Katheterung f, Kathetern n, Katheteranwendung f
catheterization Katheterung f, Katheterisierung f, Kathetereinführung f, Sondierung f
~ **data** Herzkatheterdaten pl
catheterize/to katheterisieren, kathetern, einen Katheter einführen
cathode-ray oscillograph Katodenstrahloszillograph m
~**-ray oscilloscope** Katodenstrahloszilloskop n
cation-exchange resin Kationenaustausch[er]harz n, Kationenaustauscher m
cat's-eye pupil Katzen[augen]pupille f
cauda Cauda f, Schwanz m
~ **equina** Cauda f equina, Pferdeschweif m (unterster Rückenmarkabschnitt)
~ **[equina] syndrome** Cauda-[equina-]Syndrom n
caudal kaudal, schwanzwärts, aboral
~ **anaesthesia** Kaudaanästhesie f
~ **end of the sacrum** Apex m ossis sacri, Kreuzbeinspitze f

caudal

- ~ **pancreatectomy** Pankreasschwanzresektion f, [operative] Pankreasschwanzentfernung f
- ~ **portion of the prostate gland** Apex m prostatae, Vorsteherdrüsenapex m
- **caudate** geschwänzt, geschweift
- ~ **lobe [of the liver]** Tuberculum n caudatum, Lobus m caudatus [hepatis]
- ~ **nucleus** Nucleus m caudatus
- ~ **process** Processus m caudatus hepatis
- **caul** 1. Vorgeburt f; 2. Omentum n majus, großes Netz n
- **cauliflower ear** Boxerohr n
- **causal treatment** Kausalbehandlung f, Kausaltherapie f
- **causalgia** Kausalgie f, brennende Schmerzempfindung f
- ~ **syndrome** Kausalgiesyndrom n
- **causative microorganism** verursachender Mikroorganismus m, auslösender Keim m
- **cause a disease/to** eine Krankheit verursachen (bewirken, auslösen)
- **cause** Ursache f, Anlaß m, Umstand m
- ~**-and-effect relationship** Ursache-Wirkung-Beziehung f
- **caustic** ätzend, kaustisch
- **caustic [agent]** Kaustikum n, Ätzmittel n
- ~ **burn** Verätzung f
- ~ **forceps** Höllensteinpinzette f
- ~ **holder** Ätzmittelträger m
- **cauterization** 1. Kauterisation f, Ätzung f, Verschorfung f, Kaustik f; 2. Verätzung f, Verschorfung f
- **cauterize/to** kauterisieren, brennen, ätzen
- **cautery** 1. Kauterisation f, Ätzung f, Verschorfung f, Kaustik f; 2. s. ~ knife
- ~ **knife** Elektrokauter m, Kauter m, elektrisches Messer n, Diathermiemesser n, Brenninstrument n
- ~ **surgery** Kauterchirurgie f
- **cava** s. caval vein
- **caval** kaval, Kava..., Hohlvenen...
- ~ **cannula** Kavakanüle f, Hohlvenenkanüle f
- ~ **cannulation** Kavakanülierung f, Hohlvenenkanülieren n
- ~ **obstruction** Kavaobstruktion f, Hohlvenenverschluß m
- ~ **system** Kavasystem n, Hohlvenensystem n
- ~ **valve** Valvula f venae cavae inferioris
- ~ **vein** Vena f cava, Hohlvene f, Kava f
- ~ **vein anomaly** Hohlvenenanomalie f
- ~ **vein flow** Kavablutstrom m, Hohlvenenblutfluß m
- **cavalry bone** Reit[er]knochen m
- **cavalryman's osteoma** Reit[er]knochen m
- **cave of Meckel** Cavum n Meckeli (trigeminale)
- ~ **of Retzius** Cavum n Retzii, Retziusscher Raum m, Spatium n retropubicum (praevesicale)
- **cavern** 1. Kaverne f, Höhle f, Hohlraum m; 2. Kaverne f, geschwürige Hohlraumbildung f bei Tuberkulose
- **cavernitis** Kavernitis f, Schwellkörperentzündung f des Penis

112

- **cavernoma** Kavernom n, kavernöses Hämangiom n
- **cavernomatous** kavernomatös, Kavernom...
- **cavernositis** s. cavernitis
- **cavernostomy** Kavernostomie f, Lungenkavernenfistelung f; Kavernen[saug]drainage f; Lungen[abszeß]drainage f
- **cavernosum** Corpus n cavernosum, Schwellkörper m
- **cavernous** kavernös, Kaverne[n]..., Hohlraum...
- ~ **angioma** kavernöses Angiom n
- ~ **body** Corpus n cavernosum, Schwellkörper m
- ~ **haemangioma** kavernöses Hämangiom n, Kavernom n
- ~ **lymphangioma** kavernöses Lymphangiom n, Lymphangioma n cavernosum, Cavernoma n lymphaticum
- ~ **nerves of the clitoris** Nervi mpl cavernosi clitoridis, Klitorisschwellkörpernerven mpl
- ~ **nerves of the penis** Nervi mpl cavernosi penis, Penisschwellkörpernerven mpl
- ~ **plexus of the clitoris** Plexus m cavernosus clitoridis (Nervengeflecht)
- ~ **plexus of the nasal conchae** Plexus mpl cavernosi concharum (Blutadergeflechte der mittleren und unteren Nasenmuschel)
- ~ **plexus of the penis** Plexus m cavernosus penis (Nervengeflecht)
- ~ **rale** Kavernenrasseln n
- ~ **sinus** Sinus m cavernosus (ein Hirnsinus)
- ~ **sinus fistula** Sinus-cavernosus-Fistel f
- ~ **sinus malformation** Sinus-cavernosus-Fehlbildung f, Sinus-cavernosus-Mißbildung f
- ~ **sinus syndrome** Sinus-cavernosus-Syndrom n
- ~ **sinus thrombophlebitis** Sinus-cavernosus-Thrombophlebitis f
- ~ **sinus thrombosis** Sinus-cavernosus-Thrombose f
- ~ **sinus tumour** Sinus-cavernosus-Tumor m, Sinus-cavernosus-Geschwulst f
- ~ **tamponade** Kaverntamponade f
- ~ **tissue** Schwellkörpergewebe n, erektiles Gewebe n, kavernöses Schwellgewebe n
- ~ **urethra** Pars f spongiosa urethrae, Schwellkörperharnröhre f
- ~ **voice** Kavernenstimme f
- **cavitary** kavitär, ausgehöhlt, kavernös
- ~ **actinomycosis** kavernöse Aktinomykose (Strahlenpilzkrankheit) f
- ~ **[pulmonary] tuberculosis** kavernöse Lungentuberkulose (Tuberkulose) f
- **cavitate/to** aushöhlen, eine Höhle (Kaverne) bilden
- **cavitation** Höhlenbildung f, Aushöhlung f (in Geweben und Organen nach Krankheiten)
- **cavitis** Hohlvenenentzündung f
- **cavity** Kavum n, Höhle f, Hohlraum m, Höhlung f, Kaverne f
- ~ **of the fundus** s. ~ of the uterus

cellulose

~ **of the larynx** Cavum n laryngis, untere Kehlkopfetage f
~ **of the middle ear** Cavum n tympani, Paukenhöhle f
~ **of the pelvis** Cavum n pelvis, Beckenhöhle f
~ **of the pharynx** Cavum n pharyngis, Schlundhöhle f
~ **of the septum pellucidum** Cavum n septi pellucidi
~ **of the uterus** Cavum n [corporis] uteri, Uterushöhle f, Gebärmutterhöhle f
~ **preparation** Pulpahöhlenpräparation f, Zahnhöhlenvorbereitung f
cavogram Kavogramm n, Hohlvenenröntgen[kontrast]aufnahme f
cavography Kavographie f, Hohlvenenröntgen[kontrast]darstellung f
cavum s. cavern 1.
cavus Talipes m cavus, Hohlfuß m
CB lead CB-[EKG-]Ableitung f
cebocephalia Zebozephalie f, Kebozephalie f, Affenköpfigkeit f
cebocephalic, cebocephalous kebozephal, affenköpfig
cebocephalus Zebozephalus m, Kebozephalus m, Affenkopf m, Affenköpfiger m
cecal s. caecal
cecity Caecitas f, Blindheit f
cel... s. coel...
cell Zelle f
~ **capsule** Zellkapsel f
~**-colour ratio** Erythrozyten-Hämoglobin-Quotient m
~ **cone** Epithelperle f
~ **culture** Zellkultur f
~ **damage** Zellschaden m; Zellschädigung f
~ **differentiation** Zelldifferenzierung f
~ **division** Zellteilung f
~ **growth** Zellwachstum n
~ **hypersensitivity** Zellhypersensibilität f
~ **immunity** Zellimmunität f, zelluläre Immunität f
~ **juice** Zellsaft m, Zytoplasma n
~ **junction** Zellverbindung f
~ **kinetic** Zellkinetik f
~ **lysis** Zellauflösung f
~**-mediated immune response** zellständige Immunreaktion f, zellübertragene Immunantwort f
~**-mediated immunity** zellständige (zellübertragene) Immunität f
~**-mediated immunocompetence** zellständige (zellübertragene) Immunkompetenz f
~ **membrane** Zellmembran f, Zellwand f
~**-membrane function** Zellmembranfunktion f
~ **metabolism** Zellmetabolismus m, Zellstoffwechsel m
~ **motility** Zellmotilität f, Zellbeweglichkeit f
~ **nest** Zellnest n
~ **nucleus** Zellkern m
~ **nucleus inclusion body** Zellkerneinschlußkörper m

~ **of Betz** Betzsche Riesenpyramidenzelle f
~ **organ** Zellorganelle f
~ **plate** Äquatorialplatte f (Zellteilung)
~ **poison** Zellgift n
~ **process** Zellfortsatz m
~ **proliferation** Zellproliferation f
~ **replication** Zellreplikation f
~ **respiration** Zellatmung f
~ **sap** Hyaloplasma n, Grundplasma n
~ **shape** Zellgestalt f, Zellform f
~ **suspension** Zellsuspension f
~ **transplantation** Zelltransplantation f
~ **wall** Zellwand f, Zellmembran f
~ **wall antigen** Zellwandantigen n
~ **wall synthesis** Zellwandsynthese f
cellophane maculopathy Zellophanmakulopathie f (Augenerkrankung)
cells of Cajal Astrozyten mpl, Cajalsche Nervenzellen (Zellen) fpl
~ **of Deiter** Deitersche Stützzellen (Zellen) fpl
~ **of Giannuzzi** Giannuzzische Halbmonde mpl
~ **of Hensen** Hensensche Stützzellen (Zellen) fpl (im Cortischen Organ)
~ **of Paneth** Panethsche Körnerzellen fpl, oxyphile Körnchenzellen fpl
~ **of Schwann** Schwannsche Zellen fpl
~ **of the islet** Inselzellen fpl, Pankreasinseln fpl (s. a. islets of Langerhans)
cellula Zellula f, kleine Zelle f
cellular zellulär, Zell...
~ **atypia** Zellatypie f
~ **component** Zellkomponente f, zelluläre Komponente f
~ **defence** Zellabwehr f, zelluläre Abwehr f
~ **destruction** Zellzerstörung f
~ **element** Zellelement n
~ **infiltrate** Zellinfiltrat n
~ **infiltration** Zellinfiltration f, zelluläre Infiltration f
~ **mating** Zellverschmelzung f
~ **membrane** Zellmembran f, Zellwand f
~ **metabolism** Zellstoffwechsel m, Zellmetabolismus m
~ **organization** Zellorganisation f, zellulärer Aufbau m
~ **pathology** Zellpathologie f, Zytopathologie f
~ **physiology** Zellphysiologie f, Zytophysiologie f
~ **proliferation** Zellproliferation f
~ **sheath** Epineurium n
cellularity zelluläre Struktur f, Zellstruktur f
cellulase Zellulase f (Enzym)
cellule kleine Zelle f
cellulicidal zellzerstörend
cellulifugal zellulifugal, von der Zelle wegführend
cellulipetal zellulipetal, zur Zelle hinführend
cellulitis Zellulitis f, Zellgewebsentzündung f
cellulofibrous zellulär-fibrös, zellig-faserig
cellulose sponge Zellstoffschwämmchen n (zur Tamponade)

8 Nöhring engl./dtsch.

Celsus'

Celsus' kerion Kerion n Celsi, Trichophytia f profunda *(Pilzerkrankung mit Geschwürsbildung und Eiterbläschen)*
cement Zahnzement m, Zement m
~ **kidney** Kalkniere f; Nierenverkalkung f
cementicle Zementikel n, Zementexostose f
cementifying fibroma s. cementoma
cementoblast Zementoblast m, Zahnzementbildungszelle f, Zementbildungszelle f
cementoblastoma Zementoblastom n *(Zahnzementgeschwulst)*
cementoenamel junction Zahnschmelzgrenze f
cementogenesis Zementogenese f, Zementbildung f, Zahnzemententstehung f
cementoma Zementom n *(Zahnzementgeschwulst)*
cementopathia Periodontose f, Zahnwurzel[haut]krankheit f
cementum s. cement
centesis Punktion f
central ageusia zentrale Ageusie f, Geschmacksblindheit f
~ **amaurosis** Amaurosis f centralis
~ **anaesthesia** Zerebralanästhesie f
~ **anosmia** zentrale Anosmie f, Geruchsblindheit f
~ **aphasia** zentrale Aphasie f, Rindenaphasie f
~ **artery of the retina** s. ~ retinal artery
~ **blindness** 1. Zentralskotom n; 2. Rindenblindheit f, zentrale Anopsie f, beidseitige Hemianopsie f
~ **body** Zentralkörper m, Zentralkörperchen n, Zentrosom n, Zentriol n, Zentriole f
~ **canal of the spinal cord** Canalis m centralis [medullae spinalis], Zentralkanal m des Rückenmarks
~ **cell** s. chief cell
~ **cirrhosis** kardiale Leberzirrhose f, Stauungs[leber]zirrhose f, Leberzirrhose f bei Herzinsuffizienz
~ **deafness** Rindentaubheit f
~ **disk-shaped retinopathy** Retinitis f disciformis
~ **fissure** Sulcus m centralis, Zentralfurche f
~ **giant-cell tumour** Riesenzellentumor m, Riesenzellengeschwulst f
~ **grey substance** Substantia f grisea centralis, zentrales Höhlengrau n
~ **hepatic vein** Vena f centralis hepatis, Leberläppchenzentralvene f
~ **illumination** Zentralbeleuchtung f *(Mikroskopie)*
~ **lobule** Lobulus m centralis, Zentralläppchen n, Zentrallappen m *(Kleinhirn)*
~ **necrosis** Zentralnekrose f
~ **nervous system** Zentralnervensystem n, zentrales Nervensystem n, ZNS, Systema n nervosum centrale
~ **nervous system abnormality** Zentralnervensystemabnormität f, ZNS-Anormalität f
~ **nervous system function** Zentralnervensystemfunktion f
~ **nervous system involvement** Zentralnervensystembeteiligung f
~ **nervous system syphilis** ZNS-Syphilis f, Syphilis f des Zentralnervensystems
~ **nervous system toxicity** Zentralnervensystemtoxizität f
~ **nucleus of the thalamus** Nucleus m centralis thalami
~ **osteitis** s. endosteitis
~ **paralysis** Zentrallähmung f, zentrale Paralyse (Lähmung) f
~ **placenta praevia** Placenta f praevia centralis (totalis)
~ **pneumonia** Hiluspneumonie f, zentrale Lungenentzündung f
~ **retinal artery** Netzhaut[zentral]arterie f, Arteria f centralis retinae
~ **retinal vein** Netzhautzentralvene f, Vena f centralis retinae
~ **retinal vein occlusion** Netzhautzentralvenenverschluß m
~ **retinal vein thrombosis** Netzhautzentralvenenthrombose f
~ **scotoma** Zentralskotom n, Scotoma n centralis
~ **serous retinopathy** Retinitis f centralis serosa
~ **spindle** Zentralspindel f *(Zellteilung)*
~ **sulcus [of Rolando]** Sulcus m centralis [Rolandi], Zentralfurche f des Gehirns
~ **tegmental tract** Tractus m tegmentalis centralis, zentrale Haubenbahn f
~ **tendon** Centrum n tendineum, Zentralsehne f des Zwerchfells, Zwerchfellsehnenzentrum n
~ **vein of the liver** s. ~ hepatic vein
~ **vein of the retina** s. ~ retinal vein
~ **vein of the suprarenal gland** Vena f centralis glandulae suprarenalis
~ **venous catheter** Zentralvenenkatheter m, zentraler Venenkatheter m
~ **venous pressure** Zentralvenendruck m, zentraler Venendruck m, ZVD
~ **venous pressure cannula** Zentralvenendruckkatheter m, ZVD-Katheter m
~ **venous pressure measurement** Zentralvenendruckmessung f, ZVD-Messung f
~ **vertigo** Zerebralschwindel m, zentraler Schwindel m
~ **vision** Zentralsehen n, Makulasehen n
centre for motor speech motorisches Sprachzentrum n
~ **of convergence** Konvergenzzentrum n
~ **of ossification** Ossifikationszentrum n, Verknöcherungszentrum n
centric occlusion Zentralschluß m *(Gebiß)*
centrifugation Zentrifugieren n, Zentrifugierung f, Schleudern n
centrifuge/to zentrifugieren, schleudern
centrifuge microscope Zentrifugenmikroskop n
centriole s. centrosome
centripetal zentripetal, zentralwärts
centrodesmose Zentrodesmose f
centromere Zentromer n, Spindelfaseransatzstelle f

centrosome Zentrosom n, Zentralkörper m, Zentralkörperchen n, Zentriol n, Zentriole f
centrosphere Zentrosphäre f
cephalagra Kephalagra f, Kopfgicht f
cephalalgia Zephalgie f, Kephalgie f, Kopfschmerz m
cephalalgic Zephalgie..., Kephalgie..., Kopfschmerz...
cephalea hartnäckiger Kopfschmerz m
cephalgic s. cephalalgic
cephalhaematoma s. cephalohaematoma
cephalhydrocele Kephalhydrozele f, Liquorerguß m
cephalic zephalisch, Kopf..., Zephal..., Kephal...
~ **index** Kephalindex m, Schädelindex m
~ **presentation** Schädellage f, Kopflage f (bei der Geburt)
~ **tetanus** Kephaltetanus m
~ **vein** Vena f cephalica
~ **version** Kephalversion f, Kopfwendung f (bei der Geburt)
cephalin Kephalin n
~ **[-cholesterol]flocculation test** Kephalin-Cholesterin-Flockungsreaktion f, Kephalin-Cholesterin-Probe f, Hanger-Test m
~ **[-cholesterol]flocculation value** Kephalin-Cholesterin-Flockungswert m
cephalitis Enzephalitis f, Hirnentzündung f, Gehirnentzündung f
cephalocele Kephalozele f, Hirnvorfall m, Hirnbruch m, Gehirnhernie f
cephalocentesis Zephalozentese f, Hirnpunktion f, Gehirnpunktion f
cephalodymia s. craniopagia
cephalodynia s. cephalalgia
cephalogenesis Kephalogenese f, Gehirnentwicklung f
cephalogram Kephalogramm n, Schädelbild n
cephalograph Kephalograph m, Schädelmesser m
cephalographic kephalographisch
cephalography Kephalographie f, Schädelmessung f
cephalohaematoma Kephalhämatom n, Kopfblutgeschwulst f, Schädelhämatom n
cephaloid kephaloid, schädelförmig
cephalomeningitis Meningoenzephalitis f, Gehirnhaut- und Gehirnentzündung f
cephalometer Kephalometer n, Kopfmesser m, Schädelmesser m
cephalometric kephalometrisch
cephalometry Kephalometrie f, Schädel[ver]messung f
cephalonia Kephalonie f, Megalenzephalie f, Makrozephalie f
cephaloorbital kephaloorbital, Schädel-Orbita-...
cephalopagia Kephalopagie f, Kraniopagie f
cephalopagus Kephalopagus m, Kraniopagus m

cephalopathy Enzephalopathie f, Gehirnerkrankung f, Hirnkrankheit f
cephalopelvic kephalopelvin, Schädel-Becken-...
~ **disproportion** Schädel-Becken-Disproportion f, Schädel-Becken-Mißverhältnis n
cephaloplegia Kephaloplegie f, Kopfmuskellähmung f
cephaloridine Zephaloridin n (Antibiotikum)
cephaloscopy Kephaloskopie f, Schädelauskultation f
cephalosporin Zephalosporin n (Antibiotikum)
cephalosporiosis Zephalosporiose f, Zephalosporininfektion f
cephalotetanus Kephalotetanus m, Kopftetanus m
cephalothin Zephalotin n (Antibiotikum)
cephalothoracic kephalothorakal, Kopf-Thorax-..., Kopf-Brustkorb-...
cephalothoracopagus Kephalothorakopagus m (Zwillingsmißbildung mit Kopf- und Brustkorbverwachsung)
cephalotome Kephalotom n, Kraniotom n (Instrument)
cephalotomy Kephalotomie f, Kraniotomie f, [operative] Schädeleröffnung f
cephalotractor Kephalotraktor m, Kopfzange f (Geburtszange)
cephalotribe Kephalotripter m, Kephalotrib m, Schädelzertrümmerer m
cephalotripsy Kephalotripsie f, [operative] Schädelzertrümmerung f (Totgeburt)
cephalotrypesis Schädeltrepanation f, [operative] Schädeleröffnung f
cercarial 1. Zerkarien..., Leberegel...; 2. Zerkarien..., Schistosomen..., Adernegel..., Pärchenegel...
~ **dermatitis** Schistosomendermatitis f, Zerkariendermatitis f
cercarian s. cercarial
cercarian 1. Zerkarie f, Leberegellarve f; 2. Pärchenegellarve f, Adernegellarve f
cerclage Cerclage f, Zerklage f, Umschlingung f; Drahtumschlingung f
cerebellar zerebellär, Zerebellum..., Kleinhirn...
~ **abscess** Zerebellumabszeß m, Kleinhirnabszeß m
~ **apoplexy** Zerebellumapoplexie f, Kleinhirnapoplexie f, Kleinhirninfarkt m
~ **astrocytoma** Zerebellumastrozytom n, Kleinhirnastrozytom n
~ **ataxia** zerebelläre Ataxie f, Zerebellumataxie f, Kleinhirnataxie f
~ **atrophy** Zerebellumatrophie f, Kleinhirnatrophie f
~ **cortex** Zerebellumkortex m, Kleinhirnrinde f, Cortex m cerebelli
~ **cyst** Zerebellumzyste f, Kleinhirnzyste f
~ **degeneration** Zerebellumdegeneration f, Kleinhirndegeneration f

cerebellar

- **~ dysfunction** Zerebellumdysfunktion f, Kleinhirnfunktionsstörung f
- **~ epilepsy** zerebelläre Epilepsie f, Kleinhirnepilepsie f
- **~ falx** Kleinhirnsichel f, Falx f cerebelli
- **~ fit** s. ~ epilepsy
- **~ fossa** Zerebellumgrube f, Kleinhirngrube f, Fossa f cerebelli
- **~ gait** zerebellärer Gang f, Kleinhirngang f
- **~ haemangioblastoma** Zerebellumhämangioblastom n, Kleinhirnhämangioblastom n
- **~ herniation** Zerebellumhernie f, Kleinhirnvorfall m; Kleinhirneinklemmung f
- **~ lingula** Zerebellumlingula f, Kleinhirnwurmzünglein n, Lingula f cerebelli
- **~ peduncle** Kleinhirnstiel m, Pedunculus m cerebellaris, Brückenarm m, Bindearm m, Strickkörper m
- **~ pressure cone** Zerebellumdruckkonus m (Kleinhirneinklemmung im Tentoriumschlitz)
- **~ rigidity** zerebelläre Rigidität f, Kleinhirnrigidität f
- **~ sclerosis** Zerebellumsklerose f, Kleinhirnsklerose f, Sclerosis f cerebelli
- **~ sign** Zerebellumzeichen n, Kleinhirnzeichen n
- **~ speech** zerebelläre Sprache f (verwaschene Sprache bei Kleinhirnerkrankung)
- **~ stalk** s. ~ peduncle
- **~ syndrome** Zerebellumsyndrom n, Kleinhirnsyndrom n
- **~ tentorium** Kleinhirnzelt n, Tentorium n cerebelli
- **~ tonsil** Kleinhirntonsille f, Tonsilla f cerebelli
- **~ vallecula** Vallecula f cerebelli (Spalte an der Kleinhirnunterfläche)
- **~ vermis** Kleinhirnwurm m, Vermis m cerebelli
- **cerebellifugal** zerebellifugal, vom Kleinhirn wegführend
- **cerebellipetal** zerebellipetal, zum Kleinhirn hinführend
- **cerebellitis** Zerebellitis f, Kleinhirnentzündung f
- **cerebellobulbar tract** Tractus m bulbocerebellaris
- **cerebellomedullary** zerebellomedullär, Kleinhirn-Rückenmarks...
- **~ cistern** Cisterna f cerebellomedullaris
- **cerebellopontine** zerebellopontin, Kleinhirnbrücken...
- **~ angle** Kleinhirnbrückenwinkel m
- **~ angle myelography** Kleinhirnbrückenwinkelmyelographie f
- **~ angle tumour** Kleinhirnbrückenwinkeltumor m
- **~ angle tumour syndrome** Kleinhirnbrückenwinkeltumorsyndrom n
- **cerebelloretinal** zerebelloretinal, Zerebellum-Retina-..., Kleinhirn-Netzhaut-...
- **~ angiomatosis** von-Hippel-Lindausche Krankheit f, Netzhautangiomatose f, Angiomatosis f retinae
- **cerebellorubral** zerebellorubral

- **cerebellorubrospinal** zerebellorubrospinal
- **cerebellospinal** zerebellospinal
- **~ tract** Tractus m vestibulospinalis
- **cerebellothalamic** zerebellothalamisch
- **cerebellovestibular** zerebellovestibulär
- **~ tract** Tractus m cerebellovestibularis
- **cerebellum** Cerebellum n, Zerebellum n, Kleinhirn n
- **cerebral** zerebral, Hirn..., Gehirn..., Großhirn... (Zusammensetzungen s. a. unter brain)
- **~ abscess** Gehirnabszeß m, Hirn[ver]eiterung f
- **~ accident** s. ~ infarction
- **~ agraphia** zerebrale Agraphie f, Rindenagraphie f
- **~ air embolism** zerebrale Luftembolie f, Hirnluftembolie f, Luftembolie f des Gehirns
- **~ akinesia** zerebrale Akinesie f, Rindenakinesie f
- **~ aneurysm** Hirnaneurysma n, Aneurysma n cerebri
- **~ angiogram** zerebrales Angiogramm n, Gehirnangiogramm n, Hirngefäßröntgen[kontrast]bild n
- **~ angiography** Zerebralangiographie f, zerebrale Angiographie f, Gehirnangiographie f, Hirngefäßröntgen[kontrast]darstellung f
- **~ anoxia** Gehirnhypoxie f, Hirnanoxie f, Hirnsauerstoffmangel m
- **~ anthrax** zerebraler Anthrax m, Milzbrandenzephalopathie f, Milzbrandinfektion f des Gehirns
- **~ apophysis** Zirbeldrüse f, Corpus n pineale, Apophysis f cerebri
- **~ apoplexy** s. ~ infarction
- **~ aqueduct** Aquaeductus m cerebri, Gehirnwasserleitung f, Hirnaquädukt m
- **~ arteriogram** Hirnarteriogramm n, Hirnarterienröntgen[kontrast]bild n
- **~ arteriography** Hirnarteriographie f, Hirnarterienröntgen[kontrast]darstellung f
- **~ arteriosclerosis** zerebrale Arteriosklerose f, Hirngefäßverkalkung f
- **~ artery** Hirnarterie f, Hirnschlagader f, Arteria f cerebri
- **~ ataxia** zerebrale Ataxie f
- **~ blindness** zerebrale (zentrale) Blindheit f, Rindenblindheit f
- **~ blood flow** Gehirnminutenblutvolumen n, Hirn[minuten]durchblutung f, Hirn[minuten]blutfluß m
- **~ blood vessel** Gehirn[blut]gefäß n, Hirngefäß n
- **~ calcification** Hirnverkalkung f
- **~ cavity** s. ~ ventricle
- **~ circulation** 1. Hirndurchblutung f; 2. Hirn[blut]kreislauf m, Zerebralkreislauf m
- **~ compression** Gehirnkompression f, Hirndruckerhöhung f
- **~ contusion** Gehirnkontusion f, Hirnquetschung f, Contusio f cerebri
- **~ cortex** Hirnrinde f, Cortex m cerebri
- **~ cortical vein** Hirnrindenvene f

cerebrospinal

~ **cranium** Gehirnschädel m, Hirnschädel m, Neurokranium n; Schädel m, Kranium n
~ **deafness** zerebrale (zentrale) Taubheit f, Rindentaubheit f
~ **degeneration** zerebrale Degeneration f, Hirndegeneration f
~ **dominance** Gehirnhemisphärendominanz f, Dominanz f einer Hirnhälfte
~ **dysfunction** Hirndysfunktion f, Hirnfunktionsstörung f
~ **eclampsia** Zerebraleklampsie f, Hirneklampsie f
~ **falx** Gehirnsichel f, Hirnsichel f, Falx f cerebri
~ **fossa** Hirngrube f, Fossa f cerebri
~ **fungus** s. ~ hernia
~ **glucose utilization** Hirnglukoseutilisation f
~ **hemianaesthesia** Hemianästhesie f, Halbseitenunempfindlichkeit f des Körpers
~ **hemiplegia** Hemiplegie f, Halbseitenlähmung f des Körpers
~ **hernia** Gehirnvorfall m, Hirnprolaps m, Hernia f cerebri
~ **infarct[ion]** Gehirninfarzierung f, Zerebralapoplexie f, Apoplexie f, Hirnschlag m, zerebrovaskulärer (apoplektischer) Insult m, Hirninfarkt m, Infarctus m cerebri
~ **lupus erythematosus** Lupus m erythematodes cerebri
~ **malaria** zerebrale Malaria f, Hirnmalaria f, Malaria f cerebri
~ **membrane** Hirnhaut f
~ **metabolic rate** Hirnstoffwechselrate f
~ **metabolism** Gehirnmetabolismus m, Hirnstoffwechsel m
~ **nerve** Hirnnerv m, Nervus m cerebralis
~ **obesity** dienzephale Fettsucht f; hypophysäre Fettsucht f
~ **oedema** Gehirnödem n, Hirnschwellung f
~ **palsy** Zerebralparalyse f, zentrale Lähmung f
~ **paragonimiasis** Zerebralparagonimiasis f, Lungenegelbefall m des Gehirns
~ **paralysis** s. ~ palsy
~ **paraplegia** Paraplegie f, Hirnparaplegie f, doppelseitige Lähmung f
~ **peduncle** Hirnstiel m, Pedunculus m cerebri
~ **perfusion** Gehirnperfusion f, Hirndurchblutung f
~ **phycomycosis** Zerebralphykomykose f, Hirnphykomykose f
~ **pseudotumour** Pseudotumor m cerebri (Hirndrucksymptomatik ohne Tumorursache)
~ **rheumatism** rheumatische Enzephalopathie f
~ **sclerosis** Zerebralsklerose f, Hirnverkalkung f
~ **softening** Hirnerweichung f, Enzephalomalazie f
~ **thrombosis** Zerebralthrombose f, Hirngefäßthrombose f
~ **vascular accident** s. ~ infarction
~ **vascular insufficiency** Hirngefäßinsuffizienz f
~ **vascular malformation** Zerebralgefäßfehlbildung f, Hirngefäßmißbildung f

~ **vascular occlusion** Zerebralgefäßverschluß m, Hirngefäßverschluß m
~ **vasospasm** zerebraler Vasospasmus m, Zerebralgefäßspasmus m, Hirngefäßspasmus m
~ **vein** Gehirnvene f, Hirnvene f, Vena f cerebri
~ **vein occlusion** Hirnvenenverschluß m
~ **venous thrombosis** Hirnvenenthrombose f
~ **ventricle** Gehirnventrikel m, Hirnkammer f, Ventriculus m cerebri
~ **vertigo** Hirnschwindel m, zentraler (zerebraler) Schwindel m
cerebrasthenia Zerebrasthenie f, Zerebralneurasthenie f, Großhirnschwäche f
cerebration geistige Aktivität f; Denken n
cerebriform zerebriform, hirn[substanz]artig
cerebrifugal zerebrifugal, vom Gehirn wegführend
cerebripetal zerebripetal, hirnwärts, zum Gehirn hinführend
cerebritis Enzephalitis f, Hirnentzündung f, Gehirnentzündung f
cerebrocerebellar zerebrozerebellär, Großhirn-Kleinhirn-...
cerebrocortical zerebrokortikal, kortikozerebral, Hirnkortex..., Hirnrinden...
cerebrocranial trauma Schädel-Hirn-Trauma n, SHT
cerebroid s. cerebriform
cerebromacular degeneration zerebromakuläre Degeneration (Dystrophie) f, amaurotische Idiotie f
cerebromalacia Zerebromalazie f, Hirnerweichung f, Gehirnerweichung f
cerebromedullary zerebromedullär, Gehirn-Rückenmark-...
cerebromeningeal zerebromeningeal, Hirn-Hirnhaut-...
cerebromeningitis Zerebromeningitis f, Hirn- und Hirnhautentzündung f
cerebro-ocular zerebrookulär, Hirn-Augen-...
cerebropathy Zerebropathie f, Enzephalopathie f, Hirnerkrankung f, Gehirnkrankheit f
cerebrophysiology zerebrale Physiologie f, Hirnphysiologie f, Gehirnphysiologie f
cerebropontine zerebropontin, Gehirn-Brücken-...
cerebroretinal zerebroretinal, Hirn-Netzhaut-...
~ **degeneration** s. cerebromacular degeneration
cerebrosclerosis Zerebralsklerose f, Hirnsklerose f, Gehirnverkalkung f
cerebrosclerotic zerebrosklerotisch, zerebralsklerotisch, hirnverkalkend
cerebroside Zerebrosid n
~ **lipidosis** s. cerebrosidosis
~ **sulphatase deficiency** Zerebrosidsulfatasemangel m
cerebrosidosis Zerebrosidlipidose f, Zerebrosidspeicherkrankheit f, Morbus m Gaucher
cerebrospinal zerebrospinal, Gehirn-Rückenmark-...

cerebrospinal 118

~ **axis** Zentralnervensystem n, ZNS, zentrales Nervensystem n
~ **canal** Zerebrospinalkanal m
~ **fever** Zerebrospinalmeningitis f
~ **fluid** Zerebrospinalflüssigkeit f, Liquor m [cerebrospinalis], Hirn-Rückenmark-Flüssigkeit f
~ **fluid fistula** Liquorfistel f
~ **fluid flow** Liquorfluß m
~ **fluid glucose** Liquorglukose f, Liquorzucker m
~ **fluid leak** Liquorrhoe f, Liquoraustritt m, Liquorausfluß m
~ **fluid otorrhoea** Otoliquorrhoe f, Liquoraustritt m aus dem Ohr
~ **fluid pleocytosis** Liquorpleozytose f, Liquorzellvermehrung f
~ **fluid pressure** Liquordruck m
~ **fluid protein** Liquorprotein n, Liquoreiweiß n
~ **fluid rhinorrhoea** Rhinorrhoe f, Rhinoliquorrhoe f, Liquoraustritt m aus der Nase
~ **meningitis** Zerebrospinalmeningitis f
~ **nerve** Zerebrospinalnerv m, Spinalnerv m
~ **otorrhoea** s. ~ fluid otorrhoea
~ **pressure** s. ~ fluid pressure
~ **rhinorrhoea** s. ~ fluid rhinorrhoea
~ **sclerosis** Zerebrospinalsklerose f, multiple Sklerose f, MS f
~ **system** Zerebrospinalsystem n
cerebrovascular zerebrovaskulär
~ **accident** zerebrovaskulärer Insult m, Hirnschlag m (s. a. cerebral infarction)
~ **disease** zerebrovaskuläre Krankheit (Erkrankung) f, Hirngefäßkrankheit f, Hirngefäßinsuffizienz f
cerebrum Cerebrum n, Zerebrum n, Gehirn n (Zusammensetzungen s. unter cerebral, brain)
ceroid Zeroid n
~ **lipofuscinosis** Zeroidlipofuszinose f, Gelbfettkrankheit f, Gelbfetterkrankung f
~ **storage disease** Zeroidspeicherkrankheit f
cerulean cataract Cataracta f cerulea (punctata)
ceruloplasmin Zeruloplasmin n
cerumen Zerumen n, Ohrenschmalz n
ceruminal s. ceruminous
ceruminoma Zeruminom n, Zeruminalpfropf m, Ohrschmalzpfropf m
ceruminosis Zeruminose f, verstärkte Ohrschmalzsekretion f
ceruminous zeruminal, zeruminös, Zeruminal..., Ohrschmalz...
~ **gland** Zeruminaldrüse f, Glandula f ceruminosa, Ohrschmalzdrüse f
cervical 1. zervikal, Zervix..., Hals...; 2. Gebärmutterhals...
~ **abortion** Zervixabort m, Gebärmutterhalsabort m
~ **adenitis** Halslymphknotenentzündung f, Lymphadenitis f cervicalis
~ **ansa** Ansa f cervicalis
~ **artery** Halsschlagader f, Arteria f cervicalis
~ **biopsy** Zervixbiopsie f

~ **canal** Zervikalkanal m, Zervixkanal m, Gebärmutterhalskanal m, Canalis m cervicis
~ **cancer (carcinoma)** Zervixkarzinom n, Gebärmutterhalskrebs m
~ **collar** Halsgipsverband m, Schanzscher Verband m, Schanzsche Krawatte f
~ **cyst** Halszyste f, branchiogene Zyste f
~ **disk** Zervikalbandscheibe f, Halswirbelsäulenbandscheibe f
~ **disk hernia** Zervikalbandscheibenhernie f
~ **diverticulum** Zervikaldivertikel n, Halsdivertikel n
~ **enlargement** s. ~ intumescence
~ **fascia** Halsfaszie f, Fascia f cervicalis
~ **fissure** Zervikalfissur f, Halsspalte f
~ **fistula** Zervikalfistel f, Halsfistel f
~ **ganglion** 1. Zervikalganglion n, Ganglion n cervicale; 2. Zervikalganglion n [des Uterus], Frankenhäusersches Ganglion n
~ **gland** Halslymphknoten m
~ **grasping forceps** Zervix[faß]zange f, Gebärmutterhalsfaßzange f
~ **hydrocele** Zervikalhydrozele f, Halshydrozele f
~ **intumescence** Halsrückenmarkanschwellung f, Intumescentia f cervicalis
~ **laminectomy** zervikale Laminektomie f
~ **line** Zahnhalslinie f, Schmelz-Zement-Grenze f des Zahns
~ **lymph node** Zervikallymphknoten m, Halslymphknoten m, Nodus m lymphaticus cervicalis
~ **lymph node biopsy** Halslymphknotenbiopsie f
~ **lymph node metastasis** Halslymphknotenmetastase f
~ **lymphadenopathy** zervikale Lymphadenopathie f, Halslymphknotenerkrankung f
~ **myelogram** zervikales Myelogramm n, Halsmarkröntgen[kontrast]aufnahme f
~ **myelography** zervikale Myelographie f, Halsmarkröntgen[kontrast]darstellung f
~ **nerves** Halsnerven mpl, Nervi mpl cervicales
~ **os** [äußerer] Muttermund m, Ostium n uteri
~ **patagium** Pterygium f colli
~ **pleura** Pleurakuppel f, Cupula f pleurae
~ **plexus** Zervikalplexus m, Halsgeflecht n, Plexus m cervicalis
~ **pregnancy** Zervikalschwangerschaft f, Zervixkanalschwangerschaft f
~ **punch [biopsy clamp]** Zervix[biopsie]stanze f, Zervixbiopsiezange f
~ **radicular syndrome** Zervikobrachialneuritis f, zervikobrachiales Syndrom n, Schulter-Arm-Syndrom n
~ **region** Halsregion f, Regio f cervicalis
~ **rib** Halsrippe f
~ **rib syndrome** Halsrippensyndrom n
~ **smear** Zervixabstrich m, Gebärmutterhalskanalabstrich m
~ **spinal cord** Halsrückenmark n
~ **spinal fusion** Halswirbelkörperverschmelzung f

chamaecranial

~ **spinal root compression** zervikale Spinal[nerven]wurzelkompression f
~ **spine** 1. Halswirbelsäule f; 2. Halswirbelkörperfortsatz m
~ **spine anomaly** Halswirbelsäulenanomalie f
~ **spondylosis** Zervikalspondylose f, Halswirbelsäulendegeneration f
~ **sympathetic paralysis** Halssympathikuslähmung f
~ **traction tong** Schädelhalter m für Halswirbelextension
~ **tuberculous adenitis** Halslymphknotentuberkulose f
~ **tuberculous osteomyelitis** Halswirbelsäulentuberkulose f
~ **vagotomy** zervikale Vagotomie f, [operative] Vagusdurchtrennung f am Hals
~ **vertebra** Halswirbel m, Vertebra f cervicalis
~ **vertebral body** Halswirbelkörper m
~ **vessel** Hals[blut]gefäß f
~ **viscera** Halseingeweide npl
cervicectomy Zervixamputation f, [operative] Gebärmutterhalsentfernung f
cervicitis Zervizitis f, Zervixentzündung f, Gebärmutterhalsentzündung f
cervicoauricular zervikoaurikulär, Hals-Ohr-...
cervicoaxillary zervikoaxillär, Hals-Achsel-...
cervicobrachial zervikobrachial, Hals-Arm-...
~ **neuritis** Schulter-Arm-Syndrom n
~ **syndrome** Scalenus-anterior-Syndrom n
cervicobrachialgia Schulter-Arm-Schmerz m
cervicobrachialgic syndrome s. cervicobrachialgia
cervicocolpitis Zervikokolpitis f, Gebärmutterhals- und Scheidenentzündung f, Scheiden- und Zervixkanalentzündung f
cervicodynia Nackenschmerz m
cervicofacial zervikofazial, Hals-Gesichts-...
~ **actinomycosis** Hals- und Gesichtsaktinomykose f
cervicogram Zervikogramm n, Gebärmutterhalsröntgen[kontrast]aufnahme f
cervicography Zervikographie f, Gebärmutterhalsröntgen[kontrast]darstellung f
cervicolabial zervikolabial, Hals-Lippen-...
cervicolingual zervikolingual, Hals-Zungen-...
cervico-occipital zervikookzipital, Nacken-Hinterhaupt-...
~ **neuralgia** Zerviko-Okzipital-Neuralgie f, Nakken-Hinterhaupt-Kopfschmerz m
cervicopubic zervikopubisch, Gebärmutterhals-Schambein-...
cervicorectal zervikorektal, Gebärmutterhals-Rektum-...
cervicoscapular zervikoskapular, Hals-Schulterblatt-...
cervicothoracic zervikothorakal, Hals-Brust-...
~ **ganglion** Ganglion n stellatum (cervicothoracicum)
~ **outlet syndrome** Scalenus-anterior-Syndrom n

cervicouterine zervikouterin, Zervix-Gebärmutter-...
~ **canal** Zervikalkanal m, Zervixkanal m, Gebärmutterhalskanal m, Canalis m cervicis
cervicovaginal zervikovaginal, Gebärmutterhals-Scheiden-...
cervicovaginitis Zervikovaginitis f, Zervikokolpitis f, Gebärmutterhals- und Scheidenentzündung f, Scheiden- und Zervixkanalentzündung f
cervicovesical zervikovesikal, Gebärmutterhals-Harnblasen-...
cervix Zervix f, Cervix f, Hals m, Collum n
~ **of the uterus** Gebärmutterhals m, Cervix n uteri (Zusammensetzungen s. unter cervical)
cestode Zestode m, Bandwurm m
~ **segment** Zestodensegment n, Bandwurmsegment n
cestodiasis Zestodeninfestation f, Bandwurmbefall m
cestoid bandwurmartig, Bandwurm...
Ceylon sickness s. beriberi
~ **sore mouth** s. sprue
c. f. s. carrier-free
CF antibody s. complement-fixation antibody
CF lead CF-[EKG-]Ableitung f
Chaddock's reflex (sign) Chaddocksches Zeichen n, Außenknöchelzeichen n
Chagas-Cruz disease s. Chagas' disease
Chagas' disease Chagassche Krankheit f, Chagas-Krankheit f, südamerikanische Trypanosomiasis f (Tropenkrankheit durch Trypanosoma cruzi)
~ **myocarditis** Chagas-Myokarditis f, Cardiopathia f chagasia, Chagasherz n .
chagoma Chagom n (Primärherd der Chagas-Krankheit)
chain ligature Kettenligatur f
~ **saw** Kettensäge f, Bandsäge f, Gigli-Säge f
~-**stitch suture** mit dem Nähapparat genähte Naht f
chalasia Chalasie f, klaffende Kardia f, Kardiaachalasie f
chalazion Chalazion n, Hagelkorn n
~ **clamp** Chalazionklemme f
chalcosis Chalkose f, Verkupferung f des Auges
chalicosis Chalikose f, Kalkstaublunge[nerkrankung] f, Steinhauerstaublunge f
chalk gout Tophusgicht f
chalkstone Tophus m, Gichtknoten m, Tophus m arthriticus
chalone Chalon n
chalybeate Eisenpräparat n, eisenhaltiges Präparat n
chamaecephalia Chamäzephalie f, Flachköpfigkeit f, Platyzephalie f
chamaecephalic, chamaecephalous chamäzephal, flachköpfig, platyzephal
~ **chamaecephalus** Chamäzephalus m, Flachkopf m, Flachköpfiger m, Platyzephalus m
chamaecranial chamäkranial, flachschädelig

chamaeprosopia

chamaeprosopia Chamäprosopie *f*, Breitgesichtigkeit *f*
chamaeprosopic chamaeprosop, breitgesichtig
chamber 1. Kammer *f*; 2. Augenkammer *f*; 3. *s.* ~ of the heart
~ **angle** Augenkammerwinkel *m*, Kammerwinkel *m*
~ **of the heart** Herzkammer *f*, Ventrikel *m*, Ventriculus *m* cordis
chamomile Chamomilla *f*, Matricaria *f* chamomilla, echte Kamille *f*
chancre Schanker *m*
chancroid Ulcus *n* molle (venereum), Streptobacillosis *f* venerea, weicher Schanker *m*
chancroidal schankerartig, Schanker...
~ **ulcer** *s.* chancroid
channel Kanal *m*, Canalis *m*
~ **ulcer** Ulcus *n* ad pylorum, Pyloruskanalulkus *n*
character Charakter *m*
~ **analysis** Charakteranalyse *f*
~ **disorder** Charakterstörung *f*, Charakterabnormität *f*
~ **neurosis** Charakterneurose *f*
charbon Anthrax *m*, Milzbrand *m*
charcoal haemoperfusion Aktivkohle-Hämoperfusion *f*
Charcot-Leyden crystals Charcot-Leydensche Kristalle (Asthmakristalle) *mpl*
~-Marie-Tooth disease Charcot-Mariesche Krankheit *f*, neurale progressive Muskelatrophie *f*
Charcot's arthritis (arthropathy, arthrosis) Charcotsche Arthritis (Krankheit) *f*, Charcotsches Gelenk *n*, neurogene (tabische) Arthropathie *f*
~ **cirrhosis** biliäre (gallige) Zirrhose *f*
~ **disease** 1. *s.* Charcot's arthritis; 2. Charcotsche Krankheit *f*, amyotrophische Lateralsklerose *f*; 3. progressive Muskelatrophie *f*
~ **joint** *s.* Charcot's arthritis
~ **syndrome** Charcotsches Syndrom *n* (*s. a.* intermittent claudication)
~ **triad** Charcotsche Trias *f* (*Nystagmus, Intentionstremor, skandierende Sprache bei multipler Sklerose*)
charge nurse Stationsschwester *f*
charlatan Quacksalber *m*, Kurpfuscher *m*
charlatanism, charlatanry Quacksalberei *f*, Kurpfuscherei *f*, Charlatanerie *f*
charta 1. Arzneipapier *n*, Charta *f*; 2. Schachtel *f*
chartula Schachtel *f*, Arzneischachtel *f* (*Dosierungsform*)
Chassaignac's tubercle Chassaignacsches Tuberculum *n* caroticum, Processus *m* costalis des VI. Halswirbels
Chastek paralysis Chasteck-Paralyse *f*, Thiaminasekrankheit *f* (*Vitamin B₁-Avitaminose*)
ChE *s.* cholinesterase
Cheadle's disease Cheadle-Möllersche Krankheit *f*, kindlicher Skorbut *m*

checkbite 1. Kontrollbiß *m*, Gebißabdruck *m*, Gebißabguß *m*; 2. Abdruckmasse *f*, Abgußmasse *f*
checkup medizinische (ärztliche) Untersuchung *f*
cheek Wange *f*, Backe *f*, Gena *f*, Mala *f*
~ **sign** Wangenzeichen *n*
cheekbone Os *n* zygomaticum, Jochbein *n*
cheese poisoning Käsevergiftung *f*
cheesy necrosis käsige Nekrose *f*, Verkäsungsnekrose *f*
~ **pus** käsiger Eiter *m*
~ **varnish** Käseschmiere *f*, Fruchtschmiere *f* [des Neugeborenen], Vernix *f* caseosa, Smegma *n* embryonum
cheilalgia Cheilalgie *f*, Lippenschmerz *m*
cheilectomy Cheilektomie *f*, Lippen[teil]exzision *f*, [operative] Lippen[teil]entfernung *f*
cheilectropion Lippeneversion *f*, Lippenektropion *n*, Lippenausstülpung *f*
cheilitis Cheilitis *f*, Lippenentzündung *f*
cheiloangioscope Cheiloangioskop *n*, Lippenkapillarmikroskop *n*
cheiloangioscopy Cheiloangioskopie *f*, Lippenkapillarmikroskopie *f*
cheilocarcinoma Lippenkarzinom *n*, Lippenkrebs *m*
cheilognathopalatoschisis Cheilognathopalatoschisis *f*, Lippen-Kiefer-Gaumen-Spalte *f*, Wolfsrachen *m*
cheilognathoprosoposchisis Cheilognathoprosoposchisis *f*, Lippen-Kiefer-Gesichts-[schräg]spalte *f*
cheiloplasty Cheiloplastik *f*, Lippenplastik *f*, Lippenrekonstruktion *f*, [operative] Lippenwiederherstellung *f*
cheilorrhaphy Cheilorrhaphie *f*, Labiorrhaphie *f*, Lippennaht *f*
cheiloschisis Cheiloschisis *f*, Lippenspalte *f*, Hasenscharte *f*
cheilosis Cheilosis *f*, Lippen[schleimhaut]fissur *f*, Lippen[schleimhaut]rhagade *f*
cheilostomatoplasty Cheilostomatoplastik *f*, Lippen- und Mundrekonstruktion *f*
cheilotomy Cheilotomie *f*, Lippeninzision *f*, Lippen[ein]schnitt *m*
cheiragra Chiragra *n*, Handgelenkgicht *f*
cheiralgia Cheiralgie *f*, Handschmerz *m*
cheirarthritis Cheirarthritis *f*, Handgelenkentzündung *f*
cheiromegaly Chiromegalie *f*, Cheiromegalie *f*, Großhändigkeit *f*, Handvergrößerung *f*
cheiroplasty Cheiroplastik *f*, Handplastik *f*, Handaufbau *m*, Handrekonstruktion *f*, [operative] Handwiederherstellung *f*
cheiropompholyx Cheiropompholyx *f*, Blasenbildung *f* an der Hand, Bläschenkrankheit *f* der Hand
cheiroscope Cheiroskop *n* (*Instrument zur Schielbehandlung*)
cheirospasm Cheirospasmus *m*, Schreibkrampf *m*

chelation Chelatbildung f
cheloid s. keloid
chemical agent 1. chemisches Mittel n, chemischer Wirkstoff m; 2. s. ~ warfare agent
~ **burn** chemische Verbrennung f, Verätzung f
~ **cauterization (cautery)** Ätzung f, Ätzungsbehandlung f
~ **warfare agent** chemischer Kampfstoff m
chemicocautery Chemokaustik f, Ätzung f mit chemischen Mitteln
chemiluminescence Chemilumineszenz f, Chemolumineszenz f
chemocoagulation Chemokoagulation f; chemische Fällung (Präzipitation) f
chemodectoma Chemodektom n, nichtchromaffines Paragangliom n
chemoembolization Chemoembolisation f, Chemoembolisierung f
chemoimmunotherapeutic chemoimmunotherapeutisch
chemoimmunotherapy Chemoimmuntherapie f
chemonucleolysis Chemonukleolyse f, chemische Nukleus-pulposus-Auflösung f
chemoprophylaxis Chemoprophylaxe f
chemoreceptor Chemorezeptor m
chemosis Chemosis f, Konjunktivalödem n, Bindehautschwellung f
chemosurgery Chemochirurgie f (Entfernung von Krebsgewebe nach chemischer Fixierung)
chemosurgical chemochirurgisch
chemotactic chemotaktisch
chemotaxis Chemotaxis f, chemische Reizbewegung f, durch chemische Reize ausgelöste Bewegung f
chemotherapeutic chemotherapeutisch
~ **index** chemotherapeutischer Index m
chemotherapy Chemotherapie f
chemotic chemotisch, Chemosis..., Bindehautschwellungs...
chenode[s]oxycholic acid Chenodesoxycholsäure f, Anthropodesoxycholsäure f (Gallensäure)
cherubism Cherubismus m, Cherubinismus-Syndrom n, Pausbackigkeit f
chest Thorax m, Brustkorb m (Zusammensetzungen s. a. unter thoracic)
~ **lead** Brust[wand]ableitung f, Präkordialableitung f (beim EKG)
~ **pain** Brustschmerz m
~ **physician** 1. Thoraxchirurg m, Lungenchirurg m; 2. Kardiochirurg m, Herzchirurg m; 3. Pulmologe m, Lungenspezialist m
~ **roentgenogram** Thoraxröntgenaufnahme f, Brustkorbröntgenbild n
~ **roentgenography** Thoraxröntgen n, Brustkorbröntgendarstellung f
~ **strap[ping]** Thoraxverband m, Brustkorbverband m
~ **survey X-ray photograph** Thorax[röntgen]übersichtsaufnahme f

~ **tube** Thoraxdrain m(n)
~ **wall** Thoraxwand f, Brustwand f
~ **wall deformity** Thoraxwanddeformität f, Brustwanddeformierung f
~ **wound** Thoraxwunde f, Brustwandverletzung f
~ **X-ray radiography** s. ~ roentgenography
chewing gum ulcer s. chiclero ulcer
Cheyne-Stokes respiration Cheyne-Stokessche Atmung f, periodische Atmung f
Chiari-Frommel syndrome Chiari-Frommelsches Syndrom n (Persistenz der Laktation nach der Geburt)
chiasm[a] Chiasma n, Kreuzung f (s. a. unter decussation)
chiasmal chiasmal, Chiasma...
~ **compression** Chiasmakompression f
~ **recess** Recessus m opticus
chiasmatic syndrome Chiasmasyndrom n
chicken breast Hühnerbrust f, Pectus n gallinaceum (carinatum), Kielbrust f
~ **mite** Dermanyssus m gallinae
chickenpox Varizellen pl, Windpocken pl, Schafblattern pl, Wasserpocken pl
chicle[ro] ulcer Chiclerogeschwür n, Chicleroulkus n, lateinamerikanische Haut- und Schleimhautleishmaniase f
chiclero's ear s. chiclero ulcer
chief agglutinin Hauptagglutinin n
~ **cell** Hauptzelle f (z. B. des Magens)
~**-cell hyperplasia** Hauptzellenhyperplasie f
~ **surgeon** Chefchirurg m; Chefarzt m
chigger infestation Trombiculosis f, Sandflohbefall m
chilblain Frostbeule f
child development Kind[es]entwicklung f
~ **psychiatrist** Kinderpsychiater m
~ **psychiatry** Kinderpsychiatrie f
~ **psychologist** Kinderpsychologe m
~ **psychology** Kinderpsychologie f
childbearing age (period) gebärfähiges Alter n, Fortpflanzungsalter n, Fortpflanzungsperiode f
childbed Kindbett n, Wochenbett n (s. a. puerperium)
~ **fever** Kindbettfieber n, Puerperalfieber n
childbirth Geburt f, Entbindung f
childhood exanthem[a] Kindheitsexanthem n
~ **progeria** Progerie f, greisenhafter Zwergwuchs m, Vergreisung f im Kindesalter, Hutchinson-Gilfordsches Syndrom n
~ **type of schizophrenia** kindliche Schizophrenie f
~ **vaccination** Vakzine (Impfung) f im Kindesalter
~ **varicella** kindliche Varizellen fpl
~ **yaws** kindliche Frambösie f
children's nurse Kinderkrankenschwester f
chilitis s. cheilitis
chill Schüttelfrost m
chimera Chimäre f
chimerism Chimärismus m

chimney

chimney-sweeps cancer (carcinoma) Skrotalhautkarzinom n, Skrotumkarzinom n, Schornsteinfegerkrebs m
chin Kinn n, Mentum n
~ **cough** Keuchhusten m, Pertussis f
~ **reconstruction** Kinnrekonstruktion f, Kinnaufbau m
~ **reflex** Kinnreflex m
China sore s. cutaneous leishmaniasis
Chinese liver fluke disease Chlonorchiasis f, Infestation f mit dem chinesischen Leberegel
chionablepsy Schneeblindheit f
chip fracture Absprengungsfraktur f, Schipperfraktur f
~ **graft of bone** Knochenspantransplantat n
chiropodist Pediküre m, Fußpfleger m
chiropody Pediküre f, Fußpflege f
chiropractic Chiropraktik f; manuelle Therapie f
chiropractor Chiropraktiker m
chirospasm s. cheirospasm
chirurgery s. surgery
chirurgic[al] s. surgical
chisel Flachmeißel m
Chitral fever Phlebotomusfieber n, Hundskrankheit f, Sandfliegenfieber n, Chitralfieber n, Pappatacifieber n, Dreitagefieber n
chlamydia Chlamydien npl (Trachomerreger)
chlamydial infection Chlamydieninfektion f
chloasma Chloasma n, Braunfleckigkeit f der Haut
chloracne Chlorakne f, Chlorausschlag m, Chlorfinnen fpl
chloraemia 1. Chlorämie f, Chloridvermehrung f im Blut; 2. s. chlorosis
chloral Chloral n, Trichlorazetaldehyd m
~ **hydrate** Chloralhydrat n, Trichlorazetaldehydhydrat n, Chloratum n hydratum
chloralize/to mit Chloral narkotisieren (betäuben)
chloralose Chloralose f (Narkotikum)
chlorambucil Chlorambuzil n (Zytostatikum)
chloramine-T Chloramin n T; p-Toluolsulfonsäurechloramidnatrium n
chloramphenicol Chloramphenikol n (Antibiotikum)
~ **succinate** Chloramphenikolsukzinat n
chloranaemia s. chlorosis
chlorhydria Chlorhydrie f, Salzsäureausscheidung f im Magen
chloric acne s. chloracne
chloride excretion Chloridausscheidung f
~ **shift** Chloridverschiebung f (zwischen Erythrozyten und Plasma)
chloriduria Chloridurie f, Chloridausscheidung f im Harn
chlorination Chloren n, Chlorung f
chlorine acne s. chloracne
chlormadinone Chlormadinon n (Kontrazeptivum)
~ **acetate** Chlormadinonazetat n
chloroanaemia s. chlorosis
chloroform Chloroform n, Trichlormethan n (Narkotikum)

chloroformic Chloroform...
chloroformism Chloroformismus m, Chloroformabusus m
chloroformization Chloroformierung f, Chloroformbetäubung f
chloroleukaemia Chloroleukämie f
chlorolymphoma s. chloroma
chloroma Chlorom n, Chlorolymphom n, Chloromyelom n, Chlorosarkom n (Geschwulst bei Chloroleukämie)
chloromyeloma s. chloroma
chlorop[s]ia Chloropsie f, Grünsehen n, Grünsichtigkeit f
chloroquine Chloroquin n, Chlorochin n (Malariamittel)
~ **resistance** Chlorochinresistenz f
~ **-resistant** chlorochinresistent
~ **retinopathy** Chlorochinretinopathie f, Netzhautschädigung f durch Chlorochin
chlorosarcoma s. chloroma
chlorosis Chlorose f, Bleichsucht f, Chloranämie f, hypochrome mikrozytäre Anämie f (bei Mädchen), Morbus m virgineus
chlorotic Chlorose...
~ **anaemia** Eisenmangelanämie f [bei Chlorose]
chlortetracycline Chlortetrazyklin n (Antibiotikum)
choana Choana f, hintere Nasenöffnung f
choanal atresia Choanalatresie f
chocolate cyst Schokoladenzyste f (Schilddrüse)
choke/to ersticken (z. B. durch Gase)
choked disk Papillenödem n [des Auges], Stauungspapille f
chokes Erstickungsanfall m
choking Erstickung f (durch Verlegung der Luftwege)
~ **gas** Stickgas n; Kampfgas n
cholaemia Cholämie f, Vorhandensein n von Galle im Blut
cholaemic cholämisch
cholagog[ue] gallentreibend, choleretisch, galleabsondernd, cholekinetisch, galleentleerend
cholagogue [agent] Cholagogum n, galletreibendes Mittel n
cholangiectasis Cholangiektasie f, Gallengangserweiterung f, Gallenwegsdilatation f
cholangioadenoma Cholangioadenom n, Gallengangsadenom n
cholangiocarcinoma Cholangiokarzinom n, Gallengangskarzinom n, Gallenwegskrebs m
cholangioenterostomy Cholangioenterostomie f, Gallengang-Darm-Anastomose f, [operative] Gallenweg-Darm-Fistel f
cholangiogastrostomy Cholangiogastrostomie f, Gallengang-Magen-Anastomose f, [operative] Gallenweg-Magen-Fistel f
cholangiogram Cholangiogramm n, Gallengangsröntgen[kontrast]bild n
cholangiographic cholangiographisch, gallengangsdarstellend

cholangiography Cholangiographie f, Gallengangsröntgen[kontrast]darstellung f
~ **cannula** Cholangiographiekanüle f
~ **forceps** Cholangiographiezange f
cholangiohepatoadenoma Cholangiohepatoadenom n
cholangiohepatoma Cholangiohepatom n
cholangiolar cholangiolär, Gallekapillaren...
cholangiole kleiner Gallengang m, Ductulus m biliferus
cholangiolitic cholangiolitisch, Gallengangsentzündungs...
~ **hepatitis** Cholestasehepatitis f, cholestatische Hepatitis (Leberentzündung) f
cholangiolitis Cholangiolitis f, Gallengangsentzündung f in der Leber
cholangioma Cholangiom n, Gallengangstumor m, Gallenwegsgeschwulst f
cholangiometric cholangiometrisch
cholangiometry Cholangiometrie f, Gallengangs[binnen]druckmessung f
cholangiostomy 1. Cholangiostomie f, Gallengangsfistel f; 2. Gallengangsfistelung f, Gallenwegsdrainage f
cholangiotomy Cholangiotomie f, [operative] Gallengangseröffnung f
cholangitic cholangitisch, Gallengangsentzündungs...
~ **abscess** Gallengangsabszeß m
cholangitis Cholangitis f, Gallengangsentzündung f
cholanic acid Cholansäure f (Gallensäure)
cholebilirubin Cholebilirubin n
cholecalciferol Cholekalziferol n, Vitamin D_3 n
cholechromopoiesis Cholechromopoese f, Galle[n]pigmentbildung f
cholecyst Gallenblase f, Vesica f fellea
cholecystagogic gallenblasenentleerend
cholecystagogue [agent] Cholezystagogum n, die Gallenblase entleerendes Mittel n
cholecystalgia Cholezystalgie f, Gallen[blasen]kolik f, Gallensteinkolik f
cholecystectasia Cholezystektasie f, Gallenblasenerweiterung f
cholecystectomy Cholezystektomie f, Gallenblasenexstirpation f, [operative] Gallenblasenentfernung f
~ **with common-duct exploration** Cholezystektomie f mit Gallenwegsexploration (Gallenwegsuntersuchung) f
cholecystenterorrhaphy Cholezystenterorrhaphie f, Gallenblasen-Dünndarm-Naht f
cholecystenterostomy Cholezystenterostomie f, Gallenblasen-Dünndarm-Anastomose f, [operative] Gallenblasen-Dünndarm-Fistelung f
cholecystic Gallenblasen...
~ **disease** Cholezystopathie f, Gallenblasenerkrankung f
cholecystis Gallenblase f, Vesica f fellea
cholecystitis Cholezystitis f, Gallenblasenentzündung f

cholecystostomy

cholecystocholangiography Cholezystocholangiographie f, Gallenblasen-Gallengang-Röntgen[kontrast]darstellung f
cholecystocholedochal fistula cholezystocholedochale Fistel f, Gallenblasen-Choledochus-Fistel f
cholecystocolonic Gallenblasen-Dickdarm-...
~ **fistula** cholezystokolische Fistel f, Gallenblasen-Dickdarm-Fistel f
cholecystocolostomy Cholezystokolostomie f, Gallenblasen-Kolon-Anastomose f, [operative] Gallenblasen-Dickdarm-Fistelung f
cholecystocutaneous cholezystokutan, Gallenblasen-Haut-...
cholecystoduodenal cholezystoduodenal, Gallenblasen-Zwölffingerdarm-...
~ **fistula** cholezystoduodenale Fistel f, Gallenblasen-Zwölffingerdarm-Fistel f
cholecystoduodenostomy Cholezystoduodenostomie f, Gallenblasen-Zwölffingerdarm-Anastomose f, [operative] Gallenblasen-Duodenum-Fistelung f
cholecystoenterostomy Cholezystoenterostomie f, Gallenblasen-Dünndarm-Anastomose f, [operative] Gallenblasen-Dünndarm-Fistelung f
cholecystogastric cholezystogastrisch, Gallenblasen-Magen-...
~ **fistula** cholezystogastrische Fistel f, Gallenblasen-Magen-Fistel f
cholecystogastrostomy Cholezystogastrostomie f, Gallenblasen-Magen-Anastomose f, [operative] Gallenblasen-Magen-Fistelung f
cholecystogram Cholezystogramm n, Gallenblasenröntgen[kontrast]bild n
cholecystographic cholezystographisch
cholecystography Cholezystographie f, Gallenblasenröntgen[kontrast]darstellung f
cholecystoileostomy Cholezystoileostomie f, Gallenblasen-Krummdarm-Anastomose f, [operative] Gallenblasen-Ileum-Fistelung f
cholecystojejunostomy Cholezystojejunostomie f, Gallenblasen-Leerdarm-Anastomose f, [operative] Gallenblasen-Jejunum-Fistelung f
cholecystokinetic cholezystokinetisch, gallenblasenentleerend
cholecystokinin Cholezystokinin n
~-**pancreozymin** Cholezystokinin-Pankreozymin n
cholecystolithiasis Cholezystolithiasis f, Gallenblasensteinleiden n
cholecystolithotomy Cholezystolithotomie f, [operative] Gallenblasensteinentfernung f
cholecystopexy Cholezystopexie f, [operative] Gallenblasenfixierung f
cholecystorrhaphy Cholezystorrhaphie f, Gallenblasennaht f
cholecystostomy 1. Cholezystostomie f, Gallenblasenfistel f; 2. Gallenblasenfistelung f, Gallenblasendrainage f

cholecystotomy

cholecystotomy Cholezystotomie f, Gallenblasenschnitt m, [operative] Gallenblaseneröffnung f
choledochal Choledochus...
~ **cyst** Choledochuszyste f, Gallengangszyste f
~ **sphincter** Sphincter m choledochus, Choledochussphinkter m
choledochectasia Choledochektasie f, Gallengangserweiterung f
choledochectomy Choledochektomie f, Choledochus[teil]resektion f, [operative] Gallengangs[teil]entfernung f
choledochitis Choledochitis f, Choledochusentzündung f, Gallengangsentzündung f
choledochocele Choledochozele f
choledochocholedochostomy Choledochocholedochostomie f, Choledochus-Choledochus-Anastomose f, Gallengangswiedervereinigung f
choledochocutaneous choledochokutan, Gallengangs-Haut-...
choledochocystectomy Choledochozystektomie f, Choledochus-Gallenblasen-Exstirpation f, [operative] Gallengangs-Gallenblasen-Entfernung f
choledochocystojejunostomy Choledochozystojejunostomie f, Choledochus-Gallenblasen-Jejunum-Anastomose f, [operative] Gallengangs-Gallenblasen-Leerdarm-Fistelung f
choledochocystostomy Choledochozystostomie f, Choledochus-Gallenblasen-Anastomose f, [operative] Gallengangs-Gallenblasen-Fistelung f
choledochodochorrhaphy Choledochodochorrhaphie f, Choledochus-Choledochus-Naht f
choledochoduodenal fistula Choledochoduodenalfistel f, Choledochus-Zwölffingerdarm-Fistel f
choledochoduodenostomy Choledochoduodenostomie f, Choledochus-Zwölffingerdarm-Anastomose f, [operative] Gallengangs-Zwölffingerdarm-Fistelung f
choledochoenterostomy Choledochoenterostomie f, Choledochus-Dünndarm-Anastomose f, [operative] Gallengangs-Dünndarm-Fistelung f
choledochogastrostomy Choledochogastrostomie f, Choledochus-Magen-Anastomose f, [operative] Gallengangs-Magen-Fistelung f
choledochoileostomy Choledochoileostomie f, Choledochus-Krummdarm-Anastomose f, [operative] Gallengangs-Ileum-Fistelung f
choledochojejunostomy Choledochojejunostomie f, Choledochus-Leerdarm-Anastomose f, [operative] Gallengangs-Jejunum-Fistelung f
choledocholith Choledocholith m, Choledochusstein m, Gallengangsstein m
choledocholithiasis Choledocholithiasis f, Gallengangsteinleiden n, Gallengangssteinkrankheit f
choledocholithotomy Choledocholithotomie f, [operative] Gallengangssteinentfernung f

choledocholithotripsy Choledocholithotripsie f, Gallengangssteinzertrümmerung f, Gallengangssteinzerquetschung f
choledochoplasty Choledochoplastik f, Choledochusplastik f, Gallengangsrekonstruktion f, [operative] Gallengangswiederherstellung f
choledochorrhaphy Choledochorrhaphie f, Gallengangsnaht f
choledochoscope Choledochoskop n, Gallengangsspiegel m
choledochoscopy Choledochoskopie f, Gallengangsspiegelung f
choledochostomy 1. Choledochostomie f, Choledochusfistel f; 2. Choledochusfistelung f, Choledochusdrainage f
choledochotomy Choledochotomie f, Choledochusinzision f, [operative] Gallengangseröffnung f
choledochus Ductus m choledochus, Lebergallenblasengang m
~ **cyst** Choledochuszyste f
~ **forceps** Choledochuszange f
choleglobin Choleglobin n (Gallepigment)
choleic acid Choleinsäure f
cholelith Cholelith m, Chololith m, Gallenstein m (Zusammensetzungen s. unter gall-stone)
cholelithic cholelithisch, Gallenstein...
cholelithiasis Cholelithiasis f, Gallensteinkrankheit f, Gallensteinleiden n
cholelithotomy Cholelithotomie f, [operative] Gallensteinentfernung f
cholemesis Cholemesis f, Galleerbrechen n
choleperitoneum Choleperitoneum n, Vorhandensein n von Galle in der Peritonealhöhle
cholepoiesis Gallebildung f, Galleproduktion f
cholepoietic cholepoetisch, gallebildend, galleproduzierend
choleprasin Choleprasin n, Bilifuszin n (Gallepigment)
cholera Cholera f, Brechdurchfallkrankheit f, Reiswasserstuhlkrankheit f
~ **diagnosis** Choleradiagnostik f
~-**like** choleraartig, choleraähnlich
~ **vaccination** Choleravakzination f, Cholera[schutz]impfung f
~ **vaccine** Choleravakzine f, Choleraimpfstoff m
~ **vibrio** Choleravibrion m, Vibrio m comma (cholerae, El Tor), Kochscher Kommabazillus m
choleresis Cholerese f, Gallenabsonderung f
choleretic choleretisch, galleabsondernd, galletreibend, galleentleerend, cholekinetisch
choleretic [agent] Choleretikum n, galletreibendes Mittel n
choleric cholerisch, leicht erregbar (reizbar), jähzornig
choleriform, choleroid choleraartig, choleraähnlich
choleromania Choleramanie f, Choleromanie f
cholerophobia Cholerophobie f, Cholerafurcht f, Choleraangst f

cholerrhagia Cholerrhagie f, Gallefluß m
cholescintigraphy Choleszintigraphie f, szintigraphische Gallenwegsdarstellung f
cholestane Cholestan n, Koprosterin n
cholestanol Cholestanol n
cholestasis Cholestase f, Gallestauung f
cholestatic cirrhosis Cholestasezirrhose f, cholestatische Leberzirrhose (Zirrhose) f
~ **hepatic disorder** Cholestaseleber[funktions]störung f
~ **hepatitis** Cholestasehepatitis f, cholestatische Hepatitis (Leberentzündung) f
~ **jaundice** Cholestaseikterus m, Verschlußikterus m, cholestatischer Ikterus m
cholesteatoma Cholesteatom n, Perlgeschwulst f
~ **cyst** Cholesteatomzyste f
cholesteatomatous Cholesteatom..., Perlgeschwulst...
cholesteatosis s. cholesterosis
cholesteraemia Hypercholesterinämie f, Cholesterinerhöhung f im Blut
cholesterase Cholesterase f, Cholinesterase f (Enzym)
cholesterin s. cholesterol
cholesterinuria Cholesterinurie f, Cholesterinausscheidung f im Urin
cholesterol Cholesterin n (Lipoidbestandteil)
~ **calculus** Cholesterinstein m
~ **pericarditis** Cholesterinperikarditis f
~ **storage disease** Cholesterinspeicherkrankheit f, Lipokalzinogranulomatose f, Cholesterinthesaurismose f, Hand-Schüller-Christiansche Krankheit f
~ **thesaurismosis** s. ~ storage disease
cholesterolaemia Cholesterinämie f, Cholesterinvermehrung f im Blut
cholesterolopoiesis Cholesterinsynthese f, Cholesterinbildung f
cholesterolosis s. cholesterosis
cholesterosis Cholesterosis f, Cholesterinablagerung f, Cholesteatose f
~ **of the gall bladder** Stippchengallenblase f
choleverdin Biliverdin n (Gallenfarbstoff)
cholic acid Cholsäure f (Gallensäure)
choline Cholin n
~ **acetylase** Cholinazetylase f (Enzym)
~ **oxidase** Cholinoxydase f (Enzym)
cholinergic cholinergisch
~ **blocking agent** Azetylcholinhemmer m
cholinesterase Cholinesterase f (Enzym)
~ **blocking agent** Cholinesterasehemmer m
cholinogenic cholinergisch
cholinomimetic cholinomimetisch
cholochrome Gallepigment n
chololith s. cholelith
cholorrhoea Cholerrhagie f, Gallenfluß m
cholothorax Cholothorax m, Gallenansammlung f in der Brusthöhle
choluria Cholurie f, Galleausscheidung f im Urin

chondral chondral, Knorpel..., Chondr[o]...
~ **tissue** Knorpelgewebe n, Knorpel m (Zusammensetzungen s. unter cartilage)
chondrectomy Chondrektomie f, [operative] Knorpelentfernung f
chondrification Chondrifikation f, Verknorpelung f
chondrify/to verknorpeln, sich zu Knorpel umbilden, zu Knorpel werden; Knorpel bilden
chondrin Chondrin n, Knorpelleim m
chondriocont Chondriokont m, Mitochondrium n
chondriokinesis Mitochondrienteilung f
chondriome Chondriom n (Gesamtheit der Mitochondrien)
chondriosomal Mitochondrien...
chondriosome Mitochondrium n, Chondriosom n (veraltet)
chondritis Chondritis f, Knorpelentzündung f
chondroblast Chondroblast m, Knorpelbildungszelle f
chondroblastoma Chondroblastom n
chondrocalcinosis Chondrokalzinose f, Kalkablagerung f im Knorpel
chondrocarcinoma Chondrokarzinom n
chondroclasis Knorpelzerstörung f, Knorpelabbau m, Knorpelresorption f
chondroclast Chondroklast m, Knorpelfreßzelle f
chondrocostal chondrokostal, Rippenknorpel...
chondrocranial chondrokranial, Knorpelschädel...
chondrocranium Chondrokranium n, Knorpelschädel m, Primordialkranium n
chondrocyte Chondrozyt m, Knorpelzelle f
chondrocytic Chondrozyten..., Knorpelzellen...
chondrodermatitis Chondrodermatitis f, Knorpel- und Hautentzündung f
chondrodynia Chondralgie f, Knorpelschmerz m
chondrodysplasia Chondrodysplasie f, Chondromatose f, Knorpelfehlbildung f
chondrodystrophia Chondrodystrophie f, Achondroplasie f, Knorpelbildungsstörung f, enchondrale Ossifikationsstörung f
chondrodystrophic chondrodystroph[isch]
chondrofibroma Chondrofibrom n, Knorpelfasergeschwulst f, Faserknorpeltumor m
chondrofibrosarcoma Chondrofibrosarkom n
chondrogenesis Chondrogenese f, Knorpelbildung f
chondrogenetic s. chondrogenic
chondrogenic chondrogen[etisch], knorpelbildend
~ **zone** chondrogene Zone f, Knorpelbildungsschicht f
chondroglossus [muscle] Musculus m chondroglossus, Knorpelzungenmuskel m
chondroid chondroid, knorpelähnlich
chondroitic acid Chondroitinschwefelsäure f
chondroitin Chondroitin n

chondroitinsulphuric

chondroitinsulphuric acid Chondroitinschwefelsäure *f*
chondroliposarcoma Chondroliposarkom *n* (bösartiger Tumor)
chondroma Chondrom[a] *n*, Knorpelgeschwulst *f*
~ **of epiglottis** Epiglottischondrom *n*
~ **of nasopharynx** Nasenrachenchondrom *n*
chondromalacia Chondromalazie *f*, Knorpelerweichung *f*
chondromatosis Chondromatose *f*, chondromatöse Dysplasie *f*, multiple Chondrombildung *f*
chondromatous chondromatös, knorp[e]lig, Knorpel...
chondromere Chondromer *n*
chondrometaplasia Chondrometaplasie *f*
chondromucoid Chondromukoid *n*
chondromyxoma Chondromyxom *n*, Knorpelschleimgeschwulst *f*
chondromyxosarcoma Chondromyxosarkom *n* (bösartiger Tumor)
chondroosseous knorpelig-knöchern, Knorpel-Knochen-...
chondroosteoma Osteochondrom *n*, Knorpel-Knochen-Geschwulst *f*
chondroosteosarcoma Chondroosteosarkom *n*
chondropathy Chondropathie *f*, Knorpelkrankheit *f*
chondroplast *s.* chondroblast
chondroplasty Chondroplastik *f*, Knorpelplastik *f*
chondroporosis Chondroporose *f*, Knorpelauflockerung *f*, Knorpelabbau *m*, Knorpelschwund *m*
chondroprotein Chondroprotein *n*, Knorpelprotein *n*
chondrosarcoma Chondrosarkom *n*, Knorpelsarkom *n*
~ **of maxilla** Oberkieferchondrosarkom *n*
chondrosarcomatous chondrosarkomatös
chondrosis Knorpelbildung *f*, Chondrogenese *f*
chondrosternal chondrosternal, Rippenknorpel-Brustbein-...
chondrotome Chondrotom *n*, Knorpelmesser *n*
chondrotomy Chondrotomie *f*, Knorpeldurchschneidung *f*, Knorpelschnitt *m*
chondrotrophic chondrotroph, knorpelwirksam, knorpelbeeinflussend
Chopart's amputation Chopartsche Amputation *f (Vorfußamputation)*
~ **joint** Chopartsches Gelenk *n*, Articulatio *f* talocalcaneonavicularis et calcaneocuboidea
chorda Chorda *f*, Strang *m*; Saite *f*
~ **saliva** Chordaspeichel *m*
chordal strangförmig, saitenförmig
chordamesoblast Chordamesoblast *m (Embryologie)*
chordamesoderm Chordamesoderm *n (Embryologie)*
chordencephalon Chordenzephalon *n*

chorditis 1. Chorditis *f*, Stimmbandentzündung *f*; 2. Samenstrangentzündung *f*
chordocarcinoma Chordokarzinom *n*
chordoepithelioma Chordoepitheliom *n*
chordoid tumour *s.* chordoma
chordoma Chordom *n*, Chorda[gewebe]tumor *m*, Chordageschwulst *f*
chordotomy Chordotomie *f*, [operative] Durchtrennung *f* der Vorderseitenstrangbahn *(Rückenmark)*
chorea Chorea *f*, Veitstanz *m*, Morbus *m* saltatorius
chore[at]ic Chorea..., Veitstanz...
choreiform choreiform, choreaartig
choreoathetoid choreoathetoid, Choreoathetose...
choreoathetosis Choreoathetose *f*, choreatische und athetotische Hyperkinese *f*
choreomania Choreomanie *f*, Tanzwut *f*
chorial *s.* chorionic
chorioadenoma Chorioadenom *n*, destruierende Blasenmole *f*, Chorioadenoma *n* destruens
chorioallantoic Chorioallantois..., Chorion-Allantois-...
chorioallantois Chorioallantois *f*
chorioamnionic Chorioamnion..., Chorion-Amnion-...
chorioamnionitis Chorioamnionitis *f*, Entzündung *f* der Embryonalhäute
chorioangioma Chorioangiom *n*
chorioblastoma Chorioblastom *n*
chorioblastosis Chorioblastose *f*, Chorionzellproliferation *f*
choriocapillaris *s.* choriocapillary lamina
choriocapillary choriokapillar
~ **lamina (layer)** Lamina *f* choroidocapillaris (choriocapillaris), Kapillarnetzschicht *f* der Regenbogenhaut
choriocarcinoma Choriokarzinom *n*, Syncytioma *n* malignum
choriocele Choriozele *f*
chorioepithelioma Chorionepitheliom *n*, Plexuspapillom *n*
choriogenesis Choriogenese *f*, Chorionentwicklung *f*, Zottenhautentstehung *f*
chorioid *s.* choroid
chorioidea *s.* choroid
chorioma *s.* chorioepithelioma
choriomeningitis Choriomeningitis *f*
chorion Chorion *n*, Zottenhaut *f*
chorionepithelioma Chorionepitheliom *n*, Plexuspapillom *n*
chorionic Chorion..., Zottenhaut...
~ **carcinoma** Chorionkarzinom *n*
~ **circulation** Umbilikalkreislauf *m*
~ **cyst** Chorionzyste *f*
~ **gonadotrop[h]in** Choriongonadotropin *n*
~ **plate** Chorionplatte *f*, Chorionmembran *f*
~ **plate artery** Chorionplattenarterie *f*
~ **villus** Chorionzotte *f*

chorionitis 1. Plazentaentzündung f, Zottenhautentzündung f, Chorionentzündung f; 2. s. scleroderma
chorioretinal chorioretinal, Netzhaut-Aderhaut-...
~ **scarring** Netz- und Aderhautvernarbung f
chorioretinitis Chorioretinitis f, Netz- und Aderhautentzündung f
chorioretino-iridocyclectomy Chorioretinoiridozyklektomie f (Entfernung der Ader- und Netzhaut, der Iris und des Ziliarkörpers)
chorioretinopathy Chorioretinopathie f, Netz- und Aderhauterkrankung f
choristoblastoma, choristoma Choristom n, Choristoblastom n (Tumor aus embryonaler Gewebeversprengung)
choristomatous Choristom..., Choristoblastom...
choroid chorioid, Chorioidea..., Aderhaut...
choroid Chorioidea f, Chorioides f, Aderhaut f
~ **angioma** Chorioideaangiom n, Aderhaut[gefäß]tumor m
~ **blood flow** Chorioideadurchblutung f, Aderhautdurchblutung f
~ **blood vessel** Chorioidea[blut]gefäß n, Aderhautgefäß n
~ **cancer** Chorioideakarzinom n, Aderhautkrebs m
~ **capillary** Chorioideakapillare f, Aderhautkapillare f
~ **capillary layer** Chorioideakapillarschicht f, Aderhautkapillarschicht f, Lamina f choriocapillaris
~ **cataract** Chorioideakatarakt f, Uveitiskatarakt f
~ **coat** s. choroid
~ **coloboma** Chorioideakolobom n, Aderhautkolobom n
~ **crescent** Aderhautkonus m, Falx f chorioideae
~ **degeneration** Chorioideadegeneration f, Aderhautdegeneration f
~ **detachment** Chorioideaablösung f, Aderhautablösung f, Ablatio f chorioideae
~ **fissure** 1. Chorioideaspalte f, Aderhautspalte f; 2. Chorioideaspaltbildung f, Aderhautspaltbildung f
~ **granuloma** Chorioideagranulom n, Aderhautgranulom n
~ **haemorrhage** Chorioideablutung f, Aderhaut[ein]blutung f
~ **infarction** Chorioideainfarkt m, Aderhautinfarkt m
~ **melanoma** Chorioideamelanom n, Aderhautmelanom n
~ **melanoma cell** Chorioideamelanomzelle f
~ **membrane** s. choroid
~ **necrosis** Chorioideanekrose f, Aderhautnekrose f
~ **neurilemmoma** Chorioideaneurilemmom n, Aderhautneurilemmom n

~ **oedema** Chorioideaödem n, Aderhaut[an]schwellung f
~ **papilloma** Chorioideapapillom n, Adergeflechtpapillom n, Papilloma n chorioideum
~ **plexectomy** Chorioideaexstirpation f, [operative] Adergeflechtentfernung f
~ **plexus [of the brain]** Plexus m chorioideus, Adergeflecht n
~ **plexus of the fourth ventricle** Plexus m chorioideus ventriculi quarti, Adergeflecht n der vierten Hirnkammer
~ **plexus of the lateral ventricle** Plexus m chorioideus ventriculi lateralis, Adergeflecht n der seitlichen Hirnkammer
~ **plexus of the third ventricle** Plexus m chorioideus ventriculi tertii, Adergeflecht n der dritten Hirnkammer
~ **rupture** Chorioidearuptur f, Aderhautzerreißung f
~ **sclerosis** Chorioideasklerose f, Aderhautsklerose f
~ **vascularization** Chorioideavaskularisation f, Aderhaut[blut]gefäßversorgung f
~ **vasculature** Chorioideagefäßarchitektur f, Aderhautgefäßanordnung f
choroidal s. choroid
choroideremia Chorioideaatrophie f, Aderhautschwund m; Fehlen n der Aderhaut
choroiditis Chorioiditis f, Aderhautentzündung f
choroidocyclitis Choroidozyklitis f, Aderhaut- und Ziliarfortsatzentzündung f
choroidoiritis Choroidoiritis f, Aderhaut- und Irisentzündung f
choroidoretinitis Chorioretinitis f, Ader- und Netzhautentzündung f
Christian disease (syndrome) Hand-Schüller-Christiansche Krankheit f, Lip[o]idgranulomatose f, Lipoidspeicherkrankheit f
~-**Weber disease** [Pfeifer-]Weber-Christiansche Krankheit f (nichteitrige Fettgewebsentzündung der Unterhaut)
Christmas disease Christmas-Krankheit f, Hämophilie B f, Blutgerinnungsfaktor-IX-Mangel m
~ **factor** Christmas-Faktor m, Blutgerinnungsfaktor IX m, antihämophiles Globulin B n, Plasma-Thromboplastin-Component n, PTC
chromaffin chromaffin, [leicht] mit Chromsalzen färbbar
~ **body** Chromaffinkörper m
chromaffino[blasto]ma Phäochromozytom n, Paragangliom n, chromaffine suprarenale Struma f
chromaffinopathy Chromaffinopathie f (Erkrankung des chromaffinen Gewebes)
chromatelopsia Chromatelopsie f, Farbenblindheit f
chromatic 1. chromatisch, Farb...; 2. Chromatin...; Chromosomen...
~ **adaptation** Farb[en]anpassung f, Farb[en]adaptation f

chromatic

~ **figure** Chromosomenfigur *f*
~ **vision** 1. Farbensehen *n*, Farbensinn *m*; 2. *s.* chromatopsia
chromatid Chromatid *n*, Chromatide *f*, Tochterchromosom *n*
chromatin Chromatin *n*, Kerngerüst *n*
~ **body** *s.* chromosome
~**-negative** chromatin-negativ
~**-positive** chromatin-positiv
chromatism 1. Chromatismus *m*, abnorme Pigmentablagerung (Pigmentierung) *f*; 2. Chromatismus *m*, Farbenhalluzination *f*, Farbenhören *n*
chromatodermatosis Chromatodermatose *f*, Hautpigmentstörung *f*, Hautpigment[ierungs]krankheit *f*
chromatodysopia Chromatodysopsie *f*, Farbenblindheit *f*
chromatogenous chromatogen, farbbildend
chromatogram Chromatogramm *n*
chromatograph/to chromatographieren
chromatograph Chromatograph *m*
chromatographic analysis chromatographische Analyse *f*, Chromatographie *f*
chromatography Chromatographie *f (Methode zur Trennung von Stoffgemischen)*
chromatoid chromatinähnlich, chromatinartig
chromatolysis Chromatolyse *f*, Auflösung *f* der chromatophilen Substanz *(z. B. in Nervenzellen)*
chromatolytic chromatolytisch
chromatometry Chromatometrie *f*, Farbenwahrnehmungsmessung *f*
chromatopathy Chromatopathie *f*, Hautpigmentkrankheit *f*, Farbkrankheit *f* der Haut
chromatophil *s.* chromophil[e]
chromatophore Chromatophor *n*, Farbzelle *f*, Chromatoplast *m*
chromatophoric chromatophor, Chromatophoren...
chromatophoroma Melanom *n*
chromatophorous chromatophor, pigmententhaltend, pigmenttragend
chromatoplasm Chromatoplasma *n*
chromatoplast Chromatoplast *m*, Chromatophor *n*, Farbzelle *f*
chromatopseudopsis Farbenblindheit *f*
chromatopsia Chromatopsie *f*, [krankhaftes] Farbensehen *n*, Buntsehen *n*, Visus *m* coloratus
chromatoptometer Chromatoptometer *n*, Farb[en]sehmesser *m*, Farbensehschärfemesser *m*, Farbsinnmesser *m*
chromatoptometry Chromatoptometrie *f*, Farb[en]sehmessung *f*, Farbensehschärfemessung *f*, Farbsinnbestimmung *f*
chromatosis Chromatosis *f*, abnorme Pigmentierung *f*
chromaturia Chromaturie *f*, abnorme Urinfärbung *f*
chrome ulcer Chromulkus *n*, Chromgeschwür *n*
chromhidrosis Chromhidrosis *f*, farbige Schweißabsonderung *f*

chromic catgut suture Chromkatgutnaht *f*
chromidial net Chromidiumnetz *n*
chromized catgut Chromkatgut *n*, chromiertes Katgut *n*
chromoblast *s.* chromatoplast
chromoblastomycosis Chromo[blasto]mykose *f*, Dermatitis *f* verrucosa *(tropische Hautpilzinfektion)*
chromocystoscopy Chromozystoskopie *f (Funktionsprüfung der Nieren durch intravenöse Farbstoffinjektion mit Blasenspiegelung)*
chromocyte Chromozyt *m*, Farbzelle *f*, pigmentierte Zelle *f*
chromodermatosis Chromodermatose *f*, Hautpigmentstörung *f*, Hautpigment[ierungs]krankheit *f*
chromogenesis Farb[stoff]bildung *f*, Pigmentbildung *f*
chromogenic chromogen, farb[stoff]bildend, pigmentbildend
chromohyphomycosis *s.* chromoblastomycosis
chromolip[o]id Lipochrom *n*
chromomere Chromomer *n*
chromomycosis *s.* chromoblastomycosis
chromonema Chromonema *n*
chromonemal Chromonema...
chromonychia Chromonychie *f*, Pigmentstörung *f* der Nägel
chromophil[e] chromophil, chromatophil, farbfreundlich, farbliebend; leicht färbbar
chromophile [cell] Chromophiler *m*, chromophile (chromatophile, farbfreundliche) Zelle *f*
~ **granule** chromophiles Körnchen *n*, Nissl-Körperchen *n*
~ **substance** chromophile Substanz *f*, Nissl-Substanz *f*
~ **tumour** chromophiler Tumor *m*, Phäochromozytom *n*
chromophilia Chromophilie *f*, Farbfreundlichkeit *f*; leichte Färbbarkeit *f*
chromophobe chromophob, chromatophob, farbfürchtend, farbabweisend; schlecht färbbar
chromophobe Chromophober *m*, chromophobe (schlecht färbbare) Zelle *f*
~ **adenoma [of the anterior lobe]** chromophobes Adenom (Hypophysenvorderlappenadenom) *n*
~ **tumour** *s.* ~ adenoma
chromophobia Chromophobie *f*, Schwerfärbbarkeit *f*
chromophobic *s.* chromophobe
chromophore Chromophor *m*, Farbstoffträger *m*; Pigmentträger *m*
chromophoric, chromophorous chromophor, farbstofftragend; pigmenttragend
chromophytosis Pityriasis (Tinea) *f* versicolor
chromoplasm Chromoplasma *n*
chromoplast Chromoplast *m*
chromoprotein Chromoprotein *n*, Chromoproteid *n*

128

chromopsia s. chromatopsia
chromoptometry s. chromatoptometry
chromosomal chromosomal, Chromosomen... (Zusammensetzungen s. a. unter chromosome)
~ **aberration** Chromosomenaberration f, Chromosomenstruktur[ver]änderung f
~ **damage** Chromosomenschaden m; Chromosomenschädigung f
~ **marker** Chromosomenmarker m
chromosome Chromosom n, Kernschleife f (Zusammensetzungen s. a. unter chromosomal)
~ **abnormality** Chromosomenabnormität f, Chromosomenabweichung f
~ **analysis** Chromosomenanalyse f
~ **breakage** Chromosomenbruch m
~ **coil** Chromosomenspirale f
~ **complement** diploider Chromosomensatz m
~ **fragmentation** Chromosomenfragmentation f
~ **mapping** 1. Chromosomenlokalisation f; 2. Chromosomenkarte f, Chromosomenanordnung f
~ **mutation** Chromosomenmutation f
~ **number** Chromosomen[an]zahl f
~ **set** Chromosomensatz m
~ **translocation** Chromosomentranslokation f
chromotrichomycosis Chromotrichomykose f, Trichomycosis f axillaris
chronaxia Chronaxie f, Kennzeit f (Reizauslösungszeit des doppelten Reizschwellenstroms)
chronic chronisch, langsam verlaufend, schleichend; progressiv
~ **acholuric jaundice** chronisch acholurischer Ikterus m, familiärer hämolytischer Ikterus m, konstitutionelle (familiäre) hämolytische Anämie f, hereditäre Sphärozytose f, Kugelzellenanämie f
~ **adrenal insufficiency** s. Addison's disease
~ **anterior poliomyelitis** progressive spinale Muskelatrophie f
~ **atrophic parametritis** Parametritis f chronica atrophicans
~ **calcific** chronisch-kalzifizierend
~ **cardiac compression** Pericarditis f constrictiva
~ **carriage** Dauerausscheidung f
~ **carrier** Dauerausscheider m
~ **enteric carrier** Stuhldauerausscheider m, Darmdauerausscheider m
~ **enteric carrier state** Stuhldauerausscheidung f
~ **familial icterus (jaundice)** s. ~ acholuric jaundice
~ **hypochromic anaemia** chronische hypochrome Anämie f, Eisenmangelanämie f
~ **idiopathic jaundice** chronischer idiopathischer Ikterus m, Dubin-Johnson-Syndrom n (gestörte Bilirubinausscheidung aus der Leberzelle)

~ **infantile lobar sclerosis** chronische infantile Lobärsklerose f, Pelizaeus-Merzbacher-Syndrom n (erbliches Leiden mit spastischen Lähmungen)
~ **intermittent juvenile jaundice** hereditäre [idiopathische] konstitutionelle Hyperbilirubinämie f (gestörte Bilirubinaufnahme in die Leberzelle) (s. a. Gilbert's disease)
~ **interstitial hepatitis** chronische interstitielle Hepatitis f, portale Leberzirrhose (Zirrhose) f
~ **interstitial pancreatitis of infancy** s. mucoviscidosis
~ **intestinal carrier** s. ~ enteric carrier
~ **lichenoid pityriasis** Pityriasis f lichenoides chronica, Dermatitis f psoriasiformis nodularis, Parapsoriasis f en gouttes, Lichen m psoriasis (chronische entzündliche Hautkrankheit mit roten Knötchen und Flecken)
~ **obliterating arteriopathy** chronisch obliterierende Arteriopathie f, Arteriosclerosis f obliterans
~ **pemphigus** Pemphigus m chronicus
~ **posterior parametritis** Parametritis f chronica posterior
~ **progressive hereditary chorea** chronisch progressive hereditäre Chorea f, Chorea f chronica progressiva hereditaria, Huntingtonsche Chorea f
~ **progressive non-hereditary chorea** senile Chorea f
~ **relapsing pancreatitis** chronisch-rezidivierende Pankreatitis (Bauchspeicheldrüsenentzündung) f
~ **sclerosing osteomyelitis** chronisch sklerosierende Osteomyelitis f, Garrésche Osteomyelitis f
~ **simple glaucoma** Weitwinkelglaukom n
~ **spinal muscular atrophy** progressive spinale Muskelatrophie f
~ **suppurative pericementitis** Pyorrhoea f alveolaris
~ **typhoid carrier** Typhusdauerausscheider m
~ **ulcerative colitis** Colitis f ulcerosa chronica
~ **urinary carrier** Urindauerausscheider m
chronicity Chronizität f, Dauerhaftigkeit f, schleichender Verlauf m
chronotropic chronotrop, herzfrequenzwirksam
chrysiasis Chrysiasis f, Goldauschlag m (Hautverfärbung nach Goldbehandlung)
chrysoderma s. chrysiasis
chrysotherapy Chrysotherapie f, Goldbehandlung f
Chvostek's sign Chvosteksches Zeichen (Mundwinkelzucken) n
chylaemia Chylämie f, Chyluserhöhung f im Blut
chylangioma Chylangiom n, Lymphangiom n des Darms und Mesenteriums
chyle Chylus m, Milchsaft m
~ **varix** Chylusvarize f
chyliform s. chyloid

chylocele

chylocele Chylozele f, Hodenwasserbruch m mit chylösem Inhalt *(bei Elephantiasis)*
chyloderma Chyloderma n
chyloid chylusartig, chylös, milchig
chylomediastinum Chylomediastinum n, Chylusansammlung f im Mittelfellraum
chylomicron Chylomikron n *(Fettpartikel im Blut)*
chylopericardium Chyloperikard[ium] n, Chylusansammlung f im Herzbeutel
chylopoiesis Chylopoese f, Chylusbildung f
chylopoietic chylusbildend
chylorrhoea Chylorrhoe f, Chylusfluß m
chylothorax Chylothorax m, Chylusrippenfellerguß m, Chylusansammlung f im Brustfellraum
chylous chylös, chylusartig, milchig
~ **ascites** Chylusaszites m
~ **cyst** Chyluszyste f
chyluria Chylurie f, Chylusausscheidung f im Urin, Galakturie f
chylus s. chyle
chyme Chymus m, Speisebrei m
chymorrhoea Chymorrhoe f, Chymusfluß m, Chymusentleerung f *(z. B. aus dem Magen)*
chymosin Chymosin n, Labenzym n, Rennin n
chymosinogen Chymosinogen n, Renninogen n *(Chymosinvorstufe)*
chymotrypsin Chymotrypsin n *(Enzym)*
chymotrypsinogen Chymotrypsinogen n *(inaktive Chymotrypsinvorstufe)*
chymous Chymus…, Speisebrei…
chymus s. chyme
cicatricectomy Zikatrikektomie f, Narbenexzision f, [operative] Narbenentfernung f
cicatricial narbig, Narben…
~ **change** Narbenveränderung f
~ **contraction** Narbenkontraktion f
~ **contracture** Narbenkontraktur f
~ **ectropion** Narbenektropion n
~ **entropion** Narbenentropion n
~ **formation** Narbenbildung f
~ **hernia** Narbenhernie f, Hernia f cicatricata
~ **hypertrophy** Narbenhypertrophie f
~ **kidney** Narbenniere f
~ **narrowing** narbige Vereng[er]ung f, Narbenvereng[er]ung f
~ **pemphigoid** Narbenpemphigoid n
~ **pericardial contraction** Pericarditis f constrictiva
~ **process** Vernarbungsprozeß m
~ **shrinking of the cornea** narbige Hornhautschrumpfung f, Hornhauteinschmelzung f, Phthisis f corneae
~ **stenosis** Narbenstenose f
~ **tissue** Narbengewebe n
~ **tissue contraction** Narbengewebekontraktion f
cicatrix Cicatrix f, Narbe f
cicatrizant vernarbend, narbenbildend
cicatrization Vernarbung f, Narbenbildung f
cicatrize/to vernarben, eine Narbe bilden

cicatrized infarct vernarbter Infarkt m; Infarktnarbe f
cicutism Wasserschierlingvergiftung f, Wasserschierlingintoxikation f
cicutoxin Cicutoxin n *(Alkaloid des Wasserschierlings)*
cilia forceps Zilienpinzette f
ciliary ziliar, Zilien…
~ **blepharitis** Ziliarblepharitis f, Blepharitis f marginalis
~ **body** Ziliarkörper m, Strahlenkörper m, Corpus n ciliare
~ **body band** Ziliarkörperband n
~ **body circulation** Ziliarkörperkreislauf m
~ **body cyst** Ziliarkörperzyste f
~ **body melanoma** Ziliarkörpermelanom n
~ **body swelling** Ziliarkörperschwellung f
~ **body tumour** Ziliarkörpergeschwulst f
~ **canal** 1. Spatia npl anguli iridocornealis; 2. Sinus m venosus sclerae
~ **epithelium** Ziliarepithel n, Epithelium n ciliare
~ **ganglion** Ziliarganglion n, Ganglion n ciliare
~ **gland** Ziliardrüse f, Glandula f ciliaris
~ **margin** Ziliarrand m [der Iris], Margo m ciliaris, Iriswurzel f
~ **movement** Ziliarbewegung f, Zilienbewegung f, Haar[wimpern]schlag m
~ **muscle** Ziliarmuskel m, Musculus m ciliaris
~ **nerve** Ziliarnerv m, Nervus m ciliaris
~ **neuralgia** Ziliarneuralgie f
~ **plica** Ziliarfalte f, Plica f ciliaris
~ **process** Ziliarfortsatz m, Processus m ciliaris
~ **reflex** Ziliarreflex m
~ **region** Ziliarregion f
~ **ring** Ziliarring m, Orbiculus m ciliaris
~ **staphyloma** Ziliarstaphylom n, Staphyloma n ciliare
~ **vein** Ziliarkörpervene f, Vena f ciliaris
~ **zone** Zona f ciliaris, Anulus m iridis major
~ **zonule** Zonulaapparat m, Zonula f ciliaris
~ **zonule cataract** Zonulaapparatkatarakt f
ciliated bewimpert
~ **cell** Flimmerzelle f
~ **epithelium** Flimmerepithel n
cilioretinal zilioretinal, Ziliarkörper-Netzhaut-…
cilioscleral zilioskleral, Ziliarkörper-Sklera-…
ciliospinal reflex Ziliospinalreflex m
cilium Cilium n, Wimper f; Zilie f, Flimmerhaar n
cillosis Augenlidzittern n, Lidflackern n
cinching operation Faltungsoperation f *(Augenmuskel)*
cinchona [bark] Chinchona f, China[baum]rinde f
cinchonic alkaloid Chinchonaalkaloid n, Chinarindenalkaloid n
cinchonism Chinchona[alkaloid]vergiftung f; Chininvergiftung f, Chinidinintoxikation f
cinchonization Chinintherapie f, Quininbehandlung f, Behandlung f mit Chinchonaalkaloiden

circumscribed

cinchonize/to mit Chinchonaalkaloiden (Chinin) behandeln
cincture sensation Gürtelgefühl *n*; Beklemmungsgefühl *n*
cine-barium oesophagography Barium-Kineösophagographie *f (Filmdarstellung der Speiseröhre nach Bariumbreischluck)*
~-coronary arteriogram Kinekoronararteriogramm *n*, Kinekoronarogramm *n*
~-coronary arteriography Kinekoronararteriographie *f*, Kinekoronarographie *f (Filmdarstellung der Herzkranzgefäße)*
cineangiocardiogram Kineangiokardiogramm *n*
cineangiocardiographic kineangiokardiographisch
cineangiocardiography Kineangiokardiographie *f (Filmdarstellung des Herzens und der herznahen Gefäße)*
cineangiogram Kineangiogramm *n*
cineangiographic kineangiographisch
cineangiography Kineangiographie *f (Filmdarstellung von Gefäßen)*
cinecholangiography Kinecholangiographie *f (Filmdarstellung der Gallenwege)*
cinefluorography Kinefluorographie *f*
cinefluoroscopy Kinefluoroskopie *f*
cineoesophagogram Kineösophagogramm *n*
cineoesophagographic kineösophagographisch
cineoesophagography Kineösophagographie *f (Filmdarstellung der Speiseröhre)*
cinephlebography Kinephlebographie *f (Filmdarstellung der Venen)*
cineradiogram Kineradiogramm *n*
cineradiographic kineradiographisch
cineradiography Kineradiographie *f*, Röntgenfilmaufnahmetechnik *f*, Röntgenfilmdarstellung *f*
cinerea graue Substanz *f* des Gehirns und des Rückenmarks
cineroentgenography *s.* cineradiography
cineventriculogram Kineventrikulogramm *n*
cineventriculography Kineventrikulographie *f (Filmdarstellung der Herzventrikel)*
cingulate Zingulum..., Gürtel...
~ fissure Sulcus *m* cinguli
~ gyrus Gyrus *m* cinguli, Cingulum *n*, Zingulum *n*
~ sulcus Sulcus *m* cinguli
cingulectomy Zingulektomie *f*, Zingulumexstirpation *f*, [operative] Zingulumentfernung *f*
cingulotractotomy Zingulotraktotomie *f*
cingulum 1. Zingulum *n*, Gürtel *m*; 2. ringförmiger Verband *m*; 3. Cingulum *n (Nervenfaserbündel im Gehirn)*
circinate zirzinär, kreisförmig, kreisrund
~ psoriasis Psoriasis *f* circinata
~ retinopathy Retinitis *f* circinata
circle Ring *m*, Kreis *m*, Zirkulus *m*, Circulus *m*
~ of Willis Circulus *m* arteriosus cerebri [Willisi], Gefäßkranz *m* der Hirnbasis
circuit 1. Kreislauf *m*; 2. Reflexablauf *m*

circular bandage Zirkulärverband *m*, ringförmiger Verband *m*
~ dementia *s.* ~ insanity
~ fibres of the muscular coat of the stomach Stratum *n* circulare tunicae muscularis ventriculi
~ fibrous layer of the tympanic membrane Stratum *n* circulare membranae tympani
~ fold Plica *f* circularis
~ hymen *s.* annular hymen
~ insanity (psychosis) zirkuläres (manisch-depressives, zyklothymes) Irresein *n*, Zyklothymie *f*
~ sinus Sinus *m* circularis
~ sulcus Sulcus *m* centralis insulae
~ suture Zirkulärnaht *f*
circulation Zirkulation *f*, Kreislauf *m*
~ time Kreislaufzeit *f*
~ time test 1. Ätherumlaufzeit *f*, ÄZ, Arm-Lunge-Zeit *f*; 2. Decholinumlaufzeit *f*, DZ, Arm-Zunge-Zeit *f*
circulatory collapse Kreislaufkollaps *m*
~ embarrassment Kreislaufattacke *f*
~ failure Kreislaufversagen *n*
~ instability Kreislaufinstabilität *f*
~ motion (movement) Kreisbewegung *f*
circulus *s.* circle
circumanal zirkumanal, periproktisch
~ gland periproktische Drüse *f*, Periproktealdrüse *f*
circumarticular zirkumartikulär, periartikulär
circumbulbar zirkumbulbär, periokulär
circumcise/to zirkumzidieren, beschneiden
circumcision 1. Zirkumzision *f*, Umschneidung *f* *(einer Wunde)*; 2. Zirkumzision *f*, Vorhautbeschneidung *f*, Beschneidung *f*
~ clamp Beschneidungsklemme *f*
~ of the eye Syndektomie *f*, Peridektomie *f*
circumcorneal zirkumkorneal
circumduction Zirkumduktion *f*, kreisende Gelenkbewegung *f*, Helikopodie *f*, Herumführen *n (z.B. eines gelähmten Beines)*
~ exercise kreisende Bewegung (Übung) *f (z.B. der Extremitäten)*
circumflex zirkumflex, umfassend; gebogen, gekrümmt
~ nerve Nervus *m* axillaris, Achselnerv *m*
~ paralysis Axillaris[nerven]lähmung *f*
~ scapular artery Schulterblattkranzarterie *f*, Arteria *f* circumflexa scapulae
circuminsular zirkuminsulär
circumlental zirkumlental
circumocular *s.* circumbulbar
circumoral zirkumoral, perioral
circumorbital zirkumorbital, periorbital
circumpapillary zirkumpapillär
circumscribed cerebral atrophy umschriebene Hirnatrophie *f*, Picksche Krankheit *f* (Hirnatrophie) *f*
~ myxoedema Myxoedema *n* circumscriptum thyrotoxicum
~ pachymeningitis Pachymeningitis *f* circumscripta

circumscribed

~ peritonitis lokale Peritonitis (Bauchfellentzündung) f
circumtonsillar peritonsillär
~ abscess Peritonsillarabszeß m
circumvallate papilla Papilla f circumvallata, umwallte Zungenpapille (Papille) f
~ placenta Plazenta f circumvallata (extrachorialis, nappiformis)
circumvascular perivaskulär
cirrhosis Zirrhose f
~ of the liver Cirrhosis f hepatis, Leberzirrhose f
cirrhotic zirrhotisch, zirrhös, Zirrhose...
cirsectomy Varizenstripping n, Varizenstrippen n, [operative] Krampfaderentfernung f
cirsoid rankenartig, geschlängelt; Varizen...
~ placenta Placenta f cirsoidea
cirsomphalos Caput n medusae, Medusenhaupt n
cistern 1. Cisterna f chyli; 2. Subarachnoidalraum m
~ of the chiasma Cisterna f chiasmatis
~ of the corpus callosum Cisterna f corporis callosi
~ of the great cerebral vein Cisterna f venae magnae cerebri
~ of the lateral cerebral fossa Cisterna f fossae lateralis cerebri
~ of the Sylvian fissure Cisterna f fossae lateralis cerebri
cisternal Zisternen...
~ arachnoiditis Zisternenarachnoiditis f
~ puncture Zisternenpunktion f
cisternogram Zisternogramm n, Zisternenröntgen[kontrast]bild n
cisternography Zisternographie f, Zisternenröntgen[kontrast]darstellung f
citrate/to mit Zitrat versetzen (behandeln)
citrate Zitrat n
~ synthase Zitratsynthase f (Enzym)
citrated blood Zitratblut n (ungerinnbar)
~ plasm Zitratplasma n
citric acid Zitronensäure f, Acidum n citricum
~ acid cycle Zitronensäurezyklus m, Krebs-Zyklus m, Zitratzyklus m
~ synthase Zitratsynthase f (Enzym)
citrovorum factor Zitrovorumfaktor m, Folinsäure f, Leukovorin n
citrullinaemia Zitrullinämie f, Vorhandensein n von Zitrullin im Blut (Aminosäurestoffwechselstörung)
citrulline Zitrullin n, α-Amino-δ-Karbamidovaleriansäure f
CL lead CL-[EKG-]Ableitung f
clamp off the aorta/to die Aorta (Körperschlagader) abklemmen
clamp Klemme f, Klammer f
~ holder Klemmenhalter m
~ technic Klammertechnik f, Klemmentechnik f
clang association Klangassoziation f
~ deafness Klangtaubheit f

clap Gonorrhoe f, Tripper m (Zusammensetzungen) s. unter gonorrhoeal)
Clarke's column Clarkesche Säule f, Nucleus m dorsalis
clasmatocyte Klasmatozyt m, Bindegewebsmakrophage m (Monozyt)
clasmatocytic klasmatozytisch, Makrophagen...
~ lymphoma Retikulumzellensarkom n
clasp-knife phenomenon (rigidity, spasticity) Taschenmesserphänomen n, Klappmesserphänomen n
classic [epidemic] typhus epidemischer Typhus m
clastic klastisch, teilend, spaltend; zerlegbar
clastothrix Klastothrix f, Trichorexis f nodosa
claudication Claudicatio f [intermittens], intermittierendes Hinken n
claustrophilia Klaustrophilie f (krankhafte Neigung, sich einzuschließen)
claustrophobia Klaustrophobie f (Furcht vor geschlossenen Räumen)
claustrum Claustrum n, Vormauer f (Gehirn)
clava 1. Clava f, Keule f, Vorwölbung f; 2. Clava f; Tuberculum n nuclei gracilis (JNA-Bezeichnung)
clavicle Clavicula f, Klavikula f, Schlüsselbein n
~ dislocation Klavikulaluxation f, Schlüsselbeinverrenkung f
~ fracture Klavikulafraktur f, Schlüsselbeinbruch m
~ pseudarthrosis Klavikulapseudarthrose f, Schlüsselbeinscheingelenk n
clavicotomy Klavikotomie f, [operative] Schlüsselbeindurchtrennung f
clavicula s. clavicle
clavicular klavikular, Schlüsselbein..., Klavikula..., Kleido...
~ line Linea f clavicularis, Klavikularlinie f
~ notch Incisura f clavicularis
claviculectomy Klavikulektomie f, Klavikulaexstirpation f, [operative] Schlüsselbeinentfernung f
clavipectoral fascia Fascia f clavipectoralis
clavus Clavus m, Klavus m, Hühnerauge n
claw foot Krallenfuß m, Klauenfuß m, Talipes m cavus
~ hand Krallenhand f, Klauenhand f, Main f en griffe
clay-coloured stool lehmfarbener (acholischer) Stuhl m
clean operation aseptische Operation f
cleansing enema Reinigungseinlauf m
clearance Clearance f (Maß für die Stoffausscheidung aus dem Blut)
~ test Clearance-Test m
cleavage 1. Zellteilung f; 2. Segmentierung f, Segmentbildung f; 3. Spaltung f, Spaltbildung f; 4. Spalt m
~ cavity Segmentationshöhle f, Blastozöle f; Blastozystenhöhle f

~ **cell** Blastomere f, Blastomer n, Furchungszelle f (eines Eies)
~ **line** Spaltlinie f [der Haut], Hautspaltlinie f
~ **nucleus** Teilungskern m
~ **plane** Teilungsebene f
~ **spindle** Teilungsspindel f
cleft 1. Spalte f, Spalt m, Fissur f; 2. Spalte f, embryonale Spaltbildung f
~ **foot** Spaltfuß m
~ **hand** Spalthand f
~ **larynx** Kehlkopfspalte f
~ **lip** Hasenscharte f, Lippenspalte f, Cheiloschisis f
~ **lip face palate** Cheilognathopalatoschisis f, Lippen-Kiefer-Gaumen-Spalte f, Wolfsrachen m
~ **maxilla** Kieferspalte f, Oberkieferspalte f
~ **mitral valve** Mitralsegelspalte f
~ **palate** Gaumenspalte f, Palatoschisis f, Palatum n fissum
~ **palate speech** Rhinolalia f aperta
~ **palate surgery** Gaumenspaltenchirurgie f
~ **sternum** Sternumspalte f, Brustbeinspalte f
~ **tongue** Spaltzunge f; Zungenspalte f
~ **tricuspid** Trikuspidalsegelspalte f
~ **uvula** Spaltzäpfchen n; Uvulaspalte f, Zäpfchenspalte f
~ **vertebra** Spaltwirbel m; Wirbelspalte f
cleidocostal kleidokostal, Schlüsselbein-Rippen-...
cleidocranial kleidokranial, Schlüsselbein-Schädel-...
~ **dysostosis (dysplasia)** Dysostosis f cleidocranialis
cleidohumeral kleidohumeral, Schlüsselbein-Oberarm[knochen]-...
cleidomastoid kleidomastoid, Klavikula-Mastoid-..., Schlüsselbein-Warzenfortsatz-...
cleidoscapular kleidoskapular, Schlüsselbein-Schulterblatt-...
cleidosternal kleidosternal, Schlüsselbein-Brustbein-...
cleidotomy Kleidotomie f, [operative] Schlüsselbeindurchtrennung f
cleptomania Kleptomanie f, Stehltrieb m
cleptophobia Kleptophobie f (krankhafte Angst vor Diebstahl)
clergyman's sore Pharyngitis f follicularis (glandularis)
clerk Pflichtassistent m
clerkship Pflichtassistenz f
click Klick m, [hochfrequenter systolischer] Herzextraton m
climacophobia Klimakophobie f (Angst vor Treppen)
climacteric klimakterisch
climacteric Klimakterium n, Klimax f, Wechseljahre pl der Frau, Menopause f
~ **arthritis** Menopausearthritis f
~ **hot flush** klimakterische Hitze[wallung] f, aufsteigende Hitze f

~ **insanity** Menopausepsychose f
~ **keratoderma** Keratoderma n climactericum
~ **melancholia (psychosis)** s. ~ insanity
climacterium s. climacteric
climatic bubo Lymphogranuloma n venereum
~ **heat stress** Klimahitzestress m
climatotherapy Klimatherapie f, Klimabehandlung f
climax 1. Klimax f, Krankheitshöhepunkt m; 2. s. climacteric; 3. sexueller Orgasmus m
clinic Klinik f
clinical klinisch
~ **analysis** Krankenuntersuchung f
~ **feature** klinisches Merkmal (Zeichen) n
~ **picture** klinisches Bild n
~ **record** Krankenblatt n, Krankengeschichte f
clinician Kliniker m
clinicoepidemiologic klinisch-epidemiologisch
clinicopathologic klinisch-pathologisch
clinicopathology klinische Pathologie f
clinicoradiological klinisch-radiologisch
clinocephalia Klinozephalie f, Sattelköpfigkeit f, Kreuzköpfigkeit f
clinocephalic klinozephal, sattelköpfig
clinocephalus Klinozephalus m, Sattelkopf m, Kreuzkopf m
clinodactylous klinodaktyl
clinodactytyly Klinodaktylie f (Stellungsanomalie der Finger)
clinoscope Klinoskop n (ophthalmologisches Instrument)
clip Clip m, Klammer f
~ **applying forceps** Klammersetzzange f
~ **forceps** Klammerzange f
~ **removing forceps** Klammerentfernungszange f
clitoral s. clitoridal
clitoralgia Klitoralgie f, Klitorisschmerz m
clitorectomy s. clitoridectomy
clitoridal Klitoris..., Kitzler...
~ **artery** Arteria f clitoridis, Klitorisarterie f
~ **body** Corpus n [cavernosum] clitoridis, Klitoriskörper m
~ **glans** Glans f clitoridis, Klitoriseichel f
~ **prepuce** Praeputium n clitoridis, Klitorispräputium n
clitoridauxe Klitorismus m, Klitorishypertrophie f
clitoridean s. clitoridal
clitoridectomy Klitoridektomie f, Klitorisexstirpation f, [operative] Klitorisentfernung f
clitoriditis s. clitoritis
clitoridotomy Klitoridotomie f, Klitorisinzision f, Klitoris[ein]schnitt m
clitoris Klitoris f, Kitzler m, Membrum n muliebre
~ **crisis** Klitoriskrise f
clitorism 1. Klitorismus m, schmerzhafte Klitorisschwellung f; 2. s. clitoridauxe
clitoritis Klitorisentzündung f
clitoromania Nymphomanie f, Ovariomanie f, Östromanie f, Mannstollheit f

clitoromegaly

clitoromegaly Klitoromegalie f, Klitorisvergrößerung f
clitorotomy s. clitoridotomy
clitorrhagia Klitorrhagie f, Klitorisblutung f
clivus Clivus m, Klivus m, Hügel m
cloaca Kloake f
cloacal duct Kloakenkanal m
~ **hillock** s. ~ tubercle
~ **membrane (plate)** Kloakenmembran f
~ **septum** Urogenitalseptum n
~ **tubercle** Genitalhöcker m, Genitalhöckerchen n
clonal Klon...
~ **proliferation** Klonproliferation f
clone Klon m (erbgleiche Nachkommenschaft; sich gleichartig verhaltende Immunzellen)
clonic klonisch, schüttelnd
~ **contraction** klonische Muskelkontraktion f
~ **spasm** s. clonospasm
~-**tonic** s. clonicotonic
clonicity Klonizität f, Klonuszustand m
clonicotonic klonisch-tonisch
clonism Klonismus m, Klonospasmuszustand m
clonorchiasis Klonorchiasis f, Klonorchosis f, Leberegelbefall m
clonorchid fluke Leberegel m
clonorchiosis s. clonorchiasis
Clonorchis sinensis Clonorchis m sinensis, [chinesischer] Leberegel m
clonospasm Klonospasmus m, klonischer Krampf (Spasmus) m
clonus Klonus m, Schüttelkrampf m
Cloquet's canal 1. Cloquetscher Kanal m, Canalis m femoralis; 2. Canalis m hyaloideus
~ **gland (node)** Cloquetscher Lymphknoten (Knoten) m
closed abdominal injury stumpfes Bauchtrauma n
~ **anaesthesia** s. ~-circuit anaesthesia
~-**angle glaucoma** Winkelverschlußglaukom n, Winkelblockglaukom n, Engwinkelglaukom n
~ **cardiac massage** s. ~-chest cardiac compression
~-**chest cardiac compression (massage)** extrathorakale (äußere) Herzmassage f
~-**chest defibrillation** geschlossene (äußere) Defibrillation f, geschlossene Herzdefibrillation f
~-**chest heart massage** s. ~-chest cardiac compression
~-**circuit anaesthesia** geschlossenes Narkosesystem n; geschlossene Narkosetechnik f
~ **fracture** geschlossener Knochenbruch (Bruch) m, unkomplizierte Fraktur f
~ **gland** endokrine Drüse f
~ **injury** stumpfes Trauma n
~ **intercostal [tube] drainage** geschlossene Thoraxsaugdrainage f
~ **nasolalia** Nasolalia f clausa, geschlossene Nasensprache f (bei Verlegung oder Einengung der Nase)

~ **plaster treatment** Ruhigstellung f im Gipsverband
~ **tuberculosis** inaktive Lungentuberkulose f
closing of the cardiac valves Herzklappenschluß m
clostridial Klostridien..., Clostridien...
~ **food poisoning** Botulismusvergiftung f, Botulinusintoxikation f
~ **myonecrosis** Klostridienmyonekrose f, Gasödem n, Gasbrand m, Gasgangrän f
clostridiopeptidase A Klostridiopeptidase A f
Clostridium botulinum Clostridium n botulinum, Botulinusbazillus m, Botulinusclostridium n
~ **tetani** Clostridium n tetani, Tetanusbazillus m, Tetanusclostridium n
closure Verschluß m; Wundverschluß m
clot/to klumpen, klumpig werden, koagulieren, gerinnen
clot Koagulum n, Gerinnsel n
~ **observation test** Gerinnselbeobachtung f, Gerinnselobservation f
~ **of blood** Blutgerinnsel n, Thrombus m
~ **retraction** Blutgerinnselretraktion f, Gerinnselretraktion f, Blutkuchenschrumpfung f
~-**retraction time** Gerinnselretraktionszeit f, Retraktionszeit f
clotting factor Gerinnungsfaktor m (s. a. blood-clotting factor)
~ **of blood** Blutgerinnung f, Gerinnung f
~ **study** Gerinnungsuntersuchung f
~ **time** Gerinnungszeit f
cloud the clinical picture/to das klinische Bild verschleiern
clouded/to be getrübt sein (z. B. Bewußtsein)
cloudiness Trübung f, Verschattung f (Röntgen)
~ **of the cornea** Hornhauttrübung f
clouding of the consciousness Bewußtseinstrübung f
cloudy swelling trübe Schwellung f
cloverleaf deformity Kleeblattdeformität f (Röntgenzeichen bei Zwölffingerdarmgeschwür)
~ **nail** Dreilamellennagel m, Lamellennagel m
~ **skull deformity** Kleeblattschädeldeformität f (Fötusmißbildung)
clownism Clownismus m, clownhafte Manieren pl
clubbed keulenförmig
~ **finger** Keulenfinger m, Trommelschlegelfinger m, Digitus m hippocraticus
clubbing of digits Trommelschlegelfingerbildung f
clubfoot Klumpfuß m, Talipes m, Pes m contortus
clubhand Klumphand f, Manus f curta
clump kidney Klumpenniere f, Kuchenniere f
clumping Agglutination f, Verklebung f, Zusammenballung f
cluneal Gesäß...
clunes Nates fpl, Gesäßbacken fpl

134

coccidiostatic

cluster headache 1. Migräne *f*; 2. Histaminkephalgie *f*, Horton-Bing-Syndrom *n*
Clutton's joints Clutton-Syndrom *n*, symmetrische Kniegelenkschwellung *f (bei Syphilis)*
clyster Klistier *n*, Einlauf *m*, Enema *n*, Klysma *n*, Darmspülung *f*
cnemis s. tibia
coadaptation Koadaptation *f*
coagulability Koagulabilität *f*, Gerinnbarkeit *f*, Gerinnungsfähigkeit *f*
coagulable koagulierbar, gerinnbar, gerinnungsfähig
coagulant koagulierend, Gerinnung bewirkend
coagulant [agent] Koagulans *n*, Koagulationsmittel *n*, Gerinnungsmittel *n*
coagulase Koagulase *f (Enzym)*
~-negative koagulase-negativ
~-positive koagulase-positiv
~ test Koagulaseprobe *f*
coagulate/to koagulieren, gerinnen, [aus]flokken
coagulation Koagulation *f*, Gerinnung *f*, Ausflockung *f*
~ band [Weltmannsches] Koagulationsband *n*
~ cascade Gerinnungskaskade *f*
~ defect Gerinnungsdefekt *m*
~ disorder Gerinnungsstörung *f*
~ factor Gerinnungsfaktor *m (s. a.* blood-clotting factor*)*
~ factor deficiency Gerinnungsfaktormangel *m (s. a.* factor deficiency*)*
~ forceps Koagulationspinzette *f*
~ laboratory Gerinnungslabor[atorium] *n*
~ mechanism Gerinnungsmechanismus *m*
~ necrosis Koagulationsnekrose *f*, Gerinnungsnekrose *f*, Verfestigungsnekrose *f*
~ system Gerinnungssystem *n*
~ time Gerinnungszeit *f*; Blutgerinnungszeit *f*
~ vitamin Koagulationsvitamin *n*, Gerinnungsvitamin *n*, Vitamin K *n*
coagulative koagulierend, gerinnend, Koagulations..., Gerinnungs...
coagulopathy Koagulopathie *f*, Gerinnungskrankheit *f*
coagulum Koagulum *n*, Koagulat *n*, Gerinnsel *n*
coal miner's disease Anthrakosilikose *f*, Kohlen- und Silikatstaublunge[nerkrankung] *f*
~ tar Steinkohlenteer *m*
coalesce/to [wieder] zusammenwachsen; sich vereinigen, verschmelzen
coalescent zusammenwachsend; sich vereinigend, verschmelzend
coapt/to adaptieren, anpassen, einrichten
coaptation Koaptation *f*, Anpassen *n*, Einrichten *n (von Knochenbrüchen)*
~ suturing s. coapting suture
coapting suture Adaptationsnaht *f*
coarctate verengt, eingeengt, zusammengezogen
coarctation Coarctatio *f*, Koarktation *f*, Einengung *f*, Veng[er]ung *f*, Zusammenziehung *f*
~ forceps Koarktationsklemme *f*

~ of the aorta Coarctatio *f* aortae, Aortenisthmusstenose *f*
coarctotomy Koarktotomie *f*, [operative] Strikturdurchtrennung *f*
coarse systolic murmur rauhes Systolikum (systolisches Geräusch) *n*
~ upbeating nystagmus grobschlägiger Vertikalnystagmus *m*
coarticulation Synovialgelenk *n*, Synarthrosis *f*
coat Haut *f*; Hülle *f*; Coat *n*, Mantel *m (spezifische Proteinhülle von Viren)*
coating 1. Überzug *m*, Mantel *m*; 2. Belag *m*; Zungenbelag *m*; Zahnbelag *m*; 3. Tablettenhülle *f*
Coat's disease (retinitis) Retinitis *f* exsudativa
cobalamin Kobalamin *n*
cobalt therapy Kobalttherapie *f*; Kobaltbestrahlung *f*
~-60 unit Kobalt-60-Einheit *f (für Kobaltbestrahlung)*
cobbler's chest Schusterbrust *f*, Trichterbrust *f*, Pectus *m* excavatus
cocaine Kokain *n (Alkaloid)*
~ bug „Kokaintierchen" *npl (Hautparästhesien bei Kokainvergiftung)*
~ hydrochloride Kokainhydrochlorid *n*
cocainism 1. Kokainismus *m*, Kokainsucht *f*; 2. Kokainvergiftung *f*, Kokainintoxikation *f*
cocainist Kokainsüchtiger *m*
cocainize/to 1. Kokain [ein]nehmen; 2. mit Kokain betäuben (unempfindlich machen)
cocainomania Kokainismus *m*, Kokainsucht *f*
cocainomaniac Kokainsüchtiger *m*
cocarboxylase Kokarboxylase *f (Koenzym)*
cocarcinogen Kokarzinogen *n (begünstigt Krebsentstehung)*
cocarcinogenesis Kokarzinogenese *f*
coccal Kokken...
~ configuration Kokkenform *f*
coccidial durch Kokzidien hervorgerufen; Kokzidien..., Kokzidio...
coccidioidal Kokzidioido..., Kokzidioiden...
~ infection Kokzidioideninfektion *f*
~ granuloma Kokzidioidengranulom *n*, Coccidioidomycosis *f* progressiva
~ meningitis Kokzidioidenmeningitis *f*
~ ventriculitis Kokzidioidenventrikulitis *f*
coccidioidin Kokzidioidin *n (Antigen)*
~ skin test Kokzidioidin-Hauttest *m*
coccidioidoma Kokzidioidoma *n*, Kokzidioidomykoseknötchen *n*
coccidio[ido]mycosis Kokzidioidomykose *f*, Coccidioidomycosis *f*, Talfieber *n*, Wüstenfieber *n*, Wüstenrheumatismus *m (durch Coccidioides immitis)*
coccidiosis Kokzidiose *f (Infektion mit Isospora hominis)*
coccidiostatic kokzidiostatisch, kokzidienhemmend
coccidiostatic [agent] Kokzidiostatikum *n*, kokzidiostatisches (kokzidienhemmendes) Mittel *n*

coccidium

coccidium Kokzidie *f*, Coccidie *f*, Kokzidium *n* (Sporozoa)
coccobacillary Kugelbakterien...
coccobacilliform kugelbakterienartig; kugelbakterienförmig
coccobacillus Kugelbakterium *n*, Kokkobazillus *m*
coccogenic, coccogenous kokkogen
coccoid kokkenartig; kokkenförmig
coccus Kokkus *m*, Kokke *f*, Kugelbakterium *n*
coccyalgia, coccydynia *s.* coccygodynia
coccygeal kokzygeal, Kokzygeal..., Kokzyg[o]..., Steißbein...
~ fistula Steißbeinfistel *f*, sakrokokzygeale Fistel *f*
~ foveola Foveola *f* coccygea
~ nerve Nervus *m* coccygeus
~ neuralgia Kokzygealneuralgie *f*, Steißbeinneuralgie *f*, Steißbeinnervenschmerz *m*
~ plexus Plexus *m* coccygeus, Steiß[bein]plexus *m*
~ vertebra Vertebra *f* coccygea (caudalis), Steißwirbel *m*
coccygectomy Kokzygektomie *f*, Steißbeinexstirpation *f*, [operative] Steißbeinentfernung *f*
coccygeopubic diameter Beckenausgangsdurchmesser *m*
coccygeus dorsalis muscle Musculus *m* sacrococcygeus dorsalis (posterior)
~ muscle Musculus *m* coccygeus, Steißbeinmuskel *m*
~ ventralis muscle Musculus *m* sacrococcygeus ventralis (anterior)
coccygocephalous kokzygozephal, Kokzygozephalie...
coccygodynia Kokzygodynie *f*, Kokzyalgie *f*, Steißbeinschmerz *m*
coccyx Os *n* coccygis, Steißbein *n*
cochlea Cochlea *f*, Schnecke *f*
cochlear kochleär, Schnecken...
~ aquaeduct Aquaeductus *m* cochleae
~ articulation Schneckengelenk *n*, Spiralgelenk *n*
~ canaliculus Canaliculus *m* cochleae
~ duct Ductus *m* cochlearis
~ endolymph Schneckenendolymphe *f*
~ fenestra *s.* ~ window
~ ganglion Ganglion *n* spirale cochleae
~ nerve Nervus *m* cochleae, Pars *f* cochlearis nervi octavi (statoacustici)
~ recess Recessus *m* cochlearis vestibuli
~ reflex Kochlearreflex *m*
~ window Fenestra *f* cochleae
cochleariform schneckenförmig
cochleoorbicular kochleoorbikulär
cochleopalpebral kochleopalpebral
cochleopapillary kochleopapillär
cochleostapedial kochleostapedial
cochleovestibular kochleovestibulär
coco *s.* framboesia
coconscious unterbewußt

coconsciousness Unterbewußtsein *n*
cod-liver oil Lebertran *m*
~-liver oil unit Cod-Liver-Oil-Einheit *f*, CLO *(alte Einheit für Vitamin A; 1 CLO = 330 IE)*
codecarboxylase Kodekarboxylase *f (Enzym)*
codehydrogenase Kodehydrogenase *f (Enzym)*
codeine Kodein *n*, Morphiummethyläther *m*
~ phosphate Kodeinphosphat *n (Hustenmittel)*
codon Kodon *m (genetische Informationseinheit)*
coecal *s.* caecal
coefficient of correlation Korrelationskoeffizient *m*
~ of fecundity Fruchtbarkeitsindex *m*; Befruchtungskoeffizient *m*
~ of refraction Refraktionskoeffizient *m*
~ of variation Variationskoeffizient *m*
coeliac zöliakal, abdominal, Bauch...
~ angiography (arteriography) Zöliakographie *f*, Röntgen[kontrast]darstellung *f* des Truncus coeliacus
~ artery Truncus *m* coeliacus, Bauchhöhlenarterie *f*
~ artery compression Truncus-coeliacus-Kompression *f*
~ artery compression syndrome Truncus-coeliacus-Kompressionssyndrom *n*
~ artery obstruction (occlusion) Truncus-coeliacus-Obstruktion *f*, Truncus-coeliacus-Verschluß *m*
~ axis *s.* ~ artery
~ disease Zöliakie *f*, intestinaler Infantilismus *m*, [Gee-]Heubner-Hertersche Krankheit *f*, Morbus *m* coeliacus
~ ganglion Zöliakalganglion *n*, Bauchhöhlenganglion *n*
~ infantilism *s.* ~ disease
~ plexus Plexus *m* coeliacus (solaris), Solarplexus *m*, Sonnengeflecht *n*, Bauchhöhlengeflecht *n*, Cerebrum *n* abdominale, Bauchhirn *n*
~ syndrome *s.* ~ disease
~ trunk *s.* ~ artery
coeliectasia Zöliektasie *f*, Bauchhöhlenerweiterung *f*, Bauchhöhlenaufblähung *f*
coeliocolpotomy Zöliokolpotomie *f*, transvaginale Bauchhöhleneröffnung *f*
coelioenterotomy Zölioenterotomie *f*, transabdominale Eingeweideeröffnung *f*
coeliogastrotomy Zöliogastrotomie *f*, transabdominale Mageneröffnung *f*
coelioma Mesotheliom *n*, Bauch[höhlen]geschwulst *f*, Bauchhöhlentumor *m*
coeliomyomectomy Zöliomyomektomie *f*, transabdominale Gebärmuttermyomentfernung *f*
coelioparacentesis Zölioparazentese *f*, Abdominalparazentese *f*, Bauchhöhlenpunktion *f*
coeliorrhaphy Zöliorrhaphie *f*, Bauch[wand]naht *f*
coelioscope Laparoskop *n*, Bauchendoskop *n*, Bauch[höhlen]spiegel *m*

coelioscopy Zölioskopie f, Laparoskopie f, Bauchendoskopie f, Bauch[höhlen]spiegelung f
coeliotomy Zöliotomie f, [operative] Bauchhöhleneröffnung f, Bauchschnitt m
coelitis Zölitis f, Bauch[höhlen]entzündung f
coelom Coelom n, Zölom n, Leibeshöhle f
coelomic Zölom..., Leibeshöhlen...
~ **cleft** Zölomspalte f
~ **pouch** Zölomtasche f, Zölomausstülpung f
coeloschisis Gastroschisis f (angeborene Spaltbildung der vorderen Bauchwand)
coeloscopy s. coelioscopy
coelosoma Zölosom n
coelothelioma Mesothelioma n, Bauch[höhlen]geschwulst f, Bauchhöhlentumor m
coenzyme Koenzym n (Enzymanteil)
~ **I** Koenzym I n, Kodehydrase I f, Diphosphopyridinnukleotid n, DPN
~ **II** Koenzym II n, Kodehydrase II f, Triphosphopyridinnukleotid n, TPN
~ **A** Koenzym A n, CoA
cofactor Kofaktor m
coferment s. coenzyme
coffee-ground vomiting s. black vomit[ing]
coffeine s. caffeine
Coffey's operation Coffey-Mayosche Operation f (Harnleitereinpflanzung in das Colon sigmoideum)
cognition Wahrnehmung f
cognitive wahrnehmend
cohabitate/to kohabitieren, beischlafen, beiwohnen
cohabitation Kohabitation f, Koitus m, Beischlaf m, Beiwohnen n
Cohn fractionation Cohnsche Fraktionierung f (Gerinnungsfaktorenisolierung)
coil dialyzer Spulendialysator m
~ **gland** Schweißdrüse f, Glandula f sudorifera
~ **of small intestine** Dünndarmknäuel n
coiled artery of the penis schneckenförmige Penisarterie f, Arteria f helicina penis
coin lesion Rundherd m (Lunge)
coital koital, Koitus...,
~ **reflex** Genitalreflex m
coition s. coitus
coitophobia Koitophobie f, Kohabitationsfurcht f, Beischlafangst f
coitus Koitus m, Kohabitation f, Begattung f, Beischlaf m
colchicine Kolchizin n (Mitosegift)
colchicinization Kolchizintherapie f, Kolchizinbehandlung f
cold 1. Kälte f; 2. Kälteempfindung f; 3. Erkältung f, Erkältungsinfekt m
~ **agglutination** Kälte[häm]agglutination f
~ **agglutination phenomenon** Kälteagglutinationsphänomen n
~ **agglutination test** Kälteagglutinationstest m
~ **agglutinin** Kälteagglutinin n
~ **allergy** Kälteallergie f
~ **death** Kältetod m

~ **freckle** Linsenfleck m, Lentigo f
~ **haemagglutination** s. ~ agglutination
~ **haemolysin** Kältehämolysin n
~ **haemolysis** Kältehämolyse f
~ **injury** Kältetrauma n, Kälteschädigung f, Erfrierung f
~ **malaria** s. algid malaria
~ **pressor test** Kälte-Druck-Test m (Blutdruckanstieg bei Kältereiz)
~ **resistance** Kältebeständigkeit f, Kälteresistenz f, Kältewiderstandsfähigkeit f
~ **-resistant** kältebeständig, kälteresistent
~ **sore** Gesichtsherpes m, Herpes m facialis
~ **trauma** s. ~ injury
~ **urticaria** Kälteurtikaria f
colectomy Kolektomie f, Kolonexstirpation f, Dickdarmresektion f, [operative] Dickdarmentfernung f
coleitis Vaginitis f, Kolpitis f, Scheiden[schleimhaut]entzündung f
coleocystitis Scheiden- und Blasenentzündung f
coleoptosis Scheidenprolaps m, Scheiden[wand]vorfall m
coleotomy s. colpotomy
coles Penis m, männliches Glied n
~ **femininus** Klitoris f, Kitzler m
coli group Koli[bakterien]gruppe f
colibacillaemia Kolibakteriämie f (Auftreten von Escherichia coli im Blut)
colibacillosis Koliinfektion f
colibacilluria Kolibakteriurie f, Koliurie f, Kolibakteriumausscheidung f im Urin
colibacillus Kolibakterium n, Escherichia f coli (Dickdarmflora)
colic 1. Kolon..., Dickdarm... (Zusammensetzungen s. a. unter colonic); 2. s. colicky
colic Kolik f, krampfartiger Schmerz m
~ **angle** Kolonwinkel m, Dickdarmwinkel m
~ **artery** Dickdarmarterie f, Kolonarterie f, Arteria f colica
~ **artery aneurysm** Dickdarmarterienaneurysma n
~ **intussusception** Kolonintussuszeption f
~ **-like** kolikartig, kolikähnlich
~ **myoneurosis** Colica (Colitis) f mucosa (s. a. irritable colon)
~ **valve** Ileozökalklappe f, Valva f ileocoecalis
colica s. colic artery
colicky 1. kolikartig; 2. für Koliken anfällig; 3. kolikauslösend
coliform koli[bakterien]artig; koliförmig
coliquy pain Kolikschmerz m
colitis Kolitis f, Dickdarmentzündung f
coliuria s. colibacilluria
collagen Kollagen n (Gerüsteiweiß)
~ **cross-linking** Kollagenvernetzung f (z. B. bei Wundheilung)
~ **deposition** Kollagenablagerung f
~ **disease** Kollagenkrankheit f
~ **fibril** Kollagenfibrille f
~ **gel** Kollagengel n

collagen

~ **graft** Kollagentransplantat n
~ **replacement** Kollagenersatz m
~ **thesaurismosis** Kollagenspeicherkrankheit f
~ **turnover** Kollagenumsatz m
~ **vascular disease** Kollagengefäßkrankheit f
collagenase Kollagenase f *(Enzym)*
collagenic s. collagenous
collagenization Kollagenisierung f, kollagener Gewebsersatz m
collagenolysis Kollagenolyse f, Kollagenauflösung f
collagenolytic kollagenolytisch, kollagenauflösend
collagenosis Kollagenose f, Kollagenkrankheit f
collagenous kollagen, Kollagen...
~ **fibre** Kollagenfaser f, kollagene Faser f
~ **tissue** Kollagengewebe n
collapse/to kollabieren, zusammenbrechen
collapse Kollaps m, Zusammenbruch m
~ **of the lung** Lungenkollaps m
~ **rale** Lungenkollapsgeräusch n
~ **therapy** Kollapstherapie f, Lungenkollapsbehandlung f *(überholt)*
collapsible kollapsfähig; kollapsanfällig
collar-and-cuff sling Armschlinge f *(bei Oberarmfraktur)*
~**-button abscess** Knopflochpanaritium n, Knopflochabszeß m
~ **muscle** Halsmuskel m, Musculus m colli
~ **of Venus** Leukoderma n colli syphiliticum, Melanoleukoderma n colli
~ **pterygium** Pterygium n colli *(flughautartige Hautfalte am Hals)*
~**-stud abscess** Kragenknopfabszeß m
collarbone s. clavicle
collateral 1. kollateral, auf derselben Körperseite [befindlich], benachbart; 2. begleitend; zusätzlich; sekundär
~ **circulation** Kollateralkreislauf m, Umgehungskreislauf m
~ **eminence** Eminentia f collateralis
~ **fibre** Kollateralfaser f
~ **ganglion** Kollateralganglion n, Ganglion n collaterale
~ **hyperaemia** Kollateralhyperämie f
~ **ligament** Kollateralband n, Ligamentum n collaterale
~ **ligament rupture** Kollateralbandzerreißung f, Kollateralbandruptur f
~ **respiration** Kollateralatmung f
~ **sulcus** Sulcus m collateralis
~ **trigone** Trigonum n collaterale
~ **vascular bed** Kollateralgefäßbett n, Kollateralisation f
~ **vessel** Kollateralgefäß n
collecting tubule Sammeltubulus m, Sammelröhrchen n *(Niere)*
~ **vein** Sammelvene f *(Leber)*
Colles' fracture Collessche Radiusfraktur f, [Collesscher] distaler Speichenbruch m
~ **ligament** Collessches Band n, Ligamentum n reflexum

138

colliculitis Kollikulitis f, Samenhügelentzündung f
colliculorubral tract Tractus m rubrotectalis
colliculus Colliculus m, Hügelchen n
colliquation Kolliquation f, Verflüssigung f, Einschmelzung f *(von Geweben)*
colliquative kolliquativ, verflüssigend, einschmelzend
~ **necrosis** Kolliquationsnekrose f, Verflüssigungsnekrose f
~ **softening** s. colliquation
collision tumour Kollisionstumor m
collitis Trigonitis f vesicae, Blasendreieckentzündung f
colloid carcinoma Kolloidkarzinom n, Kolloidkrebs m, Gallertkrebs m *(z. B. Brustkrebs)*
~ **cyst** Kolloidzyste f
~ **degeneration** Kolloiddegeneration f, Kolloidentartung f
~ **goitre** Kolloidstruma f, Struma f colloides
~ **milium** Kolloidmilium n
~ **osmotic pressure** kolloidosmotischer (onkotischer) Druck m
~ **ovarian cystoma** pseudomuzinöses Zystadenoma n
colloidal gold test Kolloidgoldprobe f, Goldsolreaktion f
~ **solution** Kolloidlösung f, kolloid[al]e Lösung f
colloidoclasia Kolloidoklasie f, Kolloidauflösung f
colloidoclastic kolloidoklastisch
colloidophagy Kolloidophagie f, Kolloidphagozytose f
collonema Kollonema n, Myxom n, Schleimgewebsgeschwulst f
collum Collum m, Zervix f, Hals m *(Zusammensetzungen s. a. unter cervical)*
~**-cysticus sphincter** Gallenblasenhalssphinkter m
collunarium Kollunarium n, Nasentropfen mpl
collutorium Kollutorium n, Mundwasser n
collyrium Kollyrium n, Augenwasser n, Augentropfen mpl
coloboma 1. Kolobom n, Spalt m, Spaltbildung f; 2. Regenbogenhautspalte f, Irisspalte f; Aderhautspalte f
~ **of the retina** Retinakolobom n, Netzhautkolobom n
colobomatous kolobomatös, Kolobom...
colocaecostomy Zökokolostomie f, Dickdarm-Blinddarm-Anastomose f
colocolostomy Kolokolostomie f, Dickdarm-Dickdarm-Anastomose f
colocutaneous kolokutan, Dickdarm-Haut-...
~ **fistula** Kolon-Haut-Fistel f
coloduodenal koloduodenal, Dickdarm-Zwölffingerdarm-...
~ **fistula** Kolon-Duodenum-Fistel f
colohepatopexy Kolohepatopexie f, Dickdarmfixation f an der Leber
Columbian spotted fever kolumbianisches Tobiafieber n, amerikanisches (neotropisches)

Fleckfieber *n*, neuweltliches Zeckenbißfieber *n*
colon Colon *n*, Kolon *n*, Dickdarm *m* *(Zusammensetzungen s. a. unter* colic, colonic*)*
~ **actinomycosis** Kolonaktinomykose *f*
~ **adenoma** Kolonadenom *n*
~ **air insufflation** Kolonlufteinblasung *f*
~ **anastomosis** Kolonanastomose *f*
~ **atresia** Kolonatresie *f*
~ **bacillus** Dickdarmbazillus *m*, Kolibakterium *n*, Escherichia *f* coli
~ **cancer (carcinoma)** Kolonkrebs *m*, Dickdarmkarzinom *n*
~ **cleansing** Kolonreinigung *f*
~ **dilatation** Kolondilatation *f*, Dickdarmerweiterung *f*
~ **diverticulitis** Kolondivertikulitis *f*
~ **elongation** Kolonelongation *f*, Dickdarmverlängerung *f*
~ **fibrolipoma** Kolonfibrolipom *n*
~ **fistula** Kolonfistel *f (s. a.* colostomy*)*
~ **gangrene** Kolongangrän *f*
~ **graft** Kolontransplantat *n*
~ **granuloma** Kolongranulom *n*
~ **granulomatosis** Kolongranulomatose *f*
~ **haemorrhage** Kolonblutung *f*
~ **histiocytosis** Kolonhistiozytose *f*
~ **interposition** Koloninterposition *f*, Dickdarmzwischenschaltung *f*
~ **intussusception** Kolonintussuszeption *f*
~ **ischaemia** Kolonischämie *f*, Dickdarmminderdurchblutung *f*
~ **melanoma** Kolonmelanom *n*
~ **mesentery** Kolonmesenterium *n*, Mesenterium *n* coli
~ **motility** Kolonmotilität *f*, Dickdarmbeweglichkeit *f*
~ **mucosa** Kolonmukosa *f*, Dickdarmschleimhaut *f*
~ **obstruction** Kolonobstruktion *f*, Dickdarmverlegung *f*
~ **perforation** Kolonperforation *f*
~ **polyp** Kolonpolyp *m*
~ **polyposis** Polyposis *f* coli, Dickdarmpolypose *f*, Vorhandensein *n* mehrerer Polypen im Dickdarm
~ **pseudopolyps** Kolonpseudopolypen *mpl*, Colitis *f* polyposa
~ **regional enteritis** Colitis *f* regionalis
~ **resection** Kolonresektion *f*, Kolektomie *f*, [operative] Dickdarmentfernung *f*
~ **rupture** Kolonruptur *f*, Dickdarmzerreißung *f*
~ **sclerosis** Kolonsklerose *f*
~ **stenosis** Kolonstenose *f*, Dickdarmeinengung *f*, Dickdarmvereng[er]ung *f*
~ **surgery** Kolonchirurgie *f*
~ **taenia** Dickdarmtänie *f*, Taenia *f* coli
~ **trauma** Kolontrauma *n*, Dickdarmverletzung *f*
~ **tumour** Kolontumor *m*, Dickdarmgeschwulst *f*
~ **ulcer** Kolonulkus *n*, Dickdarmgeschwür *n*

~ **ulceration** Kolonulzeration *f*, Dickdarmgeschwürentstehung *f*
~ **volvulus** Kolonvolvulus *m*, Dickdarmverdrehung *f*
colonial morphology Kolonienmorphologie *f (Bakterien)*
colonic Kolon..., Dickdarm... *(Zusammensetzungen s. a. unter* colon, colic*)*
~ **diverticulitis** Kolondivertikulitis *f*, Dickdarmdivertikelentzündung *f*
~ **diverticulosis** Kolondivertikulose *f*
~ **replacement** Kolonersatz *m*
~ **stricture** Kolonstriktur *f*
colonize the large intestine/to den Dickdarm besiedeln *(Bakterien)*
colonoscopy *s.* coloscopy
colopexy Kolopexie *f*, Kolonfixierung *f*, [operative] Dickdarmfixation *f*
coloproctostomy Koloproktostomie *f*, Dickdarm-Rektum-Anastomose *f*
coloptosis Koloptose *f*, Dickdarmsenkung *f*
Colorado tick fever Coloradozeckenfieber *n*
colorectal kolorektal, Kolon-Rektum-..., Dickdarm-Mastdarm-...
~ **anastomosis** Kolon-Rektum-Anastomose *f*, rektokolische Anastomose *f*
colorimeter Kolorimeter *n*, Farb[konzentrations]messer *m*
colorimetric kolorimetrisch
colorimetry Kolorimetrie *f*, Farbstoff[konzentrations]messung *f*
colorrhaphy Kolorrhaphie *f*, Kolonnaht *f*, Dickdarmnaht *f*
coloscopy Koloskopie *f*, Dickdarmspiegelung *f*
colosigmoidostomy Kolosigmoidostomie *f*, Sigmoid-Dickdarm-Anastomose *f*
colostomy 1. Kolostomie *f*, Kolostoma *n*, Dickdarmfistel *f*, Kolonafter *m*, Kunstafter *m*; 2. Kolostomie *f*, Kolonfistelung *f*
~ **bag** Kolostomiebeutel *m*, Kolonafterbeutel *m*, Kunstafterbeutel *m*, Kothalter *m*, Anus-praeter-Beutel *m*
~ **care** Kolostoma-Pflege *f*, Anus-praeter-Pflege *f*
~ **opening** Kolostomieöffnung *f*, Kunstafter *m*, Kunstafteröffnung *f*
colostrorrhoea Kolostrorrhoe *f*, Kolostrumfluß *m*
colostrous Kolostrum..., Vormilch...
colostrum Kolostrum *n*, Vormilch *f*, Kolostralmilch *f*
~ **test** Kolostrumtest *m*, Kolostrumprobe *f*
colotomy Kolotomie *f*, Dickdarmschnitt *m*, [operative] Dickdarmeröffnung *f*
colour 1. Farbe *f*, Farbempfindung *f*; 2. Färbung *f*; 3. Farbe *f*, Farbstoff *m*, Pigment *n*
~ **adaptation** Farbenadaptation *f*
~ **agnosia** Farbenagnosie *f*, amnestische Farbenblindheit *f*, Farbenerkennungsstörung *f*
~ **amblyopia** partielle Farbenblindheit *f*
~ **aphasia** zentrale Farbenblindheit *f*, Farbennamenaphasie *f*, Farbenbezeichnungsstörung *f*

colour

~-**blind** farb[en]blind
~ **blindness** Farbenblindheit f, Achromatopsie f
~ **discrimination** Farbenunterscheidung f, Farbenunterscheidungsvermögen n
~ **hearing** Farbenhören n
~ **index** Färbeindex m *(Hämoglobingehalt des Einzelerythrozyten)*
~ **perception** Farbempfindung f, Farbenwahrnehmung f
~ **scotoma** Farb[en]skotom n
~ **sense** Farb[en]sinn m
~ **threshold** Farben[reiz]schwelle f
~ **threshold test** Farb[en]schwellenprobe f, Farbenschwellentest m
~ **vision** Farbensehen n, Farbsinn m
~ **vision defect** Farbensehstörung f, Farbsinnstörung f
~ **vision test** Farb[en]sehtest m, Farbsinnprüfung f
colovesical kolovesikal, Dickdarm-Harnblasen-...
~ **fistula** Dickdarm-Harnblasen-Fistel f
colpalgia Kolpalgie f, Scheidenschmerz m, Vaginodynie f, Vaginalgie f
colpatresia Vaginalatresie f, Scheidenatresie f, Scheidenverschluß m
colpectasia Kolpektasie f, Scheidenerweiterung f
colpectomy Kolpektomie f, Scheidenexstirpation f, [operative] Scheidenentfernung f, Vaginektomie f
colpeurynter Kolpeurynter m, Scheidendehner m
colpeurysis Kolpeuryse f, [operative] Scheidendehnung f
colpitis Kolpitis f, Scheiden[schleimhaut]entzündung f, Vaginitis f
colpocele Kolpozele f, Scheidenbruch m, Scheidenprolaps m, Vaginozele f
colpocleisis Kolpokleisis f, [operativer] Scheidenverschluß m
colpocystitis Kolpozystitis f, Scheiden- und Harnblasenentzündung f
colpodynia s. colpalgia
colpoedema Vaginalödem n, Scheidenschwellung f
colpoepisiorrhaphy Kolpoepisiorrhaphie f, Scheiden- und Scheidenvorhofnaht f
colpohysterectomy Kolpohysterektomie f, [operative] Scheiden- und Gebärmutterentfernung f
colpohysteropexy Kolpohysteropexie f, [operative] Scheiden- und Gebärmutterfixation f
colpohysterorrhaphy Kolpohysterorrhaphie f, Scheiden- und Gebärmutternaht f
colpohysterotomy Kolpohysterotomie f, [operative] Scheiden- und Gebärmuttereröffnung f
colpomicroscopic kolpomikroskopisch
colpomicroscopy Kolpomikroskopie f, Scheidenmikroskopie f

colpopathy Kolpopathie f, Scheidenerkrankung f, Scheidenleiden n, Vaginopathie f
colpoperineoplasty Kolpoperineoplastik f, Scheidendammplastik f *(bei Scheidensenkung)*
colpoperineorrhaphy Kolpoperineorrhaphie f, Scheiden-Damm-Naht f, Vaginoperineorrhaphie f
colpopexy Kolpopexie f, [operative] Scheidenfixation f, Vaginafixierung f
colpoplasty Kolpoplastik f, Scheidenrekonstruktion f, [operative] Scheidenwiederherstellung f, Vaginaplastik f
colpoptosis Kolpoptose f, Scheidensenkung f, Scheidenvorfall m
colporrhagia Kolporrhagie f, Scheidenblutung f
colporrhaphy Kolporrhaphie f, Scheidennaht f
colporrhexis Kolporrhexis f, Scheideneinriß m, Scheidenabriß m
colposcope Kolposkop n, Scheidenspiegel m, Vaginalspekulum n, Vaginoskop n
colposcopic kolposkopisch
colposcopy Kolposkopie f, Scheidenspiegelung f, Vaginoskopie f
colpospasm Kolpospasmus m, Scheidenkrampf m, Scheidenspasmus m, Vaginismus m
colpostenosis Kolpostenose f, Scheidenvereng[er]ung f
colpotome Kolpotom n, Scheidenmesser n, Vaginotom n
colpotomy Kolpotomie f, Scheidenschnitt m, [operative] Scheideneröffnung f, Vaginotomie f
Columbia-SK virus Columbia-SK-Virus n, Enzephalomyokarditisvirus n
column Columna f, Säule f
~ **chromatography** Säulenchromatographie f
~ **of Goll** Gollscher Strang m, Fasciculus m gracilis medullae spinalis *(mittlerer Teil der sensiblen Hinterstrangbahn)*
~ **of the fornix** Columna f fornicis
~ **of the vagina** Columna f rugarum
columnar cell Zylinder[epithel]zelle f
~-**cell carcinoma** Zylinder[epithel]zellenkarzinom n, Zylinderepithelkarzinom n
~ **epithelium** Zylinderepithel n
columns of Morgagni Columnae fpl anales
coma Koma n, Bewußtlosigkeit f
~ **cast** Koma[harn]zylinder m, Külzscher Zylinder m *(bei Diabetes mellitus)*
~ **therapy** Komatherapie f, Komabehandlung f
comatose, comatous komatös, bewußtlos
combat the infection/to die Infektion bekämpfen
~ **the schock** den Schock bekämpfen
combined anaesthesia Kombinationsnarkose f
~ **aphasia** Kombinationsaphasie f
combination stethoscope Kombinationsstethoskop n
~ **stethoscope with diaphragm and bell** [kombiniertes] Membran- und Trichter-Stethoskop n

~ **therapy** Kombinationstherapie f, Kombinationsbehandlung f
comedo Comedo m, Komedo m, Mitesser m
~ **adenocarcinoma (carcinoma)** Komedokarzinom n
comedomastitis Komedomastitis f
comedones extractor Komedonenquetscher m
comfort temperature Behaglichkeitstemperatur f, Komforttemperatur f
~ **temperature zone** Behaglichkeitstemperaturzone f
comma bacillus Kommabazillus n, Vibrio m cholerae, Choleravibrio m
comminute/to zersplittern, zerbrechen, zertrümmern
comminuted fracture Komminutivfraktur f, Splitter[knochen]bruch m, Trümmerfraktur f, Zertrümmerungsbruch m
comminution Zersplitterung f, Zerbrechen n, Zertrümmerung f
commissura s. commissure
commissural Kommissuren...
~ **aphasia** Kommissurenaphasie f
~ **cell** Kommissurenzelle f
~ **fibre** Kommissurenfaser f
~ **nucleus** Kommissurenkern m, Kommissurennukleus m
commissure Commissura f, Kommissur f, Verbindung f *(Zusammensetzungen s. a. unter commissural)*
~ **of Forel** Decussatio f supramamillaris
~ **of the fornix** Commissura f fornicis
commissurospinal kommissurospinal
commissurotomy Kommissurotomie f, Kommissurendurchtrennung f, Kommissurenspaltung f
commitment Zwangseinweisung f *(psychisch Kranker)*
common atrioventricular canal gemeinsamer Atrioventrikularkanal (AV-Kanal) m, kompletter Endokardkissendefekt m
~ **basal vein** Vena f basalis communis
~ **bile duct** Ductus m choledochus, Choledochus m, Hauptgallengang m, [gemeinsamer] Gallengang m
~ **bile duct anastomosis** Ductus-choledochus-Anastomose f, Choledochusanastomose f
~ **bile duct cancer** Ductus-choledochus-Karzinom n, Choledochuskrebs m
~ **bile duct cyst** Ductus-choledochus-Zyste f, Choledochuszyste f
~ **bile duct dilator** Choledochusdilatator m, Gallengangdilatationsolive f
~ **bile duct disease** Ductus-choledochus-Erkrankung f, Choledochusleiden n
~ **bile duct drainage** Ductus-choledochus-Drainage f, Choledochusdrainage f
~ **bile duct exploration** Ductus-choledochus-Exploration f, Choledochusuntersuchung f
~ **bile duct forceps** Choledochusklemme f
~ **bile duct reconstruction** Ductus-choledochus-Rekonstruktion f, Choledochuswiederherstellung f

~ **bile duct stone** Ductus-choledochus-Stein m, Choledochusstein m
~ **bile duct stone disease** Ductus-choledochus-Steinkrankheit f, Choledochussteinleiden n, Choledocholithiasis f
~ **bile duct surgery** Ductus-choledochus-Chirurgie f, Choledochuschirurgie f
~ **bile duct trauma** Ductus-choledochus-Läsion f, Choledochusverletzung f
~ **carotid artery** gemeinsame Kopfarterie f, Arteria f carotis communis
~ **carotid plexus** Plexus m caroticus communis
~ **cold** Erkältung f, Erkältungsinfekt m, Infekt m der oberen Luftwege; grippaler Infekt m
~ **cold syndrome** Erkältungs[krankheits]syndrom n
~ **crus** Crus n [osseum] commune *(Innenohr)*
~ **duct** s. common bile duct
~ **facial vein** gemeinsame Fazialvene f, Vena f facialis communis
~ **hepatic artery** gemeinsame Leberarterie f, Arteria f hepatica communis
~ **hepatic duct** gemeinsamer Lebergang m, Ductus m hepaticus communis
~ **iliac artery** gemeinsame Hüftarterie f, Arteria f iliaca communis
~ **iliac vein** gemeinsame Hüftvene f, Vena f iliaca communis
~ **interosseous artery** gemeinsame Zwischenknochenarterie f, Arteria f interossea communis
~ **meatus of the nose** gemeinsamer Nasengang m, Meatus m nasi communis
~ **palmar digital artery** gemeinsame palmare Fingerarterie f, Arteria f digitalis palmaris communis
~ **palmar digital nerves of the median nerve** Nervi mpl digitales palmares communes nervi mediani
~ **palmar digital nerves of the ulnar nerve** Nervi mpl digitales palmares communes nervi ulnaris
~ **peroneal nerve** Wadenbeinnerv m, Nervus m peroneus communis
~ **plantar digital artery** gemeinsame plantare Zehenarterie f, Arteria f digitalis plantaris communis
~ **plantar digital nerves of the lateral plantar nerve** Nervi mpl digitales plantares communes nervi plantaris lateralis
~ **plantar digital nerves of the medial plantar nerve** Nervi mpl digitales plantares communes nervi plantaris medialis
~ **pulmonary trunk** Truncus m pulmonalis communis
~ **volar digital artery** gemeinsame volare Fingerarterie f, Arteria f digitalis volaris communis
~ **wart [of the skin]** Verruca f vulgaris
commotion s. concussion
communicable disease übertragbare Krankheit f, Infektionskrankheit f, Ansteckungskrankheit

communicate

communicate/to kommunizieren, verbinden; in Verbindung treten; anastomosieren *(auf chirurgischem Wege)*
communicated insanity induziertes Irresein *n*, Folie à deux
communicating artery Arteria *f* communicans cerebri
~ **hydrocephalus** Hydrocephalus *m* communicans, kommunizierender Wasserkopf *m*
~ **veins of the leg** Venae *fpl* perforantes *(Unterschenkel)*
community [health] nurse Gemeindeschwester *f*
compact bone s. compacta
~ **layer** Stratum *n* compactum
~ **osteoma** Osteoma *n* eburneum
~ **tissue** s. compacta
compacta Substantia *f* compacta, Knochenkompakta *f*, Kompakta *f*
comparative anatomy vergleichende Anatomie *f*
~ **embryology** vergleichende Embryologie *f*
compatibility Kompatibilität *f*, Verträglichkeit *f*
compatible kompatibel, verträglich
compensation Kompensation *f*, Ausgleich *m*
~ **neurosis** Entschädigungsneurose *f*
compensatory kompensatorisch, ausgleichend
~ **curvature** kompensatorische Krümmung *f* *(Wirbelsäule)*
~ **hypertrophy** Kompensationshypertrophie *f*
~ **pause** kompensatorische (postextrasystolische) Pause *f*
complement Komplement *n*, C' *(Wirkgruppe im Blutserum)*
~ **fixation** Komplementfixation *f*, Komplementbindung *f*
~-**fixation antibody** Komplement-Fixationsantikörper *m*
~-**fixation reaction (test)** Komplement-Fixationstest *m*, Komplementbindungsreaktion *f*, KBR, Komplementablenkung[sreaktion] *f*
~-**fixing** komplementfixierend, komplementbindend
~ **inhibition** Komplementhemmung *f*
~-**mediated** durch Komplement bewirkt (übertragen)
complemental air Komplementärluft *f*, inspiratorisches Reservevolumen *n*
~ **space** Komplementärraum *m*, Recessus *m* pleuralis, Ergänzungsraum *m*
complementary colour Komplementärfarbe *f*
~ **emphysema** Komplementäremphysem *n*
complementation Komplementation *f* *(Virusreplikation)*
complementoid Komplementoid *n*
complete endocardial cushion defect s. common atrioventricular canal
~ **fracture** kompletter Bruch *m*, komplette Knochenfraktur (Fraktur) *f*
~ **heart block** kompletter Atrioventrikularblock (AV-Block) *m*, AV-Block *m* III. Grades

completion cholangiography Abschlußcholangiographie *f*
complex infection Mehrfachinfektion *f*
complexus [muscle] Musculus *m* semispinalis capitis
compliance [of the lung] Compliance *f* [der Lunge] *(Maß für die Lungendehnbarkeit in Abhängigkeit von der Volumenänderung)*
complicated cataract Cataracta *f* complicata
~ **fracture** komplizierte Fraktur *f*, Knochenbruch (Bruch) *m*
complication Komplikation *f*, Verschlechterung *f*, Verschlimmerung *f* *(z. B. einer Krankheit)*
compound articulation zusammengesetztes Gelenk *n*, Articulatio *f* composita
~ **astigmatism** zusammengesetzter Astigmatismus *m*
~ **dislocation** offene Luxation (Verrenkung) *f* *(z. B. eines Gelenks)*
~ **fracture** komplizierte Fraktur *f*, offener Knochenbruch (Bruch) *m*
~ **ovarian tumour** Eierstockteratom *n*
~ **presentation** Extremitätenvorfall *m* *(Geburtslage)*
comprehensive medical care umfassender Gesundheitsschutz *m*
compress Kompresse *f*, Umschlag *m*, Wickel *m*
compressed-air illness (sickness) Dekompressionskrankheit *f*
compression Kompression *f*, Compressio *f*, Zusammendrücken *n*, Zusammenpressen *n*
~ **anaesthesia** Druckanästhesie *f*, Druckunempfindlichkeit *f* *(Nervenleitungsstörung infolge Druckschädigung)*
~ **anuria** Kompressionsanurie *f*, Verschüttungsanurie *f* *(beim Crush-Syndrom)*
~ **atelectasis** Kompressionsatelektase *f*, Stillstandsatelektase *f*
~ **atrophy** Kompressionsatrophie *f*, Druckatrophie *f*
~ **bandage** 1. Staubinde *f*; 2. s. ~ dressing
~ **bone plate** Druckosteosyntheseplatte *f*, Knochenkompressionsplatte *f*
~ **bone screw** Druckosteosyntheseschraube *f*, Kompressionsschraube *f*
~ **cyanosis** Hohlvenenkompressionszyanose *f*, Kompressionszyanose *f*
~ **dressing** Kompressionsverband *m*, Druckverband *m*
~ **forceps** Klemmzange *f*
~ **fracture** Kompressionsfraktur *f*, Kompressions[knochen]bruch *m*
~ **myelitis** Kompressionsmyelitis *f*
~ **neuritis** Kompressionsneuritis *f*, Druckneuritis *f*, Druckschädigung *f* eines Nerven
~ **nystagmus** Kompressionsnystagmus *m*, Drucknystagmus *m*
~ **paralysis** Kompressionsparalyse *f*, Drucklähmung *f*
~ **plating** Druckverplattung *f*, Druckplattenosteosynthese *f*

conduction

~ **syndrome** Verschüttungssyndrom *n*; Crush-Syndrom *n*
~ **thrombosis** Kompressionsthrombose *f*
~**-traction syndrome** Scalenus-anterior-Syndrom *n*
~ **tube** Kompressionsschlauch *m*, Stauschlauch *m*
compressor 1. Kompressorium *n (chirurgisches Instrument)*; 2. Kompressionsmuskel *m*, Musculus *m* compressor
compulsatory vaccination Pflichtimpfung *f*
compulsion act Zwangshandlung *f*
~ **idea** Zwangsidee *f*, Zwangsvorstellung *f*
~ **neurosis** Zwangsneurose *f*
compulsive personality Anankast[iker] *m*, Zwangsneurotiker *m*
~ **ritual** Zwangshandlung *f*
computed tomography *s.* computer tomography
computer angiography *s.* computer tomographic angiography
~**-assisted diagnosis** computergestützte Diagnose *f*, Computerdiagnose *f*
~**-based patient monitoring** computergestützte Patientenüberwachung *f*
~ **tomogram** Computertomogramm *n*, CT-Bild *n*
~ **tomographic** computertomographisch, CT-...
~ **tomographic angiography** Computertomographie-Angiographie *f*, CT-Angiographie *f*
~ **tomographic finding** Computertomographie-Befund *m*, CT-Befund *m*, computertomographischer Befund *m*
~ **tomography** Computertomographie *f*, CT
~ **tomography scan** Computertomogramm *n*, CT-Bild *n*
~ **tomography scanner** Computertomograph *m*
computerized cranial tomogram Computertomographie-Schädelbild *n*, CT-Schädelbild *n*
~ **tomographic scanning** *s.* computer tomography
conarium Zirbeldrüse *f*, Epiphyse *f*, Epiphysis *f* cerebri, Corpus *n* pineale *(Zusammensetzungen s. unter pineal)*
conation Willenskraft *f*, Willensstärke *f*
concave border of the kidney Margo *m* medialis renis, mittlerer Rand *m* der Niere
~ **lens** Konkavlinse *f*, Zerstreuungslinse *f*
~ **mirror** Konkavspiegel *m*, Hohlspiegel *m*, Sammelspiegel *m*
concavo-concav bikonkav *(z. B. Linse)*
~**-convex** konkav-konvex *(z. B. Linse)*
conceive/to empfangen, schwanger werden
concentrating ability Konzentrierungsfähigkeit *f*, Konzentrationsfähigkeit *f (z. B. Niere)*
concentration 1. Konzentration *f*; Anreicherung *f*; Eindickung *f*; 2. [geistige] Konzentration *f*, Aufmerksamkeit *f*
~ **test** Nierenkonzentrationstest *m*

concentric sclerosis Encephalomyelitis *f* periaxialis concentrica, Leukoencephalitis *f* concentrica, Balósche Krankheit *f*
conception Konzeption *f*, Empfängnis *f*, Befruchtung *f*
~ **control** *s.* contraception
conceptive konzeptiv, empfängnisfähig; empfangend
concha Concha *f*, Koncha *f*, Muschel *f*
conchal Koncha..., Muschel...
~ **cartilage** Cartilago *f* conchalis, Muschelknorpel *m*
~ **crest** Crista *f* conchalis, Muschelleiste *f*
~ **crest of the maxilla** Crista *f* conchalis maxillae
conchitis Konchitis *f*, Muschelentzündung *f*
conchotome Konchotom *n*, Nasenmuschelmesser *n*
conchotomy Konchotomie *f*, Nasenmuschelresektion *f*
conclination Konklination *f*, unwillkürliches Einwärtsdrehen *n* beider Augen
concomitant konkomitierend, begleitend
~ **abdominal injury** Abdominalbegleitverletzung *f*, Bauchbegleitverletzung *f*
~ **appendicitis** Begleitappendizitis *f*
~ **squint (strabismus)** Begleitschielen *n*, Strabismus *m* concomitans
~ **symptom** Begleitsymptom *n*
concrement Konkrement *n*, Steinchen *n*, Stein *m*
concretion Concretio *f*, Verklebung *f*, Verwachsung *f*
~ **of the heart** Concretio *f* cordis (pericardis)
concussion Concussio *f*, Konkussion *f*, Erschütterung *f*, Kommotion *f*, Commotio *f*
~ **cataract** Erschütterungskatarakt *f*, Konkussionsstar *m*
~ **of the brain** Gehirnerschütterung *f*, Commotio *f* cerebri
~ **of the retina** Commotio *f* retinae *(Sehschwäche nach Augenprellung)*
~ **of the spinal cord** Rückenmarkserschütterung *f*, Commotio *f* [medullae] spinalis
condensing enzyme Zitratsynthese *f*
~ **osteitis** Sclerosis *f* ossium
condition Kondition *f*, Zustand *m*, Verfassung *f*
conditioned reflex (response) bedingter Reflex *m*
conditioning Training *n*, Konditionierung *f*
condom Kondom *m(n)*, Präservativ *n*
conduct/to leiten *(Nerv)*; übertragen *(Synapse)*
conducting jelly Leitpaste *f*, Elektrodenpaste *f (Elektroschocktherapie)*
conduction Konduktion *f*, Leitung *f*; Übertragung *f*
~ **anaesthesia** Leitungsanästhesie *f*
~ **block** Reizleitungsblockade *f*
~ **block anaesthesia** *s.* ~ anaesthesia
~ **bundle of His** Hissches Bündel *n*, Atrioventrikularbündel *n*, AV-Bündel *n*
~ **deafness** Schalleitungstaubheit *f*

conduction

~ **disorder** Leitungsstörung f
~ **system** Reizleitungssystem n [des Herzens]
~ **threshold** Schalleitungsschwelle f
conductive deafness s. conduction deafness
~ **hearing loss** Schalleitungshörverlust m; Schalleitungsschwerhörigkeit f
conductor 1. Konduktor m *(Führungsinstrument);* 2. Konduktor m, Überträger m *(gesunder Genträger)*
~ **for wire saws** Drahtsägeneinführungsinstrument n
condylar kondylär, Kondylar..., Gelenkfortsatz..., Gelenkkopf..., Knorren..., Knöchel...
~ **articulation** s. ~ joint
~ **axis** Kondylenachse f
~ **canal** Canalis m condylaris, Kondylarkanal m
~ **fossa** Fossa f condylaris
~ **joint** Articulatio f condylaris (ellipsoidea), Ellipsoidgelenk n, Eigengelenk n, Kondylarthrosis f
~ **osteochondroma** Kondylenosteochondrom n
~ **plate** Kondylenplatte f
~ **process** Processus m condylaris, Kondylarfortsatz m
condylarthrosis Kondylarthrosis f, Articulatio f condylaris (ellipsoidea), Ellipsoidgelenk n, Eigengelenk n
condyle Condylus m, Gelenkfortsatz m, Gelenkkopf m *(Zusammensetzungen s. a. unter condylar)*
~ **nail** Kondylennagel m
~ **of the humerus** Condylus m humeri, distaler Oberarmknochengelenkkörper m
~ **of the tibia** Tuberositas f tibiae
condylectomy Kondylektomie f, Kondylenexstirpation f, [operative] Kondylenentfernung f
condyloid kondylenähnlich, kondylär, Kondylar..., Kondylen...
~ **canal** s. condylar canal
~ **emissary vein** Vena f emissaria condylaris
~ **joint** s. condylar joint
~ **process of the mandible** Processus m condylaris mandibulae
condyloma Kondylom n, Feigwarze f, Papilloma n venereum
condylomatous kondylomatös, feigwarzenartig; feigwarzenförmig
condylotomy Kondylotomie f, Gelenkknorrenschnitt m
condylus s. condyle
cone/to konisieren, konisch-zirkulär ausschneiden, keilförmig ausschneiden, eine Konisation durchführen
cone 1. Konus m, Kegel m; 2. Zapfen m *(der Netzhaut)*
~ **biopsy** Konusbiopsie f
~ **cell** Zapfenzelle f, Zapfen m
~ **dystrophy** Zapfendystrophie f
~ **fibre** Zapfenfaser f
~ **knife** Konisationsmesser n

~ **-like termination of the spinal cord** Conus m medullaris, Rückenmarkskonus m
~ **opsin** Zapfenopsin n, Photopsin n *(Sehfarbstoff)*
~ **pigment** Zapfenpigment n
confabulation Konfabulation f, Phantasieren n, Ausfüllen n von Erinnerungslücken *(bei Gedächtnisstörung)*
confer immunity/to Immunität verleihen (übertragen)
~ **immunologic specificity** immunologische Spezifität übertragen
confidentiality Vertrauensverhältnis n *(Arzt–Patient)*
configuration Konfiguration f, Formgestalt f *(eines Organs)*
confinement Geburt f, Niederkunft f; Geburtsvorgang m
conflict Konflikt m, Widerstreit m, Zwiespalt m
~ **reaction** Konfliktreaktion f
confluence of the sinuses Confluens m sinuum, Zusammenflußstelle f der Hirnblutleiter
confluent konfluierend, zusammenfließend
~ **kidney** Kuchenniere f; Hufeisenniere f
confusion Konfusion f, Verwirrung f, Verworrenheit f; Zerstreutheit f
~ **colours** Farbtafel f *(Farbensinnprüfung)*
~ **letters** Sehschärfetafel f mit Buchstaben
congelation 1. Kongelation f, Erstarren n, Festwerden n, Gerinnen n; Gefrieren n; 2. Frostbeule f, Erfrierung f
congenital kongenital, angeboren, konnatal
~ **achromia** Albinismus m
~ **adrenal hyperplasia** adrenogenitales Syndrom n
~ **atelectasis** Neugeborenenatelektase f
~ **atonic pseudoparalysis** Amyotonia f congenita
~ **deformity of the foot** Klumpfuß m, Talipes m
~ **dysmenorrhoea** primäre Dysmenorrhoe f
~ **goitre** Struma f congenita, angeborener Kropf m
~ **haemolytic anaemia (icterus, jaundice)** s. chronic acholuric jaundice
~ **hyperbilirubinaemia** 1. angeborene familiäre Hyperbilirubinämie f, Crigler-Najjar-Syndrom n; 2. s. chronic intermittent juvenile jaundice
~ **ichthyosiform erythroderma** Erythroderma n ichthyosiforme congenitum
~ **imperfect osteogenesis** Osteogenesis f imperfecta congenita
~ **leucokeratosis mucosae oris** Naevus m spongiosus albus
~ **megacolon** Megacolon n congenitum, Hirschsprungsche Krankheit (Erkrankung) f
~ **membranaceous cataract** Cataracta f congenita membranacea
~ **myatonia** Myatonia f congenita, angeborene Muskelschlaffheit f
~ **myotonia** Myotonia f congenita, Thomsensche Krankheit f
~ **oedema** Neugeborenenödem n

connective

~ **oligotrichia** Alopecia f congenitalis
~ **palmoplantar hyperkeratosis** Keratosis f palmaris et plantaris
~ **pancreatic steatorrhoea** s. mucoviscidosis
~ **pterygium** Epitarsus m
~ **rubella syndrome** Rötelnembryopathie f
~ **stippled epiphyses** Chondrodystrophia f calcificans congenita
~ **syphilis** angeborene (konnatale) Syphilis f, Syphilis f connata (congenita)
congestion Kongestion f, Blutandrang m, Anschoppung f, Blutstauung f
congestive kongestiv, Blutandrang..., Anschoppungs..., Blutstauungs...
~ **atelectasis** s. shock lung
~ **cardiac failure** Stauungsinsuffizienz f, kongestive Herzinsuffizienz f
~ **cirrhosis** Stauungszirrhose f, kardiale Zirrhose f
~ **heart failure** s. ~ cardiac failure
~ **glaucoma** Engwinkelglaukom n
conglomerate/to konglomerieren, ein Konglomerat bilden, sich zusammenballen
conglomerate medley Konglomerattumor m, perityphilitische Geschwulst f (bei Appendizitis)
~ **tubercle** Konglomerattuberkel m, Solitärtuberkel m
conglomeration 1. Konglomeration f; 2. Konglomerat n
conglutinant, conglutinate konglutinierend, verklebend
conglutination Konglutination f
~ **phenomenon** Konglutinationsphänomen n
~ **test** Konglutinationstest m
Congo red test Kongorot-Probe f, Bennholdsche Probe f
congress Kongressus m, Geschlechtsverkehr m, Koitus m
conical cornea Hornhautkegel m, Keratokonus m, konische Hornhaut f
~ **papilla** Papilla f conica
~ **pipe** Hütchen n, Wundrohr n
conidiophore Konidiophor n, Konidienträger m
conidium Konidium n (Pilzspore)
coniine Koniin n (Alkaloid)
coning of the cervix Zervixkonisation f
coniometer s. konimeter
coniosis Koniose f, Staubkrankheit f, Staublunge[nerkrankung] f
conization Konisation f, keilförmiges Ausschneiden n (z. B. der Zervix zur histologischen Untersuchung)
conjoined twins eineiige Zwillinge mpl
conjugal konjugal, ehelich
conjugase Konjugase f (Enzym)
conjugate/to konjugieren, koppeln (z. B. Gallensäuren)
conjugate Conjugata f vera
~ **deviation** Déviation f conjugée, gleichgerichtete Augenachsenabweichung f
~ **diameter** Conjugata f vera

~ **gaze palsy (paralysis)** konjugierte Augenmuskellähmung f, Symparalyse f (Koordinationsstörung der Augen)
conjugated bile acid konjugierte (wasserlösliche, ausscheidungsfähige) Gallensäure f
conjugation 1. Konjugation f, Kernaustausch m; Kernverschmelzung f; 2. Konjugation f, Konjugierung f, Kopplung f (z. B. von Gallensäuren)
~ **nucleus** Konjugationskern m, Konjugationsnukleus m, Furchungskern m
conjunctiva Konjunktiva f, Tunica f conjunctiva, Augenbindehaut f
conjunctival konjunktival, Bindehaut...
~ **application** Bindehautapplikation f
~ **calcification** Bindehautkalzifizierung f
~ **catarrh** Bindehautkatarrh m
~ **congestion** Bindehautanschoppung f
~ **cyst** Bindehautzyste f
~ **degeneration** Bindehautdegeneration f
~ **epithelium** Bindehautepithel n
~ **erythema** Bindehauterythem n
~ **fornix** Fornix f conjunctivae
~ **gland** Konjunktivaldrüse f, Glandula f conjunctivalis
~ **haemorrhage** konjunktivale Blutung f, Bindehaut[ein]blutung f
~ **injury** Bindehautverletzung f
~ **lymphoma** Bindehautlymphom n
~ **melanoma** Bindehautmelanom n
~ **naevus** Bindehautnävus m
~ **petechiae** Bindehautpetechien pl
~ **reaction** Konjunktivaltest m, Ophthalmoreaktion f (Allergietestung)
~ **reflex** Konjunktivalreflex m, Bindehautreflex m
~ **ring** Konjunktivalring m, Anulus m conjunctivae
~ **sac** Konjunktivalsack m, Saccus m conjunctivae
~ **swabbing** Bindehautabstrich m
~ **test** s. ~ reaction
~ **transplantation** Konjunktivatransplantation f, Bindehautverpflanzung f
~ **vein** Vena f conjunctivalis
~ **xerosis** Bindehautaustrocknung f, Augendarre f, Xerosis f conjunctivae
conjunctivitis Konjunktivitis f, Bindehautentzündung f
conjunctivodacryocystorhinostomy Konjunktivodakryozystorhinostomie f
conjunctivodacryocystostomy Konjunktivodakryozystostomie f
conjunctivoplasty Konjunktivoplastik f, Bindehautplastik f
connatal s. congenital
connective tissue Bindegewebe n
~ **tissue cell** Bindegewebszelle f
~ **tissue disease** Bindegewebskrankheit f, Bindegewebsleiden n, Bindegewebserkrankung f
~ **tissue disorder** Bindegewebsstörung f

connective

- ~ **tissue element** Bindegewebselement *n*, Bindegewebsbestandteil *m*
- ~ **tissue histiocyte** Bindegewebshistiozyt *m*
- ~ **tissue matrix** Bindegewebsmatrix *f*
- ~ **tissue of the sclera** Substantia *f* propria sclerae
- ~ **tissue repair** Bindegewebsersatz *m*, bindegewebiger Ersatz *m*
- ~ **tissue sheath** Bindegewebshülle *f*, Bindegewebsscheide *f*
- ~ **tissue tumour** Bindegewebsgeschwulst *f*, Bindegewebstumor *m*

Conn's syndrome Conn-Syndrom *n*, primärer Aldosteronismus *m*, Nebennierenrindenhyperplasie *f*
conoid ligament Ligamentum *n* conoideum
consanguineous konsanguin[ös], blutsverwandt
- ~ **marriage** Verwandtenheirat *f*

consanguinity Konsanguinität *f*, Blutsverwandtschaft *f*
conscience *s.* consciousness
conscious 1. bewußtseinsklar, bei Bewußtsein; 2. bewußt
conscious Bewußte[s] *n*
consciousness 1. Bewußtsein *n*, Bewußtseinsklarheit *f*; 2. Bewußtheit *f*; Besonnenheit *f*
consensual 1. konsensuell, unwillkürlich, reflektorisch; 2. konsensuell, im gleichen Sinne wirkend
- ~ **eye (light) reflex** konsensuelle (reflektorische, unwillkürliche) Pupillenreaktion *f*

consent Konsensus *m*, Übereinkunft *f (Arzt – Patient)*
conservation Konservierung *f*, Haltbarmachung *f*; Erhaltung *f*; Aufbewahrung *f*
consolidant konsolidierend, wiederherstellend; [ver]heilend; [ver]festigend; verknöchernd
consolidate/to konsolidieren, wiederherstellen; [ver]heilen; [ver]festigen; verknöchern
consolidation Konsolidierung *f*, Wiederherstellung *f*; Heilung *f*; Verfestigung *f*, Festigung *f*; Verknöcherung *f*
- ~ **of bone fracture** Frakturkonsolidierung *f*, Knochenbruchverfestigung *f*

consonating konsonierend, klingend
- ~ **rale** klingendes Atemgeräusch *n*

constipate/to konstipieren, obstipieren, verstopfen, zu Stuhlverstopfung führen
constipation Konstipation *f*, Obstipation *f*, Verstopfung *f*, Stuhlverstopfung *f*
constitution Konstitution *f*, Körperzustand *m*, Körperverfassung *f*
constitutional konstitutionell, konstitutional
- ~ **disease** konstitutionelle Krankheit (Erkrankung) *f*
- ~ **hepatic dysfunction** *s.* ~ hyperbilirubinaemia
- ~ **hyperbilirubinaemia** hereditäre konstitutionelle [idiopathische] Hyperbilirubinämie *f*, Gilbertsche Krankheit *f*, Gilbertsches Syndrom *n*, Morbus *m* Gilbert, Icterus *m* intermittens juvenilis Meulengracht *(gestörte Bilirubinaufnahme in die Leberzelle)*

constriction Konstriktion *f*, Zusammenschnüren *n*, Zusammenschnürung *f*, Vereng[er]ung *f*
- ~ **mark** Schnürmarke *f (Darmeinklemmung)*
- ~ **ring** Retraktionsring *m*, Schnürring *m (Gebärmutter)*
- ~ **of the pupil** Pupillenvereng[er]ung *f*, Miosis *f*

constrictive konstriktiv, zusammenschnürend, verenge[r]nd
- ~ **pericarditis** Pericarditis *f* constrictiva

constrictor [muscle] Konstriktor *m*, Zusammenschnürer *m*, Schnürmuskel *m*
- ~ **muscle of the pharynx** Schlundschnürer *m*, Musculus *m* constrictor pharyngis

consult/to konsultieren, befragen, sich beraten lassen
consultant Konsiliarius *m*, beratender Arzt *m*
consultation Konsultation *f*, Beratung *f*
consumption 1. Konsum[p]tion *f*, Auszehrung *f*; Tuberkulose *f*; 2. Konsumtion *f*, Verbrauch *m*
consumptive konsumierend, verbrauchend; auszehrend
- ~ **coagulopathy** Verbrauchskoagulopathie *f*

contact allergy Kontaktallergie *f*
- ~ **cancer** Kontaktkrebs *m*
- ~ **dermatitis** Kontaktdermatitis *f*
- ~ **factor** Oberflächenfaktor *m*, Hagemann-Faktor *m*, Blutgerinnungsfaktor XII *m*
- ~ **hypersensitivity** Kontakthypersensibilität *f*, Kontaktallergie *f*
- ~ **lens** Kontakt[augen]linse *f*, Kontaktaugenglas *n*, Haftglas *n*
- ~ **lens wear** Kontaktlinsenträger *m*
- ~ **radiation therapy** Kontaktstrahlentherapie *f*, Kontaktstrahlenbehandlung *f*
- ~ **receptor** Kontaktrezeptor *m*
- ~ **ring** Kontaktring *m*, Schmauchhof *m (Schußwunde)*
- ~ **sensitivity** *s.* ~ hypersensitivity
- ~ **test** Kontakttest *m*, Hautkontakttest *m*
- ~ **ulcer** Kontaktulkus *n*, Kontaktgeschwür *n*

contactant Kontaktallergen *n*
contagion Kontagium *n*, Ansteckung *f*
contagious kontagiös, ansteckend *(Zusammensetzungen s. a. unter* infectious*)*
- ~ **disease** ansteckende Krankheit *f*, Ansteckungskrankheit *f*
- ~ **molluscum** Molluscum *n* contagiosum, Dellwarze *f (erbsengroße wachsgelbe Hautgeschwulst mit zentraler Eindellung)*
- ~ **pemphigus** Pemphigus *m* contagiosus
- ~ **sycosis** Sycosis *f* parasitica, Trichophytis *f* der Bartregion

contagiousness Kontagiosität *f*, Ansteckungsfähigkeit *f*, Ansteckbarkeit *f (einer Krankheit)*
contaminant Verunreinigungssubstanz *f*
contaminate/to kontaminieren, anstecken; verunreinigen, verschmutzen; [radioaktiv] verseuchen

contamination Kontamination f, Ansteckung f, Verunreinigung f, Verschmutzung f (z. B. mit Bakterien); [radioaktive] Verseuchung f
continence 1. Kontinenz f, Enthaltsamkeit f; Enthaltung f; 2. Kontinenz f *(willkürliches Zurückhalten)*; Blasenkontinenz f; Darmkontinenz f
continent 1. kontinent, enthaltend; 2. kontinent, [willkürlich] zurückhaltend
continuous catheter Dauerkatheter m
~ **caudal anaesthesia (analgesia)** Kaudadaueranästhesie f, fortlaufende kaudale Blockade f
~ **closed drainage** Dauersaugung f, Dauersaugdrainage f
~ **gastric suction** Magendauerabsaugung f
~ **infusion (injection)** Dauerinfusion f
~ **intercostal drainage** Thoraxdauerdrainage f
~ **intravenous access** intravenöser Dauerzugang (Dauerkatheter) m
~ **intravenous drip** intravenöser Dauertropf m, intravenöse Dauertropfinfusion f
~ **loop wiring** Gebißcerclage f *(bei Kieferfraktur)*
~ **murmur** Dauergeräusch n, diastolisch-systolisches Geräusch n
~ **night secretion** nächtliche Nüchternsekretion f
~ **sacral anaesthesia** Sakraldaueranästhesie f, fortlaufende extradurale sakrale Blockade f
~ **spinal anaesthesia** Spinaldaueranästhesie f, fortlaufende spinale Blockade f
~ **subcuticular suture** Intrakutannaht f
~ **suture** fortlaufende Naht f
~ **tremor** Dauertremor f
~ **waterseal suction** geschlossene Dauersaugdrainage f
contorted tubule of the testis Tubulum m seminiferus contortus testis, gewundenes Hodenkanälchen (Samenkanälchen) n
contraception Kontrazeption f, Empfängnisverhütung f, Schwangerschaftsverhütung f; Geburtenregelung f
contraceptive kontrazeptiv, antikonzeptionell, empfängnisverhütend, schwangerschaftsverhütend
contraceptive [agent] Kontrazeptivum n, Antikonzeptionsmittel n, Empfängnisverhütungsmittel n, schwangerschaftsverhütendes Mittel n
contract/to kontrahieren, zusammenziehen
~ **an infection** [sich] eine Infektion zuziehen
contracted foot Talipes m cavus, Hohlfuß m
~ **kidney** Schrumpfniere f
contractile kontraktil, zusammenziehbar
contractility Kontraktilität f, Kontraktionsfähigkeit f, Zusammenziehbarkeit f
contraction Kontraktion f, Zusammenziehung f; Einengung f
~ **of the visual field** Gesichtsfeldeinengung f
~ **ring** Kontraktionsring m
~ **wave** Kontraktionswelle f *(Muskel)*
contracture Kontraktur f, dauernde Verkürzung f

contrafissura Contrecoupschädelfraktur f, Gegenstoß[schädel]knochenbruch m
contraincision Kontrainzision f, Gegeninzision f
contraindicate/to kontraindizieren, eine Kontraindikation (Gegenanzeige) darstellen
contraindicated/to be kontraindiziert (gegenindiziert) sein, nicht angezeigt (indiziert) sein
contraindication Kontraindikation f, Gegenanzeige f
contralateral hemiplegia Kontralateralhemiplegie f, kontralaterale Hemiplegie f
contrast bath [Warm-Kalt-]Wechselbad n
~ **echocardiography** Kontrastechokardiographie f
~ **laryngography** Kontrastlaryngographie f, Kontrastkehlkopfdarstellung f
~ **material** s. ~ medium
~ **-media roentgenography** Röntgenkontrastdarstellung f, Kontrastmittelröntgenaufnahme f
~ **medium** Röntgenkontrastmittel n, Kontrastmittel n
~ **myelography** Kontrastmyelographie f
~ **posterior fossagram** Kontrastaufnahme f der hinteren Schädelgrube
~ **radiogram** Röntgenkontrastbild n
~ **radiography (roentgenography)** Röntgenkontrastdarstellung f, Röntgenkontrastaufnahme f
~ **stain** Kontrastfärbung f
~ **[X-ray] study** Röntgenkontrastuntersuchung f
contrastimulus Gegenreiz m
contrecoup Contrecoup m, Gegenschlag m, Rückstoß m
control animal Kontrolltier n
~ **experiment** Kontrollexperiment n
controlled respiration kontrollierte Atmung (Beatmung) f
contuse/to quetschen; prellen
contused wound Quetschwunde f
contusion Kontusion f, Contusio f, Quetschung f; Prellung f
~ **cataract** Kontusionskatarakt f
~ **pneumonia** Kontusionspneumonie f
conus medullaris syndrome Konussyndrom n
convalescence Rekonvaleszenz f, Genesung f, Wiederherstellung f
convalescent [re]konvaleszierend, [re]konvaleszent, genesend
convalescent Konvaleszent m, Rekonvaleszent m, Genesender m
~ **burn serum** Verbrennungsrekonvaleszentenserum n
~ **[human] serum** Rekonvaleszentenserum n
~ **stage** Rekonvaleszenzstadium n, Genesungsstadium n
convergence Konvergenz f, Übereinstimmung f
~ **angle** Konvergenzwinkel m
~ **insufficiency** Konvergenzschwäche f
~ **near point** relativer Nahpunkt m, Konvergenznahpunkt m

convergence

~ paralysis Konvergenzlähmung f
~ reflex Konvergenzreflex m
convergent konvergent, zusammenlaufend
~ squint (strabismus) Strabismus m convergens, Einwärtsschielen n, Esotropie f
converging lens Konvergenzlinse f, Sammellinse f
conversion Konversion f, Drehung f, Wendung f *(bei der Geburt)*
convertin Prokonvertin n, Konvertin n, Blutgerinnungsfaktor VII m
convex border of the kidney Margo m lateralis renis, seitlicher Nierenrand m
~ lens Konvexlinse f, Sammellinse f
~ mirror Konvexspiegel m, Wölbspiegel m, Zerstreuungsspiegel m
~ superficial surface of the cerebrum Facies f superolateralis cerebri
convexo-concave konvex-konkav *(z. B. Linse)*
~-convex bikonvex *(z. B. Linse)*
convoluted zusammengeballt, verschlungen
~ labyrinth (part) of the kidney Pars f convoluta lobuli corticalis renis
~ renal tubule Tubulus m renalis contortus, gewundenes Nierenkanälchen n
~ seminiferous tubule Tubulus m seminiferus contortus, gewundenes Hodenkanälchen (Samenkanälchen) n
convolution 1. Gyrus m, Hirnwindung f, Windung f; 2. Konvolut n, Fältelung f *(Darm, Krampfadern)*
convolutional 1. Windungs..., Gyrus...; 2. Konvolut...
~ atrophy Konvolutions[schädelknochen]atrophie f
~ cerebral atrophy Konvolutionshirnatrophie f, Picksche Hirnatrophie f
~ impression Impressio f digitata, Hirnwindungsabdruck m
convulsant Krampfmittel n, Krampfgift n
convulsion Konvulsion f, Zuckung f, Zuckungskrampf m, klonischer Krampf m
~ centre Konvulsionszentrum n *(im verlängerten Rückenmark)*
convulsionary krampferzeugend; krampfartig
convulsionary Krampfender m, krampfender Patient m, an Krämpfen Leidender m
convulsive konvulsiv, krampfartig; zu Konvulsionen führend; von Krämpfen befallen
~ disorder Krampfleiden n
~ seizure Krampfanfall m
~ state Status m epilepticus, Epilepsiedaueranfall m
~ tic Tic m convulsif, Gesichtszucken n, Tickkrankheit f, Fazialistick m
Cooley's anaemia (disease) Cooleysche Anämie f, Thalassaemia f major, Erythroblastenanämie f, Schießscheibenzellenanämie f
~ trait Rietti-Greppi-Michelisches Syndrom n, Thalassaemia f minor
Coolidge tube Coolidge-Röhre f, Coolidge-Hochvakuum-Röntgenröhre f

Coombs serum Coombs-Serum n, Antiglobulinserum n
~ test Coombs-Test m, Antiglobulintest m
Cooper's fascia Coopersche Faszie f, Fascia f cremasterica, Kremasterfaszie f
~ hernia Coopersche Hernie f, Schenkelbruch m, Schenkelhernie f
~ ligament Coopersches Band n, Ligamentum n pubicum
coordination Koordination f, geordnetes Zusammenspiel n
cootie louse s. body louse
copaiba balsam Kopaivabalsam m, Balsamum n copaivae
copiopia Kopiopie f, Sehschwäche f, Sehmüdigkeit f
copper blood level Kupferblutspiegel m
~ enzyme Kupferenzym n
~ line Kupferlinie f, Kupfersaum m *(bei Kupfervergiftung)*
~ metabolism Kupfermetabolismus m, Kupferstoffwechsel m
~-wire artery Kupferdrahtarterie f
copremesis Kopremesis f, Koterbrechen n, kotiges Erbrechen n, Miserere n
coproculture Koprokultur f, Stuhlkultur f
coprolalia Koprolalie f, Koprophrasie f, unanständige Redeweise (Ausdrucksweise) f
coprolith Koprolith m, Kotstein m, Fäkalstein m
coprologic study koprologische Untersuchung f
coprology Koprologie f, Lehre f von der Stuhlbeschaffenheit
coproma Koprom n, Kotgeschwulst f, Fäkalom n
coprophagia Koprophagie f, Kotessen n, Kotverschlingen n
coprophagous koprophag, kotessend
coprophilia Koprophilie f, Vorliebe f für Kot
coprophilic koprophil, kotbevorzugend
coprophobia Koprophobie f, Kotabneigung f
coprophrasia s. coprolalia
coproporphyrin Koproporphyrin n
coproporphyrinuria Koproporphyrinurie f, Koproporphyrinausscheidung f im Urin
coprostane Koprostan n
coprostanol Koprostanol n, Koprosterin n, Koprosterol n
coprostasis Koprostase f, Kotstauung f, Koteinklemmung f
coprosterol Koprosterol n, Koprosterin n, Koprostanol n
copula Kopula f, Copula f linguae *(embryonale Zungenwurzel)*
copulation Kopulation f, Gametenverschmelzung f
copy error Kopierungsfehler m *(Gen-DNS)*
cor Cor n, Herz n *(Zusammensetzungen s. unter cardiac, heart)*
coracoacromial korakoakromial, Rabenschnabelfortsatz-Akromion-...
~ ligament Ligamentum n coracoacromiale

corneal

coracobrachialis Musculus *m* coracobrachialis, Hakenarmmuskel *m*
~ **brevis [muscle]** Musculus *m* coracobrachialis brevis (superior)
~ **muscle** s. coracobrachialis
coracoclavicular korakoklavikulär, Rabenschnabelfortsatz-Schlüsselbein-...
~ **fascia** Fascia *f* clavipectoralis
~ **ligament** Ligamentum *n* coracoclaviculare
coracohumeral korakohumeral, Rabenschnabelfortsatz-Oberarmknochen-...
~ **ligament** Ligamentum *n* coracohumerale
coracoid korakoid, rabenschnabelähnlich, rabenschnabelartig
coracoid [process] Processus *m* coracoideus, Korakoid *n*, Rabenschnabelfortsatz *m*
coralliform cataract Korallenkatarakt *f*, Korallenstar *m*
cord Strang *m*, Band *n*
~ **bladder** Reflexblase *f*, autonome Harnblase *f*
~ **blood** Nabel[schnur]blut *n*
~ **compression** Rückenmark[s]kompression *f*
~ **presentation** Nabelschnurvorfall *m*
cordate herzförmig
cordectomy Chordektomie *f*, Stimmbandresektion *f*, Stimmbandexstirpation *f*, [operative] Stimmbandentfernung *f*
cordial herzstärkend
cordial [agent] Herz[stärkungs]mittel *n*, herzstärkendes Mittel *n*
cordiform herzförmig
corditis Samenstrangentzündung *f*
cordopexy Stimmbandfixation *f*
cordy pulse Hochdruckpuls *m*, Hypertonuspuls *m*
core temperature of the body Körperkerntemperatur *f*
coreclisis Koreklisis *f*, Pupillen[ver]schluß *m*
corectasis Korektasis *f*, Pupillenerweiterung *f*
corectomy Korektomie *f*, Iridektomie *f*, Irisausschneidung *f*
corectopia Korektopie *f*, Pupillenektopie *f*, Pupillenverlagerung *f* (*Mißbildung*)
corelysis Korelyse *f*, Synechiotomie *f*, Pupillenlösung *f*
coreometer Koreometer *n*, Pupillenmeßgerät *n*, Pupillometer *n*
coreometry Koreometrie *f*, Pupillen[ver]messung *f*
coreoplasty Koreoplastik *f*, Pupillenplastik *f*, Pupillenrekonstruktion *f*
corium Corium *n*, Korium *n*, Lederhaut *f*
corkscrew artery Korkenzieherarterie *f*
~ **oesophagus** Korkenzieherösophagus *m*
corn Clavus *m*, Klavus *m*, Hühnerauge *n*
cornea Kornea *f*, Hornhaut *f* des Auges, Augenhornhaut *f*
corneal Korneal..., Hornhaut...
~ **adiposis** Adipositas *f* corneae, Hornhautverfettung *f*
~ **amyloidosis** Hornhautamyloidose *f*
~ **anaesthesia** Hornhautunempfindlichkeit *f*, Korneaanästhesie *f*
~ **arcus** Hornhautring *m*, Arcus *m* corneae
~ **astigmatism** Hornhautastigmatismus *m*
~ **bleeding** Hornhautblutung *f*
~ **blood vessel** Hornhautblutgefäß *n*
~ **cleft** Hornhautspalte *f*, Rima *f* cornealis
~ **cloudiness (clouding)** Hornhauttrübung *f*
~ **curvature** Hornhautkrümmung *f*
~ **cyst** Hornhautzyste *f*
~ **dehydration** Hornhautdehydrierung *f*
~ **disease** Hornhauterkrankung *f*, Hornhautleiden *n*
~ **dystrophy** Hornhautdystrophie *f*
~ **endothelial cell** Hornhautendothelzelle *f*
~ **endothelial decompensation** Hornhautendotheldekompensation *f*
~ **endothelial dystrophy** Hornhautendotheldystrophie *f*
~ **endothelium** Hornhautendothel *n*
~ **epithelium** Hornhautepithel *n*
~ **erosion** Hornhauterosion *f*
~ **fibroma** Hornhautfibrom *f*
~ **fistula** Hornhautfistel *f*
~ **forceps** Hornhautpinzette *f*, Korneaklemme *f*
~ **graft** Hornhauttransplantat *n*
~ **grafting** Hornhauttransplantation *f*
~ **holder** Korneahalter *m*
~ **hypospadias** Hornhauthypospadie *f*
~ **infiltrate** Hornhautinfiltrat *n*, Kornealinfiltrat *n*
~ **infiltration** Hornhautinfiltration *f*
~ **injury** Hornhautverletzung *f*
~ **irritation** Hornhautirritation *f*, Hornhautreizung *f*
~ **keloid** Hornhautkeloid *n*
~ **lesion** s. ~ injury
~ **limbus** Hornhautrand *m*, Limbus *m* corneae
~ **lipoidosis** Hornhautlipoidose *f*
~ **macula** Hornhautfleck *m*, Hornhautnarbe *f*, Macula *f* corneae
~ **margin** s. ~ limbus
~ **microcystic dystrophy** mikrozystische Hornhautdystrophie *f*
~ **microscope** Hornhautmikroskop *n*, Spaltlampe *f*
~ **nodular dystrophy** noduläre (knotige) Hornhautdystrophie *f*
~ **oedema** Hornhautödem *n*
~ **opacification** Hornhaut[ein]trübung *f*
~ **pannus** Hornhautpannus *m*
~ **papilloma** Hornhautpapillom *n*
~ **penetration** Hornhautpenetration *f*
~ **perforation** Hornhautperforation *f*
~ **permeability** Hornhautdurchlässigkeit *f*
~ **plexus** Kornealplexus *m*, Hornhautplexus *m*
~ **reepithelialization** Hornhautreepithelisierung *f*
~ **reflex** Hornhautreflex *m*
~ **regeneration** Hornhautregeneration *f*
~ **rodent ulcer** Ulcus *n* rodens corneae
~ **scalpel** Hornhautskalpell *n*
~ **scarring** Hornhautvernarbung *f*
~ **sclerosis** Hornhautsklerose *f*

corneal

- ~ **sensation** Hornhautempfindung *f*
- ~ **sensibility** Hornhautsensibilität *f*
- ~ **staphyloma** Hornhautstaphylom *n*, Staphyloma *n* corneae
- ~ **stroma** Hornhautstroma *n*
- ~ **swelling** Hornhautschwellung *f*
- ~ **thickness** Hornhautdicke *f*, Korneastärke *f*
- ~ **tissue** Hornhautgewebe *n*
- ~ **transplant** *s*. ~ graft
- ~ **transplantation** *s*. ~ grafting
- ~ **ulcer** Hornhautgeschwür *n*, Ulcus *n* corneae
- ~ **ulceration** Hornhauttulzeration *f*
- ~ **vascularization** Hornhautvaskularisation *f*, Hornhautgefäßversorgung *f*
- ~ **xerosis** Hornhautxerosis *f*

corneomandibular reflex korneomandibulärer Reflex *m*, Hornhaut-Unterkiefer-Reflex *m*

corneoscleral korneoskleral, Hornhaut-Sklera-...

- ~ **limbus** Limbus *m* corneae

corneous hornig, hornartig, hornähnlich, Horn...

corner tooth Eckzahn *m*

corneum Stratum *n* corneum, Hornschicht *f* der Haut

corniculate cartilage [of Santorini] Cartilago *f* corniculata, Hörnchenknorpel *m*, Santorinischer Knorpel *m* (Kehlkopf)

- ~ **tubercle** Tuberculum *n* corniculatum *(Kehlkopf)*

cornification Verhornung *f*, Keratinisierung *f*, Hornbildung *f*

cornoid hornig, hornartig, hornähnlich, Horn...

cornu Cornu *n*, Horn *n*

- ~ **of the coccyx** Cornu *n* coccygea (coccygeum), Steißbeinhorn *n (Gelenkfortsatz)*
- ~ **of the sacrum** Cornu *n* sacrale, Kreuzbeinhorn *n (Gelenkfortsatz)*
- ~ **of the uterus** Cornu *n* uteri, Gebärmutterhorn *n*

cornual pregnancy Gebärmutterhornschwangerschaft *f*

corometer Koreometer *n*, Pupillenmeßgerät *n*, Pupillometer *n*

corona Corona *f*, Krone *f*, Kranz *m*

- ~ **virus** Coronavirus *n*

coronal kranzförmig

- ~ **odontoma** Zahnkronenodontom *n*
- ~ **pulp** Zahnkronenpulpa *f*, Pulpa *f* coronale
- ~ **suture** Kranznaht *f*, Sutura *f* coronalis

coronary koronar, Herzkranz[gefäß]...

- ~ **anomaly** Koronaranomalie *f*, Herzkranzgefäßanomalie *f*
- ~ **arterial ostium** Koronararterienostium *n*
- ~ **arteriography** Herzkranzgefäß[röntgen]darstellung *f*
- ~ **arteriosclerosis** Koronar[arterio]sklerose *f*, Herzkranzgefäßverkalkung *f*
- ~ **artery** Koronararterie *f*, Arteria *f* coronaria, Koronarie *f*
- ~ **artery bypass** Koronararterien-Bypass *m*
- ~ **artery fistula** Koronararterienfistel *f*
- ~ **artery ligation** Koronararterienligatur *f*
- ~ **artery occlusion** Koronararterienverschluß *m*
- ~ **artery perfusion** Koronararterienperfusion *f*
- ~ **artery surgery** Koronar[arterien]chirurgie *f*
- ~ **blood flow** Koronardurchblutung *f*, Koronararterienblutfluß *m*
- ~ **care unit** Koronar-Einheit *f*, Intensivstation *f* für Koronarpatienten
- ~ **cataract** Kranzstar *m*, Cataracta *f* coronaria
- ~ **circulation** Koronarkreislauf *m*
- ~ **disease** Koronar[arterien]erkrankung *f*, Koronarkrankheit *f*
- ~ **failure [syndrome]** Koronarinsuffizienz *f*
- ~ **high-risk patient** koronarer Risikopatient *m*
- ~ **insufficiency** *s*. ~ failure
- ~ **ligament of the liver** Ligamentum *n* coronarium hepatis
- ~ **occlusion** Koronarverschluß *m*, Herzkranzgefäßverschluß *m*
- ~ **plexus** Koronarplexus *m*, Plexus *m* coronarius
- ~ **reflex** Koronarreflex *m*, Herzkranzgefäßreflex *m*
- ~ **sclerosis** Koronar[arterio]sklerose *f*, Koronaratherosklerose *f*, Herzkranzgefäßverkalkung *f*
- ~ **sinus** Koronarsinus *m*, Sinus *m* coronarius
- ~ **spasm** Koronarspasmus *m*, Herzkranzgefäßspasmus *m*
- ~ **stenosis** Koronar[arterien]stenose *f*, Koronarvereng[er]ung *f*, Herzkranzgefäßstenose *f*
- ~ **sulcus** Koronarsulkus *m*, Sulcus *m* coronarius
- ~ **surgery** Koronarchirurgie *f*, Herzkranzgefäßchirurgie *f*; koronarchirurgischer Eingriff *m*
- ~ **T wave** koronares T, koronare T-Welle *f (im EKG)*
- ~ **thrombosis** Koronar[arterien]thrombose *f*, Herzkranzgefäßthrombose *f*
- ~ **valve** Koronarklappe *f*, Valvula *f* sinus coronarii
- ~ **vascular bed** Koronargefäßbett *n*, Herzkranzgefäßbett *n*
- ~ **vasodilating agent** koronarer Vasodilator *m*, koronargefäßerweiterndes Mittel *n*
- ~ **vein** Koronarvene *f*, Vena *f* coronaria
- ~ **vein of the stomach** Magenkranzvene *f*, Vena *f* coronaria ventriculi
- ~ **vessel** Koronargefäß *n*, Herzkranzgefäß *n*

coroner Leichenbeschauer *m*

coronobasilar koronobasilär, Kronennaht-Schädelbasis-...

coronofacial koronofazial

coronoid koronoid, kronenartig

- ~ **fossa** Fossa *f* coronoidea, Kronenfortsatzgrube *f*
- ~ **process of the mandible** Processus *m* coronoideus mandibulae, Kronenfortsatz *m* des Unterkiefers
- ~ **process of the ulna** Processus *m* coronideus ulnae, Kronenfortsatz *m* der Elle

corpse Leiche *f*, Leichnam *m*

corpulency Korpulenz f, Beleibtheit f
corpulent korpulent, beleibt, dick[leibig], fettleibig, feist, wohlgenährt
corpus Corpus n, Korpus m, Körper m, Leib m
~ **callosum radiation** Radiatio f corporis callosi, Balkenstrahlung f (Nervenfasern zwischen dem Corpus callosum und den Hemisphären)
~ **carcinoma** Korpuskarzinom n, Gebärmutterkörperkarzinom n
~ **luteum** Gelbkörper m, Corpus n luteum
~ **luteum abscess** Gelbkörperabszeß m
~ **luteum cyst** Gelbkörperzyste f
~ **luteum function** Gelbkörperfunktion f
~ **luteum haematoma** Gelbkörperhämatom n
~ **spongiosum of the female urethra** Corpus n spongiosum urethrae muliebris
corpuscle Corpusculum n, Körperchen n
corpuscles surrounding terminal nerve fibres Corpuscula npl nervosa terminalis, Terminalkörperchen npl
correction Korrektion f, Berichtigung f; optische Korrektur f, Visuskorrektur f
corrective osteotomy Korrekturosteotomie f
Corrigan's disease Corrigansche Krankheit f, Aortenklappeninsuffizienz f
~ **pulse** Corrigan-Puls m, Corriganscher Puls m, Wasserhammerpuls m, Pulsus m celer et altus (bei Aorteninsuffizienz)
corroborate a diagnosis/to eine Diagnose erhärten
corrode/to korrodieren, [an]ätzen
corrosion Korrosion f, Gewebezerstörung f (z. B. durch Ätzen)
~ **preparation** Korrosionspräparat n
corrosive korrosiv, ätzend, gewebezerstörend
corrosive [agent] Korrosivum n, Ätzmittel n
~ **gastritis** Korrosionsgastritis f
corrugator [muscle] Korrugator m, Runzler m
~ **supercilii [muscle]** Musculus m corrugator supercilii (glabellae), Augenbrauenrunzler m
corset Korsett n
~ **cancer** s. cancer en cuirasse
~ **liver** Korsettleber f
cortex Cortex m, Kortex m, Rinde f; Großhirnrinde f, Hirnrinde f
~ **of the cerebellum** Cortex m cerebelli, Kleinhirnrinde f, Kleinhirnkortex m
~ **of the kidney** Cortex m renis, Nierenkortex m, Nierenrinde f
~ **of the lymph node** Cortex m nodi lymphatici, Lymphknotenkortex m, Lymphknotenrinde f
~ **of the suprarenal gland** Cortex m glandulae suprarenalis, Nebennierenrinde f, NNR
~ **screw** Kortikalisschraube f
Corti apparatus s. organ of Corti
cortical kortikal, Kortex..., Rinden...
~ **adenoma** Kortexadenom n, Nebennierenrindenadenom n
~ **alexia** kortikale Alexie f, Rindenleseunfähigkeit f
~ **aphasia** kortikale Aphasie f

~ **apraxia** kortikale (motorische) Apraxie f
~ **blindness** Rindenblindheit f
~ **bone** Rindenknochen m, Kompakta f, Substantia f compacta
~ **carcinoma** Nebennierenrindenkarzinom n
~ **cataract** Rindenkatarakt f, Rindenstar m
~ **cerebral vein** Hirnrindenvene f
~ **deafness** Rindentaubheit f
~ **degeneration** Rindendegeneration f
~ **epilepsy** Rindenepilepsie f
~ **hormone** Nebennierenrindenhormon n
~ **osteitis** s. periostitis
~ **potential** Hirnrindenpotential n
~ **screw** Kortikalisschraube f
~ **sensibility** Hirnrindensensibilität f
~ **sinus** Rindensinus m (Lymphknoten)
corticifugal kortikofugal, von der Rinde weggerichtet
corticipetal kortikopetal, rindenwärts
corticobulbar tract Tractus m corticobulbaris
corticocerebellar tract Tractus m corticocerebellaris
corticohypothalamic tract Tractus m corticohypothalamicus
corticoid Kortikoid n, Nebennierenrindenhormon n
corticonigral tract Tractus m corticonigralis
corticonuclear tract Tractus m corticonuclearis
corticopallidal tract Tractus m corticopallidalis
corticopontile (corticopontine) tract Tractus m corticopontinus
corticopontocerebellar system extrapyramidales System n
corticorubral fibre Kortikorubralfaser f
~ **tract** Tractus m corticorubralis
corticospinal tract Tractus m corticospinalis, Fibrae fpl pyramidales medullae oblongatae
corticosteroid Kortikosteroid n, Nebennierenrindenhormon n
~ **therapy** Kortikosteroidtherapie f, Kortikoidbehandlung f
corticosterone Kortikosteron n (Nebennierenrindenhormon)
corticostriate radiation Radiatio f corporis striati (Nervenfasern zwischen der Stirn- und Scheitellappenrinde und dem Corpus striatum)
corticostrionigral system extrapyramidales System n
corticothalamic tract Tractus m corticothalamicus
corticotrop[h]ic kortikotrop
~ **hormone** [adreno]kortikotropes Hormon n, ACTH
corticotrop[h]in Kortikotropin n, Adrenokortikotropin n, ACTH
cortin Kortin n, Nebennierenrindenextrakt m
cortisol Kortisol n, Hydrokortison n (Nebennierenrindenhormon)
cortisone Kortison n (Nebennierenrindenhormon)

Corynebacterium

Corynebacterium diphtheriae Corynebacterium n diphtheriae, Diphtheriebakterium n
~ **diphtheriae septicaemia** Corynebacterium-diphtheriae-Septikämie f, Diphtheriebakterienseptikämie f
coryza Koryza f, Rhinitis f, Schnupfen m, Nasen[schleimhaut]katarrh m, Nasen[schleimhaut]entzündung f
cosmonaut's osteoporosis Kosmonautenosteoporose f
costa Costa f, Rippe f, Rippenknochen m, Os n costale *(Zusammensetzungen s. unter rib)*
costal kostal, Rippen...
~ **angle** epigastrischer Winkel m, Angulus m infrasternalis (arcuum costarum)
~ **arch** Rippenbogen m, Arcus m costae (costarum)
~ **bone** s. costa
~ **cartilage** Rippenknorpel m, Cartilago f costalis
~ **cartilage implant** Rippenknorpelimplantat n
~ **chondrosarcoma** Rippenchondrosarkom n
~ **fossa (fovea)** Fovea f costalis *(Wirbelkörper)*
~ **groove** s. ~ sulcus
~ **margin** Rippenrand m, Margo m costalis
~ **notch** Incisura f costalis *(Brustbein)*
~ **periosteal reflex** Rippenperiostreflex m
~ **pleura** Rippenpleura f, Rippenfell n, Pleura f costalis (parietalis)
~ **region** Regio f costalis
~ **respiration** Rippenatmung f, Kostalatmung f, Brustkorbatmung f, thorakale Atmung f
~ **sulcus** Sulcus m costae
~ **tubercle** Tuberculum n costae
~ **tuberosity** Impressio f ligamenti costoclavicularis *(Schlüsselbein)*
costalgia Kostalgie f, Rippenschmerz m, Interkostalneuralgie f
costectomy Kostektomie f, Rippenresektion f, Rippenexstirpation f, [operative] Rippenentfernung f
Costen's temporo-mandibular arthrosis Costens Kiefergelenkarthrose f, Costensches Syndrom n
costicartilage s. costal cartilage
costiform rippenförmig
costive obstipiert, konstipiert, [stuhl]verstopft
costive [agent] Stuhlstopfmittel n, Stopfmittel n, Antidiarrhoikum n, Mittel n gegen Durchfall
costiveness Konstipation f, Obstipation f, Stuhlverstopfung f, Verstopfung f
costoarticular costoartikulär, Rippen-Gelenk-...
~ **line** Kostoartikularlinie f, Rippengelenklinie f, Linea f costoarticularis
costocartilage s. costal cartilage
costocervical kostozervikal, Rippen-Hals-...
~ **trunk** Truncus m costocervicalis
costochondral kostochondral, Rippenknorpel...
costochondritis Kostochondritis f, Rippenknorpelentzündung f

costoclavicular kostoklavikulär, Kostoklavikular..., Rippen-Schlüsselbein-...
~ **ligament** Kostoklavikularligament n, Ligamentum n costoclaviculare
~ **line** Kostoklavikularlinie f, Linea f costoclavicularis, Parasternallinie f
~ **syndrome** Kostoklavikularsyndrom n, Rippen-Schlüsselbein-Syndrom n
costocolic fold Ligamentum n phrenicocolicum
costocoracoid kostokorakoid, Rippen-Rabenschnabelfortsatz-...
costodiaphragmatic line Rippen-Zwerchfell-Linie f
~ **pleural reflection** Rippen-Zwerchfell-Umschlagfalte f der Pleura
~ **recess (space)** Recessus m costodiaphragmaticus pleurae, Sinus m phrenicocostalis
costolumbar lumbokostal
costomediastinal recess Recessus m costomediastinalis pleurae
~ **reflection** Rippen-Mediastinum-Umschlagfalte f der Pleura
~ **sinus (space)** s. costomediastinal recess
costophrenic angle kostophrenischer Winkel m, Rippen-Zwerchfell-Winkel m
~ **sinus** Sinus m phrenicocostalis
costoscapular kostoskapulär, Rippen-Schulterblatt-...
costosternal kostosternal, Rippen-Brustbein-...
costotome Kostotom n, Rippenschere f, Rippenzange f
costotomy Kostotomie f, Rippendurchschneidung f, [operative] Rippendurchtrennung f
costotransversectomy Kostotransversektomie f, [operative] Querfortsatz- und Rippen[teil]entfernung f
costovertebral kostovertebral, Rippen-Wirbelsäulen-...
~ **angle** kostovertebraler Winkel m, Rippen-Wirbelsäulen-Winkel m
costoxiphoid ligament Ligamentum n costoxiphoideum, Rippen-Schwertfortsatz-Band n
cot Fingerling m
cothromboplastin Proakzelerin n, Akzeleratorglobulin n, Blutgerinnungsfaktor V m, Owren-Faktor m
cotton applicator Watteträger m
~ **swab forceps** Tamponzange f
~ **wool** Watte f, Baumwollwatte f
~ **wool patch (spot)** Baumwollfleck m *(Augenhintergrund)*
Cotton's fracture Cottonsche Fraktur (Sprunggelenkfraktur) f, trimalleolärer Knöchelbruch m
cotyledon 1. Kotyledon f, Chorionzottenbüschel n; 2. Plazentaläppchen n
cotyledonary Kotyledon...
cotyloid bone Os n acetabuli
~ **cavity** Fossa f acetabuli, Acetabulum n
couching [for cataract] Reklination f, Starstechen n, Keratonyxis f, Reclinatio f cataractae

cough/to husten
cough Husten *m*
~ **plate** Hustenplatte *f (Bakterienkulturplatte)*
~ **reflex** Hustenreflex *m*
~ **syncope** Hustensynkope *f*
coumarin Kumarin *n*
counteraction Gegenwirkung *f*
counterextension Kontraextension *f*, Gegenzug *m (Knochenextension unter Zug in entgegengesetzten Richtungen)*
counterfissure *s.* contrafissura
counterincision Gegeninzision *f*, Gegenöffnung *f*
counterindication Kontraindikation *f*, Gegenanzeige *f*
counteropening *s.* counterincision
counterpoison Gegengift *n*, Antitoxin *n*
counterpressure Gegendruck *m*
counterpulsation Gegenpulsation *f (durch intraaortale Ballonpumpe)*
counterpuncture Gegeninzision *f*, Gegenöffnung *f*
countershock Gegenschock *m*, Gegenreaktion *f*
counterstain/to gegenfärben
counterstain Gegenfärbung *f*, Kontrastfärbung *f*
counterstroke Contrecoup *m*, Gegenstoß *m*, Gegenschlag *m*
countertraction Gegenzug *m*
counting cell (chamber) Zählkammer *f*
coupled beat (pulse) Bigeminus *m*, doppelschlägiger Puls *m*
Courvoisier's sign Courvoisiersches Zeichen (Gallenblasenzeichen) *n*
cove-plane T wave *s.* coronary T wave
cover cell Deckzelle *f*
~ **glass** Deckglas *n*, Deckplättchen *n*
~ **glass forceps** Deckglas[faß]pinzette *f*
~ **slip** *s.* ~ glass
cow-horn stomach Stierhornmagen *m*
Cowper's cyst Cowpersche Zyste *f*, Zyste *f* der Glandula bulbourethralis
~ **gland** Cowpersche Drüse *f*, Glandula *f* bulbourethralis, Bulbourethraldrüse *f*
cowperitis Cowperitis *f*, Entzündung *f* der Cowperschen Drüsen
cowpox Kuhpocken *pl*
Cox vaccine Cox-Vakzine *f*, Fleckfieberimpfstoff *m*
coxa Coxa *f*, Koxa *f*, Hüfte *f (Zusammensetzungen s. unter hip)*
coxal Hüft...
coxalgia Koxalgie *f*, Hüft[gelenk]schmerz *m*, Koxodynie *f*
coxalgic Koxalgie..., Hüftschmerz...
coxarthritis Koxarthritis *f*, Koxitis *f*, Hüftgelenkentzündung *f*
coxarthropathy Koxarthropathie *f*, Hüftgelenkerkrankung *f*, Hüftgelenkleiden *n*
coxitis *s.* coxarthritis
coxodynia *s.* coxalgia
coxotomy Koxotomie *f*, [operative] Hüftgelenkeröffnung *f*

Coxsacki virus Coxsacki-Virus *n*
CR lead CR-[EKG]Ableitung *f*
crab louse Phthir[i]us *m* pubis, Filzlaus *f*
~ **yaws** Fußsohlenläsionen *fpl* bei Frambösie
cradle cap Milchschorf *m*
craft neurosis Beschäftigungsneurose *f*
cramp Krampf *m*, Spasmus *m*
cranial kranial, kopfwärts, schädelwärts; Schädel... *(Zusammensetzungen s. a. unter* skull*)*
~ **arteriitis** Riesenzellenarteriitis *f*
~ **bone** Schädelknochen *m*, Os *n* cranii
~ **capacity** Schädelvolumen *n*
~ **cavity** Schädelhöhle *f*
~ **computer tomography** Schädel-Computertomographie *f*
~ **configuration** Schädelkonfiguration *f*
~ **decompression** Hirndekompression *f*, Hirn[druck]entlastung *f*
~ **floor** Schädelbasis *f*
~ **forceps** Schädelzange *f*
~ **fossa** Schädelgrube *f*, Fossa *f* cranialis
~ **index** Schädelindex *m*
~ **length** Schädellänge *f*
~ **meninx** Hirnhaut *f*
~ **nerve** Kranialnerv *m*, Hirnnerv *m*, Nervus *m* cranialis
~ **nerve I** I. Hirnnerv *m*, Nervus *m* olfactorius (cranialis I), Riechnerv *m*
~ **nerve II** II. Hirnnerv *m*, Nervus *m* opticus (cranialis II), Sehnerv *m*
~ **nerve III** III. Hirnnerv *m*, Nervus *m* oculomotorius (cranialis III)
~ **nerve IV** IV. Hirnnerv *m*, Nervus *m* trochlearis (cranialis IV)
~ **nerve V** V. Hirnnerv *m*, Nervus *m* trigeminus (cranialis V)
~ **nerve VI** VI. Hirnnerv *m*, Nervus *m* abducens (cranialis VI)
~ **nerve VII** VII. Hirnnerv *m*, Nervus *m* facialis (cranialis VII), Gesichtsnerv *m*
~ **nerve VIII** VIII. Hirnnerv *m*, Nervus *m* [stato]acusticus (cranialis VIII)
~ **nerve IX** IX. Hirnnerv *m*, Nervus *m* glossopharyngeus (cranialis IX)
~ **nerve X** X. Hirnnerv *m*, Nervus *m* vagus (cranialis.X, pneumogastricus), Vagus[nerv] *m*
~ **nerve XI** XI. Hirnnerv *m*, Nervus *m* accessorius (cranialis XI), Beinerv *m*
~ **nerve XII** XII. Hirnnerv *m*, Nervus *m* hypoglossus (cranialis XII)
~ **nerve function** Hirnnervenfunktion *f*
~ **nerve lesion** Hirnnervenläsion *f*, Hirnnervenverletzung *f*
~ **nerve motor loss** motorischer Hirnnervenausfall *m*
~ **nerve palsy (paralysis)** Hirnnervenlähmung *f*
~ **nerve terminal** Hirnnervenendigung *f*
~ **neuropathy** Hirnnervenkrankheit *f*, Hirnnervenerkrankung *f*, Hirnnervenleiden *n*
~ **puncture** Ventrikelpunktion *f*, Hirnkammerpunktion *f*
~ **reflex** Kranialreflex *m*, Hirnreflex *m*

cranial

~ **suture** Schädel[knochen]naht f, Sutura f cranialis (cranii)
~ **trauma** Schädeltrauma n
~ **trephine** Schädeltrepan m
~ **vault** Schädeldach n, Schädelgewölbe n, Kalvaria f
~ **venous sinus** Sinus m durae matris, Hirnsinus m, Hirnblutleiter m
craniectomy Kraniektomie f, Schädelknochenexstirpation f, [operative] Schädelknochenentfernung f
craniobuccal pouch Rathkesche Tasche f, Hypophysentasche f
craniocele Kraniozele f, Hirnbruch m, Gehirnvorfall m, Enzephalozele f
craniocerebral kraniozerebral, Schädel-Hirn-...
~ **trauma** Schädel-Hirn-Trauma n, SHT
craniocervical kraniozervikal, Schädel-Hals-...
cranioclasis s. cranioclasty
cranioclast Kranioklast m, Schädelquetscher m, Schädelbrecher m
cranioclasty Kranioklastie f, Kephalotripsie f, [operative] Schädelzertrümmerung f
craniodidymus Kraniodidymus m, Mißgeburt f mit zwei Köpfen
craniofacial kraniofazial, Gesichtsschädel...
~ **axis** Gesichtsschädelachse f
~ **dysostosis** Dysostosis f craniofacialis, Crouzonsche Krankheit (Erkrankung) f, Morbus m Crouzoni, Knochen[entwicklungs]störung f des Hirn- und Gesichtsschädels
~ **injury** Gesichtsschädelverletzung f
craniograph Kraniograph m, Schädelvermessungsinstrument n
craniography Kraniographie f, Schädelvermessung f; Schädelbeschreibung f
craniolacunia Lückenschädel m
craniologic kraniologisch
craniology Kraniologie f, Schädellehre f
craniometer Kraniometer n, Schädelmeßinstrument n
craniometric kraniometrisch
~ **point** Schädelmeßpunkt m
craniometry Kraniometrie f, Schädel[ver]messung f
craniopagia Kraniopagie f, Zwillingsmißbildung f mit Schädelverwachsung
craniopagus Kraniopagus m, Zwillingsmißgeburt f mit Schädelverwachsung
craniopathy Kraniopathie f, Schädelkrankheit f, Schädelerkrankung f
craniopharyngeal canal Canalis m craniopharyngeus
~ **duct tumour** s. craniopharyngioma
craniopharyngioma Kraniopharyngiom n, Erdheim-Tumor m
cranioplasty Kranioplastik f, Schädelplastik f, Schädelknochenrekonstruktion f
cranior[rh]achischisis Kraniorhachischisis f, Schädel- und Wirbelsäulenspaltbildung f
craniosacral kraniosakral

~ **[autonomic nervous] system** parasympathisches Nervensystem n
cranioschisis Kranioschisis f, Schädeldachspalte f, Diastematokranie f
craniospinal kraniospinal
craniostat Kraniostat m, Kraniophor m, Schädelhalter m
craniostenosis Kraniostenose f, Schädelvereng[er]ung f, Einengung f des Schädelinnenraums
craniostosis Kraniostosis f, vorzeitige Schädelnahtverknöcherung f
craniosynostosis s. craniostosis
craniotabes Kraniotabes f, Kraniomalazie f, Schädelerweichung f
craniotabetic Kraniotabes...
craniotome Kraniotom n, Schädelbohrer m, Trepan m
craniotomy Kraniotomie f, Kopfschnitt m, [operative] Schädeleröffnung f
~ **forceps** Schädelknochenzange f
~ **scissors** Kraniotomieschere f, Kraniotomiezange f
craniotractor Kraniotraktor m (Geburtshilfeinstrument)
craniotympanic kraniotympanal
craniovertebral canal Wirbelsäulenkanal m, Rückenmarkkanal m, Canalis m spinalis
cranium Cranium n, Schädel m (Zusammensetzungen s. unter cranial, skull)
crater Krater m, Nische f, Ulkuskrater m, Ulkusnische f
~ **nipple** eingezogene Mamille (Brustwarze) f
cravat [bandage] Dreiecks[tuch]verband m
creatinaemia Kreatinämie f, Kreatinerhöhung f im Blut
creatine Kreatin n
~ **kinase** Kreatinkinase f (Enzym)
~ **kinase isoenzyme** Kreatinkinaseisoenzym n
~ **phosphate** Kreatinphosphat n
~ **phosphoric acid** Kreatinphosphorsäure f
creatinine Kreatinin n
~ **clearance** Kreatinin-Clearance f
~ **clearance test** Kreatinin-Clearance-Test m
~ **coefficient** Kreatininkoeffizient m
~ **phosphokinase** Kreatininphosphokinase f (Enzym)
creatinuria Kreatinurie f, Kreatinausscheidung f im Urin
creatorrhoea Kreatorrhoe f, Fleischfaserstuhl m
Credé's prophylaxis Credésche Prophylaxe f (Augentripperprophylaxe beim Neugeborenen)
creeping pneumonia Pneumonia f migrans
cremaster [muscle] Musculus m cremaster, Kremastermuskel m, Suspensorium n testis
cremasteric artery Arteria f cremasterica (spermatica externa), Kremaster[muskel]arterie f
~ **contraction** Kremaster[muskel]kontraktion f
~ **fascia** Kremasterfaszie f, Fascia f cremasterica, Cooopersche Faszie f

~ **reflex** Kremaster[muskel]reflex *m*, Hodenheberreflex *m*
cremate/to einäschern, [Leichen] verbrennen
cremation Kremation *f*, Einäscherung *f*, Leichenverbrennung *f*
crematory Krematorium *n*, Einäscherungshalle *f*; Leichenverbrennungsstelle *f*
crena Crena *f*, Spalte *f*, Furche *f*
creosol Kreosol *n (Expektorationsmittel)*
creosote carbonate Kreosotkarbonat *n (Expektorationsmittel)*
crepitance *s.* crepitation
crepitant krepitierend, knisternd
~ **rale** *s.* crepitation 1.
~ **tenalgia** Tenalgia (Tenosynovitis) *f* crepitans, schmerzhaftes Sehnenknarren *n*
~ **tendovaginitis** Tendovaginitis *f* crepitans, fibrinöse Sehnenscheidenentzündung *f*
crepitate/to krepitieren, knistern, rasseln
crepitation 1. Krepitation *f*, Knisterrasseln *n*, Rasselgeräusch *n (z. B. bei Pneumonie)*; 2. Krepitation *f*, Knochenreiben *n (bei Fraktur)*
crescent cell anaemia *s.* sickle-cell anaemia
cresol Kresol *n (Desinfektionsmittel)*
crest Crista *f*, Kamm *m*, Leiste *f*, Knochenleiste *f*; Rand *m*
~ **of the head of the rib** Crista *f* capitis costae
~ **of the ilium** Crista *f* iliaca, Darmbeinkamm *m*
~ **of the neck of the rib** Crista *f* colli costae
cresyl blue Kresylblau *n (zur Blutfärbung)*
cretin Kretin *m*, Idiot *m*
cretinism Kretinismus *m (angeborene Idiotie durch Schilddrüsenunterfunktion)*
cretinoid kretinoid, kretinartig, kretinähnlich
cretinous Kretin..., Kretinismus...
Creutzfeldt-Jakob-disease Jakob-Creutzfeldt-Syndrom *n*, Jakob-Creutzfeldtsche Pseudosklerose *f*
cribate *s.* cribriform
cribriform kribriform, siebförmig, siebartig
~ **fascia** Fascia *f* cribrosa
~ **plate fracture** Siebplattenfraktur *f*
~ **plate of the ethmoid** Lamina *f* cribrosa [ossis ethmoidalis], Siebplatte *f* des Siebbeins
crick Krampf *m*
~ **in the neck** Halssteifigkeit *f*, steifer Hals *m*
cricoarytenoid krikoarytenoid, Ringknorpel-Aryknorpel-..., Ringknorpel-Gießbeckenknorpel-...
~ **ankylosis** Ringknorpel-Aryknorpel-Gelenkversteifung *f*
~ **joint** Krikoarytenoidgelenk *n*, Articulatio *f* cricoarytenoidea, Ringknorpel-Aryknorpel-Gelenk *n*
~ **joint arthritis** Ringknorpel-Aryknorpel-Gelenkentzündung *f*
cricoid ringförmig, Ring...
cricoid Cartilago *f* cricoidea, Ringknorpel *m*
~ **malformation** Krikoidmalformation *f*, Ringknorpelfehlbildung *f*
cricoidectomy Krikoidektomie *f*, Ringknorpelexzision *f*, Ringknorpelexstirpation *f*, [operative] Ringknorpelentfernung *f*

crico-oesophageal krikoösophageal, Ringknorpel-Speiseröhren-...
~ **tendon** Tendo *n* crico-oesophageus
cricopharyngeal krikopharyngeal, Ringknorpel-Rachen-...
cricothyreotomy Krikothyreotomie *f*, Koniotomie *f (Luftröhrenschnitt)*
cricothyroid Krikothyroid..., Ringknorpel-Schildknorpel-...
~ **ligament** Ligamentum *n* cricothyreoideum
~ **membrane** Conus *m* elasticus
~ **muscle** Musculus *m* cricothyreoideus, Ringschildknorpelmuskel *m*
cricothyrotomy *s.* cricothyreotomy
cricotomy Krikotomie *f*, Ringknorpelspaltung *f*, [operative] Ringknorpeldurchtrennung *f*
cricotracheal krikotracheal, Ringknorpel-Luftröhren-...
~ **ligament** Ligamentum *n* cricothracheale
cricotracheotomy Krikotracheotomie *f*, Luftröhrenschnitt *m* mit Ringknorpelspaltung
cricovocal krikovokal, Krikovokal..., Ringknorpel-Stimmband-...
~ **membrane** *s.* cricothyroid ligament
Crigler-Najjar syndrome Crigler-Najjar-Syndrom *n*, angeborene familiäre Hyperbilirubinämie *f*
criminal abortion krimineller Abort *m*
~ **responsibility** Zurechnungsfähigkeit *f*
criminally insane unzurechnungsfähig
crinis Crinis *m*, Haar *n (Zusammensetzungen s. unter hair)*
crisis 1. Krise *f*, Höhepunkt *m*; 2. Krisis *f*, schneller Fieberabfall *m*; 3. Krise *f*, Anfall *m*
crista *s.* crest
crit *s.* haematocrit
crocodile skin Krokodilhaut *f*
~ **tears** Krokodilstränen *fpl*
~ **tears syndrome** Krokodilstränensyndrom *n*
Crohn's disease Crohnsche Krankheit (Erkrankung) *f*, Morbus *m* Crohn, Enteritis *f* regionalis [Crohn]
~ **disease of the colon** Colitis *f* granulomatosa, granulomatöse Kolitis (Dickdarmentzündung) *f*
Crooke's cells Crookesche Zellen *fpl*, basophile Hypophysenzellen *fpl* mit Hyalinspeicherung
cross agglutinin Gruppenagglutinin *n*
~ **birth** Querlagengeburt *f*, Geburt *f* in Querlage
~-**clamping of the aorta** Aortenabklemmung *f*
~-**eye** Esotropie *f*, Strabismus *m* convergens, Einwärtsschielen *n*
~ **finger flap** gekreuzter Fingerlappen *m*
~ **infection** Kreuzinfektion *f*
~-**legged progression** Scherengang *f*
~-**match test** Blutgruppenkreuzversuch *m*, Kreuzprobe *f*
~-**matched blood** gekreuztes Blut *n*
~-**matching** Bluteinkreuzung *f*, Bluteinkreuzen *n*, Kreuzprobendurchführung *f*
~ **reactivity** Kreuzreaktivität *f*

cross

~ **resistance** Kreuzresistenz f *(Bakterien)*
crossbite Kreuzbiß m
crossed embolus paradoxer Embolus m
~ **pyramidal tract** Fasciculus m cerebrospinalis lateralis
crossfire treatment Herdbestrahlung f
crossway Nervenkreuzung f
crotalus antitoxin Crotalusantitoxin n, Klapperschlangenserum n, Klapperschlangengegengift n
croton oil Krotonöl n, Oleum n crotonis
crotonism Krotonölvergiftung f, Krotonölintoxikation f
croup Krup[p] m, Croup m
~ **kettle** Bronchitiskessel m
croupine Pseudokrupp m, Viruskrupp m
croupous kruppös
~ **bronchitis** kruppöse Bronchitis f
~ **membrane** Diphtheriepseudomembran f, Pseudomembran f
~ **pharyngitis** Diphteriekrupp m, echter Krupp m
croupy kruppös
Crouzon's disease s. craniofacial dysostosis
crown Corona f, Krone f, Kranz m *(Zusammensetzungen s. a. unter* coronal*)*
~ **of the head** Corona f capitis
~ **of the tooth** Zahnkrone f, Corona f dentis
~ **of Venus** Venuskranz m *(bei Syphilis)*
crucial bandage T-Verband m
~ **incision** Kreuzinzision f
cruciate eminence Eminentia f cruciformis
~ **knee ligament** Ligamentum n cruciatum genus, Kreuzband n
~ **knee ligament rupture** Kreuzbandruptur f
~ **ligament of the ankle** Ligamentum n cruciforme, Retinaculum n musculi extensorum inferius
~ **ligament of the atlas** Ligamentum n cruciforme atlantis, Kreuzband n des Atlas
~ **paralysis** kontralaterale Lähmung f
cruciform kreuzförmig, gekreuzt
crude drug natürliche Droge f, Rohdroge f
crural krural, Schenkel..., Unterschenkel... *(Zusammensetzungen s. a. unter* crus*)*
~ **canal** Canalis m femoralis, Femoralkanal m, Oberschenkelkanal m
~ **fascia** Fascia f cruris, Unterschenkelfaszie f
~ **hernia** Hernia f femoralis, Femoralhernie f, Oberschenkelbruch m
~ **interosseus nerve** Nervus m interosseus cruris
~ **plexus** Plexus m femoralis, Oberschenkelschlagadernervengeflecht n
~ **ring** Anulus m femoralis, Femoralring m
crureus [muscle] Musculus m vastus intermedius
cruroscrotal kruroskrotal, Oberschenkel-Skrotum-...
crurovesical krurovesikal, Oberschenkel-Harnblasen-...
crus 1. Crus n, Schenkel m; 2. Crus n, Unterschenkel m *(Zusammensetzungen s. a. unter* crural*)*
~ **of the cerebellum** Crus n (Pedunculus m) cerebelli, Kleinhirnschenkel m, Kleinhirnstiel m
~ **of the cerebrum** Crus n cerebri, Großhirnschenkel m
~ **of the clitoris** Crus n clitoridis, Klitorisschenkel m
~ **of the fornix** Crus n fornicis, Fornixschenkel m, Gewölbebogenschenkel m *(im Endhirn)*
~ **of the helix** Crus n helicis, Ohrmuschelwindung f
~ **of the penis** Crus n penis, Penisschenkel m
crush/to zerquetschen; zerbrechen; zerdrücken
crush fracture Stauchungsbruch m, Quetschungsbruch m, Kompressionsfraktur f
~ **kidney** Crush-[Syndrom-]Niere f, Chromoproteinniere f, hämoglobinurische (myoglobinurische) Nephrose f, ischämische Pigmentnephrose f
~ **syndrome** Crush-Syndrom n, Quetschungssyndrom n, Zermalmungssyndrom n
crushing forceps Quetschzange f
~ **injury** Quetschverletzung f
crusotomy Krusotomie f, [operative] Hirnschenkeldurchtrennung f
crust Kruste f, Borke f, Schorf m
crusted tetter s. impetigo
crutch/to an Krücken gehen
crutch Krücke f, Gehstütze f
~ **palsy (paralysis)** Krückenlähmung f
Crutchfield tongs Crutchfield-Klammer f
Cruveilhier-Baumgarten cirrhosis (syndrome) Cruveilhier-Baumgartensche Krankheit (Erkrankung) f *(Erweiterung der Umbilikalvene bei portaler Hypertonie)*
Cruveilhier's sign Cruveilhiersches Vena-saphena-Zeichen n
Cruz's disease s. Chagas' disease
cryaesthesia 1. Kryästhesie f, Kältesensibilität f, Kälteempfindung f, Kälteempfindlichkeit f; 2. Kältesinn m
cryalgesia Kryalgesie f, Kälteschmerz m
cryoanaesthesia 1. Kryanästhesie f, Kälteunempfindlichkeit f; 2. Kälteanästhesie f, Schmerzausschaltung f durch Kälteanwendung
cryoapplication Kryoapplikation f, Kälteanwendung f
cryocauter Kryokauter m
cryocautery Kryokauterisation f, Kryokautern n
cryoextraction Kryoextraktion f, Linsenextraktion f nach Kälteanwendung *(Staroperation)*
cryoextractor Kryoextraktor m, Kälteextraktor m
cryoglobulin Kryoglobulin n *(durch Kälte ausfallender Eiweißkörper)*
cryoglobulinaemia Kryoglobulinämie f, Kryoglobulinerhöhung f im Blut
cryohypophysectomy Kryohypophysektomie f *(Hypophysenfunktionsausschaltung durch Kälteanwendung)*

cryometer Kältemesser *m (Thermometer)*
cryopexy Kryopexie *f,* Kältefixierung *f,* Kältefixation *f*
cryophake Kryophak *m,* Linsenunterkühler *m*
cryoprecipitate Kryopräzipitat *n,* Kältepräzipitat *n*
cryoprecipitated plasma kryopräzipitiertes Plasma *n,* Kryoplasma *n*
cryoprecipitation Kryopräzipitation *f*
cryopreservation Kryopräservation *f,* Kältekonservierung *f*
cryoretinopexy Kryoretinopexie *f,* Netzhautanheftung *f* mittels Kälteanwendung
cryoscope Kryoskop *n,* Gefrierpunktbestimmungsgerät *n*
cryoscopic kryoskopisch
cryoscopy Kryoskopie *f,* Gefrierpunktbestimmung *f*
cryostat Kryomikrotom *n,* Kältemikrotom *n (Apparat für histologische Dünnschnitttechnik unter Kälteanwendung)*
~ section Kryomikrotomschnitt *m*
cryosurgery Kriochirurgie *f,* Kältechirurgie *f*
cryosurgical kriochirurgisch
cryothalamotomy Kryothalamotomie *f,* Thalamusschädigung *f* durch Kälteanwendung
cryotherapy Kryotherapie *f,* Kältetherapie *f*
cryotolerant Kälte tolerierend, kälteunempfindlich
cryotome Kryotom *n,* Gefriermikrotom *n*
crypt Krypte *f,* Vertiefung *f,* Grube *f,* Einbuchtung *f*
crypt[an]amnesia Unterbewußtsein *n*
cryptectomy Kryptektomie *f,* [operative] Kryptenentfernung *f*
cryptitis Kryptitis *f,* Kryptenentzündung *f*
cryptococcal Kryptokokken...
~ antigen Kryptokokkenantigen *n*
~ meningitis Kryptokokkenmeningitis *f*
~ peritonitis Kryptokokkenperitonitis *f*
cryptococcosis Cryptococcosis *f,* Kryptokokkose *f,* Torulosis *f,* europäische Blastomykose *f (durch Cryptococcus neoformans)*
cryptococcus Cryptococcus *m,* Kryptokokke *f*
cryptogenic kryptogen[etisch], von unbekanntem Ausgangspunkt
~ anaemia kryptogene Anämie *f*
~ pyaemia kryptogene Sepsis *f*
cryptoinfection verborgene (latente, stumme) Infektion *f*
cryptolith Kryptolith *m,* Kryptenstein *m*
cryptolithiasis Kryptolithiasis *f,* Kryptensteinleiden *f*
cryptomenorrhoea Kryptomenorrhoe *f,* verborgene Monatsblutung *f (z. B. bei intaktem Hymen)*
cryptomeror[rh]achischisis Spina *f* bifida occulta, Spaltwirbel *m* mit Hautüberdeckung
cryptophthalmia Kryptophthalmie *f,* angeborene Augapfelmißbildung *f* bei fehlender Lidspalte
cryptophthalmus Kryptophthalmus *m,* mißgebildeter Augapfel *m* im Bindehautsack

cryptorchid kryptorchid
cryptorchid Kryptorchider *m*
cryptorchidectomy Kryptorchidektomie *f,* [operative] Hodenentfernung *f* bei Hodenhochstand
cryptorchidism *s.* cryptorchism
cryptorchidopexy Orchidopexie *f,* Hodenfixation *f* im Hodensack
cryptorchis Kryptorchider *m*
cryptorchism Kryptorchismus *m,* Hodenhochstand *m (ein- oder beidseitig),* fehlender Hodenabstieg *m,* Ausbleiben *n* des Descensus testis
cryptotomy Kryptotomie *f,* Krypteninzision *f,* [operative] Krypteneröffnung *f*
cryptoxanthin Kryptoxanthin *n (Provitamin A)*
cryptozoite Kryptozoit *m (Malariaparasitenstadium)*
cryptozygous kryptozygos, schmalgesichtig
crypts of Lieberkühn Lieberkühnsche Krypten *fpl,* Glandulae *fpl* intestinales *(Darmsaftdrüsen der Dick- und Dünndarmmukosa)*
~ of the tongue Zungenkrypten *fpl*
crystal violet Kristallviolett *n,* Hexamethylpararosanilin *n (Wurmmittel)*
crystalline capsule Capsula *f* lentis, Linsenkapsel *f*
~ cataract Kristallkatarakt *f*
~ lens [of the eye] Kristallinse *f* [des Auges], Linse *f,* Lens *f* cristallina
crystallophobia Kristallophobie *f (Angst vor Glas)*
crystalluria Kristallurie *f,* Kristallausscheidung *f* im Urin
CSD *s.* cat-scratch disease
CSF *s.* cerebrospinal fluid
CT *s.* computer tomography
cubeb Kubebe *f,* Fructus *m* cubebae
cubebism Kubebenvergiftung *f,* Kubebenintoxikation *f*
cubital kubital, Ellenbogen...
~ fossa Fossa *f* cubitalis, Ellenbogengrube *f*
~ nerve *s.* ulnar nerve
cubitus 1. Antebrachium *n,* Unterarm *m,* Vor[der]arm *m;* 2. Ell[en]bogen *m;* 3. Ulna *f,* Elle *f (Zusammensetzungen s. unter ulnar)*
cuboid Kuboid *n,* Os *n* cuboideum, Würfelbein *n*
cuboidal cell Kuboidzelle *f,* Würfelzelle *f*
cuboidonavicular kuboidonavikulär, Würfelbein-Kahnbein-...
cuff Manschette *f*
~ abscess Manschettenabszeß *m*
cuffed [tracheal] tubus Manschettentubus *m*
cuirass cancer Panzerkrebs *m*
cul-de-sac of Douglas Excavatio *f* rectouterina, Douglas[-Raum] *m*
culdocentesis Kuldozentese *f,* Douglas[raum]punktion *f* durch die Scheide
culdoplasty Kuldoplastik *f,* Rekonstruktion (Plastik) *f* der Excavatio rectouterina
culdoscope Kuldoskop *n (Endoskop)*

culdoscopy

culdoscopy Kuldoskopie *f*, Douglas[raum]spiegelung *f* durch die Scheide
culdotomy Kuldotomie *f*, [operative] Douglas[raum]eröffnung *f* durch die Scheide
culicide [agent] mückentötendes Mittel *n*, Mückentötungsmittel *n*
culifuge [agent] mückenvertreibendes Mittel *n*, Mückenvertreibungsmittel *n*
Cullen's sign Cullensches Zeichen *n*, Hofstätter-Cullensches Nabelzeichen *n* (Braunfärbung des Nabels bei Bauchhöhlenschwangerschaft)
culmen Culmen *m* monticuli, vorderer Abschnitt *m* des Kleinhirnoberwurms
culture/to kultivieren, [Bakterienkulturen] züchten
culture Bakterienkultur *f*, Kultur *f*
~ **disk** Petrischale *f*
~ **medium** Kulturmedium *n*, Nährmedium *n*, Nährsubstrat *n*
~ **method** Kulturverfahren *n*
~ **plate** Kulturplatte *f*
cumulative dose Kumulationsdosis *f*
cuneate fasciculus Fasciculus *m* cuneatus medullae spinalis, Burdachscher Strang *m*
~ **lobule** Cuneus *m*, Keil *m* der Großhirnhemisphären
~ **nucleus** Nucleus *m* cuneatus (verlängertes Rückenmark)
~ **tubercle** Tuberculum *n* cuneati (im IV. Hirnventrikel)
cuneiform kuneiform, keilförmig
cuneiform 1. Os *n* cuneiforme, Keilbein *n* (Fuß); 2. Os *n* triquetrum, Dreiecksbein *n* (Hand)
~ **bone of the carpus** Os *n* triquetrum, Dreiecksbein *n*
~ **cartilage [of Wrisberg]** Cartilago *f* cuneiformis [Wrisbergi], Keilknorpel *m*
~ **osteotomy** Keilosteotomie *f*
~ **tubercle** Tuberculum *n* cuneiforme, Keilhökkerchen *n* (Kehlkopf)
cuneocuboid Kahnbein-Würfelbein-...
cuneonavicular kuneonavikulär, Dreiecksbein-Kahnbein-...
cuneoscaphoid kuneoskaphoid, Keilbein-Kahnbein-...
cuneus Cuneus *m*, Keil *m* (Zusammensetzungen s. unter cuneate)
cuniculus Cuniculus *m*, Krätzmilbenkanal *m* (Haut)
cunnus Vulva *f*, Pudenda *npl* feminea, weibliche Scham *f*
cup pessary Schalenpessar *n*
cupped disk Excavatio *f* papillae, blinder Fleck *m* (des Auges)
cupping Schröpfen *n*
~ **of the disk** Optikusexkavation *f*, Papillenexkavation *f*, Excavatio *f* papillae
cupula Cupula *f* cristae ampullaris
~ **of the cochlea** Cupula *f* cochleae, Schneckenkuppel *f*

~ **of the diaphragm** Cupula *f* diaphragmatis, Zwerchfellkuppel *f*
~ **of the pleura** Cupula *f* pleurae, Pleurakuppel *f*
cupulometry Kupulometrie *f* (Testung des Gleichgewichtssinns im drehenden Stuhl)
curability Heilbarkeit *f*
curable heilbar
curare Kurare *n* (südamerikanisches Pfeilgift)
~**-like** kurareartig
curariform kurareähnlich
curarine Kurarin *n* (Kurarealkaloidgemisch)
curarization Kurarisierung *f*, Kurareapplikation *f*
curarize/to kurarisieren, Kurare applizieren (geben) (zur Muskelerschlaffung)
curative kurativ, heilend
cure/to heilen, [erfolgreich] behandeln, kurieren, die Gesundheit wiederherstellen
cure 1. Kur *f*, Heilbehandlung *f*; 2. Heilung *f*; Heilungsverlauf *m*; Ausheilung *f*; Genesung *f*, Gesundung *f*; 3. Heilmittel *n*
cured/to be geheilt werden
curet/to s. curette/to
curettage Kürettage *f*, Kürettierung *f*, Abrasio *f*, Gebärmutter[schleimhaut]auskratzung *f*, Uterusausschabung *f*
curette/to kürettieren, auskratzen, ausschaben
curette Kürette *f*, scharfer Löffel *m*
curettement s. curettage
curietherapy s. radium therapy
Curling's ulcer Curling-Ulkus *n*, Curlingsches Magengeschwür *n* (bei Verbrennungen)
curvator coccygeus [muscle] Musculus *m* sacrococcygeus ventralis, ventraler Kreuz-Steißbeinmuskel *m*
curvature Kurvatur *f*, Krümmung *f*
~ **hyperopia** Hornhautkrümmungshyperopie *f*
~ **of the spine** Wirbelsäulenverkrümmung *f*
curve fitting Kurvenanpassung *f* (Biometrie)
~ **of occlusion** Okklusionskurve *f* (Dentalmedizin)
curved needle Rundnadel *f*
cushingoid cushingoid, cushingartig, cushingähnlich
Cushing's disease (syndrome) 1. Cushingsche Krankheit *f*, Morbus *m* Cushing, basophiles Hypophysenvorderlappenadenom *n*; 2. Cushing-Syndrom *n*, Nebennierenrindenhyperplasie *f*, Nebennierenrindengeschwulst *f*
~ **ulcer** s. Curling's ulcer
cusp Cuspis *f*, Kuspis *f*, Zipfel *m*, Segel *n* (an Herzklappen)
~ **of the valve** Klappensegel *n*, Cuspis *f* valvae
cuspate Cuspis..., Kuspis..., Segel...
cuspidate zipflig; höckrig
cuspis s. cusp
cut/to inzidieren, [ein]schneiden, eine Inzision durchführen, einen [operativen] Einschnitt vornehmen
~ **down a vein** einen Venenschnitt ausführen, eine Venae sectio durchführen

~ **out** durchschneiden *(Nahtmaterial in der Wunde)*
cut 1. Inzision *f*, Einschnitt *m*, Schnitt *m*; 2. Schnittwunde *f*, Wunde *f*
~-**down** Venae sectio *f*, Venenschnitt *m*, Venenfreilegung *f*
~-**down infusion** intravenöse Katheterinfusion *f*
~-**down set** Venae-sectio-Besteck *n*
cutaneointestinal kutaneointestinal, Haut-Eingeweide-...
cutaneous kutan, Haut... *(Zusammensetzungen s. a. unter cutis, dermal, skin)*
~ **acne** Hautakne *f*
~ **amoebiasis** Hautamöbiasis *f*, Hautamöbeninfektion *f*
~ **anthrax** Hautanthrax *m*, Hautmilzbrand *m*
~ **appendages** Hautanhangsgebilde *npl*
~ **blastomycosis** Hautblastomykose *f*
~ **calculus** Milium *n*, Milie *f*, Hautknötchen *n*, Hornperle *f* im Korium
~ **circulation** Hautdurchblutung *f*
~ **diphtheria** Hautdiphtherie *f*, Diphtheria *f* cutanea
~ **emphysema** Subkutanemphysem *n*, Hautemphysem *n*
~ **ending** Haut[nerven]endigung *f*
~ **filariasis** Hautfilariasis *f*, Hautfilarienerkrankung *f*
~ **fold** Hautfalte *f*
~ **gland** Hautdrüse *f*, Glandula *f* cutanea
~ **leishmaniasis [of the Old World]** Hautleishmaniase *f*; Orientbeule *f*, Jahresbeule *f*, Biskrabeule *f*, Aleppobeule *f*, Jerichobeule *f*, Delhibeule *f*
~ **lesion** Hautläsion *f*, Hautverletzung *f*
~ **manifestátion** Hautmanifestation *f*
~ **muscle** Hautmuskel *m*, Musculus *m* cutaneus
~ **mycosis** Hautmykose *f*, Hautpilzerkrankung *f*
~ **myiasis** Hautmyiasis *f*, Hautbeulenkrankheit *f*
~ **naevus** Hautnävus *m*
~ **nodule** Hautknötchen *n*
~ **oedema** Hautödem *n*
~ **petechial haemorrhage** petechiale Hautblutung *f*
~ **pigmentation** Hautpigmentierung *f*
~ **pupillary reflex** Haut-Pupillen-Reflex *m*
~ **reaction** Hautreaktion *f*, Kutanreaktion *f*, Kutisreaktion *f*
~ **reflex** Hautreflex *m*, Kutanreflex *m*
~ **reflex centre** Hautreflexzentrum *n*
~ **sarcoidosis** Hautsarkoidose *f*
~ **sebum** Hauttalg *m*, Sebum *n* cutaneum
~ **sensation** Hautempfindung *f*, Kutangefühl *n*
~ **sensibility** Hautsensibilität *f*
~ **tag** Fibroma *n* pendulum
~ **vasoconstriction** Hautgefäßkonstriktion *f*
~ **vein** Hautvene *f*, Vena *f* cutanea
cuticle Kutikula *f*, Häutchen *n*
~ **scissors** Nagelhautschere *f*
cuticular Kutikula..., Häutchen...

~ **sulci** Hautlinien *fpl*, Sulci *mpl* cutis
cutireaction Kutanreaktion *f*, Kutisreaktion *f*, Hautreaktion *f*
cutis Kutis *f*, Haut *f*, Derma *n (Zusammensetzungen s. a. unter cutaneous, derma, skin)*
~ **plate** Dermatom *n*, Hautabschnitt *m*, Hautsegment *n*
cutisector Dermatom *n*, Hautmesser *n*
cutization Hautüberdeckung *f*, Überhäutung *f*, Haut[neu]bildung *f*
Cutler-Power-Wilder test Cutler-Test *m (Nebennierenrindenfunktionsprobe)*
cutting needle scharfe (angeschliffene) Nadel *f*
cuvet[te] Küvette *f*
CV *s.* cardiovascular
c.v.p. *s.* central venous pressure
cyanephidrosis Zyanephidrosis *f*, Zyanihydrosis *f*, Ausscheidung *f* von blauem Schweiß
cyanhaematin Zyanhämatin *n*
cyanhaemoglobin Zyanhämoglobin *n*, Verdoglobin CN *n*, Choleglobin *n*
cyanhidrosis *s.* cyanephidrosis
cyanide goitre Zyanidstruma *f*, Zyanidkropf *m*
cyanmethaemoglobin Zyanmethämoglobin *n*
cyanochroia Hautblaufärbung *f*
cyanocobalamin Zyanokobalamin *n*, Vitamin B_{12} *n*
~ **absorption** Zyanokobalaminabsorption *f*, Vitamin-B_{12}-Resorption *f*
cyanoderma Zyanoderma *n*, Hautzyanose *f*
cyanomethaemoglobin *s.* cyanmethaemoglobin
cyanopathy *s.* cyanosis
cyanop[s]ia Zyanopsie *f*, Blausehen *n*
cyanopsin Zyanopsin *n (Sehfarbstoff)*
cyanosis Zyanose *f*, Blausucht *f*
~ **of lips** Lippenzyanose *f*
cyanotic zyanotisch
~ **congenital heart disease** angeborener zyanotischer Herzfehler *m*, Morbus *m* caeruleus
cyasma Schwangerenchloasma *n*, Schwangerschaftsmal *n*
cyclectomy Zyklektomie *f*, Ziliarkörperexzision *f*, Zyliarkörperexstirpation *f*, [operative] Ziliarkörperentfernung *f*
cyclic adenosine monophosphate zyklisches Adenosinmonophosphat *n*, zyklisches AMP, cAMP
~ **insanity** zyklisches (manisch-depressives) Irresein *n*, Zyklophrenie *f*, Zyklothymie *f (Psychose)*
cyclicotomy *s.* cyclotomy
cyclitis Ziliarkörperentzündung *f*, Strahlenkörperentzündung *f*
cyclocephalia Zyklozephalie *f (Mißbildung mit verwachsenen Augäpfeln, fehlendem Riechhirn und gemeinsamer Orbita)*
cyclocephalus Zyklozephalus *m*
cyclocryotherapy Zyklokryotherapie *f*, Ziliarkörperzerstörung *f* durch Kälteanwendung

cyclodialysis

cyclodialysis Zyklodialyse f *(Druckentlastung durch Lederhautschnitt bei Glaukom)*
cyclodiathermy Zyklodiathermie f, Zyklodiathermiepunktur f, Ziliarkörperzerstörung f durch diathermische Stichelung
cycloid personality Manisch-Depressiver m, Zyklothymer m, manisch-depressiv Irrer m
cyclopean s. cyclopic
cyclophoria Zyklophorie f, rotierendes Schielen n, Rotationsschielen n *(bei abgedecktem Auge)*
cyclophoric zyklophor[isch]
cyclophorometer Zyklophorometer n *(ophthalmologisches Instrument)*
cyclophosphamide Zyklophosphamid n *(Zytostatikum)*
~ **treatment** Zyklophosphamidbehandlung f, Zyklophosphamidtherapie f
cyclophrenia Zyklophrenie f, Zyklothymie f, zyklisches (manisch-depressives) Irresein n *(Psychose)*
cyclophrenic zyklophren[isch], manisch-depressiv, zyklothym
cyclopia Zyklopie f, Einäugigkeit f, Monophthalmie f, Synophthalmie f
cyclopic zyklop[isch], einäugig
cycloplegia Zykloplegie f, Ziliarmuskellähmung f
cycloplegic zykloplegisch, ziliarmuskellähmend; pupillenerweiternd
cycloplegic [agent] Zykloplegikum n, Mydriatikum n, zykloplegisches (pupillenerweiterndes) Mittel n
cyclops Zyklop m, Mißgeburt f mit einem Auge
cycloscope Zykloskop n, Gesichtsfeldbestimmungsinstrument n
cycloserine Zykloserin f *(Tuberkulostatikum)*
cyclothyme Zyklothymer m, Manisch-Depressiver m, manisch-depressiv Irrer m
cyclothymia Zyklothymie f, Zyklophrenie f, zyklisches (manisch-depressives) Irresein n *(Psychose)*
cyclothymiac s. cyclothyme
cyclothymic zyklothym, manisch-depressiv, zyklophren[isch]
cyclothymic s. cyclothyme
cyclotome Zyklotom n *(ophthalmologisches Messer)*
cyclotomy Zyklotomie f, Ziliarmuskelschnitt m, [operative] Ziliarmuskeldurchtrennung f
cyclotron cataract Strahlenkatarakt f, Strahlenstar m
cyclotropia Zyklotropie f, rotierendes Schielen n, permanente Zyklophorie f, Rotationsschielen n [bei nichtabgedecktem Auge], rotierendes Schielen n
cyesiognosis Schwangerschaftsdiagnostik f, Schwangerschaftserkennung f
cyesis Gravidität f, Schwangerschaft f *(Zusammensetzungen s. unter* gestation, pregnancy*)*
cylinder cast Tutor m, Gipshülse f

cylindrical aneurysm Zylinderaneurysma n
~ **cell** Zylinder[epithel]zelle f, Säulenepithelzelle f
~-**cell cancer (carcinoma)** Zylinder[epithel]zellenkarzinom n
~ **epithelium** Zylinderepithel n, Säulenepithel n
~ **lens** Zylinderlinse f, Zylinderglas n
cylindriform zylinderförmig
cylindroid zylinderartig, zylinderähnlich, Zylinder...
cylindroids Urinzylinder mpl, Harnzylinder mpl
cylindroma Zylindrom n, Hyalinzylindergeschwulst f
~ **of the scalp** Endothelioma n capitis
cylindrosarcoma zylindromatöses Sarkom n
cylindruria Zylindrurie f, Hyalinzylinderausscheidung f im Urin
cymbocephalia Zymbozephalie f, Kahnschäd[e]ligkeit f
cymbocephalic, cymbocephalous Kahnschädel...
cymbocephalus Zymbozephalus m, Kahnschädel m
cynolyssa Rabies f, Tollwut f *(Zusammensetzungen s. unter* rabies*)*
cynophobia Zynophobie f *(Furcht vor Hunden)*
cynorexia Zynorexie f, Heißhunger m
cyophoria s. gestation
cypridophobia Zypridophobie f *(Furcht vor Geschlechtskrankheiten)*
cyst Zyste f, Blase f, Hohlraum m
~ **formation** Zystenbildung f
~ **of the joint capsule** Sehnenscheidenganglion n
~ **of the semilunar cartilage** Sehnenscheidenganglion n
cystadenocarcinoma Zystadenokarzinom n, Kystadenokarzinom n
cystadenofibroma Zystadenofibrom n, Kystadenofibrom n
cystadenolymphoma Zystadenolymphom n, Kystadenolymphom n
cystadenoma Zystadenom n, Kystadenom n, Kystom n
cystadenosarcoma Zystadenosarkom n, Kystadenosarkom n
cystalgia Zystalgie f, Harnblasenschmerz m, Blasenschmerz m, Zystodynie f
cystathionine Zystathionin n
cystathioninuria Zystathioninurie f, Zystathioninausscheidung f im Urin *(angeborene Stoffwechselstörung)*
cystectasia Zystektasie f, Harnblasendilatation f, Blasenerweiterung f
cystectomy 1. Zystektomie f, Blasenexstirpation f, [operative] Harnblasenentfernung f; 2. Zystektomie f, Zystenexstirpation f, [operative] Zystenentfernung f
cysteine Zystein n, α-Amino-β-thiopropionsäure f, α-Amino-β-merkaptopropionsäure f
cystic zystisch, blasenartig, Blasen..., Zysten..., Kysten...

cystopyelitis

~ **acne** Zystenakne f
~ **adamantinoma** Zystenadamantinom n, Cystadenoma n adamantinum
~ **adenoma** Zystadenom n
~ **artery** Gallenblasenarterie f, Arteria f cystica
~ **bile** Blasengalle f, B-Galle f
~ **calculus** 1. Cholecystolith m, Gallenblasenstein m; 2. Harnblasenstein m
~ **disease** 1. fibrozystische Mastopathie f, Mastopathia f fibrocystica; 2. s. ~ fibrosis of the pancreas
~ **duct** Gallenblasenausführungsgang m, Zystikus m, Ductus m cysticus
~ **duct myoblastoma** Zystikusmyoblastom n
~ **duct neuroma** Zystikusneurom n
~ **duct stone** Zystikusstein m
~ **fibrosis [of the pancreas]** zystische Pankreasfibrose f, Zystofibrose f der Bauchspeicheldrüse, Mukoviszidose f, Dysporia f broncho-entero-pancreatica [congenita familiaris]
~ **fossa** Gallenblasenbett n, Fossa f vesicae felleae
~ **goitre** Zystenstruma f, Zystenkropf m
~ **hernia** Blasenhernie f
~ **hygroma** angeborenes zystisches Lymphangiom n, Hygroma n cysticum colli congenitum
~ **imperfect osteogenesis** Osteogenesis f imperfecta cystica
~ **kidney** Zystenniere f
~ **liver** Zystenleber f
~ **lymphangioma** s. ~ hygroma
~ **mole** Blasenmole f, Mola f hydatidosa, Traubenmole f
~ **myxoma** zystisches Myxom n, Myxoma n cavernosum
~ **triangle [of Calot]** Gallenblasendreieck n, Calotsches Dreieck n
~ **tumour of the tendon sheath** Sehnenscheidenganglion n
~ **vein** Gallenblasenvene f, Vena f cystica
cysticercoid Zystizerkoid n (Bandwurmfinnenstadium)
cysticercosis Zystizerkose f, Schweinebandwurmfinnenbefall m, Zystizerkeninfektion f
cysticercotic 1. Zystizerkus..., Finnen..., Blasenwurm...; 2. Zystizerkose...
cysticercus Zystizerkus m, Finne f, Blasenwurm m (Bandwurmentwicklungsstadium)
cystiform zystenförmig, zystiform
cystinaemia Zystinämie f, Vorhandensein n von Zystin im Blut
cystine Zystin n, α-Amino-β-dithio-dilaktysäure f
~ **aminopeptidase** Zystinaminopeptidase f (Enzym)
~ **calculus** Zystinstein m
~ **storage disease** s. cystinosis
cystinosis Zystinose f, Zystinspeicherkrankheit f, Aminosäurediabetes m, Debré-de Toni-Fanconi-Syndrom n, Kaufmann-Abderhalden-De Lignac-Syndrom n, Abderhalden-Fanconi-Syndrom n

cystinuria Zystinurie f, Zystinausscheidung f im Urin
cystitis Zystitis f, Blasenkatarrh m, Harnblasenentzündung f
cystitome Zystitom n, Linsenkapselmesser n
cystitomy Zystitomie f, [operative] Linsenkapseleröffnung f [des Auges]
cystobubonocele Harnblasenprolaps m in der Leiste
cystocarcinoma Kystokarzinom n, Kystadenokarzinom n
cystocele Zystozele f, Harnblasenbodenvorfall m in die Scheide
cystoduodenostomy Zystoduodenostomie f, Gallenblasen-Zwölffingerdarm-Anastomose f
cystodynia s. cystalgia
cystoenterocele Zystoenterozele f, Harnblasen- und Darmvorfall m in die Scheide
cystofibroma Zystofibrom n
cystogenesis Zystogenese f, Zystenbildung f, Zystenentwicklung f
cystogram Zystogramm n, Harnblasenröntgen[kontrast]bild n
cystographic zystographisch
cystography Zystographie f, Harnblasenröntgen[kontrast]darstellung f
cystoid Zystoid n, Pseudozyste f
~ **intestinal pneumatosis** Pneumatosis f cystoides intestinalis, Gasansammlung f in den Dünndarmwänden
cystojejunostomy Zystojejunostomie f, Gallenblasen-Leerdarm-Anastomose f
cystolith Zystolith m, Blasenstein m; Harnblasenstein m
cystolithectomy Zystolithektomie f, [operative] Blasensteinentfernung f
cystolithiasis Zystolithiasis f, Blasensteinleiden n
cystolithomy Zystolithomie f, Blasensteinentfernung f, Blasensteinschnitt m
cystoma Zystom[a] n, Zystadenom[a] n, Kystom[a], Kystadenom n
cystometer Zystometer n, Blasen[b]innendruckmesser m
cystometrogram Zystometrogramm n, Blasen[b]innendruckkurve f
cystometry Zystometrie f, Blasen[b]innendruckmessung f
cystopexy Zystopexie f, Harnblasenfixation f
cystophotography Zystofotografie f
cystophthisis Zystophthise f, Harnblasentuberkulose f
cystoplasty Zystoplastik f, Harnblasenplastik f, Blasenrekonstruktion f
cystoplegia Zystoplegie f, Harnblasenparalyse f, Blasenlähmung f
cystoprostatectomy Zystoprostatektomie f, [operative] Harnblasen- und Vorsteherdrüsenentfernung f
cystopyelitis Zystopyelitis f, Harnblasen- und Nierenbeckenentzündung f

11 Nöhring engl./dtsch.

cystopyelogram

cystopyelogram Zystopyelogramm n, Harnblasen-Nierenbecken-Röntgen[kontrast]bild n
cystopyelography Zystopyelographie f, Harnblasen-Nierenbecken-Röntgen[kontrast]darstellung f
cystopyelonephritis Zystopyelonephritis f, Harnblasen-Nierenbecken-Nierenparenchym-Entzündung f
cystorectocele Zystorektozele f, Harnblasen-Rektum-Prolaps m in die Scheide
cystorectostomy Zystorektostomie f, Harnblasen-Rektum-Anastomose f
cystorrhagia Zystorrhagie f, Harnblasenblutung f, Blasenblutung f
cystorrhaphy Zystorrhapie f, Harnblasennaht f, Blasennaht f
cystosarcoma Zystosarkom n, zystenhaltiges Sarkom n, Kystosarkom n
cystoschisis Harnblasenspalte f
cystoscope Zystoskop n, Harnblasenspiegel m, Blasenspiegel m
cystoscopic zystoskopisch
~ **examination** s. cystoscopy
cystoscopy Zystoskopie f, Harnblasenspiegelung f, Blasenspiegelung f, Zystoskopuntersuchung f
cystosphincterometry Zystosphinkterometrie f, Blasenschließmuskelöffnungsmessung f
cystosteatoma Zystosteatom n, Talgzyste f
cystostomy 1. Zystostomie f, Harnblasenfistel f, Blasenfistel f; 2. Zystostomie f, Harnblasenfistelung f, [operative] Blasenfistelung f
cystotome Zystotom n, Steinschnittmesser n
cystotomy Zystotomie f, Steinschnitt m, [operative] Harnblaseneröffnung f
~ **trocar** Blasenstichtrokar m
cystoureterocele Zystoureterozele f, Harnblasen-Harnleiter-Prolaps m in die Scheide
cystourethritis Zystourethritis f, Blasen- und Harnröhrenentzündung f
cystourethrocele Zystourethrocele f, Harnblasen-Harnröhren-Prolaps m in die Scheide
cystourethrogram Zystourethrogramm n, Harnblasen-Harnröhren-Röntgen[kontrast]bild n
cystourethrographic zystourethrographisch
cystourethrography Zystourethrographie f, Harnblasen-Harnröhren-Röntgen[kontrast]-Darstellung f
cystourethropexy Zystourethropexie f, Harnblasen- und Harnröhrenfixation f
cystourethroscope Zystourethroskop n, Harnblasen-Harnröhren-Spiegel m
cystourethroscopic zystourethroskopisch
cystourethroscopy Zystourethroskopie f, Harnblasen-Harnröhren-Spiegelung f
cystovaginal fistula Harnblasen-Scheiden-Fistel f
cytaster Zytaster m, Zellstern m
cythaemolysis Zytohämolyse f, Blutzell[en]auflösung f, Erythrozyten- und Leukozytenauflösung f

cytheromania Nymphomanie f, Ovariomanie f, Mannstollheit f
cytidine Zytidin n, Zytosinribosid n
cytoarchitectonic, cytoarchitectural zytoarchitektonisch, Zellarchitektur...
cytoarchitecture Zytoarchitektonik f, Zellarchitektur f, Zellanordnung f
cytoblast Zytoblast m, Zellkern m
cytoblastema Zytoblastem n
cytocentrum Zentrosom n
cytochemismus Zytochemismus m, Zellchemismus m
cytochemistry Zytochemie f, Zellchemie f
cytochrome Zytochrom n (Atmungsenzym)
~ **oxidase** Zytochromoxydase f, Warburgsches Atmungsenzym n
~ **reductase** Zytochromreduktase f (Enzym)
~ **reductase deficiency** Zytochromreduktasemangel m
cytocidal zellgiftig, zelltoxisch
cytocide Zellgift n
cytoclasis Zytoklase f, Zellnekrose f, Zelltod m
cytoclastic zytoklastisch, zellzerstörend
cytocrinia Zytokrinie f, Pigmentkörperüberführung f
cytodendrite Zellfortsatz m, Zytoplasmafortsatz m
cytodiagnosis Zytodiagnostik f, Zelldiagnostik f; Zytodiagnose f
cytogenesis Zytogenese f, Zellbildung f, Zelldifferenzierung f
cytogenetic zytogenetisch, zell[en]bildend, Zelldifferenzierungs...
cytogenetics Zytogenetik f, Zellgenetik f
cytogenic s. cytogenetic
cytoid zellähnlich, zytoid
cytokinesis Zytokinese f, Zellplasmateilung f
cytokinetic zytokinetisch
cytolergy Zellaktivität f
cytolipochrome Zytolipochrom n, Hämofuszin
cytologic[al] zytologisch
cytologist Zytologe m, Zell[en]forscher m
cytology Zytologie f, Zellenlehre f
cytolysin Zytolysin n (1. die Zellen auflösender Giftstoff; 2. Immunstoff)
cytolysis Zytolyse f, Zell[en]auflösung f
cytolysosome Zytolysosom n, Zytosegresom n, autophagozytäre Vakuole f
cytolytic zytolytisch, zell[en]auflösend, Zytolyse..., Zellauflösungs...
cytomegalic zytomegal
~ **inclusion body** Einschlußkörperchen n
~ **inclusion body disease** Einschlußkörperchenkrankheit f, Zytomegalie f, Cytomegalia f infantium, Zytomegalovirussyndrom n
~ **[inclusion body] virus** s. cytomegalovirus
cytomegalovirus Zytomegalovirus n, Zytomegalievirus n
~ **inclusion disease (syndrome)** s. cytomegalic inclusion body disease
cytometer Zytometer n, Zell[en]zählgerät n

cytometric zytometrisch
cytometry Zytometrie f, Zell[en]zählung f; Zell[ver]messung f
cytomorphology Zytomorphologie f, Zellmorphologie f
cytomorphosis Zytomorphose f, Zellverwandlung f, Zell[en]umbildung f
cytomycosis 1. Zytomykose f, Zellpilzinfektion f; 2. Histoplasmose f
cytopathic zytopathisch
cytopathogenic zythopathogen, zellpathogen
cytopathologic[al] zytopathologisch, zellpathologisch
cytopathology Zytopathologie f, Zellpathologie f
cytopathy Zytopathie f, Zellkrankheit f
cytopempsis Zytopempsis f, Zelltransport m, transendothelialer Flüssigkeitstransport m
cytopenia Zytopenie f, Zellverminderung f
cytophage Zytophag m, Zellfreßzelle f, Phagozytosezelle f
cytophagous zytophag, zellfressend, Phagozytose...
cytophagy Zytophagie f, Phagozytose f
cytophilic zytophil, zellfreundlich
cytophotometer Zytophotometer n
cytophotometric zytophotometrisch
cytophotometry Zytophotometrie f
cytophysiology Zytophysiologie f, Zellphysiologie f
cytoplasm Zytoplasma n, Protoplasma n, Zellplasma n
cytoplasmic Zytoplasma..., Zellplasma...
~ **cleavage** Zytoplasmateilung f
~ **filament** Zytoplasmafilament n
~ **granule** Zytoplasmakörnchen n
~ **inclusion** Zytoplasmaeinschluß m
~ **inclusion body** Zytoplasmaeinschlußkörper m
~ **membrane** Zytoplasmamembran f
~ **organelle** Zytoplasmaorganelle f
cytopoiesis Zytopoese f, Zellbildung f, Zellentwicklung f
cytoproximal zytoproximal, zell[en]nah
cytoscopic zytoskopisch, zell[en]betrachtend, zell[en]beobachtend
cytoscopy Zytoskopie f, Zell[en]betrachtung f, Zell[en]beobachtung f
cytosiderin Zytosiderin n (eisenhaltiges Zellpigment)
cytosine Zytosin n (Nukleinsäurebestandteil)
~ **arabinoside** Zytosinarabinosid n
cytoskeleton Zytoskelett n, Zellgerüst n
cytosome Zytosom n, Zell[en]körper m
cytostasis Zytostase f, Zellteilungshemmung f, Zell[wachstums]hemmung f
cytostatic zytostatisch, zellteilungshemmend, zell[wachstums]hemmend; tumorhemmend, tumorabtötend
cytostatic [agent] Zytostatikum n, zytostatische (zellhemmende) Substanz f; tumorhemmende Substanz f

cytotactic Zytotaxis...
cytotaxis Zytotaxis f, Zellbewegung f
cytotoxic zytotoxisch, zellenvergiftend; zellhemmend; zell[en]tötend
cytotoxicity Zytotoxizität f
cytotoxin Zytotoxin n, Zellgift n
cytotrophoblast Zytothrophoblast m
cytotrophy Zytotrophie f, Zellwachstum n
cytropic zytotrop
cytotropism Zytrotropismus m, Zelltropismus m
cytozyme Zytozym n, Thrombokinase f (Enzym)

D

D. s. 1. distal; 2. dorsal; 3. dose; 4. duct; 5. da
D trisomy Trisomie 13 f, Trisomie f des Chromosoms 13
da gib (Rezeptur)
Da Costa's syndrome Da Costa-Syndrom n, neurozirkulatorische Asthenie f, Effort-Syndrom n, Hyperventilationssyndrom n
dacryadenalgia Dakryadenalgie f, Tränendrüsenschmerz m
dacryadenoscirrhus Dakryoadenoszirrhus m, Tränendrüsenszirrhus m
dacryagogic, dacryagogue tränentreibend
dacryagogue [agent] tränentreibendes Mittel n
dacryoadenalgia Dakryoadenalgie f, Tränendrüsenschmerz m
dacryoadenectomy Dakryoadenektomie f, Tränendrüsenexstirpation f, [operative] Tränendrüsenentfernung f
dacryoadenitis Dakryoadenitis f, Tränendrüsenentzündung f
dacryoagogatresia Tränengang[s]obstruktion f (Tränendrüse)
dacryoblennorrhoea Dakryoblennorrhoe f, eitrige Tränendrüsenentzündung f, Tränendrüsen[ver]eiterung f
dacryocanaliculitis Dakryokanalikulitis f, Tränengang[s]entzündung f
dacryocele s. dacryocystocele
dacryocyst Dakryozystis f, Saccus m lacrimalis, Tränensack m
dacryocystectasia Dakryozystektasie f, Tränensackerweiterung f
dacryocystectomy Dakryozystektomie f, Tränensackexstirpation f, [operative] Tränensackentfernung f
dacryocystitis Dakryozystitis f, Tränensackentzündung f
dacryocystoblennorrhoea Dakryozystoblennorrhoe f, eitrige Tränensackentzündung f, Tränensack[ver]eiterung f
dacryocystocele Dakryozystozele f, Tränensackvorfall m
dacryocystogram Dakryozystogramm n, Tränensackröntgen[kontrast]bild n
dacryocystography Dakryozystographie f, Tränensackröntgen[kontrast]darstellung f

dacryocystoptosis

dacryocystoptosis Dakryozystoptose f, Tränensacksenkung f
dacryocystorhinostenosis Dakryozystorhinostenose f, Tränennasengangsvereng[er]ung f
dacryocystorhinostomy Dakryozystorhinostomie f, Tränensack-Nasen-Fistelung f; Totische Operation f; Westsche Operation f
dacryocystostenosis Dakryozystostenose f, Tränensackvereng[er]ung f
dacryocystostomy 1. Dakryozystostomie f, Tränensackfistel f; 2. Dakryozystostomie f, [operative] Tränensackfistelung f
dacryocystotomy Dakryozystotomie f, Tränensackschnitt m, [operative] Tränensackeröffnung f
dacryoectasia s. dacryocystectasia
dacryolith Dakryolith m, Tränensackstein m
dacryolithiasis Dakryolithiasis f, Tränensteinleiden n, Tränensteinkrankheit f
dacryoma Dakryom n, Tränendrüsengeschwulst f
dacryon Dakryon n (vordere obere Tränenbeinspitze)
dacryophlegmon Dakryophlegmone f, Tränensackphlegmone f
dacryops Dakryops m, Tränendrüsenretentionszyste f
dacryoptosis s. dacryocystoptosis
dacryorrhoea Dakryorrhoe f, Tränenfluß m, Tränenträufeln n
dacryosinusitis Dakryosinusitis f, Siebbeinzellen- und Tränennasengangentzündung f
dacryostenosis Dakryostenose f, Tränengangvereng[er]ung f, Tränenkanaleinengung f
dacryosyringe Tränengangsspritze f
dactyl Daktylus m, Finger m; Zeh m, Zehe f
dactylar Finger...; Zehen...
dactylion Daktylion n, Syndaktylie f, Fingerverwachsung f
dactylitis Daktylitis f, Fingerentzündung f; Zehenentzündung f
dactylogram Daktylogramm n, Fingerabdruck m, Hautpapillarmusterbild n
dactylogryposis Daktylogrypose f, Fingerverkrümmung f; Zehenverkrümmung f
dactylolysis Daktylolyse f, Fingeramputation f, [operative] Fingerentfernung f; Zehenamputation f, [operative] Zehenentfernung f
dactylomegaly Daktylomegalie f, Makrodaktylie f, Fingervergrößerung f; Zehenvergrößerung f
dactyloscopy Daktyloskopie f, Fingerabdruckuntersuchung f
dactylospasm Daktylospasmus m, Fingerkrampf m; Zehenkrampf m
dactylosymphysis s. syndactyly
dactylus s. dactyl
daily dose Tages[maximal]dosis f, Tageshöchstdosis f
daltonism Daltonismus m, Farbenblindheit f
Damoiseau's curve Damoiseau-Ellis-Kurve f, Pleuraergußbegrenzungslinie f

dancing chorea Chorea f Sydenham, Chorea f minor (infectiosa), Veitstanz m
dandruff Kopfschuppe f, Schuppe f; Kopfgrind m, Grind m
dandy fever s. dengue
Dandy-Walker syndrome Dandy-Walker-Syndrom n (angeborene Atresie des Foramen Magendi)
Danlos syndrome [Ehlers-]Danlos-Syndrom n, Cutis f laxa (hyperelastica), Gummihaut f
Darier's disease Dariersche Krankheit f, Dyskeratosis (Keratosis, Psoropsermosis) f follicularis vegetans
dark adaptation Dunkeladaptation f, Dunkelanpassung f
~-**adapted** dunkeladaptiert
~ **adaptometry** Dunkeladaptationsmessung f, Dunkelanpassungsbestimmung f
~-**field microscopy** Dunkelfeldmikroskopie f
~-**field-negative** dunkelfeld-negativ (mikroskopischer Treponemennachweis)
~-**field-positive** dunkelfeld-positiv (mikroskopischer Treponemennachweis)
~-**phase contrast** Dunkelphasenkontrast m (Mikroskopie)
Darling's disease (histoplasmosis) Darlingsche Krankheit f, Histoplasmose f (Pilzerkrankung des retikulo-endothelialen Systems)
darmbrand Darmbrand m, Enteritis f necroticans
Darrow's solution Darrowsche Infusionslösung f
d'arsonvalization s. arsonvalization
dartos Tunica f dartos, Fleischhaut f des Hodensacks
~ **muscle reflex** Skrotalreflex m
~ **tunic** s. dartos
dartre Herpes m(f), Bläschenausschlag m (Zusammensetzungen s. unter herpes)
dartrous herpesartig
Darwin's tubercle Apex f auriculae Darwini, Darwinsches Höckerchen n, Darwin-Ohr n
date sore s. leishmaniasis
daughter cell Tochterzyste f
~ **cyst** Tochterzyste f
~ **star** Tochterstern m, Diaster m (Mitosefigur)
day blindness Tagblindheit f, Nachtsichtigkeit f, Caecitas f diurna, Dämmerungsschwachsichtigkeit f, Hemeralopie f
~ **sight** Tagessichtigkeit f, Nachtblindheit f
~ **terrors** Pavor m diurnus, Tagangst f, Tagschreck m
daydream Wachtraum m
dazzle Blendung f
DDT DDT n, Dichlordiphenyltrichloräthan n
de Beurmann-Gougerot disease De Beurmann-Gougerotsche Krankheit f, Sporotrichose f
de Pezzer catheter Pezzer-Katheter m
de Quervain's disease 1. Querveinsche Krankheit f, stenosierende Tendovaginitis f, Tendovaginitis f stenosans [de Quervain], Sehnenscheidenverengung f mit Sehnenschei-

denverödung; 2. Quervainsche Thyreoiditis f, Thyreoiditis f subacuta
de Toni-Fanconi[-Debré] syndrome s. Debré-de Toni-Fanconi syndrome
deactivate/to entaktivieren
deactivation Entaktivierung f *(Radioaktivität)*
dead tot, leblos
~ **birth** Totgeburt f
~ **bone** Knochensequester m, Sequester m
~ **space** Totraum m
~ **space air** Totraumluft f
deaf taub
~ **and dumb** s. ~- mute
~ **field** Taubheitsfeld n, Taubheitsareal n
~**-mute** taubstumm
~**-mute** Taubstummer m
~**-mutism** Taubstummheit f
~ **point** Taubheitspunkt m
deafen/to taub machen
deafferentation Deafferentierung f *(Durchtrennung der hinteren Nervenwurzeln zur Schmerzausschaltung)*
deafness Taubheit f
deamidase Deamidase f *(Enzym)*
deamidate/to desamidieren, entamidieren, Amidogruppen abspalten
deamidize/to s. deamidate/to
deaminase Deaminase f *(Enzym)*
deaminate/to desaminieren, entaminieren, Aminogruppen abspalten
deaminating enzyme Desaminierungsenzym n
death Tod m ● **at** ~ bei Eintritt des Todes
~ **certificate** Todesschein m, Totenschein m
~ **rate** Todesrate f, Sterblichkeitsziffer f
~ **struggle** Todeskampf m, Agonie f
debilitant debil, schwachsinnig
debilitant Debiler m, Schwachsinniger m
debility 1. Debilität f, Schwachsinn m; 2. Schwäche f
Debré-de Toni-Fanconi syndrome Debré-de Toni-Fanconi-Syndrom n, Abderhalden-Fanconi-Syndrom n, Kaufmann-Abderhalden-DeLignac-Syndrom n, Zystinspeicherkrankheit f, Zystinose f, Aminosäurediabetes m
debride the skin edges/to die Hautränder anfrischen, eine Wundtoilette durchführen
debridement [of wound] Debridement n, Wundtoilette f, Wundexzision f
debris Debris m, nekrotisches Gewebe n, Gewebstrümmer pl
decalcification Dekalzifikation f, Entkalzifizierung f, Entkalkung f
decalcify/to dekalzifizieren, entkalzifizieren, entkalken
decalvant kahlmachend, enthaarend
decancellation Spongiosaausschabung f
decannulation Dekanülierung f, Kanülenentfernung f; Tracheostomiekanülenentfernung f
decant/to dekantieren
decantation Dekantierung f
decapitate/to dekapitieren, dekaptieren, enthaupten, köpfen, eine Dekapitation durchführen

decapitating hook Dekapitationshaken m
~ **scissors** Kephalotomieschere f
decapitation Dekapitation f, Köpfung f
decapitator Dekapitator m *(Instrument)*
decapsulation Dekapsulation f, Kapselentfernung f, Entkapselung f, Ausschälung f
decarboxylase Dekarboxylase f *(Enzym)*
decarboxylate/to dekarboxylieren, Kohlendioxid (CO_2) abspalten
decarboxylating enzyme Dekarboxylierungsferment n
decay/to zerfallen, zersetzen; verfallen *(Körper)*; alt (senil) werden
decay Zerfall m, Zersetzung f; Verfall m, Zerstörung f; Senium n
~ **constant** [radioaktive] Zerfallskonstante f
~ **curve** Zerfallskurve f
decerebellation [operative] Kleinhirnentfernung f
decerebrate/to dezerebrieren, das Gehirn entfernen
decerebrate position Dezerebrationshaltung f
~ **rigidity** Dezerebrationsrigidität f, Enthirnungsstarre f
decerebration Dezerebrierung f, Hirnentfernung f
decerebrize/to s. decerebrate/to
decidua Dezidua f *(Gebärmutterschleimhaut während einer Schwangerschaft)*
decidual Dezidua[l]...
~ **cell** Deziduazelle f
~ **endometritis** Deziduaendometritis f, Dezidua[schleimhaut]entzündung f
~ **fissure** Deziduafissur f
~ **membrane** Deziduamembran f, Membrana f decidua
~ **tissue** Deziduagewebe n
deciduitis s. decidual endometritis
deciduocellular sarcoma Syncytioma n malignum
deciduoma Deziduom n
deciduous dentition 1. Milchzahndurchbruch m, Primärzahnung f; 2. Primärgebiß n, Milchgebiß n
~ **teeth** Milchzähne f, Milchgebiß n, Dentes mpl decidui
decipara Dezipara f, Zehntgebährende f
deck plate Deckplatte f, Dorsalplatte f *(Embryologie)*
decollator Dekapitator m *(Instrument)*
decompensation Dekompensation f, Kompensationsversagen n, Kompensationsstörung f *(eines Organs)*
decompensational ileus Ileusdekompensation f
decomposition Dekomposition f, Zersetzung f, Abbau m; Zerfall m, Auflösung f
~ **product** Zersetzungsprodukt n, Abbauprodukt n; Zerfallsprodukt n
decompression Dekompression f, Druckentlastung f, Druckverminderung f
~ **chamber** Dekompressionskammer f
~ **of the heart** s. ~ of the pericardium

decompression

- **~ of the labyrinth** Labyrinthdekompression *f*, Labyrinth[binnen]druckentlastung *f*
- **~ of the pericardium** Perikarddekompression *f*, Herzbeuteldruckentlastung *f*
- **~ sickness** Dekompressionskrankheit *f*, Caisson-Krankheit *f*, Druckluftkrankheit *f*, Taucherkrankheit *f*

deconjugate/to dekonjugieren, entkoppeln
deconjugation Dekonjugation *f*, Dekonjugierung *f*, Entkopplung *f (z. B. Gallensäuren)*
decontaminate/to 1. dekontaminieren, entseuchen, entaktivieren; 2. reinigen, säubern
decontamination 1. Dekontamination *f*, Dekontaminierung *f*, Entseuchung *f*, Entaktivierung *f*; 2. Reinigung *f*, Säuberung *f*
decorticate/to dekortizieren, dekapsulieren, entkapseln, ausschälen
decorticate position Dekortikationshaltung *f*
- **~ rigidity** Dekortikationsrigidität *f*, Dekortikationsstarre *f*

decortication Dekortikation *f*, Entkapselung *f*, Ausschälung *f*
decrease resistance to infection/to die Widerstandskraft gegenüber einer Infektion verringern (senken)
decrement Dekrement *n*, Stadium *n* decrementi, Krankheitsrückgang *m*, Nachlassen *n* von Krankheitserscheinungen
decrescendo Dekreszendo *n*, Leiserwerden *n* [von Herzgeräuschen]
decrescent dekreszent, abnehmend, leiser werdend
decubation Genesung *f (von einer Infektionskrankheit)*
decubital Dekubital...
- **~ ulcer** Dekubitalulkus *n*, Druckgeschwür *n*

decubitus Dekubitus *m*, Druckbrand *m*, Wundliegen *n*
- **~ radiography** anliegende (aufliegende) Röntgenaufnahme *f*
- **~ ulcer** s. decubital ulcer

decussate/to [über]kreuzen, überschneiden *(z. B. Hirnnerven)*
decussation Decussatio *f*, Kreuzung *f*
- **~ of Forel** Decussatio *f* tegmenti ventralis, Forelsche (ventrale) Haubenkreuzung *f*
- **~ of the brachia conjunctiva** s. ~ of the superior cerebellar peduncles
- **~ of the lemnisci** Decussatio *f* lemniscorum, Schleifenkreuzung *f*
- **~ of the optic nerve** Chiasma *n* opticum, Sehnervenkreuzung *f*
- **~ of the superior cerebellar peduncles** Decussatio *f* pedunculorum cerebellarium superiorum, Kreuzung *f* der Kleinhirnschenkel, Bindearmkreuzung *f*

dedifferentiation Dedifferenzierung *f*, Entdifferenzierung *f*, Desorganisation *f*
de-epithelialization Entepithelialisierung *f*, Epithelentfernung *f*
de-epithelialize/to entepithelialisieren, das Epithel entfernen

deep antebrachial fascia s. ~ fascia of the forearm
- **~ artery of the clitoris** Arteria *f* profunda clitoridis, tiefe Klitorisarterie *f*
- **~ artery of the penis** Arteria *f* profunda penis, tiefe Gliedarterie *f*
- **~ auricular artery** Arteria *f* auricularis profunda, tiefe Ohrarterie *f*
- **~ brachial artery** Arteria *f* profunda brachii, tiefe Armarterie *f*
- **~ branch of the radial nerve** Ramus *m* profundus nervi radialis
- **~ cervical artery** Arteria *f* cervicalis profunda, tiefe Nackenarterie *f*
- **~ cervical fascia** Fascia *f* cervicalis, Halsfaszie *f*
- **~ cervical lymph node** Lymphonodus *m* (Nodus *m* lymphaticus) cervicalis profundus, tiefer Halslymphknoten *m*
- **~ cervical vein** Vena *f* cervicalis profunda, tiefe Nackenvene *f*
- **~ dorsal sacrococcygeal ligament** Ligamentum *n* sacrococcygeum dorsale profundum
- **~ dorsal vein of the clitoris** Vena *f* dorsalis clitoridis, Klitorisrückenvene *f*
- **~ dorsal vein of the penis** Vena *f* dorsalis penis, Penisrückenvene *f*
- **~ epigastric artery** s. inferior epigastric artery
- **~ facial vein** Vena *f* facialis profunda, Gesichtsvene *f*
- **~ fascia of the arm** Fascia *f* brachii
- **~ fascia of the armpit (axilla)** Fascia *f* axillaris
- **~ fascia of the back of the hand** Fascia *f* dorsalis manus
- **~ fascia of the clitoris** Fascia *f* clitoridis
- **~ fascia of the dorsum of the foot** Fascia *f* dorsalis pedis
- **~ fascia of the forearm** Fascia *f* antebrachii
- **~ fascia of the ischiorectal fossa** Fascia *f* lunata
- **~ fascia of the penis** Fascia *f* penis profunda
- **~ fascia of the wall of the pelvic cavity** Fascia *f* pelvis parietalis
- **~ femoral artery** Arteria *f* profunda femoris, tiefe Oberschenkelarterie *f*
- **~ femoral lymph node** Lymphonodus *m* (Nodus *m* lymphaticus) femoralis profundus
- **~ femoral vein** Vena *f* profunda femoris, tiefe Oberschenkelvene *f*
- **~ folliculitis** Sycosis *f* simplex (vulgaris), Folliculitis *f* barbae (vulgaris, simplex)
- **~ head of the flexor pollicis brevis muscle** Caput *n* profundum musculi flexoris pollicis brevis
- **~ iliac circumflex artery** Arteria *f* circumflexa ilium profunda, tiefe Kranzarterie *f* der Hüfte
- **~ inguinal ring** Anulus *m* inguinalis profundus, innerer Leistenring *m*
- **~ keratitis** Keratitis *f* interstitialis (parenchymatosa), tiefe Hornhautentzündung (Keratitis) *f*
- **~ layer of the levator palpebrae superioris muscle** Lamina *f* profunda musculi levatoris palpebrae superioris
- **~ layer of the temporal fascia** Lamina *f* profunda fasciae temporalis

~ **lingual artery** Arteria f profunda linguae, tiefe Zungenarterie f
~ **lingual vein** Vena f profunda linguae, tiefe Zungenvene f
~ **lymph node of the neck** s. ~ cervical lymph node
~ **medial cerebral vein** Vena f cerebri media profunda
~ **palmar arch** Arcus m palmaris profundus, tiefer Arterienbogen m der Hohlhand
~ **palmar fascia** Aponeurosis f palmaris, Palmaraponeurose f
~ **percussion** Tiefenperkussion f
~ **peroneal nerve** Nervus m peronaeus profundus
~ **petrosal nerve** Nervus m petrosus profundus
~ **posterior temporal artery** Arteria f temporalis profunda posterior, hintere tiefe Schläfenarterie f
~ **reflex** Tiefenreflex m
~ **roentgen-ray therapy** Röntgentiefenbestrahlung f
~ **sensibility** Tiefensensibilität f
~ **temporal artery** Arteria f temporalis profunda anterior, tiefe vordere Schläfenarterie f
~ **temporal nerve** Nervus m temporalis profundus
~ **temporal vein** Vena f temporalis profunda, tiefe Schläfenvene f
~ **tendon reflex** Muskeleigenreflex m
~ **tendon reflex hyperactivity** Muskeleigenreflexhyperaktivität f
~ **transverse metacarpal ligament** Ligamentum n metacarpeum transversum profundum
~ **transverse metatarsal ligament** Ligamentum n metatarseum transversum profundum
~ **transverse muscle of the perineum** Musculus m transversus perinei profundus, tiefer querer Dammuskel m
~ **vein of the clitoris** Vena f profunda clitoridis, tiefe Klitorisvene f
~ **vein of the penis** Vena f profunda penis, tiefe Gliedvene f
~ **venous thrombosis** tiefe Venenthrombose f
~ **volar arch** s. ~ palmar arch
deer fly amerikanische Pferdebremse f, Chrysops m discalis *(Überträger der Tularämieerreger)*
~ **fly fever** Tularämie f, Hasenpest f
Deetjen's body Blutplättchen n, Thrombozyt m
defaecate/to defäkieren, Kot (Stuhl) absetzen, [den Darm] entleeren
defaecation Defäkation f, Stuhlentleerung f, Stuhlgang m, Kotentleerung f
~ **reflex** Defäkationsreflex m, Stuhlentleerungsreflex m
~ **reflex centre** Defäkationsreflexzentrum n
~ **stimulus** Defäkationsstimulus m, Stuhlentleerungsreiz m
defat/to entfetten; Fettgewebe entfernen
defatigation Defatigatio f, Ermüdung f, Erschöpfung f, Überanstrengung f

defatting Entfetten n, Entfettung f
defect Defekt m, Fehler m; Vitium n
defective 1. Geistesgestörter m; 2. Krüppel m
defeminization Defeminisation f, Entweiblichung f, Verlust m des weiblichen Geschlechtsgefühls, Defeminierung f
defeminize/to entweiblichen, die weiblichen Charakterzüge verlieren
defence mechanism s. ~ response
~ **reflex** Schutzreflex m
~ **response** Schutzreaktion f
deferent deferent, ableitend, hinausführend; hinabführend
~ **canal (duct)** Ductus m deferens, Samenleiter m
deferential artery Arteria f ductus deferentis (deferentialis), Samenleiterarterie f
~ **plexus** Plexus m deferentialis, Samenleiter[nerven]geflecht n
deferentiovesical Samenleiter-Harnblasen-...
deferentitis Deferentitis f, Samenleiterentzündung f
defervescence Deferveszenz f, Entfieberung f, Fieberabfall m
defervescent entfiebernd, fiebersenkend; fieberfrei, entfiebert
~ **stage** Fieberabfall m, Stadium n der Fiebersenkung, Stadium n decrementi
defibrillate/to defibrillieren, entflimmern
defibrillation Defibrillation f, Entflimmerung f (der Herzkammern)
defibrillator Defibrillator m *(Apparat zur Elektroschocktherapie des Kammerflimmerns)*
defibrinate/to defibrinieren, Fibrin entfernen
defibrination Defibrinierung f, Fibrinentfernung f aus dem Blut
~ **syndrome** Defibrinierungssyndrom n, Defibrinationssyndrom n
deficiency 1. Mangel m, Fehlen n; 2. Fehler m, Mangelhaftigkeit f, Defekt m (z. B. Chromosomen)
~ **anaemia** Eisenmangelanämie f, sideroprive Anämie (Blutarmut) f
~ **disease** Mangelkrankheit f
~ **symptom** Mangelsymptom n
deficient pulse Pulsdefizit n, Pulsus m deficiens
definitive definitiv, voll entwickelt (ausgebildet)
~ **callus** Dauerkallus m, definitiver Kallus m
~ **host** Endwirt m
~ **kidney** Dauerniere f, Metanephros m
~ **percussion** Abgrenzungsperkussion f
~ **treatment** Definitivbehandlung f
defloration Defloration f, Entjungferung f
~ **pyelitis** Deflorationspyelitis f
deflorescence Effloreszenzrückbildung f, Hautausschlagrückgang m
deformation 1. Deformation f, Deformierung f; 2. s. deformity
deforming osteochondritis of the hip Calvé-Legg-Perthessche Krankheit f, Osteochondritis f deformans [coxae] juvenilis
~ **osteodystrophia** Osteodystrophia f deformans, Morbus m Paget

deforming

~ spondylitis Spondylitis *f* deformans
deformity Deformität *f*, Verunstaltung *f*, Mißbildung *f*, Deformation *f*
~ of the lower lip Unterlippendeformität *f*, Unterlippendeformierung *f*
~ of the mitral valve Mitralklappendeformität *f*, Mitralklappendeformierung *f*
defunctionalization Funktionsverlust *m*
defurfuration Defurfuratio *f*, Desquamatio *f* furfuracea, [kleieförmige] Abschuppung *f (Masern)*
deganglionate/to ein Ganglion exstirpieren (operativ entfernen)
degenerate/to degenerieren, entarten, dem Verfall unterliegen
degenerate degeneriert, entartet, verfallen
degeneration Degeneration *f*, Degenerierung *f*, Entartung *f*
degenerative arthritis Degenerationsarthritis *f*
~ atrophy Degenerationsatrophie *f*
~ chorea Huntingtonsche Chorea *f*
~ disease Degenerationskrankheit *f*
~ joint disease degenerative Gelenkerkrankung *f*, Alterungsarthritis *f*
~ pannus Pannus *m* degenerativus, Degenerationspannus *m*
~ psychosis Degenerationspsychose *f*, Alterungspsychose *f*
degerm/to entkeimen; antiseptisch behandeln
degermation Entkeimung *f*; Antiseptik *f*
degloving of thigh Oberschenkeldekollement *n*, Oberschenkelhautablederung *f*
deglutition Deglutition *f*, Schlucken *n*; Schluckfähigkeit *f*
~ reflex Schluckreflex *m*
deglutitive, deglutitory Deglutitiv..., Schluck...
Degos' disease Degossche Krankheit *f*, Papulosis *f* atrophicans maligna
degradation Degradation *f*, Abbau *m*, Zersetzung *f*, Zerfall *m*
degrade/to abbauen, zersetzen, zerfallen
degrease the skin/to die Haut entfetten
degree of arterial oxygen desaturation Grad *m* (Ausmaß *n*) der arteriellen Sauerstoffsättigung
~ of shunt Shunt-Größe *f*, Shunt-Ausmaß *n*
degustation Schmecken *n*, Abschmecken *n*; Schmeckfähigkeit *f*
dehaemoglobinize/to das Hämoglobin entfernen *(aus den Erythrozyten)*
dehiscence Dehiszenz *f*, Auseinanderweichen *n* von Wundrändern; klaffende Wunde *f*
dehydrase Dehydr[ogen]ase *f (Enzym)*
dehydrate/to 1. dehydratisieren, entwässern, Wasser entziehen; 2. dehydrieren, Wasserstoff abspalten
dehydrated alcohol absoluter (reiner) Alkohol *m*, wasserfreies Äthanol *n*
~ creatine Kreatinin *n*
dehydration 1. Dehydratation *f*, Dehydratisierung *f*, Entwässerung *f*, Wasserentzug *m*; 2. Dehydrierung *f*, Wasserstoffabspaltung *f*

~ exhaustion Dehydrierungserschöpfung *f*, Wasserentzugserschöpfung *f*
~ therapy Dehydrierungstherapie *f*, Entwässerungsbehandlung *f*, Entwässerung *f*
7-dehydrocholesterol Dehydro-7-cholesterin *n* (Provitamin D_3)
dehydrocholic acid Dehydrocholsäure *f (galletreibendes Mittel)*
dehydrocorticosterone Dehydrokortikosteron *n*
dehydrogenase Dehydrogenase *f (Enzym)*
dehydrogenate/to dehydrieren, Wasserstoff abspalten
dehydrogenation Dehydrierung *f*, Dehydration *f*, Wasserstoffabspaltung *f*
dehydrogenize/to *s.* dehydrogenate/to
deinsectization Desinsektion *f*, Entwesung *f*, Ungeziefervernichtung *f*
deiodination of thyroxine Thyroxindejodierung *f*
Deiters' cell Deitersche Zelle *f*, Stützzelle *f* des Spiralorgans
~ nucleus Deitersscher Kern *m*, Nucleus *m* vestibularis lateralis
dejection 1. Dejektion *f*, Defäkation *f*, Stuhlentleerung *f*, Kotentleerung *f*; 2. Fäzes *fpl*, Kot *m*; Exkrement *n*, Ausscheidung *f*; 3. Dejektion *f*, Depression *f*, Traurigkeit *f*
Déjérine-Klumpke's paralysis (syndrome) Déjérine-Klumpkesche Lähmung *f*, untere Armplexuslähmung *f*
~-Roussy syndrome Déjérine-Roussy-Syndrom *n*, Thalamussyndrom *n*
~-Sottas disease (neuropathy) Déjérine-Sottas-Syndrom *n (Form der neuralen Muskelatrophie)*
delactation Delaktation *f*, Abstillen *n*, Abstillung *f*, Muttermilchentwöhnung *f*
delay in primary wound closure Sekundärheilung *f*, Sanatio *f* per secundam intentionem
delayed allergy verzögerte Allergie *f*, Spätallergie *f*
~ labour Partus *m* serotinus, Spätgeburt *f*
~ primary closure verzögerte Primärnaht *f*
~ reflex Spätreflex *m*
~ rupture zweizeitige Ruptur *f*
~ suture verzögerte Naht *f*, Sekundärnaht *f*
deleterious deletär, zerstörend; [gesundheits-]schädlich
deletion Deletion *f*, Chromosomenabweichung *f*
Delhi boil *s.* cutaneous leishmaniasis
delipidation Lipidentfernung *f*
deliquesce/to zerfließen
deliriant *s.* delirifacient
delirifacient delirant, delirbewirkend, Delirium erzeugend
delirious deliriös, delirant, im Delirium befindlich, Delirium...
delirium Delir[ium] *n (Bewußtseinstrübung mit Verwirrtheit, Desorientierung und Verkennung der Umgebung)*
deliver/to gebären

dental

~ **prematurely** eine Frühgeburt haben, vor dem Termin gebären
delivery Geburt f, Niederkunft f, Entbindung f, Partus m *(Zusammensetzungen s. unter birth, labour)*
~ **by caesarean section** s. caesarean section
~ **room** Kreißsaal m
delomorphous delomorph, von feststehender Form
~ **cell** Belegzelle f, Parietalzelle f
delouse/to entlausen
delousing Entlausung f, Entlausen n
delta-activity Deltaaktivität f *(EEG)*
~ **cell** Deltazelle f, D-Zelle f
~ **rhythm** Deltarhythmus m *(EEG)*
deltoid 1. deltoid, deltaförmig; 2. Deltamuskel...
~ **crest** s. ~ ridge
~ **ligament** Ligamentum n deltoideum
~ **muscle** Musculus m deltoideus, Deltamuskel m
~ **reflex** Deltamuskelreflex m
~ **region** Regio f deltoidea
~ **ridge (tubercle, tuberosity)** Tuberositas f deltoidea
deltoiditis Deltamuskelentzündung f
deltopectoral Deltamuskel-Pektoralmuskel-...
~ **groove** Trigonum n deltoideopectorale, Fossa f infraclavicularis, Mohrenheimsche Grube f
delusion Wahn m, Wahnvorstellung f, Wahnidee f
~ **of grandeur** Größenwahn m, Megalomanie f
~ **of observation** Beobachtungswahn m
~ **of persecution** Verfolgungswahn m
~ **of reference** Referenzwahn m, Bezugswahn m
delusional, delusive Wahn..., Wahnvorstellungs...
delusory delusorisch, täuschend
demarcate/to demarkieren, abgrenzen
demarcation current Demarkationsstrom m, Verletzungsstrom m
~ **potential** Demarkationspotential n, Verletzungspotential n
~ **ring** Demarkationsring m
dement dement, schwachsinnig, blöd
dement Schwachsinniger m, Blöder m
dementia Dementia f, Demenz f, erworbener Schwachsinn f, Verblödung f
demethylate/to demethylieren, Methylgruppen abspalten (entfernen)
demethylation Demethylierung f, Methylgruppenabspaltung f
demigauntlet bandage Handgelenkbandage f, Handgelenksverband m
demineralization Demineralisation f, Mineralverarmung f; Entfernen n mineralischer Substanzen
demineralize/to demineralisieren, entmineralisieren, mineralische Substanzen entfernen
demodectic Demodex..., Haarbalgmilben...

Demodex folliculorum Haarbalgmilbe f, Demodex m folliculorum
demodicidosis Haarbalgmilbenbefall m
demonomania Dämonomanie f, Teufelswahn m
demonomaniac Dämonomaner m
demonopathy s. demonomania
demonophobia Dämonophobie f, Dämonenfurcht f
demorphinization Morphiumentzug m, Morphinismusbehandlung f
demyelinate/to entmarken
demyelinating disease Demyelinationskrankheit f, Entmarkungskrankheit f
demyelin[iz]ation Demyelinisation f, Demyelinisierung f, Entmarkung f *(des Zentralnervensystems)*
demyelinize/to s. demyelinate/to
denarcotize/to entnarkotisieren
denaturation 1. Denaturierung f, Vergällung f; 2. Denaturierung f, Eiweißgerinnung f
denature/to 1. denaturieren, vergällen; 2. denaturieren, gerinnen lassen *(Eiweiß)*; fällen
denatured alcohol denaturierter (vergällter) Alkohol m
denaturization s. denaturation
dendrite Dendrit m, Nervenzellenzytoplasmafortsatz m, Zytoplasmafortsatz m der Nervenzelle
dendritic dendritisch, verästelt, verzweigt
~ **calculus** Korallenstein m *(Nierenstein)*
~ **keratitis** Keratitis f arborescens
~ **membrane** postsynaptische Membran f
dendroid s. dendritic
dendron s. dendrite
dendrophilia Dendrophilie f *(Vorliebe für Bäume)*
denervate/to denervieren, entnerven
denervation Denervierung f, Entnervung f
~ **potential** Denervierungspotential n
dengue Dengue[fieber] n, Siebentagefieber n, Polkafieber n, Aburabaku n
~ **[haemorrhagic] fever** s. dengue
~**-like** dengue-artig
denidation Denidation f, Gebärmutterschleimhautabstoßung f
denitrify/to 1. denitrifizieren; 2. Stickstoff entfernen
denitrogenation Stickstoffentfernung f
dens Dens m, Zahn m *(Zusammensetzungen s. unter dental, tooth)*
~ **of the axis** Dens m axis (epistrophei)
densimeter Densimeter n, Dichtemesser m; Aräometer n; Pyknometer n
densimetric densimetrisch, dichtemessend
densimetry Densimetrie f, Dichtemessung f
dental dental, Dental..., Zahn...
~ **abnormality** Zahnabnormität f
~ **abscess** Dentalabszeß m, Alveolarabszeß m, Zahnfachabszeß m, Zahnvereiterung f
~ **alloy** Dentallegierung f, Zahnlegierung f

dental 170

~ **amalgam** Dentalamalgam *n*, Zahnamalgam *n*
~ **anaesthesia** Dentalanästhesie *f*, Zahnbetäubung *f*
~ **arch of the lower teeth** Arcus *m* dentalis inferior, unterer Alveolarbogen (Zahnbogen) *m*
~ **arch of the upper teeth** Arcus *m* dentalis superior, oberer Alveolarbogen (Zahnbogen) *m*
~ **artery** Dentalarterie *f*, Zahnschlagader *f*
~ **burr** Dentalbohrer *m*
~ **calculus** Zahnstein *m*
~ **canal** Canalis *m* alveolaris, Alveolarkanal *m*
~ **caries** Dentalkaries *f*, Zahnfäule *f*, Karies *f*, Caries *f* dentium
~ **cavity** Dentalhöhle *f*, Pulpahöhle *f*
~ **checkup** Zahnuntersuchung *f*
~ **decay** *s*. ~ caries
~ **deposit** Zahnstein *m*; Zahnbelag *m*
~ **dysplasia** Dentaldysplasie *f*, Zahnfehlbildung *f*
~ **enamel** Zahnschmelz *m*
~ **epithelium** Dentalepithel *n*, Zahnepithel *n*
~ **erosion** Zahnsubstanzverlust *m*
~ **examination** Zahnuntersuchung *f*
~ **excavation** Zahnaufbohrung *f*
~ **excavator** Zahnbohrer *m*
~ **exostosis** Zahnexostose *f*, Osteoma *n* dentale
~ **extraction** Zahnextraktion *f*, Zahnziehen *n*
~ **extraction forceps** Zahn[extraktions]zange *f*, Dentalzange *f*
~ **fluorosis** Dentalfluorose *f*, chronische Fluorschädigung *f* der Zähne
~ **follicle** Dentalfollikel *m*, Zahnsäckchen *n*
~ **forceps** Dentalzange *f*, Zahn[extraktions]zange *f*
~ **formula** Dentalformel *f*, Zahnformel *f*, Gebißformel *f*
~ **germ** Dentalkeim *m*, Zahnkeim *m*, Zahnanlage *f*
~ **granuloma** 1. Dentalgranulom *n*, Periapikalgranulom *n*; 2. Alveolarabszeß *m*
~ **identification record** Gebißidentifizierungskarte *f*
~ **index** Dentalindex *m*, Zahnindex *m*
~ **lamina** Zahnleiste *f*, Schmelzleiste *f*, Lamina *f* dentalis
~ **mirror** Dentalspiegel *m*, Zahnspiegel *m*
~ **necrosis** Dentalnekrose *f*, Zahnuntergang *m*
~ **organ** Schmelzorgan *n*
~ **orthopaedics** Kieferorthopädie *f*
~ **papilla** Dentalpapille *f*, Zahnpapille *f*, Papilla *f* dentis
~ **periostitis** Dentalperiostitis *f*
~ **plaques** Dentalbelag *m*, Zahnbelag *m*
~ **plate** *s*. ~ prosthesis
~ **plexus** Dentalplexus *m*, Zahnplexus *m*
~ **process** Dentalfortsatz *m*, Alveolarfortsatz *m*
~ **prophylaxis** Dentalprophylaxe *f*; Zahnhygiene *f*
~ **prosthesis** Zahnprothese *f*, künstliches Gebiß *n*, Zahnersatz *m*

~ **prosthetics** Zahnprothetik *f*
~ **pulp** Zahnpulpa *f*, Zahnmark *n*, Pulpa *f* dentium (dentis)
~ **ridge** *s*. ~ lamina
~ **roentgenogram** Zahnröntgenaufnahme *f*
~ **roentgenography** Zahnröntgendarstellung *f*
~ **sac** *s*. ~ follicle
~ **surgeon** 1. Kieferchirurg *m*; 2. Zahnarzt *m*
~ **surgery** Kieferchirurgie *f*
~ **tubercle** Tuberculum *n* coronae dentis, Kauflächenhöckerchen *n*
~ **unit** Dentaleinheit *f*
dentalgia Dentalgie *f*, Zahnschmerz *m*, Zahnweh *n*
dentate gezähnt
~ **fissure** Sulcus *m* hippocampi
~ **gyrus** Gyrus *m* dentatus
~ **ligament** Ligamentum *n* denticulatum
~ **line** Linea *f* dentata (pectinea, sinuosa), Kryptenlinie *f*
~ **nucleus** Nucleus *m* dentatus cerebelli
~ **suture** Sutura *f* dentata (serrata)
dentatectomy Exstirpation *f* des Nucleus dentatus
dentatoreticular dentatoretikulär
dentatorubral dentatorubral
~ **tract** Tractus *m* cerebellorubralis
dentatothalamic dentatothalamisch
dentatum Nucleus *m* dentatus cerebelli
denticle Dentikel *m*, Zähnchen *n*
dentification 1. Dentition *f*, Zahnung *f*, Zahndurchbruch *m*; 2. Zahnbildung *f*
dentiform dentiform, zahnförmig
dentin *s*. dentine
dentinal Dentin..., Zahnbein...
~ **canal** Zahnbeinkanälchen *n*
~ **cell** Odontoblast *m*, Zahnbeinbildner *m*
~ **fibre** Odontoblastenfortsatz *m*, Zahnfaser *f*
~ **fibril** Zahnbeinfibrille *f*
~ **tubule** Zahnkanälchen *n*
dentine Dentin *n*, Zahnbein *n*, Elfenbein *n*
dentinification *s*. dentinogenesis
dentinoblastoma Dentinoblastom *n*
dentinogenesis Dentinifikation *f*, Dentinbildung *f*, Zahnbeinbildung *f*
dentinogenic dentinogen, dentinbildend
dentinoid Dentinoid *n*
dentinoma Dentinom *n*
dentiparous zahnbildend
dentist Dentist *m*, Zahnarzt *m*
dentistry Zahnheilkunde *f*, Stomatologie *f*, Odontologie *f*
dentist's chair Zahnarztstuhl *m*
dentition 1. Dentition *f*, Zahnung *f*, Zahndurchbruch *m*; 2. Gebiß *n*; Zahnformel *f*
dentoalveolar dentoalveolär, Zahnalveolen..., Zahnfach...
~ **abscess** Zahnfachabszeß *m*, Zahnvereiterung *f*, Alveolarabszeß *m*, Dentalabszeß *m*
dentofacial dentofazial, Zahn-Gesichts-...
dentogingival lamina *s*. dental lamina
dentoid zahnartig, zahnähnlich, dentoid

denture Zahnersatz *m*, Zahnprothese *f*, künstliches Gebiß *n*
denudation Denudation *f*, Entblößung *f*, Freilegung *f*
denude/to freilegen *(z. B. Zahnwurzel)*
deodorant desodorierend, geruchsbeseitigend; geruchsverhindernd
deodorant Desodorans *n*, Deodorant *n*
deodorize/to desodorieren, geruchlos machen, unangenehme Gerüche beseitigen
deossification Deossifikation *f*, Knochenerweichung *f*
deoxyadenosine Desoxyadenosin *n*, Adenindesoxyribonukleosid *n*
deoxycholic acid Desoxycholsäure *f (Gallensäure)*
deoxycorticosterone, deoxycortone Desoxykortikosteron *n*, Desoxykorton *n (Nebennierenrindenhormon)*
deoxycytidine Desoxyzytidin *n*, Zytosindesoxyribonukleosid *n*
deoxyephedrine Desoxyephedrin *n*, Methamphetamin *n*
deoxygenation Desoxydation *f*, Sauerstoffabgabe *f*, Reduktion *f*
deoxyguanine Desoxyguanosin *n*, Guanindesoxyribonukleosid *n*
deoxypentose Desoxypentose *f*
deoxyribonuclease Desoxyribonuklease *n (Enzym)*
deoxyribonucleic acid Desoxyribonukleinsäure *f*, DNS, DNA
~ **acid polymerase** Desoxyribonukleinsäurepolymerase *f*, DNS-Polymerase *f (Enzym)*
~ **acid replication** Desoxyribonukleinsäurereplikation *f*, DNS-Replikation *f*
~ **acid synthesis** Desoxyribonukleinsäuresynthese *f*, DNS-Synthese *f*
~ **acid virus** Desoxyribonukleinsäurevirus *n*, DNS-Virus *n*
deoxyribonucleotide Desoxyribonukleotid *n*
deoxyribose Desoxyribose *f*, 2-Desoxy-D-ribose *f*, Thyminose *f*
deoxyuridine Desoxyuridin *n*, Urazildesoxyribonukleosid *n*
dependence Sucht *f*, Narkomanie *f*; Rauschgiftsucht *f*, Rauschgiftabhängigkeit *f*
depersonalization Depersonalisation *f (Störung des Ich-Erlebens bei Schizophrenie)*
depigment/to depigmentieren
depigmentation Depigmentierung *f*, Pigmentschwund *m*, Pigmentverlust *m*
depilation Depilation *f*, Enthaarung *f*, Haarentfernung *f*
depilatory haarentfernend, enthaarend
depilatory [agent] Haarentfernungsmittel *n*, Enthaarungsmittel *n*, Depilatorum *n*
depilous haarlos
depletion Erschöpfung *f*, Verarmung *f*, Auszehrung *f*
depolarization Depolarisation *f*, Depolarisierung *f*

depolymerase Depolymerase *f (Enzym)*
depolymerization Depolymerisation *f*
depolymerize/to depolymerisieren
deposit 1. Sediment *n*, Ablagerung *f*; Niederschlag *m*; 2. Depot *n*, Lager *n*
depot corticosteroid Depotkortikosteroid *n*
~ **effect** Depoteffekt *m*, Depotwirkung *f (eines Medikaments)*
~ **fat** Depotfett *n*, Speicherfett *n*
~ **treatment** Depotbehandlung *f*
depressant sedierend, beruhigend; senkend
depressant Sedativum *n*, Beruhigungsmittel *n*
depressed fracture Impressionsfraktur *f*
depression Depression *f*, Schwermütigkeit *f*, Traurigkeit *f (psychische Störung)*
depressive depressiv, stimmungsgedrückt; stimmungsdrückend
~ **insanity** Depression *f*, Schwermütigkeit *f*, Traurigkeit *f*; Involutionspsychose *f*, Altersdepression *f*
~ **neurosis (reaction)** reaktive Depression *f*
~ **state** Depressionszustand *m*, depressiver Zustand *m*
depressor 1. s. ~ muscle; 2. Depressorium *n*, Drückinstrument *n*, Druckspatel *m*; 3. s. ~ nerve; 4. s. ~ substance; 5. s. ~ depressant
~ **anguli oris [muscle]** Musculus *m* depressor anguli oris, Mundwinkelsenker *m*, Mundwinkelherabzieher *m*
~ **area** Depressorenzentrum *n (Zentralnervensystem)*
~ **epiglottidis [muscle]** Kehldeckelsenker *m*
~ **labii inferioris [muscle]** Musculus *m* depressor labii inferioris, Unterlippensenker *m*, Unterlippenherabzieher *m*
~ **muscle** Musculus *m* depressor, Depressor *m*, Herabzieher *m*, Senkungsmuskel *m*
~ **nerve** Nervus *m* depressor [cordis], drucksenkender Nerv *m*, Depressor *m*
~ **reflex** Depressorreflex *m*
~ **septi nasi [muscle]** Musculus *m* depressor septi nasi, Nasenscheidewandsenker *m*
~ **substance** Depressorsubstanz *f*, blutdrucksenkendes Mittel *n*
~ **supercilii [muscle]** Musculus *m* depressor supercilii, Augenbrauensenker *m*, Augenbrauenherabzieher *m*
depth dose Tiefen[bestrahlungs]dosis *f*, Herddosis *f*
~ **perception** Tiefenperzeption *f*, Tiefensehen *n*, Tiefenwahrnehmung *f*, stereoskopisches Sehen *n*
~ **psychology** Tiefenpsychologie *f*
deradelphus Deradelphus *m (Doppelmißgeburt mit Verschmelzung der oberen Körperhälfte und Extremitätenverdopplung)*
deradenitis Halslymphknotenentzündung *f*
derangement Geistesstörung *f*
Dercum's disease Dercumsche Krankheit *f*, Adipositas *f* dolorosa, Neurolipomatosis *f*
dereism Dereismus *m*, wirklichkeitsfernes Denken *n*

dereistic

dereistic dereistisch, dereierend, traumhaft
derencephalia Derenzephalie f, Halswirbelsäulenspaltbildung f mit fehlendem Gehirn
derencephalous derenzephal
derencephalus Derenzephalus m, Derenzephaler m, Mißgeburt f mit Halswirbelsäulenspalte und fehlendem Gehirn
deric ektodermal
derivation 1. Derivation f, Ableitung f *(EKG)*; 2. Umleitung f *(Blut)*
derm Derma n, Haut f, Kutis f *(Zusammensetzungen s. unter cutaneous, dermal, skin)*
derma s. derm
dermabrade/to die Haut abschleifen
dermabrasion Hautabschleifung f
dermadrome Hautsymptom n, Hautmanifestation f einer Krankheit
dermafat Hautfett n, Unterhautfettgewebe n
~-fascia graft Vollhaut-Fettgewebe-Faszien-Transplantat n
dermahaemia Hauthyperämie f, Hautblutfülle f
dermal dermal, Haut... *(Zusammensetzungen s. a. unter cutaneous)*
~ **appendage** Hautanhang m, Hautanhangsgebilde n
~ **infection** Hautinfektion f
~ **injury** Hautläsion f, Hautverletzung f
~ **leishmanoid** Hautleishmanoid n
~ **muscle** Hautmuskel m
~ **papilla** Hautpapille f
~ **pedicle flap** gestielter Hautlappen m, Hautstiellappen m
~ **punch** Hautstanze f
~ **sensation** Hautempfindung f, Hautgefühl n
~ **sense** Hautsinn m
~ **suture** Intrakutannaht f
dermalgia Derm[at]algie f, Hautnervenschmerz m, Dermatodynie f
dermamyiasis Hautmyiasis f, Hautmadenfraß m
dermanaplasty Hauttransplantation f, Hautverpflanzung f
dermatagra 1. s. dermatalgia; 2. Pellagra f
dermatalgia Dermatalgie f, Dermatodynie f, Hautnervenschmerz m
dermathemia s. dermahaemia
dermatic dermatisch, Haut...
dermatic Dermatikum n, Hautmittel n
dermatitis Derm[at]itis f, Hautentzündung f
dermato... s. a. dermo...
dermatobiasis Dermatobiasis f, Dasselfliegenmadenbefall m
dermatocellulitis Dermatozellulitis f, Unterhautgewebsentzündung f
dermatochalasis Dermatochalasis f, Dermatolyse f, Chalazodermie f, Hautschlaffheit f; Faltenhaut f, Schlaffhaut f
dermatoconiosis Dermatokoniose f, Stauberkrankung f der Haut
dermatocyst Dermatozyste f, Hautzyste f
dermatodynia Dermatodynie f, Hautschmerz m

dermatofibroma Dermatofibrom n, Hautfibrom n, Fibroma n simplex, Nodulus m cutaneus
dermatofibrosarcoma Dermatofibrosarkom n
dermatogenic, dermatogenous dermatogen
dermatoglyphic sign Fingerabdruck m
dermatoglyphics 1. Fingerabdruckuntersuchung f; 2. Hautpapillarmuster n
dermatogram Hautpapillarmusterbild n, Dermatogramm n, Fingerabdruck m
dermatographia s. dermographia
dermatoheteroplasty Dermatoheteroplastik f, Fremdhauttransplantation f
dermatologic[al] dermatologisch
dermatologist Dermatologe m, Haut[fach]arzt m, Facharzt m für Hautkrankheiten
dermatologist's province Dermatologie f, dermatologischer Bereich m
dermatology Dermatologie f, Hautkrankheitslehre f
dermatolysis s. dermatochalasis
dermatome 1. Dermatom n, Hautabschnitt m, Hautsegment n; 2. Dermatom n, Hautmesser n
dermatomegaly Dermatomegalie f
dermatomic Dermatom..., Hautabschnitt...
~ **area** Dermatom n, Hautsegment n
dermatomyces Dermatophyt m, Hautpilz m
dermatomycete s. dermatomyces
dermatomycosis Dermatomykose f, Hautmykose f, Hautpilzkrankheit f, Pilzflechte f
dermatomyoma Dermatomyom n, Hautmyom n
dermatomyositis Dermatomyositis f, Polymyositis f, Haut- und Muskelentzündung f
dermatoneurology Dermatoneurologie f, Hautnervenlehre f
dermatoneurosis Hautneurose f, Neurodermatose f
dermatopathic dermatopathisch, Hautkrankheits...
dermatopathology Dermatopathologie f, Hautkrankheitslehre f
dermatopathophobia Dermatopathophobie f *(Angst vor Hautkrankheiten)*
dermatopathy Dermatopathie f, Hautkrankheit f
dermatophiliasis, dermatophilosis Dermatophiliasis f, Dermatophilosis f, Sandflohbefall m
dermatophyte Derm[at]ophyt m, Hautpilz m
dermatophytid Dermatophytid n *(Hautausschlag bei Pilzerkrankung)*
dermatophytosis Dermatophytose f, Dermatophytie f, Hautpilzkrankheit f
dermatoplastic surgery dermatoplastische Chirurgie f
dermatoplasty Dermatoplastik f, Hautplastik f, plastischer Hautersatz m
dermatopolyneuritis Dermatopolyneuritis f, Feersche Krankheit f, infantile Akrodynie f
dermatorrhagia Dermatorrhagie f, Hautblutung f

dermatorrhexis 1. Hautzerreißung f, Dermatorrhexis f, Hautkapillarzerreißung f; 2. Ehlers-Danlos-Syndrom n, Cutis f laxa (hyperelastica), Gummihaut f, Syndrom n von Ehlers und Danlos
dermatosclerosis Dermatosklerose f, Sklerodermie f, Hautverhärtung f
dermatoscopy Dermatoskopie f, Haut[kapillar]mikroskopie f
dermatosis Dermatose f, Hautkrankheit f
dermatostomatitis Dermatostomatitis f, Erythema n exsudativum multiforme [majus], Stevens-Johnson-Syndrom n
dermatotherapy Dermatotherapie f, Hautbehandlung f
dermatotome Dermatom n, Hautmesser n
dermatotomy Dermatotomie f, Hautschnitt m
dermatozoon Dermatozoon n, Hautschmarotzer m, Hautparasit m
dermatozoonosis Dermatozoonose f, Hautzoonose f, Hautschmarotzertum n, Hautparasitenbefall m
dermatrophia Hautatrophie f
dermic dermal, Haut...
~ **layer** Lamina f propria, Grundschicht f (Trommelfell)
dermis Dermis f, Corium n, Lederhaut f
~-**fat graft** Vollhaut-Fettgewebe-Transplantat n
~-**fat pedicle flap** gestielter Hautfettlappen (Vollhaut-Fettgewebe-Lappen) m
dermitis Dermitis f, Dermatitis f, Hautentzündung f
dermo... s. a. dermato...
dermoblast Dermoblast m
dermographia Dermographie f, Dermographismus m, Hautschrift f (vasomotorisches Nachröten der Haut nach dem Bestreichen)
dermographic dermographisch
~ **prurigo** Prurigo f dermographica
dermographism s. dermographia
dermohaemia s. dermahaemia
dermoid dermoid, hautähnlich, hautartig
dermoid [cyst] Dermoid n, Dermoidzyste f, Dermoidkystom n
~ **tumour** Dermoidgeschwulst f, Dermoidtumor m
dermoidectomy Dermoidektomie f, Dermoid[zysten]ausschälung f, [operative] Dermoidentfernung f
dermolabial dermolabial, Haut-Lippen-...
dermolipoma Dermolipom n
dermophlebitis Dermatophlebitis f, Hautvenenentzündung f
dermoreaction Hautreaktion f
dermostosis Hautverknöcherung f, Osteoma n cutis
dermosynovitis Dermosynoviitis f, Haut- und Schleimbeutelentzündung f
dermosyphilopathy Syphiloderma n, syphilitische Hauterkrankung f, Hautsyphilis f
dermotropic virus dermotropes (dermatotropes) Virus n

dermotropism Dermotropismus f, Hautaffinität f
dermotuberculin reaction Haut-Tuberkulin-Reaktion f
dermovascular dermovaskulär, Hautgefäß...; Haut-Gefäß-...
desamidase s. deamidase
Desault's bandage Desault-Verband m (z. B. bei Oberarmfraktur)
descemetitis Keratitis f punctata, Entzündung f der Descemet-Membran
descemetocele Deszemetozele f, Keratozele f, Vorwölbung f der Descemet-Membran
Descemet's membrane Descemetsche Membran f, Descemet-Membran f, Lamina f limitans interna, hintere Hornhautgrenzschicht f
descendent 1. absteigend; 2. abstammend
descending deszendierend, absteigend
~ **aorta** Aorta f descendens, absteigende Körperschlagader f
~ **colon** Colon n descendens, absteigendes Kolon n, absteigender Dickdarm[schenkel] m
~ **genicular artery** Arteria f genus descendens, absteigende Kniegelenkarterie f
~ **limb** Überleitungsstück n, absteigender Schenkel m der Henleschen Schleife
~ **mesocolon** Mesocolon n descendens, absteigendes Dickdarmgekröse (Kolongekröse) n
~ **palatine artery** Arteria f palatina descendens, absteigende Gaumenarterie f
~ **[part of the] thoracic aorta** Aorta f descendens, absteigende Körperschlagader f
~ **thoracic aortic aneurysm** Aorta-descendens-Aneurysma n, Aneurysma n der absteigenden Körperschlagader
~ **tract** efferente Nervenbahn f
~ **vestibular root (tract)** Tractus m vestibulospinalis, Heldsches Bündel n
descensus s. descent
descent Deszensus m, Senkung f, Abstieg m (eines Organs)
~ **of the testicle (testis)** Descensus m testiculorum (testis), Hodendeszensus m
desensitization Desensibilisierung f, Antianaphylaxie f
desensitize/to desensibilisieren, unempfindlich machen
desert fever (rheumatism) s. coccidioidomycosis
desiccant [aus]trocknend; entwässernd
desiccant austrocknendes Mittel (Medikament) n
desiccation Austrocknung f, Trocknung f; Entwässerung f
desmalgia Desmalgie f, Sehnenschmerz m; Bänderschmerz m
desmectasis Sehnenzerrung f; Bänderzerrung f
desmin Desmin n (kontraktiles Eiweiß)
desmitis Desmitis f, Sehnenentzündung f; Bandentzündung f
desmocranium Desmokranium n, Bindegewebsschädel m, bindegewebige Schädelanlage f

desmocyte Desmozyt m, Fibroblast m, Bindegewebszelle f
desmodynia s. desmalgia
desmoid desmoid, bandartig; fibrös
desmoid [tumour] Desmoid n, harte Bindegewebsgeschwulst f, Fibroma n durum
desmolase Desmolase f (Enzym)
desmopathy Desmopathie f, Sehnenerkrankung f; Banderkrankung f
desmopexia Desmopexie f, Sehnennaht f; Bandnaht f
desmoplasia Bindegewebsbildung f, Faserbindegewebsproliferation f
desmoplastic desmoplastisch
desmorrhexis Desmorhexis f, Bänderriß m, Bänderzerreißung f
desmosome Desmosom n, Interzellularbrücke f, Macula f adhaerens
desmotomy Desmotomie f, Sehnenschnitt m, [operative] Sehnendurchtrennung f; Bänderschnitt m, [operative] Banddurchtrennung f
desmurgia Desmurgie f, Verbandlehre f
desobliterate/to desobliterieren, ausschälen (Gefäßinnenhaut)
desobliteration Desobliteration f, Intimaausschälung f, Intimaexzision f, Intimektomie f
desoxy... s. deoxy...
desquamate/to [ab]schuppen, abschilfern, schälen
desquamation Desquamation f, Hornhautabschuppung f, Schuppen n, Abschuppung f, Abschilferung f, Schälung f
desquamative desquamativ, [ab]schuppend, abschilfernd, schälend
destroy bacteria/to Bakterien zerstören
destructive [placental] mole Chorioadenoma n destruens, Chorioadenom n, destruierende Blasenmole f
detachment of the choroid Chorioideaablösung f, Aderhautablösung f, Ablatio (Amotio) f chorioideae
~ **of the retina** Retinaablösung f, Netzhautablösung f, Ablatio (Amotio) f retinae
~ **of the vitreous body** Glaskörperabhebung f, Ablatio (Amotio) f corporis vitrei
detect the existence of pregnancy/to eine Schwangerschaft nachweisen
deteriorate/to [sich] verschlechtern, schlechter werden (Zustand); degenerieren
detonator effect Entladungseffekt m (Synapse)
detorsion Detorsion f, Entdrallung f
detoxicant entgiftend
detoxicant [agent] Entgiftungsmittel n
detoxicate/to entgiften
detoxi[fi]cation Detoxikation f, Entgiftung f
detoxify/to s. detoxicate/to
detritus Detritus m, Gewebezerfallsmaterial n
detruncation s. decapitation
detrusor contraction Detrusorkontraktion f, Entleerungsmuskelkontraktion f
~ **muscle** Musculus m detrusor, Entleerungsmuskel m

~ **urinae** 1. s. ~ vesicae [muscle]; 2. Musculus m bulbospongiosus
~ **vesicae [muscle]** Detrusor m vesicae, Harnblasenentleerungsmuskel m
detumescence Detumeszenz f, Abschwellung f, Erschlaffung f
deuteranomalia Deuteranomalie f, Grünschwäche f
deuteranomalous deuteranomal, grünschwach
deuteranope Deuteranoper m, Grünblinder m
deuteranopia Deuteranopie f, Grünblindheit f
deuteranopic deuteranop, grünblind
deuteranopsia s. deuteranopia
deuteropathic deuteropathisch, Sekundärkrankheits..., Folgeerkrankungs...
deuteropathy Deuteropathie f, Folgeerkrankung f, Sekundärleiden n, Sekundärkrankheit f
deuteroplasm Deuteroplasma n, Eidotter n
deutoplasm s. deuteroplasm
Deutschländer's disease Deutschländersche Krankheit f, Deutschländersches Syndrom n, Marschfraktur f (Ermüdungsbruch von Mittelfußknochen)
devasation s. devascularization
devascularization Devaskularisation f, Gefäßverarmung f
develop hypersensitivity/to Überempfindlichkeit herausbilden, Hypersensibilität entwickeln
~ **immunity** Immunität herausbilden (entwickeln)
development Entwicklung f; Ontogenese f
developmental age Entwicklungsalter n
~ **aneurysm** angeborenes Aneurysma n
~ **crisis** Entwicklungskrise f, Reifungskrise f
~ **quotient** Entwicklungsquotient m
Devergie's disease Devergiesche Krankheit f, Pityriasis f rubra pilaris, Stachelflechte f, Lichen m ruber accuminatus
deviation Deviation f, Ablenkung f, Abweichung f
~ **angle** Abweichungswinkel m, Ablenkungswinkel m; Schielwinkel m
~ **to the left** Linksverschiebung f (Blutbild)
Devic's disease Devicsche Krankheit (Erkrankung) f, Neuromyelitis f optica
devil's grip Pleurodynie f, Bornholmer Krankheit f, epidemische Myalgie f
devitalization [of the pulp] Devitalisation f, Pulpadevitalisation f, Pulpaentfernung f aus dem Wurzelkanal
devolution 1. Involution f, Rückbildung f; 2. Katabolismus m, Abbaustoffwechsel m; 3. Degeneration f, Entartung f
dexamethasone Dexamethason n, 16α-Methyl-9α-fluorprednisolon n
~ **suppression test** Dexamethason-Suppressionstest m, Dexamethason-Hemmtest m (Nebennierenrindenfunktion)
dexiocardia s. dextrocardia
dexter dexter, rechts[seitig]

dextral 1. rechts [liegend], rechtsseitig; 2. rechtshändig
dextrality 1. rechtsseitige Lage f; Rechtsbetonung f; 2. Rechtshändigkeit f
dextran Dextran n (Polysaccharid)
dextraural rechtsaurikulär, Rechtsohr...
dextrin Dextrin n (Stärkeabbauprodukt)
dextrinosis Dextrinose f
dextrinuria Dextrinurie f, Dextrinausscheidung f im Urin
dextrocardia Dextrokardie f, Dexiokardie f, Rechtsverlagerung f des Herzens
dextrocardial dextrokardial, Rechtsherz...
dextrocardiogram Dextrokardiogramm n, Rechtsherzelektrokardiogramm n, Rechtsherz-EKG n
dextrocerebral dextrozerebral, Rechtshirnhemisphären...
dextrocular rechtsäugig
dextrocularity Rechtsäugigkeit f
dextrogram 1. Dextrogramm n, Rechtsherzröntgen[kontrast]bild n; 2. s. dextrocardiogram
dextromanual rechtshändig
dextropedal dextropedal, rechtsfüßig
dextroposition Dextroposition f, Rechtsverlagerung f
~ **of the heart** s. dextrocardia
dextrose Dextrose f, Traubenzucker m, α-Glukose f
dextrosuria Glukosurie f, Glukoseausscheidung f im Urin, Glykosurie f
dextrotorsion Dextrotorsion f, Rechts[ver]drehung f
dextroversion Dextroversion f, Rechtsneigung f
Di George's syndrome Di George-Syndrom n, Thymusaplasie f
di Guglielmo's disease (syndrome) di Guglielmosche Krankheit f, Morbus m di Guglielmo, akute Erythrämie (erythrämische Myelose) f
diabetes 1. Diabetes m, Durchgang m, Durchfluß m, Harnfluß m, Harnruhr f; 2. Diabetes m mellitus, Zuckerharnruhr f; 3. Diabetes m insipidus, Wasserharnruhr f; 4. Diabetes m renalis, Nierendiabetes m, renale Glukosurie f
diabetic diabetisch, zuckerkrank, Diabetes...
diabetic Diabetiker m, Zuckerkranker m
~ **acidosis** Ketonkörperazidose f, diabetische Azidose f
~ **angiopathy** Diabetesangiopathie f, diabetische Angiopathie (Gefäßkrankheit) f
~ **cataract** Diabeteskatarakt f
~ **diet** Diabetesdiät f, Diabetikerdiät f
~ **gangrene** Diabetesgangrän f, diabetische Gangrän f
~ **glomerulosclerosis** Glomerulosklerose f, Kimmelstiel-Wilsonsches Syndrom n
~ **glycosuria** Harnzuckerausscheidung f, diabetische Glukosurie (Glykosurie) f
~-**like** diabetesartig
~ **neuropathy** Diabetikerneuropathie f, diabetische Neuropathie f

~ **puncture** [Bernhardscher] Zuckerstich m
~ **retinitis (retinopathy)** diabetische Retinopathie (Netzhautentzündung) f, Retinopathia f diabetica
diabetogenic, diabetogenous diabetogen, diabeteserzeugend
diabetophobia Diabetophobie f (Angst vor Zuckerkrankheit)
diacetaemia Diazetämie f, Azetonämie f, Auftreten n von Azetonkörpern im Blut
diacetonuria s. diaceturia
diaceturia Diazeturie f, Ketonurie f, Azetonkörperausscheidung f im Urin
diacetylmorphine Dia[zetyl]morphin n, Heroin n (Rauschgift) (Zusammensetzungen s. unter heroin)
diaclasis Diaklase f, beabsichtigte Fraktur f
diaclast Diaklast m, Kranioklast m, Kraniotom n, Dahlgrensche Zange f
diaclastic diaklastisch
diacrisis Diakrise f, Differentialdiagnose f
diacritic[al] diakritisch, unterscheidend; [differential]diagnostisch
diadochokinesis Diadochokinese f (Fähigkeit zu schnellen antagonistischen Bewegungen)
diagnosable diagnostizierbar
diagnose/to diagnostizieren, eine Diagnose stellen
diagnosis 1. Diagnose f; 2. s. diagnostics
~ **by exclusion** 1. Ausschlußdiagnose f; 2. Ausschlußdiagnostik f
diagnostic diagnostisch
~ **acumen** diagnostischer Scharfblick (Scharfsinn) m
~ **radiology** Röntgendiagnostik f
~ **serology** diagnostische Serologie f, Serodiagnostik f
diagnostician Diagnostiker m
diagnostics Diagnostik f
diagonal conjugate diameter Diameter m diagonalis, Conjugata f diagonalis
diakinesis Diakinese f (Zellteilungsstadium)
dialysance Dialysance f (Maß für Stoffaustausch zwischen Blut und Dialysierflüssigkeit)
dialysate Dialysat n, Spülflüssigkeit f, Spüllösung f, Dialysierlösung f
~ **compartment** Dialyselösungskompartiment n, Spüllösungsseite f, Dialysierungskompartiment n
dialysis Dialyse f (Verfahren zur Trennung von gelösten Stoffen)
~ **machine** Dialyseapparat m, Dialysierapparat m, künstliche Niere f
~ **patient** Dialysepatient m
~ **room** Dialyseraum m
~ **service** Dialysedienst m
~ **therapy (treatment)** Dialysetherapie f, Dialysebehandlung f
~ **unit** Dialyseabteilung f
dialytic dialytisch, Dialyse...
dialyzable dialysierbar
dialyzate s. dialysate

dialyze 176

dialyze/to dialysieren, eine Dialyse durchführen; sich einer Dialyse unterziehen
dialyzer Dialysator m
dialyzing fluid Dialysierlösung f (s. a. dialysate)
~ **period** Dialysierzeit f, Dialysezeit f
diamine Diamin n
~ **oxidase** Diaminooxidase f, Histaminase f (Enzym)
diaminuria Diaminurie f, Diaminausscheidung f im Urin
diamorphine s. diacetylmorphine
diapedesis Diapedese f, Gefäßwanddurchtritt m der Blutzellen; Durchwanderung f
diapedetic Diapedese...
diaper rash Windelausschlag m
diaphanoscope Diaphanoskop n, Durchleuchtungsgerät n
diaphanoscopic diaphanoskopisch
diaphanoscopy Diaphanoskopie f, Durchleuchtungsuntersuchung f mit Licht
diaphorase Diaphorase f (Enzym)
diaphoresis Diaphorese f, Perspiration f; Schweißsekretion f
diaphoretic diaphoretisch, schweißtreibend
diaphoretic [agent] Diaphoretikum n, schweißtreibendes Mittel n
diaphragm 1. Diaphragma n, Scheidewand f (zwischen Körperhöhlen); Zwerchfell n; 2. Trennwand f, Zwischenwand f, Membran f, Diaphragma n (Dialyse, Elektrolyse); 3. Blende f (Optik, Röntgentechnik)
~ **of the sella** Diaphragma n sellae
~ **opening** Blendenöffnung f
~ **pessary** Diaphragmapessar n
~ **phenomenon** Diaphragmaphänomen n, Zwerchfellzeichen n, Littensches Phänomen n
~ **stethoscope** Membranstethoskop n
diaphragmalgia Diaphragmalgie f, Zwerchfellschmerz m, Phrenalgie f
diaphragmatic diaphragmatisch, diaphragmal, Zwerchfell..., Diaphragma...
~ **breather** Zwerchfellatmungstyp m, Zwerchfellatmer m, Bauchatmer m
~ **crus** Crus n diaphragmatis, Zwerchfellschenkel m
~ **flutter** Zwerchfellflattern n, Zwerchfellzittern n, Zwerchfellzucken n
~ **hernia** Hernia f diaphragmatica, Zwerchfellbruch m, Diaphragmahernie f, Diaphragmatozele f
~ **pleura** Pleura f diaphragmatica, Zwerchfellpleura f
~ **pleurisy** Pleuritis f diaphragmatica, Zwerchfellpleuraentzündung f
~ **plexus** Plexus m diaphragmatis, Zwerchfell[nerven]geflecht n, Zwerchfellplexus m
~ **respiration** Zwerchfellatmung f, Bauchatmung f
~ **sign** Zwerchfellzeichen n, Littensches Phänomen n, Diaphragmaphänomen n
~ **tic** s. ~ flutter

diaphragmatitis Diaphragmitis f, Zwerchfellentzündung f
diaphragmatocele Diaphragmatozele f, Diaphragmahernie f, Zwerchfellbruch m, Hernia f diaphragmatica
diaphragmitis Diaphragmitis f, Zwerchfellentzündung f
diaphyseal Diaphyse[n]..., Knochenmittelstück..., Knochenschaft...
~ **dysplasia** Diaphysendysplasie f
~ **sclerosis** Diaphysensklerose f
diaphysectomy Diaphysektomie f, Diaphysenexstirpation f, [operative] Knochenschaftentfernung f
diaphysial s. diaphyseal
diaphysis Diaphyse f, Knochenmitte m, Knochenmittelstück n
diaplasis 1. Diaplasis f, Reposition f, Wiedereinrichtung f von Knochenfragmenten; 2. Reposition f, Einrenkung f von Gelenken
diarrhaemia Hämoperitoneum n, Hämaskos m, blutiger Aszites m
diarrhoea Diarrhoe f, Durchfall m
~ **of the newborn** Neugeborenendiarrhoe f
diarrhoeal, diarrhoeic diarrhöisch, Durchfall...
diarthric s. diarticular
diarthrodial Gelenk...
~ **cartilage** Gelenkknorpel m
~ **joint** Synovialgelenk n, Articulatio f synovialis
diarthrosis Diarthrose f, Kugelgelenk n
diarticular biartikulär, zweigelenkig
diaschisis Diaschisis f (Tätigkeitsausfall eines Nervenabschnitts infolge Stimulationsausfall)
diascope Diaskop n (Glasspatel)
diascopy Diaskopie f (Hautuntersuchungsmethode)
diastalsis Diastalsis f (Form der Darmbewegung)
diastase Amylase f, Diastase f (veraltet) (Enzym)
diastasic 1. Amylase..., Diastase...; 2. Diastase..., Lücken...; Muskellücken...
diastasis 1. Diastase f, [anatomische] Lücke f; Muskellücke f; 2. Diastase f, Auseinanderdrängung f, Ablösung f, Loslösen n (z. B. von Knochen); 3. Diastasis f cordis, Diastase f (Endphase der Herzdiastole)
~ **recti abdominis** Rektusdiastase f
diastatic enzyme s. diastase
diastema Diastema n, Zahnlückenbildung f
diastematocrania Diastematokranie f, [angeborene] Schädeldachspalte f, Kranioschisis f
diastematomyelia Diastematomyelie f, [angeborene] Rückenmarksspalte f
diaster Diaster m, Doppelstern m, Amphiaster m (Mitosefigur)
diastole Diastole f, Herzerschlaffungsphase f, Herzerschlaffung f
diastolic diastolisch, Diastole[n]...
diastolic Diastolikum n, diastolisches Herzgeräusch n

~ **blood pressure** diastolischer Blutdruck m
~ **murmur** Diastolengeräusch n, diastolisches Geräusch n
~ **thrill** diastolisches Schwirren n
diataxia Diataxie f, beidseitige Bewegungskoordinationsstörung f
diathermanous diatherm, wärmedurchlässig, durchlässig für Wärmestrahlen
diathermic 1. s. diathermanous; 2. diatherm[isch], Diathermie...
~ **therapy** Diathermiebehandlung f
diathermocoagulation Diathermokoagulation f, Diathermieverkochung f, chirurgische Diathermie f
diathermy 1. Diathermie f, Thermopenetration f, Wärmedurchdringung f; 2. Diathermiestrom m; 3. Diathermiegerät n
~ **coagulation** s. diathermocoagulation
diathesis Diathese f, Reaktionsbereitschaft f (des Körpers)
diathetic Diathese...
diazepam Diazepam n (Beruhigungsmittel)
diazo reaction Diazoreaktion f
dibothriocephaliasis Dibothriozephaliasis f, Fischbandwurmerkrankung f, Fischbandwurmbefall m
dicephalia Dizephalie f, Zweiköpfigkeit f, Doppelköpfigkeit f
dicephalous dizephal, zweiköpfig, doppelköpfig
dicephalus Dizephalus m, zweiköpfige Mißgeburt f, Doppelköpfiger m
dicheilus Dicheilus m, Doppellippe f
dicheirus Dicheirus m, Doppelhand f
dichlorodiphenyltrichloroethane Dichlordiphenyltrichloräthan n, DDT n
dichorionic twins zweieiige Zwillinge mpl
dichotomous division s. dichotomy
dichotomy Dichotomie f, Zweiteilung f; Bifurkation f, Gabelung f
dichroic 1. dichroit[isch], zweifarbig (z. B. Kristalle); 2. s. dichromatic
dichroism Dichroismus m, Doppelfarbigkeit f (z. B. von Kristallen)
dichromasia Dichromatopsie f, Dichromasie f, partielle Farbenblindheit f, Zweifarbensichtigkeit f
dichromat[e] Dichromat[er] m, partiell Farbenblinder m
dichromatic 1. dichromat[isch], zweifarbig; 2. zweifarbensichtig, dichromat[isch]
dichromatism 1. Zweifarbigkeit f; 2. s. dichromasia
dichromatopsia s. dichromasia
dichromophil dichromophil, doppelfärbend, doppelt färbbar
dichromophilism Dichromophilie f, Doppelfärbbarkeit f
Dick test Dick-Test m, Dicksche Probe f (Scharlachtest)
dicliditis Herzklappenentzündung f
diclidotomy Diklidotomie f, Herzklappeneinschnitt m

dicoria Dikorie f, Diplokorie f, Doppelpupille f
dicoumarol Dikumarol n, Dikumarin n (gerinnungshemmendes Mittel)
dicrotic dikrot[isch], doppelgipfelig (Pulskurve); doppelschlägig
~ **pulse** Pulsus m dicrotus (duplex), dikroter (doppelschlägiger) Puls m
dicrotism Dikrotie f, Doppelgipfligkeit f (Pulskurve); Doppelschlägigkeit f (Puls)
dicrotous s. dicrotic
dictyokinesis Diktyokinese f, Teilung f des Golgi-Apparats
dictyosome Diktyosom n, Netzkörperchen n (Teil des Golgi-Apparats)
didactylism Didaktylie f, Zweifingrigkeit f
didelphia Uterus m didelphys (duplex), doppelter Uterus m, Doppeluterus m, Didelphus m
didelphic didelphys, mit gedoppeltem Uterus
didymalgia Didymalgie f, Hodenschmerz m, Orchialgie f, Orchiodynie f, Hodenneuralgie f
didymitis Didymitis f, Orchitis f, Hodenentzündung f
didymodynia s. didymalgia
die/to 1. sterben; 2. formen (Zahnabdruck)
~ **of cancer** an Krebs sterben
die Abguß m, Zahnabdruck m
diembryony Zwillingsbildung f (eineiig)
diencephalic Dienzephal..., Zwischenhirn...
~ **syndrome** Zwischenhirnsyndrom n
diencephalon Dienzephalon n, Zwischenhirn n
diesterase Diesterase f (Enzym)
diet/to nach Diät leben; auf Diät setzen
diet Diät f, Krankheitskost f, Heilnahrung f; Schonkost f
dietary Diätschema n
dietetic diätetisch, Diät...
dietetics Diätetik f, Diätkunde f, Ernährungslehre f
diethyl ether Diäthyläther m (Narkoseäther)
diethylbarbituric acid Diäthylbarbitursäure f, Äthylbarbital n (Schlafmittel)
diethylstilboestrol Diäthylstilböstrol n (Östrogenwirkstoff)
dietician, dietitian Diätetiker m
dietotherapy Diätbehandlung f, Diättherapie f
differ clinically from/to sich klinisch unterscheiden von
differential [blood] count [weißes] Differentialblutbild n
~ **diagnosis** Differentialdiagnose f
~ **diagnostic** differentialdiagnostisch
~ **leucocyte count** s. differential blood count
~ **threshold** Unterscheidungsschwelle f
~ **white cell count** s. differential blood count
differentiate/to [sich] differenzieren
differentiation Differenzierung f
diffraction area Diffraktionsbereich m, Beugungshof m (Mikroskopie)
diffusate Dialysat n
diffuse angiokeratosis Angiokeratoma n corporis diffusum

diffuse

~ **endothelioma** Ewing-Sarkom *n* des Knochens
~ **goitre** diffuse Struma *f*, Struma *f* diffusa
~ **idiopathic atrophoderma (atrophy of the skin)** Akrodermatitis *f* chronica atrophicans
~ **interstitial pulmonary fibrosis** diffuse interstitielle Lungenfibrose *f*, Hamman-Rich-Syndrom *n*
~ **lung carcinoma** diffuses Lungenkarzinom *n*, Bronchiolenkarzinom *n*
~ **psoriasis** Psoriasis *f* diffusa
~ **sclerosis** 1. multiple Sklerose *f*, MS *f*; 2. Schildersche Krankheit *f*, Encephalitis *f* periaxialis diffusa
~ **syncytial reticulosarcoma** Retikulumzellensarkom *n*

diffusibility Diffusionsfähigkeit *f*; Dialysierbarkeit *f*
diffusion Diffusion *f*; Dialyse *f*
~ **abnormality** Diffusionsstörung *f*
~ **stasis** Stauungsdiffusion *f*
digastric biventer, biventral, zweibäuchig, digastrisch
~ **fossa** Fossa *f* digastrica
~ **groove** Incisura *f* mastoidea
~ **muscle** Musculus *m* digastricus, zweibäuchiger Kiefermuskel *m*
~ **triangle** Trigonum *n* submandibulare
digest/to 1. verdauen, verdaulich sein; 2. digerieren, aufschließen, [her]ausziehen, auslaugen
digestant *s.* digestive
digestibility Digestibilität *f*, Verdaubarkeit *f*
digestible digestibel, verdaubar, verdaulich
digestion 1. Digestion *f*, Verdauung *f*; 2. Digestion *f*, Aufschließung *f*, Herausziehen *n*, Auslaugen *n*
digestive digestiv, verdauungsfördernd, verdauend, Verdauungs...
digestive [agent] Digestivum *n*, Digestionsmittel *n*, verdauungsförderndes Mittel *n*
~ **canal** *s.* ~ tract
~ **disturbance** Verdauungsstörung *f*
~ **enzyme** Verdauungsenzym *n*, Verdauungsferment *n*
~ **leucocytosis** Digestionsleukozytose *f*, Verdauungsleukozytose *f*
~ **physiology** Verdauungsphysiologie *f*
~ **system** Digestionssystem *n*, Systema *n* digestorium, Verdauungssystem *n*, Verdauungsapparat *m*, Apparatus *m* digestorius
~ **tract** Digestionstrakt *m*, Verdauungskanal *m*, Verdauungstrakt *m*, Magen-Darm-Kanal *m*, Tubus *m* digestorius
~ **tract dysfunction** Digestionstraktdysfunktion *f*, Verdauungstraktfunktionsstörung *f*
~ **tube** *s.* ~ tract
~ **vacuole** Phagosom *n*, Phagolysosom *n*
digit Digitus *m*, Finger *m*; Zeh *m*, Zehe *f*
digital 1. digital, Finger...; Zeh[en]...; 2. fingerförmig; zehenförmig
~ **amputation** Fingeramputation *f*; Zehenamputation *f*

178

~ **clubbing** Trommelschlegelfingerbildung *f*; Trommelschlegelfinger *m*
~ **compression** Fingerkompression *f*, Fingerdruck *m*, digitales Zusammenpressen (Pressen) *n*
~ **fossa** 1. Fossa *f* trochanterica; 2. Sinus *m* epididymidis; 3. Fossa *f* malleoli lateralis
~ **furrow** Digitalfurche *f*, Fingerfurche *f*
~ **gangrene** Fingergangrän *f*, Fingerbrand *m*; Zehengangrän *f*, Zehenbrand *m*
~ **impressions** Impressiones *fpl* digitatae
~ **morcellation** digitale Kotausräumung *f*
~ **pulp** Fingerbeere *f*
~ **reflex** Digitalreflex *m*, Fingerreflex *m*; Zehenreflex *m*
~ **tonometry** Fingertonometrie *f*, digitale (palpatorische) Augen[innen]druckmessung *f*, Augendruckmessung *f* mit den Fingern

digitalgia Fingerschmerz *m*, Fingerweh *n*; Zehenschmerz *m*
digitalis Digitalis *f* purpurea, roter Fingerhut *m*
~ **glycoside** Digitalisglykosid *n*
~ **preparation** Digitalispräparat *n*
~ **unit** Digitaliseinheit *f*
digitalism Digitalismus *m*, Digitalisvergiftung *f*
digitalization Digitalisierung *f*, Digitaliseinstellung *f*, Digitalisbehandlung *f*; Herzglykosidtherapie *f*
digitalize/to digitalisieren, auf Digitalis einstellen, mit Digitalis (Herzglykosiden) behandeln
digitalose Digitalose *f* (sechswertiger Zucker)
digitate 1. gefingert, mit Fingern versehen; 2. fingerförmig
digitation Digitation *f*, Fingerfortsatz *m*; Sehnenfortsatz *m*
digitiform fingerförmig, fingerähnlich, digitiform
digitogenin Digitogenin *n* (Glykosidbestandteil)
digitoxigenin Digitoxigenin *n* (Glykosidbestandteil)
digitoxin Digitoxin *n* (Herzglykosid)
digits of the hand Digiti *mpl* manus, Finger *mpl*
~ **of the foot** Digiti *mpl* pedis, Zehen *mpl*
diglossia Diglossie *f*, Doppelzüngigkeit *f*; Doppelzungung *f*
diglossus Diglossus *m*, Mißgeburt *f* mit Doppelzungung
diglyceride Diglyzerid *n* (Fettstoffwechsel)
dignathus Dignathus *m*, Mißgeburt *f* mit zwei Unterkiefern
digoxigenin Digoxigenin *n* (Glykosidbestandteil)
digoxin Digoxin *n* (Herzglykosid)
dihydrocholesterol Dihydrocholesterin *n*, Cholestanol *n*
dihydrocodeinone Dihydrokodein *n* (Hustenmittel)
dihydroergosterine Dihydroergosterin *n* (Provitamin D_4)
dihydroergotamine Dihydroergotamin *n* (Mutterkornalkaloid)
dihydroquinine Dihydrochinidin *n* (herzrhythmisierendes Mittel)

dihydrostreptomycin Dihydrostreptomyzin *n (Antibiotikum)*
dihydrotachysterol Dihydrotachysterol *n*, Dihydrotachysterin *n (bewirkt Blutkalziumspiegelerhöhung)*
dihydrotheelin Ostradiol *n*
dihydroxyoestrin Östradiol *n*
diiodothyronine Dijodthyronin *n*
diiodothyrosine Dijodthyrosin *n*
diktyitis Diktyitis *f*, Netzhautentzündung *f*
diktyoma Diktyoma *n*, Netzhautgeschwulst *f*
dilatable dilatierbar, erweiterungsfähig, [auf-] dehnbar
dilatation Dilatation *f*, Erweiterung *f*, Ausweitung *f*, Auswalzung *f*, Dehnung *f*, Aufdehnung *f*
~ **of the heart** Herzdilatation *f*, Herzerweiterung *f*, Herzausweitung *f*, Herzauswalzung *f*
~ **of the pupil** Pupillendilatation *f*, Pupillenerweiterung *f*, Mydriasis *f*
~ **of the stomach** Magendilatation *f*, Magenerweiterung *f*
dilate/to dilatieren, erweitern, [auf]dehnen
dilating bougie *s.* bougie
~ **pain** Dehnungsschmerz *m*; Eröffnungsschmerz *m (Geburt)*
dilation *s.* dilatation
dilator 1. Dilatator *m*, Erweiterer[muskel] *m*; 2. Dilatator *m*, Dehnungsinstrument *n (s. a.* bougie*)*
~ **for mitral valve** Mitralstenosendilatator *m*, Tubbs-Dilatator *m*
~ **pupillae [muscle]** Musculus *m* dilatator pupillae, Pupillenerweiterer *m*
diluent Verdünnungsmittel *n*
dilute/to verdünnen
dilution Dilution *f*, Verdünnung *f*
~ **test** Nierenverdünnungstest *m*
dilutional Dilutions..., Verdünnungs...
dimercaprol Dimerkaprol *n*, 2,3-Dimerkaptopropan-1-ol *n (Antidot gegen Lewisit)*
dimetria Didelphus *m*, Uterus *m* didelphys (duplex), Doppeluterus *m*, doppelter Uterus *m*
diminished hilar marking verwaschene Hiluszeichnung *f (Lunge)*
dimorphic 1. dimorph, doppelgestaltig, doppelförmig; 2. doppelsymptomatisch
dimorphism Dimorphismus *m*, Dimorphie *f*, Doppelförmigkeit *f*, Doppelgestaltigkeit *f (z. B.* von Lepra*)*
dimorphous *s.* dimorphic
dimple Grube *f*, Grübchen *n*, Hauteinziehung *f*
dinic[al] vertiginös, schwindelig, Vertigo..., Schwindel...
dinucleotide Dinukleotid *n*
dinus Vertigo *f*, Schwindel *m*
diopter Dioptrie *f (Brechkrafteinheit)*
dioptometer Dioptometer *n*, Brechkraftmesser *m*
dioptometry Dioptometrie *f*, Brechkraftbestimmung *f*
dioptral Dioptren..., Refraktions...

dioptre *s.* diopter
dioptric dioptrisch, lichtbrechend
dioptrometer *s.* dioptometer
diotic *s.* biauricular
dipetalonemiasis Dipetalonemiasis *f*, Dipetalonema-perstans-Befall *m*, Akanthocheilonema-perstans-Befall *m*, Akanthocheilonemiasis *f*
diphallic diphallisch, Doppelpenis...
diphallus Diphallus *m*, Doppelpenis *m*
diphonia Diplophonie *f*, Doppelstimme *f*, Diphonie *f*, Diphthongie *f*
diphosphoglyceric acid 1,3-Diphospho-Glyzerinsäure *f (Fettstoffwechsel)*
diphosphopyridine nucleotide Diphosphopyridinnukleotid *n*, DPN, Nikotinsäureamid-Adenindinukleotid *n*, NAD, Koenzym I *n*, Kodehydr[ogen]ase I *f*, Kozymase *f*
diphtheria Diphtherie *f (Infektionskrankheit durch Corynebacterium diphtheriae)*
~ **antitoxin** Diphtherieantitoxin *n*
~ **bacillus** Diphtheriebazillus *m*, Klebs-Löfflerscher Bazillus *m*, Corynebacterium *n* diphtheriae, Diphtheriebakterium *n*
~-**like** diphtherieartig
~ **toxin** Diphtherietoxin *n*, Diphtheriebakteriengift *n*
~ **toxoid** Diphtherietoxoid *n*
diphtherial, diphteric *s.* diphtheritic
diphtheritic diphtherisch, Diphtherie...
~ **ataxia** Diphtherieataxie *f*
~ **conjunctivitis** Diphtheriekonjunktivitis *f*
~ **laryngitis** Diphtherielaryngitis *f*
~ **membrane** Diphtherie[pseudo]membran *f*
~ **necrosis** Diphtherienekrose *f*
~ **neuritis** Diphtherieneuritis *f*
~ **pharyngitis** Diphtheriepharyngitis *f*
~ **ulcer** Diphtheriegeschwür *n*
diphtheroid diphtheroid, diphtherieartig, diphtherieähnlich
diphtheroid Diphtheroid *n (1.* diphtherieartiges Bakterium*; 2.* diphtherieartige Krankheit*)*
diphtherotoxin Diphtherietoxin *n*, Diphtheriebakteriengift *n*
diphthongia Diphthongie *f*, Diphonie *f*, Doppelstimme *f*, Diplophonie *f*
diphyllobothriasis Diphyllobothriasis *f*, Fischbandwurmbefall *m*, Diphyllobothrium-latum-Befall *m*
Diphyllobothrium latum Diphyllobothrium *n* latum, Fischbandwurm *m*
diphyodont diphyodont, mit Zahnwechsel, Zahnwechsel...
diplacusis Diplakusis *f*, Doppelhören *n*, Paracusia *f* duplicata
diplegia Diplegie *f*, doppelseitige Lähmung *f*
diplegic diplegisch, Diplegie...
diplobacillus Diplobazillus *m*, Moraxella *f* lacunata *(Erreger der Lidwinkelkonjunktivitis)*
diploblastic diploblastisch, zweikeimblättrig, doppelkeimblättrig
diplocephalia Diplozephalie *f*, Mißbildung *f* mit zwei Köpfen

diplocephalus

diplocephalus Diplozephalus *m*, Diplokephalus *m*, Mißgeburt *f* mit zwei Köpfen
diplococcoid diplokokkoid, Diplokokken...
diplococcus Diplokokkus *m* (*paarweise zusammenliegende Kokken*)
diplocoria Di[plo]korie *f*, Doppelpupille *f*
diploe Diploe *f*, Substantia *f* spongiosa, Schädelknochenschwammsubstanz *f*, Schwammsubstanz *f* der Schädelknochen
diploetic *s*. diploic
diplogenesis Diplogenesis *f*, Doppelmißbildung *f*, Doppelanlage *f*
diploic Diploe...
~ **bone** *s*. diploe
~ **vein of the frontal bone** Vena *f* diploica frontalis
~ **vein of the occipital bone** Vena *f* diploica occipitalis
~ **vein of the posterior part of the parietal bone** Vena *f* diploica temporalis posterior
~ **veins** Venae *fpl* diploicae, Diploevenen *fpl*
diploid diploid, doppelt (*Chromosomensatz*)
diplomyelia Diplomyelie *f*, Rückenmarkverdoppelung *f*
diplonema Diplonema *n* (*Mitosestadium*)
diploneural diploneural, Doppelinnervations..., Doppelnervenversorgungs...
diplopagus Diplopagus *m*, komplette Doppelmißgeburt *f*
diplopia Diplopie *f*, Doppeltsehen *n*, Doppelsichtigkeit *f*, Visus *m* duplicatus
diplopiometer Diplopiometer *n*, Doppelsichtigkeitsmesser *m*
diploscope Diploskop *n* (*ophthalmologisches Instrument*)
diplosomatia Diplosomie *f*, komplette Doppelmißbildung *f* (*z.B. siamesische Zwillinge*)
dipping *s*. palpation
diprosopia Diprosopie *f*, Doppelgesichtigkeit *f*
diprosopus Diprosopus *m*, Doppelgesicht *n*, Januskopf *m*
dipsomania Dipsomanie *f*, periodische Trunksucht *f*
dipsomaniac Dipsomaner *m*, Trinksüchtiger *m*
dipsophobia Dipsophobie *f*, Trinkfurcht *f*; Trinkabneigung *f*
dipsotherapy Dipsotherapie *f*, therapeutische Flüssigkeitsbeschränkung (Flüssigkeitseinschränkung) *f*
dipygus Dipygus *m*, Duplicitas *f* incompleta, Doppelmißgeburt *f* mit doppelter unterer Körperhälfte
dipylidiasis Dipylidium-caninum-Befall *m*, Gurkenkernbandwurminfestation *f*
dipyridamole Dipyridamol *n* (*gefäßerweiterndes Mittel*)
direct cerebellar tract Tractus *m* spinocerebellaris posterior, hintere (dorsale) Kleinhirnseitenstrangbahn *f*
~ **Coombs test** direkter Coombs-Test *m*, Antiglobulintest *m*
~ **current shock** Gleichstromschock *m*, DC-Schock *m*

~ **excitation** Direkterregung *f*, Direktreizung *f*
~ **hernia** direkter Leistenbruch *m*, Hernia *f* directa
~ **illumination** Direktbeleuchtung *f* (*Mikroskopie*)
~ **immunofluorescent staining** Immunofluoreszenz[direkt]färbung *f*
~ **laryngoscopy** Direktlaryngoskopie *f*, direkte Kehlkopfspiegelung *f*
~ **ophthalmoscopy** Direktophthalmoskopie *f*, direkte Augenspiegelung *f*
~ **percussion** Direktperkussion *f*
~ **pyramidal tract** Fasciculus *m* cerebrospinalis anterior
~ **symptom** Leitsymptom *n*
~ **transfusion** Direkttransfusion *f*, direkte Blutübertragung *f*
~ **vision** Zentralsehen *n*, Makulasehen *n*
director Leitsonde *f*, Führungsinstrument *n*
dirofilariasis Dirofilariose *f*, Dirofilarieninfestation *f*, Dirofilarienbefall *m*
dirrhinus Dirrhinus *m*, Doppelnase *f*
disaccharidase Disaccharidase *f* (*Enzym*)
disaccharide Disaccharid *n*
disarticulate/to ein Gelenk trennen, exartikulieren, im Gelenk amputieren (trennen)
disarticulation Exartikulation *f*, Gelenkamputation *f*
disassimilation Katabolismus *m*, Dissimilation *f*, Abbaustoffwechsel *m*
disc *s*. disk
discharging lesion Entladungsläsion *f* (*Gehirn*)
disciform disciform, scheibenförmig
~ **keratitis** Scheibenkeratitis *f*, Keratitis *f* disciformis
~ **macular degeneration** scheibenförmige Makuladegeneration *f*, Retinitis *f* disciformis
discission Diszision *f*, Spaltung *f*
~ **needle** Diszisionsnadel *f*, Starmesser *n*
discitis Diskusentzündung *f*, Diszitis *f*; Bandscheibenentzündung *f*; Meniskusentzündung *f*
disclosing material Abdruckmaterial *n*, Abgußmaterial *n* (*Stomatologie*)
discoblastula Scheibenblastula *f*
discobolus attitude Diskuswerferhaltung *f* (*bei einseitiger Labyrinthreizung*)
discogastrula Scheibengastrula *f*
discogram Diskogramm *n*, Bandscheibenröntgen[kontrast]bild *n*
discography Diskographie *f*, Bandscheibenröntgen[kontrast]darstellung *f*
discoid diskoid, scheibenförmig, scheibenähnlich
~ **lupus erythematosus** Lupus *m* erythematodes discoides, Scheibenrose *f*, Zehrrose *f*, Schmetterlingsflechte *f*
~ **placenta** Placenta *f* discoidea, Diskusplazenta *f*, Scheibenplazenta *f*
~ **psoriasis** Psoriasis *f* discoidea
discoidectomy Diskusexzision *f*, Diskusentfernung *f*, [operative] Scheibenentfernung *f*; [operative] Bandscheibenentfernung *f*

discopathy Diskopathie f, Bandscheibenerkrankung f
discoplacenta s. discoid placenta
discriminant analysis Diskriminanzanalyse f
discus Diskus m, Scheibe f
disease Krankheit f, Erkrankung f
disequilibrium Dysäquilibrium n, Ungleichgewicht n (z. B. Elektrolythaushalt)
disgerminoma Disgerminom n, Dysgerminom n (Ovargeschwulst)
disimpact/to aufrichten, anheben (Knochenimpression)
disimpaction Frakturaufrichtung f, Bruchstückhebung f
~ **forceps** Aufrichtungszange f (z. B. für Nasenbeinfraktur)
disinfect/to desinfizieren, entkeimen, entseuchen
disinfectant desinfizierend, entkeimend, entseuchend
disinfectant Desinfektionsmittel n, desinfizierendes (keimtötendes) Mittel n, Entkeimungsmittel n, Entseuchungsmittel n
disinfection Desinfektion f, Desinfizierung f, Entkeimung f, Entseuchung f
disinfestation Entwesung f, Ungezieferfernichtung f
disinsection, disinsectization Desinsektion f, Insektenvernichtung f
disinsertion Disinsertion f, Sehnenanriß m, Abriß m
disintegration constant [radioaktive] Zerfallskonstante f
~ **rate** [radioaktive] Zerfallsrate f, [radioaktive] Zerfallsgeschwindigkeit f
disintegrator Lösungsvermittler m, den Zerfall bewirkende Substanz f
disinvagination Beseitigung f einer Invagination f, Invaginatausstülpung f
disjoint/to luxieren, verrenken; dislozieren
disjoint luxiert, verrenkt (Gelenk)
disk 1. Diskus m, Scheibe f; 2. Bandscheibe f
~ **diffusion technique** Scheibendiffusionstechnik f (Bakteriologie)
~ **electrophoresis** Scheibenelektrophorese f
~ **kidney** Diskusniere f, Scheibenniere f
~ **oxygenator** Scheibenoxygenator m
dislocate/to dislozieren; luxieren, verrenken (Gelenk)
dislocation Dislokation f, Dislozierung f; Luxation f, Verrenkung f
~ **of the lens** Linsendislokation f, Augenlinsenvorfall m
~ **of the mandible** Mandibulaluxation f, Unterkieferverrenkung f
dismember/to amputieren, abschneiden, absetzen; zerstückeln, zergliedern
dismemberment Gliedamputation f; Zerstückelung f, Zergliederung f
disomus Diplosomie f, Doppelmißbildung f
disorientation Desorientierung f (bei Bewußtseinsstörung)

disoriented desorientiert
dispensary 1. Fürsorgestelle f; 2. Apotheke f
dispensatory Arzneibuch n, Arzneimittelverzeichnis n
dispense/to 1. Arzneien zubereiten (nach Rezept); 2. Arzneien (Medikamente) ausgeben
dispermia Dispermie f, Doppelbefruchtung f
dispersing lens Zerstreuungslinse f, Konkavlinse f
displacement of the patella Patellaluxation f, Kniescheibenverrenkung f
~ **threshold acuity** räumliche Schwellensehschärfe f
disposable blood lancet Einmalgebrauchsblutlanzette f, Wegwerfblutlanzette f
~ **needle** Einwegkanüle f, Wegwerfkanüle f
~ **plastic transfusion set** s. ~ transfusion pack
~ **plastic tube** Einmalgebrauchsplastiksonde f, Wegwerfplastiksonde f
~ **syringe** Einwegspritze f, Wegwerfspritze f
~ **transfusion pack** Einmaltransfusionsbesteck n, Wegwerftransfusionsbeutel m
disposition Disposition f, Veranlagung f; [momentane] Verfassung f
dissecting [aortic] aneurysm dissizierendes Aortenaneurysma n, Aneurysma n dissecans
~ **forceps** 1. Dissektionsklemme f, Dissektor m, Präparierklemme f; 2. anatomische Pinzette f
~ **haematoma** s. dissecting [aortic] aneurysm
~ **metritis** Metritis f dissecans
~ **room** Sektionssaal m, Präparationssaal m
~ **scissors** Dissektionsschere f, Präparierschere f
~ **sponge** Stieltupfer m
dissection Dissektion f, Sektion f, Auseinanderschneiden n
~ **adenoidectomy** Dissektionsadenektomie f
~ **laboratory** Präparationssaal m, Sektionssaal m
~ **of the gall bladder from the cystic duct upward** retrograde Cholezystektomie f
~ **of the gall bladder from the fundus downward** orthograde Cholezystektomie f
~ **room** Sektionssaal m, Präparationssaal m
~ **tonsillectomy** Dissektionstonsillektomie f
~ **tubercle** Sektionstuberkel m, Leichentuberkel m, Verruca f necrogenica
dissector 1. Dissektor m, Dissektionsklemme f, Präparierklemme f; 2. Prosektor m, Zerleger m
disseminated chorioiditis diffuse Chorioiditis f, Chorioiditis f diffusa
~ **condensing osteopathy** Osteopathia f condensans disseminata
~ **intravascular coagulation** disseminierte intravaskuläre Gerinnung f
~ **neurodermatitis** Neurodermatitis f disseminata, endogenes (atopisches) Ekzem n
~ **sclerosis** multiple Sklerose f, MS f
~ **tuberculosis** s. miliary tuberculosis
dissemination Dissemination f, Krankheitskeimaussaat f, Keimverstreuung f

dissemination

~ **of tumour cells** Tumorzellendissemination f, Geschwulstzellenaussaat f
dissimilar twins zweieiige Zwillinge mpl
dissimilate/to dissimilieren, katabolisieren, abbauen; abgebaut (dissimiliert) werden, dem Abbaustoffwechsel unterliegen
dissimilation Dissimilation f, Katabolismus m, Abbaustoffwechsel m
dissimulate/to dissimulieren, untertreiben (Krankheiten)
dissimulation Dissimulation f, Krankheitsuntertreibung f
dissociated anaesthesia dissoziierte Empfindungsstörung f
~ **personality** gespaltene (schizoide) Persönlichkeit f
dissociation Dissoziation f, Spaltung f
dissolution of gallstones Gallensteinauflösung f
distal distal, körperfern, entfernt
~ **end of the radius** Facies f articularis carpea radii, distale Radiusgelenkfläche f
~ **phalanx of the finger** Phalanx f distalis (tertia) digitorum manus, Fingerendglied n
~ **phalanx of the toe** Phalanx f distalis (tertia) digitorum pedis, Zehenendglied n
~ **radioulnar joint** Articulatio f radioulnaris distalis, distales Ellen-Speichen-Gelenk n
~ **surface of the tooth** Facies f distalis dentis
~ **tibiofibular joint** s. inferior tibiofibular joint
distance vision 1. Fernsichtigkeit f; 2. Übersichtigkeit f, Weitsichtigkeit f, Hyperopie f, Hypermetropie f
distant memory Langzeitgedächtnis n
~ **metastasis** Fernmetastase f
distention cyst Distentionszyste f
distichia[sis] Distichiasis f, doppelseitiger Wimpernwuchs m, doppelte Wimpernreihe f (Lidanomalie)
distilled water destilliertes Wasser n, Aqua f destillata
distobuccal distobukkal
distoclusion Distalbiß m
distolabial distolabial
distolingual distolingual
distomatosis s. fascioliasis
distomia Distomie f, Doppelmund m
distomiasis s. fascioliasis
Distomum haematobium Distomum n haematobium (Erreger der Urogenitalbilharziose)
~ **hepaticum** Distomum n hepaticum, Leberegel m (Erreger der Faszioliasis)
distomus Distomus m, Mißgeburt f mit doppeltem Mund
distortion Distorsion f, Verstauchung f, Umknickung f (z. B. Gelenk); Verdrehung f, Verzerrung f (z. B. Bänder); Verschiebung f
~ **of electrolyte balance** Verschiebung f des Elektrolytgleichgewichts
distraction Distraktion f, Auseinanderweichen n (z. B. von Knochenbrüchen)
distribution Distribution f, Verteilung f, Aufzweigung f (z. B. von Nerven)

182

districhiasis Districhiasis f, Doppelhaar n
district nurse Gemeindeschwester f
distrix Spaltung f der Haarenden
disuse arteriosclerosis Inaktivitätsarteriosklerose f; Involutionsarteriosklerose f
~ **atrophy** Inaktivitätsatrophie f; Involutionsatrophie f
~ **osteoporosis** Inaktivitätsosteoporose f; Involutionsosteoporose f
diuresis Diurese f, Harnausscheidung f
diuretic diuretisch, harntreibend, Diurese..., Harnausscheidungs...
diuretic [agent] Diuretikum n, diuretisches (harntreibendes) Mittel n
diurnal enuresis Tageseinnässen n, Enuresis f diurna
~ **periodicity** Tagesperiodizität f (der Loa-loa-Filarien)
~ **pollution** Spermatorrhoe f (Samenfluß m) ohne Koitus, Pollutio f diurna (nimiae)
divagation Divagation f, Sprachverwirrtheit f, Sprachstörung f
divergence 1. Divergenz f, Auseinanderweichen n; Auseinanderlaufen n, Auseinandergehen n; 2. s. divergent squint
~ **angle** Divergenzwinkel m
divergent squint (strabismus) Strabismus m divergens, Auswärtsschielen n
diver's conjunctivitis Taucherkonjunktivitis f
~ **ear** Taucherohr n
~ **neurosis** Taucherneurose f
~ **palsy (paralysis)** Taucherparalyse f, Taucherlähmung f
diverticular Divertikel...
diverticularization Divertikelbildung f
diverticulectomy Divertikulektomie f, Divertikelexzision f, [operative] Divertikelabtragung f
diverticulitis Divertikulitis f, Divertikelentzündung f
diverticulogram Divertikulogramm n, Divertikelröntgen[kontrast]bild n
diverticulography Divertikulographie f, Divertikelröntgen[kontrast]darstellung f
diverticulopexy Divertikulopexie f, Divertikelfixierung f, Divertikelanheftung f
diverticulosis Divertikulose f, Divertikelhäufung f, Vorhandensein n mehrerer Divertikel
diverticulum Divertikel n, Ausstülpung f, Schleimhautausstülpung f, Schleimhauttasche f
~ **hernia** Divertikelhernie f
diving goitre Tauchkropf m
divinyl ether Divinyläther m (Narkoseäther)
divulsion Divulsion f, Abriß m, Absprengung f
divulsor s. dilator 2.
dizygotic dizygot, zweieiig
~ **twins** zweieiige Zwillinge mpl
dizziness Schwindel m, Vertigo f, Schwindelgefühl n
dizzy schwindlig
DNA s. deoxyribonucleic acid

DNase s. deoxyribonuclease
do for malignancy/to wegen einer bösartigen Erkrankung durchführen *(z. B. Radikaloperation)*
doctor/to praktizieren, den Heilberuf ausüben, ärztlich behandeln; sich [ärztlich] behandeln lassen
doctor Arzt *m*, Mediziner *m*, Doktor *m*
dodecadactylon s. duodenum
Döderlein's bacillus Döderleinscher Bazillus *m*, Döderleinsches Stäbchen *n*
doff a prosthesis/to eine Prothese abschnallen
dog tapeworm Hundebandwurm *m*, Dipylidium *n* caninum
dolichocephalia Dolichozephalie *f*, Langköpfigkeit *f*, Langschäd[e]ligkeit *f*
dolichocephalic, dolichocephalous dolichozephal, langköpfig, langschädelig
dolichocephalus Dolichozephalus *m*, Langkopf *m*, Langschädel *m*
dolichocolon Dolichokolon *n*, überlanger Dickdarm *m*
dolichoderous langhalsig
dolichofacial dolichofazial, langgesichtig
dolichopelvic dolichopelvin, Langbecken...
dolichoprosopic s. dolichofacial
dolichorrhine langnasig
dolichostenomelia Dolichostenomelie *f*, Arachnodaktylie *f*, Marfan-Syndrom *n*, Spinnenfingrigkeit *f*
dolor Schmerz *m*, Dolor *m*
dolorogenic schmerzhaft; schmerzauslösend, schmerzbringend
domatophobia Domatophobie *f*, Häuserangst *f*
dome of the pleura Pleurakuppel *f*, Cupula *f* pleurae
dominant vorherrschend, dominierend, dominant
~ **left ventricle** dominanter linker Ventrikel *m*, Linksherzdominanz *f*, Vorherrschen *n* des linken Herzens
don a prosthesis/to eine Prothese anschnallen
Donath-Landsteiner phenomenon Donath-Landsteiner-Phänomen *n*, paroxysmale Kältehämoglobinurie *f*
~**-Landsteiner test** Donath-Landsteinerscher Versuch *m*, Kältehämolysinnachweismethode *f*
donee Empfänger *m* (von Blut oder Transplantaten)
donor Spender *m* (von Blut oder Transplantaten)
~ **organ** Spenderorgan *n*
~ **red cell** Spendererythrozyt *m*
~ **serum** Spenderserum *n*
~ **tissue** Spendergewebe *n*
Donovan body Donovansches Körperchen *n*, Donovania *f* (Calymmatobacterium *n*) granulomatis *(Erreger des Granuloma inguinale)*
donovaniasis Granuloma *n* inguinale (venereum), Donovanosis *f*, Donovaniasis *f*
dopa DOPA *n*, Dopa *n*, 3,4-Dioxyphenylalanin *n* *(Zwischenprodukt der Melaninbildung)*

~ **oxidase** DOPA-Oxydase *f*, Dopase *f*, Tyrosinase *f (Enzym)*
~**-oxidase activity** DOPA-Oxydase-Aktivität *f*, Dopaseaktivität *f*, Tyrosinaseaktivität *f*
dopamine Dopamin *n*
dopaminergic regulation dopaminerge Regulation *f*
dopase s. dopa oxidase
dope/to aufputschen, stimulieren, anregen
dope Dopingmittel *n*, Stimulans *n*, Aufputschmittel *n*, Anregungsmittel *n*
Doppler echocardiography Doppler-Echokardiographie *f*
~ **ultrasonic flowmeter** Doppler-Ultraschall-Flowmeter *n*
doromania Doromanie *f*, Schenktrieb *m*
Dorothy Reed cell Reed-Sternberg-Zelle *f*
dorsad dorsad, rückwärts
dorsal Rücken..., Dorsal...; rückseitig gelegen
~ **accessory olivary nucleus** Nucleus *m* olivaris accessorius dorsalis
~ **aorta** Aorta *f* thoracica, Brustaorta *f*
~ **artery of the clitoris** Arteria *f* dorsalis clitoridis, dorsale Klitorisschlagader *f*, Klitorisrückenarterie *f*
~ **artery of the penis** Arteria *f* dorsalis penis, dorsale Penisschlagader *f*, Penisrückenarterie *f*
~ **carpal ligament** Ligamentum *n* carpi dorsale, Retinaculum *n* extensorum [manus], Extensorenretinakulum *n*
~ **carpal rete** Rete *n* carpi dorsale, Handrückenarteriennetz *n*
~ **cochlear nucleus** Nucleus *m* cochlearis dorsalis
~ **cornu** Cornu *n* posterius, Hinterhorn *n*, Columna *f* posterior, Hintersäule *f*
~ **cusp** Cuspis *f* dorsalis, hinteres Segel *n*
~ **decubitus position** Rückenlage *f*; Rückenlagerung *f* *(z. B. zur Operation)*
~ **digital artery of the foot** Arteria *f* digitalis dorsalis pedis, Zehenrückenarterie *f*
~ **digital artery of the hand** Arteria *f* digitalis dorsalis manus, Fingerrückenarterie *f*
~ **digital nerves of the foot** Nervi *mpl* digitales dorsales pedis, Zehenrückennerven *mpl*
~ **digital nerves of the radial nerve** Nervi *mpl* digitales dorsales nervi radialis
~ **digital nerves of the ulnar nerve** Nervi *mpl* digitales dorsales nervi ulnaris
~ **elevated position** Rückenlage *f* mit erhöhtem Oberkörper
~ **external arcuate fibres** Fibrae *fpl* arcuatae externae dorsales
~ **horn** s. ~ cornu
~ **interossei muscles of the foot** Musculi *mpl* interossei dorsales pedis, dorsale Zwischenknochenmuskeln *mpl* des Fußes
~ **interossei muscles of the hand** Musculi *mpl* interossei dorsales manus, dorsale Zwischenknochenmuskeln *mpl* der Hand
~ **interosseous recurrent artery** Arteria *f* interossea recurrens [dorsalis]

dorsal

- ~ **lateral nucleus of the thalamus** Nucleus *m* lateralis dorsalis thalami
- ~ **longitudinal fasciculus** Fasciculus *m* longitudinalis dorsalis
- ~ **longitudinal fibre tract of the medulla oblongata** Fasciculus *m* longitudinalis dorsalis medullae oblongatae
- ~ **longitudinal fibre tract of the mesencephalon** Fasciculus *m* longitudinalis dorsalis mesencephali
- ~ **longitudinal fibre tract of the pons** Fasciculus *m* longitudinalis dorsalis pontis
- ~ **median septum** Septum *n* medianum posterius
- ~ **mesentery** Mesenterium *n* [dorsale] commune
- ~ **metacarpal artery** Arteria *f* metacarpea dorsalis, dorsale Mittelhandarterie *f*, Mittelhandrückenarterie *f*
- ~ **metacarpal vein** Vena *f* metacarpea dorsalis, dorsale Mittelhandvene *f*, Mittelhandrückenvene *f*
- ~ **metatarsal artery** Arteria *f* metatarsea dorsalis, dorsale Mittelfußarterie *f*, Mittelfußrückenarterie *f*
- ~ **metatarsal vein** Vena *f* metatarsea dorsalis pedis, dorsale Mittelfußvene *f*, Mittelfußrückenvene *f*
- ~ **motor nucleus of the vagus [nerve]** Nucleus *m* dorsalis nervi vagi
- ~ **muscle** Rückenmuskel *m*, Musculus *m* dorsi
- ~ **nasal artery** Arteria *f* dorsalis nasi, Nasenrückenarterie *f*
- ~ **nasal flap** Nasenrückenlappen *m*
- ~ **nasal rotation flap** Nasenrückenrotationslappen *m*
- ~ **nerve of the clitoris** Nervus *m* dorsalis clitoridis
- ~ **nerve of the penis** Nervus *m* dorsalis penis
- ~ **pancreatic artery** Arteria *f* pancreatica dorsalis, hintere Bauchspeicheldrüsenarterie *f*
- ~ **pedal artery** Arteria *f* dorsalis pedis, Fußrückenarterie *f*
- ~ **phthisis** tuberkulöse Wirbelsäulenentzündung *f* (*s. a.* Pott's disease)
- ~ **plate** Dorsalplatte *f*, Deckplatte *f* (*Embryologie*)
- ~ **portion of the pons** Pars *f* dorsalis pontis
- ~ **position** Rückenlage *f*
- ~ **radiocarpal ligament** Ligamentum *n* radiocarpeum dorsale
- ~ **recumbent position** Steinschnittlage *f*
- ~ **reflex** Rücken[muskel]reflex *m*
- ~ **root** Radix *f* dorsalis nervorum spinalium, Hinterwurzel *f*
- ~ **root ganglion** Spinalganglion *n*, Hinterwurzelganglion *n*
- ~ **scapular nerve** Nervus *m* dorsalis scapulae
- ~ **scapular vein** Vena *f* scapularis dorsalis
- ~ **sclerosis** Dorsalsklerose *f*
- ~ **spinocerebellar fasciculus [of Flechsig]** *s.* ~ spinocerebellar tract
- ~ **spinocerebellar tract** Tractus *m* spinocerebellaris posterior, hintere Kleinhirnseitenstrangbahn *f*, Flechsigsches Bündel *n*
- ~ **surface of the arytenoid cartilage** Facies *f* posterior cartilaginis arytenoideae, Aryknorpelrückseite *f*
- ~ **surface of the forearm** Facies *f* posterior antebrachii, Unterarmrückseite *f*
- ~ **surface of the hand** Dorsum *n* manus, Handrücken *m*
- ~ **surface of the pancreas** Facies *f* posterior pancreatis, Bauchspeicheldrüsenrückseite *f*
- ~ **surface of the prostate** Facies *f* posterior prostatae, Vorsteherdrüsenrückseite *f*
- ~ **surface of the radius** Facies *f* posterior radii, Radiusrückseite *f*
- ~ **surface of the sacrum** Facies *f* dorsalis ossis sacri, Kreuzbeinrückseite *f*
- ~ **surface of the ulna** Facies *f* posterior ulnae, Ulnarückseite *f*
- ~ **ulnar recurrent artery** Arteria *f* recurrens ulnaris posterior
- ~ **vein of the clitoris** Vena *f* dorsalis clitoridis, dorsale Klitorisvene *f*, Klitorisrückenvene *f*

dorsalgia Dorsalgie *f*, Rückenschmerz *m*
dorsalis pedis [artery] Arteria *f* dorsalis pedis, Fußrückenarterie *f*
dorsiflex/to dorsalflektieren, rückwärts beugen
dorsiflexion Dorsalflexion *f*, Rückwärtsbeugung *f*
dorsiflexor [muscle] Dorsalflexionsmuskel *m*, Rückwärtsbeuger[muskel] *m*
dorsoanterior dorsoanterior, mit dem Rücken nach vorn
dorsolateral fasciculus Funiculus *m* posterolateralis, Fasciculus *m* dorsolateralis, Hinterseitenstrang *m*
- ~ **plate** Flügelplatte *f* (*Embryologie*)
- ~ **tract** Tractus *m* dorsolateralis, Hinterseitenstrangbahn *f*

dorsolumbar lumbodorsal
- ~ **fascia** Fascia *f* lumbodorsalis (thoracolumbalis)
- ~ **region** Regio *f* dorsolumbalis, Dorsolumbarregion *f*

dorsomedial hypothalamic nucleus Nucleus *m* dorsomedialis hypothalami
- ~ **nucleus of the thalamus** Nucleus *m* medialis dorsalis

dorsonasal Nasenrücken...
dorsoposterior dorsoposterior, zum Rücken hin gerichtet
dorsoradial dorsoradial
dorosacral dorsosakral
- ~ **position** Steinschnittlage *f*

dorsoscapular dorsoskapulär
dorsoulnar dorsoulnar
dorsoventral dorsoventral
dorsovolar dorsovolar
dorsum Dorsum *n*, Rücken *m*
dosage 1. Dosierung *f*, Dosieren *n*, Verabreichen *n*; 2. *s.* dose

~ **schedule** Dosierungsschema n, Dosierungsplan m
dose/to 1. dosieren, [in Dosen] verabreichen (z. B. Arzneien); 2. Arzneimittel einnehmen
dose Dosis f, Arzneimittelmenge f; Strahlendosis f
~-**effect curve** Dosis-Wirkungs-Kurve f
~ **rate** Dosisrate f, Dosisleistung f
~ **rate meter** Dosisleistungsmesser m
~-**related** dosisabhängig, dosierungsabhängig
dosemeter s. dosimeter
dosimeter Dosimeter n, Strahlendosismesser m
dosimetric dosimetrisch
dosimetry Dosimetrie f, Strahlendosismessung f
double aorta Doppelaorta f
~-**barrelled** doppelläufig (z. B. Anus praeternaturalis)
~-**barrelled aorta** Aneurysma n dissecans der Aorta
~-**bellied muscle** doppelbäuchiger Muskel m
~-**blind clinical trial** klinischer Doppelblindversuch (Doppelblindtest) m
~-**blind experiment** s. ~-blind study
~-**blind group** Doppelblindversuchsgruppe f
~-**blind study** Doppelblindstudie f, Doppelblindversuch m
~ **breech presentation** Steiß-Fuß-Lage f(bei der Geburt)
~ **cervix** Doppelzervix f
~ **contrast enema** Doppelkontrasteinlauf m
~ **contrast radiography** Doppelkontrast[röntgen]darstellung f
~ **contrast technique** Doppelkontrasttechnik f, Doppelkontrastverfahren n
~-**ended bone curette** scharfer Doppellöffel m
~ **eversion of the eyelid** Doppelektropium n [des Augenlids]
~-**flap amputation** Doppellappenamputation f
~ **fracture** Doppelfraktur f, Doppel[knochen]bruch m
~ **gestation** Zwillingsschwangerschaft f, Doppelschwangerschaft f
~ **hearing** Doppelhören n, Diplakusis f, Paracusia f duplicata
~ **kidney** Doppelniere f
~ **knot** Doppelknoten m, chirurgischer Knoten m
~ **ligation (ligature)** Doppelligatur f, Zweifachunterbindung f, Doppelunterbindung f
~ **monster** Zwillingsmißgeburt f
~ **pleuritis** beidseitige Brustfellentzündung f, Pleuritis f duplex
~ **point threshold** Zweipunkteschwelle f, Zweipunktediskrimination f (Tastsinn)
~ **promontory** Doppelpromontorium f
~ **pupil** Doppelpupille f, Di[plo]korie f
~ **refraction** Doppelrefraktion f, Doppelbrechung f
~ **rhythm (tachycardia)** Doppelrhythmus m, Interferenzdissoziation f

~ **touch** Rektal- und Abdominaluntersuchung f; Vaginal- und Abdominaluntersuchung f
~ **vision** Doppeltsehen n, Diplopie f, Doppelsichtigkeit f, Visus m duplicatus
~ **vagina** Doppelscheide f, Vagina f duplex; Scheidenverdopplung f
~ **voice** Diphonie f, Doppelstimme f, Diplophonie f, Diphthongie f
douche Dusche f; Spülung f
doughnut kidney Kuchenniere f
~ **pessary** Ringpessar n
Douglas pouch Douglasscher Raum m, Douglas m, Excavatio f rectouterina (rectovesicalis)
~ **pouch puncture** Douglas-Punktion f, Punktion f der Excavatio rectouterina
Douglas' septum Septum n urorectale, Urorektalseptum n
dowel Zahnstift m
down-beat nystagmus Abwärtsnystagmus m
Down's syndrome Langdon-Down-Syndrom n, Langdon-Downsche Krankheit f, Mongolismus m, mongoloide Idiotie f, Trisomie 21 f
Doyen's [rib] raspatory Raspatorium n nach Doyen, Doyen m
DPN s. diphosphopyridine nucleotide
dracontiasis Drakontiasis f, Drakunkulose f, Dracunculus-medinensis-Befall m, Guineawurminfestation f, Medinawurminfektion f
dracunculiasis s. dracontiasis
dragon worm Dracunculus m medinensis, Guineawurm m, Medinawurm m
Dragstedt's operation Stammvagotomie f, trunkuläre Vagotomie (Säurenervendurchtrennung) f
drain/to drainieren, ableiten, abfließen [lassen]
drain Drain m(n), Drainageröhrchen n, Abflußrohr n
drainage Drainage f, Wundsekretableitung f, Wundflüssigkeitsabfluß m
~ **headache** Liquormangelkopfschmerz m, Lumbalpunktionskopfschmerz m
~ **tube** s. drain
dramatism dramatisches Verhalten n
drape/to [steril] abdecken
drape [steriles] Abdecktuch n
drapetomania s. dromomania
drawer sign Schubladenphänomen n, Schubladensymptom n
dream/to träumen
dream Traum m
~ **state** Traumzustand m; Dämmerzustand m
drepanocyte Drepanozyt m, Sichelzelle f, sichelförmiger Erythrozyt m
drepanocythaemia s. drepanocytosis
drepanocytic drepanozytär, sichelzellenförmig, Drepanozyten..., Sichelzellen...
~ **anaemia** s. drepanocytosis
drepanocytosis Drepanozytose f, Drepanozytenanämie f, drepanozytäre Anämie f, Sichelzellenanämie f, Hämoglobin-S-Krankheit f
dresser Krankenpfleger m, Pfleger m
dressing 1. Verband m; Umschlag m, Kompresse f; 2. Verbinden n; Verbandwechsel m

dressing

~ **container** Verbandstoffbüchse f, Verbandstofftrommel f
~ **forceps** 1. Abwaschzange f, Waschzange f; 2. anatomische Pinzette f; 3. Tupferzange f
~ **material** Verbandmaterial n, Verbandstoff m, Verbandszeug n
Dressler's syndrome Postmyokardinfarktsyndrom n
dribble/to träufeln, tropfen
dribbling of urine Stillicidium n urinae, Harnträufeln n, Strangurie f
drill-wire osteosynthesis Bohrdrahtosteosynthese f
drinking test Wasserbelastungstest m der Niere, Wassertrinkversuch m
drip 1. Tropf m, Tropfinfusion f, Infusion f; 2. Einträufeln n
~ **chamber** Tropfkammer f (Infusionssystem)
~ **infusion (phleboclysis)** s. drip 1.
~ **treatment** Infusionsbehandlung f, Infusionstherapie f
dromomania Dromomanie f, Wandertrieb m, Lauftrieb m (motorische Unruhe bei Epileptikern)
dromophobia Dromophobie f, Wanderfurcht f, Laufangst f
dromotropic dromotrop, reizleitungsbeschleunigend (Herz)
drooling Ptyalismus m, Sabbern n, [vermehrter] Speichelfluß m
drop 1. Tropfen m; 2. Sinken n, Abfallen n (z. B. der Temperatur)
~ **foot** Spitzfuß m, Pes m equinus
~ **hand** Fallhand f
~ **heart** Tropfenherz n
~ **metastasis** Abklatschmetastase f, Abtropfmetastase f, Tropfmetastase f; Krukenberg-Tumor m
droperidol Droperidol n (Tranquilizer)
~ **fentanyl compound** Droperidol-Fentanyl-Kombination f, Thalamonal n
droplet infection Tröpfcheninfektion f
dropped beat Systolenausfall m (bei AV-Block II. Grades)
dropper Pipette f
dropping of the lid Ptosis f, Oberlidsenkung f, Lidptose f
dropsical wassersüchtig, Wassersucht..., Hydrops...
~ **ovum** Blasenmole f, Traubenmole f, Mola f hydatidosa
dropsy Wassersucht f, Hydrops m (Zusammensetzungen s. a. unter hydrops, oedema)
~ **of the belly** Aszites m
~ **of the brain** Hydrozephalie f
~ **of the chest** Hydrothorax m
~ **of the pericardium** Hydroperikard n, Herzbeutelerguß m
drown/to 1. ertrinken; 2. am Lungenödem sterben (ersticken)
drowsiness Schläfrigkeit f, Benommenheit f, Somnolenz f

186

drug 1. Droge f, Arzneimittel n, Medikament n, Heilmittel n, Medizin f; 2. Narkotikum n; Rauschgift n
~ **action** Arzneimittelwirkung f, Medikamentenwirkung f
~ **addict** 1. Arzneimittelabhängiger m, Drogenabhängiger m, Süchtiger m; 2. Rauschgiftsüchtiger m
~ **addiction** 1. Arzneimittelgewöhnung f, Medikamentensucht f, Drogenabhängigkeit f; 2. Rauschgiftsucht f
~ **allergy** Arzneimittelallergie f
~ **dependence** Drogenabhängigkeit f, Arzneimittelgewöhnung f, Medikamentensucht f
~ **eruption** Arzneimittelausschlag m, Arzneimittelexanthem n
~ **fever** Arzneimittelfieber n
~ **habit** s. ~ addiction
~ **hypersensitivity** Medikamentenüberempfindlichkeit f, Arzneimittelallergie f
~-**induced** medikamenteninduziert, arzneimittelinduziert
~ **intoxication** Medikamentenintoxikation f, Arzneimittelvergiftung f
~ **jaundice** Drogenikterus m, Medikamentenikterus m
~ **of choice** Arzneimittel (Medikament) n der Wahl
~ **psychosis** Drogenpsychose f, Arzneimittelpsychose f
~ **rash** s. ~ eruption
~ **resistant** arzneimittelunempfindlich, medikamentenresistent
~ **suppression** Arzneimittelsuppression f, Medikamentensuppression f
~ **toxicity** Arzneimittelgiftigkeit f, Medikamententoxizität f
druggist Drogist m, Pharmazeut m; (Am) Apotheker m
drum [membrane] Membrana f tympani, Trommelfell n, Paukenfell n
~ **perforation** Trommelfellperforation f
drumhead s. drum membrane
~ **epidermis** Trommelfellepidermis f
drummer's palsy (paralysis) Trommlerlähmung f
drumstick finger Trommelschlegelfinger m
drunkard Trinker m, Alkoholiker m (Zusammensetzungen s. unter alcoholic)
drunkard's arm paralysis Drucklähmung f des Nervus radialis
druse Druse f
drusenoid drusenartig, drusenähnlich
dry 1. trocken; 2. ausgetrocknet, exsikkiert, entwässert; 3. blutleer, blutlos; blutungsfrei
~ **amputation** Amputation f in Blutleere
~ **cholera** Cholera f sicca
~ **gangrene** trockene Gangrän f, trockener Brand m
~ **labour** Partus m siccus, Geburt f nach vorzeitigem Fruchtwasserabgang
~ **necrosis** trockene Nekrose f, trockener Brand (Gewebstod) m

duodenal

~ **nurse** Säuglingsschwester f
~ **pharyngitis** Pharyngitis f sicca, trockene Pharyngitis (Rachenentzündung) f
~ **pleurisy (pleuritis)** Pleuritis f sicca, trockene Pleuritis (Brustfellentzündung) f
~ **rale** trockenes Rasselgeräusch n (Lunge)
~ **rhinitis** Rhinitis f sicca, Ozeana f
~ **socket** Osteitis f alveolaris, Alveolitis f, Alveolenentzündung f
~ **spirometer** Trockenspirometer n
~ **tetter** squamöses Ekzem n
Dubin-Johnson syndrome, ~Sprinz syndrome Dubin-Johnson-Syndrom n, chronischer idiopathischer Ikterus m
Duchenne-Aran disease Duchenne-Aransche Krankheit f, spinale progressive Muskelatrophie f
~**-Erb palsy (syndrome)** [Duchenne-]Erbsche Lähmung f, obere Armplexuslähmung f
~**-Griesinger disease** Duchenne-Griesingersche Krankheit f, pseudohypertrophe infantile Muskelatrophie f
Duchenne's disease 1. Tabes f dorsalis, Duchennesches Syndrom n; 2. progressive Bulbärparalyse f
~ **muscular dystrophy** Duchennesche Muskelatrophie f, pseudohypertrophe infantile Muskeldystrophie f
duct Ductus m, Gang m
~ **cell epithelium** Gang[auskleidungs]epithel n
~ **of Arantius** Ductus m venosus (Arantii), Arantiusscher Gang m
~ **of Cuvier** Ductus m Cuvieri, Cuvierscher Gang m
~ **of Santorini** Ductus m pancreaticus accessorius (Santorinii), Nebenausführungsgang m der Bauchspeicheldrüse
~ **of Stensen** Ductus m parotideus, Ausführungsgang m der Ohrspeicheldrüse
~ **of the bulbourethral gland** Ductus m [excretorius] glandulae bulbourethralis, Ausführungsgang m der Glandula bulbourethralis
~ **of the epididymis** Ductus m epididymidis, Nebenhodengang m
~ **of the seminal vesicle** Ductus m excretorius [vesiculae seminalis], Ausführungsgang m des Samenbläschens
~ **of the testicle** Ductus m deferens, Samenleiter m
~ **of Wirsung** Ductus m pancreaticus [Wirsungianus], Wirsungscher Gang m, Hauptausführungsgang m der Bauchspeicheldrüse
~ **orifice** Ausführungsgangöffnung f, Gangöffnung f, Orificium n
ductal carcinoma Duktuskarzinom n, Drüsengangskarzinom n; Brustdrüsengangskarzinom n
~ **papilloma** Duktuspapillom n, Drüsengangspapillom n; Brustdrüsengangspapillom n
~ **tumour** Duktustumor m, Drüsengangsgeschwulst f; Brustdrüsengangstumor m, Brustdrüsengangsgeschwulst f

duction Augen[ver]drehung f
ductless ohne Ausführungsgang, ganglos, duktuslos
~ **gland** endokrine Drüse f
ductogram Galaktogramm n, Brustgangröntgen[kontrast]bild n
ductography Galaktographie f, Brustgangröntgen[kontrast]darstellung f
ductular Ductulus..., Kanälchen..., duktulär
ductule Ductulus m, Kanälchen n
Duffy blood group system Duffy-System n, Blutgruppen-Duffy-System n
Duhring's disease Duhringsche Krankheit f, Morbus m Duhring, Dermatitis f herpetiformis
duipara Zweitgebärende f
Duke test Duke-Probe f, Dukesche Blutungszeitbestimmung f
Dukes' disease Dukes-Filatowsche Krankheit f, Exanthema n subitum, Dreitagefieber n
dullness Dämpfung f (z. B. bei Perkussion der Lunge)
dumb 1. stumm; 2. stupid
~ **madness** Rabies f, Tollwut f, Hundswut f, Wutkrankheit f, Lyssa f (Zusammensetzungen s. unter rabies)
dumbbell tumour Hanteltumor m
dumbness Stummheit f
dumdum fever Kala-Azar f, Splenomegalia f tropica, schwarze Krankheit f, schwarzes Fieber n, Dum-Dum-Fieber n (tropische Infektionskrankheit durch Leishmanien)
dummy 1. Plazebo n; 2. Zahnbrücke f
dumping stomach (syndrome) Dumping-Syndrom n, Magensturzentleerung f, Sturzentleerung f [des Magens]
duodenal duodenal, Duodenal..., Zwölffingerdarm...
~ **aspirate** Duodenalaspirat n
~ **atresia** Duodenalatresie f
~ **bulb (cap)** Duodenalbulbus m, Bulbus m duodeni, Pars f superior duodeni
~ **diverticulectomy** Zwölffingerdarmdivertikelexzision f, [operative] Duodenaldivertikelentfernung f
~ **diverticulum** Duodenaldivertikel n
~ **gland** Duodenaldrüse f, Zwölffingerdarmdrüse f, Glandula f duodenalis, Brunnersche Drüse f
~ **mucosa** Duodenalmukosa f, Zwölffingerdarmschleimhaut f
~ **papilla** 1. Papilla f duodeni major, Vatersche Papille f; 2. Papilla f duodeni minor
~ **perforation** Duodenalperforation f
~ **regurgitation** Duodenalregurgitation f
~ **stenosis** Duodenalstenose f, Zwölffingerdarmvereng[er]ung f
~ **stump dehiscence** Duodenalstumpfdehiszenz f, Duodenalstumpfinsuffizienz f
~ **stump perforation** Duodenalstumpfperforation f
~ **tube** Duodenalsonde f

duodenal

~ **ulcer** Duodenalulkus n, Zwölffingerdarmgeschwür n, Ulcus n duodeni
~ **ulcer patient** Duodenalulkuspatient m
~ **vein** Duodenalvene f, Zwölffingerdarmvene f, Vena f duodenalis
~ **villus** Duodenalzotte f, Villus m duodenalis
duodenectasis Duodenalektasie f, Zwölffingerdarmerweiterung f
duodenectomy Duodenektomie f, Duodenumresektion f, [operative] Zwölffingerdarmentfernung f
duodenitis Duodenitis f, Zwölffingerdarmentzündung f
duodenocholangitis Duodenocholangitis f, Entzündung f des Duodenums und des Ductus choledochus
duodenocholecystostomy Cholezystoduodenostomie f, Duodenum-Gallenblasen-Anastomose f
duodenocolic duodenokolisch, Duodenum-Kolon-..., Zwölffingerdarm-Dickdarm-...
duodenocystostomy s. duodenocholecystostomy
duodenoduodenostomy Duodenoduodenostomie f, Zwölffingerdarm-Zwölffingerdarm-Anastomose f
duodenoenterostomy Duodenoenterostomie f, Zwölffingerdarm-Darm-Anastomose f
duodenogram Duodenogramm n, Zwölffingerdarmröntgen[kontrast]bild n
duodenography Duodenographie f, Zwölffingerdarmröntgen[kontrast]darstellung f
duodenohepatic duodenohepatisch, Zwölffingerdarm-Leber-...
duodenoileostomy Duodenoileostomie f, Zwölffingerdarm-Krummdarm-Anastomose f
duodenojejunal duodenojejunal, Duodenum-Jejunum-..., Zwölffingerdarm-Leerdarm-...
~ **angle** s. ~ flexure
~ **flexure** Flexura f duodenojejunalis, Duodenum-Jejunum-Übergang m, Zwölffingerdarm-Leerdarm-Übergang m
~ **fold** s. ~ plica
~ **fossa** s. ~ recess
~ **hernia** Duodenojejunalhernie f
~ **junction** s. ~ flexure
~ **plica** Plica f duodenalis superior, Duodenojejunalfalte f
~ **recess** Recessus m duodenojejunalis (duodenalis superior)
duodenojejunostomy Duodenojejunostomie f, Zwölffingerdarm-Leerdarm-Anastomose f
duodenomesocolic duodenomesokolisch
~ **fold (plica)** Plica f duodenomesocolica (duodenalis inferior)
duodenopancreatectomy Duodenopankreatektomie f, [operative] Zwölffingerdarm- und Bauchspeicheldrüsenentfernung f, Whipplesche Operation f
duodenoplasty Duodenalplastik f, Zwölffingerdarmrekonstruktion f

188

duodenopylorectomy Duodenopylorektomie f, [operative] Zwölffingerdarm- und Magenpförtnerentfernung f
duodenorrhaphy Duodenorrhaphie f, Duodenumnaht f, Zwölffingerdarmnaht f
duodenoscopy Duodenoskopie f, Zwölffingerdarmendoskopie f, Duodenalspiegelung f
duodenostomy 1. Duodenostomie f, Zwölffingerdarmfistel f; 2. Duodenostomie f, [operative] Zwölffingerdarmfistelung f
duodenotomy Duodenotomie f, Zwölffingerdarmschnitt m, [operative] Duodenumeröffnung f
duodenum Duodenum n, Zwölffingerdarm m
Duplay's disease Duplaysche Krankheit f, Duplaysche Kontraktur f, Periarthritis f humeroscapularis
duplex placenta Placenta f duplex, Doppelplazenta f
~ **uterus** Uterus m duplex, Doppeluterus m, Doppelgebärmutter f
duplication Duplikation f, Verdopp[e]lung f
duplicature Duplikatur f, Doppelbildung f, Doppelung f (z. B. der Bauchfellfalte)
duplicity Duplizität f, doppeltes Auftreten n (z. B. Doppelmißgeburt)
~ **theory [of vision]** Duplizitätstheorie f des Sehens
Dupuytren's contracture Dupuytrensche Kontraktur f (an der Hand)
dura Dura f [mater], Pachymeninx f, harte Hirnhaut f (Zusammensetzungen s. a. unter dural)
~ **clip** Duraklammer f
~ **knife** Duramesser n
~ **mater of the brain** Dura f mater encephali, Pachymeninx f, harte Hirnhaut f
~ **mater of the spinal cord** Dura f mater spinalis, harte Rückenmarkhaut f
~ **retractor** Durahäkchen n
~ **scissors** Duraschere f
dural dural, Hirnhaut..., Dura... (Zusammensetzungen s. a. unter dura)
~ **branch** Dura[blutgefäß]ast m
~ **closure** Duraverschluß m
~ **endothelioma** Duraendotheliom n
~ **envelope of the spinal cord** Dura f mater spinalis, harte Rückenmarkhaut f
~ **sac** Durasack m
~ **sheath** Durascheide f
~ **sinus** s. ~ venous sinus
~ **sleeve** Duraausstülpung f
~ **tube** Durasack m
~ **venous sinus** Sinus m durae matris, Durasinus m, Hirnblutleiter m
Durand-Nicolas-Favre disease Durand-Nicolas-Favresche Krankheit f, Lymphopathia f venerea, Lymphogranuloma n inguinale (venereum), Lymphogranulomatosis f inguinalis subacuta
duraplasty Duraplastik f, Durarekonstruktion f
duration tetanus Dauertetanus m

Dürck's node Dürcksches Knötchen *n*, Malariagranulom *n* des Gehirns
duritis Pachymeningitis *f*, Hirnhautentzündung *f*
Duroziez' murmur (sign) Duroziezsches Doppelgeräusch *n*, Traubescher Doppelton *m (bei Aorteninsuffizienz)*
dust cell Staublungenzelle *f*
~ **disease** Staubkrankheit *f*, Staublunge[nerkrankung] *f*, Pneumokoniose *f*, Koniose *f*
~ **of Müller** Hämokonien *fpl*
dwarf Zwerg *m*, Knirps *m*
~ **bladder** Harnblasenhypoplasie *f*, Blasenhypoplasie *f*
~ **pelvis** Pelvis *n* nana, Zwergbecken *n*
dwarfism Nanismus *m*, Nanosomie *f*, Zwergwuchs *m*
dyad Dyade *f*, Doppelchromosom *n*
dyadic Dyaden...
dye/to [an]färben
dye Farbstoff *m*
~ **dilution curve** Farbstoffverdünnungskurve *f*
~ **dilution method** Farbstoffverdünnungsmethode *f*
~-**workers' cancer** Anilinkrebs *m*
dynamograph Dynamograph *m*, Muskelkraftaufzeichnungsgerät *n*
dynamography Muskelkraftaufzeichnung *f*
dynamometer Dynamometer *n*, Muskelkraftmesser *m*, Leistungsmesser *m*
dynamometry Dynamometrie *f*, Muskelkraftmessung *f*
dysacousia Dysakusis *f*, Schwerhörigkeit *f*, Hörempfindungsstörung *f*
dysacousma *s.* dysacousia
dysadaptation Fehladaptation *f*, Dysadaptation *f*, Adaptationsstörung *f (z. B. der Netzhaut)*
dysaemia Dysämie *f*, Blutkrankheit *f*
dysaesthesia 1. Dysästhesie *f*, Empfindungsstörung *f*; Schmerzempfindungsstörung *f*; 2. Tastsinnstörung *f*
dysarteriotony Blutdruckabweichung *f*
dysarthria Dysarthrie *f (Sprachstörung infolge Sprechmuskelstörung)*
dysarthric dysarthrisch, Dysarthrie...
dysarthrosis 1. Dysarthrosis *f*, fehlerhaftes Gelenk *n*, Gelenkdeformität *f*; Gelenkerkrankung *f*; 2. *s.* dysarthria
dysbarism Druckanpassungsstörung *f (z. B. bei Dekompressionskrankheit)*
dysbasia Dysbasie *f*, Gangstörung *f*
dysboulia Dysbulie *f*, [krankhafte] Willensschwäche *f*, gestörte Willenskraft *f*
dyscheiria Dyschirie *f*, Störung *f* der Rechts-Links-Unterscheidungsfähigkeit
dyschezia Dyschezie *f*, Defäkationsstörung *f*
dyscholia Dyscholie *f*, veränderte Gallenzusammensetzung *f*
dyschondroplasia Dyschondroplasie *f*, Ollier-Syndrom *n*, Chondrodysplasie *f*, Knorpelfehlbildung *f*
dyschromatopsia Dyschroma[top]sie *f*, partielle Farbenblindheit *f*

dyschromia Dyschromie *f*, Hautpigmentstörung *f*, Hautverfärbung *f (z. B. bei Syphilis)*
dyscoria Dyskorie *f*, Pupillenverformung *f*
dyscrasia Dyskrasie *f*, Störung *f* der Blutzusammensetzung
dysdiadochokinesia Dysdiadochokinese *f (Unfähigkeit zu schnellen entgegengesetzten Bewegungen, z. B. Pronation und Supination)*
dysecoia *s.* dysacousia
dysembryoma Dysembryom *n*, Teratom *n*, teratoide Geschwulst *f*
dysemesis Dysemesis *f*, schmerzhaftes Erbrechen *n*
dysendocrine dysendokrin
dysendocrinism Dysendokrinismus *m*, Störung *f* der endokrinen Sekretion
dysenteric dysenterisch, Dysenterie...
dysentery Dysenterie *f*, Ruhr *f*
dysergasia Dysergasie *f (Geistesstörung infolge Giftwirkung)*
dyserythropoiesis Dyserythropoese *f*, Erythrozytenbildungsstörung *f*
dysfibrinogenaemia Dysfibrinogenämie *f*, Serumfibrinogenstörung *f*
dysfunction Dysfunktion *f*, Funktionsstörung *f*, Fehlfunktion *f*
dysgammaglobulinaemia Dysgammaglobulinämie *f*, Serumglobulinstörung *f*
dysgenesis Dysgenesie *f*, Fehlbildung *f*
dysgerminoma Dysgerminom *n*, Disgerminom *n (bösartige Eierstock- oder Hodengeschwulst)*
dysgeusia Dysgeusie *f*, Geschmacks[sinn]störung *f*, Geschmacksanomalie *f*
dysglandular dysglandulär, Drüsen[funktions]störungs...
dysglobulinaemia Dysglobulinämie *f*, Serumglobulinstörung *f*
dysgnosia Dysgnosie *f*, Intelligenzstörung *f*, Intelligenzdefekt *m*
dysgonic dysgonisch, langsam wachsend *(Bakterien)*
dysgrammatism Dysgrammatismus *m*, partieller Agrammatismus *m*
dysgraphia Dysgraphie *f*, Schreibstörung *f*
dyshaem[at]opoiesis Dyshäm[at]opoese *f*, Blutbildungsstörung *f*, Blutfehlbildung *f*
dyshaem[at]opoietic dyshämopoetisch
dyshidrosis 1. Dyshidrosis *f*, anomale Schweißabsonderung *f*; 2. Dyshidrosis *f*, Schweißdrüsenentzündung *f* an Händen und Füßen *(bei Pilzerkrankung)*
dyshoria Dyshorie *f*, Gefäßpermeabilitätsstörung *f*
dyshormonal, dyshormonic dyshormonal
dyshormonism Dyshormonose *f*, Hormon[haushalts]störung *f*
dyshypophysia Hypophysen[funktions]störung *f*
dysimmunity Immunitätsstörung *f*, Immunitätsdefekt *m*
dyskaryosis Dyskaryose *f*, Zellkernabnormität *f*

dyskaryotic

dyskaryotic dyskaryotisch
dyskeratosis Dyskeratose f, Hautverhornungsstörung f, Hautverhornungsanomalie f
dyskeratotic dyskeratotisch
dyskinesia Dyskinesie f, Bewegungs[ablauf]störung f *(der Muskeln)*
dyskinetic dyskinetisch, Dyskinesie...
dyslalia Dyslalie f, Stammeln n *(Sprachstörung)*
dyslexia Dyslexie f, Lesestörung f
dyslipoproteinaemia Dyslipoproteinämie f, Serumlipoproteinstörung f
dyslogia Dyslogie f, Logopathie f, Logoneurose f *(Sprachstörung bei fehlerhafter Gedankenbildung)*
dysmasesia Dysmasesie f, Kaustörung f, erschwertes Kauen n
dysmaturity Dysmaturität f, Reifestörung f
dysmegalopsia Dysmegalopsie f *(Sehstörung mit falscher Größenvorstellung)*
dysmenorrhoea Dysmenorrhoe f, schmerzhafte Monatsblutung f, Menstruationsschmerz m, Menstrualkolik f
dysmetria Dysmetrie f *(Störung des Ausmaßes einer Zielbewegung)*
dysmimia Dysmimie f, Mimikstörung f
dysmnesia Dysmnesie f, Gedächtnisstörung f, Gedächtnisschwäche f
dysmorphia Dysmorphie f, Deformität f, Mißbildung f
dysmyotonia Dysmyotonie f, Muskeltonusstörung f
dysontogenesis Dysontogenie f, Entwicklungsstörung f, Wachstumsstörung f *(z. B. Gewebe)*; Mißbildung f *(z. B. Fötus)*
dysontogenetic dysontogenetisch, durch anomale Entwicklung entstanden *(z. B. Tumoren)*
dysop[s]ia Dysopie f, Sehstörung f
dysorexia Dysorexie f, Appetitsstörung f
dysosmia Dysosmie f, Geruchsstörung f
dysostosis Dysostose f, Knochen[entwicklungs]störung f, Ossifikationsstörung f, Verknöcherungsstörung f
dysovarism Ovardysfunktion f, Eierstockfunktionsstörung f
dyspancreatism Pankreasdysfunktion f, Bauchspeicheldrüsenfunktionsstörung f
dysparathyroidism Dysparathyreoidismus m, Nebenschilddrüsen[funktions]störung f
dyspareunia Dyspareunie f, Frigidität f, Orgasmusunfähigkeit f
dyspepsia Dyspepsie f, Verdauungsstörung f
dyspeptic dyspeptisch
dysperistalsis Dysperistaltik f, Peristaltikstörung f
dysphagia Dysphagie f, Schluckstörung f, Schlingbeschwerden pl
dysphagic dysphag[isch]
dysphasia Dysphasie f, Sprachkoordinationsstörung f *(infolge Hirnstörung)*
dysphemia Dysphemie f, Stottern n
dysphonia Dysphonie f, Phonationsstörung f, Stimmbildungsstörung f

dysphoria Dysphorie f, Übelbefinden n, unbehagliche Stimmung f; Angst f
dysphoric dysphorisch, Dysphorie...
dysphotia Myopie f, Kurzsichtigkeit f
dysphrasia Dysphrasie f, Sprachstörung f *(infolge Intelligenzstörung)*
dyspituitarism Dyspituitarismus m, Hypophysen[funktions]störung f
dysplasia Dysplasie f, Mißgestalt f
dysplastic dysplastisch, mißgestaltet
dyspnoea Dyspnoe f, Atemnot f, Kurzatmigkeit f
~ **at rest** Ruhedyspnoe f
~ **on effort** Belastungsdyspnoe f
dyspnoeal s. dyspnoeic
dyspnoeic dyspnoisch, kurzatmig
~ **attack** Atemnotanfall m
dyspractic Dyspraxie...
dyspraxia Dyspraxie f, partielle Bewegungskoordinationsstörung f
dysproteinaemia Dysproteinämie f, Plasmaproteinstörung f
dysraphism Dysraphie f, fehlende Nahtbildung f, Spaltbildung f, Araphie f
dysrhythmia Dysrhythmie f, Rhythmusstörung f *(z. B. des Herzens)*
dysrhythmic dysrhythmisch, rhythmusgestört, Rhythmusstörungs...
dyssecretosis Dyssekretion f, Sekretionsstörung f
dyssomnia Dyssomnie f, Schlafstörung f
dysspermatism 1. Ejakulationsschmerz m; 2. Dysspermie f, Samenzellenbildungsstörung f, Spermienbildungsstörung f
dysspermia s. dysspermatism
dyssplenism Dysplenie f, Milz[funktions]störung f; Milzüberfunktion f, Hypersplenismus m
dysstasia Dystasie f, Stehstörung f
dyssynergia Dyssynergie f, Muskelkoordinationsstörung f
dystaxia Dystaxie f, partielle Ataxie f, Bewegungskoordinationsstörung f
dysthanasia Dysthanasie f, schmerzhafter Tod m
dysthymia 1. Dysthymie f, Thymus[funktions]störung f; 2. Dysthymie f, Melancholie f; Psychopathie f
dysthymic 1. Dysthymie..., Thymus[funktions]störungs...; 2. dysthym, melancholisch; psychopathisch
dysthyroidal Dysthyreose f, Schilddrüsen[funktions]störungs...
dysthyroidism Dysthyreose f, Schilddrüsen[funktions]störung f
dystithia Dystithie f, Stillstörung f
dystocia Dystokie f, Geburtsstörung f, erschwerte Entbindung f, Partus m difficilis
dystocic dystok, Dystokie...
dystonia Dystonie f, Tonusverlust m, Tonusstörung f *(z. B. von Muskeln und Gefäßen)*
dystonic dystonisch, Dystonie...

ecchondrotome

dystopia Dystopie f, Fehllagerung f, Fehllage f, Organverlagerung f infolge Entwicklungsstörung; Keimverlagerung f
dystopic dystop[isch], fehlgelagert, verlagert, Dystopie...
dystrophia 1. Dystrophie f, Ernährungsstörung f, Fehlernährung f; 2. Degeneration f, Muskelschwäche f
dystrophic 1. dystroph[isch], ernährungsgestört, fehlernährt; 2. degeneriert, muskelschwach
~ **bullous epidermolysis** Epidermolysis f bullosa dystrophica
dysuria Dysurie f, gestörtes Harnlassen n, Miktionsstörung f, Harnbeschwerden pl

E

E. s. emmetropia
E-N-T set s. ear-nose-throat set
Eales's disease Ealessche Krankheit f (Glaskörperblutungen durch Periphlebitis retinae)
ear Ohr n, Auris f (Zusammensetzungen s. a. unter otic)
~ **canal epidermis** Gehörgangsepidermis f
~ **canal exostosis** Gehörgangsexostose f
~ **cartilage** Ohrknorpel m
~ **disease** Ohrenkrankheit f, Ohrerkrankung f
~ **drops** Ohrentropfen mpl
~ **dust** Gehörsand m, Otokonien fpl, Otolithen mpl, Statokonien fpl, Statolithen mpl
~ **involvement** Ohrbeteiligung f
~ **malformation** Ohrmißbildung f, Ohrfehlbildung f
~, **nose, and throat clinic** Hals-Nasen-Ohren-Klinik f, HNO-Klinik f, Klinik f für Hals-, Nasen- und Ohrenkrankheiten
~**-nose-throat set** Hals-Nasen-Ohren-Besteck n, HNO-Besteck n
~ **polyp[us]** Ohrpolyp m
~ **polypus forceps** Ohrpolypenzange f
~ **protrusion** Ohrabstehen n
~ **speculum** Ohrtrichter m
~ **speculum holder** Ohrtrichterhalter m
~ **syringe** Ohrenspritze f
~ **trumpet** Hörrohr n
~ **tubercle** Darwinsches Ohrhöckerchen (Hökkerchen) n, Apex m auriculae Darwini
earache Otalgie f, Ohrenschmerz m, Neuralgia f tympanica
eardrum Trommelfell n, Membrana f tympani
~ **perforation** Trommelfellperforation f
earlobe Ohrläppchen n, Lobulus m auriculae
~ **electrode** Ohrläppchenelektrode f
early abortion Frühabort m
~ **cavity** Frühkaverne f (Tuberkulose)
~ **death** Frühtodesfall m
~ **diastolic dip** frühdiastolische Senke f (Herzdruckkurve)
~ **erythroblast [of Sabin]** basophiler Normoblast m

~ **gastric cancer** Magenfrühkarzinom n
~ **glaucoma** Frühglaukom n
~ **normoblast** s. ~erythroblast
~ **pregnancy** Frühschwangerschaft f
~ **receptor potential** Rezeptorfrühpotential n
~ **syphilis** Frühsyphilis f
~ **treatment** Frühbehandlung f
earpiece Ohrolive f (Stethoskop)
earplug Gehörgangswattepfropfen m, Ohrwatte f; Gehörschutzmasse f
earshot Hörweite f, Hörentfernung f, Hördistanz f
earwax Cerumen n, Zerumen n, Ohrenschmalz n
East African sleeping sickness ostafrikanische Schlafkrankheit (Trypanosomiasis) f (durch Trypanosoma rhodesiense)
~ **African trypanosomiasis** s. East African sleeping sickness
Eastern equine encephalitis (encephalomyelitis) östliche Pferdeenzephalitis (Pferdeenzephalomyelitis) f (durch Stechmücken übertragene Arbovirusinfektion)
Eaton agent Mycoplasma n pneumoniae
~ **agent pneumonia** primäre atypische Pneumonie (Lungenentzündung) f
~ **virus** s. Eaton agent
EB virus s. Epstein-Barr virus
Ebstein's anomaly (disease) Ebsteinsche Anomalie f, Ebsteinisches Syndrom n, Trikuspidalklappenanomalie f
~ **malformation [of the tricuspid valve]** s. Ebstein's anomaly
~ **syndrome** s. Ebstein's anomaly
eburnated osteoma Osteoma n durum (eburneum) (gutartige Knochengeschwulst aus hartem Knochengewebe)
eburnation Eburnifikation f, elfenbeinähnliche Verknöcherung f
EBV s. Epstein-Barr virus
ecbolic geburtsauslösend, geburtsbeschleunigend; abortauslösend
ecbolic [agent] geburtsauslösendes (geburtsbeschleunigendes) Mittel n; Abortmittel n, abortauslösendes Mittel n
eccentric 1. exzentrisch, überspannt; 2. exzentrisch, vom Mittelpunkt abweichend
eccentric Exzentriker m, exzentrische Persönlichkeit f
~ **compression bone plate** Exzenterkompressionsplatte f
eccentro-chondroosteodystrophy Morquiosches Syndrom n, Dysostosis f enchondralis metaepiphysaria Typ Morquio
eccentro-osteochondrodysplasia s. eccentro-chondroosteodystrophy
ecchondroma Ekchondrom n, Knorpelauswuchs m (vom Knorpel ausgehende Geschwulst)
ecchondrosis Ekchondrose f, Knorpelwucherung f
ecchondrotome Knorpelmesser n

ecchymosis

ecchymosis Ekchymose f, Ecchymosis f, Hämatom n, Bluterguß m, Haut[unter]blutung f
ecchymotic ekchymotisch, Ekchymose..., Hämatom..., Bluterguß...
eccrine gland ekkrine Drüse f
eccyesis Extrauteringravidität f, Bauchhöhlenschwangerschaft f, Schwangerschaft f außerhalb der Gebärmutter
ECD s. endocardial cushion defect
ecdysis Desquamation f, Hornhautabschuppung f, Schuppen n, Abschuppung f, Abschilferung f, Schälung f
E.C.F. s. extracellular fluid
ECG s. 1. electrocardiogram; 2. electrocardiography; 3. electrocardiograph
echinococcal Echinokokken..., Echinokokkus...
~ **cyst of kidney** Nierenechinokokkuszyste f, Echinokokkusnierenzyste f
~ **hepatic cyst** Leberechinokokkuszyste f, Echinokokkusleberzyste f
~ **skin test** Echinokokkus[haut]test m [nach Casoni], Casoni-Test m, Casonische Hautprobe f
echinococcosis Echinokokkose f, Hundebandwurmerkrankung f, Hundebandwurmfinneninfestation f
echinococcotomy Echinokokkuszystenexstirpation f, [operative] Echinokokkuszystenentfernung f
echinococcus Echinokokkus m, Echinococcus m, Blasenwurm m, Hundebandwurmfinne f
~ **cyst** Echinokokkuszyste f
~ **test** s. echinococcal skin test
echinostome Echinostoma n ilocanum; Echinostoma n lindoensis (Darmparasit)
echinostomiasis Echinostomiase f, Echinostomainfestation f
echo speech s. echolalia
ECHO virus ECHO-Virus n, Enteric-Cytopathogenic-Human-Orphan-Virus n
echoacousia Echoakusie f, Echohören n, Widerhallempfindung f
echoacoustic Echoakusie...
echoaortography Echoaortographie f
echocardiogram Echokardiogramm n
echooculographic echookulographisch
echooculography Echookulographie f
echoorbitogram Echoorbitogramm n
echoencephalograph Echoenzephalograph m
echoencephalographic echoenzephalographisch
echoencephalography Echoenzephalographie f
echogram Echogramm n
echographic echographisch
echography Echographie f
echokinesia s. echopraxia
echolalia Echolalie f, Echophrasie f, [krankhaftes] Nachsprechen n
echolalic echolal[isch], nachsprechend
echolalus Nachsprecher m, Nachsprechender m
echomatism s. echopraxia

echomimia Echomimie f, [krankhaftes] Imitieren n von Gebärden
echooculogram Echookulogramm n
echooculographic echookulographisch
echooculography Echookulographie f
echoorbitogram Echoorbitogramm n
echoorbitographic echoorbitographisch
echoorbitography Echoorbitographie f
echopathic echopatisch
echopathy Echopathie f, Nachsprechkrankheit f
echophony Echophonie f
echophrasia s. echolalia
echopraxia Echopraxie f, Echokinese f, automatenhaftes Nachahmen n
echorenogram Echorenogramm n
echorenographic echorenographisch
echorenography Echorenographie f
echosonoencephalogram Echoenzephalogramm n
echosonogram Echogramm n
echotomogram Echotomogramm n
echotomographic echotomographisch
echotomography Echotomographie f
echouterogram Echouterogramm n
echouterographic echouterographisch
echouterography Echouterographie f
Eck's fistula Ecksche Fistel f, Pfortader-Hohlvenen-Anastomose f
eclabium Lippenausstülpung f
eclampsia Eklampsie f, Schwangerschaftskrampfen n
eclampsism Eklampsismus m, Präeklampsie f, Schwangerschaftstoxikose f (mit Organschäden)
eclamptic eklamptisch, Eklampsie...
eclamptogenic eklamptogen, eklampsieauslösend, eklampsiebewirkend
~ **toxaemia** s. eclampsia
eclipse-blindness Sonnenfinsternisblindheit f; Sonnenstrahlenblindheit f
ecmnesia Ekmnesie f (Vorstellung, in einem früheren Lebensabschnitt zu leben)
ecomania Ekomanie f, Untertanengeist m (Psychologie)
Economo's disease Economosche Krankheit (Erkrankung) f, Encephalitis f epidemica (lethargica)
ecostate rippenlos
ecostatism Ekostatismus m, Rippenlosigkeit f, Fehlen n der Rippen, Apleurie f
ecphoria Ekphorie f, Erinnerungsvorgang m
ECS s. electroconvulsive shock
ecstasy 1. Ekstase f, Verzückung f, Entzückung f, Außersichsein n; 2. s. catalepsia
ecstatic 1. in Ekstase [befindlich]; 2. ekstatisch, statuenhaft (s. a. cataleptic)
ECT s. electroconvulsive therapy
ectasia Ektasie f, Erweiterung f, Dilatation f, Ausdehnung f
ectatic ektatisch, erweitert, dilatiert
~ **emphysema** Überdehnungsemphysem n, Ausdehnungsemphysem n, kompensatorisches Emphysem n

ecthyma Ecthyma *n*, Ekthyma *n*, Grindgeschwür *n*, Hauteiterung *f*
ecthymatous syphilid Ecthyma *n* syphiliticum
ectoblast Ektoblast *m*, Ektoderm *n*, äußeres Keimblatt *n*, Epiblast *m*
ectocardia Ektokardie *f*, Ectopia *f* cordis, Herzvorfall *m*
ectocervix äußerer Gebärmuttermund *m*, Portio *f* vaginalis uteri
ectocornea Ektokornea *f*, äußere Hornhautoberfläche *f* [des Auges]
ectoderm Ektoderm *n*, Ektoblast *m*, äußeres Keimblatt *n*
ectodermal ektodermal, Ektoderm[al]... ● **to be ~ in origin** ektodermalen Ursprungs sein, aus dem Ektoderm [ab]stammen
~ dysplasia ektodermale Dysplasie *f*
ectodermosis Ektodermose *f* (Erkrankung ektodermaler Hautgebilde)
ectogenetic ektogenetisch
ectopagus Ektopagus *m*, Doppelmißgeburt *f* mit seitlicher Verwachsung am Thorax
ectoparasite Ektoparasit *m*, Ektosit *m*, Außenschmarotzer *m*
ectoparasitic ektoparasitisch
ectophyte Ektophyt *m*, oberflächlicher Hautpilz *m*
ectophytic ektophytisch, [nach] außen wachsend
ectopia Ektopie *f*, Organverlagerung *f*, Organvorfall *m*
ectopic ektopisch
~ beat Extrasystole *f*
~ cardiac rhythm Extrasystolie *f*
~ gestation Extrauteringravidität *f*, Bauchhöhlenschwangerschaft *f*, Schwangerschaft *f* außerhalb der Gebärmutter
~ kidney Nierenektopie *f*, Ectopia *f* renis, ektope Niere *f*
~ pregnancy *s.* **~ gestation**
~ spleen Wandermilz *f*
ectoplacenta Ektoplazenta *f*, Plazentatrophoblast *m*, Trophoderm *n*
ectoplacental ektoplazental, Ektoplazenta..., Trophoderm...
ectoplasm Ektoplasma *n*, Exoplasma *n*, Plasmaaußenschicht *f*, Außenplasma *n*
ectoplasmic ektoplasmatisch, Ektoplasma..., Exoplasma...
ectozoon Ektozoon *n*, Außenschmarotzer *m*
ectrodactyly Ektrodaktylie *f*, Oligodaktylie *f*, [angeborenes] Fehlen *n* von Fingern und Zehen
ectromelia Ektromelie *f*, [angeborene] Gliedmaßenverstümmelung *f*
ectromelus Ektromelus *m*, Mißgeburt *f* mit Gliedmaßenverstümmelung
ectropion 1. Ektropion *n*, Ektropie *f*, Auswärtskehrung *f*; 2. Augenlidausstülpung *f*, Lidumstülpung *f*
~ of the uvea Uveaektropium *n*, Uveaektropion *n*

ectropionization Ektropionierung *f*, Ektropionieren *n*, Auswärtskehrung *f*, Ausstülpung *f*
ectropionize/to ektropionieren, auswärtskehren, ausstülpen, umklappen
ectropodism Ektropodismus *m*, [angeborene] Fußlosigkeit *f*
ectrosyndactyly Ektrosyndaktylie *f*, Fingerlosigkeit *f* mit Fingerverschmelzung
eczema Ekzem *n* (allergische Hautkrankheit mit Ausschlag)
eczematic ekzematisch, Ekzem...
eczematid Ekzematid *n*
eczematization Ekzematisierung *f*, Ekzematisation *f*, Ekzembildung *f*
eczematogenic ekzematogen, ekzemauslösend, ekzembewirkend
eczematoid ekzematoid, ekzemartig, ekzemähnlich
~ dermatitis (reaction) Ekzematoidreaktion *f*
eczematosis Ekzematose *f*, ekzematische Hautkrankheit *f*
eczematous ekzematisch, Ekzem...
Eddowes' disease (syndrome) [Spurway-]Eddowessche Krankheit *f*, Eddowes-Syndrom *n*, Osteogenesis *f* imperfecta
Edelmann's great toe phenomenon (sign) Edelmannsche Großzehensyndrom *n*, Edelmannsche Großzehendorsalflexion *f* (Pyramidenbahnzeichen)
edema *s.* **oedema**
edentate zahnlos
edentate Zahnloser *m*
edentia Zahnlosigkeit *f*
edentulous zahnlos
Edward's syndrome Trisomie 18 *f*, Trisomie *f* des Chromosoms 18
EEG *s.* 1. **electroencephalogram**; 2. **electroencephalography**; 3. **electroencephalograph**
efferent efferent, herausführend, nach außen führend
~ duct Drüsenausführungsgang *m*
~ ductules [of the testis] Hodenausführungsgänge *mpl*, Ductuli *mpl* efferentes testis
~ lymphatic Lymphabflußgefäß *n*
effervescent bath Kohlensäurebad *n*, CO_2-Bad *n*
efficient level Wirkspiegel *m* (Medikament)
efflorescence Effloreszenz *f*, Hautauschlag *m*
efflorescent effloreszierend, Effloreszenz..., Hautausschlag...
effluvium Effluvium *n*, Erguß *m*
effort Belastung *f*; Anstrengung *f*
~ dyspnoea Belastungsdyspnoe *f*, Belastungsatemnot *f*
~ syndrome Effort-Syndrom *n*, Da Costa-Syndrom *n*, Hyperventilationssyndrom *n*, neurozirkulatorische Asthenie *f*
~ thrombosis Paget-von Schrötttersches Syndrom *n*, Paget-von-Schrötter-Syndrom *n*, akuter Achselvenenstau *m*, akute Achselvenenthrombose *f*, thrombotischer Achselvenenverschluß *m*

13 Nöhring engl./dtsch.

effort

~ **tremor** Intentionstremor m
effusion Effusion f, Erguß m
egagropilus Trichobezoar m, Haarknäuel n, Haargeschwulst f (im Magen)
egersis gesteigerte Aufmerksamkeit f
egest/to ausscheiden; Stuhl[gang] absetzen
egesta Egesta npl, Körperausscheidungen fpl, Ausscheidungen fpl; Stuhlgang m
egg Ei n, Ovum n, Eizelle f
~-**shell nail** Eierschalennagel m
~ **transport** Eitransport m
eglandular aglandular, drüsenlos
ego analysis Selbstanalyse f, Eigenanalyse f
~ **erotism** s. autoerotism
~ **restriction** Selbstbeschränkung f
egoism Egoismus m, Eigenliebe f
egoist Egoist m
egoistic egoistisch, selbstsüchtig
egomania Selbstüberschätzung f
egotism Selbstüberhebung f, Ich-Betonung f
Egyptian chlorosis s. ancylostomiasis
~ **conjunctivitis (ophthalmia)** Trachom n, Ägyptische Augenkrankheit (Körnerkrankheit) f, Conjunctivitis f granulosa (trachomatosa)
~ **splenomegaly** Ägyptische Intestinalschistosomiasis f, Ägyptischer Adernegelbefall m, viszerale Schistosomiasis (Bilharziose) f, Intestinalbilharziose f
Ehlers-Danlos syndrome Ehlers-Danlos-Syndrom n, Syndrom n von Ehlers und Danlos, Cutis f laxa (hyperelastica)
Ehrlich-Heinz granule Ehrlichscher (Heinzscher) Innenkörper m
Ehrlich's side-chain theory Ehrlichsche Seitenkettentheorie f
eidoptometry Sehschärfebestimmung f
eighth cranial nerve VIII. Hirnnerv m, Nervus m octavus (stato-acusticus, vestibulochlearis), Hörgleichgewichtsnerv m
~-**nerve deafness** Hörnerventaubheit f
~-**nerve tumour** Akustikusneurinom n
eikonometer Eikonometer n, Aniseikometer n (Ophthalmologie)
Einthoven's triangle Einthovensches Dreieck n (EKG)
eisanthema Enanthema n, Schleimhautausschlag m
Eisenmenger's complex (tetralogy) Eisenmenger-Komplex m, Eisenmenger-Syndrom n
ejaculate/to ejakulieren, ausspritzen, herausschleudern
ejaculation Ejakulation f, Herausschleuderung f, Samenerguß m
~ **centre** Ejakulationszentrum n
~ **reflex** Ejakulationsreflex m
ejaculator urinae [muscle] Musculus m bulbospongiosus
ejaculatory ejakulatorisch, Ejakulations...
~ **canal (duct)** Ductus m ejaculatorius, Ausspritzungsgang m des Samenleiters
~ **reflex** Ejakulationsreflex m

ejecta Egesta npl, Körperausscheidungen fpl, Ausscheidungen fpl
ejection click Ejektionsklick m (Herz)
~ **fraction** Ejektionsfraktion f (Herz)
~ **murmur** Austreibungsgeräusch n (Herz)
~ **phase** Ejektionsphase f, Ausstoßungsphase f (Herz)
EKG s. electrocardiogram
elaborate digestive enzymes/to Verdauungsenzyme synthetisieren, Verdauungsfermente produzieren
elastance of the lung s. elastic recoil of the lung
elastase Elastase f (Enzym)
elastic elastisch, dehnbar
~ **cone** Ligamentum n cricothyreoideum
~ **membrane** Membrana f elastica
~ **membrane of the larynx** Membrana f [fibro]elastica laryngis
~ **pseudoxanthoma** Pseudoxanthoma n elasticum
~ **recoil [of the lung]** Elastance f [der Lunge] (Maß für die Lungendehnbarkeit in Abhängigkeit von der Druckänderung)
~ **upper part of the cricothyroid membrane** Conus m elasticus laryngis
elastica Elastika f, Tunica f elastica (elastische Bindegewebsmembran der Blutgefäße)
elastin Elastin n (Skleroprotein)
elastofibroma Elastofibrom n
elastoma Elastom[a] n
elbow Ellenbogen m
~ **cap** Patella f cubiti
~ **catheter** Winkelkatheter m
~ **joint** Ellenbogengelenk n, Articulatio f cubiti
~ **reflex** Ellenbogenreflex m, Olekranonreflex m, Trizepsreflex m
elective operation elektive Operation f, Elektivoperation f, Operation f zum Zeitpunkt der Wahl
electric anaesthesia Elektroanästhesie f
~ **cataract** Elektrokatarakt f, elektrischer Star m, Lichtbogenstar m, Blitzstar m, Cataracta f electrica
~ **contact burn** Elektroverbrennung f, Stromverbrennung f
~ **convulsion** Elektrokonvulsion f, Elektrokrampf m
~ **hearing aid** elektrisches Hörgerät n, Batteriehörgerät n
~ **ophthalmia** Ophthalmia (Photophthalmia) f electrica, Lichtstrahlenkeratokonjunktivitis f, Verblitzung f, Verblitzen n
~ **shock** Elektroschock m, Elektrokrampf m
~ **shock therapy (treatment)** Elektroschocktherapie f, Elektrokrampfbehandlung f
~ **suction pump** Elektrosauger m, elektrischer Sauger m
electrization Elektrotherapie f, Elektrisierung f
electroacoustic elektroakustisch
electroanaesthesia Elektroanästhesie f
electrocardiogram Elektrokardiogramm n, EKG, Ekg

electrocardiograph Elektrokardiograph m, EKG-Schreiber m
electrocardiographic elektrokardiographisch
~ **change** elektrokardiographische Veränderung f, EKG-Veränderung f
~ **interval** elektrokardiographisches Intervall n, EKG-Intervall n
~ **lead** Elektrokardiogrammableitung f, EKG-Ableitung f
~ **monitor** EKG-Monitor m, EKG-Sichtgerät n, EKG-Überwachungsgerät n
~ **monitoring** elektrokardiographische Uberwachung f, EKG-Überwachung f
~ **wave** EKG-Zacke f, Herzstromkurvenzacke f
electrocardiography Elektrokardiographie f, Herzstromkurvenschreibung f, EKG-Aufzeichnung f, EKG
electrocardiophonogram Phonokardiogramm n
electrocardiophonograph Phonokardiograph m
electrocardiophonography Phonokardiographie f, Herzschallaufzeichnung f, Herzschallschreibung f
electrocardioscope Elektrokardioskop n, Elektrokardiogrammsichtgerät n, EKG-Oszillograph m
electrocardioscopy Elektrokardioskopie f
electrocautery Elektrokaustik f, Elektrokauterisation f; Elektrokoagulation f
electrocoagulate/to elektrokoagulieren, elektrisch verkochen
electrocoagulation Elektrokoagulation f, elektrische Verkochung f
electrocochleography Elektrokochleographie f
electrocoma Elektro[schock]koma n, Elektroschockbewußtlosigkeit f
electrocontractility Elektrokontraktilität f
electroconvulsive elektrokonvulsiv, Elektrokrampf...
~ **shock** Elektroschock m, Elektrokrampf m
~ **therapy (treatment)** Elektroschocktherapie f, Elektrokrampfbehandlung f
electrocortical potential elektrisches Hirnpotential n, Hirnrindenpotential n
electrocorticogram Elektrokortikogramm n, Hirnstrombild n
electrocorticography Elektrokortikographie f, Hirnstromaufzeichnung f, Hirnrindenpotentialableitung f
electrocution Elektrokution f, Tötung f auf dem elektrischen Stuhl
electrocystoscope Elektrozystoskop n
electrocystoscopy Elektrozystoskopie f
electrode Elektrode f
~ **jelly** Elektrodenpaste f, Elektrodensalbe f
electrodermatome Elektrodermatom n, elektrisches Dermatom (Hautmesser) n
electrodesiccation Abtragung f mit der elektrischen Schlinge
electrodiaphane Diaphanoskop n, Durchleuchtungsgerät n
electrodiaphany Diaphanoskopie f, Durchleuchtung f

electroencephalogram Elektroenzephalogramm n, Hirnstromkurve f, Hirnstrombild n, EEG
electroencephalograph Elektroenzephalograph m, EEG-Schreiber m
electroencephalographic elektroenzephalographisch
~ **lead** Elektroenzephalogrammableitung f, EEG-Ableitung f
electroencephalography Elektroenzephalographie f, Hirnstromkurvenschreibung f, EEG-Aufzeichnung f, EEG
. **electrofit** Elektrokrampf m
electrogastrogram Elektrogastrogramm n, Magenaktionsstromkurve f
electrogastrograph Elektrogastrograph m
electrogastrography Elektrogastrographie f, Magenaktionsstromaufzeichnung f
electrogram Aktionsstromkurve f
electrography Aktionsstromaufzeichnung f, Aktionsstromschreibung f
electrogustometry Elektrogustometrie f
electrohaemostasis Diathermieblutstillung f, Blutstillung f durch Elektrokoagulation
electrohysterography Elektrohysterographie f, Gebärmutteraktionspotentialaufzeichnung f
electrokymograph Elektrokymograph m
electrokymography Elektrokymographie f (Darstellung der mechanischen Herzrandbewegungen mittels Durchleuchtung)
electrolithotrity Elektrolithotripsie f, elektrische Steinezertrümmerung f
electrolyte concentration Elektrolytkonzentration f
~ **disturbance** Elektrolytstörung f
~ **imbalance** Elektrolytentgleisung f
~ **loss** Elektrolytverlust m
~ **replacement [therapy]** Elektrolytsubstitution f, Elektrolytergänzungstherapie f
~ **study** Elektrolytuntersuchung f
electrolytic elektrolytisch, Elektrolyt...; Elektrolyse...
electromagnetic elektromagnetisch
electromagnetism Elektromagnetismus m
electromassage Elektromassage f
electromyogram Elektromyogramm n, Muskelaktionsstromkurve f, Muskelaktionspotentialbild n
electromyographic elektromyographisch
electromyography Elektromyographie f, Muskelaktionsstromkurvenschreibung f, Muskelaktionsstrombildaufzeichnung f
electron micrograph Elektronenmikroskopaufnahme f, Elektronenmikroskopbild n
~ **microscope** Elektronenmikroskop n
~ **microscope study** s. ~ microscopy investigation
~ **microscopic** elektronmikroskopisch
~ **microscopic study** s. ~ microscopy investigation
~ **microscopy** Elektronenmikroskopie f
~ **microscopy investigation** Elektronenmikroskopuntersuchung f

electron

~ **photomicrograph** s. electron micrograph
electronarcosis Elektronarkose f *(milde Form der Elektroschocktherapie)*
electronystagmogram Elektronystagmogramm n, Nystagmusbild n
electronystagmograph Elektronystagmograph m, Nystagmusaufzeichnungsgerät n
electronystagmographic elektronystagmographisch
electronystagmography Elektronystagmographie f, Nystagmusaufzeichnung f, Augenbewegungsdarstellung f
electrooculogram Elektrookulogramm n
electrooculographic elektrookulographisch
electrooculography Elektrookulographie f
electroolfactogram Elektroolfaktogramm n
electroolfactography Elektroolfaktographie f
electropathology Elektropathologie f
electropharmacologic elektropharmakologisch
electrophobia Elektrophobie f *(Angst vor elektrischem Strom)*
electrophoresis Elektrophorese f
electrophoretic elektrophoretisch, Elektrophorese...
~ **migration** Elektrophoresewanderung f *(z. B. von Proteinen)*
electrophototherapy Elektrofototherapie f, Elektrolichtbehandlung f
electrophysiologic[al] elektrophysiologisch
electrophysiology Elektrophysiologie f
electropuncture Elektropunktur f *(Zerstörung krankhaften Gewebes durch eine Nadelelektrode)*
electropyrexia Elektrofieberbehandlung f
electroresection Elektroresektion f, Gewebsabtragung f mit dem elektrischen Messer
electroresectoscope Elektroresektoskop n, Instrument n zur elektrischen Gewebsabtragung
electroretinogram Elektroretinogramm n, Netzhautaktionsstromkurve f, Retinaaktionsstrombild n
electroretinographic elektroretinographisch
electroretinography Elektroretinographie f, Netzhautaktionsstromaufzeichnung f, Retinaaktionsstromschreibung f, ERG
electroscission Elektrotomie f, Gewebsschnitt m mit dem elektrischen Messer
electroscission s. electroscission
electroshock Elektroschock m, Elektrokrampf m
~ **therapy (treatment)** Elektroschocktherapie f, Elektrokrampfbehandlung f
electrostimulation Elektrostimulation f
electrosurgery Elektrochirurgie f, Chirurgie f mit dem elektrischen Messer
electrosurgical elektrochirurgisch, diathermisch
~ **knife** elektrisches Messer n, Elektrokauter m, Kauter m, Diathermiemesser n
~ **unit** Elektro-Chirurgie-Einheit f, Elektrochirurgiegerät n
electrotherapy Elektrotherapie f, Elektrobehandlung f

electrotherm Diathermiegerät n, Kurzwellengerät n
electrothermal, electrothermic Diathermie..., Kurzwellen...
electrothermy Diathermie f, Thermopenetration f, Transthermie f, Kurzwellenbehandlung f
electrotome Diathermiemesser n, elektrisches Messer n
electrotonic elektrotonisch, Elektrotonus...
electrotonographic elektrotonographisch
electrotonography Elektrotonographie f, elektrische Augen[innen]druckmessung f
electrotonus Elektrotonus m
electrovibratory massage Elektrovibrationsmassage f
eleidin Eleidin n *(lichtbrechende Substanz im Stratum lucidum der Haut)*
elementary body 1. Elementarkörperchen n, Elementarkörnchen n; 2. Blutplättchen n, Thrombozyt m
eleoma Elaiom n, Oleom n, Oleogranulom n, Ölgeschwulst f, Öltumor m, Oleosklerom n *(Fremdkörpergeschwulst nach Injektion von Ölen)*
elephant leg s. elephanthiasis
elephantiac Elephantiasiskranker m
elephantiasic Elephantiasis...
elephantiasis Elephantiasis f *(Hautverdickung durch Lymphstauung bei Filarieninfektion)*
elephantoid elephantiasisartig
~ **fever** Elephantiasisfieber n
elevate the skin/to die Haut ablösen (abheben)
elevation of the diaphragm Zwerchfellhochstand m
~ **of the tongue** Zungenhochstand m
elevator Elevatorium n, Hebel m, Hebeinstrument n; Wurzelheber m *(Zahnmedizin)*
eleventh cranial nerve XI. Hirnnerv m, Nervus m accessorius
elicit hypersensitivity/to eine Allergie (Überempfindlichkeit) auslösen; eine Allergie aufdecken
elinguation Zungenexzision f, Zungenexstirpation f, [operative] Zungenentfernung f
Elliot's operation Elliotsche Trepanation f, Elliotsche Druckentlastungsoperation f bei Glaukom
ellipsoid articulation Ellipsoidgelenk n, Eigelenk n, Articulatio f condylaris (ellipsoidea)
elliptical recess Recessus m ellipticus vestibuli
elliptocyte Elliptozyt m, Ovalozyt m
elliptocytosis Elliptozytose f, Elliptozytenanämie f, Ovalozytose f
elliptocytotic Elliptozytose..., Ovalozytose...
Ellis-van Creveld syndrome Ellis-van-Creveld-Syndrom n, chondroektodermale Dysplasie f
elongation Elongation f, Verlängerung f, Dehnung f, Ausdehnung f *(z. B. des Gebärmutterhalses)*
ELS s. endolymphatic sac
elution Elution f, Auswaschung f, Herausspülen n

elytritis s. vaginitis
emaciate/to abmagern, auszehren
emaciation Abmagerung f, Auszehrung f, Magersucht f
emanotherapy Emanationstherapie f, Strahlenbehandlung f
emasculate/to entmannen, kastrieren
emasculation Emaskulation f, Entmannung f, Kastration f
embalm/to einbalsamieren
embalment Einbalsamierung f
embed in paraffin/to in Paraffin [ein]betten
embedding Einbettung f, Einbetten n *(histologischer Schnitte)*
embolaemia 1. Embolämie f, Vorhandensein n von Gerinnseln im Blut; 2. Gerinnselausschwemmung f, Thrombusausschwemmung f; Gerinnselbildung f, Thrombusbildung f
embolectomy Embolektomie f, [operative] Embolusentfernung f *(aus einer Schlagader)*
~ **catheter** Embolektomiekatheter m
embolic embolisch, Embolie...
emboliform emboliform, embolusförmig, embolusartig
~ **nucleus** Nucleus m emboliformis cerebelli, Kleinhirnpfropfkern m
embolism Embolie f, embolischer Gefäßverschluß m, Thromboembolie f
embolization of tumour emboli embolische Tumorversprengung (Geschwulstverbreitung) f
embolize/to 1. embolisieren, durch Embolie verschließen; 2. Emboli (Gerinnsel) bilden
embololalia, embolophrasia Embololalie f, Embolophrasie f *(Gebrauch sinnloser Flickwörter oder Silben)*
embolus Embolus m, Thrombus m, Gefäßpfropf m
~ **grasping forceps** Embolusfaßzange f
embrace reflex Moroscher Reflex (Umklammerungsreflex) m
embrocation 1. Einreibemittel n, Liniment n; 2. Einreibung f
embryectomy Embryektomie f, [operative] Embryoentfernung f bei Extrauteringravidität
embryo Embryo m, Leibesfrucht f
embryoblast Embryoblast m *(Teil der Keimscheibe)*
embryocardia Embryokardie f, Pendelrhythmus m, Status m embryocardicus
embryocidal embryozid, embryotötend; embryoschädigend
embryoctony Embryo[ab]tötung f, Fötus[ab]tötung f
embryogenesis s. embryogeny
embryogenetic embryogen[etisch], Embryogenese..., Keimentwicklungs..., Embryonalentwicklungs...
embryogeny Embryogenese f, Embryonalentwicklung f, Keim[lings]entwicklung f
embryoid embryoid, embryoartig, embryoähnlich

embryologic embryologisch
embryological development s. embryogeny
embryologist Embryologe m, Embryospezialist m
embryology Embryologie f, Embryonalentwicklungslehre f, Keimentwicklungslehre f
embryoma Embryom[a] n, Embryonalgeschwulst f, Embryonaltumor m
~ **of the kidney** Wilms-Tumor m, Nierenadenosarkom n, embryonales Adenomyosarkom (Neprom, Sarkom) n
~ **of the ovary** Ovardysgerminom n, Eierstockdisgerminom n *(bösartige Geschwulst)*
embryomorphous embryoartig, embryoähnlich
embryon s. embryo
embryonal embryonal, Embryo... *(Zusammensetzungen s. a. unter* embryonic*)*
~ **cartilage** Embryonalknorpel m
~ **cataract** Embryonalkatarakt f, Embryonalstar m
~**-cell lipoma** Liposarkom n
~ **leukaemia** Stammzellenleukämie f
~ **mixed tumour of the kidney** s. embryoma of the kidney
~ **nephroma** s. embryoma of the kidney
embryonic embryonal, Embryo... *(Zusammensetzungen s. a. unter* embryonal*)*
~ **area** Embryonalanlage f, Keimscheibe f, Area f germinativa
~ **cell** Embryonalzelle f
~ **coelom** Embryonalzölom n, Cavum n pleuropericardiacoperitoneale
~ **connective tissue** embryonales Gallertgewebe n, Embryonalbindegewebe n; Gallertdegewebe n, Whartonsche Sulze f
~ **disk** s. ~ area
~ **kidney** Urniere f, Mesonephros m
~ **shield** s. ~ area
embryoniform embryoform, embryoähnlich, embryoartig
embryopathic embrypathisch, keim[lings]geschädigt, Embryopathie...
embryopathy Embryopathie f, Embryopathia f, Keimschädigung f, embryonaler Entwicklungsschaden m
embryotocia Abort m, Fehlgeburt f
embryotome Embryotom n, Embryomesser n
embryotomy Embryotomie f, [operative] Kindeszerstückelung f *(unter der Geburt)*
embryotoxic embryotoxisch, embryotötend, keimschädigend
embryotoxic [agent] Keim[lings]tötungsmittel n, keimschädigendes Mittel n
embryotoxicity Keim[lings]toxizität f, Keimschädlichkeit f
embryotoxon Embryotoxon n, Arcus m juvenilis, [angeborene] Hornhautrandtrübung f, Neugeborenenhornhauttrübung f
embryotrophic embryotroph, keimlingsnährend
embryotrophy Embryotrophie f, Embryoernährung f, Keimlingsernährung f

embryulcia

embryulcia Zangenentbindung f, Zangengeburt f, Extraktion f, instrumentelle Entbindung f
embryulcus Forzeps m(f), Forceps m, Geburtszange f
emergency Notfall m
~ **cardiac care** kardiologische (koronare) Intensivtherapie f
~ **cardiac care unit** kardiologische Intensivtherapieeinheit f, koronare Intensivpflegestation f, Koronareinheit f
~ **department** Unfallabteilung f
~ **diagnosis** Notfalldiagnostik f
~ **drug** Notfallmedikament n
~ **endoscopy** Notfallendoskopie f
~ **medical system** dringliche medizinische Hilfe f, DMH, SMH, Not[fall]arztsystem n
~ **medicine** Notfallmedizin f
~ **nephrectomy** Notfallnierenexstirpation f, Notnephrektomie f
~ **operation** Not[fall]operation f; vitale Operation f
~ **procedure** Not[fall]maßnahme f
~ **room** Notaufnahmeraum m; Schockraum m
~ **surgery** Notfallchirurgie f; Unfallchirurgie f
~ **thoracotomy** Not[fall]thorakotomie f
~ **tracheotomy** Not[fall]tracheotomie f, Notfallluftröhrenschnitt m
~ **transfusion** Not[fall]transfusion f, Notfallblutübertragung f
emesis Emesis f, Vomitus m, Erbrechen n, Übergeben n
emetic erbrechend; erbrechenerregend
emetic [agent] Emetikum n, Brechmittel n
emetomorphine Apomorphin n (Brechmittel)
emetophobia Emetophobie f (Angst vor Erbrechen)
EMG s. electromyography
emiction Miktio f, Harnlassen n, Harnen n
emictory diuretisch, harntreibend, Diurese..., Harnausscheidungs...
emictory [agent] Diuretikum n, diuretisches (harntreibendes) Mittel n
emigrate to the site of injury/to zur Verletzungsstelle wandern (Leukozyten)
emigration Diapedese f, Gefäßwanddurchtritt m der Blutzellen
eminence Eminentia f, Vorsprung m, Vorwölbung f
~ **of the concha** Eminentia f conchae
~ **of the scapha** Eminentia f scaphae
~ **of the triangular fossa** Eminentia f fossae triangularis
emissary Emissarium n, Durchtrittsloch n; Abzugskanal m
~ **vein** Vena f emissaria
emission Emission f; Sekretentleerung f; Pollution f, Samenerguß m
emmenagogic menstruationsauslösend
emmenagogue [agent] Emenagogum n, menstruationsförderndes Mittel n
emmenia Menstruation f, Menses pl, Regelblutung f (Zusammensetzungen s. unter menstrual)

emmeniopathy Menstruationsstörung f
emmenology Menstruationslehre f
emmetrope Emmetroper m, Normalsichtiger m
emmetropia Emmetropie f, Normalsichtigkeit f
emmetropic emmetrop, normalsichtig
emmetropization Emmetropie f, Normalbrechungszustand m des Auges, Normalakkommodation f
emollient erweichend
emollient [agent] erweichendes Mittel n, Aufweichungsmittel n
emotion Emotion f, Gemütsbewegung f; Erregung f; Affekt m
emotivity Emotivität f, Erregbarkeit f
empathy Empathie f, Einfühlungsvermögen n
emphractic emphraktisch, verschließend; porenschließend
emphraxis Verschluß m; Infarzierung f; Obstruktion f
emphysema Emphysem n, Aufblähung f
emphysematous emphysematös
~ **bulla** Emphysemblase f, Bulla f emphysematosa
~ **chest** Emphysemthorax m, Faßthorax m
~ **phlegmon** emphysematöse Phlegmone f, Gasbrand m, Gasphlegmone f
emplastrum Pflaster n
emprosthotonus Emprosthotonus m (Körperkrampf in vornübergebeugter Stellung)
emptysis Hämoptysis f, Hämoptoe f, Blutspucken n, Bluthusten m
empyema Empyem[a] n, Eiteransammlung f in Körperhöhlen (vorgeb ldeten Höhlen)
~ **of the pericardium** Perikardempyem n
~ **space** Empyemhöhle f
empyemic Empyem...
empyesis Eiterung f, Suppuration f
empyocele Nabelabszeß m, Nabeleiterung f
emulsifier Emulgator m, Emulgierungsmittel n
emunctory Ausscheidungsorgan n
enamel Zahnemail n, Substantia f adamantina, Adamantin n, Zahnschmelz m, Schmelz m
~ **cap** Schmelzhaube f
~ **cell** Schmelzzelle f
~ **column** s. ~ prism
~ **crypt** s. ~ niche
~ **cuticle** Schmelzoberhäutchen n, Cuticula f dentis
~ **fibre** s. ~ prism
~ **lamella** Schmelzlamelle f
~ **niche** Schmelznische f
~ **organ** Schmelzorgan n
~ **pearl** Schmelzperle f (Stomatologie)
~ **prism** Schmelzprisma f
~ **pulp** Schmelzpulpa f
enameloblast Enameloblast m, Ameloblast m
enameloblastoma Adamantinom n, Ameloblastom n, Schmelzzellengeschwulst f
enameloma Enamelom n, Schmelzgeschwulst f
enanthem[a] Enanthem n, Schleimhautausschlag m
~ **of measles** Masernenanthem n, Masernschleimhautausschlag m

enanthematous Enanthem...
enarthrodial Enarthrose..., Nußgelenk...
enarthrosis Enarthrose f, Nußgelenk n, Articulatio f cotylica
encapsulation Einkapselung f, Abkapselung f
encarditis s. endocarditis
encephalalgia Kephalgie f, Kopfschmerz m
encephalasthenia Enzephalasthenie f, Neurasthenia f cerebralis, Hirnschwäche f
encephalatrophy Enzephalatrophie f, Hirnatrophie f, Gehirnschwund m
encephalic Enzephalon..., Gehirn..., Hirn... *(Zusammensetzungen s. unter cerebral)*
encephalitic enzephalitisch, Enzephalitis..., Hirnentzündungs...
~ **meningitis** Meningoenzephalitis f, Hirnhaut- und Gehirnentzündung f
encephalitis Enzephalitis f, Hirnentzündung f
encephalitogenic enzephalitisbewirkend, hirnentzündungsauslösend
encephalocele Enzephalozele f, Hirnbruch m, Gehirnvorfall m, Kraniozele f
encephalocystocele Enzephalozystozele f, Gehirnvorfall m mit Ventrikelzysten
encephalodialysis s. encephalomalacia
encephalodysplasia Enzephalodysplasie f, Hirnfehlentwicklung f, Gehirnfehlbildung f
encephalofacial enzephalofazial, Hirn-Gesichts-...
~ **angiomatosis** enzephalo-trigemiale Angiomatose f, Sturge-Webersche Krankheit f
encephalogram Enzephalogramm n, Pneumenzephalogramm n, Hirnröntgen[kontrast]bild n, Gehirnröntgenbild n
encephalographic enzephalographisch
encephalography Enzephalographie f, Pneumenzephalographie f, Hirnröntgen[kontrast]darstellung f, Gehirnröntgendarstellung f
encephaloid enzephal, Gehirn..., Hirn...
encephalolith Enzephalolith m, Gehirnkalkulus m, Hirnstein m
encephalology Enzephalologie f, Gehirnlehre f, Hirnlehre f
encephaloma Enzephalom[a] n, Hirngeschwulst f
encephalomalacia Enzephalomalazie f, Hirnerweichung f
encephalomeningitis Enzephalomeningitis f, Meningoenzephalitis f, Gehirn- und Hirnhautentzündung f
encephalomeningocele Enzephalomeningozele f, Meningoenzephalozele f, Gehirn- und Hirnhautbruch m
encephalomeningopathy Enzephalomeningopathie f, Meningoenzephalopathie f, Hirn- und Hirnhautkrankheit f, Gehirn- und Hirnhautleiden n
encephalometer Enzephalometer n, Gehirnmesser m, Hirnmeßinstrument n
encephalomyelitis Enzephalomyelitis f, Gehirn- und Rückenmarkentzündung f
encephalomyeloneuropathy Enzephalomyeloneuropathie f

encephalomyelonic Enzephalomyelon..., Gehirn- und Rückenmark-..., Zerebrospinal...
encephalomyelopathy Enzephalomyelopathie f, Gehirn- und Rückenmarkkrankheit f, Hirn- und Rückenmarkerkrankung f
encephalomyeloradiculitis Enzephalomyeloradikulitis f, Gehirn-Rückenmark-Nervenwurzelentzündung f
encephalomyeloradiculopathy Enzephalomyeloradikulopathie f, Gehirn-Rückenmark-Nervenwurzelerkrankung f
encephalomyelosis Enzephalomyelosis f, Gehirn- und Rückenmarkerweichung f
encephalomyocarditis Enzephalomyokarditis f, Gehirn- und Herzmuskelentzündung f, EMC-Syndrom n
~ **virus** Enzephalomyokarditisvirus n, EMC-Virus n
encephalon Enzephalon n, Gehirn n, Hirn n *(Zusammensetzungen s. unter brain)*
encephalopathic enzephalopathisch, Enzephalopathie...
encephalopathy Enzephalopathie f, Gehirnleiden n, Hirnerkrankung f
encephalopuncture Hirnpunktion f
encephalopyosis Hirneiterung f, Gehirnabszeß m, Eiterbildung f im Gehirn
encephalorachidian s. cerebrospinal
encephalorrhagia Enzephalorrhagie f, Hirnblutung f
encephalosclerosis Zerebralsklerose f, Hirnsklerose f
encephaloscope Enzephaloskop n, Gehirnspiegel m, Hirnspiegelungsinstrument n
encephaloscopic enzephaloskopisch
encephaloscopy Enzephaloskopie f, Gehirnspiegelung f
encephalosepsis Hirnsepsis f
encephalosis Enzephalose f, degenerative Gehirnerkrankung f, Hirndegeneration f
encephalospinal axis Zentralnervensystem n, ZNS
encephalotome Enzephalotom n, Gehirnmesser n, Hirnmesser n
encephalotomy 1. Enzephalotomie f, Gehirnzerlegung f; Hirnschnitt m; 2. Enthirnung f des Fötus
encephalotrigeminal angiomatosis enzephalotrigeminale Angiomatose f, Sturge-Webersche Krankheit f
encephalovirus Enzephalitisvirus n, Arbovirus n
enchondral enchondral, im Knorpel liegend
~ **bone formation** enchondrale Knochenbildung (Ossifikation) f
~ **ossification (osteogenesis)** s. ~ bone formation
enchondroma Enchondrom n, Knorpelgeschwulst f
enchondromatosis Enchondromatose f, Knorpelwucherung f
enchondromatous enchondromatös, Enchondrom..., Knorpelgeschwulst...

enchondrosarcoma

enchondrosarcoma Chondrosarkom *n*, Knorpelsarkom *n*
enchondrosis Enchondrose *f*, Knorpelauswuchs *m*
enchylema *s.* 1. hyaloplasm; 2. karyolymph
encoded in/to be kodiert (verschlüsselt) sein *(Gene)*
encolpitis Enkolpitis *f*, Vaginitis *f*, Scheidenschleimhautentzündung *f*
encopresis Enkopresis *f*, Einkoten *n*, Stuhlinkontinenz *f*
encystation Zysteneinschluß *m*, Einkapselung *f*; Zystenbildung *f*
end arborization Endarborisation *f*, Endaufzweigung *f (z. B. von Gefäßen)*
~ **artery** Endarterie *f*
~ **branch** Nervenendaufzweigung *f*
~ **bulb** Krausescher Endkolben *m*, Corpusculum *n* bulboideum, Kältepunkt *m*
~ **-diastolic** enddiastolisch
~ **foot** Endfüßchen *n*
~ **plate** Endplatte *f*
~ **-point nystagmus,** ~ **-positional nystagmus** Einstellungsnystagmus *m*, Endstellennystagmus *m*, physiologischer Nystagmus *m*
~ **-stage kidney** Schrumpfniere *f*
~ **-stage renal disease (failure)** terminales Nierenversagen *n*, terminale Niereninsuffizienz *f*
~ **-to-end gastroduodenostomy** End-zu-End-Gastroduodenostomie *f*
~ **-to-side gastroduodenostomy** End-zu-Seit-Gastroduodenostomie *f*
endamoebiasis Entamöbiasis *f*, Amöbenruhr *f*
endamoebic abscess Amöbenabszeß *m*
endangiitis Endangiitis *f*, Gefäßinnenhautentzündung *f*, Endovaskulitis *f*
endaortitis Endaortitis *f*, Aortenintimaentzündung *f*
endarterectomize/to desobliterieren, eine Endarteriektomie (Gefäßinnenhautentfernung) durchführen
endarterectomy Endarteriektomie *f*, Desobliteration *f*, [operative] Gefäßinnenhautentfernung *f*
~ **stripper** Ringstripper *m*, Endarteriektomiestripper *m*
endarterial Gefäßinnenhaut..., Intima...
endarteriectomy *s.* endarterectomy
endarteritis Endarteriitis *f*, Arterieninnenwandentzündung *f*
endaural endaural, Innenohr...
~ **operation** Innenohroperation *f*
endbrain Telenzephalon *n*, Endhirn *n*
endemia Endemie *f*, örtlich begrenzte Krankheit *f*
endemic endemisch, heimisch, auf ein enges Gebiet begrenzt *(Krankheit)*
~ **cretinism** Jodmangelkretinismus *m*
~ **goitre** endemische Struma *f*, Jodmangelkropf *m*
~ **haemoptysis** Paragonimiasis *f*, Paragonimose *f*, ostasiatische endemische Hämoptyse *f*, Lungendistomatose *f*, Lungenegelbefall *m*

~ **neuritis** Beriberi *f*, Vitamin-B$_1$-Avitaminose *f*, Vitamin-B$_1$-Mangelkrankheit *f*
~ **non-venereal syphilis** *s.* ~ syphilis of the Bedouins
~ **syphilis of the Bedouins** Bejel *f*, endemische Syphilis (Lues) *f*
~ **typhus** endemisches (murines) Fleckfieber *n*
endemicity Endemieneigung *f*, endemische Ausprägung *f*
endemiology Endemiologie *f*, Endemielehre *f*
endermosis 1. Schleimhautausschlag *m*; 2. endermale Chemotherapie *f*, Hautchemotherapie *f*
endoabdominal intraabdominal, innerhalb des Bauchraums liegend, Bauchhöhlen... *(s. a.* intra-abdominal*)*
endoaneurysmorrhaphy Endoaneurysmorrhaphie *f*
endoangiitis *s.* endangiitis
endobronchial endobronchial, intrabronchial, in einem Bronchus liegend
endobronchitis Endobronchitis *f*, Bronchialschleimhautentzündung *f*
endocardiac *s.* endocardial
endocardial intrakardinal, endokardial, Endokard..., Herzinnenhaut...
~ **cushion** Endokardkissen *n*
~ **cushion defect** Endokardkissendefekt *m*
~ **electrode** Endokardelektrode *f*
~ **fibroelastosis (fibrosis)** Endokardfibroelastose *f*, Endokardfibrose *f*
~ **ridge** Endokardleiste *f*
~ **sclerosis** Endokardsklerose *f*, Herzinnenhautverdickung *f*
~ **thickening** Endokardverdickung *f*
endocarditic endokarditisch, Endokarditis..., Herzinnenhautentzündung[s]...
endocarditis Endokarditis *f*, Herzinnenhautentzündung *f*
endocardium Endokard[ium] *n*, Herzinnenhaut *f*
endocellular intrazellulär, endozellulär, in einer Zelle liegend
endocervical endozervikal, intrazervikal, Gebärmutterhals...
~ **biopsy curette** Endozervixbiopsiekürette *f*
~ **canal** Zervixkanal *m*, Gebärmutterhalskanal *m*
endocervicitis Endozervizitis *f*, Gebärmutterhals[schleimhaut]entzündung *f*
endocervix Endozervix *f*, Gebärmutterhalsschleimhaut *f*
endocholedochal endocholedochal, intracholedochal, im Ductus choledochus liegend
endochondral *s.* enchondral
endocoeliac *s.* endoabdominal
endocolitis Endokolitis *f*, Dickdarmschleimhautentzündung *f*
endocolpitis Kolpitis *f*, Vaginitis *f*, Scheidenschleimhautentzündung *f*
endocranial intrakranial, intrakraniell, innerhalb des Schädels liegend

endocranitis Endokraniitis f, Pachymeningitis f externa, extradurale Entzündung f mit Abszeßbildung
endocranium Endokranium n, Schädelperiostauskleidung f
endocrine endokrin, innersekretorisch
~ **adenomatosis** endokrine Adenomatose f, Hormongeschwulstkrankheit f
~ **gland** Hormondrüse f, Endokrindrüse f, endokrine Drüse f
~ **keratoderma** Keratoderma n climacterium
~ **therapy** Hormontherapie f, Hormonbehandlung f
endocrinic s. endocrine
endocrinium Endokrinium n, endokrines (hormonales) System n
endocrinological endokrinologisch
endocrinologist Endokrinologe m
endocrinology Endokrinologie f, Hormonlehre f, Lehre f von der inneren Sekretion
endocrinopathic Endokrinopathie..., Hormonstörungs...
endocrinopathy Endokrinopathie f, Hormon[ausfalls]krankheit f *(durch Ausfall einer endokrinen Drüse)*
endocrinotherapy Endokrinotherapie f, Hormonbehandlung f
endocrinous endokrin, innersekretorisch
endocystitis Blasenwandentzündung f, Zystitis f, Blasenkatarrh m
endocyte Zelleinschluß m
endocytosis Endozytose f, zelluläre Stoffaufnahme f
endoderm Entoderm n, Entoblast m, Darmblatt n, inneres Keimblatt n
endodermal 1. entodermal, Entoderm...; 2. endodermal, intradermal, in der Haut liegend
~ **pouch** Entodermausstülpung f, Entodermtasche f
endodermatozoonosis Endodermatozoonose f, Hautparasitenbefall m
endodermophytosis Tinia f imbricata, Tokelau n *(Hautpilzerkrankung durch Trichophyton concentricum)*
endodontia, endodontics s. endodontology
endodontitis Pulpitis f, Zahnmarkentzündung f, Pulpaentzündung f
endodontium Zahnpulpa f, Zahnmark n, Pulpa f dentium (dentis)
endodontology Zahnheilkunde f, Zahnarzneikunde f, konservierende Zahnheilkunde f
endoenteritis Enteritis f, Darmschleimhautentzündung f
endoenzyme Endoenzym n, Zellenzym n, intrazelluläres Enzym n
endoerythrocytic phase (stage) endoerythrozytäres Stadium n *(Malariaparasiten)*
endogamous endogam
endogamy Endogamie f
endogastrectomy Magenschleimhautexzision f, Magenschleimhautausschälung f

endogen[et]ic s. endogenous
endogenous endogen, von innen stammend; innen wachsend, sich innen entwickelnd; innen entstanden
~ **toxicosis** endogene (innere) Vergiftung f, Autointoxikation f
endo-intoxication innere Vergiftung f, Autointoxikation f
endolabyrinthitis Endolabyrinthitis f, Entzündung f des häutigen Labyrinths
endolaryngeal endolaryngeal, intralaryngeal, im Kehlkopf (Larynx) liegend
endolymph Endolymphe f, Innenlymphe f, Labyrinthlymphe f, Vitrina f auditoria (auris)
endolymphangeal endolymphangial, endolymphangisch
endolymphatic endolymphatisch, Endolymphe...
~ **duct** Ductus m endolymphaticus, Endolymph[e]gang m
~ **hydrops** Menièrescher Symptomenkomplex m, Morbus m Menière, Menière f
~ **sac** Saccus m endolymphaticus, Endolymphsack m
~ **shunt** Endolymphdrainage f, Endolymphentlastung f
endolymphic s. endolymphatic
endolysin Endolysin n, intrazelluläres Lysin n
endolysis Endolysis f, Plasmazerfall m
endomesoderm Endomesoderm n *(Embryologie)*
endometrectomy Endometrektomie f, Uterusschleimhautausschabung f, [operative] Gebärmutterschleimhautentfernung f
endometrial Endometrium..., Gebärmutterschleimhaut... *(Zusammensetzungen s. a. unter endometrium)*
~ **biopsy** Endometriumbiopsie f, Gebärmutterschleimhautbiopsie f
~ **biopsy curette** Endometriumbiopsiekürette f, Endometriumabstrichkürette f
~ **cancer (carcinoma)** Endometriumkarzinom n, Gebärmutterschleimhautkrebs m
~ **cavity** Gebärmutterhöhle f, Cavum n uteri
~ **cycle** Endometriumzyklus m, Gebärmutterschleimhautzyklus m
~ **sepsis** Endometriumsepsis f, Gebärmutterschleimhautsepsis f
endometrioid endometrioid, endometriumartig
endometrioma Endometriom n, Gebärmutterschleimhautgeschwulst f
endometriosis Endometriose f, Gebärmutterschleimhautversprengung f
endometriotic endometriotisch, Endometriose...
endometritis Endometritis f, Uterusschleimhautentzündung f, Gebärmutterschleimhautentzündung f
endometrium Endometrium n, Uterusschleimhaut f, Tunica f mucosa uteri, Gebärmutterschleimhaut f *(Zusammensetzungen s. a. unter endometrial)*

endometrium

- **~ adenoacanthoma** Endometriumadenoakanthom *n*, Gebärmutterschleimhautadenoakanthom *n*
- **~ aspiration** Endometriumsaugbiopsie *f*, Gebärmutterschleimhautaspiration *f*
- **~ atrophy** Endometriumatrophie *f*, Gebärmutterschleimhautrückbildung *f*
- **~ cyst** Endometriumzyste *f*, Gebärmutterschleimhautzyste *f*
- **~ cytology** Endometriumzytologie *f*, Gebärmutterschleimhautzelluntersuchung *f*
- **~ glandular hyperplasia** glanduläre Endometriumhyperplasie *f*, Gebärmutterschleimhautdrüsenhyperplasie *f*
- **~ hyperplasia** Endometriumhyperplasie *f*, Gebärmutterschleimhauthyperplasie *f*
- **~ metaplasia** Endometriummetaplasie *f*, Gebärmutterschleimhautmetaplasie *f*
- **~ polyp** Endometriumpolyp *m*, Gebärmutterschleimhautpolyp *m*
- **~ proliferation** Endometriumwachstum *n*, Gebärmutterschleimhautproliferation *f*, Endometriumproliferationsphase *f*

endomitosis Endomitose *f*, Zellkernteilung *f*
endomyocardial fibrosis Endomyokardfibrose *f*, Endokard- und Myokardfibrose *f*
endomyocarditis Endomyokarditis *f*, Endokard- und Myokardentzündung *f*, Herzinnenhaut- und Herzmuskelentzündung *f*
endomysium Endomysium *n*, Perimysium *n* internum, Muskelbindegewebe *n*
endonasal endonasal, intranasal, in der Nase[nhöhle] liegend
endoneural endoneural, intraneural, in einem Nerven liegend
- **~ anaesthesia** Endoneuralanästhesie *f*
- **~ fibroma** Neurofibrom *n*
- **~ space** Endoneuralraum *m*

endoneurial Endoneurium...
endoneuritis Endoneuritis *f*, Endoneuriumentzündung *f*, Endoneuralscheidenentzündung *f*
endoneurium Endoneurium *n*, Endoneuralscheide *f*
endonuclear endonuklear, intranukleär, im Zellkern (Nukleus) liegend
endoparasite Endoparasit *m*, Innenschmarotzer *m*, Binnenschmarotzer *m*
endoparasitic endoparasitisch, Endoparasiten...
endopelvic intrapelvisch, intrapelvin, endopelvisch, innerhalb des Beckens liegend
- **~ fascia** Fascia *f* endopelvina (pelvis visceralis), Beckeneingeweidefaszie *f*

endopericardial endoperikardial, Endokard-Perikard-...
endopericarditis Endoperikarditis *f*, Endokard- und Perikardentzündung *f*, Herzinnenhaut- und Herzaußenhautentzündung *f*
endoperimyocarditis Endoperimyokarditis *f*, Pankarditis *f*, Endokard-, Perikard- und Myokardentzündung *f*, Herzinnenhaut-Herzaußenhaut-Herzmuskel-Entzündung *f*

endoperitoneal endoperitoneal, intraperitoneal
endopharyngeal endopharyngeal, intrapharyngeal, im Pharynx (Rachen) liegend
endophlebitis Endophlebitis *f*, Veneninnenhautentzündung *f*
endophoria Endophorie *f*, Esophorie *f*, [latentes] Einwärtsschielen *n*, Nachinnenschielen *n* *(bei geschlossenen Augen)*
endophthalmitis Endophthalmitis *f*, Augen-[b]innenentzündung *f*
endophyte Endophyt *m*, tiefer Hautpilz *m*
endophytic endophytisch, [nach] innen wachsend
endoplasm Endoplasma *n*, Plasmainnenschicht *f*, Innenplasma *n*
endoplasmic endoplasmatisch, Endoplasma...
- **~ reticulum** endoplasmatisches Retikulum *n*

endoplast Zellkern *m*, Nukleus *m*
endosalpingioma Endosalpingiom *n*, Eileiteradenomyom *n*
endosalpingiosis Tubarendometriose *f*, Eileiterendometriose *f*, Adenomyosis *f* des Eileiters
endosalpingitis Endosalpingitis *f*, Eileiterschleimhautentzündung *f*
endosalpinx Tubenschleimhaut *f*, Eileiterschleimhaut *f*
endoscope Endoskop *n*, Spiegelungsinstrument *n*, Spiegelinstrument *n* [für Körperinnenräume]
endoscopic endoskopisch
- **~ findings** endoskopischer Befund *m*, Endoskopiebefund *m*
- **~ polypectomy** Endoskoppolypektomie *f*, endoskopische Polypenentfernung *f*
- **~ retrograde cholangiopancreatography** retrograde endoskopische Cholangiopankreatikographie *f*, ERCP

endoscopy Endoskopie *f*, Körperhöhlenspiegelung *f*, Spiegelung *f* von Körperinnenräumen
endosepsis Septikämie *f*, Blutvergiftung *f*
endoskeleton Knochen- und Knorpelskelett *n*, Endoskelett *n*
endosteal endosteal, Knocheninnenhaut...
endosteitis Endost[e]itis *f*, Knocheninnenraumentzündung *f*
endosteoma Endosteom *n*, Knochenmarktumor *m*, Knochenmarkgeschwulst *f*
endosteum Endosteum *n*, Knocheninnenhaut *f*
endostitis *s.* endosteitis
endostosis Endostosis *f*, Knorpelverknöcherung *f*
endotendineum Endotendineum *n*
endothelial endothelial, Endothel...
- **~ cancer (carcinoma)** Endothelkrebs *m*, Endothel[zellen]karzinom *n*
- **~ cell** Endothelzelle *f*
- **~ dystrophy** Endotheldystrophie *f*
- **~ leucocyte** Histiozyt *m*
- **~ lining** Endothelauskleidung *f*
- **~ phagocyte** *s.* endotheliocyte
- **~ pliability** Endothelgeschmeidigkeit *f*

enteric

~ **proliferation** Endothelproliferation *f*, Endothelwachstum *n*
endothelialization Endothelisation *f*, Endothelialisierung *f*, Endothelbildung *f*
endothelialize/to endotheli[ali]sieren, das Endothel bilden, die Innenhaut bilden; die Gefäßinnenhaut bilden
endothelioangiitis Endothelioangiitis *f*
endothelioblastoma Endothelioblastom *n*, Endothelsarkom *n*
endotheliocyte Endotheliozyt *m*, Makrophag[e] *m*, Bindegewebsfreßzelle *f*
endothelioid endothelioid, endothelartig
endothelioma Endotheliom[a] *n*, Endothelgeschwulst *f*, Deckzellengeschwulst *f*, Mesotheliom *n*
~ **of lymph node** Retikulosarkom *n*, Retikulumzellensarkom *n*
endotheliomatosis Endotheliomatose *f*, Endotheliom[an]häufung *f*
endotheliosis Endotheliose *f*, Retikuloendotheliose *f*
endotheliotoxin Endothelgift *n*, Hämorrhagin *n*
endothelium Endothel[ium] *n*, Innenhaut *f*; Gefäßinnenhaut *f*
endothermy Kurzwellendurchströmung *f*, Wärmedurchdringung *f*, Wärmedurchflutung *f*
endothrix Endothrix *f (Fadenpilz der Trichophytonarten)*
endotoxaemia Endotoxinämie *f*
endotoxicosis Endotoxikose *f*, endogene Toxikose *f*, Endotoxinvergiftung *f*
endotoxin Endotoxin *n (bakterieller Giftstoff)*
~ **infusion** Endotoxineinschwemmung *f*
~ **shock** Endotoxinschock *m*
endotoxoid infusion Endotoxoidinfusion *f*
endotracheal endotracheal, intratracheal, innerhalb der Luftröhre liegend
~ **anaesthesia** Endotrachealnarkose *f*, Intratrachealnarkose *f*, Intubationsnarkose *f*
~ **intubation** endotracheale Intubation *f*, Tubuseinführung *f* in die Luftröhre
~ **tube** Endotrachealtubus *m*, Trachealtubus *m*, intratrachealer Tubus *m*
~ **tube cuff** Tubusmanschette *f*
~ **tube introducing forceps** Intubationszange *f*, Tubuszange *f*
endovasculitis Endovaskulitis *f*, Endangiitis *f*, Gefäßinnenhautentzündung *f*
endoventricular endoventrikulär, intraventrikulär, in einer Herzkammer liegend
enema 1. Klistier *n*, Klysma *n*, Einlauf *m*; 2. Einlaufmittel *n*; 3. Klistierspritze *f*
energy metabolism Energiestoffwechsel *m*
enervation 1. Neurasthenie *f*, Nervenerschöpfung *f*, Nervenschwäche *f*; 2. Enervierung *f*, Denervierung *f*, Entnervung *f* eines Organs, Nervenausschaltung *f*
engagement Schädeleinstellung *f*; Einstellung *f (beim Geburtsvorgang)*
Engel-Recklinghausen's disease [Engel-]Recklinghausensche Krankheit *f*, Osteodystrophia *f* fibrosa generalisata, Ostitis *f* cystica

Engelmann's disease [Camurati-]Engelmannsche Krankheit *f*, Camurati-Engelmannsches Syndrom *n*, progressive Diaphysendysplasie (Diaphysensklerosierung) *f*
englobement Phagozytose *f*
engorged papilla Stauungspapille *f*, Papillenödem *n*
engorgement Hyperämie *f*, Blutfülle *f*
~ **of the lung** rote Anschoppung (Hepatisation) *f (bei Lungenentzündung)*
engram Engramm *n*, Erinnerungsspur *f*, Gedächtnisspur *f*
engulfed/to be verschlingen, umfließen *(bei Phagozytose)*
enhaem[at]ospore Merozoit *m (Jugendform der Malariaerreger)*
enlargement of the pulmonary trunk Pulmonalstammvergrößerung *f*, Pulmonaltrunkusverbreiterung *f*
enolase Enolase *f*, Phosphopyruvat-Hydratase *f (Enzym)*
enomania Säuferwahnsinn *m*, Delirium *n* tremens
enophthalmic enophthalm[isch]
enophthalmic Enophthalmiker *m*
enophthalmos Enophthalmus *m*, Enophthalmie *f*, [in die Augenhöhle] zurückgesunkener Augapfel *m*
enostosis Enostose *f*, Osteom *n*, Knochen[b]innengeschwulst *f*
~ **of calvaria** Hyperostosis *f* frontalis interna, Stirnknochenverdickung *f*
ensiform schwertförmig
~ **cartilage (process)** Processus *m* xiphoideus (ensiformis), Schwertfortsatz *m*
entad einwärts, zentralwärts
entamoebiasis *s.* endamoebiasis
entasia Entase *f*, Schrumpfung *f*
enteradenitis Enteroadenitis *f*, Darmdrüsenentzündung *f*
enteral *s.* enteric
enteralgia Enteralgie *f*, Darmschmerz *m*, Leibschmerz *m*, Enterodynie *f*
enteramine *s.* serotonin
enterectasis Darmektasie *f*, Darmerweiterung *f*, Darmdilatation *f*
enterectomy Enterektomie *f*, Darmresektion *f*, [operative] Darmentfernung *f*
enterelcosis Enterelkosis *f*, Darmgeschwür *n*
enterepiplocele Enteroepiplozele *f*, Epiploenterozele *f*, Darmnetzbruch *m*
enteric enterisch, enteral, intestinal, Darm..., Eingeweide... *(Zusammensetzungen s. a. unter* intestinal*)*
~ **coating** Schutzhülle *f (Tablette)*
~ **intussusception** Dünndarmintussuszeption *f*, Dünndarmeinscheidung *f*, Darminvagination *f*, Darmeinstülpung *f*
~ **juice** Succus *m* entericus, Intestinalsaft *m*, Darmsaft *m*
~ **mucosa** Intestinalschleimhaut *f*, Darmmukosa *f*

enteric

~ **plexus** Plexus *m* entericus, Eingeweide[nerven]geflecht *n*
enteritis Enteritis *f*, Darmentzündung *f*, Dünndarmkatarrh *m*
enteroanastomosis Enteroanastomose *f*, Darm-zu-Darm-Anastomose *f*, Darmvereinigung *f*
enterobiasis Enterobiasis *f*, Enterobiusinfektion *f*, Kinderwurmbefall *m*
Enterobius vermicularis Enterobius (Oxyuris) *m* vermicularis, Kinderwurm *m*
enterobrosis Darmperforation *f*
enterocele Enterozele *f*, Darmwandbruch *m*, Eingeweidebruch *m*
enterocentesis Enterozentese *f*, Darmpunktion *f*
enterochromaffin cell enterochromaffine Zelle *f (Verdauungskanal)*
enterocleaner subaquales Darmbad *n*, Sudabad *n*, Unterwasserdarmbad *n*
enteroclysis Klysma *n*, Klistier *n*, Darmeinlauf *m*
enterococcal endocarditis Enterokokkenendokarditis *f*, Herzinnenhautentzündung *f* durch Streptokokken der Lancefield-Serogruppe D
enterococcus Enterococcus *m*, Enterokokkus *m*, Streptokokkus *m* der Lancefield-Serogruppe D
enterocoele Enterozöle *f*, Bauchhöhle *f*, Leibeshöhle *f*
enterocoelic Enterozöl..., Leibeshöhlen..., Bauchhöhlen...
enterocolectomy Enterokolektomie *f*, [operative] Dünn- und Dickdarmentfernung *f*
enterocolic enterokolisch, Dünndarm-Dickdarm-...
~ **intussusception** Dünndarm-Dickdarm-Intussuszeption *f*, Ileozökaleinstülpung *f*, Dünndarm-Dickdarm-Einscheidung *f*
enterocolitis Enterokolitis *f*, Dünndarm- und Dickdarmentzündung *f*
~ **syndrome** 1. Enterokolitissyndrom *n*, akute bakterielle Nahrungsmittelvergiftung *f*; 2. Dünn- und Dickdarmentzündung *f*
enterocolostomy Enterokolostomie *f*, enterokolische Anastomose *f*, Dünndarm-Dickdarm-Anastomose *f*
enterocrinin Enterokrinin *n (Hormon)*
enterocyst Enterozyste *f*, Darmzyste *f*
enterocystocele Enterozystozele *f*, Harnblasen- und Darmvorfall *m*
enterocystoma Enterokystoma *n*, Enterozyste *f (Rest des Ductus omphalomesentericus)*
enterocystoplasty Enterozystoplastik *f*, Harnblasen-Darm-Anastomose *f*
enterodynia Enterodynie *f*, Darmschmerz *m*, Leibschmerz *m*
enteroenteric enteroenterisch
enteroenterostomy Enteroanastomose *f*, Darm-zu-Darm-Anastomose *f*, Darmvereinigung *f*
enterogastritis Gastroenteritis *f*, Magen-Darm-Entzündung *f*, Magen-Darm-Katarrh *m*
enterogastrone Enterogastron *n (Hormon)*

204

enterogenous enterogen, vom Darm ausgehend, im Darm erzeugt
~ **cyanosis** 1. Methämoglobinämie *f*, Vorhandensein *n* von Methämoglobin im Blut; 2. Sulfhämoglobinämie *f*, Verdoglobinämie *f*
enteroglucagon Enteroglukagon *n (Hormon)*
enterogram Enterogramm *n*
enterograph Enterograph *m (Gerät zur Aufzeichnung der Darmbewegung)*
enterographic enterographisch
enterography Enterographie *f*, Aufzeichnung *f* der Darmbewegung
enterohepatic enterohepatisch, Darm-Leber-...
~ **cycling** enterohepatischer Kreislauf *m*, Darm-Leber-Rezirkulation *f*
enterohepatocele Enterohepatozele *f*, Darm- und Lebervorlagerung *f*, Darm- und Lebervorfall *m*
enterokinase Enterokinase *f (Enzym)*
enterolith Enterolith *m*, Darmstein *m*, Intestinalstein *m*, Alvinolith *m*
enterolithiasis Enterolithiasis *f*, Darmsteinleiden *n*
enterologist Magen-Darm-Spezialist *m*, Gastroenterologe *m*
enterology Gastroenterologie *f*, Lehre *f* von den Magen- und Darmkrankheiten
enterolysis Enterolyse *f*, [operative] Darmlösung *f*
enteromegaly Enteromegalie *f*, Intestinalvergrößerung *f*; Megakolon *n*
enteromerocele Femoralhernie *f* (Oberschenkelbruch *m*) mit Darminhalt
enteromesenteric infarction enteromesenterialer Infarkt *m*, Darminfarkt *m*, Darminfarzierung *f*
enteromycosis Enteromykose *f*, Darmmykose *f*, Darmpilzerkrankung *f*
enteromyiasis Enteromyiasis *f*, Madenkrankheit *f* des Darms
enteron Enteron *n*, Darm *m*, Eingeweide *n*
enteroparalysis Darmparalyse *f*, Darmlähmung *f*
enteropathic enteropathisch, Enteropathie..., Darmkrankheit[s]...
enteropathogenic enteropathogen, Darmkrankheiten erzeugend
~ **Escherichia coli** enteropathogene Escherichia *f* coli
enteropathy Enteropathie *f*, Darmkrankheit *f*, Darmleiden *n*
enteropexy Enteropexie *f*, Darmfixierung *f*
enteroplastic enteroplastisch
enteroplasty Enteroplastik *f*, plastische Darmoperation *f*
enteroplegia Enteroplegie *f*, Darmlähmung *f*
enteroplegic enteroplegisch, darmlähmend
enteroproctia Anus *m* praeternaturalis, künstlicher (widernatürlicher) After *m*, Kunstafter *m*
enteroptosis Enteroptose *f*, Darmsenkung *f*, Eingeweidesenkung *f*, Glenardsche Krankheit (Erkrankung) *f*

eosinopenic

enteroptotic enteroptotisch
enterorectal enterorectal, Darm-After-...
enterorenal enterorenal, Darm-Nieren-...
enterorrhagia Enterorrhagie f, Darmblutung f, Darmbluten n
enterorrhaphy Enterorrhaphie f, Darmnaht f
enterorrhexis Enterorrhexis f, Darmruptur f, Darmriß m, Darmzerreißung f
enterorrhoea Diarrhoe f, Durchfall m, dünnflüssiger Stuhl m
enteroscope Enteroskop n, Darmspiegel m
enteroscopic enteroskopisch, darmspiegelnd
enteroscopy Enteroskopie f, Darmspiegelung f
enterosepsis Darmsepsis f, intestinale Sepsis (Toxämie) f
enterospasm Enterospasmus m, Darmkrampf m, Darmkolik f, Eingeweidekrampf m
enterostasis Intestinalstase f, Darmstase f, Darm[inhalt]stauung f
enterostenosis Enterostenose f, Darmvereng[er]ung f, Darmstriktur f
enterostomy 1. Enterostoma n, Darmfistel f; 2. Enterostomie f, [operative] Darmfistelung f
enterotome Enterotom n, Darmmesser n
enterotomy Enterotomie f, Darmschnitt m, [operative] Darmeröffnung f
~ **bowel scissors** Darmschere f
enterotoxaemia Enterotoxinämie f, Vorhandensein n von Enterotoxin im Blut
enterotoxication Enterotoxinvergiftung f, enterogene Autointoxikation f
enterotoxigenic s. enterotoxinogenic
enterotoxin Enterotoxin n
~-**producing** s. enterotoxinogenic
enterotoxinogenic enterotoxinogen, enterotoxinbildend
enterotoxism s. enterotoxication
enterovesical enterovesikal, Darm-Blasen-...
enteroviral rash Enteroviren[haut]ausschlag m, Enterovirenexanthem n
enterovirus Enterovirus n, Enteroviren npl *(Gruppe der Poliomyelitis-, Coxsackie- und ECHO-Viren)*
enterozoon Enterozoon n, Eingeweideparasit m, Darmparasit m
entoblast Entoblast m, Entoderm n, inneres Keimblatt n, Darmblatt n
entocele innere Hernie f, innerer Bruch m
entoderm s. endoderm
entomogenous entomogen, durch Insekten verursacht (übertragen)
entomophobia Entomophobie f, Insektenangst f
entomosis Entomosis f, Insektenbefall m
entopic gestation (pregnancy) Intrauterinschwangerschaft f, Intrauteringravidität f
entoptic entoptisch, im Auge[ninneren] liegend
~ **imagery** entoptische Bilder npl, entoptische Wahrnehmungen fpl
entoptoscope Entoptoskop n *(ophthalmologisches Instrument)*
entoptoscopic entoptoskopisch, augenspiegelnd

entoptoscopy Entoptoskopie f, Augenspiegelung f
entostosis s. enostosis
entotic entotisch, im Ohr liegend
entozoon Entozoon n, Binnenschmarotzer m, Innenschmarotzer m
entrance to the larynx Aditus m laryngis, Kehlkopfeingang m
~ **to the mastoid antrum** Aditus m ad antrum [mastoideum], Recessus m epitympanicus, Vorhofeingang m
entrapment neuropathy Kompressionsneuritis f
entropion 1. Entropium n, Einstülpung f, Einwärtskehrung f; 2. Augenlideinstülpung f, Lideinwärtskehrung f
entropionize/to entropionieren, einwärtsrollen, einwärtskehren
entry wound Keimeintrittswunde f, Eintrittswunde f [für Keime]
enucleate/to enukleieren, entkernen, ausschälen
enucleation Enukleation f, Entkernung f, Ausschälung f
enuresis Enurese f, Harninkontinenz f, Harnträufeln n; Bettnässen n
enuretic enuretisch, einnässend, Enurese...; bettnässend
envenom/to das Gift einspritzen *(bei Schlangenbiß)*
envenomation Envenomation f, Gifteinspritzung f
~ **coagulopathy** Koagulopathie (Gerinnungsstörung) f bei Giftschlangenbiß
enzygotic twins eineiige Zwillinge mpl
enzymatic enzymatisch
enzyme Enzym n, Ferment n
~ **activator** Enzymaktivator m
~ **activity** Enzymaktivität f
~ **deficiency** Enzymmangel m, Enzymopenie f
~-**inducing** enzyminduzierend
~ **induction** Enzyminduktion f
~ **inhibition** Enzymhemmung f
~ **kinetics** Enzymkinetik f
~ **unit** Enzymeinheit f, enzymatische Einheit f
enzymology Enzymologie f, Enzymlehre f
enzymolysis Enzymolyse f, Enzymauflösung f
enzymolytic enzymolytisch, Enzymolyse...
enzymopathy Enzymopathie f
enzymopenia Enzymopenie f, Enzymmangel m
enzymuria Enzymurie f, Enzymausscheidung f im Urin
EOG s. electrooculogram
eonism Eonismus m, Transvesti[ti]smus m, Transsexualismus m
eosin Eosin n, Tetrabromfluoreszein n
~-**methylene blue stain** Eosin-Methylenblau-Färbung f
eosinopenia Eosinopenie f, Eosinophilenverminderung f, Eosinophilenmangel m
eosinopenic eosinopenisch, Eosinophilenmangel...

eosinophil[e]

eosinophil[e] eosinophiler Leukozyt m, Eosinophiler m
eosinophilia 1. Eosinophilie f, Eosinophilenvermehrung f; 2. Eosinfreundlichkeit f; Eosinfärbbarkeit f
eosinophilic eosinophil, eosinfreundlich, eosinfärbend
~ **adenoma** eosinophiles Adenom n
~ **cytoplasmic inclusions** s. Guarnieri bodies
~ **erythroblast** s. normoblast
~ **granuloma of bone** eosinophiles Knochengranulom n
~ **leucocyte** Eosinophiler m, eosinophiler Leukozyt m
~ **leukaemia** Eosinophilenleukämie f
~ **lung** s. pulmonary tropical eosinophilia
~ **tumour of the pituitary** eosinophiles Hypophysenadenom n
eosinophilocytic Eosinophilen...
epactal cartilage Cartilago f nasalis accessoria
ependyma Ependym n (Gliazellschicht des Rückenmarkkanals und der Hirnventrikel)
ependymal ependymal, Ependym...
~ **cell** Ependym[al]zelle f, Ependymozyt m
~ **cyst** Ependymzyste f
~ **layer** Ependym[al]schicht f, Ependym n
~ **spongioblastoma** Ependymspongioblastom n, ependymales Spongioblastom n
ependymitis Ependymitis f, Ependymentzündung f
ependymoblast Ependymoblast m, embryonale Ependymzelle f
ependymoblastoma Ependymoblastom n, unreifes Ependymom n
ependymocyte s. ependymal cell
ependymocytoma s. ependymoma
ependymoma Ependymom n, Ependymgliom n, Blastoma n ependymale, Medulloepithelioma n, Spongioblastoma n primitivum (vom Ependym abgeleitete Ventrikelgeschwulst)
ependymopathy Ependymopathie f, Ependymerkrankung f, Ependymkrankheit f
ephedrine Ephedrin n (spasmolytisches und antiallergisches Sympathikomimetikum)
ephelis Ephelis f, Sommersprosse f
ephemera Ephemera pl, Eintagsfieber n
ephemeral ephemer, vorübergehend; nur für einen Tag
~ **fever** s. ephemera
ephidrosis Ephidrosis f, Hyperhidrose f, übermäßige Schweißproduktion f, vermehrte Schweißabsonderung f, verstärktes Schwitzen n
epiandrosterone Epiandrosteron n (androgenes Steroid)
epiblast s. ectoblast
epiblepharon Epiblepharon n, dicke Lidrandhautfalte f
epibulbar epibulbär
epicanthic fold Epikanthus m, Oberlidhautfalte f, Mongolenfalte f
epicanthus s. epicanthic fold

epicardia Epikardia f (unteres Ösophagusende zwischen Zwerchfell und Magen)
epicardial 1. epikardial, Epikard..., Herzaußenhaut...; 2. Epikardia...
~ **electrode** Epikardelektrode f
epicardiectomy Epikardiektomie f, Epikardresektion f
epicardium Epicardium n, Epikard n, Herzaußenhaut f, viszerales Perikardblatt n, Lamina f visceralis pericardii serosi
epichorion Epichorion n, Decidua f capsularis
epicondylalgia Epikondylalgie f, Epikondylenschmerz m
epicondylar epikondylär, Epikondylus..., Epikondylen...
~ **fracture** Epikondylusfraktur f, epikondylärer Knochenbruch (Bruch) m
epicondyle Epikondylus m, Gelenkhöcker m
epicondylian, epicondylic s. epicondylar
epicondylitis Epikondylitis f, Epikondylusentzündung f
epicondylus s. epicondyle
epicranial epikranial, Kopfschwarte[n]...
~ **aponeurosis** Aponeurosis f epicranialis, Galea f [aponeurotica], Sehnenhaube f
epicraniotomy Epikraniotomie f, [operative] Durchtrennung f der Galea aponeurotica
epicranium Epikranium n, Kopfschwarte f
epicranius [muscle] Musculus m epicranius
epicrisis 1. Epikrise f, abschließender Krankheitsbericht m; 2. Rezidiv n, Krankheitsrückfall m, Wiederaufflackern n einer Krankheit
epicystotomy Epizystotomie f, hoher Steinschnitt m
epicyte 1. Zellwand f; 2. Epithelzelle f
epidemic epidemisch [auftretend], Epidemie...
epidemic Epidemie f
~ **arthritic erythema** Haverhill-Fieber n
~ **catarrhal fever** Influenza f, Grippe f
~ **curve** Epidemiekurve f, Epidemieverlauf m
~ **dropsy** Argemonenölvergiftung f
~ **haemoglobinuria** Säuglingssepsis f, Winckelsche Krankheit f
~ **hepatitis (jaundice)** infektiöse Hepatitis f, Hepatitis f infectiosa
~ **myalgia** epidemische Myalgie f, Pleurodynie f, Bornholmer Krankheit f
~ **occurrence** Epidemiegeschehen n
~ **parotitis** Parotitis f epidemica, Mumps m, Ziegenpeter m
~ **roseola** 1. Röteln pl; 2. Masern pl
~ **serous meningitis** Virusmeningitis f, abakterielle Meningitis f, aseptische (idiopathische) Gehirnhautentzündung f, Meningitis f serosa (lymphocytaria benigna)
~ **typhus** klassisches (epidemisches) Fleckfieber n, Typhus m exanthematicus
~ **typhus vaccine** Cox-Vakzine f, Fleckfiebervakzine f, Fleckfieberimpfstoff m
epidemicity Epidemieneigung f, Epidemiefähigkeit f; epidemischer Zustand m
epidemiologic epidemiologisch, Epidemiologie...

epigastric

~ history epidemiologische Anamnese f, Epidemieanamnese f
epidemiologist Epidemiologe m, Epidemiespezialist m
epidemiology Epidemiologie f (Lehre von der Entstehung, Verbreitung und Bekämpfung von Infektionskrankheiten)
epiderm s. epidermis
epidermal epidermal, Epidermis..., Oberhaut...
~ cancer (carcinoma) s. epithelioma 2.
~ cell Epidermiszelle f
~ naevus Naevus m verrucosus, Warzennävus m, Warzen[mutter]mal n
~ rete Rete n mucosum
epidermatic s. epidermal
epidermatomycosis s. dermatomycosis
epidermatozoonosis Epidermatozoonose f, Epizoonose f, Hautschmarotzerbefall m, Hautschmarotzerkrankheit f
epidermic s. epidermal
epidermidalization Epidermialisierung f, Epidermialisation f, Epidermiszellenbildung f
epidermidosis Epidermidose f, Epidermisanomalie f, Oberhautfehlbildung f
epidermis Epidermis f, Oberhaut f
~ cyst Epidermiszyste f
epidermitis Epidermitis f, Oberhautentzündung f
epidermization 1. Epidermisierung f, Oberhautbildung f; 2. Hauttransplantation f
epidermodysplasia Epidermodysplasie f, Epidermisdysplasie f, Oberhautfehlentwicklung f
epidermoid epidermoid, epidermisartig, oberhautähnlich
epidermoid Epidermoid n, [angeborene] Epidermiszyste f
~ carcinoma Plattenepithelkarzinom n
~ cell Epidermoidzelle f
~ cholesteatoma Epidermoidcholesteatom n
~ cyst Epidermoidzyste f
epidermoidoma Epidermoid[a] n, Epidermisgeschwulst f
epidermolysis Epidermolyse f, Nikolskisches Zeichen n, Epithelablösung f, Oberhautablösung f mit Blasenbildung
epidermoma Epidermom n, Epidermisgeschwulst f
epidermomycosis Epidermomykose f, Oberhautpilzkrankheit f
epidermophytid Epidermophytid n (allergisches Hautexanthem bei Epidermomykosen)
epidermophytosis Epidermophytie f, Hautpilzkrankheit f, Hautpilzerkrankung f
epidermoplasty Epidermisplastik f, Epidermis[lappen]transplantation f
epidermosis Epidermosis f, Epidermisaffektion f, Oberhauterkrankung f
epididymal epididymal, Epididymus..., Nebenhoden...
~ appendage Appendix f epididymidis, Nebenhodenanhängsel n

~ duct Ductus m epididymidis, Nebenhodengang m
~ fossa Fossa f epididymidis, Nebenhodengrube f
epididymectomy Epididymektomie f, Nebenhodenexzision f, Nebenhodenresektion f, [operative] Nebenhodenentfernung f
epididymis Epididymis f, Nebenhoden m
epididymitis Epididymitis f, Nebenhodenentzündung f
epididymodeferentectomy Epididymodeferentektomie f, Nebenhoden-Samenstrang-Resektion f, [operative] Nebenhoden- und Samenstrangentfernung f
epididymodeferential Nebenhoden-Samenstrang-...
epididymo-orchi[d]ectomy Epididymoorchidektomie f, Nebenhoden-Hoden-Resektion f, [operative] Nebenhoden- und Hodenentfernung f
epididymo-orchitis Epididymoorchitis f, Orchiepididymitis f, Nebenhoden- und Hodenentzündung f
epididymotomy Epididymotomie f, Nebenhodeninzision f, Nebenhodenschnitt m
epididymovasostomy Epididymovasostomie f, Nebenhoden-Samenleiter-Anastomose f
epidural epidural, extradural (Zusammensetzungen s. a. unter extradural)
~ abscess Epiduralabszeß m, epiduraler (extraduraler) Abszeß m, Pachymeningitis f externa
~ anaesthesia Epiduralanästhesie f, Periduralanästhesie f, extradurale Spinalanästhesie f
~ haematoma Epiduralhämatom n, epidurales Hämatom n, epiduraler Bluterguß m
~ space Epiduralraum m, Cavum n epidurale
~ spinal haematoma epidurales Rückenmarkhämatom n
~ spinal haemorrhage epidurale Rückenmarkblutung f
epifascial epifaszial
epifolliculitis Epifollikulitis f, Follikulitis f, Hautfollikelentzündung f
epigastralgia Epigastralgie f, Oberbauchschmerz m
epigastric epigastrisch, Epigastrium..., Oberbauch...
~ angle epigastrischer Winkel m, Rippenwinkel m, Angulus m infrasternalis
~ fold epigastrische Falte f, Plica f epigastrica
~ fossa epigastrische Grube f, Fossa f epigastrica
~ hernia Oberbauchhernie f, Oberbauchbruch m, Epigastrozele f, Hernia f epigastrica
~ plexus Oberbauch[nerven]geflecht n, Plexus m coeliacus
~ pulse epigastrischer Puls m, epigastrische Pulsation f
~ region s. epigastrium
~ transverse incision querer Oberbauchschnitt m, Oberbauchquerschnitt m

epigastrium

epigastrium Epigastrium n, Oberbauch m, Magengrube f, Regio f epigastrica (abdominis cranialis)
epigastrius Epigastrius m *(Doppelmißbildung)*
epigastrocele Epigastrozele f, Hernia f epigastrica, Oberbauchbruch m
epiglottal s. epiglottic
epiglottic epiglottisch, Epiglottis..., Kehldeckel...
~ **cartilage** Cartilago f epiglottica, Kehldeckelknorpel m
~ **tubercle** Tuberculum n epiglotticum, Kehldeckelhöckerchen n
~ **vallecula** Vallecula f epiglottica [linguae]
epiglottidean s. epiglottic
epiglottidectomy Epiglottidektomie f, Kehldeckelexzision f, [operative] Kehldeckelentfernung f
epiglottis Epiglottis f, Kehldeckel m
epiglottitis Epiglottitis f, Kehldeckelentzündung f
epignathus Epignathus m *(Doppelmißbildung)*
epilate/to epilieren, enthaaren, die Haare entfernen
epilating dose Epilationsdosis f *(Radiologie)*
~ **forceps** Epilationsklemme f, Enthaarungspinzette f
epilation Epilation f, Enthaarung f, Haarentfernung f
epilepsy Epilepsie f, Fallsucht f, Morbus m sacer (divinus, caducus) *(veraltet)*
epileptic epileptisch, Epilepsie...
epileptic Epileptiker m, Epilepsiekranker m
~ **state** Status m epilepticus, Epilepsiedauerzustand m
epileptiform epileptiform, epilepsieartig
epileptogenic epileptogen, epilepsieauslösend
~ **focus** epilepsieauslösender Herd (Fokus) m, Epilepsiefokus m
epileptogenous s. epileptogenic
epileptoid epileptoid, epilepsieartig, epilepsieähnlich
epileptologist Epilepsiespezialist m
epileptology Epilepsielehre f
epimyocardium Epimyokard[ium] n *(Embryologie)*
epimysial Muskelscheiden..., Muskelbinden...
epimysium Epimysium n, Perimysium n externum, Muskelscheide f, Muskelbinde f
epinephrectomy Epinephrektomie f, Adrenalektomie f, Suprarenalektomie f, Nebenierenexstirpation f, [operative] Nebenierenentfernung f
epinephrinaemia Adrenalinämie f, Vorhandensein n von Adrenalin im Blut
epinephrine Epinephrin n, Adrenalin n, Suprarenin n *(Nebennierenmarkhormon)*
epinephritis 1. Epinephritis f, Nierenfettkapselentzündung f; 2. Adrenalitis f, Nebenierenentzündung f
epinephro-phlebography Nebenierenphlebographie f, Nebenierenvenenröntgen[kontrast]darstellung f

epinephroma Hypernephrom n, Grawitz-Tumor m, hypernephroide Geschwulst f
epinephros Epinephron n, Nebenniere f, Glandula f suprarenalis, Corpus n suprarenale
epineural epineural, oberhalb eines Wirbelkörpers [liegend]
epineurial epineural, Epineurium..., Nervenscheiden...
epineurium Epineurium n, Nervenscheide f
epipalatum Epipalatum n, Palatopagus m parasiticus *(Doppelmißbildung)*
epipatellar suprapatellar, über der Kniescheibe (Patella) liegend
~ **reflex** Suprapatellarreflex m
epipericardial epiperikardial, auf dem Perikard liegend, Epiperikard...
epipharyngeal epipharyngeal, nasopharyngeal, Epipharynx..., Nasenrachen...
epipharynx Epipharynx m, Nasenrachen[raum] m
epiphora Epiphora f, Tränenträufeln n, Tränenfluß m, Stillicidium n lacrimarum, Oculus m lacrimans
epiphrenal, epiphrenic epiphrenisch, supraphrenisch, über dem Zwerchfell [liegend]
epiphyseal Epiphysen...
~ **cartilage** Epiphysenknorpel m, Cartilago f epiphysialis; Epiphysenfuge f *(Radiologie)*
~ **centre of ossification** Epiphysenverknöcherungszentrum n, Epiphysenossifikationskern m
~ **chondromatous giant-cell tumour** Chondroblastom n, Chondrom n
~ **closure** Epiphysen[fugen]schluß m
~ **disk** s. ~ plate 1.
~ **dysplasia** Epiphysendysplasie f, Dysplasia f epiphysialis multiplex
~ **fracture** Epiphysenfraktur f
~ **growth** Epiphysenwachstum n
~ **growth centre** Epiphysenwachstumszentrum n
~ **line** Epiphysenlinie f, Wachstumslinie f, Linea f epiphysialis
~ **plate** 1. Epiphysenplatte f, Epiphysenscheibe f (Wirbelkörper); 2. s. ~ cartilage
~ **process** s. epiphysis 2.
~ **separation** Epiphysensprengung f, Epiphysenlösung f
epiphyseolysis s. epiphysiolysis
epiphysial s. epiphyseal
epiphysiodesis Epiphyseodese f, [operative] Epiphysenschlußauslösung f
epiphysiolisthesis Epiphysiolisthesis f, Epiphysengleiten n, Epiphysenverlagerung f
epiphysiolysis Epiphysiolyse f, Epiphysenlösung f
epiphysionecrosis Epiphysionekrose f, Epiphysennekrose f, [aseptische] Knochenepiphysennekrose f
epiphysiopathy 1. Epiphysiopathie f, Knochenepiphysenkrankheit f; 2. Epiphysenerkrankung f, Zirbeldrüsenkrankheit f

epiphysis 1. Epiphyse *f*, Knochenende *n*; 2. Epiphysis *f* cerebri, Epiphyse *f*, Zirbeldrüse *f*, Corpus *n* pineale
epiphysitis Epiphysitis *f*, Epiphysenentzündung *f*
~ **of the tarsal scaphoid** *s.* Köhler's disease
epipleural epipleural, auf der Pleura liegend
epiplocele Epiplozele *f*, Netzbruch *m*, Netzhernie *f*
epiploectomy Omentektomie *f*, Netzresektion *f*, [operative] Netzentfernung *f*, Netzabtragung *f*
epiploenterocele Epiploenterozele *f*, Enteroepiplozele *f*, Darmnetzbruch *m*, Bauchdeckenbruch *m* mit Darm- und Netzinhalt
epiploic epiploisch, Epiploon..., Netz..., Omentum...
~ **appendage** Appendix *f* epiploica, Bauchfellanhang *m*
~ **foramen [of Winslow]** Foramen *n* epiploicum [Winslowi], Netzbeuteleingang *m*, Netzbeutelöffnung *f*
epiploitis Epiploitis *f*, Omentitis *f*, Netzentzündung *f*
epiplomphalocele Nabelbruch *m* mit Netzinhalt
epiploon Epiploon *n*, Omentum *n*, Netz *n*
epiplopexy Epiplopexie *f*, Netzanheftung *f*, Netzfixierung *f*, Omentopexie *f*
epiplorrhaphy Epiplorrhaphie *f*, Netznaht *f*, Omentumnaht *f*
epiploscheocele Epiploscheozele *f*, Hodensackbruch *m*
episclera Episklera *f* (Bindegewebe zwischen Binde- und Lederhaut des Auges)
episcleral episkleral, Episklera[l]...
~ **artery** Arteria *f* episcleralis, Skleraoberflächenarterie *f*, Lederhautoberflächenschlagader *f*
~ **space** Episkleralraum *m*
~ **vein** Vena *f* episcleralis, Skleraoberflächenvene *f*
episcleritis Episkleritis *f*, Episkleraentzündung *f*
episioclisia Episioklisie *f*, [operativer] Vulvaverschluß *m*, Scheideneingangsnaht *f*; Dammnaht *f*
episioperineoplasty Episioperineoplastik *f*, Scheidendammplastik *f*
episioperineorrhaphy Episioperineorrhaphie *f*, Scheidendammnaht *f*
episioplasty Episioplastik *f*, Vulvaplastik *f*, Scheideneingangsplastik *f*; Dammplastik *f*
episiorrhagia Episiorrhagie *f*, Vulvablutung *f*
episiorrhaphy Episiorrhaphie *f*, Vulvanaht *f*; Dammnaht *f*
episiostenosis Episiostenose *f*, Vulvastenose *f*, Scheideneingangsvereng[er]ung *f*
episiotomy Episiotomie *f*, Scheidendammschnitt *m*, Dammschnitt *m*
~ **scissors** Episiotomieschere *f*, Dammschere *f*
episome Episom *n* (genetisches Element in Bakterien)

epispadia Epispadie *f*, Hyperspadie *f*, Fissura *f* urethrae superior, [angeborene] Penisrückenspalte *f*, obere Harnröhrenspalte *f*
epispadiac Harnröhrenspaltträger *m*, Epispadieträger *m*
epispadial epispadial, Epispadie..., Hyperspadie...
epispastic epispastisch, hautreizend; [haut]blasenbildend
epispastic [agent] Epispastikum *n*, Zugmittel *n*, Hautreizmittel *n*
episplenitis Milzkapselentzündung *f*
epistasis Epistasis *f*, Epistase *f*, Genunterdrückung *f*
epistatic epistatisch, genunterdrückend
epistaxis Epistaxis *f*, Nasenbluten *n*
episternal episternal, suprasternal, über dem Brustbein [liegend]
epistropheus Epistropheus *m*, Axis *f*, zweiter Halswirbel *m*
epistrophial joint Articulatio *f* atlantoaxialis, unteres Kopfgelenk *n*
epistrophic Epistropheus..., Axis...
epitarsus Epitarsus *m* (anomale Bindehautfalte am Auge)
epitendineum Epitendineum *n*, Vagina *f* tendinis, fibröse Sehnenscheide *f*
epitenon *s.* epitendineum
epithalamus Epithalamus *m* (umfaßt Stria medullaris, Trigonum habenulae, Habenula und Epiphyse)
epithelial epithelial, Epithel...
~ **attachment** Zahnhalteapparat *m*, Zahnaufhängeapparat *m*, Zahnbett *n*, Parodontium *n*
~ **bleb** Epithelblase *f*, Bulla *f* epithelialis
~ **body** Epithelkörperchen *n*, Nebenschilddrüse *f*, Glandula *f* parathyreoidea
~ **cast** Epithelzylinder *m* (im Urin)
~ **cell** Epithelzelle *f*
~ **cell culture** Epithelzell[en]kultur *f*
~ **cyst** Epithelzyste *f*
~ **gland** Epitheldrüse *f*
~ **hyperplasia** Epithelhyperplasie *f*
~-**lined** mit Epithel ausgekleidet
~ **lining** Epithelauskleidung *f*
~ **migration** Epithelmigration *f*
~ **molluscum** *s.* contagious molluscum
~ **necrosis** Epithelnekrose *f*, Epithelgewebe *n*, Epithel[ium] *n*
~ **pearl** Epithelperle *f*, Hornperle *f*
~ **plate** Lamina *f* epithelialis
~ **tissue** Epithelgewebe *n*, Epithel[ium] *n*
epithelialization Epitheli[ali]sation *f*, Epithelialisierung *f*, Epithelbildung *f*
epithelialize/to epitheli[ali]sieren, Epithel bilden
epitheliitis Epitheliitis *f*, Epithelentzündung *f*
epithelioid epitheloid, epithelartig, epithelähnlich
~ **cell** Epitheloidzelle *f*
~ **cell granuloma** Epitheloidzellgranulom *n*

14 Nöhring engl./dtsch.

epitheliolysis

epitheliolysis Epitheliolyse f, Epithelauflösung f, Epithelverfall m
epithelioma 1. Epitheliom[a] n, Epithel[zellen]geschwulst f; 2. Hautkrebs m, Carcinoma n cutaneum
epitheliomatosis Epitheliomatose f, Vorhandensein n von Epitheliomen
epitheliomatous epitheliomatös, Epitheliom[a]...
epithelium Epithel[ium] n, Epithelgewebe n
epithelization s. epithelialization
epitheloid s. epithelioid
epithelomesenchymal epithelomesenchymal, Epithel-Mesenchym-...
epituberculosis Epituberkulose f
epitympanic epitympanisch, epitympanal, über der Paukenhöhle [liegend]
~ **recess (space)** Recessus m epitympanicus, Paukenhöhlenkuppel f, Paukenhöhlenkuppelraum m, Epitympanon n, Mittelohrdach n
epitympanum s. epitympanic recess
epityphlitis Epityphlitis f, Appendizitis f, Wurmfortsatzentzündung f, Blinddarmentzündung f
epityphlon Epityphlon n, Appendix f vermiformis, Wurmfortsatz m
epizoon Epizoon n, Hautschmarotzer m
epizoonosis Epizoonose f, Epidermatozoonose f, Hautschmarotzerbefall m, Hautschmarotzerkrankheit f
eponychium Eponychium n, Nageloberhäutchen n
epoophoral Epoophoron..., Nebeneierstock...
epoophoron Epoophoron n, Parovarium n, Nebeneierstock m
EPS s. exophthalmus-producing substance
epsilon-aminocaproic acid ε-Aminokapronsäure f
Epstein-Barr virus Epstein-Barr-Virus n
~**-Barr virus antibody** Epstein-Barr-Virus-Antikörper m
epulis Epulis f, Zahnfleischwucherung f, Alveolarfortsatztumor m, Zahnfleischgranulationsgeschwulst f
epulofibroma Epulofibrom n, Gaumengeschwulst f
epulosis Vernarbung f, Narbenbildung f
equational division Äquationsteilung f, Gleichheitsteilung f [der Chromosomen]
equator of the cell Zelläquator m
~ **of the eye** Aequator m bulbi oculi, Augapfelumfang m
~ **of the lens** Aequator m lentis, Augenlinsenumfang m
equatorial cleavage Äquatorialteilung f (Zellteilung)
~ **disk (plate)** Äquatorialplatte f, Äquatorialscheibe f (Zellteilung)
equine antitetanus serum Antitetanusserum n vom Pferd
~ **gait** Steppergang m

equinocavus [deformity] Equinokavus m, Talipes (Pes) m equinocavus, Spitzhohlfuß m
equinovalgus [deformity] Equinovalgus m, Talipes (Pes) m equinovalgus, Spitzknickfuß m
equinovarus [deformity] Equinovarus m, Talipes (Pes) m equinovarus, Spitzklumpfuß m
equinus [deformity] Equinus m, Talipes (Pes) m equinus, Spitzfuß m
eradicate [the vector]/to Krankheitsüberträger vernichten (ausrotten)
Erb-Charcot's disease Erb-Charcotsche Krankheit f, spastische Spinalparalyse f (bei zerebrospinaler Syphilis)
~**-Duchenne's paralysis** Erb-Duchennesche Lähmung (Paralyse) f, obere Brachialplexuslähmung (Armplexuslähmung) f
~**-Goldflam's disease** Erb-Goldflamsche Krankheit f, Myasthenia f gravis pseudoparalytica
Erb's palsy (paralysis) s. Erb-Duchenne's paralysis
~ **point** Erbscher Punkt m, Aortenklappenauskultationspunkt m, Punctum n quintum
~ **scapulohumeral juvenile muscular dystrophy** Erbscher Typ m der Dystrophia musculorum progressiva, skapulo-humerale Muskeldystrophie f
~ **sign** Erbsches Zeichen (Tetaniezeichen) n
~ **spastic spinal paraplegia** s. Erb-Charcot's disease
E.R.C.P. s. endoscopic retrograde cholangiopancreatography
erectile erektil, aufrichtbar; aufgerichtet
~ **tissue** erektiles Gewebe n, Schwellkörpergewebe n
erection Erektion f, Aufrichten n, Aufrichtung f
~ **centre** Erektionszentrum n
~ **disturbance** Erektionsstörung f
erector Erektor m, Aufrichter m, Aufrichtemuskel m, Musculus m erector
~ **clitoridis [muscle]** Klitorisaufrichtemuskel m, Musculus m ischiocavernosus (der Frau)
~ **muscle** s. erector
~ **penis [muscle]** Gliedaufrichtemuskel m, Musculus m ischiocavernosus (des Mannes)
~ **spinae [muscle]** Rückenstrecker m, Wirbelsäulenaufrichtemuskel m, Musculus m erector spinae
~ **spinae reflex** Rückenstreckerreflex m
erethism Erethismus m, Übererregbarkeit f, [krankhafter] Reizzustand m, Erregungszustand m
erethistic erethisch, erregbar, reizbar
ERG s. electroretinogram
ergastoplasm Ergastoplasma n (basophiler Zytoplasmabezirk)
ergastoplasmic membrane Ergastoplasmamembran f
ergocalciferol Ergokalziferol n, Vitamin D_2 n
ergometer Ergometer n, Belastungsmeßinstrument n, Belastungsmesser m
~ **bicycle** Fahrradergometer n

ergometrine Ergometrin *n*, Ergobasin *n* *(Mutterkornalkaloid)*
ergometry Ergometrie *f*, Belastungsmessung *f*, Arbeitsleistungsmessung *f*
ergosome Ergosom *n*, Polyribosom *n*
ergosterin, ergosterol Ergosterin *n*, Ergosterol *n*
ergot Secale *n* cornutum, Mutterkorn *n*
ergotamine Ergotamin *n* *(Mutterkornalkaloid)*
ergotherapy Arbeitstherapie *f*
ergothioneine Ergothionein *n* *(Histidinderivat)*
ergotism Ergotismus *m*, Mutterkorn[alkaloid]vergiftung *f*
ergotoxine Ergotoxin *n* *(Mutterkornalkaloid)*
erisophake *s.* erysiphake
erogenic *s.* erogenous
erogenous erogen, erregend, Erregungs...
~ **zone** erogene Zone *f*, Erregungszone *f*
eromania *s.* erotomania
erosion Erosion *f*, Abschürfung *f*, Schleimhautdefekt *m*; Sekundäreffloreszenz *f*
erosive aneurysm Erosionsaneurysma *n*
erotic erotisch, erregend
erotogenic erotogen, sexuell (geschlechtlich) erregend
erotomania Erotomanie *f*, Hypererosie *f*, Aphrodisie *f*, Liebeszwang *m*
erotomaniac Erotomaner *m*, Liebeswahnsinniger *m*
erotopath Erotopath *m*, Sexualtriebgestörter *m*
erotopathic erotopathisch, geschlechtstriebgestört, [sexual]triebgestört
erotopathy Erotopathie *f*, Sexualtriebstörung *f*, Triebstörung *f*
erotophobia Erotophobie *f*, Liebesfurcht *f*
erroneous projection Fehlabbildung *f* *(Auge)*
error of refraction *s.* refractive error
eructation Eruktation *f*, Efflation *f*, Aufstoßen *n*, Rülpsen *n*
erugation Hautstraffung *f*, Hautfaltenentfernung *f*
erugatory hautstraffend, Hautstraffungs...
eruption 1. Eruption *f*, Ausschlag *m*, Hautausschlag *m*; 2. Ausbruch *m* (z. B. einer Krankheit)
eruptive eruptiv, Hautausschlag...
~ **fever** *s.* exanthematous fever 1.
~ **stage** Eruptivstadium *n*, Eruptionsstadium *n*, Stadium *n* eruptionis
ERV *s.* expiratory reserve volume
erysipelas Erysipel *n*, Wundrose *f*, Wundbrand *m*
~ **antitoxin** Erysipelantitoxin *n*
erysipelatous erysipelartig, Erysipel..., Wundrose...
erysipeloid erysipeloid, Erysipeloid...
erysipeloid Erysipeloid *n* (Infektionskrankheit durch Erysipelothrix insidiosa)
erysiphake Erysiphak *m*, Saugglocke *f*, Linsensauginstrument *n*
erythema Erythem *n*, Hautröte *f*, Röte *f*

~ **dose** Erythemdosis *f*, Hauterythemdosis *f* *(Radiologie)*
erythematoid erythematoid, erythemartig, erythemähnlich
erythematous erythematös, Erythem...
~ **reaction** erythematöse Reaktion *f*, Erythemreaktion *f*, Erythemaufflackern *n*
erythemogenic erythembewirkend, erythemverursachend
erythemoid *s.* erythematoid
erythraemia *s.* 1. erythrocythaemia 1.; 2. erythrocytosis; 3. erythroblastosis
erythraemic disease (myelosis) *s.* erythroleukaemia
erythrasma Erythrasma *n* (Hauterkrankung durch Corynebacterium minutissimum)
erythritol Erythrit[ol] *n* (Zuckeralkohol)
erythro... *s. a.* erythrocyt...
erythroblast Erythro[zyto]blast *m* (kernhaltige Erythrozytenvorstufe)
erythroblastaemia Erythroblastämie *f*, Erythroblastenvermehrung *f* im Blut
erythroblastic erythroblastisch
~ **anaemia** Erythroblastenanämie *f*, Schießscheibenzellenanämie *f*, Thalassaemia *f* major, Cooleysche Anämie *f*
erythroblastoma Erythroblastom *n*, Erythroblastengeschwulst *f* des Knochenmarks
erythroblastopenia Erythroblastopenie *f*, Erythroblastenverminderung *f*
erythroblastosis Erythroblastose *f*, Erythroblastenvermehrung *f* im Blut
erythroblastotic erythroblastotisch, Erythroblastose...
erythrochlorop[s]ia Erythrochloropsie *f*, Rot-Grün-Sehen *n*, Rot-Grün-Sichtigkeit *f*
erythroclasis Erythroklasis *f*, Erythrozytenzerstörung *f*
erythroclastic erythroklastisch, erythrozytenzerstörend
erythrocuprein Erythrocuprein *n*, Erythrozytenkupferproteid *n*
erythrocyanosis Erythrozyanose *f*, Cutis *f* marmorata (vasomotorische Zirkulationsstörung der Haut)
erythrocyt... *s. a.* erythro...
erythrocyte Erythrozyt *m*, rotes Blutkörperchen *n*
~ **antibody detection** Erythrozytenantikörpernachweis *m*
~ **count** Erythrozytenzahl *f*
~ **enzyme** Erythrozytenenzym *n*
~ **fragility test** Erythrozytenfragilitätsprobe *f*
~ **glutathione reductase** Erythrozytenglutathionreduktase *f* *(Enzym)*
~ **-maturing factor** Erythrozytenreifungsfaktor *m*, Vitamin B$_{12}$ *n*, Zyanokobalamin *n*, Antiperniziosa-Faktor *m*
~ **membrane protein** Erythrozytenmembraneiweiß *n*
~ **sedimentation** Erythrozytensedimentation *f*, Blut[körperchen]senkung *f*

erythrocyte

~ **sedimentation rate** Erythrozytensenkungsgeschwindigkeit f, Blut[körperchen]senkungsgeschwindigkeit f, BSG
~ **sedimentation test** Blutsenkungsreaktion f, BSR
~ **survival [time]** Erythrozytenüberlebenszeit f
erythrocythaemia 1. Morbus m Vaquez-Osler, Vaquez-Oslersche Krankheit f, [idiopathische] Polycythaemia f rubra vera; 2. s. erythrocytosis
erythrocytic Erythrozyten...
~ **phase** Erythrozytenphase f (Malariaerreger)
~ **schizogony** Erythrozytenschizogonie f (Malariaerreger)
erythrocytoblast s. erythroblast
erythrocytogenesis s. erythropoiesis
erythrocytolysin Erythro[zyto]lysin n (die Erythrozyten auflösender Serumkörper)
erythrocytolysis Erythrozytolyse f, Auflösung f roter Blutkörperchen, Erythrozytenzerfall m
erythrocytolytic erythrozytenauflösend, Erythro[zyto]lyse...
erythrocytometer Erythrozytometer n, Hämozytometer n, Blutkörperchenzählapparat m
erythrocytometric erythrozytometrisch, erythrozytenzählend
erythrocytometry Erythrozytometrie f, Erythrozytenzählung f, Blutkörperchenzählung f
erythrocytopenia Erythro[zyto]penie f, Erythrozytenmangel m
erythrocytorrhexis Erythrozytorrhexis f, Erythrozytenzerfall m, Erythrozytenauflösung f
erythrocytoschisis Erythroschisis f, Erythrozytenaufspaltung f, Erythrozytenzerfall m
erythrocytosis Erythrozytose f, Erythrozytenvermehrung f
erythrocyturia Erythro[zyt]urie f, Erythrurie f, Erythrozytenausscheidung f im Urin, Hämaturie f; Mikrohämaturie f; Makrohämaturie f
erythrodegenerative erythrozytodegenerativ
erythroderma Erythroderma n, rötlich entzündeter Hautabschnitt m
erythrodermatitis Erythrodermatitis f, Hautentzündung f mit Rötung
erythrodermia Erythrodermie f, [entzündliche] Hautrötung f
erythrodextrin Erythrodextrin n
erythroedema [polyneuropathy] s. acrodynia 2.
erythrogenesis Erythrozytogenese f, Erythrozytenbildung f
erythrogenic 1. erythrozytenbildend, Erythrozytenbildungs...; 2. hautrötend
~ **toxin** Scharlachtoxin n
erythroleucoblastosis Erythroleukoblastose f, Vorhandensein n von unreifen Erythrozyten und Leukozyten im Blut
erythroleukaemia Erythroleukämie f, Erythroleukomyelose f, erythroleukämische (akute erythrämische) Myelose f, akute Erythroblastose f, Morbus m di Guglielmo
erythrolysis s. erythrocytolysis
erythromania Erythromanie f, zwangshaftes Erröten n

erythromelalgia Erythromelalgie f, Weir-Mitchellsche Krankheit f (anfallsweises schmerzhaftes Anschwellen der Haut an den Gliedern)
~ **of the head** Histaminkopfschmerz m, Histaminkephalgie f
erythromelia Erythromelie f, Pick-Herzheimersche Krankheit f (Hautatrophie mit blauroter Verfärbung an Beinen und Armen)
erythrometer s. erythrocytometer
erythromycin Erythromyzin n (Antibiotikum)
erythromyeloblastic erythromyoblastisch
erythron Erythron n, erythrozytäre Reifungsreihe f
erythroneocytosis Erythrozytenvorstufenvermehrung f im Blut
erythroparasite Erythrozytenparasit m, Erythrozytenschmarotzer m
erythropathy Erythropathie f, Blutleiden n, Blut[körperchen]krankheit f
erythropenia s. erythrocytopenia
erythropenin Erythropenin n
erythrophage Erythrophag[e] m, erythrozytenbeladener Makrophag[e] m
erythrophagia s. erythrophagocytosis
erythrophagocytosis Erythrozytenphagozytose f, Erythrozytenaufnahme f durch Freßzellen
erythrophagous erythrozytenphagozytierend, erythrozytenfressend
erythrophilous erythrophil, erythrozytenfreundlich
erythrophobia Erythrophobie f, Errötungsfurcht f (Angst vor Schamröte)
erythropia Erythropsie f, Rotsehen n, Rotsichtigkeit f
erythropoiesis Erythro[zyto]poese f, Erythrozytenbildung f
erythropoietic erythro[zyto]poetisch, erythrozytenbildend
~ **porphyria** Porphyria f erythropoietica (haemopoietica)
erythropoietin Erythropoetin n (Hormon)
erythropsia s. erythropia
erythropsin Erythropsin n, Rhodopsin n, Sehpurpur m, Sehrot n
erythrorrhexis Erythrorrhexis f, Erythrozytenzerfall m, Erythrozytenauflösung f
erythrose Erythrose f, Erythro-Tetrose f, Erythro-4-phosphat m
erythrosedimentation Blutsenkung f, Blutkörperchensenkung f, Erytrozytensedimentation f
erythrosis Erythrose f, Hautrötung f
erythruria s. erythrocyturia
Esbach's method Esbachsche Methode (Eiweißuntersuchung) f, Eiweißausscheidungsbestimmung f nach Esbach
escape the attention to the physician/to der Aufmerksamkeit des Arztes entgehen, vernachlässigt werden
escape reflex Fluchtreflex m
eschar Kruste f, Schorf m; Brandschorf m

escharotic verschorfend, krustenbildend, schorfbildend
escharotic [agent] Verschorfungsmittel *n*; Ätzungsmittel *n*, Ätzmittel *n*
escharotomy Nekrektomie *f*, Schorfabtragung *f*, Abtragung *f* nekrotischen Gewebes
eserine Eserin *n*, Physostigmin *n* *(Alkaloid)*
Esmarch's bandage Esmarchsche Binde *f*, Esmarch-Schlauch *m*, Esmarchscher Stauschlauch *m*
esophag... *s.* oesophag...
esophoria Esophorie *f*, Endophorie *f*, [latentes] Einwärtsschielen *n*, Nachinnenschielen *n*
esotropia Esotropie *f*, Strabismus *m* convergens, Einwärtsschielen *n*
espundia Espundia *f*, südamerikanische Schleimhautleishmaniasis (Hautleishmaniase) *f*
ESR *s.* erythrocyte sedimentation rate
essential 1. essentiell, notwendig, erforderlich *(z. B. Vitamine, Minerale)*; 2. selbständig auftretend, idiopathisch *(Krankheiten)*
~ **dysmenorrhoea** primäre Dysmenorrhoe *f*
~ **familial hyperlipaemia** familiäre Hyperlipoproteinämie *f*
~ **hypertension** essentieller Bluthochdruck (Hypertonus) *m*
~ **myoclonia** Paramyoclonus *m* multiplex
~ **purpura** idiopathische thrombozytopenische Purpura *f*, Purpura *f* thrombopenica, Morbus *m* Werlhof (maculosus Werlhofi)
EST *s.* electroshock therapy
establish by gram stain/to durch Gram-Färbung nachweisen (unterscheiden)
esterase Esterase *f (Enzym)*
~ **activity** Esteraseaktivität *f*
esthesia *(Am)* *s.* aesthesia
esthiomene Esthiomene *n*, Lymphopathia *f* venerea, Lymphogranuloma *n* venereum (inguinale), Lymphogranulomatosis (Lymphadenitis) *f* inguinalis subacuta, Lymphomatosis *f* inguinalis suppurativa subacuta
estrogen *s.* oestrogen
estuarium Dampfbad *n*
ethanol Äthanol *n*, Äthylalkohol *m*
ether Äther *m*, Äthyläther *m*
~ **and chloroform dropper** Narkosetropfer *m*
~ **mask** Äthermaske *f*; Narkosemaske *f*
~ **-sensitive** äthersensibel, ätherempfindlich
~ **sensitivity** Äthersensibilität *f*, Ätherempfindlichkeit *f (z. B. von Mikroorganismen)*
~ **stability** Ätherstabilität *f*, Ätherfestigkeit *f*, Ätherresistenz *f*, Ätherwiderstandsfähigkeit *f (z. B. von Mikroorganismen)*
~ **-stable** ätherstabil, ätherfest, ätherresistent, ätherwiderstandsfähig
etherization Ätherbetäubung *f*, Äthernarkose *f*
etherize/to mit Äther betäuben (narkotisieren), eine Äthernarkose durchführen
ethmocarditis Herzbindegewebsentzündung *f*
ethmocephalia Ethmokephalie *f (Mißbildung)*
ethmocephalus Ethmozephalus *m*, Ethmokephalus *m (Mißgeburt)*

ethmofrontal ethmofrontal, Siebbein-Stirnbein-...
~ **suture** Siebbein-Stirnbein-Naht *f*, Sutura *f* ethmofrontalis
ethmoid *s.* ethmoidal
ethmoid *s.* ~ bone
~ **air cells** Cellulae *fpl* ethmoidales, Siebbeinzellen *fpl*
~ **antrum** *s.* ~ sinus
~ **artery** Arteria *f* ethmoidalis, Siebbeinarterie *f*, Ethmoidalarterie *f*
~ **bone** Os *n* ethmoidale, Siebbein *n*
~ **bulla** Bulla *f* ethmoidalis, Siebbeinblase *f*
~ **canal** Foramen *n* ethmoidale, Siebbeinloch *n*
~ **cells** *s.* ~ sinus
~ **crest** 1. Crista *f* ethmoidalis maxillae, Siebbeinleiste *f* des Oberkiefers; 2. Crista *f* ethmoidalis ossis palatini, Siebbeinleiste *f* des Gaumenbeins
~ **foramen** Foramen *n* ethmoidale, Siebbeinloch *n*
~ **infundibulum** Infundibulum *n* ethmoidale, Siebbeintrichter *m*
~ **labyrinth [of cells]** *s.* ~ sinus
~ **mucosa** Siebbeinmukosa *f*, Siebbein[höhlen]schleimhaut *f*
~ **notch** Incisura *f* ethmoidalis, Siebbeineinschnitt *m*, Siebbeinkerbe *f*
~ **process** Processus *m* ethmoidalis, Siebbeinfortsatz *m*
~ **sinus** Sinus *mpl* ethmoidales, Siebbeinhöhle *f*, Siebbeinlabyrinth *n*, Labyrinthus *m* ethmoidalis, Siebbeinzellen *fpl*, Cellulae *fpl* ethmoidales
~ **sinus tumour** Siebbeinhöhlentumor *m*, Siebbeinzellengeschwulst *f*
~ **sinusitis** Sinusitis *f* ethmoidalis, Siebbein[zellen]entzündung *f*, Siebbeinhöhlenentzündung *f*
~ **vein** Vena *f* ethmoidalis, Siebbeinvene *f*, Ethmoidalvene *f*
ethmoidal ethmoidal, Ethmoidal..., Siebbein... *(Zusammensetzungen s. unter ethmoid)*
ethmoidectomy Ethmoidektomie *f*, Siebbeinresektion *f*, [operative] Siebbeinhöhlenausräumung *f*, Siebbeinzellenentfernung *f*
ethmoiditis Ethmoiditis *f*, Siebbeinentzündung *f*
ethmoidofrontal suture Siebbein-Stirnbein-Naht *f*, Sutura *f* frontoethmoidalis
ethmoidomaxillary suture Siebbein-Oberkiefer-Naht *f*, Sutura *f* ethmoid[e]omaxillaris
ethmoidotomy Ethmoidotomie *f*, Siebbeininzision *f*, [operative] Siebbeinhöhleneröffnung *f*
ethmolacrimal ethmolakrimal, Siebbein-Tränenbein-...
~ **recess** ethmoido-lakrimales Grübchen *n*, Recessus *m* ethmolacrimalis
~ **suture** Siebbein-Tränenbein-Naht *f*, Sutura *f* ethmolacrimalis
ethmomaxillary ethmomaxillär, Siebbein-Oberkiefer-...

ethmonasal

ethmonasal ethmonasal, Siebbein-Nasenbein-...
ethmosphenoid ethmosphenoidal, Siebbein-Keilbein-...
~ **suture** Siebbein-Keilbein-Naht f, Sutura f ethmosphenoidalis
ethology Ethologie f, Verhaltenslehre f
etiology s. aetiology
euaesthesia Wohlbefinden n
euchlorhydria Normochlorhydrie f, normaler Magensalzsäuregehalt m
eucholia Eucholie f, normale Gallenbeschaffenheit f
euchromatin Euchromatin n (Chromosomenbestandteil)
euchromatopsia Euchromatopsie f, normales Farbensehen n
euchromosome Euchromosom n, Autosom n
euchylia Euchylie f, normale Chylusbeschaffenheit f
eugenic eugenisch, Eugenik...
eugenics Eugenik f, Erbhygiene f
euglobulin Euglobulin n
eugnathic eugnath, Normalkiefer...
eugnathy Eugnathie f, Normalkiefer m, Normalgebiß n
eugonic eugonisch, üppig wachsend (Bakterien)
Eulenburg's disease Eulenburgsche Krankheit (Erkrankung) f, Paramyotonia f congenita
eumorphic eumorph, normal geformt
eunuch Eunuch m, Kastrat m
eunuchism Eunuchismus m, Eunuchentum n, Eunuchendasein n, Kastratentum n
eunuchoid eunuchoid, eunuchenartig
~ **voice** Eunuchenstimme f
eunuchoidism Eunuchoidismus m (Körperzustand infolge mangelhafter Keimdrüsenentwicklung)
eupepsia Eupepsie f, Normalverdauung f, gute Verdauung f
eupeptic eupeptisch, gut (schnell) verdaulich
euphonia Euphonie f, Normalstimme f
euphoria Euphorie f, Wohlbefinden n, behagliche Stimmung f
euphoriant [agent] Euphorikum n, euphorisierendes Mittel n
euphoric euphorisch, Euphorie...
euploid euploid (Chromosomensatz)
euploidy Euploidie f, euploider Chromosomensatz m
eupnoea Eupnoe f, Normalatmung f
eupraxia Eupraxie f, Normalbewegung f
eurycephalous euryprosop, breitgesichtig
eurygnathic eurygnath, breitkiefrig
eurygnathism Eurygnathismus m, Breitkiefrigkeit f
euryprocephalia Euryprokephalie f, Breitgesichtigkeit f
Eustachian cartilage Ohrtrompetenknorpel m, Tubenknorpel m, Cartilago f tubae auditivae
~ **catheter** Tubenkatheter m

~ **cushion** Tubenwulst m, Torus m tubarius
~ **diverticulum** Ohrtrompetendivertikel n, Tubendivertikel n
~ **salpingitis** Ohrtrompetenentzündung f, Tubenkatarrh m
~ **tonsil** Tubentonsille f, Tonsilla f tubaria, Gerlachsche Tonsille f, Noduli mpl lymphatici tubarii
~ **tube** Eustachische Röhre (Tube) f, Ohrtrompete f, Tuba f Eustachii (auditiva)
~ **tube blockage** s. ~ tube occlusion
~ **tube dysfunction** Ohrtrompetendysfunktion f, Tubenfunktionsstörung f
~ **tube occlusion** Ohrtrompetenverschluß m, Tubenverschluß m
~ **tube orifice** 1. Ostium n pharyngeum tubae auditivae; 2. Ostium n tympanicum tubae auditivae
~ **valve** Valvula f Eustachii (venae cavae inferioris), Klappe f der unteren Hohlvene
eustachitis s. Eustachian salpingitis
eusystole Eusystole f, Normalsystole f
euthanasia Euthanasie f, willentliche Todesherbeiführung f
euthyroid euthyreot
euthyroidism Euthyreoidismus m, Schilddrüsennormalfunktion f
eutocia Eutokie f, Normalentbindung f
eutocic eutokisch, normal entbindend
evacuant abführend, purgativ, [den Darm] reinigend
evacuant [agent] Abführmittel n, Purgativ[um] n, Purgans n
evagination Evagination f, Ausstülpung f
eventration 1. Eventration f, Eingeweidevorfall m; 2. Eingeweidevorlagerung f (z. B. bei Operation)
eventual appendectomy Gelegenheitsappendektomie f, Intervallappendektomie f
ever-ready container Bereitschaftsbehälter m
eversion Eversion f, Umstülpung f, Ausstülpung f, Umkehrung f
~ **fracture** Eversionsfraktur f
~ **of the cervix** Gebärmutterhalsausstülpung f
~ **of the eyelid** Augenlidausstülpung f, Ektropion n
every day jeden Tag, täglich, quaque die, q. d.
~ **hour** jede (alle) Stunde, stündlich, quaque hora, q. h.
eviration 1. Kastration f, Emaskulation f; 2. Potenzverlust m, Impotenz f; 3. Eviratio f (Verlust der männlichen Geschlechtseigenschaften und Austausch durch weibliche)
evisceration Eviszeration f, Ausweidung f, Entfernung f der Bauch- und Thoraxorgane
evulsion Evulsion f, Ausreißung f, Abriß m, Ausziehen n
Ewing's sarcoma (tumour) Ewing-Sarkom n (bösartige Knochenmarkgeschwulst)
exacerbate/to exazerbieren, wiederaufflackern, verschlimmern

exacerbation Exazerbation f, Wiederaufflackern n, Verschlimmerung f (z. B. einer Krankheit)
exairesis s. exeresis
exaltation Exaltation f, Enthemmung f, Enthemmungszustand m, krankhafte Aufregung f
examination Krankenuntersuchung f, Untersuchung f [des Patienten]
~ **of bone marrow** Knochenmarkuntersuchung f
examine a patient/to einen Patienten untersuchen
examining finger Untersuchungsfinger m
exanthem[a] Exanthem n, Hautausschlag m
exanthematic s. exanthematous
exanthematous exanthematisch, Exanthem...
~ **fever** 1. Exanthemfieber n, eruptives Fieber n, Fieber n mit Exanthem; 2. Marseillefieber n, Mittelmeerfieber n, altweltliches Zeckenbißfieber n, Boutonneusefieber n; afrikanisches (indisches) Zeckenbißfieber n
~ **typhus** s. typhus fever
exarteritis Adventitiaentzündung f, Gefäßhüllenentzündung f
exarticulation Exartikulation f, Gelenkamputation f
excavation of the optic disk Excavatio f disci (papillae nervi optici), Sehnerven[papillen]-grube f, blinder Fleck m
excavator Exkavator m, Auskratzer m; Bohrer m (Dentalmedizin)
excerebration Exzerebration f, Enthirnung f
excessive sweating s. ephidrosis
exchange Austausch m, Umsatz m
~ **[blood] transfusion** Austausch[blut]transfusion f, Blutaustausch m
excipient 1. Salbengrundlage f, Füllstoff m; 2. Vehikel n, Transportsubstanz f, Trägerstoff m (für Arzneistoffe)
excise/to exzidieren, ausschneiden (Wunde)
excision Exzision f, Ausschneidung f
~ **of a thrombus** s. thrombectomy
~ **of the prepuce (preputium)** Vorhautbeschneidung f, Zirkumzision f
~ **of the wound** Wundexzision f, Wundausschneidung f
excitability Reizbarkeit f, Erregbarkeit f, Irritabilität f; Empfindlichkeit f; Ablenkbarkeit f
excitable reizbar, erregbar, irritabel; empfindlich; ablenkbar
excitant [agent] Stimulans n, Anregungsmittel n, Stimulierungsmittel n
excitation 1. Exzitation f, Erregung f (Zustand); 2. Reizung f, Anregung f, Stimulierung f; 3. Reiz m, Stimulus m
~ **curve** Exzitationskurve f, Exzitationswelle f, Erregungskurve f
~ **phase** s. excitement phase
excite/to erregen, anregen, stimulieren
excitement phase (stage) Exzitationsstadium n, Erregungsphase f
exciter neuron postganglionäres Neuron n

exciting electrode Exzitationselektrode f, Reizelektrode f
exclusion Exklusion f, Ausschaltung f
excochleation Exkochleation f, Auskratzung f, Auslöffeln n
excoriate/to abschürfen, aufschürfen, aufkratzen
excoriation Exkoriation f, Hautabschürfung f, Abschürfung f
excrement Exkrement n, Ausscheidungsprodukt n, Ausscheidung f; Kot m; Harn m
excrescence Hautauswuchs m, Auswuchs m
excrete/to abscheiden, absondern, ausscheiden
excreted in the bile/to be mit (in) der Galle ausgeschieden werden
excretion 1. Exkretion f, Absonderung f von Drüsenprodukten, Ausscheidung f; 2. Exkret n, Ausscheidungsprodukt n der Drüsen
~ **pyelography** Ausscheidungspyelographie f
~ **threshold** Exkretionsschwelle f, Ausscheidungsschwelle f; Nierenschwelle f
excretory exkretorisch, ausscheidend, Exkretions..., Ausscheidungs...
~ **duct** Exkretionsgang m, Ausscheidungsgang m
~ **duct of the mammary gland** Milchdrüsenausführungsgang m, Tubulus m lactiferus
~ **gland** exkretorische Drüse f, Ausscheidungsdrüse f
~ **mechanism** Exkretionsmechanismus m, Ausscheidungsvorgang m
~ **pyelogram** Ausscheidungspyelogramm n
~ **pyelography** Ausscheidungspyelographie f
~ **urogram** Ausscheidungsurogramm n, Infusionsurogramm n
~ **urography** Ausscheidungsurographie f, Infusionsurographie f
excyclophoria Exozyklophorie f, Augenauswärtsrollen n
excystation Zystenaustritt m (z. B. Parasiten im Zystenstadium)
exencephalia Exenzephalie f, Mißbildung f mit freiliegendem Gehirn
exencephalic, exencephalous exenzephal
exencephalus Exenzephalus m, Mißgeburt f mit freiliegendem Gehirn
exenterate/to eviszerieren, Bauch- und Thoraxorgane entfernen
exenteration Exenteration f, Entfernung f der Bauch- und Thoraxorgane
exercise electrocardiography Belastungselektrokardiographie f, Belastungs-EKG n
~ **tolerance** Belastungstoleranz f
~ **tolerance test** Belastungstoleranztest m; Belastungsprobe f
exeresis Ex[h]airesis f, Exhärese f, Nervenextraktion f, Nervenausreißung f, Nervenausdrehen n
exertional dyspnoea Belastungsdyspnoe f
exflagellation Flagellenbildung f, Geißelbildung f; Mikrogametenbildung f (Malaria)

exfoetation Extrauteringravidität f, Bauchhöhlenschwangerschaft f
exfoliate/to abblättern, abschilfern, schuppen; abschaben
exfoliation Exfoliation f, Abblätterung f, Abschilferung f, Schuppung f; Abschabung f
exfoliative exfoliativ, abblätternd, abschilfernd, schuppend
~ **cytology** Exfoliativzytologie f, Papanicolaou-Karzinomdiagnostik f
~ **dermatitis** Pityriasis f rubra
~ **vaginitis** Exfoliativvaginitis f
exhale/to ausatmen; ausdünsten
exhalation Exhalation f, Ausatmung f; Ausdünstung f
exhaustion Exhaustion f, Erschöpfung f, Ermattung f
~ **atrophy** Erschöpfungsatrophie f
~ **delirium** Erschöpfungsdelir[ium] n, Erschöpfungspsychose f
~ **paralysis** Erschöpfungslähmung f
exhaustive delir (psychosis) s. exhaustion delirium
exhibitionism Exhibitionismus m, sexueller Befriedigung dienende Genitalentblößung f
exhibitionist Exhibitionist m
exhumation Exhumation f, Exhumierung f, Leichenausgrabung f, Wiederausgrabung f [einer Leiche]
exhume/to exhumieren, eine Leiche wieder ausgraben
exit wound Austrittswunde f; Ausschußwunde f
exitus 1. Exitus m, Tod m; 2. Ausflußöffnung f, Ausgang m
exocardia Exokardie f, Ectopia (Hernia) f cordis, Herzvorlagerung f
exocardiac s. exocardial
exocardial extrakardial, außerhalb des Herzens
~ **murmur** Extrakardialgeräusch n
exocervix Exozervix f, Gebärmutterhalsvorfall m
exocoelom Exozöl[om] n, außerembryonale Leibeshöhle f
exocoelomic membrane Exozölmembran f, Heusersche Membran f
exocrine exokrin
~ **gland** exokrine Drüse f
exocytosis Exozytose f, zelluläre Stoffabgabe f
exodontics 1. Zahnextraktionslehre f; 2. Zahnextraktion f
exoenzyme Exoenzym n, extrazelluläres Enzym n
exoerythrocytic exoerythrozytär
~ **phase** exoerythrozytäres Stadium n (Malariaparasiten)
~ **schizogony** exoerythrozytäre Schizogonie f (Malariaparasiten)
~ **stage** s. ~ phase
exogamous exogam
exogamy Exogamie f
exogastrula Exogastrula f

exogen[et]ic s. exogenous
exogenous exogen, von außen stammend, außen wachsend; sich außen entwickelnd; außen entstanden
~ **aneurysm** traumatisches Aneurysma n
~ **toxin** s. exotoxin
exohysteropexy Exohysteropexie f, Gebärmutterfixierung f an der Bauchdecke, Bauchdeckenfixierung f der Gebärmutter
exometritis Parametritis f, Parametriumentzündung f, Beckenbindegewebeentzündung f, Entzündung f des Bindegewebes um die Gebärmutter
exomphalos Exomphalus m, Exomphalos m, Nabelhernie f, Nabelbruch m
exopeptidase Exopeptidase f (Enzym)
exophoria Exophorie f, [latentes] Auswärtsschielen n, Nachaußenschielen n (bei geschlossenen Augen)
exophthalmic Exophthalmus...
~ **goitre** Glotzaugenkrankheit f, Basedowsche Krankheit f, Morbus m Basedow, Schilddrüsenüberfunktion f mit Exophthalmus, Cachexia f exophthalmica
exophthalmometer Exophthalmometer n, Exophthalmusmesser m
exophthalmometric exophthalmometrisch, exophthalmusmessend
exophthalmometry Exophthalmometrie f, Exophthalmusmessung f
exophthalmos s. exophthalmus
exophthalmus Exophthalmus m, Exophthalmos m, Glotzauge n
~~-**producing substance** exophthalmusproduzierender Faktor m
exophytic exophytisch
exostosectomy Exostosenresektion f, Exostosenabtragung f, [operative] Exostosenentfernung f
exostosis Exostose f, Knochenauswuchs m
exostotic Exostosen..., Knochenauswuchs...
exotoxin Exotoxin n, Ektotoxin n, Außengift n
exotropia Exotropie f, Strabismus m divergens, Auswärtsschielen n
exotropic exotrop, auswärtsschielend
expectation neurosis Erwartungsneurose f
~ **of life** Lebenserwartung f
expectorant expektorierend, auswurffördernd, schleimlösend; abhustend
expectorant [agent] Expektorans n, auswurfförderndes (schleimlösendes) Mittel n, Abhustemittel n
expectorate/to expektorieren, auswerfen, abhusten, aushusten (Sputum)
expectoration 1. Expektoration f, Aushusten n; 2. Auswurf m, Sputum n
expel/to ausstoßen (Fötus)
experience complete recovery/to vollständige Heilung (Ausheilung) haben
experimental animal Versuchstier n
~ **medicine** Experimentalmedizin f, experimentelle Medizin f

expiration Exspiration f, Ausatmung f
expiratory exspiratorisch, ausatmend
~ **reserve volume** exspiratorisches Reservevolumen n
~ **standstill** [end]exspiratorische Pause f
~ **wheeze** exspiratorischer Stridor m, Ausatmungsstridor m
expire/to 1. exspirieren, ausatmen; 2. sterben
expired air Ausatmungsluft f, Exspirationsluft f
exploration Exploration f, Untersuchung f; Ausforschung f, Anamneseerhebung f
exploratory burr hole Probebohrung f, Probebohrloch n
~ **incision** Probeinzision f, Probeeinschnitt m
~ **laparotomy** Explorativlaparotomie f, Probelaparotomie f
~ **operation** Explorationsoperation f; Explorativlaparotomie f
~ **puncture** Probepunktion f, Probeeinstich m, Punctura f exploratoria
~ **thoracotomy** Explorativthorakotomie f, Probethoraxeröffnung f
exploring electrode Explorationselektrode f
~ **needle** 1. Punktionskanüle f, Punktionsnadel f; 2. Sondierkanüle f, Sondierungsnadel f
expose to large doses of X-rays/to hohen Strahlendosen aussetzen
exposure 1. Exposition f, Ausgesetztsein n; 2. Strahlendosis f
~ **keratitis** Expositionskeratitis f, Keratitis f e lagophthalmo
~ **of person** s. exhibitionism
expression Expression f, Herauspressung f, Herauspressen n
~ **of the foetus** Fruchtaustreibung f, Fötusauspressung f
~ **of the lens** Linsenauspressung f, Linsenauspressen n
expressive asemia Asemia f expressiva, expressive Asemie f, Verlust m der Zeichenbildung
expulsion Expulsion f, Austreibung f
expulsive pain Expulsionsschmerz m, Ausstoßungsschmerz m, Austreibungsschmerz m (Geburt)
~ **stage** Expulsionsperiode f, Ausstoßungsperiode f, Austreibungsperiode f
exsanguinate/to ausbluten, verbluten
exsanguinate s. exsanguine
exsanguination Exsanguination f, Ausblutung f, Verblutung f
exsanguine 1. blutleer, blutlos; 2. anämisch
exsanguinity 1. Blutleere f, Blutlosigkeit f; 2. Anämie f
exsection Exzision f, Ausschneidung f, Ausschneiden n
exsiccate/to exsikkieren, austrocknen
exsiccosis Exsikkose f, Austrocknung f [des Körpers]
exsiccative exsikkierend, austrocknend
exstrophic ekstrophisch, ausgestülpt, umgestülpt; vorgelagert

exstrophy Ekstrophie f, Ecstrophia f, Exstrophie f, Ausstülpung f, Umstülpung f; Vorlagerung f
~ **of the bladder** Harnblasenekstrophie f, Harnblasenausstülpung f, Ecstrophia f vesicae; Spaltblase f
exsufflation Exsufflation f, verschärfte (verstärkte) Ausatmung f (mittels Apparat)
exsufflator Exsufflator m
extension Extension f, Streckung f, Zug m
~ **bar** Extensionsbügel m
~ **fracture** Extensionsfraktur f
extensor Musculus m extensor, Extensor[muskel] m, Streckmuskel m, Strecker m
~ **carpi radialis accessorius [muscle]** Musculus m extensor carpi radialis accessorius, zusätzlicher radialer Handstrecker (Handstreckmuskel) m
~ **carpi radialis brevis [muscle]** Musculus m extensor carpi radialis brevis, kurzer radialer Handstrecker (Handstreckmuskel) m
~ **carpi radialis longus [muscle]** Musculus m extensor carpi radialis longus, langer radialer Handstrecker (Handstreckmuskel) m
~ **carpi ulnaris** Musculus m extensor carpi ulnaris, ulnarer Handstrecker (Handstreckmuskel) m
~ **carpi ulnaris digiti minimi [muscle]** Musculus m carpi ulnaris digiti minimi, ulnarer Kleinfingerstrecker (Kleinfingerstreckmuskel) m
~ **carpi ulnaris muscle** s. ~ carpi ulnaris
~ **coccygeus [muscle]** Musculus m sacrococcygeus dorsalis, dorsaler Kreuz-Steißbein-Muskel m
~ **communis digitorum [muscle]** s. ~ digitorum communis [muscle]
~ **digiti medii [muscle]** Musculus m extensor digiti medii, Mittelfingerstrecker m, Mittelfingerstreckmuskel m
~ **digiti minimi [muscle]** Musculus m extensor digiti minimi, Kleinfingerstrecker m, Kleinfingerstreckmuskel m
~ **digiti quinti proprius [muscle]** s. ~ digiti minimi muscle
~ **digitorum** Musculus m extensor digitorum, Fingerstrecker m, Fingerstreckmuskel m
~ **digitorum brevis [muscle]** Musculus m extensor digitorum brevis, kurzer Zehenstrecker (Zehenstreckmuskel) m
~ **digitorum communis [muscle]** Musculus m extensor digitorum communis, gemeinsamer Fingerstrecker (Fingerstreckmuskel) m
~ **digitorum longus [muscle]** Musculus m extensor digitorum longus, langer Zehenstrecker (Zehenstreckmuskel) m
~ **digitorum muscle** s. ~ digitorum
~ **hallucis brevis [muscle]** Musculus m extensor hallucis brevis, kurzer Großzehenstrecker (Großzehenstreckmuskel) m
~ **hallucis longus [muscle]** Musculus m extensor hallucis longus, langer Großzehenstrecker (Großzehenstreckmuskel) m

extensor

- ~ **hallucis proprius [muscle]** s. ~ hallucis longus [muscle]
- ~ **indicis [muscle]** Musculus m extensor indicis, Zeigefingerstrecker m, Zeigefingerstreckmuskel m
- ~ **indicis proprius [muscle]** s. ~ indicis [muscle]
- ~ **muscle** s. extensor
- ~ **[muscle] of the fingers** s. ~ digitorum communis muscle
- ~ **plantar response** Babinski-Reflex m
- ~ **pollicis brevis [muscle]** Musculus m extensor pollicis brevis, kurzer Daumenstrecker (Daumenstreckmuskel) m
- ~ **pollicis longus [muscle]** Musculus m extensor pollicis longus, langer Daumenstrecker (Daumenstreckmuskel) m
- ~ **retinaculum [of the wrist]** Retinaculum n extensorum [manus], Handstreckerhalteband n, Streckerhalteband n, Ligamentum n carpi dorsale
- ~ **tendon** Extensorsehne f, Streck[er]sehne f

exterior of heart Herzäußere[s] n, Herzoberfläche f

exteriorization 1. Vorlagerung f; 2. Vorlagerungsoperation f

external extern, äußerlich; außen liegend (befindlich), äußerer

- ~ **abdominal ring** s. ~ inguinal ring
- ~ **acoustic meatal nerve** äußerer Gehörgangsnerv m, Nervus m meatus acustici (auditorii) externi
- ~ **acoustic meatus** äußerer Gehörgang m, Meatus m acusticus (auditorius) externus
- ~ **acoustic pore** äußere Öffnung f des knöchernen Gehörgangs, Porus m acusticus externus
- ~ **anal sphincter [muscle]** äußerer Afterschließmuskel m, Musculus m sphincter ani externus
- ~ **arcuate fibres** äußere Rautenhirnbogenfasern fpl, äußere Bogenfasern fpl des Rautenhirns, Fibrae fpl arcuatae externae
- ~ **auditory canal (foramen)** s. ~ acoustic meatus
- ~ **capsule** äußere Kapsel (Großhirnhemisphärenkapsel) f, Capsula f externa
- ~ **cardiac compression** äußere (extrathorakale) Herzmassage f
- ~ **carotid** s. ~ carotid artery
- ~ **carotid arteriogram** Carotis-externa-Arteriogramm n
- ~ **carotid artery** äußere Kopfarterie f, Arteria f carotis externa
- ~ **carotid artery aneurysm** Carotis-externa-Aneurysma n
- ~ **carotid nerve** äußerer Karotisnerv (Halsnerv) m, Nervus m caroticus externus
- ~ **carotid plexus** Nervengeflecht n der äußeren Kopfarterie, Plexus m caroticus externus
- ~ **cervical os** äußerer Muttermund m, Os (Ostium) n uteri externum, Orificium n externum isthmi
- ~ **conjugate diameter** Baudelocquescher Diameter (Beckendurchmesser) m, Conjugata f externa
- ~ **cuneate nucleus** Nucleus m cuneatus accessorius
- ~ **ear** äußeres Ohr n, Auris f externa
- ~ **ear canal** s. ~ acoustic meatus
- ~ **elastic lamina (membrane)** äußere elastische Gefäßmembran f, Tunica f elastica externa, Elastica f externa
- ~ **fistula** äußere Fistel f, Fistula f externa
- ~ **genital organs of the female** äußere weibliche Geschlechtsorgane npl, Partes fpl genitales femininae externae
- ~ **genital organs of the male** äußere männliche Geschlechtsorgane npl, Partes fpl genitales masculinae externae
- ~ **genitalia** äußere Genitalien (Geschlechtsorgane) npl
- ~ **genu facialis (of the facialis nerve)** äußeres Fazialis[nerven]knie n, Geniculum n nervi facialis
- ~ **granular layer of the cerebellum** äußere Körnerschicht f der Kleinhirnrinde, Lamina f granularis externa [cerebelli]
- ~ **granular layer of the cerebrum** äußere Körnerschicht f der Großhirnrinde, Lamina f granularis externa [cerebri]
- ~ **haemorrhoidal ring** äußerer Hämorrhoidenring m
- ~ **hernia** äußere Hernie f, äußerer Bruch m
- ~ **hirudiniasis** äußerer Blutegelbefall m, Hirudiniasis f externa
- ~ **hordeolum** äußeres Gerstenkorn n, Hordeolum n externum (Eiterbildung in den Zeisschen Liddrüsen)
- ~ **iliac artery** äußere Hüftarterie f, Arteria f iliaca externa
- ~ **iliac vein** äußere Hüftvene f, Vena f iliaca externa
- ~ **inguinal fossa** äußere Leistengrube f, Fossa f inguinalis externa
- ~ **inguinal ring** äußerer Leistenring m, Anulus m inguinalis superficialis
- ~ **intercostal membrane** Membrana f intercostalis externa
- ~ **intercostal muscles** äußere Zwischenrippenmuskeln mpl, Musculi mpl intercostales externi
- ~ **jugular vein** äußere Drosselvene f, Vena f jugularis externa
- ~ **lateral ligament of the elbow [joint]** Ligamentum n collaterale radiale
- ~ **lateral ligament of the knee** äußeres fibuläres Kollateralband n, Ligamentum n collaterale fibulare
- ~ **limiting membrane [of the retina]** äußere Grenzmembran (Grenzschicht) f der Netzhaut, Membrana f limitans externa retinae
- ~ **lip of the iliac crest** Labium n externum cristae iliacae
- ~ **malleolar sign (reflex)** Außenknöchelzeichen n, Chaddocksches Zeichen n

extradural

~ **malleolus** Außenknöchel m, äußerer Knöchel m, Malleolus m lateralis
~ **maxillary artery** Gesichtsarterie f, Arteria f facialis (maxillaris externa)
~ **maxillary plexus** äußerer Maxillarplexus m, Plexus m maxillaris externus
~ **meningitis** Pachymeningitis f externa
~ **meniscus** äußerer Meniskus m, Außenmeniskus m, Meniscus m lateralis, äußerer Faserknorpelring m im Kniegelenk
~ **mouth of the womb** s. ~ cervical os
~ **nose** äußere Nase f, Nasus m externus
~ **oblique muscle of the abdomen** äußerer schräger Bauchmuskel m, Musculus m obliquus externus abdominis
~ **occipital crest** äußere Hinterhauptsleiste f, Crista f occipitalis externa
~ **occipital protuberance** äußerer Hinterhauptshöcker m, Inion n, Protuberantia f occipitalis externa
~ **opening of the aqueduct of the vestibule** Apertura f externa aquaeductus vestibuli
~ **ophthalmoplegia** äußere Augenmuskellähmung f, Ophthalmoplegia f externa
~ **orifice of the female urethra** äußere weibliche Harnröhrenöffnung f, Orificium (Ostium) n urethrae femininae externum
~ **orifice of the male urethra** äußere männliche Harnröhrenöffnung f, Orificium (Ostium) n urethrae masculinae externum
~ **orifice of the urethra** s. ~ urethral orifice
~ **orifice of the vagina** Scheideneingang m, Orificium (Ostium) n vaginae
~ **os** s. ~ cervical os
~ **otitis** Entzündung f des äußeren Gehörgangs, Otitis f externa
~ **palatine vein** Gaumenvene f, Vena f palatina [externa]
~ **pelvimetry** äußere Pelvimetrie f, Beckenaußenmessung f
~ **popliteal nerve** s. common peroneal nerve
~ **pterygoid muscle** Musculus m pterygoideus externus (lateralis)
~ **pudendal artery** äußere Schamarterie f, Arteria f pudenda externa
~ **pudendal vein** äußere Schamvene f, Vena f pudenda externa
~ **pyramidal layer** äußere Pyramiden[zell]schicht f, Lamina f pyramidalis externa (Großhirnrinde)
~ **rectus [muscle]** äußerer (lateraler, temporaler) gerader Augenmuskel m, Musculus m rectus bulbi lateralis
~ **respiration** äußere Respiration (Atmung) f, äußerer Gasaustausch m
~ **rotation** Außenrotation f (z. B. Gelenk)
~ **saphenous vein** Vena f saphena parva
~ **semilunar fibrocartilage** s. ~ meniscus
~ **skeletal fixation** äußere Drahtfixation f von Knochen, Knochenstabilisierung f mit dem Fixateur externe
~ **spermatic artery** Kremasterarterie f, Arteria f cremasterica (spermatica externa)
~ **spermatic fascia** äußere Samenstrangfaszie f, Fascia f spermatica externa
~ **spermatic nerve** Ramus m genitalis nervi genitofemoralis
~ **sphincter of the anus** s. ~ anal sphincter muscle
~ **strabismus** Auswärtsschielen n, Strabismus m divergens
~ **theca** Theca f externa, Tunica f externa thecae folliculi
~ **urethral orifice** äußere Harnröhrenöffnung f, Orificium (Ostium) n urethrae externum
~ **urethral (urinary) sphincter** Harnröhrenschließmuskel m, Musculus m sphincter urethrae, Sphincter m urethrae, Urethrasphinkter m
~ **uterine os** s. ~ cervical os
~ **version** äußere Wendung f (Geburtshilfe)
~ **wall of the cochlear duct** Paries m externus ductus cochlearis
exteroceptive exterozeptiv
exteroceptor Extero[re]zeptor m
extinction Extinktion f, Auslöschung f (z. B. eines bedingten Reflexes)
extirpation Exstirpation f, Entfernung f, Ausschneidung f, operative Entfernung (Ausrottung) f
extorsion Auswärtsdrehung f, Auswärtsdrehen n
extraarticular extraartikulär
extrabronchial extrabronchial
extrabulbar extrabulbär
extracapsular extrakapsulär
extracardiac, extracardial extrakardial
extracellular extrazellulär
~ **enzyme** extrazelluläres Enzym n, Exoenzym n
~ **fluid** Extrazellulärflüssigkeit f
~ **space** Extrazellulärraum m
extracerebral extrazerebral
extracorporeal extrakorporal
~ **circuit (circulation)** Extrakorporalkreislauf m
~ **circulatory perfusion** extrakorporale Perfusion f
extracranial extrakranial, extrakraniell
extract a tooth/to einen Zahn extrahieren (ziehen)
extraction 1. Extraktion f, Ausziehen n, Herauslösen n, Extrahieren n (von Stoffen); 2. Zahnextraktion f; 3. Zangenentbindung f, Zangengeburt f
~ **of cataract** Starextraktion f, Extractio f lentis
~ **of the lens** Linsenextraktion f
extractor Extraktor m, Extraktionszange f (z. B. für Zähne)
extradural extradural, epidural (Zusammensetzungen s. a. unter epidural)
~ **caudal anaesthesia** Kaudalanästhesie f
~ **cavity** Cavum n extradurale (epidurale), Epiduralraum m

extradural

~ **empyema** Epiduralempyem *n*
~ **haemorrhage** Epiduralhämatom *n*, Epiduralblutung *f*
~ **space** *s*. ~ cavity
extraembryonic extraembryonal
extraerythrocytic extraerythrozytär
extrafascial extrafaszial
extragenital extragenital
extrahepatic extrahepatisch
~ **obstructive jaundice** extrahepatischer Verschlußikterus *m*
extramammary extramammär
extramedullary extramedullär
~ **haemopoiesis** extramedulläre Blutbildung *f*, Blutbildung *f* außerhalb des Knochenmarks
extrameningeal extrameningeal
extramural extramural
extranuclear extranukleär
extraocular extraokulär
extraoesophageal extraösophageal
extraosseous extraossär, extraossal
extraparenchymal extraparenchymal
extrapelvic extrapelvin
extrapericardial extraperikardial
extraperineal extraperineal
extraperiosteal extraperiosteal
extraperitoneal extraperitoneal
~ **tissue** Extraperitonealgewebe *n*
extraplacental extraplazental, extraplazentär
extrapleural extrapleural
extrapulmonary extrapulmonär, extrapulmonal
~ **bronchus** Primärbronchus *m*
extrapyramidal extrapyramidal
~ **system** Extrapyramidalsystem *n*, extrapyramidales System *n*
extrarenal extrarenal
extrasphincteric extrasphinkterisch
extraspinal extraspinal
extrasystole Extrasystole *f*, vorzeitige Herzkontraktion *f*
extrauterine extrauterin
~ **gestation (pregnancy)** Extrauteringravidität *f*, Bauchhöhlenschwangerschaft *f*
extravaginal extravaginal
extravasate Extravasat *n*, in das Gewebe ausgetretenes Blut *n*
extravasation 1. Extravasation *f*, Blutung *f*, Blutaustritt *m*; 2. *s*. extravasate
extravascular extravaskulär
~ **space** Extravaskulärraum *m*
extraventricular extraventrikulär
extraversion *s*. extroversion
extremitas 1. Extremität *f*, Glied *n*, Gliedmaße *f*; 2. Ende *n*, Pol *m*
extremity 1. Endglied *n*; 2. Extremität *f*, Glied *n*, Gliedmaße *f*
~ **lead** Extremitätenableitung *f (EKG)*
extrinsic 1. von außen [wirkend]; 2. außen [liegend], außerhalb eines Organs
~ **factor** Extrinsic-Faktor *m*, Vitamin B_{12} *n*
extrophy 1. Organfehlbildung *f*; 2. *s*. exstrophy

220

extroversion 1. Extroversion *f*, Ausstülpung *f*; 2. Extroversion *f*, Zuwendung *f* nach außen, Weltoffenheit *f*
extrovert/to 1. extrovertieren, nach außen umkehren (wenden), ausstülpen; 2. extrovertieren, sich nach außen ausrichten (wenden), [welt]offen sein
extrovert Extrovertierter *m*, [welt]offener Mensch *m*
extroverted 1. extrovertiert, nach außen gewendet, ausgestülpt; 2. extrovertiert, [welt]offen
extrusion Expulsion *f*, Ausstoßung *f*, Abstoßung *f*
~ **of the implant** Implantatausstoßung *f*, Implantatabstoßung *f*
extubation Extubation *f*, Tubusentfernung *f*
exuberant stark wuchernd, ungebremst wachsend, überschießend *(Gewebe)*
~ **granulation** überschießende Granulation *f*
exudate Exsudat *n*, Ausschwitzung *f*, Ausschwitzungsprodukt *n*
exudation Exsudation *f*, Exsudatabsonderung *f*, Ausschwitzen *n*; Ausscheidung *f*
exudative exsudativ, [aus]schwitzend; ausscheidend
~ **angina** Krupp *m*
~ **eczema** nässendes Ekzem *n*
~ **phase** Exsudationsphase *f*
~ **pleurisy** Pleuritis *f* exsudativa
~ **psoriasis** Psoriasis *f* exsudativa
~ **retinitis** Retinitis *f* exsudativa
exude/to exsudieren, ausschwitzen, absondern; ausscheiden
exumbilication Abnabelung *f*
eye Auge *n*, Oculus *m (Zusammensetzungen s. a. unter* oculo*)*
~ **burn** Augenverbrennung *f*
~ **closure reflex** *s*. eyelid closure reflex
~ **contusion** Augenkontusion *f*, Contusio *f* bulbi
~ **dominance** Augendominanz *f*
~ **enucleation** Augenenukleation *f*, Augapfelausschälung *f*
~ **fold** Epikanthus *m*, Oberlidfalte *f*, Mongolenfalte *f*
~ **fundus** Augenhintergrund *m*, Augenfundus *m*, Fundus *m* oculi
~ **fundus camera** Augenfunduskamera *f*
~ **hypertelorism** Hypertelorismus *m*, Augenwinkelabstandsvergrößerung *f*
~ **lens** Augenlinse *f*, Linse *f*, Lens *f* oculi
~ **lotion** Augenwasser *n*
~ **luxation** Augapfelvorfall *m*, Augenluxation *f*
~ **malformation** Augenfehlbildung *f*, Augenmißbildung *f*
~ **memory** visuelles Gedächtnis *n*
~ **metastasis** Augenmetastase *f*
~ **movement** Augenbewegung *f*
~ **myopathy** Augenmuskelkrankheit *f*, Augenmuskelerkrankung *f*
~ **needle** Augennadel *f*

~ **ointment** Augensalbe f
~ **operation** Augenoperation f
~ **pain** Augenschmerz m
~ **perforation** Augenperforation f, Augapfelperforation f
~ **rigidity** Augenrigidität f, Augapfelstarre f
~ **scintigraphy** Augenszintigraphie f
~ **siderosis** Augensiderose f, Siderosis f oculi
~ **speculum** Augenspekulum n, Augenspiegel m
~ **syringe** Augenspritze f
~ **tooth** s. canine tooth
~ **worm** Augenwurm m, Loa (Filaria) f loa, afrikanische Wanderfilarie f
eyeball Augapfel m, Bulbus m oculi
~ **atrophy** Augapfelatrophie f
~ **compression reflex** Augendruckreflex m; Augendruckversuch m
~ **massage** Augapfelmassage f, Augenreiben n
eyebath Augenbad n
eyebrow Augenbraue f
~ **reconstruction** Augenbrauenrekonstruktion f, Brauenwiederherstellung f
eyecup Augenschälchen n, Augenbad n
eyedrops Augentropfen mpl
eyeglass Augenglas n; Brillenglas n
eyeground s. eye fundus
eyelash Cilium n, Augenwimper f, Wimperhaar n
eyeless needle atraumatische Nadel f
eyelid Augenlid n, Lid n, Palpebra f, Blepharon n, Augendeckel m (Zusammensetzungen s. a. unter palpebral)
~ **abscess** Augenlidabszeß m, Lidabszeß m
~ **anomaly** Augenlidanomalie f, Lidanomalie f
~ **closure** Augenlidschluß m, Lidschluß m
~ **closure reflex** Augenlidschlußreflex m, Lidschlußreflex m
~ **coloboma** Augenlidkolobom n, Lidkolobom n
~ **fissura** Augenlidspalte f, Lidspalte f, Rima f palpebrarum
~ **lag** seltener Lidschlag m, [von] Graefesches Zeichen n
~ **movement** Augenlidbewegung f, Lidbewegung f
~ **oedema** Augenlidödem n, Lidschwellung f
~ **reconstruction** Augenlidrekonstruktion f, Lidrekonstruktion f
~ **retraction** Augenlidretraktion f, Lidretraktion f
~ **retractor** Augenlidretraktor m, Lidretraktor m
eyepiece 1. Lens f, Augenlinse f; 2. Linse f, Okular n
eyeshade Augenklappe f
eyespot Augenfleck m, Primitivauge n (Embryologie)
eyestrain Augenüberanstrengung f, Augenübermüdung f
eyewash Augenwasser n, Augentropfen mpl, Kollyrium n

F

F_1 s. filial generation
F factor s. fertility factor
F wave Flatterwelle f, F-Welle f (EKG)
f wave Flimmerwelle f, f-Welle f (EKG)
fabella Fabella f (Sesambein des Musculus gastrocnemius)
Faber's anaemia Fabersche Anämie f (Eisenmangelanämie bei Achlorhydrie)
fabism[us] s. favism
Fabry's disease Fabrysche Krankheit f, Fabrysches Syndrom n, Angiokeratoma n corporis diffusum universale
fabulation Konfabulation f
face 1. Facies f, Fazies f, Gesicht n (Zusammensetzungen s. a. unter facial); 2. Gesichtsausdruck m
~ **fracture** Gesichtsfraktur f, Gesichtsknochenbruch m
~**-lift[ing]** Gesichts[haut]straffung f, Rhytidoplastik f
~ **mask** Gesichtsmaske f
~ **mask for anaesthesia** Narkosemaske f
~ **mite** Haarbalgmilbe f, Demodex m folliculorum
~ **phenomenon** s. facialis phenomenon
~**-presentation** Gesichtslage f, Kinnlage f (bei der Geburt)
facial fazial, Gesichts... (Zusammensetzungen s. a. unter face)
~ **artery** Gesichtsarterie f, Arteria f facialis
~ **bone** Gesichtsknochen m
~ **bone fracture** Gesichtsknochenbruch m
~ **canal** Fazialis[nerven]kanal m, Canalis m facialis
~ **cleft** Gesichtsspalte f
~ **colliculus** Colliculus m facialis
~ **coloboma** Gesichtskolobom n
~ **contour** Gesichtskontur f
~ **contour restoration** Gesichtskonturwiederherstellung f
~ **diplegia** Fazialisdiplegie f, beidseitige Fazialis[nerven]lähmung f
~ **eminence** s. ~ colliculus
~ **expression** Gesichtsausdruck m
~ **hemiplegia alternans** alternierende Hemiplegie f, Millard-Gublersche Lähmung f
~ **hiatus** Öffnung f des Fazialiskanals, Hiatus m canalis facialis
~ **index** Gesichtsindex m
~ **injury (laceration)** Gesichtsverletzung f, Gesichtswunde f
~ **line** Linea f facialis
~ **malformation** Gesichtsfehlbildung f, Gesichtsmißbildung f
~ **monoplegia** Fazialismonoplegie f, halbseitige Fazialis[nerven]lähmung f
~ **nerve** Gesichtsnerv m, Nervus m facialis, Fazialis m
~ **nerve decompression** Fazialis[nerven]dekompression f, Gesichtsnerven[druck]entlastung f (bei Einklemmung)

facial

- ~ **nerve palsy (paralysis)** Fazialis[nerven]lähmung f, Gesichtsnervenlähmung f, Fazialisparese f
- ~ **neuralgia** Trigeminusneuralgie f
- ~ **neuritis** Fazialis[nerven]entzündung f, Gesichtsnervenentzündung f
- ~ **nucleus** Fazialis[nerven]kern m, Nucleus m nervi facialis
- ~ **numbness** Gesichtsstarre f, Gesichtserstarrung f
- ~ **palsy (paralysis)** s. ~ nerve palsy
- ~ **plexus** Fazialisplexus m, Plexus m facialis
- ~ **pyoderma** Pyoderma n faciale
- ~ **rash** Gesichtserythem n, Gesichtsausschlag m; Gesichtsrötung f, Gesichtsröte f
- ~ **spasm** Fazialis[nerven]krampf m, Gesichtsnervenkrampf m, Fazialisspasmus m
- ~ **teleangiectasis** Akne f rosacea, Rosazea f, Rotfinnen fpl
- ~ **tic** Fazialis[nerven]tick m, Fazialiszucken n
- ~ **trophoneurosis** halbseitige Gesichtshautatrophie f, Hemiatrophia f faciei progressiva, Rombergsches Syndrom n
- ~ **vein** Fazialvene f, Gesichtsvene f, Vena f facialis
- ~ **weakness** Fazialis[nerven]schwäche f, Gesichtsnervenschwäche f
- ~ **wound** Gesichtswunde f

facialis phenomenon Fazialisphänomen n nach Chvostek, Chvosteksches Fazialiszeichen (Zeichen) n
facies 1. Facies f, Fazies f, Oberfläche f, Fläche f (z. B. von Organen); 2. s. face
facilitation Nervenbahnung f, Bahnung f der Nervenleitung (z. B. für Reflexabläufe)
faciobrachial faziobrachial, Gesicht[s]-Arm-...
faciocephalgia Gesichtskephalgie f, Gesichtskopfschmerz m
faciocervical faziozervikal, Gesicht[s]-Hals-...
faciolingual faziolingual, Gesicht[s]-Zunge-...
facioplasty Gesichtsplastik f
facioplegia Fazialisparese f, Fazialis[nerven]lähmung f, Gesichtslähmung f
factitious urticaria Urticaria f factitia, Dermographie f, Dermographismus m (vasomotorisches Nachröten der Haut nach dem Bestreichen)
factor 1. Faktor m; 2. Gerinnungsfaktor m; Blutgerinnungsfaktor m (Zusammensetzungen s. unter blood-clotting factor)

- ~ **deficiency** Blutgerinnungsfaktormangel m, Gerinnungsfaktormangel m
- ~ **I deficiency** Gerinnungsfaktor-I-Mangel m, Fibrinogenmangel m
- ~ **II deficiency** Gerinnungsfaktor-II-Mangel m, Prothrombinmangel m
- ~ **V deficiency** Gerinnungsfaktor-V-Mangel m, Akzeleratorglobulinmangel m, Owrensche Krankheit f
- ~ **VII deficiency** Gerinnungsfaktor-VII-Mangel m, Prokonvertinmangel m
- ~ **VIII deficiency** Gerinnungsfaktor-VIII-Mangel m, Hämophilie A f
- ~ **IX deficiency** Gerinnungsfaktor-IX-Mangel m, Christmas-Faktor-Mangel m, Christmas-Krankheit f, Hämophilie B f
- ~ **XI deficiency** Gerinnungsfaktor-XI-Mangel m, Plasma-Thromboplastin-Antezedent-Mangel m, Rosenthalsche Krankheit f, Hämophilie C f
- ~ **XII deficiency** Gerinnungsfaktor-XII-Mangel m, Hageman-Faktor-Mangel m, Oberflächenfaktormangel m
- ~ **replacement** Faktorsubstitution f

FAD s. flavin adenine dinucleotide
faecal fäkal, kotig

- ~ **abscess** Fäkalabszeß m, Kotabszeß m
- ~ **fistula** Fäkalfistel f, Kotfistel f
- ~ **flora** Fäkalflora f, Kotkeime mpl
- ~ **impaction** Fäkalstauung f, Koteinklemmung f
- ~ **incontinence** Stuhlinkontinenz f
- ~ **peritonitis** Kotperitonitis f, kotige Bauchfellentzündung f
- ~ **specimen** Stuhlprobe f
- ~ **stasis** Fäkalstase f, Kotstauung f
- ~ **stream** Fäkalstrom m, Kotstrom m
- ~ **vomiting** Koterbrechen n, fäkales Erbrechen n, Miserere f, Kopremesis f

faecalith Fäkalstein m, Koprolith m, Kotstein m
faecaloid kotartig, kotig
faecaloma Fäkalom n, Koprom n, Kotgeschwulst f
faecaluria Fäkalurie f
faeces Faezes fpl, Faeces fpl, Kot m, Stuhl m
faeculent fäkulent, kotig
failure of circulation Kreislaufversagen n, Kreislaufzusammenbruch m

- ~ **of conception** Konzeptionsversagen n

faint ohnmächtig, bewußtlos
faintness Ohnmacht f, Bewußtlosigkeit f
falcial Falx..., Sichel...

- ~ **sinus** s. inferior longitudinal sinus

falciform falziform, sichelförmig

- ~ **cartilage** s. meniscus
- ~ **crest** Crista f falciformis
- ~ **ligament of the liver** Ligamentum n falciforme hepatis, Mesohepaticum n ventrale
- ~ **process** Processus m falciformis ligamenti sacrotuberosi
- ~ **sinus** s. inferior longitudinal sinus

falciparum malaria Falziparum-Malaria f, Malaria f falciparum (tropica)
falcula Kleinhirnsichel f, Falx f cerebelli
falcular Falx..., Sichel...
fall ill/to erkranken, krank werden
falling of the womb Gebärmuttersenkung f, Gebärmuttervorfall m

- ~ **sickness** Epilepsie f, Fallsucht f

Fallopian aqueduct (canal) Fazialis[nerven]kanal m, Aquaeductus m Falloppii, Canalis m facialis

- ~ **pregnancy** Eileiterschwangerschaft f, Tubenschwangerschaft f
- ~ **tube** Eileiter m, Tuba f uterina (Falloppii), Tube f, Muttertrompete f

fasciculated

false angina Angina f pectoris vasomotorica
~ **ankylosis** Pseudoankylose f, Scheingelenkversteifung f
~ **apophysis** Corpus n pineale, Epiphysis f cerebri, Epiphyse f, Zirbeldrüse f
~ **articulation** s. ~ joint
~ **cast** Pseudozylinder m *(im Urin)*
~ **croup** Pseudokrup[p] m
~ **diverticulum** Pseudodivertikel n, Scheindivertikel n
~ **erosion of the cervix uteri** glanduläre Pseudoerosion f, Muttermundslippenausstülpung f, Erosio f glandularis (papillaris), Erosio f falsa der Portio
~ **haematuria** Pseudohämaturie f
~ **hypertrophy** Pseudohypertrophie f
~ **joint** Pseudarthrose f, Scheingelenk n
~ **membrane** Pseudomembran f, Scheinmembran f
~ **nucleolus** Pseudonukleolus m, Karyosom n, Karyoplasmaverdichtung f
~ **passage** falscher Weg m, Via f falsa
~ **pelvis** großes Becken n, Pelvis f major
~ **pregnancy** Scheinschwangerschaft f, Pseudokyesis f, eingebildete Schwangerschaft f
~ **rib** freie Rippe f, Costa f spuria
~ **spermatorrhoea** Pseudospermatorrhoe f
~ **vertebra** Scheinwirbel[körper] m, Pseudovertebra f
~ **vocal cord** Taschenfalte f, Plica f vestibularis
falsetto voice Kopfstimme f, Fistelstimme f, Vox f capitis
falx Falx f, Sichel f
fames Hunger m
familial centrolobular sclerosis Pelizaeus-Merzbachersche Krankheit f, familiäre zentrolobuläre Sklerose f
~ **disease** Familienkrankheit f, familiäres Leiden n
~ **erythroblastic anaemia** Thalassämie f, Mittelmeeranämie f, Mediterrananämie f
~ **haemolytic anaemia (icterus)** hereditäre Sphärozytose f
~ **microcytic anaemia** s. ~ erythroblastic anaemia
~ **non-haemolytic jaundice** Gilbertsche Krankheit f, hereditäre konstitutionelle Hyperbilirubinämie f
~ **osseous dystrophy** Dystostosis f enchondralis metaepiphysaria Typ Morquio, Morquiosches Syndrom n
~ **osteochondrodystrophy** s. osseous dystrophy
~ **splenic anaemia** Morbus m Gaucher, Gauchersche Krankheit f, Kerasinspeicherkrankheit f
~ **steatorrhoea** zystische Pankreasfibrose f, Dysporia f broncho-entero-pancreatica congenita familiaris *(s. a. mucoviscidosis)*
family history Familienanamnese f, Familienkrankengeschichte f
~ **medicine** Allgemeinmedizin f

~ **physician** Hausarzt m, Allgemeinpraktiker m, praktischer Arzt m
~ **planning** Familienplanung f
~ **practitioner** s. ~ physician
famine oedema Hungerödem n, Mangelödem n, Eiweißmangelödem n
Fanconi syndrome Abderhalden-Fanconi-Syndrom n, Debré-de Toni-Fanconi-Syndrom n, Kaufmann-Abderhalden-De Lignac-Syndrom n, Aminosäurediabetes m, Zystinose f, Zystinspeicherkrankheit f
Fanconi's anaemia (disease) Fanconische Anämie f, konstitutionelle hyperchrome Elliptozytenanämie f Typ Fanconi
fango Fango m *(Mineralschlamm)*
~ **therapy** Fangotherapie f, Heilschlammbehandlung f
fanning sign of Babinski Babinski-Reflex m, Babinskisches Zehenphänomen n, Großzehendorsalflexion f
fantasy Phantasie f, Einbildungskraft f, Vorstellungsvermögen n
far point Fernpunkt m, Punctum n remotum *(des Auges)*
~ **sight** s. farsightedness
faradism, faradization Faradisierung f, Faradotherapie f
faradize/to faradisieren, mit faradischen Strömen behandeln
faradotherapy s. faradism
farcy s. glanders
farmer's disease s. ~ skin
~ **lung** Farmerlunge f, Pneumomykose f
~ **skin** Landmannshaut f, Seemannshaut f, Keratosis f solaris
farsighted 1. fernsichtig; 2. weitsichtig, übersichtig, hyperop, hypermetrop
farsightedness 1. Fernsichtigkeit f; 2. Weitsichtigkeit f, Übersichtigkeit f, Hyperopie f, Hypermetropie f
fascia Faszie f, Fascia f, Binde f, Muskelfaszie f
~ **of the bulb** Tenonsche Kapsel f, Vagina (Fascia, Capsula) f bulbi, Augenkapsel f
fascial faszial, Faszien...
~ **canal of Alcock** Alcockscher Faszienkanal (Kanal) m, Canalis m pudendalis
~ **envelope** Faszienhülle f
~ **graft** Faszientransplantat n
~ **reflex** Faszienreflex m
~ **space** Faszienraum m, Faszialraum m
~ **strip** Faszienstreifen m
fasciatome Fasziotom n, Faszienmesser n
fascicle 1. Fasciculus m, Muskelbündel n; 2. Fasciculus m, Nerven[faser]bündel n
~ **of Türck** Tractus m corticospinalis anterior, Pyramidenvorderstrangbahn f
fascicular keratitis Bandkeratitis f, Keratitis f fascicularis
~ **twitching** s. fasciculation 2.
fasciculated zone Zona f fasciculata *(Nebenniere)*

fasciculation 224

fasciculation 1. Faszikelbildung f, Bündelbildung f; 2. Faszikulation f, Faszikulieren n, Muskelzucken n
~ **potential** Faszikulationspotential n, Muskelzuckungspotential n
fasciculus s. fascicle
fasciectomy Fasziektomie f, Faszienresektion f, [operative] Faszienentfernung f
fasciitis Fasziitis f, Faszienentzündung f
fasciodesis Fasziodese f, Faszienfixierung f
fascioliasis Fascioliasis f, Fasziolose f, Leberdistomatose f, Leberegelkrankheit f
fasciolopsiasis Fasciolopsiasis f, Riesendarmegelbefall m, Fasciolopsis-buski-Infestation f
fascioplasty Faszienplastik f, Faszienrekonstruktion f
fasciorrhaphy Fasziorrhaphie f, Fasziennaht f
fasciotomy Fasziotomie f, Faszienschnitt m
fastigial nucleus Nucleus m fastigii
fastigiobulbar tract Tractus m bulbocerebellaris
fastigium 1. Fastigium n, Giebelkante f des verlängerten Rückenmarks; 2. Fastigium n, Fiebergipfel m; Krankheitshöhepunkt m
fasting specimen Nüchternprobe f (z. B. Blutentnahme)
fat Fett n, Lipid n
~ **body of the orbital cavity** Augenhöhlenfettkörper m, Corpus n adiposum orbitae
~ **cell** Fettzelle f
~ **embolism** Fettembolie f
~ **gain phase** Fettansatzphase f
~ **infiltration** Fettinfiltration f, Fettdurchtränkung f; Fettablagerung f, Fettgewebsdurchwachsung f
~ **marrow** Fett[knochen]mark n, gelbes Knochenmark n, Medulla f ossium flava
~ **metabolism** Fettmetabolismus m, Lipidstoffwechsel m
~ **necrosis** Fett[gewebs]nekrose f
~ **pad** Fettpolster n
~ **solubility** Fettlöslichkeit f, Lip[o]idlöslichkeit f
~ **-soluble** fettlöslich, lip[o]idlöslich
~ **tissue** Fettgewebe n
fatal dose tödliche Dosis f
father a child/to ein Kind zeugen
father complex Vaterkomplex m
fatigue Müdigkeit f, Ermüdung f, Ermattung f
~ **aspiration** Ermüdungsaspiration f
~ **contracture** Ermüdungskontraktur f
~ **fracture** Ermüdungsknochenbruch m, Ermüdungsfraktur f; Marschfraktur f
~ **neurosis** Ermüdungsneurose f; Erschöpfungsneurose f
~ **nystagmus** Ermüdungsnystagmus m
~ **spasm** Ermüdungsspasmus m, Ermüdungs[muskel]krampf m
~ **state** Neurasthenie f, Nervenschwäche f, nervöse Erschöpfung f
fatness Adipositas f, Fettsucht f, Fettleibigkeit f; Fettanhäufung f
fatty acid Fettsäure f

~ **atrophy** s. ~ degeneration
~ **capsule of the kidney** Nierenfettkapsel f, Capsula f adiposa renis
~ **degeneration** fettige Degeneration f
~ **degeneration of the liver** fettige Leberdegeneration f, Adiposis f hepatica; Fettleber f
~ **food intolerance** Fettintoleranz f, Fettunverträglichkeit f
~ **heart** Fettherz n
~ **hernia** epigastrische Hernie f
~ **kidney** Fettniere f
~ **liver** Fettleber f
~ **metamorphosis** Fettinfiltration f, Fettdurchtränkung f
~ **subserous tissue** subseröses Fettgewebe n
~ **tissue** Fettgewebe n
fauces Fauces npl, Schlund m, Rachen m
faucial Schlund..., Rachen...
~ **reflex** Schlundreflex m, Rachenreflex m
~ **tonsil** Gaumenmandel f, Tonsilla f palatina
~ **tonsillar region** Gaumenmandelregion f
favism Favismus m, Fabismus m, Vicia-faba-Bohnen-Krankheit f, Saubohnenkrankheit f (hämolytische Anämie infolge Enzymmangels)
favour liquefaction/to die Gewebseinschmelzung begünstigen (fördern) (Eiterbildung)
Favre disease Favre-Durand-Nicolassche Krankheit f, Lymphogranuloma n venereum, Lymphopathia f venerea
favus Favus m, Erbgrind f, Grindflechte f, Tinea (Trichomycosis) f favosa
febricant s. febrifacient
febrifacient, febrific fieberbewirkend, fiebererzeugend
febrifugal, febrifuge fiebersenkend, antipyretisch
febrifuge [agent] fiebersenkendes (antipyretisches) Mittel n, Antipyretikum n
febrile febril, fiebernd, fiebrig, fieberhaft ● **to be** ~ Fieber haben, fiebern
~ **-allergic** febril-allergisch
~ **attack** Fieberattacke f, Fieberschub m
~ **convulsion** Fieberkrampf m, Fieberkonvulsion f
~ **crisis** Fieberkrise f
~ **delirium** Fieberdelir[ium] n, Fieberwahn m
~ **pemphigus** akuter Pemphigus m
~ **period** Fieberperiode f
~ **proteinuria** Fieberproteinurie f, Eiweißausscheidung f im Urin bei Fieber
~ **pulse** Fieberpuls m
~ **purpura** Fieberpurpura f
~ **tropical splenomegaly** s. kala-azar
febriphobia Fieberfurcht f
feces (Am) s. faeces
fecundate/to befruchten, schwängern, schwanger machen
fecundation Fekundation f, Befruchtung f, Imprägnation f, Schwängerung f
fecundity Fertilität f, Fruchtbarkeit f
feeble-minded schwachsinnig, geistesschwach, hypophren

~-mindedness Schwachsinnigkeit *f*, Geistesschwäche *f*, Hypophrenie *f*
feedback Rückkopplung *f (Physiologie)*
~ system Rückkopplungssystem *n*
feeder vessel Speisegefäß *n*, Einspeisungsgefäß *n*
feeding Füttern *n*, Nähren *n*; Nahrungsaufnahme *f*, Ernährung *f*
~ cup Schnabeltasse *f*, Schnabelbecher *m*
~ difficulty Ernährungsproblematik *f*, Ernährungserschwerung *f*
~ gastrostomy Ernährungsgastrostomie *f*, Ernährungsmagenfistelung *f*
~ jejunostomy Ernährungsjejunostomie *f*, Ernährungsleerdarmfistelung *f*
~ tube Ernährungssonde *f*
feeling Gefühl *n*, Empfindung *f*
Feer's disease [Selter-Swift-]Feersche Krankheit *f*, infantile Akrodynie *f*, Dermatopolyneuritis *f*
fefe *s.* elephantiasis
Feil-Klippel syndrome Klippel-Feilsches Syndrom *n*, Klippel-Feilsche Krankheit *f*, angeborener Kurzhals *m*
fel Bilis *f*, Galle *f (Zusammensetzungen s. unter bile, gall)*
feldsher Feldscher *m*; Arzthelfer *m*
Felix test Weil-Felix-Reaktion *f*, Weil-Felix-Probe *f (Fleckfiebernachweis)*
fellatio Fellatio *f*, Coitus *m* per os
felon Paronychie *f*, Nagelbetteiterung *f*, Nagelbettentzündung *f*, Nagelwallentzündung *f*, Nagelfalzpanaritium *n*, Umlauf *m*
Felty's syndrome Feltysches Syndrom *n*, Felty-Syndrom *n*
female feminin, weiblich, weiblichen Geschlechts
~ castration Oophorektomie *f*, Ovarektomie *f*, [operative] Eierstockentfernung *f*
~ genital organs weibliche Geschlechtsorgane *npl*, Organa *npl* genitalia feminina (muliebra)
~ gonad Ovarium *n*, Eierstock *m*
~ prepuce Kitzlerpräputium *n*, Praeputium *n* clitoridis
~ pseudohermaphroditism weiblicher Pseudohermaphroditismus *m*, Pseudohermaphroditismus *m* femininus, weibliches Scheinzwittertum *n*, Gynadrie *f*
~ urethra weibliche Harnröhre *f*, Urethra *f* feminina
feminine feminin, weiblich, weiblichen Geschlechts
feminism Feminismus *m*, weibische Art *f*, weibliches Verhalten *n*
feminization Femin[is]ierung *f*, Verweiblichung *f*
feminize/to feminisieren, verweiblichen
femoral femoral, Femoral..., Oberschenkel...
~ artery Femoralarterie *f*, Oberschenkelschlagader *f*, Arteria *f* femoralis
~ canal Femoralkanal *m*, Canalis *m* femoralis
~ ectopia Femoralektopie *f*, Oberschenkelektopie *f* des Hodens

~ fracture Femurfraktur *f*, Oberschenkel[knochen]bruch *m*
~ head Femurkopf *m*, Caput *n* femoris, Oberschenkel[knochen]kopf *m*, Schenkelkopf *m*
~ head driver Femurkopfstößel *m*
~ head prosthesis Femurkopfprothese *f*
~ hernia Femoralhernie *f*, Hernia *f* femoralis, Oberschenkelhernie *f*
~ hernial region Femoralhernienregion *f*, Oberschenkelbruchgebiet *n*
~ hernioplasty Femoralhernienoperation *f*, Femoralherniotomie *f*
~ herniorrhaphy [operativer] Femoralhernienverschluß *m*, Femoralbruchnaht *f*
~ muscle Musculus *m* vastus intermedius
~ neck Schenkelhals *m*, Femurhals *m*, Collum *n* femoris
~ neck fracture Schenkelhalsfraktur *f*
~ neck plate Schenkelhalsplatte *f*
~ nerve Oberschenkelnerv *m*, Nervus *m* femoralis
~ nerve block Femoralnervenanästhesie *f*, Oberschenkelnervenblockade *f*
~ phlebitis Femoralvenenentzündung *f*, Oberschenkelphlebitis *f*
~ plexus Oberschenkelarteriennervengeflecht *n*, Plexus *m* femoralis
~ reflex Femoralreflex *m*
~ region Femoralregion *f*, Oberschenkelregion *f*, Regio *f* femoralis
~ ring Femoralring *m*, Anulus *m* femoralis
~ septum Femoralseptum *n*, Oberschenkelseptum *n*, Septum *n* femorale [Cloqueti]
~ shaft Femurschaft *m*
~ shaft fracture Femurschaftfraktur *f*
~ sheath Femoralscheide *f*
~ triangle Femoral[is]dreieck *n*, Trigonum *n* femorale, Scarpasches Dreieck *n*
~ vein Femoralvene *f*, Vena *f* femoralis, Oberschenkelvene *f*
~ vein cannulation Femoralvenenkanülierung *f*
~ vein puncture Femoralvenenpunktion *f*
femorocele Femoralhernie *f*, Hernia *f* femoralis, Schenkelbruch *m*, Oberschenkelbruch *m*
femoro-iliac femoro-iliakal, Femur-Ilium-..., Oberschenkelknochen-Darmbein-...
femoropopliteal femoropopliteal
~ bypass femoro-poplitealer Bypass *m*
~ vein Vena *f* femoropoplitea
femorotibial femorotibial, Femur-Tibia-..., Oberschenkelknochen-Schienbein-...
~ joint Kniegelenk *n*, Articulatio *f* genus
femur Femur *n*, Oberschenkelknochen *m (Zusammensetzungen s. a. unter* femoral*)*
~ nail Oberschenkelnagel *m*
fenestra Fenestra *f*, Fenster *n*
fenestrated placenta Placenta *f* fenestrata
~ skull Schädelosteoporose *f*
fenestration [operation] Fenestration *f*, Fensterungsoperation *f*
fentanyl Fentanyl *n (Schmerzmittel)*
ferment Ferment *n*, Enzym *n (Zusammensetzungen s. unter* enzyme*)*

15 Nöhring engl./dtsch.

fermentation

fermentation Fermentation f, Fermentierung f; Gärung f
~ **saccharimeter** Fermentationssaccharimeter n
fermentative dyspepsia Gärungsdyspepsie f
~ **system** fermentatives System n, Fermentsystem n
fern leaf tongue Farnkrautzunge f
~ **pattern** Farnkrautbild n (Gynäkologie)
~ **test** Farntest m
ferning classification Farnkrautklassifizierung f (Gynäkologie)
ferrihaemoglobin Methhämoglobin n, Eisen(III)-hämoglobin n (Blutfarbstoff)
ferriprotoporphyrin Hämin n, Eisen(III)-protoporphyrin n, Ferriprotoporphyrin n
ferritin Ferritin n (Speicherform des Eisens im Organismus)
ferrohaemoglobin Methämoglobin n, Eisen(III)-hämoglobin n (Blutfarbstoff)
ferroprotoporphyrin Häm n, Eisen(II)-protoporphyrin n, Ferroprotoporphyrin n
ferrotherapy Eisentherapie f, Eisenbehandlung f
ferrugination Eisenablagerung f [im Gewebe], Siderose f
fertile fertil, fruchtbar
fertility Fertilität f, Fruchtbarkeit f
~ **factor** Fertilitätsfaktor m
~ **vitamin** Fertilitätsvitamin n, Vitamin E n, Alpha-Tokopherol n
fertilization Befruchtung f, Fekundation f
~ **age** Fertilisationsalter n, Befruchtungsalter n (Embryo)
festination Festination f, [unwillkürliche] Gangbeschleunigung f, Trippelgang m, Propulsion f (z. B. bei Parkinsonismus)
fetishism Fetischismus m
fetus (Am) s. foetus
fever Fieber n, Febris f (Zusammensetzungen s. a. unter febrile)
~ **of undetermined origin** unklares Fieber n
~ **therapy** Fiebertherapie f, Fieberbehandlung f
~ **thermometer** Fieberthermometer n
feverish fiebrig, fieberhaft
fiber (Am) s. fibre
fibre Fiber f, Faser f (Zusammensetzungen s. a. unter fibrous)
~ **cell** Faserzelle f
~-**optic bronchoscopy** Faseroptikbronchoskopie f
~-**optic colonoscopy** Faseroptikkolonoskopie f
~-**optic endoscope** Faseroptikendoskop n
~-**optic endoscopy** Faseroptikendoskopie f
~-**optic gastroduodenoscopy** Faseroptikgastroduodenoskopie f
fibres on the surface of the pons Fibrae fpl pontis superficiales
fibrescope Fiberskop n, Faseroptikinstrument n
fibrisigmoidoscopy Faseroptiksigmoidoskopie f
fibriform faserförmig, faserig

fibril Fibrille f, Fäserchen n
~ **sheath** Fibrillenscheide f
fibrillar fibrillär, Fibrillen...
~ **architecture** Fibrillenarchitektur f
~ **twitching** Muskelfibrillenzuckung f, Muskelfibrillieren n
fibrillate/to fibrillieren (Muskel); flimmern (Herz); das Flimmern verursachen
fibrillation Fibrillieren n (Muskeln); Flimmern n (des Herzens)
~ **of the heart** Herzflimmern n
~ **potential** Fibrillationspotential n; Flimmerpotential n
~ **threshold** Flimmerschwelle f
~ **wave** Flimmerwelle f
fibrillogenesis Fibrillogenese f, Fibrillenbildung f
fibrillolysis Fibrillolyse f, Fibrillenauflösung f
fibrin Fibrin n, Faserstoff m (Eiweißendprodukt der Blutgerinnung)
~ **calculus** Fibrinstein m
~ **clot** Fibringerinnsel n
~ **degradation product** Fibrinabbauprodukt n, Fibrinspaltprodukt n
~ **deposition** Fibrinablagerung f
~ **film** Fibrinfilm m
~ **foam** Fibrinschaum m
~ **split product** Fibrinspaltprodukt n
~ **splitting** Fibrinspaltung f
~ **sponge** Fibrinschwamm m
~ **stabilizing factor** Blutgerinnungsfaktor XIII m, fibrinstabilisierender Faktor m, Laki-Lorand-Faktor m, Fibrinase f
~ **star** Fibrinstern m
~ **strand** Fibrinfaser f
fibrinase s. fibrin stabilizing factor
fibrinocellular fibrinozellulär
fibrinogen Fibrinogen n, Blutgerinnungsfaktor I m
~ **derivative** Fibrinogenderivat n
fibrinogenic 1. Fibrinogen...; 2. fibrinogen, fibrinbildend
fibrinogenolysis Fibrinogenolyse f, Fibrinogenauflösung f
fibrinogenopenia Fibrinogenopenie f, Fibrinogenmangel m
fibrinogenous fibrinogen, fibrinbildend
fibrinoid fibrinoid, fibrinartig, faserartig
fibrinoid Fibrinoid n, fibrinoide Bindegewebsverquellung f
fibrinokinase Fibrinokinase f (Enzym)
fibrinolysin Fibrinolysin n, Plasmin n
fibrinolysis Fibrinolyse f, Fibrinauflösung f
fibrinolytic fibrinolytisch, fibrin[auf]lösend
fibrinolytic [agent] Fibrinolytikum n, fibrinolytisches (fibrinauflösendes) Mittel n
fibrinopenia Fibrinogenopenie f, Fibrinogenmangel m
fibrinopeptide Fibrinopeptid n
fibrinopurulent fibrinös-purulent, fibrinös-eitrig
fibrinosis Fibrinose f, Fibrinanhäufung f [im Blut]

fibroplasia

fibrinous fibrinös, fibrinhaltig; aus Fibrin bestehend
~ **adhesion** Fibrinadhäsion f, Fibrinauflagerung f
~ **calculus** Fibrinkonkrement n, Fibrinstein m, Fibrinsteinchen n
~ **cast** Fibrinzylinder m (im Urin)
~ **exudate** Fibrinexsudat n, Fibrinausschwitzung f
~ **pleurisy** Pleuritis f fibrinosa [adhaesiva]
fibrinuria Fibrinurie f, Fibrinausscheidung f im Urin
fibroadenoma Fibroadenom n, [gutartige] Drüsen- und Faser[binde]gewebsgeschwulst f
fibroameloblastoma Fibroameloblastom n
fibroangiolipoma Fibroangiolipom n (Gewächs aus Binde-, Gefäß- und Fettgewebe)
fibroangioma Fibroangiom n (Gewächs aus Blut- und Lymphgefäßen sowie Bindegewebe)
~ **of the ethmoid sinus** Siebbeinfibroangiom n
~ **of the nasopharynx** Nasenrachenfibroangiom n
fibroblast Fibroblast m (undifferenzierte Mesenchymzelle)
~ **tissue culture** Fibroblastengewebekultur f
fibroblastic 1. Fibroblasten...; 2. fibroplastisch, faser[bindegewebs]bildend
fibroblastoma Fibroblastom n (Bindegewebstumor)
fibrocarcinoma Fibrokarzinom n, Faserkrebs m, Szirrhus m
fibrocartilage Faserknorpel m
~ **of the pubic symphysis** Discus m interpubicus
fibrocartilaginous fibrokartilaginös, faserknorpelartig, Faserknorpel...
fibrochondritis Fibrochondritis f, Faserknorpelentzündung f
fibrochondroma Fibrochondrom n (gutartiges Gewächs aus Binde- und Knorpelgewebe)
fibrochondroosteoma Fibrochondroosteom n
fibrocollagenous fibrokollagenös
fibrocystic disease of the pancreas Zystofibrose f der Bauchspeicheldrüse, Mukoviszidose f, zystische Pankreasfibrose f, Dysporia f broncho-entero-pancreatica [congenita familiaris]
fibrocyte Fibrozyt m
fibrodysplasia Fibrodysplasie f, Faserfehlbildung f; Fasergewebshyperplasie f
fibroelastic fibroelastisch
fibroelastosis Fibroelastose f, Fasergewebsproliferation f; Endokardfibroelastose f
fibroenchondroma Enchondroma n fibrosum, fibröse Knorpelgeschwulst f
fibroendothelioma Fibroendotheliom n
fibroepithelioma Fibroepitheliom n
fibrogenesis Bindegewebsfaserentstehung f, Bindegewebsfaserbildung f
fibroglioma Fibrogliom n
fibrogranulomatosis Fibrogranulomatose f
fibrohaematothorax Fibrohämatothorax m, Fibrin-und Blutansammlung f im Pleuraspalt

fibrohistiocytoma Fibrohistiozytom n
fibroid 1. faserartig, faserähnlich; 2. aus Fasern bestehend
fibroid Gebärmutterleiomyom n (gutartige Geschwulst)
fibroidectomy Fibromektomie f, Fibromexzision f
fibrolaminar thrombus Abscheidungsthrombus m
fibroleiomyoma Leiofibromyom n, gutartige Bindegewebs- und Muskelfasergeschwulst f
fibrolipoma Fibrolipom n, [gutartige] Bindegewebs- und Fettgewebsgeschwulst f
fibrolipomatous fibrolipomatös, Fibrolipom...
fibroliposarcoma Fibroliposarkom n
fibrolysis Fibrolyse f, Fasergewebsauflösung f
fibrolytic fibrolytisch, faser[gewebs]auflösend
fibroma Fibrom[a] n, Fasergeschwulst f
fibromatogenic fibrombildend, faser[gewebs]bildend
fibromatoid fibromartig, Fibrom...
fibromatosis Fibromatose f, knotige Bindegewebsvermehrung f
fibromatous fibromatös, Fibrom...
fibromectomy Fibromektomie f, Fibromexzision f, [operative] Fibromentfernung f
fibromuscular fibromuskulär, Muskelbindegewebs...
fibromyangioma Fibromyangiom n
fibromyoma Fibromyom n, [gutartige] Bindegewebs- und Muskelgewebsgeschwulst f
fibromyomectomy Fibromyomexzision f, Fibromyomektomie f, [operative] Fibromyomentfernung f
fibromyositis Fibromyositis f, Muskelbindegewebsentzündung f
fibromyxolipoma Fibromyxolipom n (Geschwulst aus Faser-, Schleim- und Fettgewebsanteilen)
fibromyxoma Fibromyxom n (gutartige Geschwulst aus Faser- und Schleimanteilen)
fibromyxosarcoma Fibromyxosarkom n (bösartige Geschwulst aus Faser-, Schleim- und Muskelanteilen)
fibroneuroma Fibroneurom n, Neurofibrom n (gutartige Geschwulst aus Nerven- und Bindegewebe)
fibro-osseous faserig-knöchern
fibroosteochondroma Fibroosteochondrom n (Geschwulst aus Bindegewebs-, Knochen- und Knorpelanteilen)
fibroosteoma Fibroosteom n, Osteofibrom n, Knochenbindegewebsgeschwulst f
fibroosteosarcoma Fibroosteosarkom n, Osteofibrosarkom n
fibropapilloma Fibropapillom n, Fibroadenom n
fibropericarditis Fibroperikarditis f, fibröse Perikarditis (Herzbeutelentzündung) f, Pericarditis f fibrosa; Zottenperikard n
fibroplasia Fibroplasie f, Bindegewebswachstum n, Bindegewebsbildung f

fibroplastic

fibroplastic fibroplastisch
fibropsammoma Fibropsammom n *(Mischgeschwulst)*
fibropurulent fibrinös-purulent, fibrinös-eitrig
fibrosarcoma Fibrosarkom n *(bösartige Fasergewebsgeschwulst)*
~ **of temporal bone** Schläfenknochenfibrosarkom n
~ **of tonsil** Tonsillenfibrosarkom n
fibrosarcomatous fibrosarkomatös, Fibrosarkom...
fibrose/to fibrosieren, Bindegewebe bilden
fibrose s. fibrous
fibroserous fibrinös-serös, sero-fibrinös
fibrosis Fibrose f, Bindegewebsvermehrung f
fibrositic Fibrositis..., Bindegewebsentzündungs...
fibrositis Fibrositis f, Bindegewebsentzündung f, Weichteilrheumatismus m
fibrosquamous papilloma fibrosquamöses Papillom n
fibrothorax Fibrothorax m, Pleuraverwachsung f
fibrotic fibrotisch, faserig; faserreich
fibrous fibrös, faserig, aus Fasern bestehend, derb bindegewebig; faserartig
~ **callus** Faserkallus m
~ **capsule of the kidney** Nierenbindegewebskapsel f, Capsula f fibrosa renis
~ **cavernitis** fibröse Kavernitis f, Peyroniesche Krankheit f, Peyronie-Krankheit f, Induratio f penis plastica
~ **connective tissue** Faserbindegewebe n
~ **dysplasia** 1. Fibrodysplasie f, Faserfehlbildung f; Fasergewebshyperplasie f; 2. Osteodystrophia f fibrosa, Osteitis f fibrosa [cystica] disseminata; 3. fibröse Mammadysplasie f
~ **joint** Junctura f fibrosa, Bandhaft f, Syndesmose f
~ **pericarditis** fibröse Perikarditis f, Pericarditis f fibrosa
~ **pericardium** fibröses Perikard n, Pericardium n fibrosum
~ **perinephritis** Perinephritis f fibrosa (scleroticans), Panzerniere f
~ **ring** 1. Faserring m, Anulus m fibrosus; 2. Anulus m fibrosus disci intervertebralis; 3. Anulus m fibrosus cordis; 4. Anulus m fibrocartilagineus membranae tympani
~ **substance of the lens** Substantia f lentis
~ **tissue** Faser[binde]gewebe n
~ **tissue proliferation** Faser[binde]gewebsproliferation f
~ **trigone of the heart** Trigonum n fibrosum cordis
fibroxanthoma Fibroxanthom n *(Geschwulst)*
fibroxanthosarcoma Fibroxanthosarkom n *(bösartige Geschwulst)*
fibula Fibula f, Wadenbein n
fibular fibulär, Fibula..., Wadenbein...
~ **artery** Wadenbeinarterie f, Arteria f fibularis (peronea)

~ **collateral ligament [of the knee]** äußeres (fibuläres) Kollateralband n, Ligamentum n collaterale fibulare
~ **neck** Fibulahals m, Wadenbeinhals m
~ **retinaculum** Retinaculum n musculorum peronaeorum
~ **vein** Wadenbeinvene f, Vena f fibularis
fibulotalar ligament Ligamentum n talofibulare
ficosis Fikosis f, Folliculitis f barbae, Sykosis f *(veraltet)*
Fiedler's disease Fiedlersche Krankheit f, Leptospirosis f icterohaemorrhagiae, Weilscher Ikterus m, Morbus m Weil *(Infektionskrankheit durch Leptospira icterohaemorrhagiae)*
~ **myocarditis** Fiedlersche Myokarditis (Herzmuskelentzündung) f, interstitielle Herzmuskelentzündung f
field Feld n; Areal n; Situs m, Organsitus m
~ **block [anaesthesia]** Feldblockanästhesie f, Feldblockade f *(örtliche Betäubung)*
~ **defect** Gesichtsfelddefekt m, Gesichtsfeldausfall m
~ **epidemiology** Feldepidemiologie f
~ **fever** Feldfieber n, Erntefieber n, Wasserfieber n, Schlammfieber n *(Infektionskrankheit durch Leptospira grippotyphosa)*
~ **hospital** Feldlazarett n
~ **investigation of epidemics** s. ~ trial
~ **of fixation** Fixationsfeld n, Blickfeld n
~ **of vision** Sehfeld n, Gesichtsfeld n
~ **surgical hospital** s. ~ hospital
~ **trial** Feldversuch m *(Epidemiologie)*
fifth cranial nerve V. Hirnnerv m, Nervus m trigeminus
~ **disease** fünfte Krankheit f, Erythema n infectiosum, Großfleckenkrankheit f, Ringelröteln pl
~ **left interspace** fünfter linker Interkostalraum m
fig wart Feigwarze f, Verruca f acuminata, Condyloma n acuminatum
fight-or-flight reaction Cannonsche Notfallsreaktion (Notfallsfunktion) f, Cannon-Syndrom n
figure-of-eight bandage Achter[touren]verband m *(Wundverband)*
~-**of-eight dressing (plaster bandage)** Rucksackverband m *(bei Schlüsselbeinfraktur)*
~-**of-eight suture** Transfixationsnaht f, Zuggurtung f
~ **psoriasis** Psoriasis f figurata
filament Filament n, Faden m, Faser f
filamentary keratitis Fädchenkeratitis f, Keratitis f filamentosa
filamentous filamentär, filamentös
~ **bacteria** Fadenbakterien npl
filaria Filarie f, Fadenwurm m
filarial filarial, Filarien...
~ **complement fixation test** Filarien-Komplement-Fixationstest m
~ **complement-fixing antibody** Filarien-Komplement-Fixations-Antikörper m

fissured

~ fever Filarienfieber *n*
~ nephropathy Filariennephropathie *f*
filariasis Filariasis *f*, Filariose *f*, Filarienkrankheit *f*, Fadenwürmerbefall *m*
filaricidal, filaricide filarientötend
filaricide [agent] filarientötendes Mittel *n*
filariform filariform, filarienförmig, filarienartig
Filatov-Duke's disease Filatow-Dukesche Krankheit (Erkrankung) *f*, sechste Krankheit *f*, Exanthema *n* subitum, [kritisches] Dreitagefieber *n*
Filatov's disease infektiöse Mononukleose *f*
~ spot Koplikscher Fleck *m*, Masernausschlag *m* der Wangenschleimhaut
filial generation F_1-Generation *f*, erste Nachkommengeneration (Filialgeneration) *f*
filiform filiform, fadenförmig
~ adnatum ankyloblepharon Ankyloblepharon *n* filiforme adnatum
~ bougie Filiformbougie *f*
~ papilla Papilla *f* filiformis
~ pulse fadenförmiger Puls *m*, Pulsus *m* filiformis
~ verruca (wart) Verruca *f* filiformis
filling 1. Füllung *f*, Plombe *f*, Zahneinlage *f*; 2. Plombierung *f*
~ gallop protodiastolischer Galopp *m*, dritter Herzton *m*
~ of pulmonary artery Pulmonalarterien[blut]füllung *f*
film badge Filmdosimeter *n*, Strahlenschutzplakette *f*
~ oxygenator Filmoxygenator *m*
filter/to filtrieren, filtern
filter Filter *n(m)*
filtering operation Fistelungsoperation *f (Glaukom)*
~ scar Filternarbe *f*, Cicatrix *f* filtrans
filtrate factor Filtratfaktor *m*, Pantothensäure *f*
filtration Filtration *f*, Filtrierung *f*, Filtern *n*
~ angle Filtrationswinkel *m*, vorderer Augenkammerwinkel *m*, Angulus *m* iridocornealis
filum Filum *n*, Faser *f*, Faden *m*
fimbria Fimbrie *f*, Franse *f*, Zotte *f*
fimbriated end of the oviduct Ostium *n* abdominale tubae uterinae, Eileiteröffnung *f* in die Bauchhöhle
fimbriectomy Fimbrienresektion *f*, [operative] Zottenentfernung *f*
finding Befund *m*, Ergebnis *n*
fine tremor feinschlägiger Tremor *m*
finger Finger *m*, Digitus *m (Zusammensetzungen s. a. unter* digital*)*
~ agnosia Fingeragnosie *f*, Fingernamenamnesie *f*
~ clubbing Trommelschlegelfingerbildung *f*; Trommelschlegelfinger *m*
~ cot *s.* fingerstall
~-finger test Finger-Finger-Versuch *m*
~ flexor reflex Fingerbeugerreflex *m*
~ fracture [operation of the mitral valve] digitale Sprengung *f* [der Mitralstenose], Fingersprengung *f* [der Mitralklappenverengung]
~ joint Fingergelenk *n*
~ joint prosthesis Fingergelenkprothese *f*
~-nose test Finger-Nasen-Versuch *m*, FNV
~ percussion Fingerperkussion *f*
~ plethysmograph Fingerplethysmograph *m*
~ prick Fingerbeerenpunktion *f*
~ puncture Fingerpunktion *f*
~ reposition forceps Fingerrepositionszange *f*
~ ring saw Fingerringsäge *f*
~ screw Fingerschraube *f*
~ tip Fingerspitze *f*
fingernail Fingernagel *m*
fingerprint Fingerabdruck *m*
fingerstall Fingerling *m*
Finney's pyloroplasty Pyloroplastik *f* nach Finney, Finneysche Magendrainageoperation *f*
fire-stone liver Feuersteinleber *f*
first aid Ersthilfe *f*, Erste Hilfe *f*; Laienhilfe *f*
~-aid bag (kit) Erste-Hilfe-Kasten *m*, Erste-Hilfe-Tasche *f*
~-aid measure Erste-Hilfe-Maßnahme *f*
~-aid treatment *s.* first aid
~-aider Ersthelfer *m*; Laienhelfer *m*
~ cranial nerve I. Hirnnerv *m*, Nervus *m* olfactorius, Riechnerv *m*
~-degree atrioventricular block Atrioventrikularblock *m* 1. Grades, AV-Block *m* 1. Grades
~-degree burn *s.* burn of first degree
~-degree heart block *s.* ~-degree atrioventricular block
~ delivery Erstgeburt *f*
~ intention healing Primärheilung *f*, Sanatio *f* per primam intentionem, Heilung *f* per primam
~ perforating artery Arteria *f* perforans prima
~ stage of labour Geburtseinleitung *f*,
fish-handler's disease Erysipeloid *n*
~ poisoning Fischvergiftung *f*
~-scale disease *s.* fishskin disease
~ tapeworm Fischbandwurm *m*, Diphyllobotrium *n* latum
fishhook stomach Angelhakenmagen *m*, angelhakenförmiger Magen *m*
fishskin disease Ichthyosis *f*, Fischschuppenkrankheit *f*
fissure Fissur *f*, Spalte *f*, Spaltbildung *f*, Einriß *m*; Furche *f*; Rhagade *f*, Schrunde *f*
~ of Rolando Zentralfurche *f*, Sulcus *m* centralis
~ of the anus Analfissur *f*, Afterschrunde *f*, Fissura *f* ani
~ of the optic cup Augenbecherspalte *f*
~ of the optic stalk Augenbecherstielspalte *f*, Stielspalte *f*
~ of the urinary bladder Blasenspalte *f*, Ecstrophia (Exstrophia) *f* vesicae; Spaltblase *f*
fissured chest Brustkorbspalte *f*, Thorakoschisis *f*
~ fracture Knochenfissur *f*, Haarlinienknochenbruch *m*
~ tongue Spaltzunge *f*, Lingua *f* plicata

fistula

fistula Fistel f, Röhre f, Verbindungsgang m
~ **bag** Fisteltasche f
~ **formation** Fistelbildung f
~ **hook** Fistelhaken m
~ **knife** Fistelmesser n
~ **vein** Fistelvene f *(Dialyse)*
fistulectomy Fistelexzision f, Fistelausschneidung f, [operative] Fistelentfernung f
fistulization Fistelbildung f
fistulize/to fisteln, eine Fistel bilden
fistulogram Fistulogramm n, Röntgen[kontrast]fistelbild n
fistulography Fistulographie f, Röntgen[kontrast]fisteldarstellung f
fistulotomy Fistelinzision f, Fistelspaltung f
fit Attacke f, Anfall m; Krampfanfall m
five-day fever Fünftagefieber n, Febris f quintana, Wolhynisches Fieber n, Schützengrabenfieber n
~-**glass test** Fünfgläserprobe f
~-**year survival rate** Fünfjahresüberlebensrate f, 5-Jahresheilungsrate f
fix/to 1. fixieren, befestigen *(Chirurgie)*; 2. fixieren, haltbar machen *(histologische Präparate)*
fixation 1. Fixation f, Fixierung f, Befestigung f *(Chirurgie)*; 2. Fixation f, Fixierung f *(histologischer Schnitte)*
~ **axis** Fixationsachse f
~ **field** Fixationsfeld n, Blickfeld n
~ **forceps** 1. chirurgische Pinzette f; 2. Haltezange f, Hälteklemme f
~ **line** Fixationslinie f
~ **nystagmus** Fixationsnystagmus m
~ **of complement** Komplementfixation f, Komplementbindung f
~ **of tissue section** Gewebsschnittfixation f
~ **palsy** Fixationslähmung f
~ **point** Fixationspunkt m
~ **reflex** Fixationsreflex m
fixed muscae Mückensehen n, Myodesopsie f
flaccid membrane of Shrapnell Pars f flaccida [membranae tympani], Shrapnellsche Membran f *(schlaffer Trommelfellteil)*
~ **paralysis** schlaffe Paralyse (Lähmung) f
~ **portion of the drum membrane** s. flaccid membrane of Shrapnell
flagellar Flagellen..., Geißel...
~ **agglutinin** H-Agglutinin n
~ **antigen** Flagellenantigen n, H-Antigen n
flagellate cell begeißelte Zelle f, Geißelzelle f
flagellation Flagellation f, Geißelschlag m, Geißeln n
flagellosis Flagellateninfektion f, Geißeltierchenbefall m
flagellum Flagellum n, Geißel f
flail chest instabiler Thorax (Brustkorb) m; Thoraxinstabilität f
~ **joint** Schlottergelenk n
flame photometer Flammenphotometer n
~ **photometric** flammenphotometrisch
flank Körperflanke f, Flanke f, Seite f

230

~ **pain** Flankenschmerz m
flap Lappen m, Hautlappen m; Muskellappen m
~ **of skin** Hautlappen m
flapped muscle transplant gestieltes Muskeltransplantat n
flapping sound Herzklappenschließungston m, Klappenschlußton m
~ **tremor** Flapping-Tremor m
flare Aufflackern n, erythematöse Reaktion f
flaring of the nasal ali Nasenflügeln n, Nasenflügelatmen n
flash blindness (ophthalmia) Verblitzung f, Verblitzen n [der Augen], Lichtstrahlenkeratokonjunktivitis f, Ophthalmia (Photophthalmia) f electrica
flasheye s. flash blindness
flat back Flachrücken m
~ **bone** platter Knochen m, Os n planum
~-**celled** flachzellig
~ **condyloma** Condyloma n latum, flaches (breites) Kondylom n, flache (breite) Feigwarze f
~ **pelvis** Flachbecken n
flatfoot Plattfuß m, Pes m planus
flattening of the cornea Hornhautabflachung f, Aplanatio f corneae
flatulence Flatulenz f, Blähung f, Darmgasbildung f
flatulent flatulent, blähend, [darm]gasbildend
flatus Flatus m, Darmwind m, Blähung f
~ **tube** Darmrohr n
flavin Flavin n *(1. gelber Farbstoff; Antiseptikum; 2. wasserlösliches gelbes Pigment, Flavinenzym)*
~ **adenine dinucleotide** Flavinadenindinukleotid n, FAD, Alloxazin-adenin-dinukleotid n
~ **enzyme** s. flavoprotein
~ **mononucleotide** Flavinmononukleotid n, FMN, Riboflavin-5-phosphat n
flavoprotein Flavoproteid n, Flavinenzym n, gelbes Ferment n
flax dressers' phthisis Flachs[staub]pneumokoniose f, Flachsstaublunge[nerkrankung] f
flea-borne typhus murines (endemisches) Fleckfieber n *(durch Rickettsia mooseri)*
Flechsig's tract Flechsigsche Bahn f, Flechsigsches Bündel n, Tractus m spinocerebellaris dorsalis, hintere Kleinhirnseitenstrangbahn f
fleck typhus s. fleckfieber
fleckfieber Fleckfieber n, Flecktyphus m, Typhus m exanthematicus, Hungertyphus m, Nervenfieber n, Petechialfieber n
flesh Fleisch n, Muskulatur f
fleshy mole Fleischmole f
flexible fibre-optic endoscope flexibles Faseroptikendoskop n
fleximeter Fleximeter n, Beugungs[winkel]messer m
flexion 1. Flexion f, Abknickung f, Biegung f; 2. Bogen m, gekrümmter Teil (Abschnitt) m
~ **contracture** Beugekontraktur f
~ **crease of the wrist** Hand[gelenks]beugefalte f

~ fracture Flexionsfraktur *f*, Biegungsknochenbruch *m*
~ reflex Beugereflex *m*
flexor Musculus *m* flexor, Flexor[muskel] *m*, Beugemuskel *m*, Beuger *m*
~ canal Flexorenkanal *m*
~ carpi radialis brevis [muscle] Musculus *m* flexor carpi radialis brevis, kurzer radialer Handbeuger (Handbeugemuskel) *m*
~ carpi radialis [muscle] Musculus *m* flexor radialis, radialer Handbeuger (Handbeugemuskel) *m*
~ carpi radialis tendon Tendo *f* musculi flexoris radialis, Sehne *f* des radialen Handbeugemuskels
~ carpi ulnaris brevis [muscle] Musculus *m* flexor carpi ulnaris brevis, kurzer ulnarer Handbeuger (Handbeugemuskel) *m*
~ carpi ulnaris [muscle] Musculus *m* flexor carpi ulnaris, ulnarer Handbeuger (Handbeugemuskel) *m*
~ digiti minimi (quinti) brevis [muscle] of the foot Musculus *m* flexor digiti minimi brevis pedis, kurzer Kleinzehenbeuger (Kleinzehenbeugemuskel) *m*
~ digiti minimi (quinti) brevis [muscle] of the hand Musculus *m* flexor digiti minimi brevis manus, kurzer Kleinfingerbeuger (Kleinfingerbeugemuskel) *m*
~ digitorum accessorius [muscle] Musculus *m* flexor digitorum accessorius, Musculus *m* quadratus plantae, Sohlenviereckmuskel *m*
~ digitorum brevis [muscle] Musculus *m* flexor digitorum brevis, kurzer Zehenbeuger (Zehenbeugemuskel) *m*
~ digitorum longus [muscle] Musculus *m* flexor digitorum longus, langer Zehenbeuger (Zehenbeugemuskel) *m*
~ digitorum profundus [muscle] Musculus *m* flexor digitorum profundus, tiefer Fingerbeuger (Fingerbeugemuskel) *m*
~ digitorum superficialis [muscle] Musculus *m* flexor digitorum superficialis, oberflächlicher Fingerbeuger (Fingerbeugemuskel) *m*
~ hallucis brevis [muscle] Musculus *m* flexor hallucis brevis, kurzer Großzehenbeuger (Großzehenbeugemuskel) *m*
~ hallucis longus [muscle] Musculus *m* flexor hallucis longus, langer Großzehenbeuger (Großzehenbeugemuskel) *m*
~ muscle *s.* flexor
~ ossis metacarpi pollicis [muscle] Musculus *m* opponens hallucis, Daumengegensteller *m*
~ pollicis brevis [muscle] Musculus *m* flexor pollicis brevis, kurzer Daumenbeuger (Daumenbeugemuskel) *m*
~ pollicis longus [muscle] Musculus *m* flexor pollicis longus, langer Daumenbeuger (Daumenbeugemuskel) *m*
~ reflex Flexorreflex *m*, Beugemuskelreflex *m*

~ retinaculum of the ankle Retinaculum *n* musculorum flexorum pedis, Ligamentum *n* laciniatum
~ retinaculum of the wrist Retinaculum *n* flexorum [manus], Ligamentum *n* carpi transversum, Handbeugerhalteband *n*, Beugerhalteband *n*
~ tendon Flexorsehne *f*, Beugesehne *f*
~ tunnel *s.* ~ canal
flexural Flexur…, Biegungs…, Krümmungs…
flexure Flexur *f*, Biegung *f*, Krümmung *f*
flight of ideas Ideenflucht *f*
flimmer scotoma Flimmerskotom *n*
floaters fliegende Mücken *fpl*, Mouches *fpl* volantes *(Glaskörpertrübungen)*
floating cartilage freier Knorpelgelenkkörper *m*, knorpelige Gelenkmaus *f*
~ kidney 1. Wanderniere *f*, Senkniere *f*, Ren *m* mobilis; 2. Nierensenkung *f*, Nephroptose *f*
~ liver 1. Wanderleber *f*, Hepar *n* migrans (mobile); 2. Lebersenkung *f*
~ patella tanzende Patella (Kniescheibe) *f*
~ rib Costa *f* fluctuans
~ spleen 1. Wandermilz *f*, Lien *m* migrans (mobilis); 2. Milzsenkung *f*
flocculation reaction Ausflockungsreaktion *f*, Flockungsreaktion *f*
~ test Ausflockungstest *m*, Flockungstest *m*
flocculonodular syndrome Kleinhirnwurmsyndrom *n*, Vermis-Syndrom *n*
flocculus Flocculus *m*, Flöckchen *n* *(Teil der Kleinhirnhemisphäre)*
floor of mouth Mundboden *m*
~ of mouth cancer Mundbodenkrebs *m*, Mundbodenkarzinom *n*
~ of mouth resection Mundbodenresektion *f*
~ of the fourth ventricle Boden *m* des vierten (IV.) Ventrikels, Solum *n* ventriculi quarti
~ of the nose Nasenboden *m*
~ of the orbit (orbital cavity) Augenhöhlenboden *m*, Orbitalboden *m*
~ of the pelvis Beckenboden *m*, Diaphragma *n* pelvis
~ of the tympanic cavity Paukenhöhlenboden *m*, Solum *n* tympani
floppy valve syndrome Mitralinsuffizienz *f* mit Mitralsegelprolaps
florid florid[e], aufblühend
~ phthisis galoppierende Lungentuberkulose *f*
~ thrombophlebitis floride Thrombophlebitis *f*
fluctuation Fluktuation *f*, Wellenbewegung *f* *(z. B. bei Perkussion)*
fluid balance (equilibrium) Flüssigkeits[haushalts]gleichgewicht *n*
~ level Flüssigkeitsspiegel *m* *(Ileusdiagnostik)*
~ loss Flüssigkeitsverlust *m*, Körperflüssigkeitsverlust *m*
~ replacement Flüssigkeitsersatz *m*, Flüssigkeitsersetzung *f*
fluke Plattwurm *m*
flulike *s.* influenzal
fluoresce/to fluoreszieren

fluorescein 232

fluorescein Fluoreszein n
~ **angiogram** Fluoreszeinangiogramm n, Fluoreszeingefäßbild n
~ **angiography** Fluoreszeinangiographie f, Fluoreszeingefäßdarstellung f
~ **angioretinography** Fluoreszeinangioretinographie f, Fluoreszeinnetzhautgefäßdarstellung f
~ **densimetry curve** Fluoreszeindensimetriekurve f
~ **dye** Fluoreszeinfarbstoff m, Fluoreszein n
~**-labelled** fluoreszeinmarkiert (z. B. Antikörper)
~ **retina angiography** s. ~ angioretinography
~**-tagged** s. ~-labelled
fluorescence cytophotometry Fluoreszenzzytophotometrie f
~ **microscope** Fluoreszenzmikroskop n
~ **microscopic** fluoreszenzmikroskopisch
~ **microscopy** Fluoreszenzmikroskopie f
fluorescent fluoreszierend, Fluoreszenz...
~ **antibody** Fluoreszenz-Antikörper m, fluoreszierender Antikörper m
~ **antibody examination** Fluoreszenz-Antikörper-Untersuchung f
~ **antibody reaction** Fluoreszenz-Antikörper-Reaktion f
~ **antibody solution** Fluoreszenz-Antikörper-Lösung f
~ **antibody technique** Fluoreszenz-Antikörper-Technik f
~ **antibody test** Fluoreszenz-Antikörper-Test m
~ **anticomplement conjugate** Fluoreszenz-Antikomplement-Konjugat n
~ **rabies antibody test** Fluoreszenz-Rabies-Antikörper-Test m
~ **radiation** Fluoreszenzstrahlung f
~ **screen** Fluoreszenzschirm m, Leuchtschirm m, Röntgenschirm m
~ **treponemal antibody absorption test** Fluoreszenz-Treponema-Antikörper-Absorptionstest m
~ **treponemal antibody test** Fluoreszenz-Treponema-Antikörper-Test m
fluorescin Fluoreszin n (fluoreszierender Farbstoff)
fluoridate/to fluoridieren, fluorisieren, Fluor zusetzen (Trinkwasser)
fluoridation Fluoridierung f, Fluorisierung f
fluoridize/to s. fluoridate/to
fluoroangiophotography Fluoroangiofotografie f
fluorochrome Fluorochrom n, Fluorenzfarbstoff m, fluoreszierender Farbstoff m
~ **staining** Fluorochromfärbung f
fluorographic fluorographisch
fluorography Fluorographie f, Leuchtschirmfotografie f, Röntgenschirmbildverfahren n
fluorometer Fluorometer n, Fluorimeter n, Fluoreszenzmesser m
fluorometric fluorometrisch
fluorometry Fluorometrie f, Fluorimetrie f, Fluoreszenzmessung f

fluorophotometry s. fluorometry
fluororoentgenography Röntgenschirmbildfotografie f
fluoroscope Fluoroskop n, Durchleuchtungsgerät n
fluoroscopic fluoroskopisch, Durchleuchtungs...
~ **image** Durchleuchtungsbild n, Leuchtschirmbild n
~ **screen** Durchleuchtungs[bild]schirm m, Leuchtschirm m
fluoroscopy Fluoroskopie f, Röntgenoskopie f, Röntgendurchleuchtung f, Durchleuchtung f
fluorosis Fluorose f, [chronische] Fluorvergiftung f
5-fluorouracil 5-Fluorourazil n (Chemotherapeutikum bei Tumoren)
flush/to 1. [aus]spülen, auswaschen; 2. strömen, sich ergießen; 3. erröten, rot werden
flush Flush m, Aufwallung f, Erröten n, Röte f
~ **aortography** s. aortography
~**-out solution** Auswaschungsflüssigkeit f, Spüllösung f, Perfusionslösung f (z. B. bei Nierentransplantation)
flutter Flattern n
~ **wave** Flatterwelle f, F-Welle f (EKG)
flux Fluß m, Ausfließen n, Ausfluß m (z. B. der Galle)
FMN s. flavin mononucleotide
foam cell Schaumzelle f, Xanthomzelle f
focal 1. fokal, Fokus..., Herd...; 2. fokal, Fokus..., Brennpunkt...
~ **dermal hypoplasia syndrome** Hypoplasia f cutis congenita, Naevus m lipomatodes superficialis
~ **embolic encephalomalacia** embolische Herdenzephalomalazie f
~ **glomerulonephritis** Herdglomerulonephritis f
~ **haemorrhage** Herdblutung f, hämorrhagischer Infarkt m
~ **infection** Fokus m, Infektionsherd m
~ **Jacksonian epileptic attack** Jackson-Anfall m, Jacksonscher Herdanfall m
~ **lesion** Herdläsion f, Herdschädigung f (z. B. des Gehirns)
~ **motor seizure** motorischer Herdanfall m, motorische Herdepilepsie f
~ **necrosis** Herdnekrose f
~ **nephritis** Herdnephritis f
~ **neurologic sign** [neurologisches] Herdzeichen n, Hirnherdzeichen n
~ **sclerosis** Herdsklerose f
~ **seizure** Herdanfall m, Herdepilepsie f
~ **sign** Herdzeichen n
focus 1. Fokus m, Herd m, Krankheitsherd m, Infektionsherd m; 2. Schrittmacherzentrum n; 3. Fokus m, Brennpunkt m
Foerster's operation Foerstersche Chordotomie f, Resektion f der hinteren sensiblen Spinalnervenwurzeln, Rhizotomia f posterior
foetal fötal, fetal, Fötus... (Zusammensetzungen s. a. unter foetus)

food

- **~ age** Fötalalter *n*
- **~ asphyxia** Fötalasphyxie *f*, Fötuserstickung *f*
- **~ cartilage** Fötalknorpel *m*
- **~ circulation** Fötalkreislauf *m*
- **~ death** Fötustod *m*
- **~ endocarditis** fötale Endokarditis *f*, Fötusendokarditis *f*
- **~ erythroblastosis** Erythroblastosis *f* foetalis
- **~ growth** fötales Wachstum *n*, Fötuswachstum *n*
- **~ haemoglobin** Fötalhämoglobin *n*, Hämoglobin F *n*, HbF
- **~ membrane** fötale Membran *f*, Fötalmembran *f*
- **~ movement** Fötusbewegung *f*, Kindsbewegung *f* [in der Gebärmutter]
- **~ placenta** fötale Plazenta *f*, Placenta *f* foetalis, Pars *f* foetalis placentae
- **~ pulmonary maturity** fötale Lungenreife *f*
- **~ respiration** Fötalatmung *f*
- **~ souffle** Fötalgeräusch *n*; Nabelschnurgeräusch *n*

foetalism Fötalismus *m*, fötaler Zustand (Restzustand) *m* (Persistenz fötaler Zeichen nach der Geburt)
foetation 1. Fötalentwicklung *f*, Fötusentwicklung *f*; 2. Schwangerschaft *f*
foeticide fötustötend
foetid fötid, stinkend
- **~ perspiration** Bromhidrosis *f*, übler Schweißgeruch *m*, stinkender Schweiß *m* (infolge von Zersetzungsvorgängen)
- **~ stomatitis** Stomatitis *f* exsudativa

foetoglobulin Fötoglobulin *n*, Fötuin *n*
foetography Fötographie *f*, Fötusdarstellung *f*
foetology Fötologie *f*, Fötuslehre *f*
foetometric fötus[ver]messend, fötometrisch
foetometry Fötus[ver]messung *f*
foetoplacental unit Fötoplazentaleinheit *f*, fötoplazentale Einheit *f*
foetor Fötor *m*, übler Geruch *m*, Gestank *m*
foetoscopic fötoskopisch
foetoscopy Fötoskopie *f*, Fötusbetrachtung *f*
foetus Fötus *m*, Fetus *m*, Föt *m*, Leibesfrucht *f* (ab 3. Schwangerschaftsmonat) (Zusammensetzungen s. a. unter foetal)
- **~ death** Fötaltod *m*, Leibesfruchttod *m*
- **~ loss** Abort *m*, Fehlgeburt *f*
- **~ maturity** Fötusmaturität *f*, Leibesfruchtreife *f*
- **~ membrane rupture** Amnionruptur *f*, Eihautzerreißung *f*
- **~ monitoring** Fötusüberwachung *f*
- **~ wastage** Interruptio *f*, künstlicher Abort *m*, Abtreibung *f* [der Leibesfrucht]

fold of the urachus Ligamentum *n* umbilicale mediale (medianum)
Foley [balloon] catheter Foley-Katheter *m*, Dauerkatheter *m*, Ballonkatheter *m*
foliate papillae Papillae *fpl* foliatae (Zunge)
folic acid Folsäure *f*, Pteroylglutaminsäure *f*
- **~ acid antagonist** Folsäureantagonist *m*
- **~ acid biosynthesis** Folsäurebiosynthese *f*

- **~ acid metabolism** Folsäurestoffwechsel *m*

folie Geisteskrankheit *f*, Irresein *n*; Psychose *f*, Gemütserkrankung *f*
folinic acid Folinsäure *f*, Leukovorin *n*, Zitrovorumfaktor *m*
follicle Follikel *m*, Bläschen *n* (Zusammensetzungen s. a. unter follicular)
- **~-ripening hormone** s. **~-stimulating hormone**
- **~-stimulating hormone** follikelstimulierendes Hormon *n*, FSH, Follikelreifungshormon *n*

folliclis Folliklis *f*, papulonekrotisches Tuberkuloid *n*, Tuberculosis *f* papulonecrotica
follicular follikulär, Follikel...
- **~ abscess** Follikelabszeß *m*
- **~ cell** Follikelzelle *f*, Granulosazelle *f*
- **~ conjunctivitis** Follikularkatarrh *m*, Conjunctivitis *f* follicularis
- **~ cyst** Follikelzyste *f*
- **~ development** Follikelentwicklung *f*
- **~ fluid** Follikelflüssigkeit *f*, Liquor *m* folliculi
- **~ hormone** Follikelhormon *n*, Östrogen *n*
- **~ hyperkeratosis** Haarfollikelhyperkeratose *f*, Follikelhyperkeratose *f*
- **~ keratosis** Keratosis (Psorospermosis) *f* follicularis, Dariersche Krankheit *f*, Dyskeratosis *f* follicularis vegetans
- **~ maturation** Follikelreifung *f*
- **~ mite** Haarbalgmilbe *f*, Demodex *m* folliculorum
- **~ naevus** Naevus *m* comedonicus
- **~ psoriasis** Psoriasis *f* follicularis
- **~ psorospermosis** s. **~ keratosis**
- **~ stigma** Follikelstigma *n*, Follikelzeichen *n*
- **~ theca** Theca *f* folliculi
- **~ tonsillitis** Tonsillitis *f* follicularis, Angina *f* lacunaris
- **~ trachoma** Follikeltrachom *n*, Trachom *n* im Stadium I
- **~ ulcer** Follikelulkus *n*, Follikelgeschwür *n*

folliculin Östron *n* (Östrogen)
folliculitis Follikulitis *f*, Follikelentzündung *f*
folliculoid follikelartig
folliculoma Follikulom *n*, Granulosazelltumor *m* der Eierstöcke
folliculus s. **follicle**
follow-up Nachsorge *f*
Fontana's silver stain Fontanasche Silberfärbung (Silberimprägnierung) *f* (von Spirochäten)
- **~ spaces** Fontanasche Räume *mpl*, Spatia *npl* anguli iridis

fontanel Fontanelle *f*, Fontikulus *m*
- **~ sign** Fontanellenzeichen *n*

food 1. Nahrung *f*, Speise *f*; Ernährung *f*; 2. Nahrungsmittel *n*; Lebensmittel *n[pl]*
- ● **after** ~ nach dem Essen, nach den Mahlzeiten, post cibum
- **~ ball** s. phytobezoar
- **~-borne** nahrungs[mittel]übertragen, durch Nahrungsmittel übertragen
- **~ passages** Nahrungswege *mpl*, Speisewege *mpl*

food

~ **poisoning** Nahrungsmittelvergiftung *f*
foot Fuß *m*, Pes *m*
~**-and-mouth disease** Maul- und Klauenseuche *f*, Aphthenseuche *f*, Stomatitis *f* epidemica, Aphtha *f* epizootica
~ **bath** Fußbad *n*
~ **cell** Füßchenzelle *f*, Fußzelle *f*
~ **drop** Spitzfuß *m*, Pes *m* equinus
~**-drop gait** Steppergang *m*
~ **presentation** Fußlage *f*, Fußvorlagerung *f* (bei der Geburt)
~ **process** Füßchenfortsatz *m*
~ **pulse** Fußpuls *m*
football knee Fußball[er]knie *n*
footling [presentation] *s.* foot presentation
footplate Fußplatte *f*
~ **of the stapes** Steigbügelplatte *f*, Basis *f* stapedis
footprint Fußabdruck *m*, Fußspur *f*, Ichnogramm *n*
foramen Foramen *n*, Loch *n*, Öffnung *f*
~ **caecum of the frontal bone** Foramen *n* caecum ossis frontalis
~ **caecum of the medulla oblongata** Foramen *n* caecum medullae oblongatae
~ **caecum of the tongue** *s.* ~ of Morgagni
~ **of Bochdalek** Bochdaleksches Dreieck *n*, Trigonum *n* lumbocostale, Hiatus *m* pleuroperitonealis
~ **of Luschka** Foramen *n* Luschkae, Apertura *f* lateralis ventriculi quarti
~ **of Magendi** Foramen *n* Magendii, Apertura *f* mediana ventriculi quarti
~ **of Monro** Foramen *n* Monroi (interventriculare)
~ **of Morgagni** Foramen *n* Morgagnii (caecum linguae)
~ **of Scarpa** Foramen *n* incisivum medianum
~ **of Stenson** Foramen *n* incisivum laterale
~ **of Vicq d'Azyr** Foramen *n* caecum posterius
~ **of Winslow** Foramen *n* Winslowi (epiploicum)
~ **ovale of the heart** Foramen *n* ovale cordis
~ **ovale of the sphenoid [bone]** Foramen *n* ovale ossis sphenoidalis
foraminal Foramen..., Fenster...
~ **hernia** Foramenhernie *f*, innere Hernie *f*
foraminotomy Foraminotomie *f*, Foramenerweiterung *f*, [operative] Wirbelfenstervergrößerung *f*
foraminous entry Forameneintritt *m*
forced alimentation Hyperalimentation *f*
~ **diuresis** forcierte Diurese (Harnausscheidung) *f*
~ **feeding** *s.* forced alimentation
forceps Forzeps *m*(*f*), Forceps *m*, Faßzange *f*, Geburtszange *f*; Zange *f*; Pinzette *f*
~ **blade** Zangenblatt *n*, Zangenbranche *f*
~ **delivery** Zangengeburt *f*, Zangenentbindung *f*, Extraktion *f*
~ **extraction** Zangenextraktion *f* (z. B. der Augenlinse)

~ **operation** Zangenoperation *f*; Zangengeburt *f*
~ **rotation** Zangenwendung *f*, Geburtszangendrehung *f*
Forchheimer spots Forchheimersche Flecken *mpl* (bei Röteln am Gaumen sichtbar)
forcipressure Blutgefäßabklemmung *f*, Abklemmung *f* [von Blutgefäßen]
forearm Antebrachium *n*, Unterarm *m*, Vor[der]arm *m*
forebrain Vorderhirn *n*, Prosenzephalon *n* (aus Dienzephalon und Telenzephalon)
forefinger Index *m*, Zeigefinger *m*, Digitus *m* secundus
forefoot Vorderfuß *m*, Vorfuß *m*
~ **gangrene** Vorfußgangrän *f*
foregut Vorderdarm *m*
forehead Stirn *f*, Frons *f*, Vorderhaupt *n* (Zusammensetzungen s. a. unter frontal)
~ **flap** Stirnlappen *m*
~ **lamp** Kopflampe *f*, Stirnlampe *f*
~ **mirror** Kopfspiegel *m*, Stirnspiegel *m*
foreign body Fremdkörper *m*
~**-body extraction forceps** Fremdkörperextraktionszange *f*
~**-body forceps** Fremdkörper[faß]zange *f*
~**-body giant cell** Fremdkörperriesenzelle *f*
~**-body giant cell reaction** Fremdkörperriesenzellenreaktion *f*
~**-body irritation** Fremdkörperreiz *m*
~**-body reaction** Fremdkörperreaktion *f*
~**-body removal** Fremdkörperentfernung *f*
~**-body sensation** Fremdkörpergefühl *n*
~**-body vasculitis** Fremdkörpervaskulitis *f*
~ **protein** Fremdeiweiß *n*
forekidney Vorniere *f*, Pronephros *m*
foremilk Vormilch *f*, Kolostrum *n*, Kolostralmilch *f*
forensic forensisch, gerichtlich
~ **medicine** Gerichtsmedizin *f*, forensische Medizin *f*
foreskin Vorhaut *f*, Präputium *n* (Zusammensetzungen s. unter prepuce, preputial)
forest yaws *s.* American cutaneous-mucocutaneous leishmaniasis
form sense Form[en]sinn *m*
formaldehyde Formaldehyd *m*, Methanal *n*
formalin Formalin *n*, [wäßrige] Formaldehydlösung *f* (Desinfektionsmittel; Fixierungsmittel für histologische und anatomische Präparate)
~**-detoxified diphtherial toxin** formalinentgiftetes Diphtherietoxin *n*
~**-ethylene oxide inactivated vaccine** durch Formalin und Äthylenoxid inaktivierter Impfstoff *m*
~**-inactivated measles virus vaccine** formalininaktivierter Masernvirusimpfstoff *m*
~**-killed** formalin[ab]getötet, mit Formalin [ab-]getötet
formalize/to mit Formalin (Formaldehyd) behandeln

formicant pulse Pulsus *m* formicans
formication Formikation *f*, Ameisenlaufen *n*, Kribbeln *n*, Kribbelgefühl *n*
formol gel reaction Formol-Gel-Reaktion *f*
formolage Formalin[durch]spülung *f (Echinokokkuszysten)*
formula Rezept *n*, Rezeptur *f*, Verschreibung *f*
fornical commissure Commissura *f* fornicis, Fornixkommissur *f*
fornix Fornix *m*, Gewölbebogen *m*, Gewölbe *n*
~ **of the conjunctiva** Fornix *f* conjunctivae, Bindehautscheitel *m*
~ **of the stomach** Fundus *m* ventriculi, Magenfundus *m*, Magengrund *m*
~ **of the vagina** Fornix *f* vaginae, Scheidengewölbe *n*
forward deviation of the hand Manus *f* flexa
fossa Fossa *f*, Grube *f*, Vertiefung *f*
fossette Grübchen *n*, Delle *f*
foudroyant foudroyant, gefährlich, blitzartig, unerwartet *(z. B. Krankheitsverlauf)*
foundling Findling *m*, ausgesetztes Kind *n*
fountain decussation 1. Decussatio *f* tegmenti ventrale, Forelsche Haubenkreuzung *f*; 2. Decussatio *f* tegmenti dorsale, Meynertsche Haubenkreuzung *f*
four-chambered heart Vier-Kammer-Herz *n*
~ **times a day** viermal täglich, quater in die, q. i. d.
fourchet[te] *s.* frenulum of the pudendum
fourth cranial nerve IV. Hirnnerv *m*, Nervus *m* trochlearis
~-**degree burn** *s.* burn of fourth degree
~ **heart sound** vierter (IV.) Herzton *m*, S$_4$
~ **toe** Digitus *m* IV [pedis], vierte Zehe *f*
~ **venereal disease** vierte Geschlechtskrankheit *f*, Lymphogranuloma *n* venereum (inguinale), Lymphopathia *f* venerea, Lymphadenitis *f* granulomatosa venerea, Lymphomatosis *f* inguinalis [suppurativa] subacuta
~ **ventricle** Ventriculus *m* quartus, vierte Hirnkammer *f*, IV. Hirnventrikel *m*
fovea Fovea *f*, Grube *f*, Delle *f*
~ **of the head of the femur** Fovea *f* capitis femoris
~ **of the head of the radius** Fovea *f* capituli radii
foveal foveal, Fovea...
foveolar reflex Foveareflex *m*
foveomacular foveomakulär, Fovea-Makula-...
foxglove Digitalis *f*, Fingerhut *m (Zusammensetzungen s. unter digitalis)*
fractional caudal anaesthesia fraktionierte Kaudaanästhesie *f*, kaudale Daueranästhesie *f*
~ **spinal anaesthesia** fraktionierte Spinalanästhesie *f*, spinale Daueranästhesie *f*
fracture/to brechen *(Knochen)*
fracture Fraktur *f*, Knochenbruch *m*
~ **bed** Frakturbett *n*, Knochenbruchbett *n*
~ **by contrecoup** Kontrecoupfraktur *f*, Kontrekoupknochenbruch *m*
~ **callus** Frakturkallus *m*

~ **dislocation (displacement)** Frakturdislokation *f*, Knochenbruchverschiebung *f*, Bruchverschiebung *f*
~ **fragment** Frakturfragment *n*, Knochenbruchstück *n*, Bruchstück *n*
~ **line** Frakturlinie *f*, Knochenbruchlinie *f*, Bruchlinie *f*
~ **nail** Frakturnagel *m*, Knochenbruchnagel *m*
~ **of the mandible** Mandibulafraktur *f*, Unterkieferbruch *m*
~ **of the nose** Nasen[bein]bruch *m*
~ **of the pelvis** Beckenfraktur *f*, Beckenknochenbruch *m*
~ **of the temporal bone** Schläfenbeinfraktur *f*
~ **outline** Frakturform *f*, Knochenbruchform *f*
~ **pin** Knochennagel *m*
~-**separation of the symphysis pubis** Symphysensprengung *f*
~ **site** Frakturstelle *f*, Knochenbruchstelle *f*, Bruchstelle *f*
~ **staple** Knochenklammer *f*
~ **surgeon** Traumatologe *m*
fractured base Schädelbasisbruch *m*
~ **pelvis** Beckenbruch *m*
fragility Brüchigkeit *f*
fragment displacement Fragmentdislokation *f*, Bruchstückverschiebung *f*
fragmentation Fragmentation *f*, Zerfall *m* in Bruchstücke
~ **myocarditis** Fragmentationsmyokarditis *f*
framboesia Frambösie *f*, Himbeerkrankheit *f*, Himbeerwarzensucht *f*, Erdbeerpocken *pl (durch Treponema pertenue)*
framboesiform frambösieartig
~ **sycosis** Sycosis *f* framboesiformis Hebra, Folliculitis *f* nuchae, Dermatitis *f* papillaris capillitii
framboesioma Frambösie-Initialaffekt *m*, Primäraffekt *m* der Frambösie
frank breech presentation Steißlage *f (bei der Geburt)*
fraternal twins zweieiige Zwillinge *mpl*
freckle Ephelis *f*, Sommersprosse *f*
Fredet-Ramstedt operation Fredet-Ramstedtsche Operation *f*, Pyloromyotomie *f*
free border of the testis freier (vorderer) Hodenrand *m*, Margo *m* anterior testis
~ **edge of the nail** freier Nagelrand *m*, Margo *m* liber unguis *(der Finger- und Zehennägel)*
~ **muscle transplant** freies Muskeltransplantat *n*
~ **nerve endings** freie Nervenendigungen *fpl*, Terminationes *fpl* nervorum liberae
~ **rounded cell** Myeloblast *m*, Knochenmarkkeimzelle *f (Leukozytenvorstufe)*
freeze-dry/to gefriertrocknen
freeze dryer Gefriertrockner *m*, Gefriertrocknungsanlage *f*
~ **drying** Gefriertrocknung *f*
~ **microtome** Gefriermikrotom *n*
fremitus Fremitus *m*, Schwirren *n*, Vibrieren *n*

French

French measles Röteln *pl (Zusammensetzungen s. unter rubella)*
frenectomy Frenektomie *f*, Zungenbändchenexzision *f*, [operative] Zungenbändchenentfernung *f*
frenotomy Frenotomie *f*, Frenulotomie *f*, Zungenbanddurchtrennung *f*
frenulum Frenulum *n*, Bändchen *n*, Zügel *m*
~ **of the clitoris** Kitzlerbändchen *n*, Frenulum *n* clitoridis
~ **of the ileocaecal valve** Bändchen *n* der Bauhinschen Klappe, Frenulum *n* valvulae ileocaecalis (coli)
~ **of the lip** Lippenbändchen *n*, Frenulum *n* labii
~ **of the prepuce** Vorhautbändchen *n*, Frenulum *n* preputii penis
~ **of the pudendum** hinteres Scheidenhäutchen *n*, hintere Schamlippenkommissur *f*, Frenulum *n* labiorum pudendi
~ **of the tongue** Zungenbändchen *n*, Frenulum *n* linguae
frenum Frenum *n*, Band *n*, Zügel *m*
frequent pulse Pulsus *m* frequens
fresh blood Frischblut *n*
~ **frozen plasma** Gefrierfrischplasma *n*
~ **plasma** Frischplasma *n*
~ **whole blood** Frisch[voll]blut *n*
Frey's syndrome Frey-Baillargersches Syndrom *n*, aurikulotemporales Syndrom *n*
friction Friktion *f*, Einreibung *f*, Reibung *f*
~ **murmur (sound)** Reibegeräusch *n*
Friderichsen syndrome Waterhouse-Friderichsen-Syndrom *n*
Friedländer's bacillus Friedländer-Bakterium *n*, Klebsiella *f* pneumoniae
~ **pneumonia** Friedländer-Pneumonie *f*, Lungenentzündung *f* durch Klebsiella pneumoniae
fright neurosis Angstneurose *f*
frigidity Frigidität *f*, weibliche Gefühlskälte *f*, geschlechtliche Gleichgültigkeit *f* der Frau
frigotherapy Frigotherapie *f*, Kältebehandlung *f*, Kältetherapie *f*
froasted liver *s.* sugar-icing liver
Froehlich's syndrome Fröhlichsche Krankheit *f*, Dystrophia *f* adiposogenitalis, Adipositas *f* hypogenitalis, Adiposis *f* orchalis, adiposogenitale Dystrophie *f*
frog belly Froschbauch *m*
~ **test** Krötentest *m*, Galli-Mainini-Reaktion *f* *(Schwangerschaftstest)*
frons Frons *f*, Stirn *f*
frontal frontal, stirnwärts, stirnseitig, Stirn...
~ **artery** Stirnarterie *f*, Arteria *f* frontalis
~ **ataxia** Stirnhirnataxie *f*, Stirnlappenataxie *f*
~ **baldness** Stirnglatze *f*
~ **belly** *s.* frontalis muscle
~ **bone** Stirnbein *n*, Os *n* frontale
~ **cerebral abscess** Stirnhirnabszeß *m*
~ **convolution** *s.* ~ gyrus

~ **craniopagus** Craniopagus *m* frontalis, Doppelmißgeburt *f* mit Stirnverwachsung
~ **crest** Stirnleiste *f*, Crista *f* frontalis
~ **eminence** Stirnhöcker *m*, Tuber *m* frontale
~ **extremity of the thalamus** Tuberculum *n* anterius thalami
~ **gyrectomy** frontale Gyrektomie *f*, [operative] Stirnwindungsentfernung *f*
~ **gyrus** Stirnwindung *f*, Gyrus *m* frontalis
~ **headache** Stirnkopfschmerz *m*
~ **lobe of the brain** Frontallappen *m*, Stirnlappen *m* [des Gehirns], Lobus *m* frontalis
~ **lobotomy** Frontotomie *f*, Stirnhirnschnitt *m*, [operative] Stirnlappenentfernung *f*
~ **mirror** Stirnspiegel *m*
~ **nerve** Stirnnerv *m*, Nervus *m* frontalis
~ **notch** Incisura *f* frontalis
~ **operculum** Operculum *n* frontale *(Teil des Stirnlappens)*
~ **pole** Stirnpol *m*, Polus *m* frontalis
~ **process of the maxilla** Processus *m* frontalis maxillae
~ **region** Stirnregion *f*, Regio *f* frontalis
~ **sinus** Stirn[bein]höhle *f*, Sinus *m* frontalis
~ **sinus carcinoma** Stirn[bein]höhlenkarzinom *n*
~ **sinus disease** Stirn[bein]höhlenerkrankung *f*
~ **sinus fracture** Stirn[bein]höhlenfraktur *f*
~ **sinus mucocele** Stirn[bein]höhlenmukozele *f*
~ **sinus osteoma** Stirn[bein]höhlenosteom *n*
~ **sinus suppuration** Stirnhöhlen[ver]eiterung *f*
~ **sinusitis** Stirn[bein]höhlenentzündung *f*, Sinusitis *f* frontalis
~ **sinusitis-osteomyelitis** Stirnhöhlen- und Knochenentzündung *f*
~ **sinusotomy** frontale Sinusotomie *f*, [operative] Stirn[bein]höhleneröffnung *f*
~ **spina** Spina *f* nasalis ossis frontalis
~ **squama** Stirnbeinschuppe *f*, Squama *f* frontalis
~ **suture** Frontalnaht *f*, Sutura *f* frontalis
~ **vein** Stirnvene *f*, Vena *f* frontalis
frontalis muscle Musculus *m* frontalis, Venter *m* frontalis musculi epicranii
frontocerebellar frontozerebellar, Stirnbein-Kleinhirn-...
frontoethmoid frontoethmoidal, Stirnbein-Siebbein-...
~ **suture** Sutura *f* frontoethmoidalis, Stirnbein-Siebbein-Naht *f*
frontolacrimal frontolakrimal, Stirnbein-Tränenbein-...
~ **suture** Sutura *f* frontolacrimalis, Stirnbein-Tränenbein-Naht *f*
frontomaxillary frontomaxillar, Stirnbein-Oberkiefer-..., Stirnbein-Oberkieferknochen-...
~ **suture** Sutura *f* frontomaxillaris, Stirnbein-Oberkiefer-Naht *f*
frontonasal frontonasal, Stirnbein-Nasenbein-...
~ **suture** Sutura *f* frontonasalis, Stirnbein-Nasenbein-Naht *f*

frontooccipital frontookzipital, Stirnbein-Hinterhauptbein-...
frontoparietal frontoparietal, Stirnbein-Scheitelbein-...
~ **operculum** Operculum *n* frontoparietale (proper)
~ **suture** Sutura *f* coronalis, Kranznaht *f*
frontoparietotemporal flap Frontoparietotemporallappen *m*, frontoparietotemporaler Lappen *m*
frontopontine tract Tractus *m* frontopontinus, frontale Brückenbahn *f*
frontosphenoidal frontosphenoidal, Stirnbein-Keilbein-...
~ **process** Processus *m* frontalis ossis zygomatici
frontotemporal frontotemporal, Stirnbein-Schläfenbein-..., Stirn-Schläfen-...
~ **suture** Sutura *f* frontotemporalis, Stirnbein-Schläfenbein-Naht *f*
frontozygomatic Stirnbein-Jochbein-...
~ **suture** Sutura *f* frontozygomatica, Stirnbein-Jochbein-Naht *f*
frost-itch Pruritus *m* hiemalis
frostbite Erfrierung *f*; Frostbeule *f*
frozen section Gefrierschnitt *m (Histologie)*
~ **section diagnosis** Gefrierschnittdiagnose *f*
~ **section study** Gefrierschnittuntersuchung *f*
~ **section technique** Gefrierschnittechnik *f*
~ **shoulder** Periarthritis *f* humeroscapularis (scapulohumeralis)
fructokinase Fruktokinase *f (Enzym)*
fructose [d-]Fruktose *f*, Fruchtzucker *m*, Lävulose *f*
~-**1,6-diphosphate** Fruktose-1,6-diphosphat *n*
~ **diphosphate aldolase** Fruktosediphosphataldolase *f (Enzym)*
~ **intolerance** Fruktoseintoleranz *f (Fruktoseverwertungsstörung infolge Enzymdefekt)*
~ **monophosphate** Fruktose-6-phosphat *n*
~-**1-phosphate** Fruktose-1-phosphat *n*
fructosuria Fruktosurie *f*, Lävulosurie *f*, Fruchtzuckerausscheidung *f* im Urin
fruit sugar Fruchtzucker *m*, Fruktose *f*, Lävulose *f*
frusemide Furosemid *n (Diuretikum)*
frustration Frustration *f*, Enttäuschung *f*, Vereitelung *f* der Bedürfnisbefriedigung
FSF *s.* fibrin stabilizing factor
FSH *s.* follicle-stimulating hormone
FTA-ABS test *s.* fluorescent treponemal antibody absorption test
FTA test *s.* fluorescent treponemal antibody test
α-**fucosidase** α-Fukosidase *f (Enzym)*
β-**fucosidase** β-Fukosidase *f (Enzym)*
fulguration Fulguration *f*, Elektroblitzbehandlung *f (z. B. von Geschwülsten)*
full-blood transfusion Vollbluttransfusion *f*
~ **denture** Vollprothese *f*
~ **pulse** Pulsus *m* plenus
~-**term neonate** Reifgeborene[s] *n*

~-**thickness [skin] graft** Vollhautlappen *m*
fulminant unerwartet schnell, blitzartig, gefährlich, foudroyant *(z. B. Krankheitsverlauf)*
~ **purpura** Purpura *f* fulminans
fulminating adrenal meningitis [Marchand-]Waterhouse-Friderichsen-Syndrom *n*, Nebennierenapoplexie *f*
fumarase Fumarase *f (Enzym)*
fumaric acid Fumarsäure *f*
~ **hydrogenase** Fumarsäurehydrogenase *f (Enzym)*
functional residual air (capacity) funktionelle Residualluft (Residualkapazität) *f*
~ **spasm** Ermüdungskrampf *m*
~ **two-chambered heart** funktionelles Zwei-Kammer-Herz *n*
functioning [carcinoid] syndrome *s.* carcinoid syndrome
fundal Fundus...
fundectomy Fundektomie *f*, Fundusamputation *f*, [operative] Magenfundusentfernung *f*
fundiform ligament of the penis Ligamentum *n* fundiforme penis
fundoplasty Fundoplastik *f*, Fundusplastik *f*
fundoplication Fundoplikatio *f*, Magenfundusfaltung [soperation] *f*
fundoscopic fundoskopisch, fundusspiegelnd
fundoscopy Fundoskopie *f*, Augenhintergrundspiegelung *f*, Augenhintergrundbetrachtung *f*
fundus Fundus *m*, Boden *m*, Grund *m*; Hintergrund *m*; Augenhintergrund *m*
~ **dystrophy** Makuladegeneration *f*
~ **fluorescein angiography** Fundusfluoreszeinangiographie *f*, Augenfundusgefäßdarstellung *f* mit Fluoreszein
~ **microscopy** Fundusmikroskopie *f*, Augenhintergrundmikroskopie *f*
~ **of the gall bladder** Gallenblasenfundus *m*, Gallenblasengrund *m*, Fundus *m* vesicae felleae
~ **of the urinary bladder** Harnblasenfundus *m*, Blasengrund *m*, Fundus *m* vesicae [urinariae]
~ **of the uterus** Uterusfundus *m*, Gebärmuttergrund *m*, Fundus *m* uteri
~ **photography** Fundusfotografie *f*
~ **reflex** Fundusreflex *m*
~ **reflex test** Augenfundusreflextest *m*
funduscope Ophthalmoskop *n*, Augen[hintergrund]spiegel *m*
fundusectomy Fundektomie *f*, Fundusamputation *f*, [operative] Magenfundusentfernung *f*
fungaemia Fungämie *f*, Pilzsepsis *f*, Pilzblutvergiftung *f*
fungal pilzartig, Fungus..., Pilz... *(Zusammensetzungen s. a. unter fungus)*
~ **cell wall** Pilzzellwand *f*
~ **disease** Pilzkrankheit *f*, Pilzerkrankung *f*, Mykose *f*
~ **infection** Pilzinfektion *f*, Pilzbefall *m*
~ **pneumonia** Funguspneumonie *f*, Lungenentzündung *f* durch Pilze

fungal

~ **seeding** Pilzaussaat f, Pilzverstreuung f
fungicidal fungizid, pilztötend, antimykotisch
fungicide [agent] Antimykotikum n, pilztötendes (fungizides) Mittel n
fungiform fungiform, pilzförmig
~ **papilla** Papilla f fungiforme
fungistasis Fungistase f, Pilz[wachstums]hemmung f
fungistat Fungistatikum n, pilz[wachstums]hemmendes Mittel n
fungistatic fungistatisch, pilz[wachstums]hemmend
fungoid fungoid, pilzartig, pilzähnlich, myzetoid
~ **dermatitis** Mycosis f fungoides
fungosity 1. Fungosität f, Pilzartigkeit f; 2. pilzartige Wucherung f
fungous arthritis (synovitis) Gelenktuberkulose f, Fungus m articuli, Synovitis f fungosa
fungus Fungus m, Pilz m; Schwamm m (Zusammensetzungen s. a. unter fungal)
~ **ball** Pilzkugel f, Pilzknäuel n
~ **of the brain** Gehirnvorfall m, Hirnprolaps m, Hernia f cerebri
funic Nabelstrang..., Nabelschnur...
~ **pulse** Nabelschnurpuls m
funicle Funikulus m, Strang m, Schnur f
funicular funikulär, strangartig, Funikulus...; Samenstrang...
~ **hernia** Hernia f funicularis, Leistenbruch m im Samenstrangbereich
~ **hydrocele** Funikelhydrozele f, Samenstranghydrozele f
~ **souffle** Nabelschnurgeräusch n
funiculitis Funikulitis f, Spermatitis f, Samenstrangentzündung f
funiculus s. funicle
funis Funiculus m umbilicalis, Nabelstrang m, Nabelschnur f
~ **presentation** Nabelschnurvorlagerung f, Nabelschnurvorfall m (bei der Geburt)
funnel chest Trichterbrust f, Schusterbrust f, Pectus n excavatum
fur Belag m; Zungenbelag m
furanose Furanose f (Zuckermodifikation)
furibund furibund, rasend
furor Furor m, Wut f, Raserei f
furred tongue belegte Zunge f; Zungenbelag m
furrow Furche f, Rinne f, Sulkus m, Runzel f
furrowed tongue Furchenzunge f
furuncle Furunkel m, Eiterbeule f
furuncular furunkulär, furunkulös, Furunkel...
furunculoid furunkelartig
furunculosis Furunkulose f, Furunkelhäufung f
furunculous s. furuncular
furunculus s. furuncle
fuscin Fuszin n (braunes Pigment der Augennetzhaut)
fuse the fimbriae/to die Eileiterfimbrien verkleben
fused kidney Fusionsniere f, Verschmelzungsniere f; Hufeisenniere f
fusiform fusiform, spindelförmig

238

~ **cataract** Spindelstar m, Cataracta f fusiformis
~ **cell** Spindelzelle f
~ **gyrus** Gyrus m fusiformis
fusional vergence power Fusionsfähigkeit f [des Auges], Vis f fusionis
fusobacterium Fusobakterium n, Bacterium n fusiforme
fusocellular spindelzell[en]förmig
~ **sarcoma** Spindelzellensarkom n
fusospirillary Fusobakterien-Spirillen-...; Fusospirillose...
fusospirillosis Fusospirillose f, Fusobakterien- und Spirilleninfektion f
fusospirochaetal fusospirochätal, Fusobakterien-Spirochäten-...; Fusospirochätose...
fusospirochaetosis Fusospirochätose f, Fusobakterien- und Spirochäteninfektion f
fuzz coat s. glycocalyx

G

G-strophantin g-Strophantin n, Quabain n (Herzglykosid)
gag Mundsperrer m, Mundkeil m, Keil m
~ **reflex** Würgereflex m, Brechreflex m
gain weight/to an Gewicht zunehmen
Gaisböck's syndrome Gaisböcksches Syndrom n, Gaisböcksche Krankheit f, Polycythaemia f hypertonica
gait Gangart f, Gang m
galactacrasia Muttermilchmangel m
galactaemia Galaktämie f, Vorhandensein n von Milch im Blut
galactagogue milchtreibend, milchfördernd
galactagogue [agent] Galaktagogum n, milchtreibendes Mittel n
galacthidrosis Galakthidrosis f, Milchschweiß m
galactic galaktisch, milchtreibend
galactin Galaktin n, Prolaktin n, luteotrophes (laktotrophes) Hormon n, Laktationshormon n, Laktogen n, Laktotropin n, Luteotrophin n, LTH
galactocele 1. Galaktozele f, Milchzyste f, Milchbruch m; 2. Hydrozele f mit milchigem Inhalt
galactogenous galaktogen, die Milchbildung anregend
galactographic galaktographisch, milchgangdarstellend
galactography Galaktographie f, Milchgangröntgen[kontrast]darstellung f
galactoid galaktoid, milchartig, milchähnlich
galactokinase Galaktokinase f (Enzym)
~ **deficiency** Galaktokinasemangel m
galactolipid, galactolipin[e] Galaktolipid n; Zerebrosid n
galactoma s. galactocele 1.
galactometer Laktometer n, Milchmesser m
galactophlebitis Leukophlegmasie f, Phlegmasia f alba dolens (schmerzhafte weiße Beinanschwellung bei Thrombose)

galactophore s. galactophorous canal
galactophoritis Milchgang[s]entzündung f
galactophorous milchführend
~ canal (duct) Brustmilchgang m, Milchgang m [der Brustdrüse], Ductus m lactiferus
galactophygous milch[fluß]hemmend
galactopoiesis Galaktopoese f, Milchbildung f, Milchproduktion f
galactopoietic galaktopoetisch, milchbildend
galactopyra Milchfieber n
galactopyretic galaktopyretisch, Milchfieber...
galactorrhoea Galaktorrhoe f, Milchfluß m, Laktorrhoe f
galactosaemia Galaktosämie f, Galaktoseintoleranz-Syndrom n, Galaktoseverwertungsstörung f, Galaktoseunverträglichkeit f
galactosamine Galaktosamin n (Aminoderivat der Galaktose)
galactoschesis s. galactostasis
galactose Galaktose f (Aldohexose)
~ diabetes Galaktosediabetes m
~ metabolism Galaktosestoffwechsel m
~-1-phosphate uridyl transferase Galaktose-1-Phosphat-Uridyl-Transferase f (Enzym)
~ tolerance test Galaktosebelastungstest m, Galaktosetoleranztest m
galactosidase Galaktosidase f, Laktase f (Enzym)
α-galactosidase α-Galaktosidase f
β-galactosidase β-Galaktosidase f
galactoside Galaktosid n (Glykosid)
galactosis Laktation f, Milchsekretion f, Milchabsonderung f (aus der Brust)
galactosphingoside Galaktosphingosid n (Zerebrosid)
galactostasis Galaktostase f, Milchstauung f, Milchretention f, Milchverhaltung f
galactosuria Galaktosurie f, Galaktoseausscheidung f im Urin
galactotherapy Galaktotherapie f, Laktotherapie f, Milchdiät[behandlung] f
galactotrophy Milchernährung f, Milchdiät f
galacturia Galakturie f, Chylurie f, Chylusausscheidung f im Urin
Galant's reflex (response) Galantreflex m, Rückgratreflex m (beim Säugling)
galea Galea f, Helm m, Haube f
galeal aponeurosis Galea f aponeurotica, Sehnenhaube f, Aponeurosis f epicranialis
galenic galenisch
galenical galenisches Heilmittel n, Galenikum n
gall Galle f, Fel n, Bilis f (Zusammensetzungen s.a. unter bile)
~ bladder Gallenblase f, Vesica f felea
~-bladder bed s. ~-bladder fossa
~-bladder cancer (carcinoma) Gallenblasenkrebs m, Gallenblasenkarzinom n
~-bladder carrier state Gallenblasenreservoir n, Gallenblasen[keim]dauerausscheidung f
~-bladder colic Gallenblasenkolik f
~-bladder contraction Gallenblasenkontraktion f

~-bladder disease Gallenblasenkrankheit f, Gallenblasenleiden n, Cholezystopathie f
~-bladder evacuation Gallenblasenentleerung f
~-bladder forceps Gallenblasen[faß]zange f
~-bladder fossa Gallenblasenbett n, Leberbett n der Gallenblase
~-bladder injury Gallenblasenverletzung f, Gallenblasenschädigung f
~-bladder perforation Gallenblasenperforation f
~-bladder resection Gallenblasenexstirpation f, Cholezystektomie f, [operative] Gallenblasenentfernung f
~-bladder stone Gallenblasenstein m, Cholezystolith m
~-bladder trocar Gallenblasentrokar m
~-bladder volvulus Gallenblasenvolvulus m
~ duct Gallengang m, Ductus m biliferus
~-duct dilator Gallengangdilatator m
~-duct forceps Gallengangklemmzange f, Gallenkanalklemme f
~-duct probe Gallengangsonde f
~-stone Cholelith m, Gallenstein m
~-stone colic Gallen[stein]kolik f
~-stone dislodger Gallensteinextraktor m
~-stone forceps Gallenstein[faß]zange f
~-stone ileus Gallensteinileus m
~-stone pancreatitis Gallensteinpankreatitis f
~-stone probe Gallensteinsonde f
~-stone scoop (spoon) Gallensteinlöffel m
gallamine triiodide Gallamintrijodid n (Muskelrelaxans)
gallbladder s. gall bladder
gallop rhythm Galopprhythmus m, Dreierrhythmus m [des Herzens]
~ sound Galoppgeräusch n, III. (IV.) Herzton m
galloping consumption (phthisis) galoppierende Lungentuberkulose (Schwindsucht) f, Phthisis f florida
gallstone s. gall-stone
galvanization Galvanisation f, Galvanotherapie f, Gleichstrombehandlung f
galvanize/to galvanisieren, mit galvanischem Strom behandeln
galvanocauter Galvanokauter m, elektrisches Messer m
galvanocautery Galvanokaustik f
galvanonarcosis Galvanonarkose f (Längsdurchströmung des Rückenmarks mit konstantem Gleichstrom)
galvanopuncture Galvanopunktur f
galvanosurgery Galvanochirurgie f, Elektrochirurgie f
galvanotaxis s. galvanotropism
galvanotherapy Galvanotherapie f, Galvanisation f, Gleichstrombehandlung f
galvanotropism Galvanotropismus m (Ausrichtung der Bewegung von Zellen im Gleichstromfeld)
gamasoidosis Gamasidiosis f, Vogelmilbenkrätze f

Gambian

Gambian sleeping sickness Trypanosoma-gambiense-Infektion f, Gambienseinfektion f, ostafrikanische Schlafkrankheit f
~ **trypanosomiasis** s. Gambian sleeping sickness
gamete Gamet m, Geschlechtszelle f
gametic Gameten..., Geschlechtszellen...
gametocide gameten[ab]tötend, gametenzerstörend
gametocide [agent] gametenabtötendes (gametenzerstörendes) Mittel n
gametocyte 1. Gametozyt m, Keimzelle f (vor der Reduktionsteilung); Spermatozyte f; Oozyte f; 2. Gametozyt m, Malariageschlechtszelle f; Mikrogametozyt m (männliche Form); Makrogametozyt m (weibliche Form)
gametocythaemia Gametozythämie f, Vorhandensein n von Malariagametozyten im Blut
gametogenesis Gametogenese f, Keimzellenbildung f
gametogenic gametogen, gametenbildend, keimzellenbildend
~ **hormone** follikelstimulierendes Hormon n, FSH
gametogony Gametogonie f, Gamogonie f
gametoid geschlechtszellenartig, keimzellenartig
gamic sexuell, geschlechtlich
gamma-A globulin Immun[o]globulin A n, Ig A
~-**D globulin** Immun[o]globulin D n, Ig D
~-**E globulin** Immun[o]globulin E n, Ig E
~-**G globulin** Immun[o]globulin G n, Ig G
~ **globulin** Gammaglobulin n, Immun[o]globulin n, Ig (Zusammensetzungen s. unter immunoglobulin)
~ **granule** Gammakörnchen n, chromophobe Hypophysenzelle f
~ **haemolysin** γ-Hämolysin n (von Staphylococcus aureus)
~-**M globulin** Immun[o]globulin M n, Ig M
~ **rhythm** Gamma-Rhythmus m, γ-Rhythmus m (EEG)
gammacism Gammazismus m, G-Stammeln n; Gaumenlautstammeln n
gammaloidosis Amyloidose f, Wachsentartung f, Amyloidentartung f
gammopathy Gammaglobulinmangelkrankheit f
gamomania Gamomanie f, krankhafter Heiratsdrang m
gamophobia Gamophobie f, Heiratsangst f, Heiratsfurcht f
Gamper's bowing reflex Gamperscher Reflex (Verbeugungsreflex) m (Labyrinth-Stellreflex)
ganglial, gangliar ganglionär, Ganglion...
gangliated sympathetic chain Sympathikusganglienkette f
gangliectomy s. ganglionectomy
gangliform ganglienförmig
gangliitis Ganglionitis f, Ganglienentzündung f
gangliocyte Ganglienzelle f

gangliocytoma s. ganglioneuroma
ganglioglioma Ganglogliom n, Neuroastrozytom n
ganglioid ganglioid, ganglienartig, ganglienähnlich
ganglioma Gangliom n, Ganglioneurom n, Ganglioma n embryonale sympathicum (bösartige Nervengeschwulst)
ganglion 1. Ganglion n, Nervenknoten m; 2. Hygrom n, Überbein n
~ **cell** Ganglienzelle f
~-**cell glioma (neuroma)** Ganglienzellgliom n, Ganglienzellenneurom n
~ **ridge** s. ganglionic crest
ganglionectomy Ganglionektomie f, Ganglionexzision f, Ganglionexstirpation f, [operative] Ganglienentfernung f
ganglioneuroblastoma Ganglioneuroblastom n (Nervengeschwulst)
ganglioneurocytoma Ganglioneurozytom n (Nervengeschwulst)
ganglioneuroma Ganglioneurom n, Gangliozytom n, Neuroma n verum (Nervengeschwulst)
ganglionic ganglionär, Ganglion...
~ **block** Ganglienblockade f
~ **blocking agent** Ganglienblocker m, ganglienblockierende Substanz f, Ganglioplegikum n
~ **crest** Ganglienleiste f, Neuralleiste f
~ **neuroma** s. ganglioneuroma
ganglionitis Ganglionitis f, Ganglionentzündung f
ganglionoplegic ganglioplegisch, ganglienlähmend, ganglienblockierend
ganglionoplegic [agent] Ganglioplegikum n, Ganglienblocker m
ganglions of the autonomic nervous system Ganglia npl plexuum autonomicorum (sympathicorum)
ganglioside Gangliosid n (Glykolipid)
gangliosidosis Gangliosidose f (degenerative ZNS-Erkrankung)
gangliosympathicoblastoma Sympathoblastom n, Sympathikoblastom n, Sympathogoniom n
gangosa Rhinopharyngitis f mutilans, tertiäre Frambösie f
gangrene Gangrän f, Brand m, Gewebsnekrose f
~ **of the appendix** Appendicitis f gangraenosa, Wurmfortsatzgangrän f
~ **of the lung** Lungengangrän f
gangrenosis Gangränentwicklung f, Gangränbildung f
gangrenous gangränös, brandig, Gangrän...
~ **blepharitis** Blepharitis f gangraenosa
~ **myonecrosis** Myonecrosis f gangraenosa
~ **pneumonia** Pneumonia f gangraenosa
~ **pyoderma** Pyoderma n gangraenosum
~ **stomatitis** Stomatitis f gangraenosa, Wangenbrand m, Wasserkrebs m, Noma n(f), Gesichtsbrand m, Mundbrand m

gastric

~ **varicella** Varicella f gangraenosa, Dermatitis f gangraenosa infantum
ganoblast Ganoblast m, Ameloblast m, Adamantoblast m, Zahnschmelzbildner m, Schmelzzelle f, Zahnemaillezelle f (Zusammensetzungen s. unter ameloblastic)
gargle/to gurgeln, den Rachen spülen
gargoylism Gargoylismus m, Wasserspeiergesicht n (s. a. Hurler's disease)
Garland's triangle Garlandsches Dreieck n (bei Pleuraerguß)
garrulity of the vulva Garrulitas f vulvae, Flatus m vaginalis, Luftabgang m aus der Scheide
Gartner's duct Gartnerscher Gang m, Ductus m epoophori longitudinalis [Gartneri]
gas Gas n; Narkosegas n
~ **abscess** Gasabszeß m
~ **contrast angiocardiography** Gas-Kontrast-Angiokardiographie f
~ **embolism** Gasembolie f; Dekompressionskrankheit f
~ **gangrene** Gasbrand m, Gasödem n, Gasphlegmone f, Oedema n malignum, malignes Ödem n
~ **gangrene antitoxin** Gasbrandantitoxin n
~ **gangrene bacillus** [Welch-Fraenkelscher] Gasbrandbazillus m, Clostridium n Welchii (perfringens Typ A), Gasbrandklostridium n
~ **gangrene myositis** Gasbrandmyositis f
~ **-liquid chromatography** Gas-Flüssigkeits-Chromatographie f
~ **myelography** Gasmyelographie f, Rückenmarkröntgen[kontrast]darstellung f mit Luft
~ **phlegmon** s. ~ gangrene
~ **sepsis** Gasbrandsepsis f
gaseous oedema s. gas gangrene
gasp/to keuchen, schwer atmen, nach Atem (Luft) ringen
~ **for breath** nach Luft schnappen
gasp schweres Atmen n, Keuchen n
Gasserian ganglion Gassersches Ganglion n, Ganglion n semilunare [Gasseri]
gaster Gaster m, Ventriculus m, Magen m, Stomachus m (Zusammensetzungen s. unter gastric, stomach)
gasterhysterotomy abdominale Hysterotomie f, Gebärmuttereröffnung f durch die Bauchhöhle
gastradenitis Magen[schleim]drüsenentzündung f
gastralgia Gastralgie f, Magenschmerz m, Magenkrampf m
gastralgokenosis Gastralgokenose f, Nüchternschmerz m
gastrasthenia Magenatonie f, Magenschlaffheit f
gastratrophia Magenatrophie f, Gastrotrophie f
gastrectasia Gastrektasie f, Magenektasie f, Magenerweiterung f
gastrectomy Gastrektomie f, Magenresektion f, Magenexstirpation f, [operative] Magenentfernung f

gastric gastrisch, Magen... (Zusammensetzungen s. a. unter stomach)
~ **achlorhydria** Achlorhydria f gastrica, Magenachlorhydrie f, Magensäuremangel m
~ **acid** Magensäure f
~ **acid secretion** Magensäuresekretion f
~ **adenomyoma** Magenadenomyom n
~ **analysis** Magensaftanalyse f
~ **angle** Incisura f angularis
~ **antrum** Magenantrum n, Antrum n pyloricum, Pars f pylorica ventriculi
~ **area** Magenschleimhautareal n, Magenschleimhautbezirk m
~ **aspirate** Magenaspirat n, abgesaugter Mageninhalt m
~ **aspiration** Magenabsaugung f, Magenaushebung f
~ **aspiration tube** Magenschlauch m, Magensonde f
~ **bubble** Magenblase f
~ **canal** Magenstraße f, Canalis m ventriculi
~ **cancer (carcinoma)** Magenkrebs m, Magenkarzinom n, Carcinoma n ventriculi, Magenkrebs m
~ **crisis** Magenkrise f
~ **cyst** Magenzyste f
~ **cytoprotection** Magenschleimhautschutz m
~ **decompression** Magendekompression f, Magendruckentlastung f
~ **digestion** Magenverdauung f
~ **distress** Magenschädigung f, Magenreizung f
~ **emptying** Magenentleerung f
~ **emptying time** Magenentleerungszeit f
~ **fluid** s. ~ juice
~ **foveola** Magengrübchen n, Foveola f gastrica
~ **gland** Magendrüse f, Glandula f gastrica
~ **haemorrhage** Magenblutung f
~ **hormone** Magenhormon n (z. B. Gastrin)
~ **hyperacidity** s. gastroxynsis
~ **juice** Magensaft m, Succus m gastricus
~ **lavage** Magenlavage f, Magenspülung f
~ **malignancy** bösartiges Magenneoplasma n, Magengeschwulst f
~ **motility** Magenmotilität f
~ **mucosa** Magenschleimhaut f
~ **mucosal barrier** Magenschleimhautbarriere f
~ **mucous membrane** s. ~ mucosa
~ **myenteric plexus** Plexus m myentericus, Auerbachscher Plexus m
~ **neurasthenia** Magenneurose f
~ **notch** s. ~ angle
~ **operation** Magenoperation f
~ **pit** s. ~ foveola
~ **plexus** Magenplexus m, Plexus m gastricus
~ **polyp** Magenpolyp m
~ **polyposis** Magenpolypose f, Polyposis f ventriculi, polypenartige Schleimhautgeschwulst f im Magen
~ **pyrosis** Sodbrennen n
~ **resection** Magenresektion f
~ **secretion** Magensekretion f

16 Nöhring engl./dtsch.

gastric

~ **secretory test** Magensaftsekretionsanalyse f
~ **stasis** Magenstauung f, Magenstase f
~ **stump** Magenstumpf m
~ **stump carcinoma** Magenstumpfkarzinom n
~ **stump suture appliance** Magenstumpfnähapparat m
~ **surface** Magenoberfläche f, Facies f gastrica
~ **ulcer** Magengeschwür n, Magenulkus n, Ulcus n ventriculi
~ **volume** 1. Magenvolumen n; 2. Mageninhalt m
~ **volvulus** Magenvolvulus m
gastrin Gastrin n (Hormon)
gastritic gastritisch, Gastritis..., Magenschleimhautentzündung[s]...
gastritis Gastritis f, Magenschleimhautentzündung f, Magenkatarrh m
gastroanastomosis Gastroanastomose f, Gastrogastrostomie f, operative Magen-Magen-Verbindung f
gastroatonia Magenatonie f, Magenlähmung f
gastrocamera Gastrokamera f
gastrocardiac gastrokardial, Magen-Herz-...
gastrocele Gastrozele f, Magenbruch m, Magenhernie f
gastrocnemius [muscle] Musculus m gastrocnemius, Zwillingsmuskel m, Gastrocnemius m, Wadenmuskel m
gastrocolic gastrokolisch, Magen-Kolon-..., Magen-Dickdarm-...
~ **ligament** Ligamentum n gastrocolicum, Magen-Dickdarm-Ligament n
~ **omentum** Omentum m majus, großes Netz n
~ **reflex** gastrokolischer Reflex m, Magen-Dickdarm-Reflex m
gastrocolitis Gastrokolitis f, Magen- und Dickdarmentzündung f
gastrocolostomy Gastrokolostomie f, Magen-Dickdarm-Anastomose f, operative Magen-Dickdarm-Verbindung f
gastrodiaphanoscopy Gastrodiaphanoskopie f, Magenuntersuchung f im durchscheinenden Licht
gastrodidymus Gastrodidymus m, Doppelmißgeburt f mit nur einem Abdomen
gastrodisk Keimscheibe f (Embryologie)
gastroduodenal gastroduodenal, Magen-Zwölffingerdarm-...
~ **artery** Arteria f gastroduodenalis, Magen-Zwölffingerdarm-Arterie f
~ **plexus** Plexus m gastroduodenalis, Magen-Zwölffingerdarm-Plexus m
~ **tube** Gastroduodenalsonde f, Magen-Zwölffingerdarm-Schlauch m
gastroduodenitis Gastroduodenitis f, Magen- und Zwölffingerdarmentzündung f
gastroduodenoscopy Gastroduodenoskopie f, Magen- und Zwölffingerdarmspiegelung f
gastroduodenostomy Gastroduodenostomie f, Magen-Duodenum-Anastomose f, operative Magen-Zwölffingerdarm-Verbindung f
gastrodynia Gastrodynie f, [krampfartiger] Magenschmerz m (bei Magenneurose)

gastroenteralgia Gastroenteralgie f, Magen-Darm-Schmerz m
gastroenteric gastroenterisch, gastroenteral, Magen-Darm-...
gastroenteritic gastroenteritisch, Gastroenteritis...
gastroenteritis Gastroenteritis f, Magen- und Darmentzündung f, Magen-Darm-Katarrh m
gastroenteroanastomosis Gastroenterostomie f, Magen-Darm-Anastomose f, operative Magen-Darm-Verbindung f
gastroenterocolitis Gastroenterokolitis f, Magen-Dünndarm-Dickdarm-Entzündung f
~ **syndrome** Gastroenterokolitis-Syndrom n
gastroenterologist Gastroenterologe m, Magen-Darm-Spezialist m
gastroenterology Gastroenterologie f, Lehre f von den Magen- und Darmkrankheiten
gastroenteropathy Gastroenteropathie f, Magendarmleiden n, Magen-Darm-Krankheit f
gastroenteroptosis Gastroenteroptose f, Magen-Darm-Senkung f
gastroenterostomy Gastroenterostomie f, Magen-Darm-Anastomose f, [operative] Magen-Darm-Verbindung f
gastroepiploic gastroepiploisch, Magen-Netz-...
gastrogastrostomy Gastrogastrostomie f, Magen-Magen-Anastomose f, operative Magenwiedervereinigung f
gastrogavage 1. Magenverweilsonde f; 2. Magensondenernährung f, Sondenernährung f
gastrogenic gastrogen, vom Magen ausgehend (Krankheiten)
gastrohelcoma Magengeschwür n, Magenulkus n
gastrohelcosis Magengeschwürleiden n, Magenulkuskrankheit f
gastrohepatic Magen-Leber-...
~ **ligament** Ligamentum n gastrohepaticum (hepatogastricum), Magen-Leber-Ligament n
~ **omentum** Omentum m minus, kleines Netz n
gastrohypertonic gastrohypertonisch
gastrohysterectomy abdominale Hysterektomie f, Gebärmutterentfernung f durch die Bauchhöhle
gastrohysteropexy Ventrofixation f des Uterus
gastrohysterotomy s. gasterhysterotomy
gastroileostomy Gastroileostomie f, Magen-Krummdarm-Anastomose f, [operative] Magen-Krummdarm-Verbindung f
gastro-intestinal gastrointestinal, Magen-Darm-...
~ **actinomycosis** Magen-Darm-Aktinomykose f, gastrointestinale Strahlenpilzkrankheit f
~ **anthrax** Magen-Darm-Anthrax m, Magen-Darm-Milzbrand m
~ **bleeding** s. ~ haemorrhage
~ **disturbance** Magen-Darm-Störung f, gastrointestinale Störung f
~ **haemorrhage** Magen-Darm-Blutung f, Gastrointestinalblutung f

~ **illness** Magen-Darm-Krankheit f, Gastrointestinalerkrankung f
~ **irritation** Magen-Darm-Reizung f, gastrointestinale Reizung f
~ **manifestation** Magen-Darm-Manifestation f, gastrointestinale Ausprägung f
~ **suction** Magen-Darm-Absaugung f, Gastrointestinalabsaugung f
~ **tract** Magen-Darm-Kanal m, Gastrointestinaltrakt m, Verdauungstrakt m
gastrojejunal gastrojejunal, Magen-Leerdarm-...
~ **fistula** Gastrojejunalfistel f, Magen-Leerdarm-Fistel f
gastrojejunitis Gastrojejunitis f, Magen- und Leerdarmentzündung f
gastrojejunocolic Magen-Jejunum-Kolon-..., Magen-Leerdarm-Dickdarm-...
gastrojejunostomy Gastrojejunostomie f, Magen-Jejunum-Anastomose f, [operative] Magen-Leerdarm-Verbindung f
gastrokateixia s. gastroptosis
gastrolavage s. gastric lavage
gastrolienal gastrolienal, Magen-Milz-...
~ **ligament** Ligamentum n gastrolienale, Magen-Milz-Ligament n
gastrolith Gastrolith m, Magenstein m, Magenkonkrement n
gastrolithiasis Gastrolithiasis f, Magensteinleiden n; Magensteinbildung f
gastrologist Gastrologe m, Magenspezialist m
gastrology Gastrologie f, Magenkrankheitslehre f
gastrolysis Gastrolyse f, Magen[heraus]lösung f
gastromalacia Gastromalazie f, Magenwanderweichung f
gastromegaly Gastromegalie f, Magenvergrößerung f; Riesenmagen m
gastromesenteric gastromesenterisch, gastromesenterial, Magen-Mesenterium-...
gastromycosis Gastromykose f, Magenpilzerkrankung f
gastromyotomy Gastromyotomie f, Pylorusdurchtrennung f, Magenpförtnerdurchtrennung f
gastromyxorrhoea Gastromyxorrhoe f, Magenschleimfluß m
gastro-oesophageal gastroösophageal, Magen-Speiseröhren-...
gastro-oesophagitis Gastroösophagitis f, Magen- und Speiseröhrenentzündung f, Magen-Speiseröhren-Katarrh m
gastro-oesophagoplasty Gastroösophagoplastik f, Magen-Speiseröhren-Plastik f
gastro-oesophagostomy Gastroösophagostomie f, Magen-Ösophagus-Anastomose f, [operative] Magen-Speiseröhren-Verbindung f
gastropancreatic gastropankreatisch, Magen-Bauchspeicheldrüsen-...
~ **plicae** Plicae fpl gastropancreaticae

gastroparalysis Gastroparalyse f, Magenlähmung f
gastroparesis Gastroparese f, Magenatonie f, Magenlähmung f
gastropathy Gastropathie f, Magenkrankheit f, Magenleiden n
gastropexy Gastropexie f, Magenfixation f
gastrophotography Magenfotografie f
gastrophrenic gastrophrenisch, Magen-Zwerchfell-...
gastroplasty Gastroplastik f, Magenplastik f, plastische Magenoperation f
gastroplication Gastroplicatio f, Magenfaltung f, [operative] Magenraffung f
gastroptosis Gastroptose f, Magensenkung f, Magenptose f; Senkmagen m
gastropylorectomy Gastropylorektomie f, Pylorusresektion f, [operative] Magenpförtnerentfernung f
gastrorrhagia Gastrorrhagie f, Magenblutung f, Magenbluten n
gastrorrhaphy Gastrorrhaphie f, Magennaht f
gastrorrhexis Gastrorrhexis f, Magenruptur f, Magenriß m
gastrosalivary reflex Magenspeichelreflex m
gastroschisis Gastroschisis f, Bauchwandspalte f
gastroscope Gastroskop n, Magenspiegel m
gastroscopic gastroskopisch
gastroscopy Gastroskopie f, Magenspiegelung f
gastrospasm Gastrospasmus m, Magenspasmus m, Magenkrampf m
gastrosplenic s. gastrolienal
gastrostaxis Gastrostaxis f, Magen[schleimhaut]blutung f
gastrostenosis Gastrostenose f, Magenvereng[er]ung f, Magenschrumpfung f
gastrostoma Gastrostoma n, Magenfistel f
gastrostomy Gastrostomie f, [operative] Magenfistelung f
~ **tube** Gastrostomierohr n, Gastrostoma-Katheter m, Magenfistelschlauch m
gastrosuccorrhoea Gastrosukkorrhoe f, Reichmannsches Syndrom n (dauernder Magensaftfluß mit Sodbrennen und Erbrechen bei Ulcus duodeni)
gastrothoracopagus Gastrothorakopagus m, Doppelmißgeburt f mit Brustkorb- und Bauchverwachsung
gastrotomy Gastrotomie f, Magenschnitt m, [operative] Mageneröffnung f
gastrotonometry Gastrotonometrie f, Magen[b]innendruckmessung f
gastrotoxic gastrotoxisch, magentoxisch, magengiftig
gastrotympanites Magenblähung f
gastroxynsis Hyperchlorhydrie f, exzessive Magensäuresekretion f, Magenübersäuerung f

gastrula Gastrula f, Becherkeim m (Keimentwicklungsstadium)

gastrular

gastrular Gastrula..., Becherkeim...
gastrulation Gastrulation f, Becherkeimbildung f
gate-clip Infusionsklemme f
Gaucher's disease Gauchersche Krankheit (Erkrankung) f, Morbus m Gaucher, Lipidspeicher[ungs]krankheit f
14-gauge needle Injektionsnadel f Nr. 14, Kanüle f Nr. 14
gauntlet [bandage] handschuhartiger Handverband m
~ **flap** gestielter Lappen m, Rundstiellappen m
gauze Gaze f, Mull m, Verbandmull m
~ **pad (sponge)** Tupfer m
gaze [starrer] Blick m
~ **nystagmus** Blicknystagmus m
~ **palsy** Blickparese f
gel-diffusion technique Geldiffusionstechnik f
~ **diffusion test** Geldiffusionsprobe f
~ **electrophoresis** Gelelektrophorese f
~ **filtration separation technique** Gel-Filtration-Separations-Technik f
gelasmus Gelasma n, Lachkrampf m
gelatin Gelatine f
~ **film** Gelatinefilm m (Wundabdeckung)
~ **foam (sponge)** Gelatineschwamm m
gelatine s. gelatin
gelatinization Gelatinierung f
gelatinous gelatinös, gelatineartig, gallertig; gelatinehaltig
~ **ascites (peritonitis)** Pseudomyxoma n peritonei
gelation Gelierung f, Gel[atin]ieren n, Gallertbildung f
gelose Gelose f, Agar m(n)
gelosis Gelose f, Myogelose f, Muskelhärte f, Muskelverhärtung f, Hartspann m
gemellary Zwillings...
~ **pregnancy** Zwillingsschwangerschaft f
gemellipara Zwillingsmutter f, Zwillingsgebärende f
geminus Zwilling m
gemmation Knospung f
gena Gena f, Wange f, Backe f, Mala f
genal Wangen..., Backen...
~ **cleft (coloboma, fissure)** quere Gesichtsspalte f, Wangenspalte f
gene Gen n, Erbanlage f, Erbfaktor m, Erbeinheit f
~ **duplication** Genduplikation f
general adaptation syndrome Selyesches Adaptationssyndrom n
~ **anaesthesia** Vollnarkose f, Allgemeinanästhesie f
~ **anaesthetic** Vollnarkotikum n, Allgemeinanästhetikum n
~ **lymphadenomatosis of bones** Morbus m Kahler, generalisierte Knochenmarkmyelome npl
~ **medical** allgemeinmedizinisch
~ **osteopetrosis** Osteopetrosis f generalisata
~ **paralysis of the insane** Dementia f paralytica, progressive Paralyse (Lähmung) f der Irren

~ **practitioner** Facharzt m für Allgemeinmedizin, Allgemeinpraktiker m; Hausarzt m
~ **sclerosis** Allgemeinsklerose f, allgemeine (generalisierte) Sklerose f
~ **surgeon** Allgemeinchirurg m
~ **surgery** Allgemeinchirurgie f
~ **surgical** allgemeinchirurgisch
generalized arteriosclerosis Allgemeinarteriosklerose f, allgemeine (generalisierte) Arteriosklerose f
~ **glycogenosis** Pompesches Syndrom n, Pompesche Krankheit f, Glykogenose f Typ III, Cardiomegalia f glycogenica
~ **seizure** großer Epilepsieanfall m, Grand mal n
generation Generation f, Fortpflanzung f, Zeugung f
~ **time** Generationszeit f
generative generativ, Fortpflanzungs..., Zeugungs...
~ **organ** Fortpflanzungsorgan n
~ **tract** Fortpflanzungssystem n, Fortpflanzungstrakt m
generator potential Generatorpotential n, Rezeptorpotential n
genesial cycle Fortpflanzungsperiode f, Geschlechtsperiode f
genesiology s. genetics
genesis Genese f, Entstehung f, Entwicklung f
genetic genetisch, Genetik...; erblich bedingt
~ **mapping** Genlokalisation f, Chromosomenlokalisation f
geneticist Genetiker m, Erbspezialist m
genetics Genetik f, Erblehre f, Vererbungslehre f
genetous kongenital, angeboren (Zusammensetzungen s. unter congenital)
genial, genian Kinn...
genicular Knie...
~ **vein** Kniegelenkvene f, Vena f genus
geniculate ganglion Ganglion n geniculi
~ **herpes zoster** Herpes m zoster oticus, Ramsay-Hunt-Syndrom n
geniculocalcarine radiation (tract) Radiatio f optica, Sehstrahlung f
geniculotemporal radiation (tract) Radiato f acustica, Hörstrahlung f
geniculum Geniculum n, [kleines] Knie n
genio[hyo]glossus Musculus m genioglossus, Kinn-Zungen-Muskel m
geniohyoid [muscle] Musculus m geniohyoideus, Kinn-Zungenbein-Muskel m
genion Genion n (anthropologischer Meßpunkt)
genioplasty Kinnplastik f
genital 1. genital, Geschlechts...; 2. s. generative
~ **alopecia** Alopecia f genitalis, Schamhaarausfall m
~ **cord** Genitalband n, Geschlechtsband n
~ **corpuscles** Corpuscula npl nervosa genitalia, Genitalkörperchen npl

~ **eminence** Genitalhöcker m, Geschlechtshöker m
~ **fold** Genitalfalte f, Geschlechtsfalte f
~ **fossa** Genitalgrube f, Geschlechtsgrube f
~ **hair** Schamhaar n
~ **herpes** Genitalherpes m
~ **nerve** Genitalnerv m, Geschlechtsnerv m
~ **papilla** Genitalpapille f, Geschlechtspapille f
~ **reflex** Genitalreflex m, Geschlechtsreflex m
~ **ridge** Genitalleiste f, Geschlechtsfalte f
~ **stimulant** Aphrodisiakum n, den Geschlechtstrieb steigerndes Mittel n
~ **swelling** Genital[an]schwellung f, Labioskrotalschwellung f
~ **system** Genitalsystem n, Genitaltrakt m, Fortpflanzungssystem n, Reproduktionsorgane npl
~ **system infection** Genitalsysteminfektion f, Genitaltraktinfektion f
~ **torus** Genitalwulst m, Torus m genitalis
~ **tract** s. ~ system
~ **tubercle** Tuberculum n genitale, Geschlechtshöckerchen
genitalia Genitalien npl, Zeugungsorgane npl, Geschlechtsorgane npl
genitaloid genitaloid
genitals s. genitalia
genitofemoral nerve Nervus m genitofemoralis
genitourinary urogenital
~ **instrumentation** urologisches Instrumentarium n, urologische Instrumente npl
~ **slit** Urogenitalspalte f, Sinus m urogenitalis
~ **tract** Urogenitaltrakt m, Urogenitalsystem n
genodermatosis Genodermatose f, angeborene Hautkrankheit f
genom[e] Genom n, Genbestand m, Erbmasse f
genotype Genotyp m, Anlagebild n, Erbbild n [eines Lebewesens]
genotypical genotypisch, Genotyp..., Erbbild...
gentian violet Gentianaviolett n, Enzianviolett n
~ **violet stain** Gentianaviolett-Färbung f
genu Genu n, Knie n (Zusammensetzungen s. unter knee)
genucubital position Knie-Ellenbogen-Lage f
genupectoral position Knie-Brust-Lage f
genycheiloplasty Lippen- und Wangenplastik f
genyplasty Wangenplastik f
geographic tongue Landkartenzunge f, Lingua f geographica
geomedicine Geomedizin f
geophagy Geophagie f, Erdessen n
geriatric geriatrisch
~ **medicine** s. geriatrics
geriatrician Geriatriker m, Geriatriespezialist m
geriatrics Geriatrie f, Altersheilkunde f
geriatrist s. geriatrician
geriopsychosis Alterspsychose f
Gerlach's valve Gerlachsche Klappe f (am Wurmfortsatz)
germ 1. Keim m; Embryo m; 2. Mikroorganismus m, Bakterie f, Krankheitskeim m

Giannuzzi's

~ **cell** Keimzelle f
~ **cell tumour** Keimzellentumor m, Keimzellengeschwulst f
~ **disk** Keimscheibe f
~ **layer** Keimblatt n
~ **membrane** Blastoderm n
~ **plasm** Keimplasma n
~ **pole** Keimpol m
~ **ridge** Keimfalte f
~ **vesicle** Keimbläschen n, Blastula f
German measles Rubella f, Rubeola f, Röteln pl
germectomy Germektomie f, operative Zahnkeimentfernung f
germicidal keimtötend, antiseptisch
germicide [agent] Germizid n, keimtötendes Mittel n, Antiseptikum n
germinal 1. Keim... (Zusammensetzungen s. a. unter germ); 2. Bakterien...
~ **centre** Keimzentrum n (Lymphknoten)
~ **epithelium** Keimepithel[ium] n
~ **streak** Primitivstreifen m
germinate/to keimen, sprossen
germination Keimung f, Sprossung f
germinative layer Stratum n germinativum, Keimschicht f
~ **macula** Macula f germinativa, Keimfleck m
germinoma Germinom n, Keimzellengeschwulst f
geroderma Geroderma n, Greisenhaut f
gerodontia Gerodontie f, Gerodontologie f, Alterszahnheilkunde f
geromarasmus Marasmus m senilis, Altersmarasmus m
geromorphism Geromorphismus m, Hautvoralterung f, Frühvergreisung f der Haut
gerontal, gerontic Alters..., Alterungs...
gerontological gerontologisch, Gerontologie...
gerontologist Gerontologe m
gerontology Gerontologie f, Altersforschung f
gerontopsychiatry Gerontopsychiatrie f, Alterspsychiatrie f
gerontotherapy Greisenheilkunde f
gerontoxon Gerontoxon n, Greisenbogen m, Greisenring m, Arcus m senilis (lipoides)
Gerota's fascia Gerotasche Faszie f, Nierenfaszie f, Fascia f renalis
gestation Gestation f, Gravidität f, Schwangerschaft f (Zusammensetzungen s. a. unter pregnancy)
~ **period** s. gestational period
gestational age Gestationsalter n
~ **period** Schwangerschaftsdauer f, Tragezeit f
~ **psychosis** Schwangerschaftspsychose f
~ **toxicosis** s. gestosis
gestosis Gestose f, Schwangerschaftstoxikose f, Gestationstoxikose f
GFR s. glomerular filtration rate
ghost corpuscle Erythrozytenschatten m
~ **vessel** Gefäßschatten m
GI s. gastro-intestinal
Giannuzzi's cell (crescent) Giannuzzischer (seröser) Halbmond m

giant

giant Riese m, Gigant m
~ **bullous emphysema** großblasiges (bullöses) Emphysem n
~ **cell** Riesenzelle f
~-**cell arteritis** Riesenzellenarteritis f
~-**cell carcinoma** Riesenzellenkarzinom n
~-**cell epulis** Riesenzellenepulis f
~-**cell glioblastoma** Riesenzellenglioblastom n
~-**cell granuloma** Riesenzellengranulom n
~-**cell granulomatosis** Riesenzellengranulomatose f
~-**cell leukaemia** Megakaryozytenleukämie f
~ **cell of the Langhans type** Langhanssche Riesenzelle f
~-**cell sarcoma** Riesenzellensarkom n
~-**cell tumour** Riesenzellengeschwulst f, Riesenzellentumor m
~-**cell xanthoma** Riesenzellenxanthom n
~ **colon** Megakolon n, Riesenkolon n
~ **finger** Riesenfinger m
~ **follicular lymphadenopathy** großfollikuläre Lymphadenopathie f, Morbus m Brill-Symmers
~ **hypertrophic gastritis** Morbus m Ménétrier, Ménétriersche Krankheit f, foveoläre Magenschleimhauthyperplasie f
~ **oedema** s. ~ urticaria
~ **pigmented naevus** Riesenpigmentnävus m
~ **platelet** Riesenthrombozyt m, Makrothrombozyt m
~ **pyramidal cell** [Betzsche] Riesenpyramidenzelle f
~ **urticaria** angioneurotisches Ödem n
~ **vacuole** Riesenvakuole f
giantism s. gigantism
giardiasis Giardiasis f, Lambliasis f, Lamblienbefall m
gibbosity Buckligkeit f, Gibbosität f; Kyphose f, Rückgrat[ver]krümmung f nach hinten
gibbous bucklig, kyphotisch, kyphös
gibbus Gibbus m, [Pottscher] Buckel m
Gibraltar fever s. brucellosis 2.
giddiness Schwindel m, Schwindelgefühl n
Giemsa's stain Giemsa-Färbung f, Erythrozytenfärbung f nach Giemsa
Gierke's disease von Gierkesche Krankheit f, Glykogenspeicherkrankheit f, Hepatonephromegalia f glycogenica, Glykogenose f Typ I
gift spots Weißfleckigkeit f der Nägel, Leukonychie f, Leukoma n unguium
gigantiform cementoma s. cementoma
gigantism Gigantismus m, Riesenwuchs m, Makrosomie f
gigantoblast Gigantoblast m
gigantocyte Riesenzelle f
Gigli's saw Giglische Säge f, Giglisäge f
~ **saw guide** Einführungssonde f für Giglisägen
~ **wire saw** s. Gigli's saw
Gilbert's disease (syndrome) Gilbertsche Krankheit f, Gilbert-Sydrom n, Morbus m Gilbert, hereditäre konstitutionelle [idiopathische] Hyperbilirubinämie f, Icterus m intermittens juvenilis Meulengracht (gestörte Bilirubinaufnahme in die Leberzelle)
Gilchrist's disease (mycosis) Gilchristsche Krankheit f, nordamerikanische Blastomykose f
Gilford-Hutchinson disease Gilfordsche Progerie f, Hutchinson-Gilfordsches Syndrom n, greisenhafter Zwergwuchs m
gill cleft carcinoma branchiogenes Karzinom n
Gilles de la Tourette disease (syndrome) [Gilles-de-la] Tourettesche Krankheit f, Gilles-de-la-Tourette-Krankheit f, allgemeine Tickkrankheit f
Gimbernat's ligament Ligamentum n lacunare
gingiva Gingiva f, Zahnfleisch n
gingival gingival, Gingiva..., Zahnfleisch...
~ **crevice** Gingivatasche f, Zahnfleischtasche f
~ **margin** Zahnfleischrand m, Margo m gingivae
~ **mucosa** Zahnfleischmukosa f, Gingiva[l]schleimhaut f
~ **plasmocytoma** Gingivaplasmozytom n
~ **pocket** s. ~ crevice
~ **septum** Gingivaseptum n, Zahnfleischseptum n
~ **sulcus** s. ~ crevice
gingivalgia Ulalgie f, Zahnfleischschmerz m
gingivectomy Gingivektomie f, Zahnfleischresektion f, [operative] Zahnfleischentfernung f, Ulektomie f
gingivitis Gingivitis f, Zahnfleischentzündung f, Ulitis f
gingivobuccal gingivobukkal, Zahnfleisch-Wangen...
gingivodental crevice s. gingival crevice
gingivoglossal gingivoglossal, Zahnfleisch-Zungen-...
gingivoglossitis Zahnfleisch- und Zungenentzündung f
gingivolabial gingivolabial, Zahnfleisch-Lippen-...
gingivoplasty Gingivoplastik f, Zahnfleischplastik f
gingivorrhagia Zahnfleischblutung f
gingivostomatitis Gingivostomatitis f, Zahnfleisch- und Mundschleimhautentzündung f
ginglymoid Scharniergelenk..., Winkelgelenk...
ginglymus Ginglymus m, Scharniergelenk n, Winkelgelenk n
Giraldes' organ Giraldessches Organ n, Paradidymis m, Beihoden m
girdle anaesthesia Gürtelanästhesie f
~ **pain** Gürtelschmerz m, Gürtelgefühl n
gitalin Gitalin n (Herzglykosid)
gitogenin Gitogenin n (Glykosidbestandteil)
gitonin Gitonin n (Glykosidbestandteil)
gitoxigenin Gitoxigenin n (Glykosidbestandteil)
gitoxin Gitoxin n (Herzglykosid)
gitter cell Gitterzelle f

gliofibrosarcoma

give an injection/to injizieren, eine Injektion verabreichen (applizieren), eine Spritze geben, spritzen
- **by intramuscular injection** durch intramuskuläre Injektion verabfolgen (applizieren)
- **by mouth** oral applizieren (zuführen), durch den Mund eingeben

given nothing by mouth/to be nüchtern gelassen werden; nüchtern bleiben
- **off into the bloodstream/to be** in das Blut abgegeben werden

glabella Glabella f, Stirnglatze f, Zwischenbrauenraum m

glabellar Glabella..., Stirnglatzen...

gladiolus Corpus n sterni, Brustbeinkörper m

gladiomanubrial joint Synchondrosis f sternalis, Brustbeinhandgriff-Brustbeinkorpus-Gelenk n

gland Glandula f, Drüse f *(Zusammensetzungen s. a. unter glandular)*
- **of the cervix of the uterus** Glandula f cervicalis uteri, Gebärmutterhalsdrüse f
- **of Virchow-Troisier** Virchowsche Drüse f, Virchowscher Lymphknoten m
- **of Zeis** Zeissche Drüse f, Wimpernbalgdrüse f

glanders Rotz m, Malleus m, Maliasmus m *(Infektionskrankheit durch Malleomyces mallei)*
- **bacillus** Rotzbakterium n, Actinobacillus m mallei, Malleomyces (Bacterium) n mallei

glands of the mouth Glandulae fpl oris
- **of the mucous membrane of the large intestine** Glandulae fpl intestinales intestini crassi
- **of the mucous membrane of the larynx** Glandulae fpl laryngeae
- **of the mucous membrane of the palate** Glandulae fpl palatinae
- **of the mucous membrane of the rectum** Glandulae fpl intestinales recti
- **of the mucous membrane of the renal pelvis** Glandulae fpl pelvis renalis
- **of the mucous membrane of the small intestine** Glandulae fpl intestinales intestini tenuis
- **of the mucous membrane of the tongue** Glandulae fpl linguales
- **of the mucous membrane of the ureter** Glandulae fpl mucosae ureteris
- **of the olfactory mucous membrane** Glandulae fpl olfactoriae

glandula s. gland

glandular glandulär, Drüsen...
- **carcinoma** Adenokarzinom n, Drüsenkrebs m
- **cheilitis** Cheilitis f glandularis [apostematosa Volkmann], Myxadenitis f labialis, Lippenschleimdrüsenentzündung f
- **epithelial cell** Drüsenepithelzelle f
- **epithelium** Drüsenepithel n
- **fever** [Pfeiffersches] Drüsenfieber n, infektiöse Mononukleose f, Mononucleosis f infectiosa, Lymphoidzellenangina f, Monozytenangina f, lymphämoides Drüsenfieber n
- **lumen** Drüsenlumen n
- **phthisis** s. ~ tuberculosis
- **plague** s. bubonic plague
- **tissue** Drüsengewebe n
- **tissue of the prostate** Substantia f glandularis prostatae, Prostatadrüsengewebe n
- **tuberculosis** Drüsentuberkulose f, Lymphdrüsen-Tbk f

glans 1. Glans f penis, Eichel f; 2. Glans f clitoridis

glass factor s. Hageman factor
- **mouth piece** Glasmundstück n
- **test** Uringläserprobe f, Gläserprobe f
- **-workers' cataract** s. glassblower's cataract

glassblower's cataract Glasbläserstar m, Glasbläserkatarakt f, Feuerstar m
- **disease** Glasbläserkrankheit f *(Ohrspeicheldrüsenentzündung)*
- **emphysema** Glasbläseremphysem n
- **mouth** s. ~ disease

glasses Brille f

glasspox Alastrim n, Variola f minor, weiße Pocken pl, Milchpocken pl

glassy swelling glasige (trübe) Schwellung f, Amyloiddegeneration f, amyloidartige Degeneration f

glaucoma Glaukom n, grüner Star m
- **microsurgery** Glaukommikrochirurgie f
- **therapy (treatment)** Glaukomtherapie f, Glaukombehandlung f

glaucomatous glaukomatös, Glaukom...
- **attack** Glaukomanfall m
- **cup** glaukomatöse randständige Exkavation f
- **field defect** Glaukomblindheit f

glaucosis Glaukomblindheit f

gleet Nachtripper m, postgonorrhoischer Katarrh m; Harnröhrenausfluß m

Glenard's disease Glenardsche Krankheit (Erkrankung) f, Enteroptose f, Darmsenkung f, Eingeweidesenkung f

glenohumeral ligament Ligamentum n glenohumerale, Schultergelenkkapsel[verstärkungs]band n

glenoid cavity Cavitas f glenoidalis
- **fossa** Fossa f mandibularis, Unterkiefergelenkgrube f
- **labrum (lip)** Labrum n glenoidale, Gelenkklippe f am Oberarmgelenk, Labium n articulare articulationis humeri

Gley's gland Glandula f parathyreoidea, Nebenschilddrüse f

glia Glia f, Neuroglia f, [ektodermales] Nervenstützgewebe n

gliacyte Neurogliazelle f, Gliazelle f

gliadin Gliadin n *(Prolamin in Weizen und Roggen) (s. a. gluten)*

glial Glia..., Neuroglia...

gliding joint Gleitgelenk n, Articulatio f plana, ebenes Gelenk n

glioblastoma Glioblastom n *(bösartige Großhirngeschwulst)*

gliocarcinoma Glioblastoma n multiforme

gliofibrosarcoma Gliofibrosarkom n *(Nervengeschwulst)*

gliogenous [neuro]gliabildend
glioma Gliom[a] *n (Nervengeschwulst)*
~ **of the retina** Retinoblastom *n*, Glioma (Neuroepithelioma) *n* retinae
gliomatosis Gliomatose *f*, Glioblastose *f*, Neurogliawucherung *f*
gliomatous gliamatös
glioneuroblastoma Glioneuroblastom *n*, Ganglioneurom *n*, Gangliozytom *n (Nervengeschwulst)*
glioneuroma *s*. glioneuroblastoma
gliosarcoma Gliosarkom *n*, Gliosarcoma *n* multiforme *(Nervengeschwulst)*
gliosis Gliose *f*, Gliahyperplasie *f*
Glisson's capsule Glissonsche Kapsel *f*, Capsula *f* hepatis (fibrosa perivascularis), Leberbindegewebskapsel *f*
~ **sling** 1. Glisson-Schlinge *f*; 2. Glissonsche Schwebe (Wirbelsäulenextension) *f*
globe Augapfel *m*, Bulbus *m* oculi
~**-cell anaemia** Sphärozytose *f*, Sphärozytenvermehrung *f* im Blut
globin Globin *n (Hämoglobinprotein)*
~ **chain synthesis** Globinkettensynthese *f*
globocellular sarcoma Rundzellensarkom *n*
globoid thrombus Kugelthrombus *m*
globose nucleus Nucleus *m* globosus cerebelli
globulicidal erythrozytenvernichtend, blutkörperchenzerstörend
globulin Globulin *n*
~ **fraction** Globulinfraktion *f*
~ **permeability factor** Globulinpermeabilitätsfaktor *m*
α**-globulin** α-Globulin *n*
α_1**-globulin fraction (region)** α_1-Globulinfraktion *f*
β**-globulin** β-Globulin *n*
γ**-globulin** γ-Globulin *n*
globulinaemia Globulinämie *f*, Vorhandensein *n* von Globulinen im Blut
globulinuria Globulinurie *f*, Globulinausscheidung *f* im Urin
glomangioma *s*. glomus tumour
glomerular glomerulär, Glomerulum...
~ **basement membrane** Glomerulumbasalmembran *f*
~ **capsule** Capsula *f* glomeruli, Bowmansche Kapsel *f*, Nierenglomerulumkapsel *f*
~ **filtrate** Glomerulumfiltrat *n*
~ **filtration** Glomerulumfiltration *f*
~ **filtration rate** Glomerulumfiltrationsrate *f*
~ **immune complex** Glomerulum-Immun-Komplex *m*
~ **injury** Glomerulumschädigung *f*
~ **membrane** *s*. ~ basement membrane
~ **nephritis** Glomerulonephritis *f*, Nierenglomerulumentzündung *f*
~ **permeability** Glomerulumpermeabilität *f*
~ **zone** Zona *f* glomerulosa *(Nebenniere)*
glomerule Glomerulum *n*, Glomerulus *m*, Nierenknäuel *n (Zusammensetzungen s. unter glomerular)*

glomerulitis Glomerulitis *f*, Nierenglomerulumentzündung *f*
glomerulonephritic glomerulonephritisch
glomerulonephritis Glomerulonephritis *f*, Nierengewebe- und Glomerulumentzündung *f*
glomerulosclerosis Glomerulosklerose *f*, Kimmelstiel-Wilson-Syndrom *n*, Nierenglomerulafibrose *f*
glomerulose *s*. glomerular
glomerulus *s*. glomerule
glomus Glomus *n*, Gefäßknäuel *n*, Knäuel *n*
~ **body** Knäueldrüse *f*, Glandula *f* glomiformis
~ **jugulare tumour** Glomus-jugulare-Tumor *m*
~ **tumour** Glomustumor *m*, Angioneuromyom *n*, Angiomyoneurom *n*, Angioma *n* myoneuroarteriale, Masson-Tumor *m*
gloominess Melancholie *f*, Schwermut *f*
glossa Glossa *f*, Zunge *f*, Lingua *f (Zusammensetzungen s. unter lingual)*
glossal glossal, lingual, Zungen...
glossalgia Glossalgie *f*, Zungenschmerz *m*
glossanthrax Glossanthrax *m*, Zungenmilzbrandkarbunkel *m*
glossectomy Glossektomie *f*, Zungenresektion *f*, [operative] Zungenentfernung *f*
glossitic Glossitis..., Zungenentzündungs...
glossitis Glossitis *f*, Zungenentzündung *f*
glossocele Glossozele *f*, Zungenschwellung *f*, Zungenödem *n*
glossodynia Glossodynie *f*, Zungenschmerz *m*
glossoepiglottic glossoepiglottisch, Zungen-Kehldeckel-...
~ **fold** Plica *f* glossoepiglottica, Zungen-Kehldeckel-Falte *f*
~ **fossa** Fossa *f* glossoepiglottica, Zungen-Kehldeckel-Grube *f*
glossoepiglottidean *s*. glossoepiglottic
glossohyal, glossohyoid glossohyal, Zungen-Zungenbein-...
glossolabial glossolabial, Zungen-Lippen-...
~ **paralysis** progressive Bulbärparalyse *f*
glossolalia Glossolalie *f*, Zungenreden *n*
glossolysis *s*. glossoplegia
glossomantia Glossomantie *f*, Diagnosestellung *f* aus dem Zungenzustand
glossopalatine linguogingival, Zungen-Gaumen-...
~ **arch** Arcus *m* palatoglossus, vorderer Gaumenbogen *m*
~ **nerve** Nervus *m* glossopalatinus (intermedius), Zungen-Gaumen-Nerv *m*
glossopalatinus [muscle] Musculus *m* palatoglossus, Gaumen-Zungen-Muskel *m*
glossopathy Zungenleiden *n*, Zungenerkrankung *f*, Zungenkrankheit *f*
glossopharyngeal glossopharyngeal, Zungen-Rachen-...
~ **nerve** Nervus *m* glossopharyngeus, IX. Hirnnerv *m*, Zungen-Schlund-Nerv *m*
~ **neuralgia** Glossopharyngeusneuralgie *f*, Zungen-Schlund-Nervenschmerz *m*

glutamate

~ paralysis Glossopharyngeusparalyse f, Zungen-Schlund-Nervenlähmung f
glossophytia s. glossotrichia
glossoplasty Zungenplastik f, plastische Zungenoperation f, Zungenrekonstruktion f
glossoplegia Glossoplegie f, Zungenlähmung f, Hypoglossuslähmung f
glossoptosis Glossoptosis f, Zungenzurücksinken n
glossopyrosis Zungenbrennen n
glossorrhaphy Glossorrhaphie f, Zungennaht f
glossoschisis Glossoschisis f, Zungenspalte f; Spaltzunge f
glossoscopy Zungeninspektion f, Zungenuntersuchung f
glossospasm Glossospasmus m, Zungenkrampf m
glossosteresis s. glossectomy
glossotomy Glossotomie f, Zungenschnitt m, Zungeninzision f
glossotrichia Glossotrichie f, Haarzunge f, Lingua f villosa
glossy skin Glanzhaut f
glottal s. glottic
glottic Glottis..., Stimmritzen...
~ cancer (carcinoma) Glottiskarzinom n, Stimmritzenkrebs m
~ closure Glottis[ver]schluß m, Stimmritzenschluß m
~ slit Stimmritze f, Rima f glottidis, Glottis f
~ spasm Stimmritzenkrampf m, Spasmus m glottidis
glottis Glottis f, Rima f glottidis, Stimmritze f; Stimmapparat m
glove container Handschuhbüchse f, Handschuhtrommel f
glover's stitch fortlaufende Naht f
glucagon[e] Glukagon n (Bauchspeicheldrüsenhormon)
glucagonoma Glukagonom n (Geschwulst)
glucocorticoid Glukokortikoid n (Nebennierenrindenhormon)
~ receptor Glukokortikoidrezeptor m
~ replacement Glukokortikoidsubstitution f
glucofuranose Glukofuranose f
glucogenic glukosebildend
glucohaemia Hyperglykämie f, Blutzuckererhöhung f
glucokinase Glukokinase f (Enzym)
glucolysis s. glycolysis
gluconeogenesis Glukoneogenese f, Zuckerneubildung f (aus Fett oder Eiweißen)
gluconeogenetic glukoneogenetisch, zuckerneubildend
glucoprotein s. glycoprotein
glucosamin Glukosamin n, Aminoglukose f
glucose Glukose f, Dextrose f, Traubenzucker m, Glykose f
~ dehydrogenase Glukosedehydrogenase f (Enzym)
~ intolerance Glukoseintoleranz f, Glukoseunverträglichkeit f

~ 1-phosphate Glukose-1-phosphat n, Cori-Ester m
~ 6-phosphate Glukose-6-phosphat n, Embden-Rubinson-Ester m
~ 6-phosphate dehydrogenase Glukose-6-Phosphat-Dehydrogenase f (Enzym)
~ 6-phosphate dehydrogenase deficiency Glukose-6-Phosphat-Dehydrogenase-Mangel m
~ 1-phosphoric acid Glukose-1-phosphorsäure f
~ 6-phosphoric acid Glukose-6-phosphorsäure f
~ tolerance test Glukosetoleranztest m, Glukosebelastungsprobe f
α-glucosidase α-Glukosidase f (Enzym)
β-glucosidase β-Glukosidase f (Enzym)
glucoside s. glycoside
glucosphingoside Glykosphingosid n (Zerebrosid)
glucosteroid therapy Glukosteroidtherapie f, Glukokortikoidbehandlung f
glucosuria Glukosurie f, Glukoseausscheidung f im Urin
glucuronate Glukuronat n, Glukuronsäuresalz n
glucuronic acid Glukuronsäure f
α-glucuronidase α-Glukuronidase f (Enzym)
β-glucuronidase β-Glukuronidase f (Enzym)
glucuronide Glukuronid n
glucuronosyltransferase Glukuronosyl-Transferase f (Enzym)
glue ear seröse Otitis f media
glutaeal glutäal, Gesäß...
~ bursa Bursa f ischiadica musculi glutei maximi
~ fold s. ~ sulcus
~ furrow Crena f ani (clunium), Afterfurche f
~ hernia Glutäalhernie f
~ musculature Glutäalmuskulatur f, Gesäßmuskulatur f
~ reflex Glutäalreflex m, Gesäß[muskel]reflex m
~ region Glutäalregion f, Regio f glutaea
~ ridge Gesäßmuskelleiste f
~ sulcus Sulcus m glutaeus, Gesäßfurche f, Sitzhalfter n
~ tuberosity Tuberositas f glutaea
glutaeofascial bursa Bursa f trochanterica
glutaeofemoral gluteofemoral, Gesäßmuskel-Oberschenkelknochen-...
glutaeotrochanteric bursa Bursa f trochanterica
glutaeus 1. Glutaeus m, Hinterbacke f, Gesäß n; 2. s. ~ muscle
~ maximus [muscle] Musculus m glutaeus maximus, großer Gesäßmuskel m
~ medius [muscle] Musculus m glutaeus medius, mittlerer Gesäßmuskel m
~ minimus [muscle] Musculus m glutaeus minimus, kleiner Gesäßmuskel m
~ muscle Musculus m glutaeus, Gesäßmuskel m
glutamate Glutamat n

glutamate 250

~-**oxalacetate transaminase** s. glutamic-oxalacetic transaminase
~-**pyruvate transaminase** s. glutamic-pyruvic transaminase
glutamic acid L-Glutaminsäure f, α-Aminoglutarsäure f
~ **acid dehydrogenase** Glutaminsäure-Dehydrogenase f
~-**alanine transaminase** s. ~-pyruvic transaminase
~-**aspartatic transaminase** s. ~-oxalacetic transaminase
~-**oxalacetic transaminase** Glutamat-Oxalazetat-Transaminase f, GOT, Aspartataminotransferase f, ASAT (Enzym)
~-**pyruvic transaminase** Glutamat-Pyruvat-Transaminase f, GPT, Alaninaminotransferase f, ALAT (Enzym)
glutaminase Glutaminase f (Enzym)
glutamine Glutamin n, Glutaminsäuremonoamid n
glutaminic acid s. glutamic acid
glutathionaemia Glutathionämie f, Vorhandensein n von Glutathion im Blut
glutathione Glutathion n, γ-L-Glutamyl-L-zysteinylglyzin n
~ **deficiency** Glutathionmangel m
~ **metabolism** Glutathionstoffwechsel m
~ **reductase** Glutathionreduktase f (Enzym)
glutathionuria Glutathionurie f, Glutathionausscheidung f im Urin
gluten Gluten n, Klebereiweiß n (in Weizen und Roggen)
~-**induced enteropathy** Zöliakie f, intestinaler Infantilismus m, Heubner-Hertersche Krankheit f
~ **intolerance** Glutenintoleranz f, Glutenunverträglichkeit f
~ **sensitivity** Gliadinallergie f
glycaemia 1. Glykämie f, Vorhandensein n von Zucker im Blut; 2. Blutzuckererhöhung f, Hyperglykämie f
glycerin suppository Glyzerinsuppositorium n, Glyzerinzäpfchen n
glycerinated vaccine virus [glyzerinkonservierte] Pockenvakzine f, Pockenlymphe f
glycerol trinitrate Glyzerintrinitrat n, Nitroglyzerin n
glycerophosphatase Glyzerophosphatase f (Enzym)
glycerophosphate dehydrogenase Glyzerophosphatdehydrogenase f, Baranowski-Enzym n
α-**glycerophosphate pathway** α-Glyzerophosphatstoffwechselweg m
glycerophosphatide Glyzerophosphatid n
glycerophospholipid Glyzerophospholipid n
glycerophosphoric acid Glyzerinphosphorsäure f
glycine Glyzin n, Glykokoll n, Aminoessigsäure f
glycinuria Glyzinurie f, Glyzinausscheidung f im Urin

glycocalyx Glykokalyx f
glycocholic acid Glykocholsäure f (Gallensäure)
glycocoll Glykokoll n, Glyzin n, Aminoessigsäure f
glycogen Glykogen n, Leberstärke f
~ **depletion** Glykogenerschöpfung f, Glykogenverarmung f
~ **liver level** Leberglykogenspiegel m
~ **storage disease** 1. Glykogenspeicherkrankheit f, Glykogenose f, Glykogen-Thesaurismose f; 2. s. Gierke's disease
~ **synthesis** Glykogensynthese f
~ **synthetase** Glykogensynthetase f, UDPG-Glykogen-Transglukosidase f (Enzym)
~ **synthetase deficiency** Glykogensynthetasemangel m
~ **thesaurismosis** s. ~ storage disease 1.
glycogenase Glykogenase f (Enzym)
glycogenesis Glykogenie f, Glykogenbildung f, Leberstärkebildung f
glycogenetic glykogenetisch, glykogenbildend, leberstärkebildend
glycogenic Glykogen...
glycogenolysis Glykogenolyse f, Glykogenspaltung f, Glykogenabbau m
glycogenolytic glykogenolytisch, glykogenspaltend, glykogenabbauend
~ **hormone** glykogenspaltendes Hormon n; Glukagon n
glycogenosis s. glycogen storage disease 1.
glycogenous s. glycogenetic
glycogeny s. glycogenesis
glycolipid[e], glycolipin Glykolipid n (Zerebrosid)
glycolysis Glykolyse f, Glukosespaltung f, Glukoseabbau m
glycolytic glykolytisch, glukosespaltend, glukoseabbauend, Glykolyse...
~ **enzyme** Glykolyseenzym n
glycometabolic Glukosestoffwechsel..., Zuckerstoffwechsel...
glycometabolism Glukosestoffwechsel m, Zuckerstoffwechsel m
glyconeogenesis s. gluconeogenesis
glycopenia Hypoglykämie f, Blutzuckerverringerung f
glycopexic glykogenspeichernd
glycopexis Glykogenspeicherung f
glycophilia Hyperglykämieneigung f, Neigung f zum Blutzuckeranstieg
glycoprotein Glykoprotein n, Glykoproteid n, Glukoproteid n
glycoregulatory zuckerstoffwechselregulierend
glycorrhachia Glykorrhachie f, Liquorzucker m, Liquorglukose f
glycosaminoglycan Glykosaminoglykan n
glycose s. glucose
glycosidal s. glycosidic
glycosidase Glykosidase f (Enzym)
glycoside Glykosid n
glycosidic glykosidisch, Glykosid...
glycosuria Glukosurie f, Zuckerausscheidung f im Urin

glycosuric glukosurisch, Glukosurie...
Gmelin' test Gmelinsche [Bilirubin-]Probe f
gnathalgia Gnathalgie f, Kieferschmerz m, Kieferneuralgie f, Gnathodynie f
gnathic Kiefer...
gnathion Gnathion n *(anthropologischer Meßpunkt)*
gnathitis 1. Kieferentzündung f; 2. Wangenentzündung f
gnathodynamometer Kaukraftmesser m
gnathodynia s. gnathalgia
gnathology Gnathologie f, Kieferlehre f
gnathopalatoschisis Gnathopalatoschisis f, Kiefer-Gaumen-Spalte f
gnathoplasty 1. Gnathoplastik f, Kieferplastik f, [operative] Kieferrekonstruktion f; 2. Wangenplastik f, plastische Wangenoperation f
gnathoschisis Gnathoschisis f, Kieferspalte f; Spaltkiefer m
gnathostomiasis Gnathostomiasis f, Gnathostoma-spinigerum-Infektion f
gnosis Gnosis f, Erkenntnis f
gnostic gnostisch, erkennend, Gnosis...
go on crutches/to an Krücken gehen
goat leap pulse Pulsus m capricans, Bocksprungpuls m
goat's-milk anaemia Ziegenmilchanämie f
goblet cell Becherzelle f
goitre Struma f, Kropf m, Schilddrüsenvergrößerung f
~ **heart** [toxisches] Kropfherz n
~ **operation** Strumaoperation f
goitrogen strumigene Substanz f
goitrogenic, goitrogenous strumigen, strumaauslösend, kropfbildend
goitrous strumös, Struma..., Kropf...
Goldberger limb lead Goldbergersche [EKG-] Ableitung f
Goldflam's disease [Erb-]Goldflamsche Krankheit f, Myasthenie f, Myasthenia f gravis pseudoparalytica *(Krankheit mit gesteigerter Ermüdbarkeit der quergestreiften Muskulatur)*
Goldscheider's disease Epidermolysis f bullosa
Golgi apparatus (body) Golgi-Apparat m, Apparato m reticulare interno, Trophospongium n
~ **cells** Golgi-Zellen fpl *(Körnerzellen im Stratum granulosum der Kleinhirnrinde)*
~ **complex (element, membrane, network, substance)** s. Golgi apparatus
Goll's column (tract) Gollscher Strang m, Fasciculus m gracilis medullae spinalis
~ **nucleus** Nucleus m gracilis
gomphiasis Gomphiasis f, Zahnlockerung f
gomphosis Gomphose f, Einkeilung f, Einzapfung f *(z. B. der Zähne)*
gonacratia Spermatorrhoe f, Samenfluß m
gonad Gonade f, Geschlechtsdrüse f, Keimdrüse f, Keimstock m
gonadal gonadal, Gonaden..., Keimdrüsen..., Geschlechtsdrüsen...

~ **aplasia (dysgenesia)** Gonadendysgenesie f, Gonadendysgenesie-Syndrom n, Gonadenhypoplasie f, Gonadenaplasie f
~ **fold** Gonadenfalte f, Genitalfalte f
~ **hypoplasia** s. ~ aplasia
~ **ridge** Gonadenleiste f, Keimdrüsenleiste f
~ **tumour** Gonadentumor m, Keimdrüsengeschwulst f
~ **vessel** Keimdrüsen[blut]gefäß n
gonadectomy Gonadektomie f, [operative] Keimdrüsenentfernung f
gonadoblastoma Gonadoblastom n *(Geschwulst)*
gonadotherapy Keimdrüsenextraktbehandlung f, Geschlechtshormontherapie f
gonadotrophin Gonadotropin n, keimdrüsenstimulierendes Hormon n
~ **excretion** Gonadotropinausschüttung f, Gonadotropinfreisetzung f; Gonadotropinausscheidung f
gonadotropic gonadotrop, keimdrüsenstimulierend
~ **hormone (substance)** s. gonadotrophin
gonadotropin s. gonadotrophin
gonagra Gonagra n, Gicht f am Knie
gonalgia Gonalgie f, Knieschmerz m
gonarthritis Gonarthritis f, Gonitis f, Kniegelenksentzündung f
gonarthrocace Gonarthrokaze f, Kniegelenkstuberkulose f
gonarthrosis Gonarthrose f, Kniegelenksarthrose f
gonarthrotomy Gonarthrotomie f, [operative] Kniegelenkeröffnung f
gonecyst Samenblase f, Glandula f vesiculosa
gonecystic Samenblasen...
gonecystitis Samenblasenentzündung f
gonecystolith Samenblasenstein m
gonepoiesis Samenbildung f, Samenproduktion f
gonepoietic samenbildend
gongylonemiasis Gongylonemiasis f, Gongylonemainfektion f
gonial Gonion...
~ **angle** Kiefer[gelenk]winkel m
goniocheiloschisis Goniocheiloschisis f, quere Gesichtsspalte f
goniocraniometry Goniokraniometrie f, Schädelwinkelmessung f
goniodysgenesis Goniodysgenese f, Augenkammerwinkelfehlbildung f
goniometer Goniometer n, Winkelmesser m
gonion Gonion n *(anthropologischer Meßpunkt)*
goniophotography Goniofotografie f, Kammerwinkelfotografie f
goniopuncture Goniopunktion f, Augenkammerwinkelstichelung f *(bei Glaukom)*
gonioscope Gonioskop n, Augenkammerwinkelspiegel m
gonioscopic gonioskopisch

gonioscopy

gonioscopy Gonioskopie *f*, Augenkammerwinkelspiegelung *f*
goniosynechia Goniosynechie *f*, Augenkammerwinkelverwachsung *f*
goniotomy Goniotomie *f*, Augenkammerwinkelschnitt *m*
~ **knife** Goniotomiemesser *n*
goniotrabeculotomy Goniotrabekulotomie *f*
goniotrephination s. goniopuncture
gonitis s. gonarthritis
gonoblast Gonoblast *m*, Keimzelle *f*
gonoblennorrhoea Gonoblennorrhoe *f*, Augentripper *m*, Conjunctivitis *f* gonorrhoica
gonocele Gonozele *f*, Samenbruch *m*, Spermatozele *f*
gonochorism Gonochorismus *m*, Geschlechtstrennung *f*, Geschlechtsdifferenzierung *f*
gonococcaemia Gonokokkämie *f*, Gonokokkensepsis *f*, Vorhandensein *n* von Gonokokken im Blut
gonococcal Gonokokken...
~ **antigen** Gonokokkenantigen *n*
~ **arthritis** Gonokokkenarthritis *f*, Reitersches Syndrom *n*, Kniegelenkentzündung *f* bei Gonorrhoe
~ **capsule** Gonokokkenkapsel *f*
~ **complement fixation test** Gonokokken-Komplement-Fixationstest *m*
~ **conjunctivitis** Augentripper *m*, Gonoblennorrhoe *f*, Conjunctivitis *f* gonorrhoica
~ **endocarditis** Gonokokkenendokarditis *f*, Endocarditis *f* gonorrhoica
~ **joint infection** Gonokokkengelenkinfektion *f*
~ **ophthalmia** s. ~ conjunctivitis
~ **salpingitis** Gonokokkensalpingitis *f*, Eileitergonorrhoe *f*, Salpingitis *f* gonorrhoica
~ **urethritis** Gonokokkenurethritis *f*, Harnröhrengonorrhoe *f*, Harnröhrentripper *m*, Urethritis *f* gonorrhoica
~ **vaginitis** Gonokokkenvaginitis *f*, Scheidengonorrhoe *f*, Vaginitis (Vulvovaginitis) *f* gonorrhoica
~ **vesiculitis** Gonokokkenvesikulitis *f*, Samenblasengonorrhoe *f*, Spermatozystitis *f* gonorrhoica
gonococcic s. gonococcal
gonococcide gonokokkentötend
gonococcide [agent] gonokokken[ab]tötendes Mittel *n*
gonococcus Gonococcus *m*, Gonokokke *f*, Gonorrhoeerreger *m*
gonocyte Keimzelle *f*
gonodeviation Gonoreaktion *f*, Gonokokkenantikörper-Komplementbindungsreaktion *f*
gonorrhoea Gonorrhoe *f*, Gonorrhö *f*, GO, Tripper *m* (Infektion durch Neisseria gonorrhoeae)
gonorrhoeal gonorrhoisch, Gonorrhoe..., Tripper...
~ **conjunctivitis** Conjunctivitis *f* gonorrhoica, Gonoblennorrhoe *f*, Augentripper *m*

~ **conjunctivitis of the newborn** Ophthalmia *f* neonatorum, Neugeborenen[gono]blennorrhoe *f*, Neugeborenenaugentripper *m*
~ **endometritis** Endometritis *f* gonorrhoica (specifica), Gonokokkenendometritis *f*, Gebärmuttertripper *m*
~ **ophthalmia** s. ~ conjunctivitis
~ **parakeratosis** Keratosis *f* blennorrhagica
~ **thread** Tripperfaden *m*
gonycampsis Gonyokampsis *f*, Kniegelenks[beuge]verkrümmung *f*, Kniegelenksdeformierung *f*
gonycrotesis Genu *n* valgum, X-Bein *n*
gonyectyposis Genu *n* varum, O-Bein *n*, Säbelbein *n*
gonyoncus Gonyonkus *m*, Knie[gelenks]schwellung *f*
goose-flesh Cutis *f* anserina, Gänsehaut *f*
~-**neck radial [artery]** Gänsegurgelradialarterie *f*
~-**skin** s. goose-flesh
goose's foot Pes *m* anserinus, Gänsefuß *m*
Gordon's reflex (sign) Gordonsches Zehenzeichen *n* (Pyramidenbahnsymptom)
GOT s. glutamic-oxalacetic transaminase
gothic palate gothischer Gaumen *m*, Steilgaumen *m*
gouge Hohlmeißel *m*
Gougerot-Blum disease Gougerot-Blumsche Krankheit *f*, Dermatitis *f* lichenoides purpurea et pigmentosa
~-**[Hower-]Sjögren syndrome** [Gougerot-Hower-]Sjögrensches Syndrom *n*
gout Gicht *f*
~ **diet** Gichtdiät *f*, purinfreie Kost *f*
gouty 1. gichtkrank, gichtig, Gicht...; 2. zur Gicht neigend; 3. Gicht verursachend
~ **arthritis** Gichtarthritis *f*
~ **kidney** Gichtniere *f*
~ **nephropathy** Gichtnephropathie *f*
~ **node** Gichtknoten *m*
~ **pearl** Gichtperle *f*
Gowers' column (fasciculus) Gowerssche Bahn *f*, vordere Kleinhirnseitenstrangbahn *f*, Tractus *m* spinocerebellaris anterior
~ **sign** Gowerssches Zeichen (Tabeszeichen) *n*, paradoxe Pupillenreaktion *f*
~ **tract** s. Gower's column
gown Operationskittel *m*, Kittel *m*
GPT s. glutamic-pyruvic transaminase
Graafian follicle Graafscher Follikel *m*, Folliculus *m* oophorus vesiculosus, Bläschenfollikel *m*
gracilis muscle Musculus *m* gracilis, Schlankmuskel *m*
~ **nucleus** Nucleus *m* gracilis
grade 1 astrocytoma Astrozytom *n*
~ **2 astrocytoma** Astroblastoma *n*
~ **3 astrocytoma** Glioblastoma *n* multiforme
graduate nurse examinierte Krankenschwester *f*, Vollschwester *f*

Graefe's sign Graefesches Zeichen (Augenlidzeichen) n
graft/to transplantieren, Gewebe verpflanzen (überpflanzen, übertragen)
graft 1. Transplantat n, verpflanztes (überpflanztes) Gewebe n; 2. Transplantation f, Gewebeverpflanzung f, Gewebeübertragung f *(Zusammensetzungen s. a. unter transplantation)*
~ **rejection** Transplantatabstoßung f
~-**versus-host disease (reaction)** Transplantatgegen-Empfänger-Reaktion f
grafted hebephrenia Pfropfhebephrenie f
~ **schizophrenia** Pfropfschizophrenie f
Graham-Steel murmur Graham-Steelsches Geräusch n, Pulmonalis-Insuffizienz-Geräusch n bei Mitralstenose
grain itch Getreidemilbeninfestation f, Getreidemilbenausschlag m
~ **itch mite** Getreidemilbe f, Pyemotes (Pediculoides) m ventricosus
gram-negative gramnegativ
~-**positive** grampositiv
~-**stained** gramgefärbt
Gram's stain 1. Gramfärbung f, Bakterienfärbung f nach Gram *(Zustand)*; 2. s. ~ staining method
~ **staining method (technique)** Gramfärbung f, Bakterienfärbeverfahren n nach Gram
grand mal epilepsy großer Epilepsieanfall m, Grand-mal-Epilepsie f
granular granulär, granulös, körnig
~ **cell** Körnerzelle f
~-**cell carcinoma** Körnerzellenkarzinom n
~-**cell cystadenoma** Körnerzellenzystadenom n
~-**cell layer** Körnerzell[en]schicht f, Stratum n granulosum
~-**cell layer of the cerebellum** Stratum n granulosum cerebelli, Kleinhirnkörnerzellenschicht f
~-**cell layer of the epidermis** Stratum n granulosum epidermidis, Hautkörnerzellenschicht f
~-**cell layer of the vesicular ovarian follicle** Stratum n granulosum folliculi ovarici vesiculosi
~-**cell myoblastoma** Granularzellmyoblastom n, granuläres Neurom n, Granularzelltumor m, Schaumzelltumor m, Abrikosow-Tumor m
~-**cell myosarcoma** Körnerzellenmyosarkom n
~-**cell neurofibroma** Körnerzellenneurofibrom n
~-**cell schwannoma** s. ~ -cell myoblastoma
~ **conjunctivitis** Trachom n, Ägyptische Augenkrankheit (Körnerkrankheit) f, Conjunctivitis f granulosa (trachomatosa)
~ **cytoplasm** Körnerzytoplasma n
~ **foveolas** Foveolae fpl granulares
~ **kidney** s. gouty kidney
~ **layer** s. ~ -cell layer
~ **leucocyte** s. granulocyte

~ **lids** s. ~ conjunctivitis
~ **ophthalmia** s. ~ conjunctivitis
~ **tendovaginitis** Sehnenscheidentuberkulose f, Tendovaginitis f granulosa
granulation Granulation f, Körnelung f; Granulationsgewebebildung f
~ **tissue** Granulationsgewebe n
~ **tumour** Granulom n, Granulationsgewebetumor m
granule cell s. granular cell
granuloblast Granuloblast m, Myeloblast m, Knochenmarkkeimzelle f *(Leukozytenvorstufe)*
granulocyte Granulozyt m *(Leukozyt mit Zytoplasmakörnern)*
~ **migration** Granulozytenwanderung f
granulocytic Granulozyten...
~ **differentiation** Granulozytendifferenzierung f
~ **hypoplasia** Granulozytenhypoplasie f
~ **leukaemia** Granulozytenleukämie f
granulocytopenia Granulozytopenie f, Granulozytenmangel m im Blut
granulocytopoiesis Granulo[zyto]poese f, Granulozytenbildung f; Granulozytendifferenzierung f
granulocytopoietic granulozytopoetisch, granulozytenbildend
granuloma Granulom[a] n
~ **of the intestine** Ileitis f regionalis
granulomatosis Granulomatose f, Vorhandensein n mehrerer Granulome
granulomatous granulomatös
~ **angiitis (arteriitis)** Riesenzellenarteriitis f
~ **lymphoma** Lymphogranulomatose f, Morbus m Hodgkin, Hodgkinsche Krankheit f
granulopenia s. granulocytopenia
granulophthisis Granulophthise f, Granulozytenmangel m im Blut *(durch Knochenmarkstörung)*
granulopoiesis s. granulocytopoiesis
granulosa cell Granulosazelle f, [Graafsche] Follikelepithelzelle f
~-**cell carcinoma** Granulosazellkarzinom n
~-**cell tumour** Granulosazelltumor m
~ **membrane** Granulosamembran f, Membrana f granulosa *(Eierstockfollikel)*
graphaesthesia Graphästhesie f
graphanaesthesia Graphanästhesie f
graphology Graphologie f, Handschriftenlehre f
graphomania Graphomanie f, Schreibsucht f, Kritzelsucht f
graphomaniac Graphomaner m, Schreibsüchtiger m
graphophobia Graphophobie f, Schreibangst f, Schreibfurcht f
grasp[ing] reflex Greifreflex m
Gratiolet's optic radiation Gratioletsche Strahlung f, Sehstrahlung f, Radiatio f optica
Graves' disease (ophthalmopathy) Basedowsche Krankheit f, Glotzaugenkrankheit f, Morbus m Basedow

gravid

gravid gravid, schwanger
gravida Gravida f, Schwangere f
gravidism Schwangerschaftssymptome npl, Schwangerschaftssymptomatik f
gravidity Gravidität f, Schwangerschaft f (Zusammensetzungen s. unter gestational, pregnancy)
gravis neonatorum jaundice Icterus m gravis neonatorum, Neugeborenengelbsucht f
gravitation abscess Senkungsabszeß m
Grawitz's tumour Grawitz-Tumor m, hypernephroide Geschwulst f, Hypernephrom n
gray... (Am) s. grey...
great auricular nerve Nervus m auricularis magnus
~ **cardiac vein** große Herzvene f, Vena f cordis magna
~ **cerebral vein** große Gehirnvene f, Vena f cerebri magna [Galeni]
~ **fontanel** Fontanella f anterior
~ **saphenous vein** große Rosenvene f, Vena f saphena magna
~ **toe** Großzehe f, Großzeh m, Halux m, Digitus m I
~ **-toe phenomenon (reflex)** Großzehenreflex m, Großzehenzeichen n
~ **wing of the sphenoid [bone]** großer Keilbeinflügel m, Ala f major ossis sphenoidalis
greater alar cartilage Cartilago f alaris major, großer Nasenflügelknorpel m
~ **arterial circle of the iris** Circulus m arteriosus iridis major
~ **carvernous nerve of the clitoris** Nervus m cavernosus clitoridis major
~ **cavernous nerve of the penis** Nervus m cavernosus penis major
~ **circulation** Körper[blut]kreislauf m, Systemkreislauf m
~ **cornu of the hyoid bone** Cornu n majus ossis hyoidei
~ **curvature of the stomach** Curvatura f ventriculi major, große Magenkurvatur (Magenstraße) f
~ **ischiadic foramen** Foramen n ischiadicum majus
~ **lip** Labium n majus, große Schamlippe f
~ **multangular [bone]** Os n trapezium (multangulum majus), großes Vieleckbein n
~ **occipital nerve** Nervus m occipitalis major
~ **omentum** Omentum n majus, großes Netz n
~ **palatine artery** Arteria f palatina major, große Gaumenarterie f
~ **palatine canal** Canalis m palatinus major
~ **palatine foramen** Foramen n palatinum majus
~ **palatine nerve** Nervus m palatinus major
~ **pancreatic artery** Arteria f pancreatica major
~ **petrosal nerve** Nervus m petrosus major
~ **ring of the iris** Anulus m iridis major
~ **saphenous-venous system** Saphena-magna-System n
~ **sciatic foramen** Foramen n ischiadicum majus

~ **sciatic notch** Incisura f ischiadica major
~ **sphenoidal wing** s. great wing of the sphenoid bone
~ **splanchnic nerve** Nervus m splanchnicus major
~ **superficial petrosal nerve** Nervus m petrosus superficialis major
~ **superficial petrosal neuralgia** Neuralgie f des Nervus petrosus superficialis major
~ **trochanter of the femur** s. ~ tuberosity of the femur
~ **tubercle of the humerus** Tuberculum n majus humeri
~ **tuberosity of the femur** Trochanter m major, großer Rollhügel m
~ **tympanic spine** Spina f tympanica major
~ **vestibular gland** Bartholinische Drüse f, Glandula f vestibularis major
green blindness Grünblindheit f, Deuteranopie f
~ **cancer** Chlorom n, Chlorosarkom n, Chlorolymphom n, Chloromyelom n
~ **sickness** Chlorose f, Bleichsucht f, Chloranämie f, hypochrome mikrozytäre Anämie f (bei Mädchen), Morbus m virgineus
greenstick fracture Grünholzfraktur f
Greig's hypertelorism Greigsches Syndrom n
grenz rays Grenzstrahlen mpl (weiche Röntgenstrahlen)
grey hepatization graue Hepatisation f [der Lunge]
~ **matter** Substantia f grisea, graue Substanz f
~ **matter of the cerebrum** Substantia f grisea cerebri
~ **matter of the hypothalamus** Pars f grisea hypothalami
~ **matter of the spinal cord** Substantia f grisea medullae spinalis
~ **plate** Lamina f cinerea
~ **reticular substance of the medulla oblongata** Substantia f reticularis grisea medullae spinalis
~ **substance** s. ~ matter
~ **syndrome** Gray-Syndrom n, Chlorampheni-kolintoxikation f
gridiron incision Wechselschnitt m
grip s. grippe
gripe Kolik f, Eingeweidekrampf m, Bauchkneifen n
griping Kolik verursachend; Kolik...
grippal grippal, Grippe...
grippe Grippe f, Influenza f (Zusammensetzungen s. unter influenza)
Gritti-Stokes amputation Grittische [Oberschenkel-]Amputation f, osteoplastische Oberschenkelamputation f, Amputatio f femoris supracondylica osteoplastica
Grocco's triangle Grocco-Rauchfußsches Dreieck n, Paravertebraldreieck n
grocer's itch Wohnungsmilbenbefall m, Infestation f mit Glyciphagus domesticus

gynaecography

Groenblad-Strandberg syndrome Groenblad-Strandbergsches Syndrom *n*, Pseudoxanthoma *n* elasticum mit Augenhintergrundstreifen
groin Leiste *f*, Inguen *n*, Leistengegend *f*, Inguinalregion *f*, Regio *f* inguinalis *(Zusammensetzungen s. a. unter* inguinal*)*
~ **hernia** Leistenbruch *m*, Hernia *f* inguinalis
groove Furche *f*, Rinne *f*, Sulcus *m*, Sulkus *m*
grooved director 1. Durarinne *f*; 2. Hohlsonde *f*
gross anatomy makroskopische Anatomie *f*
ground bundles Fasciculi *mpl* proprii medullae spinalis
~ **substance** Grundsubstanz *f*
group A beta haemolytic streptococcus β-hämolysierender Streptokokkus *m* der Gruppe A
~ **agglutination** Gruppenagglutination *f (Serologie)*
~ **agglutinin** Gruppenagglutinin *n (Serologie)*
~ **analysis** Gruppenanalyse *f*
~ **O Rh-negative blood** Od-Blut *n*, O rh[-negatives] Blut *n*
~ **O Rh-positive blood** OD-Blut *n*, O Rh[-positives] Blut *n*
~ **psychotherapy** Gruppen[psycho]therapie *f*
~**-specific** [blut]gruppenspezifisch
grouping of blood Blutgruppenbestimmung *f*
grow blind/to erblinden, blind werden
growth 1. Wachstum *n*, Wachsen *n*; Entwicklung *f*; Vergrößerung *f*; 2. Tumor *m*, Geschwulst *f*, Neoplasma *n*
~ **cartilage** Wachstumsfuge *f*, Epiphysenfuge *f*, Epiphysenknorpel *m*
~ **disturbance** Wachstumsstörung *f*
~ **hormone** Wachstumshormon *n*, Somatotropin *n*, somatotropes Hormon *n*, STH
~ **onset diabetes** juveniler Diabetes *m*
~**-promoting** wachstumsfördernd
~ **quotient** Wachstumsquotient *m*
grutum Milium *n*, Hautgrieß *m*, Milie *f*
gryposis Gryposis *f*, Zehennagelverkrümmung *f*, Nagelkrümmung *f*
guanidine Guanidin *n*, Iminoharnstoff *m*, Aminomethanamidin *n*
guanine Guanin *n (Bestandteil der Nukleinsäure)*
guanosine Guanosin *n (Nukleosid, Baustein der Nukleoproteide)*
Guarnieri bodies Guarnierische Körperchen (Einschlußkörperchen) *npl (bei Pockenvirusinfektion)*
gubernacular Gubernakulum..., Leitband...
~ **cord** Gubernaculum *n* testis, Hodenleitband *n*
gubernaculum Gubernakulum *n*, Leitband *n*
Guerreiro-Machado complement fixation test Guerreiro-Machado-Komplement-Fixationstest *m (bei Chagaskrankheit)*
guide pin Führungsspieß *m (z. B. bei Knochennagelung)*
~ **wire** Führungsdraht *m*

guiding catheter Führungskatheter *m*
~ **probe** Führungs[hohl]sonde *f*
Guillain-Barré syndrome s. Landry-Guillain-Barré syndrome
guinea worm infection Drakontiasis *f*, Drakunkulose *f*, Guineawurminfestation *f*, Medinawurminfektion *f*, Dracunculus-medinensis-Befall *m*
gullet Ösophagus *m*, Speiseröhre *f*, Schlund *m* *(Zusammensetzungen s. unter* oesophageal*)*
Gull's disease Gullsche Krankheit *f*, Myxödem *n (bei Schilddrüsenunterfunktion)*
gum Gingiva *f*, Zahnfleisch *n (Zusammensetzungen s. unter* gingival*)*
gumboil Parulis *f*, Zahnfleischabszeß *m*, Zahngeschwür *n*
gumma Gumma *n*, Gummiknoten *m*, tertiäres Syphilom *n*
gummatous gummös, Gumma...
~ **periostitis** Knochenframbösie *f*
gun-barrel vision Röhrensehen *n*
Gunn's phenomenon Gunnsches Kreuzungsphänomen *n*
gunshot wound Schußwunde *f*
gunstock deformity Cubitus *m* varus
gustation 1. Geschmackssinn *m*, Geschmack *m*; 2. Schmecken *n*
gustatory gustatorisch, Geschmack[s]...; Geschmacksinns...
~ **acuity** Geschmack[sinnes]schärfe *f*
~ **bud (bulb)** Geschmacksknospe *f*, Caliculus *m* gustatorius
~ **centre** Geschmackzentrum *n*
~ **fit** gustatorischer Epilepsieanfall *m*
~ **nerve** Geschmacksnerv *m*
~ **organ** Geschmacksorgan *n*, Organum *n* gustus
~ **papilla** Geschmackspapille *f*
~ **pore** Geschmacksporus *m*, Porus *m* gustatorius
~ **receptor** Geschmacksrezeptor *m*
~ **region** Geschmacksregion *f*
~ **seizure** s. ~ fit
gut 1. Darm *m*, Darmkanal *m*, Eingeweide *n* *(Zusammensetzungen s. a. unter* intestinal*)*; 2. Katgut *n (Nahtmaterial)*
~ **decontamination** Darmdekontamination *f*, Darmentkeimung *f*
gutta Gutta *f*, Tropfen *m*
~**-percha** Guttapercha *f (n) (z. B. provisorische Zahnfüllungen)*
gutter Impression *f*, Vertiefung *f*, Eindellung *f*
~ **fracture** Impressionsfraktur *f*
guttiform tropfenförmig
guttural guttural, Kehl[e]...
gymnastic gymnastisch, Gymnastik...
gymnastics Gymnastik *f*, Leibesübung *f*, Freiübungen *fpl*
gynaecography Gynäkographie *f*, Röntgen[kontrast]darstellung *f* der weiblichen Beckenorgane

gynaecologic[al]

gynaecologic[al] gynäkologisch
gynaecologist Gynäkologe *m*, Frauenarzt *m*, Facharzt *m* für Frauenheilkunde [und Geburtshilfe]
gynaecology Gynäkologie *f*, Frauenheilkunde *f*
gynaecomania Satyriasis *f (gesteigerter Geschlechtsdrang beim Mann)*
gynaecomastia Gynäkomastie *f*, Brustentwicklung *f* bei Männern
~-aspermatogenesis syndrome Klinefelter-[Reifenstein-Albright-]Syndrom *n*, Gynäkomastie-Aspermiogenese-Syndrom *n (Insuffizienz der Hodenkanälchen)*
gynaecopathy Frauenkrankheit *f*, Frauenleiden *n*
gynae[co]phobia Gynäkophobie *f (Scheu vor dem weiblichen Geschlecht)*
gynandrism [syndrome] *s.* adipose gynandrism
gynandroblastoma Gynandroblastom *n (Eierstockgeschwulst)*
gynandroid gynandroid, zwittrig
gynandroid Gynandroider *m*, Zwitter *m*
gynandromorphy Gynandromorphismus *m*, Zwitterzustand *m*
gynandry 1. Gynandrie *f*, weiblicher Pseudohermaphroditismus *m*, Pseudohermaphroditismus *m* femininus, weibliches Scheinzwittertum *n*; 2. Effemination *f*, Verweiblichung *f*
gynatresia Gynatresie *f (angeborener Verschluß der weiblichen Genitalorgane)*
gyniatrics *s.* gynaecology
gynism syndrome *s.* adipose gynism
gynogenesis Gynogenese *f (Entwicklung ohne väterlichen Kernanteil)*
gynoplasty Gynäkoplastik *f (plastische Operation am weiblichen Genitale)*
gyral Gyrus..., Hirnwindungs...; Windungs...
gyrate kreisförmig; gewunden, gekrümmt
~ psoriasis Psoriasis *f* gyrata, girlandenförmige Psoriasis (Schuppenflechte) *f*
gyrectomy Gyrektomie *f*, Gyrusexzision *f*, operative Hirnwindungsentfernung *f*
gyrospasm Spasmus *m* nutans, Nickkrampf *m*
gyrus Gyrus *m*, Gehirnwindung *f*, Hirnwindung *f*

H

H chain disease *s.* heavy chain disease von Bakteriengeißeln)
H agglutinin H-Agglutinin *n*
H antigen H-Antigen *n*, Flagellenantigen *n (thermolabiles Antigen geißeltragender Bakterien)*
H chain *s.* heavy immunoglobulin chain
H chain disease *s.* heavy chain disease
Haab's reflex Haabscher Reflex (Hirnrindenreflex) *m*
habena Habena *f*, Zügel *m*
habenula Habenula *f*, Zügelchen *n*

habenular commissure Commissura *f* habenularum
~ nucleus Nucleus *m* habenulae
~ trigone Trigonum *n* habenulae
habenulopeduncular tract Fasciculus *m* retroflexus, Meynertsches Bündel *n*
habit 1. Gewohnheit *f*; Sucht *f*; 2. *s.* habitus
habitual habituell, gewohnheitsmäßig
~ abortion habituelle Fehlgeburt *f*, Abortus *m* habitualis; krankhafte Fehlgeburtsneigung *f*
~ dislocation habituelle Luxation *f*, gewohnheitsmäßige (sich häufig wiederholende) Gelenkverrenkung *f*
habituation Gewöhnung *f*; Pharmakatoleranz *f*, Gifttoleranz *f*
habitus Habitus *m*, Konstitution *f*, Körperbeschaffenheit *f*, äußere Erscheinung *f*
hachement *s.* hacking
hacking Klopfmassage *f*; Massage *f*
haem Häm *n*, Protohäm *n*, Eisen(II)-protoporphyrin *n*, Ferrohäm *n*, Ferroprotoporphyrin *n*
~ pigment Hämpigment *n*
haemabsorption virus Hämabsorptionsvirus *n*, HA-Virus *n*
haemachromatosis Hämachromatose *f*, Hämochromatose *f*, Bronzediabetes *m*
haemachromatotic Hämachromatose..., Hämochromatose..., Bronzediabetes...
haemachrome Hämachrom *n*, Blutfarbstoff *m*
haemacytometer Hämozytometer *n*, Blut[körperchen]zählkammer *f*
haemacytometry Hämozytometrie *f*, Blutkörperchenzählung *f*
haemacytopoiesis *s.* haemopoiesis
haemagglutination Hämagglutination *f*, Erythrozytenverklumpung *f*, Blutkörperchenzusammenballung *f*
~ inhibition Hämagglutinationshemmung *f*
~-inhibition antibody Hämagglutinationshemmungsantikörper *m*
~-inhibition test Hämagglutinationshemmungstest *m*
~ test Hämagglutinationstest *m*
haemagglutinative agglutinierend, Agglutination bewirkend
haemagglutinin Hämagglutinin *n*, erythrozytenverklumpender Stoff *m*
haemagogic, haemagogue blutungsfördernd
haemagogue [agent] blutungsförderndes Mittel *n*
haemal Häm..., Blut...
haemalum Hämalaun *m (Zellkernfarbstoff)*
haemanalysis Hämoanalyse *f*, Blutanalyse *f*
haemanalytic hämoanalytisch, blutanalytisch
haemangiectasia Hämangi[o]ektasie *f*, Blutgefäßerweiterung *f*
haemangiectatic hämangi[o]ektatisch, blutgefäßerweitert; blutgefäßerweiternd
haemangioameloblastoma Hämangioameloblastom *n*
haemangioblastoma Hämangioblastom *n*, Hämangiom *n*, Blutgefäßgeschwulst *f*

haematorrhoea

haemangioblastomatosis Hämangioblastomatose f, Vorhandensein n mehrerer Hämangioblastome
haemangioelastomyxoma Hämangioelastomyxom n
haemangioendothelioma Hämangioendotheliom n *(bösartige Blutgefäßgeschwulst)*
haemangioendotheliosarcoma Hämangioendotheliosarkom n
haemangiolipoma Hämangiolipom n
haemangioma Hämangiom n, Angiom n, Blutgefäßgeschwulst f
haemangiomatosis Hämangiomatose f, Vorhandensein n vieler Hämangiome
haemangiomatous hämangiomatös, Hämangiomatose...
haemangiomyolipoma Hämangiomyolipom n
haemangiopericytoma Hämangioperizytom n
haemangiosarcoma Hämangiosarkom n
haemapoiesis s. haemopoiesis
haemarthrosis Hämarthros m, Gelenk[ein]blutung f; Gelenkbluterguß m
haemarthrotic hämarthrotisch
haematemesis Hämatemesis f, Bluterbrechen n, Vomitus m cruentes
haematherapy s. haemotherapy
haemathidrosis Hämat[h]idrosis f, Blutschwitzen n
haematic 1. blutig; 2. bluthaltig, Blut enthaltend, blutgefüllt; 3. s. haematinic 2.
~ **encephalic barrier** Blut-Hirn-Schranke f, Blut-Liquor-Schranke f
haematimeter s. haemacytometer
haematin Hämatin n, Eisen(III)-protoporphyrinhydroxid n
haematinaemia Hämatinämie f, Vorhandensein n von Hämatin im Blut
haematinic 1. Hämatin...; 2. blutbildend
haematinic [agent] blutbildendes Mittel n
haematinometer s. haemoglobinometer
haematinuria Hämatinurie f, Hämatinausscheidung f im Urin
haematischesis Hämostase f, Blutungsstillstand m
haemato... s. a. haemo...
haematoaerometer Hämatoaerometer n, Blutgasanalysator m
haematocele Hämatozele f, Blutbruch m
haematochylocele Hämatochylozele f, Blut- und Chylusansammlung f
haematochyluria Hämatochylurie f, Blut- und Chylusausscheidung f im Urin
haematocolpometra Hämatokolpometra f, Blutansammlung f im Uterus und in der Scheide
haematocolpometrasalpinx Hämatokolpometrasalpinx f, Blutansammlung f im Uterus, in der Scheide und im Eileiter
haematocolpos Hämatokolpos m, Blutansammlung f in der Scheide
~-**like** hämatokolposartig
haematocrit 1. Hämatokrit m *(Instrument)*; 2. s. ~ reading

~ **measurement** Hämatokritbestimmung f
~ **reading (value)** Hämatokrit[wert] m *(Verhältnis zwischen Erythrozyten- und Plasmavolumen)*
haematocyst Hämatozyste f, Blutzyste f
haematocytometry s. haemacytometry
haematodyscrasia Hämatodyskrasie f, Blutkrankheit f
haematoencephalic barrier s. haematic encephalic barrier
haematogenesis Hämatogenese f, Blutbildung f
haematogenic hämatogen, blutbildend, Blut...; Blutungs...
~ **shock** Blutungsschock m; Blutvolumenmangelschock m
haematogenous hämatogen, blutbildend, Blut...
~ **spread** hämatogene Ausbreitung (Aussaat, Verbreitung, Streuung) f
haematogone s. haemocytoblast
haematoid blutartig, Blut...
haematoidin Hämatoidin n *(Hämoglobinbestandteil)*
haematologic hämatologisch
~ **pathology** Häm[at]opathologie f, Blutkrankheitslehre f
haematologist Hämatologe m, Blutspezialist m
haematology Hämatologie f, Blutlehre f
haematolymphuria Hämatolymphurie f, Blut- und Lymphausscheidung f im Urin
haematoma Hämatom n, Bluterguß m
~ **mole** Hämatommole f, Blutmole f
haematometra Häm[at]ometra f, Uterushämatom n, Gebärmutter[ein]blutung f, Blutansammlung f in der Gebärmutter
haematometrium s. haematometra
haematomole Hämatommole f, Blutmole f
haematomyelia Hämatomyelie f, Rückenmark[ein]blutung f
haematomyelitis Hämatomyelitis f, Rückenmarkentzündung f mit Einblutung
haematoperitoneum Häm[at]operitoneum n, Hämaskos m, Bauchhöhlenbluterguß m
haematophilia Häm[at]ophilie f, Blutungsneigung f
haematopoiesis s. haemopoiesis
haematoporphyria Hämatoporphyrie f, Porphyrie f *(angeborene Stoffwechselkrankheit)*
haematoporphyrin Hämatoporphyrin n *(Blutfarbstoff)*
~ **derivative** Hämatoporphyrinderivat n
haematoporphyrinaemia Hämatoporphyrinämie f, Vorhandensein n von Hämatoporphyrin im Blut
haematoporphyrinuria Hämatoporphyrinurie f, Porphyrinurie f, Porphyrinausscheidung f im Urin
haematorrhachis Hämatorrhachis f, Rückenmarkhaut[ein]blutung f
haematorrhoea Hämatorrhoe f, Blutsturz m, starke Blutung f

haematoscope

haematoscope Hämatoskop *n (Instrument zur Blutuntersuchung)*
haematose blutgefüllt, blutig
haematosis 1. Hämatose *f*, Blutbildung *f*; 2. Blutoxygenation *f*, O_2-Anreicherung *f* des Blutes
haematospectroscope Hämatospektroskop *n*
haematospectroscopic hämatospektroskopisch
haematospectroscopy Hämatospektroskopie *f*
haematospermatocele Hämatospermatozele *f*, blutenthaltender Samenstrangbruch *m*
haematotoxicosis Häm[at]otoxikose *f (Schädigung des Blutbildungssystems durch Giftstoffe)*
haematoxylin Hämatoxylin *n (Farbstoff)*
~-eosin stain Hämatoxylin-Eosin-Färbung *f*
haematozoon Hämatozoon *n*, Blutparasit *m*, Blutschmarotzer *m*
haematuria Hämaturie *f*, Blutharnen *n*; blutiger Harn *m*
haemazoin Hämazoin *n (Malariapigment)*
haemic Blut...
~ distomiasis *s.* schistosomiasis
~ murmur Blutströmungsgeräusch *n*
haemidrosis *s.* haemathidrosis
haemin Hämin *n*, Protohämin *n*, Eisen(III)-protoporphyrinchlorid *n*
~ crystals Hämikristalle *mpl*, Teichmannsche Kristalle *mpl*
haemo... *s. a.* haemato...
haemoagglutination *s.* haemagglutination
haemoalkalimeter Hämoalkalimeter *n*, Blutalkalimeßgerät *n*
haemoalkalimetry Hämoalkalimetrie *f*, Blutalkalimessung *f*
haemobilia Hämobilie *f*
haemobilirubin Hämobilirubin *n*
haemoblast 1. Häm[at]oblast *m*, Proerythroblast *m*; 2. Hämatoblast *m*, Blutplättchen *n*, Thrombozyt *m*
haemoblastic leukaemia Hämo[zyto]blastenleukämie *f*, Stammzellenleukämie *f*, Blutstammzellenleukämie *f*
haemoblastosis Hämoblastose *f (Proliferation des blutbildenden Gewebes)*
haemochezia Hämochezia *f*, Blutstuhl *m*
haemocholecyst Hämatocholezystis *f*, Blutansammlung *f* in der Gallenblase
haemochorial hämochorial
haemochromatosis Hämochromatose *f (Eisenstoffwechselstörung mit Eisenablagerung in den Organen)*
haemochromatotic Hämochromatose...
haemochrome Hämochrom *n*, Blutfarbstoff *m*
haemochromogen Hämochromogen *n (Blutfarbstoffabbauprodukt)*
haemochromometer *s.* haemoglobinometer
haemocidal blutzellenzerstörend; blutzerstörend
haemoclasis Hämoklasie *f*, Erythrozytenzerstörung *f*, Erythrozytenzerplatzen *n*
haemoclastic hämoklastisch, erythrozytenzerstörend

haemocoagulation Hämokoagulation *f*, Blutgerinnung *f*
haemoconcentration Hämokonzentration *f*, Bluteindickung *f*
haemoconia Hämokonie *f*, Blutstäubchen *n*
haemoconiosis Hämokoniose *f*, Hämokonienhäufung *f* im Blut
haemocuprein Hämokuprein *n*, Erythrozytenkupferproteid *n*
haemocyte Hämozyt *m*, Blutzelle *f*, Blutkörperchen *n*
haemocytoblast Hämozytoblast *m (Blutstammzelle)*
haemocytoblastic hämozytoblastisch, blutzellenbildend
~ leukaemia *s.* haemoblastic leukaemia
haemocytoblastoma Hämazytoblastom *n*
haemocytogenesis Hämozytogenese *f*, Hämozytopoese *f*, Blut[zellen]bildung *f*
haemocytolysis Hämozytolyse *f*, Blutkörperchenauflösung *f*, Hämolyse *f*
haemocytometry *s.* haemacytometry
haemocytopoiesis *s.* haemocytogenesis
haemocytozoon Hämozytozoon *n*, Erythrozytenparasit *m*
haemodiagnosis Hämodiagnose *f*, Blutdiagnose *f*
haemodialysis Hämodialyse *f*, Blutdialyse *f*, Dialyse *f*
~ patient Hämodialysepatient *m*, Dialysepatient *m*
haemodialyze/to dialysieren, eine Hämodialyse (Dialyse) durchführen
haemodialyzer Dialysegerät *n*, Dialysierapparat *m*
haemodiastase Blutdiastase *f*, Serumamylase *f*
haemodilution Hämodilution *f*, Blutverdünnung *f*
haemodromograph Hämodromograph *m*, Blutflußschreiber *m*
haemodromometer Hämodromometer *n*, Blutflußmeßgerät *n*
haemodromometry Hämodromometrie *f*, Blutflußmessung *f*
haemodynamic hämodynamisch, Blutströmungs...
haemodynamics Hämodynamik *f*, Blutströmungslehre *f*
haemodynamometer Hämodynamometer *n*, Blutdruckmeßgerät *n*, Blutdruckmesser *m*
haemodynamometry Hämodynamometrie *f*, Blutdruckmessung *f*
haemoendothelial hämoendothelial
haemoflagellates Hämoflagellaten *mpl (Trypanosomen und Leishmanien)*
haemofuscin Hämofuszin *n (Hämatinabbauprodukt)*
haemogenesis *s.* haematogenesis
haemoglobin Hämoglobin *n*, Hb, Eisen(II)-hämoglobin *n (roter Blutfarbstoff)*
~ A Hämoglobin A *n*, HbA
~ C Hämoglobin C *n*, HbC

~ **concentration** Hämoglobinkonzentration *f*
~ **content** *s*. ~ level
~ **E** Hämoglobin E *n*, HbE
~ **electrophoresis** Hämoglobinelektrophorese *f*
~ **F** Hämoglobin F *n*, HbF, fötales Hämoglobin *n*, Fötalhämoglobin *n*
~ **H** Hämoglobin H *n*, HbH *(bei Thalassämie)*
~ **level** Hämoglobingehalt *m*, Hämoglobinspiegel *m*, Hämoglobin *n*
~ **M** Hämoglobin M *n*, HbM *(bei Methämoglobinämie)*
~ **S[C]** Hämoglobin S *n*, HbS, Sichelzellenhämoglobin *n*
haemoglobinaemia Hämoglobinämie *f*, Vorhandensein *n* von Hämoglobin im Plasma
haemoglobiniferous hämoglobintragend, hämoglobintransportierend; hämoglobinliefernd
haemoglobinogenous hämoglobinbildend, hämoglobinproduzierend
haemoglobinolysis Hämoglobinolyse *f*, Hämoglobinauflösung *f*, Hämoglobin[auf]spaltung *f*
haemoglobinometer Hämoglobinometer *n*, Hämochromometer *n*, Blutfarbstoff[gehalt]-messer *m*
haemoglobinometric hämoglobinometrisch, blutfarbstoffmessend, blutfarbstoffbestimmend
haemoglobinometry Hämoglobinometrie *f*, Blutfarbstoffmessung *f*
haemoglobinopathy Hämoglobinopathie *f*, Hämoglobinkrankheit *f*
haemoglobinous hämoglobinhaltig, hämoglobinenthaltend
haemoglobinuria Hämoglobinurie *f*, Hämoglobinausscheidung *f* im Urin
haemoglobinuric hämoglobinurisch, Hämoglobinurie...
~ **fever** Schwarzwasserfieber *n*
~ **nephrosis** hämoglobinurische Nephrose *f*
haemogram Hämogramm *n*, Blutbild *n*
haemohistioblast Hämohistioblast *m*, Ferrata-Zelle *f*
haemohydrosalpinx Hämohydrosalpinx *f*, Ansammlung *f* von blutiger Flüssigkeit im Eileiter
haemolith Hämolith *m*, Blutkonkrement *n*, Blutstein *m*
haemolymph Hämolymphe *f*, Blutlymphe *f*
~ **node** Hämolymphknoten *m*, Blutlymphknoten *m*
haemolymphangioma Hämolymphangiom *n* (Geschwulst aus Blut- und Lymphgefäßen)
haemolysate Hämolysat *n*
haemolysin Hämolysin *n* (Blutkörperchenzerfall bewirkender Serumkörper)
haemolysis Hämolyse *f*, Hämoglobinaustritt *m* aus den Erythrozyten; Blutkörperchenauflösung *f*, Erythrozytenzerfall *m*
haemolytic hämolytisch, blutauflösend

~ **activity** Hämolyseaktivität *f*, hämolytische Aktivität *f*
~ **anaemia** Hämolyseanämie *f*, hämolytische Anämie *f*
~ **anaemia of pregnancy** Schwangerschaftsmegaloblastenanämie *f*
~ **disease of the newborn** Erythroblastosis *f* fetalis (neonatorum), Neugeborenenerythroblastose *f*
~ **glaucoma** Hämoseglaukom *n*
~ **index** Hämolyseindex *m*
~ **jaundice** 1. hämolytischer Ikterus *m*, Hämolysegelbsucht *f*; 2. *s.* ~ splenomegaly
~ **splenomegaly** Sphärozytenanämie *f*, Kugelzellenanämie *f*, hereditäre Sphärozytose *f*, familiärer hämolytischer Ikterus *m*
~ **streptococcus** Streptococcus *m* haemolyticus (epidemicus)
~ **uraemia syndrome** hämolytisches Urämiesyndrom *n*
haemolyzation Hämolysierung *f*, Hämolyseauslösung *f*
haemolyze/to hämolysieren, Hämolyse bewirken
haemomanometer Hämomanometer *n*, Blutdruckmeßgerät *n*, Blutdruckmesser *m*
haemomediastinum Hämomediastinum *n*, Mediastinumbluterguß *m*, Blutansammlung *f* im Mittelfellraum
haemometry *s.* 1. haemoglobinometry; 2. haemacytometry; 3. haemodynamometry
haemomyelogram Hämomyelogramm *n*, Knochenmarkdifferentialblutbild *n*, Knochenmarkdifferenzierung *f*
haemopathology Häm[at]opathologie *f*, Blutkrankheitslehre *f*
haemopathy Hämopathie *f*, Blutkrankheit *f*, Blutleiden *n*
haemoperfusion Hämoperfusion *f*
~ **cartridge** Hämoperfusionspatrone *f*, Hämoperfusionskapsel *f*
~ **treatment** Hämoperfusionsbehandlung *f*
haemopericardium 1. Häm[at]operikard *n*, Herzbeutelbluterguß *m*; 2. Herzbeuteltamponade *f*
haemoperitoneum Hämoperitoneum *n*, Hämaskos *m*, Bauchhöhlenbluterguß *m*
haemophage Hämophage *m*, Erythrozytenfreßzelle *f*
haemophagia Hämophagie *f*, Erythrozytenphagozytose *f*
haemophagic erythrozytenzerstörend, häm[at]ophagisch; blutsaugend
haemophagous *s.* haemophagic
haemophilia Hämophilie *f*, Bluterkrankheit *f*
~ **A** Hämophilie A *f*, Blutgerinnungsfaktor-VIII-Mangel *m*
~ **B** Hämophilie B *f*, Blutgerinnungsfaktor-IX-Mangel *m*, Christmas-Faktormangel *m*
~ **C** Hämophilie C *f*, Blutgerinnungsfaktor-XI-Mangel *m*
haemophiliac Hämophiler *m*, Bluter *m*

haemophilic

haemophilic hämophil
~ **factor A (VIII)** antihämophiles Globulin A n, AHG, Blutgerinnungsfaktor VIII m
~ **factor B (IX)** antihämophiles Globulin B n, Blutgerinnungsfaktor IX m, Plasma-Thromboplastin-Komponente f, PTC, Christmas-Faktor m
~ **factor C (XI)** Blutgerinnungsfaktor XI m, Plasma-Thromboplastin-Antezedent n, PTA
haemophobia Hämophobie f, Blutabscheu m, Blutekel m
haemophthalmia Hämophthalmie f, Glaskörper[ein]blutung f
haemophthalmitis Hämophthalmitis f
haemophthalmos Hämophthalmos m, Hämophthalmus m, Blutauge n
haemophthisis Hämophthise f, Anämie f, Blutarmut f
haemoplastic hämoplastisch, blutbildend
haemopleura s. haemothorax
haemopneumothorax Hämopneumothorax m, Blut- und Luftansammlung f im Pleuraspalt
haemopoiesis Hämatopoese f, Blutbildung f
haemopoietic häm[at]opoetisch, blutbildend
~ **marrow** hämopoetisches Knochenmark n, Blutbildungs[knochen]mark n
~ **stem cell** Blut[bildungs]stammzelle f
~ **system** Blutbildungssystem n
~ **system disease** hämopoetische Systemkrankheit f, Blutbildungssystemkrankheit f
~ **tissue** Blutbildungsgewebe n
haemopoietin 1. Hämopoetin n (Blutbildungswirkstoff); 2. s. intrinsic factor
haemoprecipitin Häm[at]opräzipitin n, Blutpräzipitin n
haemoprotozoon Hämoprotozoon n
haemoptysis Hämoptysis f, Hämoptoe f, Blutspucken n, Bluthusten n
haemorrhage/to bluten
haemorrhage Hämorrhagie f, Blutung f, Blutausfluß m
haemorrhagic hämorrhagisch, Blutungs...
~ **abscess** hämorrhagischer Abszeß m, Blutungsabszeß m
~ **anaemia** hämorrhagische Anämie f, Blutungsanämie f
~ **diathesis** Blutungsneigung f, Blutungsbereitschaft f, hämorrhagische Diathese f
~ **disease** Bluterkrankheit f, Blutungsleiden n
~ **disease of newborn** Morbus m haemorrhagicus (maculosus) neonatorum
~ **encephalitis** hämorrhagische Enzephalitis f, Encephalitis f haemorrhagica
~ **fever** epidemisches hämorrhagisches Fieber n
~ **infarct** hämorrhagischer (roter) Infarkt m, Blutungsinfarkt m
~ **internal pachymeningitis** chronisches subdurales Hämatom n, Pachymeningitis f haemorrhagica interna
~ **measles** hämorrhagische (schwarze) Masern pl

~ **nephroso-nephritis** s. ~ fever
~ **osteomyelitis** Osteitis f fibrosa cystica
~ **pachymeningitis** s. ~ internal pachymeningitis
~ **pericarditis** hämorrhagische Perikarditis f, Pericarditis f haemorrhagica
~ **pian** Verruga f peruana
~ **polioencephalitis** hämorrhagische Polioenzephalitis f, Polioencephalitis f haemorrhagica, Entzündung f der grauen Hirnsubstanz mit Blutung
~ **poliomyelitis** hämorrhagische Poliomyelitis f, Poliomyelitis f haemorrhagica
~ **purpura** hämorrhagische (idiopathische thrombozytopenische) Purpura f
~ **salpingitis** s. haemosalpinx
~ **shock** Blutungsschock m, hämorrhagischer Schock m
~ **tendency** s. ~ diathesis
~ **thrombocythaemia** hämorrhagische Thrombozythämie f
~ **urticaria** hämorrhagische Urtikaria f, Urticaria f haemorrhagica
haemorrhagin Hämorrhagin n (Endothelgift)
haemorrheological hämorrheologisch
haemorrheology Hämorrheologie f, Blutströmungslehre f
haemorrhoid Hämorrhoide f, Hämorrhoidenknoten m
haemorrhoidal hämorrhoidal, Hämorrhoiden...
~ **forceps** Hämorrhoiden[faß]zange f, Hämorrhoidenklemme f
~ **ligator** Hämorrhoidenligator m, Hämorrhoidenunterbindungsinstrument n
~ **plexus** Hämorrhoidalplexus m, Plexus m haemorrhoidalis (venosus rectalis)
~ **prolapse** Hämorrhoidenprolaps m, Hämorrhoidenvorfall m; prolabierte (vorgefallene) Hämorrhoiden fpl
~ **ring** s. ~ zone
~ **thrombosis** Hämorrhoidalthrombose f
~ **zone** Hämorrhoidenring m, Zona f haemorrhoidalis
haemorrhoidectomy Hämorrhoidektomie f, [operative] Hämorrhoidenentfernung f
haemosalpinx Hämatosalpinx f, Salpingitis f haemorrhagica, Eileiter[ein]blutung f, Tubenhämatom n
haemosiderin Hämosiderin n (Hämoglobinabbauprodukt)
haemosiderinuria Hämosiderinurie f, Hämosiderinausscheidung f im Urin
haemosiderosis Hämosiderose f, Hämosiderinablagerung f im Gewebe
haemosiderotic hämosiderotisch, Hämosiderin...
~ **glaucoma** hämosiderotisches Glaukom n, Hämosideringlaukom n
haemospermia Häm[at]ospermie f, blutiges Ejakulat n
haemostasis 1. Hämostase f, Blutstillung f; 2. Blutstau m, Blutstauung f

haemostat Gefäßklemme *f*, Arterienklemme *f*; Elektrokoagulator *m*
haemostatic blutstillend, hämostatisch, hämostyptisch, antihämorrhagisch
haemostatic [agent] Hämostatikum *n*, Hämostyptikum *n*, Antihämorrhagikum *n*, blutstillendes Mittel *n*
~ **catheter** Tamponadekatheter *m*
~ **chisel** Blutstillungsmeißel *m*
~ **forceps** Arterienklemme *f*, Gefäßklemme *f*
haemostyptic *s*. haemostatic
haemotachometer Hämotachometer *n*, Blutfluß[raten]meßgerät *n*
haemotachometry Hämotachometrie *f*, Blutflußmessung *f*
haemotherapy Hämotherapie *f*, Bluttherapie *f*
haemothorax Häm[at]othorax *m*, Blutbrust *f*, Bluterguß *m* im Pleuraraum
haemotoxic häm[at]otoxisch, bluttoxisch, blutgiftig
haemotoxicity Hämotoxizität *f*, Blutgiftigkeit *f*
haemotoxin Hämotoxin *n*, Blutgift *n*
haemotropic hämotrop, blutbevorzugend, blutliebend *(z. B. Parasiten)*
haemotympanum Häm[at]otympanum *n*, Trommelfell[ein]blutung *f*, Blutansammlung *f* in der Paukenhöhle
haff disease Haffkrankheit *f*
Hageman factor Hageman-Faktor *m*, Blutgerinnungsfaktor XII *m*, Oberflächenfaktor *m*
hahnemannism Homöopathie *f*
hair Haar *n*, Crinis *m*; Kopfhaar *n*
~ **ball** Trichobezoar *m*, Haarknäuel *n*, Haargeschwulst *f (im Magen)*
~ **bulb** Haarbulbus *m*, Bulbus *m* pili, Haarzwiebel *f*
~ **canal** Haar[wurzel]kanal *m*
~ **cell** Haarzelle *f*
~ **colour** Haarfarbe *f*
~ **follicle** Haarfollikel *m*, Haarbalg *m*
~ **follicle mite** Demodex *m* folliculorum
~ **gland** Haartalgdrüse *f*, Glandula *f* sebacea
~ **papilla** Haarpapille *f*, Papilla *f* pili
~ **root** Haarwurzel *f*, Radix *f* pili
~ **shaft** Haarschaft *m*, Scapus *m* pili
~ **tongue** Haarzunge *f*, Lingua *f* villosa, Trichoglossie *f*
~ **transplantation** Haartransplantation *f*
~ **whorls** Haarwirbel *mpl*, Vortices *mpl* pilorum
hairache Haarwurzelschmerz *m*
hairdresser's dermatitis Frisör[kontakt]dermatitis *f*
hairy heart Zottenherz *n*, Cor *n* villosum
~ **naevus** Haarnävus *m*, Naevus *m* pilosus
~ **tongue** *s*. hair tongue
Halberstaedter bodies Halberstädter-Prowazeksche Körperchen *npl (im Zytoplasma fixiertes Trachomvirus)*
half-life [period] Halbwert[s]zeit *f*, HWZ
~ **sib[ling]** Halbgeschwister *n*
halisteresis Halisterese *f*, Knochenentkalkung *f*, Kalksalzverlust *m* der Knochen

hand

halitosis Halitosis *f*, Fötor *m* ex ore, übler Mundgeruch *m*
halitus Halitus *m*, Atemhauch *m*, Hauch *m*
Hallervorden-Spatz disease (syndrome) Hallervorden-Spatzsche Krankheit *f*
hallex *s*. hallux
Hallopeau's disease Hallopeausche Krankheit *f*, Hallopeausches Syndrom *n*, Acrodermatitis *f* chronica suppurativa
hallucal Hallux..., Großzehen...
hallucinate/to halluzinieren
hallucination Halluzination *f*, Sinnestäuschung *f*
hallucinative, hallucinatory halluzinatorisch
hallucinogen Halluzinogen *n*, halluzinogener Stoff *m*
hallucinogenic, hallucinogenous halluzinogen, Halluzinationen hervorrufend
hallucinosis Halluzinose *f*
hallucinotic halluzinotisch, Halluzinose...
hallux Hallux *m*, Großzehe *f*
halo Halo *m*, Aderhautatrophie *f (des Auges)*
halogen acne Halogenakne *f*
halothane Halothan *n (Inhalationsnarkotikum)*
~ **anaesthesia** Halothananästhesie *f*, Halothannarkose *f*
~ **hepatitis** Halothanhepatitis *f*
Halsted's forceps Halstedsche Klemme *f*
~ **radical mastectomy** Mastektomie *f* nach [Rotter-]Halsted, radikale Brustamputation *f* nach Halsted
hamartia Hamartie *f (lokale Gewebsfehlbildung durch atypische Keimmaterialdifferenzierung)*
hamartoblastoma Hamartoblastom *n (Geschwulst)*
~ **of the kidney** Nierenadenosarkom *n*, Wilms-Tumor *m*
hamartoma Hamartom *n (Geschwulst)*
hamartomatous Hamartom...
hamate hakenförmig, hamatus
hamate [bone] Os *n* hamatum, Hamatum *n*, Hakenbein *n*
~ **process** Hamulus *m* ossis hamati, Hakenbein *n*
hamatum *s*. hamate bone
Hamman-Rich syndrome Hamman-Richsches Syndrom *n*, chronische diffuse interstitielle Lungenfibrose *f*
hammer Malleus *m*, Hammer *m (Gehörknöchelchen)*
~ **nose** Rhinophym *n*
~ **toe** Hammerzehe *f*, Pes *m* malleus valgus
Hammond's disease Hammondsches Syndrom *n*, kongenitale Athetose *f*
hamular process *s*. hamate process
hamulus Hamulus *m*, Hakenfortsatz *m*, Häkchen *n*
~ **of the hamate bone** *s*. hamate process
hand Manus *f*, Hand *f*
~ **flexor reflex** Handbeugerreflex *m*

hand

~-foot-and-mouth disease Maul- und Klauenseuche f, Aphthenseuche f, Stomatitis f epidemica
~-shoulder syndrome Hand-Schulter-Syndrom n
~ surgery Handchirurgie f
Hand-Schüller-Christian disease (syndrome) Hand-Schüller-Christiansche Krankheit f, Lipoidgranulomatose f
handle Skalpellgriff m
~ of the malleus Manubrium n mallei, Hammerhandgriff m
Hanger's test Hanger-Test m, Kephalin-Cholesterin-Flockungsreaktion f (veraltete Methode)
hanging cast Hängegips m
~ drop hängender Tropfen m (zur Bakterienlebendbeobachtung)
~-drop culture Bakterienkultur f im hängenden Tropfen
Hanot's cirrhosis (disease) Hanotsche Krankheit f, splenomegale Leberzirrhose f
hansenid Lepra f tuberosa, tuberkuloide Lepra f
Hansen's bacillus Hansenscher Bazillus m, Mycobacterium n leprae, Leprabakterium n
~ disease Hansensche Krankheit f (s. a. lepra)
hapalonychia Hapalonychie f, abnorme Nagelweichheit f (der Finger und Zehen)
haphalgesia Haphalgesie f, Hautberührungsschmerz m
haphephobia Haphephobie f, Berührungsangst f
haploid haploid, einfach (Chromosomensatz)
haploidentical haplodont, einfachzähnig
haplopia Haplopie f, Einfachsehen n, Einfachsichtigkeit f
haploscope Haploskop n (Instrument zur Messung der Tiefenwahrnehmung)
haplotype Haplotyp m (Chromosomensatz)
hapten Hapten n, Halbantigen n, inkomplettes Antigen n
haptic haptisch, tastend
haptoglobin Haptoglobin n (Serumeiweiß)
haptophore Haptophor m, Haptophorengruppe f, Haftgruppe f (der Toxine)
harbour an infectious agent/to einen Infektionserreger beherbergen
hard chancre harter Schanker m, Ulcus n durum
~ outer layer of the bone Substantia f corticalis ossis, Kortikalis f
~ palate harter (knöcherner) Gaumen m, Palatum n durum (osseum)
~ palate cylindroma Zylindrom n des harten Gaumens
~ pulse harter (gespannter) Puls m, Pulsus m durus
~ radiation Hartstrahlung f, harte (energiereiche) Strahlung f
~ sore s. hard chancre
Harden-Young ester Harden-Young-Ester m, D-Fruktose-1,6-diphosphorsäureester m

harelip Cheiloschisis f, Lippenspalte f, Hasenscharte f, Labium n leporium (fissum)
~ traction bow Lippensperrer m für Hasenschartenoperation
hare's eye Hasenauge n, Lagophthalmus m, Augenlidspaltenerweiterung f, Augenschlußunfähigkeit f, Oculus m leporinus
Harrison's groove Harrisonsche Furche f (bei Rachitis)
harsh respiration Bronchovesikuläratmen n; verschärftes Atemgeräusch n
harvest bug s. ~ mite
~ fever Erntefieber n, Feldfieber n, Schlammfieber n, Wasserfieber n (Infektionskrankheit durch Leptospira grippotyphosa)
~ mite Trombicula f irritans
Hashimoto's disease (struma) Hashimoto-Syndrom n, lymphozytäre Thyreoiditis f, Struma f lymphomatosa [Hashimoto]
hashish Haschisch m(n), Marihuana n (Rauschgift von Cannabis indica)
Hasner's valve Hasnersche Klappe f, Plica f lacrimalis (ductus nasolacrimalis) (Schleimhautfalte an der Tränengangsmündung)
hasten infusion/to eine Druckinfusion durchführen, unter Druck infundieren
hat cell s. target cell
hatchet face Salbengesicht n, Facies f myotonica
haunch Lende f, Hüfte f
haustral Haustren..., Haustral...
~ churning s. haustration
~ fold Haustralfalte f, Plica f semilunaris coli
~ segmentation s. haustration
haustration Haustrierung f, Haustrenbildung f
haustrum Haustrum n, Dickdarmwandausbuchtung f
have a poor prognosis/to eine schlechte Prognose haben
~ stools Stuhlgang haben
Haverhill fever Haverhill-Fieber n, Erythema n arthriticum epidemicum
Haversian canal Haversscher Knochenkanal (Kanal) m
~ lamella Haverssche Knochenlamelle (Lamelle) f
~ system Haverssches Knochensystem (System) n, Osteon n
hay asthma s. ~ fever
~ fever Heufieber n, Heuschnupfen m, Pollenkrankheit f, Pollinose f
~-fever conjunctivitis Heufieberkonjunktivitis f
head Kopf m, Caput n
~ band Stirnband n
~ birth Kopflage f (des Fötus)
~ circumference Kopfumfang m, Okzipitofrontalzirkumferenz f
~-down position (tilt) s. ~-low position
~ gut Vorderdarm m
~ hair Kopfhaar n
~ injury Kopfverletzung f
~ kidney Pronephros m, Vorniere f

~-light Stirnlampe f
~ louse Kopflaus f, Pediculus m humanus capitis
~-low position Kopftieflage f (z. B. bei der Geburt)
~ mirror Stirnspiegel m, Kopfspiegel m, Reflexspiegel m
~ muscle Kopfmuskel m, Musculus m capitis
~ nurse Oberschwester f
~ of the caudate nucleus Caput n nuclei caudati, Schweifkernkopf m
~ of the epididymis Caput n epididymidis, Nebenhodenkopf m
~ of the femur Caput n femoris, Femurkopf m, Oberschenkelkopf m, Hüftkopf m
~ of the fibula Caput n fibulae, Wadenbeinköpfchen n
~ of the humerus Caput n humeri, Humeruskopf m, Oberarmknochenkopf m
~ of the malleus Caput n mallei, Hammerkopf m
~ of the mandible Caput n mandibulae, Unterkiefergelenkköpfchen n
~ of the metacarpal bone Caput n ossis metacarpalis, Metakarpalköpfchen n, Mittelhandknochenköpfchen n
~ of the metatarsal bone Caput n ossis metatarsalis, Metatarsalköpfchen n, Mittelfußknochenköpfchen n
~ of the pancreas Caput n pancreatis, Pankreaskopf m, Bauchspeicheldrüsenkopf m
~ of the radius Caput n radii, Radiusköpfchen n
~ of the stapes Caput n stapedii, Steigbügelköpfchen n
~ of the talus Caput n tali, Sprungbeinkopf m
~ of the ulna Caput n ulnae, Ellenkopf m
~ presentation Kopflage f (bei der Geburt)
~ rolling Kopfrollen n
~-tilting test Kopfneigetest m
~ traction Kopfzug m, Schädelextension f
~ trauma Schädeltrauma n
~ up position Kopfhochlage f, Beintieflage f
headache Kephalgie f, Kopfschmerz m, Kopfweh n
Head's area (zone) Headsche Zone f, hyperästhetisch-hyperalgische Rumpfhautzone f
heal/to heilen, [erfolgreich] behandeln, kurieren, die Gesundheit wiederherstellen
~ by first intention primär heilen, per primam intentionem heilen
~ by granulation durch Granulierung heilen, sekundär heilen
~ by second intention sekundär heilen, per secundam intentionem heilen
healable heilbar
healing Heilung f; Heilungsverlauf m; Ausheilung f; Genesung f, Gesundung f
~ by first intention Primärheilung f, Sanatio f per primam [intentionem]
~ by second intention Sekundärheilung f, Sanatio f per secundam [intentionem]

~ phase Heilungsphase f
health Gesundheit f, Wohlbefinden n
~ care Gesundheitsschutz m, Gesundheitsfürsorge f
~ education Gesundheitserziehung f
~ insurance Sozialversicherung f
healthy gesund
hear/to hören
hearing 1. Hören n; 2. Gehör n, Hörvermögen n
~ acuity Hörschärfe f
~ aid Hörhilfe f, Hörapparat m
~ disorder Hörstörung f
~ impaired hörgeschädigt, hörgestört, hörbeeinträchtigt, hörgemindert
~ impairment Hörschädigung f, Hörbeeinträchtigung f, Hörverschlechterung f, Hörminderung f
~ loss Hörverlust m, Hörschwund m
~ organ Hörorgan n
~ test Hörprobe f, Hörtest m
~ threshold Hörschwelle f
heart Cor n, Herz n (Zusammensetzungen s. a. unter cardiac)
~ arrhythmia Herzarrhythmie f, Herzrhythmusstörung f, Arrhythmia f cordis
~ atrioventricular block Atrioventrikularblock m, AV-Block m
~ atrium myxoma Herzvorhofmyxom n, Vorhofmyxom n
~ atrium septum defect Herzvorhofscheidewanddefekt m,·Vorhofseptumdefekt m, ASD
~ block s. ~ atrioventricular block
~ catheter Herzkatheter m
~ disease Herzerkrankung f, Herzleiden n, Kardiopathie f
~ failure 1. Herz[kraft]versagen n, Herzmuskelversagen n, Herzinsuffizienz f; 2. Herzfehler m
~-failure cell Herzfehlerzelle f
~ hurry Herzrasen n
~ infarction Herzinfarkt m, Infarctus m cordis
~ involvement Herzbeteiligung f
~-lung apparatus (machine) Herz-Lungen-Maschine f, HLM
~-lung preparation Herz-Lungen-Präparat n
~ murmur Herzgeräusch n
~ operation Herzoperation f
~ rate Herzrate f
~ reserve Herzreserve f
~ rhythm Herzrhythmus m, Rhythmus m cordis
~ sac Perikard n, Herzbeutel m (Zusammensetzungen s. unter pericardial)
~ shadow Herzschatten m
~ stroke volume Herzschlagvolumen n, Schlagvolumen n
~ surgeon Herzchirurg m, Kardiochirurg m
~ surgery Herzchirurgie f, Kardiochirurgie f
~ tamponade Herztamponade f
~ tone Herzton m
~ transplant Herztransplantat n
~ transplantation Herztransplantation f, Herzverpflanzung f

heart

- ~ **tumour** Herzgeschwulst f, Herztumor m, Tumor m cordis
- ~ **valve** Herzklappe f, Valvula f cordis
- ~ **valve disease** Herzklappenerkrankung f, Herzklappenfehler m
- ~ **valve prosthesis** Herzklappenprothese f, künstliche Herzklappe f
- ~ **valve tissue** Herzklappengewebe n

hearthbeat Herzschlag m
hearthburn Sodbrennen n, Magenbrennen n
heat 1. Hitze f; Fieberhitze f; 2. Hitzeempfindung f

- ~ **apoplexy** s. heatstroke
- ~ **cataract** Hitzekatarakt f, Wärmestar m
- ~ **collapse** Hitzekollaps m, Hitzeerschöpfung f
- ~ **cramp** Hitzekrampf m
- ~ **disorder** Thermoregulationsstörung f
- ~ **exchanger** Wärmeaustauscher m
- ~ **exhaustion** s. ~ prostration
- ~-**inactivated** hitzeinaktiviert (z. B. Toxine)
- ~ **prostration** [saloprive] Hitzeerschöpfung f, Kochsalzmangelerschöpfung f
- ~ **pyrexia** Hitzefieber n; Hitzschlag m
- ~ **rash** Hitzeerythem n, Hitzeausschlag m, Milaria f rubra
- ~-**ray cataract** s. ~ cataract
- ~ **regulating centre** Wärmeregulationszentrum n
- ~ **resistance** Hitzebeständigkeit f, Hitzeresistenz f, Wärmebeständigkeit f
- ~-**resistant** hitzebeständig, hitzeresistent, wärmebeständig
- ~ **stability** Wärmefestigkeit f, Thermostabilität f
- ~-**stable** wärmefest, thermisch stabil
- ~ **sterilization** Hitzesterilisation f

heatstroke Hitzschlag m
heavy chain disease Schwerkettenkrankheit f, Franklinsche Krankheit f

- ~ **immunoglobulin chain** schwere Immunoglobulinkette f
- ~ **metal poisoning** Schwermetallvergiftung f

hebephrenia Hebephrenie f, Dementia f praecox, Jugendirresein n (Schizophrenieform)
hebephreniac Hebephrener m
hebephrenic hebephren[isch]
Heberden's disease Heberdensche Krankheit f, Angina-pectoris-Syndrom n
hebetic Pubertäts...
hebetude Hebetudo f, Stupor m, Sinnesstumpfheit f
hebetudinous stuporös, stumpfsinnig
heboidophrenia Heboidophrenie f (Abortivform der Hebephrenie)
hebosteotomy, hebotomy Hebotomie f, Pubiotomie f, Pubeotomie f, Hebosteotomie f, [operative] Schambeinknochendurchtrennung f, Schambeinspaltung f
Hebra's disease Hebrasche Krankheit f, Impetigo f herpetiformis [Hebra], Herpes m vegetans
heckle cell s. prickle cell

heel Ferse f
- ~ **bone** Fersenbein n, Calcaneus m, Kalkaneus m, Os n calcis (Zusammensetzungen s. unter calcaneal)
- ~ **ring cushion** Fersenring m
- ~ **spur** Kalkaneussporn m, Fersenbeinsporn m

Heerfordt's disease (syndrome) Heerfordtsches Syndrom n, Febris n uveoparotidea, Uveoparotitis f, Traubenhaut- und Ohrspeicheldrüsenentzündung f
Hegar's dilator Hegarstift m
height vertigo Höhenschwindel m
Heine-Medin disease Heine-Medinsche Krankheit f, Polio[myelitis] f, Poliomyelitis f epidemica (anterior acuta), spinale Kinderlähmung f (Entzündung der grauen Rückenmarksubstanz)
Heineke-Mikulicz operation Heineke-Mikuliczsche Pyloroplastik (Magenausgangserweiterung) f
Heister's valve Heistersche Klappe f, Plica f spiralis (Gallenblasenschleimhautfalte)
helcogenic helkogen, aus einem Geschwür entstanden
helcoid geschwürartig, ulzerös
helcology Geschwürlehre f
helcoma Helkoma n, Geschwür n, Eiterung f
helcoplasty Helkoplastik f, Geschwürplastik f
helical spine Spina f helicis, Ohrmuschelknorpelhöcker m
helicis major [muscle] Musculus m helicis major
- ~ **minor [muscle]** Musculus m helicis minor

helicopodia Helikopodie f, Zirkumduktion f, kreisende Gelenkbewegung f
helicotrema Helikotrema n, Schneckenloch n (Verbindung zwischen Pauken- und Vorhoftreppe der Schnecke)
helioencephalitis Helioenzephalitis f, Sonnenstich m
heliophobia Heliophobie f, Sonnenstrahlenfurcht f
heliosensitivity Sonnen[über]empfindlichkeit f
heliosis Heliose f, Insolation f; Sonnenbrand m; Sonnenstich m
heliotherapy Heliotherapie f, Sonnenstrahlenbehandlung f; Sonnenbad n
helix Helix f, Ohrleiste f, Ohrkrempe f
helminth Helminthe f, Darmwurm m, Eingeweidewurm m
helminthagogue Anthelminthikum n, Wurmmittel n
helminthemesis Helminthemesis f, Wurmerbrechen n
helminthiasis Helminthiasis f, Wurmleiden n, Wurmkrankheit f
helminthic Helminthen..., Eingeweidewurm..., Wurm...
- ~ **abscess** Wurmabszeß m
- ~ **infection** Wurmbefall m, Wurminfektion f

helminthicide helminthizid, wurmtötend
helminthism s. helminthiasis

helminthoid helminthenartig, eingeweidewurmartig
helminthology Helminthologie f, Lehre f von den Eingeweidewürmern
helminthophobia Helminthophobie f (Angst vor Darmwurmbefall)
Helweg's bundle (tract) Tractus m olivospinalis [Helweg]
hem[e] s. haem
hemeralope Hemeraloper m
hemeralopia 1. Hemeralopie f, Tagblindheit f, Nachtsichtigkeit f, Caecitas f diurna, Dämmerungsschwachsichtigkeit f; 2. Hemeralopie f, Nachtblindheit f (fälschlich)
hemiablepsia s. hemianopsia
hemiachromatopsia Hemi[a]chromatopsie f, halbseitige Farbblindheit f
hemiageusia Hemiageusie f, halbseitiger Geschmacksverlust m
hemiamaurosis Hemiamaurose f, Halbblindheit f
hemiamblyopia s. hemianopsia
hemianacousia Hemianakusis f, Halbtaubheit f, Halbseitentaubheit f
hemianaesthesia Hemianästhesie f, Halbseitenanästhesie f
hemianalgesia Hemianalgesie f, Halbseitenanalgesie f
hemianencephalia Hemianenzephalie f, Halbseitengehirn n
hemianopia s. hemianopsia
hemianopic hemianop[isch], halbsichtig, halbblind
hemianopsia Hemianopsie f, Hemiablepsie f, Halbsichtigkeit f, Halbseitenblindheit f, Visus m dimidiatus
hemianosmia Hemianosmie f, Halbseitenanosmie f
hemiasynergia Hemiasynergie f, Halbseitenasynergie f
hemiataxia Hemiataxie f, Halbseitenataxie f, einseitige Bewegungskoordinationsstörung f
hemiathetosis Hemiathetose f, Halbseitenathetose f, einseitige Wurmbewegung f (bei Hirnläsion)
hemiatrophy Hemiatrophie f, Halbseitenatrophie f
hemiazygous hemiazygos, teilweise paarig
~ **vein** Vena f hemiazygos, Vena f thoracica longitudinalis sinistra, linke Brustkorblängsvene f
hemiballism Hemiballismus m, halbseitiger Schüttelkrampf m
hemicardia Hemikardie f, Halbseitenherz n
hemicellulose Hemizellulose f, Halbzellulose f
hemicephalia Hemizephalie f, Halbschädeligkeit f
hemicephalus Hemizephalus m, Halbschädel m (Mißgeburt)
hemichorea Hemichorea f, Halbseitenchorea f
hemichromatopsia s. hemiachromatopsia

hemicolectomy Hemikolektomie f, Kolonteilresektion f, [operative] Dickdarmteilentfernung f
hemiconvulsion Halbseitenepilepsie f
hemicrania 1. Hemizephalie f, Halbschädeligkeit f; 2. Migräne f, Halbseitenkopfschmerz m
hemicystectomy Hemizystektomie f, Blasenteilresektion f
hemidecortication Hemidekortikation f, Halbseitenentrindung f
hemidiaphragm Hemidiaphragma n, Zwerchfellhälfte f
hemidysaesthesia Hemidysästhesie f, Halbseitendysästhesie f
hemidystrophia Hemidystrophie f, Halbseitendystrophie f
hemifacial hemifazial, Halbgesichts...
hemigastrectomy Hemigastrektomie f, Magenteilresektion f, [operative] Magenteilentfernung f
hemiglossectomy Hemiglossektomie f, halbseitige Zungenresektion f, [operative] Zungenteilentfernung f
hemiglossitis Hemiglossitis f, Halbseitenzungenentzündung f
hemiglossoplegia Hemiglossoplegie f, halbseitige Zungenlähmung f
hemignathia Hemignathie f, halbseitiger Kieferverlust m
hemihypaesthesia Hemihypästhesie f, halbseitige Gefühlsstörung f
hemihypalgesia Hemihypalgesie f, halbseitige Schmerzunempfindlichkeit f
hemihyperaesthesia Hemihyperästhesie f, halbseitige Hautüberempfindlichkeit f
hemihyperhidrosis Hemihyperhidrosis f, Halbseitenschwitzen n
hemihypertonus Hemihypertonus m, Halbseitenhochdruck m
hemihypertrophy Hemihypertrophie f, Halbseitenhypertrophie f, halbseitiger Riesenwuchs m
hemilaminectomy Hemilaminektomie f, halbseitige Wirbelbogenexzision f, [operative] Wirbelbogenteilentfernung f
~ **retractor** Hemilaminektomiespreizer m
hemilaryngectomy Hemilaryngektomie f, halbseitige Kehlkopfresektion f
hemimandibulectomy Hemimandibulektomie f, Unterkieferteilresektion f
hemimaxillectomy Hemimaxillektomie f, Oberkieferteilresektion f
hemimelia Hemimelie f, Peromelie f, angeborene Extremitätenverstümmelung f
heminephrectomy Heminephrektomie f, Nierenteilresektion f; halbseitige Nierenentfernung f
hemiopia s. hemianopsia
hemipalatectomy Hemipalatektomie f, Gaumenteilresektion f
hemiparaesthesia Hemiparästhesie f, Halbseitenmißempfindung f

hemiparalysis

hemiparalysis Hemiparalyse f, Halbseitenlähmung f
hemiparesis Hemiparese f, unvollständige Halbseitenlähmung f
hemiparetic hemiparetisch, inkomplett halbseitengelähmt
hemiparkinsonism Hemiparkinsonismus m, Halbseitenparkinsonismus m
hemipelvectomy Hemipelvektomie f, Beckenteilresektion f; halbseitige Beckenentfernung f
hemipharyngectomy Hemipharyngektomie f, Rachenteilresektion f
hemiplegia Hemiplegie f, Halbseitenlähmung f
hemiplegic hemiplegisch, halbseitengelähmt
hemiprostatectomy Hemiprostatektomie f, halbseitige Prostataresektion f
hemipylorectomy Hemipylorektomie f, Pylorusteilresektion f
hemirachischisis Hemirachischisis f, Spina bifida occulta, unvollständige Wirbelsäulenspalte f
hemisacralization Hemisakralisation f, Halbseitensakralisation f
hemiscotosis s. hemianopsia
hemispasm Hemispasmus m, Halbseitenkrampf m
hemisphere Gehirnhemisphäre f, Halbkugel f
~ **syndrome** Hemisphärensyndrom n
hemispherectomy Hemisphärektomie f, Großhirnhemisphärenresektion f
hemispheric dominance Hemisphärendominanz f, Vorherrschen n einer Gehirnhälfte
hemistrumectomy Hemistrumektomie f, halbseitige Strumaresektion f
hemisystole Hemisystole f, Halbsystole f
hemithorax Hemithorax m, Halbseitenthorax m
hemithyroidectomy Hemithyreoidektomie f, halbseitige Schilddrüsenentfernung f
hemitremor Hemitremor m, Halbseitentremor m
hemivertebra Hemivertebra f, Halbwirbel m
hemivulvectomy Hemivulvektomie f, halbseitige Scheidenvorhofentfernung f
Henle's ampulla Ampulla f ductus deferentis, Samenleiterampulle f
~ **ligament** Henlesches Band n, Falx f inguinalis, Leistensichel f
~ **loop** Henlesche Schleife f (Teil des Hauptstücks der Nierenkanälchen)
~ **spine** Spina f suprameatum (Gehörgang)
Henoch-Schönlein purpura Henoch-Schönleinsche Purpura f, Purpura f Henoch-Schönlein
Henoch's purpura Henochsche Purpura f, Purpura f abdominalis
Henry's melano-flocculation test Henry-Reaktion f, Melanoflokkulation f
hepar Hepar n, Leber f (Zusammensetzungen s. a. unter hepatic, liver)
~-**like** leberartig
heparin Heparin n (gerinnungshemmender Stoff)

~ **infusion pump** Heparininfusionspumpe f
~ **therapy** Heparintheraphie f, Heparinbehandlung f
heparinaemia Heparinämie f, Vorhandensein n von Heparin im Blut
heparinization Heparinisierung f
heparinize/to heparinisieren, ungerinnbar machen
heparinocyte Heparinozyt m (z. B. Gewebsmastzelle)
hepatalgia Hepatalgie f, Leberschmerz m
hepatalgic hepatalgisch, Leberschmerz...
hepatectomy Hepatektomie f, Leberresektion f, [operative] Leberentfernung f
hepatic hepatisch, Leber...
~ **abscess** Leberabszeß m
~ **amoebiasis** Leberamöbiasis f, Amöbenbefall m der Leber
~ **arteriography** Hepatikagraphie f, Leberarterien[röntgenkontrast]darstellung f
~ **artery** Leberarterie f, Arteria f hepatica
~ **artery-hepatic vein fistula** Leberarterien-Lebervenen-Fistel f
~ **artery proper** (Am) Arteria f hepatica propria
~ **biopsy** Leberbiopsie f
~ **biopsy specimen** Leberbiopsieprobe f
~ **blood flow** Leberdurchblutung f
~ **calculus** Leberkonkrement n, Leberstein m
~ **cancer** Leberkrebs m
~ **catabolism** Leberkatabolismus m, Leberabbau[stoffwechsel] m
~ **cirrhosis of Laennec type** Leberzirrhose f Typ Laennec, Laennecsche Leberzirrhose f
~ **coma** Leberkoma n, Coma n hepaticum
~ **cyst** Leberzyste f
~ **deacetylation** Leberdeazetylierung f
~ **decompensation** Leberversagen n, Leberdekompensation f
~ **disease** Lebererkrankung f, Leberkrankheit f
~ **distomiasis** Leberdistomiasis f
~ **duct** Lebergang m, Gallengang m, Ductus m hepaticus
~ **duct system** Gallengangsystem n
~ **dysfunction** Leberdysfunktion f
~ **encephalopathy** Leberenzephalopathie f, Leberkoma n
~ **engorgement** Leberstauung f, Leberschwellung f
~ **enlargement** Lebervergrößerung f
~ **enzyme** Leberenzym n
~ **enzyme induction** Leberenzyminduktion f
~ **enzyme synthesis** Leberenzymsynthese f
~ **failure** Leberversagen n, Leberausfall m
~ **flexure of the colon** rechte Kolonflexur f, Flexura f coli dextra
~ **fluke** Leberegel m, Fasciola f hepatica; Distomum n hepaticum, Clonorchis m sinensis
~ **foetor** Lebergeruch m, Foetor m hepaticus
~ **glucuronyl transferase activity** Leber-Glukuronyl-Transferase-Aktivität f
~ **glycogen** Leberglykogen n

~ **glycogenosis** von Gierkesche Krankheit f, Glykogenspeicherkrankheit f, Glykogenose f Typ I, Hepatonephromegalia f glycogenica
~ **hydatid disease** Leberechinokokkuserkrankung f, Leberechinokokkose f
~ **lobe** Leberlappen m, Lobus m hepaticus
~ **lobectomy** Leberlobektomie f, Leberlappenresektion f, [operative] Leberlappenentfernung f
~ **malignancy** bösartige (maligne) Lebererkrankung f
~ **merozoite** Lebermerozoit m (Malariaerreger)
~ **metabolism** Lebermetabolismus m, Leberstoffwechsel m
~ **metastasis** Lebermetastase f
~ **necrosis** Lebernekrose f
~ **oncocyte** Leberonkozyt m, Lebergeschwulstzelle f .
~ **pedicle** Leberstiel m
~ **peliosis** Peliosis f hepatis, Leberpeliose f, Leberunterblutung f
~ **phthisis** Lebertuberkulose f
~ **plexus** Leber[nerven]geflecht n, Plexus m hepaticus
~ **porta** Leberpforte f, Porta f hepatica
~ **portoenterostomy** Leberpforten-Darm-Anastomose f
~ **precoma** Leberpräkoma n, Praecoma n hepaticum
~ **pulse** Leberpuls m
~ **pyogenic abscess** pyogener Leberabszeß m
~ **schistosomiasis** Leberschistosomiasis f
~ **schizont** Leberschizont m (Malariaerreger)
~ **schizonticide** leberschizontentötendes Mittel n
~ **secondary** Lebermetastase f
~ **siderosis** Lebersiderose f, Siderosis f hepatis
~ **transplantation** Lebertransplantation f
~ **tumour** Lebertumor m, Lebergeschwulst f
~ **vein** Lebervene f, Vena f hepatica
~ **vein occlusion (thrombosis)** Lebervenenverschluß m; Lebervenenthrombose f; Lebervenenverschlußsyndrom n, Budd-Chiari-Syndrom m
~ **venogram** Lebervenenröntgen[kontrast]bild n
~ **venography** Lebervenenröntgen[kontrast]darstellung f
hepaticoduodenostomy Hepatikoduodenostomie f, Gallengang-Zwölffingerdarm-Anastomose f
hepaticoenterostomy Hepatikoenterostomie f, Gallengang-Darm-Anastomose f
hepaticogastrostomy Hepatikogastrostomie f, Gallengang-Magen-Anastomose f
hepaticojejunostomy Hepatikojejunostomie f, Gallengang-Jejunum-Anastomose f
hepaticolithotomy s. hepatolithectomy
hepaticolithotripsy Hepatikolithotripsie f, Gallensteinzertrümmerung f
hepaticopancreatic s. hepatopancreatic

hepaticostomy 1. Hepatikostomie f, Gallengangsfistel f; 2. Hepatikostomie f, [operative] Gallengangsfistelung f
hepaticotomy Hepatikotomie f, Gallenganginzision f, [operative] Gallengangeröffnung f
hepatitis Hepatitis f, Leberentzündung f
~ **B surface antigen** s. ~ virus B antigen
~ **virus A** Hepatitis-Virus A n, IH-Virus n
~ **virus B** Hepatitis-Virus B n, SH-Virus n
~ **virus B antigen** Hepatitis-Virus-B-Antigen n, Australia-Antigen n, SH-Antigen n
hepatization Hepatisation f, leberartige Lungenverfestigung f (bei Lungenentzündung)
hepatoadenoma Hepatoadenom n, Leberadenom n
hepatobiliary hepatobiliär, Leber-Gallen-...
hepatoblastoma Hepatoblastom n (embryonale Lebermischgeschwulst)
hepatocanicular jaundice cholestatische Gelbsucht f, Gallestauungsikterus m
hepatocarcinogen Hepatokarzinogen n, leberkrebserzeugender Stoff m
hepatocellular hepatozellulär, Leberzell[en]...
~ **damage** Leberzellenschaden m
~ **disease** Leberzellenerkrankung f, Leberzellenkrankheit f
~ **dysfunction** Leberzelldysfunktion f
~ **injury** Leberzellschädigung f
~ **jaundice** hepatozelluläre Gelbsucht f, Leberparenchymikterus m
hepatocolic ligament Leber-Dickdarm-Band n, Ligamentum n hepatocolicum
hepatocuprein Hepatokuprein n (Kupferprotein der Leber)
hepatocystic hepatozystisch, Leber-Gallenblasen-...
hepatocyte Hepatozyt m, Leberzelle f
hepatocytoprotective substance hepatozytoprotektive (leberzellenschützende) Substanz f, Leberzellschutzsubstanz f
hepatoduodenal ligament Leber-Zwölffingerdarm-Band n, Ligamentum n hepatoduodenale
hepatoduodenostomy 1. Hepatoduodenostomie f, Lebergang-Zwölffingerdarm-Anastomose f; 2. Hepatoduodenostomie f, [operative] Lebergang-Zwölffingerdarm-Fistelung f
hepatoerythropoietic porphyria hepatoerythropoetische Porphyrie f
hepatoflavin Hepatoflavin n, Riboflavin n, Laktoflavin n, Vitamin B_2 n
hepatogastric hepatogastrisch, Leber-Magen-...
hepatogenic hepatogen, von der Leber stammend
~ **pigment** Gallepigment n
hepatogenous s. hepatogenic
hepatogram 1. Hepatogramm n, Leberröntgen[kontrast]bild n; 2. Hepatogramm n, Leberpulskurve f; 3. Leberpunktataussstrich m
hepatography Hepatographie f, Leberröntgen[kontrast]darstellung f

hepatolenticular

hepatolenticular degeneration hepatolentikuläre Degeneration f, Degeneratio f hepatolenticularis, Wilsonsche Krankheit f
hepatolienal hepatolienal, Leber-Milz-...
hepatolienography Hepatolienographie f, Röntgen[kontrast]darstellung f von Leber und Milz
hepatolienomegaly s. hepatosplenomegaly
hepatolith Hepatolith m, Leberstein m
hepatolithectomy Hepatikolithotomie f, [operative] Gallensteinentfernung f
hepatolithiasis Hepatolithiasis f, Lebersteinleiden n
hepatologist Hepatologe m, Leberspezialist m
hepatolytic hepatolytisch, leber[gewebs]auflösend, leberzell[en]auflösend
hepatoma Hepatom n, Lebertumor m
hepatomalacia Hepatomalazie f, Lebererweichung f
hepatomegaly Hepatomegalie f, Lebervergrößerung f
hepatonephritic s. hepatorenal
hepatopancreatic hepatikopankreatisch, Leber-Pankreas-...
~ **ampulla** Ampulla f hepatopancreatica (Vateri), Vatersche Ampulle f
~ **duct** Ductus m hepatopancreaticus, Leber-Pankreas-Gang m
hepatopathy Hepatopathie f, Leberkrankheit f, Leberleiden n
hepatopetal hepatopetal, von der Leber weg[führend]
hepatopexy Hepatopexie f, Leberfixation f, Leberanheftung f
hepatophlebitis Hepatophlebitis f, Lebervenenentzündung f
hepatophyma Leberabzeß m
hepatopleural hepatopleural, Leber-Pleura-...
hepatoportal hepatoportal, Leber-Pfortader[system]-...
hepatoptosis 1. Hepatoptose f, Lebersenkung f, Lebertiefstand m; 2. Wanderleber f, Hepar n migrans (mobile)
hepatopulmonary hepatopulmonal, Leber-Lungen-...
hepatorenal hepatorenal, Leber-Nieren-...
~ **glycogenosis** s. hepatic glycogenosis
~ **ligament** Ligamentum n hepatorenale, Leber-Nieren-Band n
~ **pouch (recess)** Recessus m hepatorenalis
hepatorrhagia Hepatorrhagie f, Leberblutung f
hepatorrhaphy Hepatorrhaphie f, Lebernaht f
hepatorrhexis Hepatorrhexis f, Leberriß m
hepatoscopy Hepatoskopie f, Leberspiegelung f
hepatosis Hepatose f, Leberparenchymschädigung f, degenerative Leberparenchymerkrankung f
hepatosplenic schistosomiasis hepatosplenische Schistosomiasis f, hepatolienale (ostasiatische) Bilharziose f, japanisches Katayamasyndrom n, Yangtse-Flußfieber n, ägyptische Hepatosplenomegalie f

hepatosplenography Hepatosplenographie f, Röntgen[kontrast]darstellung f von Leber und Milz
hepatosplenomegaly Hepatosplenomegalie f, Leber- und Milzvergrößerung f
hepatosplenopathy Hepatosplenopathie f, Leber- und Milzerkrankung f
hepatostomy Hepatostomie f, [operative] Leberfistelung f
hepatotherapy Hepatotherapie f, Lebertherapie f, Leberextraktbehandlung f
hepatotomy Hepatotomie f, Leberschnitt m, Leberinzision f
hepatotoxic hepatotoxisch, lebergiftig
hepatotoxicity Hepatotoxizität f, Lebergiftigkeit f
hepatotoxin Hepatotoxin n, Lebergift n
hepatotropic hepatotrop, die Leber bevorzugend (z. B. Parasiten)
hepatourologic syndrome hepatorenales Syndrom n
herald patch Primärfleck m (bei Pityriasis rosacea)
hereditary hereditär, angeboren; ererbt, vererbt; [ver]erblich, vererbbar
~ **ataxia** hereditäre Ataxie f, spinale Heredoataxie f, Friedreichsche Krankheit f
~ **chorea** Huntingtonsche Chorea f, Chorea f chronica progressiva hereditaria
~ **disease** Erbkrankheit f, erbliche Krankheit f
~ **factor** Erbfaktor m
~ **fibromatosis** hereditäre Fibromatose f, Fibromatosis f gingivae
~ **haemorrhagic telangiectasia** hereditäre hämorrhagische Teleangiektasie (Angiomatose) f, Rendu-Osler-Webersche Krankheit f
~ **non-haemolytic hyperbilirubinaemia** hereditäre konstitutionelle Hyperbilirubinämie f, Gilbertsche Krankheit f
~ **spherocytosis** hereditäre Sphärozytose f, Sphärozytenanämie f, Kugelzellenanämie f, familiärer hämolytischer Ikterus m
heredity 1. Hereditä f, Vererbung f; Erblichkeit f; 2. s. heritage
heredodegeneration Heredodegeneration f, erbliche Entartung f
heredodegenerative disease heredodegenerative (familiäre) Erkrankung f, Heredodegenerationskrankheit f, Familienkrankheit f
heredosyphilis Heredosyphilis f, Erbsyphilis f, Syphilis f hereditaria
heritability Heritabilität f, Vererbbarkeit f
heritable vererbbar
heritage Erbgut n, Erbmasse f, vererbte Anlagen fpl
hermaphrodism s. hermaphroditism
hermaphrodite Hermaphrodit m, Zwitter m
hermaphroditic hermaphroditisch, zwittrig
hermaphroditism Hermaphroditismus m, Zwittertum n, Zwittrigkeit f
hernia Hernie f, Hernia f, Bruch m, Eingeweidebruch m

heterophemy

~ **bandage** Bruchband n, Leistenbruchband n
~ **of the bladder** Blasenhernie f, Harnblasenbruch m
~ **truss** s. ~ bandage
hernial Hernien..., Bruch...
~ **canal** Bruchkanal m
~ **sac** Bruchsack m
herniate/to vorfallen, eine Hernie bilden, einen Bruch bilden
herniated intervertebral disk Bandscheibenvorfall m, Nucleus-pulposus-Prolaps m
herniation Hernienbildung f, Bruchbildung f
~ **of nucleus pulposus** Nucleus-pulposus-Prolaps m, Bandscheibenvorfall m
herniology Herniologie f, Hernienlehre f, Bruchlehre f
hernioplasty Hernienplastik f, Bruchoperation f
herniopuncture Hernienpunktion f, Bruchpunktion f
herniorrhaphy Herniorrhaphie f, Bruchnaht f
herniotome Herniotom n, Bruchmesser n
herniotomy Herniotomie f, Bruchschnitt m, Hernienradikaloperation f
heroin Heroin n, Dia[zetyl]morphin n (Rauschgift)
~ **addict** Heroinsüchtiger m,
~ **addiction (habit)** Heroinsucht f, Heroingewöhnung f
heroinism Heroinismus m, Heroinsucht f
herpangina Herpangina f, Zahorsky-Syndrom n (Virusinfektion)
herpes Herpes m(f), Bläschenausschlag m (Zusammensetzungen s. a. unter herpetic)
~ **encephalitis** s. ~ simplex encephalitis
~ **group** Herpes[virus]gruppe f
~ **simplex encephalitis** Herpesenzephalitis f, Encephalitis f epidemica (lethargica), Economosche Krankheit f, Gehirngrippe f, Kopfgrippe f, europäische Schlafkrankheit f
~ **simplex keratitis** Herpes-simplex-Keratitis f
~ **simplex virus** Herpes-simplex-Virus n
~ **zoster** Herpes m zoster, Gürtelrose f
~ **zoster keratitis** Herpes-zoster-Keratitis f
~ **zoster of the cornea** Herpes m corneae (zoster ophthalmicus), Zona f ophthalmica
~ **zoster of the ear** Herpes m zoster auricularis
herpesvirus Herpesvirus n
~ **antibody** Herpesvirusantikörper m
herpetic bilateral panuveitis bilaterale Herpespanuveitis f
~ **corneal disease** s. herpes zoster of the cornea
~ **dendritic ulcer** Herpesulcus n dendriticum
~ **encephalitis** s. herpes simplex encephalitis
~ **infection** Herpesinfektion f
~ **keratitis** Herpeskeratitis f
~ **keratouveitis** Herpeskeratouveitis f
~ **neuralgia** Herpesneuralgie f
~ **stomatitis** Herpesstomatitis f
~ **tonsillitis** Herpestonsillitis f
herpetiform herpetiform, herpesförmig, herpesartig

Herrick's anaemia s. sickle-cell anaemia
Hertwig's epithelial root sheath Hertwigsche Epithelscheide f, Huxleysche Wurzelscheide f der Zahnkeime
hesperanopia s. nyctalopia
Hesselbach's ligament Hesselbachsches Band n, Ligamentum n interfoveolare
~ **triangle** Hesselbachsches Dreieck n
heterochromatin Heterochromatin n (Chromosomenbestandteil)
heterochromia Heterochromie f, Heterochromia f iridis, Verschiedenfarbigkeit f der Regenbogenhaut
heterochromic heterochrom, verschiedenfarbig
~ **cataract** Heterochromiestar m
~ **cyclitis** Heterochromiezyklitis f
heterochromosome Heterochromosom n, Geschlechtschromosom n
heterochronia Heterochronie f, Aberratio f temporis (Gewebsentstehung zu ungewöhnlicher Zeit)
heteroerotic heteroerotisch
heteroerotism Heteroerotismus m, Heterosexualismus m
heterogametic heterogametisch (Geschlechtschromosom)
heterogeneity Heterogenität f, Verschiedenartigkeit f
heterogeneous heterogen, verschiedenartig
heterogenesis 1. Heterogenese f, andersartige Entwicklung f (z. B. durch Virusinfektion); 2. Generationswechsel m
heterogenetic heterogenetisch, andersartig
~ **cortex** heterogenetischer Kortex m, Allokortex m
heterogeusia Heterogeusie f, Fremdgeschmack m
heterograft s. heterotransplant
heterohaemolysin Heterohämolysin n (Serumkörper)
heterohypnosis Heterohypnose f, Fremdhypnose f
heteroinfection äußere Infektion f, Fremdinfektion f
heterolalia Heterolalie f, [krankhaftes] Versprechen n
heterologous heterolog, abweichend, nicht übereinstimmend
~ **cancellous bone** heterologe Knochenspongiosa f
~ **graft** s. heterotransplant
~ **stimulus** heterologer Reiz m
heterology Heterologie f, Normabweichung f (morphologisch oder funktionell)
heterolysin Heterolysin n (Serumkörper)
heterometropia Heterometropie n (verschiedene Refraktionsfehler beider Augen)
heteronymous diplopia heteronyme Diplopie f
~ **hemianopsia** heteronyme Hemianopsie f
heteroosteoplasty Heteroosteoplastik f
heterophasia, heterophemy Heterophemie f, [krankhaftes] Versprechen n

heterophoria

heterophoria Heterophorie f, latentes Schielen n
heterophoric heterophor[isch]
heteroplasia 1. Heteroplasie f, Gewebsversprengung f; 2. abnorme (fremdartige) Gewebsentwicklung f
heteroplastic heteroplastisch, fremdgewebeverpflanzend
heteroplasty Heteroplastik f, Heterotransplantation f, Fremdtransplantation f, Übertragung (Transplantation) f körperfremden Gewebes
heteroploid heteroploid (Chromosomensatz)
heteropsia Heteropsie f, Ungleichsichtigkeit f beider Augen
heteroserotherapy Heteroserotherapie f, Fremdserumbehandlung f
heterosexual heterosexuell, normalgeschlechtlich; sich zum anderen Geschlecht hinwendend
heterosexuality Heterosexualität f, Normalgeschlechtlichkeit f, Hinwendung f zum anderen Geschlecht
heterosis Heterosis f, Bastardluxurierung f
heterosmia Heterosmie f, Fremdgeruch m
heterosome Heterosom n, akzessorisches Chromosom n
heterosuggestibility Heterosuggestibilität f, Fremdbeeinflußbarkeit f
heterosuggestion Heterosuggestion f, Fremdsuggestion f, Fremdbeeinflussung f
heterotaxia angeborene Organverlagerung f, Situs m inversus viscerum, Heterotaxie f
heterotonia Heterotonie f, Blutdruckschwankung f
heterotopia Heterotopie f, Organverlagerung f
heterotopic pineal teratoma heterotopes Zirbeldrüsenteratom n
heterotransplant Heterotransplantat n, heterologes (artfremdes) Transplantat n, Fremdtransplantat n
~ **rejection** Fremdtransplantatabstoßung f, Fremdtransplantatrejektion f
heterotransplantation Heterotransplantation f, Fremdtransplantation f, Transplantation (Verpflanzung) f artfremden Gewebes
heterotrophic heterotroph, sich von organischen Stoffen ernährend
heterotropia Heterotropie f, Strabismus m, Schielen n (Zusammensetzungen s. unter strabismus)
heterotypic mitosis Reduktionsteilung f
heterovaccine Heterovakzine f, Fremdimpfstoff m
heteroxenous heteroxen, mehrere Wirtsorganismen befallend (Parasiten)
heterozygosity 1. Heterozygotie f, Vereinigung f ungleichartiger Geschlechtszellen; 2. Gemischterbigkeit f, Spalterbigkeit f
heterozygote Heterozygoter m, Bastard m, Hybrid m
heterozygous heterozygot, gemischterbig, spalterbig

Heubner-Herter disease Heubner-Hertersche Krankheit f, Zöliakie f, intestinaler Infantilismus m
Heubner's disease (endarteritis) Heubnersche Krankheit f, syphilitische Endarteriitis f der Hirngefäße
hexadactylism Hexadaktylie f, Sechsfingrigkeit f; Sechszehigkeit f
hexobarbital Hexobarbital n, N-Methyl-5-methyl-5-zyklohexenylbarbitursäure f (Narkosemittel)
hexokinase Hexokinase f (Enzym)
hexose Hexose f
hiatal hernia s. hiatus hernia
hiatus Hiatus m, Öffnung f, Spalte f
~ **for greater superficial petrosal nerve** s. ~ of Fallopius
~ **hernia** Hiatushernie f, Hiatusbruch m
~ **of Fallopius** Hiatus m Falloppii, Hiatus m canalis nervi petrosi majoris
~ **of the facial canal** Hiatus m canalis facialis, Fazialiskanalöffnung f
hibernation Hibernation f, künstlicher Winterschlaf m (durch Unterkühlung des Körpers)
hiccough, hiccup Singultus m, Schlucken m, Schluckauf m
hidradenitis Hidradenitis f, Schweißdrüsenentzündung f
hidradenocarcinoma Hidradenokarzinom n, Schweißdrüsenkarzinom n, Schweißdrüsenkrebs m
hidradenoid hydradenoid, schweißdrüsenartig, schweißdrüsenförmig
~ **carcinoma** s. hidradenocarcinoma
hidradenoma 1. Hydr[o]adenom n, gutartiger Schweißdrüsentumor m; 2. Hydradenoma n papilliferum, papilläre Schweißdrüsenhyperplasie f, Schweißdrüsennävus m; 3. s. syringoma
hidrocystoma Hydrokystom n, Schweißdrüsenretentionszyste f
hidropoiesis Schweißproduktion f, Schweißbildung f
hidropoietic schweißproduzierend, schweißbildend
hidrorrhoea Hidrorrhoe f, Schweißfluß m; übermäßiges Schwitzen n
hidrosadenitis s. hidradenitis
hidroschesis Hidroschesis f, Schweißretention f
hidrosis 1. Schweißbildung f, Schweißsekretion f; 2. übermäßiges Schwitzen n
hidrotic schweißtreibend
high-altitude erythraemia Höhenpolyglobulie f, Erythrozytenvermehrung f in Höhen
~-**dosage immunosuppression** hochdosierte Immunsuppression f
~-**dose antimicrobial treatment** hochdosierte Antibiotikabehandlung f
~ **enema** hohes Klistier (Enema) n, hoher Einlauf m
~ **forceps** hohe Zange f (Geburtshilfe)

~ **intestinal obstruction** hoher Dünndarmverschluß (Dünndarmileus) *m*
~ **mountain disease** Höhenkrankheit *f*
~ **pelvic position** Beckenhochlagerung *f*, Trendelenburgsche Lagerung *f*
~ **position of the patella** Patellahochstand *m*
~-**risk neonate** Risikoneugeborenes *n*
~-**risk patient** Risikopatient *m*, Patient *m* mit hohem Risiko
~-**risk pregnancy** Risikoschwangerschaft *f*
~-**speed electrosurgical unit** hochtourige Elektrochirurgie-Antriebseinheit *f*
~ **takeoff** hoher ST-Abgang *m*, ST-Segmenterhöhung *f*, ST-Erhöhung *f*, erhöhte ST-Strecke *f (EKG)*
~-**tension pulse** Hochdruckpuls *m*, gespannter und harter Puls *m*, Pulsus *m* durus et altus
~-**vitamin diet** vitaminreiche Diät (Kost) *f*
~-**voltage radiation (roentgen) therapy** Hochspannungs[strahlen]therapie *f*, Röntgen[strahlen]tiefenbehandlung *f*, Röntgentiefenbestrahlungstherapie *f*
~ **white blood cell count** leukämoides Blutbild *n*
highest intercostal vein Vena *f* intercostalis suprema
~ **thoracic artery** Arteria *f* thoracica (thoracalis) suprema, oberste Brustarterie *f*
hilar hilär, Hilus... *(Zusammensetzungen s. a. unter* hilum*)*
~ **adenopathy** Hiluslymphknotenerkrankung *f*, Hilusadenopathie *f*
~ **cyst** Lungenhiluszyste *f*, Hiluszyste *f*
~ **dance** Hilustanz *m*, Hilustanzen *n*
~ **lymph node** Hiluslymphknoten *m*
~ **lymphadenopathy** *s.* ~ adenopathy
~ **marking** Hiluszeichnung *f (Lunge)*
~ **pulsation** Hiluspulsation *f*
~ **tuberculosis** Hilustuberkulose *f*
hillock Colliculus *m*, kleiner Hügel *m*
hilum Hilus *m*, Gefäßeintrittspforte *f*, Eintrittspforte *f (an Organen) (Zusammensetzungen s. a. unter* hilar*)*
~ **cell** Hiluszelle *f*
~-**cell tumour** Hiluszell[en]tumor *m*
~ **of the kidney** Nierenhilus *m*, Nierenpforte *f*, Hilus *m* renalis, Porta *f* renis
~ **of the lung** Lungenhilus *m*, Lungenpforte *f*, Hilus *m* (Porta *f*) pulmonis
~ **of the ovarium** Eierstockhilus *m*, Hilus *m* ovarii
~ **of the spleen** Milzhilus *m*, Milzpforte *f*, Hilus *m* lienalis, Porta *f* lienis
hilus *s.* hilum
hind kidney Nachniere *f*, Metanephros *m*
hindbrain 1. Hinterhirn *n*, Metenzephalon *n*, Metencephalon *n*; 2. Nachhirn *n*, Myelenzephalon *n*, Myelencephalon *n*, Medulla *f* oblongata, verlängertes Mark *n*
hinge joint Scharniergelenk *n*, Winkelgelenk *n*, Ginglymus *m*
hip Hüfte *f*, Coxa *f*

~ **bath** Sitzbad *n*
~ **cup** Hüftkappe *f*, Hüftgelenkpfanne[nprothese] *f*
~ **disarticulation (dislocation)** Hüft[gelenks]luxation *f*, Hüft[gelenks]verrenkung *f*
~ **displacement** Luxatio *f* coxae congenita, angeborene Hüftgelenkverrenkung *f*; Luxationshüfte *f*
~ **joint** Hüftgelenk *n*, Articulatio *f* coxae
~ **joint disease** Hüftgelenkkrankheit *f*, Hüftgelenkleiden *n*, Morbus *m* coxae
~ **joint surgery** Hüftgelenkchirurgie *f*; Hüftgelenksoperation *f*
~ **joint tuberculosis** Hüftgelenktuberkulose *f*
~ **nail** Schenkelhalsnagel *m*
~ **nailing** Schenkelhalsnagelung *f*
~ **prosthesis** Hüftgelenk[kopf]prothese *f*
~ **region** Hüftregion *f*
~ **replacement** Hüftgelenkersatz *m*
~ **screw** Schenkelhalsschraube *f*
hipbone Hüftbein *n*, Os *n* coxae
Hippel-Lindau disease von-Hippel-Lindausche Krankheit *f*, Angiomatosis *f* retinae, Netzhautangiomatose *f*
hippocampal commissure Commissura *f* fornicis [hippocampi]
~ **gyrus** Gyrus *m* parahippocampalis
~ **sulcus** Sulcus *m* hippocampi
hippocampus Hippokampus *m*, Pes *m* hippocampi, Ammonshorn *n*, Cornu *n* Ammonis
hippocratic face Facies *f* hippocratica
~ **oath** Eid *m* des Hippokrates
hippuria Hippurie *f*, Hippursäureausscheidung *f* im Urin
hippuric acid Hippursäure *f*, Benzoylglykokoll *n*
~ **acid test** Hippursäuretest *m (Leberfunktionsprobe)*
hippus Hippus *m*, springende Pupillen *fpl*, Iriszittern *n*
hirci Hirci *mpl*, Achsel[höhlen]haare *npl*
Hirschsprung's disease Hirschsprungsche Krankheit *f*, Morbus *m* Hirschsprung, kongenitales Megakolon (Megasigma) *n*
hirsute [übermäßig] behaart
hirsuties Hypertrichose *f*, übermäßiger Haarwuchs *m*; abnorm starke Behaarung *f*
hirsutism 1. Hirsutismus *m*, männlicher Haarwuchs *m* bei Frauen *(bei Nebennierenüberfunktion)*; 2. *s.* hirsuties
hirudin Hirudin *n (Gerinnungshemmstoff des Blutegels)*
hirudiniasis Hirudiniasis *f*, Blutegelbefall *m*
hirudinization Blutegeltherapie *f*, Blutegelbehandlung *f*
hirudo Hirudo *m*, Blutegel *m*
His-Tawara node Atrioventrikularknoten *m*, Aschoff-Tawarascher Knoten *m*, His-Tawara-Knoten *m (Herzreizleitungssystem)*
histaminase Histaminase *f (Enzym)*
histamine Histamin *n*, 4-(2'-Aminoäthyl)imidazol *n (Gewebshormon)*
~ **cephalalgia** Histaminkephalgie *f*, Histaminkopfschmerz *m*

histamine

- **~ desensitization** Histamindesensibilisierung f
- **~ headache** s. ~ cephalalgia
- **~ test** Histamintest m
- **histaminic headache** s. histamine cephalalgia
- **histidase** Histidase f, Histidin-Ammoniak-Lyase f *(Enzym)*
- **histidinaemia** Histidinämie f, Histidin[spiegel]erhöhung f im Blut
- **histidine** Histidin n, α-Amino-β-imidazolylpropionsäure f, β-Imidazolylalanin n
- **~ decarboxylase** Histidindekarboxylase f *(Enzym)*
- **~ test** Histidin[schwangerschafts]test m
- **histidinuria** Histidinurie f, Histidinausscheidung f im Urin
- **histiocyte** Histiozyt m, ruhende Wanderzelle f *(im Bindegewebe)*
- **histiocytic** histiozytär, Histiozyten...
- **~ leukaemia** Histioleukämie f, histiozytäre Leukämie f
- **~ sarcoma** Retikulumzellensarkom n
- **histiocytoid** histiozytenartig
- **histiocytoma** Histiozytom[a] n, Dermatofibrom n *(gutartige, zellreiche Geschwulstform der Haut)*
- **histiocytosis** Histiozytose f, [exzessive] Histiozytenvermehrung f
- **~ X** Histiozytose f X, Retikuloendotheliose f
- **histiocytotic** Histiozytose...
- **histochemical** histochemisch
- **histochemistry** Histochemie f, Gewebechemie f
- **histoclastic** gewebszerstörend
- **histocompatibility** Histokompatibilität f, Gewebeverträglichkeit f
- **~ antigen** Histokompatibilitätsantigen n
- **histocompatible** histokompatibel, gewebeverträglich
- **histodiagnosis** 1. Histodiagnose f, Gewebsdiagnose f; 2. Gewebsdiagnostik f
- **histodifferentiation** Histodifferenzierung f, Gewebedifferenzierung f
- **histofluorescence** Histofluoreszenz f, Gewebefluoreszenz f
- **histogenesis** Histogenese f, Gewebebildung f
- **histogenetic** histogenetisch, gewebebildend
- **histogenous** histogen, vom Gewebe abstammend
- **histohaematin** Histohäm[at]in n, Zytochrom n, Zellfarbstoff m
- **histoid** histoid, gewebeartig, Gewebe..., Gewebs...
- **histoincompatibility** Histoinkompatibilität f, Gewebeunverträglichkeit f
- **histoincompatible** histoinkompatibel, gewebeunverträglich
- **histologic[al]** histologisch
- **histologist** Histologe m, Gewebespezialist m
- **histology** Histologie f, Gewebelehre f
- **histolysis** Histolyse f, Gewebeauflösung f
- **histolytic** histolytisch, gewebeauflösend
- **histomorphology** Histomorphologie f, Gewebemorphologie f

- **histomorphometric** histomorphometrisch
- **histomorphometry** Histomorphometrie f, Gewebevermessung f
- **histomycosis** Gewebemykose f, tiefe Mykose f
- **histone** Histon n *(Protein)*
- **histoneurology** Histoneurologie f, Neurohistologie f
- **histopathologic** histopathologisch, pathohistologisch
- **histopathology** Histopathologie f, Gewebepathologie f
- **histophysiologic** histophysiologisch, gewebephysiologisch
- **histophysiology** Histophysiologie f, Gewebephysiologie f
- **histoplasmin** Histoplasmin n *(Antigen)*
- **~ [skin] test** Histoplasmin[haut]test m
- **histoplasmoma** Histoplasmom n, Histoplasminreaktionsknötchen n
- **histoplasmosis** Histoplasmosis f, Histoplasmose f, Darlingsche Krankheit f *(Pilzerkrankung des retikulo-endothelialen Systems)*
- **historadiography** Historadiographie f, Historöntgenographie f, Mikroröntgenographie f feiner Gewebeschnitte
- **historrhexis** Historrhexis f, Gewebezerreißung f
- **history of exposure** Expositionsanamnese f
- **~ of the patient** Krankengeschichte f, Anamnese f; Krankenblatt n
- **histospectroscopic** histospektroskopisch
- **histospectroscopy** Histospektroskopie f
- **histotherapy** Histotherapie f, Gewebs[saft]behandlung f, Organotherapie f, Opotherapie f
- **histothrombin** Histothrombin n, Gewebsthrombin n
- **histotome** Histotom n, Gewebsschnittmesser n
- **histotomy** Histotomie f, Gewebsschnitt m
- **histotoxic** histotoxisch, gewebstoxisch, gewebsgiftig
- **histotoxicity** Histotoxizität f, Gewebsgiftigkeit f
- **histotribe** Gewebequetsche f, Gewebequetscher m
- **histotripsy** Histotripsie f, Gewebequetschung f
- **hives** Urtikaria f, juckender Hautausschlag m
- **hoarseness** Heiserkeit f
- **hob-nail liver** Schuhzweckenleber f *(bei Leberzirrhose)*
- **hockey-stick incision** Hockeyschlägerinzision f *(bei Sprunggelenkoperation)*
- **Hodgkin's disease** Hodgkinsche Krankheit f, Morbus m Hodgkin, Lymphogranulomatose f
- **~ granuloma** Hodgkin-Granulom n
- **~ lymphoma** Hodgkin-Lymphom n
- **~ sarcoma** Hodgkin-Sarkom n
- **hodophobia** Hodophobie f, Reiseangst f, Reisefurcht f
- **Hoffa's disease** Hoffasche Krankheit f, Erkrankung f des Kniegelenkfettkörpers
- **Hoffmann-Werdnig disease (syndrome)** s. Hoffmann's atrophy

Hoffmann's atrophy Hoffmann-Werdnigsche Krankheit f, Werdnig-Hoffmannsche Erkrankung f, infantile spinale [progressive] Muskeldystrophie f
~ **duct** Ductus m pancreaticus, Bauchspeicheldrüsenhauptausführungsgang m
Hofmann's bacillus Hofmann-Wellenhof-Bakterium n, Pseudodiphtheriebakterium n, Corynebacterium n pseudodiphtheriticum
hold the key for diagnosis/to den Schlüssel zur Diagnose [in der Hand] haben; die Diagnose kennen
holder for endotracheal tube Tubushalter m
holding suture Haltenaht f
Hollander test Hollander-Test m, Insulin-Hypoglykämie-Test m
hollow back Hohlrücken m, Hohlkreuz n
~ **foot** Hohlfuß m, Talipes m cavus, Pes m excavatus (cavus)
~ **viscus** Hohlorgan n
holoacardius Holoakardius m, Zwillingsmißgeburt f ohne Herz
holoblastic holoblastisch, sich vollständig furchend, sich komplett teilend (bei der Eiteilung)
holocrine holokrin (Sekretionsform mit Umwandlung der Drüse zum Sekret)
~ **gland** holokrine Drüse f
holodiastolic holodiastolisch
holoenzyme Holoenzym n (bestehend aus Apoenzym und Koenzym)
holorachischisis Holorachischisis f, totale Rachischisis f, totale Spina f bifida
holosystolic holosystolisch
homalocephalus Homalozephalus m, Flachkopf m
homatropine Homatropin n (Alkaloid)
home delivery Hausentbindung f
~ **dialysis** Heimdialyse f
~ **dialysis unit** Heimdialyseeinheit f
homeotherm Warmblüter m
homeothermal, homeothermic homöotherm, warmblütig
homeotransplantation s. homotransplantation
homeotypic mitosis Äquationsteilung f
homocysteine Homozystein n, α-Amino-γ-thiobuttersäure f
homocystine Homozystin n
homocystinuria Homozystinurie f, Homozystinausscheidung f im Urin
homoeopath Homöopath m
homoeopathic homöopathisch
homoeopathy Homöopathie f
homoeoplasia Homöoplasie f, organähnliche Neubildung f
homoeostasis Homöostase f, inneres Körpergleichgewicht n
homoeostatic homöostatisch
homoerotic homoerotisch, homosexuell
homoerotism Homoerotismus m, Homosexualismus m
homogeneity Homogenität f, Gleichartigkeit f

homogeneous homogen, gleichartig
homogenesis Homogenese f, gleichartige Entwicklung f
homogenitality s. homosexuality
homogentisic acid Homogentisinsäure f, Hydrochinonessigsäure f, Alkapton n
homogentisuria Homogentisinurie f, Homogentisinausscheidung f im Urin
homograft Homotransplantat n, homologes Transplantat n
~ **rejection** Homotransplantatabstoßung f, Homotransplantatrejektion f
homologous homolog, übereinstimmend; zusammengehörig, gleichen Ursprungs
~ **insemination** homologe Insemination f
~ **serum hepatitis (jaundice)** homologer Serumikterus m, Serumhepatitis f
homonymous homonym, gleichnamig; im gleichen Verhältnis zueinander stehend
~ **diplopia** homonyme Diplopie f
~ **hemianopsia** homonyme Hemianopsie f
homoplastic homoplastisch, artgleiches Gewebe verpflanzend
homoplasty Homoplastik f, Homotransplantation f, Übertragung (Transplantation) f artgleichen Gewebes
homosexual homosexuell, sich zum gleichen Geschlecht hinwendend
homosexual Homosexueller m
homosexuality Homosexualität f, Hinwendung f zum gleichen Geschlecht
homotransplant Homotransplantat n, homologes Transplantat n, artgleiches Transplantationsgewebe n
homotransplantation Homotransplantation f, homologe (artgleiche) Transplantation f, Verpflanzung (Transplantation) f artgleichen Gewebes
homozygosity 1. Homozygotie f, Vereinigung f gleichartiger Geschlechtszellen; 2. Reinerbigkeit f, Gleicherbigkeit f
homozygote Homozygoter m, Reinerbiger m
homozygous homozygot, reinerbig, gleicherbig
honeycomb choroiditis of Doyne Bienenwabenmakula f von Doyne, Doynesche Chorioiditis (Aderhautentzündung) f
~ **lung** Honigwabenlunge f
~ **ringworm (tetter)** Favus m, Erbgrind m, Tinea f favosa
Hong Kong influenza A virus Influenzavirus n Typ A Hongkong
hoof-and-mouth-disease Maul- und Klauenseuche f
hook out the appendix/to den Wurmfortsatz hervorluxieren
hook bundle Hakenbündel n, Fasciculus m uncinatus
~ **cuff** Hakenmanschette f
~ **nose** Hakennase f, Nasus m aduncus
~ **of the hamate [bone]** Hakenfortsatz m des Hakenbeins, Hamulus m ossis hamati
hooklet Saugnapf m (Bandwürmer)

hookworm 274

hookworm Ankylostoma n, Hakenwurm m
~ **anaemia (disease)** Hakenwurmkrankheit f, Tunnelanämie f (s. a. ancylostomiasis)
~ **egg** Ankylostomenei n, Hakenwurmei n
hooping-cough Keuchhusten m, Pertussis f
hop dermatitis Hopfendermatitis f
hordeolum Hordeolum n, Gerstenkorn n
horizontal cell Horizontalzelle f (z. B. in der Netzhaut)
~ **cerebellar fissure** Sulcus (Fissura) f horizontalis cerebelli
~ **folds of the rectum** s. Houston's valves
~ **hemianopsia** Horizontalhemianopsie f
~ **nystagmus** Horizontalnystagmus m
~ **plate of the palatine bone** Lamina f horizontalis ossis palatini, Pars f horizontalis palati
~ **position** Horizontallage f (z. B. bei Operation)
~ **semicircular canal** Canalis m semicircularis lateralis (horizontalis), lateraler Bogengang m (Innenohr)
~ **vertigo** Horizontalschwindel m, Vertigo f horizontalis
hormion Hormion n (anthropologischer Meßpunkt)
hormonal hormonal, Hormon...
~ **balance** hormonales Gleichgewicht n, Hormongleichgewicht n
~ **imbalance** hormonales Ungleichgewicht n, Hormonungleichgewicht n
~ **metabolism** Hormonstoffwechsel m
~ **therapy** s. hormonotherapy
hormone Hormon n (körpereigener Wirkstoff)
~ **medication** s. hormonotherapy
~ **replacement therapy (treatment)** Hormonsubstitutionstherapie f
hormonic s. hormonal
hormonogenesis s. hormonopoiesis
hormonology Hormonologie f, Hormonlehre f
hormonopexic hormonfixierend, hormonbindend
hormonopoiesis Hormonbildung f, Hormonerzeugung f, Hormonproduktion f
hormonopoietic hormonopoetisch, hormonbildend, hormonproduzierend
hormonotherapy Hormontherapie f, Hormonbehandlung f
horn 1. Horn n, Hornsubstanz f; 2. Horn n, Cornu n
~ **cell** 1. Hornzelle f (Epithel); 2. Hornzelle f; Vorderhornzelle f; Hinterhornzelle f (Rückenmark)
Horner's muscle Hornerscher Muskel m, Pars f [sacci] lacrimalis musculi orbicularis oculi
~ **[oculopupillary] syndrome** Hornersches (okulopupilläres) Syndrom n, Hornersche Trias f, Hornerscher Symptomenkomplex m
hornification s. cornification
horny [cell] layer Horn[zellen]schicht f, Stratum n corneum
horopter Horopter m, Sehgrenze f (visuelle Projektionsebene)
horripilation Haaraufrichtung f, Piloerektion f; Gänsehaut f, Cutis f anserina

horse serum Pferdeserum n
horsefoot Talipes m equinus
Horseley's dura mater separator Hirnhautseparator m nach Horseley
horseshoe fistula Hufeisenfistel f
~ **kidney** Hufeisenniere f, Ren m arcuatus (concretus, unguliformis)
~ **placenta** Hufeisenplazenta f
~ **tear** Hufeisenriß m, Lappenriß m
Hortega cell Hortegasche Zelle f (Mikrogliazelle)
Horton's headache (syndrome) Horton-Bing-Syndrom n, Histaminkopfschmerz m
hospital Hospital n, Krankenhaus n
~-**acquired** im Krankenhaus erworben
~-**acquired infection** s. ~ infection
~ **admission** Krankenhausaufnahme f; Krankenhauseinweisung f, Krankenhauseinlieferung f
~ **bed** Kranken[haus]bett n
~ **chart** Krankenblatt n
~ **clinical laboratory** klinisches Labor[atorium] n
~ **discharge** Krankenhausentlassung f
~ **epidemiology** Krankenhausepidemiologie f
~ **fever** Typhus m epidemicus (abdominalis), Abdominaltyphus m, Bauchtyphus m, Unterleibstyphus m
~ **gangrene** Hospitalbrand m, Gasödem n
~ **infection** Krankenhaus[wund]infektion f
~ **infection committee** „Wundpolizei" f (verantwortlich für Erfassung von Wundinfektionen)
~ **stay** Krankenhausaufenthalt m
~ **train** Lazarettzug m
hospitalism Hospitalismus m
hospitalization Hospitalisierung f, Krankenhauseinweisung f
~ **time** Hospitalisierungszeit f, Krankenhausverweildauer f, Krankenhausaufenthaltsdauer f
hospitalize/to hospitalisieren, in ein Krankenhaus einweisen
hospitalized/to be in das Krankenhaus eingewiesen (eingeliefert) werden, hospitalisiert werden
host 1. Wirtsorganismus m, Wirt m; 2. Transplantatempfänger m
~-**parasite balance** Wirt-Parasit-Gleichgewicht n
~-**parasite interaction** Wirt-Parasit-Wechselbeziehung f
~-**parasite relationship** Wirt-Parasit-Beziehung f, Wirt-Parasit-Verhältnis n
~ **resistance** Wirtsresistenz f, Wirtswiderstand m
hot 1. heiß, warm; 2. stark radioaktiv
~ **air bath** Heißluftbad n
~ **air sterilizer** Heißluftsterilisator m
~ **air treatment** Heißluftbehandlung f
~ **flash** Hitzewallung f, Hitzerötung f
~ **flush** aufsteigende Hitze f

Hutchinsonian

~ **pack** Hitzepackung f, Wärmepackung f
~ **stage** Fieberschub m *(Malaria)*
~ **water bottle** Wärmflasche f
hourglass bladder Sanduhrblase f
~ **contraction** Sanduhrkontraktion f, sanduhrförmige Kontraktion f
~ **stomach** Sanduhrmagen m
~ **tumour** Sanduhrgeschwulst f, Zwerchsackgeschwulst f, sanduhrförmiger Tumor m
housemaid's knee Bursitis f praepatellaris
Houston's valves Houstonsche Klappen fpl, Plicae fpl transversales recti
Howell-Jolly body Howell-Jolly-Körper m, Kernkugel f *(bei Erythrozytenzellkernzerfall)*
Huchard's disease Huchardsche Krankheit (Präsklerose) f, arterieller Hochdruck m
Huerthle cell adenoma Hürthle-Zell-Adenom n
~ **cell carcinoma of the thyroid** Hürthle-Zell-Karzinom n der Schilddrüse
human human, menschlich
human Mensch m
~ **antitetanus gamma globulin** humanes Anti-Tetanus-Gammaglobulin n
~ **bite** Menschenbiß m
~ **chorionic gonadotropin** humanes Choriongonadotropin n, HCG
~ **chorionic thyrotropin** humanes Chorionthyreotropin n
~ **flea** Menschenfloh m, Pulex m irritans
~ **hypophysis gonadotropin** humanes Hypophysengonadotropin n
~ **immune serum globulin** humanes Immunserumglobulin n, HISG
~ **measles immune serum** humanes Masernimmunserum n
~ **menopausal gonadotropin** humanes Menopausegonadotropin n, HMG
~ **placenta lactogen** humanes Plazentalaktogen n
~ **scarlet fever immune serum** humanes Scharlachimmunserum n, Scharlachrekonvaleszentenserum n
~ **serum** Humanserum n, Menschenserum n, humanes (menschliches) Serum n
~ **serum albumin** Humanalbumin n, humanes Serumalbumin n
~-**to-human transmission** Mensch-zu-Mensch-Übertragung f
humectant nässend, befeuchtend
humectant [agent] Nässungsmittel n, Befeuchtungsmittel n; Feuchthaltemittel n
humeral Humerus..., Oberarmknochen...
~ **head** Caput n humeri, Humeruskopf m
~ **head of the extensor carpi ulnaris muscle** Caput n humerale musculi extensoris carpi ulnaris
~ **head of the flexor carpi ulnaris muscle** Caput n humerale musculi flexoris carpi ulnaris
~ **head of the pronator teres muscle** Caput n humerale musculi pronatoris teretis
humeroradial humeroradial, Humerus-Radius-..., Oberarmknochen-Speichen-...

humeroscapular humeroskapular, Humerus-Skapula-..., Oberarmknochen-Schulterblatt-...
humero-ulnar humeroulnar, Humerus-Ulna-..., Oberarmknochen-Ellen-...
humerus Humerus m, Oberarmknochen m
~ **nail** Oberarmnagel m
humid pleurisy feuchte Pleuritis (Brustfellentzündung) f, Pleuritis f exsudativa
~ **tetter** feuchtes (nässendes) Ekzem n, Ekzema n humidum
humidification Befeuchtung f, Feuchtmachen n, Anfeuchten n
humidifier Raumbefeuchter m, Befeuchtungsapparat m
humoral humoral, durch Körperflüssigkeiten übertragen
humour Humor m, Flüssigkeit f; Körperflüssigkeit f
humpback s. hunchback 1.
hunchback 1. Buckel m, Rundrücken m; Rückgratverkrümmung f nach hinten, Kyphose f; 2. Buckliger m
hunger oedema Hungerödem n, Eiweißmangelödem n
~ **pain** Nüchternschmerz m
~ **swelling** s. hunger oedema
Hunter-Schreger bands Hunter-Schregersche Faserstreifen mpl *(Hell-Dunkel-Streifung auf Zahnschmelzschliffen)*
Hunterian chancre Hunterscher (syphilitischer) Schanker m
Hunter's canal Hunterscher Kanal m, Adduktorenkanal m, Canalis m adductorius [Hunteri]
~ **glossitis** atrophische Glossitis (Zungenentzündung) f, Huntersche Zunge f
~ **syndrome** Huntersches Syndrom n, Mukopolysaccharidose f II
Huntington's chorea (disease) Huntingtonsche Chorea f, Chorea f chronica progressiva hereditaria
Hunt's neuralgia Huntsche Neuralgie f, Huntsches Syndrom n, Herpes m zoster oticus
Hurler's syndrome [Pfaundler-]Hurlersches Syndrom n, Hunter-Hurlersche Krankheit f, Dysostosis f multiplex, Lipochondrodystrophie f, Mukopolysaccharidose f I *(erbliche Phosphatidstoffwechselstörung)*
hurry forward an operation/to dringend operieren, schnell (schleunigst) eine Operation durchführen
Huschke's cartilage Huschkescher Knorpel m, Cartilago f vomeronasalis
Hutchinson-Boeck disease Hutchinson-Boecksche Krankheit f, Morbus m Boeck, Sarkoidose f
~-**Gilford disease (syndrome)** Hutchinson-Gilfordsches Syndrom n, Progerie f, greisenhafter Zwergwuchs m, Vergreisung f im Kindesalter
Hutchinsonian teeth Hutchinsonsche Zähne mpl, Tonnenzähne mpl *(bei Syphilis)*

Hutchinson's triad Hutchinsonsche Trias f (Keratitis parenchymatosa, Hutchinsonsche Zähne, Labyrinthschwerhörigkeit)
hyalin[e] hyalin, glasig, glasartig
hyaline Hyalin n (glasiger kolloidaler Eiweißkörper)
~ **cartilage** Hyalinknorpel m, hyaliner Knorpel m
~ **degeneration** hyaline Degeneration (Umwandlung) f, Hyalinose f
~ **membrane** 1. Hyalinmembran f, Glashaut f, Membrana f hyaloidea; 2. hyaline Membran f, Hyalinmembran f (des Neugeborenen)
~ **membrane disease** Hyalinmembran-Krankheit f, Atemnotsyndrom n des Neugeborenen
hyalinization Hyalinisierung f, Hyalineinlagerung f
hyalinize/to hyalinisieren, Hyalin einlagern; in Hyalin umwandeln
hyalinocalcinosis Hyalinkalzinose f, Hyalinverkalkung f
hyalinosis Hyalinose f, hyaline Degeneration (Umwandlung) f
hyalinuria Hyalinurie f, Hyalinausscheidung f im Urin
hyalitis Hyalitis f, Glaskörperentzündung f
hyalocapsulitis Kapselhyalinisierung f
hyalocyte Hyalozyt m, Hyalinknorpelzelle f
hyaloid 1. glasartig; 2. Glaskörper...
~ **artery** Glaskörperarterie f [des Auges], Arteria f hyaloidea
~ **canal** Glaskörper[zentral]kanal m, Canalis m hyaloideus
~ **capsule** s. ~ membrane
~ **fossa** Fossa f hyaloidea
~ **membrane** Glaskörpermembran (Glashaut) f des Auges, Membrana f vitrea
hyaloideo-capsular hyaloidokapsulär
hyaloiditis s. hyalitis
hyalomucoid Hyalomukoid n, Glaskörpermukoid n
hyalonyxis Glaskörperpunktion f
hyalophagia Hyalophagie f, Glasessen n, Glasverschlucken n
hyalophobia Hyalophobie f (Angst vor Glas)
hyaloplasm Hyaloplasma n, homogenes Grundplasma n
hyaloserositis Hyaloserositis f
hyalosome Hyalosom n (Zellstruktur)
hyaluronate Hyaluronat n
hyaluronic acid Hyaluronsäure f
hyaluronidase Hyaluronidase f (Enzym)
hybrid Hybrid m, Hybride m(f), Bastard m, Mischling m
hydantoin Hydantoin n, Glykol[yl]harnstoff m (Antiepileptikum)
hydatic Echinokokkus..., Hundebandwurm...
hydatid 1. Hydatide f, Echinokokkusfinne f, Blasenwurmfinne f, Hundebandwurmfinne f; 2. s. ~ of Morgagni

~ **disease** Echinokokkose f, Echinokokkenkrankheit f, Echinokokkeninfestation f, Hundebandwurmbefall m, Blasenwurmkrankheit f
~ **fluid** Hydatidenflüssigkeit f
~ **fremitus** Hydatidenschwirren n, Echinokokkenfremitus m
~ **mole** Blasenmole f, Traubenmole f, Mola f hydatidosa
~ **of Morgagni** Morgagnische Hydatide f, Appendix f testis, Hodenanhang m
~ **pregnancy** Blasenmolenschwangerschaft f
~ **sand** Hydatidensand m
~ **thrill** s. ~ fremitus
hydatidiform mole s. hydatid mole
hydatidocele Hydatidozele f, Skrotalhernie f mit Echinokokkuszysten
hydatidoma Hydatidom[a] n, Echinokokkenblasengeschwulst f, Echinokokkustumor m
hydatidosis Echinokokkose f, Echinokokkeninfestation f, Echinokokkenkrankheit f, Blasenwurmkrankheit f, Hundebandwurmbefall m
hydatidostomy Hydatidostomie f, [operative] Echinokokkuszystoneneröffnung f
hydatiform mole s. hydatid mole
hydradenitis s. hidradenitis
hydraemia Hydrämie f, Blutverdünnung f
hydraemic hydrämisch, Hydrämie...
hydraeroperitoneum Hydroaeroperitoneum n, Wasser- und Luftansammlung f in der Bauchhöhle
hydramnion, hydramnios Hydramnion n, Polyhydramnion n, Polyhydramnie f, [übermäßige] Fruchtwasservermehrung f
hydrargyria[sis], hydrargyrism Hydrargyrosis f, Quecksilberintoxikation f, Quecksilbervergiftung f, Merkurialismus m
hydrargyrophobia Hydrargyrophobie f (Angst vor Quecksilber)
hydrargyrosis s. hydrargyriasis
hydrarthrosis Hydrarthros m, Hydrops m articuli, Gelenkwassersucht f, Gelenkerguß m
hydrase Hydra[ta]se f (Enzym)
hydration Hydratation f, Wasserzufuhr f, Hydratisierung f; Wasseranlagerung f
hydremia s. hydraemia
hydrencephalocele Hydroenzephalozele f
hydrencephalomeningocele Hydrenzephalomeningozele f
hydriatry s. hydrotherapy
hydro-electrolytic metabolism Wasser- und Elektrolytstoffwechsel m, Wasser- und Elektrolythaushalt m
hydroa Hydroa npl, Hidroa npl, Schwitzbläschen npl
hydroabdomen s. hydroperitoneum
hydrobilirubin Hydrobilirubin n
hydroblepharon Hydroblepharon n, Augenlidödem n
hydrocardia Hydrokardie f, Hyperperikard[ium] n, Herzbeutelwassersucht f, Herzbeutelerguß m

hydropic

hydrocele Hydrozele f, Wasserbruch m
hydrocelectomy Hydrozelenoperation f, Wasserbruchoperation f
hydrocephalia Gehirnwassersucht f, Hydrozephalie f
hydrocephalic hydrozephal, hydrokephal, wasserköpfig
~ **child** Hydrozephaluskind n
hydrocephalocele s. hydroencephalocele
hydrocephaloid hydrozephal, hydrokephal, wasserköpfig
hydrocephalus Hydrozephalus m, Hydrokephalus m, Wasserkopf m
hydrochloric acid Chlorwasserstoffsäure f, Salzsäure f
hydrocholecystis Gallenblasenhydrops m
hydrocholeresis Hydrocholeresis f, verdünnter Gallefluß m
hydrocholeretic hydrocholeretisch
hydrocolpos Hydrokolpos m, Wasseransammlung f in der Scheide
hydroconion Aerosolapparat m, Zerstäuber m
hydrocortisone Hydrokortison n, Kortisol n (Nebennierenrindenhormon)
hydrocyanism Zyanwasserstoffintoxikation f, Blausäurevergiftung f, Zyanvergiftung f
hydrocyst Wasserzyste f, Wasserblase f
hydrocystadenoma Hydrozystadenom n, Syringozystadenom n, Syringom n, Lymphangioma n tuberosum multiplex
hydrocystoma Hydrokystom n
hydrodipsomania Hydrodipsomanie f, Wassertrinksucht f
hydroelectric bath hydroelektrisches Bad n
~ **therapy** hydroelektrische Behandlung f, Therapie f mit elektrischen Bädern
hydroencephalocele Hydroenzephalozele f, Wasserhirnbruch m, Gehirnwasserbruch m, Hydrocephalus m herniosus
hydrogen-ion concentration Wasserstoffionenkonzentration f
hydroglossa Ranula f, Fröschleingeschwulst f (bläschenartige Zystenbildung unter der Zunge)
hydrogymnastics Hydrogymnastik f, Unterwassergymnastik f, Unterwasserübungen fpl
hydrohaematonephrosis Hydrohämatonephrose f, Ansammlung f von blutigem Urin im Nierenbecken
hydrohaematosalpinx Hydrohämatosalpinx f, Ansammlung f von blutiger Flüssigkeit im Eileiter
hydrohepatosis Hydrohepatose f, Wasseransammlung f in der Leber
hydrokinesitherapy Unterwasserbewegungstherapie f, Hydrokinesiotherapie f
hydrolability Hydrolabilität f
hydrolabyrinth Hydrolabyrinth n, Wasseransammlung f im Innenohr
hydrolase Hydrolase f (Enzym)
hydrolysis Hydrolyse f
hydrolytic cleavage hydrolytische Spaltung f

hydrolyze/to hydrolysieren
hydroma s. hygroma
hydromania 1. Hydromanie f, Trinksucht f, übermäßiger Durst m; 2. Ertränkungssucht f
hydromassage Hydromassage f, Unterwassermassage f, Wasserstrahlmassage f
hydromeningitis Hydromeningitis f
hydromeningocele Hydromeningozele f
hydrometra Hydrometra f, Wasseransammlung f in der Gebärmutterhöhle
hydrometrocolpos Hydrometrokolpos m, Wasseransammlung f in Scheide und Uterus
hydromicrocephalia Hydromikrozephalie f, Mikrozephalie f mit Liquorvermehrung
hydromphalos Hydromphalus m, Nabelwassergeschwulst f
hydromyelia Hydromyelie f, Rückenmarkkanalerweiterung f mit Liquorvermehrung
hydromyelocele s. hydromyelia
hydromyoma Hydromyon n
hydromyrinx s. hydrotympanum
hydronephrosis Hydronephrose f, Wassersackniere f, Harnstauungsniere f
hydronephrotic hydronephrotisch, Hydronephrose...
hydropathy 1. hydropathische Behandlung f, Wasserbehandlung f (innerlich und äußerlich); 2. Wasserheilkunde f
hydropelvis Hydropelvis n, Nierenbecken[über]dehnung f infolge Urinansammlung
hydropenia Hydropenie f, Wassermangel m; Wasserentzug m, Hypohydratation f, Unterwässerung f
hydropericarditis Pericarditis f exsudativa, seröse Perikarditis f
hydropericardium Hydroperikard[ium] n, Herzbeutelerguß m, Herzbeutelwassersucht f, Hydrokardie f
hydroperitoneum Hydroperitoneum n, Bauch[fell]wassersucht f, Bauchhöhlenhydrops m, Wasserbauch m, Aszites m
hydrophilic hydrophil, wasseranziehend, wasseraufnehmend; benetzbar
~ **gel contact lens** hydrophile Gelkontaktlinse f
hydrophilism Wasseranziehungsvermögen n
hydrophobe Hydrophober m, Wasserscheuer m
hydrophobia 1. Hydrophobie f, Wasserscheu f; 2. s. rabies
hydrophobic hydrophob, wasserabstoßend, wasserabweisend; nicht benetzbar
hydrophobophobia Lyssophobie f, Tollwutangst f, Tollwutfurcht f
hydrophthalmia Hydrophthalmus m congenitus, Augenwassersucht f, Buphthalmie f, angeborenes (primär kindliches) Glaukom n, Glaucoma n congenitum (infantile)
hydrophthalmos Hydrophthalmus m, Buphthalmus m, Wasserauge n, Ochsenauge n
hydropic wassersüchtig, von Wassersucht befallen

hydropigenous

hydropigenous hydropigen, Wassersucht erzeugend
hydroplasmia Blutplasmaverdünnung f
hydropleura s. hydrothorax
hydropneumopericardium Hydropneumoperikard n, Luft- und Flüssigkeitsansammlung f im Herzbeutel
hydropneumoperitoneum Hydropneumoperitoneum n, Luft- und Flüssigkeitsansammlung f in der Bauchhöhle
hydropneumothorax Hydropneumothorax m, Luft- und Flüssigkeitsansammlung f im Brustfellraum
hydropotherapy Hydropotherapie f, Aszitesinjektion f
hydrops Hydrops m, Wassersucht f (Zusammensetzungen s. a. unter dropsy, oedema)
~ **of the gall bladder** Gallenblasenhydrops m
~ **of the labyrinth** Labyrinthhydrops m, Innenohrhydrops m; Ménièresches Syndrom n, Ménièrescher Symptomenkomplex m
hydropyonephrosis Hydropyonephrose f, Urin- und Eiteransammlung f im Nierenbecken
hydrorrhachis Hydrorrhachis f, Flüssigkeitsansammlung f im Rückenmark
hydrorrhoea Hydrorrhoe f, Wasserfluß m
hydrosadenitis s. hidradenitis
hydrosalpinx Hydrosalpinx f, Flüssigkeitsansammlung f im Eileiter
hydrosis s. hidrosis
hydrosoluble wasserlöslich
hydrospermatocele Hydrospermatozele f, Spermatozele f
hydrospermatocyst Hydrospermatozyste f
hydrospirometer Hydrospirometer n
hydrostatic bed hydrostatisches Bett n, Antidekubitusbett n
hydrosudotherapy Hydrosudotherapie f
hydrosyringomyelia Hydrosyringomyelie f
hydrotherapy Hydrotherapie f, Wasserheilkunde f; Wasserbehandlung f
hydrothoracic Hydrothorax...
hydrothorax Hydrothorax m, Brustwassersucht f
hydrotympanum Hydrotympanum n, Flüssigkeitsansammlung f im Mittelohr
hydroureter Hydroureter m, Harnstauungsureter m; Harnleitererweiterung f durch Harnstauung
hydroureteronephrosis Hydroureteronephrose f, Harnstauungsniere f
hydroureterosis s. hydroureter
hydrous wool fat Lanolin n, [wasserhaltiges] Wollfett n
hydrovarium Hydrovarium n, Ovarialhydrops m, Flüssigkeitsansammlung f im Eierstock; Eierstockzyste f
hydroxybenzylpenicillin Hydroxybenzylpenizillin n, Penizillin X n
β-hydroxybutyric acid β-Hydroxybuttersäure f
β-hydroxybutyric dehydrogenase β-Hydroxybutyrat-Dehydrogenase f, HBDH (Enzym)

11-hydroxycorticosteroid 11-Hydroxykortikosteroid n
17α-hydroxycorticosterone 17α-Hydroxykortikosteron n, Hydrokortison n, Kortisol n
17-hydroxydesoxycorticosterone 17-Hydroxydesoxykortikosteron n, Kortison n
18-hydroxysteroid dehydrogenase 18-Hydroxysteroiddehydrogenase f (Enzym)
5-hydroxytryptamine s. serotonin
hydruria Polyurie f, Harnflut f, krankhafte Harnvermehrung f
hydruric polyurisch, Harnflut...
hygiene 1. Hygiene f, Gesundheitslehre f; 2. Hygiene f, Gesundheitspflege f
hygienic hygienisch, Hygiene...
hygienist Hygieniker m
hygienization Hygienedurchsetzung f
hygroma Hygrom[a] n, Wassergeschwulst f
hygromatous hygromatös, Hygrom...
hygroscopic hygroskopisch, Feuchtigkeit anziehend
hygrostomia Speichelüberproduktion f
hymen Hymen m(n), Jungfernhäutchen n
hymenal hymenal, Hymen...
~ **atresia** Hymenalatresie f, [angeborener] Hymenverschluß m
~ **caruncle** Caruncula f hymenalis
hymenectomy Hymenexzision f, [operative] Hymenentfernung f
hymenitis Hymenitis f, Hymenentzündung f
hymenolepiasis Hymenolepiasis f, Hymenolepisinfestation f, Zwergbandwurmbefall m
hymenorrhaphy Hymenorrhaphie f, Hymennaht f
hymenotome Hymenotom n
hymenotomy Hymenotomie f, [operative] Hymendurchtrennung f, Hymendurchschneidung f
hyo-epiglottic hyoepiglottisch, Zungenbein-Kehldeckel-...
hyoglossal hyoglossal, Zungenbein-Zungen-...
hyoglossus [muscle] Musculus m hyoglossus, Zungenbein-Zungen-Muskel m
hyoid hyoid, Zungenbein...
hyoid s. ~bone
~ **arch** Zungenbeinbogen m
~ **bone** Zungenbein n, Os n hyoideum
~ **region** Zungenbeinregion f, Regio f hyoidea
hyoscine Hyoszin n, Skopolamin n (Alkaloid)
hyoscyamine Hyoszyamin n, Atropin n (Alkaloid)
hyothyroid ligament Ligamentum n thyreohyoideum, Zungenbein-Schildknorpel-Band n
~ **membrane** Membrana f thyreohyoidea
hyp... s. a. hypo...
hypacousia Hypakusis f, Hörminderung f, Schwerhörigkeit f
hypaesthesia Hypästhesie f, Unempfindlichkeit f; Berührungsunterempfindlichkeit f; Schmerzunterempfindlichkeit f

hypaesthesic, hypaesthetic hypästhetisch, unempfindlich; berührungsunterempfindlich; schmerzunterempfindlich
hypalbuminosis s. hypoalbuminaemia
hypalgesia Hypalgesie f, Schmerzunterempfindlichkeit f
hypalgesic, hypalgetic hypalgesisch, hypalgetisch, schmerzunterempfindlich
hypalgia s. hypalgesia
hypamnion Hypamnion n (Fruchtwassermangelzustand)
hypasthenia Hypoasthenie f, unterschwellige Asthenie f
hyper... s. a. super...
hyperabduction Hyperabduktion f, Superabduktion f
~ **syndrome** Hyperabduktionssyndrom n
hyperacid hyperazid, übersauer; übersäuert
hyperacidaminaemia s. hyperaminoacidaemia
hyperacidaminuria s. hyperaminoaciduria
hyperacidity Hyperazidität f, Superazidität f, Übersäuerung f, Säureüberschuß m
hyperacousia Hyperakusis f, Hörsteigerung f, Feinhörigkeit f
hyperactive hyperaktiv, überaktiv
hyperactivity Hyperaktivität f, Überaktivität f, Aktivitätsüberschuß m
hyperacute hochakut, sehr akut
hyperadenosis 1. Drüsenvergrößerung f; Drüsenschwellung f; 2. Lymphknotenschwellung f, Lymphknotenvergrößerung f
hyperadiposis Hyperadipositas f, übermäßige Fettsucht f
hyperadrenal hyperadrenal, Nebennierenüberfunktion[s]...
hyperadrenalaemia Hyperadrenalinämie f, Adrenalin[spiegel]erhöhung f im Blut
hyperadrenalcorticalism s. hyperadrenocorticism
hyperadrenalinaemia s. hyperadrenalaemia
hyperadrenalism, hyperadrenia Hyperadrenalismus m, Nebennieren[rinden]überfunktion f
hyperadrenocorticism Nebennierenrindenüberfunktion f, Hyperkortizismus m
hyperaemia Hyperämie f, Blutfülle f
hyperaemic hyperämisch, blutgefüllt
hyperaemization Hyperämisierung f, Durchblutungserhöhung f
hyperaeration Hyperventilation f, verstärkte Atmung f, Atmungsverstärkung f
hyperaesthesia Hyperästhesie f, Überempfindlichkeit f; Berührungsüberempfindlichkeit f; Schmerzüberempfindlichkeit f
hyperaesthetic hyperästhetisch, überempfindlich; berührungsüberempfindlich; schmerzüberempfindlich
hyperaffective hyperaffektiv, affektgesteigert
hyperaffectivity Hyperaffektivität f, Affektsteigerung f
hyperaldosteronism Hyperaldosteronismus m, Aldosteron[spiegel]erhöhung f im Blut

hyperalgesia Hyperalgesie f, Schmerzüberempfindlichkeit f, Hyperalgie f
hyperalgesic, hyperalgetic hyperalgesisch, hyperalgetisch, schmerzüberempfindlich
hyperalgia s. hyperalgesia
hyperalimentation Hyperalimentation f, Überernährung f
hyperalimentosis Hyperalimentose f, Überfütterungskrankheit f
hyperallergenic hyperallergen
hyperaminoacidaemia Hyperaminoazidämie f, Aminosäure[spiegel]erhöhung f im Blut
hyperaminoaciduria Hyperaminoazidurie f, [gesteigerte] Aminosäureausscheidung f im Urin
hyperammonaemia Hyperammonämie f, Ammoniak[spiegel]erhöhung f im Blut
hyperamnesia Hyperamnesie f, gesteigertes Erinnerungsvermögen n
hyperamylasaemia Hyperamylasämie f, Amylase[spiegel]erhöhung f im Blut
hyperandrogenic hyperandrogen
hyperandrogenism Hyperandrogenismus m, Androgenüberschuß m
hyperaphia Hyperaphie f, Berührungsüberempfindlichkeit f, gesteigerte taktile Empfindlichkeit f
hyperazotaemia Hyperazotämie f, Stickstofferhöhung f im Blut
hyperazoturia Hyperazoturie f, gesteigerte Stickstoffausscheidung f im Urin
hyperbaric oxygenation hyperbare Sauerstoffbehandlung (Oxygenierung) f, Sauerstoffüberdrucktherapie f
~ **ventilation** Überdruckbeatmung f
hyperbilirubinaemia Hyperbilirubinämie f, Bilirubin[spiegel]erhöhung f im Blut, Ikterus m, Gelbsucht f
hyperbilirubinuria Hyperbilirubinurie f, erhöhte Bilirubinausscheidung f im Urin
hyperbulia Hyperbulie f, [übermäßige] Willensstärke f
hypercalcaemia Hyperkalziämie f, Kalzium[spiegel]erhöhung f im Blut
hypercalcaemic hyperkalziämisch, Kalziumüberschuß...
hypercalcification Hyperkalzifikation f, erhöhte Kalk[salz]einlagerung f
hypercalcinaemia s. hypercalcaemia
hypercalciuria Hyperkalziurie f, erhöhte Kalziumausscheidung f im Urin
hypercapnia Hyperkapnie f, Kohlendioxiderhöhung f im Blut, CO_2-Partialdruckerhöhung f
hypercapnic patient Patient m mit Hyperkapnie
hypercarbia s. hypercapnia
hypercatharsis Hyperkatharsis f, gesteigerter Stuhlgang m
hypercathexis Konzentrationsstärke f, Konzentrationserhöhung f
hypercementosis Hyperzementose f, gesteigerte Zahnzementbildung f

hyperceruloplasminaemia 280

hyperceruloplasminaemia Hyperzeruloplasminämie f, Zeruloplasmin[spiegel]erhöhung f im Blut
hyperchloraemia Hyperchlorämie f, Chlor[spiegel]erhöhung f im Blut
hyperchloraemic acidosis hyperchlorämische Azidose f
hyperchlorhydria Hyperchlorhydrie f, Superazidität f, Magenübersäuerung f, erhöhte Magensäuresekretion f
hyperchloridaemia s. hyperchloraemia
hyperchloridation kochsalzreiche Diät f, Salzüberschußdiät f
hyperchloruria Hyperchlorurie f, erhöhte Chloridausscheidung f im Urin
hypercholester[in]aemia s. hypercholesterolaemia
hypercholesterolaemia Hypercholesterinämie f, Cholesterin[spiegel]erhöhung f im Blut
hypercholesterolaemic hypercholester[ol]-ämisch, Cholesterinüberschuß...
~ **splenomegaly** hypercholesterolämische Splenomegalie f
~ **xanthomatosis** hypercholesterolämische Xanthomatosis f
hypercholia Hypercholie f, Galleüberproduktion f
hyperchondroplasia Hyperchondroplasie f, Knorpelüberproduktion f, übersteigerte Knorpelbildung f
hyperchromaemia Hyperchromämie f, hyperchrome Anämie f (Blutfärbeindex über 1)
hyperchromasia 1. Hyperchromasie f, verstärkte Färbung f (z. B. von Zellen); 2. Hyperchromasie f, Hämoglobinerhöhung f der Erythrozyten
hyperchromatic hyperchromatisch
hyperchromatism 1. Hyperchromatismus m, Hyperchromatose f, Hyperchromie f, gesteigerte Färbbarkeit f (z. B. des Zellkerns); 2. Zellkernchromatinvermehrung f; 3. Überpigmentierung f [der Haut]
hyperchromatopsia Hyperchromatopsie f, [übersteigerte] Farbensichtigkeit f
hyperchromatosis, hyperchromia s. 1. hyperchromatism; 2. hyperchromasia
hyperchromic hyperchrom
~ **anaemia** hyperchrome Anämie f
hyperchylia Hyperchylie f, erhöhte Magensaftsekretion f, Magensaftüberproduktion f
hypercoagulability Hyperkoagulabilität f, erhöhte Gerinnbarkeit f [des Blutes]; Gerinnungsneigung f
hypercoagulable hyperkoagulabel, leicht gerinnbar
hypercoenaesthesia Euphorie f
hypercorticalism, hypercorticism Hyperkortizismus m, Nebennierenrindenüberfunktion f
hypercortisolism Hyperkortisolismus m, Kortisol[spiegel]erhöhung f im Blut
hypercryaesthesia, hypercryalgesia Hyperkryalgesie f, Hyperkryästhesie f, Kälteüberempfindlichkeit f

hypercyanotic hyperzyanotisch, sehr (stark) zyanotisch
hypercythaemia Hyperzythämie f, Blutzellenerhöhung f; Erythrozytenvermehrung f
hypercytochromia Hyperzytochromie f
hypercytosis Hyperzytose f, Zellzahlerhöhung f
hyperdactylia Hyperdaktylie f, Polydaktylie f, Fingerüberzahl f; Zehenüberzahl f
hyperdiuresis Hyperdiurese f, erhöhte Urinausscheidung f
hyperdynamia Hyperdynamie f, Muskelüberaktivität f, übermäßige Muskelaktivität f
hyperdynamic hyperdynam[isch]
~ **ileus** hyperdynamischer Ileus (Darmverschluß) m, spastischer Ileus m
hyperemesis Hyperemesis f, übermäßiges Erbrechen n
hyperemetic hyperemetisch
hyperendemic hyperendemisch
hypereosinophilia Hypereosinophilie f, [verstärkte] Eosinophilenvermehrung f
hyperergasia s. hyperergia
hyperergia Hyperergie f, Allergie f, Überempfindlichkeit f gegenüber Antigenen
hyperergic hypererg, allergisch, überempfindlich gegenüber Antigenen
hyperesophoria Hyperesophorie f, Einwärtsschielen n
hyperexcitability Überreizbarkeit f, übermäßige Erregbarkeit (Reizbarkeit) f
hyperexcretory hyperexkretorisch, übermäßig ausscheidend
hyperexophoria Hyperexophorie f, Auswärtsschielen n
hyperextend/to hyperextendieren, überstrecken
hyperextension Hyperextension f, Muskelüberdehnung f; Überstreckung f
~ **frame** Extensionsapparat m, Streckapparat m
hyperfibrinogenaemia Hyperfibrinogenämie f, Fibrinogen[spiegel]erhöhung f im Blut
hyperfibrinolysis Hyperfibrinolyse f, gesteigerte Blutgerinnselauflösung f
hyperflexion Hyperflexion f, Gelenküberbeugung f
hyperfluorescence Hyperfluoreszenz f (des Auges)
hyperfolliculinaemia Hyperfollikulin[äm]ie f, Follikelhormonüberproduktion f
hyperfunction Hyperfunktion f, Überfunktion f, Tätigkeitssteigerung f (z. B. eines Organs)
hyperfunctional hyperfunktionell
hypergalactia, hypergalactosis Hypergalaktie f, verstärkte Milchabsonderung f, Milchsekretionssteigerung f
hypergammaglobulinaemia Hypergammaglobulinämie f, Gammaglobulin[spiegel]erhöhung f im Blut
hypergastrinaemia Hypergastrinämie f, Gastrin[spiegel]erhöhung f im Blut
hypergenesis Überentwicklung f, Wachstums-

hypermature

beschleunigung f; Hypertrophie f
hypergenetic hypergenetisch, überentwickelt
hypergenitalism Hypergenitalismus m, Überentwicklung f der Geschlechtsorgane, Genitalüberentwicklung f
hypergeusia Hypergeusie f, gesteigerte Geschmacksempfindung f, Geschmacks[sinn]überempfindlichkeit f
hyperglobulia Hyperglobulie f, Erythrozytenvermehrung f im Blut
hyperglobulinaemia Hyperglobulinämie f, Globulinvermehrung f im Blut
hyperglucagonaemia Hyperglukagonämie f, Glukagon[spiegel]erhöhung f im Blut
hyperglycaemia Hyperglykämie f, Blutzuckererhöhung f
hyperglycaemic hyperglykämisch
~ glycogenolytic factor Glykagon n *(Bauchspeicheldrüsenhormon)*
hyperglycinaemia Hyperglyzinämie f, Glyzin[spiegel]erhöhung f im Blut
hyperglycinuria Hyperglyzinurie f, vermehrte Glyzinausscheidung f im Urin
hyperglycogenolysis Hyperglykogenolyse f, Glykogenolysesteigerung f, gesteigerte Glykogen[auf]spaltung f
hyperglycorrhachia Hyperglykorrhachie f, Liquorzuckerüberschuß m, Liquorzuckererhöhung f
hyperglycosuria Hyperglykosurie f, erhöhte Glukoseausscheidung f im Urin
hypergonadism Hypergonadismus m, Keimdrüsenüberfunktion f
hypergonadotropic hypergonadotrop
hypergonadotropinuria Hypergonadotropinurie f, erhöhte Gonadotropinausscheidung f im Urin
hyperhaemolytic jaundice hyperhämolytischer Ikterus m
hyperheparinaemia Hyperheparinämie f, Heparin[spiegel]erhöhung f im Blut
hyperhidrosis Hyperhidrose f, Ephidrosis f, vermehrte Schweißabsonderung f, übermäßige Schweißproduktion f, verstärktes Schwitzen n
hyperhidrotic hyperhidrotisch, verstärkt schwitzend
hyperhistaminaemia Hyperhistaminämie f, Histamin[spiegel]erhöhung f im Blut
hyperhormonal, hyperhormonic hyperhormonal, Hormonüberschuß...
hyperhydration Hyperhydratation f, Wasserüberschuß m, Überwässerung f *(z. B. bei Infusionstherapie)*
hyperimmune hyperimmun, überimmun
~ serum Hyperimmunserum n
hyperimmunity Hyperimmunität f, erhöhte Immunität f, Immunitätserhöhung f
hyperimmunization Hyperimmunisation f, Überimmunisierung f
hyperimmunize/to hyperimmunisieren, überimmunisieren

hyperimmunoglobulinaemia Hyperimmunoglobulinämie f, Hypergammaglobulinämie f, Immunglobulin[spiegel]erhöhung f im Blut
hyperinosaemia, hyperinosis Hyperinosämie f, Hyperinose f, Fibrin[spiegel]erhöhung f im Blut, Hyperfibrinämie f
hyperinsulinaemia Hyperinsulinämie f, exzessive Insulinblutspiegelerhöhung f
hyperinsulinaemic hyperinsulinämisch
hyperinsulinar hyperinsulinär, Insulinüberschuß...
hyperinsulinism Hyperinsulinismus m, Insulinüberproduktion f, Insulinüberschuß m
hyperinvolution Hyperinvolution f, übermäßige Zurückbildung f *(z. B. von Organen)*
hyperirritability Hyperirritabilität f, erhöhte Reizbarkeit (Erregbarkeit) f
hyperkalaemia Hyperkaliämie f, Kalium[spiegel]erhöhung f im Blut
hyperkeratinization Hyperkeratinisierung f, Keratinüberproduktion f
hyperkeratosis Hyperkeratose f, übermäßige Hautverhornung f
hyperketonaemia Hyperketonämie f, Ketonkörper[spiegel]erhöhung f im Blut
hyperketonuria Hyperketonurie f, vermehrte Ketonkörperausscheidung f im Urin
hyperkinesia Hyperkinese f, Bewegungssteigerung f; gesteigerte Muskelbewegung f
hyperkinetic heart syndrome hyperkinetisches Herzsyndrom n
hyperlactation Hyperlaktation f, Milchüberproduktion f; vermehrte Milchsekretion f
hyperleucocytosis Hyperleukozytose f, Leukozytenvermehrung f, Leukozyten[zahl]erhöhung f
hyperleydigism Hodenzwischenzellenüberfunktion f, Überfunktion f der Leydigschen Zellen
hyperlipaemia Hyperlipämie f, Lipidvermehrung f im Blut, Fett[spiegel]erhöhung f im Blut
hyperlipaemic hyperlipämisch
hyperlipasaemia Hyperlipasämie f, Lipase[spiegel]erhöhung f im Blut
hyperlipidaemia s. hyperlipaemia
hyperlipoproteinaemia Hyperlipoproteinämie f, Lipoprotein[spiegel]erhöhung f im Blut
hyperlithuria Hyperlithurie f, erhöhte Harnsäureausscheidung f im Urin
hyperlordose Hyperlordose f
hyperluteinization Hyperluteinisierung f
hypermagnesaemia Hypermagnesiämie f, Magnesium[spiegel]erhöhung f im Blut
hypermania Hypermanie f *(schwere Form der Manie)*
hypermaniac Hypermaner m, Hypermaniekranker m
hypermanic hyperman[isch]
hypermastia Hypermastie f, Mammahypertrophie f, Brustvergrößerung f
hypermature überreif *(z. B. Katarakt)*

hypermazia 282

hypermazia s. hypermastia
hypermelanosis Hypermelanose f, Melaninüberpigmentierung f
hypermelanotic melaninüberpigmentiert, hypermelanotisch
hypermenorrhoea Hypermenorrhoe f, verstärkte Regelblutung f
hypermetabolism Hypermetabolismus m, Stoffwechselüberfunktion f, Stoffwechselsteigerung f
hypermetropia s. hyperopia
hypermimia Hypermimie f, Mimiksteigerung f
hypermimic hypermimisch
hypermineralization Hypermineralisation f, Mineralienüberschuß m
hypermineralocorticoidism Hypermineralokortizismus m, Mineralokortikoid[spiegel]erhöhung f im Blut
hypermnesia Hypermnesie f, gesteigerte Gedächtnisleistung f, abnorme Gedächtnisstärke f
hypermotility Hypermotilität f, verstärkte Bewegung f (z. B. des Darms)
hypermyotonia Hypermyotonie f, Muskelhypertonie f, Erhöhung f der Muskelspannung
hypermyotrophy Muskelhypertrophie f, übermäßige Muskelentwicklung f
hypernasality Rhinolalia f aperta
hypernatraemia Hypernatriämie f, Natrium[spiegel]erhöhung f im Blut
hypernatraemic syndrome Hypernatriämiesyndrom n, Natriumüberschußsyndrom n
hypernephritis Hypernephritis f, Nebennierenentzündung f
hypernephroid hypernephroid, Hypernephrom...
~ renal carcinoma hypernephroides Karzinom n, Grawitz-Tumor m, Hypernephrom n, Nierenzellenkarzinom n
hypernephroma 1. Hypernephrom n, Grawitz-Tumor m, hypernephroider Tumor m, hypernephroides Adenom n; 2. s. hypernephroid renal carcinoma
hypernutrition Überernährung f, Überfütterung f
hyperodontia Hyperodontie f, Zahnüberzahl f
hyperoestrinaemia, hyperoestrogenaemia Hyperöstrogenämie f, Östrogen[spiegel]erhöhung f im Blut
hyperoestrogenism Hyperöstrogenismus m, Östrogenüberproduktion f
hyperonychia Hyperonychie f, übermäßige Nagelbildung f, Nagelhypertrophie f
hyperope Hyperoper m, Hypermetroper m, Weitsichtiger m
hyperopia Hyperopie f, Hypermetropie f, Weitsichtigkeit f, Übersichtigkeit f
hyperopic hyperop, hypermetrop, weitsichtig, übersichtig
~ astigmatism hyperoper Astigmatismus m
hyperorexia Hyperorexie f, Bulimie f, Heißhunger m

hyperornithinaemia Hyperornithinämie f, Ornithin[spiegel]erhöhung f im Blut
hyperosmia Hyperosmie f, Geruchsüberempfindlichkeit f, gesteigertes Geruchsvermögen n
hyperosmolarity Hyperosmolarität f (des Serums)
hyperosteogeny s. hyperostosis
hyperostosis Hyperostose f, Knochenhypertrophie f, Knochenauswuchs m, Exostose f
hyperostotic hyperostotisch
hyperovar[ian]ism Eierstocküberfunktion f, gesteigerte Ovarialsekretion f
hyperoxaemia Azidose f, Blutübersäuerung f
hyperparathyreosis s. hyperparathyroidism
hyperparathyroid hyperparathyreot, Nebenschilddrüsenüberfunktions...
hyperparathyroidism Hyperparathyreoidismus m, Hyperparathyreose f, Nebenschilddrüsenüberfunktion f
hyperpathia Hyperpathie f, gesteigerte Schmerzreaktion f
hyperpepsinia Pepsinüberproduktion f
hyperperfusion Hyperperfusion f, Überperfusion f
hyperperistalsis Hyperperistaltik f, Peristaltikverstärkung f, gesteigerte Peristaltik f
hyperphagia Hyperphagie f, Heißhunger m
hyperphalangism Hyperphalangismus m, Hyperphalangie f, Phalangenüberzahl f
hyperphasia Garrulitas f, Geschwätzigkeit f
hyperphenylalaninaemia Hyperphenylalaninämie f, Phenylalanin[spiegel]erhöhung f im Blut
hyperphonia Hyperphonie f, gesteigerte Phonation f, Phonationsverstärkung f
hyperphoria Hyperphorie f, latentes Höhenschielen n
hyperphosphataemia Hyperphosphatämie f, Phosphat[spiegel]erhöhung f im Blut
hyperphosphataemic hyperphosphatämisch, Phosphatüberschuß...
hyperphosphaturia Hyperphosphaturie f, vermehrte Phosphatausscheidung f im Urin
hyperphrenia Hyperphrenie f, Geistesüberaktivität f, gesteigerte Geistestätigkeit f
hyperphrenic hyperphren[isch], geistig überaktiv
hyperpiesia s. hypertension
hyperpigmentation Hyperpigmentierung f, Hyperpigmentation f, erhöhte Pigmenteinlagerung f, Überpigmentierung f
hyperpigmented hyperpigmentiert, überpigmentiert
hyperpinealism Hyperpinealismus m, Zirbeldrüsenüberfunktion f
hyperpituitarism Hyperpituitarismus m, Hypophysenüberfunktion f
hyperplasia Hyperplasie f, Überentwicklung f (von Organen und Geweben); Zellvermehrungswachstum n
hyperplastic hyperplastisch, überentwickelt

hyperthymism

~ **cholecystosis** hyperplastische Cholezystose *f*
~ **synovitis** Synovitis *f* hyperplastica
hyperpnoea Hyperpnoe *f*, gesteigerte Atmung *f*
hyperpolarization block Hyperpolarisationsblock *m (Nervenleitung)*
hyperporosis Hyperporose *f*, Kallusüberproduktion *f*
hyperpotassaemia *s.* hyperkalaemia
hyperpragic überaktiv, rastlos, geschäftig
hyperpraxia Hyperpraxie *f*, gesteigerte Aktivität *f*, Rastlosigkeit *f*; Bewegungsdrang *m*
hyperpresbyopia Hyperpresbyopie *f*, gesteigerte Alterssichtigkeit *f*
hyperprochoresis Hyperperistaltik *f*, gesteigerte Magenmotorik *f*
hyperprolactinaemia Hyperprolaktinämie *f*, Hyperprolanämie *f*, Prolaktin[spiegel]erhöhung *f* im Blut
hyperprolactinaemic hyperprolaktinämisch, Prolaktinüberschuß...
hyperprosexia Hyperprosexie *f*, gesteigerte Aufmerksamkeit *f*; Wahnfixierung *f*, Auffassungsbeschleunigung *f (z. B. bei Psychosen)*
hyperproteinaemia Hyperproteinämie *f*, Protein[spiegel]erhöhung *f* im Blut, Plasma- und Serumeiweiß[körper]erhöhung *f*
hyperproteinaemic hyperproteinämisch, Bluteiweißüberschuß...
hyperpselaphesia Hyperpselaphesie *f*, krankhafte Tastgefühlsteigerung *f*
hyperptyalism Hyperptyalismus *m*, vermehrte Speichelsekretion *f*
hyperpyretic hyperpyretisch, sehr fiebrig, hoch fieberhaft; hoch fiebernd
hyperpyrexia Hyperpyrexie *f*, hohes Fieber *n*
hyperpyrexic patient hoch fiebernder Patient *m*
hyperreflexia Hyperreflexie *f*, Reflexsteigerung *f*
hyperreflexic hyperreflektorisch, reflexgesteigert
hyperresonance Hyperresonanz *f (z. B. bei Pneumothorax)*
hypersalivation Hypersalivation *f*, vermehrte Speichelsekretion *f*
hypersecretion Hypersekretion *f*, Sekretionssteigerung *f*, vermehrte Sekretion *f*
hypersecretory hypersekretorisch
hypersegmentation Hypersegmentierung *f*, Übersegmentierung *f (z. B. von Organen)*
hypersensibility *s.* hypersensitivity
hypersensitive 1. hypersensibel, überempfindlich; 2. allergisch, anaphylaktisch, immunologisch überempfindlich ● **to be ~ to** 1. überempfindlich sein gegenüber; 2. allergisch sein (reagieren) gegenüber
hypersensitiveness *s.* hypersensitivity 2.
hypersensitivity 1. Hypersensibilität *f*, Überempfindlichkeit *f (z. B. auf äußere Reize)*; 2. Allergie *f*, Anaphylaxie *f*, immunologische Überempfindlichkeit *f*
~ **angiitis** Hypersensitivitätsangiitis *f*
~ **reaction** Überempfindlichkeitsreaktion *f*

hypersensitization Hypersensibilisierung *f*, Übersensibilisierung *f*
hypersensitize/to hypersensibilisieren, überempfindlich machen
hyperserotoninaemia Hyperserotoninämie *f*, Serotonin[spiegel]erhöhung *f* im Blut
hypersialosis Sialorrhoe *f*, Speichelüberfluß *m*
hypersomnia Hypersomnie *f*, Schlafsucht *f*
~-**bulimia syndrome** Hypersomnie-Bulimie-Syndrom *n*
hypersomnolence Hypersomnolenz *f*, erhöhte Schläfrigkeit *f*
hypersomnolent hypersomnolent
hyperspermia Hyperspermie *f*, vermehrte Samen[faden]bildung *f*
hypersplenia *s.* hypersplenism
hypersplenism Hypersplenie *f*, Hypersplenismus *m*, Milzüberfunktion *f*
hypersteatosis Hypersteatosis *f*, vermehrte Talgabsonderung *f*
hypersthenia Hypersthenie *f*, allgemeine Körperstärke (Muskelstärke) *f*
hypersthenic hypersthenisch, körperlich stark
hypersthenuria Hypersthenurie *f*, erhöhte Konzentrierungsleistung *f* der Nieren
hypersuprarenalism Hypersuprarenalismus *m*, Nebennierenrindenüberfunktion *f*
hypersympathicotonus Hypersympathikotonus *m*, Sympathikusüberfunktion *f*
hypersystole Hypersystole *f*, Systolenverstärkung *f*
hypertelorism Hypertelorismus *m*, Augenwinkelabstandsvergrößerung *f*
hypertensin Hypertensin *n*, Angiotonin *n*, Angiotensin *n (blutdruckerhöhende Substanz)*
hypertensinogen Hypertensinogen *n*, Angiotensinogen *n (Hypertensinvorstufe)*
hypertension Hypertonie *f*, Hypertension *f*, Bluthochdruck *m*, erhöhter Blutdruck *m*; Blutdruckerhöhung *f*
hypertensive hyperton, hypertensiv, Hypertonie..., Hochdruck...
~ **meningeal hydrops** Pseudotumor *m* cerebri
~ **retinopathy** Hochdruckretinopathie *f*
hypertensor Hypertensivum *n*, Antihypotonikum *n*, blutdruckerhöhendes Mittel *n*, Antihypotensivum *n*
hyperthelia Hyperthelie *f*, Brustwarzenüberzahl *f*
hyperthermalgesia Thermohyperästhesie *f*, Hitzeüberempfindlichkeit *f*
hyperthermia Hyperthermie *f*, Körpertemperaturerhöhung *f*, hohes Fieber *n*
hyperthermo-aesthesia *s.* hyperthermalgesia
hyperthrombinaemia Hyperthrombinämie *f*, Thrombin[spiegel]erhöhung *f* im Blut
hyperthrombocytaemia Hypertrombozytämie *f*, vermehrte Thrombozytenzahl *f* im Blut
hyperthymia Hyperthymie *f*, hypomane Aktivitätssteigerung *f*, manische Erregung *f*
hyperthymic hyperthym, manisch erregt
hyperthymism Hyperthymismus *m*, Thymusüberfunktion *f*

hyperthyreosis

hyperthyreosis s. hyperthyroidism
hyperthyroid hyperthyreot, Hyperthyreose...,
  Schilddrüsenüberfunktion[s]...
  ~ **crisis** hyperthyreote Krise f, Thyreotoxikose f
hyperthyroidation Hyperthyreoseauslösung f
hyperthyroidism Hyperthyreoidismus m,
  Hyperthyreose f, Schilddrüsenüberfunktion f
hyperthyroidosis s. hyperthyroidism
hyperthyrotropinaemia Hyperthyreotropinämie f, Thyreotropin[spiegel]erhöhung f im Blut
hyperthyrotropinism Hyperthyreotropinismus m
hyperthyroxinaemia Hyperthyroxinämie f, Thyroxin[spiegel]erhöhung f im Blut
hypertonia 1. Hypertonie f, Hypertonizität f, Hypertonus m, Druckerhöhung f; 2. Hypertonie f, gesteigerte Muskelspannung f, Tonussteigerung f, Tonuserhöhung f
hypertonic 1. hyperton[isch], druckerhöht (z. B. osmotischer Druck); 2. hyperton, tonusgesteigert (Muskel)
hypertonicity, hypertonus s. hypertonia
hypertrichiasis s. hypertrichosis
hypertrichosis Hypertrichose f, vermehrter Haarwuchs m, Haar[wuchs]vermehrung f
hypertrichotic hypertrichot, überbehaart, sehr behaart
hypertriglyceridaemia Hypertriglyzeridämie f, Triglyzerid[spiegel]erhöhung f im Blut
hypertrophic hypertroph, Hypertrophie...
  ~ **cervical pachymeningitis** Pachymeningitis f cervicalis hypertrophica
  ~ **pulmonary osteoarthropathy** Trommelschlegelfingerbildung f
  ~ **ringworm** Granuloma n trichophyticum
  ~ **salpingitis** Pachysalpingitis f
hypertrophy/to hypertrophieren
hypertrophy Hypertrophie f (Organvergrößerung durch Kernverdoppelungswachstum)
  ~ **of the media** Mediahypertrophie f, Mediaverdickung f
  ~ **of the right ventricle** Rechtsherzhypertrophie f
hypertropia Hypertropie f, Nachobenschielen n, Aufwärtsschielen n
hypertyrosinaemia Hypertyrosinämie f, Tyrosin[spiegel]erhöhung f im Blut
hyperuresis Polyurie f, vermehrte Harnausscheidung (Urinausscheidung) f
hyperuricacidaemia s. hyperuricaemia
hyperuriciduria s. hyperuric[os]uria
hyperuricaemia Hyperurikämie f, Harnsäure[blutspiegel]erhöhung f, Harnsäurevermehrung f im Blut
hyperuricaemic hyperurikämisch
hyperuric[os]uria Hyperurik[os]urie f, vermehrte Harnsäureausscheidung f im Urin
hypervascular hypervaskulär
hypervascularity Hypervaskularität f, Blutgefäßreichtum m

284

hyperventilate/to hyperventilieren, verstärkt (verschärft) atmen; die Lunge überbelüften
hyperventilation Hyperventilation f, verstärkte Atmung f, Atmungsverstärkung f; Lungenüberbelüftung f
  ~ **syndrome** Hyperventilationssyndrom n
  ~ **tetany** Hyperventilationstetanie f
hyperviscosity syndrome Hyperviskositätssyndrom n
hypervitaminosis Hypervitaminose f, Vitaminüberschuß m; Vitaminüberschußkrankheit f
  ~ **D** Vitamin-D-Hypervitaminose f
hypervolaemia Hypervolämie f, Blutvolumenvermehrung f, Blutfülle f
hypervolaemic hypervolämisch, Blutfülle...
hyphaema Hyphäma n, Augenkammereinblutung f
hyphaemia 1. s. hyphaema; 2. Oligämie f, Blut[volumen]verminderung f
hyphidrosis s. hypohidrosis
hyphogenic sycosis Folliculitis f barbae, Bartflechte f, Bartfinne f, Tinea (Sycosis) f barbae
hypinosis Hypinose f, Fibrinogen[spiegel]verminderung f im Blut
hypnagogic 1. einschläfernd, schlafbewirkend; 2. hypnotisch, Teilschlaf...; 3. hypnagog[isch], Einschlaf..., Halbschlaf...
  ~ **hallucination** hypnagogische Halluzination f, Einschlafhalluzination f
hypnagogue [agent] Schlafmittel n, Hypnagogum n [remedium]
hypnalgia Hypnalgie f, Schlafschmerz m; Traumschmerz m
hypnapagogic schlafhemmend, schlafverhindernd
hypnic einschläfernd, schlafbringend; hypnotisch
hypnoanalysis Hypnoanalyse f (Psychotherapie)
hypnobatia Somnambulismus m, Schlafwandeln, n, Nachtwandeln n, Oneirodynia f activa
hypnogenesis 1. Einschläferung f, Schlaferzeugung f; 2. Hypnogenese f, Hypnoseinduzierung f, Teilschlaferzeugung f
hypnogen[et]ic 1. einschläfernd, schlafbringend, schlaferzeugend; 2. hypnogenetisch, hypnoseerzeugend, teilschlaferzeugend
hypnogenous s. hypnogenetic
hypnoid[al] hypnoid, schlafähnlich; hypnoseähnlich
hypnoidization s. hypnotization
hypnolepsy Hypnolepsie f, abnorme Schläfrigkeit f
hypnology 1. Hypnologie f, Schlaflehre f; 2. Hypnoselehre f
hypnonarcoanalysis Hypnonarkoanalyse f (Psychotherapie)
hypnonarcosis Hypnonarkose f, Hypnose- und Narkosekombination f
hypnophobia Hypnophobie f, Schlafangst f, Einschlaffurcht f

hypnophrenosis Hypnophrenose f, Schlafstörung f
hypnopompic hypnopompisch, erwachend, aufwachend; Nachschlaf...
~ **hallucination** hypnopompische Halluzination f, Aufwachhalluzination f; Nachschlafhalluzination f
hypnosigenesis s. hypnotization
hypnosis Hypnose f, [künstlicher] Teilschlaf m
hypnotherapy Hypnosetherapie f, Hypnosebehandlung f
hypnotic 1. hypnotisch, Hypnose...; 2. hypnotisiert; 3. für Hypnose empfänglich; 4. schlaferzeugend
hypnotic 1. Hypnotikum n, Hypnoticum n remedium, Schlafmittel n; 2. Hypnotisierter m; leicht zu hypnotisierender Mensch m
hypnotism 1. Hypnotisieren n, Hypnotisierungsvorgang m, Hypnoseauslösung f, Hypnoseerzeugung f; 2. Hypnoselehre f, Hypnotik f; 3. s. hypnosis
hypnotist Hypnotiseur m, Einschläfernder m; Hypnosespezialist m
hypnotization Hypnotisierung f, Bewußtseinseinengung f; Einschläferung f
hypnotize/to hypnotisieren, eine Hypnose auslösen, eine Bewußtseinseinengung bewirken; einschläfern
hypo... s. a. hyp...
hypoacidity Hypoazidität f, Subazidität f, Untersäuerung f, Säuremangel m
hypoactive hypoaktiv, minderaktiv
hypoactivity Hypoaktivität f, Minderaktivität f, Aktivitätsmangel m
hypoadenia Hypoadenie f, Drüsenunterfunktion f
hypoadrenal hypoadrenal, Nebennierenunterfunktion[s]...
hypoadrenal[in]aemia Hypoadrenalinämie f, Adrenalin[spiegel]verminderung f im Blut
hypoadrenalism 1. Hypoadrenalismus m, Nebennieren[rinden]unterfunktion f; 2. Nebennierenrindeninsuffizienz f
hypoadrenia s. hypoadrenalism
hypoadrenocorticism Nebennierenrindenunterfunktion f, Hypokortizismus m
hypoaffective hypoaffektiv, affektgemindert
hypoaffectivity Hypoaffektivität f, Affektminderung f
hypoagnathus Hypoagnathus m, Unterkieferloser m
hypoalbuminaemia Hypalbuminämie f, Blutalbuminmangel m, Albuminmangel m im Blut
hypoaldosteronism Hypoaldosteronismus m, Aldosteronmangel m, Aldosteron[spiegel]verminderung f im Blut
hypoalimentation Unterernährung f, Hypoalimentation f
hypoallergenic hypoallergen
hypoaminoacidaemia Hypoaminoazidämie f, Aminosäure[spiegel]verminderung f im Blut

hypoamylasaemia Hypoamylasämie f, Amylase[spiegel]senkung f im Blut
hypoandrogenic hypoandrogen
hypoandrogenism Hypoandrogenismus m, Androgenmangel m
hypoazoturia Hypoazoturie f, verminderte Stickstoffausscheidung f im Urin
hypobaric hypobar
hypobaropathy Höhenkrankheit f, Bergkrankheit f
hypobasophilism s. hypopituitarism
hypobilirubinaemia Hypobilirubinämie f, Bilirubin[spiegel]verminderung f im Blut
hypobulia Hypobulie f, Willensschwäche f
hypocalcaemia Hypokalziämie f, Kalzium[spiegel]verminderung f im Blut
hypocalcaemic hypokalziämisch, Kalziummangel...
hypocalcification Hypokalzifikation f, verminderte Kalk[salz]einlagerung f
hypocalciuria Hypokalziurie f, verminderte Kalziumausscheidung f im Urin
hypocapnia Hypokapnie f, Kohlendioxidmangel m im Blut, CO_2-Partialdruckverminderung f
hypocapnic patient Patient m mit Hypokapnie
hypocarbia s. hypocapnia
hypocathexis Konzentrationsschwäche f, Konzentrationsmangel m
hypochloraemia Hypochlorämie f, Blutchlormangel m, Chlor[spiegel]verminderung f im Blut
hypochloraemic hypochlorämisch
~ **alkalosis** hypochlorämische Alkalose f
hypochlorhydria Hypochlorhydrie f, verminderte Magensäuresekretion f
hypochloridaemia s. hypochloraemia
hypochlorization kochsalzarme Diät f, Salzmangeldiät f
hypochloruria Hypochlorurie f, verminderte Chlorausscheidung f im Urin
hypocholester[in]aemia s. hypocholesterolaemia
hypocholesterolaemia Hypocholesterinämie f, Cholesterin[spiegel]verminderung f im Blut
hypocholesterolaemic hypocholester[ol]ämisch, Cholesterinmangel...
hypocholia Hypocholie f, verminderte Galleproduktion f
hypochondria s. hypochondriasis
hypochondriac Hypochonder m
~ **region** Regio f hypochondriaca, Hypochondrium n, Unterrippengegend f
hypochondriacal hypochondrisch
~ **preoccupation** hypochondrische Beschäftigung f (Zwangshandlung)
hypochondrial reflex Hypochondriumreflex m
hypochondriasis Hypochondrie f, Krankheitswahn m
hypochondrium s. hypochondriac region
hypochromaemia Hypochromämie f, hypochrome Anämie f (Blutfärbeindex unter 1)

hypochromasia

hypochromasia 1. Hypochromasie f, Minderfärbung f *(z. B. von Zellen)*; 2. Hypochromasie f, Hämoglobinverminderung f der Erythrozyten
hypochromatic hypochromatisch
hypochromatism 1. Hypochromatismus m, Minderfärbbarkeit f *(z. B. des Zellkerns)*; 2. Zellkernchromatinmangel m; Minderpigmentierung f [der Haut]
hypochromatosis, hypochromia s. 1. hypochromatism; 2. hypochromasia
hypochromic hypochrom
~ **anaemia** hypochrome Anämie f, Achreozythämie f
~ **microcytic anaemia** hypochrome mikrozytäre Anämie f
hypochylia Hypochylie f, verminderte Magensaftsekretion f, Magensaftunterproduktion f
hypocoagulability Hypokoagulabilität f, verminderte Gerinnbarkeit f [des Blutes], Gerinnungsschwäche f; Blutungsneigung f
hypocoagulable hypokoagulabel, schlecht gerinnbar
hypocorticalism, hypocorticism Hypokortizismus m, Nebennierenrindenunterfunktion f
hypocortisolism Hypokortisolismus m, Kortisol[spiegel]erniedrigung f im Blut
hypocyclosis Akkommodationsschwäche f
hypocythaemia Hypozythämie f, Blutzellenverminderung f; Erythrozytenverminderung f
hypocytosis Hypozytose f, Zell[zahl]verminderung f
hypodactyly Hypodaktylie f, Fingerminderzahl f; Zehenminderzahl f
hypodermatic s. hypodermic
hypodermatoclysis s. hypodermoclysis
hypodermic hypoderm[atisch], subkutan, unter der Haut [gelegen]; unter die Haut [erfolgend]
hypodermic s. 1. ~ injection; 2. ~ syringe
~ **injection** Subkutaninjektion f, subkutane Injektion f
~ **medication** subkutane Medikamentenapplikation f, Subkutanmedikation f
~ **needle** Subkutankanüle f, subkutane Kanüle f
~ **syringe** Subkutanspritze f, subkutane Spritze f
hypodermis Subkutis f, Unterhaut f, Unterhautzellgewebe n
hypodermoclysis Hyperdermoklyse f, Subkutaninfusion f
hypodermolithiasis Hypodermolithiasis f, Calcinosis f cutis circumscripta, Kalkgicht f
hypodiaphragmatic subdiaphragmatisch, unter dem Zwerchfell
hypodontia Hypodontie f, Zahnunterzahl f, Zahnmangel m
hypodynamia Hypodynamie f, Muskelminderaktivität f, verminderte Muskelaktivität f
hypodynamic hypodynam[isch]
hypoergie Hypoergie f, Unterempfindlichkeit f gegenüber Antigenen

hypoergic hypoerg, wenig empfindlich gegenüber Antigenen
hypoesophoria Hypoesophorie f, latentes Einwärtsschielen n nach unten
hypoexophoria Hypoexophorie f, latentes Auswärtsschielen n nach unten
hypoferraemia Bluteisenmangel m, Eisen[blutspiegel]verminderung f, Hypoferrinämie f
hypofibrinogenaemia Hypofibrinogenämie f, Fibrinogen[spiegel]verminderung f im Blut
hypofolliculinaemia Hypofollikulin[äm]ie f, Follikelhormonmangelproduktion f
hypofunction Hypofunktion f, Unterfunktion f, Funktionsverminderung f *(z. B. eines Organs)*
hypofunctional hypofunktionell
hypogalactia Hypogalaktie f, verminderte Milchabsonderung f, Milchsekretionsverminderung f
hypogammaglobulinaemia Hypogammaglobulinämie f, Gammaglobulin[spiegel]verminderung f im Blut
hypogastric artery Arteria f hypogastrica (iliaca interna), innere Hüftarterie f
~ **fold** Plica f umbilicalis lateralis
~ **nerve** Nervus m hypogastricus, Unterbauchnerv m
~ **plexus** Plexus m hypogastricus
~ **reflex** hypogastrischer Reflex m, Unterbauchreflex m
~ **region** Regio f hypogastrica (abdominis inferior), Unterbauchregion f, Unterbauchgegend f, Hypogastrium n, Unterbauch m
~ **vein** Vena f hypogastrica (iliaca interna), innere Hüftvene f, Beckenvene f
hypogastrium s. hypogastric region
hypogenesis Wachstumshemmung f, Unterentwicklung f; Hypotrophie f
hypogenetic hypogenetisch, unterentwickelt
hypogenitalism Hypogenitalismus m, Unterentwicklung f der Geschlechtsorgane, Genitalunterentwicklung f
hypogeusia Hypogeusie f, verminderte Geschmacksempfindung f, Geschmacks[sinn]unterempfindlichkeit f
hypoglobulia Hypoglobulie f, Erythrozytenverminderung f im Blut
hypoglossal hypoglossal, Hypoglossus..., Unterzungen...
~ **canal** Canalis m nervi hypoglossi, Unterzungennervenkanal m
~ **nerve** Nervus m hypoglossus, Unterzungennerv m, Zungenfleischnerv m, XII. Hirnnerv m
~ **nucleus** Nucleus m nervi hypoglossi
~ **paralysis** Hypoglossuslähmung f
~ **trigone** Trigonum n nervi hypoglossi
hypoglossitis Hypoglossitis f, Unterzungengewebeentzündung f
hypoglossus s. hypoglossal nerve
hypoglottis Hypoglottis f, Zungenunterseite f
hypoglucagonaemia Hypoglukagonämie f, Glukagon[spiegel]verminderung f im Blut

hypoglycaemia Hypoglykämie f, Blutzuckerverringerung f
hypoglycaemic hypoglykämisch, Blutzuckermangel...
~ **shock** hypoglykämischer Schock m, Hypoglykämieschock m; Insulinschock m
~ **shock therapy (treatment)** Insulinschockbehandlung f, Insulinschocktherapie f, Insulinkomatherapie f
hypoglycogenolysis Hypoglykogenolyse f, Glykogenolysehemmung f, verminderte Glykogen[auf]spaltung f
hypoglycorrhachia Hypoglykorrhachie f, Liquorzuckermangel m, Liquorzuckerverminderung f
hypognathous hypognath, einen zurückstehenden Unterkiefer besitzend
hypogonadism Hypogonadismus m, Keimdrüsenunterfunktion f; Eunuchentum n
hypogonadotropic hypogonadotrop
hypogonadotropinuria Hypogonadotropinurie f, verminderte Gonadotropinausscheidung f im Urin
hypogranulocytosis Hypogranulozytose f, Granulozytenverminderung f im Blut
hypohidrosis Hypohidrosis f, verminderte Schweißabsonderung f, verminderte Schweißproduktion f, vermindertes Schwitzen n
hypohidrotic hypohidrotisch, vermindert schwitzend
hypohormonal, hypohormonic hypohormonal, Hormonmangel...
hypohydration Hypohydratation f, Wassermangel m, Unterwässerung f
hypoimmunity Hypoimmunität f, Immunitätsverringerung f, Immunitätsmangel m, Immunitätsverlust m
hypoinsulinism Hypoinsulinismus m, Insulinmangelproduktion f, Insulinmangel m
hypoirritability Hypoirritabilität f, verminderte Reizbarkeit (Erregbarkeit) f
hypokalaemia Hypokaliämie f, Kalium[spiegel]verminderung f im Blut, Blutkaliummangel m
hypokinesia Hypokinese f, Bewegungsarmut f, Bewegungsverminderung f; verminderte Muskelbewegung f
hypokinetic syndrome hypokinetisches Syndrom n
hypolactation Hypolaktation f, Milchmangelproduktion f
hypoleucocytic angina Leukozytenmangelangina f
hypoleucocytosis Hypoleukozytose f, Leukozytenverminderung f, Leukozyten[zahl]verringerung f
hypoleydigism Hodenzwischenzelleninsuffizienz f, Unterfunktion f der Leydigschen Zellen
hypolipaemia Hypolipämie f, Blutlipidmangel m, Fett[spiegel]verminderung f im Blut
hypolipaemic hypolipämisch
hypolipidaemia s. hypolipaemia
hypologia Spracharmut f
hypomagnesaemia Hypomagnesiämie f, Magnesium[spiegel]verringerung f im Blut
hypomania Hypomanie f, Hyperthymie f (leichte Form der Manie)
hypomaniac Hypomaner m, Hypomaniekranker m
hypomanic hypoman[isch]
hypomastia, hypomazia Hypomastie f, Mammahypotrophie f, Brustunterentwicklung f
hypomelanosis Hypomelanose f, Melaninmangel m
hypomelanotic hypomelanotisch, Melaninmangel...
hypomenorrhoea Hypomenorrhoe f, schwache Regelblutung f
hypometabolism Hypometabolismus m, Stoffwechselunterfunktion f, Stoffwechseleinschränkung f
hypometropia Hypometropie f, Kurzsichtigkeit f
hypomimia Hypomimie f, Mimikverminderung f
hypomimic hypomimisch
hypomineralization Hypomineralisation f, Mineralienmangel m
hypomineralocorticoidism Hypomineralokortizismus m, Mineralokortikoid[spiegel]verminderung f im Blut
hypomnesia Hypomnesie f, verminderte Gedächtnisleistung f, Erinnerungsschwäche f
hypomotility Hypomotilität f, verminderte Bewegung f (z. B. des Darms)
hypomyotonia Hypomyotonie f, Muskelhypotonie f, Muskeltonusschwäche f, Verringerung f der Muskelspannung
hyponatraemia Hyponatriämie f, Natrium[spiegel]verminderung f im Blut
hyponatraemic syndrome Hyponatriämiesyndrom n, Natriummangelsyndrom n
hyponychial unter dem Nagel
hyponychium Hyponychium n, Nagelbett n, Nagelmatrix f, Matrix f unguis
hypooestrogenism Hypoöstrogenismus m, Östrogenmangelproduktion f
hypoorchidia Hypoorchidismus m, Hodenunterfunktion f, Hodenschwäche f
hypoostosis Knochenhypoplasie f, Knochenunterentwicklung f
hypoovar[ian]ism Eierstockunterfunktion f, verminderte Ovarialsekretion f, Ovarialschwäche f
hypopancreatism Pankreasinsuffizienz f, Bauchspeicheldrüsenunterfunktion f
hypoparathyreosis s. hypoparathyroidism
hypoparathyroid hypoparathyreot, Nebenschilddrüsenunterfunktions...; Nebenschilddrüsenmangel...
hypoparathyroidism Hypoparathyreoidismus m, Hypoparathyreose f, Nebenschilddrüsenunterfunktion f, Nebenschilddrüseninsuffizienz f

hypoperfusion

hypoperfusion Hypoperfusion f, Mangelperfusion f
hypoperistalsis Hypoperistaltik f, Peristaltikschwäche f, verminderte Peristaltik f
hypophalangism Hypophalangismus m, Hypophalangie f, Phalangenunterzahl f
hypopharyngeal carcinoma Hypopharynxkarzinom n
hypopharyngitis 1. Laryngopharyngitis f, Kehlkopfrachenentzündung f; 2. Kehlkopf- und Rachenentzündung f
hypopharyngoscope Hypopharyngoskop n, Kehlkopfrachenspiegel m
hypopharyngoscopy Hypopharyngoskopie f, Hypopharynxspiegelung f
hypopharynx Hypopharynx m, Kehlkopfrachen m, Pars f laryngea pharyngis, Laryngopharynx m
hypophonia Hypophonie f, Phonationsschwäche f, Flüstersprache f
hypophoria Hypophorie f, latentes Nachuntenschielen n
hypopharyngoscope Hypopharyngoskop n, Phosphat[spiegel]verminderung f im Blut
hypophosphataemic hypophosphatämisch, Phosphatmangel...
hypophosphatasia Hypophosphatasie f, Phosphatasemangelrachitis f, Rathburn-Syndrom n
hypophosphaturia Hypophosphaturie f, verminderte Phosphatausscheidung f im Urin
hypophrenia Hypophrenie f, Geistesschwäche f, Schwachsinn m
hypophrenic 1. hypophren[isch], geistesschwach, schwachsinnig; 2. subdiaphragmatisch, subphrenisch, unter dem Zwerchfell
hypophrenium Hypophrenium n
hypophyseal hypophysär, Hypophysen..., Hirnanhang[s]..., Hirnanhangdrüsen... (Zusammensetzungen s. a. unter pituitary)
~ **cachexia** hypophysäre Kachexie f, Hypophysenvorderlappeninsuffizienz f, Simmondssche Kachexie (Krankheit) f, Morbus m Simmonds, Kachexia f hypophysopriva
~ **circulation** Hypophysenkreislauf m
~ **cyst** Hypophysenzyste f
~-**duct tumour** Hypophysengangsgeschwulst f, Erdheim-Tumor m, Kraniopharyngeom n
~ **forceps** Hypophysenpinzette f
~ **fossa** Hypophysengrube f, Hirnanhangs[drüsen]grube f, Fossa f hypophysialis (hypophyseos)
~ **portal system** hypophysäres Pfortadersystem n, Hypophysen-Zwischenhirn-System n
~ **stalk** Hypophysenstiel m
~ **stalk cyst** Hypophysenstielzyste f
hypophysectomize/to die Hypophyse entfernen (ausschalten)
hypophysectomy Hypophysektomie f, [operative] Hypophysenentfernung f, Hypophysenausschaltung f

288

hypophyseoprivic hypophysopriv, Hypophysenhormonmangel...; Hypophysenausfall[s]...
hypophysial s. hypophyseal
hypophysis Hypophyse f, Hypophysis f cerebri, Hirnanhang m, Glandula f pituitaria, Hirnanhangdrüse f
~ **adenoma** Hypophysenadenom n
~ **cerebri** s. hypophysis
~ **function test** Hypophysenfunktionstest m
~ **system** Hypophysensystem n
~ **tumour** Hypophysentumor m, Hirnanhangsgeschwulst f
hypophysitis Hypophysitis f, Hypophysenentzündung f
hypopiesia s. hypotension
hypopigmentation Hypopigmentierung f, Hypopigmentation f, verminderte Pigmenteinlagerung f, Unterpigmentierung f
hypopigmented hypopigmentiert, unterpigmentiert
hypopinealism Hypopinealismus m, Zirbeldrüsenunterfunktion f, Zirbeldrüseninsuffizienz f
hypopituitarism Hypopituitarismus m, Hypophysenunterfunktion f, Hypophyseninsuffizienz f
hypopituitary cachexia s. hypophyseal cachexia
hypoplasia Hypoplasie f, Unterentwicklung f (von Organen und Geweben)
hypoplastic hypoplastisch, unterentwickelt
~ **chondrodystrophy** hypoplastische Chondrodystrophie f
~ **left heart syndrome** hypoplastisches Linksherzsyndrom n
hypopnoea Hypopnoe f, verminderte Atmung f
hypoporosis Hypoporose f, Kallusmangelproduktion f
hypopotassaemia s. hypokalaemia
hypopraxia Hypopraxie f, Aktivitätsmangel m, verminderte Aktivität f
hypoprolactinaemia Hypoprolaktinämie f, Hypoprolaninämie f, Prolaktin[spiegel]verminderung f im Blut
hypoprolactinaemic hypoprolaktinämisch, Prolaktinmangel...
hypoprosexia Hypoprosexie f, herabgesetzte Aufmerksamkeit f; Auffassungsschwäche f (z. B. bei Psychosen)
hypoproteinaemia Hypoproteinämie f, Protein[spiegel]verminderung f im Blut, Plasma- und Serumeiweiß[körper]verminderung f
hypoproteinaemic hypoproteinämisch, Bluteiweißmangel...
hypoproteinosis Hypoproteinosis f, Eiweißmangel m
hypoprothrombinaemia Hypoprothrombinämie f, Prothrombin[spiegel]verminderung f im Blut
hypopselaphesia Hypopselaphesie f, krankhafte Tastgefühlverminderung f

hypoptyalism Hypoptyalismus m, verminderte Speichelsekretion f; Mundtrockenheit f
hypopyon Hypopyon n, Oculus m purulentus, Eiterablagerung f in der Augenvorderkammer, Augenkammervereiterung f
~ **keratitis** Hypopyonkeratitis f
hyporeflexia Hyporeflexie f, Reflexverminderung f, Reflexschwäche f
hyporeflexic hyporeflektorisch, reflexvermindert, reflexschwach
hyposalivation Hyposalivation f, verminderte Speichelsekretion f
hyposcleral hyposkleral, unter der Lederhaut (Sklera) gelegen
hyposecretion Hyposekretion f, Sekretionsverminderung f, verminderte Sekretion f, Sekretionsschwäche f
hyposecretory hyposekretorisch
hyposensitive 1. hyposensibel, hyposensitiv, unterempfindlich; unempfindlich; 2. immunologisch tolerant, immuntolerant, anerg[isch]
hyposensitiveness s. hyposensitivity 2.
hyposensitivity 1. Hyposensibilität f, Unterempfindlichkeit f; Unempfindlichkeit f (z. B. auf äußere Reize); 2. Immuntoleranz f, immunologische Unempfindlichkeit f, Anergie f
hyposensitization Desensibilisierung f, Erzeugung f einer Immuntoleranz (gegenüber Antigenen)
hyposensitize/to desensibilisieren, unempfindlich (immuntolerant, anergisch) machen
hyposexuality Hyposexualität f, Geschlechtsschwäche f, Sexualschwäche f
hyposmia Hyposmie f, Geruchsdefekt m, herabgesetztes Geruchsvermögen n, Geruchsunterempfindlichkeit f, Geruchsschwäche f
hyposomnia Hyposomnie f, Schlafschwäche f; Schlaflosigkeit f
hypospadiac Hypospadie...
hypospadiac Hypospadieträger m
hypospadias Hypospadie f, untere Harnröhrenspalte f (angeborene Mißbildung)
hypospermatogenesis Hypospermatogenese f, verminderte Samen[faden]bildung f, Spermienbildungsschwäche f
hyposphresia s. hyposmia
hyposplenia s. hyposplenism
hyposplenism Hyposplenie f, Hyposplenismus m, Milzunterfunktion f
hypostasis 1. Hypostase f, Senkungsblutfülle f; 2. Sediment n, Ablagerung f; 3. genetische Unterdrückung (Maskierung) f
hypostatic 1. hypostatisch, Hypostase...; 2. hypostatisch, genetisch unterdrückt
~ **abscess** Senkungsabszeß m, hypostatischer Abszeß m
~ **albuminuria** hypostatische Albuminurie f
~ **pneumonia** Hypostasepneumonie f, hypostatische Lungenentzündung f
hyposteatosis Hyposteatosis f, verminderte Talgabsonderung f

hyposthenia Hyposthenie f, allgemeine Körperschwäche (Muskelschwäche) f; Kräfteverfall m
hyposthenic hyposthenisch, körperlich schwach
hyposthenuria Hyposthenurie f, verminderte Konzentrierungsleistung f der Nieren, Harnkonzentrierungsschwäche f [der Nieren]
hyposuprarenalism Nebennierenunterfunktion f, Nebennierenfunktionsschwäche f, Hyposuprarenalismus m
hyposympathicotonus Hyposympathikotonus m, Sympathikusunterfunktion f, Sympathikusschwäche f
hyposynergia Hyposynergie f, Koordinationsschwäche f
hyposystole Hyposystolie f, Systolenschwäche f
hypotaxia Hypotaxie f, mittlere Hypnosetiefe f
hypotelorism Hypotelorismus m, Augenwinkelabstandsverringerung f
hypotension Hypotonie f, Hypotension f, Blutunterdruck m, niedriger Blutdruck m; Blutdruckerniedrigung f
hypotensive hypoton, hypotensiv, Hypotonie..., Unterdruck...
~ **encephalopathy** Sauerstoffmangelenzephalopathie f
hypotensor Hypotensivum n, Antihypertonikum n, blutdrucksenkendes Mittel n, Antihypertensivum n
hypothalamic 1. hypothalamisch, unter dem Sehhügel liegend; 2. Hypothalamus...
~ **epilepsy** hypothalamische Epilepsie f
~ **obesity** hypothalamische Fettsucht (Adipositas) f
~-**pituitary-ovarian system** Hypothalamus-Hypophysen-Eierstock-System n
~ **sulcus** Sulcus m hypothalamicus
hypothalamohypophyseal tract Tractus m hypothalamohypophysialis
hypothalamus Hypothalamus m (Teil des Zwischenhirns)
~ **hypophysis system** Hypothalamus-Hypophysen-System n, Hypophysenzwischenhirnsystem n
hypothenar Hypothenar n, Antithenar n, Kleinfingerballen m
~ **area** Hypothenarareal n
~ **electrode** Hypothenarelektrode f
~ **muscle** Hypothenarmuskel m
~ **reflex** Hypothenarreflex m
hypothermia Hypothermie f, kontrollierte Körperunterkühlung f, physikalische Körpertemperaturverringerung f
hypothymia 1. Hypothymie f, Emotionsschwäche f; 2. Mutlosigkeit f, Verzweiflung f, Verzagen n
hypothymic hypothym
hypothymism Hypothymismus m, Thymusunterfunktion f
hypothyreosis s. hypothyroidism

hypothyroid

hypothyroid hypothyreot, Hypothyreose…, Schilddrüsenunterfunktion[s]…, Schilddrüsenmangel…
hypothyroidation Hypothyreoseauslösung *f*
hypothyroidism Hypothyreoidismus *m*, Hypothyreose *f*, Hypothyreoidie *f*, Schilddrüsenunterfunktion *f*
hypothyrosis *s.* hypothyroidism
hypotonia 1. Hypotonie *f*, Hypotoniziät *f*, Hypotonus *m*, Druckverminderung *f*; 2. Hypotonie *f*, verminderte Muskelspannung *f*, Tonusschwäche *f*, [inkomplettler] Tonusverlust *m*
hypotonic hypoton[isch], druckvermindert (*z. B.* osmotischer Druck); hypoton, tonusschwach (*Muskel*)
~ **bladder** hypotone Blase (Harnblase) *f*
hypotonicity, hypotonus *s.* hypotonia
hypotrichiasis *s.* hypotrichosis
hypotrichosis Hypotrichose *f*, verminderter Haarwuchs *m*, Haar[wuchs]verminderung *f*
hypotriiodothyroninaemia Hypotrijodthyroninämie *f*, Trijodthyronin[spiegel]verminderung *f* im Blut
hypotrophic hypotroph, unterernährt, Hypotrophie…
hypotrophy Hypothrophie *f*, Unterernährung *f*
hypotropia Hypotropie *f*, Nachuntenschielen *n*, Abwärtsschielen *n*
hypotympanum Hypotympanon *n*
hypouresis Oligurie *f*, verminderte Harnausscheidung (Urinausscheidung) *f*
hypouricaemia Hypourikämie *f*, Harnsäure[spiegel]verminderung *f* im Blut
hypouricaemic hypourikämisch
hypouricuria Hypourikurie *f*, verminderte Harnsäureausscheidung *f* im Urin
hypovascularity Hypovaskularität *f*, Blutgefäßmangel *m*
hypovasopressinaemia Hypovasopressinämie *f*, Vasopressin[spiegel]verminderung *f* im Blut
hypoventilate/to hypoventilieren, vermindert atmen; die Lunge unterbelüften
hypoventilation Hypoventilation *f*, verminderte Atmung *f*, Atmungsverminderung *f*; Lungenunterbelüftung *f*
hypoviscosity syndrome Hypoviskositätssyndrom *n*
hypovitaminosis Hypovitaminose *f*, Vitaminmangel *m*; Vitaminmangelkrankheit *f*
~ **A** Hypovitaminose A *f*, Vitamin-A-Mangelkrankheit *f*
~ **A xerophthalmia** [Vitamin-A-Mangel-]Xerophthalmie *f*, Xerosis *f* conjunctivae
hypovolaemia Hypovolämie *f*, Blutvolumenverringerung *f*, Blutvolumenmangel *m*
hypovolaemic hypovolämisch, Blutvolumenmangel…
~ **hypotension** Volumenmangelhypotonie *f*
~ **shock** hypovolämischer Schock *m*, Blutvolumenmangelschock *m*

hypoxaemia Hypoxämie *f*, Blutsauerstoffverminderung *f*, Sauerstoffpartialdrucksenkung *f*
~ **test** Hypoxämietest *m*
hypoxaemic hypoxämisch
hypoxanthine Hypoxanthin *n*, 6-Hydroxypurin *n* (*Zwischenstoffwechselprodukt der Nukleoproteide*)
hypoxia Hypoxie *f*, Gewebssauerstoffmangel *m*
hypoxic hypoxisch, Sauerstoffmangel…
~ **emphysema** Sauerstoffmangelemphysem *n*
~ **encephalopathy** Sauerstoffmangelenzephalopathie *f*
hypsarrhythmia Hypsarrhythmie *f* (*im EEG z. B. bei Propulsiv-petit-mal*)
hypsarrhythmoid hypsarrhythmisch
hypsicephalia Hypsizephalie *f*, Hypsikephalie *f*, Turmschädligkeit *f*, Spitzköpfigkeit *f*
hypsicephalic hypsizephal, hypsikephal, turmschädlig, spitzköpfig
hypsicephalus Hypsizephalus *m*, Hypsikephalus *m*, Turmschädel *m*
hypsiconch Hypsikonchie *f*, hohe Augenhöhle *f*
hypsistaphylia Hypsistaphylie *f*, Steilgaumen *m*
hypsocephalous *s.* hypsicephalic
hypsophobia Hypsophobie *f*, Höhenfurcht *f*, Höhenangst *f*, Höhenschwindel *m*
hypsotherapy Höhentherapie *f*, Höhenkur *f*
hysteralgia Hysteralgie *f*, Hysterodynie *f*, Gebärmutterschmerz *m*, Uteralgie *f*
hysteralgic hysteralgisch, Gebärmutterschmerz…
hysteratresia Hysteratresie *f*, Gebärmutterverschluß *m*
hysterectomy Hysterektomie *f*, [operative] Gebärmutterentfernung *f*, Uterusexstirpation *f*
~ **forceps** Hysterektomieklemme *f*, Gebärmutter[extraktions]zange *f*
hystereurynter Hystereurynter *m*, Metreurynter *m*, Gebärmutterhalserweiterer *m*, Muttermundseröffner *m*
hysteria Hysterie *f* (*Psychoneurose*)
~ **scale** Hysterieskala *f*
hysteriac Hysteriker *m*, Hysterikerin *f*
hysterical hysterisch, von Hysterie befallen
~ **attack** hysterischer Anfall *m*
~ **belching** hysterisches Aufstoßen *n*, Ructus *m* hystericus
~ **convulsion (epilepsy)** *s.* hysteroepilepsy
~ **neurosis** Hysterieneurose *f*, hysterische Neurose *f*; hysterischer Anfall *m*
~ **personality** hysterische Persönlichkeit *f*
~ **psychosis** Hysteriepsychose *f*, hysterische Psychose *f*; hysterischer Anfall *m*
~ **seizure** *s.* hysteroepilepsy
~ **tendency** Hysterieneigung *f*
hysterics hysterischer Anfall *m*
hysteriform hysterieartig, hysterieähnlich, hysteroid
hysteritis Hysteritis *f*, Gebärmutterentzündung *f*

hysterotrachelorrhaphy

hysterocarcinoma Gebärmutterkrebs *m*, Uteruskarzinom *n*
hysterocatalepsy Hysterokatalepsie *f*, hysterische Starrsucht *f*
hysterocele Hysterozele *f*, Gebärmutterbruch *m*, Uterushernie *f*, Metrozele *f*
hysterocervicotomy Hysterozervikotomie *f*, Gebärmutter- und Gebärmutterhals[ein]schnitt *m*
hysterocleisis Hysterokleisis *f*, [operativer] Gebärmutterverschluß *m*
hysterocolposcope Hysterokolposkop *n*, Gebärmutter-Scheiden-Spiegel *m*
hysterocolposcopy Hysterokolposkopie *f*, Gebärmutter-Scheiden-Spiegelung *f*
hysterocystic hysterozystisch, Gebärmutter-Harnblasen-...
hysterocystopexy Hysterozystopexie *f*, Gebärmutter-Blasen-Fixation *f*
hysterodynia *s.* hysteralgia
hysteroepilepsy Hysteroepilepsie *f*
hysterofrenatory *s.* hysterofrenic
hysterofrenic hysterofren[atorisch], hysterische Krämpfe unterbrechend
~ **point** hysterofrener (hysterofrenatorischer) Punkt *m*
hysterogenic hysterieerzeugend, hysteriebewirkend
~ **zone** hysterogene Zone *f*
hysterogenous *s.* hysterogenic
hysterogram Hysterogramm *n*, Gebärmutterröntgen[kontrast]bild *n*, Uterogramm *n*
hysterographic hysterographisch
hysterography Hysterographie *f*, Gebärmutterröntgen[kontrast]darstellung *f*, Uterographie *f*
hysteroid[al] hysteroid, hysterieartig, hysterieähnlich
hysterolaparotomy Hysterolaparotomie *f*, Gebärmutterentfernung *f* durch Bauchschnitt, abdominale Hysterektomie (Uterusexstirpation) *f*
hysterolith Hysterolith *m*, Gebärmutterstein *m*, Uterolith *m*, Uteruskonkrement *n*
hysterolithiasis Hysterolithiasis *f*, Gebärmuttersteinleiden *n*
hysterology Hysterologie *f*, Gebärmutterlehre *f*
hysterolysis Hysterolyse *f*, Gebärmutterlösung *f*
hysteromalacia Hysteromalazie *f*, Gebärmuttererweichung *f*
hysteromania Hysteromanie *f*, Nymphomanie *f*, Mannstollheit *f*
hysterometer Hysterometer *n*, Uterometer *n*, Gebärmuttervermessungsinstrument *n*
hysterometric hysterometrisch, uterometrisch, gebärmuttervermessend
hysterometry Hysterometrie *f*, Uterometrie *f*, Gebärmuttervermessung *f*
hysteromyoma Hysteromyom *n*, Gebärmuttermyom *n*, Uterusmyom *n*

hysteromyomectomy Hysteromyomektomie *f*, [operative] Gebärmuttermyomentfernung *f*, Uterusmyomexstirpation *f*
hysteromyotomy Hysteromyotomie *f*, Gebärmuttermuskelschnitt *m*
hystero-oophorectomy Hysteroovariektomie *f*, Oophorohysterektomie *f*, [operative] Gebärmutter- und Eierstockentfernung *f*
~ **-ovariotomy** *s.* hystero-oophorectomy
hysteropathic hysteropathisch, Hysteropathie...
hysteropathy Hysteropathie *f*, Metropathie *f*, Gebärmutterkrankheit *f*
hysteropexia Hysteropexie *f*, [operative] Gebärmutteranheftung *f*, Uteropexie *f*, Uterusfixation *f (an die Bauchdecken)*
hysteroplasty Hysteroplastik *f*, Gebärmutterplastik *f*, Uterusplastik *f*
hysteroptosis Hysteroptose *f*, Gebärmuttersenkung *f*, Gebärmuttervorfall *m*, Uterusprolaps *m*
hysterorrhaphy Hysterorrhaphie *f*, Gebärmutternaht *f*
hysterorrhexis Hysterorrhexis *f*, Gebärmutterriß *m*, Uterusruptur *f*
hysterosalpingectomy Hysterosalpingektomie *f*, [operative] Gebärmutter- und Eileiterentfernung *f*
hysterosalpingography Hysterosalpingographie *f*, Hysterotubographie *f*, Gebärmutter- und Eileiterröntgen[kontrast]darstellung *f*
hysterosalpingo-oophorectomy Hysterosalpingo-Oophorektomie *f*, [operative] Gebärmutter-, Eierstock- und Eileiterentfernung *f*
~ **-oothecectomy** *s.* hysterosalpingo-oophorectomy
hysterosalpingostomy Hysterosalpingostomie *f*, Gebärmutter-Eileiter-Anastomose *f*, Eileitereinpflanzung *f* in die Gebärmutter
hysteroscope Hysteroskop *n*, Gebärmutterspiegel *m*, Uteroskop *n*, Uterusspekulum *n*
hysteroscopic hysteroskopisch, uteroskopisch, gebärmutterspiegelnd
hysteroscopy Hysteroskopie *f*, Gebärmutterspiegelung *f*, Uteroskopie *f*
hysterospasm Hysterospasmus *m*, Gebärmutterkrampf *m*, Uterospasmus *m*
hysterotome Hysterotom *n*, Gebärmuttermesser *n*, Uterotom *n*
hysterotomy Hysterotomie *f*, [operative] Gebärmuttereröffnung *f*, Uterotomie *f*, Uterusschnitteröffnung *f*
hysterotrachelectasia Hysterotrachelektasie *f*, Gebärmutterkürettage *f* nach Zervixdehnung
hysterotrachelectomy Hysterotrachelektomie *f*, [operative] Gebärmutterhalsentfernung *f*, Zervixamputation *f*
hysterotracheloplasty Hysterotracheloplastik *f*, Gebärmutterhalsplastik *f*, Zervixplastik *f*
hysterotrachelorrhaphy Hysterotrachelorrhaphie *f*, Gebärmutterhalsnaht *f*

hysterotrachelotomy 292

hysterotrachelotomy Hysterotrachelotomie f, Gebärmutterhalsschnitt m
hysterotrism[us] s. hysterospasm
hysterotubography s. hysterosalpingography

I

ianthinopsia Ianthinopsie f, Violettsichtigkeit f
iatraliptic iatraliptisch, einreibend, Einreibungs...
iatrogenic iatrogen, durch den Arzt bewirkt
i.c. s. intracardial
ice bag Eisbeutel m
~ **bag for abdominal use** Leibeisbeutel m, Baucheisblase f
~ **bag for throat** Halseisbeutel m, Eiskrawatte f
iced spleen Zuckergußmilz f
ichnogram Ichnogramm n, Fußabdruck m, Fußspur f
ichor Ichor m, Wundsekret n
ichoroid s. ichorous
ichorous ichoroid, blutwasserartig; jauchig; Wundsekret...
~ **pus** jauchiger Eiter m
ichorrhaemia Septikämie f, Blutvergiftung f, septisches Fieber n, Sepsis f
ichorrhoea Ichorrhoe f, üble Wundsekretion f, jauchiger Wundsekretfluß m
ichthyism[us] Ichthyismus m, Fischvergiftung f
ichthyoacanthotoxin Ichthyoakanthotoxin n (Fischgift)
ichthyophagia Ichthyophagie f, Fischernährung f
ichthyophagous ichthyophag, fischessend
ichthyophobia Ichthyophobie f, Fischabneigung f
ichthyosiform ichthyosisartig, Ichthyosis...
ichthyosis Ichthyosis f, Ichthyose f, Fischschuppenkrankheit f
ichthyotic Ichthyose..., Fischschuppenkrankheit[s]...
ichthyotoxic ichthyotoxisch
ichthyotoxin Ichthyotoxin n, Fischgift n
ichthyotoxism Ichthyotoxismus m, Fischvergiftung f
icing liver Zuckergußleber f
ictal Iktus...
icteric ikterisch, Ikterus..., Gelbsucht...
icterogenic ikterogen, Gelbsucht bewirkend, Ikterus hervorrufend
~ **spirochaetosis** s. icterohaemorrhagic fever
icterogenous s. icterogenic
icterohaemorrhagic fever Weilsche Krankheit (Erkrankung) f, Morbus m Weil, Leptospirosis (Spirochaetosis) f icterohaemorrhagiae, Icterus m infectiosus
icteroid ikterisch, gelbsuchtähnlich, gelbsuchtartig
icterus Ikterus m, Gelbsucht f

~ **gravis** Icterus m gravis, akute gelbe Leberatrophie f
~ **gravis neonatorum** Icterus m gravis neonatorum, [schwerer] Neugeborenenikterus m (bei Rh-Inkompatibilität)
~ **index** Ikterus-Index m
ictus 1. Ictus m, Herzschlag m; Herzspitzenstoß m; 2. [plötzlicher] Anfall m, Schlag m, Schlaganfall m (z. B. Gehirnschlag)
ICU s. intensive care unit
id Id n, Erbanlage f
idea chase Ideenflucht f
ideal occlusion s. normal occlusion
ideation Ideenbildung f, Vorstellung f
identical twins eineiige Zwillinge mpl
identification psychoanalytische Identifizierung (Identifikation) f, Gleichmachung f, [gedankliche] Verschmelzung f (mit anderen Personen) (Psychiatrie)
ideomotor ideomotorisch, psychomotorisch
idiocy Idiotie f, hochgradiger Schwachsinn m, Blödsinn m
idioglossia Idioglossie f, Gaumenlautbildungsstörung f
idiomuscular contraction idiomuskuläre Kontraktion (Muskelkontraktion) f
idioneurosis Idioneurose f
idiopathic idiopathisch, selbständig [auftretend] (Krankheiten)
~ **adult steatorrhoea** nichttropische (einheimische) Sprue f
~ **elephantiasis** s. Milroy's disease
~ **infantile steatorrhoea** Zöliakie f, Heubner-Hertersche Krankheit f, intestinaler Infantilismus m
~ **megacolon** idiopathisches (funktionelles) Megakolon n
~ **myocarditis** Fiedlersche Myokarditis f
~ **respiratory distress of the newborn** Neugeborenenatemnotsyndrom n
~ **sprue** s. ~ adult steatorrhoea
~ **thrombocytopenic purpura** idiopathische thrombozytopenische Purpura f, Morbus m maculosus Werlhofii
idioplasm Idioplasma n, Erbplasma n, Erbmasse f
idiosome 1. Idiosom n (Chromosom); 2. Idiosom n, Akrosom n (Spermium)
idiospasm Idiospasmus m, lokal begrenzter Krampf m
idiot Idiot m, [hochgradig] Schwachsinniger m, Blöder m
idioventricular idioventrikulär, herzkammereigen
~ **rhythm** ventrikulärer Eigenrhythmus m, Herzkammereigenrhythmus m
~ **tachycardia** idioventrikuläre Tachykardie f
idrosis s. hidrosis
Ig s. immunoglobulin
ignipuncture Ignipunktur f, Heißnadelpunktion f
ileac s. 1. ileal; 2. ileus

ileal Ileum..., Krummdarm...
~ **artery** Ileumarterie f, Krummdarmschlagader f, Arteria f ilei (iliaca)
~ **graft** Ileumtransplantat n, Krummdarmtransplantat n
~ **intussusception** Ileumintussuszeption f, Krummdarminvagination f, Krummdarmeinstülpung f
~ **mesentery** Ileummesenterium n, Krummdarmmesenterium n
~ **operculum** s. ileocaecal valve
~ **stoma** Ileumstoma n, Ileostoma n, Krummdarmfistel f
~ **vein** Ileumvene f, Krummdarmvene f, Vena f ilei (iliaca)
ileectomy Ileumexstirpation f, Ileumresektion f, [operative] Krummdarmentfernung f
ileitis Ileitis f, Krummdarmentzündung f
ileoappendicular s. ileocaecal
ileocaecal ileozökal, Ileozökal..., Ileum-Zökum-..., Krummdarm-Blinddarm-...
~ **actinomycosis** Ileozökalaktinomykose f
~ **fold** Ileozökalfalte f, Plica f ileocaecalis
~ **fossa** Ileozökalgrube f, Fossa f ileocaecalis
~ **intussusception** Ileozökalintussuszeption f, Ileozökaleinstülpung f
~ **lipomatosis** Ileozökallipomatose f
~ **tuberculosis** Ileozökaltuberkulose f, Tuberculosis f ileocaecalis
~ **valve** Ileozökalklappe f, Valvula (Valva) f ileocaecalis (coli), Bauhinsche Klappe f
ileocaecostomy 1. Ileozökostomie f, Ileozökalfistel f; 2. [operative] Ileozökumfistelung f
ileocaecum Ileozökum n, Krumm- und Blinddarm m
ileocoecal s. ileocaecal
ileocolic artery Krumm- und Dickdarmarterie f, Arteria f ileocolica
~ **intussusception** s. ileocaecal intussusception
~ **valve** s. ileocaecal valve
~ **vein** Krumm- und Blinddarmvene f, Vena f ileocolica
ileocolitis Ileokolitis f, Krumm- und Grimmdarmentzündung f
ileocolostomy Ileokolostomie f, Ileum-Kolon-Anastomose f, [operative] Krummdarm-Grimmdarm-Verbindung f
ileogastric reflex ileogastrischer Reflex m
ileoileostomy Ileoileostomie f, Ileum-Ileum-Anastomose f, [operative] Krummdarm-Krummdarm-Verbindung f
ileoproctostomy s. ileorectostomy
ileorectostomy Ileorektostomie f, Ileoproktostomie f, Ileum-Rektum-Anastomose f, [operative] Krummdarm-Mastdarm-Verbindung f
ileorrhaphy Ileorrhaphie f, Ileumnaht f, Krummdarmnaht f
ileosigmoidostomy Ileosigmoidostomie f, Ileum-Sigma-Anastomose f, [operative] Krummdarm-Sigmoideum-Verbindung f
ileostomy 1. Ileostomie f, Krummdarmfistel f, Ileostoma n; 2. Ileostomie f, [operative] Ileumfistelung f

iliopectineal

~ **bag** Ileostomiebeutel m
ileotomy Ileotomie f, Ileumschnitt m, [operative] Krummdarmeröffnung f
ileotransversostomy Ileotransversostomie f, Ileum-Transversum-Anastomose f, [operative] Krummdarm-Querkolon-Verbindung f
ileotyphlitis Ileotyphlitis f, Krumm- und Blinddarmentzündung f
ileovaginal fistula Ileovaginalfistel f, Ileum-Vagina-Fistel f, Krummdarm-Scheiden-Fistel f
ileovesical ileovesikal, Krummdarm-Blasen-...
ileum Ileum n, Krummdarm m, Intestinum n ileum
~ **regional enteritis** Ileitis f regionalis, Enteritis f regionalis Crohn, Morbus m Crohn
ileus Ileus m, Darmverschluß m, Darmverlegung f, Darmobstruktion f
iliac iliakal, Iliakal..., Darmbein...
~ **abscess** Darmbeinabszeß m, Iliakalabszeß m
~ **bone** Darmbein n, Os n ilium, Ilium n
~ **crest** Darmbeinkamm m, Crista f iliaca
~ **fascia** Fascia f iliaca
~ **fossa** Darmbeingrube f, Fossa f iliaca
~ **lymph node** Darmbeinlymphknoten m, Iliakallymphknoten m
~ **plexus** Plexus m iliacus
~ **region** Darmbeingegend f, Regio f iliaca
~ **spine** Darmbeinstachel m, Spina f iliaca
~ **tuberosity** Darmbeinrauhigkeit f, Tuberositas f iliaca
iliacus [muscle] Musculus m iliacus, Darmbeinmuskel m
iliocapsularis [muscle] Musculus m iliacus minor, kleiner Darmbeinmuskel m
iliococcygeal muscle s. iliococcygeus muscle
iliococcygeus [muscle] Musculus m iliococcygeus
iliocostalis Musculus m iliocostalis, Darmbeinrippenmuskel m
~ **cervicis [muscle]** Musculus m iliocostalis cervicis
~ **dorsi [muscle]** s. ~ thoracis muscle
~ **lumborum [muscle]** Musculus m iliocostalis lumborum
~ **muscle** s. iliocostalis
~ **thoracis [muscle]** Musculus m iliocostalis thoracis
iliofemoral ligament Ligamentum n iliofemorale, Iliofemoralband n
~ **triangle** Iliofemoraldreieck n, Bryantsches Dreieck n
~ **vein** Vena f iliofemoralis, Iliofemoralvene f
iliohypogastric nerve Nervus m iliohypogastricus
ilioinguinal nerve Nervus m ilioinguinalis
iliolumbar artery Arteria f iliolumbalis, Hüftlendenarterie f
~ **ligament** Ligamentum n iliolumbale, Ileolumbalband n
~ **vein** Vena f iliolumbalis, Hüftlendenvene f
iliopectineal eminence s. iliopubic eminence
~ **line** Linea f iliopectinea (terminalis), Iliopektineallinie f

iliopsoas

iliopsoas Musculus m iliopsoas, Hüftlendenmuskel m
~ **fascia** Iliopsoasfaszie f
~ **muscle** s. iliopsoas
~ **test** Iliopsoastest m
iliopubic eminence Eminentia f iliopubica
iliotibial band (tract) Tractus m iliotibialis fasciae latae, Maissiatscher Streifen m
ilium [bone] Ilium n, Darmbein n, Os n ilium (Zusammensetzungen s. unter iliac)
ill krank
~**-sustained accommodation** Akkommodationsschwäche f
illegal abortion illegaler Abort m, illegale Schwangerschaftsunterbrechung f
illness Krankheit f, Erkrankung f, Leiden n
illusion Illusion f, Wahnbild n, Selbsttäuschung f, Einbildung f
illusional s. illusory
illusory illusorisch, in der Illusion bestehend, eingebildet, nicht wirklich
i.m. s. intramuscular
image intensification fluoroscopy Bildverstärkungsfluoroskopie f, Bildverstärkerfluoroskopie f
imagination Imagination f, Einbildung f, Phantasie f, Vorstellung f
imago Imago n, Urbild n (Psychoanalyse)
imbalance 1. Ungleichgewicht n, gestörtes Muskelgleichgewicht n; 2. Gleichgewichtsstörung f (biologischer Systeme)
imbecile imbezil[l], mittelgradig geistesschwach (schwachsinnig)
imbecile Imbeziller m, mittelgradig Geistesschwacher (Schwachsinniger) m
imbecility Imbezillität f, mittelgradige Geistesschwäche (Schwachsinnigkeit) f
imbibition Imbibition f, Durchtränkung f
imbricate/to überlappen, doppeln (z.B. eine Faszie)
imbrication Überlappung f, Doppelung f (Fasziennaht)
iminourea Iminoharnstoff m, Guanidin n, Aminomethanamidin n
imitate/to imitieren, nachahmen, vortäuschen
imitation Imitation f, Nachahmung f, Vortäuschung f
imitative imitativ, nachahmend, vortäuschend; sich anpassend
immature immatur, unreif, nicht voll entwickelt
~ **cataract** unreifer Star m, Cataracta f immatura
~ **delivery** Fehlgeburt f
immaturity Unreife f, unreifer Zustand m (z.B. Fötus)
immediate agglutination 1. Sofortagglutination f, Sofortverklumpung f; 2. Primärheilung f, Primärverklebung f (einer Wunde)
~ **allergy** Sofortallergie f, allergische Sofortreaktion f, Anaphylaxie f
~ **auscultation** Direktauskultation f
~ **complication** Sofortkomplikation f, Primärkomplikation f

~ **denture** Immediatprothese f, vorläufiger Zahnersatz m
~ **hypersensitivity [reaction]** s. ~ allergy
~ **memory** Kurzzeitgedächtnis n
~ **percussion** Direktperkussion f
~ **transfusion** Direkttransfusion f
~ **union** Primärheilung f, Sanatio f per primam intentionem
immedicable inkurabel, unheilbar
immersion Immersion f, Eintauchen n
~ **lens** Immersionslinse f (Mikroskop)
~ **microscope** Immersionsmikroskop n
~ **microscopy** Immersionsmikroskopie f
~ **objective** Immersionsobjektiv n
~ **oil** Immersionsöl n
imminent abortion drohender Abort m, drohende Fehlgeburt f, Abortus m imminens
immobilization Immobilisierung f, Ruhigstellung f, Stillstellung f
immobilize/to immobilisieren, ruhigstellen, unbeweglich (unverschieblich) machen
immobilizing (immovable) bandage Immobilisationsverband m, Ruhigstellungsverband m; Gipsverband m
immune immun, unempfänglich, unempfindlich, gefeit, geschützt
~ **agglutinin** Immunagglutinin n
~ **body** Immunkörper m, Antikörper m, [körpereigener] Abwehrstoff m
~ **competence** Immunkompetenz f
~ **complex** Immunkomplex m
~ **deficiency** Immunmangel m, Immun[itäts]defekt m
~ **deficiency state** Immunitätsmangelzustand m
~ **factor** Immunfaktor m
~ **globulin** s. immunoglobulin
~ **haemolysin** Immunhämolysin n
~ **mechanism** Immunmechanismus m
~ **process** Immunprozeß m, Immunvorgang m
~ **protein** Immunprotein n, Immuneiweiß n
~ **reaction** Immunreaktion f
~ **response** Immunantwort f
~ **serum** Immunserum n
~ **serum globulin** Immunserumglobulin n
~ **status** Immunstatus m, Immunzustand m
~ **stimulation** Immunstimulation f
~ **system** Immunsystem n
~ **system reaction** Immunsystemreaktion f
~ **tolerance** Immuntoleranz f, immunologische Toleranz f
immunifacient immunisierend, immun machend, Immunität bewirkend (erzeugend)
immunity Immunität f, Unempfänglichkeit f, Unempfindlichkeit f, Feiung, Schutz m
immunization Immunisierung f, [künstliche] Immunitätserzeugung f
~ **procedure** Immunisierungsverfahren n
~ **therapy** Immunisierungsbehandlung f, Immunisierung f
immunize/to immunisieren, immun (unempfindlich) machen, eine Immunisierung bewirken (in Gang setzen)

immunoadsorption Immunoadsorption f, immunologische Adsorption f
immunoassay Immunoassay m, Immunprobe f
immunoblastic lymphoma immunoblastisches Lymphom n
immunochemical immun[o]chemisch
immunochemistry Immunochemie f
immunocompetence Immunkompetenz f
immunocompetent immunokompetent
~ **cell** immunokompetente Zelle f
immunocytochemical immunozytochemisch
immunodeficiency Immun[itäts]mangel m, Immun[itäts]defekt m
~ **syndrome** Immundefizienzsyndrom n, Immun[itäts]mangelsyndrom n
immunodepressant [agent] s. immunosuppressive [agent]
immunodepression Immun[o]depression f
immunodepressive [agent] s. immunosuppressive [agent]
immunodermatology Immunodermatologie f
immunodiagnosis Immunodiagnose f, serologische Diagnose f
immunodiffusion Immunodiffusion f
immunoelectron microscopy Immunoelektronenmikroskopie f
immunoelectrophoresis Immunoelektrophorese f
immunofluorescence Immunofluoreszenz f
~ **antibody** Immunofluoreszenzantikörper m
~ **test** Immunofluoreszenztest m
immunofluorescent staining Immunofluoreszenzfärbung f
immunogammaglobulin Immunogammaglobulin n
immunogen Immunogen n, Antigen n
immunogenetics Immungenetik f
immunogenic immunogen, die Immunität bewirkend
immunogenicity Immunisierungsstärke f, Immunisationskraft f, antigene Stärke f (eines Antigens)
immunoglobulin Immun[o]globulin n, antigenbindendes Serumprotein n (s. a. gamma globulin)
~ **chain** Immunoglobulinkette f
~ **deficiency** Immunoglobulinmangel m
~ **deficiency disease** Immunoglobulinmangelkrankheit f
~ **disorder** Immunoglobulinstörung f, Immunoglobulindefekt m
~ **fragment** Immunoglobulinfragment n
~ **M antibody** Immunoglobulin-M-Antikörper m, IgM-Antikörper m
~ **medication** Immunoglobulinmedikation f, Serumbehandlung f
immunoglobulinaemia Immunoglobulinämie f, Immunoglobulin[spiegel]erhöhung f im Blut
immunohaematology Immunohämatologie f
immunohaemolysis Immunohämolyse f
immunohistochemistry Immunohistochemie f
immunohistologic immunohistologisch

imperfect

immunologic immunologisch, zur Antikörperbildung führend
~ **mechanism** immunologischer Mechanismus m, Immunmechanismus m
~ **paralysis** Immunparalyse f, fehlende Immunreaktion f
~ **test for pregnancy** immunologischer Schwangerschaftstest m
~ **tolerance** immunologische Toleranz f, Immuntoleranz f
immunologist Immunologe m, Immunologiespezialist m
immunology Immunologie f (Lehre von den immunbiologischen Reaktionen)
immunomicroscopic immunomikroskopisch
immunopathogenesis Immun[o]pathogenese f
immunopathology Immun[o]pathologie f
immunoperoxidase staining Immunoperoxidase-Färbung f
immunophoresis Immunophorese f
immunoprophylaxis Immun[o]prophylaxe f
immunoreaction Immun[o]reaktion f
immunoreactive immun[o]reaktiv
immunoreactivity Immunoreaktivität f
immunoresistant immun[o]resistent
immunoselection Immun[o]selektion f, Immunauswahl f
immunoserologic immunoserologisch
immunoserum Immunserum n
immunosuppress/to immunosupprimieren, mit Immunosuppressiva behandeln
immunosuppressant s. immunosuppressive [agent]
immunosuppression Immunosuppression f, Immunabwehrhemmung f durch Arzneimittel
immunosuppressive immunosuppressiv, immunitätshemmend
immunosuppressive [agent] Immunosuppressivum n, immunitätshemmendes Mittel n
immunotherapy Immunotherapie f
immunotransfusion Immunotransfusion f, Antikörperübertragung f
immunprotein Immunprotein n
impacted impaktiert, eingeklemmt, festgeklemmt, eingekeilt
~ **fracture** Stauchungs[knochen]bruch m, eingestauchte Fraktur f
~ **transverse lie (presentation)** eingeklemmte Querlage f (bei der Geburt)
impaction Einstauchung f, Einklemmung f
~ **of gallstone** Gallensteineinklemmung f, Gallensteininkarzeration f
impalement injury Pfählungsverletzung f
impalpable inpalpabel, nicht palpabel (tastbar, fühlbar)
impar azygisch, azygos, unpaarig; ungepaart
impedance audiometry Impedanzaudiometrie f
imperfect odontogenesis Odontogenesis f imperfecta, Zahnmißbildung f
~ **osteogenesis** Osteogenesis f imperfecta, Knochengewebsmangel m

imperforate

imperforate imperforiert, nicht perforiert; nicht eröffnet, verschlossen, atretisch *(z. B. natürliche Körperöffnungen)*
~ **anus** fehlende Analöffnung *f*, Anus *m* imperforatus, [angeborenes] Fehlen *n* des Afters, Analatresie *f*
imperforation Fehlen *n* einer natürlichen Körperöffnung *(s. a. atresia)*
impermeable impermeabel, undurchlässig, undurchgängig, undurchdringlich
impervious s. impermeable
impetiginization Impetiginisation *f (Aufpfropfung einer Eiterflechte auf andere Hautkrankheiten)*
impetiginoid, impetiginous impetigoartig, impetiginös, borkig, eiterflechtenartig
impetigo Impetigo *f*, Eiterflechte *f*, Eitergrind *m*, Grindflechte *f*
implant/to implantieren, eine Implantation durchführen, einpflanzen, einbetten
implant Implantat *n*
~ **forceps** Implantationsgabel *f*
implantation 1. Implantation *f*, Einpflanzung *f*; Einbettung *f*; 2. s. transplantation; 3. s. nidation
~ **cyst** Implantationszyste *f*
~ **graft** Implantat *n*
~ **of the bile duct** Gallengangsimplantation *f*, Gallengangseinpflanzung *f*
~ **of the ureter** Ureterimplantation *f*, Harnleitereinpflanzung *f*
impotence 1. Impotenz *f*, Unvermögen *n*, Unfähigkeit *f*; 2. Impotenz *f*, Impotentia *f*, Mannesschwäche *f*, Zeugungsunfähigkeit *f*
impotent impotent, [zeugungs]unfähig
impregnate/to befruchten, schwängern, schwanger machen
impregnation Imprägnation *f*, Fekundation *f*, Befruchtung *f*, Schwängerung *f*
impression Impression *f*, Hineindrücken *n*, Eindellung *f*
~ **fracture** Impressionsfraktur *f*
~ **tonometer** Impressionstonometer *n*
~ **tonometry** Impressionstonometrie *f (Augendruckmessung)*
imputability Imputabilität *f*, Unzurechnungsfähigkeit *f*
in d., ~ **dies** in dies, täglich
~ **divided doses** in geteilten Dosen, refrakta dosi
~ **knee** s. knock knee
~ **situ** in natürlicher Lage, in situ
~ **utero** in utero, in der Gebärmutter
~ **vacuo** in vacuo, in einem Vakuum
~ **vitro** in vitro, im Reagenzglas, nicht am lebenden Organismus
~-**vitro fertilization** in-vitro-Fertilisation *f*, in-vitro-Befruchtung *f*
~-**vitro study** in-vitro-Studie *f*, in-vitro-Untersuchung *f*
~ **vivo** in vivo, im Leben, am lebenden Organismus *(z. B. Versuch)*

inability to write Schreibunfähigkeit *f*, Agraphie *f*
inactivated poliomyelitis vaccine inaktivierte Poliomyelitisvakzine *f*, inaktivierter Poliomyelitisimpfstoff *m*
inactivation Inaktivierung *f*, Unwirksammachung *f (z. B. eines Serums)*
inactivity atrophy Inaktivitätsatrophie *f*; Involutionsatrophie *f*
~ **osteoporosis** Inaktivitätsosteoporose *f*; Involutionsosteoporose *f*
inagglutinable inagglutinabel, nicht agglutinierbar
inalimental nicht ernährend
inanition Inanition *f*, Hungerkachexie *f*, Hungerentkräftung *f*; Hungerzustand *m*
inappetence Inappetenz *f*, Appetitlosigkeit *f*, Appetitmangel *m*
inarticulated unartikuliert, undeutlich ausgesprochen
inassimilable nicht assimilierbar
inborn angeboren, eingeboren, kongenital *(Zusammensetzungen s. a. unter congenital)*
~ **reflex** unbedingter Reflex *m*
Inca bone Inka-Knochen *m*, Inka-Bein *n*, Os *n* Incae (interparietale)
incarcerate/to inkarzerieren, Darmschlingen einklemmen; einen Bruch einklemmen
incarcerated hernia inkarzerierte Hernie *f*, Einklemmungsbruch *m*
incarceration Inkarzeration *f*, Einklemmung *f (z. B. eines Eingeweidebruchs)*
incest Inzest *m*, Inzucht *f*, Blutschande *f*
incidence rate Inzidenzrate *f*, Häufigkeitsrate *f (z. B. einer Krankheit)*
incidental appendectomy Gelegenheitsappendektomie *f*
incinerate/to einäschern, verbrennen
incineration Einäscherung *f*, Leichenverbrennung *f*, Feuerbestattung *f*
incipient abortion beginnende Fehlgeburt *f*, Abortus *m* incipiens
incise/to inzidieren, einschneiden
incision Inzision *f*, Einschnitt *m*, Einschneiden *n*
~ **scissors** Inzisionsschere *f*
incisional inzidierend, [ein]schneidend
~ **hernia** Narbenhernie *f*, Narbenbruch *m*, Operationsnarbenbruch *m*, Hernia *f* cicatricia
incisive inzisiv, [ein]schneidend
~ **bone** Os *n* incisivum (intermaxillare), Intermaxillarknochen *m*, Zwischenkiefer *m*
~ **canal** Canalis *m* incisivus, Nasen-Mundhöhlen-Gang *m*
~ **foramen** Foramen *n* incisivum
~ **fossa** Fossa *f* incisiva
~ **pad (papilla)** Papilla *f* incisiva
~ **suture** Sutura *f* incisiva
incisolabial inzisolabial
incisolingual inzisolingual
incisor [tooth] Inzisiv *m*, Schneidezahn *m*, Dens *m* incisivus
incisura s. incisure

incisurae helicis [muscle] Musculus *m* incisurae helicis
incisural Inzisur[en]..., Einschnitt...
incisure Inzisur *f*, Einbuchtung *f*, Einschnitt *m*
~ **of Rivinus** Incisura *f* tympanica
~ **of the acetabulum** Incisura *f* acetabuli
~ **of the gall bladder** Gallenblasengrube *f*, Fossa *f* vesicae felleae
~ **of the tentorium** Incisura *f* tentorii
inclination 1. Neigung *f*; Neigungswinkel *m*; 2. Inklination *f*, Zahnneigung *f*
~ **of the pelvis** Beckenneigungswinkel *m*, Inclinatio *f* pelvis
incline/to inklinieren, neigen
inclinometer Inklinometer *n* (zur Augendurchmesserbestimmung)
inclusion 1. Inklusion *f*, Einschließen *n*, Einbettung *f*; 2. Einschluß *m*
~ **blennorrhoea** Einschlußblennorrhoe *f*
~ **body** Einschlußkörperchen *n*
~ **body encephalitis [of Dawson]** Einschlußkörperchenenzephalitis *f*
~ **conjunctivitis** Einschlußkonjunktivitis *f*, Schwimmbadkonjunktivitis *f*, Paratrachom *n*
~ **cyst** Einschlußzyste *f*
incoagulable ungerinnbar, nicht gerinnbar
incoherence Inkohärenz *f*, Verwirrtheit *f* des Denkens, Zusammenhangslosigkeit *f*; Zerfahrenheit *f*
incoherent inkohärent, verwirrt, unzusammenhängend; zerfahren
incompatibility Inkompatibilität *f*, Unverträglichkeit *f*, Unvereinbarkeit *f* (z. B. im Rh-System)
incompatible inkompatibel, unverträglich, unvereinbar, nicht zusammenstimmend (zusammenpassend)
incompensation Inkompensation *f*, Kompensationsmangel *m* [eines Organs] (Zustand zwischen Kompensation und Dekompensation)
incompetence Inkompetenz *f*, Insuffizienz *f*, Unfähigkeit *f*; Untauglichkeit *f*
~ **of the aortic valve** Aortenklappeninsuffizienz *f*, Aortenklappenschlußunfähigkeit *f*
~ **of the cardiac valves** Herzklappeninsuffizienz *f*, Herzklappenschlußunfähigkeit *f*
incompetent inkompetent, insuffizient, unfähig; untauglich
~ **AV valve** insuffiziente Atrioventrikularklappe *f*, Atrioventrikularklappeninsuffizienz *f*
incomplete inkomplett, unvollständig, unvollendet; nicht vollzählig
~ **abortion** unvollständige Fehlgeburt *f*, Abortus *m* incompletus
~ **antigen** inkomplettes Antigen *n*, Hapten *n*, Halbantigen *n*
~ **bundle branch block** inkompletter Schenkelblock *m* (EKG)
~ **dislocation** unvollständige Verrenkung *f*, Subluxation *f*
~ **heart block** atrioventrikulärer Block *m* 2. Grades, inkompletter Atrioventrikularblock *m*

inconstant inkonstant, nicht feststehend, veränderlich; unstet, unbeständig, flüchtig
incontinence Inkontinenz *f*, Incontinentia *f*; Blaseninkontinenz *f*; Darminkontinenz *f*
~ **of the faeces** Stuhlinkontinenz *f*, Incontinentia *f* alvi
~ **of urine** Harninkontinenz *f*, Incontinentia *f* urinae
incontinent inkontinent, nicht kontinent ● **to be** ~ **of faeces** stuhlinkontinent sein
incoordination Inkoordination *f*, Bewegungskoordinationsstörung *f*, Ataxie *f*, gestörte Muskelharmonie *f*
incorporate/to inkorporieren, einverleiben
incorporation 1. Inkorporation *f*; Einverleibung *f*; 2. Resorption *f* radioaktiver Stoffe
increase the colloidal oncotic pressure/to den kolloidosmotischen Druck erhöhen
incretion Inkretion *f*, innere Sekretion *f*, Einsonderung *f*
incretory inkretorisch, ins Körperinnere absondernd, endokrin
~ **gland** inkretorische (endokrine) Drüse *f*, Hormondrüse *f*
~ **organ** Inkretionsorgan *n*, endokrines (hormonales) Organ *n*
incrust/to inkrustieren, verkrusten; mit einer Kruste überziehen
incrustation Inkrustation *f*, Verkrustung *f*; Kalksalzablagerung *f*
incubate/to 1. inkubieren, die Inkubationszeit durchmachen; 2. bebrüten, im Brutschrank halten; 3. Bakterienkulturen ansetzen
incubation 1. Inkubation *f*, Latenzstadium *n*, Entwicklungszeit *f*; 2. Brütung *f*, Ausbrütung *f* (Bakteriologie)
~ **period (time)** Inkubationszeit *f*, Inkubationszeitraum *m*
incubator 1. Inkubator *m*, Brutapparat *m*, Brutkasten *m*, Wärmeschrank *m* (z. B. Mikrobiologie); 2. Inkubator *m* (Gerät für Frühgeborenenaufzucht)
~ **care** Inkubatorpflege *f*
incubus Inkubus *m*, Alpdrücken *n*
incudal Amboß...
incudectomy Inkudektomie *f*, Amboßexzision *f*, [operative] Amboßentfernung *f*
incudomalleal inkudomalleal, Hammer-Amboß-...
~ **articulation (joint)** Articulatio *f* incudomallearis, Hammer-Amboß-Gelenk *n*
incudostapedial inkudostapedial, Amboß-Steigbügel-...
~ **articulation (joint)** Articulatio *f* incudostapedia, Amboß-Steigbügel-Gelenk *n*
incurability Inkurabilität *f*, Unheilbarkeit *f*
incurable inkurabel, unheilbar
incurable Unheilbarer *m*, unheilbar Kranker *m*
incurvate/to beugen, [ein]biegen, krümmen
incurvation Inkurvation *f*, Beugung *f*, Biegung *f*, Einbiegung *f*, Krümmung *f*

incus Incus m, Amboß m *(Gehörknöchelchen)*
~ **homograft** Inkushomotransplantat n
incyclophoria Inzyklophorie f, Minuszyklophorie f, negative Zyklophorie f, Zyklophorie f nach innen, Einwärtsrollen n der Augen
incyclotropia Inzyklotropie f
indentation tonometry s. impression tonometry
index finger Zeigefinger m, Index m, Digitus m secundus
~ **of refraction** Refraktionsindex m, Beugungsindex m, Brechungsindex m
India rubber skin Gummihaut f, Cutis f laxa
Indian hemp indischer Hanf m, Cannabis f indica
~ **liver fluke** Opisthorchis m noverca
indican Indikan n *(Tryptophanabbauprodukt)*
indicanaemia Indikanämie f, Vorhandensein n von Indikan im Blut
indicanuria Indikanurie f, Indikanausscheidung f im Urin
indicate an infection/to eine Infektion anzeigen
indicated/to be indiziert (angezeigt) sein, eine Indikation haben
indication Indikation f, Heilanzeige f, Anzeige f (für bestimmtes Heilverfahren)
indicator-dilution method Indikatordilutionsmethode f
indifferent electrode indifferente Elektrode f
~ **tissue** undifferenziertes Gewebe n
indigenous 1. eingeboren, einheimisch; 2. angeboren
indigestible indigestibel, unverdaulich, nicht verdaubar
indigestion Indigestion f, Verdauungsstörung f
indigitation Invagination f, Intussuszeption f, Einstülpung f
indigo [blue] Indigo m(n), Indigoblau n, Indigotin n
indirect Coombs test indirekter Coombs-Test m, indirekter Antiglobulintest m
~ **hernia** indirekter Bruch m, Hernia f indirecta, Lateralhernie f
~ **laryngoscopy** indirekte Laryngoskopie (Kehlkopfspiegelung) f
~ **percussion** indirekte (mittelbare) Perkussion f, Plessimeterperkussion f
~ **-reacting bilirubin** indirektes Bilirubin n
individual lymph nodules of the colon Folliculi mpl lymphatici solitarii coli
~ **lymph nodules of the small intestine** Folliculi mpl lymphatici solitarii intestini tenuis
~ **psychology** Individualpsychologie f
indolaceturia Indolazeturie f, Indolessigsäureausscheidung f im Urin
indole Indol n, 2,3-Benzopyrrol n *(Tryptophanabbauprodukt)*
indoleacetic acid Indol-3-essigsäure f
indolence 1. Indolenz f, Gleichgültigkeit f, Trägheit f; 2. Unempfindlichkeit f gegen Schmerzen, Schmerzunempfindlichkeit f

indolent 1. indolent, gleichgültig, träge; 2. unempfindlich gegen Schmerzen, schmerzunempfindlich
indoluria Indolurie f, Indolausscheidung f im Urin
indoxyl Indoxyl n *(Tryptophanabbauprodukt)*
indoxylaemia Indoxylämie f, Vorhandensein n von Indoxyl im Blut
indoxyluria Indoxylurie f, Indoxylausscheidung f im Urin
induced abortion eingeleiteter (künstlicher) Abort m, [ärztlicher] Schwangerschaftsabbruch m, Interruptio f
~ **insanity** induziertes Irresein n, Induktionsirresein n
~ **malaria** Inokulationsmalaria f, Impfmalaria f
~ **pneumothorax** künstlicher Pneumothorax m
induction of anaesthesia Narkoseeinleitung f, Anästhesieeinleitung f
inductorium Induktor m, Induktionsapparat m *(Physiologie)*
indurate/to indurieren, verhärten
induration Induration f, Verhärtung f *(z. B. von Organen)*
indurative indurativ, verhärtend, Indurations...
~ **headache** Muskelverhärtungskopfschmerz m
~ **myocarditis** Indurationsmyokarditis f
industrial dermatosis Berufsdermatose f
~ **hygiene** Arbeitshygiene f
~ **medicine** Arbeitsmedizin f
~ **psychology** Arbeitspsychologie f
indwelling catheter Dauerkatheter m; Verweilkatheter m
~ **intravenous catheter** venöser Infusionskatheter m
~ **urinary catheter** Harnblasen[verweil]katheter m, Blasendauerkatheter m
inebriate/to betrunken machen, berauschen
inebriation Trunkenheit f
inelastic unelastisch, nicht dehnbar
inequality of the pupils Pupillenungleichheit f, Pupillendifferenz f, Anisokorie f
inert inert, untätig, träge; inaktiv, reaktionsträge
inertia Untätigkeit f, Trägheit f, Schwäche f, Unvermögen n *(z. B. von Organen)*
inevitable abortion unvermeidlicher Abort m
infant Säugling m; Kleinkind n; Kind n
~ **bronchoscope** Kinderbronchoskop n
~ **mortality [rate]** Säuglingssterblichkeit f; Kindersterblichkeit f
infanticide 1. Kindestötung f; 2. Kindermörder m, Kindermörderin f
infantile 1. infantil, kindlich; 2. infantil, kindisch, zurückgeblieben
~ **amaurotic familial disease (idiocy)** infantile amaurotische Idiotie f, Tay-Sachssche Krankheit f
~ **coeliac disease** Zöliakie f, Heubner-Hertersche Krankheit f, intestinaler Infantilismus m
~ **cortical hyperostosis** kindliche Kortikalishyperostose f, Hyperostosis f corticalis infantilis,

inferior

Caffey-Silvermansches Syndrom *n*, Caffey-de-Tonisches Syndrom *n*
~ **glaucoma** angeborenes (primär kindliches) Glaukom *n*, Glaucoma *n* congenitum (infantile), Hydrophthalmus *m* congenitus, Buphthalmie *f*, Augenwassersucht *f*
~ **leishmaniasis** Kinderleishmaniose *f*, Leishmaniasis *f* infantum
~ **osteomalacia** *s*. rickets
~ **pseudoleukaemia (pseudoleukaemic anaemia)** kindliche Pseudoleukämie *f*, Anaemia *f* pseudoleucaemica infantum, Jaksch-Hayemsche Anämie *f*
~ **scurvy** kindlicher Skorbut *m*, Möller-Barlowsche Krankheit *f*
~ **spinal muscular atrophy** kindliche spinale Muskelatrophie *f*, Werdnig-Hoffmannsche Krankheit *f*
infantilism Infantilismus *m*
infarct Infarkt *m* (1. Absterben von Organen oder Organteilen nach lang dauernder Blutleere; 2. Ablagerung von Kalksalzen in der Nierenpapille)
infarctectomy Infarktektomie *f*, [operative] Infarktentfernung *f*
infarction 1. Infarzierung *f*, Infarktbildung *f*; 2. Infarkt *m*
infaust infaust, unheilbringend; aussichtslos (Krankheitsverlauf)
infect/to infizieren, anstecken, eine Infektion bewirken; sich anstecken (infizieren)
infectable infizierbar, ansteckungsfähig
infection 1. Infektion *f*, Ansteckung *f*, Krankheitserregerübertragung *f*; Infekt *m*; 2. *s*. infectious disease
~ **immunity** Infektionsimmunität *f*
~ **of vein** Veneninfektion *f*
~ **rate** Infektionsrate *f*
infectiosity Infektiosität *f*, Ansteckungsfähigkeit *f* (eines Krankheitserregers)
infectious infektiös, ansteckend, mit Krankheitserregern behaftet (verunreinigt)
~ **abortion** infektiöser Abort *m*
~ **adenitis** *s*. ~ mononucleosis
~ **agent** infektiöse Substanz *f*; Infektionskeim *m*, Infektionserreger *m*
~ **arthritis** infektiöse (septische) Arthritis *f*
~ **chorea** infektiöse Chorea *f*, Chorea *f* infectiosa (minor), Sydenhamsche Chorea *f*, Chorea *f* Sydenham
~ **disease** Infektionskrankheit *f*
~ **erythema** Erythema *n* infectiosum, Großfleckenkrankheit *f*, V. (fünfte) Krankheit *f*, Ringelröteln *pl*
~ **hepatitis** übertragbare Leberentzündung *f*, Hepatitis *f* infectiosa, Virushepatitis *f*, epidemische Gelbsucht *f*
~ **hepatitis virus** Hepatitis-infectiosa-Virus *n*, Hepatitis-A-Virus *n*
~ **jaundice** *s*. ~ hepatitis
~ **mononucleosis** infektiöse Mononukleose *f*, Mononucleosis *f* infectiosa, Pfeiffersches (lymphämoides) Drüsenfieber *n*, Monozytenangina *f*, Lymphoidzellenangina *f*
~ **myoclonia** *s*. ~ chorea
~ **neuritis** *s*. Landry-Guillain-Barré syndrome
~ **parotitis** infektiöse Parotitis (Ohrspeicheldrüsenentzündung) *f*, Parotitis *f* infectiosa
~ **polyneuritis** *s*. Landry-Guillain-Barré syndrome
~ **process** Infektionsprozeß *m*, Infektionsvorgang *m*
~ **uroarthritis** Reitersches Syndrom *n*, Reiter-Syndrom *n*
infective *s*. infectious
infectivity Infektiosität *f*
infecundity Unfruchtbarkeit *f*, Sterilität *f*, Fortpflanzungsunfähigkeit *f*, Infertilität *f*
inferior acromioclavicular ligament Ligamentum *n* acromioclaviculare inferius, unteres Akromioklavikularband *n*
~ **alveolar artery** Arteria *f* alveolaris inferior, Unterkieferarterie *f*
~ **alveolar canal** Canalis *m* alveolaris inferior, unterer Alveolarkanal *m*
~ **alveolar nerve** Nervus *m* alveolaris inferior (mandibularis)
~ **alveolar vein** Vena *f* alveolaris inferior, Unterkiefervene *f*
~ **anastomotic vein** Vena *f* anastomotica inferior
~ **angle of the scapula** Angulus *m* inferior scapulae, unterer Schulterblattwinkel *m*
~ **aperture of the pelvis** *s*. ~ pelvic strait
~ **articular process** Processus *m* articularis inferior, unterer Gelenkfortsatz *m*
~ **articular process of the vertebra** Processus *m* articularis inferior vertebrae, unterer Wirbelgelenkfortsatz *m*
~ **articular surface of the atlas** Fovea *f* articularis inferior atlantis
~ **basal vein** Vena *f* basalis inferior
~ **belly of the omohyoid muscle** Venter *m* inferior musculi omohyoidei
~ **blunt tip of the patella** Apex *m* patellae, Kniescheibenspitze *f*
~ **border of the lung** Margo *m* inferior pulmonis, Lungenunterrand *m*, unterer Lungenrand *m*
~ **boundary of the thoracic cavity** Apertura *f* thoracis inferior, untere Brustkorböffnung *f*
~ **bulb of the internal jugular vein** Bulbus *m* venae jugularis inferior
~ **caroticotympanic nerve** Nervus *m* caroticotympanicus inferior
~ **carotid triangle** Trigonum *n* caroticum, unteres Karotisdreieck *n*
~ **central nucleus** Nucleus *m* centralis inferior
~ **cerebellar peduncle** Pedunculus *m* cerebellaris inferior, Corpus *n* restiforme, unterer Kleinhirnstiel (Strickkörper) *m*
~ **cerebellar vein** Vena *f* cerebelli inferior, untere Kleinhirnvene *f*
~ **cerebral vein** Vena *f* cerebri inferior, untere Gehirnvene *f*

inferior

- ~ **cervical cardiac nerve** Nervus *m* cardiacus cervicalis inferior
- ~ **cervical ganglion** Ganglion *n* cervicale inferius
- ~ **cluneal nerves** Nervi *mpl* clunium inferiores
- ~ **colliculus** Colliculus *m* inferior, unterer Hügel *m*
- ~ **constrictor [muscle] of the pharynx** Musculus *m* laryngopharyngicus (constrictor pharyngis inferior), unterer Schlundschnürer[muskel] *m*
- ~ **cornu of the thyroid cartilage** s. ~ horn of the thyroid cartilage
- ~ **costal facet** Fovea *f* costalis inferior
- ~ **curved line of the occipital bone** s. ~ nuchal line
- ~ **dental canal** s. mandibular canal
- ~ **dental foramen** s. mandibular foramen
- ~ **dental plexus** Plexus *m* dentalis inferior (mandibularis), Unterkiefernervengeflecht *n* [der Zähne]
- ~ **duodenal flexure** Flexura *f* duodeni inferior, untere Zwölffingerdarmflexur *f*
- ~ **duodenal fold** Plica *f* duodenalis inferior
- ~ **duodenal fossa [of Jonnesco]** Fossa *f* (Recessus *m*) duodenalis inferior
- ~ **entrance to the glottis** Aditus *m* glottidis inferior
- ~ **epigastric artery** Arteria *f* epigastrica inferior, untere Bauchdeckenarterie *f*
- ~ **epigastric vein** Vena *f* epigastrica inferior, untere Bauchdeckenvene *f*
- ~ **extensor retinaculum** Retinaculum *n* musculorum extensorum pedis inferius
- ~ **fascia of the urogenital diaphragm** Fascia *f* diaphragmatis urogenitalis inferior
- ~ **fovea** Fovea *f* inferior fossae rhomboideae
- ~ **frontal gyrus** Gyrus *m* frontalis inferior, untere Stirnwindung *f*
- ~ **frontal sulcus** Sulcus *m* frontalis inferior, untere Stirnfurche *f*
- ~ **ganglion of the glossopharyngeal nerve** Ganglion *n* inferius nervi glossopharyngei
- ~ **ganglion of the vagus nerve** Ganglion *n* inferius nervi vagi
- ~ **gastric plexus** Plexus *m* gastricus inferior
- ~ **gemellus [muscle]** Musculus *m* gemellus inferior
- ~ **glutaeal artery** Arteria *f* glutaea inferior, untere Gesäßarterie *f*
- ~ **glutaeal line** Linea *f* glutaea inferior
- ~ **glutaeal nerve** Nervus *m* glutaeus inferior
- ~ **glutaeal vein** Vena *f* glutaea inferior, untere Gesäßvene *f*
- ~ **haemorrhoidal artery** s. ~ rectal artery
- ~ **haemorrhoidal vein** s. ~ rectal vein
- ~ **horn of the falciform margin** Cornu *n* inferius marginis falciformis
- ~ **horn of the lateral ventricle** Cornu *n* inferius ventriculi lateralis, unteres Seitenventrikelhorn *n*
- ~ **horn of the thyroid cartilage** Cornu *n* inferius cartilaginis thyreoideae, unteres Schildknorpelhorn *n*
- ~ **hypogastric plexus** Plexus *m* pelvinus (hypogastricus inferior)
- ~ **ileocaecal recess** Recessus *m* ileocaecalis inferior
- ~ **labial artery** Arteria *f* labialis inferior, Unterlippenarterie *f*
- ~ **labial vein** Vena *f* labialis inferior, Unterlippenvene *f*
- ~ **laryngeal artery** Arteria *f* laryngea inferior, untere Kehlkopfarterie *f*
- ~ **laryngeal nerve** Nervus *m* laryngeus inferior, unterer Kehlkopfnerv *m*
- ~ **laryngeal vein** Vena *f* laryngea inferior, untere Kehlkopfvene *f*
- ~ **laryngotomy** s. cricothyreotomy
- ~ **lateral brachial cutaneous nerve** Nervus *m* cutaneus brachii lateralis inferior
- ~ **left pulmonary vein** Vena *f* pulmonalis inferior sinistra, linke untere Lungenvene *f*
- ~ **lobe of the left lung** Lobus *m* inferior pulmonis sinistri, linker Lungenunterlappen *m*
- ~ **lobe of the lung** Lobus *m* inferior pulmonis, Lungenunterlappen *m*
- ~ **lobe of the right lung** Lobus *m* inferior pulmonis dextri, rechter Lungenunterlappen *m*
- ~ **longitudinal diameter** unterer Längsdurchmesser *m* (*Schädel*)
- ~ **longitudinal fasciculus** Fasciculus *m* longitudinalis inferior cerebri
- ~ **longitudinal sinus** Sinus *m* sagittalis inferior
- ~ **longitudinalis muscle of the tongue** Musculus *m* longitudinalis inferior linguae, unterer (tiefer) Langmuskel *m* der Zunge
- ~ **margin of the pancreas** Margo *m* inferior pancreatis, unterer Bauchspeicheldrüsenrand *m*
- ~ **maxilla** s. mandible
- ~ **meatus of the nose** Meatus *m* nasi inferior, unterer Nasengang *m*
- ~ **medullary velum** Velum *n* medullare inferius (posterior), unteres (hinteres) Kleinhirnmarksegel *n*
- ~ **mesenteric artery** Arteria *f* mesenterica inferior, untere (kaudale) Gekrösearterie *f*
- ~ **mesenteric ganglion** Ganglion *n* mesentericum inferius
- ~ **mesenteric plexus** Plexus *m* mesentericus inferior
- ~ **mesenteric vein** Vena *f* mesenterica inferior, untere (kaudale) Gekrösevene *f*
- ~ **myocardial infarction** inferiorer Myokardinfarkt *m*
- ~ **nasal concha** s. ~ nasal turbinate
- ~ **nasal meatus** Meatus *m* nasi inferior, unterer Nasengang *m*
- ~ **nasal turbinate** Concha *f* nasalis inferior, untere Nasenmuschel *f*
- ~ **nuchal line** Linea *f* nuchae inferior, Linea *f* plani nuchalis

inferiority

- ~ **nucleus of the pons** Nucleus *m* inferior pontis
- ~ **nutritient artery of the femur** Arteria *f* nutricia femoris inferior
- ~ **oblique muscle [of the eye]** Musculus *m* obliquus bulbi inferior, unterer schräger Augenmuskel *m*
- ~ **oblique muscle of the head** Musculus *m* obliquus capitis inferior, unterer schräger Kopfmuskel *m*
- ~ **occipital fossa** Fossa *f* occipitalis inferior
- ~ **olivary nucleus**, ~ **olive** Nucleus *m* olivaris (olivarius inferior), unterer Olivenkern *m*
- ~ **opening of the pelvis** s. ~ pelvic strait
- ~ **ophthalmic vein** Vena *f* ophthalmica inferior, untere Augenhöhlenvene *f*
- ~ **orbital fissure** Fissura *f* orbitalis inferior
- ~ **palpebral vein** Vena *f* palpebralis inferior, Unterlidvene *f*
- ~ **pancreatic artery** Arteria *f* pancreatica inferior, untere Bauchspeicheldrüsenarterie *f*
- ~ **pancreaticoduodenal artery** Arteria *f* pancreaticoduodenalis inferior, untere Bauchspeicheldrüsen-Zwölffingerdarm-Arterie *f*
- ~ **parathyroid gland** Glandula *f* parathyreoidea inferior, untere Nebenschilddrüse *f*
- ~ **parietal lobe (lobule)** Lobulus *m* parietalis inferior, unterer Scheitelhirnlappen *m*
- ~ **part of the concha of the ear** Cavum *n* conchae, untere Ohrmuschelgrube *f*
- ~ **pelvic strait** Apertura *f* pelvis minoris inferior, Beckenausgang *m*
- ~ **peronaeal retinaculum** Retinaculum *n* musculorum peroneorum inferius
- ~ **petrosal sinus** Sinus *m* petrosus inferior, unterer Felsenbeinsinus *m*
- ~ **petrosal sulcus of the temporal bone** Sulcus *m* petrosus inferior ossis temporalis
- ~ **phrenic artery** Arteria *f* phrenica inferior, untere Zwerchfellarterie *f*
- ~ **phrenic vein** Vena *f* phrenica inferior, untere Zwerchfellvene *f*
- ~ **portion of the middle frontal gyrus** Pars *f* inferior gyri frontalis medii
- ~ **pubic ligament** Ligamentum *n* arcuatum pubis, Symphysenbogenband *n*
- ~ **quadrigeminal body** s. ~ colliculus
- ~ **quadrigeminal brachium** Brachium *n* colliculi inferioris
- ~ **recess of the omental bursa** Recessus *m* inferior bursae omentalis
- ~ **rectal artery** Arteria *f* rectalis (haemorrhoidalis) inferior, untere Mastdarmarterie *f*
- ~ **rectal nerves** Nervi *mpl* rectales inferiores
- ~ **rectal vein** Vena *f* rectalis (haemorrhoidalis) inferior, untere Mastdarmvene *f*
- ~ **right pulmonary vein** Vena *f* pulmonalis inferior dextra, rechte untere Lungenvene *f*
- ~ **root of the ansa cervicalis** Radix *f* inferior ansae cervicalis
- ~ **sagittal sinus** Sinus *m* sagittalis inferior
- ~ **salivatory nucleus** Nucleus *m* salivatorius inferior

- ~ **semilunar lobule** Lobulus *m* semilunaris inferior
- ~ **strait of the pelvis** s. ~ pelvic strait
- ~ **suprarenal artery** Arteria *f* suprarenalis inferior, untere Nebennierenarterie *f*
- ~ **surface of the cerebellar hemisphere** Facies *f* inferior hemispherii cerebelli, Kleinhirnunterseite *f*
- ~ **surface of the cerebral hemisphere** Facies *f* inferior hemispherii cerebri, Hemisphärenunterseite *f*
- ~ **surface of the clavicle** Facies *f* inferior claviculae, Schlüsselbeinunterfläche *f*
- ~ **surface of the liver** Leberunterseite *f*
- ~ **surface of the mesencephalon** Facies *f* inferior mesencephali, Mittelhirnunterseite *f*
- ~ **surface of the pancreas** Facies *f* inferior pancreatis, Bauchspeicheldrüsenunterseite *f*
- ~ **temporal arcade** Arcus *m* zygomaticus, Jochbogen *m*
- ~ **temporal gyrus** Gyrus *m* temporalis inferior, untere Schläfenwindung *f*
- ~ **temporal line** Linea *f* temporalis inferior [ossis parietalis]
- ~ **temporal sulcus** Sulcus *m* temporalis inferior, untere Schläfenfurche *f*
- ~ **thyroid artery** Arteria *f* thyreoidea inferior, untere Schilddrüsenarterie *f*
- ~ **thyroid notch** Incisura *f* thyreoidea inferior, untere Schildknorpelinzisur *f*
- ~ **thyroid vein** Vena *f* thyreoidea inferior, untere Schilddrüsenvene *f*
- ~ **tibiofibular joint** Articulatio *f* tibiofibularis inferior, unteres Tibiofibulargelenk *n*
- ~ **transverse ligament of the scapula** Ligamentum *n* transversum scapulae inferius
- ~ **trunk of the brachial plexus** Truncus *m* inferior plexus brachialis
- ~ **turbinate** s. ~ nasal turbinate
- ~ **tympanic artery** Arteria *f* tympanica inferior, untere Paukenhöhlenarterie *f*
- ~ **ulnar collateral artery** Arteria *f* collateralis ulnaris inferior, untere ellenseitige Armnebenarterie *f*
- ~ **vena cava** Vena *f* cava inferior, untere Hohlvene *f*
- ~ **vena cava syndrome** Vena-cava-inferior-Syndrom *n*
- ~ **vena cava valve** Valvula *f* venae cavae inferioris
- ~ **vermis** Vermis *m* inferior, Unterwurm *m* (*Kleinhirn*)
- ~ **vertebral incisure** Incisura *f* vertebralis inferior
- ~ **vesical artery** Arteria *f* vesicalis inferior, untere Harnblasenarterie *f*
- ~ **vestibular area** Area *f* vestibularis inferior
- ~ **vestibular nucleus** Nucleus *m* vestibularis inferior
- ~ **wall of the orbit** Paries *m* inferior orbitae, Orbitalboden *m*, Augenhöhlenboden *m*

inferiority Inferiorität *f*, Unterlegenheit *f*, Minderwertigkeit *f*; Untergeordnetheit *f*

inferiority

~ **complex** Minderwertigkeitskomplex m
infero-anterior inferoanterior, unten und vorn gelegen
inferolateral inferolateral, unten und seitlich gelegen
~ **surface of the prostate** Facies f inferolateralis prostatae
inferomedial, inferomedian inferomedial, unten und in der Mitte gelegen
inferoposterior inferoposterior, unten und hinten gelegen
infertile infertil, unfruchtbar, steril, nicht fortpflanzungsfähig
infertility Infertilität f, Unfruchtbarkeit f, Sterilität f, Fortpflanzungsunfähigkeit f
infest/to befallen, plagen, heimsuchen (Ungeziefer)
infestation Infestation f, Befall m (durch Ungeziefer), Plage f
infibulation Infibulation f, Genitalverschluß m
infiltrate/to infiltrieren, eindringen, einsickern, einströmen; einlagern (Flüssigkeit); durchsetzen
infiltrate Infiltrat n
infiltrating lipoma Liposarkom n (bösartige Geschwulst)
infiltration Infiltration f, Eindringen n, Einsikkern n, Einströmen n; Einlagerung f; Durchsetzung f
~ **anaesthesia (analgesia)** Infiltrationsanästhesie f
~ **block anaesthesia** [infiltrative] Nervenblokkade f
infirm schwach, gebrechlich, hinfällig; krank
infirmary Krankenhaus n, Hospital n; Krankenabteilung f
infirmity Schwäche f, Gebrechlichkeit f, Hinfälligkeit f; Krankheit f
inflame/to 1. inflammieren, entzünden; 2. entflammen
inflammation Inflammation f, Entzündung f
~ **of the external ear** s. external otitis
~ **of the internal ear** s. internal otitis
~ **of the middle ear** Otitis f media, Mittelohrentzündung f
inflammatory inflammatorisch, entzündlich
~ **carcinoma** entzündliches Karzinom (Mammakarzinom) n
~ **cell** Entzündungszelle f
~ **exudate** entzündliches Exsudat n, Entzündungsexsudat n
~ **fungoid neoplasm** Mycosis f fungoides, Granuloma n fungoides
~ **macrophage** Entzündungsmakrophage m
~ **oedema** entzündliches Ödem n, Entzündungsödem n
~ **process** entzündlicher Prozeß m, Entzündungsprozeß m
~ **reaction (response)** entzündliche Reaktion f, Entzündungsreaktion f
~ **rheumatism** s. rheumatic fever
~ **tissue** entzündliches Gewebe n, Entzündungsgewebe n

inflate/to inflatieren, aufblähen, auftreiben
inflating tube Luftzuführungsschlauch m (Anästhesie)
inflation Inflation f, Aufblähung f, Auftreibung f
~ **bulb** Gebläsedruckball m (Anästhesie)
inflexion Inflexion f, Einwärtsbeugung f
inflow tract Einflußbahn f (Herz)
influenza Influenza f, Grippe f
~ **vaccination** Grippe[schutz]impfung f
~ **vaccine** Influenzavakzine f, Grippe[schutz]impfstoff m
~ **virus** Influenzavirus n, Grippevirus n
~ **virus vaccine** Influenzavirusvakzine f, Grippevirusimpfstoff m
influenzal grippeartig, grippal, Influenza..., Grippe...
~ **encephalitis** Encephalitis f lethargica
~ **meningitis** Influenzameningitis f, Grippemeningitis f (durch Haemophilus influenzae)
~ **pneumonia** Influenzapneumonie f, Grippepneumonie f (durch Haemophilus influenzae)
infra-alveolar infraalveolär, unter dem Zahnfach gelegen
infra-auricular infraaurikulär, unter dem Ohr gelegen
infra-axillary infraaxillär, unter der Achselhöhle gelegen
~ **region** Regio f infraaxillaris, Infraaxillarregion f
infrabony pocket Zahnwurzeltasche f
infracardiac infrakardial, unter dem Herzen gelegen
infraclavicular infraklavikulär, unter dem Schlüsselbein gelegen
~ **fossa** Fossa f infraclavicularis, Infraklavikulargrube f, Unterschlüsselbeingrube f, Mohrenheimsche Grube f
~ **region** Regio f infraclavicularis, Subklavikularregion f
infraclusion s. infra-occlusion
infracolic space Spatium n infracolicum
infraconstrictor s. inferior constrictor of the pharynx
infracortical infrakortikal, unter der Rinde gelegen
infracostal infrakostal, unter der Rippe gelegen
~ **line** Linea f infracostalis, Infrakostallinie f
infraction Infraktion f, unvollständiger Knochenbruch m; Knickbruch m
infradiaphragmatic infradiaphragmatisch, unter dem Zwerchfell gelegen
infraglenoid infraglenoidal
~ **tubercle (tuberosity)** Tuberculum n infraglenoidale
infraglottic infraglottisch, unter der Stimmritze gelegen
infrahyoid infrahyoid, unter dem Zungenbein gelegen
inframamillary inframamillär, unter der Brustwarze gelegen
inframammary inframammär, unter der Brust gelegen

infusion

~ **region** Regio *f* inframammaria, Inframammärregion *f*
inframandibular inframandibulär, unter dem Unterkiefer gelegen
inframarginal inframarginal
inframaxillary inframaxillär, unter dem Oberkiefer gelegen
infranuclear infranukleär, unter einem Nervenkern gelegen; peripher eines Nervenkerns gelegen
infra-occlusion Infraokklusion *f*, offener Biß *m*, Zahnverschiebung *f* nach unten
infraorbital infraorbital, unter der Augenhöhle gelegen
~ **artery** Arteria *f* infraorbitalis, Infraorbitalarterie *f*
~ **canal** Canalis *m* infraorbitalis, Infraorbitalkanal *m*
~ **foramen** Foramen *n* infraorbitale *(vordere Mündung des Canalis infraorbitalis)*
~ **groove** s. ~ sulcus
~ **nerve** Nervus *m* infraorbitalis, Infraorbitalnerv *m*
~ **region** Regio *f* infraorbitalis, Infraorbitalregion *f*
~ **ridge (rim)** Margo *m* infraorbitalis, Infraorbitalleiste *f*
~ **sulcus** Sulcus *m* infraorbitalis, Infraorbitalsulkus *m*
~ **suture** Sutura *f* infraorbitalis, Infraorbitalnaht *f*
infrapatellar infrapatellar, unter der Kniescheibe gelegen
~ **bursa** Bursa *f* infrapatellaris
~ **fat pad** infrapatellärer (Hoffascher) Fettkörper *m*
~ **synovial fold** Plica *f* synovialis patellaris
infrapiriform foramen Foramen *n* infrapiriforme
infrared radiation Infrarotstrahlung *f*, infrarote (ultrarote) Strahlung *f*
~ **therapy** Infrarotbehandlung *f*; Infrarotbestrahlung *f*
infrascapular infraskapulär, unter dem Schulterblatt gelegen
~ **line** Linea *f* infrascapularis
~ **region** Regio *f* infrascapularis, Infraskapularregion *f*
infraspinatus [muscle] Musculus *m* infraspinatus, Untergrätenmuskel *m*
~ **reflex** Infraspinatusreflex *m*, Untergrätenmuskelreflex *m*
infraspinous unter der Schulterblattgräte gelegen
~ **fossa** Fossa *f* infraspinata
infrasternal infrasternal, unter dem Brustbein gelegen
~ **angle** Angulus *m* infrasternalis (arcuum costarum), epigastrischer Winkel *m*
infratemporal infratemporal, unter der Schläfe gelegen
~ **crest** Crista *f* infratemporalis, Infratemporalleiste *f*

~ **fossa** Fossa *f* infratemporalis, Unterschläfengrube *f*
~ **region** Regio *f* infratemporalis, Infratemporalregion *f*
infratentorial infratentoriell, unter dem Kleinhirnzelt gelegen
infratonsillar infratonsillär, unter der Gaumenmandel gelegen
infratracheal infratracheal, unter der Luftröhre gelegen
infratrochlear infratrochleär, unter der Rolle gelegen
~ **nerve** Nervus *m* infratrochlearis
infra-umbilical infraumbilikal, unter dem Nabel gelegen
infravaginal infravaginal, unter der Scheide gelegen
infraversion 1. Infraversion *f*, Augenabweichung *f* nach unten; 2. Infraokklusion *f*, offener Biß *m*, Zahnverschiebung *f* nach unten
infravesical infravesikal, unter der Harnblase gelegen
infrazygomatic infrazygomatisch, unter dem Jochbein gelegen
infriction Infriktion *f*, Einreibung *f*; Salbeneinreibung *f*
infundibular infundibulär, trichterförmig, Trichter...
~ **process** Infundibularfortsatz *m*, Hypophysenhinterlappen *m*
~ **pulmonic stenosis** Infundibulumstenose *f (der rechten Herzkammer)*
~ **recess** Recessus *m* infundibuli *(Ausbuchtung der dritten Hirnkammer in den Hypophysenstiel)*
~ **stem** Infundibulum *n* [hypothalami], Hypophysenstiel *m*
~ **stenosis** s. ~ pulmonic stenosis
infundibuliform infundibuliform, trichterförmig
~ **anus** faltenloser After *m*, Trichterafter *m*
~ **fascia** Fascia *f* spermatica interna, Tunica *f* vaginalis testis et funiculi spermatici
infundibuloma Infundibulom *n (Geschwulst des Infundibulum hypothalamicum)*
infundibulopelvic ligament Ligamentum *n* suspensorium ovarii
infundibuloventricular crest Crista *f* supraventricularis, Supraventrikularleiste *f*
infundibulum 1. Infundibulum *n*, Trichter *m*; 2. s. infundibular stem
~ **of the frontal sinus** Ductus *m* nasofrontalis
~ **of the heart** Conus *m* arteriosus
~ **of the hypophysis** s. infundibular stem
~ **of the uterine tube** Infundibulum *n* tubae uterinae, Eileitertrichter *m*
infusion 1. Infusion *f*, Eingießung *f*, Einfließen *n*; Injektion *f*; 2. Aufguß *m*
~ **bottle** Infusionsflasche *f*
~ **cholangiogram** Infusionscholangiogramm *n*
~ **cholangiography** Infusionscholangiographie *f*
~ **equipment** Infusionsbesteck *n*

infusion

- **~ reaction** Infusionsreaktion f
- **~ set** Infusionsbesteck n
- **~ stand** Infusionsständer m
- **~ therapy** Infusionstherapie f, Infusionsbehandlung f
- **~ under pressure** Druckinfusion f

Infusoria Infusorien npl, Aufgußtierchen npl (Mikroorganismen)
ingesta Ingesta npl, gesamte aufgenommene Nahrung f
ingestion Ingestion f, Nahrungsaufnahme f
ingestive ingestiv, Nahrung aufnehmend
ingrowing toe-nail Unguis m incarnatus, eingewachsener Zehennagel m
ingrown hairs Pili npl incarnati, eingewachsene Haare npl
inguen Inguen n, Leiste f, Leistengegend f, Inguinalregion f, Regio f inguinalis
inguinal inguinal, Inguinal..., Leisten...
- **~ adenitis** s. ~ lymphadenitis
- **~ adenopathy** Leistenlymphdrüsenerkrankung f, inguinale Adenopathie f
- **~ canal** Inguinalkanal m, Leistenkanal m, Canalis m inguinalis
- **~ falx** Tendo m conjunctivus, Falx f inguinalis, Henlesches Band n, Leistensichel f
- **~ fold** Inguinalfalte f, Leistenfalte f, Plica f inguinalis
- **~ fovea (groove)** Inguinalgrube f, Leistengrube f, Fovea f inguinalis
- **~ hernia** Inguinalhernie f, Leistenbruch m, Hernia f inguinalis
- **~ hernial region** Inguinalhernienregion f, Leistenbruchgebiet n
- **~ hernioplasty** inguinale Hernioplastik f, Leistenbruchplastik f
- **~ ligament** Inguinalligament n, Leistenband n, Ligamentum n inguinale, Poupartsches Band n
- **~ lymphadenitis** Leistenlymphknotenentzündung f, Leistendrüsenentzündung f, Lymphadenitis f inguinalis
- **~ lymphogranuloma** Lymphogranuloma n venereum
- **~ panus** Panus m inguinalis, Bubo m
- **~ reflex** Inguinalreflex m, Leistenreflex m
- **~ region** Inguinalregion f, Leistengegend f, Regio f inguinalis, Leiste f, Inguen n
- **~ ring** Inguinalring m, Leistenring m, Anulus m inguinalis
- **~ testis** Inguinalhoden m, Leistenhoden m, Testis m inguinalis
- **~ triangle (trigone)** Inguinaldreieck n, Leistendreieck n, Trigonum n inguinale

inguino-abdominal inguinoabdominal, Leisten-Bauch-...
inguinocrural inguinokrural, Leisten-Oberschenkel-...
inguinodynia Inguinodynie f, Leistenschmerz f
inguinolabial inguinolabial, Leisten-Schamlippen-...
inguinoscrotal inguinoskrotal, Leisten-Hodensack-...

304

inhabit the nose/to die Nase besiedeln (Mikroorganismen)
inhalation Inhalation f, Einatmung f (z. B. von Dämpfen)
- **~ anaesthesia** Inhalationsanästhesie f, Inhalationsnarkose f, Inhalationsanalgesie f (zentrale Analgesie durch gas- oder dampfförmige Narkosemittel)
- **~ anaesthetic agent** Inhalationsanästhetikum n, Inhalationsnarkotikum n
- **~ analgesia** s. ~ anaesthesia
- **~ of vomit** Aspiration f von Erbrochenem
- **~ pneumonia** Inhalationspneumonie f
- **~ therapist** Atemgymnast[iker] m

inhalator Inhalator m, Inhalationsapparat m
inhalatorium Inhalatorium n (Therapieabteilung)
inhale/to inhalieren, Gase (Dämpfe) einatmen
inhaler s. inhalator
inherent inhärent, innewohnend, angeboren, eingeboren, kongenital (Zusammensetzungen s. unter congenital)
inherit/to erben
inheritance 1. Vererbung f; 2. Erbgut n, Erbanlagen fpl
inherited reflex (response) unbedingter Reflex m
inhibin Inhibin n (Hodenhormon)
inhibit/to inhibieren, hemmen, [ver]hindern
inhibition Inhibition f, Hemmung f
inhibitive s. inhibitory
inhibitor Inhibitor m, Hemmstoff m, Hemmungsmittel n; Hemmkörper m
inhibitory inhibitorisch, hemmend, hindernd
- **~ concentration** Hemm[ungs]konzentration f (z. B. von Antibiotika)
- **~ ileus** adynamischer Ileus (Darmverschluß) m
- **~ interneuron** inhibitorisches Zwischenneuron n, Renshaw-Zelle f, Interneuron n, Schaltneuron n

initial symptom Initialsymptom n
- **~ therapeutic agent** Initialtherapeutikum n
- **~ therapy** Initialtherapie f

inject/to injizieren, in den Körper [ein]spritzen
injectable injizierbar, einspritzbar, zur Injektion geeignet
injection 1. Injektion f, Einspritzung f; 2. Injektion[slösung] f, eingespritztes Medikament n; 3. blutige Injektion f (z. B. von Schleimhäuten)
injure/to verletzen, verwunden, beschädigen, traumatisieren
injury Verletzung f, Wunde f, Verwundung f, Beschädigung f, Trauma n
- **~ current** Verletzungsstrom m, Demarkationsstrom m
- **~ potential** Verletzungspotential n, Demarkationspotential n

inlay Inlay n, Füllung f, Zahnfüllung f
inlet of the pelvis Beckeneingang m, obere Beckenenge f, Apertura f pelvis minoris superior
innate angeboren, eingeboren, kongenital (Zusammensetzungen s. a. unter congenital)

insanitation

~ **immunity** angeborene Immunität f
inner circular border of the iris Margo m pupillaris [iridis], Regenbogenhautinnenrand m
~ **circular layer of the muscular coat of the colon** Stratum n circulare tunicae muscularis coli
~ **circular layer of the muscular coat of the rectum** Stratum n circulare tunicae muscularis recti
~ **circular layer of the muscular coat of the small intestine** Stratum n circulare tunicae muscularis intestini tenuis
~ **circular layer of the muscular coat of the uterine tube** Stratum n circulare tunicae muscularis tubae uterinae
~ **ear** Innenohr n, Auris f interna
~ **ear aplasia** Innenohraplasie f
~ **ear degeneration** Innenohrdegeneration f
~ **layer of the ciliary body** Lamina f basalis corpus ciliaris
~ **layer of the muscle coat of the ductus deferens** Stratum n internum tunicae muscularis ductus deferentis
~ **layer of the muscle coat of the ureter** Stratum n internum tunicae muscularis ureteris
~ **layer of the muscle coat of the urinary bladder** Stratum n internum tunicae muscularis vesicae urinariae
~ **longitudinal arch of the foot** Pars f medialis arcus pedis longitudinalis
~ **malleolus** s. medial malleolus
~ **opening of the carotid canal** Foramen n caroticum internum
~ **surface of the eyelid** Facies f posterior palpebrae
~ **surface of the frontal bone** Facies f interna ossis frontalis
~ **surface of the parietal bone** Facies f interna ossis parietalis
~ **table of the skull** Tabula f interna (vitrea), Schädeldachinnenschicht f
~ **wall of the tympanic cavity** s. labyrinthine wall of the tympanic cavity
~ **white matter of the cerebellum** Corpus n medullare cerebelli, [innere weiße] Kleinhirnmarksubstanz f
innermost intercostal muscles Musculi mpl intercostales intimi, innerste Zwischenrippenmuskeln mpl
innervate/to 1. innervieren, mit Nerven versehen; 2. anregen, stimulieren *(mittels Nervenreizen)*
innervation 1. Innervation f, Nervenversorgung f, Versorgung f mit Nervenfasern; 2. Anregung f, Stimulation f *(durch Nervenreize)*
innocent s. innocuous
innocuous harmlos, unschädlich; gutartig
innominate artery Arteria f anonyma, Truncus m brachiocephalicus, Armkopfarterie f
~ **bone** Hüftbein n, Os n coxae
~ **cartilage** Cartilago f cricoidea
~ **vein** Vena f anonyma, Armkopfvene f

20 Nöhring engl./dtsch.

innoxious s. innocuous
inoblast Fibroblast m
inochondritis Inochondritis f, Faserknorpelentzündung f
inochondroma Inochondrom n, Fibrochondrom n
inoculability Inokulationsfähigkeit f, Verimpfbarkeit f, Überimpfbarkeit f
inoculable inokulabel, inokulierbar, verimpfbar
inoculate/to inokulieren, einimpfen, verimpfen *(z. B. Impfstoff)*; impfen *(Personen)*
inoculation Inokulation f, Impfen n, Impfung f; Einimpfen n, Verimpfung f *(z. B. von Serum)*; Beimpfung f, Beimpfen n *(einer Bakterienkultur)*
~ **jaundice** Inokulationsgelbsucht f, Inokulationshepatitis f, Serumhepatitis f, homologer Serumikterus m
~ **smallpox** Inokulationspocken pl, Impfpocken pl
inoculator 1. Impfarzt m; 2. Inokulator m, Impfinstrument n, Impfgerät n
inoculum Inokulum n, Impfkultur f; Impfmaterial n
inocyte Fibrozyt m
inoperability Inoperabilität f
inoperable inoperabel, unoperierbar, [technisch] nicht mehr operierbar
inopexia Inopexie f, spontane Blutgerinnungsfähigkeit f
inorganic murmur funktionelles Geräusch n *(z. B. Herzgeräusch)*
inosaemia Inosämie f, Hyperfibrinämie f, Fibrin[spiegel]erhöhung f im Blut, Hyperinose f
inosculate/to anastomosieren, zusammenmünden *(z. B. Blutgefäße)*
inosculation Inoskulation f, Anastomosierung f, Zusammenmünden n *(z. B. von Blutgefäßen)*
inosine Inosin n, Hypoxanthosin n
inosite, inositol Inositol n, Hexohydroxyzyklohexan n, Muskelzucker m
inosituria s. inosituria
inosituria, inosuria Inositurie f, Inosurie f, Inositolausscheidung f im Urin
inotropic inotrop, die Muskelkontraktion beeinflussend
inotropism Inotropie f, Muskelkraftbeeinflussung f
inpatient stationärer Patient m
insalivate/to einspeicheln, die Nahrung mit Speichel mischen *(beim Kauen)*
insalivation Insalivation f, Einspeichelung f *(der Nahrung)*
insalubrious unverträglich, ungesund; [gesundheits]schädlich *(z. B. Klima)*
insalubrity Unverträglichkeit f *(z. B. Klima)*; Gesundheitsschädlichkeit f
insane geisteskrank, wahnsinnig, irre
insanitary unhygienisch, gesundheitsschädlich
insanitation unhygienischer Zustand m, mangelnde Hygiene f

insanity

insanity Insania *f*, Geisteskrankheit *f*, Wahnsinn *m*, Irresein *n*
inscriptio[n] 1. Inscriptio *f*, Rezepturvorschrift *f*; 2. Inscriptio *f*, Inskription *f*, Intersektion *f*, sehnige Muskelfaserunterbrechung *f*
insecticide Insektizid *n*, Insektenvernichtungsmittel *n*
~ **poisoning** Insektizidvergiftung *f*
insectifuge Insektenabschreckungsmittel *n*, Insektenvertreibungsmittel *n*
inseminate/to inseminieren, besamen; [künstlich] befruchten
insemination Insemination *f*, Besamung *f*; [künstliche] Befruchtung *f*
insensibility 1. Insensibilität *f*, Unempfindlichkeit *f*, Empfindungslosigkeit *f*, Gefühllosigkeit *f*; 2. Bewußtlosigkeit *f*
insensible 1. insensibel, unempfindlich, empfindungslos, gefühllos; 2. bewußtlos
~ **water loss** Wasserverdunstung *f* durch die Haut, Perspiratio *f* insensibilis
insertion Insertion *f*, Ansatzpunkt *m* *(z. B. eines Muskels am Knochen)*
insidious insidiös, heimlich, schleichend *(z. B. eine Krankheit)*
insipid diabetes Diabetes *m* insipidus, einfache Harnruhr *f*
insolation 1. Insolation *f*, Sonnenbestrahlung *f*; Sonnenstrahlenbehandlung *f*; 2. Insolation *f*, Heliose *f*, Sonnenstich *m*
insoluble insolubel, un[auf]löslich, nicht löslich
insomnia Insomnie *f*, Schlaflosigkeit *f*, Agrypnie *f*
insomniac Schlafloser *m*
inspection Inspektion *f*, Körperbesichtigung *f*, Körperbetrachtung *f (bei Untersuchung)*
inspersion Inspersion *f*, Bestreuung *f (z. B. mit Puder)*
inspiration Inspiration *f*, Einatmung *f*, Einatmen *n*
inspirator *s.* 1. inhalator; 2. respirator
inspiratory inspiratorisch, Einatmungs...
~ **capacity** inspiratorische Kapazität *f*, Inspirationskapazität *f*
~ **muscle** inspiratorischer Muskel *m*, Inspirationsmuskel *m*
~ **reserve volume** inspiratorisches Reservevolumen *n*
~ **spasm** inspiratorischer Spasmus *m*, Inspirationskrampf *m*
~ **standstill** inspiratorische Atempause *f*; inspiratorischer Atemstillstand *m*
inspire/to inspirieren, [ein]atmen
~ **vomitus** Erbrochenes aspirieren
inspirometer Inspirometer *n*, Volumeter *n*
inspissate/to eindampfen, kondensieren; eindicken
inspissated bile syndrome Syndrom *n* der eingedickten Galle
inspissation Inspissation *f*, Eindampfen *n*, Eindickung *f*
instability Instabilität *f*, Unbeständigkeit *f*, Veränderlichkeit *f*; Unsicherheit *f*

instep Spann *m*, Rist *m*
instill/to instillieren, einträufeln, eintröpfeln; einflößen
instillation Instillation *f*, Einträufeln *n*, Eintröpfelung *f*; Einflößen *n*
instillator Instillator *m*, Einträufler *m*, Eintropfer *m*
instinct Instinkt *m*, Naturtrieb *m*
instinctive instinktiv, durch den Instinkt bestimmt, angeboren; gefühlsmäßig
~ **reflex** *s.* inherited reflex
instinctual *s.* instinctive
instrumental labour Zangengeburt *f*, Extraktionsgeburt *f*
instrumentarium Instrumentarium *n*, Instrumentensatz *m*, Instrumentenbesteck *n*
instrumentation Instrumentieren *n*, Instrumentierung *f*, Instrument[en]anreicherung *f*
insudate/to insudieren
insudate Insudat *n*
insudation Insudation *f*
insufficiency Insuffizienz *f*, funktionelle Leistungsschwäche *f*, mangelnde Leistungsfähigkeit *f (eines Organs)*
insufficient insuffizient, nicht voll leistungsfähig; mangelhaft, unzureichend; unvermögend
insufflation Insufflation *f*, Einblasung *f*, Einblasen *n (z. B. von Medikamentenpulvern oder Gasen)*
~ **anaesthesia** Insufflationsanästhesie *f*, Insufflationsnarkose *f*
~ **catheter** Insufflationskatheter *m*
~ **narcosis** Insufflationsnarkose *f*
insufflator Insufflator *m*, Einbläser *m*; Pulverbläser *m*
insula Insula *f*, Insel *f*, Stammlappen *m (verdeckter Teil der Großhirnrinde)*
insulaemia *s.* insulinaemia
insular insulär, Insel...
~ **sclerosis** multiple Sklerose *f*, MS *f*
insulin Insulin *n*, Inselhormon *n (der Bauchspeicheldrüse)*
~ **atrophy** Insulinatrophie *f*
~ **coma therapy** *s.* ~ shock therapy
~ **hypertrophy** Insulinhypertrophie *f*
~ **hypoglycaemia** Insulinhypoglykämie *f*
~ **hypoglycaemia test** Insulinhypoglykämietest *m*, Hollander-Test *m*
~ **infusion** Insulininfusion *f*
~ **infusion pump** Insulininfusionspumpe *f*
~ **receptor** Insulinrezeptor *m*
~ **requirement** Insulinbedarf *m*
~ **shock** Insulinschock *m*, Insulinkoma *n*, hypoglykämischer Schock *m*
~ **shock therapy (treatment)** Insulinschocktherapie *f*, Insulinkomatherapie *f*, Insulinschockbehandlung *f*
~ **syringe** Insulinspritze *f*
~ **tolerance test** Insulintoleranztest *m*
insulinaemia Insulinämie *f*, Vorhandensein *n* von Insulin im Blut, Insulin[blutspiegel]erhöhung *f*

insulinase Insulinase f *(Enzym)*
insulinization Insulintherapie f, Insulinbehandlung f; Insulineinstellung f
insulinlipodystrophy Insulinlipodystrophie f
insulinogenesis Insulingenese f, Insulinbildung f, Insulinproduktion f
insulinogenic insulinogen, durch Insulin bewirkt
insulinoma Insul[in]om n, Insel[zell]adenom n *(der Bauchspeicheldrüse)*
insulism s. hyperinsulinism
insuloma s. insulinoma
insult Insult m, Anfall m, plötzlich einsetzender Krankheitszustand m
insusceptibility Insuszeptibilität f, Unempfänglichkeit f
intake Aufnahme f *(z. B. von Nahrung)*; Zustrom m, Zufluß m
~ **and output record** Ein- und Ausfuhr[bilanz] f *(z. B. bei Infusionstherapie)*
integral dose Integraldosis f, Raumdosis f *(Radiologie)*
integument Integument n, [äußere] Haut f, Deckhaut f, Integumentum n [commune]
integumentary Haut..., Deckhaut...
~ **system** Haut- und Hautanhangsystem n
integumentum s. integument
intellect Intellekt m, Verstand m, Denkvermögen n, Begriffsvermögen n, Intelligenz f
intellectual intellektuell, verstandesmäßig
intelligence Intelligenz f, Verstand m, Klugheit f, geistige Auffassungsgabe f
~ **quotient** Intelligenzquotient m, IQ *(Zahl für Verstandesstärke)*
~ **test** Intelligenztest m, Intelligenzprüfung f
intelligent intelligent, verständig, klug, schnell auffassend
intemperance 1. Unbeherrschtheit f; Unmäßigkeit f; 2. Trunksucht f
intemperate 1. unbeherrscht, unmäßig; leidenschaftlich, hitzig; 2. trunksüchtig
intemperate Trunksüchtiger m, Säufer m, Potator m
intense s. intensive
intensify/to intensivieren, verstärken, steigern
intensitometer Intensimeter n, Strahlungsstärkemeßgerät n
intensity 1. Intensität f, Stärke f; Heftigkeit f, Schärfe f *(z. B. von Schmerzen)*; Härte f *(z. B. von Strahlung)*; 2. Intensität f, Tiefe f *(z. B. von Gefühlen)*; 3. Anspannung f, Spannungsgrad m *(Muskelkontraktion)*
~ **of X-rays** Röntgenstrahlenintensität f
intensive intensiv, stark, heftig *(z. B. Reaktionen auf Medikamente)*; intensiv, gründlich, angespannt *(z. B. Behandlung)*; stark wirkend (wirksam) *(z. B. Medikament)*
~ **care** Intensivpflege f, Intensivtherapie f
~ **care medicine** Intensivmedizin f
~ **care nurse** Intensivpflegeschwester f
~ **care unit** Intensiv[pflege]station f, ITS, Intensivpflegeeinheit f, Intensivtherapieabteilung f

~ **psychotherapy** Intensivpsychotherapie f, Tiefenpsychotherapie f
intention Intention f, Absicht f, Bestrebung f; Willensrichtung f; Richtung f der Aufmerksamkeit
~ **psychosis** Intentionspsychose f
~ **rigidity** Intentionsrigidität f
~ **spasm** inspiratorischer Spasmus m, Inspirationskrampf m
~ **tremor** Intentionstremor m, Intentionszittern n, Zittern n bei Willkürbewegung
interacinar, interacinous interazinös, zwischen den beerenförmigen Drüsenendstücken liegend
interalveolar interalveolär, zwischen den Bläschen liegend
~ **septum** 1. Interalveolarseptum n, Lungenbläschenscheidewand f; 2. Interdentalseptum n, Zahnfachscheidewand f
interannular 1. interanulär, zwischen zwei Herzklappenringen liegend; 2. interanulär, zwischen zwei Ranvierschen Schnürringen liegend
~ **segment** Interanularsegment n *(Nervenfaserabschnitt zwischen zwei Ranvierschen Schnürringen)*
interarticular interartikulär, zwischen Gelenkflächen liegend
~ **[fibro]cartilage** s. meniscus
interarytenoid interarytenoid, zwischen den Gießbeckenknorpeln liegend
~ **incisure (notch)** Incisura f interarytenoidea
interatrial interatrial, zwischen den Herzvorhöfen liegend
~ **groove** s. ~ sulcus
~ **septum** Septum n interatriale (atriorum), Herzvorhofscheidewand f
~ **sulcus** Sulcus m interatrialis
interauricular s. interatrial
interaxonal interaxonal, zwischen zwei Achsenzylinderfortsätzen liegend
interbody Ambozeptor m, Zwischenkörper m *(Immunkörper)*
interbrain Zwischenhirn n, Dienzephalon n
interbreed/to [sich] kreuzen
intercalary staphyloma Interkalarstaphylom n
intercalated duct Schaltstück n *(Drüsenausführungsgang)*
~ **neuron** Schaltneuron n, Interneuron n, inhibitorisches Zwischenneuron n, Renshaw-Zelle f
~ **nucleus** Schaltkern m, Nucleus m intercalatus
intercanalicular interkanalikulär, zwischen kleinen Kanälchen liegend
intercapillary interkapillär, zwischen Kapillaren liegend
~ **glomerulosclerosis** interkapilläre Glomerulosklerose f, Kimmelstiel-Wilson-Syndrom n
~ **nephroclerosis** interkapilläre (arteriolare) Nephrosklerose f
intercarotic, intercarotid interkarotid, zwischen äußerer und innerer Kopfschlagader liegend

intercarpal

intercarpal interkarpal, zwischen den Handwurzelknochen liegend
~ **joint** Articulatio f intercarpea
intercartilaginous interkartilaginös, zwischen Knorpeln liegend
intercavernous interkavernös, zwischen zwei Hohlräumen liegend
~ **sinus** Sinus m intercavernosus
intercellular interzellulär, zwischen Zellen liegend
~ **bridge** Interzellularbrücke f
~ **cement** Interzellularzement m
~ **plexus** Interzellularplexus m
~ **spaces** Interzellularräume mpl, Zwischenzellräume mpl, Interzellularspalten fpl
~ **substance** Interzellularsubstanz f
intercerebral interzerebral, zwischen den Hirnhemisphären liegend
interchondral interchondral, zwischen Knorpeln liegend
intercilium Glabella f, Stirnglatze f, Zwischenbrauenraum m
interclavicular interklavikulär, zwischen den Schlüsselbeinen liegend
~ **ligament** Ligamentum n interclaviculare
interclinoid interklinoid, zwischen den Keilbeinflügelfortsätzen liegend
intercondylar interkondylär, zwischen den Gelenkfortsätzen (Kondylen) liegend
~ **eminence** Interkondylarvorsprung m, Eminentia f intercondylaris (Kniegelenk)
~ **fossa** Interkondylargrube f, Fossa f intercondylaris femoris
~ **line** Interkondylarlinie f, Linea f intercondylaris
~ **notch** s. ~ fossa
intercondyloid, intercondylous s. intercondylar
intercoronary interkoronar, zwischen Herzkranzarterien liegend
intercostal interkostal, zwischen den Rippen liegend
~ **anaesthesia** Interkostalanästhesie f
~ **artery** Interkostalarterie f, Zwischenrippenarterie f, Arteria f intercostalis
~ **chest tube** Interkostaldrain m; Thoraxsaugdrain m
~ **drain** s. ~ chest tube
~ **membrane** Interkostalmembran f, Zwischenrippenband n, Membrana f intercostalis
~ **muscles** Interkostalmuskeln mpl, Zwischenrippenmuskeln mpl, Musculi mpl intercostales
~ **nerve** Interkostalnerv m, Zwischenrippennerv m, Nervus m intercostalis
~ **nerve block[ade]** Interkostalnervenblockade f, Interkostalblock m
~ **nerve pain** Interkostalnervenschmerz m
~ **neuralgia** Interkostalneuralgie f
~ **retraction** Interkostalretraktion f, Interkostaleinziehung f
~ **space** Interkostalspatium n, Zwischenrippenraum m, Spatium n intercostale
~ **vein** Interkostalvene f, Zwischenrippenvene f, Vena f intercostalis
~ **vessel** Interkostalgefäß n
intercostobrachial interkostobrachial, Zwischenrippenraum-Arm-...
~ **nerve** Nervus m intercostobrachialis
intercostohumeral interkostohumeral, Zwischenrippenraum-Oberarmknochen-...
intercourse Geschlechtsverkehr m, Beischlaf m, Koitus m, Kohabitation f
intercricothyreotomy Interkrikothyreotomie f, Koniotomie f
~ **trocar** Nottracheotomietrokar m
intercristal interkristal, zwischen den Leisten liegend (z. B. Knochenleisten)
intercrural interkrural, zwischen den Schenkeln des äußeren Leistenrings liegend
intercurrent interkurrent, dazukommend (Krankheit)
intercuspation Schlußbißstellung f, Occlusio f dentium, Schlußbiß m
intercusping s. intercuspation
interdental interdental, zwischen zwei [benachbarten] Zähnen liegend
~ **papilla** Interdentalpapille f, Papilla f interdentalis
~ **septum** Interdentalseptum n, Septum n interdentale, Scheidewand f zwischen zwei Zähnen
~ **space** Interdentalraum m
~ **splint** Interdentalschiene f; Interdentalschienung f
interdentium Interdentium n, Zahnzwischenraum m
interdiction Interdiktion f, Entmündigung f
interdigit Interdigitalraum m, Zwischenfingerraum m; Zwischenzehenraum m
interdigital interdigital, zwischen den Fingern liegend; zwischen den Zehen liegend
interdigitate/to verzahnen
interdigitation Verzahnung f (z. B. Muskelfasern)
interductal interduktal, zwischen Gängen liegend
interface Grenzbereich m, Grenzmembran f
interfascicular interfaszikulär, zwischen Faszikeln (kleinen Bündeln) liegend
interfemoral interfemoral, zwischen den Oberschenkeln liegend
interference Interferenz f (z. B. Immunologie)
~ **dissociation** Interferenzdissoziation f (Überleitungsstörung bei Herzblock)
~ **phenomenon** Interferenzphänomen n
interferogenesis Interferongenese f, Interferonproduktion f, Interferonstimulation f
interferometry Interferometrie f
interferon Interferon n, Virusschutzsubstanz f
interferonogen Interferonogen n
interfibrillar interfibrillär, zwischen Fäserchen liegend
interfilamentous interfilamentär, zwischen Filamenten liegend

interfilar interfilär, zwischen Fäden liegend
~ **mass** Interfilarmasse f, Hyaloplasma n
interfollicular interfollikulär, zwischen Bläschen liegend
interfoveolar ligament Interfoveolarligament n, Ligamentum n interfoveolare, Hessellbachsches Band n
interganglionic interganglionär, zwischen [zwei] Ganglien liegend
intergemmal intergemmal, zwischen den Geschmacksknospen liegend
interglobular interglobulär, zwischen kleinen Kugeln liegend
~ **dentin (space)** Interglobulardentin n, Tomessche Körnerschicht f
interglutaeal intergluteal, zwischen den Gesäßmuskeln liegend
intergranular intergranulär, zwischen Körnerzellen liegend (Hirn)
intergyral intergyral, zwischen Hirnwindungen liegend
interhemicerebral s. interhemispheric
interhemispheric interhemisphärisch, zwischen den Hirnhemisphären liegend
~ **fissure** Interhemisphärenfurche f, Fissura f interhemisphaerica (longitudinalis cerebri)
interictal zwischen zwei Anfällen auftretend
interior of the cranium Schädelinnere[s] n
interkinesis Interkinese f, Interphase f, Ruhephase f (z. B. bei Zellteilung)
interlabial interlabial, zwischen den Lippen liegend
interlamellar interlamellär, zwischen Lamellen liegend
interlaminar interlaminär, zwischen Platten liegend
interlevator cleft Spatium n prostaticum anterior
interligamentary, interligamentous interligamentär, zwischen Bändern liegend
interlobar interlobär, zwischen Lappen liegend
~ **artery of the kidney** Arteria f interlobaris renis, Nierenarterie f zwischen den Nierenpyramiden
~ **fissure** Fissura f interlobaris pulmonis, Interlobärfissur f
~ **vein of the kidney** Vena f interlobaris renis, Nierenvene f zwischen den Nierenpyramiden
interlobitis Interlobitis f, interlobäre Pleuritis f, Interlobärpleuritis f, Brustfellentzündung f im Bereich eines Zwischenlappenspalts
interlobular interlobulär, zwischen Läppchen liegend
~ **artery of the kidney** Arteria f interlobularis (corticalis radiata) renis, Nierenrindenarterie f
~ **artery of the liver** Arteria f interlobularis hepatis, Leberzwischenläppchenarterie f, Leberinterlobulararterie f
~ **vein of the kidney** Vena f interlobularis renis, Nierenzwischenläppchenvene f, Niereninterlobularvene f, Nierenrindenvene f

~ **vein of the liver** Vena f interlobularis [hepatis], Leberzwischenläppchenvene f, Leberinterlobularvene f
interlocking ligature Kettenligatur f
intermalleolar intermalleolar, zwischen den Knöcheln liegend
intermamillary intermamillär, zwischen den Brustwarzen liegend
intermammary intermammär, zwischen den Brüsten liegend
intermarriage 1. Verwandtenehe f; 2. Mischehe f
intermaxilla s. intermaxillary bone
intermaxillary intermaxillär, zwischen den Oberkieferknochen liegend
intermaxillary [bone] Intermaxillarknochen m, Zwischenkieferknochen m, Os n incisivum
~ **suture** Intermaxillarknochennaht f, Zwischenkieferknochennaht f, Sutura f intermaxillaris
~ **wiring** Drahtcerclage f (bei Kieferbrüchen)
intermediary intermediär, dazwischenliegend, Zwischen... (Zusammensetzungen s. a. unter intermediate)
~ **carcinoma** s. intermediate-cell carcinoma
~ **cartilage** Intermediärknorpel m
~ **metabolism** Intermediärmetabolismus m, Intermediärstoffwechsel m, Zwischenstoffwechsel m
intermediate body of Flemming Intermediärkörper m, Zwischenkörper m, Spindelbrücke f (bei der Zellteilung)
~ **callus** Intermediärkallus m, Zwischenkallus m
~**-cell carcinoma** Intermediärzellkarzinom n
~ **cervical septum** Septum n cervicale intermedium
~ **coronary syndrome** Koronarinsuffizienz f
~ **cuneiform bone** Os n cuneiforme intermedium (secundum)
~ **dorsal cutaneous nerve of the foot** Nervus m cutaneus dorsalis intermedius
~ **host** Zwischenwirt m
~ **lamella** Intermediärlamelle f (Knochen)
~ **line** Intermediärlinie f, Linea f intermedia [christae iliacae]
~ **lobe of the hypophysis** Hypophysenzwischenlappen m, Pars f intermedia der Hypophyse
~ **massa** Adhesio f interthalamica
~ **normoblast** polychromatischer Normoblast m
~ **part of the anterior lobe of the hypophysis** Pars f intermedia lobi anterioris hypophyseos
~ **part of the floor of the fourth ventricle** Pars f intermedia fossae rhomboideae
~ **plexus** Intermediärplexus m
~ **split graft** Spalthautlappen m (Transplantation)
intermediolateral intermediolateral, seitlich und dazwischenliegend

intermediomedial

intermediomedial intermediomedial, in der Mitte und dazwischenliegend
~ **nucleus** Nucleus *m* intermediomedialis
intermedius in der Mitte liegend
intermedius [nerve] Nervus *m* intermedius
intermembranous intermembranös, zwischen Membranen liegend
intermeningeal intermeningeal, zwischen den Hirnhäuten liegend
intermenstrual intermenstrual, intermenstruell, zwischen zwei Monatsblutungen
~ **bleeding (flow)** Zwischenblutung *f*, Gebärmutterzwischenblutung *f*
~ **pain** Mittelschmerz *m*, Follikelschmerz *m*, Ovulationsschmerz *m*
intermetacarpal intermetakarpal, zwischen den Mittelhandknochen liegend
intermetatarsal intermetatarsal, zwischen den Mittelfußknochen liegend
intermitotic intermitotisch, zwischen der Zellteilung
intermittent intermittierend, zeitweilig aussetzend, mit Unterbrechungen auftretend, wechselnd, [periodisch] unterbrochen
~ **biliary fever** cholangitischer Schub *m*
~ **branched-chain ketonuria** Ahornsirupkrankheit *f*
~ **claudication** intermittierendes Hinken *n*, Claudicatio *f* intermittens, Charcotsches Syndrom *n*, „Schaufensterkrankheit" *f*
~ **convergent strabism** intermittierendes Konvergenzschielen (Einwärtsschielen) *n*, Strabismus *m* convergens intermittens
~ **fever** 1. Febris *n* intermittens, wechselndes Fieber *n*; 2. s. malaria
~ **hepatic fever** s. ~ biliary fever
~ **hydrarthrosis** intermittierender Gelenkerguß *m*
~ **insanity** manisch-depressives Irresein *n*, manisch-depressive Krankheit *f*
~ **positive-pressure breathing (respiration)** intermittierende Überdruckbeatmung *f*, IPPB
~ **pulse** aussetzender Puls *m*, Pulsus *m* intermittens
~ **tremor** intermittierender Tremor *m*, wechselndes Zittern *n* (z. B. der Hände)
intermural intermural, zwischen den Wänden liegend (z. B. Organe)
intermuscular intermuskulär, zwischen den Muskeln liegend
~ **hernia** s. interstitial hernia
~ **septum** Intermuskularseptum *n*, Septum *n* intermusculare
intern Pflichtassistent *m*
internal intern, innerlich; im Innern befindlich, innen liegend, innerer
~ **abdominal ring** s. ~ inguinal ring
~ **acoustic meatus** innerer Gehörgang *m*, Meatus *m* acusticus internus
~ **acoustic pore** innere Öffnung *f* des knöchernen Gehörgangs, Porus *m* acusticus internus

~ **anal sphincter [muscle]** innerer Afterschließmuskel *m*, Musculus *m* sphincter ani internus
~ **annular ligament** Retinaculum *n* musculi flexorum pedis
~ **arcuate fibres** innere Bogenfasern *fpl* des Rautenhirns, Fibrae *fpl* arcuatae internae
~ **auditory artery** innere Ohrarterie *f*, Arteria *f* auditiva interna
~ **auditory canal (foramen)** s. ~ acoustic meatus
~ **auditory vein** innere Ohrvene *f*, Vena *f* auditiva interna
~ **capsule** innere Kapsel (Großhirnhemisphärenkapsel) *f*, Capsula *f* interna
~ **carotid** s. ~ carotid artery
~ **carotid arteriogram** Carotis-interna-Arteriogramm *n*
~ **carotid artery** innere Kopfarterie *f*, Arteria *f* carotis interna
~ **carotid artery aneurysm** Carotis-interna-Aneurysma *n*
~ **carotid nerve** innerer Karotisnerv (Halsnerv) *m*, Nervus *m* caroticus internus
~ **carotid plexus** Nervengeflecht *n* der inneren Kopfarterie, Plexus *m* caroticus internus
~ **cerebral vein** innere Gehirnvene *f*, Vena *f* cerebri interna
~ **cervical os** innerer Muttermund *m*, Os (Ostium) *n* uteri internum, Orificium *n* internum isthmi
~ **ear** Innenohr *n*, Auris *f* interna
~ **ear canal** s. ~ acoustic meatus
~ **elastic coat [membrane]** innere elastische Gefäßmembran *f*, Tunica *f* elastica interna, Elastica *f* interna
~ **fistula** innere Fistel *f*, Fistula *f* interna
~ **genital organs of the female** innere weibliche Geschlechtsorgane *npl*, Partes *fpl* genitales femininae internae
~ **genital organs of the male** innere männliche Geschlechtsorgane *npl*, Partes *fpl* genitales masculinae internae
~ **genitalia** innere Genitalien (Geschlechtsorgane) *npl*
~ **genu facialis (of the facialis nerve)** inneres Fazialis[nerven]knie *n*, Genu *n* nervi facialis
~ **granular layer of the cerebellum** innere Körnerschicht *f* der Kleinhirnrinde, Lamina *f* granularis interna cerebelli
~ **granular layer of the cerebrum** innere Körnerschicht *f* der Großhirnrinde, Lamina *f* granularis interna [cerebri]
~ **haemorrhoidal ring** innerer Hämorrhoidenring *m*
~ **hernia** innere Hernie *f*, innerer Bruch *m*
~ **hirudiniasis** innerer Blutegelbefall *m*, Hirudiniasis *f* interna
~ **hordeolum** inneres Gerstenkorn *n*, Hordeolum *n* internum *(Eiterbildung in den Meibomschen Liddrüsen)*
~ **hydrocephalus** Verschlußhydrozephalus *m*

~ **iliac artery** innere Hüftarterie f, Arteria f iliaca interna
~ **iliac vein** innere Hüftvene f, Vena f iliaca interna
~ **inguinal fossa** innere Leistengrube f, Fossa f inguinalis interna
~ **inguinal ring** innerer Leistenring m, Anulus m inguinalis profundus
~ **intercostal membrane** Membrana f intercostalis interna
~ **intercostal muscles** innere Zwischenrippenmuskeln mpl, Musculi mpl intercostales interni
~ **jugular vein** innere Drosselvene f, Vena f jugularis interna
~ **lateral ligament** Ligamentum n deltoideum
~ **lateral ligament of the elbow [joint]** Ligamentum n collaterale ulnare
~ **limiting membrane [of the retina]** innere Grenzmembran (Grenzschicht) f der Netzhaut, Membrana f limitans interna retinae
~ **lip of the iliac crest** Labium n internum cristae iliacae
~ **malleolus** Innenknöchel m, innerer Knöchel m, Malleolus m medialis
~ **mammary artery** s. ~ thoracic artery
~ **mammary artery implantation** Mammariainterna-Implantation f
~ **mammary vein** s. ~ thoracic vein
~ **maxillary artery** Oberkieferarterie f, Arteria f maxillaris [interna]
~ **maxillary plexus** innerer Maxillarplexus m, Plexus m maxillaris internus
~ **meningitis** Pachymeningitis f interna
~ **meniscus** innerer Meniskus m, Innenmeniskus m, Meniscus m medialis, innerer Faserknorpelring m im Kniegelenk
~ **mouth of the womb** s. ~ cervical os
~ **naris** innere (hintere) Nasenöffnung f, Choana f interna
~ **nuclei of the thalamus** Nuclei mpl laterales thalami
~ **oblique muscle of the abdomen** innerer schräger Bauchmuskel m, Musculus m obliquus internus abdominis
~ **occipital crest** innere Hinterhauptsleiste f, Crista f occipitalis interna
~ **occipital protuberance** innerer Hinterhauptshöcker m, Protuberantia f occipitalis interna
~ **ophthalmoplegia** innere Augenmuskellähmung f, Ophthalmoplegia f interna
~ **orifice of the female urethra** innere weibliche Harnröhrenöffnung f, Orificium (Ostium) n urethrae feminiae internum
~ **orifice of the male urethra** innere männliche Harnröhrenöffnung f, Orificium (Ostium) n urethrae masculinae internum
~ **orifice of the urethra** innere Harnröhrenöffnung f, Orificium (Ostium) n urethrae internum
~ **os** s. ~ cervical os
~ **otitis** Innenohrentzündung f, Otitis f interna

~ **pelvimetry** innere Pelvimetrie f, Beckeninnenmessung f
~ **pterygoid muscle** Musculus m pterygoideus internus (medialis)
~ **pudendal artery** innere Schamarterie f, Arteria f pudenda interna
~ **pudendal vein** innere Schamvene f, Vena f pudenda interna
~ **pyramidal layer** Stratum n ganglionare nervi optici, Ganglienzellschicht f (Netzhaut)
~ **ramus of the accessory nerve** Ramus m internus nervi accessorii
~ **rectus [muscle]** innerer (medialer, nasaler) gerader Augenmuskel m, Musculus m rectus bulbi medialis
~ **respiration** innere Respiration (Atmung) f, innerer Gasaustausch m, Gewebsatmung f
~ **reticular apparatus** Golgi-Apparat m
~ **rotation** Innenrotation f (z. B. Gelenk)
~ **saphenous vein** Vena f saphena magna
~ **secretion** innere Sekretion f, Inkretion f, Einsonderung f
~ **semilunar fibrocartilage** s. ~ meniscus
~ **spermatic artery** innere Hodenarterie f, Arteria f testicularis (spermatica interna)
~ **spermatic fascia** innere Samenstrangfaszie f, Fascia f spermatica interna
~ **sphincter of the anus** s. ~ anal sphincter muscle
~ **spinal vein** innere Rückenmarkvene f, Vena f spinalis interna
~ **strabismus** Einwärtsschielen n, Strabismus m convergens
~ **theca** Theca f interna, Tunica f interna thecae folliculi
~ **thoracic artery** innere Brust[korb]arterie f, Arteria f thoracica (mammaria) interna
~ **thoracic vein** innere Brust[korb]vene f, Vena f thoracica (mammaria) interna
~ **urethral orifice** s. ~ orifice of the urethra
~ **uterine os** s. ~ cervical os
~ **version** innere Wendung f (Geburtshilfe)
~ **vesical sphincter** Blasenschließmuskel m, Musculus m sphincter vesicae
internarial internarial, zwischen den Nasenlöchern liegend
internasal internasal, zwischen den Nasenknochen liegend
~ **suture** Nasenknochennaht f, Sutura f internasalis, knöcherne Verbindung f der Nasenknochen
internatal internatal, zwischen den Gesäßbakken (Hinterbacken) liegend
~ **cleft** Gesäßspalte f
international unit internationale Einheit f, I. E., IE (für Wirkstoffe)
International Pharmacopoeia Internationales Arzneibuch n
interne s. intern
interneuron Interneuron n, Schaltneuron n, Renshaw-Zelle f
interneuronal interneuronal, zwischen Nervenzellen liegend

internist Internist *m*, Facharzt *m* für Innere Medizin
internodal internodal, zwischen zwei Knoten liegend
internship Pflichtassistenz *f*, Pflichtassistentenzeit *f*
internuncial cell *s.* interneuron
internus [muscle] innerer (nasaler, medialer) gerader Augenmuskel *m*, Musculus *m* rectus bulbi medialis
interocclusal interrokklusal, interrokklusiv
interoceptive interozeptiv, zu einer Rezeptorzelle gehörend
interoceptor Interozeptor *m*, reizaufnehmende freie Nervenendigung *f (z. B. an inneren Organen)*
interofective system autonomes Nervensystem *n*, vegetatives Nervensystem *n*
interogestate Embryo *m*, Fötus *m*, Fetus *m*, Leibesfrucht *f*
interolivary interolivär, zwischen den Olivenkernen liegend
interorbital interorbital, zwischen den Augenhöhlen liegend
interosseal *s.* interosseous
interosseous interossär, zwischen den Knochen liegend
~ **bursa** Bursa *f* interossea *(Schleimbeutel zwischen Knochen)*
~ **crest [margin]** Interossalleiste *f*, Margo *m* interosseus
~ **knife** Zwischenknochenmesser *n*
~ **membrane of the forearm** Membrana *f* interossea antebrachii
~ **membrane of the leg** Membrana *f* interossea cruris
~ **ridge** *s.* ~ crest
~ **talocalcaneal ligament** Ligamentum *n* talocalcaneum interosseum
interosseus [muscle] Zwischenknochenmuskel *m*, Musculus *m* interosseus
interpalatine interpalatin[al], zwischen den Gaumenknochen liegend
~ **suture** Gaumenknochennaht *f*, Sutura *f* interpalatina, knöcherne Verbindung *f* der Gaumenknochen
interpalpebral interpalpebral, zwischen den Augenlidern liegend
interpapillary interpapillär, zwischen den Warzen liegend
interparietal interparietal, zwischen Wänden (Schichten) liegend; zwischen den Scheitelbeinen; zwischen den Scheitellappen *(des Gehirns)*
~ **bone** Zwischenscheitelbein *n*, Os *n* interparietale
~ **hernia** *s.* interstitial hernia
~ **sulcus** Sulcus *m* interparietalis
~ **suture** Sagittalnaht *f*, Pfeilnaht *f*, Sutura *f* sagittalis
interparoxysmal interparoxysmal, zwischen zwei Anfällen

interpeduncular interpedunkular, zwischen den Großhirnstielen (Großhirnschenkeln) liegend
~ **cistern** Cisterna *f* interpeduncularis
~ **fossa** Fossa *f* interpeduncularis
~ **nucleus** Nucleus *m* interpeduncularis, Ganglion *n* interpedunculare *(Nervenzellanhäufung im Mittelhirn)*
~ **space** Interpedunkularraum *m*
interpelvioabdominal amputation Hemipelvektomie *f*
interphalangeal interphalangeal, interphalangär, zwischen den Fingergliedern liegend; zwischen den Zehengliedern liegend
~ **joint** Fingergliederzwischengelenk *n*, Articulatio *f* interphalangea
interphase Interphase *f*, Interkinese *f*, Ruhepause *f (z. B. bei Zellteilung)*
interphasic interphasisch, in der Ruhepause liegend
interpleural interpleural, zwischen den Brustfellen liegend
~ **space** Mediastinum *n*, Mittelfell *n*, Mittelfellraum *m (Zusammensetzungen s. unter mediastinal)*
interpolated beat (extrasystole) interpolierte Extrasystole *f*, Extrasystole *f* ohne kompensatorische Pause
interpose/to interponieren, dazwischenlagern, dazwischenstellen
interposition Interposition *f*, Dazwischenlagerung *f (z. B. von Muskelfetzen zwischen Knochenbruchenden)*
~ **operation** Interpositionsoperation *f*, Schauta-Wertheim-Operation *f* bei Scheidenvorfall *(Lagerung des Gebärmutterkörpers zwischen Scheide und Blase)*
interproximal, interproximate interproximal, zwischen zwei benachbarten Zähnen
interpubic interpubisch, zwischen den Schambeinen liegend
interpupillary interpupillär, zwischen den Pupillen liegend
~ **distance** Pupillendistanz *f*
interradicular septum Interradikularseptum *n*, Zwischenwurzelscheidewand *f*
interrenal interrenal, zwischen den Nieren liegend
interreticular interretikulär, außerhalb des endoplasmatischen Retikulums liegend
interrupted aorta Aortenatresie *f*
~ **suture** Einzelstichnaht *f*, Einzelknopfnaht *f*
interscapular interskapulär, zwischen den Schulterblättern liegend
~ **reflex** Interskapularreflex *m*, Schulterblattreflex *m*
~ **region** Interskapularregion *f*, Regio *f* interscapularis
interscapulothoracic interskapulothorakal, zwischen Schulterblatt und Brustkorb liegend
intersegmental intersegmental, zwischen Segmenten liegend
~ **reflex** Intersegmentalreflex *m*

interval

interseptovalvular interseptovalvulär, zwischen einer Scheidewand und einer Herzklappe liegend
interseptum Zwerchfell n
intersex Intersexueller m, Zwitter m, Intersex n
intersexual intersexuell, zwittrig, zwischengeschlechtlich
intersexuality Intersexualität f, Zwittrigkeit f, Zwischengeschlechtlichkeit f
intersigmoid intersigmoid, zwischen Sigmaabschnitten des Grimmdarms liegend
~ **hernia** Intersigmoidalhernie f
~ **recess** Recessus m intersigmoideus (Bauchfelltasche an der linken Fläche des Mesosigmoideums)
intersphenoid synchondrosis Synchondrosis f intersphenoidalis
interspinal interspinal, zwischen Dornfortsätzen liegend
~ **diameter** Darmbeinstachelabstand m; Interspinallinie f
~ **ligament** Ligamentum n interspinale, Band n zwischen den Dornfortsätzen der Wirbelsäule
~ **line** Linea f interspinalis, Interspinallinie f
interspinales muscles of the lumbar region Musculi mpl interspinales lumborum, Zwischendornmuskeln mpl der Lendenwirbelsäule
~ **muscles of the neck** Musculi mpl interspinales cervicis, Zwischendornmuskeln mpl der Halswirbelsäule
~ **muscles of the thoracic region** Musculi mpl interspinales thoracis, Zwischendornmuskeln mpl der Brustwirbelsäule
interspinous s. interspinal
interstage s. interphase
interstice Interstitium n, Zwischenraum m
interstitial interstitiell, im Zwischengewebe befindlich
~ **calcinosis** Calcinosis f universalis, Kalkgicht f, Münchmeyersche Krankheit f, Mesenchymverkalkung f
~ **cell** Interstitialzelle f (s. a. Leydig cell)
~-**cell-stimulating hormone** zwischenzellenstimulierendes (die interstitiellen Zellen stimulierendes) Hormon n, ICSH, Luteinisierungshormon n, LH, Gelbkörperreifungshormon n
~-**cell tumour** Leydigsches Zwischenzellenadenom n, (gutartige) Zwischenzellengeschwulst f, Leydig-Zelltumor m
~ **gestation** s. ~ pregnancy
~ **gland** Hodenzwischenzelle f, Leydigsche Zwischenzelle f
~ **hepatitis** interstitielle (unspezifische) Hepatitis f
~ **hernia** interstitielle Hernie f, intermuskulärer (interparietaler) Leistenbruch m
~ **inflammation** interstitielle Entzündung f
~ **keratitis** Keratitis f interstitialis (parenchymatosa)

~ **myocarditis** interstitielle Myokarditis (Herzmuskelentzündung) f, Fiedlersche Myokarditis f
~ **nephritis** 1. unspezifische Nierenentzündung f; 2. Pyelonephritis f, Nierenbecken- und Nierengewebeentzündung f
~ **plasma-cell pneumonia** interstitielle plasmazelluläre Lungenentzündung f, Pneumocystiscarinii-Pneumonie f (der Neugeborenen)
~ **pneumonia** interstitielle Pneumonie (Lungenentzündung) f
~ **pregnancy** interstitielle Schwangerschaft f
~ **substance** Grundsubstanz f
~ **tissue** interstitielles Gewebe n, Interstitium n, Zwischenraum m (z. B. der bindegewebige Raum um Gefäße)
interstitioma s. interstitial-cell tumour
interstitium s. interstitial tissue
intersystole Intersystole f, Zwischensystole f
intersystolic intersystolisch, zwischen Herzvorhof- und Herzkammerkontraktion liegend
intertarsal intertarsal, zwischen den Fußwurzelknochen liegend
interthoracicoscapular interthorakoskapulär, zwischen Brustkorb und Schulterblatt liegend
intertragic intertragisch, zwischen Tragus und Antitragus liegend
~ **incisure (notch)** Incisura f intertragica
intertransversales Musculi mpl intertransversarii (Muskeln der Halswirbelquerfortsätze)
intertriginous intertriginös
intertrigo Intertrigo f, Wundsein n, „Wolf" m
intertrochanteric intertrochanterisch, zwischen den Rollhügeln liegend
~ **bone plate** Schaftplatte f (Osteosynthese)
~ **crest** Crista f intertrochanterica
~ **fossa** Fossa f intertrochanterica
~ **line** Linea f intertrochanterica
intertuberal intertuberal, zwischen Höckern (Vorsprüngen) liegend
~ **diameter** Beckenausgangsquerdurchmesser m
~ **line** Linea f intertuberalis
intertubercular intertuberkulär, zwischen Knötchen liegend
~ **groove (sulcus)** Sulcus m intertubercularis
intertubular intertubulär, zwischen Röhrchen (Kanälchen) liegend
~ **substance** Intertubularsubstanz f
interureteral s. interureteric
interureteric interureterisch, zwischen den Harnleitern liegend
~ **ridge** Plica f interureterica (der Harnblase)
intervaginal intervaginal, zwischen Scheiden liegend
~ **spaces** Spatia fpl intervaginalia
interval appendectomy Intervallappendektomie f
~ **cholecystectomy** Intervallcholezystektomie f
~ **operation** Intervalloperation f
~ **tonsillectomy** Intervalltonsillektomie f

intervalvular 314

intervalvular intervalvular, zwischen Klappen liegend
intervascular intervaskulär, zwischen Gefäßen liegend
intervenous intervenös, zwischen Venen liegend
~ **tubercle** Tuberculum *n* intervenosum
interventricular interventrikulär, zwischen den Kammern liegend *(z. B. Herz)*
~ **foramen** Foramen *n* interventriculare (Monroi) *(verbindet 3. Hirnventrikel mit den Seitenventrikeln)*
~ **septum** Septum *n* interventriculare, Herzkammerscheidewand *f*
intervertebral intervertebral, zwischen Wirbeln liegend
~ **cartilage (disk)** Discus *m* intervertebralis, Intervertebralscheibe *f*, Zwischenwirbelscheibe *f*, Bandscheibe *f*
~ **foramen** Foramen *n* intervertebrale, Zwischenwirbelloch *n*
~ **vein** Vena *f* intervertebralis, Zwischenwirbelvene *f*
intervillous intervillös, zwischen Zotten liegend
~ **circulation** Intervillärzirkulation *f*
~ **space** Intervillärraum *m*, Zottenzwischenraum *m*
~ **thrombosis** Intervillärthrombose *f*
intestinal intestinal, enteral, Darm..., Eingeweide...
~**-and-stomach-suturing apparatus** Magen- und Darmnähapparat *m*
~ **angina** Intestinalangina *f*, Angina *f* abdominalis
~ **angiodysplasia** intestinale Angiodysplasie *f*, Darmgefäßdysplasie *f*
~ **anthrax** Intestinalanthrax *m*, Darmmilzbrand *m*
~ **artery** Intestinalarterie *f*, Arteria *f* intestinalis
~ **atresia** Intestinalatresie *f*
~ **biopsy** Intestinalbiopsie *f*, Darmbiopsie *f*
~ **calculus** Intestinalstein *m*, Enterolith *m*, Darmstein *m*, Alvinolith *m*
~ **canal** Intestinalkanal *m*, Darmtrakt *m*, Canalis *m* intestinalis
~ **capillariasis** *s.* strongyloidiasis
~ **clamp** Darmklemme *f*
~ **complaint** Intestinalbeschwerden *fpl*, Darmbeschwerden *fpl*
~ **crisis** Intestinalkrise *f*, Darmkrise *f*
~ **crushing clamp** Darmquetschklemme *f*, Darmquetsche *f*
~ **decompression** Intestinaldekompression *f*, Druckentlastung *f* des Darms
~ **digestion** Intestinaldigestion *f*, Darmverdauung *f*
~ **distomiasis** Intestinalfaszioliasis *f*, Darmdistomiasis *f*, Darmegelbefall *m*
~ **dyspepsia** Darmdyspepsie *f*, Darmverdauungsstörung *f*
~ **epithelial cell** Darmepithelzelle *f*
~ **epithelium** Darmepithel[ium] *n*

~ **flora** Intestinalflora *f*, Darmflora *f*
~ **flu** Intestinalgrippe *f*, Darmgrippe *f*
~ **fluke** Darmegel *m*, fernöstlicher Riesendarmegel *m*, Fasciolopsis *m* Buski *(Leber- und Darmparasit des Menschen)*
~ **forceps** Darmpinzette *f*; Darmklemme *f*
~ **glands** Intestinaldrüsen *fpl*, Darmdrüsen *fpl*, Glandulae *fpl* intestinales, Lieberkühnsche Drüsen *fpl (Schleimdrüsen des Dünn- und Dickdarms)*
~ **grasping forceps** Darmfaßpinzette *f*, Darmfaßzange *f*, Darmfaßzängchen *n*
~ **haemorrhage** Intestinalblutung *f*, Darmblutung *f*
~ **helminth** Eingeweidewurm *m*, Helminthe *f*
~ **hernia** Intestinalhernie *f*, Eingeweidebruch *m*
~ **hormones** Intestinalhormone *npl*, Eingeweidehormone *npl*, Darmhormone *npl (Sekretin und Cholezystokinin)*
~ **incarceration** Intestinalinkarzeration *f*, Darmeinklemmung *f* [in einem Bruch]
~ **infarction** 1. Intestinalinfarzierung *f*, Darminfarktbildung *f*; 2. Intestinalinfarkt *m*
~ **juice** Intestinalsaft *m*, Darmsaft *m*, Succus *m* intestinalis
~ **lipodystrophy** intestinale Lipoiddystrophie *f*, Whipplesche Krankheit *f*, Morbus *m* Whipple
~ **lymphangiectasia** intestinale Lymphangiektasie *f*, Darmlymphgefäßerweiterung *f*
~ **microbial balance** Darmkeimgleichgewicht *n*
~ **mucosa** Intestinalmukosa *f*, Darmschleimhaut *f*
~ **mucus** Intestinalschleim *m*, Darmschleim *m*
~ **myiasis** Intestinalmyiasis *f*, Madenbefall *m* des Darms
~ **needle** Darmnadel *f*
~ **nematode** *s.* ~ roundworm
~ **obstruction** Intestinalobstruktion *f*, Darmverschluß *m*, Darmverlegung *f*, Ileus *m*
~ **perforation** Intestinalperforation *f*, Darmperforation *f*, Dünndarmperforation *f*
~ **polyposis-cutaneous pigmentation syndrome** Peutz-Jeghersches Syndrom *n*, Peutz-Jeghers-Syndrom *n (Schleimhautpolypen im Magen-Darm-Kanal mit Haut- und Schleimhautpigmentation)*
~ **protozoa** Intestinalprotozoen *npl*, Darmprotozoen *npl*
~ **reflex** Intestinalreflex *m*
~ **resection** Intestinalresektion *f*, Darmresektion *f*, Dünndarmresektion *f*
~ **roundworm** Fadenwurm *m*, Nematode *f*
~ **schistosomiasis** intestinale Schistosomiasis *f*, Darmschistosomiasis *f*, Intestinalbilharziose *f*
~ **spatula** Darmspatel *m*
~ **stasis** Intestinalstase *f*, Darmstase *f*
~ **strangulation** Intestinalstrangulation *f*, Darmeinklemmung *f*
~ **teleangiectasia** intestinale Teleangiektasie *f*, Intestinalteleangiektasie *f*
~ **tissue forceps** Darmfaßzange *f*

intracisternal

~ **tract** Intestinaltrakt m, Darmtrakt m
~ **trunk** Truncus m intestinalis
~ **tuberculosis** Intestinaltuberkulose f, Tuberculosis f intestinalis, Darm-Tbk f
~ **vein** Intestinalvene f, Vena f intestinalis, Dünndarmvene f
~ **villi** Darmzotten fpl, Villi mpl intestinales
~ **wall** Darmwand f
~ **wall mucosal surface** Darmschleimhautoberfläche f
intestine 1. Intestinum n, Darm m, Enteron n (Zusammensetzungen s. a. unter bowel); 2. Eingeweide n, Gedärm n
~ **suture appliance** Darmnähapparat m
intestinum s. intestine
intima Tunica f intima, Gefäßinnenhaut f
intimal arteriosclerosis Intimaarteriosklerose f, Arteriosklerose f
~ **change** Intimaveränderung f
~ **fibrosis** Intimafibrose f
~ **hyperplasia** Intimahyperplasie f
~ **proliferation** Intimaproliferation f
~ **rupture** Intimaruptur f, Intimazerreißung f
~ **sclerosis** Intimasklerose f
~ **thickening** Intimaverdickung n
intimectomy Intimektomie f, Intimaexzision f, Intimaausschälung f, Desobliteration f
intimitis Gefäßinnenhautentzündung f, Endangitis f, Endovaskulitis f
intoe Hallux m valgus
intorsion Intorison f, Einwärtsdrehung f
~ **of the globe** Bulbusintorsion f, Augapfeleinwärtsdrehung f
intort/to intorquieren, einwärtsdrehen
intorter Musculus m rectus bulbi superior, oberer gerader Augenmuskel m
intortion s. intorsion
intoxicant eine Vergiftung bewirkend; berauschend, trunken machend
intoxicant Gift n, Rauschgift n; berauschendes Getränk n, Rauschgetränk n
intoxicate/to vergiften; berauschen, trunken machen
intoxication Intoxikation f, Vergiftung f
~ **amaurosis** Intoxikationsamaurose f
~ **parkinsonism** Intoxikationsparkinsonismus m
~ **sign (symptom)** Intoxikationszeichen n, Vergiftungssymptom n
intra vitam staining s. intravital staining
intra-abdominal intraabdominal, intraabdominell, innerhalb des Bauchraumes liegend, Bauchhöhlen...
~ **haemorrhage** Intraabdominalblutung f
~ **pressure** Intraabdominaldruck m, intraabdomineller Druck m, Bauch[b]innendruck m
intra-acinar, intra-acinous intraazinös, in einem beerenförmigen Drüsenendstück liegend
intra-alveolar intraalveolar, intraalveolär, in einem Lungenbläschen liegend; in einem Zahnfach liegend
intra-amniotic intraamniotisch, im Amnion liegend

intra-aortic balloon counterpulsation intraaortale Ballongegenpulsation f, IABP
intra-arterial intraarteriell, in einer Arterie liegend
intra-articular intraartikulär, in einem Gelenk liegend
intra-atrial intraatrial, in einem Herzvorhof liegend
intra-aural intraaural, in einem Ohr liegend
intra-auricular s. intra-atrial
intrabronchial intrabronchial, in einem Bronchus liegend
intrabronchiolar intrabronchiolar, in einem Bronchiolus liegend
intrabuccal intrabukkal, in der Wange liegend
intracalyceal in einem Kelch (Nierenkelch) liegend
intracanalicular intrakanalikulär, in einem Kanälchen liegend
~ **fibroadenoma (myxoma)** intrakanalikuläres Fibroadenom (Myxom) n (gutartiger Brusttumor)
~ **sarcoma** intrakanalikuläres Sarkom n, Cystosarcoma n phylloides
intracapillary intrakapillär, in den Kapillaren liegend
~ **pressure** Kapillar[b]innendruck m, intrakapillärer Druck m
intracapsular intrakapsulär, in einer Gelenkkapsel liegend
~ **fracture** intrakapsulärer Knochenbruch m, Gelenkfraktur f
intracardiac s. intracardial
intracardial intrakardial, endokardial, innerhalb des Herzens liegend
~ **electrode lead** intrakardiale Elektrodenableitung (Ableitung) f (EKG)
intracarpal intrakarpal, in der Handwurzel liegend, im Handgelenk liegend
intracartilaginous intrakartilaginär, enchondral, im Knorpel liegend
intracavernous intrakavernös, in einem Hohlraum liegend, in einer Kaverne liegend
intracavitary intrakavitär, in einer Höhle liegend
~ **electrocardiogram** endokardiales Elektrokardiogramm n
intracellular intrazellulär, in einer Zelle liegend, zellständig
~ **enzyme** intrazelluläres Enzym n, Zellenzym n, Endoenzym n
~ **fluid** Intrazellulärflüssigkeit f
~ **space** Intrazellulärraum m
intracephalic intrazephal, im Gehirn liegend
intracerebellar intrazerebellar, im Kleinhirn liegend
intracerebral intrazerebral, im Großhirn (Gehirn) liegend
intrachondral intrachondral, im Knorpel liegend
intracisternal intrazisternal, in einer Zisterne liegend

intracondylar

intracondylar, intracondyloid, intracondylous intrakondylär, in den Gelenkfortsätzen liegend
intracordal s. intracardial
intracorneal intrakorneal, in der Hornhaut des Auges liegend
intracorpuscular intrakorpuskulär, in einem Erythrozyten liegend
intracostal intrakostal, an der Rippeninnenseite liegend
intracranial intrakranial, intrakraniell, im Schädel[inneren] liegend
~ **aneurysm** intrakranielles Aneurysma n
~ **angiography** intrakranielle Angiographie f, intrakranielle Gefäßröntgen[kontrast]darstellung f
~ **pressure** intrakranieller Druck m, Schädel[b]innendruck m, Gehirndruck m
intracutaneous s. intradermal
intracuticular intrakutikulär, in der Oberhaut liegend
intracystic intrazystisch, in einer Blase liegend
intracytoplasmic intrazytoplasmatisch, im Zytoplasma liegend
intradermal intradermal, in der Haut liegend
~ **injection** Intrakutaninjektion f
~ **jet injection** Intrakutaninjektion f mit der Impfpistole
~ **reaction** Intrakutanreaktion f
~ **suture** Intrakutannaht f
~ **test** Intrakutantest m, Intrakutanprobe f
~ **testing** Intrakutantestung f, Intrakutanprobe f
~ **vaccination** Intrakutanimpfung f
intradermic s. intradermal
intraductal intraduktal, in einem Gang liegend
intraduodenal intraduodenal, im Zwölffingerdarm liegend
intradural intradural, innerhalb der harten Hirnhaut liegend
intraembryonic intraembryonal, im Embryo liegend, in der Leibesfrucht liegend
intra-epidermal intraepidermal, in der Oberhaut liegend
intra-epiphysial intraepiphyseal, in einer Epiphyse liegend
intra-epithelial intraepithelial, im Epithel liegend
intra-erythrocytic intraerythrozytär, in den roten Blutkörperchen liegend
intrafacial intrafazial, innerhalb des Nervus facialis liegend
intrafascicular intrafaszikulär, in einem Faszikel (kleinen Bündel) liegend
intrafebrile intrafebril, während des Fiebers, im Fieber
intrafissural intrafissural, in einer Fissur liegend
intrafistular intrafistular, in einer Fistel liegend
intrafollicular intrafollikulär, in einem Bläschen liegend
intragastric intragastrisch, intragastral, im Magen liegend

intragemmal intragemmal, innerhalb der Geschmacksknospen liegend
intrageneric innerhalb des Knies liegend
intraglandular intraglandulär, in einer Drüse liegend
intraglobular in einem Blutkörperchen liegend
intraglutaeal intraglutäal, im Gesäßmuskel liegend
intragyral intragyral, in einer Hirnwindung liegend
intrahepatic intrahepatisch, innerhalb der Leber liegend
intrahyoid intrahyoidal, im Zungenbein liegend
intra-intestinal intraintestinal, im Darm[kanal] liegend
intrajugular process 1. Processus m intrajugularis ossis occipitalis; 2. Processus m intrajugularis ossis temporalis
intralabyrinthine intralabyrinthär, im Labyrinth liegend
~ **pressure** Labyrinth[b]innendruck m
intralaryngeal intralaryngeal, im Kehlkopf liegend
intralesional innerhalb einer Verletzung
intraleucocytic intraleukozytär, in einem Leukozyten liegend
intraligamentary intraligamentär, zwischen der Bauchfellduplikatur des Ligamentum latum liegend
~ **cyst** Ligamentum-latum-Zyste f
~ **pregnancy** Ligamentum-latum-Schwangerschaft f
intraligamentous s. intraligamentary
intralingual intralingual, in der Zunge liegend
intralobar intralobär, in einem Lappen liegend
intralobular intralobulär, in einem Läppchen liegend
~ **artery** Intralobulararterie f, Arteria f intralobularis
~ **vein [of the liver]** Leberzentralvene f
intraluminal intraluminal, in einem Lumen liegend
~ **tube** Endoprothese f (z. B. bei Speiseröhrenkrebs)
intramammary intramammär, in der Brust liegend
intrameatal intrameatal, in einem Meatus liegend
intramedullary intramedullär, innerhalb des Marks liegend (z. B. Rückenmark)
~ **fixation** intramedulläre Fixation f, Marknagelfixation f (von Knochenbrüchen)
~ **nail** Mark[raum]nagel m (zur Knochenbruchfixierung)
~ **nailing** Marknagelung f
~ **pin** s. ~ nail
Rush type of pin Rushpin m
~ **wire fixation** intramedulläre Drahtfixation f (von Knochenbrüchen)
intramembranous intramembranös, innerhalb einer Membran liegend
intrameningeal intrameningeal, innerhalb der Hirnhäute liegend

intramenstrual intramenstrual, intramenstruell, in der Monatsblutung liegend
intramucosal in einer Schleimhaut liegend
intramural intramural, in einer Wand liegend *(z. B. eines Organs)*
~ **aneurysm** Aneurysma *n* dissecans
intramuscular intramuskulär, innerhalb eines Muskels liegend, i. m.
~ **injection** intramuskuläre Injektion *f*
intramyocardial intramyokardial, im Herzmuskel liegend
intramyometrial intramyometrial, in der Muskulatur der Gebärmutterwand liegend
intranasal intranasal, endonasal, in der Nase[n- höhle] liegend
intranatal intranatal, während der Geburt
intraneural intraneural, endoneural, in einem Nerven liegend
~ **anaesthesia** intraneurale Anästhesie *f*
intranuclear intranukleär, im Zellkern liegend
~ **inclusion body** Kerneinschlußkörper *m*, Zellkerneinschlußkörper *m*
intraocular intraokular, innerhalb des Auges liegend
~ **muscle** intraokulärer Muskel *m*, Augen[b]innenmuskel *m*
~ **pressure** intraokulärer Druck *m*, Intraokulardruck *m*, Augen[b]innendruck *m*
~ **structure** Augeninnenstruktur *f*
intraoesophageal intraösophageal, in der Speiseröhre liegend
intraoperative intraoperativ, während einer Operation
intraoral intraoral, in der Mundhöhle liegend
intraorbital intraorbital, in der Augenhöhle liegend
intraossal, intraosseous intraossal, im Knochen liegend
intraparietal 1. intraparietal, intramural, in der Wand liegend; 2. in den Scheitelbeinen liegend; 3. in den Scheitellappen liegend *(des Gehirns)*
~ **sulcus** Sulcus *m* intraparietalis
intrapartum intra partum, unter (während) der Geburt
~ **haemorrhage** intrapartale Blutung *f*
intrapelvic intrapelvisch, intrapelvin, endopelvisch, innerhalb des Beckens liegend
intrapericardial intraperikardial, innerhalb des Herzbeutels liegend
~ **space** Intraperikardialraum *m*
intraperitoneal intraperitoneal, innerhalb des Bauchfells liegend, in der Peritonealhöhle liegend
~ **haemorrhage** s. haematoperitoneum
~ **irrigation solution** Peritonealspüllösung *f*
~ **lavage** Peritonealspülung *f*, Peritoneallavage *f*
intraplacental intraplazental, in der Plazenta liegend
intrapleural intrapleural, in der Pleurahöhle liegend, innerhalb des Brustfells liegend

~ **effusion** Pleuraerguß *m*
~ **pressure** intrapleuraler Druck *m*, Intrapleuraldruck *m*
intraprostatic intraprostatisch, in der Vorsteherdrüse liegend
intrapulmonary intrapulmonär, intrapulmonal, innerhalb der Lunge liegend
intrapyretic während des Fiebers auftretend
intrarectal intrarektal, im Rektum liegend
intrarenal intrarenal, innerhalb der Nieren liegend
intraretinal intraretinal, in der Netzhaut liegend
intrascapular intrascapular, innerhalb des Schulterblatts liegend
intrascleral intraskleral, in der weißen Augenhaut liegend
intrascrotal intraskrotal, innerhalb des Hodensacks liegend
intrasegmental intrasegmental, innerhalb eines Segments liegend
intrasellar intrasellar, im Türkensattel liegend, in der Sella turcica liegend
~ **abscess** intrasellärer Abszeß *m*, Türkensattelabszeß *m*
intraserous im Blutserum liegend
intraspinal intraspinal, intraspinös, im Wirbelsäulenkanal liegend, in einem Wirbelkörperfortsatz liegend
~ **block** Intraspinalblock *m*, Spinalanästhesie *f*
intraspinous s. intraspinal
intrasplenic intrasplenisch, innerhalb der Milz liegend
~ **pseudocyst** intrasplenische Pseudozyste *f*
intrasternal intrasternal, innerhalb des Brustbeins liegend
intrasynovial intrasynovial, innerhalb einer Synovialmembran (Gelenkschleimhaut) liegend
intratarsal intratarsal, in der Fußwurzel liegend
intratesticular intratestikular, im Hoden liegend
intrathecal intrathekal, innerhalb des Liquorraums liegend
intrathoracic intrathorakal, innerhalb der Brusthöhle liegend
~ **pressure** intrathorakaler Druck *m*, Intrathorakaldruck *m*, Thorax[b]innendruck *m*
intratonsillar intratonsillär, innerhalb einer Mandel liegend
intratracheal intratracheal, endotracheal, innerhalb der Luftröhre liegend
intratrochanteric intratrochanterisch, innerhalb eines Rollhügels liegend
intratubal intratubal, innerhalb eines Eileiters liegend
intratympanic intratympanal, in der Paukenhöhle liegend
intra-umbilical intraumbilikal, innerhalb des Nabels liegend
intra-ureteral intraureteral, innerhalb des Harnleiters liegend
intra-urethral intraurethral, innerhalb der Harnröhre liegend

intra-uterine

intra-uterine intrauterin, innerhalb der Gebärmutter liegend
~ **contraceptive device** Intrauterinspange f, IUD
~ **death** Intrauterintod m
~ **device** s. ~ contraceptive device
~ **life** Intrauterinleben n
~ **pressure** Intrauterindruck m, Gebärmutter[b]innendruck m
~ **suction curette** Saugkürette f
intravaginal 1. intravaginal, innerhalb der weiblichen Scheide; 2. intravaginal, innerhalb der Sehnenscheide
intravasate Intravasat n
intravasation Intravasation f
intravascular intravaskulär, innerhalb der Blutgefäße liegend
~ **agglutination** s. sludging of the blood
intravenous intravenös, innerhalb der Vene; in die Vene hinein, i. v.
~ **anaesthesia** intravenöse Narkose f, Injektionsnarkose f
~ **cholangiogram** intravenöses Cholangiogramm n, i. v.-Cholangiogramm n
~ **cholangiography** intravenöse Cholangiographie f, i. v.-Cholangiographie f
~ **drip** Tropfinfusion f, Tropf m
~ **feeding** parenterale Ernährung f
~ **giving set** s. infusion set
~ **hyperalimentation** intravenöse Hyperalimentation f, hochkalorische parenterale Ernährung f
~ **portal** Venenzugang m, venöser Zugang m; Venenkatheter m
~ **pyelogram** intravenöses Pyelogramm n, i. v.-Pyelogramm n
~ **pyelography** intravenöse Pyelographie f, i. v.-Pyelographie f
~ **route** s. ~ portal
~ **tension** Venen[b]innendruck m
~ **urogram** intravenöses Urogramm n, i. v.-Urogramm n
~ **urography** intravenöse Urographie f, i. v.-Urographie f
intraventricular intraventrikulär, in einer Herzkammer liegend
~ **conduction** intraventrikuläre Reizleitung f (des Herzens)
~ **conduction delay** intraventrikulärer Herzblock m, intraventrikuläre Reizleitungsverzögerung f
~ **heart block** s. ~ conduction delay
~ **pressure** Herzkammer[b]innendruck m
~ **stimulus conduction** s. ~ conduction
intravertebral intravertebral, innerhalb eines Wirbels liegend
intravesical intravesikal, innerhalb der Harnblase liegend
intravital intravital, während des Lebens
~ **stain** Vitalfarbstoff m
~ **staining** Vitalfärbung f
intravitreal s. intravitreous

intravitreous intravitreal, im Glaskörper liegend
~ **injection** Glaskörperinjektion f
intrinsic 1. eingeboren, angeboren, kongenital; 2. innen[liegend], innerhalb eines Organs
~ **factor** Intrinsic-Faktor m, endogener Magenfaktor m
introflexion Introflexion f, Einwärtsbeugung f
introital introital, Introitus...
introitus Introitus m, Eingang m, Zugang m (zu einer Körperhöhle)
intromission Intromission f, Einführung f
introspection 1. Introspektion f, Selbstbeobachtung f; 2. Introspektion f, instrumentelle Einsicht f in das Körperinnere
introspective introspektiv
introsusception s. intussusception
introversion 1. Introversion f, Einstülpung f; 2. Introversion f, Zuwendung f nach innen (auf eigene seelische Vorgänge), Weltabgeschlossenheit f
introvert/to 1. introvertieren, nach innen umkehren (wenden), einstülpen; 2. introvertieren, sich nach innen ausrichten (wenden) (auf das eigene Seelenleben), [welt]verschlossen sein
introvert Introvertierter m, [welt]verschlossener Mensch m
intubate/to intubieren, einen Tubus einführen (einschieben) (in die Luftröhre)
intubating guide Führungsinstrument n (bei Intubation)
intubation Intubation f, Tubuseinführung f (z. B. in die Luftröhre)
~ **tube** Intubationstubus m, Tubus m
intubationist Intubierender m, Tubuseinführender m
intubator Intubator m, Intubationsinstrument n, Tubuseinführungsinstrument n
intuitional, intuitive intuitiv, auf Intuition beruhend, instinktiv erfassend
intumescence 1. Intumeszens f, Anschwellung f, Volumenzunahme f; 2. Intumescentia f cervicalis, Halsmarkanschwellung f; 3. Intumescentia f lumbalis, Lendenmarkanschwellung f
intumescent intumeszent, anschwellend, das Volumen vergrößernd
~ **cataract** Quellungskatarakt f, Cataracta f intumescens
intumescentia s. intumescence
intussusception Intussuszeption f, Invagination f, Einstülpung f, Einscheidung f
intussusceptum Intussuszeptum n, Invaginat n, Eingestülptes n
intussuscipiens Intussuszipiens n, das Invaginat einschließender Darmabschnitt m
inulase Inulase f (Enzym)
inulin Inulin n, Polyfruktosid n
~ **clearance** Inulinclearance f
inunction Inunktion f, Einreibung f, Einsalbung f; Schmierkur f

invaccination Einimpfung *f*, Erregerübertragung *f* bei Impfung
invaginate/to invaginieren, einstülpen, einscheiden
invaginate planula *s.* gastrula
invagination Invagination *f*, Intussuszeption *f*, Einstülpung *f*, Einstülpen *n*, Einscheidung *f*
~ **vacuole** Invaginationsvakuole *f*
invalid invalid[e], arbeitsunfähig, dienstuntauglich *(z. B. durch Krankheit)*; krank, gebrechlich
invalid Invalide *m*, arbeitsunfähiger (dienstuntauglicher) Mensch *m*; Gebrechlicher *m*
invalidism Invalidität *f*, Arbeitsunfähigkeit *f*, Dienstuntauglichkeit *f*; Gebrechlichkeit *f*
invariably lethal dose absolut tödliche Dosis *f*, LD 100
invasin *s.* hyaluronidase
invasion Invasion *f*, Einbruch *m*, Eindringen *n* von Krankheitskeimen; Infektionskrankheitsbeginn *m*
invasive invasiv, eindringend, einbrechend, einfallend
~ **mole** destruierende Blasenmole *f*, Chorioadenoma *n* destruens, Chorioadenom *n*
invasiveness Eindringungsfähigkeit *f (von Krankheitskeimen, Tumorzellen)*
invermination Wurmbefall *m*, Wurminfestation *f*, Wurmkrankheit *f*
inverse invers, umgekehrt; umgestülpt, verkehrt
~ **astigmatism** inverser Astigmatismus *m*, Astigmatismus *m* gegen die Regel
inversion Inversion *f*, Umkehrung *f*, Umstülpung *f*, Verkehrung *f*
~ **fracture** Inversionsfraktur *f*
~ **of T wave** T-Wellenumkehrung *f (EKG)*
~ **of the bladder** Blasenumstülpung *f*, Blasenausstülpung *f (z. B. in die weibliche Harnröhre)*
~ **of the foot** Fußeinwärtsdrehung *f*, Fußeinwärtskehrung *f*
~ **of the uterus** Uterusumstülpung *f*, Gebärmutterumstülpung *f*, Inversio *f* uteri
~ **of the vagina** Vaginaumstülpung *f*, Scheidenumstülpung *f*, Inversio *f* vaginae
invert/to invertieren, umkehren; umstülpen
invert *s.* homosexual
~ **sugar** Invertzucker *m*
invertase Invertase *f*, Invertin *n*, Sa[c]charase *f*, Sucrase *f*, ß-Fructosidase *f (Enzym)*
invertebral invertebral, wirbelsäulenlos
inverted testis Inversionshoden *m*, um seine Achse verdrehter Hoden *m*
invertin *s.* invertase
invertose Invertose *f*, Invertzucker *m*
investigative process [ärztlicher] Untersuchungsvorgang *m*
investing cartilage Gelenkknorpel *m*
inveterate chronisch, hartnäckig
invirility *s.* impotence 2.
inviscation Einspeichelung *f*, Einspeicheln *n (der Nahrung)*

involucre, involucrum Involukrum *n*, Hülle *f*, Kapsel *f*
involuntary involuntär, unfreiwillig; unwillkürlich
~ **fibre** unwillkürliche (glatte) Muskelfaser *f*
~ **muscle** unwillkürlicher (glatter) Muskel *m*, Eingeweidemuskel *m*
~ **musculature** glatte Muskulatur *f*, Eingeweidemuskulatur *f*
~ **nervous system** autonomes Nervensystem *n*
involution Involution *f*, Rückbildung *f (z. B. eines Organs)*
~ **form** Involutionsform *f*, Rückbildungsform *f (z. B. bei Mikroorganismen)*
~ **melancholia** *s.* involutional depression
~ **of the uterus** Uterusinvolution *f*, Gebärmutterrückbildung *f (z. B. nach einer Geburt)*
involutional involutionell, involutionierend, Rückbildungs...
~ **arteriosclerosis** Involutionsarteriosklerose *f*
~ **atrophy** Involutionsatrophie *f*, Inaktivitätsatrophie *f*
~ **cyst** Involutionszyste *f*
~ **depression** Involutionsdepression *f*, Altersmelancholie *f*, Altersniedergeschlagenheit *f*
~ **entropion** Involutionsentropion *n*
~ **psychosis** Involutionspsychose *f (des alternden Menschen)*
inward aggression Selbstzerstörung *f*, Selbstbeschädigung *f*
iodate Jodat *n*
iodimetry *s.* iodometry
iodinate/to jodieren, mit Jod verbinden
iodinated I 131 serum albumin mit Jod 131 markiertes Serumalbumin *n*
iodination Jodierung *f*, Jodieren *n*, Jodination *f*
iodine acne Jodakne *f*
~ **antiseptic solution** antiseptische Jodlösung *f*
~ **-deficiency goitre** Jodmangelkropf *m*, Jodmangelstruma *f*
~ **forceps** Jodpinzette *f*
~ **-potassium iodide solution** Jod-Jodkaliumlösung *f*
~ **prophylaxis** Jodprophylaxe *f*
~ **sensibility** Jodempfindlichkeit *f*, Jodsensibilität *f*, Jodallergie *f*
~ **solution** Jodlösung *f*
~ **-131-tagged albumin** mit Jod 131 markiertes Albumin *n*
~ **test for starch** Jodstärkereaktion *f*
~ **tincture** Jodtinktur *f*, Tinctura *f* jodi, alkoholische Jodlösung *f*
iodinophil[e] *s.* iodophil
iodism Jodismus *m*, Jodvergiftung *f*, Jodintoxikation *f*
iodize/to jodieren, mit Jod[lösung] bestreichen
iododerma Jododerm *n*, Jododerma *n* tuberosum *(flache Knotenbildungen an den Gliedern nach langem Jodgebrauch)*
iodoform Jodoform *n*, Trijodmethan *n (Wundantiseptikum)*
iodoformism Jodoformvergiftung *f*, Jodoformintoxikation *f*

iodoformize 320

iodoformize/to jodoformieren, mit Jodoform behandeln
iodometric jodometrisch, jodmessend, jodbestimmend
iodometry Jodometrie f, quantitative Jodmessung (Jodbestimmung) f
iodophil jodophil, jodfreundlich; jodfärbend
iodophilia 1. Jodophilie f, Jodfreundlichkeit f, Jodaffinität f der weißen Blutkörperchen; 2. Jodophilie f, Jodfärbbarkeit f
iodophor Jodophor m *(jodhaltiges Antiseptikum)*
iodopsin Jodopsin n *(Sehstoff der Netzhautzapfenzellen)*
iodotherapy Jodtherapie f, Jodbehandlung f
iodothyroglobulin Jodothyreoglobulin n
ion exchange lonenaustausch m
~-exchange resin lonenaustauscherharz n
~ exchanger lonenaustauscher m
ionization chamber lonisationskammer f *(Ionenzählrohr)*
~ potential lonisationspotential n, lonisationsspannung f
~ radiation s. ionizing radiation
ionizing radiation ionisierende Strahlung f
ionogenic ionogen, ionenbildend
ionometer lonometer n, lonenmesser m, lonenzähler m *(Strahlenbelastungsmessung)*
ionometry lonometrie f, lonenmessung f, lonenzählung f
ionotherapy s. iontophoresis
iontophoresis Iontophorese f *(Medikamenteneinführung in den menschlichen Körper mittels elektrischer Ströme)*
~ time lontophoresezeit f
iontophoretic anaesthesia iontophoretische Anästhesie f, lontophoreseanästhesie f
iophobia lophobie f *(Furcht vor Giften)*
ipecac[uanha] Ipekakuanha f, Brechwurzel f *(Bronchialsekretolytikum)*
ipsation Ipsation f, Selbstbefriedigung f, Masturbation f, Onanie f
ipsilateral ipsilateral, gleichseitig
IPV s. inactivated poliomyelitis vaccine
IQ, I. Q. s. intelligence quotient
iralgia s. iridalgia
irascibility 1. Ruhelosigkeit f, Rastlosigkeit f; 2. Jähzorn m, Reizbarkeit f
iridaemia Irishämorrhagie f, Regenbogenhaut[ein]blutung f
iridalgia Iridalgie f, Irisschmerz m
iridauxesis Iridauxesis f, Irisverdickung f, Regenbogenhautverdickung f
iridavulsion Irisexairese f, Regenbogenhautausschneidung f
iridectome Iridektom n, Regenbogenhautausschälungsmesser n
iridectomize/to iridektomieren, eine Iridektomie ausführen, die Regenbogenhaut [her-]ausschneiden
iridectomy Iridektomie f, Regenbogenhautausschneidung f, [operative] Irisentfernung f

~ scissors Iridektomieschere f
iridectropium Irisektropium n, Regenbogenhautausstülpung f
iridencleisis Iridenkleisis f, Iriseinklemmung f, Regenbogenhauteinklemmung f *(Operation zur Behandlung des grünen Stars)*
iridentropium Irisentropium n, Irisinversion f, Regenbogenhauteinkippung f
irideremia Irideremie f, [angeborenes] Fehlen n der Regenbogenhaut
iridesis Iridesis f, Irisfixation f, Irisbefestigung f
iridiagnosis s. iridodiagnosis
iridial vascular endothelium Irisgefäßendothel n, Regenbogenhautgefäßinnenhaut f
iridian angle s. iris angle
iridic Iris..., Regenbogenhaut...
irido-avulsion Iridoavulsion f, Irisabreißung f, Irisausreißen n, Regenbogenhautausreißung f
iridocapsulitis Iridokapsulitis f, Regenbogenhaut- und Linsenkapselentzündung f
iridocapsulotomy Iridokapsulotomie f, Regenbogenhaut- und Linsenkapselschnitt m
iridocele Iridozele f, Irisvorfall m, Regenbogenhautvorfall m *(durch eine Augenwunde)*
iridochoroiditis Iridochorioiditis f, Traubenhautentzündung f *(Entzündung der Regenbogen- und Aderhaut)*
iridociliary-choroidal tunic s. uveal tract
iridocoloboma Iridokolobom n, [angeborene] Irisspalte f, Regenbogenhautlücke f
iridoconstrictor Iriskonstriktor m, Regenbogenhautverengerer m
iridocorneal iridokorneal, Iridokorneal..., Iris-Kornea-...
~ angle s. iris angle
iridocorneosclerectomy Iridokorneosklerektomie f, Iris-Kornea-Sklera-Fensterungsoperation f *(bei Glaukom)*
iridocyclectomy Iridozyklektomie f, [operative] Regenbogenhaut- und Strahlenkörperentfernung f
iridocyclitis Iridozyklitis f, Regenbogenhaut- und Strahlenkörperentzündung f
iridocyclochoroiditis Iridozyklochorioiditis f, Entzündung f der Regenbogen- und Aderhaut und des Strahlenkörpers
iridodesis s. iridesis
iridodiagnosis Irisdiagnose f, Regenbogenhautdiagnose f; Augendiagnose f
iridodialysis Iridodialysis f, Irisabriß m, Regenbogenhautablösung f vom Ziliarrand
iridodiastasis Iridodiastase f, Irisdiastase f, Regenbogenhautdefekt m
iridodilator Irisdilatator m, Regenbogenhauterweiterer m
iridodonesis Iridodonesis f, Irisschlottern n, Regenbogenhautzittern n, Iris f tremulans
iridokeratitis Iridokeratitis f, Keratoiritis f, Regenbogen- und Hornhautentzündung f
iridokinesia Iridokinese f, Irisbewegung f, Regenbogenhautbewegung f

irradiate

iridokinetic iridokinetisch
iridomalacia Iridomalazie f, Iriserweichung f, Regenbogenhauterweichung f
iridoncosis Iridonkosis f, Irisvortreibung f, Vortreibung f einer verdünnten Regenbogenhaut
iridoncus Iridonkus m, Iristumor m, Regenbogenhautschwellung f
iridoparalysis s. iridoplegia
iridoparesis Iridoparese f, teilweise Lähmung f der Irismuskulatur (Regenbogenhautmuskulatur)
iridopathy Iridopathie f, Iriskrankheit f, Irisleiden n, Regenbogenhauterkrankung f
iridoplegia Iridoplegie f, Iridoparalysis f, Irismuskulaturlähmung f, Lähmung f der Regenbogenhautmuskulatur
iridoptosis Iridoptosis f, Irisprolaps m, Regenbogenhautvorfall m
iridopupillary iridopupillär, Iris-Pupille[n]-...
iridorrhexis Iridorrhexis f, Irisruptur f, Regenbogenhautzerreißung f
iridoschisis Iridoschisis f, Irisspalte f, Regenbogenhautspaltung f
iridoschisma s. iridoschisis
iridosclerosis Iridosklerosis f, Regenbogenhautsklerose f
iridosclerotomy Iridosklerotomie f, Iris- und Sklerapunktion f (bei Glaukom)
iridoscope Iridoskop n, Irisspiegel m
iridoscopy Iridoskopie f, Irisspiegelung f
iridosteresis Iridosteresis f, Fehlen n der Regenbogenhaut
iridotasis Iridotasis f, Irisstreckung f, Regenbogenhautdehnung f
iridotome Iridotom n, Irisskalpell n, Regenbogenhautmesser n
iridotomy Iridotomie f, Iriseinschneidung f, Regenbogenhautdurchschneidung f
iridovalosis Iridovalosis f, Vorhandensein n einer ovalen Iris (Regenbogenhaut)
iris Iris f, Regenbogenhaut f
~ **angiography** Irisangiographie f, Regenbogenhautgefäßdarstellung f
~ **angle** Angulus m iridocornealis, vorderer Augenkammerwinkel m, Filtrationswinkel m
~ **angle spaces [of Fontana]** Spatia npl anguli iridis (iridocornealis), Fontanasche Räume mpl
~ **anomaly** Irisanomalie f
~ **atrophy** Irisatrophie f, Regenbogenhautatrophie f
~ **block glaucoma** Engwinkelglaukom n
~ **bombé** Irisbombe f, Regenschirmiris f, Napfkucheniris f
~ **coloboma** s. iridocoloboma
~ **colour** Irisfarbe f, Regenbogenhautfarbe f
~ **contraction reflex** Iriskontraktionsreflex m, Pupillenreflex f (Pupillenverengung auf Licht)
~ **crypt** Iriskrypte f, Crypta f iridis
~ **cyst** Iriszyste f, Regenbogenhautzyste f

~ **diaphragm** Irisdiaphragma n, Irisblende f (Mikroskopie)
~ **forceps** Irispinzette f
~ **frill** Iriskrause f, Fimbrae fpl iridis
~ **hernia** Irisprolaps m, Regenbogenhautvorfall m
~ **hypoplasia** Irishypoplasie f, Regenbogenhauthypoplasie f
~ **incarceration** Irisinkarzeration f, Regenbogenhauteinklemmung f
~ **inclusion [operation]** s. 1. iridencleisis; 2. iridotasis
~ **-lens diaphragm** Irislinsendiaphragma n, Diaphragma n irido-lenticulare
~ **melanoma** Irismelanom n, Regenbogenhautmelanom n
~ **necrosis** Irisnekrose f, Regenbogenhautnekrose f
~ **nodule** Irisknötchen n, Regenbogenhautknötchen n, Nodulus m iridis
~ **pigment** Irispigment n, Regenbogenhautfarbstoff m
~ **pigmentation** Irispigmentation f, Regenbogenhautfärbung f
~ **pigmented layer** Irispigmentschicht f
~ **repositor** Irisrepositorium n
~ **retraction** Irisretraktion f, Regenbogenhauteinziehung f
~ **retractor** Irisretraktor m, Regenbogenhautretraktor m
~ **root** Iriswurzel f, Regenbogenhautwurzel f, Radix f iridea
~ **rubeosis** Irisrubeose f, Regenbogenhautrubeose f
~ **scissors** Irisschere f, Regenbogenhautschere f
~ **stroma** Irisstroma n, Regenbogenhautstroma n
~ **synechia** Irissynechie f, Regenbogenhautverklebung f
~ **transillumination** Iristransillumination f, Regenbogenhautdurchleuchtung f
iritic Iritis..., Regenbogenhautentzündung[s]...
iritis Iritis f, Regenbogenhautentzündung f
iritoectomy Iritoektomie f, Iristeilexision f, Regenbogenhautteilausschneidung f
iritomy s. iridotomy
iron binding capacity Eisenbindungskapazität f (Hämoglobin)
~ **blood level** Eisenblutspiegel m
~ **deficiency** Eisenmangel m
~ **-deficiency anaemia** Eisenmangelanämie f, sideroprive Anämie f
~ **-hard tumour** s. Riedel's struma
~ **liver** Lebersiderose f, Siderosis f hepatis
~ **lung** eiserne Lunge f
~ **metabolism** Eisenstoffwechsel m
~ **-porphyrin protein** Eisenporphyrinprotein n (z. B. Hämoglobin)
irotomy s. iridotomy
irradiate/to bestrahlen (z. B. mit radioaktiven Strahlen)

irradiated

irradiated ergosterol Vitamin D$_2$ n, Kalziferol n
irradiation Irradiation f, Bestrahlung f
~ **cataract** Strahlenkatarakt f, grauer Star m durch Röntgenbestrahlung
~ **cystitis** Strahlenzystitis f, Bestrahlungsblasenentzündung f
~ **therapy** Bestrahlungstherapie f, Strahlenbehandlung f
~-**treated** strahlenbehandelt
irreducible irreduzibel, unwiederherstellbar, unzurückführbar; nicht reponierbar, irreponibel (z. B. Bruch)
~ **hernia** irreponible Hernie f, eingeklemmter Bruch m
irregular dentin irreguläres Dentin n, Sekundärdentin n
~ **pulse** irregulärer Puls m, Pulsus m irregularis, Puls m mit unregelmäßiger Schlagfolge
irregularity Unregelmäßigkeit f, Regelabweichung f
irremediable 1. nicht heilbar, unheilbar; 2. nicht wiedergutzumachen[d]
irresuscitable nicht reanimierbar, nicht wiederbelebbar, nicht wiedererweckbar
irreversible irreversibel, nicht umkehrbar
~ **coma** irreversibles Koma n, Hirntod m
irrigate/to irrigieren, [aus]spülen, eine Spülung (Ausspülung) machen, auswaschen
irrigation Irrigation f, Spülung f, Ausspülen n
irrigator Irrigator m, Spülapparat m, Spülgefäß n
irritability Irritabilität f, Reizbarkeit f, Erregbarkeit f; Empfindlichkeit f; Ablenkbarkeit f
irritable 1. irritabel, reizbar, erregbar; empfindlich; ablenkbar; 2. gereizt, nervös
~ **bladder** irritable Blase f, Reizblase f
~ **bowel syndrome** s. ~ colon
~ **colon** irritables (spastisches) Kolon n, Reizkolon n
~ **heart** irritables (nervöses) Herz n; Herzneurose f, Kardioneurose f
irritant Reizmittel n
~ **poison** Reizgift n
irritation 1. Irritation f, Reizung f; Reiz m; 2. Irritation f, Reiz[ungs]zustand m, Erregung f
ischaemia Ischämie f, [örtliche] Blutleere f
ischaemic ischämisch, blutleer
~ **contracture (muscular atrophy)** ischämische (Volkmannsche) Kontraktur f
~ **myositis** ischämische Myositis f
~ **paralysis** ischämische Paralyse (Muskellähmung) f
ischiac s. ischiadic
ischiadic ischiatisch, Sitzbein..., Hüft..., Gesäß...
~ **apophyseal separation** Sitzbeinapophysenlösung f
~ **hernia** Hernia f ischiadica, Gesäßhernie f
~ **nerve** Nervus m ischiadicus, Hüftnerv m
~ **spine** Spina f ischiadica, Sitzbeinstachel m
~ **tuber (tuberosity)** Tuber m ischiadicum, Sitzbeinhöcker m, Sitzbeinknorren m

ischiagra Ischiagra f, Hüftgicht f
ischial s. ischiadic
ischialgia Ischialgie f, Hüftweh n, Hüftschmerz m
ischialgic isch[i]algisch, Hüftschmerz...; Ischias...
ischiatic s. ischiadic
ischiatitis Ischias m, Hüftnerventzündung f
ischidrosis Ischidrosis f, verminderte Schweißabsonderung f, verringerte Schweißproduktion f, Hypohidrosis f
ischidrotic hypohydrotisch, Schweißmangel...
ischiectomy Ischiektomie f, Sitzbeinresektion f, [operative] Sitzbeinentfernung f
ischioanal ischioanal, Sitzbein-Anus-...
ischiobulbosus [muscle] Musculus m ischiobulbosus
ischiocapsular ischiokapsulär, Sitzbein-Hüftgelenkkapsel-...
~ **ligament** Ligamentum n ischiocapsulare
ischiocavernosus [muscle] Musculus m ischiocavernosus (erector penis), äußerer Genitalmuskel m
ischiocavernous ischiokavernös, Sitzbein-Schwellkörper-...
ischiococcygeal ischiokokzygeal, Sitzbein-Steißbein-...
ischiococcygeus [muscle] Musculus m coccygeus, Steißbeinmuskel m
ischiodidymus s. ischiopagus
ischiodynia s. ischialgia
ischiofemoral ischiofemoral, Sitzbein-Oberschenkel-...
~ **ligament** Ligamentum n ischiofemorale
ischiomyelitis Ischiomyelitis f, Lendenmarkentzündung f
ischioneuralgia s. ischialgia
ischiopagia Ischiopagie f, Doppelmißbildung f mit seitlicher Beckenverschmelzung
ischiopagus Ischiopagus m, Doppelmißgeburt f mit seitlicher Beckenverschmelzung
ischioperineal ischioperineal, Sitzbein-Damm-...
ischiopubic ischiopubisch, Sitzbein-Schambein-...
ischiopubiotomy Ischiopubiotomie f, Sitzbein- und Schambeinschnitt m (zur Erweiterung des engen Beckens unter der Geburt)
ischiopubis Ischiopubikum n, Sitz- und Schambein n
ischiorectal ischiorektal, Sitzbein-Mastdarm-...
~ **abscess** Ischiorektalabszeß m
~ **fascia** Ischiorektalfaszie f, Fascia f ischiorectalis
~ **fossa** Ischiorektalgrube f, Fossa f ischiorectalis (Raum zwischen Diaphragma pelvis und Fascia obturatoria)
~ **hernia** Ischiorektalhernie f
~ **region** Ischiorektalregion f, Regio f ischiorectalis
ischiosacral ischiosakral, Sitzbein-Kreuzbein-...

ischiovaginal ischiovaginal, Sitzbein-Scheiden-...
ischiovertebral ischiovertebral, Sitzbein-Wirbelsäulen-...
ischium Ischium *n*, Sitzbein *n*, Os *n* ischii
ischocholia Ischocholie *f*, Galleverhaltung *f*
ischogalactia Ischogalaktie *f*, Milchverhaltung *f*
ischogalactic ischogalaktisch, milchverhaltend
ischomenia Ischomenie *f*, Menstrualverhaltung *f*, Unterdrückung *f* der Monatsblutung
ischuretic ischuretisch, harnverhaltend
ischuria Ischuria *f*, Harnverhaltung *f*
Ishihara test Farbsehtest (Farbenblindheitstest) *m* nach Ishihara *(mit Farbtafeln)*
island flap Insellappen *m (Hauttransplantation)*
~ **graft** Inseltransplantat *n*
~ **of Reil** Insula *f* Reili *(verdeckter Teil der Großhirnrinde)*
islands of Langerhans *s.* islets of Langerhans
islet[-cell] adenoma *s.* insulinoma
~**-cell-cancer (carcinoma)** Inselzellkarzinom *n*
~**-cell tumour** Inselzelltumor *m*, Inselzellgeschwulst *f*
islets of Langerhans (the pancreas) Langerhanssche Inseln *fpl*, Insulae *fpl* pancreatis *(Insulin produzierende Zellinseln der Bauchspeicheldrüse)*
isoagglutination Isoagglutination *f*
isoagglutinin Isoagglutinin *n*, Isohämoagglutinin *n (Blutantikörper)*
isoagglutinogen Isoagglutinogen *n*
isoajmaline Isoajmalin *n (Alkaloid)*
isoalloxazine Isoalloxazin *n (Bestandteil des Vitamins B₂)*
~ **adenine dinucleotide** *s.* flavin adenine dinucleotide
~ **mononucleotide** *s.* riboflavin 5'-phosphate
isoantibody Isoantikörper *m (im Blut)*
isoantigen Isoantigen *n*
isochromatic isochromatisch, isochrom, gleichgefärbt
isochromatophil isochromatophil, gleichfärbend
isochromosome Isochromosom *n*
isochronal, isochronous isochron, gleichzeitig [auftretend]
isocitric acid Isozitronensäure *f*
~ **dehydrogenase** Isozitratdehydrogenase *f (Enzym)*
isocomplement Isokomplement *n*
isocoria Isokorie *f*, Pupillengleichheit *f*
isocortex Isokortex *m (Teil der Großhirnrinde mit Sechsschichtfolge der Zellarchitektur)*
isocytolysin Isozytolysin *n*
isocytotoxin Isozytotoxin *n*
isodactylism Isodaktylismus *m*, Gleichheit *f* der Fingerlängen; Gleichheit *f* der Zehenlängen
isodactylous isodaktyl, gleichfingrig; gleichzehig
isodont[ic] isodont, homodont, gleichartig bezahnt

isodose Isodosis *f (Strahlentherapie)*
~ **curve** Isodosenkurve *f*
isodynamia Isodynamie *f*, energetische Gleichwertigkeit *f*
isodynamic isodynam, energetisch gleichwertig, gleiche Energiemengen liefernd
~ **law** Isodynamiegesetz *n*
isoelectric level (line) isoelektrische Linie *f*
~ **period** isoelektrische Periode *f*
isoenzyme Isoenzym *n*
~ **pattern** Isoenzymmuster *n*
isogamete Isogamet *m*, morphologisch gleiche Geschlechtszelle *f*
isogamous isogam
isogamy Isogamie *f*, Verschmelzung *f* gleicher Geschlechtszellen
isogenesis Isogenese *f*, gleiche Entwicklung *f*, Entwicklungsgleichheit *f*
isogenic, isogenous isogen, mit gleichen Erbanlagen, gleichen Ursprungs
isognathous isognath *(Gebiß)*
isograft Isotransplantat *n*
isohaemagglutinin Isohämagglutinin *n*, Isoagglutinin *n (gegen artgleiche Erythrozyten gerichteter zusammenballender Stoff)*
isohaemoagglutination Iso[hämo]agglutination *f*
isohaemolysin Isohämolysin *n (gegen artgleiche Erythrozyten gerichteter blutauflösender Stoff)*
isohaemolysis Isohämolyse *f*, Auflösung *f* artgleicher Erythrozyten
isohaemolytic isohämolytisch, gleichartige Erythrozyten auflösend
isohydria Isohydrie *f*, Körperwasseräquilibrium *n*, Wassergleichgewicht *n* im Körper
isoiconia Isoikonie *f*, Abbildungsgleichheit *f* im Auge
isoiconic gleichgroß (gleichartig) abbildend
isoimmunization Isoimmunisation *f*, Isoimmunisierung *f*
isolactose Isolaktose *f*
isolate/to 1. isolieren, absondern, getrennt halten; 2. isolieren, rein darstellen
isolated in the laboratory/to be im Laboratorium isoliert werden
isolation 1. Isolation *f*, Isolierung *f*, Absonderung *f*, Getrennthaltung *f*; 2. Isolierung *f*, Reindarstellung *f (z. B. Hormone)*
~ **ward** Isolierstation *f*
isoleucine Isoleuzin *n (essentielle Aminosäure)*
isologous *s.* isogenic
isolysin *s.* isohaemolysin
isomerase Isomerase *f (Enzym)*
isometric isometrisch, mit gleicher Länge
isometrope Isometroper *m*
isometropia Isometropie *f*, Refraktionsgleichheit *f* (Brechkraftgleichheit) *f* beider Augen
isometropic isometrop
isomorphic isomorph, gleichgestaltig
~ **irritation effect** isomorpher Reizeffekt *m*, Köbnersches Phänomen *n (Dermatologie)*

isomorphism

isomorphism Isomorphie f, Gleichgestaltigkeit f *(z. B. von Zellen im normalen Blut)*
isomorphous s. isomorphic
isoniazid Isoniazid n, Isonikotinsäurehydrazid n, INH *(Tuberkulostatikum)*
isonicotinic acid hydrazide s. isoniazid
isonormocytosis Isonormoleukozytose f, Normoleukozytose f, normale Leukozytenzahl f
isoosmotic isoosmotisch, mit gleichem onkotischem (osmotischem) Druck, isotonisch
~ **solution** isoosmotische (isotonische) Lösung f, äquilibrierte Salzlösung f
isophane insulin Protamin-Zink-Insulin n, PZ-Insulin n *(Depotinsulin)*
isophenic isophän, vom gleichen Phänotyp, mit gleicher äußerer Erscheinung
isophoria Isophorie f, gleiche Stellung f beider Augen
isopia Isopie f, gleiche Sehschärfe f beider Augen
isoprecipitin Isopräzipitin n *(gegen artgleiches Serum gerichteter, Ausflockung bewirkender Antikörper)*
isoprenaline Isoprenalin n *(Broncholytikum)*
isopropanol, isopropyl alcohol Isopropanol n, Isopropylalkohol m *(Desinfektionsmittel)*
isopropylarterenol, isoproterenol s. isoprenaline
isopters Isopteren fpl, Linien fpl gleicher Sehschärfe
isoserotherapy Isoserotherapie f, Isoserumbehandlung f
isoserum Isoserum n, krankheitsgleiches Serum n
Isospora hominis Isospora f hominis *(eine Darmerkrankung hervorrufende Kokzidienart)*
isosporosis Isosporosis f, Isosporabefall m
isosthenuria Isosthenurie f, Harnstarre f *(mangelnde Konzentrations- und Verdünnungsfähigkeit der Nieren)*
isosthenuric isosthenurisch
isothermal isotherm, temperaturgleich
isotonia 1. Isotonie f, gleicher osmotischer Druck m; 2. Isotonie f, gleicher Tonus m
isotonic 1. isotonisch, den gleichen osmotischen (onkotischen) Druck zeigend; 2. isotonisch, den gleichen Tonus besitzend
~ **contraction** isotonische Kontraktion f, Muskelverkürzung f durch Kontraktion bei gleicher Spannung
~ **sodium chloride solution** isotone Natriumchloridlösung (Kochsalzlösung) f
isotope cisternography Isotopenzysternographie f
isotopic labelling Isotopenmarkierung f
~ **renography** Isotopenrenographie f, Isotopennephrographie f
~ **tracer** Isotopentracer m, Isotopenindikator m, Leitisotop n
isotopically labelled isotopenmarkiert
isotransplant Isotransplantat n

isotransplantation Isotransplantation f
isotropic isotrop, einfach lichtbrechend *(Muskelfasern)*
isotropy Isotropie f
isozyme s. isoenzyme
IST s. insulin shock therapy
isthmectomy Isthmektomie f, Isthmusresektion f, [operative] Isthmusentfernung f
isthmic Isthmus...
~ **endometrium** Isthmusendometrium n
~ **nodular salpingitis** s. endosalpingiosis
isthmitis Isthmitis f, Entzündung f des Isthmus faucium
isthmus Isthmus m, enge (schmale) Verbindung f, verengte Stelle f, Enge f
~ **of aorta** Isthmus m aortae, Aortenenge f
~ **of auditory (Eustachian) tube** Isthmus m tubae auditivae, Tubenenge f *(Grenze von knöchernem und knorpeligem Teil der Ohrtrompete)*
~ **of Fallopian tube** s. ~ of the uterine tube
~ **of gyrus fornicatus** s. ~ of the cingulate gyrus
~ **of the cingulate gyrus** Isthmus m gyri cinguli (fornicati), Isthmus m hippocampi
~ **of the fauces** Isthmus m faucium, Rachenenge f *(Übergang von der Mund- zur Rachenhöhle)*
~ **of the limbic lobe** s. ~ of the cingulate gyrus
~ **of the thyroid gland** Isthmus m glandulae thyroideae, Schilddrüsenisthmus m *(Verbindungsstück der beiden Schilddrüsenlappen)*
~ **of the uterine tube** Isthmus m tubae uterinae, Tubenisthmus m, Eileiterenge f
~ **of the uterus** Isthmus m uteri, Gebärmutterenge f *(zwischen Körper und Hals)*
isuria Isurie f, gleicher Harnfluß m
itch 1. Hautjucken n, Pruritus m; 2. Skabies f, Krätze f *(durch die Krätzemilbe hervorgerufene, übertragbare Hautkrankheit)*
~ **mite** Sarcoptes f scabiei, Krätzemilbe f, Räudemilbe f
itching Jucken n, Juckreiz m, Juckempfindung f
iter Aditus m, Zugang m, Eingang m
iteration Iteration f, [krankhafte] Wiederholung f von Worten und Handlungen *(infolge Enthemmung primitiver hirnorganischer Vorgänge)*
ithylordosis Ithylordose f, Lordose f ohne Seitenkrümmung
I. U. s. international unit
IUD s. intra-uterine contraceptive device
I.V., i.v. s. intravenous
ivory Zahnbein n, Elfenbein n, Dentin n *(Zusammensetzungen s. a. unter dentinal)*
~ **bone** Marmorknochen m
~ **osteosis** Osteoma n eburneum (durum)
IVP s. intravenous pyelogram
ixodiasis Ixodiasis f, Zeckenkrankheit f, Zeckenbefall m
ixodic ixodisch, Zecken...
ixodid Zecke f

ixyomyelitis Lumbalmarkentzündung f, Lendenrückenmarkentzündung f

J

J stomach Angelhakenmagen m, langgestreckter Magen m
jacket Korsett n; Gipskorsett n
~ **crown** Jacket-Krone f, Mantelkrone f *(für zerstörte Frontzähne)*
jackscrew Zahnreguliervorrichtung f, Zahnspange f *(mit Schraubenzug)*
Jacksonian convulsion s. ~ seizure
~ **epilepsy** Jackson-Epilepsie f
~ **epileptic fit** s. ~ seizure
~ **seizure** Jackson-Anfall m, epileptischer Anfall m vom Jacksontyp
Jacobson's canal Jacobsonscher Kanal m, Canaliculus m tympanicus
~ **cartilage** Jacobsonscher Knorpel m, Cartilago f vomeronasalis
~ **nerve** Jacobsonscher Nerv m, Nervus m tympanicus
~ **organ** Jacobsonsches Organ n, Organon n vomeronasale Jacobsoni
~ **plexus** Jacobsonscher Plexus m, Plexus m tympanicus
jac[ti]tation Jaktation f, Gliederzucken n, Gliederwerfen n
Jaffé-Lichtenstein disease (syndrome) Jaffé-Lichtenstein-Syndrom n, Morbus m Jaffé-Lichtenstein, fibröse monostotische Knochendysplasie (Dysplasie) f, Osteofibrosis f deformans juvenilis [Uehlinger]
jail fever s. epidemic typhus
Jakob-Creutzfeldt disease (syndrome) Jakob-Creutzfeldtsche Krankheit (Pseudosklerose) f
janiceps Janizeps m *(symmetrische Doppelmißbildung mit Verschmelzung der Köpfe)*
Jansen's syndrome Jansensches Syndrom n, Metaphysendysostose f
Japanese B encephalitis Japan-B-Enzephalitis f
~ **B encephalitis virus** Japan-B-Enzephalitis-Virus n *(Arbovirus)*
~ **flood (river) fever** Japanisches Flußfieber n *(s. a. tsutsugamushi fever)*
Jarisch-Herxheimer reaction [Jarisch-]Herxheimersche Reaktion f *(Antigen-Antikörper-Reaktion)*
jaundice Gelbsucht f, Ikterus m
~ **of the newborn** Neugeborenengelbsucht f, [physiologischer] Neugeborenenikterus m, Icterus m neonatorum
jaundiced/to be ikterisch sein
jaw Kiefer m
~**-bone** Kieferknochen m; Unterkiefer m, Mandibula f
~ **fracture appliance** Kieferfrakturstabilisator m
~ **jerk** s. mandibular reflex
Jaworki's corpuscles Jaworkische Kerne mpl *(freie Leukozytenkerne im Magensaft)*

Jeddah ulcer Jeddah-Ulkus n, Furunculus m orientalis, Orientbeule f, arabische Hautleishmaniase f, Leishmaniasis f cutis
Jefferson's fracture Jeffersonsche Fraktur f, Atlasbruch m
Jegher-Peutz syndrome Peutz-Jegher-Syndrom n, Magen-Darm-Kanal-Polypen mpl mit Schleimhautpigmentation
jejunal jejunal, Jejunum..., Leerdarm...
~ **artery** Jejunalarterie f, Leerdarmschlagader f, Arteria f jejunalis
~ **epithelium** Jejunumepithel n, Leerdarmepithel n
~ **mesentery** Jejunummesenterium n
~ **ulcer** [peptisches] Jejunalulkus n, Ulcus n pepticum jejuni; Anastomosengeschwür n
~ **vein** Jejunalvene f, Vena f jejunalis
jejunectomy Jejunektomie f, Jejunumresektion f, [operative] Leerdarmentfernung f
jejunitis Jejunitis f, Leerdarmentzündung f
jejunocaecostomy Jejunozökostomie f, Jejunum-Zökum-Anastomose f, [operative] Jejunum-Zökum-Verbindung f
jejunocolostomy Jejunokolostomie f, Jejunum-Kolon-Anastomose f, [operative] Jejunum-Kolon-Verbindung f
jejunogastric jejunogastral, Magen-Leerdarm-...
jejuno-ileal jejunoileal, Jejunum-Ileum-..., Leerdarm-Krummdarm-..., Dünndarm...
~ **mesentery** Jejunum-Ileum-Mesenterium n, Dünndarmmesenterium n
jejuno-ileitis Jejunoileitis f, Jejunum- und Ileumentzündung f
jejuno-ileostomy Jejunoileostomie f, Jejunum-Ileum-Anastomose f, [operative] Jejunum-Ileum-Verbindung f
jejuno-ileum Jejunoileum n, Leerdarm m und Krummdarm m
jejunojejunostomy Jejunojejunostomie f, Jejunum-Jejunum-Anastomose f, [operative] Leerdarm-Leerdarm-Verbindung f
jejunoplasty Jejunoplastik f, Jejunumplastik f, Leerdarmplastik f
jejunorrhaphy Jejunorrhaphie f, Jejunumnaht f, Leerdarmnaht f
jejunostomy 1. Jejunostomie f, Jejunostoma n, Jejunumfistel f, Leerdarmfistel f; 2. Jejunostomie f, [operative] Jejunumfistelung f
jejunotomy Jejunotomie f, Jejunumeröffnung f, [operative] Leerdarmeröffnung f
jejunum Jejunum n, Leerdarm m, Intestinum n jejunum
Jellinek's sign Jellineksches Zeichen n *(Augenlidpigmentation bei Schilddrüsenüberfunktion)*
jelly of Wharton Whartonsche Sulze f, gallertiges Nabelschnurbindegewebe n
~**-belly** Gallertbauch m, Peritonealpseudomyxom n, Pseudomyxoma n peritonei
Jena Nomina Anatomica Jenaer Nomenklatur f, JNA

Jendrassik's

Jendrassik's manoeuvre Jendrassikscher Handgriff m (Neurologie)
Jennerian vaccination Jennersche Vakzination f, Pocken[schutz]impfung f
~ **vaccine** Jennersche Vakzine f, Pockenimpfstoff m
Jensen's disease (retinopathy) Jensensche Krankheit (Retinopathie) f, Chorioiditis (Retinochorioiditis) f juxtapapillaris, Papillenchorioiditis f
~ **sarcoma (tumour)** Jensen-Sarkom n (transplantierbares Sarkom)
jerk Reflexbewegung f, Reflex m, Zuckung f; Krampf m, Spasmus m
jerky pulse Pulsus m vibrans, schnellender (hüpfender) Puls m
jet injection Düseninjektion f (Impfpistole)
Jewett [angle] nail Jewettscher Winkelnagel m
Jezler-Takata test Takata-Ara-Test m, Takata-[Ara-]Reaktion f (Serumlabilitätsprobe)
JNA s. Jena Nomina Anatomica
jock itch s. jockey itch
jockey itch Tinea f cruris (Hautkrankheit)
jockstrap Hodensuspensorium n
jodbasedow Jodbasedow m, jodinduzierte Hyperthyreose (Schilddrüsenüberfunktion) f
johimbine Yohimbin n (Alkaloid)
Johne's bacillus Johnescher Bazillus m, Mycobacterium n paratuberculosis [Johne]
johnin Johnin n, Mycobacterium-paratuberculosis-Impfstoff m, Paratuberkulin n
joint Gelenk n, Articulatio f, gelenkige Verbindung f (Zusammensetzungen s. a. unter articular)
~ **arthrodesis** [operative] Gelenkversteifung f, Gelenkfusion f
~ **body** s. ~ mouse
~ **capsule** Gelenkkapsel f, Capsula f articularis
~ **cavity** Gelenkhöhle f, Cavum n articulare
~ **dislocation** Gelenkverrenkung f, Gelenkluxation f
~ **effusion** Gelenkerguß m
~ **fusion** s. ~ arthrodesis
~ **ligament** Gelenkband n, Ligamentum n articulare
~ **meniscus** Gelenkmeniskus m, Meniscus m articularis
~ **mobility** Gelenkbeweglichkeit f
~ **mouse** Gelenkmaus f, Corpus n liberum (articulare mobile), freier Gelenkkörper m
~ **of the foot** Fußgelenk n, Articulatio f pedis
~ **pain** Gelenkschmerz m
~ **sensation** Gelenkempfindung f, Gelenkgefühl n
~ **space** Gelenkraum m, Gelenkhöhle f
~ **stiffness** Gelenksteife f, Gelenksteifigkeit f
~ **structure** Gelenkstruktur f
~ **suppuration** Gelenk[ver]eiterung f
~ **synovia** Gelenksynovia f, Synovia f articularis
joking mania Witzelsucht f, Moria f
Jolly bodies [Howell-]Jollysche Körper mpl, Jollykörper mpl, Kernkugeln fpl

Jones criteria Jones-Kriterien npl (Rheuma)
joule Joule n, J (SI-Einheit für Arbeit, Energie und Wärmemenge)
jugal 1. Wangen..., Backen...; 2. Jochbein...
jugomaxillary jugomaxillär, Jochbein-Oberkiefer-...
jugular jugular, Drossel[gruben]..., Kehl...
~ **arch** Arcus m venosus juguli
~ **bulb** Bulbus m jugularis
~ **compression** Jugularkompression f, Vena-jugularis-Kompression f, Drosselvenenkompression f; Queckenstedtsche Probe f
~ **eminence** Eminentia f jugularis
~ **foramen** Foramen n jugulare
~ **foramen syndrome** Foramen-jugulare-Syndrom n (bei Schädelbasisfraktur)
~ **fossa** Fossa f jugularis ossis temporalis
~ **ganglion** 1. Ganglion n superius nervi glossopharyngei; 2. Ganglion n superius nervi vagi
~ **incisura** Incisura f jugularis
~ **nerve** Nervus m jugularis
~ **notch of the occipital bone** Incisura f jugularis ossis occipitalis
~ **notch of the sternum** Incisura f jugularis sterni
~ **notch of the temporal bone** Incisura f jugularis ossis temporalis
~ **process** Processus m jugularis ossis temporalis
~ **pulse** Jugular[venen]puls m
~ **trunk** Truncus m jugularis
~ **tubercle** Tuberculum n jugulare ossis occipitalis
~ **vein** Drosselvene f, Vena f jugularis
~ **venous arch** Arcus m venosus juguli
~ **venous pressure** Jugularvenendruck m
~ **venous pulse** Jugularvenenpuls m
~ **wall of the tympanic cavity** Paries m jugularis cavi tympani
jugum Jugum n, Joch n
juice Körperflüssigkeit f, Körpersaft m; Gewebsflüssigkeit f, Gewebssaft m; Sekret n
jumbling of words Paraphrasia f vesana
junction Junctura f, Verbindung f, Vereinigung f; Gelenk n
~ **of the upper and lower lip** Commissura f labiorum oris
junctional Verbindung[s]...; Gelenk...
~-**capillary** präkapillär, vor dem Kapillarbett
~ **capillary** Präkapillare f
~ **cyst** Ligamentum-latum-Zyste f
~ **tachycardia** Atrioventrikulartachykardie f, AV-Knotentachykardie f
junctura s. junction
jungle yellow fever Dschungelgelbfieber n, Buschgelbfieber n
Jüngling's disease Jünglingsche Krankheit f, Osteitis f cystica, Ostitis f tuberculosa cystoides multiplex
juvenile juvenil, jugendlich
~ **acanthosis** juvenile Akanthose f, Acanthosis f juvenilis

karyophage

- ~ **amaurotic familial idiocy** juvenile amaurotische familiäre Idiotie f
- ~ **cell** Metamyelozyt m
- ~ **diabetes** juveniler Diabetes m
- ~ **kyphosis** juvenile Kyphose f, Scheuermannsche Krankheit f, Morbus m Scheuermann
- ~ **macular degeneration** juvenile Makuladegeneration f, Stargardt-Syndrom n
- ~**-onset diabetic** juveniler Diabetiker m
- ~ **osteochondritis dissecans** juvenile Osteochondritis f dissecans
- ~ **osteomalacia** juvenile Osteomalazie f, Rachitis f
- ~ **osteoporosis** juvenile Osteoporose f, Fischwirbelkrankheit f
- ~ **rheumatoid arthritis** juvenile Rheumatoidarthritis f

juxta-articular juxtaartikulär, gelenknah, neben dem Gelenk
juxtacortical juxtakortikal, rindennah, neben der Rinde
juxta-epiphysial juxtaepiphysär, epiphysennah, neben den Epiphysen [liegend]
juxtaglomerular juxtaglomerulär, neben dem Glomerulum [liegend]
- ~ **apparatus** juxtaglomerulärer Apparat m

juxtapapillary juxtapapillär, papillennah, neben der Papille [liegend]
- ~ **choroiditis** s. Jensen's disease

juxtapose/to juxtaponieren, anlagern, auflagern; nebeneinanderstellen; sich anlagern; sich nebeneinanderstellen
juxtaposition Juxtaposition f, Anlagerung f, Auflagerung f (z. B. bei Steinbildung); Nebeneinanderstellung f
juxtapyloric juxtapylorisch, pylorusnah, dicht neben dem Magenpförtner [liegend]
juxtaspinal juxtaspinal, wirbelsäulennah, neben der Wirbelsäule [liegend]

K

kabure [itch] Kabure n (Hauterkrankung durch Schistosoma japonicum)
Kader's operation Kader-Fistel f, Gastrostomie (Magenfistel) f nach Kader
Kahler's disease Kahlersche Krankheit f, Morbus m Kahler, malignes Plasmozytom n, multiple Myelome npl
Kahn [flocculation] test Kahn-Flockungsreaktion f, Kahn-Test m, Präzipitationstest m nach Kahn (Serumprobe auf Syphilis)
kainophobia Kainophobie f (Angst vor dem Neuen)
kakke Kakke f, Beriberi f, Reisesserkrankheit f, Polyneuritis (Panneuritis) f epidemica (Vitamin-B_1-Mangelkrankheit)
kakorraphiophobia Kakorraphiophobie f (Angst vor Fehlern)
kala-azar Kala-Azar f, schwarze Krankheit f, Splenomegalia f tropica, Dum-Dum-Fieber n, schwarzes Fieber n (tropische Infektionskrankheit durch Leishmanien)
kalaemia Kaliämie f, Vorhandensein n von Kalium im Blut
kallidin Kallidin n (Dekapeptid)
kallidinogen Kallidinogen n (Vorstufe von Kallidin)
kallikrein Kallikrein n (Enzym)
Kandahar sore s. cutaneous leishmaniasis
kaolin Kaolin n, Bolus m alba, weißer Ton m (Adsorptionsmittel bei Darmkatarrhen)
- ~ **cataplasm** Kaolinkataplasma n

kaolinosis Kaolinose f, Porzellanstaublunge[nerkrankung] f
Kartagener's syndrome (triad) Kartagener-Syndrom n (angeborene Bronchiektasen mit Mißbildungen der Lungenarterie, Wabenlunge, Eiterungen der Nasennebenhöhlen, fehlenden Stirnhöhlen und anderen angeborenen Mißbildungen)
karyenchyma Karyenchyma n, Zellkernsaft m
karyoblast Karyoblast m
karyochrome karyochrom, [zell]kernfärbend
karyoclasis Karyoklasie f, Karyorrhexis f, Kernzertrümmerung f
karyoclastic karyoklastisch, kernzertrümmernd, kernzerbrechend
karyocyte s. normoblast
karyogamic karyogam, [zell]kernverschmelzend
karyogamy Karyogamie f, Kernverschmelzung f (bei geschlechtlicher Fortpflanzung)
karyogenesis Karyogenese f, Zellkernbildung f, Zellkernentwicklung f
karyogenic karyogen, zellkernbildend
karyokinesis Karyokinese f, Mitose f, indirekte Zellkernteilung f (mit Chromosomenausbildung)
karyokinetic karyokinetisch, mitotisch
karyoklasis s. karyoclasis
karyolobic karyolobär (Zellkern)
karyology Karyologie f, Lehre f vom Zellkern, Zellkernlehre f
karyolymph Karyolymphe f, Kernsaft m
karyolysis Karyolyse f, Zellkernauflösung f, Kernauflösung f
karyolytic karyolytisch, [zell]kernauflösend
karyomegaly Karyomegalie f, Zellkernvergrößerung f, Kernvergrößerung f
karyomere Karyomer n, Chromosomensegment n, Chromosomenabschnitt m
karyometry Karyometrie f, Zellkernmessung f, Kernvermessung f
karyomicrosome Karyomikrosom n, Zentralkörperchen n (im Zellkern)
karyomitome Karyomitom n, Chromatingerüst n (Zellkern)
karyomitosis Karyomitose f, Zellkernteilung f
karyomitotic karyomitotisch, zellkernteilend
karyon Karyon n, Zellkern m, Nukleus m
karyophage Karyophage m, Zellkernfreßzelle f, den Zellkern phagozytierende (aufnehmende) Zelle f

karyophagous

karyophagous karyophag, den Zellkern phagozytierend (aufnehmend)
karyoplasm Karyoplasma n, Zellkernplasma n, Kernplasma n
karyoplasmic Karyoplasma..., Kernplasma...
karyoplast Zellkern m, Nukleus m
karyopyknotic karyopyknotisch, zellkernverdickend
karyoreticulum s. karyomitome
karyorrhectic karyorrhektisch, zertrümmernd, zerfallend *(Zellkern nach dem Zelltod)*
karyorrhexis Karyorrhexis f, Kernzerfall m *(nach dem Zelltod)*
karyosome Karyosom n, Karyoplasmaverdichtung f, Pseudonukleolus m
karyostasis Karyostase f, Kernruhe f
karyotheca Zellkernmembran f
karyotype/to karyotypisieren, den Zellkern typisieren
karyotype Karyotyp m, Kerntyp m
katalepsia Katalepsie f, Starrsucht f
kataplasia s. cataplasia
katathermometer Katathermometer n *(zur Bestimmung der Abkühlungsgröße)*
katatonia s. catatonia
Katayama disease Katayama-Krankheit f, Schistosomiasis f japonica
kathepsin Kathepsin n *(Enzym)*
kathisophobia Kathisophobie f *(Furcht vor dem Hinsetzen)*
Kayser-Fleischer ring Kayser-Fleischerscher Pigmentring m *(Farbeinlagerung in der Hornhautperipherie bei Pseudosklerose)*
Kedani disease (fever) Kedanikrankheit f *(s. a. tsutsugamushi disease)*
keep alive/to am Leben erhalten
Keith-Flack node, Keith's node Keith-Flackscher Sinusknoten (Knoten) m *(Herzreizleitung)*
kelis s. keloid
keloid Keloid n, Narbenkeloid n, Wulstnarbe f, hypertrophische Narbe f, Narbenwucherung f
~ **acne** Keloidakne f, Folliculitis f keloidalis, Dermatitis f papillaris capillitii
~ **formation** Keloidbildung f
~ **sycosis** Keloidsykose f, Ulerythema n sycosiforme *(unter Narbenbildung abheilende follikuläre Eiterbläschen der Wangen- und Bartgegend)*
keloidal keloidal, Keloid..., Wulstnarben...
~ **area** Keloidareal n
~ **folliculitis** s. keloid acne
keloidosis Keloidose f, Keloid[bildungs]neigung f
keloma s. keloid
keloplasty Keloplastik f, Narbenplastik f
kelotomy Kelotomie f, Narbenstrikturdurchtrennung f
kenophobia Kenophobie f, Platzangst f
Kenya tick typhus Keniafieber n
kephalin Kephalin n
kerasin Kerasin n *(Zerebrosid)*

~ **thesaurismosis** Kerasin-Thesaurismose f, Kerasin-Speicherkrankheit f, Morbus m Gaucher
keratalgia Keratalgie f, Hornhautschmerz m [am Auge]
keratectasia Keratektasie f, Hornhautstaphylom n, Hornhautausweitung f [am Auge]
keratectomy Keratektomie f, Kerektomie f, Hornhautexzision f, [operative] Hornhautentfernung f [am Auge]
keratiasis Keratiasis f, Vorhandensein n von verhornten Warzen auf der Haut
keratic keratisch, Kornea..., Hornhaut...
~ **precipitate** Hornhautpräzipitat n, Praecipitatum n corneale
keratin Keratin n, Hornsubstanz f *(Gerüsteiweiß)*
~-**rich** keratinreich
keratinization [process] Keratinisation f, Verhornung f, Verhornen n, Verhornungsprozeß m; Hyperkeratose f
keratinize/to keratinisieren, verhornen, Keratin (Horn) bilden, sich zu Keratin umwandeln
keratinocyte Keratinozyt m, keratinproduzierende Zelle f
keratinoid magensaftresistentes Dragee n
keratinophilic keratinophil
keratinous hornig, Horn..., Keratin...
keratitic Keratitis..., Hornhautentzündungs...
keratitis Keratitis f, Hornhautentzündung f
~ **hypopyon** Keratitis f purulenta
~ **punctata of leprous origin** Keratitis f punctata leprosa
keratoacanthoma Keratoakanthom n, Molluscum n pseudocarcinomatosum (sebaceum) *(gutartige Hautwucherung)*
keratoblast Keratoblast m
keratocele Keratozele f, Hornhauthernie f, Deszemetozele f
keratocentesis Keratozentese f, Hornhautschnitt m, Augenhornhautpunktion f
keratochromatosis Keratochromatose f
keratoconjunctivitis Keratokonjunktivitis f, Hornhaut-Bindehaut-Entzündung f, Entzündung f der Horn- und Bindehaut
keratoconus Keratokonus m, Hornhautkegel m
keratocricoid [muscle] Musculus m cricothyroideus posterior, hinterer Ringschildknorpelmuskel m
keratocyte Keratozyt m
keratoderma Keratodermie f, Keratose f, Keratodermatose f
keratodermatocele s. keratocele
keratodermia s. keratoderma
kerato-ectasia Keratoektasie f, Korneaprotrusion f
keratofibril Keratofibrille f, Hornfibrille f
keratogenesis Keratogenese f, Keratinbildung f, Horn[substanz]bildung f
keratogenetic keratogenetisch, keratinbildend, horn[substanz]bildend

keratoglobus Keratoglobus m, Megalokornea f, kugelige Hornhautvorwölbung f
keratographia Keratographie f, Hornhautdarstellung f
keratohaemia Keratohämie f, Hornhaut[ein]blutung f
keratohelcosis Keratohelkose f, Hornhautulkus n des Auges
keratohyalin Keratohyalin n, Eleidinkörnchen npl (Hornsubstanzvorstufe der Oberhaut)
keratohyaline Keratohyalin...
keratoid keratoid, hornartig
keratoiditis s. keratitis
keratoiridocyclitis Keratoiridozyklitis f (Entzündung der Hornhaut, der Regenbogenhaut und des Strahlenkörpers)
keratoiritis Keratoiritis f, Iridokeratitis f, Hornhaut- und Regenbogenhautentzündung f
keratoleukoma Keratoleukom n, weißer Hornhautfleck m
keratolysis Keratolyse f, Hornhautablösung f, Hornhautauflösung f
keratolytic keratolytisch, hornhautablösend, hornhautauflösend
keratolytic [agent] Keratolytikum n, hornhautablösendes (hornhautauflösendes) Mittel n
keratoma Keratom n, Horngeschwulst f; Hornschichtverdickung f (der Haut)
keratomalacia Keratomalazie f, Hornhauterweichung f
keratome Keratom n, Keratotom n, Hornhautmesser n
keratomegaly Keratomegalie f, Hornhautvergrößerung f
keratometer Keratometer n, Hornhautmesser m
keratometry Keratometrie f (Messung des Hornhautdurchmessers und der Hornhautkrümmung)
keratomycosis Keratomykose f, Hornhautpilzerkrankung f, Pilzkrankheit f der Hornhaut
keratonyxis Keratonyxis f, Hornhautstich m (Staroperation)
keratopathy Keratopathie f, Korneakrankheit f, Hornhauterkrankung f des Auges
keratophotography Keratofotografie f
keratoplastic keratoplastisch, Keratoplastik..., Hornhautübertragungs...
keratoplasty Keratoplastik f, Hornhautplastik f, Hornhautübertragung f (Operation zum Ersatz der Hornhaut)
keratoprosthesis Keratoprothese f, Hornhautprothese f
keratoprotein Keratoprotein n
keratorrhexis Keratorrhexis f, Hornhautruptur f, Hornhautzerreißung f
keratoscleritis Keratoskleritis f, Hornhaut- und Lederhautentzündung f, Hornhaut- und Skleraentzündung f
keratoscope Keratoskop n, Plazidoscheibe f
keratoscopic keratoskopisch
keratoscopy Keratoskopie f (Methode zur Bestimmung der Hornhautkrümmung)

keratose keratotisch, hornig, verhornt, Keratose...
keratosis Keratose f, Keratosis f, Verhornung f; verhornte Haut f
~ **of the larynx** Kehlkopfkeratose f, Larynxverhornung f
~ **of the sweet glands** Schweißdrüsenkeratose f, Sudokeratose f
keratosulphaturia s. Morquio's syndrome
keratotic keratotisch, hornig, verhornt; verhornend
keratotome s. keratome
keratotomy Keratotomie f, Hornhautschnitt m, Hornhautspaltung f
kerato-uveitis Keratouveitis f, Hornhaut- und Traubenhautentzündung f
keraunoneurosis Keraunoneurose f (Neurose durch Blitzschlag oder Starkstrom)
keraunoparalysis Keraunoparalyse f (Lähmung durch Blitzschlag oder Starkstrom)
keraunophobia Keraunophobie f, Gewitterangst f (Angst vor Blitzschlag oder Starkstrom)
Kerckring's folds Kerckringsche Falten fpl, Plicae fpl circulares (oberer Dünndarm)
kerectomy s. keratectomy
keritherapy Keritherapie f, Paraffinölbehandlung f
kernicterus Kernikterus m (Bilirubinpigmentation des Zentralnervensystems)
kernschwund Kernschwund m
keroid korneaähnlich, korneaartig, hornhautartig
ketamine Ketamin n (Anästhetikum)
keto acid Ketonsäure f, Keto[karbon]säure f
~ **acid [de]carboxylase** Karboxylase f (Enzym)
ketoacidosis Ketoazidose f, Ketonkörperazidose f
ketoaciduria Ketoazidurie f, erhöhte Ketonkörperausscheidung f im Urin
α-**ketodecarboxylase** s. keto acid decarboxylase
ketogenesis Ketogenese f, Ketonkörperbildung f (z. B. beim Diabetes mellitus)
ketogen[et]ic ketogen, ketonkörperbildend, Ketogenese...
ketoglutaric acid Ketoglutarsäure f (Zwischenprodukt beim Abbau der Zitronensäure zu Bernsteinsäure)
ketoheptose Ketoheptose f
ketohexose Ketohexose f
ketohydroxyestrin s. oestrone
ketolysis Ketolyse f, [metabolischer] Ketonkörperabbau m
ketolytic ketolytisch, ketonkörperabbauend, Ketolyse...
ketonaemia Ketonämie f, Ketonkörpererhöhung f im Blut
ketonaemic ketonämisch
ketone body Ketonkörper m, Azetonkörper m
ketonuria Ketonurie f, Ketonkörperausscheidung f im Urin
ketoplasia Ketoplasie f, Ketonkörperbildung f

ketoplastic

ketoplastic ketoplastisch, keton[körper]bildend, Ketoplasie...
ketopropionic acid α-Ketopropionsäure f
ketoreductase Ketoreduktase f (Enzym)
ketose Ketose f, Keto[n]zucker m
~-1-phosphate aldolase Ketose-1-phosphat-Aldolase f (Enzym)
ketosis Ketose f, Ketonkörpervermehrung f im Blut und Urin (bei schwerem Diabetes mellitus)
ketosteroid Ketosteroid n
ketosuria Ketosurie f, Ketoseausscheidung f im Urin
ketotic ketotisch, ketonkörpervermehrend
kettle-singing sound Wasserkesselgeräusch n (z. B. Lunge)
kidney Niere f, Ren m (Zusammensetzungen s. a. unter renal)
~ **agenesis** Nierenagenesie f, Nierendefektbildung f, fehlende Nierenbildung f
~ **anomaly** Nierenanomalie f
~ **basin** Nierenschale f
~ **blood flow** Nierendurchblutung f
~ **circulation** Nierenkreislauf m
~ **clamp** Nierenklemme f
~ **degeneration** Nierendegeneration f
~ **disease** Nierenkrankheit f, Nierenerkrankung f, Nierenleiden n
~ **elevating forceps** Nierenfaßzange f
~ **failure** Nierenversagen n, renales Versagen n
~ **function test** Nierenfunktionstest m, Nierenfunktionsprobe f
~ **hilum** Nierenhilus m
~ **laceration** Nierenzerreißung f, Nierenriß m
~ **pelvis** Nierenbecken n, Pelvis f renalis
~ **pelvis rupture** Nierenbeckenruptur f
~ **perfusion** Nierenperfusion f
~ **polycystic disease** Zystennierenkrankheit f, Zystenniere[nerkrankung] f
~ **preservation unit** Nierenkonservierungsgerät n
~ **rejection** Nieren[transplantat]abstoßung f
~ **roll** Nierenrolle f
~ **rupture** Nierenruptur f, Nierenzerreißung f
~ **scanning** Nierenabtastung f (nach Isotopenmarkierung), Nierenszintigraphie f
~ **stone** Nierenstein m, Calculus m renalis, Nierenkonkrement n
~ **stone forceps** Nierensteinzange f
~ **transplant** Nierentransplantat n
~ **transplantation** Nierentransplantation f
~ **tray** Nierenschale f
~ **tumour** Nierentumor m, Nierengeschwulst f
Kienböck's disease Kienböcksche Erkrankung f, Lunatummalazie f
Kiesselbach's area (space, triangle) Locus m Kiesselbachi, Kiesselbachscher Ort m (gefäßreiche Gegend am vorderen Teil der Nasenscheidewand)
killer lymphocyte Killerlymphozyt m (Immunologie)
Killian's operation Killiansche Stirnhöhlenradikaloperation f

Kimmelstiel-Wilson disease (syndrome) Kimmelstiel-Wilson-Syndrom n, interkapilläre Glomerulosklerose f
kinaesthesia Kinästhesie f, Muskelsinn m
kinaesthesiometer Kinästhesiometer n (Instrument zur Prüfung des Muskelsinns)
kinaesthetic kinästhetisch, Kinästhesie..., Muskelsinn...
~ **memory** s. kinaesthesia
kinanaesthesia Kinanästhesie f, Bewegungsgefühlverlust m
kinase Kinase f (Enzym)
kinematic kinematisch, sich aus der Bewegung ergebend
~ **amputation** s. kineplasty
kinematics Kinematik f, Lehre f von den Bewegungen
kineplastic kineplastisch, Kineplastik...
~ **amputation** s. kineplasty
kineplasty Kineplastik f (Weichteilplastik an Amputationsstümpfen, bei der die Muskelkräfte zur Bewegung ausgenutzt werden)
kineradiotherapy Kineradiotherapie f
kinesalgia Kinesialgie f, Muskelschmerz m bei Bewegung
kinescope Kineskop n (Instrument zur Refraktionsprüfung des Auges)
kinesia s. kinetosis
kinesi-aesthesiometer s. kinaesthesiometer
kinesiatrics Kinesiotherapie f, Bewegungstherapie f, Übungsbehandlung f, Bewegungsbehandlung f, Heilgymnastik f
kinesic s. kinetic
kinesimeter Kinesimeter n, Körperbewegungsmesser m
kinesiology Kinesiologie f (Lehre von den mechanischen und anatomischen Grundlagen der Bewegung)
kinesiometer s. kinesimeter
kinesioneurosis Kinesioneurose f, Bewegungsneurose f
kinesiotherapy s. kinesiatrics
kinesophobia Kinesophobie f, Bewegungsangst f
kinetic kinetisch, Bewegungs...
~ **apraxia** kinetische Apraxie f, Bewegungsapraxie f
~ **ataxia** kinetische Ataxie f, Bewegungsataxie f
~ **reflex** Bewegungsreflex m
~ **tremor** kinetischer Tremor m, Bewegungstremor m, Intentionstremor m
kinetocardiogram Kinetokardiogramm n (z. B. Ballistokardiogramm)
kinetogenic kinetogen, bewegungsauslösend
kinetonucleus Kinetonukleus m, Bewegungskern m (z. B. bei Flagellaten)
kinetoplasm Kinetoplasma n, Bewegungsplasma n
kinetoplast s. kinetonucleus
kinetosis Kinetose f, Bewegungskrankheit f (z. B. Flugzeugkrankheit)
kinetotherapy s. kinesiatrics

king's evil Skrofulose f, Skrofeln fpl, Halslymphknotentuberkulose f
kinin Kinin n (pharmakologisch aktives Polypeptid)
~ forming enzyme s. kininogenase
kininogen Kininogen n
kininogenase Kininogenase f (Enzym)
kinking of aorta Aortenabknickung f, kinking Aorta f
~ of the cannula Kanülenabknickung f
kinocentrum Zentrosom n, Zentralkörper m, Zentralkörperchen n, Zentriol n, Zentriole f
kinometer Kinometer n (gynäkologisches Instrument)
kinoplasm Kinoplasma n (Zytoplasmaabschnitt)
kionitis Kionitis f, Gaumenzäpfchenentzündung f
kiotomy Kiotomie f, Uvularesektion f, Uvulektomie f, [operative] Gaumenzäpfchenentfernung f
Kirschner wire Kirschner-Draht m (bei Osteosynthese)
~ wire fixation Kirschnerdrahtfixation f (bei Osteosynthese)
Kirschner's traction Kirschner-Drahtextension f (Knochenbruchbehandlungsverfahren)
kissing disease s. infectious mononucleosis
~ ulcer Doppelulkus n, Doppelgeschwür n
Kjehldal method Kjehldal-Analyse f (zur Stickstoffbestimmung in stickstoffhaltigen Substanzen)
Klebs-Löffler bacillus Klebs-Löfflerscher Bazillus m, Diphtheriebazillus m, Corynebacterium n diphtheriae, Diphtheriebakterium n
Klebsiella Klebsiella f (gramnegatives Stäbchen)
klebsiellal pneumonia Klebsiellenpneumonie f
kleptomania Kleptomanie f, krankhafter Stehltrieb m
kleptomaniac Kleptomane m
kleptophobia Kleptophobie f, Diebstahlsfurcht f, Stehlangst f
Kline [flocculation] test Kline-Test m, Kline-Reaktion f (Schnellmethode zum Nachweis von Syphilis)
Klinefelter-Reifenstein-Albright syndrome s. Klinefelter's syndrome
Klinefelter's syndrome Klinefelter[-Reifenstein-Albright]-Syndrom n, Gynäkomastie-Aspermiogenese-Syndrom n (Insuffizienz der Hodenkanälchen)
Klippel-Feil deformity (syndrome) Klippel-Feil-Syndrom n, Klippel-Feilsche Krankheit (Deformität) f (angeborener Kurzhals)
Klippel-Trénaunay-Weber syndrome Klippel-Trénaunay-Weber-Syndrom n, angioosteohypertrophisches Syndrom n, partieller angiektatischer Riesenwuchs m, partieller Gigantismus m, Naevus m osteohypertrophicus, Haemangioectasia f hypertrophica
kliseometer Kliseometer n, Beckenneigungsmesser m

Klumpke's palsy (paralysis) Klumpkesche Lähmung f, untere Armplexuslähmung f
knee Knie n, Genu n
~ arthrography Kniearthrographie f, Kniegelenkröntgen[kontrast]darstellung f
~-cap Kniescheibe f, Patella f (Zusammensetzungen s. unter patellar)
~-chest position Knie-Brust-Lage f
~-elbow position Knie-Ellenbogen-Lage f
~ jerk Kniesehnenreflex m, Patellar[sehnen]reflex m
~ joint Kniegelenk n, Articulatio f genu[s]
~-joint effusion Kniegelenkerguß m
~-joint strain Kniegelenkverstauchung f
~ of the internal capsule Genu n capsulae internae
~ reflex [phenomenon] s. ~ jerk
~ retractor Meniskushaken m
~ strapping Knieverband m
knife Messer n, Skalpell n
~ handle Messergriff m, Skalpellgriff m
~ needle Starmesser n
knock-knee Genu m valgum, X-Bein n
~-kneed X-beinig
knockout drops KO-Tropfen mpl (z. B. Chloralhydratlösung)
knot Knoten m
~ tier Schlingendreher m
~ tying forceps Knüpfzange f; Fadenhaltezange f
knotting hair Trichonodose f, Trichorrhexis f nodosa, Haarverknotung f
knuckle 1. Knöchel m, Fingerknöchel m; 2. Fingergelenk n, Interdigitalgelenk n (Hand)
Köbner's disease Köbnersche Krankheit f, Epidermitis f bullosa
~ phenomenon Köbner-Phänomen n, isomorpher Reizeffekt m (Dermatologie)
Kocher forceps Kocher-Klemme f, Kochersche Arterienklemme f
~ incision Kocher-Schnitt m, Rippenbogenrandschnitt m nach Kocher (Gallenchirurgie)
Kocher's manoeuvre 1. Kochersches Manöver n, Schultergelenkeinrenkung f nach Kocher; 2. Kochersche Duodenummobilisierung f
Koch's bacillus Kochscher Bazillus m, Mycobacterium n tuberculosis, Tuberkelbakterium n, Tuberkulosebakterium n
Köhler's disease (tarsal scaphoiditis) Köhlersche Krankheit f, Köhler m I, aseptische Kahnbeinnekrose f (des Fußes)
koilocytic Koilozytose...
koilocytosis Koilozytose f (Zellveränderung infolge perinukleärer Vakuolen)
koilonychia Koilonychie f, Vorhandensein n von Hohlnägeln (Löffelnägeln)
koilorrhachic koilorrhachisch, nach vorn konkav (Lendenwirbelsäule)
koilosternia Trichterbrust f, Pectus n excavatum
konimeter Kon[i]ometer n, Staubgehaltsmesser m, Staub[teilchen]zähler m

konimetric

konimetric konimetrisch
konimetry Koniometrie *f*, Staubgehaltmessung *f*, Staub[teilchen]zählung *f*
koniosis Koniose *f*, Staubkrankheit *f*, Staublunge[nerkrankung] *f*
kophemia Worttaubheit *f*
Koplik's spots (sign) Kopliksche Flecken *mpl*, Masernausschlag *m* der Wangenschleimhaut
kopophobia Kopophobie *f (Angst vor Erschöpfung)*
koprostearin *s.* coprosterol
koroscopy *s.* retinoscopy
kramotherapy *s.* cryotherapy
kraurosis Kraurosis *f (Hautkrankheit)*
~ **of the penis** Kraurosis (Leukoplakia) *f* penis
~ **of the vulva** Kraurosis (Leukoplakia) *f* vulvae
Krause's corpuscle (end bulb) Krausescher Endkolben *m (Kälterezeptor der Haut)*
~ **glands** Krausesche Drüsen *fpl*, Glandulae *fpl* mucosae conjunctivae
kreatin *s.* creatine
kreatinine *s.* creatinine
Krebs cycle Krebs-Zyklus *m*, Zitronensäurezyklus *m*, Zitratzyklus *m*
kreotoxin Kreotoxin *n*, Fleischgift *n (durch Bakterien produziert)*
kreotoxism Kreotoxismus *n*, Fleischvergiftung *f*
Krönig's fields Krönigsche Schallfelder *npl (Lungenschallfeder über den Lungenspitzen)*
Krukenberg's spindle Krukenbergsche Pigmentspindel *f*, Krukenberg-Axenfeld-Spindel *f (dreieckförmige Pigmentablagerung an der Hornhautinterfläche bei kurzsichtigem Auge)*
~ **tumour** Krukenberg-Tumor *m*, Fibrosarcoma *n* ovarii mucocellulare carcinomatodes
Kugel's artery Kugelsche Arterie *f*, Atrioventrikularknotenarterie *f*, Ramus *m* nodi atrioventricularis
Küntscher nail Küntscher-Nagel *m*, Küntschers Marknagel *m*, Marknagel *m* nach Küntscher
Kupffer cell Kupffersche Sternzelle *f (Leber)*
Kussmaul's breathing (respiration) Kussmaulsche (große) Atmung *f*, Lufthunger *m*
Kveim-Siltzbach test Kveim-Test *m*, Kveimscher Sarkoidosetest *m*
kwashiorkor Kwashiorkor-Syndrom *n*, Polykarenzsyndrom *n (chronische Ernährungsstörung)*
kyanopsia *s.* cyanop[s]ia
kymogram Kymogramm *n (Röntgenbild von sich bewegenden Organen)*
kymograph 1. Kymograph *m*, Kymographion *n (Gerät zur Aufzeichnung mechanischer Vorgänge)*; 2. Kymograph *m*, Pulsaufzeichner *m*, Pulswellenaufzeichnungsgerät *n*
kymographic kymographisch
kymography 1. Kymographie *f*, [mechanische] Wellenschreibung *f*; 2. Kymographie *f*, Puls-[wellen]aufzeichnung *f*
kynophobia *s.* cynophobia

kyphorachitic kyphorachitisch
kyphos Buckel *m (bei Kyphoskoliose)*
kyphoscoliorachitic kyphoskoliorachitisch
kyphoscoliosis Kyphoskoliose *f*, Buckelbildung *f* mit Wirbelsäulenseitenverkrümmung
kyphoscoliotic kyphoskoliotisch
kyphosis Kyphose *f*, Rückgratverkrümmung *f* nach hinten
kyphotic kyphotisch, kyphös, bucklig
~ **pelvis** Kyphosebecken *n*
kysthitis Kysthitis *f*, Scheidenentzündung *f*
kysthoptosis Kysthoptosis *f*, Scheidenprolaps *m*, Scheidenvorfall *m*

L

l. *s.* 1. lethal; 2. left eye; 3. lumbar
labdacism *s.* lambdacism
label/to 1. markieren *(eine Substanz durch Isotope)*; 2. kennzeichnen; etikettieren
~ **radioactively** radioaktiv markieren
labia oris Labia *fpl* oris, Lippen *fpl*
~ **pudendi** Labia *fpl* pudendi, Schamlippen *fpl*
labial labial, Lippen-...
~ **angle** Angulus *m* oris, Mundwinkel *m*
~ **glands** Glandulae *fpl* labiales, Speicheldrüsen *fpl* an der Lippeninnenseite
~ **hernia** Hernia *f* labialis, in die großen Schamlippen eingetretener Leistenbruch *m*
~ **line** Linea *f* labialis, Labiallinie *f*
~ **mucosa** Mucosa *f* labialis, Lippenmukosa *f*, Lippenschleimhaut *f*
~ **occlusion** Labialokklusion *f (Stomatologie)*
~ **swelling** Labialschwellung *f (Embryologie)*
~ **tubercle** Tuberculum *n* labii superioris
labialism Labialismus *m*, Labialsprache *f*
labile labil, unbeständig; anfällig; sich leicht verändernd
~ **factor** *s.* proaccelerin
lability Labilität *f*, Unbeständigkeit *f*; Anfälligkeit *f*; Veränderlichkeit *f*
labio-alveolar labioalveolär, Lippen-Alveolen-...
labiocervical 1. labiozervikal, Lippen-Nakken-..., Lippen-Hals-...; 2. labiozervikal *(zur Lippenseite der Zahnhälse gehörend)*
labiochorea Labiochorea *f*, Lippenchorea *f*, Lippenzittern *n*
labiodental labiodental, Lippen-Zahn-...
labiogingival labiogingival, Lippen-Zahnfleisch-...
labioglossolaryngeal labioglossolaryngeal, Lippen-Zungen-Kehlkopf-...
labioglossopharyngeal labioglossopharyngeal, Lippen-Zungen-Rachen-...
labiolingual labiolingual, Lippen-Zungen-...
labiomancy Lippenlesen *n*
labiomental labiomental, Lippen-Kinn-...
labiomycosis Labiomykose *f*, Lippenmykose *f*, Lippenpilzerkrankung *f*
labionasal labionasal, Lippen-Nasen-...

labiopalatine labiopalatin, Lippen-Gaumen-...
labioplasty Lippenplastik f, Cheiloplastik f, Lippenrekonstruktion f, [operative] Lippenwiederherstellung f
labiorrhaphy Labiorrhaphie f, Cheilorrhaphie f, Lippennaht f
labioscrotal labioskrotal
~ **swelling** Labioskrotalschwellung f *(Embryologie)*
labiotenaculum Lippenhaken m
laboratory diagnosis Labor[atoriums]diagnose f
~ **examination** Labor[atoriums]untersuchung f
~ **findings** Labor[atoriums]befunde mpl
~ **investigation** s. ~ examination
labour Geburt f, Geburtsvorgang m, Entbindung f, Niederkunft f, Partus m *(Zusammensetzungen s. a. unter birth)* ● **to be in** ~ in den Wehen liegen, Wehen haben
~ **at [full] term** Partus m maturus, Reifgeburt f
~ **induction** Geburtseinleitung f
~ **inhibition** Geburtshemmung f, aktive Geburtsverzögerung f
~ **pains** Geburtsschmerzen mpl, Gebärmutterkontraktionsschmerzen mpl
~ **stage** Geburtsstadium n
labrum Labrum n, Lippe f; Rand m
labyrinth Labyrinth n, Labyrinthus m; Innenohr n
labyrinthectomy Labyrinthektomie f, Labyrinthexstirpation f, [operative] Labyrinthentfernung f
labyrinthic s. labyrinthine
labyrinthine labyrinthär, labyrinthisch, Labyrinth...
~ **artery** Labyrintharterie f, Arteria f labyrinthi
~ **ataxia** vestibuläre Ataxie f
~ **fluid** Labyrinthflüssigkeit f, Perilymphe f *(zwischen knöchernem und häutigem Labyrinth)*
~ **hydrops** Labyrinthhydrops m
~ **irritation** Labyrinthirritation f, Labyrinthreizung f
~ **nystagmus** Labyrinthnystagmus m, Vestibulärnystagmus m, Nystagmus m, Augenzittern n
~ **otitis** Labyrinthentzündung f, Otitis f labyrinthica
~ **reflex** Labyrinthreflex m
~ **sense** Gleichgewichtssinn m
~ **symptom** Labyrinthsymptom n
~ **testing** Labyrinthtestung f, Labyrinthuntersuchung f
~ **vein** Labyrinthvene f, Gehörgangvene f, Vena f labyrinthi
~ **vertigo** Labyrinthschwindel m
~ **wall of the tympanic cavity** Paries m labyrinthicus cavi tympani
labyrinthitis Labyrinthitis f, Labyrinthentzündung f
labyrinthogenic labyrinthogen, vom Labyrinth ausgehend

labyrinthopathy Labyrinthkrankheit f, Labyrintherkrankung f
labyrinthotomy Labyrinthotomie f, Labyrinthinzision f, [operative] Labyrintheröffnung f
labyrinthus s. labyrinth
laccase p-Polyphenolase f, Phenoloxydase f, Laccase f *(veraltet) (Enzym)*
lacerate/to lazerieren, einreißen, zerreißen
lacerated lacer, lazeriert, zerrissen
~ **foramen** Foramen n lacerum *(Loch zwischen Pyramidenspitze und großem Keilbeinflügel)*
~ **wound** Rißwunde f
laceration Lazeration f, Zerreißung f, Einreißen n, Einriß m
~ **of the perineum** Scheidendammriß m, Dammriß m
lacertus fibrosus Aponeurosis f musculi bicipitis brachii, Lacertus m fibrosus
lachryma Lacrima f, Träne f
lachrymal lakrimal, Tränen... *(Zusammensetzungen s. unter lacrimal)*
lachrymation s. lacrimation
laciniate ligament Retinaculum n musculi flexorum pedis
lacrimal lakrimal, Lakrimal..., Tränen...
~ **adenitis** Tränendrüsenentzündung f, Dakryoadenitis f
~ **apparatus** Apparatus m lacrimalis, Tränenapparat m, Tränenorgane npl
~ **artery** Arteria f lacrimalis, Tränendrüsenarterie f
~ **bay** Tränenbucht f
~ **bone** Os n lacrimale, Tränenbein n
~ **canal** Canalis m nasolacrimalis, Tränennasenkanal m
~ **canaliculus** Canaliculus m lacrimalis, Tränenkanälchen n
~ **canaliculus inflammation** Tränenkanälchenentzündung f
~ **canaliculus stenosis** Tränenkanälchenstenose f, Tränenkanälchenveren[er]ung f
~ **caruncle** Caruncula f lacrimalis, Tränenwärzchen n
~ **crest** Crista f lacrimalis, Tränenleiste f
~ **drainage system** Tränendrainagesystem n, Tränenabflußsystem n
~ **duct** Ductus m nasolacrimalis, Tränennasengang m
~ **fascia** Fascia f lacrimalis
~ **fistula** Tränenfistel f
~ **flow** Tränenfluß m
~ **fold** Plica f lacrimalis (ductus nasolacrimalis), Hasnersche Klappe f *(Schleimhautfalte an der Tränengangsmündung)*
~ **fossa** Fossa f lacrimalis, Tränen[drüsen]grube f
~ **gland** Glandula f lacrimalis, Tränendrüse f
~ **groove** s. ~ sulcus
~ **lake** Lacus m lacrimalis, Tränensee m
~ **nerve** Nervus m lacrimalis, Tränennerv m
~ **notch** Incisura f lacrimalis
~ **papilla** Papilla f lacrimalis, Tränenpapille f

lacrimal

- ~ **passages** Tränenwege *mpl*
- ~ **point** *s.* ~ punctum
- ~ **process** Processus *m* lacrimalis (conchae nasalis) *(zum Tränenbein ziehender Fortsatz der unteren Nasenmuschel)*
- ~ **pump mechanism** Tränenpump[en]mechanismus *m*
- ~ **punctum** Punctum *n* lacrimale, Tränenpunkt *m*
- ~ **reflex** Tränenreflex *m*
- ~ **sac** Saccus *m* lacrimalis, Tränensack *m*, Dakryocystis *f*
- ~ **sac fistula** Tränensackfistel *f*
- ~ **sulcus** Sulcus *m* lacrimalis maxillae, Tränensackgrube *f*
- ~ **surgery** Tränenwegchirurgie *f*, Tränenapparatchirurgie *f*
- ~ **tubercle** *s.* ~ papilla
- ~ **vein** Vena *f* lacrimalis, Tränendrüsenvene *f*

lacrimale Lakrimale *n (anthropologischer Meßpunkt)*
lacrimation Tränensekretion *f*, Tränenabsonderung *f*; Tränenfluß *m*
lacrimator [gas] Tränengas *n*
lacrimatory die Tränensekretion bewirkend
lacrimoconchal suture Sutura *f* lacrimoconchalis
lacrimomaxillary suture Sutura *f* lacrimomaxillaris
lacrimonasal lakrimonasal, zum Tränenapparat und zur Nase gehörend
- ~ **duct** *s.* lacrimal duct

lacrimotome Lakrimotom *n*, Tränensackmesser *n*
lacrimotomy Lakrimotomie *f*, Tränennasengangschnitt *m*, Tränennasenganginzision *f*, [operative] Tränennasengangeröffnung *f*
lactacidaemia Laktazidämie *f*, Vorhandensein *n* von Milchsäure im Blut
lactacidase Laktazidase *f (Enzym)*
lactaciduria Laktazidurie *f*, Milchsäureausscheidung *f* im Urin
lactagogue milchtreibend, milchfördernd
lactalbumin Laktalbumin *n*, Milchalbumin *n*, Milcheiweiß *n*
lactamic acid, lactamine *s.* alanine
lactase Laktase *f*, Galaktosidase *f (Enzym)*
- ~ **deficiency syndrome** Laktasemangelsyndrom *n*

lactate/to 1. laktieren, Milch absondern; 2. stillen, säugen
lactate Laktat *n*
- ~ **dehydrogenase** Laktatdehydrogenase *f (Enzym)*

lactated Ringer's injection Ringer-Laktatlösung *f*
lactation 1. Laktation *f*, Milchbildung *f*, Milchproduktion *f*; Milchabsonderung *f*, Milchsekretion *f (aus der Brust)*; 2. Laktation *f*, Stillen *n*, Säugen *n*; 3. Laktationsperiode *f*, Stillperiode *f*

- ~ **amenorrhoea** Laktationsamenorrhoe *f*, Stillamenorrhoe *f*
- ~ **hormone** Laktationshormon *n*, Prolaktin *n*, luteotrophes (laktotrophes) Hormon *n*, LTH, Laktogen *n*, Laktotropin *n*, Luteotrophin *n*, Galaktin *n*
- ~ **inhibition** Laktationshemmung *f*
- ~ **mastitis** Laktationsmastitis *f*

lacteal milchig, Milch...
- ~ **ampulla** *s.* lactiferous sinus
- ~ **calculus** Milchkonkrement *n*, Milchstein *m*
- ~ **duct** Milchgang *m* [der Brustdrüse], Ductus *m* lactiferus

lactescence Lakteszenz *f*, Milchigkeit *f*, Milchähnlichkeit *f (z. B. der Darmlymphe)*
lactic acid Milchsäure *f*
- ~ **acid accumulation** Milchsäureakkumulation *f*; Laktatanhäufung *f*
- ~ **acid dehydrogenase** Laktatdehydrogenase *f (Enzym)*
- ~ **acidosis** Lakt[at]azidose *f*, Milchsäureazidose *f*

lacticaemia *s.* lactacidaemia
lactiferous milchführend
- ~ **duct** Ductus *m* lactiferus, Milchgang *m* [der Brustdrüse]
- ~ **sinus** Sinus *m* lactiferus, Milchgangsinus *m* *(spindelförmige Milchgangerweiterung vor der Mündung auf die Brustwarze)*
- ~ **tubule** *s.* ~ duct

lactification Milchsäureproduktion *f*, Milchsäurebildung *f (durch Bakterien)*
lactifuge laktifug, milchhemmend
lactifuge [agent] Laktifugum *n*, milchhemmendes Mittel *n*
lactigenous 1. laktigen, milchproduzierend; 2. milchsezernierend, milchausscheidend
lactigerous *s.* lactiferous
lactin *s.* lactose
lactisugium Brustpumpe *f*, Muttermilch[absaug]pumpe *f*
lactivorous milchabhängig, auf Milchernährung basierend, sich von (mit) Milch ernährend
Lactobacillus Lactobacillus *m*, Laktobakterium *n*, Azidobakterium *n*, Milchsäurestäbchen *n*
- ~ **acidophilus** Lactobacillus *m* acidophilus
- ~ **bifidus** Lactobacillus *m* bifidus
- ~ **casei** Lactobacillus *m* casei *(Testorganismus für Vitamin B₂)*
- ~ **casei factor** Lactobacillus-casei-Faktor *m*, Folsäure *f*, Folinsäure *f*
- ~ **gastrophilus** Lactobacillus *m* gastrophilus
- ~ **lactis Dorner** Lactobacillus *m* lactis Dorner
- ~ **lactis Dorner factor** Laktobazillus-lactis-Dorner-Faktor *m*, LLF-Faktor *m*, Vitamin B_{12} *n*, Zyanokobalamin *n*

lactocele Galaktozele *f*, Milchzyste *f*, Milchbruch *m*
lactoflavin Laktoflavin *n*, Riboflavin *n*, Vitamin B_2 *n*

lactogen 1. Laktigen *n*, milchstimulierendes Mittel *n*; 2. *s.* lactation hormone
lactogenic laktogen, die Milchdrüsen stimulierend (anregend, aktivierend)
~ **hormone** *s.* lactation hormone
lactoglobulin Laktoglobulin *n*, Milchglobulin *n*
lactoperoxidase Laktoperoxydase *f (Enzym)*
lactoprotein Laktoprotein *n*, Milcheiweiß *n*
lactorrhoea Laktorrhoe *f*, Milchfluß *m*, Galaktorrhoe *f*
lactoscope Laktoskop *n (Instrument zur Bestimmung des Fettgehalts der Milch)*
lactose Laktose *f*, Milchzucker *m*
~ **intolerance** Laktoseintoleranz *f*, Milchzuckerunverträglichkeit *f*
lactosuria Laktosurie *f*, Laktoseausscheidung *f* im Urin
lactotherapy Laktotherapie *f*, Galaktotherapie *f*, Milchdiät[behandlung] *f*
lactotoxin Laktotoxin *n*
lactovegetarian laktovegetarisch, laktovegetabil
lactovegetarian Laktovegetarier *m (sich durch Milch- und Pflanzenkost ernährende Person)*
lactulose Laktulose *f (Kohlenhydrat)*
lacuna Lacuna *f*, Lakune *f*, Lücke *f*; Delle *f*, Vertiefung *f*
~ **musculorum** Lacuna *f* musculorum, Muskellücke *f (unter dem Leistenband)*
~ **vasorum** Lacuna *f* vasorum, Gefäßlücke *f (unter dem Leistenband)*
lacunar lakunär, lückenhaft, hohlraumartig; Gewebelücken bildend
~ **ligament [of Gimbernat]** Ligamentum *n* lacunare (Gimbernati), *(vom Leistenband zum Pecten ossis pubis ziehend)*
~ **tonsillitis** Tonsillitis *f* lacunaris *(Gaumenmandelentzündung mit Beteiligung der Gaumenbögen und der Rachenschleimhaut)*
lacus *s.* lake 1.
LAD *s.* lactic acid dehydrogenase
Laennec's cirrhosis Laennecsche Zirrhose *f*, atrophische Leberzirrhose *f*
laevocardia 1. Lävokardie *f*, Normallage *f* des Herzens; 2. Linkslage *f* des Herzens *(z. B. bei Situs inversus)*
laevocardiogram Lävokardiogramm *n*, Linksherzkardiogramm *n*, EKG-Ableitung *f* des linken Herzens
laevodopa Lävodopa *n*, L-Dopa *n*, 3-(3,4-Dihydroxyphenyl)-L-Alanin *n (Antiparkinsonmittel)*
laevoduction Lävoduktion *f*, Linksablenkung *f*, Linksabweichung *f*
laevogram *s.* laevocardiogram
laevothyroxine Lävothyroxin *n*, L-Thyroxin *n (Schilddrüsenhormon)*
laevotorsion Lävotorsion *f*
laevulin Lävulin *n (Zwischenprodukt der Inulinspaltung)*
laevulinic acid Lävulinsäure *f*

laevulosaemia Lävulosämie *f*, Vorhandensein *n* von Lävulose im Blut
laevulose Lävulose *f*, [d-]Fruktose *f*, Fruchtzucker *m*
~ **test** Lävulosetest *m*, Lävuloseprobe *f*
~ **tolerance test** Lävulose-Toleranztest *m*, Lävulosebelastungstest *m*
laevulosuria Lävulosurie *f*, Fruktosurie *f*, Fruchtzuckerausscheidung *f* im Harn
lag period (phase) Lag-Periode *f (anfängliche Wachstumsverzögerung bei Mikroorganismen nach Aussaat in ein Substrat)*
~ **screw** Spongiosaschraube *f*
lagnea *s.* erotomania
lagophthalmia Lagophthalmie *f*, Augenschlußunfähigkeit *f*; Augenlidspaltenerweiterung *f*
lagophthalmic lagophthalmisch, Lagophthalmus…, Hasenauge…
~ **keratitis** Keratitis *f* e lagophthalmo, Hornhautentzündung *f* des Auges durch fehlenden Lidschluß
lagophthalmos, lagophthalmus Lagophthalmus *m*, Hasenauge *n*, Oculus *m* leporinus
lake/to *s.* haemolyze/to
lake 1. Lacus *m*, See *m (z. B. Blutsee)*; 2. *s.* lacuna
laked blood hämolytisches (hämolysiertes) Blut *n*
laky blood serum lackfarbiges (lackfarbenes) Blutserum *n (nach Hämolyse)*
laliophobia *s.* lalophobia
lallation Lallen *n*
lalognosis Lalognosis *f*, Sprachverstehen *n*, Sprachverständnis *n*
laloneurosis Laloneurose *f*, Sprachneurose *f*, Sprechneurose *f*
lalopathology Lalopathologie *f*, Lehre *f* von den Sprachstörungen
lalopathy Lalopathie *f*, Sprachstörung *f*, Sprechstörung *f*
lalophobia Lalophobie *f*, Sprechangst *f*, Sprechfurcht *f*
lalophomiatrist Spezialist *m* für Sprachstörungen
laloplegia Laloplegie *f*, Sprachlähmung *f*
lalorrhoea Lalorrhoe *f*, Redefluß *m*; Redesucht *f*
lambdacism[us] Lambdazismus *m (1. Unvermögen der L-Aussprache; 2. häufiger Gebrauch des L-Lautes als Ersatz für den R-Laut)*
lambdoid suture Sutura *f* lambdoidea, Lambdanaht *f (Knochennaht zwischen Scheitelbein und Hinterhauptbein)*
Lamblia intestinalis Lamblia *f* intestinalis *(Dünndarmparasit)*
lambliasis, lambliose Lambliasis *f*, Lamblienerkrankung *f*, Lamblienbefall *m*, Giardiasis *f*
lame lahm
lamella Lamella *f*, Lamelle *f*, Plättchen *n*
~ **of bone** Knochenlamelle *f*

lamellar 336

lamellar bone Lamellenknochen *m*
~ **cataract** Schichtstar *m*, Cataracta *f* zonularis
~ **corpuscles** Corpuscula *npl* lamellosa, Lamellenkörperchen *npl*, Vater-Pacinische Körperchen *npl*
~ **keratoplasty** Lamellenkeratoplastik *f*
~ **sheath** *s.* perineurium
lameness Lahmheit *f*
lamina Lamina *f*, Blatt *n*, Platte *f*
~ **affixa** Lamina *f* affixa *(auf den Thalamus aufgelagerter dünner Teil der Endhirnwand)*
~ **of the cricoid cartilage** Lamina *f* cartilaginis cricoideae
~ **papyracea of the ethmoid** Lamina *f* orbitalis ossis ethmoidalis
~ **spreader** Wirbelkörperspreizer *m*
laminagram Laminagramm *n*, Schichtbild *n*, Röntgenschichtbild *n*, Schichtaufnahme *f*, Röntgenschichtaufnahme *f*
~ **of the trachea** Tracheaschichtbild *n*, Luftröhrenröntgenschichtaufnahme *f*
laminagraph Laminagraph *m*, Röntgenschicht[ungs]apparat *m*
laminagraphy Laminagraphie *f*, Röntgenschichtdarstellung *f*, Schichtdarstellung *f*, Röntgenschichtung *f*, Schichtaufnahme *f*
laminar laminar, geschichtet
laminaria tent Laminariastift *m*, Quellstift *m* *(zur Erweiterung des Gebärmutterhalskanals)*
laminated geschichtet, Schichten...
lamination 1. Schichtung *f*, Schichten *n*; 2. Zerschneiden *n* in Scheiben *(bei Embryotomie)*
laminectomy Laminektomie *f*, Wirbelbogenexzision *f*, [operative] Wirbelbogenentfernung *f* *(Operation zur Freilegung des Rückenmarks)*
~ **punch** Laminektomiestanze *f*
laminography *s.* laminagraphy
laminotomy Laminotomie *f*, Wirbelbogenschnitt *m*, [operative] Wirbelbogendurchtrennung *f*
lamprophonia Lamprophonie *f*, Stimmenreinheit *f*, Stimmklarheit *f*
lamprophonic lamprophon[isch], stimmenrein, stimmenklar
lanatoside Lanatosid *n*, Digilanid *n* *(Herzglykosid)*
lance/to mit einer Lanzette eröffnen, inzidieren, einschneiden
lancet Lanzette *f*, Lanze *f*, Lanzenmesser *n*, zweischneidiges kleines Messer *n*
lancinate/to lanzinieren, blitzartig stechen, scharf einschneiden, einschießen *(Schmerzen)*
lancinating pain lanzinierender (stechender, scharfer) Schmerz *m*
land scurvy idiopathische thrombozytopenische Purpura *f*, essentielle Thrombozytopenie *f*, Morbus *m* Werlhoff
Landry-Guillain-Barré syndrome Landry-Guillain-Barré-Syndrom *n*, aufsteigende Paralyse (Lähmung) *f*
Landry's ascending paralysis *s.* Landry-Guillain-Barré syndrome

Langerhans' cells (islands) *s.* islets of Langerhans
Langerhansian adenoma Langerhanssches Adenom *n*, Inselzell[en]adenom *n*, Insul[in]om *n*
Langer's lines Langersche Hautspannungslinien *fpl* *(Anordnung feinster Hautfalten in für jede Körperregion typischen Richtungen)*
Langhans' giant cell Langhanssche Riesenzelle *f* *(z. B. in tuberkulösem Gewebe)*
language centre Sprachzentrum *n* *(Hirnrinde)*
languor Mattigkeit *f*, Schwäche *f*; Abgespanntheit *f*; Trägheit *f*; Stumpfheit *f*
lanolin Lanolin *n*, [wasserhaltiges] Wollfett *n*
Lansing virus Lansing-Virus *n*, Poliomyelitisvirus *n*
lanuginous lanugo[haar]artig, flaumartig, wollhaarartig
lanugo Lanugohaare *npl*, Flaum *m*, Flaumhaar *n*, Wollhaar *n* *(des Fötus)*
laparectomy Laparektomie *f*, operative Bauchwandteilexzision *f*, Bauchwandreduktionsplastik *f*
laparelytrotomy Laparelytrotomie *f*, Kindesentbindung *f* durch Leistenschnitt
laparocele Laparozele *f*, Hernia *f* ventralis, Bauch[wand]hernie *f*, Bauch[wand]bruch *m*
laparocholecystotomy Laparocholezystotomie *f*, Bauch[wand]schnitt *m* und Gallenblaseneröffnung *f*
laparocolectomy Laparokolektomie *f*, Bauch[wand]schnitt *m* und Dickdarmentfernung *f*
laparocolostomy Laparokolostomie *f*, Bauch[wand]schnitt *m* und Dickdarmfistelung *f*
laparocolotomy Laparokolotomie *f*, Bauch[wand]schnitt *m* und Dickdarmeröffnung *f*
laparocolpohysterotomy Laparokolpohysterotomie *f*, Gebärmuttereröffnung *f* nach Bauch[wand]schnitt und Scheidenschnitt
laparocystidotomy Laparozystidotomie *f*, Bauch[wand]schnitt *m* und Blaseneröffnung *f*, Blaseneröffnung *f* durch Bauchschnitt
laparocystotomy Laparozystotomie *f*, Bauch[wand]schnitt *m* und Zysteneröffnung *f*, Zysteneröffnung *f* durch Bauchschnitt·
laparo-elytrotomy Laparoelytrotomie *f*, Laparokolpotomie *f*, Bauch[wand]schnitt *m* und Gebärmutterhalsschnitt *m*
laparo-enterostomy Laparoenterostomie *f*, Bauchschnitt *m* und Darmfistelung *f*
laparo-enterotomy Laparoenterotomie *f*, Bauch[wand]schnitt *m* und Darmeröffnung *f*, Darmeröffnung *f* durch Bauchschnitt
laparogastroscopy Laparogastroskopie *f*, Magenspiegelung *f* nach Bauchschnitt und Magenöffnung
laparogastrostomy Laparogastrostomie *f*, Gastrostomie *f*, Bauch[wand]schnitt *m* und Magenfistelung *f*
laparogastrotomy Laparogastrotomie *f*, Bauch[wand]schnitt *m* und Magenöffnung *f*, Magenöffnung *f* durch Bauchschnitt

laryngeal

laparohepatotomy Laparohepatotomie f, Bauch[wand]schnitt m und Leberschnitt m
laparohysterectomy Laparohysterektomie f, abdominale Hysterektomie (Uterusexstirpation) f, Bauch[wand]schnitt m und Gebärmutterentfernung f, Gebärmutterentfernung f durch Bauchschnitt
laparohystero-oophorectomy Laparohystero-Oophorektomie f, Bauch[wand]schnitt m mit Gebärmutter- und Eierstockentfernung
laparohysteropexy Laparohysteropexie f, Bauch[wand]schnitt m und Gebärmutterfixierung (Gebärmutteranheftung) f
laparohysterosalpingo-oophorectomy Laparohysterosalpingo-Oophorektomie f, Bauch[wand]schnitt m mit Gebärmutter-, Eileiter- und Eierstockentfernung
laparohysterotomy Laparohysterotomie f, Bauch[wand]schnitt m und Gebärmuttereröffnung f, Kaiserschnitt m
laparo-ileotomy Laparoileotomie f, Bauch[wand]schnitt m und Krummdarmeröffnung f, Ileumeröffnung f durch Bauchschnitt
laparomyomectomy Laparomyomektomie f, Bauch[wand]schnitt m und Myomentfernung f, Myomentfernung f durch Bauchschnitt
laparonephrectomy Laparonephrektomie f, Bauch[wand]schnitt m und Nierenentfernung f, Nierenentfernung f durch Bauchschnitt
laparorrhaphy Laparorrhaphie f, Bauch[decken]naht f, Bauchwandnaht f
laparosalpingectomy Laparosalpingektomie f, abdominale Salpingektomie f, Bauchschnitt m und Eileiterentfernung f, Eileiterentfernung f durch Bauchschnitt
laparosalpingo-oophorectomy Laparosalpingo-Oophorektomie f, Bauch[wand]schnitt m mit Eileiter- und Eierstockentfernung, Eileiter- und Eierstockentfernung f durch Bauch-' schnitt
laparosalpingotomy Laparosalpingotomie f,· Bauch[wand]schnitt m und Eileitereröffnung f, Eileitereröffnung f durch Bauchschnitt
laparoscope Laparoskop n, Bauch[höhlen]spiegel m, Bauchendoskop n
laparoscopic laparoskopisch
laparoscopy Laparoskopie f, Bauch[höhlen]spiegelung f, Bauchendoskopie f
laparosplenectomy Laparosplenektomie f, Bauch[wand]schnitt m und Milzentfernung f, Milzentfernung f durch Bauchschnitt
laparosplenotomy Laparosplenotomie f, Bauch[wand]schnitt m und Milzeröffnung f, Milzschnitt m nach Baucheröffnung
laparothoracoscopy Laparothorakoskopie f, Bauchhöhlen- und Brusthöhlenspiegelung f
laparotomize/to laparotomieren, den Bauch eröffnen (aufschneiden), eine Laparotomie durchführen
laparotomy Laparotomie f, Bauch[wand]schnitt m, [operative] Bauchhöhleneröffnung f
~-confirmed durch Laparotomie bestätigt (gesichert)

22 Nöhring engl./dtsch.

laparotrachelotomy Laparotrachelotomie f, Sectio f caesarea, [tiefer, zervikaler] Kaiserschnitt m
laparotyphlotomy Laparotyphlotomie f, Bauch[wand]schnitt m und Blinddarmeröffnung f, Blinddarmeröffnung f durch Bauchschnitt
laparo-uterotomy Laparouterotomie f, Bauch[wand]schnitt m und Uteruseröffnung f, Gebärmuttereröffnung f durch Bauchschnitt
lapis infernalis s. lunar caustic
lapsus calami Lapsus m calami, Schreibfehler m, Sichverschreiben n
~ **linguae** Lapsus m linguae, Sprechfehler m, Sichversprechen n
~ **memoriae** Lapsus m memoriae, Gedächtnisfehler m
~ **unguium** Lapsus m unguium, Nagelausfall m; Fehlen n der Nägel
lardaceous degeneration Amyloiddegeneration f
~ **kidney** Amyloidniere f; Nierenamyloidose f
~ **liver** Amyloidleber f; Leberamyloidose f
~ **spleen** Amyloidmilz f, Wachsmilz f; Milz[pulpa]amyloidose f
large-bore cannula weitlumige Kanüle f
~ **bowel** Dickdarm m, Intestinum n crassum
~ **bowel obstruction** Dickdarmverschluß m, Kolonobstruktion f
~ **intestine** s. ~ bowel
~-lung emphysema s. emphysema
larvaceous s. larvate
larval larval, Larven...; larvenähnlich
larvate larviert, versteckt, verborgen, verkappt, ohne die üblichen Merkmale verlaufend
larvicide [agent] Larvizidum n, larventötendes Mittel n
laryngalgia Laryngalgie f, Kehlkopfschmerz m, Kehlkopfneuralgie f
laryngeal 1. laryngeal, Larynx..., Kehlkopf...; 2. im Kehlkopf erzeugt (z. B. Ton)
~ **amyloidosis** Amyloidlarynx m; Kehlkopfamyloidose f
~ **cancer (carcinoma)** Larynxkarzinom n, Kehlkopfkrebs m
~ **cartilages** Kehlkopfknorpel mpl, Cartilagines fpl laryngeales
~ **catheterization** Intubation f
~ **cavity** Kehlkopfhöhle f, Larynxhöhle f, Cavum n laryngis
~ **cord spasm** Stimmbandspasmus m, Stimmbandkrampf m
~ **crisis** Kehlkopfkrise f, Larynxkrise f
~ **diphtheria** Kehlkopfdiphtherie f, Larynxdiphtherie f, diphtherischer Krupp m
~ **diverticulum** Kehlkopfdivertikel n, Larynxdivertikel n
~ **inlet** Kehlkopfeingang m, Aditus m laryngis
~ **lancet** Kehlkopflanzette f
~ **manifestation** Kehlkopfmanifestation f
~ **mirror** Kehlkopfspiegel m, Laryngoskop n
~ **mirror test** Kehlkopfspiegeltest m
~ **mucosa** Kehlkopfschleimhaut f, Larynxmukosa f

laryngeal

- ~ **neoplasm** Kehlkopfneoplasma n, Larynxneoplasma n
- ~ **obstruction** Kehlkopfverschluß m, Kehlkopfverlegung f, Larynxobstruktion f
- ~ **oedema** Kehlkopf[an]schwellung f, Larynxödem n
- ~ **pachydermia** Pachydermia f laryngis (Plattenepithelwucherung der Stimmbänder bei chronischer Kehlkopfentzündung)
- ~ **pharynx** s. laryngopharynx
- ~ **phthisis** Larynxtuberkulose f, Kehlkopf-Tbk f
- ~ **pouch** Sacculus m laryngis
- ~ **prominence (protuberance)** Adamsapfel m, Prominentia f laryngea
- ~ **reflex** Kehlkopfreflex m, Larynxreflex m
- ~ **saccule** s. ~ pouch
- ~ **sinus** s. ~ventricle
- ~ **skeleton** Kehlkopfskelett n, Larynxskelett n
- ~ **spasm** s. laryngospasm
- ~ **speech** Kehlkopfsprache f
- ~ **stenosis** Kehlkopfvereng[er]ung f, Larynxstenose f, Laryngealstenose f
- ~ **stridor** Kehlkopfstridor m, Larynxstridor m
- ~ **syringe** Kehlkopfspritze f
- ~ **tonsils** Noduli mpl lymphatici laryngei
- ~ **trauma** Kehlkopfschädigung f, Larynxtrauma n
- ~ **tuberculosis** Kehlkopftuberkulose f, Larynxtuberkulose f, Tuberculosis f laryngis
- ~ **ventricle** Kehlkopftasche f, Ventriculus m laryngis, Morgagnische Tasche f

laryngectomee Kehlkopfexstirpierter m, Laryngektomierter m

laryngectomy Laryngektomie f, Kehlkopfexstirpation f, Kehlkopfausschneidung f, [operative] Kehlkopfentfernung f
- ~ **tube** Laryngektomietubus m

laryngemphraxis s. laryngostenosis

laryngendoscope Larynxendoskop n; Kehlkopfspiegel m

laryngismal laryngismal, Stimmritzenkrampf...

laryngismus s. laryngospasm

laryngitic laryngitisch, Kehlkopfentzündungs...

laryngitis Laryngitis f, Kehlkopfentzündung f

laryngocele Laryngozele f, Kehlkopfluftsack m

laryngocentesis Laryngozentese f, Kehlkopfpunktion f

laryngofissure 1. Kehlkopfspaltung f, [mediane] Laryngotomie f, Kehlkopferöffnung f, Thyreochondrotomie f; 2. Laryngofissur f, Kehlkopfspalte f

laryngogram Laryngogramm n, Kehlkopfröntgen[kontrast]aufnahme f, Kehlkopf[röntgen]bild n

laryngograph Laryngograph m (Gerät zur Kehlkopfdarstellung)

laryngography Laryngographie f, Kehlkopfröntgen[kontrast]darstellung f

laryngologic laryngologisch

laryngologist Laryngologe m, Kehlkopfspezialist m

338

laryngology Laryngologie f, Lehre f vom Kehlkopf und seinen Krankheiten

laryngometry Laryngometrie f, Kehlkopf[aus]messung f

laryngoparalysis Laryngoparalyse f, Kehlkopf[muskel]lähmung f, Lähmung f der Kehlkopfmuskeln

laryngopathy Laryngopathie f, Kehlkopfkrankheit f, Kehlkopfleiden n

laryngophantom Laryngophantom n, Kehlkopfmodell n, Kehlkopfnachbildung f

laryngopharyngeal laryngopharyngeal, Kehlkopf-Rachen-..., Larynx-Pharynx-...

laryngopharyngectomy Laryngopharyngektomie f, [operative] Kehlkopf- und Rachenentfernung f

laryngopharyngeus [muscle] Musculus m laryngopharyngicus, unterer Schlundschnürer[muskel] m

laryngopharyngitis 1. Laryngopharyngitis f, Kehlkopfrachenentzündung f; 2. Kehlkopf- und Rachenentzündung f

laryngopharynx Laryngopharynx m, Hypopharynx m, Kehlkopfrachen m, Pars f laryngea pharyngis

laryngophony Laryngophonie f, Kehlkopfstimme f

laryngophthisis Laryngophthisis f, Laryngophthise f, Kehlkopftuberkulose f, Kehlkopfschwindsucht f

laryngoplasty Laryngoplastik f, Kehlkopfplastik f

laryngoplegia Laryngoplegie f, Kehlkopflähmung f

laryngoptosis Laryngoptosis f, Laryngoptose f, Kehlkopfsenkung f

laryngopyocele Laryngopyozele f, Eiteransammlung f im Kehlkopfluftsack

laryngorhinology Laryngorhinologie f, Rhinolaryngologie f

laryngorrhagia Laryngorrhagie f, Kehlkopfblutung f

laryngorrhaphy Laryngorrhaphie f, Kehlkopfnaht f

laryngorrhoea Laryngorrhoe f, Schleimabsonderung f aus dem Kehlkopf

laryngoscleroma Laryngosklerom n, Kehlkopfinduration f, Kehlkopfverhärtung f

laryngoscope Laryngoskop n, Kehlkopfspiegel m

laryngoscopic laryngoskopisch, kehlkopfspiegelnd

laryngoscopist Laryngoskopiker m

laryngoscopy Laryngoskopie f, Kehlkopfspiegelung f

laryngospasm Laryngospasmus m, Kehlkopfkrampf m, Glottiskrampf m, Stimmritzenkrampf m, Spasmus m glottidis, Laryngismus m [stridulus]

laryngostasis Laryngostasis f, Kehlkopfkrupp m, Krupp m

laryngostenosis Laryngostenosis f, Kehlkopfstenose f, Kehlkopfvereng[er]ung f

laryngostomy 1. Laryngostomie *f*, Laryngostoma *n*, Larynxfistel *f*, Kehlkopffistel *f*; 2. Laryngostomie *f*, [operative] Kehlkopffistelung *f*
~ **tube** Laryngostomiekanüle *f*
laryngostroboscope Laryngostroboskop *n*
laryngostroboscopy Laryngostroboskopie *f*
laryngotome Laryngotom *n*, Larynxmesser *n*, Kehlkopfmesser *n*
laryngotomy Laryngotomie *f*, Kehlkopfschnitt *m*, [operative] Kehlkopferöffnung *f*, Kehlkopfspaltung *f*
~ **tube** s. laryngostomy tube
laryngotrachea Laryngotrachea *f*, Kehlkopf *m* und Luftröhre *f*
laryngotracheal laryngotracheal, Kehlkopf-Luftröhre[n]-..., Larynx-Trachea-...
laryngotracheitis Laryngotracheitis *f*, Larynx- und Tracheaentzündung *f*, Kehlkopf-Luftröhren-Entzündung *f*
laryngotracheobronchitis Laryngotracheobronchitis *f*, Entzündung *f* von Kehlkopf, Luftröhre und Bronchien
laryngotracheobronchoscopy Laryngotracheobronchoskopie *f*, Betrachtung *f* von Kehlkopf, Luftröhre und Bronchien
laryngotracheo-oesophageal cleft Kehlkopf-Luftröhren-Speiseröhren-Spalte *f*
laryngotracheoscopy Laryngotracheoskopie *f*, Kehlkopf-Luftröhren-Inspektion *f*, Betrachtung *f* von Kehlkopf und Luftröhre
laryngotracheotomy Laryngotracheotomie *f*, Kehlkopf-Luftröhren-Schnitt *m*, [operative] Kehlkopf- und Luftröhreneröffnung *f*
laryngotyphoid Laryngotyphus *m*, Kehlkopftyphus *m*
laryngoxerosis Laryngoxerosis *f*, Laryngoxerose *f*, Kehlkopftrockenheit *f*, Austrocknung *f* der Kehlkopfschleimhaut
larynx Larynx *m*, Kehlkopf *m* (Zusammensetzungen s. a. unter laryngeal)
~ **cyst** Larynxzyste *f*, Kehlkopfzyste *f*
laser burn Laserverbrennung *f*
~ **iridotomy** Laseriridotomie *f*
~ **photocoagulation** Laserphotokoagulation *f*
~ **surgery** Laserchirurgie *f*
~ **therapy** Lasertherapie *f*, Laserbehandlung *f*
lash Augenwimper *f*
~ **blepharoptosis** Blepharoptose *f*, Ptosis *f* (Herabhängen des Oberlids)
Lassa fever Lassafieber *n*
~ **virus** Lassafiebervirus *n*
Lassar's paste Lassarsche Paste *f*, Pasta *f* zinci salicylata
lassitude Lassitudo *f*, Erschöpfung *f*, Ermüdung *f*
late abortion Spätabort *m*
~ **complication** Spätkomplikation *f*
~ **death** Spättodesfall *m*
~ **erythroblast** polychromatischer Erythroblast *m*

~ **infantile amaurotic familial idiocy** spätinfantile amaurotische Idiotie *f*, Bielschowsky-Syndrom *n*
~ **juvenile amaurotic familial idiocy** Spätform *f* der amaurotischen Idiotie, familiäre Idiotie *f* vom Typ Kufs, Kufssches Syndrom *n*
~ **recurrence** Spätrezidiv *n*
~ **rickets** Spätrachitis *f*
~ **syphilis** Spätsyphilis *f*
latency Latenz *f*; Latenzstadium *n* (s. a. latent period)
~ **period** s. latent period
latent latent, verborgen, versteckt, ohne typische Merkmale vorhanden
~ **deviation** latentes Schielen *n*, Heterophorie *f*
~ **period** Latenzperiode *f*, Latenzzeit *f*; Inkubationszeit *f*
~ **squint** s. ~ deviation
lateral lateral, seitlich, seitwärts gelegen
~ **abdominal fissure** Pleurosomatoschisis *f*, laterale Bauchspalte *f*
~ **aberration** Lateralaberration *f*
~ **accessory patellar ligament** Retinaculum *n* patellae laterale, lateraler akzessorischer Streckapparat *m*, lateraler Reservestreckapparat *m* (Kniegelenk)
~ **ampullary nerve** Nervus *m* ampullaris lateralis
~ **angle of the eye** Angulus *m* oculi lateralis, seitlicher Lidspaltenwinkel *m*
~ **angle of the scapula** Angulus *m* lateralis scapulae
~ **antebrachial cutaneous nerve** s. ~ cutaneous nerve of forearm
~ **aperture of the fourth ventricle** Apertura *f* lateralis ventriculi quarti, Foramen *n* Luschkae (Verbindungsloch zwischen 4. Hirnkammer und dem Subarachnoidalraum)
~ **arcuate ligament [of the diaphragm]** Ligamentum *n* arcuatum laterale, seitliches Bogenband *n* (zwischen 2. Lendenwirbelquerfortsatz und 12. Rippe)
~ **area of the arm** Regio *f* brachii lateralis
~ **bicipital sulcus** Sulcus *m* bicipitalis lateralis, seitliche Bizepsfurche *f*
~ **border of the foot** Margo *m* lateralis pedis, seitlicher Fußrand *m*, Fußaußenrand *m*
~ **border of the humerus** Margo *m* lateralis humeri, seitlicher Rand *m* des Oberarmknochens
~ **border of the tongue** Margo *m* lateralis linguae, seitlicher Zungenrand *m*
~ **cerebral sulcus** Sulcus *m* (Fissura *f*) cerebri lateralis (Furche zwischen Stirn- und Schläfenlappen)
~ **chain ganglion** Seitenstrangganglion *n*
~ **chest roentgenogram** s. ~ roentgenogram of the thorax
~ **column of grey matter of the spinal cord** Columna *f* lateralis medullae spinalis, Seitensäule *f* der grauen Substanz des Rückenmarks

lateral

- ~ **column of white matter of the spinal cord** Funiculus *m* lateralis medullae spinalis, Seitenstrang *m* der weißen Substanz des Rückenmarks
- ~ **condyle of the femur** Condylus *m* femoris lateralis, äußerer Oberschenkelgelenkknorren *m*
- ~ **condyle of the tibia** Condylus *m* lateralis tibiae, äußerer Schienbeingelenkknorren *m*
- ~ **cord of the brachial plexus** Fasciculus *m* lateralis plexus brachialis
- ~ **cornu** *s.* ~ horn
- ~ **corticospinal tract** Tractus *m* corticospinalis lateralis, Pyramidenseitenstrangbahn *f*
- ~ **cricoarytenoid muscle** Musculus *m* cricoarytenoideus lateralis
- ~ **cubital region** Regio *f* cubiti lateralis
- ~ **cuneiform bone** Os *n* cuneiforme laterale (tertium)
- ~ **curvature [of the spine]** Skoliose *f*, Wirbelsäulenseitenverkrümmung *f*
- ~ **cutaneous nerve of calf** Nervus *m* cutaneus surae lateralis, seitlicher Unterschenkelhautnerv *m*
- ~ **cutaneous nerve of forearm** Nervus *m* cutaneus antebrachii lateralis, seitlicher Unterarmhautnerv *m*
- ~ **cutaneous nerve of thigh** Nervus *m* cutaneus femoris lateralis, seitlicher Oberschenkelhautnerv *m*
- ~ **decubitus** Seitenlage *f*
- ~ **decubitus film** Röntgenaufnahme *f* in Seitenlage, Seitenkontaktaufnahme *f*
- ~ **dorsal cutaneous nerve of the foot** Nervus *m* cutaneus dorsalis lateralis
- ~ **end of the clavicle** Extremitas *f* acromialis [claviculae]
- ~ **epicondyle of the femur** Epicondylus *m* lateralis femoris
- ~ **epicondyle of the humerus** Epicondylus *m* lateralis humeri
- ~ **femoral circumflex artery** Arteria *f* circumflexa femoris lateralis, seitliche Schenkelkranzarterie *f*
- ~ **femoral circumflex vein** Vena *f* circumflexa femoris lateralis, seitliche Oberschenkelkranzvene *f*
- ~ **femoral condyle** Condylus *m* lateralis femoris, seitlicher Femurknorren *m*, Femuraußenknorren *m*
- ~ **femoral cutaneous nerve** *s.* ~ cutaneous nerve of thigh
- ~ **fillet** *s.* ~ lemniscus
- ~ **fistula of the neck** laterale (seitliche) Halsfistel *f*, Kiemengangsfistel *f*, branchiogene Fistel *f* (Rest des Ductus thymopharyngicus)
- ~ **fontanel** Seitenfontanelle *f*
- ~ **ganglion** Seitenganglion *n*
- ~ **gastrocnemius bursa** Bursa *f* subtendinea musculi gastrocnemii lateralis
- ~ **geniculate body** Corpus *n* geniculatum laterale, äußerer Kniehöcker *m* (Schaltstelle der Sehbahn)
- ~ **glossoepiglottic fold** Plica *f* glossoepiglottica lateralis, seitliche Schleimhautfalte *f* vom Zungengrund zum Kehldeckel
- ~ **head of the gastrocnemius muscle** Caput *n* laterale musculi gastrocnemii
- ~ **head of the triceps brachii muscle** Caput *n* laterale musculi tricipitis brachii
- ~ **hemianopsia** laterale Hemianopsie *f*
- ~ **hernia** *s.* indirect hernia
- ~ **horn [of the spinal medulla]** Cornu *n* laterale medullae spinalis, Seitenhorn *n* [des Rückenmarks]
- ~ **hypothalamic nucleus** Nucleus *m* lateralis hypothalami
- ~ **inferior genicular artery** Arteria *f* genus inferior lateralis, untere seitliche Kniegelenkarterie *f*
- ~ **inguinal fossa (fovea)** Fossa *f* inguinalis lateralis, äußere Leistengrube *f* des Bauchfells
- ~ **intercondylar tubercle** Tuberculum *n* intercondylare laterale
- ~ **intermuscular septum of the arm** Septum *n* intermusculare brachii laterale
- ~ **intermuscular septum of the thigh** Septum *n* intermusculare femoris laterale
- ~ **J-shaped incision [of Kocher]** Hockeyschlägerschnitt *m* [nach Kocher]
- ~ **junction of the upper and lower eyelids** Commissura *f* palpebrarum lateralis
- ~ **lacuna** Lacuna *f* lateralis *(Ausbuchtung der Hirnblutleiter)*
- ~ **lemniscus** Lemniscus *m* lateralis, seitliche untere Schleifenbahn *f*
- ~ **ligament of the malleus** Ligamentum *n* mallei laterale, Knöchelaußenband *n*
- ~ **lip of the linea aspera of the femur** Labium *n* laterale lineae asperae femoris
- ~ **lobe enlargement** Seitenlappenvergrößerung *f*
- ~ **longitudinal stria** Stria *f* longitudinalis lateralis corporis callosi
- ~ **lumbar intertransverse muscles** Musculi *mpl* intertransversarii laterales lumborum
- ~ **lumbocostal arch** *s.* ~ arcuate ligament
- ~ **malleal ligament** Ligamentum *n* mallei laterale, Knöchelaußenband *n*
- ~ **malleolar region** Regio *f* malleolaris lateralis, Außenknöchelregion *f*
- ~ **malleolus** Malleolus *m* lateralis (fibulae), Außenknöchel *m* (des oberen Sprunggelenks)
- ~ **margin of the nail** Margo *m* lateralis unguis, seitlicher Nagelrand *m*
- ~ **mass of the atlas** Massa *f* lateralis atlantis
- ~ **mass of the sacrum** Pars *f* lateralis ossis sacri
- ~ **membranous ampulla** Ampulla *f* membranacea lateralis
- ~ **meniscus** Meniscus *m* lateralis, lateraler Meniskus *m*, Außenmeniskus *m*, seitlicher (äußerer) Faserknorpelring *m* *(im Kniegelenk)*
- ~ **nasal cartilage** Cartilago *f* nasi lateralis, seitlicher Nasenknorpel *m*

lateral

~ **nucleus of the thalamus** Nucleus *m* lateralis thalami, Thalamusseitenkern *m*
~ **nystagmus** Lateralnystagmus *m*, Seitennystagmus *m*, Horizontalnystagmus *m*
~ **occipital gyri** Gyri *mpl* occipitales laterales, seitliche Hinterhauptwindungen *fpl (des Gehirns)*
~ **occipital sulcus** Sulcus *m* occipitalis lateralis
~ **opening of the carotid canal** Foramen *n* caroticum externum
~ **orbital wall** Paries *m* lateralis orbitae, äußere (laterale) Orbitawand *f*
~ **palpebral artery** Arteria *f* palpebralis lateralis, seitliche Lidarterie *f*
~ **palpebral ligament** Ligamentum *n* palpebrale laterale
~ **part of the posterior intertransverse muscle of the neck** Pars *f* lateralis musculorum intertransversariorum posteriorum cervicis
~ **patellar retinaculum** Retinaculum *n* patellae laterale, äußeres Kniescheibenhalteband *n*
~ **pectoral region** Regio *f* pectoralis lateralis, seitliche Brustregion *f*
~ **pharyngeal fossa** Recessus *m* pharyngeus, Rosenmüllersche Grube *f*, Schlundtasche *f (hinter dem Tubenwulst)*
~ **plantar artery** Arteria *f* plantaris lateralis, äußere Fußsohlenarterie *f*
~ **plantar nerve** Nervus *m* plantaris lateralis (fibularis)
~ **plate** Neuralwulst *m*, Medullarwulst *m (Neuralrohr)*
~ **plate of the cartilage of the auditory tube** Lamina *f* cartilaginis lateralis tubae auditivae
~ **position** Seitenlage *f*, Seitenlagerung *f*
~ **process of the malleus** Processus *m* lateralis mallei, dicker seitlicher Hammerfortsatz *m (Gehörknöchelchen)*
~ **process of the talus** Processus *m* lateralis tali, seitlich hervorragender Sprungbeinfortsatz *m*
~ **pterygoid lamina** Lamina *f* lateralis processus pterygoidei, seitliche Platte *f* des Flügelfortsatzes
~ **pterygoid muscle** Musculus *m* pterygoideus lateralis, äußerer Flügelmuskel *m*
~ **pterygoid nerve** Nervus *m* pterygoideus lateralis (externus)
~ **pterygoid plate** s. ~ pterygoid lamina
~ **puboprostatic ligament** Ligamentum *n* puboprostaticum laterale
~ **pyramidal tract** Fasciculus *m* cerebrospinalis lateralis
~ **recess** Recessus *m* lateralis ventriculi quarti, seitliche Ausbuchtung *f* der 4. Hirnkammer
~ **rectus muscle innervation** Nervenversorgung *f* des äußeren geraden Augenmuskels, Musculus-rectus-bulbi-lateralis-Innervation *f*
~ **rectus muscle palsy** Lähmung *f* des äußeren geraden Augenmuskels, Musculus-rectus-bulbi-lateralis-Lähmung *f*
~ **region of the abdomen** Regio *f* lateralis abdominis, seitliche Bauchregion *f*

~ **region of the leg** Regio *f* cruris lateralis
~ **region of the neck** Regio *f* colli lateralis, seitliche Halsregion *f*
~ **region of the thigh** Regio *f* femoris lateralis
~ **roentgenogram of the thorax** Thoraxröntgenseitenaufnahme *f*, Thoraxseitenröntgenbild *n*, seitliche Thoraxröntgenaufnahme *f*
~ **root abscess** Lateralwurzelabszeß *m (Zahnwurzel)*
~ **sacral artery** Arteria *f* sacralis lateralis, seitliche Sakralarterie (Kreuzbeinarterie) *f*
~ **sacral vein** Vena *f* sacralis lateralis, seitliche Sakralvene (Kreuzbeinvene) *f*
~ **sacrococcygeal ligament** Ligamentum *n* sacrococcygeum laterale
~ **sclerosis** Lateralsklerose *f*
~ **semicircular canal [of the bony labyrinth of the inner ear]** Canalis *m* semicircularis lateralis, lateraler (horizontaler) Bogengang *m (Ohr)*
~ **sinus** Sinus *m* transversus durae matris, Lateralsinus *m*, Seitenhirnblutleiter *m*
~ **sinus thrombosis** Lateralsinusthrombose *f*, Sinus-lateralis-Thrombose *f*
~ **spinothalamic tract** Tractus *m* spinothalamicus lateralis *(verbindet die Hinterhornzellen mit dem Thalamus)*
~ **superior genicular artery** Arteria *f* genus superior lateralis, obere seitliche Kniegelenkarterie *f*
~ **supraclavicular nerves** Nervi *npl* supraclaviculares laterales
~ **sural cutaneous nerve** s. ~ cutaneous nerve of calf
~ **surface of the arm** Facies *f* lateralis brachii
~ **surface of the fibula** Facies *f* lateralis fibulae
~ **surface of the leg** Facies *f* lateralis cruris
~ **surface of the radius** Facies *f* lateralis radii
~ **surface of the shaft of the tibia** Facies *f* lateralis tibiae
~ **surface of the testis** Facies *f* lateralis testis
~ **surface of the thigh** Facies *f* lateralis femoris
~ **surface of the zygomatic bone** Facies *f* lateralis ossis zygomatici
~ **sympathetic nucleus** Nucleus *m* intermediolateralis
~ **talocalcaneal ligament** Ligamentum *n* talocalcaneum laterale
~ **tarsal artery** Arteria *f* tarsea lateralis, seitliche Fußwurzelarterie *f*
~ **thoracic artery** Arteria *f* thoracica (thoracalis) lateralis, seitliche Brustkorbarterie *f*
~ **thoracic vein** Vena *f* thoracica (thoracalis) lateralis, seitliche Brustkorbvene *f*
~ **thrombus** Lateralthrombus *m*, Seitenthrombus *m*, wandständiger Thrombus *m*
~ **thyrohyoid ligament** Ligamentum *n* thyreohyoideum, seitlicher Teil *m* der Membrana thyreohyoidea
~ **thyroid lobe** Lobus *m* lateralis thyroideae, Schilddrüsen[seiten]lappen *m*
~ **umbilical fold** Plica *f* umbilicalis lateralis, seitliche Nabelfalte *f*

lateral

~ **umbilical ligament** Ligamentum n umbilicale laterale
~ **vaginal fornix** Fornix f vaginae lateralis, seitliches Scheidengewölbe n
~ **ventral nucleus of the thalamus** Nucleus m ventralis lateralis [thalami]
~ **ventricle** Ventriculus m lateralis, Seitenventrikel m, laterale Hirnkammer f
~ **vestibular nucleus** Nucleus m vestibularis lateralis
~ **wall of the orbit** Paries m lateralis orbitae
laterality Seitenbetonung f (einer Körperhälfte)
latericeous, lateritious ziegelrot (z. B. Harnsediment)
lateriversion s. lateroversion
latero-abdominal lateroabdominal, zur seitlichen Bauchregion gehörend
~ **position** Lateroabdominalposition f
laterodeviation Laterodeviation f, Seitwärtsablenkung f, seitliche Ablenkung f
lateroduction Laterodukion f, Seitwärtsbewegung f (z. B. des Auges)
lateroflexion Lateroflexion f, Seitwärtsverlagerung f (z. B. der Gebärmutter)
lateromarginal lateromarginal, am seitlichen Rand gelegen
lateropulsion Lateropulsion f, Seitenpulsion f, Seitwärtsfallen n (Symptom bei Parkinsonismus)
laterotorsion Laterotorsion f, Seitwärtsverdrehung f, Seitwärtsdrehen n
lateroversion Lateroversion f, Seitwärtsneigung f, Seitwärtsbeugen n (z. B. der Gebärmutter)
latex particle agglutination Latexpartikelagglutination f, Latexpartikelverklumpung f
lathyrism Lathyrismus m (chronische Vergiftung durch die Platterbse Sathyrus)
lathyrogenic lathyrogen, Lathyrismus bewirkend (auslösend)
latissimus dorsi [muscle] Musculus m latissimus dorsi, breiter Rückenmuskel m
~ **thoracis [muscle]** s. latissimus dorsi muscle
LATS s. long-acting thyroid stimulator
lattice Gitter n; Gitterwerk n, Netzwerk n
~ **cells** Gitterzellen fpl (Histologie)
~ **fibre** Gitterfaser f, Retikulinfaser f (Histologie)
latus Latus n, Seite f, seitlicher Teil m, Flanke f
laudable laudabel, gesund
~ **pus** Pus n laudandum
laudanidine l-Laudanin n, Laudanidin n (Opiumalkaloid)
laudanine dl-Laudanin n (Opiumalkaloid)
laudanosine Laudanosin n, N-Methyltetrahydropapaverin n (Opiumalkaloid)
laudanum Laudanum n (Opiumtinktur)
laughing gas Lachgas n, Lustgas n (s. a. nitrous oxide)
laundryman's itch Tinea f cruris
Laurence-Moon-Biedl syndrome Laurence-Moon-Biedlsche Krankheit f, Biedlsche Krankheit f

lavage Lavage f, Spülung f
~ **fluid** Spülflüssigkeit f
~ **of the stomach** Magenspülung f
lavation s. lavage
laxation Stuhlentleerung f, Stuhlentleeren n, Stuhlabsetzung f, Stuhlabsetzen n
laxative laxierend, abführend, stuhlbefördernd
laxative Laxans n, Laxativ[um] n, Abführmittel n
~ **abuse** Laxantienmißbrauch m
laxity Laxheit f, Tonusmangel m, Tonusverlust m
layer Lage f, Schicht f
~ **of fusiform cells** Lamina f multiformis, multiforme Schicht f der Großhirnrinde
~ **of pyramidal cells** Lamina f pyramidalis externa, äußere Pyramidenschicht f der Großhirnrinde
~ **of rods and cones** Stratum n bacilorum retinae, Zapfen- und Stäbchenschicht f, Stäbchen-Zapfen-Schicht f (der Netzhaut)
~ **of small pyramidal cells** Lamina f granularis externa, äußere Körnerschicht f der Großhirnrinde
lazar Aussätziger m, Leprakranker m
lazaret[te] 1. Lazarett n, Krankenhaus n; 2. Infektionsspital n; Pesthaus n, Siechenhaus n; 3. Quarantänestation f, Infektionsstation f
lazarine leprosy Lepra f lacarina (manchada) (Form der lepromatösen Lepra)
LBBB s. left bundle-branch block
L.C.C. s. left common carotid artery
LD s. lethal dose
LD 50, LD$_{50}$ s. median lethal dose
LD 100, LD$_{100}$ s. invariably lethal dose
L. E. s. 1. lupus erythematosus; 2. left eye
Le Fort's fracture Le-Fort-Fraktur f, Gesichtsfraktur f nach Le Fort
leach/to auslaugen, auswaschen, extrahieren, herauslösen, ausziehen
lead 1. Ableitung f (z. B. beim EKG); 2. Ableitungselektrode f
~ **axis** elektrische Achse (Herzachse) f
lead amblyopia Bleiamblyopie f, Schwachsichtigkeit f durch Bleivergiftung
~ **anaemia** Bleianämie f
~ **encephalopathy** Bleienzephalopathie f, akutes Bleihirnleiden n
~ **equivalent** Bleigleichwert m
~ **hand** Bleihand f
~ **line** Bleisaum m (schiefergraublauer Saum am Zahnfleisch)
~ **neuritis** Bleineuritis f
~ **palsy (paralysis)** Bleilähmung f
~-**pencil stool** Bleistiftstuhl m (Zeichen für Dickdarmverengung z. B. bei Krebs)
~-**pipe rigidity** Bleirohrrigidität f
~ **poisoning** 1. [akute] Bleivergiftung f, Bleikrankheit f; 2. s. plumbism
~ **polyneuropathy** Bleipolyneuropathie f; Bleilähmung f

left

leader 1. Tendo *m*, Sehne *f (Zusammensetzungen s. unter* tendon*)*; 2. entzündeter Lymphkanal *m*
leakage headache Kopfschmerz *m* nach Lumbalpunktion, Liquorpunktionskopfschmerz *m*
learning disorder (disturbation) Lernstörung *f*
least splanchnic nerve Nervus *m* splanchnicus imus
leather bottle stomach Linitis *f* plastica, entzündlicher Schrumpfmagen *m*, Gastritis *f* cirrhoticans (stenosans), Fibromatosis *f* ventriculi
Leber's disease (optic atrophy) Lebersche Krankheit (Optikusatrophie) *f*, familiär auftretende Sehnervenatrophie *f*
lechopyra Puerperalfieber *n*, Kindbettfieber *n*
lecithal Lezithin...
lecithalbumin Lezithalbumin *n*, Ovovitellin *n* (Phosphorproteid im Eidotter)
lecithin Lezithin *n*
lecithinaemia Lezithinämie *f*, Vorhandensein *n* von Lezithin im Blut
lecithinase Lezithinase *f (Enzym)*
lecithoid lezithinähnlich, Lezithin...
lecithoprotein Lezithoprotein *n*
leech Blutegel *m*, Hirudo *m* medicinalis
left annominate (anonymous) vein Vena *f* anonyma (brachiocephalica) sinistra
~ **anterior descending branch [of the left coronary artery]** Ramus *m* interventricularis anterior [arteriae coronariae sinistrae], RIVA
~ **anterior hemiblock** linksanteriorer Hemiblock *m*
~ **anterior oblique [position]** Boxerstellung *f*, II. schräger Durchmesser *m (die linke Schulter ist dem Leuchtschirm bei Durchleuchtung genähert)*
~ **anterior oblique roentgenogram** Röntgenaufnahme *f* in Boxerstellung, Röntgenbild *n* im II. schrägen Durchmesser
~ **atrioventricular ostium** Ostium *n* atrioventriculare sinistrum *(Öffnung zwischen dem linken Herzvorhof und der linken Herzkammer)*
~ **atrioventricular valve** Valva *f* atrioventricularis sinistra, Valvula *f* bicuspidalis (mitralis), Bicuspidalis *f*, Mitralis *f*, Bikuspidalklappe *f*, Mitralklappe *f*
~ **atrium of the heart** Atrium *n* cordis sinistrum, linker Herzvorhof *m*
~ **auricular appendage** Auricula *f* sinistra [cordis], linkes Herzohr *n*
~ **axis deviation (shift)** Linkstyp *m (EKG)*
~ **border of the heart** Margo *m* sinister cordis, linker Herzrand *m*
~ **brachiocephalic vein** Vena *f* brachiocephalica sinistra, linke Arm- und Kopfvene *f*
~ **branch of the atrioventricular bundle** Crus *n* fasciculi atrioventricularis sinistrum
~ **bundle-branch block** Linksschenkelblock *m*
~ **circumflex coronary artery** Arteria *f* coronaria circumflexa sinistra
~ **colic artery** Arteria *f* colica sinistra, linke Grimmdarmarterie *f*

~ **colic flexure** s. ~ flexure of the colon
~ **colic vein** Vena *f* colica sinistra, linke Grimmdarmvene *f*
~ **colostomy** Linkskunstafter *m*, Linkskolostoma *n*
~ **common carotid artery** Arteria *f* carotis communis sinistra, linke gemeinsame Halsarterie *f*
~ **coronary artery** Arteria *f* coronaria [cordis] sinistra, linke Herzkranzschlagader (Koronararterie) *f*
~ **crus of the diaphragm** Crus *n* sinistrum diaphragmatis, linker Zwerchfellschenkel *m*
~ **crus of the penis** Crus *n* penis sinistrum, linker Penisschenkel *m*
~ **dome of the diaphragm** Cupula *f* sinistra diaphragmatis, linke Zwerchfellkuppel *f*
~ **dorsoanterior position of the foetus** l. dorsoanteriore Querlage *f (Kindesrücken zu den mütterlichen Bauchdecken)*
~ **dorsoinferior position of the foetus** l. dorsoinferiore Querlage *f (Kindesrücken gegen mütterlichen Beckenboden)*
~ **dorsoposterior postion of the foetus** l. dorsoposteriore Querlage *f (Kindesrücken zur mütterlichen Wirbelsäule)*
~ **dorsosuperior position of the foetus** l. dorsosuperiore Querlage *f (Kindesrücken gegen mütterliches Zwerchfell)*
~ **duct of the caudate lobe of the liver** Ductus *m* lobi caudati sinister
~ **duodenojejunal fossa** Fossa *f* duodenojejunalis sinistra
~ **eye** Oculus *m* sinister, linkes Auge *n*
~**-eyedness** Linksäugigkeit *f*
~ **fibrous trigone of the heart** Trigonum *n* fibrosum cordis sinistrum
~ **flexure of the colon** Flexura *f* coli sinistra, linke Kolonflexur *f*
~**-footedness** Linksfüßigkeit *f*
~ **frontoanterior position of the foetus** linke (l.) Vorderhauptslage *f*
~ **gastric artery** Arteria *f* gastrica sinistra, linke Magenarterie *f*
~ **gastric vein** Vena *f* gastrica sinistra, linke Magenvene *f*
~ **gastroepiploic artery** Arteria *f* gastroepiploica sinistra, linke Magen- und Netzarterie *f*
~ **gastroepiploic vein** Vena *f* gastroepiploica sinistra, linke Magen- und Netzvene *f*
~**-handedness** Linkshändigkeit *f*
~ **hander** Linkshänder *m*
~ **heart** Cor *n* sinistrum, Linksherz *n*, linkes Herz *n*
~ **heart catheterization** Linksherzkatheterisation *f*, Linksherzkatheterung *f*, Linksherzkatheter[ismus] *m*
~ **heart failure** s. ~ ventricular [heart] failure
~ **hepatic duct** Ductus *m* hepaticus sinister, linker Lebergang *m*
~ **hepatic vein** Vena *f* hepatica sinistra, linke Lebervene *f*

left 344

- ~ **inferior frontal gyrus** Gyrus *m* frontalis inferior sinistra, Brocasche Windung *f*, linke untere Stirnwindung *f*
- ~ **intercostal superior vein** Vena *f* intercostalis superior sinistra, linke obere Zwischenrippenvene *f*
- ~ **lamina of the thyroid cartilage** Lamina *f* sinistra cartilaginis thyroideae
- ~ **lateral [position]** Linksseitenlage *f (z. B. beim Röntgen)*
- ~ **lobe of the liver** Lobus *m* hepatis sinister, linker Leberlappen *m*
- ~ **lower lobar pulmonary artery** linke Lungenunterlappenarterie *f*
- ~ **main [stem] bronchus** Bronchus *m* principalis sinister, linker Hauptbronchus (Stammbronchus) *m*
- ~ **mentoanterior position of the foetus** linke (I.) vordere Gesichtslage *f*
- ~ **mentoposterior position of the foetus** linke (I.) hintere Gesichtslage *f*
- ~ **occipitoanterior position of the foetus** linke (I.) vordere Hinterhauptslage *f*
- ~ **occipitoposterior position of the foetus** linke (I.) hintere Hinterhauptslage *f*
- ~ **occipitotransverse position of the foetus** l. tiefer Querstand *m*
- ~ **ovarian vein** Vena *f* ovarica sinistra, linke Eierstockvene *f*
- ~ **pulmonary artery** Arteria *f* pulmonalis sinistra, linke Lungenarterie *f*
- ~ **pulmonary vein** Vena *f* pulmonalis sinistra, linke Lungenvene (Pulmonalis) *f*
- ~ **sacroanterior position of the foetus** linke (I.) vordere Beckenendlage *f*
- ~ **sacroposterior position of the foetus** linke (I.) hintere Beckenendlage *f*
- ~ **shift** Linksverschiebung *f (Blutbild)*
- ~ **spermatic vein** Vena *f* spermatica sinistra, linke Samenstrangvene *f*
- ~ **stomach coronary artery** s. ~ gastric artery
- ~ **stomach coronary vein** s. ~ gastric vein
- ~ **subclavian artery** Arteria *f* subclavia sinistra, linke Schlüsselbeinarterie *f*
- ~ **subclavian vein** Vena *f* subclavia sinistra, linke Schlüsselbeinvene *f*
- ~ **superior pulmonary vein** Vena *f* pulmonalis sinistra superior
- ~ **suprarenal vein** Vena *f* suprarenalis sinistra, linke Nebennierenvene *f*
- ~ **testicular vein** Vena *f* spermatica (testicularis) sinistra, linke Hodenvene *f*
- ~ **-to-right-shunt** Links-Rechts-Shunt *m*
- ~ **triangular ligament [of the liver]** Ligamentum *n* triangulare sinistrum [hepatis]
- ~ **ventricle load** Linksherzbelastung *f*
- ~ **ventricle of the heart** Ventriculus *m* sinister, linker Ventrikel *m*, linke Herzkammer *f*
- ~ **ventricular aneurysm** Linksherzaneurysma *n*
- ~ **ventricular dilatation** Linksherzdilatation *f*, Erweiterung (Überdehnung) *f* des linken Ventrikels
- ~ **ventricular end-diastolic pressure** linksventrikulärer enddiastolischer Druck *m*, LVEDP
- ~ **ventricular [heart] failure** Linksherzversagen *n*, Versagen *n* des linken Ventrikels
- ~ **ventricular hypertrophy** Linksherzhypertrophie *f*, Hypertrophie *f* des linken Ventrikels
- ~ **ventricular outflow tract** linksventrikuläre Ausflußbahn (Ausstrombahn) *f*
- ~ **ventricular pressure** Links[herz]kammerdruck *m*, linker Ventrikeldruck *m*
- ~ **ventricular thrust** Ictus *m* cordis, Herzspitzenstoß *m*
- ~ **ventriculogram** Links[herz]ventrikulogramm *n*, Röntgen[kontrast]bild *n* der linken Herzkammer
- ~ **ventriculography** Links[herz]ventrikulographie *f*, Röntgen[kontrast]darstellung *f* der linken Herzkammer

leg 1. untere Extremität *f*, Bein *n*; 2. Unterschenkel *m*, Crus *n*
- ~ **scissoring** Scherengang *m*
- ~ **splint** Beinlagerungsschiene *f*; Unfallschiene *f*
- ~ **strap** Beingurt *m*
- ~ **vein thrombosis** Beinvenenthrombose *f*

legal medicine Gerichtsmedizin *f*, forensische Medizin *f*

Legal's test Legalscher Test *m (Nachweismethode für Azeton und Azetessigsäure im Harn)*

legasthenia Legasthenie *f*, Lese- und Schreibschwäche *f*, kongenitale Wortblindheit *f*

Legg-Calvé-Perthes disease (syndrome) Legg-Calvé-Perthessche Krankheit *f*, Osteochondropathia *f* deformans coxae juvenilis

Leiner's disease Leinersche Krankheit *f*, Erythrodermia *f* desquamativa, Schälflechte *f*

leiodermatous leiodermatös, glanzhäutig; glatthäutig

leiodermia Leiodermie *f*, Glanzhaut *f*; Glatthäutigkeit *f*

leiomyoblastoma Leiomyoblastom *n (gutartige Muskelfasergeschwulst)*

leiomyofibroma Leiomyofibrom *n (gutartige Bindegewebs- und Muskelfasergeschwulst)*

leiomyoma Leiomyom *n (gutartige Geschwulst aus glatten Muskelfasern)*

leiomyomatosis Leiomyomatose *f (Häufung von Leiomyomen)*

leiomyosarcoma Leiomyosarkom *n (bösartige Geschwulst)*

leiotrichous leiotrichös, glatthaarig, lissotrich[ös]

Leishman-Donovan body (parasite) Leishman-Donovansches Körperchen *n*, Leishman-Donovan-Körperchen *n*

Leishmania brasiliensis Leishmania *f* Brasiliensis *(Erreger der Espundia)*
- ~ **donovani** Leishmania *f* Donovani *(Erreger der Kala Azar)*
- ~ **infantum** Leishmania *f* infantum *(Erreger der Kinderleishmaniose)*

~ peruviana s. Leishmania brasiliensis
~ tropica Leishmania f tropica *(Erreger der Orientbeule)*
leishmanial leishmanial, Leishmania..., Leishmanien...
~ **microorganism** Leishmaniamikroorganismus m
~ **pseudocyst** Leishmaniapseudozyste f
leishmaniasis Leishmaniasis f, Leishmaniose f, Leishmanieninfektion f
leishmanicidal leishmanizid, leishmanien[ab]tötend
leishmanid Leishmanid n, Hautknötchen n bei kutaner Leishmaniose
leishmanin sensitivity Leishmaninallergie f
~ **[skin] test** Leishmanin-Hauttest m, Leishmanintest m, Leishmanin-Intrakutanprobe f
leishmaniosis s. leishmaniasis
leishmanoid Leishmanoid n *(Hautsymptom bei Leishmaniose)*
lema Lema f, Augenbutter f *(Sekret der Meibomschen Drüsen)*
Lembert's suture Lembert-Naht f, sero-seröse Naht f *(z. B. am Magen, Darm)*
lemniscal Schleifenbahn...
lemniscus Lemniscus m, Schleifenbahn f
lemoparalysis Lemoparalysis f, Ösophagusparalyse f, Speiseröhrenlähmung f; Schlundparalyse f, Schlundlähmung f
lemostenosis Stenosis f faucium, Ösophagusstenose f, Speiseröhrenveng[er]ung f; Rachenstenose f, Rachenveng[er]ung f
length-height index Längen-Höhen-Index m
lenitive lenitiv, lindernd; mild
lenitive [agent] Leniens n, Linderungsmittel n
lens 1. Lens f, Augenlinse f, Kristallinse f, Linse f; 2. Linse f *(Optik)*
~ **astigmatism** Linsenastigmatismus m
~ **capsule** Linsenkapsel f; Capsula f lentis
~ **cone** Linsenkonus m, Lentikonus m, Conus m lenticularis
~ **cortex** Linsenrinde f, Linsenkortex m, Cortex m lenticularis
~ **curvature** Linsenkrümmung f
~ **fibres** Linsenfasern fpl, Fibrae fpl lentis
~ **implant** Linsenimplantat n, implantierte Linse f
~ **luxation** Linsenluxation f
~ **opacification (opacity)** Linsentrübung f
~ **permeability** Linsenpermeabilität f, Linsendurchlässigkeit f
~ **pit** Linsengrube f, Fovea (Fossa) f lenticularis
~ **placode** Linsenplakode f
~ **scoop** Starlöffel m
~ **size** Linsengröße f
~ **star** Linsenstern m, Linsennaht f, Stella f lenticularis
~ **suture** Linsennaht f *(durch Operation)*
~ **vesicle** Linsenbläschen n, Linsensäckchen n, Vesicula f lenticularis
~ **vortex** Linsenwirbel m, Vortex m lenticularis

lensectomy Lensektomie f, Augenlinsenexstirpation f, [operative] Linsenentfernung f
lensometer Lensometer n, Linsenmeßgerät n
lent fever s. typhoid fever
lenticele Lentizele f, Linsenhernie f
lenticonus Lentikonus m, Linsenkonus m *(kugelförmige Mißbildung der Linsenvorderbzw. -hinterfläche)*
lenticular 1. lentikulär, Augenlinsen...; 2. lentikulär, linsenförmig; 3. Linsenkern...
~ **apophysis** Processus m lenticularis incudis, Os n lenticulare (orbiculare) *(ovales Köpfchen des Ambosses)*
~ **astigmatism** Astigmatismus m lenticularis
~ **carcinoma** Carcinoma n lenticulare
~ **cataract** Cataracta f lentis, grauer Star m
~ **fasciculus** Fasciculus m lenticularis
~ **loop** Ansa f lenticularis, Linsenkernschlinge f im Hirnstamm
~ **nucleus** Nucleus m lenticularis (lentiformis), Linsenkern m *(im Gehirn)*
~ **papilla** Papilla f lenticularis
~ **process [of the incus]** s. ~ apophysis
lenticulostriate lentikulostriatal, Linsenkern-Striatum-...
lenticulothalamic lentikulothalamisch, Linsenkern-Thalamus-...
~ **tract** Tractus m lenticulothalamicus
lentiform linsenförmig *(Zusammensetzungen s. unter lenticular)*
lentiglobus Lentiglobus m, Kugellinse f
lentigo Lentigo f, Linsenfleck m, Leberfleck m der Haut
~ **maligna** Lentigo f maligna, präkanzeröse Melanose f
leontiasis Leontiasis f, Facies f leonina, Löwengesicht n
leper Lepröser m, Leprakranker m
lepidosis schuppiger Ausschlag m
lepothrix Lepothrix f, Trichomykose f
lepra Lepra f, Aussatz m, Knotenaussatz m, Elephantiasis f graecorum, Hansensche Krankheit f, Morbus m Hansen
~ **bacillus** Leprabazillus m, Mycobacterium n leprae
~ **cell** Leprazelle f
~ **reaction** Leprareaktion f
leprid[e] Leprid n *(Lepraausschlag)*
leprolin Leprolin f *(Lepravakzine)*
~ **test** Leprolintest m, Leprolinprobe f
leprologic leprologisch
leprologist Leprologe m, Lepraspezialist m
leprology Lepralehre f; Lepraforschung f
leproma Leprom n, Lepraknoten m, Aussatzknoten m
lepromatous 1. lepromatös; 2. leprös, lepraartig
~ **leprosy** Lepra f lepromatosa
lepromin Lepromin n *(Lepratestsubstanz)*
~ **anergy** Leprominanergie f
~ **[skin] test** Leprominhauttest m

leprophobia 346

leprophobia Leprophobie f, Lepraangst f, Leprafurcht f
leprosarium, leprosary Leprosorium n, Lepraheim n, Leprakrankenhaus n, Leprastation f; Leprakolonie f, Leprasiedlung f
leprostatic [agent] Leprostatikum n, leprahemmendes Mittel n
leprosy s. lepra
leprotic s. leprous
leprous leprös, leprakrank, aussätzig
~ **neuritis** Lepraneuritis f, Nervenlepra f, Lepra f anaesthetica (nervosa)
~ **rhinitis** Leprarhinitis f
lepsis Lepsis f, Anfall m
leptocephalia Leptozephalie f, Schmalköpfigkeit f, Schmalschäd[e]ligkeit f
leptocephalic, leptocephalous leptozephal, leptokephal, schmalköpfig
leptocephalus Leptozephalus m, Leptokephalus m, Schmalkopf m
leptochromatic leptochromatisch
leptocyte Leptozyt m, Kokardenzelle f (dünner farbarmer Erythrozyt)
leptocytic 1. Leptozyten...; 2. Leptozytose...
leptocytosis Leptozytose f, Vorhandensein n von Leptozyten im Blut
leptodactylous leptodaktyl[ös], schlankfingrig, schmalfingrig; schlankzehig, schmalzehig
leptodermic leptoderm, dünnhäutig
leptodontous leptodont, schmalzahnig
leptomeninges s. leptomeninx
leptomeningioma Leptomeningiom[a] n, Geschwulst f der weichen Hirnhaut
leptomeningitis Leptomeningitis f, Entzündung f der weichen Hirnhaut
leptomeningopathy Leptomeningopathie f, Erkrankung f der weichen Hirnhaut
leptomeninx Leptomeninx f, weiche Hirnhaut f (besteht aus Gefäßhaut und Spinnwebshaut)
leptomonad [form] s. leptomonas
leptomonas Leptomonas-Form f (extrazelluläres Geißelstadium der Trypanosomen und Leishmanien)
leptopelvic Engbecken..., Schmalbecken...
leptophonia Leptophonie f, Stimmenschwäche f, Stimmenweichheit f
leptophonic leptophon[isch], stimm[en]schwach
leptoprosope Schmalgesicht n
leptoprosopia Leptoprosopie f, Schmalgesichtigkeit f
leptoprosopic leptoprosop, schmalgesichtig
leptorrhine leptorrhin, schmalnasig
leptosomatic leptosom, schmalwüchsig, schlankwüchsig, schmächtig
~ **habit** leptosomer Habitus m
leptosome Leptosomer m, Schmalwüchsiger m, Schlankwüchsiger m, Schmächtiger m
Leptospira Leptospira npl (Gattung der Treponemataceae)
leptospiraemia Leptospirämie f, Vorhandensein n von Leptospiren im Blut

leptospiraemic leptospirämisch, Leptospirämie...
leptospiral jaundice Spirochaetosis (Leptospirosis) f icterohaemorrhagica, Icterus m infectiosus, Morbus m Weil, Weilsche Krankheit (Erkrankung) f
leptospirocidal leptospirozid, leptospirentötend
leptospirosis Leptospirose f, Leptospireninfektion f, Leptospirenerkrankung f
leptospiruria Leptospirurie f, Leptospirenausscheidung f im Urin
leptothricosis Leptothricosis f, Leptothrikose f, Leptotrichose f, Leptothrixinfektion f
Leptothrix Leptothrix f (Bakterium)
~ **buccalis** Leptothrix f buccalis, Leptotrichia f buccalis
leptotrichal leptotrichal, Leptothrix...
~ **conjunctivitis** Leptothrixkonjunktivitis f, Leptotrichosis f conjunctivae, Parinaudsche Konjunktivitis f
Leptotrichia Leptotrichia f (Gattung grampositiver, sporenloser Stäbchen)
leptotrichosis s. leptothricosis
leresis Redesucht f
Leriche syndrome Leriche-Syndrom n, abdominaler Aortenverschluß m
Leriche's operation Leriche-Brüningsche Operation f, periarterielle Sympathektomie f
lesbian lesbisch
lesbian Lesbierin f, Tribade f
lesbianism lesbische Liebe f, weibliche Homosexualität f, Sapphismus m
lesion Läsion f, Schädigung f, Verletzung f, Affektion f
lesser alar cartilage Cartilago f alaris minor
~ **arterial circle of the iris** Circulus m arteriosus iridis minor
~ **cavity of the peritoneum** s. ~ peritoneal cavity
~ **circulation** kleiner Kreislauf m, Pulmonalkreislauf m, Lungenkreislauf m
~ **circulatory system** s. ~ circulation
~ **cornu of the hyoid bone** Cornu n minus ossis hyoidei
~ **curvature of the stomach** Curvatura f ventriculi minor, kleine Kurvatur (Magenstraße) f, konkave Krümmung f des Magens
~ **ischiadic foramen** s. ~ sciatic foramen
~ **lip** Labium n minus, kleine Schamlippe f
~ **multangular [bone]** Os n trapezoideum (multangulum minus), kleines Vieleckbein n
~ **occipital nerve** Nervus m occipitalis minor
~ **omentum** Omentum n minus, kleines Netz n (Teil des Bauchfells)
~ **palatine artery** kleine Gaumenarterie f, Arteria f palatina minor
~ **palatine foramen** Foramen n palatinum minor, untere Öffnung f des Canalis palatini
~ **pelvis** Pelvis f minor, kleines Becken n
~ **peritoneal cavity** Bursa f omentalis, Netzbeutel m (Bauchfelltasche zwischen Leber und Magen)

~ **petrosal nerve** s. ~superficial petrosal nerve
~ **ring of the iris** Anulus m iridis minor
~ **sac [of the peritoneum]** s. ~ peritoneal cavity
~ **sciatic foramen** Foramen n ischiadicum minus
~ **sciatic notch** Incisura f ischiadica minor
~ **splanchnic nerve** Nervus m splanchnicus minor, kleiner Eingeweidenerv m
~ **superficial petrosal nerve** Nervus m petrosus [superficialis] minor
~ **trochanter [of the femur]** Trochanter m minor, kleiner Rollhügel m
~ **tubercle of the humerus** Tuberculum n minus humeri
~ **tuberosity [of the femur]** s. ~ trochanter of the femur
~ **tympanic spine** Spina f tympanica minor
~ **wing of the sphenoid** Ala f parva (minor) ossis sphenoidalis, kleiner Keilbeinflügel m
lethal letal, tödlich wirkend; tödlich verlaufend
~ **dose** letale (tödliche) Dosis f, LD
~ **hereditary bullous epidermolysis** Epidermolysis f bullosa hereditaria letalis
lethality Letalität f *(Verhältnis der Todesfälle zur Erkrankungsfallzahl)*
~ **rate** Letalitätsrate f
lethargic lethargisch, schlafsüchtig; teilnahmslos, interesselos, gleichgültig; träge
~ **encephalitis** Encephalitis f lethargica, europäische Schlafkrankheit f
lethargy 1. Lethargie f, Schlafsucht f; anhaltende Bewußtlosigkeit f; 2. Lethargie f, Teilnahmslosigkeit f, tiefste Gleichgültigkeit f, Stumpfheit f
lethe Amnesie f, Erinnerungslücke f
Letterer-Siwe disease [Abt-]Letterer-Siwesche Krankheit f, diffuse Retikuloendotheliose f der Säuglinge, akute Säuglingsretikulose f
leuc[a]emia s. leukaemia
leucine Leuzin n, α-Aminoisobutylessigsäure f, α-Aminoisokapronsäure f
~ **aminopeptidase** Leuzinaminopeptidase f (Ferment)
~ **tolerance test** Leuzintoleranztest m
leucinuria Leuzinurie f, Leuzinausscheidung f im Urin
leucoagglutination Leukoagglutination f
leucoagglutinin Leukoagglutinin n
leucoblast Leukoblast m *(Leukozytenvorstufe)*
leucoblastosis Leukoblastose f, Leukoblastenvermehrung f im Blut
leucocidin Leukocidin n *(leukozytenzerstörende Substanz)*
leucocytal s. leucocytic
leucocyte Leukozyt m, weiße Blutzelle f, weißes Blutkörperchen f
~ **alkaline phosphatase** alkalische Leukozytenphosphatase f
~ **alloantibody** Leukozytenalloantikörper m
~ **cast** Leukozytenschatten m
~ **infiltration** Leukozyteninfiltration f, leukozytäre Infiltration f

~ **migration** Leukozytenmigration f, Leukozytenwanderung f
~ **migration inhibition** Leukozytenmigrationsinhibition f, Leukozytenwanderungshemmung f
~ **migration inhibition test** Leukozytenmigrationshemm[ungs]test m
leucocythaemia s. leukaemia
leucocytic leukozytisch, Leukozyten...
~ **infiltration** s. leucocyte infiltration
leucocytoblast Leukozytoblast m
leucocytogenesis Leukozytogenese f, Leukozytenentwicklung f
leucocytogram weißes Blutbild n
leucocytology Leukozytenlehre f
leucocytolysin Leukozytolysin n, Leukolysin n *(leukozytenauflösender Stoff)*
leucocytolysis Leukozytolyse f, Leukolyse f, Leukozytenauflösung f
leucocytolytic leukozytolytisch, leukozytenauflösend, leukolytisch
leucocytoma Leukozytom n, Leukozytenanhäufung f
leucocytometer Leukozytometer n, Leukozytenzählkammer f
leucocytopenia Leuko[zyto]penie f, Leukozytenmangel m
leucocytopenic leuko[zyto]penisch, Leukozytenmangel...
leucocytopoiesis Leukozytopoese f, Leukozytenbildung f, Leukozytenproduktion f
leucocytopoietic leukozytopoetisch, leukozytenbildend, leukozytenproduzierend
leucocytosis Leukozytose f, gutartige Leukozytenvermehrung f [im Blut]
leucocytotactic leukozytotaktisch, leukozytenanziehend
leucocytotaxis Leukozytotaxis f, Leukozytenanziehung f
leucocytotherapy Leukozytentherapie f, Leukozytentransfusion f
leucocytotic leukozytotisch, Leukozytose...
leucocytotoxin Leukozytotoxin n, Leukozytengift n
leucocyturia Leukozyturie f, Leukozytenausscheidung f im Urin
leucoderma Leukoderm[a] n, Leukodermie f, pigmentfreier Hautfleck m
leucodermatous s. leucodermic
leucodermia s. leucoderma
leucodermic leukoderm, weißhäutig; pigmentlos
leucodiagnosis Leukozytendiagnose f, Diagnose f aus dem weißen Blutbild
leucodystrophy Leukodystrophie f
leucoencephalitis Leuk[o]enzephalitis f, Entzündung f der weißen Hirnsubstanz
leucoencephalopathy Leukoenzephalopathie f, Erkrankung f der weißen Hirnsubstanz
leucoerythroblastosis Leukoerythroblastose f, Vorhandensein n von unreifen Leukozyten und Erythrozyten im Blut

leucogram s. leucocytogram
leucogranulocytic leukogranulozytär
leucokeratosis s. leucoplakia
leucokraurosis Leukokraurose f, Kraurosis f vulvae
leucolysin s. leucocytolysin
leucolysis s. leucocytolysis
leucoma Leukom n, weißer Linsenfleck m, weiße Narbe f der Hornhaut
leucomatous leukomatös, Leukom[a]...
leucomethylene blue Leukomethylenblau n
leucomyelitis Leukomyelitis f, Entzündung f der weißen Rückenmarksubstanz
leucomyelopathy Leukomyelopathie f, Erkrankung f der weißen Rückenmarksubstanz
leucomyoma Leukomyom n
leuconychia Leukonychie f, Leukoma n unguium, Weißfleckigkeit f der Nägel
leucopathy Leukopathie f, Albinismus m
leucopedesis Leuko[dia]pedese f, Leukozytenwanderung f [durch Gefäßwände]
leucopenia s. leucocytopenia
leucophlegmasia Leukophlegmasie f, Phlegmasia f alba dolens
leucophthalmous leukophthalmisch, weißäugig
leucoplakia Leukoplakie f, Weißschwielenkrankheit f, Keratosis f mucosae, Leucokeratosis f linguae, Psoriasis (Ichthyosis) f oris
~ **of the palate** Gaumenleukoplakie f
leucoplakic Leukoplakie...
~ **vulvitis** Leucoplacia (Kraurosis) f vulvae
leucoplasia s. leucoplakia
leucopoiesis Leukopoese f, Leukozytenbildung f, Bildung f weißer Blutzellen
leucopoietic leukopoetisch, leukozytenbildend
leucoprotease Leukoprotease f (Enzym)
leucopsin Leukopsin n, Sehweiß n
leucorrhagia s. leucorrhoea
leucorrhoea Leukorrhoe f, Fluor m albus, weißer Ausfluß (Schleimausfluß) m aus der Scheide
leucorrhoeal leukorrhoeisch, Leukorrhoe...
leucosarcoma Leukosarkom n
leucosarcomatosis Leukosarkomatose f
leucoscope Leukoskop n (Instrument zur Farbensinnuntersuchung)
leucosis Leukose f (Wucherung des leukozytenbildenden Gewebes)
leucotactic leukotaktisch, leukozytenanziehend
leucotaxine Leukotaxin n (erhöht Kapillarpermeabilität)
leucotaxis Leukotaxis f, Leukozytenanziehung f
leucotherapy s. leucocytotherapy
leucothrombopenia Leukozytothrombopenie f, Leukozyten- und Thrombozytenmangel m im Blut
leucotome Leukotom n, Leukotomiemesser n, Leukotomieskalpell n
leucotomy Leukotomie f, Lobotomie f
leucotoxic leukotoxisch, leukozytengiftig, leukozytenzerstörend, leukozytenschädlich, leukozytenschädigend

leucotoxicity Leukotoxizität f, Leukozytengiftigkeit f
leucotrichia Leukotrichose f, Weißwerden n der Haare
leucovirus Leukovirus n
leukaemia Leukämie f, Leukozythämie f, Leukose f, Weißblütigkeit f
leukaemic leukämisch, weißblütig
~ **cell** Leukämiezelle f
~ **leukaemia** leukämische Leukämie f
leukaemid Leukämid n
leukaemogenesis Leukämogenese f, Leukämieentstehung f
leukaemogenic leukämogen, leukämiebewirkend, leukämieauslösend
leukaemoid leukämoid, leukämieartig, leukämieähnlich
leukanaemia Leukanämie f (Blutkrankheit)
leukemia (Am) s. leukaemia
leukergy Leukergie f, Leukozytenverklumpung f, Leukozytenzusammenballung f
leukin Leukin n
leukozyte (Am) s. leucocyte
levarterenol Levarterenol n, l-Noradrenalin n, l-Arterenol n
levator 1. Musculus m levator, Levator[muskel] m, Hebemuskel m, Heber m; 2. Elevatorium n, Hebeinstrument n
~ **anguli oris [muscle]** Musculus m levator anguli oris, Mundwinkelheber m
~ **anguli scapulae [muscle]** s. ~ scapulae muscle
~ **ani [muscle]** Musculus m levator ani, Anusheber m
~ **claviculae [muscle]** Musculus m levator claviculae, Schlüsselbeinheber m
~ **epiglottidis [muscle]** Musculus m levator epiglottidis, Epiglottisheber m
~ **glandulae thyroideae [muscle]** Musculus m levator glandulae thyroideae, Schilddrüsenheber m
~ **labii superioris** Musculus m labii superioris, Oberlippenheber m
~ **labii superioris alaeque nasi [muscle]** Musculus m levator labii superioris alaeque nasi, Oberlippen- und Nasenflügelheber m
~ **labii superioris muscle** s. ~ labii superioris
~ **menti [muscle]** Musculus m mentalis, Kinnmuskel m
~ **muscle** s. levator 1.
~ **palati [muscle]** s. ~ veli palatini muscle
~ **palpebrae superioris [muscle]** Musculus m levator palpebrae superioris, oberer Lidhebemuskel m, Oberlidheber m
~ **prostatae [muscle]** Musculus m levator prostatae, Prostataheber m
~ **scapulae [muscle]** Musculus m levator scapulae, Schulterblattheber m
~ **sign** Levatorzeichen n
~ **veli palatini [muscle]** Musculus m levator veli palatini, Gaumensegelheber m

levatores costarum Musculi *mpl* levatores costarum, Musculi *mpl* transversocostales breves et longi, Querfortsatzrippenmuskeln *mpl*, Rippenhebemuskeln *mpl*
levigate/to zerreiben
levitation Levitation *f*, freies Schweben *n (z. B. von Menschen im Traum)*
lewisite Lewisit *n (hautschädigender Kampfstoff)*
Leyden crystals *s.* Charcot-Leyden crystals
Leydig cell Leydigsche Zwischenzelle *f*, Hodenzwischenzelle *f*
~-cell tumour Leydigsches Zwischenzellenadenom *n*, Leydig-Zelltumor *m*, [gutartige] Zwischenzellengeschwulst *f*, Interstitiom *n*
L. F. A. *s.* left frontoanterior position of the foetus
LH *s.* luteinizing hormone
liberation Befreiung *f*, Freilegen *n*, Freisetzen *n*; Entwicklung *f*, Entwickeln *n (Geburtshilfe)*
~ of the arms Armbefreiung *f*, Armentwicklung *f*, Entwicklung *f* der Arme
libidinal libidinös, triebhaft, wollüstig
libido Libido *f*, sexuelle Begierde *f*, Sexuallust *f*, Geschlechtstrieb *m*
Libman-Sacks endocarditis (disease, syndrome) Endokarditis *f* Libman-Sacks, verruköse Endokarditis *f (bei Lupus erythematodes)*
licentiate approbierter Arzt *m*, Arzt *m* mit Approbation
lichen Lichen *m*, Flechte *f*, Knötchenflechte *f*
lichenification, lichenization Lichenifikation *f*, Lichenifizierung *f*, Lichenisation *f (chagrinlederartiges Aussehen der Haut bei Knötchenflechte)*
lichenoid lichenoid, flechtenähnlich, knötchenartig
lichenous 1. Lichen..., Flechten...; 2. *s.* lichenoid
lid Lid *n*, Augenlid *n*, Palpebra *f*, Blepharon *n (Zusammensetzungen s. a. unter* eyelid, palpebra*)*
~ closure Lidschluß *m*
~ drop Ptosis *f*, Herabhängen *n* des Oberlids
~ lag von Graefesches Zeichen *n (Zurückbleiben des oberen Augenlids beim Blick nach unten)*
~ margin Lidrand *m*, Margo *m* palpebralis
~ reflex Augenlidreflex *m*, Konjunktivalreflex *m*, reflektorischer Lidschluß *m* beim Berühren der Bindehaut
~ retraction Lidretraktion *f*, Augenlidschrumpfung *f*
lidocaine Lidokain *n*, Xylokain *n*, 2-(Diäthylamino)-2', 6'-azetoxylidid *n (Lokalanästhetikum)*
lie detector Lügendetektor *m*
Lieben's test Liebensche Probe *f (zum Azetonnachweis im Harn)*
Lieberkühn's glands Lieberkühnsche Drüsen *fpl*, Glandulae *fpl* intestinales, Intestinaldrüsen *fpl*, Darmdrüsen *fpl*

lien Lien *f*, Milz *f*, Splen *m*
lienal *s.* splenic
lienculus Lienculus *m*, akzessorische Milz *f*, Lien *f* accessorius, Nebenmilz *f*
lienectomy Splenektomie *f*, Milzexstirpation *f*, [operative] Milzentfernung *f*
lienitis Lienitis *f*, Splenitis *f*, Milzentzündung *f*
lienocele Lienozele *f*, Splenozele *f*, Milzbruch *m*, Milzhernie *f*
lienography Lienographie *f*, Splenographie *f*, Röntgen[kontrast]darstellung *f* der Milz
lienomalacia Lienomalazie *f*, Splenomalazie *f*, Milzerweichung *f*
lienomedullary lienomedullär, splenomedullär, Milz-Knochenmark-...
lienomyelogenous *s.* lienomedullary
lienomyelomalacia Lienomyelomalazie *f*, Milz- und Knochenmarkerweichung *f*
lienopathy Lienopathie *f*, Splenopathie *f*, Milzkrankheit *f*, Milzerkrankung *f*, Milzleiden *n*
lienorenal lienorenal, Milz-Nieren-...
~ ligament Ligamentum *n* lienorenale (phrenicolienale)
lienotoxin Lienotoxin *n*, Splenotoxin *n*, Milzgift *n*
lienteric lienterisch, Lienterie...
~ diarrhoea *s.* lientery
lientery Lienterie *f (Durchfall mit Abgang unverdauter Nahrungsteile)*
lienunculus *s.* lienculus
life 1. Leben *n*; 2. Lebenskraft *f*; 3. Lebensdauer *f*; 4. Lebensweise *f*
~ cycle Lebenszyklus *m*
~ expectancy (expectation) Lebenserwartung *f*
~ threatening lebensbedrohlich, lebensbedrohend
lifelong lebenslang, das ganze Leben anhaltend (andauernd)
ligament Ligament *n*, Ligamentum *n*, Band *n*, Binde *f*, Sehne *f*
ligamental Ligamentum..., Band...
ligamentopexy Ligamentopexie *f (Gebärmutterfixierung durch Kürzung des Ligamentum rotundum)*
ligamentous ligamentär, ligamentartig, bandartig, Ligament...
~ support Bandaufhängung *f*
~ symphysis Symphysis *f* ligamentosa, Syndesmose *f*, Bandhaft *f*
ligase Ligase *f (Enzym)*
ligate/to ligieren, unterbinden, abbinden; unterbrechen, abschnüren
ligation Ligatur *f*, Unterbindung *f*, Abbinden *n (z. B. eines Blutgefäßes)*; Unterbrechung *f*, Abschnürung *f*
~ of external carotid artery Karotis-externa-Ligatur *f*, Unterbindung *f* der äußeren Halsschlagader
ligature 1. Ligaturfaden *m*, Unterbindungsfaden *m*, Abbindungsfaden *m*; 2. *s.* ligation
~ carrier Fadenführer *m*
~ forceps Ligaturklemme *f*, Fadenpinzette *f*

ligature

- ~ **guide forceps** Ligaturträger *m*, Fadenführungszange *f*
- ~ **holding forceps** Fadenhaltezange *f*
- ~ **needle** Unterbindungsnadel *f*
- ~ **pliers** Ligaturzange *f*
- ~ **scissors** Ligaturschere *f*

light adaptation Helladaptation *f*, Lichtanpassung *f (des Auges)*
- ~ **bath** Licht[strahlen]bad *n*
- ~ **microscopy** Lichtmikroskopie *f*
- ~ **perception** Lichtwahrnehmung *f*, Lichtempfindung *f*
- ~ **reflex** 1. Pupillenreflex *m*, Pupillenverengung *f* bei Lichteinfall; 2. Lichtreflex *m (z. B. am gesunden Trommelfell)*
- ~ **sense** Lichtsinn *m*, Sensus *m* luminosus
- ~ **sense tester** Lichtsinnprüfer *m*, Lichtsinnprüfgerät *n*
- ~-**sensitive** lichtempfindlich
- ~ **sensitivity** Lichtempfindlichkeit *f*
- ~ **spot** s. ~ reflex 2.
- ~ **treatment** Lichttherapie *f*, Licht[heil]behandlung *f (mit natürlichem oder künstlichem Licht)*

light-headed benommen, schwind[e]lig, schwindelnd; verwirrt, phantasierend, mit Fieberwahn behaftet; ohnmächtig; schwach, matt, kraftlos

~-**headedness** Schwindel *m*, Schwindelgefühl *n*; Benommenheit *f*; Verwirrtheit *f*; Irrereden *n*; Ohnmacht *f*; Schwäche *f*, Mattigkeit *f*, Kraftlosigkeit *f*

lightning cataract Blitzstar *m*, Cataracta *f* electrica

ligneous phlegmon Holzphlegmone *f*
- ~ **thyroiditis** eisenharte (Riedelsche) Struma *f*, chronisch schwielige Schilddrüsenentzündung *f (mit Bindegewebswucherung, Atrophie und Follikelschwund)*

lignocaine s. lidocaine

lily-white appendix Unschuldswurmfortsatz *m*, Unschuldswurm *m*

limb Glied *n*, Extremität *f*
- ~ **amputation** Gliedmaßenamputation *f*
- ~ **bud** Extremitätenknospe *f (Embryologie)*
- ~ **girdle dystrophy** 1. Schultergürteldystrophie *f*; 2. Beckengürteldystrophie *f*
- ~ **lead** Extremitäten-Ableitung *f*, Gliedmaßen-Ableitung *f (beim EKG)*
- ~ **pain** Gliederschmerz *m*
- ~ **tremor** Gliedertremor *m*, Gliederzittern *n*

limbal limbal, Limbus...
- ~ **conjunctiva** Limbusbindehaut *f*, Conjunctiva *f* limbaris
- ~ **follicle** Limbusfollikel *m (bei Trachom)*

limbic cortex (lobe, system) Gyrus *m* fornicatus, limbisches System *n (Gehirnabschnitt zur Steuerung vegetativer Vorgänge)*

limbs Gliedmaßen *pl*

limbus 1. Limbus *m*, Saum *m*; 2. Hornhautrand *m*
- ~ **of the spiral lamina** Limbus *m* laminae spiralis osseae, Zona *f* cartilaginea

limen Limen *n*, Grenze *f*, Schwelle *f*
- ~ **insulae** Limen *n* insulae, Inselschwelle *f* des Gehirns
- ~ **nasi** Limen *n* nasi, Vorhofsschwelle *f (Grenze zwischen Vorhof und eigentlicher Nasenhöhle)*
- ~ **of twoness** Zweipunktediskriminierung *f*, Zweipunkteunterscheidung *f*

liminal stimulus Schwellenreiz *m*

limiting membrane 1. Membrana *f* vitrea, Glashaut *f (Auge)*; 2. s. ~ membrane of the retina
- ~ **membrane of the retina** Membrana *f* limitans retinae, Grenzhaut *f* der Netzhaut

limitrophe limitroph, angrenzend, benachbart

limnaemia Malariakachexie *f*

limophthisis Inanition *f*, Hungerkachexie *f*, Hungerentkräftung *f*; Hungerzustand *m*

limping Hinken *n*, Claudicatio *f*

linctus Linctus *m*, Lecksaft *m*, Leckmus *n*

Lindau's disease Lindausche Krankheit *f*, Hämangiom (Hämangioblastom) *n* des Kleinhirns

line Linea *f*, Linie *f*, Strich *m (an Knochen)*
- ~ **of demarcation** Demarkationslinie *f (zwischen totem und lebendem Gewebe)*
- ~ **of skin cleavage** Hautspaltlinie *f*
- ~ **of the soleus muscle** Linea *f* poplitea (musculi solei)

linea alba Linea *f* alba, weiße Linie *f (sehniger Streifen zwischen den Bauchmuskeln)*
- ~ **aspera** Linea *f* aspera femoris, Crista *f* femoris

lineae albicantes (gravidarum) Striae *fpl* gravidarum (cutis distensae), Schwangerschaftsstreifen *mpl*, Hautdehnungsstreifen *mpl* (Hautatrophien durch Zerreißung der elastischen Fasern)

lineal 1. s. linear; 2. geradlinig (Abstammung)

linear linear, geradlinig, linienförmig; von Linien gebildet
- ~ **bone growth** lineares Knochenwachstum *n*
- ~ **ichthyosis** Papilloma *n* lineare
- ~ **naevus** Naevus *m* verrucosus
- ~ **osteotomy** Osteotomie *f*, Knochendurchtrennung *f*

lingua Lingua *f*, Zunge *f*, Glossa *f*
- ~ **nigra** Lingua *f* nigra, schwarze Haarzunge *f*

lingual lingual, Lingual..., Zungen...
- ~ **abscess** Zungenabszeß *m*
- ~ **artery** Arteria *f* lingualis, Zungenarterie *f*
- ~ **glands** Glandulae *fpl* linguales, Schleim- und Speicheldrüsen *fpl* der Zunge
- ~ **goitre** Zungengrundstruma *f*, Zungengrundschilddrüse *f*, Struma *f* lingualis (Insel von versprengtem Schilddrüsengewebe am Zungengrund)
- ~ **gyrus** Gyrus *m* lingualis
- ~ **mucosa** Zungenmukosa *f*, Zungenschleimhaut *f*
- ~ **nerve** Nervus *m* lingualis, Zungennerv *m*
- ~ **occlusion** Zungenokklusion *f*, Zungenschluß *m*, Lingualbiß *m*

lipodystrophia

~ **papillae** Papillae *fpl* linguales, Lingualpapillen *fpl*, Zungenpapillen *fpl*
~ **paralysis** Zungenlähmung *f*
~ **plexus** Plexus *m* lingualis, Lingualplexus *m*, Zungenarteriennervengeflecht *n*
~ **psoriasis** Psoriasis *f* linguae, Zungenpsoriasis *f*
~ **saliva** Zungen[drüsen]speichel *m*
~ **septum** Septum *n* linguae, Zungenseptum *n*, Zungenscheidewand *f*
~ **spasm** Lingualspasmus *m*, Zungenkrampf *m*
~ **surface** Facies *f* lingualis, Zungenoberfläche *f*
~ **thyroid** *s.* ~ goitre
~ **titubation** Stottern *n*, Stammeln *n*
~ **tonsil** Tonsilla *f* lingualis, Zungentonsille *f*, Zungenmandel *f*
~ **vein** Vena *f* lingualis, Zungenvene *f*
lingualis [muscle] Musculus *m* linguae, Zungenmuskel *m*
linguatuliasis, linguatulosis Linguatuliasis *f*, Zungenwurmbefall *m*, Zungenwurminfestation *f*
linguiform linguiform, zungenförmig
lingula 1. Lingula *f*, Zünglein *n*, kleine Zunge *f*; 2. Lingula *f* cerebelli
~ **of the mandible** Lingula *f* mandibulae
~ **of the sphenoid** Lingula *f* sphenoidalis
lingular lingulär, Lingula..., Zünglein...
lingulectomy Lingulektomie *f*, Lingularesektion *f*, [operative] Lingulaentfernung *f*
linguodental linguodental, Zungen-Zahn-...
linguogingival linguogingival, Zungen-Gaumen-...
linguopapillitis Linguopapillitis *f*, Zungenpapillenentzündung *f*
linguotrite Tenaculum *n* linguae, Zungenfaßzange *f*
liniment Liniment[um] *n*, flüssiges Einreibemittel *n (aus Seife oder Ölen mit Zusätzen von Arzneimitteln)*
linin Linin *n*, Achromatin *n (Teil des Kerngerüsts)*
linitis plastica Linitis *f* plastica, hypertrophische Magenzirrhose *f*, Sklerostenose *f* des Magens; derber Schrumpfmagen *m (mit plumpen, starren Schleimhautfalten)*
linseed Leinsamen *m*
lint Scharpie *f*, zerzupfte Leinwand *f (als Verbandstoff verwendet)*
Linton-Nachlas tube Linton-Nachlas-Sonde *f*
lio... *s.* leio...
lip 1. Lippe *f*, Labium *n*; 2. Lefze *f*, Wundlefze *f*
~ **cancer (carcinoma)** Lippenkrebs *m*, Lippenkarzinom *n*
~ **fissure** Lippenspalte *f*, Hasenscharte *f*, Labium *n* fissum
~ **furrow band** Lippenfurchenband *n*
~ **herpes** Lippenherpes *m*, Herpes *m* labialis
~ **of the cervix of the uterus** Muttermundslippe *f*, Labium *n* ostii uteri
~ **reading** Lippenlesen *n*

~ **reflex** Lippenreflex *m*, Saugreflex *m*
lipacidaemia Lipazidämie *f*, Fettsäureerhöhung *f* im Blut
lipaciduria Lipazidurie *f*, Fettsäureausscheidung *f* im Urin
lipaemia Lipämie *f*, Fettanreicherung *f* im Blut
lipaemic lipämisch
~ **nephrosis** *s.* lipoid nephrosis
liparoid fettartig, fettähnlich
liparotrichia Liparotrichie *f*, Fetthaarigkeit *f*
liparous verfettet, fettleibig, adipös
lipase Lipase *f (Enzym)*
lipasuria Lipasurie *f*, Lipaseausscheidung *f* im Urin
lipectomy Lipektomie *f*, Fettgewebsresektion *f*, [operative] Fettgewebsentfernung *f*
lipid Lipid *n (Sammelbezeichnung für Fette und Lipoide)*
~ **blood level** Lipidblutspiegel *m*
~**-cell tumour** Lipidzelltumor *m*, Lipidzellgeschwulst *f*
~**-cell tumour of the ovary** *s.* luteoma
~ **granulomatosis** Lipidgranulomatose *f*, Hand-Schüller-Christiansche Krankheit *f*
~ **histiocytosis** Lipidhistiozytose *f (s. a.* Niemann-Pick disease*)*
~ **pneumonia** Lipidpneumonie *f*
~ **solubility** Lipidlöslichkeit *f*
~ **stain** Lipidfärbung *f*
~ **storage disease** *s.* lipidosis
lipidaemia *s.* lipaemia
lipidic lipidisch, lipidartig
lipidolysis *s.* lipolysis
lipidosis Lipidose *f*, Lipidspeicherkrankheit *f*, Fettspeicher[ungs]krankheit *f*
lipin *s.* lipid
lipo-arthritis Lipoarthritis *f*, Gelenkfett[körper]entzündung *f*
lipoblast Lipoblast *m*, Fettzelle *f*
lipoblastic lipoblastisch, fett[zellen]bildend
lipoblastoma *s.* liposarcoma
lipoblastosis Lipoblastose *f*, Auftreten *n* multipler Lipome
lipocalcinogranulomatosis Lipokalzinogranulomatose *f*, Calcinosis *f* progrediens (universalis interstitialis) (*Cholesterinspeicherkrankheit*)
lipocardiac Fettherz..., Herzverfettungs...
lipocele Lipozele *f*, Adipozele *f*, Hernia *f* adiposa, Fett[gewebs]bruch *m*
lipocere Adipocire *f*, Leichenwachs *n*
lipochondrodystrophy Lipochondrodystrophie *f*, Pfaundler-Hurlersche Krankheit *f*
lipochondroma Lipochondrom *n*
lipochondroplasia *s.* lipochondrodystrophy
lipochrome 1. Lipochrom *n*, Lipoidpigment *n (Farbstoff)*; 2. *s.* lipofuscin
lipoclasis *s.* lipolysis
lipocyte Lipozyt *m*, Lipidozyt *m*, Fettzelle *f*
lipodieresis Fettspaltung *f*, Fettzerstörung *f*
lipodieretic fettspaltend, fettzerstörend
lipodystrophia Lipodystrophie *f*

lipofibroma 352

lipofibroma Lipofibrom *n*
lipofibromyxoma Lipofibromyxom *n*
lipofibrosarcoma Lipofibrosarkom *n*
lipoflavonoid Lipoflavonoid *n*
lipofuscin Lipofuszin *n*, Abnutzungspigment *n*, Alterungspigment *n*
lipogenesis Lipogenese *f*, Fettbildung *f*
lipogenic, lipogenous lipogen, fettbildend, fettproduzierend
lipogranuloma Lipogranulom *n*
lipogranulomatosis Lipogranulomatose *f*
lipohaemarthrosis Lipohämarthrosis *f*, Fett- und Blutansammlung *f* im Gelenk
lipohaemia s. lipaemia
lipoic acid Lipoinsäure *f*, Liponsäure *f*
lipoid lipoid, fettähnlich, fettartig
lipoid Lipoid *n (fettähnliche Substanz) (s. a. lipid)*
~ **arcus** Lipoidbogen *m* der Hornhaut, Arcus *m* lipoideus cornealis, Gerontotoxon *n*, Greisenbogen *m*
~ **necrobiosis of diabetics** Necrobiosis *f* lipoidica diabeticorum
~ **nephrosis** Lipidnephrose *f*, Lipidablagerung *f* in der Niere
~ **proteinosis** Lipidproteinose *f*, Hyalinosis (Lipoidosis) *f* cutis et mucosae
~ **thesaurismosis** s. lipidosis
lipoidaemia s. lipaemia
lipoidic s. lipoid
lipoidosis s. lipidosis
lipoidproteinosis s. lipoid proteinosis
lipoidsiderosis Lipidsiderose *f*, Eisen- und Fettablagerung *f* im Gewebe
lipolysis Lipolyse *f*, [enzymatische] Fettspaltung *f*
lipolytic lipolytisch, fettspaltend
~ **enzyme** fettspaltendes Enzym *n*
lipoma Lipom[a] *n*, Adipom *n*, Fett[gewebs]geschwulst *f*
lipomatosis Lipomatose *f*, Lipomatosis *f*, umschriebene Fett[gewebs]anhäufung *f*, Fett[gewebs]durchwachsung *f*, Fett[gewebs]anreicherung *f*; Fettsucht *f*
lipomatous 1. lipomatös, fettreich; 2. Lipom...
lipomelanotic lipomelanotisch, Fett-Melanin-...
lipomeningocele Lipomeningozele *f*
lipometabolic lipometabolisch, Fettstoffwechsel...
lipometabolism Fettmetabolismus *m*, Fettstoffwechsel *m*; Fettausnutzung *f*
lipomyelomeningocele Lipomyelomeningozele *f*
lipomyohaemangioma Lipomyohämangiom *n*
lipomyoma Lipomyom *n*, Myolipom *n*
lipomyosarcoma Lipomyosarkom *n*
lipomyxoma Myxolipom *n*
lipomyxosarcoma Lipomyxosarkom *n*
liponephrosis s. lipoid nephrosis
lipopenia Lipopenie *f*, Fettmangel *m* im Gewebe
lipopeptide Lipopeptid *n*

lipopexia Lipopexie *f*, Fettanhäufung *f*
lipophage Lipophag[e] *m*, fettverzehrende Zelle *f*
lipophagia Lipophagie *f*, Fettaufnahme *f (durch Zellen)*
lipophagic lipophag, fettaufnehmend, fettfressend
~ **granuloma** lipophages Granulom *n*, Lipo[id]granulom *n (Speicherform endogener und exogener Fettstoffe in Bindegewebszellen)*
lipophile lipophil, fettliebend, sich mit Fett mischend, in Fett löslich
lipophilia Lipophilie *f*, Fettaffinität *f*; Neigung *f* zum Fettansatz
lipoplastic lipoplastisch, Fettgewebe bildend, fett[gewebs]bildend
lipopolysaccharide Lipopolysaccharid *n*
lipoprotein Lipoprotein *n*
~ **envelope** Lipoproteinhülle *f*
~ **membrane** Lipoproteinmembran *f*
liposarcoma Liposarkom *n (bösartige Bindegewebsgeschwulst)*
liposarcomatous liposarkomatös
liposis s. lipomatosis
liposoluble fettlöslich
liposteatosis Liposteatose *f*
lipostomy Lipostomie *f*, Mundatrophie *f*
lipothymia Lipothymie *f*, Ohnmacht *f*; Schwindel *m*
lipotrophic lipotroph, fettansetzend, fetteinlagernd
lipotrophy Lipotrophie *f*, Fettansetzen *n*, Fetteinlagerung *f*
lipovaccine Lipovakzine *f*, fettlösliche Vakzine *f*
lipoxanthin Lipoxanthin *n*
lipoxeny Lipoxenie *f (Verlassen des Wirts durch den Schmarotzer)*
lipoxidase Lipoxydase *f (Enzym)*
lippitude, lippitudo Lippitudo *f*, Triefen *n* des Auges; Triefauge *n*
lipuria Lipurie *f*, Adiposurie *f*, Fettausscheidung *f* im Urin
liquefacient [agent] Verflüssigungsmittel *n*, verflüssigendes Mittel *n*
liquefaction Liquefaktion *f*, Verflüssigung *f*, Verflüssigen *n*; Flüssigwerden *n*
~ **necrosis** Liquefaktionsnekrose *f*, Verflüssigungsnekrose *f*
~ **of the vitreous body** Glaskörperverflüssigung *f*, Liquefactio *f* corporis vitrei
liquefactive degeneration s. liquefaction necrosis
liquefying necrosis s. liquefaction necrosis
liquescent sich verflüssigend
liquid liquid[e], flüssig
liquid Flüssigkeit *f*
~ **gas chromatography** Flüssig-Gas-Chromatographie *f*
liquor Liquor *m*, Flüssigkeit *f*; flüssiges Arzneimittel *n*; Körperflüssigkeit *f*
liquorice Lakritze *f*, Süßholz *n*

liquorrhoea Liquorrhoe f, Liquorfluß m, Herausfließen n von Zerebrospinalflüssigkeit
Lisfranc's amputation Lisfrancsche Amputation f, Amputation f im Lisfrancschen Gelenk, Mittelfußamputation f, Mittelfußabtrennung f im Fußwurzel-Mittelfuß-Gelenk
lisp/to lispeln
lisp Lispeln n, Sigmatismus m (falsche Aussprache der Zischlaute)
lissencephalia Lissenzephalie f, Fehlen n der Gehirnwindungen
lissencephalic, lissencephalous lissenzephal[isch], glatthirnig, mit windungslosem Gehirn
lissencephalus Lissenzephalus m, Mißgeburt f mit windungslosem Gehirn
lissotrichous lissotrich[ös], glatthaarig, leiotrichös
listeraemia Listeriämie f, Vorhandensein n von Listerien im Blut
listereliosis s. listeriosis
Listeria monocytogenes Listeria f monocytogenes (grampositives, sporenloses Stäbchen)
lister[i]osis Listeriose f (Infektionskrankheit)
Liston's knife Listonsches Amputationsmesser n
literal agraphia Buchstabenagraphie f, Buchstabenschreibunfähigkeit f
~ **ataxia** literale Ataxie f, Silbenstolpern n
lithaemia Lithämie f, Urikämie f, Harnsäurevermehrung f im Blut, Harnsäure[blutspiegel]erhöhung f
lithagogue lithagog, steinabtreibend
lithagogue [agent] Lithagogum n, steinabtreibendes Mittel n
lithectomy Lithektomie f, [operative] Steinentfernung f
lithiasic Lithiasis..., Steinkrankheit[s]...; steinbildend, Steinbildungs...
lithiasis Lithiasis f, Steinkrankheit f, Steinleiden n; Steinbildung f
lithic acid s. uric acid
lithicosis s. pneumokoniosis
lithocholic acid Lithocholsäure f, 3-Monohydroxycholansäure f (Gallensäure)
lithoclast s. lithotrite
lithocystotomy Lithozystotomie f, [operative] Blasensteinentfernung f, Blasensteinschnitt m
lithodialysis s. litholysis
lithogenesis Lithogenese f, Steinbildung f, Steinproduktion f
lithogenetic, lithogenous lithogen, steinbildend, steinproduzierend
lithoid lithoid, steinartig
lithokelyphopaedion Lithokelyphopädion n, Steinkind n in versteinerten Fruchthüllen
lithokelyphos Lithokelyphos n, Fruchthüllenverkalkung f
litholapaxy s. lithotrity
lithology Lithologie f (Lehre von den Steinerkrankungen)

litholysis Litholyse f, Steinauflösung f
lithonephritis Lithonephritis f, Nierenentzündung f durch Nierensteine
lithonephrotomy Lithonephrotomie f, Nieren[becken]steinschnitt m
lithopaedion Lithopädion n, Steinkind n (abgestorbene versteinerte Frucht bei Extrauteringravidität)
lithophone Lithophon n, Steinhörsonde f; Steinfühlsonde f
lithoscope Zystoskop n, Blasenspiegel m
lithosis s. pneumokoniosis
lithotome Lithotom n, Steinschnittmesser n
lithotomy Lithotomie f, Herausschneiden n von Steinen, Steinschnitt m
~ **forceps** Steinfaßzange f
~ **position** Steinschnittposition f, Steinschnittlage f
lithotripsy s. lithotrity
lithotriptor s. lithotrite
lithotriptoscope Lithotriptoskop n, Blasenspiegel m mit Steinzertrümmerungszange
lithotriptoscopy Lithotriptoskopie f, Blasenspiegelung f und Steinzertrümmerung f
lithotrite Lithoklast m, Lithotriptor m, Lithotripter m, Steinzertrümmerer m, Steinzerquetschungszange f
lithotritic lithotriptisch, steinzertrümmernd, steinzerquetschend
lithotrity Lithotripsie f, Steinzertrümmerung f, Steinzerquetschung f
lithous steinig, steinartig, konkrementartig
lithuresis Lithurese f, Harngrießausscheidung f, Ausscheidung f kleiner Harnsteinchen
lithuria Lithurie f, Uraturie f, Harnsäureausscheidung f im Urin
litter Trage f, Tragbahre f; Bahre f
little brain Kleinhirn n, Cerebellum n
~ **finger** kleiner Finger m, Kleinfinger m, Digitus m quintus
~ **toe** kleiner Zeh m, Kleinzehe f, Digitus m quintus [pedis]
Littré's glands Littrésche Drüsen fpl, Glandulae fpl urethrales, Harnröhrenschleimdrüsen fpl
littritis Littreitis f, Entzündung f der Littréschen Drüsen
Litzmann's obliquity Litzmannsche Obliquität f, Hinterscheitelbeineinstellung f, hinterer Asynklitismus m (Abweichung der Pfeilnaht aus der Beckenführungslinie nach vorn bei der Geburt)
live birth Lebendgeburt f
~**-born** lebendgeboren
~**-flesh** Muskelwogen n, Muskelzucken n
~ **rubella virus vaccine** Rubellalebendvirusvakzine f, Rötelnlebendvirusimpfstoff m
~ **vaccine** Lebendvakzine f, Lebendimpfstoff m
livedo Livedo f (bläuliche Verfärbung der Haut)
livedoid livedoid, livedoartig
liver Leber f, Hepar n (Zusammensetzungen s. a. unter hepatic)
~ **abscess** Leberabszeß m

liver

~ **bed** Leberbett n
~ **bed suture** Leberbettnaht f
~ **biopsy** Leberbiopsie f
~ **blood flow** Leberdurchblutung f
~ **breath** Lebergeruch m, Fötor m hepaticus
~ **capsule** Leberkapsel f
~ **cell** Leberzelle f
~ **cell adenoma** Leberzelladenom n
~ **cell carcinoma** hepatozelluläres Karzinom n, Hepatom n
~ **cell failure** Leberzellausfall m, Leberzellversagen n
~ **cell necrosis** s. ~ necrosis
~ **cirrhosis** Leberzirrhose f, Cirrhosis f hepatis
~ **disease** Leberkrankheit f, Lebererkrankung f
~ **disease diagnosis** Leberkrankheitsdiagnostik f
~ **disorder** Leber[funktions]störung f
~ **enzyme** Leberenzym n
~ **failure** Leberversagen n, Leberausfall m
~ **flap** Lebertremor m
~ **fluke** Leberegel m, Fasciola f hepatica; Clonorchis m sinensis, Distomum n hepaticum
~ **function** Leberfunktion f
~ **-function test** Leberfunktionstest m, Leberfunktionsprobe f
~ **glycogen** Leberglykogen n
~ **haemorrhage** Leber[ein]blutung f
~ **injury** 1. Leberverletzung f, Lebertrauma n; 2. s. ~ necrosis
~ **involvement** Leberbeteiligung f
~ **lobule** Leberläppchen n, Lobulus m hepatis
~ **metastasis** Lebermetastase f
~ **necrosis** Leber[zell]nekrose f, Leberzellenuntergang m, Leberzellenzerstörung f (z. B. durch Giftwirkung)
~ **palms** Erythema n palmarum, Palmarerythem n
~ **retractor** Leberhaken m
~ **rot** Leberegelkrankheit f, Leberegelbefall m, Fascioliasis f
~ **rupture** Leberruptur f, Leberzerreißung f
~ **scan** Leber-Scan m, Leberabtast[ungs]bild n nach Isotopenmarkierung, Leberszintigramm n
~ **scanning** Leber-Scanning n, Leberabtastung f nach Isotopenmarkierung, Leberszintigraphie f
~ **spot** Leberfleck m, brauner Hautfleck m, Naevus m pigmentosus
~ **sugar** s. ~ glycogen
~ **toxin** Lebertoxin n, Lebergift n
~ **transplantation** Lebertransplantation f
livid livid[e], leichenblaß; bleifarben, bleifarbig, fahl
lividity Lividität f, Leichenblässe f; Fahlheit f
livor 1. Lividität f, Leichenblässe f; Fahlheit f; 2. s. ~ mortis
~ **mortis** Leichenfleck m, Totenfleck m
lixiviation Auslaugung f, Auslaugen n, Herauslösen n, Extraktion f

L.M.A. s. left mentoanterior position of the foetus
L.M.P. s. left mentoposterior position of the foetus
L.O.A. s. left occipitoanterior position of the foetus
Loa Loa f loa, Filaria f loa, afrikanische Wanderfilarie f, Augenwurm m (Erreger der Kalabarbeule)
loading dose Belastungsdosis f
~ **test** Belastungstest m, Belastungsprobe f (z. B. des Kohlenhydratstoffwechsels durch Glukosezufuhr)
loaiasis Loiasis f (Infektionskrankheit durch Loa loa)
lobar lobär, Lappen...
~ **atrophy** Lobäratrophie f, Lappenatrophie f [des Gehirns]
~ **pneumonia** Lobärpneumonie f, Lappenpneumonie f, Entzündung f eines Lungenlappens
~ **sclerosis** Lobärsklerose f, Lappensklerose f [des Gehirns]
lobate[d] gelappt, lappig
lobe Lobus m, Lappen m (eines Organs)
~ **grasping forceps** Kapselfaßzange f; Lappenfaßzange f
~ **of the prostate** Lobus m prostatae, Prostatalappen m, Vorsteherdrüsenlappen m
~ **of the thymus** Lobus m thymi, Thymuslappen m
~ **of the thyroid gland** Lobus m glandulae thyreoideae, Schilddrüsenlappen m
lobectomy Lobektomie f, Lappenexstirpation f, Lappenresektion f, [operative] Lappenentfernung f (eines Organs)
lobeline Lobelin n (Alkaloid)
lobitis Lobitis f, Lappenentzündung f, Lungenlappenentzündung f
lobotomy Lobotomie f, Leukotomie f (operative Durchtrennung der Stirnhirn-Thalamus-Verbindung im Gebiet des Marklagers)
Lobstein's disease Lobsteinsche Krankheit f, Osteogenesis f imperfecta, Osteopsathyrose f, Vroliksche Krankheit f (Knochenkrankheit mit abnormer Knochenbrüchigkeit)
lobster-claw hand s. cleft hand
lobular lobulär, Lobulär..., Läppchen...
~ **atelectasis** lobuläre Atelektase f, Lungenläppchenatelektase f
~ **bile duct** Leberläppchengallengang m
~ **carcinoma** lobuläres Karzinom n der Brustdrüse
~ **pneumonia** Bronchopneumonie f, lobuläre Pneumonie f
lobulated s. lobular
lobule Lobulus m, Läppchen n
~ **of the auricle** Lobulus m auriculae, Ohrläppchen n
~ **of the cortex of the kidney** Lobulus m corticalis renis, Nierenrindenläppchen n
~ **of the epididymidis** Lobulus m epididymidis, Nebenhodenläppchen n

~ **of the liver** Lobulus *m* hepatis, Leberläppchen *n*
~ **of the mammary gland** Lobulus *m* glandulae mammariae, Brustdrüsenläppchen *n*
~ **of the testis** Lobulus *m* testis, Hodenläppchen *n*
~ **of the thymus** Lobulus *m* thymi, Thymusläppchen *n*
~ **of the thyroid gland** Lobulus *m* glandulae thyreoideae, Schilddrüsenläppchen *n*
lobulus *s.* lobule
lobus *s.* lobe
local lokal, örtlich [beschränkt], topisch
~ **anaemia** lokale Ischämie *f*, örtlich begrenzte Blutleere *f*
~ **anaesthesia** Lokalanästhesie *f*, örtliche Betäubung (Schmerzausschaltung) *f*
~ **anaesthetic** Lokalanästhetikum *n*, lokales Betäubungsmittel *n*, lokal schmerzausschaltendes Mittel *n*
~ **analgesia** *s.* ~anaesthesia
~ **anaphylaxis** lokale Anaphylaxie *f*, Arthusphänomen *n* (allergische Überempfindlichkeitsreaktion)
~ **convulsion** Herdanfall *m* (bei Epilepsie)
~ **death** Lokaltod *m*, lokaler (örtlicher) Tod *m* (z. B. von Körperteilen)
~ **immunity** Lokalimmunität *f*, lokale Immunität *f*, örtliche Unempfindlichkeit *f*; Gewebsimmunität *f*
~ **pain** Lokalschmerz *m*
~ **reaction** Lokalreaktion *f*
~ **recurrence** Lokalrezidiv *n*
~ **tenderness** lokale Abwehrspannung *f* (Bauchdecken)
~ **therapy (treatment)** Lokalbehandlung *f*
localization Lokalisation *f*, Lokalisierung *f*, örtliche Begrenzung *f* (z. B. von Krankheitsherden)
localize/to lokalisieren, örtlich begrenzen (bestimmen)
localized peritonitis lokale Peritonitis *f*, lokalisierte Bauchfellentzündung *f*
~ **tetanus** lokaler Tetanus *m*, lokalisierter Starrkrampf *m*
lochia Lochia *fpl*, Lochien *fpl*, Wochenfluß *m* (nach der Entbindung)
~ **alba** Lochia *fpl* alba, weißer schleimiger Wochenfluß *m*
~ **cruenta (rubra)** Lochia *fpl* rubra, blutiger Wochenfluß *m*
~ **serosa** Lochia *fpl* serosa, wäßriger Wochenfluß *m*
lochial lochial, Wochenfluß...
lochiocolpos Lochiokolpos *m*, Lochialstauung (Wochenflußverhaltung) *f* in der Scheide
lochiocyte Lochialzelle *f*, Lochienzelle *f*
lochiometra Lochiometra *f*, Lochialstauung (Wochenflußverhaltung) *f* in der Gebärmutter
lochiometritis Lochiometritis *f*, Puerperalmetritis *f*

lochiopyra Lochiopyra *f*, Puerperalfieber *n*
lochiorrhagia, lochiorrhoea Lochiorrhagie *f*, Lochiorrhoe *f*, abnormer Wochenfluß *m*
lochioschesis, lochiostasis Lochioschesis *f*, Lochiostase *f*, Lochialstauung *f*, Wochenflußverhaltung *f*
lochometritis *s.* lochiometritis
lochoperitonitis Lochoperitonitis *f*, Puerperalperitonitis *f*
locked knee blockiertes Knie *n*, Kniegelenksperre *f* (bei eingeklemmtem Meniskus)
locking of the articular processes Verhakung *f* der Wirbelsäulengelenkfortsätze
~ **of twins** Zwillingsverhaken *n* (bei der Geburt)
lockjaw 1. Kinnbackenkrampf *m*; 2. *s.* trismus
locomotion Lokomotion *f*, Fortbewegung *f*
locomotive sich fortbewegend
locomotor lokomotorisch, Bewegungs...
~ **ataxia** Tabes *f* dorsalis, Rückenmarkschwindsucht *f*, Rückenmarkdarre *f*
~ **system** lokomotorisches System *n*, Bewegungssystem *n*, Bewegungsapparat *m*, Fortbewegungssystem *n*
locus minoris resistentiae Ort *m* verringerter Widerstandsfähigkeit, Stelle *f* des verminderten (geringeren) Widerstands
~ **perforatus** Substantia *f* perforata anterior, Area *f* olfactoria
loeschiasis Amöbenruhr *f*, Tropenruhr *f* (s. a. amoebiasis)
logagnosia Logagnosie *f*, Leseunfähigkeit *f*, Wortblindheit *f*
logagraphia Agraphie *f*, Schreibunfähigkeit *f*
logamnesia Logamnesie *f*, sensorische Aphasie *f*, Worttaubheit *f*; Wortblindheit *f*
logaphasia Logaphasie *f*, motorische Aphasie *f*
logasthenia Logasthenie *f*, Denkschwäche *f*
logoclonia Logoklonie *f*, Silbenanhäufung *f*, taktartige Endsilbenwiederholung *f*
logokophosis Logokophosis *f*, Worttaubheit *f*
logomania Logomanie *f*, Redesucht *f*
logoneurosis *s.* logopathy
logopaedia, logopaedics Logopädie *f*, Sprachheilkunde *f*; Sprachheilerziehung *f*, Heilerziehung *f* von Sprachgestörten (z. B. von Stotterern)
logopathy Logoneurose *f*, Logopathie *f*, Dyslogie *f* (Sprachstörung bei fehlerhafter Gedankenbildung)
logophasia Logophasie *f*, Sprachartikulationsstörung *f*
logoplegia Logoplegie *f*, Wortstummheit *f*, Sprachlosigkeit *f*
logorrhoea Logorrhoe *f*, pathologischer Redefluß *m*, krankhafte Geschwätzigkeit *f*
logospasm Logospasmus *m*, Sprechkrampf *m*; krampfartiges Sprechen *n*
logotherapy Logotherapie *f*, Sprachtherapie *f*, Sprach[heil]behandlung *f*, Sprach[heil]erziehung *f*; Sprecherziehung *f*
loiasis *s.* loaiasis

loimology

loimology Loimologie *f*, Seuchenlehre *f*
loin Lende *f*, Lumbus *m (Zusammensetzungen s. unter* lumbar*)*
long-acting preparation Langzeitpräparat *n*
~-acting thyroid stimulator langwirkende schilddrüsenstimulierende Substanz *f*, LATS
~ **bone** Os *n* longum, langer Knochen *m*, Röhrenknochen *m*
~ **ciliary nerves** Nervi *mpl* ciliares longi
~ **crus of the incus** Crus *n* longum incudis, langer Amboßschenkel *m*
~ **dorsal sacroiliac ligament** Ligamentum *n* sacroiliacum posterius longum
~ **head of the triceps [brachii] muscle** Caput *n* longum musculi tricipitis brachii
~-lasting immunity Dauerimmunität *f*
~ **levatores costarum muscles** Musculi *mpl* levatores costarum longi, lange Querfortsatzrippenmuskeln *mpl*
~ **plantar ligament** Ligamentum *n* plantare longum
~ **posterior ciliary artery** Arteria *f* iridis (ciliaris posterior longa), Regenbogenhautarterie *f*
~ **process of the incus** *s.* ~ crus of the incus
~ **process of the malleus** Processus *m* anterior mallei
~ **saphenous vein** Vena *f* saphena magna
~ **sight** *s.* longsightedness
~-term application *s.* ~-term use
~-term follow-up Langzeitbeobachtung *f*
~-term memory Langzeitgedächtnis *n*
~-term therapy (treatment) Langzeittherapie *f*, Langzeitbehandlung *f*
~-term use Langzeitanwendung *f (z. B. von Medikamenten)*
~ **thoracic nerve [of Bell]** Nervus *m* thoracicus longus
~ **vinculum** Vinculum *n* longum, lange Fessel *f*
longevity Langlebigkeit *f*, langes Leben *n*
longimanous langhändig
longipedate langfüßig
longissimus capitis [muscle] Musculus *m* longissimus capitis
~ **cervicis [muscle]** Musculus *m* longissimus cervicis
~ **muscle** Musculus *m* longissimus dorsi, Langmuskel *m* des Rückens
~ **thoracis [muscle]** Musculus *m* longissimus thoracis
longitudinal longitudinal, längsgerichtet, in der Längsrichtung [verlaufend]
~ **aberration** longitudinale Aberration *f*, Längsabweichung *f*
~ **arch [of the foot]** Arcus *m* pedis longitudinalis, Längsgewölbe *n* des Fußes
~ **duct of the epoophoron** Ductus *m* epoophori longitudinalis, Längsgang *m* des Epoophorons
~ **duodenal plica** Plica *f* longitudinalis duodeni, Längswulst *m* im Zwölffingerdarm
~ **epoophoron duct** *s.* ~ duct of the epoophoron

~ **fibre** Längsfaser *f*
~ **fissure of the cerebrum** Fissure *f* interhemisphaerica (longitudinalis cerebri)
~ **fracture** Longitudinalfraktur *f*, Längs[knochen]bruch *m*
~ **groove of the left lobe of the liver** Fossa *f* sagittalis sinistra hepatis
~ **incision** Längsinzision *f*, Längs[ein]schnitt *m*
~ **layer of the muscle coat of the colon** Stratum *n* longitudinale tunicae muscularis coli
~ **layer of the muscle coat of the rectum** Stratum *n* longitudinale tunicae muscularis recti
~ **layer of the muscle coat of the small intestine** Stratum *n* longitudinale tunicae muscularis intestini tenuis
~ **layer of the muscle coat of the stomach** Stratum *n* longitudinale tunicae muscularis ventriculi
~ **layer of the muscle coat of the uterine tube** Stratum *n* longitudinale tunicae muscularis tubae uterinae
~ **presentation** Längslage *f (bei der Geburt)*
~ **suture** Sutura *f* sagittalis, Pfeilnaht *f*
longitudinalis inferior [muscle] Musculus *m* longitudinalis inferior, tiefer (unterer) Langmuskel *m* der Zunge
~ **superior [muscle]** Musculus *m* longitudinalis superior, oberer Langmuskel *m* der Zunge
longsighted weitsichtig, übersichtig, hyperop, hypermetrop
longsightedness Weitsichtigkeit *f*, Übersichtigkeit *f*, Hyperopie *f*, Hypermetropie *f*
longus Musculus *m* longus, langer Muskel *m*, Langmuskel *m*
~ **capitis [muscle]** Musculus *m* longus capitis, langer Kopfmuskel *m*
~ **cervicis [muscle]** *s.* ~ colli muscle
~ **colli [muscle]** Musculus *m* longus colli, langer Halsmuskel *m*
~ **muscle** *s.* longus
loop 1. Schlinge *f*, Schleife *f (Anatomie)*; 2. Platinöse *f (Bakteriologie)*
~ **of Henle** Henlesche Schleife *f*, Ansa *f* nephroni *(Teil des Hauptstücks der Nierenkanälchen)*
~ **of jejunum** Jejunumschlinge *f*
looseness 1. Durchfallneigung *f*; 2. Diarrhoe *f*, Durchfall *m*
Looser's zones Loosersche Umbauzonen *fpl (Knochenbereiche mit Auflockerung des kristalloiden Systems)*
L.O.P. *s.* left occipitoposterior position of the foetus
lophotrichous lophotrich, büschelförmig begeißelt *(Bakterien)*
loquacity Loquacitas *f*, Geschwätzigkeit *f (z. B. bei Hypomanie)*
lordosis Lordose *f*, Rückgrat[ver]krümmung *f* nach vorn, Vorwärtskrümmung *f* der Wirbelsäule
lordotic lordotisch, Lordose...
lose a patient/to einen Patienten verlieren

loss of vision Sehverlust *m*, Visusverlust *m*
~ of voice Stimmverlust *m*, Vox *f* abscissa
lost to the circulation/to be dem Blutkreislauf verlorengehen
L.O.T. *s.* left occipitotransverse position of the foetus
lot of vaccine Impfstoffcharge *f*, Impfstoffpartie *f*
louse Laus *f*, Pediculus *m*
~-borne typhus *s.* epidemic typhus
lousicide Antipediculosum *n*, Läuse[bekämpfungs]mittel *n*, Entlausungsmittel *n*
lousiness Verlausung *f*, Läusebefall *m*, Verlaustsein *n*
~ of the body Pediculosis *f* corporis, Kleiderlausbefall *m*, Kleiderläusebefall *m*
~ of the eyelashes Pediculosis *f* palpebrarum, Filzlausbefall *m* der Wimpern und Augenbrauen
~ of the hair of the head Pediculosis *f* capitis, Kopflausbefall *m*, Kopfläusebefall *m*
lousy verlaust, von Läusen befallen, läuseinfiziert
low-caloric diet unterkalorische Diät *f*, Abmagerungskost *f*, Entfettungskost *f*
~ cervical caesarean section unterer zervikaler Kaiserschnitt *m*, Entbindung *f* durch Gebärmutterhalsschnitt
~-dose heparin niedrig dosiertes Heparin *n*, low-dose Heparin *n*
~-molecular-weight plasma substitute Plasmaersatz (Plasmaexpander) *m* mit niedrigem Molekulargewicht
~ perfusion state Minderperfusionszustand *m*, Perfusionsmangelzustand *m*
~-pressure hydrocephalia Niedrigdruckhydrozephalie *f*
~-salt diet Salzmangeldiät *f*
~-salt syndrome Salzmangelsyndrom *n*, Kochsalzmangelsyndrom *n*
~-tension glaucoma Niedrigdruckglaukom *n*
~-tension pulse weicher Puls *m*, Pulsus *m* mollis
~ tracheotomy Tracheotomia *f* inferior, unterer Luftröhrenschnitt *m*
~ voltage Niedervoltage *f (EKG)*
lower abdominal midline incision Unterbauchmittelschnitt *m*
~ abdominal pain Unterbauchschmerz *m*
~ abdominal reflex Unterbauchreflex *m*
~ abdominal transverse incision Unterbauchquerschnitt *m*
~ abdominal vertical incision Unterbauchlängsschnitt *m*
~ aperture of the pelvic canal *s.* ~ opening of the true pelvis
~ arm [type of] paralysis *s.* ~ brachial plexus paralysis
~ brachial plexus paralysis untere Armplexuslähmung *f*, Klumpkesche Lähmung *f*
~ end of the testis unterer Hodenpol *m*, Extremitas *f* inferior testis

~ extremity untere Extremität *f*, Membrum *n* inferius
~ eyelid Unterlid *n*, Palpebra *f* inferior (malaris)
~ gastro-intestinal bleeding untere Gastrointestinalblutung (Magen-Darm-Blutung) *f*
~ jaw bone Unterkiefer *m*, Mandibula *f*
~ leg Unterschenkel *m*
~-leg plaster cast Unterschenkelgips[verband] *m*
~-leg syndrome Unterschenkelsyndrom *n*, postphlebitisches (postthrombotisches) Syndrom *n*
~ lid oedema Unterlidödem *n*
~ lip Labium *n* inferius oris, Unterlippe *f (des Mundes)*
~ lip of the ileocaecal valve Labium *n* caudale valvulae ileocoecalis, untere Lippe *f* der Kolonklappe
~ lip of the osseous spiral lamina Labium *n* limbi tympanicum
~-lobe bronchus Unterlappenbronchus *m*
~-lobe pulmonary infiltrate Lungenunterlappeninfiltrat *n*
~ lobectomy Lungenunterlappenentfernung *f*, untere Lobektomie *f*
~ motor neuron unteres motorisches Neuron *n*
~ nephron nephrosis (syndrome) akute Tubulus[zell]nekrose *f*, akutes Nierenversagen *n*; Schockniere *f*
~ opening of the true pelvis Ausgang *m* des kleinen Beckens, Apertura *f* pelvis inferior
~ pole of the kidney unterer Nierenpol *m*, Extremitas *f* inferior renis
~ pole of the ovary unterer (uterusnaher) Eierstockpol *m*, Extremitas *f* uterina ovarii
~ pole of the spleen unterer Milzpol *m*, Extremitas *f* anterior (inferior) lienis
~ radicular syndrome *s.* ~ brachial plexus paralysis
~ surface of the cerebrum Gehirnunterseite *f*, Facies *f* inferior cerebri
~ surface of the tongue Zungenunterseite *f*, Facies *f* inferior linguae
~ urinary tract untere Harnwege *mpl*
~ uterine segment unteres Uterinsegment *n*
lowest lumbar artery Arteria *f* lumbalis ima, unterste Lendenarterie *f*
~ thyroid artery Arteria *f* thyreoidea ima, unterste unpaare Schilddrüsenarterie *f*
loxarthrosis Loxarthrose *f*, Gelenkverkrümmung *f*
loxia *s.* torticollis
loxic *s.* loxotic
loxophthalmus Loxophthalmus *m*, Schielen *n*
loxoscelism Loxoscelismus *m*, Loxoscelesnekrose *f (durch Giftspinnenbiß)*
loxotic seitlich geneigt, schräg
lozenge Pastille *f*; Tablette *f*; Hustenbonbon *m*
L.S.A. *s.* left sacroanterior position of the foetus
LSD *s.* lysergic acid diethylamide
L.S.P. *s.* left sacroposterior position of the foetus

LTH
358

LTH s. luteotrophic hormone
lucid hell, klar *(Psyche)*
~ **interval** freies Intervall n [in der Bewußtseinslage] *(z. B. nach Schädelhirntrauma)*
lucidity Geistesklarheit f, klarer Geisteszustand (Psychozustand) m, lichter (heller) Augenblick m
luciferase Luziferase f *(Enzym)*
luciferine Luziferin n
lucifugous luzifugal, lichtflüchtend, lichtscheu
Ludwig's angina Ludwigsche Angina f, Angina f Ludovici, Phlegmona f colli profunda *(Zellgewebsentzündung des Mundbodens und der oberen Halsgegend)*
Luer[-Look] syringe Lüersche Injektionsspritze f *(Ganzglasspritze mit eingeschliffenem Kolben)*
lues Lues f [venerea], Syphilis f *(Zusammensetzungen s. unter syphilis, syphilitic)*
luetic luetisch, luisch, syphilitisch, an Lues (Syphilis) leidend
~ **aneurysm** Luesaneurysma n, syphilitisches Aneurysma n
luetin Luetin n *(Syphilisspirochätenextrakt)*
Lugol's solution Lugolsche Lösung f *(wäßrige Jodlösung)*
lukewarm lauwarm, oberhalb der Körpertemperatur
lumbago Lumbago f, Hexenschuß m, Lendenschmerz m, Kreuzschmerz m
lumbalgia Lumbalgie f, Lendenschmerz m
lumbar lumbal, Lumbal..., Lenden...
~ **abscess** Lumbalabszeß m, Lendenabszeß m, Eiterherd m im Lendenbereich
~ **artery** Lumbalarterie f, Lendenschlagader f, Arteria f lumbalis
~ **column** Lendenwirbelsäule f
~ **disk protrusion** Lumbalbandscheibenvorfall m, lumbaler Bandscheibenprolaps m
~ **enlargement** s. ~ intumescence
~ **ganglion** Lumbalganglion n, Lendenganglion n, Ganglion n lumbale
~ **gutter** Lumbalrinne f
~ **hernia** Lumbalhernie f, Lendenbruch m
~ **intumescence** Lendenmarkverdickung f, Lendenmarkanschwellung f, Intumescentia f lumbalis
~ **lymph gland (node)** Lendenlymphknoten m, Nodus m lymphaticus lumbalis
~ **myelitis** s. osphyomyelitis
~ **myelogram** lumbales Myelogramm n, Lendenmarkröntgen[kontrast]bild n
~ **nephrectomy** lumbale Nephrektomie f, Nierenentfernung f über einen Lendenschnitt
~ **nephrotomy** lumbale Nephrotomie f, Niereneinschnitt m über einen Lendenschnitt
~ **nerves** Lendennerven mpl, Nervi mpl lumbales
~ **pain** Lendenschmerz m, Lumbalgie f
~ **part of the vertebral column** s. ~ column
~ **plexus** Lumbalplexus m, Plexus m lumbalis, Lenden[nerven]geflecht n

~ **puncture** Lumbalpunktion f, Duralsackpunktion f
~ **puncture headache** Lumbalpunktionskopfschmerz m
~ **puncture needle** Lumbalpunktionsnadel f, Lumbalpunktionskanüle f
~ **puncture set** Lumbalpunktionsbesteck n
~ **reflex** Lumbalreflex m, Lendenreflex m
~ **region** Lumbalregion f, Regio f lumbalis, Lendengegend f
~ **rib** Lendenrippe f
~ **segment** Lumbalsegment n, Lumbalabschnitt m
~ **splanchnic nerves** Nervi mpl splanchnici lumbales
~ **subarachnoid injection** Injektion f in das Cavum subarachnoidale
~ **subarachnoid space** Subarachnoidalraum m der Lendenwirbelsäule, Cavum n subarachnoidale
~ **triangle** Lendendreieck n, Trigonum n lumbale [Petiti]
~ **trunk** Truncus m lumbalis
~ **vertebra** Lendenwirbel m, Vertebra f lumbalis
~ **vertebral body** Lendenwirbelkörper m
lumbarization Lumbalisation f *(ausbleibende Verschmelzung des ersten Kreuzbeinwirbels mit dem Kreuzbein)*
lumbo-abdominal lumboabdominal, abdominolumbal, Lenden-Bauch-...
lumbocolostomy Lumbokolostomie f, Dickdarmfistelung f durch Lendenschnitt
lumbocolotomy Lumbokolotomie f, Lendenschnitt m und Dickdarmeröffnung f
lumbocostal lumbokostal, Lenden-Rippen-...
~ **arch** Lumbokostalbogen m
~ **triangle [of Bochdalek]** Lumbokostaldreieck n, Bochdaleksches Dreieck n, Trigonum n lumbocostale
lumbodorsal lumbodorsal, Lenden-Rücken-...
~ **fascia** Thorakolumbalfaszie f, Fascia f thoracolumbalis
lumbodynia s. lumbalgia
lumboiliac lumboiliakal, iliakolumbal, Lenden-Darmbein-...
lumboinguinal lumboinguinal, Lenden-Leisten-...
~ **nerve** Nervus m lumboinguinalis, Ramus m femoralis nervi genitofemoralis
lumboischial lumboischial, Lenden-Gesäß-...
lumbosacral lumbosacral, Lendenwirbel-Kreuzbein-...
~ **angle** Lumbosakralwinkel m
~ **articulation** Lumbosakralgelenk n, Articulatio (Junctura) f lumbosacralis
~ **corset** Lumbosakralkorsett n *(Traumatologie)*
~ **joint (junction)** s. ~ articulation
~ **pain** Lumbosakralschmerz m
~ **plexus** Lumbosakralplexus m, Plexus m lumbosacralis, Bein[nerven]geflecht n

luteal

~ **space** Lumbosakralraum *m*
~ **trunk** Truncus *m* lumbosacralis
lumbovertebral lumbovertebral, Lenden-Wirbel-...
lumbrical muscles Musculi *mpl* lumbricales, Regenwurmmuskeln *mpl*
~ **muscles of the finger** Musculi *mpl* lumbricales manus, Regenwurmmuskeln *mpl* der Hand
~ **muscles of the toe** Musculi *mpl* lumbricales pedis, Fußspulmuskeln *mpl*
lumbricals *s.* lumbrical muscles
lumbus Lumbus *m*, Lende *f*
luminescence Lumineszenz *f*, kaltes Leuchten *n*
lumisterol Lumisterin *n* (*Zwischenprodukt der Vitamin D₂-Bildung infolge UV-Bestrahlung*)
lump Beule *f*, Schwellung *f*, Tumor *m*
~ **kidney** Kuchenniere *f*
lumpy yaw zervikofaziale Aktinomykose *f*
lunacy 1. Geistesgestörtheit *f*, Geisteskrankheit *f*, Irrsinn *m*, Wahnsinn *m*; 2. *s.* lunatism
lunar bone Os *n* lunatum, Mondbein *n* (*Handwurzelknochen*)
~ **caustic** Höllenstein *m*, Lapis *m* infernalis, Silbernitrat *n*
lunare, lunate [bone] *s.* lunar bone
lunatic 1. Mondsüchtiger *m*; 2. Geistesgestörter *m*, Geisteskranker *m*
lunatism Lunatismus *m*, Lunambulismus *m*, Mondsüchtigkeit *f*
lunatomalacia Lunatummalazie *f*, Kienböcksche Krankheit *f*, Mondbeinerweichung *f*, aseptische Mondbeinnekrose *f*
lunella *s.* hypopyon
lung Lunge *f*, Pulmo *m* (*Zusammensetzungen s. a. unter* pulmonary)
~ **abscess** Lungenabszeß *m*, Abscessus *m* pulmonum
~ **alveolus** Lungenalveole *f*
~ **alveolus surfactant** Lungenalveolensurfaktant *m*, Oberflächenfaktor *m* der Lungenalveolen
~ **biopsy** Lungenbiopsie *f*
~ **border** Lungengrenze *f*
~ **bud** Lungenknospe *f*
~ **calculus** *s.* ~ stone
~ **cancer (carcinoma)** Lungenkrebs *m*, Lungenkarzinom *n*
~ **compliance** Lungencompliance *f*
~ **density** Lungendichte *f*
~ **disease** Lungenkrankheit *f*, Lungenerkrankung *f*
~ **dissecting forceps** Lungenfaßpinzette *f*
~ **fluid** *s.* ~ water
~ **fluke** Lungenegel *m*, Paragonimus *m* westermani
~ **forceps** Lungenzange *f*
~ **grasping forceps** Lungenfaßzange *f*
~ **hilus suture appliance** Lungenhilusnähapparat *m*
~ **maturity** Lungenreife *f*
~ **metastasis** Lungenmetastase *f*

~ **parenchyma** Lungenparenchym *n*
~ **plague** Lungenpest *f*, Pestpneumonie *f*
~ **puncture** Lungenpunktion *f*
~ **reflex** Lungenreflex *m*
~ **scanning (scintiscanning)** Lungenszintigraphie *f*, Lungenabtastung *f* nach radioaktiver Markierung
~ **spatula** Lungenspatel *m*
~ **stone** Lungenstein *m*, Lungenkonkrement *n*
~ **tissue forceps** Lungenfaßpinzette *f*
~ **tuberculosis** Lungentuberkulose *f*, Lungen-Tbk *f*
~ **water** Lungenflüssigkeit *f*
lungmotor Pulmotor *m*, Apparat *m* zur künstlichen Beatmung
lunula Lunula *f*, [kleiner] Mond *m* (*am Fingernagel*)
lupiform, lupoid lupoid, lupusartig, flechtenartig
lupoid acne Acne *f* varioliformis
lupus 1. Lupus *m*, fressende Flechte *f*; 2. *s.* ~ erythematosus; 3. *s.* ~ vulgaris
~ **erythematosus** Lupus *m* erythematodes, Erythematodes *m* (*Hautkrankheit mit verschiedensten Krankheitsbildern*)
~ **erythematosus body** Lupus-erythematodes-Körperchen *n*
~ **erythematosus cell** Lupus-erythematodes-Zelle *f*, L.E.-Zelle *f*
~ **erythematosus cell test** Lupus-erythematodes-Zelltest *m*, L.E.-Zelltest *m*, Erythematodes-Zelltest *m*
~ **erythematosus factor** Lupus-erythematodes-Faktor *m*, L.E.-Faktor *m*
~ **erythematosus plasma (serum) factor** *s.* ~ erythematosus factor
~ **erythematosus test** *s.* ~ erythematosus cell test
~ **glomerulonephritis** Lupusglomerulonephritis *f*
~ **keloid** Lupuskeloid *n*
~ **nephritis** Lupusnephritis *f*
~ **vulgaris** Lupus *m* vulgaris, Schwindflechte *f*, tuberkulöse Hautflechte *f*, Tuberculosis *f* cutis luposa, Hauttuberkulose *f*
Luschka's ducts Luschkasche Gänge *mpl* (*verlagerte Gallengänge in der Gallenblasenwand*)
~ **foramen** Foramen *n* Luschkae, Apertura *f* lateralis ventriculi quarti (*seitliche Öffnung der vierten Hirnkammer*)
~ **tonsil** Luschkasche Tonsille (Mandel) *f*, Rachenmandel *f*
lusus naturae Lusus *m* naturae, Mißbildung *f*
luteal luteal, Luteo..., Gelbkörper...
~ **corpus** Gelbkörper *m*, Corpus *n* luteum
~ **corpus cyst** Gelbkörperzyste *f*, Luteinzyste *f*
~ **corpus deficiency** Gelbkörpermangelzustand *m*
~ **corpus insufficiency** Gelbkörperinsuffizienz *f*, Corpus-luteum-Insuffizienz *f*
~ **cyst** *s.* ~ corpus cyst

luteal

~ **hormone** Gelbkörperhormon n, Luteohormon n, Corpus-luteum-Hormon n
~ **phase** Gelbkörperphase f, Lutealphase f
lutein Lutein n, Xanthophyll n, 3,3-Dihydroxy-α-karotin n *(gelber Farbstoff)*
~ **cell** Luteinzelle f
~ **cyst** s. luteal corpus cyst
luteinization Luteinisierung f, Gelbkörperbildung f, Corpus-luteum-Bildung f
luteinize/to luteinisieren, den Gelbkörper bilden
luteinized granulosa-cell carcinoma s. luteoma
luteinizing hormone Luteinisierungshormon n, LH, zwischenzellenstimulierendes (die interstitiellen Zellen stimulierendes) Hormon n, ICSH
~ **hormone release** Luteinisierungshormonfreisetzung f
~ **hormone releasing factor** Freisetzungsfaktor m für Luteinisierungshormon
luteinoma s. luteoma
Lutembacher's syndrome Lutembacher-Syndrom n *(Herzfehler)*
luteoblastoma s. luteoma
luteolysin Luteolysin n
luteolytic luteolytisch
luteoma Luteom n, Luteinom n *(hormonal aktiver Ovarialtumor)*
luteotrophic hormone luteotrophes (laktotrophes) Hormon n, Luteotrophin n, LTH, Laktationshormon n, Laktogen n, Laktotropin n
luteotrophin s. luteotrophic hormone
luxate/to luxieren, verrenken, ausrenken
luxation Luxation f, Verrenkung f, Ausrenkung f
luxuriant wuchernd, üppig wachsend *(z. B. Zellen)*
luxus heart Luxusherz n, Linksherzhypertrophie f mit Dilatation
L. V. s. left ventricle of the heart
LVH s. left ventricular hypertrophy
lyase Lyase f *(Enzym)*
lycorexia Lykorexie f, Wolfshunger m, Heißhunger m
lying-in 1. Entbindung f; 2. Wochenbett n
~**-in hospital** Entbindungsklinik f, Entbindungsheim n
lymph 1. Lymphe f, Gewebe[spalt]flüssigkeit f *(eiweißhaltige Körperflüssigkeit)*; 2. s. vaccine
~**-borne** s. lymphogenous 1.
~ **bud** Lymph[gefäß]knospe f
~ **cell** s. lymphocyte
~ **channel** Lymphgefäß n, Lymphkanal m, Lymphkapillare f
~ **corpuscle** s. lymphocyte
~ **follicle** s. ~ nodule
~ **gland** s. ~ node
~ **node** Lymphknoten m, Lymphonodus m, Nodus m lymphaticus, Lymphdrüse f, Glandula f lymphatica *(veraltet)*
~ **node biopsy** Lymphknotenbiopsie f
~ **node biopsy specimen** Lymphknotenbioptat n

360

~ **node dissection** Lymphknotendissektion f
~ **node enlargement** Lymphknotenvergrößerung f
~ **node hyperplasia** Lymphknotenhyperplasie f
~ **node hypoplasia** Lymphknotenhypoplasie f
~ **node involvement** Lymphknotenbeteiligung f; Lymphknotenmetastasierung f
~ **node metastasis** Lymphknotenmetastase f
~ **node of the lingual tonsil** Folliculus m lingualis
~ **node puncture** Lymphknotenpunktion f
~ **nodes of the axilla** Nodi mpl lymphatici axillares, Achsellymphknoten mpl
~ **nodule** Lymphonodulus m, Lymphfollikel m, Lymphknötchen n, Folliculus m lymphaticus
~ **nodules of the larynx** Folliculi mpl lymphatici laryngei
~ **nodules of the rectum** Folliculi mpl lymphatici recti
~ **nodules of the spleen** Folliculi mpl lymphatici lienales
~ **nodules of the stomach** Folliculi mpl lymphatici gastrici
~ **scrotum** Skrotumelephantiasis f, Elephantiasis f scrotalis
~ **sinus [space]** Lymph[knoten]sinus m, Sinus m lymphaticus
~ **vessel** s. ~ channel
lympha s. lymph
lymphadenectasis Lymphknotenschwellung f, Lymphdrüsenschwellung f, Intumescentia f nodorum lymphaticorum
lymphadenectomy Lymphadenektomie f, Lymphknotenexstirpation f, [operative] Lymphdrüsenentfernung f
lymphadenhypertrophy Lymphadenohypertrophie f, Lymphknotenhypertrophie f
lymphadenia Lymphadenie f, Wucherung f des lymphatischen Gewebes
lymphadenitis Lymphadenitis f, Lymphknotenentzündung f, Lymphdrüsenentzündung f
lymphadenocyst Lymphknotenzyste f, Lymphdrüsenzyste f
lymphadenogram Lymphadenogramm n, Röntgen[kontrast]bild n der Lymphknoten
lymphadenography Lymphadenographie f, Röntgen[kontrast]darstellung f der Lymphknoten
lymphadenoid lymphadenoid, lymphknotenartig, lymphknotenähnlich
~ **goitre** Struma f lymphomatosa, Hashimoto-Syndrom n
lymphadenoma Lymphadenom n, Lymphom n, Lymphknotengeschwulst f, Lymphdrüsengeschwulst f
lymphadenomatosis s. lymphomatosis
lymphadenopathic lymphadenopathisch
lymphadenopathy 1. Lymphadenopathie f, Lymphknotenschwellung f, Lymphknotenvergrößerung f; 2. Lymphadenopathie f, Lymphknotenerkrankung f, Lymphknotenkrankheit f

lymphadenosis Lymphadenose f, chronische lymphatische Leukämie f
lymphadenotomy Lymphadenotomie f, Lymphknoteninzision f, Lymphdrüsen[ein]schnitt m
lymphagogue lymphtreibend
~ **[agent]** Remedium n lymphagogum, Lymphagogum n remedium, Lymphagogon n, lymphtreibendes Mittel n
lymphangial Lymphangio…, Lymphgefäß…
lymphangiectasia Lymphangiektasie f, Lymphgefäßerweiterung f
lymphangiectatic lymphangiektatisch, lymphgefäßerweiternd
~ **pachydermia** Pachydermia (Pachyderma) f lymphangiectatica
lymphangiectodes Lymphangioma n circumscriptum congenitale
lymphangiectomy Lymphangiektomie f, Lymphgefäßexstirpation f, Lymphgefäßexzision f, Lymphgefäßausschneidung f
lymphangiitis s. lymphangitis
lymphangio-endothelioma Lymph[angio]endotheliom n
lymphangiofibroma Lymphangiofibrom n
lymphangiogram Lymphangiogramm n, Röntgen[kontrast]bild n der Lymphknoten und Lymphgefäße
lymphangiography Lymphangiographie f, Lymphographie f, Röntgen[kontrast]darstellung f der Lymphknoten und Lymphgefäße
lymphangiology Lymphangiologie f, Lymphgefäßlehre f
lymphangioma Lymphangiom n, lymphatisches Angiom n (gutartige Lymphgefäßgeschwulst)
~ **tuberosum multiplex** Syringom n, Syringozystadenom n, Lymphangioma n tuberosum multiplex (Schweißdrüsengeschwulst)
lymphangiomatosis Lymphangiomatose f
lymphangioleiomyomatosis Lymphangioleiomyomatose f
lymphangiophlebitis Lymphangiophlebitis f, Lymphgefäß- und Venenentzündung f
lymphangioplasty Lymphangioplastik f, Lymphgefäßplastik f, Lymphgefäßersatz m
lymphangiosarcoma Lymphangiosarkom n (bösartige Lymphgefäßgeschwulst)
lymphangiotomy Lymphangiotomie f, Lymphgefäßschnitt m, [operative] Lymphgefäßdurchtrennung f
lymphangitic lymphangitisch
lymphangitis Lymphangi[i]tis f, Lymphgefäßentzündung f
lymphatic lymphatisch, Lymph…
lymphatic s. ~ vessel
~ **abscess** lymphatischer Abszeß m, Eiterherd m mit Lymphknoten- und Lymphgefäßentzündung
~ **blockade** lymphatische Blockade f, Lymphstauung f, Lymphstau m, Lymphostase f
~ **channel** s. lymph channel
~ **drainage** Lymphabfluß m

~ **gland** s. lymph node
~ **leukaemia** lymphatische Leukämie f
~ **naevus** Naevus m lymphaticus
~ **obstruction** Lymph[gefäß]verschluß m
~ **sarcoma** Lymphosarkom n
~ **spread** Lymphausbreitung f, Lymphstreuung f (Metastasen)
~ **state** s. lymphatism
~ **system** Lymphsystem n, lymphatisches System n
~ **teleangiectasis** Lymphgefäßerweiterung f, Teleangiectasis f lymphatica
~ **tissue** Lymphgewebe n, lymphatisches Gewebe n, lymphatischer Apparat m
~ **varix** Lymphgefäßerweiterung f, Varix m lymphaticus
~ **vessel** Lymphgefäß n, Vas n lymphaticum
lymphaticostomy Lymphatikostomie f, [operative] Lymphgefäßfistelung f
lymphatism Lymphatismus m, Status m lymphaticus, lymphatische Konstitution f (Neigung zu Entzündung und Hyperplasie des lymphatischen Gewebes)
lymphatolysis Lymphgewebeauflösung f, Lymphgewebszerstörung f
lymphatolytic lymphgewebeauflösend, lymphgewebszerstörend
lymphoblast Lymphoblast m, Lymphogonie f (Lymphozytenstammzelle)
~-**like** s. lymphoblastoid
lymphoblastic lymphoblastisch
~ **leukaemia** Lymphoblastenleukämie f
~ **reticulosarcoma** lymphoblastisches Retikulosarkom n, Retikulumzellsarkom n
lymphoblastoid lymphoblastenartig, lymphoblastenähnlich
lymphoblastoma Lymphoblastom n, Lymphoblastengeschwulst f
lymphoblastosis Lymphoblastose f, Lymphoblastenvermehrung f im peripheren Blut
lymphocele s. lymphocyst
lymphocyst Lymphozyste f, Lymphgeschwulst f
lymphocyte Lymphozyt m, Lymphzelle f, Lymphkörperchen n (Zusammensetzungen s. a. unter lymphocytic)
~ **antibody** Lymphozytenantikörper m
~ **clone** Lymphozytenklon m
~ **culture** Lymphozytenkultur f
~-**mediated** lymphozytenvermittelt, durch Lymphozyten übertragen
~ **microcytotoxicity test** Lymphozytenmikrozytotoxizitätstest m
~ **transformation** Lymphozytentransformation f, Lymphzellenreifung f
~ **transformation test** Lymphozytentransformationstest m
~-**transforming** lymphozytentransformierend
~ **transfusion** Lymphozytentransfusion f
~-**tuberculin reaction** Lymphozyten-Tuberkulin-Reaktion f

lymphocythaemia 362

lymphocythaemia Lymphozythämie f, Lymphozytenvermehrung f im peripheren Blut
lymphocytic lymphozytisch, lymphozytär (Zusammensetzungen s. a. unter lymphocyte)
~ **angina** 1. Lymphozytenangina f (Halsentzündung mit überwiegend lymphatischem Blutbild); 2. s. infectious mononucleosis
~ **choriomeningitis** Lymphozytenchoriomeningitis f, lymphozytäre Choriomeningitis f, Choriomeningitis f lymphocytaria
~ **choriomeningitis virus** Lymphozytenchoriomeningitisvirus n
~ **infiltration** lymphozytäre Infiltration f, Lymphozyteninfiltration f
~ **leukaemia** lymphozytäre Leukämie f, Lymphozytenleukämie f
~ **lymphoma** lymphozytäres Lymphom n, Lymphozytenlymphom n
~ **meningitis** lymphozytäre Meningitis f, Lymphozytenmeningitis f
~ **pleocytosis** lymphozytäre Pleozytose f, Lymphozytenpleozytose f
~ **sarcoma** lymphozytäres Sarkom n, Lymphozytensarkom n
~ **series** Lymphozytenserie f, Lymphozyten[reifungs]reihe f
lymphocytoid lymphozytoid, lymphozytenähnlich, lymphozytenartig
lymphocytoma Lymphozytom n (bösartige Lymphzellengeschwulst)
lymphocytomatosis Lymphozytomatose f, Lymphozytomanhäufung f
lymphocytopenia Lympho[zyto]penie f, Lymphozytenverminderung f im peripheren Blut
lymphocytopoiesis Lymphozytopoese f, Lymphozytenbildung f, Lymphzellenentwicklung f
lymphocytosis Lymphozytose f, Lymphozytenvermehrung f im peripheren Blut
lymphocytotoxicity Lymphozytotoxizität f, Lymphozytengiftigkeit f
~ **test** Lymphozytentoxizitätstest m
lymphocytotoxin Lymphozytotoxin n
lymphodermia Lymphodermie f, Affektion f der Hautlymphgefäße
lymphoedema Lymphödem n, Schwellung f durch Lymphstauung
lymphoedematous lymphödematös, Lymphödem...
lympho-epithelioma Lymphoepitheliom n
lymphogenesis Lymphogenese f, Lymphbildung f, Lymphproduktion f
lymphogenic s. lymphogenous
lymphogenous 1. lymphogen, auf dem Lymphweg entstanden (z. B. Metastasen); 2. lymphogen, lymphbildend
lymphoglandula s. lymph node
lymphogonia Lymphogonie f, Lymphoblast m (Lymphozytenstammzelle)
lymphogranuloma[tosis] s. Hodgkin's disease
lymphography s. lymphangiography
lymphohaematogenous lymphohämatogen

lymphohistiocytic lymphohistiozytär
lymphohistiocytosis Lymphohistiozytose f, Lymphozyten- und Histiozytenvermehrung f im Blut
lymphoid lymphoid, lymphartig
~ **cell** Lymphoidzelle f, Lymphoidozyt m, lymphozytenähnliche Zelle f
~ **haemoblast [of Pappenheim]** Pronormoblast m, Proerythroblast m (Erythrozytenvorstufe)
~ **megakaryocyte** Promegakaryozyt m (Megakaryozytenvorstufe)
~ **series** s. lymphocytic series
~ **stem cell** Lymphozytenstammzelle f
lymphokinesis Lymphokinese f, Endolymphströmung f in den häutigen Bogengängen
lymphoma Lymphom[a] n, Lymphadenom n, Lymphknotengeschwulst f (meist bösartig)
lymphomatoid lymphomatoid, lymphomartig
lymphomatosis Lymphomatose f, Häufung f bösartiger Lymphome
lymphomatous s. lymphomatoid
lymphomonocyte Lymphomonozyt m
lymphomonocytosis Lymphomonozytose f, Lymphozyten- und Monozytenvermehrung f im Blut
lymphomyelocyte Lymphomyelozyt m
lymphonodular lymphonodulär, Lymphknoten...
lymphonodus s. lymph node
lymphopathy Lymphopathie f, Lymphkrankheit f
lymphopenia 1. Lymphverminderung f, Verringerung f der Lymphflüssigkeit; 2. s. lymphocytopenia
lymphopoiesis 1. Lymphopoese f, Lymphbildung f, Lymphproduktion f; 2. s. lymphocytopoiesis
lymphopoietic 1. lymphopoetisch, lymphbildend, lymphproduzierend; 2. lymphozytopoetisch, lymphzellenbildend, lymphozytenbildend
lymphoproliferation Lymphoproliferation f, Lymphgewebsbildung f
lymphoproliferative lymphoproliferativ, lymphgewebsbildend
lymphoprotease Lymphoprotease f (Enzym)
lymphoreticular lymphoretikulär, retikuloendothelial
lymphorrhage, lymphorrhagia s. lymphorrhoea
lymphorrhoea Lymphorrhoe f, Lymphorrhagie f, Lymph[aus]fluß m
lymphosarcoma Lymphosarkom n (bösartige Geschwulst)
lymphosarcomatosis Lymphosarkomatose f, generalisierte Lymphome npl (bösartige Geschwulsterkrankung)
lymphostasis Lymphostase f, Lymphstauung f, Lymphstau m, lymphatische Blockade f
lymphotaxis Lymphotaxis f, Lymphozytenbewegung f [auf chemische Reize]
lymphotome Adenotom n, Nasenrachenmesser n, Ringmesser n [nach Beckmann]

lymphotoxaemia s. lymphatism
lymphotoxin Lymphotoxin n, Lymphzellgift n
lymphuria Lymphurie f, Lymphausscheidung f im Urin
lyogel Lyogel n, Flüssigkeit enthaltendes Gel n (z. B. Gallerte)
lyoglycogen Lyoglykogen n, wasserlösliches Glykogen n (z. B. im Gewebe)
lyophil[e] lyophil, lösungsmittelliebend, lösungsmittelanziehend
lyophilic colloid lyophiles Kolloid n, lösungsmittelfreundliches Kolloid n
lyophilization Lyophilisierung f, lyophile Trocknung f, Gefriertrocknung f
lyophobe lyophob, lösungsmittelabstoßend
lyophobic colloid lyophobes Kolloid n, lösungsmittelabweisendes Kolloid n
lypemania Lypemanie f, Trübsinn m, Traurigkeit f
lyse/to auflösen; in Lösung gehen; aufgelöst werden
lysergic acid Lysergsäure f (Grundbaustein der Mutterkornalkaloide)
~ **acid diethylamide** Lysergsäurediäthylamid n, LSD n (Psychosegift)
Lysholm grid Lysholm-Blende f, Feinrasterblende f (Röntgenologie)
lysin Lysin n (Antikörper)
lysine Lysin n, 2,6-Diaminohexansäure f
lysis 1. Lysis f, Lyse f, Lösung f, allmählicher Fieberabfall m; 2. Lyse f, Auflösung f (z. B. von Zellen durch Lysinwirkung)
lysocephalin Lysokephalin n (Hämolysegift)
lysogenesis Lysogenese f, Lysinbildung f, Lysinproduktion f
lysogenic lysogen, lysinbildend, lysinproduzierend
lysokinase Lysokinase f (Enzym)
lysolecithin Lysolezithin n (Hämolysegift)
lysosomal lysosomal, Lysosom...
~ **enzyme** s. lysozyme
~ **hydrolase** lysosomale Hydrolase f, Lysosomenhydrolase f (Enzym)
~ **hydrolase activity** Lysosomenhydrolaseaktivität f
lysosome Lysosom n (Zellplasmakörper)
lysozyme Lysozym n (bakteriolytisches Enzym)
lysozymuria Lysozymurie f, Lysozymausscheidung f im Urin
lyssa Lyssa f, Tollwut f, Hundswut f, Wutkrankheit f, Rabies f (Zusammensetzungen s. unter rabies)
lyssic Lyssa..., Tollwut...
lyssoid lyssaartig, tollwutähnlich
lyssophobia Lyssophobie f, Tollwutangst f
lyterian entfiebernd
lytic lytisch, im Fieber allmählich abfallend

M

macacus ear Darwinsches Ohr n, Apex f auriculae Darwini (kleiner Vorsprung am Ohrmuschelrand)
macerate/to mazerieren, aufweichen, erweichen (z. B. Gewebe)
maceration Mazeration f, Aufweichung f, Gewebeerweichung f
macerative mazeriert, aufgeweicht
Machado-Guerreiro reaction Machado-Guerreiro-Reaktion f (Komplement-Bindungsreaktion zum Nachweis der Chagaskrankheit und der Leishmaniasis)
machinery[-like] murmur Maschinengeräusch n (Herzgeräusch bei Ductus arteriosus Botalli apertus)
MacLeod's syndrome MacLeodsches Syndrom n (Lungendystrophiesyndrom)
macradenous makroadenös, großdrüsig
macrencephalia Makr[o]enzephalie f, Gehirnhypertrophie f
macrencephalic s. macrencephalous
macrencephalon Makroenzephalon n, großes Gehirn n
macrencephalous makroenzephal[isch], großhirnig, mit großem Gehirn
macroaesthesia Makroästhesie f (Empfindungsstörung)
macroamylasaemia Makroamylasämie f, Makroamylaseerhöhung f im Blut
macroamylase Makroamylase f (Enzym)
macrobacterium Makrobakterium n, großes Bakterium n
macrobiosis Makrobiose f, Langlebigkeit f
macroblast Makroblast m (Erythrozytenvorstufe)
macroblepharia Makroblepharie f, Lidhypertrophie f, abnorme Lidvergrößerung f
macroblepharon Makroblepharon n, großes Augenlid n
macrobrachia Makrobrachie f, Großarmigkeit f, Armhypertrophie f, abnorme Armvergrößerung f
macrocardia Makrokardie f, abnorm großes Herz n
macrocardius Makrokardius m, Leibesfrucht f mit abnorm großem Herzen
macrocellular glioblastoma makrozelluläres (großzelliges) Glioblastom n
macrocephalia Makrozephalie f, Makrokephalie f, Großköpfigkeit f
macrocephalic, macrocephalous makrozephal[isch], makrokephal, großköpfig
macrocephalus Makrozephalus m, Makrozephaler m, Großköpfiger m
macrocheilia Makroch[e]ilie f, Großlippigkeit f, abnorme Lippenvergrößerung f; Rüssellippe f
macrocheiria Makroch[e]irie f, Handhypertrophie f, Großhändigkeit f, abnorme Handvergrößerung f

macrocolon 364

macrocolon Makrokolon n, großer Grimmdarm m
macroconidium Makrokonidium n
macrocornea Makrokornea f, Riesenkornea f, abnorme Vergrößerung f der Hornhaut (des Auges)
macrocyst Makrozyste f, große Zyste (Blase) f
macrocyte Makrozyt m, übermäßig großer Erythrozyt m
macrocythaemia Makrozythämie f, Makrozytose f, Makrozytenvermehrung f im Blut
macrocytic makrozytär, makrozytisch
~ **anaemia** makrozytäre Anämie f, Makrozytenanämie f
macrocytosis s. macrocythaemia
macrodactylous makrodaktyl, großfingrig; großzehig
macrodactylus Makrodaktylus m, Mißbildung f mit abnorm großen Fingern und Zehen
macrodactyly Makrodaktylie f, Großfingrigkeit f; Großzehigkeit f
macrodont makrodont, großzahnig, mit großen Zähnen
macrodontia Makrodontie f, Zahnhypertrophie f, abnorme Zahnvergrößerung f
macroembolism Makroembolie f, massive Embolie f
macroencephalia s. macrencephalia
macroerythrocyte Makroerythrozyt m
macrofilaricidal makrofilarientötend
macrofollicular makrofollikulär, großfollikulär
~ **adenoma** makrofollikuläres Schilddrüsenadenom n, Adenoma n macrofolliculare, großfollikulärer Kropf m
macrogamete Makrogamet m (Malariaentwicklungsstadium)
macrogametocyte Makrogametozyt m (Malariaentwicklungsstadium)
macrogamy Makrogamie f
macrogastria Makrogastrie f, abnorme Vergrößerung f des Magens
macrogenitosomia Makrogenitosomie f, Makrogenitosomia f praecox (verfrühte Geschlechts- und Körperentwicklung)
macroglia Makroglia f (Nervenstützgewebe)
macroglial makroglial, makrogliär
macroglobulin Makroglobulin n
macroglobulinaemia Makroglobulinämie f, Makroglobulinerhöhung f im Blut
macroglossia Makroglossie f, Zungenhypertrophie f, Großzungigkeit f, abnorme Größe f der Zunge
macrognathia Makrognathie f, Kieferhypertrophie f, abnorme Größe f der Kiefer
macrognathic, macrognathous makrognath
macrographia 1. Makrographie f (krankhafte Neigung zu abnorm großer Schrift); 2. s. macroscopy
macrogyria Makrogyrie f, abnorme Größe f der Hirnwindungen

macrolabia s. macrocheilia
macrolymphocyte Makrolymphozyt m, große Lymphzelle f
macrolymphocytosis Makrolymphozytose f, Makrolymphozytenvermehrung f
macromania Makromanie f, Größenwahn m
macromastia, macromazia Makromastie f, Mammahypertrophie f, abnorme Brustvergrößerung f
macromelia Makromelie f, Gliederhypertrophie f, Großgliedrigkeit f, abnorme Vergrößerung f von Armen und Beinen
macromelus Makromelus m, großgliedriger Mensch m
macromerozoite Makromerozoit m, großer Merozoit m
macromolecular makromolekular, hochmolekular
macromonocyte Makromonozyt m, großer Monozyt m
macromyeloblast Makromyeloblast m, großer Myeloblast m
macronodular makronodulär, großknotig
macronormoblast Makronormoblast m, großer Normoblast m
macronormocyte s. macrocyte
macronucleus Makronukleus m, großer Zellkern (Kern) m
macronychia Makronychie f, Nagelhypertrophie f, abnorme Größe f der Nägel
macroorchi[di]sm Makroorchi[di]smus m, abnorme Größe f der männlichen Keimdrüsen (Hoden)
macropathology Makropathologie f, makroskopische Pathologie f
macrophage Makrophag[e] m, große Freßzelle f (für körperfremdes Material)
~ **agglutination test** Makrophagenagglutinationstest m
~ **migration inhibition test** Makrophagenmigrationshemmtest m
macrophagocyte Makrophagozyt m
macrophagy Makrophagenaktivität f, Freßzellentätigkeit f
macrophthalmia Makrophthalmie f, Augapfelvergrößerung f, abnorme Größe f des Auges
macrophthalmic, macrophthalmous makrophthalmisch, großäugig
macrophthalmus Makrophthalmus m, Großäugiger m
macropodia Makropodie f, Großfüßigkeit f, Riesenwuchs m der Füße
macropolycyte Makropolyzyt m (neutrophile Leukozytenform)
macropromyelocyte Makropromyelozyt m, großer Promyelozyt m
macroprosopia Makroprosopie f, Gesichtsvergrößerung f, abnorme Größe f des Gesichts
macroprosopus Makroprosopus m, großgesichtiger Mensch m
macropsia Makropsie f, Größersehen n, vergrößertes Sehen n

macrorrhinia Makrorhinie f, Großnasigkeit f, abnorme Größe f der Nase
macroscelia Makroskelie f, Langbeinigkeit f; Langfüßigkeit f
macroscelous langbeinig; langfüßig
macroscopic makroskopisch, mit bloßem Auge sichtbar
macroscopy Makroskopie f, Untersuchung f mit dem bloßen Auge
macrosigma Makrosigma n, vergrößertes Colon n sigmoideum *(S-förmiger Teil des Dickdarms)*
macrosome Makrosom n *(Protoplasmastruktur)*
macrosomia Makrosomie f, Riesenwuchs m, Gigantismus m
macrospore Makrospore f, abnorm große Spore f
macrostomia Makrostomie f, Makrostoma n, Fissura f buccalis congenita, quere Wangenspalte f, Mundspaltenverbreiterung f *(Hemmungsmißbildung)*
macrothrombocyte Makrothrombozyt m, großer Thrombozyt m
macrothrombocytosis Makrothrombozytose f, Makrothrombozytenvermehrung f im Blut
macrotia Makrotie f, Ohrmuschelhypertrophie f, abnorme Ohrmuschelvergrößerung f
macula 1. Makula f, Fleck m, umschriebene Hautverfärbung f; 2. Macula f cornea, feine Hornhautnarbe f *(des Auges)*; 3. s. ~ lutea
~ **densa** Macula f densa *(kernreicher Bezirk im Mittelstück des Tubulus renalis)*
~ **lutea** Macula f lutea, gelber Fleck m der Netzhaut *(Stelle des schärfsten Sehens)*
macular 1. makulös, fleckig; 2. Makula[-lutea-]...
~ **corneal dystrophy** makuläre Korneadystrophie f
~ **degeneration** Makuladegeneration f, Makuladystrophie f
~ **disease** Makulaerkrankung f, Makulakrankheit f, Makulaleiden n, Makulopathie f *(des Auges)*
~ **dysplasia** Makuladysplasie f
~ **dystrophy** s. ~ degeneration
~ **leprosy** s. maculoanaesthetic leprosy
~ **neuroepitheliopathy (neuroretinopathy)** Makulaneuroretinopathie f, Makulaneuroepitheliopathie f
~ **oedema** Makulaödem n, Makulaschwellung f
~ **pigment epithelium** Makulapigmentepithel n
~ **rash** fleckiger Ausschlag m
~ **star figure** Makulasternfigur f
~ **vision** Makulasehen n, Zentralsehen n
macule Macula f, Fleck m, umschriebene Hautverfärbung f
maculoanaesthetic makuloanästhetisch
~ **leprosy** Lepra f maculoanaesthetica
maculocerebral makulozerebral
maculopapular makulopapulär
~ **erythroderma** Pityriasis f lichenoides
maculopapule Makulopapula f

maculopathy s. macular disease
mad 1. wahnsinnig, verrückt, toll; 2. tollwütig, von Tollwut befallen
madarosis Madarosis f, Madarose f, Wimpernverlust m
madarotic, madarous die Wimpern verlierend
madescent, madidans nässend
madness Wahnsinn m, Verrücktheit f
Madura foot Madurafuß m, Mycetoma n pedis, Madurabein n, Fußmyzetom n
maduromycosis Maduromykose f, Madurafraß m
maelenic s. melaenic
magical thinking magisches Denken n
magistral magistral, nach Vorschrift des Arztes bereitet, nicht offizinell *(Arzneimittel)*
magnesaemia Magnesiämie f, Vorhandensein n von Magnesium im Blut
magnesium carbonate Magnesiumkarbonat n *(Laxans, Antazidum)*
~ **hydrate (hydroxide)** Magnesiumhydroxid n *(Antazidum, Laxans)*
~ **oxide** Magnesiumoxid n *(Antazidum, Laxans)*
~ **sulphate** Magnesiumsulfat n *(Laxans)*
magnet reaction (reflex) Magnetreaktion f, Magnetreflex m *(des Neugeborenen)*
magnetocardiography Magnetokardiographie f, Messung f des Herzmagnetfeldes
magnetotherapy Magnetotherapie f, magnetische Behandlung f
magnification Vergrößerung f
magnitude of shunt Shuntgröße f
magnocellular magnozellulär, großzellig
magnum Os n capitatum
Magnuson splint Magnusonsche Schiene f, Magnusonsche Abduktionsschiene f *(bei Oberarmbrüchen zur Ruhigstellung)*
maidenhead Jungfernhäutchen n, Hymen m(n)
maidenhood Jungfräulichkeit f, Jungfernschaft f, Virginität f
maidism Maidismus m, Maisvergiftung f, Maisintoxikation f
maieusiomania Maieusiomanie f, Tokomanie f, Kindbettpsychose f, Wöchnerinnenpsychose f
maieusiophobia Maieusiophobie f, Tokophobie f, Wehenfurcht f, Angst f vor der Geburt
maieutics Geburtshilfe f, Entbindungskunst f
maieutologist Geburtshelfer m, Geburtshelferin f, Facharzt m für Geburtshilfe
maim/to mutilieren, verstümmeln, verkrüppeln, zum Krüppel machen
main artery Hauptschlagader f, Hauptarterie f
~ **bronchus** Hauptbronchus m, Stammbronchus m
~ **lower-lobe bronchus** Unterlappen[haupt]bronchus m
~ **pulmonary artery (trunk)** Truncus m pulmonalis, Lungenarterienstamm m, Lungenstammarterie f

main

~ **sensory nucleus of the trigeminal nerve** Nucleus *m* sensorius principalis nervi trigemini
maintain the airway/to die Luftwege offenhalten
maintenance dose Erhaltungsdosis *f*
~ **treatment** Erhaltungstherapie *f*
Maissiat's band Maissiatischer Streifen *m*, Tractus *m* iliotibialis fasciae latae
Majocchi's disease Purpura *f* anularis teleangiectoides *(rosa-lividrote Flecken der Haut durch Kapillarerweiterung)*
major agglutinin Hauptagglutinin *n*
~ **alar cartilage** Cartilago *f* alaris major, großer Flügelknorpel *m*
~ **calyxes [of the kidney]** Calices *fpl* renales majores, große Nierenkelche *mpl*
~ **cross match** Majorprobe *f*, Majortest *m* bei der Blut[gruppen]kreuzprobe
~ **duct of the sublingual salivary gland** Ductus *m* sublingualis major, großer Ausführungsgang *m* der Unterzungenspeicheldrüse
~ **duodenal papilla** Papilla *f* duodeni major
~ **lip** Labium *n* majus pudendi, große Schamlippe *f*
~ **palatine artery** Arteria *f* palatina major, große Gaumenarterie *f*
~ **palatine foramen** Foramen *n* palatinum majus
~ **pancreatic duct** Ductus *m* pancreaticus major, Bauchspeicheldrüsenhauptausführungsgang *m*
~ **vestibular gland [of Bartholin]** Glandula *f* vestibularis major
~ **zygomatic muscle** Musculus *m* zygomaticus major, großer Jochbeinmuskel *m*
make incoagulable/to ungerinnbar machen
~ **the correct diagnosis** die richtige Diagnose stellen
mala Mala *f*, Gena *f*, Wange *f*
Malabar itch Tinea *f* imbricata, Tokelau *n* *(Tropenkrankheit durch Trichophyton concentricum)*
malabsorption Malabsorption *f*, mangelhafte Absorption *f*, verminderte Nährstoffresorption *f* *(aus dem Magen-Darm-Kanal)*
~ **syndrome** Malabsorptionssyndrom *n*
malacia Malazie *f*, Erweichung *f*, Erweichen *n* *(z. B. von Knochen)*
malacic malazisch, erweichend, Malazie...
malacoplakia Malacoplacia *f* vesicae urinariae
maladjustment Desadaptation *f*, mangelnde Anpassung *f (an die Umwelt)*
malady Maladie *f*, Krankheit *f*, Leiden *n*, Erkrankung *f*
malaise Indisposition *f*, Unwohlsein *n*, Übelkeit *f*, Unpäßlichkeit *f*; Unbehagen *n*; Mißstimmung *f*
malalignment Zahnfehlstellung *f*
malar Jochbein...
malar Os *n* zygomaticum, Jochbein *n*
malaria Malaria *f*, Paludismus *m*, Wechselfieber *n*, Sumpffieber *n* *(Tropenkrankheit mit regelmäßigen Fieberanfällen und Schüttelfrost)*
~ **control** Malariakontrolle *f*
~ **parasite** Malariaparasit *m*
~ **pigment** Malariapigment *n*
malariacidal malariazid, malariaplasmodientötend, gegen Malaria wirkend, antiplasmodisch
malarial malarial, paludal, Malaria...
~ **antigen** Malariaantigen *n*
~ **attack** Malariaanfall *m*
~ **cachexia** Malariakachexie *f*
~ **fluorescent antibody test** Malaria-Fluoreszenz-Antikörper-Test *m*, Malariaimmunfluoreszenztest *m*
~ **haemoglobinuria** Malariahämoglobinurie *f*
~ **neuritis** Malarianeuritis *f*
~ **periodicity** Malariaperiodizität *f*
~ **perisplenitis** Malariaperisplenitis *f*
~ **pigment** Malariapigment *n*
~ **prophylaxis** Malariaprophylaxe *f*
~ **spleen** Malariamilz *f*; Malariamilzvergrößerung *f*
~ **stippling** Malariatüpfelung *f*
~ **therapy** *s.* malarialization
malarialization Malariafiebererzeugung *f*, Malariafieberbehandlung *f*, Malariakur *f*
malarialize/to mit Malaria infizieren, Malariafieber erzeugen
malariated malariakrank, malariainfiziert, malariabefallen
malariologist Malariaspezialist *m*
malariology Malariologie *f*, Malarialehre *f*
malariotherapy *s.* malarialization
malarious *s.* malarial
malarticulation 1. Malartikulation *f*, Aussprachestörung *f*, Lautbildungsstörung *f*; 2. Malartikulation *f*, Gelenkfehlstellung *f*
Malassezia furfur Malassezia *f* furfur, Microsporon *n* furfur, Kleiepilz *m* *(Erreger der Pityriasis versicolor)*
malassimilation Malassimilation *f*, Assimilationsstörung *f*, schlechte Assimilation *f*
malate dehydrogenase *s.* malic acid dehydrogenase
Malayan filariasis Filariasis *f* malayi, Brugia-malayi-Befall *m*
~ **[scrub] typhus** *s.* tsutsugamushi disease
malcoeur *s.* ancylostomiasis
maldescent of the testis Maldescensus *m* testis, Hodenmaldeszensus *m*
maldevelopment Fehlentwicklung *f*
maldigestion Maldigestion *f*, Fehlverdauung *f*
male maskulin, männlich, männlichen Geschlechts
~ **climacteric** Klimakterium *n* virile
~ **genital organs** männliche Geschlechtsorgane *npl*, Organa *npl* genitalia masculina (virilia)
~ **gonad** männliche Keimdrüse *f*, Hoden *m*, Testis *m*, Didymus *m*, Orchis *m*
~ **parthogenesis** *s.* androgenesis

Malta

~ **pseudohermaphroditism** männlicher Pseudohermaphroditismus m, Pseudohermaphroditismus m masculinus, männliches Scheinzwittertum n, Androgynie f
~-**toad test** Krötentest m (Schwangerschaftsschnelltest)
~ **urethra** männliche Harnröhre f, Urethra f masculina
malformation Mißbildung f, Fehlbildung f
malfunction Funktionsstörung f, Fehlfunktion f
maliasmus s. malleus 2.
malic acid Malinsäure f, Äpfelsäure f, Apfelsäure f, Hydroxybernsteinsäure f
~ **acid dehydrogenase** Malatdehydrogenase f, Äpfelsäuredehydr[ogen]ase f (Enzym)
malignancy Malignität f, Bösartigkeit f (von Geschwülsten)
malignant maligne, bösartig (Geschwülste)
~ **adenoma** malignes (bösartiges) Adenom n, Adenokarzinom n
~ **bone aneurysm (cyst)** osteogenes Sarkom n
~ **diphtheria** Diphtheria f gravis
~ **disease** 1. maligne Krankheit f, bösartiges Leiden n; 2. Krebs m, Krebsleiden n, Krebskrankheit f
~ **fibrous histiocytoma** Fibroxanthosarkom n (bösartige Geschwulst)
~ **goitre** Struma f maligna, Schilddrüsenkarzinom n, Schilddrüsenkrebs m
~ **granuloma** s. Hodgkin's disease
~ **haemangioma** s. haemangioendothelioma
~ **hypertension** maligner Hypertonus (Bluthochdruck) m
~ **jaundice** s. acute yellow atrophy of the liver
~ **leprosy** Lepra f lepromatosa
~ **malaria** Malaria f falciparum
~ **malnutrition** s. kwashiorkor
~ **mole [of the placenta]** destruierende Blasenmole f, Chorioadenoma n destruens, Chorioadenom n
~ **neurilemmoma (neurinoma)** Neurofibrosarkom n
~ **neutropenia** s. agranulocytosis
~ **oedema** malignes Ödem n, Oedema n malignum, Gasödem n, Gasbrand m, Gasphlegmone f
~ **papilloma** malignes Papillom n, Carcinoma n villosum
~ **phaeochromocytoma** Phäochromoblastom n
~ **polyadenitis** Bubonenpest f
~ **pustule** Pustula f maligna, Milzbrand m
~ **schwannoma** Neurofibrosarkom n
~ **tertian malaria** s. ~ malaria
malinger/to simulieren, vortäuschen (z. B. eine Krankheit)
malingerer Simulant m, Krankheitsvortäuscher m
malingering Simulation f, Krankheitsvortäuschung f
malleability Dehnbarkeit f, Streckbarkeit f
malleable dehnbar, streckbar
malleal 1. Malleus..., Hammer...; 2. Malleus..., Rotz...

malleation Hammerbewegung f bei Chorea
mallein Mallein m, Rotzbakterienextrakt m (für Hauttest zwecks Rotznachweis)
malleinization Malleininjektion f, Impfung f mit Rotzbakterienextrakt; Malleininfektion f
malleo-incudal malleoinkudal, Hammer-Amboß-...
malleolar 1. malleolar, Malleolus..., Knöchel...; 2. malleolar, Malleus..., Hammer...
~ **prominence** Prominentia f mallearis (malleolaris)
~ **sulcus** Sulcus m malleolaris, Knöchelsulkus m
~ **surface** Facies f malleolaris
malleolus Malleolus m, Hämmerchen n, Knöchel m
malleomyringoplasty Malleomyringoplastik f, Hammer-Trommelfell-Plastik f
malleotomy Malleotomie f, Hammerinzision f
malleus 1. Malleus m, Hammer m (Gehörknöchelchen); 2. Malleus m, Rotz m, Hautwurm m, Wurm m, Maliasmus m (Infektionskrankheit durch Malleomyces mallēi)
~ **fixation** Malleusfixation f, [operative] Hammerfixierung f (Ohr)
Mallory bodies Mallory-Körperchen npl, Mallorysche Körperchen npl (Einschlußkörperchen in Leberzellen bei portaler Zirrhose)
~-**Weiss syndrome** Mallory-Weiß-Syndrom n, Mallory-Weißsches Syndrom n (Schleimhauteinrisse am Magenmund)
malnourish/to fehlernähren; schlecht ernähren
malnutrition Malnutrition f, Fehlernährung f; schlechte Ernährung f
malocclusion Malokklusion f, Mißokklusion f, anormale Okklusion f, Bißanomalie f
malodorous übelriechend, stinkend
malonyl urea Malonylharnstoff m, Barbitursäure f
Malpighian body 1. Malpighisches Körperchen n der Milz, Lymphonodulus m lienalis Malpighi (Lymphzellenansammlungen); 2. Malpighisches Körperchen n der Niere, Corpusculum n renis Malpighi
~ **capsule** s. Bowman's capsule
~ **layer** Malpighische Schicht f, Stratum n germinativum, Keimschicht f der Oberhaut
malposition Malposition f, Stellungsanomalie f, Stellungsfehler m, Lageanomalie f
malpractice [ärztlicher] Kunstfehler m, Fehlbehandlung f
malpresentation Praesentatio f inpropria, anomale Kindeslage f, Fehlhaltung (Fehlstellung) f des Kindes bei der Geburt
malreduction Fehlreposition f, Fehlstellung f von Knochenbruchstücken
malrotation Malrotation f, Fehlrotation f, abnorme Drehung f
malt sugar s. maltose
Malta fever Maltafieber n, Mittelmeerfieber n, Febris f undulans melitensis (Infektionskrankheit durch Brucella melitensis)

maltase 368

maltase Maltase f, α-Glukosidase f (Enzym)
maltobiose s. maltose
maltose Maltose f, Malzzucker m (Disaccharid)
maltosuria Maltosurie f, Malzzuckerausscheidung f im Urin
malturned malrotiert, fehlgedreht
malum Malum n, Übel n, Krankheit f, Leiden n
malunion Fehlvereinigung f, Fehlverwachsung f (z. B. bei Knochenbrüchen)
mamilla Mamilla f, Mamille f, Brustwarze f, Papilla f mammae
mamillary mamillär, mamillar, Mamilla..., Mamillen..., Brustwarzen...; brustwarzenähnlich
~ **apophysis** Apophysis f mamillaris, Bulbus m olfactorius, Riechkolben m
~ **body** Corpus n mamillare (erbsengroße weiße Erhabenheit an der Hirnbasis)
~ **line** Mamillarlinie f, Mamillenlinie f, Linea f mamillaris (durch die Brustwarze gelegte Senkrechte)
~ **muscle** Mamillenmuskel m
~ **portion of the hypothalamus** Pars f mamillaris hypothalami
~ **process** Processus m mamillaris [vertebrarum lumbalium] (Höcker am hinteren Rande des Lendenwirbelgelenkfortsatzes)
mamilliform mamilliform, [brust]warzenförmig
mamilliplasty Mamillenplastik f, Brustwarzenplastik f, Brustwarzenrekonstruktion f
mamillitis Mamillitis f, Mamillenentzündung f, Brustwarzenentzündung f
mamilloinfundibular mamilloinfundibular
mamillotegmental mamillotegmental
~ **tract** Fasciculus m mamillotegmentalis
mamillothalamic mamillothalamisch
~ **tract** Fasciculus m mamillothalamicus, Vicq d'Azyrsches Bündel n
mamma Mamma f, Brust f, Brustdrüse f (Zusammensetzungen s. unter breast, mammary)
mammalgia Mammalgie f, Brust[drüsen]schmerz m
mammalian passage Säugetierpassage f
mammaplasty s. mammoplasty
mammary mammär, Mamma..., Brust...
~ **abscess** Mammaabszeß m, Brust[drüsen]abszeß m, Brust[ver]eiterung f
~ **amputation** Mammaamputation f, Mammektomie f, Brustamputation f, operative Brustentfernung f, Ablatio f mammae
~ **areola** Areola f mammae, Warzenhof m
~ **calculus** Mammakalkulus m, Brust[drüsen]stein m
~ **dysplasia** Mammadysplasie f, chronisch zystische Mastitis f
~ **fold** Mammafalte f, Brustfalte f
~ **gland** Glandula f mammaria, Brustdrüse f
~ **line** s. ~ ridge
~ **lymphatic plexus** Brustdrüsenlymphgeflecht n
~ **papilla** s. mamilla

~ **region** Regio f mammaria, Mammaregion f, Brustbereich m, Brustabschnitt m
~ **ridge** Milchleiste f, Keimanlage f der Brust[milch]drüse
~**-stimulating hormone** s. prolactin
~ **venous plexus** Brustdrüsenvenengeflecht n
mammectomy s. mammary amputation
mammiform mammaförmig, brustförmig
mammilla (Am) s. mamilla
mammitis s. mastitis
mammogenic hormone s. prolactin
mammogram Mammogramm n, Röntgenbild n der Brust
mammography Mammographie f, Röntgendarstellung f der Brust
mammoplasty Mammaplastik f, Brustplastik f
mammose großbrüstig, vollbrüstig, vollbusig
mammotomy Mammotomie f, Brust[ein]schnitt m
mammotrophin s. prolactin
mammotropic mammotrop, brustdrüsenstimulierend, auf die Brustdrüse wirkend
man 1. Mensch m, Homo m sapiens; 2. Mann m
~**-to-man transmission** Mensch-zu-Mensch-Übertragung f (von Krankheitserregern)
mancinism Linkshändigkeit f
mandible Mandibula f, Mandibel f, Unterkiefer m.
mandibular mandibular, Mandibular..., Unterkiefer...
~ **angle** Mandibularwinkel m, Kieferwinkel m, Angulus m mandibulae
~ **angle fracture** Kieferwinkelfraktur f
~ **arch** Mandibularbogen m, Kieferbogen m, erster Kiemenbogen m
~ **canal** Mandibularkanal m, Canalis m mandibulae, Gefäß-Nerven-Kanal m im Unterkiefer
~ **condyle** Mandibulagelenkfortsatz m, Processus m condylaris mandibulae
~ **condyle tumour** Mandibulagelenkfortsatztumor m
~ **foramen** Foramen n mandibulare (Eingang zum Canalis mandibulae)
~ **fossa** Mandibulargrube f, Fossa f mandibularis (am Schläfenbein zur Aufnahme des Unterkiefergelenkköpfchens)
~ **fracture** Mandibulafraktur f, Unterkieferknochenbruch m
~ **gland** Unterkieferspeicheldrüse f, Glandula f submandibularis
~ **nerve** Mandibularnerv m, Unterkiefernerv m, Nervus m mandibularis
~ **notch** Incisura f mandibulae
~ **process** Mandibularfortsatz m, Unterkieferfortsatz m, Processus m mandibularis
~ **reconstructive device** Unterkieferprothese f, Mandibulaprothese f
~ **reflex** Mandibularreflex m
~ **saw** Kiefersäge f
~ **symphysis** Unterkiefersymphyse f, Symphysis f mandibulae

marginal

- **~ torus** Mandibularwulst *m*, Unterkieferwulst *m*
- **mandibulectomy** Mandibulektomie *f*, Mandibulaexstirpation *f*, Mandibularesektion *f*, [operative] Unterkieferentfernung *f*
- **mandibulofacial dysostosis** Dysostosis *f* mandibulofacialis
- **mandibulopharyngeal space** Mandibulopharyngealraum *m*
- **Mandl's operation** Mandlsche Operation *f*, [operative] Nebenschilddrüsenentfernung *f*, Nebenschilddrüsenexstirpation *f*
- **mandrin** Mandrin *m*, Führungsstab *m* (für Katheter); Einlegestab *m* (für Kanülen)
- **manducate/to** [zer]kauen
- **manducation** Kauen *n*, Mastikation *f*
- **manducatory** kauend, Kau...
- **manganism** Manganintoxikation *f*, Manganvergiftung *f*
- **mange** Räude *f*, Krätze *f*, Skabies *f*
- **~ mite** Räudemilbe *f*, Krätzmilbe *f*
- **mania** Manie *f*, Wahn *m*, Sucht *f*; Trieb *m*
- **maniac** Wahnsinniger *m*; Süchtiger *m*
- **maniacal** *s.* manic
- **manic** manisch, manieartig, an einer Manie erkrankt, wahnsinnig, verrückt, rasend; süchtig
- **~-depressive illness (psychosis, reaction)** manisch-depressives Irresein *n*, Zyklothymie *f*, Zyklophrenie *f* (Psychose)
- **manicure/to** maniküren, die Hand (Fingernägel) pflegen
- **manikin** 1. Phantom *n*, Körpermodell *n*, anatomisches Modell *n* [des Menschen]; 2. Phantom *n*, Neugeborenennachbildung *f*, künstliches Neugeborenes *n*, künstlicher Embryo *m* (zum Erlernen geburtshilflicher Handgriffe)
- **manipulation** Manipulation *f*, Hantieren *n*; Handgriff *m*, Kunstgriff *m*
- **manna** Manna *n(f)* (getrockneter Rindensaft der Manna-Esche als Abführmittel)
- **mannite** *s.* mannitol
- **mannitol** Mannit[ol] *n* (Diuretikum)
- **mannose** Mannose *f* (Monosaccharid)
- **β-mannosidase** β-Mannosidase *f* (Enzym)
- **manoeuvre** *s.* manipulation
- **manometer** Manometer *n*, Druckmesser *m*
- **manometric** manometrisch
- **mansonelliasis** Mansonelliasis *f*, Mansonellaozzardi-Befall *m*, Filariasis *f* ozzardi
- **Mansonia** Mansonia *f* (Stechmückenart)
- **mantle dentin** Manteldentin *n*
- **~ layer** Mantelschicht *f*
- **Mantoux test** Mantoux-Reaktion *f*, Mantouxsche Reaktion *f*, Mendel-Mantouxsche Tuberkulinprobe *f*, intrakutane Tuberkulinreaktion *f*
- **manual** manuell, mit der Hand
- **~ placenta removal** manuelle Plazentaausräumung *f*
- **manubriosternal synchondrosis** Synchondrosis *f* manubriosternalis
- **manubrium** 1. Manubrium *n*, Griff *m*, griffförmiger Fortsatz *m*; 2. Manubrium *n* sterni, Brustbein[hand]griff *m* (oberster Teil des Brustbeins)
- **~ of the malleus** Manubrium *n* mallei, Handgriff *m* des Hammers
- **manus** Manus *f*, Hand *f*
- **manustupration** *s.* masturbation
- **MAO** *s.* monoamine oxidase
- **MAOI** *s.* monoamine oxidase inhibitor
- **maple syrup [urine] disease** Ahornsirupkrankheit *f*
- **marantic** 1. marantisch, marastisch, Marasmus...; 2. marantisch, mit verlangsamtem Kreislauf
- **~ thrombosis** marantische Thrombose *f*, Thrombose *f* bei allgemeinem Kräfteverfall (Folge herabgesetzter Kreislauffunktion)
- **~ thrombus** marantischer Thrombus *m*
- **marasmic** *s.* marantic
- **marasmus** Marasmus *m*, Kräfteverfall *m*, Siechtum *n*
- **marble bone** Marmorknochen *m* (s. a. osteopetrosis)
- **~ skin** Marmorhaut *f*, marmorierte Haut *f*, Cutis *f* marmorata, Livedo *f* reticularis (anularis), Kältemarmorierung *f* der Haut
- **marbleization** Marmorierung *f*, Marmor[ver]färbung *f* (z. B. der Haut)
- **march albuminuria** Marschalbuminurie *f*, Albuminausscheidung *f* im Urin nach längeren Fußmärschen
- **~ fracture** Marschfraktur *f*, Ermüdungsbruch *m* der Mittelfußknochen
- **~ haemoglobinuria** Marschhämoglobinurie *f*, Hämoglobinausscheidung *f* im Urin nach längeren Fußmärschen
- **Marchesani syndrome** Marchesani-Syndrom *n*, Marchesanisches Syndrom *n*, Dystrophia *f* mesodermalis hyperplastica
- **Marchiafava-Bignami disease (syndrome)** Marchiafava-Bignami-Syndrom *n*, Marchiafava-Bignamisches Syndrom *n*, Balkendegeneration *f* (Gehirn)
- **Marfan's syndrome** Marfan-Syndrom *n*, Spinnenfingrigkeit *f*, Dolichostenomegalie *f*, Arachnodaktylie *f*
- **margin** Margo *m*, Rand *m*, Grenze *f*
- **~ of eyelid** Margo *m* palpebrae, Lidrand *m*, Augenlidkante *f*
- **~ of the orbit** Aditus *m* orbitae, Augenhöhleneingang *m*
- **~ of wound** Margo *m* vulneris, Wundrand *m*, Wundlippe *f*
- **marginal** marginal, am Rand befindlich, Rand...
- **~ blepharitis** Blepharitis *f* marginalis, Lidrandentzündung *f*
- **~ decidua** Decidua *f* marginalis
- **~ gingiva** *s.* gingival margin
- **~ gyrus** Gyrus *m* parahippocampalis
- **~ keratitis** Marginalkeratitis *f*, Randkeratitis *f*, Keratitis *f* marginalis (anularis)
- **~ tubercle of the zygomatic bone** Tuberculum *n* marginale ossis zygomatici

24 Nöhring engl./dtsch.

marginal

~ ulcer Marginalulkus *n*, Ulcus *n* marginale
margination Wandständigkeit *f* der Leukozyten bei Entzündung; Leukozytenwall *m*
marginoplasty Marginoplastik *f*, Lidrandplastik *f*, Augenlidrandrekonstruktion *f*
margo parietalis of the frontal bone Margo *m* parietalis ossis frontalis, zum Scheitelbein gerichteter Stirnbeinrand *m*
~ parietalis of the temporal bone Margo *m* parietalis ossis temporalis, zum Scheitelbein gerichteter Schläfenbeinrand *m*
marihuana, marijuana Marihuana *n*, Haschisch *m(n)* (Rauschgift von Cannabis indica)
marinotherapy Seeklimatherapie *f*, Meeresklimabehandlung *f*
Mariotte's blind spot Mariottescher Fleck *m*, blinder Fleck *m* (Eintrittsstelle des Sehnerven am Augenhintergrund)
mark 1. Mal *n* (s. a. naevus); 2. Narbe *f*
marker chromosome Marker-Chromosom *n*
marmorization s. marbleization
Maroteaux-Lamy syndrome Maroteaux-Lamy-Syndrom *n*, Lamy-Maroteauxsche Dysplasia *f*, Spondyloepiphysaria *f*, Mukopolysaccharidose *f* Typ VI
marrow Mark *n*, Knochenmark *n*, Medulla *f*
~ activity Markaktivität *f*, Knochenmarkaktivität *f*
~ cell Knochenmarkzelle *f*
~ nailing s. medullary nailing
~ sideroblast Knochenmarksideroblast *m*
~ space Markraum *m*, Markhöhle *f*, Knochenmarkhöhle *f*
marrowbrain s. myelencephalon
Marseille fever Marseillefieber *n*, altweltliches Zeckenbißfieber *n*
marsh fever Marschenfieber *n*, Malaria *f* der Marschengegenden
marsupialization Marsupialisation *f* (z. B. das Einnähen von Zystenrändern in die Bauchwunde)
marsupialize/to marsupialisieren
masculation s. masculinization
masculine maskulin, männlich, männlichen Geschlechts
masculinity Männlichkeit *f*, männliche Art *f*, männliches Verhalten *n*
masculinization Maskulin[is]ierung *f*, Maskulinisieren *n*, Vermännlichung *f*
masculinize/to maskulinisieren, virilisieren, vermännlichen
mask 1. Maske *f*; 2. Mundtuch *n*
~ [-like] face Maskengesicht *n*, starres Gesicht *n*, Amimie *f*
~ of pregnancy Schwangerschaftsmaske *f*, Schwangerenchloasma *n*, Schwangerschaftsmal *n*, Schwangerschaftsfleck *m*
masked facies s. mask face
masking Verrauschung *f*, Verrauschen *n* (Audiometrie)
masochism Masochismus *m*, passive Algolagnie *f*, Schmerzgeilheit *f*, [sexuelle] Schmerzwollust *f*

370

masochist Masochist *m*
masochistic masochistisch, durch Mißhandlungen geschlechtlich erregt
mass Massa *f*, Masse *f*
~ chest radiographic survey Thorax-Röntgen-Reihenuntersuchung *f*
~ delousing Massenentlausung *f*
~ immunization Massenimmunisierung *f*; Reihen[schutz]impfung *f*
~ lesion Hirnmassenläsion *f*
~ of muscle Muskelmasse *f*
~ radiography (roentgenography) Röntgenreihenuntersuchung *f*
~ vaccination Reihen[schutz]impfung *f*
massage Massage *f*
masseter Musculus *m* masseter, Kaumuskel *m*
~-mandibular-temporal region Kaumuskel-Unterkiefer-Schläfen-Region *f*
~ muscle s. masseter
~ reflex Masseterreflex *m*, Kaumuskelreflex *m*
masseteric Masseter..., Kaumuskel...
~ artery Arteria *f* masseterica, Kaumuskelarterie *f*
~ nerve Nervus *m* massetericus
~ vein Vena *f* masseterica, Kaumuskelvene *f*
masseur 1. Masseur *m*, Massagespezialist *m*; 2. Massierapparat *m*, Massagegerät *n*
massive [blood] transfusion Blutmassivtransfusion *f*, Blutmassentransfusion *f*
massotherapy Massagetherapie *f*, Massagebehandlung *f*
mast cell Mastzelle *f*
~-cell disease Mastzellenvermehrung *f*, Mastozytose *f*
~-cell ultrastructure Mastzellenultrastruktur *f*
mastadenitis Mastadenitis *f*, Brustdrüsenentzündung *f*
mastadenoma Adenoma *n* mammae, Brustdrüsenadenom *n*
mastalgia Mastalgie *f*, Mastodynie *f*, Brust[drüsen]schmerz *m*
mastatrophy Mastatrophie *f*, Brustatrophie *f*
mastauxy s. mastoplasia
mastecchymosis Mastecchymose *f*, Brustunterblutung *f*, Brusteinblutung *f*, Brustbluterguß *m*
mastectomize/to mastektomieren, die Brust operativ entfernen
mastectomy Mastektomie *f*, Mammaamputation *f*, [operative] Brustentfernung *f*
master eye führendes Auge *n*, Oculus *n* dominans
Master's two-step test Masterscher Zweistufentest *m* (Belastungsprüfung im EKG)
masthelcosis Masthelkosis *f*, Brustulzeration *f*, Brustgeschwürbildung *f*; Brustgeschwür *n*
masticate/to kauen
mastication Mastikation *f*, Kauen *n*, Kauakt *m*
masticator nerve Nervus *m* masticatorius
~ nucleus Nucleus *m* motorius nervi trigemini
masticatory paralysis Kaumuskellähmung *f*
~ spasm of the face mastikatorischer Gesichtskrampf *m*, Kaumuskelkrampf *m*

~ **surface** Kau[ober]fläche f *(Zahn)*
mastitis Mastitis f, Brust[drüsen]entzündung f
mastocarcinoma Mastokarzinom n, Brustkrebs m, Brust[drüsen]karzinom n
mastocyte Mastzelle f
mastocytoma Mastozytom n, Mastzellengeschwulst f
mastocytosis Mastozytose f, Mastzellenvermehrung f
mastodynia s. mastalgia
mastoid 1. mastoid, Warzenfortsatz...; 2. mastoid, brustwarzenähnlich
mastoid Processus m mastoideus, Mastoid n, Warzenfortsatz m
~ **air cell** Cellula f mastoidea, Warzenfortsatzzelle f
~ **air cell system** Warzenfortsatzzellsystem n
~ **angle** Angulus m mastoideus ossis temporalis
~ **antrum** Antrum n mastoideum, Warzenfortsatzhöhle f *(vor der Paukenhöhle)*
~ **area** s. ~ region
~ **bone** s. mastoid
~ **canaliculus** Canaliculus m mastoideus
~ **cell** s. ~ air cell
~ **emissary vein** Vena f emissaria mastoidea
~ **fontanel** Fontanella f posterolateralis
~ **foramen** Foramen n mastoideum
~ **fossa** Fossa f mastoidea
~ **notch** Incisura f mastoidea
~ **operation** Warzenfortsatzoperation f
~ **pneumatization** Warzenfortsatzpneumatisation f
~ **portion of the temporal bone** Pars f mastoidea ossis temporalis
~ **process** s. mastoid
~ **region** Regio f mastoidea, Warzenfortsatzregion f
~ **retractor** Mastoidretraktor m
~ **sinus** s. ~ air cell
~ **wall of the tympanic cavity** Paries m mastoideus cavi tympani
mastoidal s. mastoid
mastoidalgia Mastoidalgie f, Warzenfortsatzschmerz m
mastoidectomy Mastoidektomie f, Warzenfortsatzexzision f, [operative] Warzenfortsatzausräumung f
mastoideocentesis Mastoideozentese f, Mastoidzellenpunktion f, [operative] Warzenfortsatzzelleneröffnung f
mastoiditis Mastoiditis f, Warzenfortsatzentzündung f, Otitis f mastoidea
mastoidotomy Mastoidotomie f, Warzenfortsatz[ein]schnitt m, Warzenfortsatzeröffnung f, Warzenfortsatzaufmeißelung f
mastoidotympanectomy Mastoidotympanektomie f, radikale Warzenfortsatzentfernung f
mastoidotympanoplastic surgery mastoidotympanoplastische Chirurgie (Operation) f
masto-occipital mastoideookzipital, Warzenfortsatz-Hinterhauptsbein-...

mastoparietal mastoideoparietal, Warzenfortsatz-Scheitelbein-...
mastopathy Mastopathie f, Brusterkrankung f, Brustkrankheit f, Brustleiden n
mastopexy Mastopexie f, Hängebrustfixierung f, Hängebrustoperation f
mastoplasia Mastoplasie f, Brusthypertrophie f, Brust[drüsen]vergrößerung f
mastoplasty Mammaplastik f, Brustplastik f
mastoptosis Mastoptose f, Hängebrust f, Mamma f pendulans
mastorrhagia Mastorrhagie f, Brust[drüsen]blutung f
mastoscirrhus Mastoscirrhus m, Mammaszirrhus m, Brustszirrhus m *(Brustkrebs)*
mastosquamous mastosquamös, Warzenfortsatz-Schuppe[n]-...
mastostomy Mastostomie f, Brustinzision f, Brusteinschnitt m
mastotomy 1. Mastotomie f, Brustschnitt m; 2. s. mastoidotomy
mastous vollbrüstig, großbrüstig, vollbusig
masturbate/to masturbieren, Masturbation betreiben, sich selbst befriedigen
masturbation Masturbation f, Selbstbefriedigung f
match/to [Blut] kreuzen, die Blutkreuzung durchführen
matching of blood Blutkreuzen n, Blutkreuzung f, Kreuzprobe f, Blutkreuzprobe f
mate/to kopulieren, paaren, begatten
maternal matern, mütterlich
~ **mortality** Müttersterblichkeit f
~ **mortality rate** Müttersterblichkeitsrate f
~ **placenta** mütterliche Plazenta f
maternity 1. Maternität f, Mutterschaft f; 2. Parturition f, Geburtsvorgang m, Geburt f; 3. s. pregnancy
~ **hospital** Entbindungsklinik f, Entbindungskrankenhaus n, Entbindungsheim n
~ **nurse** Hebamme f
~ **ward** Wöchnerinnenstation f
matricide 1. Muttermord m; 2. Muttermörder m
matrilineal mütterlicherseits
matrix Matrix f, Keimschicht f, Bildungsschicht f *(z. B. für Organe)*
matrixitis Nagelmatrixentzündung f, Nagelbettentzündung f
matroclinous von der Mutter geerbt
matter Pus m, Eiter m
mattress suture Matratzennaht f
maturate/to 1. reifen, reif werden, zur Reife gelangen *(z. B. Keimzellen)*; 2. reifen, einschmelzen, eitrig werden
maturation 1. Reifung f, Ausdifferenzierung f *(Keimzellen);* 2. Reifung f, Einschmelzung f, Eiterbildung f
~ **of collagen** Kollagenreifung f
mature/to reif werden, zur vollständigen Entwicklung gelangen
mature 1. reif, voll ausgewachsen, vollständig entwickelt; 2. reif, eitrig eingeschmolzen

mature

~ cataract Cataracta *f* matura, reifer Star *m*
maturing ovarian follicles Folliculi *mpl* ovarici vesiculosi
maturity Maturität *f*, Reife *f*
~ onset diabetes Altersdiabetes *m*
Maurer's dots Maurersche Tüpfel *mpl*, Maurersche Körnelung *f*, Maurer-Körnelung *f*, Perniziosafleckung *f (der roten Blutkörperchen bei Malaria tropica)*
Mauriac syndrome Mauriacsches Syndrom *n*, Mauriac-Syndrom *n*, kindlicher Diabetes *m* mellitus *(mit Milz- und Lebervergrößerung sowie Zwergwuchs)*
Mauriceau's method Mauriceausche Methode *f*, Mauriceau-Levretscher Handgriff *m*, Veit-Smelliescher Handgriff *m (Geburtshilfe)*
maxilla Maxilla *f*, Oberkiefer *m*
~ fracture Maxillafraktur *f*, Oberkiefer-[knochen]bruch *m*
~ hypoplasia Maxillahypoplasie *f*
maxillary maxillar, Oberkiefer-...
~ air sinus s. ~ sinus
~ antrolith Oberkieferhöhlenstein *m*
~ antrum s. ~ sinus
~ arch Oberkiefergewölbe *n*, Gaumengewölbe *n*
~ artery Arteria *f* maxillaris, Oberkieferarterie *f*
~ bone s. maxilla
~ bud Maxillaknospe *f*, Oberkieferknospe *f (Embryologie)*
~ canal Canalis *m* alveolaris maxillae, Oberkieferalveolarkanal *m*
~ desmoid tumour Oberkieferdesmoidgeschwulst *f*
~ hiatus Hiatus *m* maxillaris, Ostium *n* maxillare, Kieferhöhlenöffnung *f (zur Nasenhöhle)*
~ nerve Nervus *m* maxillaris, Maxillarnerv *m*, Oberkiefernerv *m*
~ osteotomy Maxillaosteotomie *f*, Oberkieferosteotomie *f*, [operative] Oberkiefereröffnung *f*
~ ostium s. ~ hiatus
~ plexus Plexus *m* maxillaris
~ process of the inferior nasal concha Processus *m* maxillaris conchae nasalis inferioris, Oberkieferfortsatz *m* der unteren Nasenmuschel
~ process of the palatine bone Processus *m* maxillaris ossis palatini, Oberkieferfortsatz *m* des Gaumenbeins
~ process of the zygomatic bone Processus *m* maxillaris ossis zygomatici, Oberkieferfortsatz *m* des Jochbeins
~ sinus Sinus *m* maxillaris, Kieferhöhle *f*
~ sinus disease Kieferhöhlenerkrankung *f*
~ sinusitis Sinusitis *f* maxillaris, Kieferhöhlenentzündung *f*
~ tuber (tuberosity) Tuber *m* maxillae
~ vein Vena *f* maxillaris, Oberkiefervene *f*
maxillectomy Maxillektomie *f*, Oberkieferresektion *f*, [operative] Oberkieferentfernung *f*
maxillitis Maxillitis *f*, Oberkieferentzündung *f*

maxillodental maxillodental, Kiefer-Zahn-...
maxillofacial maxillofazial, Oberkiefer-Gesichts-...
maxillolabial maxillolabial, Oberkiefer-Lippen-...
maxillolacrimal maxillolakrimal, Oberkiefer-Tränenbein-...
~ suture Sutura *f* maxillolacrimalis
maxillomandibular maxillomandibular, Oberkiefer-Unterkiefer-...
maxillopalatine maxillopalatin, Oberkiefer-Gaumen-...
maxillopharyngeal maxillopharyngeal, Oberkiefer-Rachen-...
maxilloturbinal Concha *f* nasalis inferior, untere Nasenmuschel *f*
maximal concentrating ability maximale Konzentrierungsfähigkeit *f (der Nieren)*
~ stimulus Maximalreiz *m*
maximum and minimum thermometer Maximum-Minimum-Thermometer *n*
~ breathing capacity maximale Atemkapazität *f*
~ dose Maximaldosis *f*
May-Grünwald stain May-Grünwaldsche Färbung *f*, May-Grünwald-Färbung *f (für Blutkörper)*
mazalgia s. mastalgia
mazic s. placental
mazolysis Plazentalösung *f*, Mutterkuchenlösung *f*
mazopathy 1. s. mastopathy; 2. Plazentakrankheit *f*, Erkrankung *f* des Mutterkuchens
MBC s. maximum breathing capacity
McBurney's incision McBurneyscher Schnitt *m*, rechter Unterbauchwechselschnitt *m (bei Blinddarmentzündung)*
~ operation Appendektomie *f* durch McBurneyschen Schnitt, Blinddarmentfernung *f* durch Unterbauchwechselschnitt
~ point McBurneyscher Punkt *m (Druckpunkt im rechten Unterbauch bei Blinddarmentzündung)*
~ sign McBurneysches Zeichen *n (Druckschmerz im rechten Unterbauch bei Blinddarmentzündung)*
MCH s. mean corpuscular haemoglobin
MCHC s. mean corpuscular haemoglobin concentration
MCV s. mean cell volume
M.D. = Doctor of Medicine
MEA syndrome s. multiple endocrine adenomatosis syndrome
meal mite Mehlmilbe *f*, Tyroglyphus *m* farinae
mean afterlifetime Lebenserwartung *f*; mittlere Überlebenszeit *f*
~ aortic pressure Aortenmitteldruck *m*
~ blood pressure mittlerer Blutdruck *m*, Blutdruckmitteldruck *m*
~ cell volume mittleres Zellvolumen (korpuskuläres Volumen) *n*, MCV

373

medial

~ **corpuscular haemoglobin** mittlerer korpuskulärer Hämoglobingehalt m, MCH
~ **corpuscular haemoglobin concentration** mittlere korpuskuläre Hämoglobinkonzentration f, MCHC
~ **corpuscular volume** s. ~ cell volume
~ **left atrial pressure** linker Vorhofmitteldruck m
~ **pulmonary artery pressure** Pulmonalarterienmitteldruck m, Pulmonalismitteldruck m
~ **right atrial pressure** rechter Vorhofmitteldruck m
means of diagnosis Diagnosemittel n; Diagnostikinstrument n
measles Masern pl, Morbilli pl, Morbillen pl, Rotsucht f
~ **antibody** Masernantikörper m
~ **convalescent serum** Masernrekonvaleszentenserum n
~ **encephalitis** Masernenzephalitis f
~ **giant cell** Masernriesenzelle f, Warthin-Finkeldaysche Riesenzelle f
~ **hyperimmune serum** Masernhyperimmunserum n
~ **immune globulin** Masernimmunglobulin n
~ **virion** Masernvirion n
~ **virus** Masernvirus n
~ **virus vaccine** Masernvirusvakzine f, Masernvirusimpfstoff m
measly masernkrank
measure the blood pressure/to den Blutdruck messen
meat poisoning Fleischvergiftung f
meatal Meatus..., Gang..., Kanal...
meatitis Meatitis f, Gangwandentzündung f
meatorrhaphy Meatorrhaphie f, Harnröhrennaht f, Harnröhrenanastomose f
meatoscope Meatoskop n, Harnröhrenspiegel m
meatoscopy Meatoskopie f, Harnröhrenspiegelung f
meatotomy Meatotomie f, Meatuserweiterung f, Harnröhrenstrikturenoperation f, Harnröhrenöffnungserweiterung f
meatus Meatus m, Kanal m
mechanical ascites Stauungsaszites m, Pfortaderstauungsaszites m
~ **bowl obstruction** mechanischer Darmverschluß m
~ **dropsy** Stauungsödem n
~ **hearing aid** mechanische Hörhilfe f, mechanisches Hör[hilfs]gerät n
~ **ileus** mechanischer Ileus (Darmverschluß) m
~ **purpura** mechanische Purpura f, Stauungspurpura f
mechanism of fracture Frakturmechanismus m, Knochenbruchmechanismus m
~ **of labour** Geburtsmechanismus m, Austrittsmechanismus m, Austreibungsmechanismus m
mechanoreceptor Mechanorezeptor m
mechanotherapist Mechanotherapeut m

mechanotherapy Mechanotherapie f
Meckel's diverticulum Meckelsches Divertikel n, Diverticulum n ilei verum *(Rest des embryonalen Dottergangs)*
mecometer Mekometer n, Säuglingsmeßapparat m
meconalgia Mekonalgie f, Opiumentzugsschmerz m
meconate Mekonat n
meconeuropathia Mekoneuropathie f, Opiumpsychose f
meconic acid Mekonsäure f, Opiumsäure f, Mohnsäure f, 3-Hydroxy-4-oxo-1,4-pyran-2,6-dikarbonsäure f
meconiorrhoea Mekoniorrhoe f, Mekoniumfluß m, Kindspechausscheidung f
meconism Mekonismus m, Opiumsucht f; Opiumintoxikation f, Opiumvergiftung f
meconium 1. Mekonium n, Kindspech n *(Neugeborenenstuhl);* 2. Mohnsaft m, Opium n
~ **ileus** Mekoniumileus m, Kindspechileus m, Darmverschluß m durch Kindspech
~ **membrane** Mekoniummembran f
~ **peritonitis** Mekoniumperitonitis f
M.E.D. s. 1. minimal erythema dose; 2. minimal effective dose
media Media f, Tunica f media, mittlere Gefäßwandschicht f
mediad mediad, zur Körpermitte (Mitte) gerichtet
medial medial, in der Mitte befindlich; die Mitte bildend, zur Körpermitte gelegen (gerichtet) *(Zusammensetzungen s. a. unter median, middle)*
~ **accessory olivary nucleus** Nucleus m olivaris accessorius medialis
~ **accessory patellar ligament** Retinaculum n patellae mediale; medialer akzessorischer Streckapparat m, medialer Reservestreckapparat m *(Kniegelenk)*
~ **angle of the eye** Angulus m oculi medialis, mittlerer Lidspaltenwinkel m
~ **angle of the scapula** Angulus m medialis scapulae
~ **antebrachial cutaneous nerve** s. ~ cutaneous nerve of the forearm
~ **arcuate ligament** Ligamentum n arcuatum mediale, mittleres Bogenband n
~ **area of the arm** Regio f brachii medialis
~ **arteriosclerosis** s. Mönckeberg's arteriosclerosis
~ **bicipital furrow (sulcus)** Sulcus m bicipitalis medialis
~ **border of the foot** Margo m medialis pedis, Fußinnenrand m, innerer Fußrand m
~ **border of the humerus** Margo m medialis humeri, mittlerer Rand m des Oberarmknochens
~ **border of the scapula** Margo m medialis scapulae, mittlerer Schulterblattrand m
~ **border of the tibia** Margo m medialis tibiae, mittlere Schienbeinkante f

medial

- ~ **brachial cutaneous nerve** s. ~ cutaneous nerve of the arm
- ~ **calcinosis** s. Mönckeberg's arteriosclerosis
- ~ **canthal ligament** Ligamentum n palpebrale mediale, inneres Augenlidband n
- ~ **central nucleus of the thalamus** Nucleus m medialis centralis thalami
- ~ **cluneal nerves** Nervi mpl clunium medii
- ~ **collateral artery** Arteria f collateralis media, mittlere Nebenarterie f des Arms
- ~ **condyle of the femur** Condylus m femoris medialis, innerer Oberschenkelgelenkknorren m
- ~ **condyle of the humerus** Condylus m medialis humeri, innerer Oberarmgelenkknorren m
- ~ **condyle of the tibia** Condylus m medialis tibiae, innerer Schienbeingelenkknorren m
- ~ **cord of the brachial plexus** Fasciculus m medialis plexus brachialis
- ~ **cubital region** Regio f cubiti medialis
- ~ **cuneiform bone** Os n cuneiforme mediale (primum)
- ~ **cutaneous nerve of the arm** Nervus m cutaneus brachii medialis (ulnaris)
- ~ **cutaneous nerve of the forearm** Nervus m cutaneus antebrachii medialis (ulnaris)
- ~ **cutaneous nerve of the thigh** Nervus m cutaneus femoris medialis
- ~ **degeneration** Mediadegeneration f, Gefäßmittelhautdegeneration f
- ~ **dorsal cutaneous nerve of the foot** Nervus m cutaneus dorsalis medialis
- ~ **epicondyle of the femur** Epicondylus m medialis femoris
- ~ **epicondyle of the humerus** Epicondylus m medialis humeri
- ~ **femoral circumflex artery** Arteria f circumflexa femoris medialis, mediale Schenkelkranzarterie f
- ~ **femoral circumflex vein** Vena f circumflexa femoris medialis, mediale Schenkelkranzvene f
- ~ **gastrocnemius bursa** Bursa f subtendinea musculi gastrocnemii medialis
- ~ **geniculate body** Corpus n geniculatum mediale, innerer Kniehöcker m des Thalamus
- ~ **glossoepiglottic fold** Plica f glossoepiglottica mediana
- ~ **head of the gastrocnemius muscle** Caput n mediale musculi gastrocnemii
- ~ **head of the triceps brachii muscle** Caput n mediale musculi tricipitis brachii
- ~ **hypertrophy** Mediahypertrophie f, Gefäßmittelschichtverdickung f
- ~ **inferior genicular artery** Arteria f genus inferior medialis, untere mittlere Kniegelenkarterie f
- ~ **inguinal fossa (fovea)** Fossa f inguinalis medialis, innere Leistengrube f des Bauchfells

374

- ~ **intercondylar tubercle [of the tibia]** Tuberculum n intercondylare mediale
- ~ **intermuscular septum of the arm** Septum n intermusculare brachii mediale
- ~ **intermuscular septum of the thigh** Septum n intermusculare femoris mediale
- ~ **junction of the upper and lower eyelid** Commissura f palpebrarum medialis
- ~ **lemniscus** Lemniscus m medialis, mittlere Schleifenbahn f (Leitungsbahn im verlängerten Mark)
- ~ **lip of the linea aspera of the femur** Labium n mediale lineae asperae femoris
- ~ **longitudinal bundle (fasciculus)** Fasciculus m longitudinalis medialis, mediales Längsbündel n [des Rückenmarks]
- ~ **longitudinal stria** Stria f longitudinalis medialis corporis callosi
- ~ **lumbar intertransverse muscles** Musculi mpl intertransversarii mediales lumborum
- ~ **malleolar region** Regio f malleolaris medialis
- ~ **malleolus** Malleolus m medialis, Innenknöchel m [des Schienbeins]
- ~ **margin of the suprarenal gland** Margo m medialis glandulae suprarenalis, mittlerer Nebennierenrand m
- ~ **meniscus** Meniscus m medialis, medialer Meniskus m, Innenmeniskus m, mittlerer (innerer) Faserknorpelring m (im Kniegelenk)
- ~ **muscle necrosis** Medianecrosis f, Medianekrose f, Gefäßmittelschichtuntergang m
- ~ **necrosis of aortae** Medianecrosis f aortae idiopathica cystica, Aortamedianekrose f
- ~ **nucleus of the thalamus** Nucleus m medialis thalami
- ~ **orbital wall** Paries m medialis orbitae, innere (mediale) Orbitawand f
- ~ **palpebral artery** Arteria f palpebralis medialis, mittlere Lidarterie f
- ~ **palpebral ligament** Ligamentum n palpebrale mediale
- ~ **part of the posterior intertransverse muscles of the neck** Pars f medialis musculorum intertransversariorum posteriorum cervicis
- ~ **patellar retinaculum** Retinaculum n patellae mediale, inneres Halteband n der Kniescheibe (Patella)
- ~ **pectoral nerve** Nervus m pectoralis medialis
- ~ **plantar artery** Arteria f plantaris medialis, innere Fußsohlenarterie f
- ~ **plantar nerve** Nervus m plantaris medialis
- ~ **plate of the cartilage of the auditory tube** Lamina f cartilaginis medialis tubae auditivae
- ~ **pterygoid lamina** Lamina f medialis processus pterygoidei
- ~ **pterygoid muscle** Musculus m pterygoideus medialis, innerer Flügelmuskel m
- ~ **pterygoid nerve** Nervus m pterygoideus medialis
- ~ **pterygoid plate** s. ~ pterygoid lamina

~ **puboprostatic ligament** Ligamentum *n* puboprostaticum medium
~ **region of the leg** Regio *f* cruris medialis
~ **region of the thigh** Regio *f* femoris medialis
~ **sacral artery** Arteria *f* sacralis mediana, mittlere Kreuzbeinarterie *f*
~ **superior genicular artery** Arteria *f* genus superior medialis, obere mittlere Kniegelenkarterie *f*
~ **supraclavicular nerves** Nervi *mpl* supraclaviculares mediales
~ **sural cutaneous nerve** Nervus *m* cutaneus surae medialis
~ **surface of the arm** Facies *f* medialis brachii
~ **surface of the arytenoid cartilage** Facies *f* medialis cartilaginis arytenoideae
~ **surface of the cerebral hemisphere** Facies *f* medialis [hemispherii] cerebri
~ **surface of the leg** Facies *f* medialis cruris
~ **surface of the lung** Facies *f* medialis pulmonis
~ **surface of the shaft of the fibula** Facies *f* medialis fibulae
~ **surface of the shaft of the tibia** Facies *f* medialis tibiae
~ **surface of the testis** Facies *f* medialis testis
~ **surface of the thigh** Facies *f* medialis femoris
~ **surface of the ulna** Facies *f* medialis ulnae
~ **talocalcaneal ligament** Ligamentum *n* talocalcaneum mediale
~ **tarsal artery** Arteria *f* tarsea medialis, mittlere Fußwurzelarterie *f*
~ **thickening** *s*. ~ hypertrophy
~ **umbilical fold** Plica *f* umbilicalis medialis, mittlere Nabelfalte *f*
~ **umbilical ligament** Ligamentum *n* umbilicale mediale
~ **vestibular nucleus** Nucleus *m* vestibularis medialis
~ **wall of the orbit** Paries *m* medialis orbitae
median median, in der Körpermittellinie gelegen *(Zusammensetzungen s. a. unter* middle*)*
~ **antebrachial vein** Vena *f* mediana antebrachii
~ **anterior fissure of the medulla oblongata** Fissura *f* mediana anterior medullae oblongatae
~ **aperture of the fourth ventricle** Apertura *f* mediana (medialis) ventriculi quarti, Foramen *n* Magendii *(unpaare Verbindungsöffnung des vierten Ventrikels)*
~ **arcuate ligament** Ligamentum *n* arcuatum medianum
~ **artery** Arteria *f* mediana
~ **basilic vein** Vena *f* mediana basilica
~ **centre** Centrum *n* medianum *(Thalamus)*
~ **cephalic vein** Vena *f* mediana cephalica
~ **cricothyroid ligament** Ligamentum *n* cricothyreoideum medium *(Band zwischen Ringknorpelbogen und unterem Schildknorpelrand)*
~ **cubital vein** Vena *f* mediana cubiti

mediastinogram

~ **fistula of the neck** mittlere Halsfistel *f*
~ **glossoepiglottic fold** Plica *f* glossoepiglottica mediana *(Schleimhautfalte zwischen Zungengrund und Kehldeckel)*
~ **incisive foramen** Foramen *n* incisivum medianum
~ **laryngotomy** mediane Laryngotomie (Kehlkopferöffnung) *f*
~ **lethal dose** mittlere letale (tödliche) Dosis *f*, LD 50
~ **lingual sulcus** Sulcus *m* medianus linguae
~ **lobe hypertrophy** Mittellappenhypertrophie *f (Prostata)*
~ **lobe of the prostate** Lobus *m* medius prostatae
~ **nasal process** mittlerer Nasenfortsatz *m*
~ **nerve** Nervus *m* medianus, Mittelhandnerv *m*, Medianus *m*
~ **-nerve palsy** Medianuslähmung *f*
~ **nuchal line** Crista *f* occipitalis externa
~ **palatine suture** Sutura *f* palatina mediana
~ **sacral artery** Arteria *f* sacralis mediana, mittlere Kreuzbeinarterie *f*
~ **strumectomy** Schilddrüsenisthmusresektion *f*
~ **sulcus** Sulcus *m* medianus ventriculi quarti
~ **umbilical fold** Plica *f* umbilicalis mediana, mediane Nabelfalte *f*
~ **umbilical ligament** Ligamentum *n* umbilicale medianum, medianes Nabelband *n*
~ **upper-abdominal incision** Oberbauchmedianschnitt *m*
mediastinal mediastinal, Mittelfell...
~ **emphysema** Mediastinalemphysem *n*, Pneumomediastinum *n*, Luftansammlung *f* im Mediastinum (Mittelfellraum)
~ **extension** Mediastinalverbreiterung *f*
~ **fibrosis** Mediastinalfibrose *f*
~ **flutter** Mediastinalflattern *n*
~ **haematoma** Mediastinalhämatom *n*
~ **lymph node** Mediastinallymphknoten *m*
~ **pericarditis** Pericarditis *f* mediastinalis, mediastinale Perikarditis *f*
~ **pleura** Pleura *f* mediastinalis, Mittelfellpleura *f*
~ **pleurisy** Pleuritits *f* mediastinalis, mediastinale Pleuritis *f*
~ **portion of the medial surface of the lung** Pars *f* mediastinalis faciei medialis pulmonis
~ **process** Mediastinalprozeß *m*, Erkrankungsvorgang *m* im Mittelfellraum
~ **shadow** Mediastinalschatten *m*, Mittelfellschatten *m*
~ **shift** Mediastinalverschiebung *f*, Mediastinumverschiebung *f*
~ **space** *s.* mediastinum
~ **widening** *s*. ~ extension
mediastinitis Mediastinitis *f*, Mittelfellentzündung *f*
mediastinogram Mediastinogramm *n*, Röntgen[kontrast]bild *n* des Mediastinums

mediastinography

mediastinography Mediastinographie f, Röntgen[kontrast]darstellung f des Mediastinums
mediastinopericarditis Mediastinoperikarditis f, Mittelfell- und Herzbeutelentzündung f
mediastinoscope Mediastinoskop n, Instrument n zur Mittelfellspiegelung
mediastinoscopy Mediastinoskopie f, Mittelfellspiegelung f
mediastinotomy Mediastinotomie f, [operative] Mediastinumeröffnung f, Mittelfellschnitt m
mediastinum Mediastinum n, Mittelfell n, Mittelfellraum m
mediate/to übertragen; indirekt (mittelbar) bewirken
mediate auscultation mittelbare (indirekte) Auskultation f
~ **percussion** mittelbare (indirekte) Perkussion f; Plessimeterperkussion f
mediator Mediator m, Überträger m, Überträgerstoff m, Überträgersubstanz f
medicable [medizinisch] heilbar, [erfolgreich] behandelbar
medical medizinisch, ärztlich
medical Mediziner m, Arzt m
~ **centre** medizinisches Zentrum n
~ **diathermy** [medizinische] Diathermie f, Thermopenetration f, Wärmedurchdringung f
~ **gymnastics** Heilgymnastik f
~ **history** Anamnese f, Krankengeschichte f
~ **jurisprudence** forensische Medizin f, Gerichtsmedizin f
~ **personnel** medizinisches Personal n
~ **practitioner** praktischer Arzt m, Facharzt m für Allgemeinmedizin
~ **prescription** Rezept n
~ **service** Sanitätsdienst m, medizinischer Dienst m
~ **staff** medizinisches Personal n
~ **statistics** medizinische Statistik f
~ **ward** [interne] Station f, Krankenstation f
medicament Medikament n, Arznei f, Heilmittel n, Medizin f
medicamentous medikamentös, Arzneimittel anwendend; durch Medikamente bewirkt
~ **urticaria** Urticaria f medicamentosa, Medikamentenurtikaria f, Arzneimittelnesselsucht f
medicant s. medicament
medicate/to 1. medizinisch behandeln, ärztlich betreuen; 2. mit Medikamenten behandeln
medicated bougie Suppositorium n, Stuhlzäpfchen n
medication 1. medizinische (ärztliche) Behandlung f; 2. medikamentöse Behandlung f, Medikamententherapie f, Arzneimittelanwendung f; 3. s. medicament
medicator Medikator m, Medikamentenapplikator m, Arzneimittelapplikator m
medicinal medizinisch, heilend
~ **leech** Hirudo m medicinalis, medizinischer Blutegel m
~ **restraint** medikamentöse Dämpfung (Sedierung) f (bei erregten Patienten)

medicine 1. Medizin f, Heilkunde f, Iatrik f; 2. innere (interne, internistische) Medizin f; 3. s. medicament
medicolegal gerichtsmedizinisch
medicopsychological medizinpsychologisch
medicostatistic medizin[al]statistisch
medicosurgical intern und chirurgisch
mediocarpal mediokarpal
medioclavicular line Linea f medioclavicularis, Medioklavikularlinie f
mediodorsal mediodorsal
mediofrontal mediofrontal, Mittelstirn…
mediolateral mediolateral
medionecrosis Medianekrose f, Gewebsuntergang m der mittleren Arterienwandschicht
medioplantar medioplantar
mediosuperior mediosuperior
mediotarsal mediotarsal
~ **amputation** Mediotarsalamputation f, Vorfußabtragung f im Chopartschen Gelenk
mediscalenus [muscle] Musculus m scalenus medius
Mediterranean anaemia s. Cooley's anaemia
~ **dengue** West-Nile-Fieber n
~ **disease** s. Cooley's anaemia
~ **exanthematous fever** s. boutonneuse fever
~ **fever (phthisis)** s. Malta fever
~ **tick fever** s. boutonneuse fever
medium Medium n, Stoff m; Kulturmedium n, Nährsubstrat n
~-**grade medical personnel** mittleres medizinisches Personal n
medius Mittelfinger m
medulla 1. Medulla f, Mark n; 2. Medulla f oblongata, verlängertes Mark (Rückenmark) n; 3. s. bone marrow; 4. s. spinal cord
~ **oblongata** s. medulla 2.
~ **of the lymph node** Medulla f nodi lymphatici, Lymphknotenmark n
medullary 1. medullär, markartig; markhaltig; 2. Mark…, Medulla…
~ **canal** Markkanal m, Knochenmarkhöhle f, Knochenmarkkanal m
~ **canal reamer** Markraumbohrer m
~ **canal reaming** Markraum[auf]bohrung f
~ **cancer** Carcinoma n medullare (spongiosum)
~ **cavity** s. ~ space of the bone
~ **foramen** Foramen n nutritium (Knochen)
~ **membrane** Markmembran f, Endost n, Knochen[b]innenhaut f
~ **nailing** Marknagelung f, intramedulläre Nagelung f
~ **osteoma** Osteoma n medullosum (gutartige Knochengeschwulst)
~ **rays** Markstrahlen mpl [der Niere]
~ **reaming hand piece** Markraumbohrerhandstück n
~ **reticulosis** medulläre Retikulose f
~ **sheath** Markscheide f, Myelinscheide f (Nerv)
~ **sinus** Marksinus m eines Lymphknotens

~ space [of the bone] Cavum *n* medullare, Markraum *m*, Markhöhle *f*, Knochenmarkhöhle *f*
~ streak Neuralplatte *f*
medullated mit Markscheiden versehen
medullation 1. Medullation *f*, Markbildung *f*; 2. Markscheidenbildung *f (Nerv)*
medullectomy Medullektomie *f*, Markausräumung *f*, Entmarkung *f*, operative Markentfernung *f*
medullispinal medullospinal, Spinalmark..., Medulla-spinalis-...
medullitis *s.* 1. myelitis 1.; 2. osteomyelitis
medullization Knochenmarkbildung *f* durch Knochenumbau
medullo-adrenal Nebennierenmark...
medulloblast Medulloblast *m (primitive Hirnzelle)*
medulloblastoma Medulloblastom *n*, Glioma *n* sarcomatoides *(bösartige Kleinhirngeschwulst)*
medullocell Markzelle *f*
medulloepithelioma Medulloepitheliom *n*
medusa head Medusenhaupt *n*, Caput *n* Medusae
megabacterium Megabakterium *n*, großes Bakterium *n*
megabladder Megalozystis *f*, ausgeweitete Harnblase *f*; Harnblasenerweiterung *f*
megacaecum Megazökum *n*, ausgewalztes Zökum *n*; Blinddarmerweiterung *f*
megacardia Herzhypertrophie *f*, Kardiomegalie *f*, Herzvergrößerung *f*
megacephalic, megacephalous *s.* megalocephalic
megacholedochus Megacholedochus *m*, Choledochuserweiterung *f*, Choledochusdilatation *f*
megacoccus Megakokkus *m*, großes Kugelbakterium *n*
megacolon Megakolon *n*, ausgewalztes Kolon *n*; Dickdarmerweiterung *f*
megadont großzahnig
megaduodenum Megaduodenum *n*, ausgewalztes Duodenum *n*; Zwölffingerdarmerweiterung *f*
megagamete *s.* macrogamete
megagnathous megagnath, großkiefrig
megakaryoblast Megakaryoblast *m*, Megalokaryoblast *m*
megakaryoblastic megakaryoblastisch
~ leukaemia Megakaryoblastenleukämie *f*, Megakaryoblastenvermehrung *f* im Knochenmark
megakaryoblastoma Megakaryoblastom *n* *(bösartiger Tumor)*
megakaryocyte Megakaryozyt *m*, Megalokaryozyt *m*, Knochenmarkriesenzelle *f*
~ proliferation Megakaryozytenproliferation *f*
megakaryocytic megakaryozytisch, megakaryozytär

~ leukaemia Megakaryozytenleukämie *f*, Riesenzellenleukämie *f*, Megakaryozytenvermehrung *f* im Knochenmark
megakaryocytopenia Megakaryozytopenie *f*, Megakaryozytenmangel *m*, Riesenzellenmangel *m*
megakaryocytosis Megakaryozytose *f*, Megakaryozytenvermehrung *f* im Blut
megakaryophthisis Megakaryophthisis *f*, Megakaryozytenverminderung *f* im Knochenmark
megalencephalia Megalenzephalie *f*, abnorme Gehirnvergrößerung *f*
megalencephalon Megaloenzephalon *n*, abnorm großes Gehirn *n*
megalerythema Megalerythema *n*, Großflekkenkrankheit *f*, Erythema *n* infectiosum, Stikkersche Krankheit *f*
megalgia Megalgie *f*, heftiger Schmerz *m*
megaloblast Megaloblast *m*, kernhaltiges rotes Blutkörperchen *n*
megaloblastic anaemia Megaloblastenanämie *f*
megaloblastoid megaloblastenähnlich, megaloblastenartig
megaloblastosis Megaloblastose *f*, Megaloblastenvermehrung *f* im Blut
megalocardia *s.* megacardia
megalocephalia 1. Megalozephalie *f*, abnorme Schädelvergrößerung (Kopfvergrößerung) *f*; 2. Leontiasis *f* ossea, Riesenwuchs *m* der Schädelknochen
megalocephalic megazephal, großköpfig, großschädlig
megalocheirous großhändig
megalocornea Megalokornea *f*, Keratoglobus *m*, kugelige Hornhautvorwölbung *f*
megalocystis Megalocystis *f*, ausgeweitete Harnblase *f*; Harnblasenerweiterung *f*
megalocyte Megalozyt *m (Erythrozytenform)*
megalocytic interstitial nephritis megalozytäre interstitielle Nephritis *f*
megalocytosis Megalozytose *f*, Megalozytenvermehrung *f* im peripheren Blut
megalodactylous megalodaktyl, langfingrig
megalodactyly Megalodaktylie *f*, Langfingrigkeit *f*
megalodontia *s.* macrodontia
megaloenteron Megaloenteron *n*, vergrößerter Darm *m*; Darmvergrößerung *f*
megalogastria Megalogastrie *f*, [abnorme] Magenerweiterung *f*, Magenausweitung *f*
megaloglossia *s.* macroglossia
megalohepatia Hepatomegalie *f*, Lebervergrößerung *f*, Leberschwellung *f*
megalokaryoblast *s.* megakaryoblast
megalokaryoblastoma *s.* megakaryoblastoma
megalokaryocyte *s.* megakaryocyte
megalomania Megalomanie *f*, Größenwahn *m*
megalomaniac Megalomane *m*, Größenwahnsinniger *m*
megalomanic megaloman[isch], größenwahnsinnig

megalomelia

megalomelia Megalomelie f, Großgliedrigkeit f
megalonychosis Megalonychie f, Nagelvergrößerung f, Nagelhypertrophie f, Nagelwucherung f
megalopapilla Megalopapille f; Papillenvergrößerung f
megalopenis Megalopenis m, großer Penis m
megalophthalmos, megalophthalmus Megalophthalmos m, Megalophthalmus m, Riesenauge n
megalopia s. macropsia
megalopodia Megalopodie f, Großfüßigkeit f
megalosplenia Megalosplenie f, Milzhypertrophie f, Milzvergrößerung f
megalothymus Megalothymus m, vergrößerter Thymus m; Thymushypertrophie f
megaloureter Megaureter m, Riesenureter m; Harnleitererweiterung f
megamerozoite Megamerozoit m, großer Merozoit m
megaoesophagus Megaösophagus m, erweiterte Speiseröhre f; Speiseröhrenerweiterung f
megaprosopous großgesichtig
megarectosigmoid Megarektosigmoid n, Rektum- und Sigmaerweiterung f
megarectum Megarektum n, großes Rektum n; Rektumdilatation f, Mastdarmerweiterung f
megasigmoid Megasigma n, Megasigmoideum n, vergrößertes (ausgewalztes) Sigma n
megaureter s. megaloureter
megrim Migräne f, einseitiger Kopfschmerz m
Meibomian adenoma Adenom n der Meibomschen Drüse
~ **cyst** Chalazion n, Hagelkorn n
~ **gland** Meibomsche Drüse f, Glandula f tarsalis
~ **stye** Gerstenkorn n, Hordeolum n [internum], Vereiterung f einer Meibomschen Drüse
meibomi[ani]tis Meibomitis f, Entzündung f der Meibomschen Drüsen
Meinicke's test Meinickesche Trübungsreaktion (Klärungsreaktion, Flockungsreaktion) f (serologischer Syphilisnachweis)
meiosis Meiose f, Reduktionsteilung f
meiotic meiotisch
Meissner's corpuscle Corpusculum n tactum, Meissnersches Tastkörperchen n (s. a. tactile end organ)
melaena Melaena f, Teerstuhl m, Blutstuhl m, Schwarzdurchfall m, Schwarzruhr f (Schwarzfärbung des Stuhls durch Blutbeimengung)
~ **of the newborn** Melaena f neonatorum (vera)
melaenic melaenaartig, teerstuhlähnlich
melalgia Melalgie f, Gliederschmerz m
melanaemia Melanämie f, Vorhandensein n von Melanin im Blut
melancholia Melancholie f, Schwermut f, Trübsinn m, traurige Grundstimmung f
melancholiac Melancholiker m, Schwermütiger m; zu Trübsinn neigender Mensch m

melancholic melancholisch, schwermütig, trübsinnig, traurig
~ **stupor** melancholischer Stupor m, Stupor m melancholicus
melanemesis Melanemesis f, Vomitus m niger, schwarzes Erbrechen n, Hämatinerbrechen n, Kaffeesatzerbrechen n
melanephidrosis Melanidrosis f, Absonderung f von dunkelgefärbtem Schweiß
melanicterus Melanikterus m, Melasikterus m
melaniferous melaninenthaltend, melaninhaltig
melanin Melanin n (stickstoffhaltiges dunkles Pigment)
~ **granule** Melaninkörnchen n
~ **thesaurismosis** Melanin-Thesaurismose f
melanism s. melanosis
melanization Melaninbildung f, Melaninentstehung f; Melaninablagerung f
melanize/to Melanin bilden; Melanin ablagern (in Geweben und Organen)
melanoameloblastoma Melanoameloblastom n
melanoblast 1. Melanoblast m (Vorstufe der Melaninzellen); 2. s. melanocyte
melanoblastoma Melanoblastom n (bösartige Geschwulst)
melanoblastosis Melanoblastose f, Melanoblastenvermehrung f
melanocarcinoma Melanokarzinom n (bösartige Geschwulst)
melanocyte Melanozyt m, Melaninzelle f, melaninbildende (pigmentbildende) Zelle f
melanocytoma Melanozytom n, Melanozytentumor m, Melaninzellengeschwulst f (gutartige pigmentierte Geschwulst)
melanocytosis Melanozytose f, Melanozytenvermehrung f, Melaninzellenvermehrung f
melanoderma Melanodermie f, Dunkelhäutigkeit f, Überpigmentierung f
melanodermatitis Melanodermatitis f, Melanodermitis f, Hautentzündung f mit Pigmentbildung
melanodermia s. melanoderma
melanodermic melanoderm, dunkelhäutig, überpigmentiert
melano-epithelioma Melanoepitheliom n
melanoflocculation Melanoflokkulation f (Malarianachweis)
melanogen Melanogen n (Melaninvorstufe)
melanogenase Melanogenase f (Enzym)
melanogenesis Melanogenese f, Melaninbildung f, Melaninproduktion f
melanoglossia Melanoglossie f, Melanotrichia f linguae, schwarze Haarzunge f
melanoid 1. melaninartig, melaninähnlich, Melanin...; 2. dunkelgefärbt, dunkelpigmentiert
melanoma Melanom n, Pigmentzellentumor m, Pigmentgeschwulst f
melanomatosis 1. Melanomatose f, multiple Melanome npl; 2. Melanomatose f, diffuse Melaninablagerung f in den Hirnhäuten

melanonychia Melanonychie f, Schwarzfärbung f der Finger- und Zehennägel
melanopathy Melanopathie f, Pigmentstörung f
melanophage Melanophage m, Melaninfreßzelle f
melanoplakia Melanoplakie f, Pigmentierung f der Mundschleimhaut
melanoprecipitation Melanopräzipitation f *(Malarianachweis)*
melanorrhoea s. melaena
melanosarcoma Melanosarkom n *(bösartige pigmentierte Geschwulst)*
melanosis Melanose f, Melanismus m, krankhafte Pigmentbildung f aus Blutfarbstoff
~ **of the colon** Melanosis f coli, schwarzbraune Verfärbung f der Dickdarmschleimhaut
melanosome Melanosom n, melaninenthaltende Organelle f
melanotic 1. melanotisch, melaninhaltig; melaninartig, melaninähnlich, Melanin...; 2. dunkelgefärbt, dunkelpigmentiert
~ **pigment** s. melanin
~ **sarcoma** s. melanosarcoma
~ **whitlow** melanotisches Nagelgeschwür n, bösartiges (malignes) Melanom n des Nagelbetts
melanotrichous melanotrich[ös], schwarzhaarig
melanotropic melanotrop, die Melaninablagerung beeinflussend
melanuria 1. Melanurie f, Melaninurie f, Schwarzharnen n *(Braunfärbung des Urins an der Luft bei melanotischen Geschwülsten)*; 2. Melanurie f, Schwarzwasserfieber n
melanuric melanurisch, schwarzfärbend
melasma Melasma n, Pityriasis f nigra, Schwarzfleckigkeit (Braunfleckigkeit) f der Haut
melena s. melaena
melioidosis Melioidose f, Malioidosis f *(Infektionskrankheit durch Malleomyces pseudomallei)*
melissotherapy Bienengifttherapie f, Bienengiftbehandlung f
melitis Melitis f, Wangenentzündung f
mel[l]ituria Melliturie f, Zuckerausscheidung f im Urin
melolabial crease s. nasolabial crease
melomania Melomanie f, Musikomanie f
melomaniac Melomaner m, Musikomaner m
meloplasty 1. Meloplastik f, Wangenplastik f; 2. Meloplastik f, Gliederplastik f
melorheostosis Melorheostose f, Lerisches Syndrom n *(Auftreten länglicher Verdichtungsherde in der Knochensubstanz)*
meloschisis Meloschisis f, Wangenspalte f, schräge Gesichtsspalte f
melotia Melotie f, Wangenohr n *(Ohrmuschelmißbildung)*
member Extremität f, Gliedmaße f *(Zusammensetzungen s. unter* limb*)*

membrane Membrana f, Membran[e] f, Häutchen n; Zellgrenzschicht f; Diaphragma n
~ **bone** Membranknochen m
~-**bound** membrangebunden, membranständig
~ **fluorescence** Membranfluoreszenz f
~ **formation** Membranbildung f
~ **oxygenator** Membranoxygenator m
~ **potential** Membranpotential n
~ **protein antigen** Membran-Protein-Antigen n
~ **puncturing forceps** Blasensprenger m, Fruchtblasensprengungsinstrument n
membraniform membranartig, membran[en]förmig
membranocranium Desmokranium n, Bindegewebsschädel m, bindegewebige Schädelanlage f
membranous 1. membranös, membranartig, membranförmig; häutig, aus Häutchen bestehend; 2. membranreich, häutchenreich
~ **ampulla** Ampulla f membranacea, Bogengangampulle f
~ **cataract** Cataracta f membranacea, Pseudoaphakie f
~ **cochlear canal** Ductus m cochlearis
~ **dysmenorrhoea** Dysmenorrhoea f membranacea, Endometritis f exfoliativa *(schmerzhafter Abgang von Gebärmutterschleimhaut während der Regelblutung)*
~ **labyrinth** Labyrinthus m membranaceus, häutiges Labyrinth n
~ **part of the nasal septum** s. ~ septum
~ **placenta** Placenta f membranacea, membranöse Plazenta f
~ **portion of the interatrial septum** Pars f membranacea septi atriorum
~ **portion of the male urethra** Pars f membranacea urethrae masculinae
~ **portion of the ventricular septum** Pars f membranacea septi interventricularis [cordis]
~ **pregnancy** membranöse Schwangerschaft f
~ **semicircular canal (duct)** Ductus m semicircularis, häutiger Bogengang m
~ **septum** Septum n membranaceum nasi, Pars f membranacea septi nasi, membranöses Nasenseptum n
~ **stomatitis** Stomatitis f membranacea
~ **urethra** Urethra f membranacea, Pars f membranacea urethrae
~ **wall of the trachea** Paries m membranaceus tracheae
~ **wall of the tympanic cavity** Paries m membranaceus cavi tympani
membrum s. member
memory Gedächtnis n, Erinnerungsvermögen n
~ **loss** Gedächtnisverlust m, Erinnerungslücke f
~ **trace** Engramm n, Gedächtnisspur f
menacme Menakme f, Zeitraum m der Menstruationstätigkeit

menadione

menadione Menadion n, Vitamin K_3 n
menagogue [agent] Menagogum n, menstruationsförderndes Mittel n
menalgia Menalgie f, Menstruationsschmerz m
menarche Menarche f, Zeitpunkt m der ersten Regelblutung
Ménétrier's disease Morbus m Ménétrier, Ménétriersche Krankheit f, foveoläre Magenschleimhauthyperplasie f
men[h]idrosis Menidrosis f (Schweißausbruch anstelle der Monatsblutung)
Ménière's disease (syndrome) Morbus m Ménière, Ménièrescher Symptomenkomplex m, Ménière m (umfaßt Schwindelerscheinungen, Erbrechen, Nystagmus, Innenohrschwerhörigkeit und Ohrensausen)
meningeal meningeal, Hirnhaut...
~ **anthrax** Meningealanthrax m, Hirnhautmilzbrand m
~ **carcinomatosis** Meningealkarzinomatose f, Hirnhautkarzinomatose f, Karzinomaussaat f der Leptomeninx
~ **coat** Meningealhülle f, Hirnhautmantel m
~ **fibroblastoma** Meningealfibroblastom n
~ **gliomatosis** Meningealgliomatose f
~ **hydrops** Pseudotumor m cerebri
~ **irritation** Meningealreizung f, meningitische Reizung f
~ **rhabdomyomatosis** Meningealrhabdomyomatose f
~ **sarcoma** s. meningioma
~ **sarcomatosis** Meningealsarkomatose f
~ **sign** Meningealzeichen n
~ **space** Meningealraum m; Subduralraum m; Subarachnoidalraum m
~ **tissue** Hirnhautgewebe n
~ **vein** Vena f meningea, Hirnhautvene f
meningeorrhaphy Meningeorrhaphie f, Hirnhautnaht f
meningioblastoma Meningioblastom n
meningiofibroblastoma Meningiofibroblastom n
meningioma Meningiom n, Mening[e]om n, Meningealtumor m, Gehirnhautgeschwulst f
meningiomatosis Meningiomatose f, Häufung f von Meningiomen
meningiosarcoma Meningiosarkom n
meningiothelioma Meningiotheliom n
meningism Meningismus m, meningitische Reizerscheinung (Reizsymptomatik) f
meningitic meningitisch, Meningitis..., Hirnhautentzündungs...
meningitis Meningitis f, Hirnhautentzündung f, Gehirnhautentzündung f
~ **serum** Meningitisserum n, Antimeningokokkenserum n
meningitophobia 1. Meningitophobie f, Meningitisfurcht f, Angst f vor einer Hirnhautentzündung; 2. Pseudomeningitis f
meningoarteritis Meningoarteriitis f, Hirnhautarterienentzündung f
meningoblastoma Meningoblastom n

meningocele Meningozele f, Hirnhautbruch m, Gehirnhautbruch m
meningocephalitis s. meningo-encephalitis
meningocerebral meningozerebral, Gehirn-Hirnhaut-...
meningocerebritis s. meningo-encephalitis
meningococcaemia Meningokokkämie f, Vorhandensein n von Meningokokken im Blut
meningococcal arthritis Meningokokkenarthritis f
~ **meningitis** Meningokokkenmeningitis f, Hirnhautentzündung f durch Meningokokken
meningococcic adrenal syndrome s. Waterhouse-Friderichsen syndrome
meningococcidal meningokokkentötend
meningococcosis Meningokokkose f, Meningokokkenerkrankung f
meningococcus Meningokokkus m, Meningokokke f, Neisseria f meningitidis
~ **serum** Meningokokkenserum n
meningocortical meningokortikal, Hirnhaut-Hirnrinde-...
meningocutaneous angiomatosis meningokutane Angiomatose f, Sturge-Weber-Syndrom n
meningocyte Meningozyt m
meningo-encephalitic meningoenzephalitisch
meningo-encephalitis Meningoenzephalitis f, Hirnhaut- und Gehirnentzündung f
meningo-encephalocele Meningoenzephalozele f, Enzephalomeningozele f, Gehirn- und Hirnhautbruch m
meningo-encephalomyelitis Meningoenzephalomyelitis f, Entzündung f von Hirnhäuten, Gehirn und Rückenmark
meningo-encephalopathy Meningoenzephalopathie f, Enzephalomeningopathie f, Hirn- und Hirnhautkrankheit f, Gehirn- und Hirnhautleiden n
meningomyelitis Meningomyelitis f, Hirnhaut- und Rückenmarkentzündung f
meningomyelocele Meningomyelozele f, Myelomeningozele f (Vorfall von Rückenmark und Rückenmarkhäuten durch einen Wirbelspalt)
meningopathy Meningopathie f, Hirnhautkrankheit f, Gehirnhautleiden n
meningorachidian Rückenmark-Rückenmarkhaut-...
meningoradicular meningoradikulär, Hirnhaut-Nervenwurzel-...
meningorrhagia Meningorrhagie f, Hirnhautblutung f, Gehirnhautbluten n
meningorrhoea Meningorrhoe f, Hirnhauteinblutung f, Gehirnhauteinbluten n
meningosis Meningosis f
meningothelial meningothelial, Meningothel...
meningothelioma Meningotheliom n
meningotheliomatous meningotheliomatös, Meningotheliom...
meningothelium Meningothel[ium] n, Arachnoideaepithelzellschicht f
meningotyphoid Meningotyphus m

mental

meningovascular meningovaskulär, Hirnhaut-Hirngefäß-...
meninx 1. Meninx *f*, Hirnhaut *f*, Gehirnhaut *f*; 2. Meninx *f*, Rückenmarkshaut *f*
meniscectomy Meniskektomie *f*, Meniskusexstirpation *f*, [operative] Meniskusentfernung *f*
meniscitis Meniszitis *f*, Meniskusentzündung *f*
meniscocyte Meniskozyt *m*, Sichelzelle *f*, Drepanozyt *m*
meniscocytosis Meniskozytose *f*, Vorhandensein *n* von Meniskozyten im Blut *(s. a.* sicklecell anaemia*)*
meniscofemoral meniskofemoral
meniscotome Meniskotom *n*, Meniskusmesser *n*
meniscotomy Meniskotomie *f*, Meniskusschnitt *m*
~ **knife** *s.* meniscotome
meniscus Meniskus *m*, Gelenkscheibe *f*, Gelenkzwischenknorpel *m*, Faserknorpelring *m* *(im Kniegelenk)*
~ **knife** *s.* meniscotome
~ **sign** Meniskuszeichen *n*
menolipsis Menolipsis *f*, Ausbleiben *n* der Monatsblutung
menometrorrhagia Menometrorrhagie *f*, Monatsblutung *f* mit zusätzlicher Gebärmutterblutung
menopausal Menopause..., Klimakterium...
~ **flush** aufsteigende Hitze *f*
~ **gonadotropin** Menopausegonadotropin *n*
~ **oestrogen therapy** Menopauseöstrogentherapie *f*
menopause Menopause *f*, Klimakterium *n*, Wechseljahre *pl*, Aufhören *n* der Regelblutung
menopausic *s.* menopausal
menophania *s.* menarche
menorrhagia Menorrhagie *f*, verstärkte Regelblutung (Gebärmutterblutung) *f*
menorrhagic menorrhagisch
menorrhalgia Menorrhalgie *f*, Menstruationsschmerz *m*, Regel[blutungs]schmerz *m*
menorrhoea 1. Menorrhoe *f*, Menstrualblutung *f*, Regelblutung *f*; 2. verstärkte Menstruation (Regelblutung) *f*
menoschesis Menoschesis *f*, Menstruationsverhaltung *f*, Ausbleiben *n* der Menses (Regelblutung)
menostasis 1. Menostase *f*, Unterdrückung *f* der Monatsblutung; 2. *s.* menoschesis
menostaxis Menostaxis *f*, verlängerte Menstruation (Regelblutung) *f*
mens *s.* mind
menstrual menstrual, Menstruations..., Regel[blutungs]... *(Zusammensetzungen s. a. unter* catamenial*)*
~ **age** Menstruationsalter *n*
~ **blood** Menstrualblut *n* Menstruationsblut *n*, Regelblut *n*

~ **cycle** Menstrualzyklus *m*, Menstruationszyklus *m*, Regel[blutungs]zyklus *m*
~ **history** Menstrualanamnese *f*, Menstruationsanamnese *f*, Regel[blutungs]anamnese *f*
~ **irregularity** Menstrualstörung *f*, Menstruationsirregularität *f*, Regel[blutungs]abweichung *f*
~ **outflow** *s.* menorrhoea 1.
~ **period** Menstrualperiode *f*, Menstruationsperiode *f*, Regelblutungszeit *f*, Menses *pl*
menstruant menstruierend, [während der Regel] blutend
menstruant menstruierende Frau *f*
menstruate/to menstruieren, die Menstruation (Monatsblutung) haben, während der monatlichen Regel bluten
menstruation Menstruation *f*, monatliche Regel[blutung] *f*, Periode *f*, Monatsblutung *f*, Menses *pl*, Katamenien *npl*
menstruous 1. *s.* menstrual; 2. menstruierend
mensual mensual, monatlich
mensuration Messung *f*, Messen *n*
mentagra Mentagra *f*, Syccosis *f* mentagra, Kinnflechte *f*, Bartflechte *f*, Tinea *f* barbae
mental 1. mental, geistig, Geistes...; 2. mental, Mental..., Kinn...
~ **aberration** Geistesstörung *f*, Geistesabweichung *f*, Geistesabnormität *f*
~ **activity** geistige Aktivität *f*, Denken *n*
~ **adjustment** Geistesanpassung *f*, Sinnesanpassung *f*
~ **age** geistiges Alter *n*
~ **artery** Arteria *f* mentalis, Kinnarterie *f*
~ **confusion** Geistesverwirrung *f*
~ **deficiency** Intelligenzmangel *m*, Intelligenzdefekt *m*
~ **disease** Geisteskrankheit *f*
~ **disorder** Geistesstörung *f*
~ **dullness** Geistesträgheit *f*
~ **dynamism** *s.* ~ mechanism
~ **foramen** Foramen *n* mentale, Kinnloch *n*
~ **healing** Mentalsuggestion *f*, geistige Suggestion *f*; Psychotherapie *f*
~ **health** geistige Gesundheit *f*
~ **hygiene** Psychohygiene *f*
~ **illness** Psycholeiden *n*, Geisteskrankheit *f*
~ **mechanism** Denkmechanismus *m*, Denkvorgang *m*
~ **medicine** *s.* psychiatry
~ **nerve** Nervus *m* mentalis, Kinnerv *m*
~ **patient** Geisteskranker *m*, psychisch Kranker *m*
~ **point** Kinnpunkt *m*, Gnathion *n*
~ **process** 1. Denkprozeß *m*, Denkvorgang *m*; 2. *s.* ~ protuberance
~ **protuberance** Protuberantia *f* mentalis, Kinndreieck *n*, Kinnvorsprung *m*
~ **region** Regio *f* mentalis, Kinnregion *f*
~ **retardation** geistige Unterentwicklung (Retardierung) *f*
~ **shock** psychischer Schock *m*

mental

~ spine Spina *f* mentalis
~ subnormality s. ~ retardation
~ tubercle Tuberculum *n* mentale mandibulae
~ vaginismus psychischer Vaginismus *m* (Scheidenkrampf infolge Abneigung gegen Geschlechtsverkehr)
mentalis [muscle] Musculus *m* mentalis, Kinnmuskel *m*
mentality Mentalität *f*, Geisteszustand *m*; Denkweise *f*
menthol Menthol *n*, Mentholum *n*, Menthanol *n*, Hexahydrothymol *n*
mentoanterior mentoanterior, mit dem Kinn nach vorn liegend
~ position of the foetus vordere Gesichtslage *f* (bei der Geburt)
mentolabial mentolabial, Kinn-Lippen-...
mentoparietal mentoparietal, Kinn-Scheitel[bein]-...
mentoposterior mentoposterior, mit dem Kinn nach hinten liegend
~ position of the foetus hintere Gesichtslage *f* (bei der Geburt)
mentum Mentum *n*, Kinn *n* (Zusammensetzungen s. unter chin)
mephitic mephitisch, stinkend
mephitis 1. Mephitis *f*, Gestank *m*; 2. Mephitis *f*, Kanalgasintoxikation *f*, Kanalgasvergiftung *f*
meralgia Meralgie *f*, Oberschenkelneuralgie *f*, Oberschenkel[nerven]schmerz *m*
meralopia Meralopie *f*
mercaptopurine Merkaptopurin *n* (Zytostatikum)
mercurial diuretic Quecksilberdiuretikum *n*
~ nephrosis Quecksilbernephrose *f*, Sublimatnephrose *f*
~ psellismus Psellismus *m* mercurialis, Stammeln *n* bei Quecksilbervergiftung
~ stomatitis Stomatitis *f* mercurialis, Quecksilberstomatitis *f*, Mundentzündung *f* bei Quecksilbervergiftung
~ tremor Tremor *m* mercurialis, Merkurialzittern *n*, Quecksilberzittern *n* (Vergiftungssymptom)
~ ulcer Ulcus *n* mercurialis, Quecksilbergeschwür *n*
mercurialism Merkurialismus *m*, Quecksilberintoxikation *f*, Quecksilbervergiftung *f*, Hydrargyrosis *f*
mercurialization Merkurialisation *f*, Quecksilberbehandlung *f*
mercuric chloride Quecksilber(II)-chlorid *n*, Hydrargyrum *n* bichloratum, Sublimat *n* (Antiseptikum)
mercurous chloride Quecksilber(I)-chlorid *n*, Hydrargyrum *n* chloratum, Kalomel *n* (Laxativum, Diuretikum, Antisyphilitikum)
mercury dichloride s. mercuric chloride
meridian of the cornea Meridianus *m* corneae, Hornhautmeridian *m*
~ of the eye Meridianus *m* bulbi oculi, Augenmeridian *m*

meroacrania Meroakranie *f*, [angeborenes] Fehlen *n* eines Schädelteiles
meroblastic meroblastisch, sich teilweise furchend, sich partiell teilend (bei der Eiteilung)
merocrine merokrin (mit Abgabe eines Zellteils als Sekret)
~ gland merokrine Drüse *f*
merogenesis Merogenese *f*, Segmentbildung *f*, Segmentation *f*
merogony Merogonie *f*, Teilentwicklung *f* der Eizelle
meromyosin Meromyosin *n* (Muskeleiweiß)
meropia Meropie *f*, Teilblindheit *f*
merorachischisis Merorachischisis *f*, Spina *f* bifida partialis
merosmia Merosmie *f*, teilweiser Geruchsverlust *m*
merozoite Merozoit *m* (Jugendform der Malariaerreger)
merycism Meryzismus *m*, Rumination *f*, Wiederkäuen *n*, Wiederkauen *n*
mesangial mesangial, Mesangium...
mesangiocapillary mesangiokapillär
mesaortitis Mesaortitis *f*, Entzündung *f* der Aortenmittelschicht
mesarteritis Mesarteriitis *f*, Entzündung *f* der Arterienmittelschicht
mesaxon Mesaxon *n* (zwischen Schwannschen Zellen)
mescaline Meskalin *n* (Farbhalluzinationen hervorrufendes Kakteenrauschgift)
mesectoderm Mesektoderm *n*
mesencephalic mesenzephal, mesenkephal, Mittelhirn...
mesencephalitis Mesenzephalitis *f*, Mesenkephalonentzündung *f*, Mittelhirnentzündung *f*
mesencephalon Mesenzephalon *n*, Mesencephalon *n*, Mesenkephalon *n*, Mittelhirn *n*
mesencephalotomy Mesenzephalotomie *f*, Mittelhirnschnitt *m*
mesenchymal mesenchymal, Mesenchym...
~ cell Mesenchymzelle *f*, embryonale Bindewebszelle *f*
~ cell infiltration Mesenchymzell[en]infiltration *f*
~ epithelium mesenchymales Epithel *n*
mesenchyme Mesenchym *f*, Mesenchymgewebe *n*, embryonales Bindegewebe *n*
mesenchymocyte Mesenchymzelle *f*, embryonale Bindegewebszelle *f*
mesenchymoma Mesenchymom *n*, Mesenchymgewebsgeschwulst *f*
mesenchymopoiesis Mesenchymopoese *f*, embryonale Bindegewebsbildung *f*
mesenterectomy Mesenterektomie *f*, [operative] Gekröseentfernung *f*
mesenteric mesenterial, Mesenterial..., Gekröse...
~ arteriography Mesenterikografie *f*, Gekrösearterienröntgen[kontrast]darstellung *f*
~ artery Mesenterialarterie *f*, Gekrösearterie *f*, Arteria *f* mesenterialis (mesenterica)

mesolecithal

~ **artery embolism** Mesenterialarterienembolie f
~ **artery insufficiency** Mesenterialarterieninsuffizienz f
~ **artery stenosis** Mesenterialarterienvereng[er]ung f, Mesenterikastenose f
~ **cyst** Mesenterialzyste f, Gekrösezyste f
~ **hernia** Mesenterialhernie f, Gekrösebruch m, Gekrösevorfall m
~ **infarction** Mesenterialinfarkt m
~ **insertion** Mesenterialansatz m
~ **lymphadenitis** Mesenteriallymphadenitis f, Mesenteriallymphknotenentzündung f, Lymphadenitis f mesenterica
~ **plexus** Mesenterialplexus m, Gekrösenervengeflecht n, Plexus m mesentericus
~ **thrombosis** Mesenterial[gefäß]thrombose f
~ **vascular occlusion** Mesenterialgefäßverschluß m
~ **vein** Mesenterialvene f, Gekrösevene f, Vena f mesenterica
~ **vein (venous) thrombosis** Mesenterialvenenthrombose f
mesentericomesocolic mesenterikomesokolisch, Mesenterium-Mesokolon-...
mesenteriolum 1. Mesenteriolum n, kleines Gekröse (Mesenterium) n; 2. Mesenteriolum n [processus vermiformis], Wurmfortsatzgekröse n
mesenteriopexy s. mesopexy
mesenteriorrhaphy s. mesentorrhaphy
mesenteriplication Mesenteriplikation f, Mesenteriumfaltung f, Gekrösefaltung f
mesenteritis Mesenteritis f, Mesenterialentzündung f, Gekröseentzündung f
mesenteron Mesenteron n, Mitteldarm m
mesentery Mesenterium n, Gekröse n, Dünndarmgekröse n
mesentoderm Mesentoderm n (Embryologie)
mesentorrhaphy Mesenteriorrhaphie f, Mesenterialnaht f, Gekrösenaht f; Gekröseraffung f
meshgraft Netztransplantat n; Netzplastik f
mesial mesial, nach der Mitte zu gelegen
~ **palpebral ligament** s. medial palpebral ligament
~ **rotation of the forearm** s. pronation 1.
mesioclusion Mesialbiß m, Unterkiefervorbiß m
mesiodistal mesiodistal (Stomatologie)
mesioincisal mesioinzisal
mesiolabial mesiolabial
mesiolingual mesiolingual
mesioocclusion s. mesioclusion
mesoappendicitis Mesoappendizitis f, Wurmfortsatzgekröseentzündung f
mesoappendix Mesenteriolum n [processus vermiformis], Wurmfortsatzgekröse n
mesobilifuscin Mesobilifuszin n (Spaltprodukt des Bilirubins)
mesobilirubin Mesobilirubin n (entsteht durch Reduktion des Bilirubins)

mesobilirubinogen Mesobilirubinogen n (entsteht durch Reduktion des Mesobilirubins)
mesoblast[ema] s. mesoderm
mesoblastic nephroma Wilms-Tumor m, Nierenadenosarkom n
mesobranchial mesobranchial
mesocaecum Mesozökum n, Zökumgekröse n
mesocardia Mesokardie f, Herzmittelständigkeit f im Thorax
mesocardium Mesokardium n, Herzgekröse n
mesocaval shunt mesokavaler (mesenterikokavaler) Shunt m
mesocephalia Mesozephalie f, Mesokephalie f, Mittelköpfigkeit f, Vorhandensein n einer mittellangen Schädelform
mesocephalic mesozephalisch, mesokephalisch, mittelköpfig
mesocephalus 1. Mesozephalus m, Mesokephalus m, Mittelkopf m; 2. Mesozephaler m, Mesokephaler m, Mittelköpfiger m (Mensch mit mittellangem Schädel)
mesocolic mesokolisch, Mesokolon..., Dickdarmgekröse...
~ **band (taenia)** Taenia f mesocolica, Mesokolonansatz m, Dickdarmgekröseansatz m
mesocolon Mesokolon n, Dickdarmgekröse n (an der hinteren Bauchwand als Bauchfellduplikatur)
mesocoloplication Mesokolonplikation f, Mesokolopexie f, Mesokolonfaltung f
mesocranial mesokranial
mesoderm Mesoderm n, Mesoblast m, mittleres Keimblatt n
mesodermal mesodermal, mesoblastisch, Mesoderm[al]..., Mesoblast[en]...
~ **tumour** Mesodermaltumor m, Mesodermgeschwulst f, Geschwulst f des mittleren Keimblatts
mesodesma Ligamentum n latum uteri, breites Mutterband n
mesodiastolic mesodiastolisch
mesodiverticulum Mesodivertikulum n, Gekrösedivertikel n
mesoduodenal mesoduodenal, Mesoduodenum...
mesoduodenum Mesoduodenum n, Duodenalgekröse n, Zwölffingerdarmgekröse n
mesoepididymis Mesoepididymis f, Nebenhodengekröse n
mesogaster 1. Mesogastrium n, Magengekröse n; 2. Regio f mesogastrica, Bauchmitte f, Mittelbauchgegend f
mesoglia Mesoglia f (phagozytäre Zelle in der Neuroglia)
mesognathion Mesognathion n
mesognathous mesognath
mesoileum Mesoileum n, Krummdarmgekröse n
mesojejunum Mesojejunum n, Leerdarmgekröse n
mesolecithal mesolezithal (Embryologie)

mesometritis

mesometritis Mesometritis f, Gebärmuttermuskelschichtentzündung f, Entzündung f der Gebärmuttermittelschicht
mesometrium Mesometrium n (Teil der Bauchfellduplikatur beiderseits der Gebärmutter)
mesomorphic mesomorph[isch]
mesonephric mesonephrisch, Mesonephros..., Urnieren...
~ **adenocarcinoma** Urnierenadenokarzinom n
~ **duct** Urnierengang m, Wolffscher Gang m, Ductus m mesonephricus [Wolffi]
~ **fold (ridge)** Urnierenleiste f, Urnierenfalte f
~ **tubule** Urnierenkanälchen n
mesonephroid urnierenähnlich, urnierenartig
mesonephroma Mesonephrom n, teratoides Adenokystom n
mesonephros Mesonephros m, Urniere f
mesooesophagus Mesoösophagus m, Ösophagusgekröse n (Embryologie)
mesopexy Mesenteriopexie f, Gekrösefixierung f, Gekröseanheftung f; Mesenterialraffung f, Mesenterialverkürzung f
mesopharyngeal mesopharyngeal, oropharyngeal, Mundrachen...
mesopharynx Mesopharynx m, Oropharynx m, Mundrachen[raum] m
mesophlebitis Mesophlebitis f, Entzündung f der mittleren Venenwandschicht
mesopic mesop[isch], breitgesichtig, mit flachem und breitem Gesicht
mesoprosopic mesoprosop, mittelgesichtig
mesorchium Mesorchium n, Gekrösefalte f der inneren Hodenhüllen
mesorectum Mesorektum n, Rektumgekröse n, Gekröse n des geraden Darms
mesoropter Mesoropter m, Augenruhelage f
mesorrhaphy s. mesentorrhaphy
mesosalpingeal mesosalpingeal, Mesosalpinx..., Eileitergekröse...
mesosalpinx Mesosalpinx f, Eileitergekröse n, Bauchfellduplikatur f des Eileiters
mesosigmoid Mesosigma n, Bauchfellduplikatur f des Sigmas
mesosigmoiditis Mesosigmoiditis f, Entzündung f des Mesosigmas
mesosomatous mesosom, mittelgroß
mesosome Mesosom n (Zytoplasmainvagination)
mesotendon Mesotenon m (gefäßführendes Sehnenscheidenbindegewebe)
mesothelial mesothelial, Mesothel..., Deckzellen[epithel]...
~ **cell** Mesothelzelle f
~ **sarcoma** Mesothelsarkom n, Deckzellensarkom n (bösartige Geschwulst)
mesothelioma Mesotheliom n, Deckzellengeschwulst f, Endothelgeschwulst f, Endotheliom n
~ **of the pleura** Pleuramesotheliom n, Pleurom n
mesothelium Mesothel n, Deckzellenepithel n
mesotympanum Mesotympanum n

mesovarian mesovarial
mesovarium Mesovarium n, Eierstockgekröse n
messenger ribonucleic acid, ~ **RNA** Messenger-Ribonukleinsäure f, mRNS, Boten-RNS, bRNS (dient als Matrize für die Eiweißsynthese)
mestranol Mestranol n (Kontrazeptivum)
metabolic metabolisch, Stoffwechsel...
~ **acidosis** metabolische Azidose f, Stoffwechselazidose f
~ **activity** Stoffwechselaktivität f
~ **alcalosis** metabolische Alkalose f, Stoffwechselalkalose f
~ **disease** Stoffwechselkrankheit f, Stoffwechselerkrankung f
~ **disorder (disturbance)** Stoffwechselstörung f
~ **equilibrium** Stoffwechselgleichgewicht n
~ **imbalance** Stoffwechselungleichgewicht n
~ **pigment** Stoffwechselpigment n
~ **status** Stoffwechsellage f, Stoffwechselzustand m
~ **waste product** Stoffwechselausscheidungsprodukt n
metabolimetry Basalstoffwechselbestimmung f, Grundumsatzbestimmung f
metabolism Metabolismus m, Stoffwechsel m
metabolite 1. Metabolit m, Stoffwechselzwischenprodukt n; 2. Metabolit m, Stoffwechselendprodukt n
metabolize/to metabolisieren, verstoffwechseln, im Stoffwechsel umsetzen (verändern)
metabology Stoffwechsellehre f
metacarpal metakarpal, Mittelhand...
metacarpal [bone] Mittelhandknochen m, Os n metacarpale
~ **reconstruction** Mittelhandrekonstruktion f
~ **saw** Fingersäge f
metacarpectomy Metakarpektomie f, Metakarpalknochenexstirpation f, Mittelhandknochenausschneidung f, [operative] Mittelhandknochenentfernung f
metacarpophalangeal metakarpophalangeal, Mittelhand-Finger-...
~ **joint** Articulatio f metacarpophalangea, Metakarpophalangealgelenk n, Mittelhand-Finger-Gelenk n
metacarpus Metakarpus m, Mittelhand f
metacercaria Metazerkarien pl (Trematodengeneration)
metachromasia Metachromasie f
metachromatic metachromatisch
metachromatism s. metachromasia
metacyesis Extrauteringravidität f, Bauchhöhlenschwangerschaft f
metacystic metazystisch
metagenesis Metagenese f, Generationswechsel m
metagonimiasis Metagonimiasis f, Metagonimusinfektion f, Zwergdarmegelbefall m
metagranulocyte Metagranulozyt m
metaherpetic metaherpetisch, nach einem Herpes auftretend

metakaryocyte s. normoblast
metal ague s. ~ fume fever
~ **fume fever** Metalldampffieber n, Gießerfieber m; Messingfieber n
~ **head band** Kopfspange f
metalbumin Metalbumin n, Pseudomuzin n, Scheinmuzin n
metallic taste Metallgeschmack m
~ **tinkle** Metallklang m, metallisches Klingen n (Lungenauskultation)
~ **tremor** Tremor m metallicus, Schwermetallintoxikationstremor m
metallization Metallisation f, Metallimprägnation f, Metalleinsprengung f
metallophil metallophil, metallfreundlich, mit Metallsalzen färbend (z. B. Gewebe)
metallophilia Metallophilie f, Metallfreundlichkeit f (z. B. von Geweben)
metallophobia Metallophobie f, Metallfurcht f (abnorme Furcht vor Metallgegenständen)
metalloprotein Metalloprotein n, Metalloproteid n
metallosis Metallose f, Metallpneumokoniose f, Metallstaublunge[nerkrankung] f
metaluetic metaluetisch, nach einer Syphilis auftretend
metamorphic metamorph[isch], die Gestalt wandelnd, den Zustand verändernd
metamorphopsia Metamorphopsie f, Verkrümmtsehen n (verzerrte Wahrnehmung von Gegenständen durch das Auge)
metamorphosis Metamorphose f, Verwandlung f, Gestalt[ver]änderung f
metamorphotic metamorphotisch, Metamorphose…
metamyelocyte Metamyelozyt m (Leukozytenentwicklungsstufe)
metanephric metanephrisch, Metanephros…, Dauernieren…
~ **duct** s. ureter
metanephrogenic metanephrogen, den Metanephros bildend, die Dauerniere bildend
metanephros Metanephros m, Dauerniere f (entwicklungsgeschichtlich zuletzt gebildete Niere)
metaphase Metaphase f (Kernteilungsphase)
metaphyseal metaphyseal, Metaphysen…
~ **chondrodysplasia** Metaphysenchondrodysplasie f
~ **decompression** Metaphysendekompression f
~ **dysostosis** Metaphysendysostose f
~ **dysplasia** Metaphysendysplasie f
~ **osteoporosis** Metaphysenosteoporose f
metaphysial s. metaphyseal
metaphysis Metaphyse f, Längenwachstumszone f der Röhrenknochen, Knochenwachstumszone f
metaphysitis Metaphysitis f, Metaphysenentzündung f, Knochenwachstumszonenentzündung f
metaplasia Metaplasie f, Gewebsumbildung f, Gewebsumwandlung f

25 Nöhring engl./dtsch.

metaplasis Metaplasis f, ausgewachsener Zustand m
metaplasm Metaplasma n
metaplastic metaplastisch, gewebsumbildend, gewebsumwandelnd
metaplexus Plexus m choroideus ventriculi quarti, Adergeflecht n des vierten Ventrikels
metapneumonic metapneumonisch, nach einer Lungenentzündung auftretend
metaprotein Metaprotein n
metapsychology Metapsychologie f, Parapsychologie f
metarteriole Metarteriole f, Präkapillare f
metastasis Metastase f, Tochtergeschwulst f, Tochterherd m, Geschwulstableger m
metastasize/to metastasieren, Tochtergeschwülste (Metastasen) bilden
metastatic anaemia metastatische Anämie f, Metastasenanämie f (infolge Knochenmarkzerstörung durch Tochtergeschwülste)
~ **tumour** s. metastasis
metasyphilitic metasyphilitisch, nach einer Syphilis auftretend
metatarsal metatarsal, Metatarsus…, Mittelfuß…
metatarsal Os n metatarsale, Metatarsalknochen m, Mittelfußknochen m
~ **arch** Arcus m pedis transversalis
metatarsalgia Metatarsalgie f, Mittelfußschmerz m, Mortonsche Neuralgie f, Marschperiostitis f
metatarsectomy Metatarsektomie f, Metatarsalknochenexzision f, [operative] Mittelfußknochenentfernung f
metatarsophalangeal metatarsophalangeal, Mittelfußknochen-Zehenknochen-…; Mittelfuß-Zehen-…
~ **articulation (joint)** Metatarsophalangealgelenk n, Articulatio f metatarsophalangeae, Mittelfuß-Zehen-Gelenk n, Zehengrundgelenk n
metatarsus Metatarsus m, Mittelfuß m
metathalamus Metathalamus m, seitlicher und mittlerer Kniehöcker m, Corpus n geniculatum laterale et mediale (hinter dem Sehhügel gelegene Gehirnanteile)
metathrombin Metathrombin n
metatrophic metatroph[isch], die Ernährung[sweise] ändernd
metatrophy Metatrophie f, Veränderung f der Ernährung[sweise]
metazoal, metazoan metazoal, vielzellig; Metazoen…
metazoan Metazoon n, Vielzeller m
metencephalic metenzephal, metenkephal, Hinterhirn…
metencephalon Metenzephalon n, Metencephalon n, Metenkephalon n, Hinterhirn n (aus Kleinhirn und Brücke bestehender Teil des Rautenhirns)
meteorism Meteorismus m, Darm[auf]blähung f, Darmauftreibung f, Gasbauch m, Trommelbauch m, Pneumoenterektasie f

meteoropathology

meteoropathology Meteoropathologie f *(Wissenschaft von den Zusammenhängen zwischen Wetter und Krankheiten)*
meteoropathy Meteoropathie f, Wetterkrankheit f; Wetterfühligkeit f
meteororesistant wetterunempfindlich, witterungsunempfindlich
meteorosensitive wetterfühlig, wetterempfindlich, witterungsempfindlich
methaemalbumin Methämalbumin n *(bei Schwarzwasserfieber)*
methaemalbuminaemia Methämalbuminämie f, Vorhandensein n von Methämalbumin im Blut
methaeme s. haematin
methaemoglobin Methämoglobin n, Eisen(III)-hämoglobin n
~-reductase deficiency Methämoglobin-Reduktase-Mangel m
methaemoglobinaemia Methämoglobinämie f, Vorhandensein n von Methämoglobin im Blut
methaemoglobinuria Methämoglobinurie f, Methämoglobinausscheidung f im Urin
methanal Methanal n, Formaldehyd m *(Desinfektionsmittel)*
methanol Methanol n, Methylalkohol m
methionine Methionin n, α-Amino-γ-methylthiobuttersäure f *(essentielle Aminosäure)*
~ malabsorption syndrome Methioninmalabsorptionssyndrom n
method of treatment Behandlungsmethode f
methogastrosis Methogastrose f, Trinkermagenkatarrh m
methomania Methomanie f, Methyomanie f, Säuferwahnsinn m
methylene blue Methylenblau n, Methylenum n coeruleum, Tetramethylthioninchlorid n
~ blue injection Methylenblauinjektion f
~ blue test Methylenblauprobe f
methylenophilous methylenophil, methylenblaufreundlich, methylenblaufärbend
methylmania s. methomania
methylmorphine Methylmorphin n, Kodein n, Codeinum n phosphoricum *(Antitussivum)*
methyltestosterone Methyltestosteron n *(männliches Sexualhormon)*
methylthiouracil Methylthiourazil n *(Thyreostatikum)*
metopagus Metopagus m, Metopopage m, Craniopagus m frontalis, Doppelmißbildung f mit Stirnverwachsung
metopic suture Stirnnaht f, Sutura f frontalis
metopion 1. Metopion n, Stirn f; 2. Metopion n *(anthropologischer Meßpunkt)*
metopism Metopismus m, Kreuzschäd[e]ligkeit f
metraemia Uterushyperämie f, Gebärmutterblutfülle f, vermehrter Blutgehalt m der Gebärmutter
metralgia Metralgie f, Metrodynie f, Uterusschmerz m, Gebärmutterschmerz m
metranaemia Metranämie f, Uterusanämie f, Gebärmutterblutarmut f
metranoikter Metranoikter m, Gebärmutterhalssperrer m
metratonia Metratonie f, Uterusatonie f, Gebärmutteratonie f, mangelnde Gebärmutterkontraktion f
metratrophia Metratrophie f, Uterusatrophie f, Gebärmutteratrophie f, Atrophia f uteri
metrauxe Metrauxe f, Uterushypertrophie f, Gebärmuttervergrößerung f
metrectasia Metrektasie f, Uterusektasie f, Gebärmuttererweiterung f
metrectomy Metrektomie f, Uterusexstirpation f, [operative] Gebärmutterentfernung f
metrectopia Metrektopie f, Uterusdislokation f, Gebärmutterverlagerung f
metremia s. metraemia
metreurynter Metreurynter m, Hystereurynter m, Gebärmutterhalserweiterer m, Muttermundseröffner m
metreurysis Metreuryse f, Gebärmutterhalserweiterung f, Muttermundseröffnung f
metriocephalic metriozephal, hochköpfig
metritic metritisch, Gebärmuttermuskulaturentzündungs...
metritis Metritis f, Gebärmuttermuskulaturentzündung f
metrocampis Uterusflexion f, Schrägstellung f der Gebärmutter, Flexio f uteri
metrocarcinoma Metrokarzinom n, Gebärmutterkrebs m
metrocele Metrozele f, Uterushernie f, Gebärmutterbruch m, Uterozele f, Hysterozele f
metroclyst Metroklyst m, Gebärmutterdusche f, Gebärmutterspülinstrument n
metrocolpocele Metrokolpozele f, Gebärmutter- und Scheidenvorfall m
metrocystosis Metrozystose f, Gebärmutterzystenbildung f
metrodynamometer Metrodynamometer n, Instrument n zur Messung der Gebärmutterkontraktionen
metrodynia s. metralgia
metroendometritis Metroendometritis f, Gebärmutter- und Gebärmutterschleimhautentzündung f
metrofibroma Metrofibrom n, Gebärmutterfibrom n
metrogonorrhoea Metrogonorrhoe f, Gebärmuttergonorrhoe f, Gebärmuttertripper m
metrogram Metrogramm n, Uterogramm n, Röntgen[kontrast]bild n der Gebärmutterhöhle
metrography Metrographie f, Uterographie f, Röntgen[kontrast]darstellung f der Gebärmutterhöhle
metrolymphangitis Metrolymphangitis f, Gebärmutterlymphgefäßentzündung f
metromalacia Metromalazie f, Uteruserweichung f, Gebärmuttererweichung f

metromania Metromanie f, Ovariomanie f, Nymphomanie f, Östromanie f, Mannstollheit f, Andromanie f
metromenorrhagia Metrorrhagie f, Uterusblutung f, Gebärmutterblutung f
metroparalysis Metroparalyse f, Uteruslähmung f, Gebärmutterlähmung f
metropathic metropathisch
metropathy Metropathie f, Hysteropathie f, Gebärmuttererkrankung f
metroperitonitis Metroperitonitis f, Gebärmutter- und Bauchfellentzündung f
metropexy Metropexie f, Gebärmutterfixierung f
metrophlebitis Metrophlebitis f, Uterusvenenentzündung f, Gebärmuttervenenentzündung f
metroplasty Metroplastik f, Uteroplastik f, Gebärmutterplastik f
metroptosis Metroptose f, Uterusprolaps m, Gebärmuttersenkung f, Gebärmuttervorfall m
metrorrhagia Metrorrhagie f, Uterusblutung f, Gebärmutterblutung f
metrorrhexis Metrorrhexis f, Uterusruptur f, Gebärmutterriß m, Gebärmutterzerreißung f
metrorrhoea Metrorrhoe f, Uterusausfluß m, Gebärmutterausfluß m
metrosalpingitis Metrosalpingitis f, Gebärmutter- und Eileiterentzündung f
metrosalpingography s. hysterosalpingography
metroscirrhus Metroszirrhus m, Gebärmutterszirrhus m (bösartige Geschwulst)
metroscope Metroskop n, Gebärmutterspiegel m
metrostaxis Metrostaxis f, Gebärmutterschmierblutung f
metrostenosis Metrostenose f, Uteruseinengung f, Gebärmutterhöhlenverengung f
metrotome Metrotom n, Uterusmesser n, Gebärmuttermesser n
metrotomy Metrotomie f, Uterusschnitt m, [operative] Gebärmuttereröffnung f
metrotubography s. hysterosalpingography
metryperaesthesia Metryperästhesie f, Uterushyperästhesie f, Berührungsüberempfindlichkeit f der Gebärmutter
metrypertrophia Metrypertrophie f, Uterushypertrophie f, Gebärmuttervergrößerung f
Meulengracht's syndrome Meulengracht-Syndrom n, Meulengrachtsches Syndrom n, Icterus m intermittens juvenilis Meulengracht (Bilirubinerhöhung im Blut infolge Funktionsstörung der Lebergewebszellen bei Jugendlichen)
micell[a] s. micelle
micelle Mizelle f, Mizell n
Michel clip Michel-Klammer f, Michelsche Klammer f (Hautklammer)
micracoustic mikroakustisch, feinhörig
micradenous mikroadenös, kleindrüsig

micrangium Blutkapillare f, Kapillare f, Haargefäß n
micrencephalia Mikrenzephalie f, Gehirnhypotrophie f, Kleinheit f des Gehirns
micrencephalic s. micrencephalous
micrencephalon 1. Mikroenzephalon n, kleines Gehirn n; 2. Mikroenzephalon n, Cerebellum n, Kleinhirn n, Zerebellum n
micrencephalous mikrenzephal[isch], kleinhirnig, mit kleinem Gehirn
microabscess Mikroabszeß m, kleiner Abszeß m, kleine Eiteransammlung f
microaerophilic mikroaerophil, bei Sauerstoffmangel lebend
microanastomosis Mikroanastomose f
microanastomotic mikroanastomotisch, Mikroanastomose...
microanatomist Mikroanatom m, Mikroskopiker m; Histologe m
microanatomy mikroskopische Anatomie f; Histologie f
microaneurysm Mikroaneurysma n
microaneurysmic mikroaneurysmatisch, Mikroaneurysma...
microangiopathy Mikroangiopathie f, Kapillarkrankheit f, Kapillarleiden n
microarteriogram Mikroarteriogramm n, Röntgen[kontrast]bild n kleinster Arterien
microarteriographic mikroarteriographisch
microarteriography Mikroarteriographie f, Röntgen[kontrast]darstellung f kleinster Arterien
microbacterium Mikrobakterium n, kleines Bakterium n
microbe Mikrobe f, Mikroorganismus m, Mikrobion n, Kleinlebewesen n; einzelliges Lebewesen n
microbial mikrobiell, durch Mikroorganismen verursacht
~ **virulence** Mikrobenvirulenz f
microbic s. microbial
microbicidal mikrobizid, mikrobentötend, Mikroben abtötend
microbicide [agent] mikrobizides (mikrobentötendes) Mittel n
microbiologic[al] mikrobiologisch
microbiologist Mikrobiologe m
microbiology Mikrobiologie f, Lehre f von den Mikroorganismen
microbiophobia Mikrobiophobie f, Angst f vor Mikroorganismen
microbiosis Mikrobiose f, Mikrobismus m, Mikroorganismenbefall m, Mikrobeninfektion f; Mikrobenkrankheit f
microbiotic 1. mikrobiotisch, Mikroben...; 2. mikrobiotisch, kurzlebig
microblast 1. Mikroblast m (Vorstufe von Mikroerythrozyten); 2. s. microleucoblast
microblepharia Mikroblepharie f, Lidhypotrophie f, Kleinheit f der Augenlider
microblepharon Mikroblepharon n, kleines Augenlid n

microbrachia

microbrachia Mikrobrachie f, Kleinarmigkeit f, Armhypotrophie f, abnorme Armverkleinerung f
microbrachycephalia Mikrobrachyzephalie f
microcardia Mikrokardie f, Kleinheit f des Herzens
microcardius Mikrokardius m, Leibesfrucht f mit abnorm kleinem Herzen
microcentrum Mikrozentrum n, Zentralkörper m, Zentralkörperchen n
microcephalia Mikrozephalie f, Mikrokephalie f, Kleinköpfigkeit f
microcephalic, microcephalous mikrozephal[isch], mikrokephal, kleinköpfig
microcephalus Mikrozephalus m, Mikrozephaler m, Kleinköpfiger m
microcheilia Mikroch[e]ilie f, Schmallippigkeit f, abnorme Lippenverkleinerung f
microcheiria Mikroch[e]irie f, Handhypotrophie f, Kleinhändigkeit f, abnorme Handverkleinerung f
microcirculation Mikrozirkulation f
microcirculatory system mikrozirkulatorisches System n, Mikrozirkulationssystem n, Mikrozirkulation f
micrococcus Mikrokokkus m, Mikrokokke f, kleines Kugelbakterium n
microcolon Mikrokolon n, kleiner Grimmdarm m
microcolony Mikrokolonie f, kleine Bakterienkolonie f
microcomplement fixing method Mikrokomplement-Fixationsmethode f *(zum Mumpsvirusnachweis)*
microconidium Mikrokonidium n
microcoria Mikrokorie f, abnorme Kleinheit f der Pupillen
microcornea Mikrokornea f, abnorme Kleinheit f der Hornhaut *(des Auges)*
microcyst Mikrozyste f, kleine Zyste (Blase) f
microcytase Mikrozytase f *(mikroorganismenauflösendes Enzym)*
microcyte Mikrozyt m, übermäßig kleiner Erythrozyt m
microcythaemia Mikrozythämie f, Mikrozytose f, Mikrozytenvermehrung f im Blut
microcytic mikrozytär, mikrozytisch
~ **anaemia** mikrozytäre Anämie f, Mikrozytenanämie f
microcytosis s. microcythaemia
microcytotoxicity test Mikrozytotoxizitätstest m
microdactylous mikrodaktyl, kleinfingrig; kleinzehig
microdactylus Mikrodaktylus m, Mißbildung f mit abnorm kleinen Fingern und Zehen
microdactyly Mikrodaktylie f, Kleinfingrigkeit f; Kleinzehigkeit f
microdissection Mikrodissektion f, Zerlegung f unter dem Mikroskop
microdont mikrodont, kleinzahnig, mit kleinen Zähnen
microdontia Mikrodontie f, Zahnhypotrophie f, abnorme Zahnverkleinerung f
microdosage Mikrodosierung f
microdrepanocytic mikrodrepanozytär, sichelzellenförmig
microdrepanocytosis Mikrodrepanozytose f
microembolism Mikroembolie f, blande Embolie f
microencephalia s. micrencephalia
microerythrocyte Mikroerythrozyt m
microfibroadenoma Mikrofibroadenom n
microfilament Mikrofilament n *(Zellstruktur)*
microfilaraemia Mikrofilariämie f, Vorhandensein n von Mikrofilarien im Blut
microfilaria Mikrofilarie f
microfilaricidal mikrofilarientötend
microflora Mikroflora f, Bakterienflora f
microfollicular mikrofollikulär, kleinfollikulär
~ **adenoma** mikrofollikuläres Schilddrüsenadenom n, Adenoma n microfolliculare, kleinfollikulärer Kropf m
microgamete Mikrogamet m *(Malariaentwicklungsstadium)*
microgametocyte Mikrogametozyt m *(Malariaentwicklungsstadium)*
microgamy Mikrogamie f
microgastria Mikrogastrie f, abnorme Kleinheit f des Magens
microgenia Mikrogenie f, abnorme Kleinheit f des Unterkiefers
microgenitalism Mikrogenitalismus m, Genitalunterentwicklung f
microglia Mikroglia f *(Nervenstützgewebe)*
microglial mikroglial, mikroglär
microgliocyte Mikrogliazyt m, Mikrogliazelle f *(Nervenstützgewebszelle)*
microglioma Mikrogliom n, Mikrogliazellgeschwulst f
microgliomatosis Mikrogliomatose f, Entwicklung f mehrerer Mikrogliome
microglobulin Mikroglobulin n
~ **level** Mikroglobulinspiegel m
microglossia Mikroglossie f, Zungenhypotrophie f, Kleinzungigkeit f, abnorme Kleinheit f der Zunge
micrognathia Mikrognathie f, Kieferhypotrophie f, abnorme Kleinheit f der Kiefer
micrognathic, micrognathous mikrognath, kleinkiefrig
micrographia 1. Mikrographie f *(krankhafte Neigung zu abnorm kleiner Schrift)*; 2. s. microscopy
microgyria Mikrogyrie f, abnorme Kleinheit f der Hirnwindungen
microhaemagglutination Mikrohämagglutination f
~ **test** Mikrohämagglutinationstest m *(bei Syphilis)*
microhaemorrhage Mikrohämorrhagie f, Mikroblutung f
microhistology mikroskopische Histologie f
microincineration Mikroveraschung f

microinfarct Mikroinfarkt *m*
microinfiltration Mikroinfiltration *f*
microinjection Mikroinjektion *f*
microinvasion Mikroinvasion *f*
microkeratoma Mikrokeratom *n*, kleines Hornhautskalpell (Hornhautmesser) *n (Augenchirurgie)*
microlabia s. microcheilia
microlentia s. microphakia
microlesion Mikroläsion *f*
microleucoblast Mikroleukoblast *m*, kleiner Leukoblast *m (Leukozytenvorstufe)*
microlith Mikrolith *m*, mikroskopisch kleiner Stein *m*
microlithiasis Mikrolithiasis *f*
micromania Mikromanie *f*, Kleinheitswahn *m (krankhafte Unterschätzung der eigenen Leistungen und der eigenen Persönlichkeit)*
micromanipulator Mikromanipulator *m (Teil des Mikroskops)*
micromastia, micromazia Mikromastie *f*, Mammahypotrophie *f*, abnorme Brustverkleinerung *f*
micromelia Mikromelie *f*, Gliederhypotrophie *f*, Kleingliedrigkeit *f*, abnorme Verkleinerung *f* von Armen und Beinen
micromelus Mikromelus *m*, kleingliedriger Mensch *m*
micrometastasis Mikrometastase *f*
micromethod Mikromethode *f*
micromolecular mikromolekular
micromyelia Mikromyelie *f*, Rückenmarkhypoplasie *f*, abnorme Kleinheit *f* des Rückenmarks
micromyeloblast Mikromyeloblast *m*, kleiner Myeloblast *m*
microneedle Mikronadel *f*
microneurosurgical mikroneurochirurgisch
micronodular mikronodulär, kleinknotig
micronucleus 1. Mikronukleus *m*, kleiner Zellkern (Kern) *m*; 2. Geschlechtskern *m*, Kernkörperchen *n*
micronychia Mikronychie *f*, Nagelhypotrophie *f*, abnorme Kleinheit *f* der Nägel
microorchi[di]sm Mikroorchi[di]smus *m*, abnorme Kleinheit *f* der männlichen Keimdrüsen (Hoden)
microorganelle Mikroorganelle *f*
microorganic mikroorganisch
microorganism Mikroorganismus *m*, Mikrobe *f*, Mikrobion *n*, Kleinlebewesen *n*; einzelliges Lebewesen *n*
microparasite Mikroparasit *m*
micropathology Mikropathologie *f*, mikroskopische Pathologie *f*
micropenis s. microphallus
microphage Mikrophag[e] *m*, kleine Freßzelle *f (für körperfremdes Material)*
microphakia Mikrophakie *f*, abnorme Kleinheit *f* der Augenlinse *(s. a. Marchesani syndrome)*
microphallus Mikrophallus *m*, Mikropenis *m*, kleines männliches Glied *n*

microphobia Mikrophobie *f*, Mikrobenfurcht *f*, Mikrobenangst *f*
microphonia Mikrophonie *f*, Stimmschwäche *f*, Feinstimmigkeit *f*
microphotography Mikrofotografie *f*
microphthalmia Mikrophthalmie *f*, Augapfelkleinheit *f*, angeborene Kleinheit *f* des Auges
microphthalmic, microphthalmous mikrophthalmisch, kleinäugig
microphthalmus Mikrophthalmus *m*, Kleinäugiger *m*
micropinosome Mikropinosom *n*
microplasia s. microsomia
micropodia Mikropodie *f*, Kleinfüßigkeit *f*, Kleinwuchs *m* der Füße
microporous filter Mikroporenfilter *m*
microprosopia Mikroprosopie *f*, abnorme Kleinheit *f* des Gesichts
microprosopus Mikroprosopus *m*, kleingesichtiger Mensch *m*
micropsia Mikropsie *f*, Klein[er]sehen *n*, verkleinertes Sehen *n*
micropsychia Oligophrenie *f*, Schwachsinn *m*
microptic mikroptisch, kleinsehend
micropuncture Mikropunktur *f*, Mikropunktion *f*
micropus Mikropus *m*, kleinfüßiger Mensch *m*
micropyle Mikropyle *f (feine Öffnung in der Eihaut)*
microradiogram Mikroradiogramm *n*, Röntgenmikroaufnahme *f*
microradiography Mikroradiographie *f*, Röntgenmikrodarstellung *f*
microrchidia Mikroorchidie *f*, abnorme Kleinheit *f* der Hoden
microrrhinia Mikrorrhinie *f*, Kleinnasigkeit *f*, abnorme Kleinheit *f* der Nase
microscelia Mikroskelie *f*, Kurzbeinigkeit *f*; Kurzfüßigkeit *f*
microscelous kurzbeinig; kurzfüßig
microscope Mikroskop *n*
microscopic mikroskopisch, nur mit dem Mikroskop erkennbar
~ **anatomy** mikroskopische Anatomie *f*; Histologie *f*
~ **examination** mikroskopische Untersuchung *f*, Mikroskopuntersuchung *f*
~ **needle** Präpariernadel *f*
~ **pore** Mikropore *f (Dialysemembran)*
microscopy Mikroskopie *f*, Untersuchung *f* mit dem Mikroskop
microsection mikroskopischer Schnitt *m*, Dünnschnitt *m (eines Gewebepräparats)*
microsome Mikrosom *n (Protoplasmastruktur)*
~ **activity** Mikrosomenaktivität *f*
microsomia Mikrosomie *f*, Zwergwuchs *m*, Nanismus *m*, Nanosomie *f*
microspherocyte Mikrosphärozyt *m*
microspherocytosis Mikrosphärozytose *f*, Vorhandensein *n* von Mikrosphärozyten im Blut
microsphygmy, microsphyxia Mikrosphyxie *f*, weicher Puls *m*, Weichheit *f* des Pulsschlags
microsplenia Mikrosplenia *f*, Milzverkleinerung *f*, abnorme Kleinheit *f* der Milz

microspore

microspore Mikrospore f, abnorm kleine Spore f
microsporosis Mikrosporose f, Mikrosporie f, Porrigo f decalvans *(durch Mikrosporon-Arten hervorgerufene Dermatophytie)*
Microsporum Mikrosporon n *(Fadenpilz mit kleinen Sporen)*
microstethoscope Mikrostethoskop n
microstomia Mikrostomie f, abnorme Kleinheit f des Mundes
microstrabism[us] Mikrostrabismus m
microsurgery Mikrochirurgie f
microsurgical mikrochirurgisch
microthelia Mikrothelie f, Brustwarzenhypoplasie f, abnorme Kleinheit f der Brustwarze
microthromboembolic mikrothromboembolisch
microthrombosis Mikrothrombose f
microthrombus Mikrothrombus m
microtia Mikrotie f, Ohrmuschelhypoplasie f, abnorme Kleinheit f der Ohrmuschel
~ **microtome/to** Mikrotomschnitte herstellen
microtome Mikrotom n *(Präzisionsinstrument zur Anfertigung von Dünnschnittpräparaten)*
microtomy Mikrotomie f *(Methode zur Anfertigung von Dünnschnittpräparaten)*
microtonometer Mikrotonometer n *(zur Messung des Sauerstoffdrucks im Blut)*
microtrauma Mikrotrauma n
microvascular anastomosis Mikro[gefäß]anastomose f
~ **surgery** Mikrogefäßchirurgie f
microvillus Mikrovillus m, Mikrozotte f *(Zytoplasmafortsatz)*
microwave spectroscopy Mikrowellenspektroskopie f
microzoon Mikrozoon n, Kleinlebewesen n
microzoospermia Mikrozoospermie f, abnorme Kleinheit f der männlichen Keimzellen
miction s. micturition
micturate/to urinieren, harnen, Harn (Urin) lassen
micturating cysto-urethrography Miktions-Zysto-Urethrographie f, Röntgen[kontrast]darstellung f der Blase und Harnröhre bei Harnfluß
micturition Miktion f, Harnlassen n, Harnen n, Urinieren n, Wasserlassen n
~ **centre** Miktionszentrum n
mid forceps mittlere Zange f *(bei der Geburt)*
midaxillary medioaxillär, medioaxillar
~ **line** Linea f medioaxillaris, Medioaxillarlinie f *(senkrechte Linie von der Achselhöhlenmitte nach unten)*
midbrain Mittelhirn n *(s. a. mesencephalon)*
~ **epilepsy (fit)** Mittelhirnepilepsie f
midcarpal joint Articulatio f intercarpea (metacarpea), distales Handgelenk n
midclavicular medioklavikulär, medioklavikular
~ **line** Linea f medioclavicularis, Medioklavikularlinie f *(senkrechte Linie von der Schlüsselbeinmitte nach unten)*

middle cardiac vein Vena f cordis media, mittlere Herzvene f
~ **cerebellar peduncle** Pedunculus m cerebellaris medius, Brachium n pontis, mittlerer Kleinhirnstiel (Brückenarm) m
~ **cerebral artery** Arteria f cerebri media, mittlere Hirnarterie f
~ **cervical cardiac nerve** Nervus m cardiacus cervicalis medius
~ **cervical ganglion** Ganglion n cervicale medium
~ **clinoid process** Processus m clinoideus (sellae) medius
~ **coat** s. media
~ **colic artery** Arteria colica media, mittlere Grimmdarmarterie f
~ **colic vein** Vena f colica media, mittlere Grimmdarmvene f
~ **constrictor pharyngis [muscle]** Musculus m constrictor pharyngis medius, Musculus m hyopharyngicus, mittlerer Schlundschnürer m
~ **cranial fossa** Fossa f cranii media, mittlere Schädelgrube f
~ **ear** Mittelohr n, Auris f media
~ **ear aspirator** Mittelohraspirator m
~ **ear catarrh** Mittelohrkatarrh m
~ **ear cleft** Mittelohrspalte f
~ **ear deafness** Mittelohrtaubheit f
~ **ear disease** Mittelohrerkrankung f
~ **ear effusion** Mittelohrerguß m
~ **ear function** Mittelohrfunktion f
~ **ear inflammation** Mittelohrentzündung f, Otitis f media
~ **ear mucosa** Mittelohrschleimhaut f
~ **ear pressure** Mittelohrdruck m
~ **ear reconstructive surgery** Mittelohrwiederherstellungschirurgie f
~ **ear ventilation** Mittelohrbelüftung f, Mittelohrventilation f
~ **ethmoid [air] cells** Cellulae fpl ethmoidales mediales, obere Siebbeinzellen fpl
~ **face fracture** Mittelgesichtsfraktur f
~ **frontal gyrus** Gyrus m frontalis medius, mittlere Stirnhirnwindung f
~ **genicular artery** Arteria f genus media, mittlere Kniegelenkarterie f
~ **haemorrhoidal artery** Arteria f haemorrhoidalis media
~ **haemorrhoidal nerves** Nervi mpl haemorrhoidales medii
~ **haemorrhoidal vein** Vena f haemorrhoidalis media
~ **hepatic vein** Vena f hepatica media, mittlere Lebervene f
~ **kidney** Mesonephros m, Urniere f
~ **layer of the muscle coat of the ductus deferens** Stratum n medium tunicae muscularis ductus deferentis
~ **layer of the muscle coat of the ureter** Stratum n medium tunicae muscularis ureteris

miliary

~ **layer of the muscle coat of the urinary bladder** Stratum *n* medium tunicae muscularis vesicae urinariae
~ **layer of the tympanic membrane** Lamina *f* propria membranae tympani
~ **lobe artery** Mittellappenarterie *f*
~ **lobe bronchus** Mittellappenbronchus *m*
~ **lobe of the right lung** rechter Lungenmittellappen *m*, Lobus *m* medius pulmonis dextri
~ **lobe pneumonia** Mittellappenpneumonie *f*
~ **lobe syndrome** Mittellappensyndrom *n*
~ **lobectomy** Mittellappenentfernung *f*
~ **meatus of the nasal cavity** s. ~ nasal meatus
~ **mediastinum** Mediastinum *n* medium, mittleres Mediastinum *n*
~ **medical personnel** mittleres medizinisches Personal *n*
~ **meningeal artery** Arteria *f* meningea media, mittlere Hirnhautarterie *f*
~ **meningeal vein** Vena *f* meningea media, mittlere Hirnhautvene (Meningealvene) *f*
~ **nasal concha** Concha *f* nasalis media, mittlere Nasenmuschel *f*
~ **nasal meatus** Meatus *n* nasi medius, mittlerer Nasengang *m*
~ **nasal turbinate** s. ~ nasal concha
~ **pain** s. intermenstrual pain
~ **palmar space** Mittelfach *n* der Hohlhand
~ **part of the rhomboid fossa** Pars *f* intermedia fossae rhomboideae
~ **phalanx** Mittelphalanx *f*, Mittelglied *n*
~ **phalanx of the finger** Phalanx *f* media (secunda) digitorum manus, Fingermittelglied *n*
~ **phalanx of the toe** Phalanx *f* media (secunda) digitorum pedis, Zehenmittelglied *n*
~ **rectal artery** Arteria *f* rectalis (haemorrhoidalis) media, mittlere Mastdarmarterie *f*
~ **rectal vein** Vena *f* rectalis (haemorrhoidalis) media, mittlere Mastdarmvene *f*
~ **sacral artery** Arteria *f* sacralis media, mittlere Kreuzbeinarterie (Sakralschlagader) *f*
~ **sacral vein** Vena *f* sacralis mediana, mittlere Kreuzbeinvene (Sakralvene) *f*
~ **scalene muscle** Musculus *m* scalenus medius, mittlerer Rippenhalter[muskel] *m*
~ **suprarenal artery** Arteria *f* suprarenalis media, mittlere Nebennierenarterie *f*
~ **temporal artery** Arteria *f* temporalis media, mittlere Schläfenarterie *f*
~ **temporal gyrus** Gyrus *m* temporalis medius, mittlere Schläfenlappenwindung *f*
~ **temporal sulcus** Sulcus *m* temporalis medius, mittlere Schläfenlappenfurche *f*
~ **temporal vein** Vena *f* temporalis media, mittlere Schläfenvene (Temporalvene) *f*
~ **thyrohyoid ligament** Ligamentum *n* thyreohyoideum medianum
~ **thyroid vein** Vena *f* thyreoidea media, mittlere Schilddrüsenvene *f*
~ **turbinate** s. ~ nasal concha
~ **umbilical fold** Plica *f* umbilicalis medialis, mittlere Nabelfalte *f*

~ **umbilical ligament** Ligamentum *n* umbilicale mediale
~ **ventricle** Ventriculus *m* medius, III. Hirnventrikel *m*
midfrontal mediofrontal, Stirnmittel...
midget Zwerg *m*
midgut Mitteldarm *m*, Mesenteron *n*
midhead Kopfmitte *f*, Mittelkopf *m*
midinspiration Inspirationsmitte *f*
midline cervical fistula mediane Halsfistel *f*
~ **lower abdominal incision** Unterbauchmittelschnitt *m*
midmenstrual cycle Zyklusmitte *f*
midoccipital mediookzipital, Hinterhauptsmitte[n]...
midpain Mittelschmerz *m* (Menstruationszyklus)
midplane forceps s. mid forceps
midriff 1. Zwerchfell *n*, Diaphragma *n* (Zusammensetzungen s. unter diaphragmatic); 2. Oberbauch *m*, Epigastrium *n*, Regio *f* abdominis cranialis
midsternal line Linea *f* mediosternalis, Mediosternallinie *f*
midstream specimen [of urine] Mittelstrahl[urin]probe *f*
~ **urine** Mittelstrahlurin *m*
midtarsal amputation s. mediotarsal amputation
~ **joint [of Chopart]** s. Chopart's joint
midthoracic diverticulum s. traction diverticulum
midthorax Thoraxmitte *f*
midwife Hebamme *f*, Geburtshelferin *f*
midwifery Geburtshilfe *f*; Entbindungskunst *f*, Obstetrik *f*
migraine Migräne *f*, Halbseitenkopfschmerz *m*, Hemikranie *f*
migrainous durch Migräne hervorgerufen, Migräne...
~ **state** Status *m* migrainus, Migränedaueranfall *m*
migrant s. migratory
migrate/to migrieren, wandern
migrating phlebitis Phlebitis *f* migrans
~ **testis** Wanderhoden *m*
migration inhibitory factor Migrationshemm[ungs]faktor *m* (Tuberkulose)
~ **of the leucocytes** Leukozytenmigration *f*
~ **of the ovum** Eiwanderung *f*
migratory migratorisch, wandernd
~ **ophthalmia** Ophthalmia *f* migratoria (sympathica) (von einem Auge zum anderen übertragene Augenentzündung)
~ **pneumonia** Pneumonia *f* migrans, Wanderpneumonie *f* (mehrere Lungenlappen nacheinander befallende Lungenentzündung)
miliaria Miliaria *f*, Schweißfriesel *f*, Schweißbläschen *n*, Frieselausschlag *m*
miliary miliar, hirsekorngroß, Miliar...
~ **abscess** Miliarabszeß *m*
~ **aneurysm** Miliaraneurysma *n*, hirsekorngroßes Aneurysma *n*

miliary

- **~ fever** Miliarfieber *n*
- **~ sclerosis** Miliarsklerose *f*
- **~ spread** Miliaraussaat *f*, Miliarknötchenausbreitung *f*, Knötchenaussaat *f*
- **~ tubercle** Miliartuberkel *m*, hirsekorngroßer Tuberkel *m*
- **~ tuberculosis** Miliartuberkulose *f*, Knötchentuberkulose *f*
- **milieu therapy** Milieutherapie *f*, Milieubehandlung *f*
- **military hospital** Militärkrankenhaus *n*, Lazarett *n*
- **~ medicine** Militärmedizin *f*
- **~ surgery** Feldchirurgie *f*
- **milium** Milium *n*, Milie *f*, kleines weißes Hautknötchen *n*
- **~ knife** Milienmesser *n*
- **milk** Milch *f*, Lac *n*
- **~ abscess** Milch[gang]abszeß *m*
- **~-alkali syndrome [of hypercalcaemia]** Milch-Alkali-Syndrom *n*
- **~-borne** durch Milch übertragen
- **~ crust** *s.* milky tetter
- **~ cure** Milchkur *f*, Milchbehandlung *f*
- **~-drinker's syndrome** *s.* ~-alkali syndrome
- **~ duct** Milchgang *m*, Ductus *m* lactiferus
- **~-duct carcinoma** Milchgangkarzinom *n*, duktuläres Mammakarzinom *n*
- **~ factor** [Bittnerscher] Milchfaktor *m*
- **~ fever** Milchfieber *n (Temperaturanstieg im Wochenbett zur Zeit des Milcheinschießens)*
- **~ intolerance** Milchintoleranz *f*, Milchunverträglichkeit *f*
- **~ leg** Phlegmasia *f* alba dolens, Leukophlegmasie *f*
- **~ line** Milchlinie *f*, Keimanlage *f* der Brust[milch]drüse
- **~ plaque** Milchfleck *m*
- **~ pox** Variola *f* minor, Milchpocken *pl*, abgeschwächte Pocken *pl*
- **~ ridge** Milchleiste *f*, Brustleiste *f*
- **~ spot** *s.* ~ plaque
- **~ sugar** Milchzucker *m*, Laktose *f*
- **~ teeth** Milchzähne *mpl*, Milchgebiß *n*, Dentes *mpl* decidui
- **milker's nodule** Melkerknoten *m*, Kuhpockenknötchen *n* an der Hand
- **milking back of intussusceptum** Invaginatausmelken *n*, Invaginatausstreichung *f*
- **milky tetter** Crusta *f* lactea, Milchborke *f*, Milchschorf *m (Ekzem der Kinder)*
- **mill-wheel murmur** Mühlradgeräusch *n (bei Lungenembolie)*
- **Miller-Abbott tube** Miller-Abbott-Sonde *f*, Miller-Abbottscher Schlauch *m (zum Absaugen von Darminhalt aus Magen und Dünndarm)*
- **miller's asthma** Mehlpneumokoniose *f*, Mehlstaublunge[nerkrankung] *f*
- **Milroy's disease** familiäres chronisches Lymphödem *n*, idiopathische Elephanthiasis *f*, [Nonne-Meige-]Milroysches Syndrom *n*

392

- **mimesis** 1. Mimesis *f*, Gebärdennachahmung *f*; 2. Mimik *f*, Mienenspiel *n*
- **mimetic** 1. mimetisch, mimisch; bewegend, erregend; 2. mimetisch, nachahmend
- **~ convulsion** mimischer Gesichtskrampf *m*, Gesichtszucken *n*, Fazialiskrampf *m*
- **~ muscle** Mimikmuskel *m*
- **~ musculature** mimische Muskulatur *f*, Mimikmuskulatur *f*
- **~ paralysis** Mimikmuskellähmung *f*, mimetische Paralyse *f*
- **~ spasm** *s.* ~ convulsion
- **mimic an appendicitis/to** eine Appendizitis vortäuschen
- **mimic** *s.* mimetic
- **mimosis** *s.* mimesis
- **mind** 1. Psyche *f*, Seele *f*; Gemüt *n*; 2. Geist *m*; 3. Erinnerung *f*, Gedächtnis *n*
- **~ blindness** Seelenblindheit *f*, optische Agnosie *f*, psychische Blindheit *f*, Psychanopsie *f*; Rindenblindheit *f*
- **~ cure** Seelenbehandlung *f*, Psychotherapie *f*
- **~ deafness** Seelentaubheit *f*, akustische Agnosie *f*
- **~ pain** Seelenschmerz *m*, Psychialgie *f*
- **mineralization** Mineralisation *f*, Mineralisierung *f*, Mineraleinlagerung *f*, Mineralienablagerung *f*
- **mineralize/to** mineralisieren, Mineralien einlagern (ablagern)
- **mineralocorticoid** Mineralkortikoid *n (den Mineralhaushalt des Körpers beeinflussendes Hormon)*
- **~ replacement** Mineralokortikoidsubstitution *f*
- **miner's anaemia** *s.* ancylostomiasis
- **~ asthma** *s.* anthracosis
- **~ nystagmus** Bergmannsnystagmus *m*, Ohmscher Nystagmus *m*
- **~ phthisis** *s.* 1. anthracosilicosis; 2. anthracosis; 3. pneumokoniosis
- **~ sickness** *s.* ancylostomiasis
- **Minerva cast** Kopf-Brust-Gipsverband *m*
- **~ [plaster] jacket** *s.* Minerva cast
- **miniature skin electrode** Miniaturhautelektrode *f*
- **minimal air** Minimalluft *f (restliche Luftmenge in einer kollabierten Lunge)*
- **~ effective dose** minimale Wirkdosis *f*
- **~ erythema dose** minimale Erythemdosis *f*
- **~ lethal concentration** minimale tödliche Konzentration *f*
- **~ separable acuity** Minimum *n* separabile, Auflösungsminimum *n*, Minimum *n* der Auflösung (Trennbarkeit) *(Ophthalmologie)*
- **~ stimulus** Minimalstimulus *m*, Schwellenreiz *m*
- **minimum dose** Minimaldosis *f*
- **~ of reading** Minimum *n* legibile, Lesbarkeitsminimum *n*, Minimum *n* der Lesbarkeit; kleinster lesbarer Buchstabe *m*
- **Ministry of Health** Ministerium *n* für Gesundheitswesen, Gesundheitsministerium *n*

minor Minderjähriger *m*
~ **agglutinin** Minoragglutinin *n*, Gruppenagglutinin *n*
~ **alar cartilage** Cartilago *f* alaris minor, kleiner Flügelknorpel *m*
~ **calyxes [of the kidney]** Calices *fpl* renales minores, kleine Nierenkelche *mpl*
~ **contusion syndrome** Postkontusionssyndrom *n*
~ **cross match** Minorprobe *f*, Minortest *m* der Blut[gruppen]kreuzprobe
~ **duct of the sublingual salivary gland** Ductus *m* sublingualis minor, kleiner Ausführungsgang *m* der Unterzungenspeicheldrüse
~ **duodenal papilla** Papilla *f* duodeni minor
~ **epilepsy** Minorepilepsie *f*
~ **lip** Labium *n* minus [pudendi], kleine Schamlippe *f*
~ **motor seizure** kleiner motorischer Anfall *m*, Petit mal *n*
~ **palatine foramen** Foramen *n* palatinum minor
~ **pestis** Pestis *f* minor, Pestadenitis *f*, Drüsenpest *f (leicht verlaufende Pestform)*
~ **surgery** kleine Chirurgie *f*
~ **variola** Variola *f* minor, weiße Pocken *pl*, Milchpocken *pl*, Alastrim *n*
~ **vestibular gland** Glandula *f* vestibularis minor
~ **zygomatic muscle** Musculus *m* zygomaticus minor, kleiner Jochbeinmuskel *m*
minus lens Minuslinse *f*
minute anatomy *s.* histology
~ **ventilation (volume)** Minutenvolumen *n* der Lunge, Atemminutenvolumen *n*
minuthesis Ermüdung *f*, Ermattung *f*, Müdigkeit *f*
miocardia *s.* systole
mioplasmia Plasmamangel *m*
miopragia Miopragie *f*, Minderleistung *f*
miosis Miosis *f*, Miose *f*, Pupillenvereng[er]ung *f*, Pupillenengstellung *f*
miosphygmia Miosphygmia *f*, aussetzender Puls *m*
miotic miotisch, pupillenverenge[r]nd
miotic [agent] Miotikum *n* [remedium], pupillenverengerndes Mittel *n*
mire Hornhautbildchen *n*, Korneareflektionsfigur *f (Ophthalmometrie)*
mirror haploscope Spiegelhaploskop *n (Ophthalmologie)*
~-**like** spiegelartig, spiegelnd *(Bakterien)*
~ **speech** Spiegelsprache *f (Verstellung von Silben beim Sprechen)*
~ **vision** Spiegelsehen *n*, Spiegelsicht *f*
misandria Misandrie *f*, Männerscheu *f*, Männerhaß *m*
misanthrope Misanthrop *m*, Menschenfeind *m*, Menschenhasser *m*
misanthropia Misanthropie *f*, Menschenhaß *m*; Menschenscheu *f*

misanthropic misanthropisch, menschenhassend, menschenfeindlich; menschenscheu
miscarriage Fehlgeburt *f*, Abort *m*
miscarry/to fehlgebären, eine Fehlgeburt haben, einen Abort haben
miscegenation Mischehe *f*
miscellaneous disease gemischte Krankheit (Erkrankung) *f*
miscible mischbar
misdiagnosis Fehldiagnose *f*, falsche Diagnose *f*
misogamist Misogam[er] *m*, Eheverächter *m*, Hagestolz *m*
misogamy Misogamie *f*, Eheverachtung *f*, Ehehaß *m*; Heiratsscheu *f*
misogynist Misogyn *m*, Weiberfeind *m*, Weiberhasser *m*
misogyny Misogynie *f*, Weiberhaß *m*; Weiberscheu *f*
misology Misologie *f*, Vernunftsabneigung *f*, Vernunftshaß *m*
misoneism Misoneismus *m*, Neophobie *f*, Abneigung *f* gegen Neues (Veränderungen)
misoneist Misoneist *m*, Gegner *m* des Neuen
misopaedia Misopädie *f*, Kinderabneigung *f*, Kinderhaß *m*
missed abortion verhaltene Fehlgeburt *f*, missed abortion *(Verbleiben einer unreifen abgestorbenen Frucht in der Gebärmutter)*
~ **labour** vergebliche Wehen *pl*, missed labour *(besonders bei abgestorbener reifer Frucht)*
missile wound Geschoßwunde *f*
misuse Mißbrauch *m*, Abusus *m*
mite Milbe *f*
~-**borne typhus** *s.* tsutsugamushi disease
mithridatism Mithridatismus *m*, erworbene Giftfestigkeit *f*, Giftgewöhnung *f (durch steigende Dosierung)*
miticidal milbentötend
miticide [agent] milbentötendes Mittel *n*
mitigate/to 1. mildern, lindern, abschwächen; 2. besänftigen, beruhigen
mitochondrial mitochondrial, Mitochondrien...
~ **genome** Mitochondriengenom *n*
~ **matrix** Mitochondrienmatrix *f*
~ **structure** Mitochondrienstruktur *f*
mitochondrium Mitochondrium *n*, Mitochondrie *f*, Plastosom *n*, Chondriosom *n (veraltet)* (Zellorganelle)
mitogen die Zellkernteilung bewirkendes Mittel *n*
mitogen[et]ic mitogenetisch, Mitose (Zellkernteilung) bewirkend
mitosis Mitose *f*, Karyokinese *f*, indirekte Zellteilung *f*, Zellkernteilung *f (mit Chromosomenausbildung)*
mitosome Mitosom *n*
mitotic mitotisch, karyokinetisch *(bei Zellteilungen)*
~ **apparatus** Mitoseapparat *m*, Zellteilungsapparat *m*
~ **arrest** Mitosestillstand *m*

mitotic

~ **division** s. mitosis
~ **figure** Mitosefigur f
~ **index** Mitoseindex m, Zellkernteilungsindex m, Zellteilungsrate f
~ **poison** Mitosegift n (s. a. antimitotic agent)
mitral mitral, Mitral[klappen]...; bei einem Mitralklappenfehler auftretend
~ **annuloplasty** Mitralanuloplastik f, Mitralringplastik f
~ **atresia** Mitral[klappen]atresie f
~ **buttonhole** Knopfloch[mitral]stenose f
~ **commissurotomy** Mitralkommissurotomie f, [operative] Mitralklappensprengung f, Mitralstenosesprengung f
~ **diastolic** Mitral[klappen]diastolikum n, diastolisches Mitral[klappen]geräusch n
~ **funnel** Mitral[klappen]trichter m
~ **incompetence (insufficiency)** Mitralinsuffizienz f, Schlußunfähigkeit f der Mitralklappe
~ **murmur** Mitral[klappen]geräusch n
~ **obstruction** s. ~ stenosis
~ **orifice** Mitralorifizium n, Mitral[klappen]öffnung f
~ **regurgitation** s. ~ incompetence
~ **ring** Mitral[klappen]ring m
~ **stenosis** Mitralstenose f, Mitralklappenvereng[er]ung f
~ **stenosis index** Mitralstenoseindex m
~ **systolic** Mitral[klappen]systolikum n, systolisches Mitral[klappen]geräusch n
~ **valve** Mitralklappe f, Valva f atrioventricularis sinistra, Valva f mitralis (Herzklappe zwischen linkem Herzvorhof und linker Herzkammer)
~ **valve area** Mitral[klappen]öffnungsfläche f
~ **valve coaptation** Mitralklappenanpassung f
~ **valve flow** Mitral[klappen]durchfluß m
~ **valve prolapse** Mitral[klappen]prolaps m
~ **valve prosthesis** Mitralklappenprothese f
~ **valve repair** Mitralklappenrekonstruktion f
~ **valve replacement** Mitralklappenersatz m
~ **valve stenosis** s. ~ stenosis
~ **valvotomy** s. ~ commissurotomy
~ **valvular tissue** Mitralklappengewebe n
mitralization Mitralisation f, Mitralkonfiguration f des Herzens (bestimmte Herzform bei Mitralfehlern)
mitralized pulse Mitralispuls m
mixed anaesthesia Kombinationsanästhesie f, Kombinationsnarkose f
~ **astigmatism** Kombinationsastigmatismus m
~ **cell sarcoma** Mischzellensarkom n
~ **chancre** Mischschanker m, Ulcus n mixtum, Mischgeschwür n (bei gleichzeitiger Infektion mit Treponema pallidum und Haemophilus Ducreyi)
~ **culture** Mischkultur f
~ **cyst** zystisches Teratom n
~ **gland** Glandula f seromucosa, seromuköse Drüse f
~ **hepatic porphyria** Porphyria f cutanea tarda hereditaria

394

~ **infection** Mischinfektion f (Vorhandensein von mehreren Krankheitserregern)
~ **joint** s. amphiarthrosis
~ **leucocyte culture** Leukozytenmischkultur f
~ **lymphocyte culture** Lymphozytenmischkultur f
~ **thrombus** Mischungsthrombus m, Schichtenthrombus m
~ **tumour** Mischtumor m, Mischgeschwulst f
~ **tumour of the breast** Cystosarcoma n phylloides
~ **vaccine** Mischvakzine f, Mischimpfstoff m
mixture Mixtur f, Mischung f, Mischtrank m, flüssiges Arzneigemisch n
mnemasthenia Mnemasthenie f, Gedächtnisschwäche f
mneme Mneme f, Gedächtnis n, Erinnerung f, Erinnern n
mnemic mnemisch, Gedächtnis..., Erinnerungs...
mnemonic mnemonisch, mnemotechnisch, lerntechnisch, das Gedächtnis unterstützend (trainierend)
mnemonic Gedächtnisstütze f, Gedächtnishilfe f
~ **trace** Gedächtnisspur f, Engramm n
mnemonics Mnemotechnik f, Mnemonik f, Gedächtnistraining n (Lerntechnik)
mnemotechnics, mnemotechny s. mnemonics
mobile phagocyte s. leucocyte
mobility Mobilität f, Beweglichkeit f; Lebendigkeit f
mobilization 1. Mobilisation f, Mobilisierung f, [chirurgische] Beweglichmachung f (z. B. von Gelenken); 2. Mobilisation f, Freipräparation f (z. B. von Organen); 3. Mobilisierung f, Freisetzung f (z. B. von Stoffwechselprodukten)
~ **operation** Mobilisierungsoperation f
mobilize/to 1. mobilisieren, beweglich machen (Gelenk); 2. mobilisieren, freipräparieren (Organe); 3. mobilisieren, freisetzen (Stoffwechselprodukte)
mock angina Scheinangina f, Angina f pectoris vasomotorica
moderator band Moderatorband n (Reizleitung des Herzens)
modified milk adaptierte (angepaßte) Milch f (für Säuglingsernährung)
~ **smallpox** s. varioloid
modiolus Modiolus m, knöcherne Achse f der Schnecke (des Hörorgans)
mogigraphia Mogigraphie f, Erschwerung f des Schreibens; Graphospasmus m, Schreibkrampf m
mogilalia Mogilalie f, Erschwerung f des Sprechens; Stottern n, Stammeln n
mogiphonia Mogiphonie f, Vokalbildungsschwäche f
moist chamber feuchte Kammer f (Bakteriologie)
~ **gangrene** feuchte Gangrän f, feuchter Brand m (Gewebsuntergang durch bakterielle Zersetzung)

monochromatic

~ **necrosis** feuchter Brand *m*
~ **papule** feuchtes Kondylom *n*, nässende Feigwarze *f*, Condyloma *n* latum *(bei Syphilis)*
~ **rale** feuchtes Rasselgeräusch (RG) *n (Lunge)*
~ **tetter** Ekzema *n* humidum, feuchtes (nässendes) Ekzem *n*
~ **wart** spitzes Kondylom *n*, spitze Feigwarze *f* Condyloma *n* acuminatum *(Virusinfektion)*
molal solution molale Lösung *f*
molar 1. molar, [zer]mahlend; Molar..., Mahlzahn...; 2. Molen...; 3. molar, Mol..., Molaritäts...
molar Molar *m*, Mahlzahn *m*, Dens *m* molaris
~ **forceps** Molarzange *f*
~ **gland** Glandula *f* molaris, Molardrüse *f (Wangenschleimhaut)*
~ **pregnancy** Molenschwangerschaft *f*
~ **solution** molare Lösung *f*
~ **tooth** *s.* molar
molariform mahlzahnähnlich, backenzahnartig, Molar...
mole 1. Mole *f (Fehlentwicklung des befruchteten Eies)*; 2. Muttermal *n*
molecular biology Molekularbiologie *f*
~ **layer of the cerebellum** Stratum *n* moleculare cerebelli, Molekularschicht *f* des Kleinhirns
~ **layer of the retina** Stratum *n* ganglionare retinae
~ **movement** Molekularbewegung *f*
molimina Molimina *npl*, Schmerzen *mpl*, Beschwerden *pl*
~ **menstrualia** Molimina *npl* menstrualia, Schmerzen *mpl* bei der Regelblutung
mollities 1. Weichheit *f*; 2. Erweichung *f*, Erweichen *n*
Moll's glands Mollsche Drüsen *fpl*, Glandulae *fpl* ciliares *(münden in die Haarbälge der Augenwimpern)*
molluscoid molluskoid, dellwarzenartig, dellwarzenähnlich
molluscous Molluscum...
molluscum Molluscum *n*, weiche Hautgeschwulst *f*
~ **bodies** Molluscumkörperchen *npl (enthalten den Viruserreger der Dellwarzen)*
molybdenosis Molybdänose *f*, Molybdänvergiftung *f*, Molybdänintoxikation *f*
molysmophobia Molysmophobie *f*, Rhypophobie *f*, Kontaminationsfurcht *f*, Berührungsfurcht *f*, Verschmutzungsangst *f*
Monaldi drainage (method) Monaldische Saugdrainage *f (tuberkulöser Einzelhöhlen mit einem Katheder durch die Brustwand)*
monarthric *s.* monarticular
monarthritis Monarthritis *f*, Entzündung *f* eines einzelnen Gelenks *(z. B. bei Tripper oder Tuberkulose)*
monarticular monartikulär, eingelenkig, ein einzelnes Gelenk befallend; ein Gelenk betreffend
monaster Monaster *m*, Einzelstern *m*, Mutterstern *m (Chromosomenfigur in der Kernteilungsphase)*

monathetosis Monathetose *f*, Einzelathetose *f*, Athetose *f* eines Körperteils
monaural monaural, ein Ohr betreffend
Mönckeberg's arteriosclerosis Mönckebergsche Mediasklerose (Mediaverkalkung) *f*, Mönckebergscher Typ *m* der Arteriosklerose *(spangenförmige Kalkeinlagerungen in der mittleren Wandschicht von Arterien)*
monday fever *s.* metal fume fever
~ **morning fever** *s.* byssinosis
Mongolian fold Mongolenfalte *f*, Epikanthus *m*, Plica *f* mongolica, Oberlidfalte *f*
~ **idiocy** *s.* Down's syndrome
~ **spot** Mongolenfleck *m (im Säuglingsalter auftretender bläulicher Fleck in der Kreuzbein- oder Gesäßgegend)*
mongolism, mongoloid idiocy *s.* Down's syndrome
monilethrix Monilethrix *f*, Spindel[haar]krankheit *f*, Pili *mpl* moniliformes, abnorme Haarfollikelvehornung *f*
Monilia Monilia *f (Pilzgattung mit hefen- bis myzelartigem Wachstum; normale Mund- und Darmbewohner)*
monilial infection Moniliainfektion *f*
~ **oesophagitis** Moniliaösophagitis *f*, Speiseröhrenentzündung *f* durch Monilia
moniliasis Moniliasis *f*, tropische Aphten *fpl*, tropische Sprue *f (durch Moniliaarten hervorgerufene tropische Darmkrankheit)*
~ **of hypopharynx** Hypopharynxmoniliasis *f*
moniliform monilienförmig, moniliform
~ **hair** *s.* monilethrix
monitor/to überwachen, über einen Bildschirm kontrollieren
monitor Monitor *m*, Überwachungsgerät *n*, Kontrollsichtgerät *n*
monkey hand Affenhand *f (bei Lähmung des Nervus medianus)*
monoamine oxidase Monoamin[o]oxydase *f*, MAO *(Enzym)*
~ **oxidase inhibitor** Monoaminooxydaseinhibitor *m*, MAO-Hemmer *m*
monoarticular *s.* monarticular
monoblast Monoblast *m (Monozytenvorstufe)*
monoblastic leukaemia Monoblastenleukämie *f*
monoblepsia 1. Monoblepsie *f*, einäugiges Sehen *n*; 2. Monoblepsie *f*, Einfarbensehen *n*
monobrachial einarmig
monobrachius Monobrachius *m*, Mißgeburt *f* mit einem Arm
monocellular monozellulär, einzellig
monocephalus *m* Monozephalus *m*, Doppelmißbildung *f* mit einem Kopf
monochorionic twins eineiige Zwillinge *mpl*
monochroic *s.* monochromatic
monochromasia Monochromasie *f*, Einfarbensehen *n (Farbenblindheit mit einfarbigem Zapfensehen und guter zentraler Sehschärfe)*
monochromat[e] Monochromat[er] *m*, Farbenblinder *m*
monochromatic monochromatisch, einfarbig

monochromatism

monochromatism s. monochromasia
monochromatophil[ic] monochromatophil, nur mit einer Farbe färbend
monochromator Monochromator m *(optisches Instrument zur Herstellung einfarbigen Lichts) (Ophthalmologie)*
monochromic s.monochromatic
monoclonal monoklonal, einen Klon betreffend; zu einem Klon gehörend
~ **gammopathy** monoklonale Gammopathie f, M-Komponent-Hypergammaglobulinämie f
monococcus Monokokkus m, Einzelkugelbakterium n
monocranius s. monocephalus
monocrotic monokrot[isch], eingipfelig *(Pulskurve)*; einschlägig
~ **pulse** Pulsus m monocrotus (simplex), monokroter (einschlägiger) Puls m
monocrotism Monokrotie f, Eingipfeligkeit f *(Pulskurve)*; Monokrotismus m, Einschlägigkeit f *(Puls)*
monocular monokular, einäugig; nur für ein Auge
monoculus 1. Monokulus m, Bindenverband m für ein Auge; 2. s. cyclops
monocyesis Monozyesis f, Einfachschwangerschaft f, Schwangerschaft f mit einem Fötus
monocystic monozystisch, einzystisch, eine Zyste (Blase) enthaltend
monocyte Monozyt m
~ **cytotoxicity** Monozytenzytotoxizität f
monocytic monozytisch, monozytär, Monozyten...
~ **angina** Monozytenangina f, Mononukleosis f infectiosa
~ **erythrophagocytosis** monozytäre Erythrophagozytose f
~ **leukaemia** Monozytenleukämie f, Splenozytenleukämie f, leukämische Retikulose f
~ **series** Monozyten[reifungs]reihe f
monocytopenia Monozytopenie f, Monozytenmangel m, Monozytenverminderung f im Blut
monocytopoiesis Monozytopoese f, Monozytenentwicklung f, Monozytenreifung f
monocytosis Monozytose f, Monozytenvermehrung f im Blut
monodactylous monodaktyl, einfingrig; einzehig
monodactyly Monodaktylismus m, Einfingrigkeit f; Einzehigkeit f
monodiplopia Monodiplopie f, einäugige Doppelsichtigkeit f, monokulare Diplopie f
monogamic, monogamous monogam, in Monogamie lebend
monogamy Monogamie f, Einehe f
monogastric monogastrisch, mit einem Magen
monogerminal monogerminal, eineiig, einkeimig
monoiodotyrosine Monojodtyrosin n *(Schilddrüsenstoffwechsel)*
monolayer tissue culture Einschichtengewebekultur f

monolobular monolobulär, einlappig, nur einen Lappen betreffend
monomania Monomanie f, isolierte Affekthandlung (Triebhandlung) f, einseitige Wahnidee f, krankhafter Spezialtrieb m
monomaniac Monomaner m
monomaniacal monoman[isch], von einer fixen Idee besessen, von einem Triebe einseitig beherrscht
monomelic eine Gliedmaße betreffend
monomorphic monomorph, eingestaltig
monomorphism Monomorphismus m, Eingestaltigkeit f
monomorphous s. monomorphic
monomphalus Monomphalus m, Omphalopagus m, Doppelmißgeburt f mit Nabelverwachsung
monomyoplegia Monomyoplegie f, Lähmung f eines Muskels
mononephrous einnierig, nur eine Niere betreffend
mononeural mononeural, einnervig
mononeuritis Mononeuritis f, Entzündung f eines einzigen Nerven
mononuclear mononukleär, einkernig
~ **leucocytosis** s. mononucleosis 1.
mononucleosis 1. Mononukleose f, Monozytenvermehrung f im Blut; 2. s. infectious mononucleosis
~**-like** mononukleoseartig
mononucleotide Mononukleotid n
monoparesis Monoparese f, Einzellähmung f
monophasia Monophasie f, Wortschatzeinschränkung f *(Beschränkung auf einzelne Wörter oder Sätze)*
monophasic monophasisch, mit eingeschränktem Wortschatz
monophobia Monophobie f, Vereinsamungsfurcht f, abnorme Furcht f vor dem Alleinsein
monophthalmia Monophthalmie f, Einäugigkeit f, Zyklopie f
monophthalmic monophthalmisch, einäugig, zyklop
monophyletic monophyletisch, sich von einer Stammform herleitend
monoplegia Monoplegie f, Lähmung f eines einzelnen Gliedes, einseitige Extremitätenlähmung f
monopodia Monopodie f, Einfüßigkeit f
monops s. cyclops
monopsychosis s. monomania
monopus Monopus m, Einfüßiger m
monopyramidal monopyramidal *(Niere)*
monorchid monorchid, einhodig, mit nur einem Hoden
monorchid Monorchid[er] m, Mann m mit einem Hoden
monorchi[di]sm Monorchidismus m, Monorchie f, Einhodigkeit f, Fehlen n eines Hodens
monorhinic monorhin, nur ein Nasenloch betreffend (befallend)
monosaccharide Monosa[c]charid n, Monose f, einfacher Zucker m (z. B. Traubenzucker)

monoscelous einbeinig; einfüßig
monose s. monosaccharide
monosomatic, monosomatous monosomatisch *(Chromosomen)*
monosomy Monosomie f *(Chromosomensatz)*
monospasm Monospasmus m, Krampf m einer Muskelgruppe, Einzelmuskelkrampf m
monostotic monostotisch, nur einen Knochen betreffend
monosymptomatic monosymptomatisch, nur ein Krankheitszeichen aufweisend
monosynaptic monosynaptisch, nur eine Synapse betreffend
monothermia Monothermie f, Temperaturgleichheit f, Gleichbleiben n der Temperatur
monotic einohrig, ein Ohr betreffend
monotocous einfachgebärend, ein Kind gebärend *(bei einer Geburt)*
monotrichous monoflagellär, eingeißelig
monotropic monotrop, beschränkt anpassungsfähig
monovalent oral poliovirus vaccine monovalente orale Poliovirusvakzine f
monoxenia Monoxenie f, Einwirtzyklus m, Lebenszyklus m mit einem Wirt
monoxenic, monoxenous 1. monoxenisch, nur einen Wirt benötigend; 2. monoxenisch, von nur einem Keim befallen
monozygomatic monozygomatisch
monozygotic twins eineiige Zwillinge mpl
mons Mons m, Hügel m, Vorwölbung f, Vorbuchtung f *(s. a.* mount of Venus*)*
monster Monstrum n, Mißgeburt f, Mißbildung f
monstripara Monstripara f, eine Mißgeburt gebärende Frau f
monstriparity Geburt f einer Mißbildung
monstrosity 1. Monstr[u]osität f, Unförmigkeit f, Mißbildung f; 2. s. monster
monthly sickness s. menstruation
mood Stimmung f, Gemütslage f, Laune f
~ depression depressive Gemütslage (Stimmung) f
~-elevating drug stimmungshebendes Medikament n
moon face Vollmondgesicht n, Mondgesicht n *(bei Nebennierenrindenüberfunktion)*
morament Schwachsinniger m
moramentia Schwachsinn m, Schwachsinnigkeit f
morbid morbid, krank, pathologisch, kränklich; krankhaft
~ anatomy s. pathologic anatomy
morbidity 1. Morbidität f, Morbilität f, Erkrankungshäufigkeit f; 2. s. ~ rate
~ rate Morbiditätsrate f, Krankheitszahl f, Erkrankungsziffer f
morbific, morbigenous krankheitserregend, krankmachend; pathogen
morbilli Morbilli mpl, Masern pl, Rotsucht f
morbilliform morbilliform, masernartig, masernähnlich

morbillous Morbillen..., Masern...
morbiphor morbiphor, ansteckend, krankheitsübertragend
morbus Morbus m, Krankheit f
morcellation Morcellation f, Morcellement n, Zerstückelung f, Zerstückeln n *(z. B.* von Tumoren*)*
mordant/to [gefärbte Gewebe] fixieren
mordant Fixierungsmittel n, Fixier[färbe]mittel n; Beize f
Morgagni-Adams-Stokes syndrome s. Adams-Stokes disease
Morgagni's disease (syndrome) s. Adams-Stokes disease
morgue Leichen[schau]haus n, Leichenhalle f; Totenkammer f, Leichenkammer f
moria Moria f, Witzelsucht f, Geschwätzigkeit f *(Orbitalhirnsymptom)*
moribund moribund, [dahin]sterbend, im Sterben liegend
morning sickness [of pregnancy] morgendliche Übelkeit f, morgendliches Unwohlsein n, Nausea f gravidarum *(Schwangerschaftszeichen)*
moron Debiler m, Schwachsinniger m
moronity Debilität f, Schwachsinn m
morphine Morphin n, Morphium n *(Hauptalkaloid des Opiums)*
~ habit s. morphinism 1.
morphinism 1. Morphinismus m, Morphinomanie f, Morphiumsucht f, Morphinsucht f; 2. [chronische] Morphinvergiftung f
morphinist Morphinist m, Morphinomaner m, Morphiumsüchtiger m
morphinistic morphinistisch, Morphinismus..., Morphinsucht...
morphi[n]omania s. morphinism 1.
morphogenesis Morphogenese f, Morphogenie f, Gestaltentwicklung (Formentwicklung) f der Lebewesen, Gestaltbildung f, Formbildung f
morphogen[et]ic morphogenetisch, gestaltbildend, formbildend
morphogeny s. morphogenesis
morphologic[al] morphologisch, gestaltlich
morphologist Morphologe m
morphology Morphologie f, Formenlehre f, Formbildungslehre f
morphometry Morphometrie f *(Verfahren zur Ausmessung von Körperformen)*
morpio Morpio m, Filzlaus f, Phthir[i]us m pubis
Morquio's syndrome Morquiosches Syndrom n, Mucopolysaccharidose f Typ IV, Dysostosis f enchondralis metaepiphysaria Typ Morquio
mors Mors f, Tod m *(Zusammensetzungen s. unter* death*)*
morsus Morsus m, Biß m, Bißwunde f
mortal 1. sterblich; 2. mortal, tödlich, tötend
mortality 1. Mortalität f, Sterblichkeit f; 2. s. ~ rate
~ rate Mortalitätsrate f, Sterblichkeitsrate f, Sterblichkeitsziffer f, Sterbeziffer f

mortality

~ **risk** Mortalitätsrisiko n
mortification Mortificatio f, Absterben n, Nekrose f
mortisemblant scheintot, totscheinend
mortuary Toten..., Leichen...
morula Morula f, Maulbeerkeim m (frühes Keimentwicklungsstadium)
morular Morula..., Maulbeerkeim...
~ **cell of Mott** Mottsche Zelle (Morulazelle) f
morulation Morulation f, Maulbeerkeimbildung f
mosaic bone Mosaikknochen m; Mosaikstruktur f des Knochens
mosquito Moskito m, Stechmücke f
~-**borne** moskitoübertragen, durch Stechmükken übertragen
~ **forceps** Moskitoklemme f, Arterienklemme f nach Kocher (zum Fassen kleiner Blutgefäße)
~ **vector** Moskito-Vektor m
mosquitocide [agent] Moskitogift n, Moskitomittel n, moskitotötendes Mittel n
mossy fibres Moosfasern fpl (zum Kleinhirn ziehende Nervenfasern)
~ **foot** s. chromoblastomycosis
moth-eaten appearance (phenomenon) Mottenfraßerscheinung f, Mottenfraßphänomen n (an Knochen)
mother cell 1. Mutterzelle f; 2. chromophobe Zelle f der Hypophyse
~ **complex** Mutterkomplex m
~ **milk** Muttermilch f
~ **star** Mutterstern m, Monaster m
mother's mark Muttermal n (s. a. naevus)
motile motil, beweglich, bewegungsfähig
motility Motilität f, Beweglichkeit f, Bewegungsvermögen n (besonders der Muskeln)
motion 1. Bewegung f, Fortbewegung f; 2. Defäkation f, Stuhlgang m, Stuhlentleerung f; 3. Stuhl m, Kot m
~ **sickness** Bewegungskrankheit f, Kinetose f
motivation Motivation f, Willensbestimmung f (durch Motive)
motor motorisch, Motorik..., bewegend, Bewegungs...
~ **agraphia** motorische Agraphie f
~ **alexia** motorische Alexie f
~ **amusia** motorische Amusie f
~ **aphasia** motorische Aphasie f, Aphemie f, Wortstummheit f
~ **apraxia** motorische Apraxie f
~ **area** s. ~ cortex
~ **ataxia** motorische Ataxie f
~ **cell** 1. [motorische] Vorderhornzelle f (Rükkenmark); 2. motorisches Neuron n, motorische Nervenzelle f, Motorneuron n
~ **cortex (cortical area)** motorisches Rindenfeld n (Bewegungszentrum)
~ **end plate** motorische Endplatte f (Nervenendapparat für die Erregungsübertragung)
~ **nerve** motorischer Nerv m, Bewegungsnerv m
~ **nerve terminal** motorische Nervenendigung f

398

~ **neuron** Motorneuron n, motorisches Neuron n, motorische Nervenzelle f
~ **neuron disease** Motorneuronerkrankung f
~ **nucleus of the trigeminal nerve** Nucleus m motorius nervi trigemini
~ **paralysis** motorische Paralyse f, Willkürmuskellähmung f
~ **root** [motorische] Vorderwurzel f (Rückenmark)
~ **seizure** motorischer Krampf[anfall] m
~ **speech area** motorisches Sprachzentrum n, Brocasches Zentrum n
motoric s. motor
mottled enamel s. dental fluorosis
mottling Sprenkelung f (Gewebe)
moulage Moulage f, Abguß m, Nachbildung f von Körperteilen, anatomisches Wachspräparat n
mould Schimmelpilz m, Schimmel m
mount of Venus Mons m veneris, Venusberg m, Schamhügel m
mountain fever s. 1. brucellosis; 2. Colorado tick fever; 3. Rocky Mountain spotted fever
~ **sickness** Bergkrankheit f, Höhenkrankheit f
mountant Einbettungsmittel n, Einbettungssubstanz f
mounting Einbettung f, Einlagerung f (Gewebeschnitte)
~ **medium** s. mountant
mouse unit Mäuseeinheit f, M.E.
mouth Mund m, Os n ● **by the** ~ durch den Mund [verabfolgt], per os, peroral, Peroral...
~ **bath** Mundspülung f
~ **breathing** Mundatmen n, Mundatmung f
~ **gag** Mundsperrer m; Mundkeil m
~ **mirror** Mundspiegel m
~ **of the ductus** Duktusmündung f (z. B. des Ductus Botalli)
~ **rinsing** Mundspülung f
~-**to-mouth breathing (insufflation, resuscitation)** Mund-zu-Mund-Beatmung f
~-**to-nose breathing (ventilation)** Mund-zu-Nase-Beatmung f
~ **wedge** Mundkeil m, Beißkeil m
mouthwash Mundwasser n, Mundspülmittel n
moveable kidney Wanderniere f, Ren m mobilis
movement 1. Bewegung f, Fortbewegung f; 2. Stuhlgang m, Defäktation f, Stuhlentleerung f
~ **cure** Bewegungsbehandlung f, Kinesitherapie f
~ **disorder** Bewegungsstörung f
~ **spasm** Ermüdungskrampf m
MPS s. mucopolysaccharidosis
mRNA s. messenger ribonucleic acid
MS s. 1. multiple sclerosis; 2. mitral stenosis
m. u. s. mouse unit
muciferous 1. schleimausscheidend, schleimsezernierend; 2. schleimbildend, schleimproduzierend; 3. schleimgefüllt, schleimhaltig
muciform schleimartig
mucigenous muzigen, schleimproduzierend, schleimbildend

mucilage Muzilago *m*, Schleim *m*
mucilaginous muzilaginös, schleimig
mucilago *s.* mucilage
mucin Muzin *n(Glykoproteid)*
~ **cell** Schleimzelle *f*
~ **therapy** Muzintherapie *f*, Schleimbehandlung *f*
mucinoid *s.* mucoid
mucinolytic schleim[auf]lösend
mucinosis Muzinose *f*, Hautverschleimung *f*
mucinous muzinös, Muzin..., Schleim...
~ **carcinoma** muzinöses Karzinom *n*
~ **cyst** Muzinzyste *f*, Schleimzyste *f*
~ **cystadenocarcinoma** pseudomuzinöses Kystadenokarzinom *n*
~ **cystadenoma** pseudomuzinöses Kystadenom *n*
~ **degeneration** *s.* mucous degeneration
~ **plaques** *s.* dental plaques
muciparous schleimbereitend
~ **gland** *s.* mucous gland
mucobuccal mukobukkal, Wangenschleimhaut...
mucocele Mukozele *f*, Schleimretentionszyste *f*; Schleimansammlung *f* in einem Hohlraum
mucocolitis *s.* irritable colon
mucocolpos Mukokolpos *m*, Schleimansammlung *f* in der Vagina, Scheidenverschleimung *f*
mucocutaneous mukokutan, Schleimhaut-Haut-...
~ **border** Schleimhautgrenze *f*
~ **junction** mukokutaner Übergang *m*, Schleimhaut-Haut-Übergang *m*, Schleimhaut-Haut-Grenze *f*
~ **leishmaniasis** Espundia *f*, südamerikanische Schleimhautleishmaniasis (Hautleishmaniase) *f*
~ **ocular syndrome** Behcet-Syndrom *n*, Behcet-Krankheit *f*
mucoderm Mukoderm *n*
mucoenteritis Mukoenteritis *f*, Darmschleimhautentzündung *f*, akuter Darmschleimhautkatarrh *m*
mucoepidermoid mukoepidermoid, Schleimhaut-Haut-...
~ **cancer (carcinoma)** Mukoepidermoid-Karzinom *n (bösartige Geschwulst mit Schleim- und Hornbildung)*
~ **tumour** Mukoepidermoid-Tumor *m*
mucogingival mukogingival, Schleimhaut-Zahnfleisch-...
mucohaemorrhagic mukohämorrhagisch, schleimig-blutig
mucoid mukoid, schleimartig *(Zusammensetzungen s. unter mucous)*
mucoid Mukoid *n*, Pseudomuzin *n*
mucoitinsulphuric acid Mukoitinschwefelsäure *f*
mucolytic mukolytisch, schleimlösend
mucomembranous mukomembranös, schleimhäutig, Schleimhaut...

mucometria Mukometrie *f*, Schleimansammlung *f* im Uterus, Gebärmutterverschleimung *f*
mucopeptide layer Mukopeptidschicht *f*
mucoperichondrium Mukoperichondrium *n*
mucoperiosteal flap Schleimhaut-Periost-Lappen *m (bei plastischer Operation)*
mucoperiosteum Mukoperiost *n*
mucopolysaccharide Mukopolysaccharid *n*
mucopolysaccharidosis Mukopolysaccharidose *f (angeborene Stoffwechselerkrankung)*
~ **[type] I** *s.* Hurler's syndrome
~ **[type] II** *s.* Hunter's syndrome
~ **[type] III** *s.* Sanfilipo's syndrome
~ **[type] IV** *s.* Morquio's syndrome
~ **[type] V** *s.* Scheie's syndrome
~ **[type] VI** *s.* Maroteaux-Lamy syndrome
mucopolysacchariduria Mukopolysaccharidurie *f*, Mukopolysaccharidausscheidung *f* im Urin
mucoprotein Mukoprotein *n*, Mukoproteid *n*
mucopurulent mukopurulent, schleimig-eitrig
mucopus Mukopus *m*, schleimiger Eiter *m*, eitriger Schleim *m*
mucopyocele Mukopyozele *f*, Schleim- und Eiterzyste *f*
mucoriferous schimmeltragend, schimmelbelegt, schimmlig
mucormycosis Mukormykose *f*, Schimmelpilzerkrankung *f*, Schimmelpilzinfektion *f*
mucorrhoea Mukorrhoe *f*, Schleimfluß *m*
mucosa Mukosa *f*, Tunica *f* mucosa, Schleimhaut *f*
~ **of the vagina** Vaginalschleimhaut *f*, Scheidenschleimhaut *f*
mucosal Mukosa..., Schleimhaut...
~ **graft** Schleimhauttransplantat *n*
~ **involvement** Schleimhautbeteiligung *f*
~ **lining** Schleimhautauskleidung *f*
~ **melanoma** Schleimhautmelanom *n*
~ **microcolony** Schleimhautmikrokolonie *f*
~ **necrosis** Schleimhautnekrose *f*
~ **penetration** Schleimhautpenetration *f*
~ **prolapse** Mukosaprolaps *m*, Schleimhautvorfall *m*
~ **relief roentgenography** Schleimhautreliefröntgen[kontrast]darstellung *f*
~ **surface** Schleimhautoberfläche *f*
mucosalpinx Mukosalpinx *f*, Eileiterverschleimung *f*
mucosanguineous mukosanguinös, schleimigblutig
mucoserotympanum Mukoserotympanum
mucoserous mukoserös, schleimig-serös
~ **cell** mukoseröse (seromuköse) Zelle *f*
mucosis *s.* mucoviscidosis
mucositis Mukositis *f*, Schleimhautentzündung *f*
mucosity Verschleimung *f*; Schleimhülle *f*, Schleimbedeckung *f*
mucostatic mukostatisch, schleimhemmend

mucous

mucous 1. mukös, schleimig, schleimartig; 2. schleimbedeckt; verschleimt; 3. schleimbildend, schleimproduzierend; schleimabsondernd; 4. schleimhaltig, schleimenthaltend
~ **cell** Schleimzelle f
~ **colic (colitis)** Colica (Colitis) f mucosa (s. a. irritable colon)
~ **cyst** Schleimzyste f
~ **cystadenoma** pseudomuzinöses Kystadenom n
~ **degeneration** schleimige (mukoide) Degeneration f
~ **epithelium** Schleimepithel n
~ **gland** Schleimdrüse f, Glandula f mucosa
~ **membrane** Schleimhaut f, Tunica f mucosa
~ **membrane muscle suture** Schleimhaut-Muskel-Naht f
~ **membrane of the auditory tube** Ohrtrompetenschleimhaut f, Tunica f mucosa tubae auditivae
~ **membrane of the bronchi** Bronchialschleimhaut f, Tunica f mucosa bronchorum
~ **membrane of the colon** Dickdarmschleimhaut f, Kolonmukosa f, Tunica f mucosa coli
~ **membrane of the gall bladder** Gallenblasenschleimhaut f, Tunica f mucosa vesicae felleae
~ **membrane of the larynx** Kehlkopfschleimhaut f, Larynxmukosa f, Tunica f mucosa laryngis
~ **membrane of the nasal cavity** Nasen[höhlen]schleimhaut f, Tunica f mucosa nasi
~ **membrane of the oral cavity** Mund[höhlen]schleimhaut f, Tunica f mucosa oris
~ **membrane of the pharynx** Rachenschleimhaut f, Pharynxmukosa f, Tunica f mucosa pharyngis
~ **membrane of the rectum** Rektumschleimhaut f, Rektummukosa f, Tunica f mucosa recti
~ **membrane of the small intestine** Dünndarmschleimhaut f, Tunica f mucosa intestini tenuis
~ **membrane of the stomach** Magenschleimhaut f, Tunica f mucosa ventriculi
~ **membrane of the tongue** Zungenschleimhaut f, Tunica f mucosa linguae
~ **membrane of the trachea** Luftröhrenschleimhaut f, Trachealmukosa f, Tunica f mucosa tracheae
~ **membrane of the tympanic cavity** Paukenhöhlenschleimhaut f, Tunica f mucosa cavi tympani
~ **membrane of the ureter** Harnleiterschleimhaut f, Uretermukosa f, Tunica f mucosa ureteris
~ **membrane of the uterine tube** Eileiterschleimhaut f, Tubenmukosa f, Tunica f mucosa tubae uterinae
~ **membrane of the vagina** Scheidenschleimhaut f, Vaginalmukosa f, Tunica f mucosa vaginae

~ **membrane pemphigus** Schleimhautpemphigus m
~ **patch** Condyloma n latum, flaches (breites) Kondylom n, flache (breite) Feigwarze f
~ **plug** Schleimpfropf m
~ **sheath** s. tendon sheath
~ **sputum** schleimiges Sputum n, schleimiger Auswurf m
~ **tumour** s. myxoma
mucoviscidosis Mukoviszidose f, Dysporia f broncho-entero-pancreatica congenita familiaris, zystische Pankreasfibrose f (Sekretionsstörung mit Auswirkungen an Bauchspeicheldrüse, Bronchial- und Darmdrüsen)
muculent mukulent, schleimhaltig, schleimreich
mucus Mukus m, Schleim m
~-**filled** schleimgefüllt, schleimhaltig
mud bath Schlammbad n, Moorbad n, Balneum n coenosum
~ **fever** s. swamp fever
mulatto Mulatte m
mulberry calculus Maulbeerstein m (schwarzer höckeriger Stein des Nierenbeckens oder der Blase)
~ **mark** Naevus m morus
~ **mass** s. morula
muliebria Muliebria fpl, weibliche Geschlechtsorgane npl
muliebrity 1. Weiblichkeit f, Fraulichkeit f; 2. Verweiblichung f beim Mann, Unmännlichkeit f
mull Mull m, Verbandmull m, Tela f depurata
multangular bone Multangulum n, Os n multangulum, Vieleckbein n
multangulum s. multangular bone
multiarticular multiartikulär, mehrgelenkig, mehrere Gelenke befallend; mehrere Gelenke betreffend
multiaxial joint s. enarthrosis
multicapsular multikapsulär, mehrkapselig
multicellular multizellulär, mehrzellig, vielzellig
multicentric multizentrisch, mehrzentrisch
multicipital vielköpfig, mehrköpfig (z. B. Muskel)
multiclonal multiklonal, mehrklonal, mehrere Klone betreffend; zu vielen Klonen gehörend
multicostate multikostal, mehrrippig, vielrippig
multicuspid[al] 1. multikuspid[al], mehrzipfelig (Herzklappe); 2. multikuspid[al], mehrhöckerig (Mahlzahn)
multicystic multizystisch, mehrzystisch, viele Zysten (Blasen) enthaltend
~ **kidney** Zystenniere f; zystische Nierendysplasie f
multidentate 1. multidental, mehrzahnig, vielzahnig; 2. multidental, mehrfach gezahnt
multidigitate multidigital, mehrfingerig; mehrzehig
multidrug therapy Arzneimittelkombinationstherapie f
multifamilial multifamilial, mehrere Generationen einer Familie betreffend

multifid multifid, vielfach gespalten
multifidus [muscle] Musculus *m* multifidus, vielgespaltener Rückenmuskel *m*
~ **spinae [muscle]** s. multifidus muscle
multiflagellate multiflagellär, mehrgeißelig, vielgeißelig
multifocal multifokal, mehrherdig, vielherdig
multifoetation Multifötation *f*, Mehrfachschwängerung *f*, Überschwängerung *f*
multiform multiform, vielgestaltig, mehrgestaltig
~ **spongioblastoma** Spongioblastoma *n* multiforme
multiganglionate multiganglionär, mehrganglionär
multiglandular multiglandulär, mehrdrüsig, vieldrüsig, mehrere Drüsen betreffend
multigravida Multigravida *f*, Mehrfachschwangere *f*, wiederholt schwangere Frau *f*
multigravidity Multigravidität *f*, Mehrfachschwangerschaft *f*
multihormonal multihormonal, mehrere Hormone betreffend
multiinfection Multiinfektion *f*, Mehrfachinfektion *f*, Mischinfektion *f*
multilobar, multilobate multilobär, mehrlappig, viellappig; viele Lappen betreffend
multilobed placenta Placenta *f* multilobulata, gelappte Placenta (Nachgeburt) *f*, gelappter Mutterkuchen *m*
multilobular multilobulär, mehrere Läppchen betreffend
multilocular 1. multilokulär, vielortig, an vielen Stellen; 2. multilokulär, vielkammerig, mehrkammerig, vielfächerig
~ **cyst of ovary** multilokuläres (mehrkammeriges) Ovarialkystadenom *n*
~ **sclerosis** s. multiple sclerosis
multimammae Mehrbrüstigkeit *f*, Vielbrüstigkeit *f*
multinodular multinodulär, mehrknotig, vielknotig
~ **goitre** Knotenstruma *f*, Knotenkropf *m*, Struma *f* nodosa multiplex
multinuclear, multinucleate multinukleär, mehrkernig, vielkernig
multipara Multipara *f*, Mehrgebärende *f*, Vielgebärende *f (s. a.* pluripara*)*
multiparous multipar, mehrgebärend, vielgebärend
multipartite mehrfach (vielfach) geteilt
~ **placenta** s. multilobed placenta
multiphasic personality inventory Mehrphasenpersönlichkeitstest *m*
multiple multipel, mehrfach, vielfach, an vielen Stellen auftretend; vielfältig
~ **birth** Mehrfachgeburt *f*
~ **chondrome** Morbus *m* Ollier, Olliersches Syndrom *n*, chondromatöse Dysplasie *f*
~ **endocrine adenomatosis syndrome** Syndrom *n* der multiplen endokrinen Adenomatose, MEA-Syndrom *n*

~ **fission** Mehrfachkernteilung *f*
~ **fracture** Mehrfachfraktur *f*, Mehrfachbruch *m*, Trümmerfraktur *f*, Trümmerbruch *m*
~ **hereditary exostosis** s. osteochondromatosis
~ **idiopathic haemorrhagic sarcoma** Sarcoma *n* cutaneum teleangiectaticum multiplex
~ **infection** Mehrfachinfektion *f*, Mischinfektion *f*
~ **injury** Mehrfachverletzung *f*, Polytrauma *n*
~ **intestinal polyposis** multiple intestinale Polypose *f*, Peutz-Jeghers Syndrom *n*
~ **neuritis** Neuritis *f* multiplex, Polyneuritis *f*
~ **neurofibroma (neuroma)** s. neurofibromatosis
~ **osteochondritis** Dysplasia *f* epiphysialis multiplex
~ **personality** gespaltene Persönlichkeit *f (bei* Schizophrenie*)*
~ **pregnancy** Mehrfachschwangerschaft *f*
~ **pupil** Mehrfachpupille *f*
~ **sclerosis** multiple Sklerose *f*, MS *f*
~ **serositis** s. polyserositis
multiplex s. multiple
multipolar multipolar, mehrpolig, vielpolig, viele Pole besitzend
multipolypoid multipolypoid, mehrpolypig, mehrere Polypen betreffend
multipurpose clamp Mehrzweckklemme *f*
multirooted mehrwurzelig, vielwurzelig
multisensitivity Mehrfachsensibilität *f*, Mehrfachallergie *f*
multiseptate multiseptiert, mehrfach septiert
multisystem infection Multisysteminfektion *f*
mummification 1. Mumifikation *f*, Einbalsamierung *f*; 2. Mumifikation *f*, Gewebeeintrocknung *f*, trockener Brand *m*, trockene Gangrän *f*
mummify/to 1. mumifizieren, einbalsamieren; 2. mumifizieren, brandig werden, eintrocknen, vertrocknen
mumps Mumps *m*, Ziegenpeter *m*, Parotitis *f* [epidemica], Ohrspeicheldrüsenentzündung *f* [durch Virusinfektion], Ohrenmichel *m*, Bauernwetzel *m*
~ **meningitis** Mumpsmeningitis *f*
~ **orchitis** Mumpsorchitis *f*, Hodenentzündung *f* bei Mumps
~ **pancreatitis** Mumpspankreatitis *f*
~ **skin test** Mumpshauttest *m*
~ **virus vaccine** Mumpsvirusvakzine *f*, Mumps[virus]impfstoff *m*
mural mural, Wand..., Gefäßwand...
~ **aneurysm** murales Aneurysma *n*, Herzwandaneurysma *n*
~ **pregnancy** interstitielle Schwangerschaft *f*
~ **salpingitis** Pachysalpingitis *f*, chronisch interstitielle Salpingitis *f*
~ **thrombus** muraler Thrombus *m*, Wandthrombus *m*, wandständiges Blutgerinnsel *n*
muramic acid Muraminsäure *f*
muramidase Muramidase *f*, Lysozym *n (Enzym)*
murine plague Rattenpest *f*

26 Nöhring engl./dtsch.

murine

~ **typhus** murines (endemisches) Fleckfieber *n* (durch Rickettsia mooseri)
murmur Geräusch *n*, Auskultationsgeräusch *n*
~ **of mitral stenosis** Mitralstenosegeräusch *n*
Murray Valley encephalitis Murray-Valley-Enzephalitis *f*, Murray-Valley-Gehirnentzündung *f* (Virusinfektion)
muscae volitantes Muscae *fpl* volitantes, Mouches *fpl* volantes, fliegende Mücken *fpl* (kleine Glaskörpertrübungen des Auges)
muscarine Muskarin *n* (Fliegenpilzgift)
muscarinic muskarinartig, Muskarin...
~ **action** Muskarineffekt *m*, Muskarinwirkung *f*
muscarinism Muskarinvergiftung *f*, Muskarinintoxikation *f*
muscle Muskel *m*, Musculus *m* (Zusammensetzungen s. a. unter muscular)
~ **action** Muskelwirkung *f*, Muskelaktion *f*
~ **agenesis** Muskelagenesie *f*
~ **anaesthesia** Muskelanästhesie *f*, Muskelsinnverlust *m*
~ **balance** Muskelgleichgewicht *n*
~ **belly** Muskelbauch *m*
~ **biopsy** Muskelbiopsie *f*, Muskelgewebsprobe *f*
~ **degeneration** Muskeldegeneration *f*
~ **disease** Muskelkrankheit *f*, Muskelerkrankung *f*, Myopathie *f*
~ **erotism** Muskelerotismus *m*
~ **fibre** Muskelfaser *f*
~ **graft** Muskeltransplantat *n*
~ **haemoglobin** s. myoglobin
~ **insufficiency** Muskelinsuffizienz *f*, Muskelschwäche *f*
~ **irritability** Muskelirritabilität *f*, Muskelreizbarkeit *f*
~ **of facial expression** Mimikmuskel *m*, mimischer Muskel *m*
~ **of mastication** Kaumuskel *m*, Mastikationsmuskel *m*
~ **of the uvula** Gaumenzäpfchenmuskel *m*, Musculus *m* uvulae
~ **phosphorylase** Muskelphosphorylase *f*
~ **phosphorylase deficiency** Muskelphosphorylasemangel *m*
~ **plasm** Muskelplasma *n*, Myoplasma *n*
~ **plate** Muskelplatte *f*, Muskelsegment *n*
~ **poison** Muskelgift *n*
~ **pull** Muskelzug *m*
~ **regeneration** Muskelregeneration *f*
~ **relaxant [agent]** Muskelrelaxans *n*, muskelerschlaffendes Mittel *n*
~ **relaxation** Muskelrelaxation *f*, Muskelerschlaffung *f*, Muskelentspannung *f*
~ **retractor** Muskelretraktor *m*
~ **rod** Myofibrille *f*
~ **rupture** Muskelriß *m*, Muskelzerreißung *f*
~ **segment** Muskelsegment *n*, Muskelplatte *f*
~ **sense** s. proprioception
~ **sound** Muskelton *m*, Muskelgeräusch *n*
~ **spindle** Muskelspindel *f*, Muskelendplatte *f*
~ **splinting** Muskelschienung *f*

402

~-**splinting incision** Wechselschnitt *m*, Muskeldurchtrennung *f* in Faserrichtung
~ **stretch reflex** Muskeldehn[ungs]reflex *m*
~ **sugar** Muskelzucker *m*
~ **tendon** Muskelsehne *f*
~ **tendon spindle** Muskelsehnenspindel *f*
~ **tension** Muskelspannung *f*
~ **tone** Muskeltonus *m*, Muskeldehnungswiderstand *m*
~ **twitch** Muskelzuckung *f*
~ **wasting** Muskelschwund *m*
muscles of the perineum Musculi *mpl* perinei, Dammuskeln *mpl*
muscular 1. muskulär, Muskel... (Zusammensetzungen s. a. unter muscle); 2. muskulös, muskelkräftig
~ **aching** Muskelschmerz *m*, Muskelbeschwerden *pl*; Muskelkater *m*
~ **artery** Muskelarterie *f*, Muskelschlagader *f*
~ **asthenopia** muskuläre Asthenopie *f*
~ **atrophy** Muskelatrophie *f*, Muskelschwund *m*
~ **contraction** Muskelkontraktion *f*
~ **death** Muskeltod *m*
~ **dystrophy** Muskeldystrophie *f*, Myodystrophie *f*
~ **fascia** Muskelfaszie *f*, Muskelbinde *f*
~ **fatigability** Muskelermüdbarkeit *f*
~ **funnel** Muskeltrichter *m* (gebildet durch die vier geraden Augenmuskeln)
~ **guarding** Muskelabwehrspannung *f* (z. B. bei Peritonitis)
~ **hypertonicity** Muskelhypertonus *m*, erhöhte Muskelspannung *f*, Muskeltonuserhöhung *f*
~ **involvement** Muskelbeteiligung *f*
~ **layer** Muskelschicht *f*
~ **pain** Muskelschmerz *m*, Myalgie *f*
~ **paralysis** Muskellähmung *f*
~ **part of the interventricular septum** Pars *f* muscularis septi interventricularis cordis
~ **reflex** Muskelreflex *m*
~ **rheumatism** Muskelrheumatismus *m*
~ **rigidity** Muskelrigidität *f*, Rigor *m*, Muskelsteifigkeit *f*; Muskelstarre *f*
~ **spasm** Muskelspasmus *m*, Muskelkontraktion *f*, Muskelkrampf *m*, Spasmus *m* muscularis
~ **tenderness** Muskelspannung *f*
~ **tissue** Muskelgewebe *n*
~ **tremor** Muskeltremor *m*, Muskelzittern *n*
~ **triangle** unteres Karotisdreieck *n*, Trigonum *n* caroticum
~ **twitching** Muskelzucken *n*
~ **vein** Muskelvene *f*, Vena *f* muscularis
~ **weakness** Muskelschwäche *f*
muscularis 1. Tunica *f* muscularis, Muskelschicht *f* (z. B. in Hohlorganen); 2. Tunica *f* muscularis mucosae, Muscularis *f* mucosae, Muskelfaserschicht *f* der Darmschleimhaut
~ **of the duodenum** Tunica *f* muscularis duodeni
musculature Muskulatur *f*, Muskelapparat *m*, Muskelsystem *n*

musculocutaneous muskulokutan, Muskel-Haut-...
~ **nerve of the arm** Nervus *m* musculocutaneus
musculoelastic muskuloelastisch, muskulöselastisch, muskulös und elastisch
musculofascial muskulofaszial, Muskel-Faszien-...
musculofibrous muskulofibrös, muskulös-fibrös, muskulös und fibrös
musculomembranous muskulomembranös, muskulös-membranös, Muskelmembran...
~ **cervical oesophagus** muskulomembranöser Halsösophagus[bereich] *m*
~ **tube** muskulomembranöser Schlauch *m* (z. B. Pharynx)
musculoperiosteal flap Muskel-Periost-Lappen *m*
musculophrenic artery Zwerchfellarterie *f*, Arteria *f* musculophrenica
~ **vein** Zwerchfellvene *f*, Vena *f* musculophrenica
musculoplasty Muskelplastik *f*, plastische Muskeloperation *f*
musculoskeletal muskuloskeletal, Muskel-Skelett-...
~ **pain** Muskel-Skelett-Schmerz *m*
musculospiral groove *s*. ~ sulcus
~ **nerve** Nervus *m* radialis, Radialis[nerv] *m*
~ **sulcus** Sulcus *m* nervi radialis
musculotendinous muskulotendinös, Muskel-Sehnen-...
~ **cuff** muskulotendinöse Manschette *f*, Muskel-Sehnen-Hülle *f*
musculotonic Muskeltonus...
musculotubal canal Canalis *m* musculotubarius (im Schläfenbein)
musculotuberal canal *s*. musculotubal canal
music blindness Musikblindheit *f*, Notenblindheit *f*
musical agraphia musikalische Agraphie *f*
~ **alexia** musikalische Alexie *f*
musician's nerve Nervus *m* ulnaris, Ulnaris[nerv] *m*
musicomania Musikomanie *f*, Musiktrieb *m*
musicotherapy Musikotherapie *f*, Musikbehandlung *f*, therapeutische Musikanwendung *f*
mussitation Mussitation *f*, Gemurmel *n*
mustard gas Senfgas *n*, Lost *m*, Yperit *n* (hautschädigender Kampfstoff)
mutacism *s*. mytacism
mutagen Mutagen *n*, mutationsauslösender Wirkfaktor *m*
mutagenesis Mutationsauslösung *f*, Mutationserzeugung *f*, Mutantenbildung *f*
mutagenic mutagen, Mutationen auslösend, mutationserzeugend
mutagenicity Fähigkeit *f* zur Mutationsauslösung, Mutantenbildungsfähigkeit *f*
mutant mutant, mutierend; durch Mutation entstanden, Mutanten..., Mutations...

mutant Mutante *f* (durch Mutation vom Ausgangstyp abweichendes Individuum)
mutase Mutase *f* (Enzym)
mutation Mutation *f*, Erbabweichung *f*, Genänderung *f* (sprunghafte erbliche Merkmalsänderung)
~ **equilibrium** Mutationsgleichgewicht *n*
~ **rate** Mutationsrate *f*
mutational Mutations...
mute stumm, lautlos
mute Stummer *m*
mutilate/to mutilieren, verstümmeln, zum Krüppel machen, verkrüppeln
mutilation 1. Mutilation *f*, Verletzung *f*, Verwundung *f*; Verkrüppelung *f*; 2. Mutilation *f*, Eigenverletzung *f*, Selbstverstümmelung *f*
mutism Mutismus *m*, Stummheit *f*, Schweigen *n*, Schweigesucht *f*; Sprechunfähigkeit *f*, Sprechunvermögen *n* (bei intaktem Sprechapparat)
my. *s*. myopia
myaesthesia Myästhesie *f*, Muskelsinn *m*, Muskelsensibilität *f*
myalgia Myalgie *f*, Muskelschmerz *m*
myalgic encephalomyelitis myalgische Enzephalomyelitis *f*
myasthenia 1. Myasthenie *f*, Amyosthenie *f*, Muskelschwäche *f*, Muskelermüdbarkeit *f*; 2. *s*. Goldflam's disease
myasthenic myasthenisch, muskelschwach
~ **crisis** myasthenische Krise *f*, Myastheniekrise *f*
~ **reaction** myasthenische Reaktion *f*, MyaR (Abnahme der muskulären Erregbarkeit gegenüber elektrischem Strom bei Myasthenia gravis)
~ **syndrome** myasthenisches Syndrom *n*, Myastheniesyndrom *n*
myatonia Myatonie *f*, Muskelatonie *f*, Muskelschlaffheit *f*, verringerter Muskeltonus *m*, Muskeltonusverminderung *f*
myatrophy Myatrophie *f*, Amyotrophie *f*, Muskelatrophie *f*, Muskelschwund *m*
mycelial Myzel..., Pilzgeflecht...
~ **phase** Myzelphase *f*
~ **thread** Pilzfaden *m*, Myzelfaden *m*
mycelioid myzelioid, myzelartig, myzelähnlich
mycelium Myzel[ium] *n*, Pilzgeflecht *n*, Pilzlager *n*
mycetism Myzetismus *m*, Pilzvergiftung *f*, Pilzintoxikation *f*
mycetogenic, mycetogenous myzetogen, durch Pilze hervorgerufen
mycetoid myzetoid, pilzartig, pilzähnlich, fungoid
mycetoma *s*. Madura foot
mycid Mykid *n* (Pilzexanthem)
mycobacterial mykobakteriell, Mykobakterien...
~ **protein** Mykobakterienprotein *n*
mycobacteriosis Mykobakteriose *f*, Mykobakterienerkrankung *f*

Mycobacterium

Mycobacterium bovis Mycobacterium *n* bovis *(Erreger der Rindertuberkulose)*
~ leprae Mycobacterium *n* leprae, Leprabazillus *m*
~ tuberculosis Mycobacterium *n* tuberculosis, Tuberkelbakterium *n*, Tuberkulosebakterium *n*, Kochscher Bazillus *m*
mycogastritis Mykogastritis *f*, Magenschleimhautentzündung *f* durch Pilze
mycohaemia Mykohämie *f*, Vorhandensein *n* von Pilzen im Blut
mycoid *s.* mycetoid
mycologist Mykologe *m*, Pilzspezialist *m*
mycology Mykologie *f*, Myzetologie *f*, Pilzkunde *f*
mycomyringitis Mykomyringitis *f*, Trommelfellentzündung *f* durch Pilze
mycophthalmia Mykophthalmie *f*, Augenentzündung *f* durch Pilze
Mycoplasma pneumoniae Mycoplasma *n* pneumoniae *(Erreger der primär atypischen Pneumonie)*
mycoplasmal pneumonia Mycoplasmapneumonie *f*, primär atypische Pneumonie *f*
mycoprecipitin Mykopräzipitin *n*, pilzfällender Stoff *m*
mycosis Mykose *f*, Pilzinfektion *f*, Pilzkrankheit *f*, Pilzleiden *n*
mycostasis Mykostase *f*, Pilz[wachstums]hemmung *f*
mycostatic mykostatisch, pilz[wachstums]hemmend
mycotic mykotisch, Mykose…
~ aneurysm mykotisches Aneurysma *n*, Pilzaneurysma *n*
~ infection Pilzinfektion *f*
~ keratitis Pilzkeratitis *f*, Hornhautentzündung *f* durch Pilze
~ stomatitis Soor *m*, Schwämmchen *npl*
~ tonsillitis mykotische Tonsillitis *f*, Mandelentzündung *f* durch Pilze
mycotization Mykotisation *f*, Mykotisierung *f*, sekundärer Pilzbefall *m*
mycotoxicosis Mykotoxikose *f*, Pilzvergiftung *f*
mycotoxin Mykotoxin *n*, Pilzgift *n*
mydriasis Mydriasis *f*, Pupillenerweiterung *f*
mydriatic mydriatisch, pupillenerweiternd
mydriatic [agent] Mydriatikum *n*, pupillenerweiterndes Mittel *n*
myectomy Myektomie *f*, Muskelexzision *f*, Muskelausschneidung *f*
myectopy Myektopie *f*, Muskelversprengung *f*
myelaemia 1. Myelhämie *f*, Ausschwemmung *f* von Knochenmarkteilchen; 2. Granulozytenleukämie *f*
myelalgia Myelalgie *f*, Rückenmarkschmerz *m*
myelanalosis Rückenmarkschwindsucht *f*, Tabes *f* dorsalis
myelapoplexy Myelapoplexie *f*, Rückenmark[ein]blutung *f*
myelatelia Rückenmarkhypoplasie *f*, Rückenmarkunterentwicklung *f*, Hypoplasia *f* medullae spinalis
myelatrophy Rückenmarkatrophie *f*, Rückenmarkschwund *m*
myelencephalic myelenzephal, myelenkephal, Myelenzephalon…
myelencephalitis Myelenzephalitis *f*, Enzephalomyelitis *f*, Gehirn- und Rückenmarkentzündung *f*
myelencephalon Myelenzephalon *n*, Myelencephalon *n*, Medulla *f* oblongata, verlängertes Mark *n*, Nachhirn *n*
myelic Myelon…, Rückenmark…
myelin Myelin *n*, Nervenmark *n*
~ degeneration Myelindegeneration *f*, Markscheidenuntergang *m*
~ sheath Myelinscheide *f*, Markscheide *f*
myelinated mark[scheiden]haltig
myelination *s.* myelinization
myeline *s.* myelin
myelinic Myelin…
myelinization 1. Myelinisation *f*, Markbildung *f*; 2. Myelinisation *f*, Markscheidenbildung *f*
myelinoclasis Myelinolyse *f*, Entmarkung *f*, Demyelinisation *f*
myelinogenesis Myelinogenese *f*, Myelinbildung *f*
myelinogenetic myelinogen[etisch], myelinbildend
myelinolysis Myelinolyse *f*, Nervenmarkauflösung *f*, Myelinzerfall *m*
myelinolytic myelinolytisch, myelinauflösend, nervenmarkauflösend
myelinoma Myelinom *n*, markhaltiges Neurom *n*
myelinopathy Myelinopathie *f*, Nervenmarkkrankheit *f*, Nervenmarkleiden *n*, Nervenmarkerkrankung *f*
myelitic myelitisch
myelitis 1. Myelitis *f*, Rückenmarkentzündung *f*; 2. *s.* osteomyelitis
myeloblast Myeloblast *m* *(Leukozytenvorstufe)*
myeloblastaemia Myeloblast[h]ämie *f*, Vorhandensein *n* von Myeloblasten im Blut
myeloblastic myeloblastisch, Myeloblasten…
~ leucosis Myeloblastenleukose *f*
~ leukaemia Myeloblastenleukämie *f*, myeloblastische Leukämie *f*
myeloblastoma Myeloblastom *n* *(bösartige Myeloblastengeschwulst)*
myeloblastomatosis Myeloblastomatose *f*, Vorhandensein *n* mehrerer Myeblastome
myeloblastosis Myeloblastose *f*, Myeloblastenvermehrung *f* im Blut
myelocele Myelozele *f*, Rückenmarkbruch *m*, Rückenmarkvorfall *m*
myelocyst Myelo[n]zyste *f*, Rückenmarkzyste *f*
myelocystocele Myelozystozele *f*, Myelomeningozele *f* *(Vorwölbung von Rückenmarkteilen mit Flüssigkeitsansammlung in den Rückenmarkhüllen)*
myelocystogram Myelozystogramm *n*, Rückenmarkzystenröntgen[kontrast]bild *n*
myelocystographic myelozystographisch

myelocystography Myelozystographie f, Rükkenmarkzystenröntgen[kontrast]darstellung f
myelocyte Myelozyt m, Knochenmarkzelle f (Reifungsstufe der weißen Blutzellen)
myelocythaemia Myelozythämie f, Vorhandensein n von Myelozyten im Blut
myelocytic myelozytisch, Myelozyten..., Knochenmarkzellen...
~ **leucosis** Myelozytenleukose f
myelocytoma Myelozytom n (bösartige Geschwulst)
myelocytosis Myelozytose f, Myelozytenvermehrung f im Blut
myelodiastasis Myelodiastase f, Rückenmarkspalte f; Rückenmarkaufspaltung f
myelodysplasia Myelodysplasie f, Rückenmarkfehlbildung f, rudimentäre Spina f bifida occulta
myeloencephalitis Myeloenzephalitis f, Gehirn- und Rückenmarkentzündung f
myelofibrosis Myelofibrose f, Knochenmarkfibrose f
myelogenesis 1. Myelogenese f, Entwicklung f des zentralen Nervensystems; 2. Myelogenese f, Myelinbildung f, Markscheidenbildung f, Markscheidenreifung f
myelogenic, myelogenous myelogen, aus dem Knochenmark entstanden, vom Knochenmark ausgehend
myelogram Myelogramm n, Rückenmarkröntgen[kontrast]bild n
myelographic myelographisch
myelography Myelographie f, Rückenmarkröntgen[kontrast]darstellung f
myeloid 1. myeloisch, Knochenmark...; 2. myeloid, Rückenmark...
~ **cell** myeloische Zelle f, Knochenmarkzelle f
~ **metaplasia** myeloische Metaplasie f
~ **myeloma** Myeloidmyelom n
~ **sarcoma** Myeloidsarkom n
myeloidosis Myeloidose f, Wucherung f des myeloiden Gewebes
myelolymphangioma s. elephantiasis
myelolymphocyte Myelolymphozyt m, Knochenmarklymphozyt m
myelolysis s. myelinolysis
myeloma Myelom n, Plasmozytom n (bösartige Geschwulst)
~ **cell** Myelomzelle f, Plasmazytomzelle f
~ **globulin** Myelomglobulin n
myelomalacia Myelomalazie f, Rückenmarkerweichung f
myelomatosis Myelomatose f, Vorhandensein n mehrerer Myelome
myelomeningitis Myelomeningitis f, Hirnhaut- und Rückenmarkentzündung f
myelomeningocele Myelomeningozele f, Spina f bifida (angeborene Mißbildung mit Vorfall von Rückenmark und Rückenmarkhäuten)
myelomonocyte Myelomonozyt m, Knochenmarkmonozyt m

myelomonocytic myelomonozytisch, Myelomonozyten...
myelon Myelon n, Rückenmark n, Medulla f spinalis
myeloneuritis Myeloneuritis f
myeloparalysis Myeloparalyse f, spinale Paralyse f, Rückenmarklähmung f
myelopathic 1. myelopathisch, knochenmarkkrank; 2. myelopathisch, rückenmarkkrank
~ **anaemia** myelopathische Anämie f
~ **muscular atrophy** progressive spinale Muskelatrophie f
~ **polycythaemia** Polycythaemia f vera
myelopathy 1. Myelopathie f, Knochenmarkkrankheit f; 2. Myelopathie f, Rückenmarkerkrankung f
myelopetal myelopetal, zum Rückenmark hinziehend
myelophthisic 1. myelophthisisch, Knochenmarkschwindsucht...; 2. myelophthisisch, Rückenmarkschwindsucht...
~ **anaemia** s. leucoerythroblastosis
myelophthisis 1. Myelophthise f, Markschwund m, Knochenmarkschwindsucht f; aplastische Anämie f; 2. Myelophthise f, Rückenmarkschwund m, Rückenmarkschwindsucht f, Rückenmarkdarre f, Tabes f dorsalis
myeloplast Myeloplast m, Knochenmarkleukozyt m
myeloplax vielkernige Knochenmarkriesenzelle f
myeloplaxic Knochenmarkriesenzellen...
myeloplegia Myeloplegie f, Rückenmarklähmung f
myelopoiesis 1. Myelopoese f, Knochenmarkbildung f; 2. Myelopoese f, Blutzellenbildung f im Knochenmark
myeloproliferative disorder Knochenmarkbildungsstörung f [der Blutzellen], myeloproliferatives Syndrom n
myeloradiculitis Myeloradikulitis f, Rückenmark- und Nervenwurzelentzündung f
myeloradiculodysplasia Myeloradikulodysplasie f, Rückenmark- und Nervenwurzelfehlbildung f
myeloradiculopathy Myeloradikulopathie f, Rückenmark- und Nervenwurzelerkrankung f
myelorrhagia Myelorrhagie f, Rückenmarkblutung f
myelorrhaphy Myelorrhaphie f, Rückenmarknaht f
myelosarcoma Myelosarkom n, Knochenmarksarkom n
myeloschisis Myeloschisis f, Rückenmarkspalte f, Rückenmarkspaltbildung f
myeloscintigram Myeloszintigramm n, Rückenmarkszintigramm n
myeloscintigraphy Myeloszintigraphie f, Rückenmarkszintigraphie f
myelosclerosis 1. Myelosklerose f, Knochenmarksklerose f; 2. Myelosklerose f, Rückenmarksklerose f, Rückenmarkverhärtung f

myelosclerotic 406

myelosclerotic myelosklerotisch
myelosis Myelose *f (Leukämieform)*
myelospongium Myelospongium *n (Embryologie)*
myelosuppression Knochenmarksuppression *f*
myelosuppressive myelosuppressiv, knochenmarksupprimierend, knochenmarkunterdrückend
myelosyphilis Rückenmarksyphilis *f*, Syphilis (Lues) *f* spinalis
myelosyringocele *s.* syringomeningocele
myelosyringosis *s.* syringomyelia
myelotherapy Myelotherapie *f*, Knochenmarkbehandlung *f*
myelotome Myelotom *n*, Rückenmarkmesser *n*
myelotomy Myelotomie *f*, [operative] Rückenmarkeröffnung *f*
myelotoxic myelotoxisch, knochenmarkschädigend
myelotoxicosis Myelotoxikose *f*, toxische Knochenmarkschädigung *f*
myelotoxin Myelotoxin *n*, Knochenmarkgift *n*
myentasis Myentasis *f*, Muskeldehnung *f*
myenteric myenterisch, Darmmuskulatur...
~ **plexus** Plexus *m* myentericus, Auerbachscher Plexus *m (für die Darmbewegungen verantwortliches Nervengeflecht)*
myenteron Myenteron *n*, Darmmuskulatur *f*
myiasis Myiasis *f*, Madenfraß *m*, Madenkrankheit *f*
myiode[s]opsia Myodesop[s]ie *f*, Fliegensehen *n*, Mückensehen *n*
myiosis *s.* myiasis
myitis *s.* myositis
mylohyoid mylohyoid, Unterkiefer-Zungenbein-...
~ **groove** Sulcus *m* mylohyoideus
~ **line** Linea *f* mylohyoidea
~ **muscle** Musculus *m* mylohyoideus, Kieferzungenbeinmuskel *m*
~ **nerve** Nervus *m* mylohyoideus
~ **ridge** *s.* ~ line
mylohyoidean *s.* mylohyoid
mylopharyngeal mylopharyngeal, Zungenbein-Pharynx-...
myoarchitectonic myoarchitektonisch, Muskelstruktur...
myoblast Myoblast *m*, Muskel[faser]bildungszelle *f*
myoblastic myoblastisch, muskel[faser]bildend
myoblastoma Myoblastoma *n*, Myoblastenmyom *n*; Abrikossow-Tumor *m*
myocardial myokardial, Myokard..., Herzmuskel...
~ **action potential** Myokardaktionspotential *n*
~ **amyloidosis** Myokardamyloidose *f*
~ **cell** Myokardzelle *f*, Herzmuskelzelle *f*
~ **contractility** Myokardkontraktilität *f*, Herzmuskelkontraktionsfähigkeit *f*
~ **disease** Myokarderkrankung *f*
~ **efficiency** Myokardleistungsfähigkeit *f*
~ **electrode** Myokardelektrode *f*
~ **energy metabolism** Myokardenergiestoffwechsel *m*
~ **function** Myokardfunktion *f*
~ **infarct** Myokardinfarkt *m*, Herz[muskel]infarkt *m*
~ **infarction** Myokardinfarzierung *f*
~ **insufficiency** Myokardinsuffizienz *f*, Herzmuskelversagen *n*
~ **ischaemia** Myokardischämie *f*
~ **necrosis** Myokardnekrose *f*, Herzmuskelnekrose *f*
~ **oxygen consumption** Myokardsauerstoffverbrauch *m*, Herzmuskel-O_2-Verbrauch *m*, myokardialer Sauerstoffverbrauch *m*
~ **perfusion** Myokardperfusion *f*
~ **protection** Myokardprotektion *f*
~ **pseudocyst** Myokardpseudozyste *f*
~ **reserve** Myokardreserve *f*
~ **revascularization** Myokardrevaskularisation *f*
~ **revascularization surgical procedure** operatives Myokardrevaskularisationsverfahren *n*
~ **scintigram** Myokardszintigramm *n*
~ **scintigraphy** Myokardszintigraphie *f*
~ **tissue** Herzmuskelgewebe *n*
~ **tone** Myokardtonus *m*, Herzmuskelspannung *f*
~ **tropism** Myokardtropismus *m*
~ **wall tension** Myokardwandspannung *f*
myocardiogram Myokardiogramm *n*
myocardiograph Myokardiograph *m*, Myokardiographion *n*, Herzmuskelschreiber *m*
myocardiography Myokardiographie *f*
myocardiopathy Myokardiopathie *f*, Kardiomyopathie *f*, Herzmuskelkrankheit *f*, Herzmuskelerkrankung *f*, Herzmuskelleiden *n*
myocardiorrhaphy Myokardiorrhaphie *f*, Herzmuskelnaht *f*
myocarditis Myokarditis *f*, Herzmuskelentzündung *f*
myocardium Myocardium *n*, Myokard *n*, Herzmuskel *m*, Herzmuskelschicht *f*
myocardosis 1. Myokardose *f*, Myopathia *f* cordis, nicht entzündliche Herzmuskelveränderung *f (z. B. bei Kreislauf- und Ernährungsstörungen);* 2. *s.* myocardiopathy
myocele Myozele *f*, Muskelhernie *f*, Muskelbruch *m*
myoclonia 1. Myoklonie *f*, blitzartiges Muskelzucken (Muskelzittern) *n*; 2. *s.* myoclonus
myoclonic myoklonisch
~ **[astatic] seizure** *s.* myoclonus epilepsy
~ **status** Myoklonusepilepsiedaueranfall *m*, Schüttelkrampfdauerzustand *m*
myoclonus Myoklonus *m*, Muskelklonus *m*, Schüttelkrampf *m*
~ **epilepsy** Myoklonusepilepsie *f*
myocolpitis Myokolpitis *f*, Scheidenmuskelentzündung *f*
myocutaneous myokutan, Haut-Muskel-...
~ **advancement flap** Haut-Muskel-Verschiebelappen *m*
~ **flap** Haut-Muskel-Lappen *m*

~ **insular flap** Haut-Muskel-Insellappen *m*
myocyte Myozyt *m*, Muskelzelle *f*
~ **necrosis** Muskelzellennekrose *f*
myocytolysis Myozytolyse *f*, Muskel[zell]auflösung *f*
myocytoma Myozytom *n*, Muskelzellgeschwulst *f*
myodegeneration Myodegeneration *f*, Muskeldegeneration *f*, Muskelentartung *f*, Muskeluntergang *m*
myodiastasis Myodiastase *f*, Muskelauffaserung *f*
myodynamic myodynamisch, Muskelkraft...
myodynamics 1. Myodynamik *f*, Muskelkraftphysiologie *f*; 2. Muskeldynamik *f*
myodynamometer Myodynamometer *n*, Muskelkraftmesser *m*
myodynia Myodynie *f*, Muskelschmerz *m*
myodystonia Myodystonie *f*, Muskeltonusstörung *f*
myodystrophia Myodystrophie *f*, Muskeldystrophie *f*
myoedema Myoödem *n*, Muskelödem *n*
myoelastic myoelastisch, Muskelelastizitäts...
myoelectric[al] myoelektrisch, muskelelektrisch
myoepithelial myoepithelial, Myoepithelial...
myoepithelioma Myoepitheliom *n* (Schweißdrüsengeschwulst)
myoepithelium Myoepithel[ium] *n*
myofascial myofaszial, Muskelfaszien..., Muskelscheiden...
myofascitis Myofaszi[i]tis *f*, Muskelscheidenentzündung *f*
myofibril Myofibrille *f*, Muskelfibrille *f* (die Kontraktion bewirkendes Muskelelement)
myofibroblast Myofibroblast *m*
myofibroma Myofibrom *n*
myofibrosarcoma Myofibrosarkom *n*
myofibrosis Myofibrose *f*, Myokardfibrose *f*
myofibrositis Myofibrositis *f*
myofilament Myofilament *n* (die Kontraktion bewirkendes Muskelelement)
myogelosis Myogelose *f*, Muskelhärte *f*, Muskelverhärtung *f*, Hartspann *m*
myogen Myogen *n* (Muskeleiweiß)
myogen[et]ic, myogenous myogen, vom Muskel ausgehend; im Muskel entstanden
myoglobin Myo[hämo]globin *n*, Muskelhämoglobin *n* (roter Muskelfarbstoff)
myoglobinuria Myo[hämo]globinurie *f*, Myoglobinausscheidung *f* im Urin
myogram Myogramm *n*, Muskelaktionskurve *f*
myograph Myograph *m*, Muskelkontraktionsschreiber *m*
myographic myographisch
myography Myographie *f* (graphische Aufzeichnung der Muskelkontraktion)
myohaematin Myohämatin *n* (Enzym)
myohaemoglobin *s.* myoglobin
myohypertrophia Myohypertrophie *f*, Muskelhypertrophie *f*
myohysterectomy Myohysterektomie *f*

myohysteropexy Myohysteropexie *f*
myoid myoid, muskelähnlich, muskelartig
myoischaemia Myoischämie *f*, Muskelischämie *f*, Muskelblutleere *f*
myokinase Myokinase *f (Enzym)*
myokinesiogram Myokinesiogramm *n*, Muskelbewegungskurve *f*
myokinesiography Myokinesiographie *f (graphische Darstellung des Muskelbewegungsablaufs)*
myokinetic myokinetisch, muskelbewegend
myokymia Myokymie *f*, Muskelwogen *n*
myolemma Myolemm[a] *n*, Muskel[faser]hülle *f*, Sarkolemm[a] *n*
myolipoma Myolipom *n*
myology Myologie *f*, Muskellehre *f*, Muskelkunde *f*
myolysis Myolyse *f*, Muskel[gewebe]auflösung *f*
myoma Myom[a] *n*, Muskel[gewebe]geschwulst *f*, Muskelzelltumor *m*
~ **screw** Myomheber *m (Instrument)*
myomalacia Myomalazie *f*, Muskelerweichung *f*
~ **of the heart** Myomalazie *f* des Herzmuskels, Herzmuskelerweichung *f*, Myomalacia *f* cordis
myomatome Myommesser *n*
myomatosis Myomatose *f*, Vorhandensein *n* mehrerer Myome
myomatous myomatös, myomartig, Myom...
myomectomy Myomektomie *f*, Myomexstirpation *f*, Myomotomie *f*, [operative] Myomausschälung *f* [aus der Gebärmutter]
myomere Myomer *n*, Muskelsegment *n*
myometrectomy Myometrektomie *f*
myometrial myometrial, Myometrium..., Gebärmuttermuskulatur...
myometritis Myometritis *f*, Uterusmuskulaturentzündung *f*, Entzündung *f* der Gebärmuttermuskulatur
myometrium Myometrium *n*, Uterusmuskulatur *f*, Gebärmuttermuskulatur *f*
~ **cell** Myometriumzelle *f*
~ **contractility** Myometriumkontraktilität *f*
~ **contraction** Myometriumkontraktion *f*
~ **relaxation** Myometriumerschlaffung *f*
myonecrosis Myonekrose *f*, Muskelnekrose *f*
myoneural 1. myoneural, Muskelnerv...; 2. myoneural, Muskel-Nerven-...
~ **junction** myoneurale Verbindung *f*, Muskel-Nerven-Platte *f*
myoneuralgia Myoneuralgie *f*, Muskelneuralgie *f*
myoparalysis Myoparalyse *f*, Muskellähmung *f*
myoparesis Myoparese *f*, Muskelparese *f*
myopathic myopathisch, muskelkrank, Myopathie...
myopathy Myopathie *f*, Muskelkrankheit *f*, Muskelerkrankung *f*, Muskelleiden *n*
myope Myoper *m*, Kurzsichtiger *m*

myopericarditis

myopericarditis Myoperikarditis f, Myokard- und Perikardentzündung f
myophage Myophage m, Muskelfreßzelle f
myophagia Myophagie f
myopia Myopie f, Kurzsichtigkeit f, Visus m brevior (juvenum)
myopic myop[isch], kurzsichtig
~ **anisometropic amblyopia** myope anisometrope Amblyopie f
~ **astigmatism** myoper Astigmatismus m
~ **crescent** Myopiesichel f, Falx f myopica
myoplasm Myoplasma n, Muskelplasma n, Muskelfaserprotoplasma n, Sarkoplasma n
myoplastic myoplastisch
myoplasty Myoplastik f, Muskelplastik f, Muskelverpflanzung f
myoprotein Myoprotein n, Muskeleiweiß n
myoreceptor Myorezeptor m, Muskelrezeptor m
myorhythmia Myorhythmie f, rhythmische Muskelzuckungen fpl
myorhythmic myorhythmisch
myorrhaphy Myorrhaphie f, Muskelnaht f
myorrhexis Myorrhexis f, Muskelriß m, Muskelzerreißung f
myosarcoma Myosarkom n
myosclerosis Myosklerose f, Muskelverhärtung f
myosin Myosin n *(Muskeleiweiß)*
myosinuria Myosinurie f, Myosinausscheidung f im Urin
myosis s. miosis
myositic myositisch, Muskelentzündungs...
myositis Myositis f, Muskelentzündung f
myospasm Myospasmus m, Muskelkrampf m
myostatic myostatisch
myostroma Myostroma n, Muskelstroma n
myosuture s. myorrhaphy
myotactic myotaktisch, Muskelsinn...
myotasis Myotasis f, Muskeldehnung f
myotatic myotatisch, Muskeldehnungs...
myotendinous myotendinös, Muskel-Sehne[n]-...
myotenositis Myotenositis f, Muskel- und Sehnenentzündung f
myotenotomy Myotenotomie f, Muskel- und Sehnenschnitt m
myotome 1. Myotom n, Muskelplatte f, Muskelsegment n; 2. Myotom n, Muskelmesser n
myotomy Myotomie f, Muskelschnitt m, [operative] Muskeldurchtrennung f
myotonia Myotonie f, Muskelspannung f
myotonic myotonisch
~ **atrophy (dystrophy)** s. ~ muscular atrophy
~ **muscular atrophy (dystrophy)** Dystrophia f myotonica, Myotonia f atrophicans (atrophica, dystrophica)
~ **reaction** myotonische Reaktion f, MyoR
myotonus Myotonus m, tonischer Muskelkrampf m
myotrophy Myotrophie f, Muskelernährung f
myotropic myotrop, auf Muskeln gerichtet

myovascular myovaskulär, Muskelgefäß...; Herzmuskelgefäß...
myringectomy Myringektomie f, Trommelfellexzision f, [operative] Trommelfellentfernung f
myringitis Myringitis f, Trommelfellentzündung f
myringodectomy s. myringectomy
myringomycosis Myringomykose f, Trommelfellpilzinfektion f
myringoplastic myringoplastisch
myringoplasty Myringoplastik f, Trommelfellplastik f, plastische Trommelfellrekonstruktion f
myringoscope Myringoskop n, Trommelfellspiegel m; Ohrenspiegel m
myringoscopy Myringoskopie f, Trommelfellspiegelung f
myringotome Myringotom n, Parazentesemesser n, Parazentesenadel f
myringotomy Myringotomie f, Trommelfellparazentese f, Trommelfellinzision f, Trommelfell[ein]schnitt m, Trommelfellpunktion f
myrinx s. tympanic membrane
myrtle leaf probe Myrtenblattsonde f
mysophilia Mysophilie f, Beschmutzungslust f, Beschmutzungsfreude f
mysophilic mysophil, schmutzliebend
mysophobia Mysophobie f, Beschmutzungsfurcht f
mysophobic mysophob, schmutzfürchtend
mytacism Mytazismus m, M-Stammeln n, M-Stottern n
mythomania Mythomanie f, Übertreibungswahn m, [krankhafte] Aufschneiderei f, Aufschneidetrieb m
mytilotoxin Mytilotoxin n, Miesmuschelgift n
mytilotoxism Mytilotoxismus m, Miesmuschelvergiftung f, Muschelvergiftung f
myxadenitis Myxadenitis f, Schleimdrüsenentzündung f
myxadenoma Myxadenom n, schleimiges Adenom n, Schleimdrüsengeschwulst f
myxasthenia Myxasthenie f, Schleimbildungsschwäche f, Schleimhautaustrocknung f
myxidiocy Myxidiotie f, infantiles Myxödem n, sporadischer Kretinismus m
myxiosis Myxiosis f, Schleimabsonderung f, Schleimausscheidung f
myxoadenoma s. myxadenoma
myxoblastoma Myxoblastom n
myxochondrofibrosarcoma Myxochondrofibrosarkom n
myxochondroma Myxochondrom n, Schleimzellenchondrom n *(Mischgeschwulst)*
myxochondrosarcoma Myxochondrosarkom n
myxocyte Myxozyt m
myxoedema Myxödem n, Schleimhautgeschwulst f, schleimige Unterhautbindegewebeinfiltration f *(bei Schilddrüsenunterfunktion)*
~ **heart** Myxödemherz n

myxoedematoid myxödematoid, myxödemartig
myxoedematous myxödematös, Myxödem...
myxoenchondroma Myxoenchondrom *n*
myxofibroma Myxofibrom *n*, Schleimzellenfibrom *n (Mischgeschwulst aus Schleim- und kollagenem Bindegewebe)*
myxofibrosarcoma Myxofibrosarkom *n*
myxoglioma Myxogliom *n*
myxoid myxoid, schleimartig, schleimähnlich
myxolipoma Myxolipom *n*, Myxoma *n* lipomatodes, Schleimzellenlipom *n (Mischgeschwulst)*
myxoliposarcoma Myxoliposarkom *n*
myxoma Myxom[a] *n*, Myxoma *n* medullare (simplex), Schleim[gewebe]geschwulst *f*, Gallertgeschwulst *f*
myxomatosis Myxomatose *f*, Vorhandensein *n* mehrerer Myxome
myxomatous myxomatös, Myxom...
~ **sarcoma** Sarcoma *n* myxomatodes
myxomycetes Myxomyzeten *mpl*, Schleimpilze *mpl*
myxomyoma Myxomyom *n*
myxoneuroma Myxoneurom *n*
myxoneurosis Myxoneurose *f*
myxopoiesis Myxopoese *f*, Schleimbildung *f*
myxorrhoea Myxorrhoe *f*, Schleimfluß *m*
myxosarcoma Myxosarkom *n (bösartige Geschwulst aus Schleimgewebe)*
myxosarcomatous myxosarkomatös, Myxosarkom...
myxovirus Myxovirus *n*

N

n. *s.* nasal
NA = Nomina anatomica
Nabothian cyst (follicle) Nabothsche Zyste *f (zystische Aufdehnung der Gebärmutterhalsdrüsen)*
~ **gland** Nabothsche Drüse *f*, Ovulum *n* Nabothi, Glandula *f* cervicalis uteri, Gebärmutterhalsdrüse *f*
NAD *s.* nicotinamide-adenine dinucleotide
NADP *s.* nicotinamide-adenine dinucleotide phosphate
Naegele pelvis Naegelesches Becken *n (schrägverengtes, mißgebildetes Becken mit Fehlen eines Kreuzbeinflügels)*
Naegele's obliquity Naegelesche Obliquität *f*, vorderer Asynklitismus *m*, Vorderscheitelbeineinstellung *f (Abweichung der Pfeilnaht aus der Beckenführungslinie nach hinten bei der Geburt)*
naeviform *s.* naevoid
naevocarcinoma Nävuskarzinom *n*
naevoid nävoid, nävusartig, muttermalähnlich, malförmig
~ **amentia** *s.* Sturge-Weber syndrome
~ **basal-cell carcinoma** Nävusbasalzellkarzinom *n*

~ **cyst** Nävuszyste *f*
~ **neuroma** Neuroma *n* teleangiectodes
naevomelanoma Nävusmelanom *n*, malignes Melanom *n*
naevose gefleckt, getüpfelt
naevus Nävus *m*, Geburtsmal *n*, Blutsmal *n*, Muttermal *n*, Mal *n (umschriebene, anlagebedingte oder erbliche Fehlbildung der Haut)*
~ **cell** Melanozyt *m*, Melaninzelle *f*, Pigmentzelle *f*
Naffziger's syndrome Naffzigersches Syndrom *n*, Halsrippensyndrom *n*
nail 1. Nagel *m*, Unguis *m*, Onyx *m*; 2. Nagel *m*, Marknagel *m*, Knochenmarknagel *m*
~ **bed** Matrix *f* unguis, Nagelbett *n*
~ **biting** Nagel[ab]beißen *n*, Nagel[ab]knabbern *n*, Nägelkauen *n*, Onychophagie *f*
~ **cutters** Nagelzange *f*
~ **driver** Vorschläger *m*, Vorschlaginstrument *n (bei Osteosynthese)*
~ **extraction forceps** Nagelausreißzange *f*, Nagelextraktionszange *f*
~ **extraction hook** Nagelextraktionsinstrument *n*
~ **extractor** Nagelzieher *m*, Nagelextraktor *m*
~ **fold** Nagelfalte *f*, Nagelfalz *m*
~ **groove** Nagelgrube *f*
~ **holding plate** Nagelhalteplatte *f (Osteosynthese)*
~ **impactor** Nachschlaginstrument *n*, Fertigschläger *m*
~ **plate** Nagelplatte *f*
~ **pulse** Fingernagelpuls *m*
~ **root** Nagelwurzel *f*
~ **splitting forceps** Nagelspaltzange *f*
~ **wall** Nagelwall *m*
nailing Nagelung *f*, Nageln *n (eines Knochens)*
nalidixic acid Nalidixinsäure *f (Antibiotikum)*
nalorphine Nalorphin *n*, [N-]Allylmorphin *n (Morphinantagonist)*
nanism Nanismus *m*, Nanosomie *f*, Zwergwuchs *m*
nanocephalia Nanozephalie *f*, Nanokephalie *f*, Kleinköpfigkeit *f*, Zwergköpfigkeit *f*
nanocephalous nanozephal, nanokephal, kleinköpfig, zwergköpfig
nanocephalus Nanozephalus *m*, Nanokephalus *m*, Kleinköpfiger *m*, Zwergkopf *m*
nanoid nanoid, zwergartig, zwergähnlich, zwergenhaft
nanophthalmia Nanophthalmie *f*, Kleinäugigkeit *f*
nanophthalmos, nanophthalmus 1. Nanophthalmus *m*, Zwergäugiger *m*; 2. Zwergauge *n*
nanosomia Nanosomie *f*, Nanismus *m*, Zwergwuchs *m*
nanosomus Nanosomus *m*, Zwerg *m*
nanous *s.* nanoid
nanus Zwerg *m*
nape Nacken *m*, Genick *n*, Nucha *f (Zusammensetzungen s. unter nuchal)*

napex 410

napex Okziput n, Hinterhaupt n, Hinterkopf m
naphthalene Naphthalin n (Antiwurmmittel)
narc[iss]ism Narzißmus m, [krankhafte] Verliebtheit f in den eigenen Körper, In-sich-selbst-Verliebtsein n
narcissist Narzißt m, vom Narzißmus Befallener m
narcissistic narzißtisch, in den eigenen Körper verliebt
narcoanalysis Narkoanalyse f (Befragung nach bestimmten Erlebnissen bei Enthemmung durch Schlafmittel)
narcodiagnosis s. narcoanalysis
narcolepsy Narkolepsie f, Schlafanfall m, [anfallsweise] Schlafsucht f, Schlummersucht f
narcoleptic narkoleptisch, schlafsüchtig, von Schlafanfällen betroffen
narcology Narkologie f, Lehre f von der Schmerzbetäubung
narcoma Narkoseschlaf m
narcomania Narkomanie f, Sucht f; Rauschgiftsucht f, Rauschgiftabhängigkeit f
narcomaniac Narkomaner m, Rauschgiftsüchtiger m
narcomatous narkomatös
narcosis 1. Narkose f, Allgemeinbetäubung f, Betäubung f, Schmerzausschaltung f; 2. s. narcotization
~ **therapy** Schlaftherapie f, Schlafbehandlung f
narcosomania Narkosomanie f, Narkosesucht f, krankhafter Trieb m nach Narkose
narcospasm Narkospasmus m, Narkosekrampf m
narcotic 1. narkotisch, betäubend, narkotisierend; 2. berauschend
narcotic s. 1. ~ agent; 2. ~ addict
~ **addict** Rauschgiftsüchtiger m
~ **addiction** Rauschgiftsucht f
~ **agent** 1. Narkotikum n, Narkosemittel n, Betäubungsmittel n; 2. Rauschgift n, Rauschmittel n
~ **dependance** s. ~ addiction
~ **poison** 1. Narkosegift n; 2. Rauschgift n
narcoticism s. narcotism
narcotine Narkotin n (schwach einschläferndes Alkaloid)
narcotism 1. Narkoseschlaf m; 2. s. narcomania
narcotization Narkotisierung f, Narkosedurchführung f, Betäuben n, Betäubung f, Narkose f
narcotize/to narkotisieren, unter Narkose setzen, jemanden zur Schmerzausschaltung betäuben, eine Narkose durchführen
narial Naris..., Nasenöffnungs..., Nasenloch..., Nasen...
naris s. nostril
narrow-angle glaucoma Engwinkelglaukom n
nasal nasal, Nasen..., Rhin[o]...
~ **airway** 1. Nasenweg m; 2. nasaler Tubus m, Nasentubus m
~ **airway obstruction** Nasenwegsverlegung f, Nasenwegsverschluß m

~ **alar collapse** Nasenflügelkollaps m
~ **area** Nasenregion f, Nasenfeld n
~ **bleeding** Nasenbluten n, Nasenblutung f, Rhinorrhagie f, Epistaxis f
~ **bone** Nasenbein n, Os n nasale (nasi)
~ **bone fracture** Nasenbeinfraktur f
~ **breather** Nasenatmer m
~ **breathing** Nasenatmung f
~ **calculus** s. rhinolith
~ **canal** Tränennasengang m, Canalis m nasolacrimalis
~ **capsule** Nasenkapsel f
~ **cartilage** Nasenknorpel m
~ **catarrh** Nasenkatarrh m, Schnupfen m
~ **cavity** Nasenhöhle f, Cavum n nasi
~ **collapse** Nasenzusammenbruch m, Nasengerüstzerstörung f (z. B. bei Leprá)
~ **congestion** Nasenschleimhautanschwellung f
~ **crest** 1. Nasenleiste f am Oberkieferbein, Crista f nasalis maxillae; 2. Nasenleiste f am Gaumenbein, Crista f nasalis ossis palatini
~ **decongestant [agent]** Nasenschleimhautabschwellungsmittel n
~ **decongestion** Nasenschleimhautabschwellung f
~ **dorsum** Nasenrücken m
~ **field** 1. s. ~ area; 2. Nasalfeld n, nasales Sehfeld n
~ **foreign body** Nasenfremdkörper m
~ **fossa** s. 1. ~ pit; 2. ~ cavity
~ **frontal duct** Ductus m nasofrontalis
~ **glioma** Nasengliom n, nasales Gliom n
~ **haemorrhage** s. ~ bleeding
~ **hemianopsia** nasale Hemianopsie (Halbseitenblindheit) f
~ **index** nasaler Index m, Nasenindex m
~ **labyrinth** Nasen[gang]labyrinth n, Nasenhöhlenlabyrinth n
~ **line** s. nasolabial line
~ **membranous septum** membranöses Nasenseptum n, Pars f membranacea septi nasi
~ **mucosa (mucous membrane)** Nasenschleimhaut f
~ **notch** Incisura f nasalis
~ **obstruction** Nasenobstruktion f, Nasen[höhlen]verlegung f
~ **packing** s. ~ tamponade
~ **passages** Nasenwege mpl
~ **pit** Riechgrube f
~ **point** s. nasion
~ **polyp** nasaler Polyp m, Nasenpolyp m (Wucherung der Nasenschleimhaut)
~ **portion of the pharynx** s. nasopharynx
~ **process of the frontal bone** Nasenfortsatz m des Stirnbeins, Processus m nasalis ossis frontalis
~ **process of the maxilla** Oberkieferfortsatz m, Processus m frontalis maxillae
~ **pyramid** Nasenpyramide f
~ **reconstruction** Nasenrekonstruktion f
~ **reflex** Nasenreflex m

~ **region** Nasenregion f, Regio f nasalis
~ **regurgitation** Nasenrückfluß m
~ **reservoir** Nasenreservoir n (der Bakterien)
~ **saw** Nasensäge f
~ **secretion** 1. Nasensekretion f; 2. Nasensekret n
~ **septal abscess** Nasenseptumabszeß m
~ **septal cartilage** Nasenscheidewandknorpel m
~ **septal dermoplasty** Nasenseptum-Hautplastik f
~ **septal deviation** Nasenseptumdeviation f
~ **septal perforation** Nasenseptumperforation f
~ **septal surgery** Nasenseptumchirurgie f
~ **septum** Nasenseptum n, Nasenscheidewand f, Septum n nasi
~ **sinus** Nasennebenhöhle f
~ **skeletal structure** Nasenskelettstruktur f
~ **skeleton** Nasenskelett n
~ **smear** Nasen[schleimhaut]abstrich m
~ **speculum** Nasenspekulum n, Nasenspiegel m, Rhinoskop n
~ **spine** Spina f nasalis ossis frontalis
~ **spine of the palatine bone** Spina f nasalis posterior ossis palatini
~ **tamponade** Nasentamponade f
~ **tamponade tube** Nasen-Tamponade-Rohr n
~ **tip** Nasenspitze f
~ **trephine** Nasentrokar m
~ **vault** Nasengewölbe n
~ **voice** Nasenstimme f, Nasensprache f, Näseln n
nasalis [muscle] Musculus m nasalis, Nasenmuskel m
nascent naszierend, soeben (gerade) entstehend
nasion Nasion n (anthropologischer Meßpunkt)
nasitis Rhinitis f, Nasen[schleimhaut]entzündung f, Nasen[schleimhaut]katarrh m, Schnupfen m, Koryza f
nasoalveolar nasoalveolär, Nasen-Zahnwurzel-...
nasoantral nasoantral, Nasen-Oberkieferhöhlen-...
nasobasilar line Nasobasilarlinie f
nasobronchial nasobronchial, Nasen[höhlen]-Bronchien-...
nasociliary nasoziliar
~ **artery** Arteria f nasociliaris, Nasenaugenarterie f
~ **nerve** Nervus m nasociliaris, Nasenaugennerv m
~ **neuralgia** Neuralgia f nasociliaris, Nasenaugennervneuralgie f, Charlinsches Syndrom n
nasofacial nasofazial, Nasen-Gesicht[s]-...
nasofrontal nasofrontal, Nasen-Stirnbein-...
~ **duct** Ductus m nasofrontalis, Stirnhöhlenkanal m
~ **fontanel** Fontanella f nasofrontalis, Nasofrontalfontanelle f
~ **suture** Nasofrontalnaht f, Nasen-Stirnbein-Naht f

~ **vein** Vena f nasofrontalis
nasogastric nasogastrisch, Nasen-Magen-...
~ **feeding** s. ~ tube feeding
~ **[feeding] tube** [trans]nasale Magenernährungssonde f
~ **tube feeding** transnasale Magensondenernährung f
nasogenital nasogenital
nasolabial nasolabial, Nasen-Lippen-...
~ **crease** Nasolabialfalte f
~ **line** Linea f nasolabialis, Nasolabiallinie f, Nasolabialfalte f
nasolacrimal nasolakrimal
~ **canal** Canalis m nasolacrimalis, Tränennasengang m
~ **drainage system blockage** Tränennasengangabflußblockade f
~ **duct** Ductus m lacrimalis, Tränengang m
~ **duct stenosis** Tränengangstenose f
~ **groove** Nasolakrimalfurche f
nasolateral process seitlicher Nasenfortsatz m, lateraler Nasenwulst m
nasomalar nasomalar, Nasen-Jochbein-...
nasomanometer Nasomanometer n, Nasen[b]innendruckmesser m
nasomaxillary nasomaxillär, Nasen-Oberkiefer-...
~ **suture** Sutura f nasomaxillaris, Nasen-Oberkiefer-Naht f
nasomedial process mittlerer Nasenfortsatz m, medialer Nasenwulst m
nasomental nasomental, Kinn-Nasen-...
naso-occipital nasookzipital, Nasen-Hinterhaupt[s]-...
naso-oral nasooral, Nasen-Mund-...
naso-orbital nasoorbital, Nasen-Augenhöhlen-...
nasopalatine nasopalatinal, Nasen-Gaumen-...
~ **eruption** Nasen-Gaumen-Ausschlag m (z. B. bei Herpes zoster)
~ **nerve** Nervus m nasopalatinus [Scarpae]
nasopalpebral nasopalpebral, Nasen-Augenlid-...
~ **reflex** Nasopalpebralreflex m
nasopharyngeal nasopharyngeal, rhinopharyngeal, Nasopharynx..., Nasenrachen[raum]...
~ **exudate** Nasenrachenexsudat n
~ **fibroma** Nasenrachenfibrom n
~ **flora** Nasopharyngealflora f, Nasenrachenflora f
~ **haemostatic catheter** Nasenrachen-Tamponadekatheter m
~ **meatus** Meatus m nasopharyngeus
~ **swab** Nasenrachenabstrich m
~ **swab culture** Nasenrachenabstrichkultur f
~ **tube** Nasopharyngealtubus m
nasopharyngitis Nasopharyngitis f, Nasenrachenkatarrh m, Nasenrachen[schleimhaut]entzündung f
nasopharyngoscope Nasopharyngoskop n, Nasopharynxspiegel m, Nasenrachenspiegel m
nasopharyngoscopy Nasopharyngoskopie f, Nasenrachenspiegelung f

nasopharynx 412

nasopharynx Nasopharynx *m*, Rhinopharynx *m*, Nasenrachen[raum] *m*, Pars *f* nasalis pharyngis
nasoscope Nasoskop *n*, Nasenspiegel *m*
nasoscopy Nasoskopie *f*, Nasenspiegelung *f*
nasoseptoplasty Nasenscheidewandplastik *f*, plastische Nasenseptumoperation *f*
nasosinusitis Sinusitis *f* paranasalis, Nasennebenhöhlenentzündung *f*
nasoskeletal support Nasenskelettprothese *f*
nasotracheal nasotracheal, Nasen-Luftröhren-...
~ **tube** Nasotrachealtubus *m*, Nasen-Rachen-Tubus *m*
nasus *s.* nose
natal 1. natal, Geburts...; 2. natal, glutäal, Gesäßbacken..., Hinterbacken..., Glutäal...
natality 1. Geburt *f*; 2. Natalität *f*, Geburtenhäufigkeit *f*, Lebendgeburtenziffer *f*
nates Nates *fpl*, Gesäßbacken *fpl*, Hinterbacken *fpl*
natimortality Totgeburtenziffer *f*
National Health Service Staatliches Gesundheitswesen *n*
native nativ, natürlich, angeboren *(Zusammensetzungen s. a. unter* congenital*)*
~ **immunity** natürliche (angeborene) Immunität *f*
natraemia Natriämie *f*, Vorhandensein *n* von Natrium im Blut
natriuretic natriuretisch, natriumausscheidend, natriumausschwemmend
~ **agent** Natriuretikum *n*, natriuretisches (natriumausscheidendes) Mittel *n*
natriuria Natriurie *f*, Natriumausscheidung *f* im Urin
natural antibody natürlicher Antikörper *m*, Isoagglutinin *n*
~ **mutation** natürliche Mutation *f*, Spontanmutation *f*
~ **reflex** angeborener (unbedingter) Reflex *m*
~ **resistance** natürliche (angeborene) Immunität *f*
~ **ways/by the** per vias naturales, auf natürlichem Wege
naturopathy Naturopathie *f*, Naturheilverfahren *n*
naupathia Naupathie *f*, Seekrankheit *f*, Nausea *f* marina (navalis)
nausea Nausea *f*, Brechreiz *m*, Brechneigung *f*, Übelkeit *f*
nauseant Brechreiz erregend, Übelkeit bewirkend
nauseant Brechmittel *n*, Nauseosum *n* remedium
nauseate/to Brechreiz erregen, Übelkeit bewirken
nauseous *s.* nauseant
navel Nabel *m*, Umbilikus *m* (Zusammensetzungen *s. unter* umbilical)
navicula Fossa *f* navicularis
navicular navikular, kahnförmig

~ **abdomen** Kahnbauch *m (eingezogener Bauch z. B. bei Gehirnhautentzündung)*
~ **bone** 1. Os *n* naviculare [manus], Kahnbein *n* [der Hand]; 2. Os *n* naviculare [pedis], Kahnbein *n* [des Fußes]
~ **fossa of the ear** *s.* scapha
~ **fossa of the urethra** Fossa *f* navicularis urethrae
~ **fossa of the vagina** Fossa *f* vestibuli vaginae
~ **of the hand** Os *n* naviculare manus, Kahnbein *n* der Hand
~ **screw** Navikular[spongiosa]schraube *f (bei Kahnbeinfraktur)*
naviculocuboid navikulokuboid[al], Kahnbein-Würfelbein-...
naviculocuneiform navikulokuneiform, Kahnbein-Keilbein-...
near point Punctum *n* proximum (promaximum), Nahpunkt *m (Ophthalmologie)*
~ **reflex** Akkomodationsreflex *m*
~-**sight** *s.* ~-sightedness
~-**sighted** kurzsichtig, myop
~-**sightedness** Kurzsichtigkeit *f*, Myopie *f*
~-**term neonate** Reifgeborenes *n*, reifes Neugeborenes *n*
~-**total** subtotal
~-**total thyroidectomy** subtotale Thyreoidektomie (Schilddrüsenentfernung) *f*
~ **vision** Nahsehen *n*
~ **vision chart** Sehschärfetafel *f*, Snellen-Tafel *f*
~ **vision disturbance** Nahsehstörung *f*
nearthrosis Nearthrose *f*, Gelenkneubildung *f*, Pseudarthrose *f*, Fehlgelenk *n*, falsches Gelenk *n*
nearthrotic neoarthrotisch, Scheingelenk...
nebula Hornhautnebelfleck *m*
nebulize/to vernebeln
nebulizer Vernebler *m*, Vernebelungsgerät *n*
Necator americanus Necator *m* americanus (Erreger der Ankylostomiasis)
necatoriasis Hakenwurmkrankheit *f (s. a.* ancylostomiasis*)*
neck Hals *m*, Zervix *f*, Cervix *f*, Collum *n (Zusammensetzungen s. a. unter* cervical*)*
~ **[gland] dissection** Halslymphknotenausräumung *f*, Neck-Dissektion *f*
~ **lymph node** Halslymphknoten *m*
~ **of the bladder** *s.* ~ of the urinary bladder
~ **of the femur** Collum *n* femoris, Femurhals *m*, Oberschenkelknochenhals *m*
~ **of the gall bladder** Collum *n* vesicae felleae, Gallenblasenhals *m*
~ **of the hair follicle** Collum *n* folliculi pili
~ **of the hernial sack** Bruchsackhals *m*
~ **of the mandible** Collum *n* mandibulae, Mandibulahals *m*
~ **of the pancreas** Bauchspeicheldrüsenhals *m*
~ **of the penis** Collum *n* glandis penis, Penishals *m*
~ **of the radius** Collum *n* radii, Speichenhals *m*, Radius[knochen]hals *m*
~ **of the rib** Collum *n* costae, Rippenhals *m*

413   **neighbouring**

~ **of the scapula** Collum *n* scapulae, Schulterblatthals *m*
~ **of the talus** Collum *n* tali, Sprungbeinhals *m*
~ **of the tooth** Collum *n* dentis, Zahnhals *m*
~ **of the urinary bladder** Cervix *f* vesicae, Blasenhals *m*
~ **of the womb** Cervix *f* uteri, Gebärmutterhals *m*
~ **pain** Nackenschmerz *m*
~ **reflex** Nackenreflex *m*
~**-righting reflex** Nackenaufrichtungsreflex *m*
~ **rigidity** Nackensteife *f;* Nackensteifigkeit *f*
~ **sign** Nackenzeichen *n (Meningitiserkennung)*
~ **stiffness** Nackensteife *f;* Nackensteifigkeit *f*
~ **vein distention** Halsvenendistension *f,* Halsvenenerweiterung *f;* Halsvenenstauung *f,* Einflußstauung *f*
necrectomize/to nekrektomieren, Nekrosen abtragen (ausräumen), totes Gewebe [operativ] entfernen
necrectomy Nekrektomie *f,* Nekrose[n]abtragung *f,* Nekrose[n]ausräumung *f,* [operative] Entfernung *f* toten Gewebes
necrobiosis Nekrobiose *f,* [langsames] Absterben *n (von einzelnen Zellen in einem Geweberverband)*
necrobiotic nekrobiotisch, langsam absterbend
necrocytosis Nekrozytose *f,* Zelltod *m*
necrocytotoxin Nekrozytotoxin *n,* Zellgift *n*
necrogenic nekrogen, von totem Gewebe abstammend
~ **verruca** Verruca *f* necrogenica, Tuberculosis *f* cutis verrucosa, Leichentuberkel *m*
necrogenous *s.* necrogenic
necrohormone Nekro[se]hormon *n*
necrolysis Nekrolyse *f,* Nekrose[n]auflösung *f*
necromania Nekromanie *f,* Todestrieb *m*
necromimesis Todesvortäuschung *f;* Scheintod *m*
necrophagia Nekrophagie *f,* Aasernährung *f,* Aasaufnahme *f (Mikroorganismen)*
necrophagic, necrophagous nekrophag, aasessend
necrophilia Nekrophilie *f,* Nekrophilismus *m,* sexuelle Leichenschändung *f*
necrophilous 1. nekrophil, leichenschändend; 2. nekrophil, in totem Gewebe lebend *(Bakterien)*
necrophobe 1. nekrophob, Tote fürchtend; 2. nekrophob, den Tod fürchtend, todesfürchtig
necrophobia 1. Nekrophobie *f,* Furcht *f* vor Toten, Totenfurcht *f;* 2. Nekrophobie *f,* Todesfurcht *f,* Todesangst *f*
necropneumonia Nekropneumonie *f,* Lungengangrän *f,* Lungenbrand *m*
necropsy, necroscopy Nekropsie *f,* Nekro[sko]pie *f,* Sektion *f,* Leichen[er]öffnung *f,* Leichenschau *f*
necrose/to nekrotisieren, [ab]sterben, brandig werden
necrosin Nekrosin *n (giftige Zellsubstanz)*

necrosis Nekrose *f,* Gewebetod *m,* Brand *m,* Absterben *n* von Organen
~**-creating** nekrosebildend
necrospermia Nekrospermie *f,* Nekrozoospermie *f,* Vorhandensein *n* toter Samenzellen im Samen
necrotic nektrotisch, abgestorben, gewebstot, brandig
~ **core of the furuncle** Nekrosepfropf *m* des Furunkels
~ **osteitis** *s.* osteomyelitis
~ **purpura** Purpura *f* necrotica (anaphylactica)
necrotize/to nekrotisieren, [ab]sterben, brandig werden
necrotizing arteritis nekrotisierende Arteriitis *f,* Polyarteritis *f* nodosa
~ **factor** *s.* necrotoxin
~ **process** Nekrotisierungsprozeß *m,* Nekroseprozeß *m*
necrotoxin Nekrotoxin *n*
necrozoospermia *s.* necrospermia
needle 1. Nadel *f (für chirurgische Nähte);* 2. Punktionskanüle *f;* Spritzenkanüle *f,* Kanüle *f*
~ **aspiration** Nadelaspiration *f*
~ **aspiration biopsy** Nadelaspirationsbiopsie *f*
~ **aspiration cytology** Nadelaspirationszytologie *f*
~ **biopsy** Punktionsbiopsie *f,* Nadelbiopsie *f,* Punktion *f*
~ **carrier** *s.* ~ holder
~ **case** Nadeldose *f (im chirurgischen Besteck)*
~ **forceps** *s.* ~ holder
~ **holder** Nadelhalter *m*
~ **liver biopsy** Lebernadelbiopsie *f*
needling 1. Diszision *f;* Punktion *f;* 2. *s.* ~ of the cataract
~ **of the cataract** Starstechen *n,* Starstich *m*
~ **of the kidney** Nierenpunktion *f*
neencephalon Neenzephalon *n,* Neuhirn *n*
nefrens zahnlos
negative accomodation Negativakkommodation *f*
~ **bathmotropic** negativ bathmotrop, reizschwellenerhöhend, die Reizschwelle des Herzens erhöhend
~ **feedback** negative Rückkopplung *f (Nervenleitung)*
~ **pressure** negativer Druck *m,* Unterdruck *m*
~ **pressure drainage** Unterdruckdrainage *f,* Saugdrainage *f*
~ **staining** Negativfärbung *f (histologischer Präparate)*
negativism Negativismus *m,* Widerstreben *n* gegen äußere Einwirkung; Trotzreaktion *f;* Antriebsanomalie *f*
negligence Nachlässigkeit *f,* Fahrlässigkeit *f,* Unachtsamkeit *f*
Negri bodies Negrische Körperchen (Einschlußkörperchen) *npl (im Zentralnervensystem bei Tollwut)*
neighbouring tissue Nachbargewebe *n*

Neill

Neill-Mooser reaction Neill-Moosersche Skrotalreaktion f *(Tierversuch zum Nachweis von Rickettsia mooseri)*
Neisseria Neisseria f *(gramnegative Diplokokke)*
~ **gonorrhoeae** Neisseria f gonorrhoeae, Trippererreger *m (Erreger der Gonorrhoe)*
~ **meningitidis** Neisseria f meningitidis *(Erreger der Meningitis epidemica)*
neisserosis Neisserieninfektion f, Gonokokkeninfektion f, Gonorrhoe f, Tripper *m*
Neisser's stain Neissersche Polkörperchenfärbung f *(zur Darstellung der Babès-Ernstschen Körperchen in Diphtheriebakterien)*
Nélaton's line Nélatonsche Linie f, Roser-Nélatonsche Linie f *(Verbindungslinie zwischen dem vorderen oberen Darmbeinstachel und dem Sitzbeinhöcker)*
Nelson's test Nelson-Test *m*, Nelsonscher Test *m*, Treponema-pallidum-Immobilisierungstest *m*, TPI *(serologischer Syphilisnachweis)*
nemaline fadenartig, fadenförmig, fadenähnlich
nemathelminth Nemathelminthe f, Schlauchwurm *m*
nemathelminthiasis Nemathelminthiasis f, Schlauchwurminfektion f, Schlauchwurmbefall *m*
nematicide s. nematocide
nematization Nematodenbefall *m*, Fadenwurminfektion f, Fadenwurminfestation f
nematocide nematodentötend, fadenwurmtötend
nematocide [agent] Nematozid *n*, Nematodenmittel *n*, Mittel *n* gegen Fadenwurmbefall
nematode Nematode *m*, Fadenwurm *m*
~ **endophthalmitis** Nematodenendophthalmitis f
nematodiasis Nematodiasis f, Fadenwurminfektion f, Fadenwurmbefall *m*
nematosis s. nematization
nematospermia Nematospermie f
neoadventitia Neoadventitia f
neoarthrosis s. nearthrosis
neoblastic neoblastisch, gewebebildend
neocerebellum Neozerebellum *n (stammesgeschichtlich junger Teil des Kleinhirns)*
neocortex Neokortex *m*, Neopallium *n (stammesgeschichtlich junger Teil der Großhirnrinde)*
neocystostomy Neozystostomie f
neodiathermy Kurzwellendiathermie f
neoencephalon s. neencephalon
neogala Kolostrum *n*, Kolostralmilch f, Vormilch f
neogenesis Neogenese f, Gewebsneubildung f; Gewebsregeneration f
neogenetic neogenetisch, gewebsneubildend; gewebsregenerierend
neoglycogenesis s. gluconeogenesis
neointima Neointima f
neointimal Neointima...

414

neologism Neologismus *m*, [krankhafte] Wortneubildung f *(z. B. bei Schizophrenie)*
neomembrane Neomembran f
neomycin Neomyzin *n (Antibiotikum)*
neonatal neonatal, Neugeborenen... *(Zusammensetzungen s. a. unter newborn)*
~ **apoplexy** Neugeborenenapoplexie f
~ **blennorrhoea** Neonatalblennorrhoe f, Neugeboreneneinschlußkonjunktivitis f
~ **impetigo** Impetigo f neonatorum, Pemphigus *m (Pemphigoid n)* neonatorum, Neugeborenenpemphigus *m*, Neugeborenenpemphigoid f
~ **intensive care** Neugeborenenintensivtherapie f, Neugeborenenintensivpflege f
~ **intensive care unit** Neugeborenenintensivtherapieeinheit f
~ **myasthenia** Neugeborenenmyasthenie f
~ **oedema** Neugeborenensklerödem *n*, Sclerema *n* neonatorum
~ **ophthalmic gonorrhoeal infection** Neugeborenen[augen]tripper *m*, Blennorrhoe f neonatorum
~ **septicaemia** Neugeborenenseptikämie f, Neugeborenensepsis f
~ **subdural haemorrhage** Neugeborenensubduralhämatom *n*
~ **tetanus** Neugeborenentetanus *m*
~ **tetany** Neugeborenentetanie f, tetanische Krampfanfälle *mpl* des Neugeborenen
neonate s. neonatal
neonate Neugeborenes *n*, neugeborenes Kind *n*
~ **death** Neugeborenentod *m*
neonaticide 1. Neugeborenenmord *m*; 2. Neugeborenenmörder *m*
neonatologist Neonatologe *m*, Neugeborenenspezialist *m*
neonatology Neonatologie f, Lehre f vom Neugeborenen
neonatus s. neonate
neopallial Neopallium...
neopallium Neopallium *n*
neophilism Neophilismus *m*, [krankhafte] Vorliebe f für Neues
neophobia Neophobie f, Misoneismus *m*, Abneigung f gegen Neues (Veränderungen)
neophrenia Neophrenie f, Kindheitspsychose f, Geistesstörung f bei Kindern
neoplasia 1. Neoplasie f, Neoplasmabildung f, Geschwulstbildung f; 2. Neoplasie f, Gewebsneubildung f
neoplasm Neoplasma *n*, Neubildung f; Geschwulst f, Tumor *m*
~ **of transitional cell type** Übergangszellenneoplasma *n*
neoplastic neoplastisch, geschwulstbildend, tumorbildend, zu einem Tumor auswachsend, geschwulstig auswachsend
neostigmine Neostigmin *n (parasympathikusstimulierendes Mittel)*
neostriatum Neostriatum *n (umfaßt Putamen und Nucleus caudatus)*

neovascular neovaskulär
~ **glaucoma** neovaskuläres Glaukom n
neovascularization Neovaskularisation f, Neovaskularisierung f, Gefäßneubildung f
neovascularize/to neovaskularisieren, neue Gefäße bilden, wieder Gefäße bilden
neovasculature 1. Gefäßneuverteilung f, Gefäßneuanordnung f, Gefäßneuversorgung f; 2. neugebildete Gefäße npl
nephelometer Nephelometer n, Trübungsmesser m
nephelometric nephelometrisch
nephelometry Nephelometrie f, Trübungsmessung f, Turbidimetrie f
nephelopia Nephelopsie f, Nebelsehen n (bei Hornhauttrübung)
nephelopic nephelop[isch]
nephradenoma Nierenadenom n
nephralgia Nephralgie f, Nierenschmerz m
nephralgic nephralgisch
nephratonia Nephratonie f, Nierenatonie f
nephrauxe Nephrauxe f, Nierenvergrößerung f
nephrectasia Nephrektasie f, Nierendilatation f; Nierenerweiterung f
nephrectomize/to nephrektomieren, die Nieren [operativ] entfernen, die Nieren herausschneiden
nephrectomy Nephrektomie f, Nierenexstirpation f, [operative] Nierenentfernung f, Nieren[her]ausschneidung f
nephric Nieren... (Zusammensetzungen s. a. unter renal)
~ **tubule** Nierentubulus m, Harnkanälchen n
nephritic nephritisch, Nierenentzündungs...
nephritis Nephritis f, Nierenentzündung f
~ **of pregnancy** Nephritis f gravidarum, Schwangerschaftsnephritis f; Schwangerschaftsniere f
nephritogenic nephritogen, die Nierenentzündung bewirkend
nephroabdominal nephroabdominal, Nieren-Bauch-...
nephroblastoma Nephroblastom n
nephrocalcinosis Nephrokalzinose f, Nierenverkalkung f
nephrocaps[ul]ectomy Nephrokaps[ul]ektomie f, [operative] Nierenkapselentfernung f, Nierenkapselausschneidung f, Nierendekapsulation f
nephrocapsulotomy Nephrokapsulotomie f, Nierenkapselschnitt m
nephrocarcinoma Nephrokarzinom n, Nierenkrebs m
nephrocardiac nephrokardial, Nieren-Herz-...
nephrocele Nephrozele f, Nierenhernie f, Nierenvorfall m
nephrocirrhosis Nephrozirrhose f, Nierenzirrhose f
nephrocolic nephrokolisch, Nieren-Kolon-...
~ **ligament** Ligamentum n nephrocolicum, Nieren-Dickdarm-Band n
nephrocolopexy Nephrokolopexie f, Nieren- und Dickdarmfixation f

nephrocoloptosis Nephrokoloptose f, Nieren- und Dickdarmsenkung f
nephrocystanastomosis Nephrozystanastomose f, Nieren-Harnblasen-Anastomose f
nephrocystitis Nephrozystitis f, Nieren- und Blasenentzündung f
nephrocystosis Nephrozystose f, Nierenzystenbildung f; Zystenniere[nerkrankung] f
nephrodystrophia Nephrodystrophie f, Nierengewebsentartung f, Nephrose f
nephrogastric nephrogastrisch, Nieren-Magen-...
nephrogenesis 1. Nephrogenese f, Nierenbildung f, Nierenentwicklung f; 2. Nephronbildung f, Nephronentwicklung f
nephrogenic nephrogen, von der Niere ausgehend
~ **cord** Urnierenleiste f
~ **dysembryoma** s. Wilms's tumour
nephrogenous s. nephrogenic
nephrogram Nephrogramm n, Nierenröntgen[kontrast]bild n
nephrographic nephrographisch
~ **phase** Nierenparenchymphase f
nephrography Nephrographie f, Nierenröntgen[kontrast]darstellung f
nephrohydrosis Nephrohydrose f, Harnstauungsniere f
nephroid nephroid, nierenartig, nierenähnlich
nephrolith Nephrolith m, Nierenstein m, Calculus m renalis
nephrolithiasis Nephrolithiasis f, Nierensteinkrankheit f, Nierensteinleiden n, Nierensteinerkrankung f
nephrolithic nephrolithisch, nierensteinartig, nierensteinähnlich
nephrolithotomy Nephrolithotomie f, [operative] Nierensteinentfernung f
nephrologist Nephrologe m, Nierenspezialist m
nephrology Nephrologie f (Lehre von der Niere und ihren Krankheiten)
nephrolysin Nephrolysin n
nephrolysis 1. Nephrolyse f, Nierenfreipräparation f, Nierenlösung f aus Verwachsungen; 2. Nephrolyse f, Nieren[gewebs]auflösung f
nephrolytic nephrolytisch
nephroma Nephrom n, [bösartiger] Nierentumor m, [bösartige] Nierengeschwulst f
nephromalacia Nephromalazie f, Nierenerweichung f
nephromegaly Nephromegalie f, Nierenvergrößerung f
nephromere s. nephrotome
nephron Nephron n (funktionelle Niereneinheit)
nephronophthisis Nephronophthise f, Nieren[gewebs]schwund m
nephroparalysis Nephroparalyse f, Nierenparalyse f
nephropathic nephropathisch
nephropathy 1. Nephropathie f, Nierenkrankheit f, Nierenerkrankung f, Nierenleiden n; 2. s. nephrosis

nephropexy

nephropexy Nephropexie f, Nierenfixation f, Wandernierenfixierung f
nephrophthisis Nephrophthise f, Nierenschwindsucht f, Nierentuberkulose f
nephropoietic nephropoetisch, nierengewebsbildend
nephropoietin Nephropoietin n
nephroptosis Nephroptose f, Nierensenkung f; Ren m mobile, Wanderniere f, Senkniere f
nephropyelitic nephropyelitisch, Nieren- und Nierenbeckenentzündungs...
nephropyelitis Nephropyelitis f, Nieren[parenchym]- und Nierenbeckenentzündung f
nephropyelolithotomy Nephropyelolithotomie f, Nierenbeckensteinschnitt m, operative Nierenbeckensteinentfernung f
nephropyeloplasty Nephropyeloplastik f, Nierenbeckenplastik f
nephropyosis Nierenvereiterung f, Nierenabszeß m
nephrorrhagia Nephrorrhagie f, Nierenblutung f, Nierenbluten n
nephrorrhaphy 1. Nephrorrhaphie f, Nierenanheftung f, Nierenfixierung f; 2. Nephrorrhaphie f, Nierennaht f
nephros Nephros m, Niere f, Ren m (Zusammensetzungen s. unter kidney, renal)
nephrosclerosis Nephrosklerose f, Nieren[arterien]sklerose f, Nierenarterienverkalkung f
nephrosiderosis Nephrosiderose f, Hämosiderinablagerung f in der Niere
nephrosis 1. Nephrose f, Nephrodystrophie f, Nierengewebsentartung f; 2. nephrotisches Syndrom n
nephrosonephritis Nephrosonephritis f, Nephrose f mit Nieren[parenchym]entzündung
nephrosplenopexy Nephrosplenopexie f, [operative] Nieren- und Milzfixation f
nephrostomal nephrostomal, Nephrostoma...
nephrostomy 1. Nephrostomie f, Nephrostoma n, Nierenfistel f; 2. Nephrostomie f, [operative] Nierenbeckenfistelung f
~ **catheter** Nephrostomiekatheter m
~ **tube** Nephrostomiedrain m(n)
nephrotic nephrotisch, Nephrose...
~ **syndrome** nephrotisches Syndrom n
nephrotome Nephrotom n (embryonale Anlage der Harnorgane)
nephrotomogram Nephrotomogramm n, Nierentomogramm n, Nierenschichtaufnahme f, Nieren[röntgen]schichtbild n
nephrotomographic nephrotomographisch, nierenschichtend
nephrotomography Nephrotomographie f, Nierentomographie f, Nieren[röntgen]schichtdarstellung f, Nierenschichten n
nephrotomy Nephrotomie f, Nieren[ein]schnitt m
nephrotoxic nephrotoxisch, nierengiftig; nierenschädigend

nephrotoxicity Nephrotoxizität f, Nierengiftigkeit f
nephrotoxin Nephrotoxin n, Nierengift n
nephrotropic nephrotrop, nierenbeeinflussend, nierenwirksam
nephrotropic [agent] nierenwirksames Mittel n, die Nierenfunktion beeinflussendes Arzneimittel n
nephrotuberculosis Nierentuberkulose f, Nierenschwindsucht f, Nephrophthise f
nephro-ureteral nephroureteral, Nieren-Harnleiter-...
nephro-uretercystectomy Nephroureterzystektomie f, [operative] Nieren-, Harnleiter- und Blasenentfernung f
nephro-ureterectomy Nephroureterektomie f, Nieren- und Harnleiterexzision f, [operative] Nieren- und Harnleiterentfernung f
nepiology s. neonatology
nerval nerval, Nerven... (s. a. neural)
~ **arch** Wirbelbogen m, Vertebralbogen m
nerve Nerv m, Nervus m
~ **action potential** Nervenaktionspotential n
~ **anaesthesia** Leitungsanästhesie f, Nervenblockade f
~ **anastomosis** Nervenanastomose f, [operative] Nervenverbindung f
~ **avulsion** Nervenex[h]airese f, Neurexairese f, Nervenextraktion f
~ **biopsy** Nervenbiopsie f
~ **block** Nervenblock m; Nervenleitungsstörung f
~ **cell** Nervenzelle f (s. a. neuron)
~ **cell destruction** Nervenzellenzerstörung f
~ **centre** Nervenzentrum n
~ **conduction** Nerven[erregungs]leitung f
~ **conduction speed (velocity)** Nervenleit[ungs]geschwindigkeit f
~ **decompression** Nervendekompression f
~ **degeneration** Nervendegeneration f
~ **dissecting scissors** Nervenpräparationsschere f
~ **ending** Nervenendigung f
~ **entrapment syndrome** Nervenreizsyndrom n
~ **epithel** sensorisches Epithel n
~ **excitability** Nervenerregbarkeit f
~ **fibre** Nervenfaser f, Axon n, Achsenzylinder m
~ **fibre atrophy** Nervenfaseratrophie f
~ **fibre layer** Nervenfaserschicht f
~ **filament** Nervenfilament n, Nervenfäserchen n
~ **function** Nervenfunktion f
~ **gas** Nervengas n
~ **graft** Nerventransplantat n
~ **grafting** Nerven[kabel]transplantation f
~ **hook** Nervenhäkchen n
~ **impulse** Nervenimpuls m
~ **injury** Nervenverletzung f
~ **of the pterygoid canal** Nervus m canalis pterygoidei
~ **regeneration** Nervenregeneration f

neuriatry

~ **retractor** s. ~ hook
~ **root** Nervenwurzel f
~ **root anaesthesia** Nervenwurzelanästhesie f
~ **root block** Nervenwurzelblockade f
~ **root irritation** Nervenwurzelreizung f
~ **sheath** Nervenscheide f, Perineurium n
~ **-sheath tumour** Neurilemmom n
~ **stimulation** Nervenstimulation f
~ **stimulator** Nervenstimulator m
~ **supply** Nervenversorgung f, Innervation f (eines Organs)
~ **suture** Nervennaht f
~ **tissue vaccine** s. neurovaccine
~ **tract** Nervenbahn f
~ **trunk** Nervenstamm m
~ **twig** Nervenstrang m
nervosism s. neurasthenia
nervosity s. nervousness
nervous 1. nervös, nerval, Nerven...; 2. nervös, nervenschwach, unbeherrscht, übererregt, neurotisch
~ **breakdown** Nervenzusammenbruch m
~ **debility** s. neurasthenia
~ **portion of the retina** Pars f optica retinae
~ **prostration** s. neurasthenia
~ **shock** Nervenschock m
~ **system** Nervensystem n, Systema n nervosum
~ **tissue** Nervengewebe n
nervousness Nervosität f
nervus s. nerve
nesidioblastoma Inselzellentumor m, Inselzellgeschwulst f (der Bauchspeicheldrüse)
nesslerization Neßlersche Probe f, Neßlerscher Test m (Ammoniaknachweis)
nesslerize/to mit Neßlers Reagens versetzen
nestiatria Fastenbehandlung f, Hungertherapie f
nestiostomy Jejunostomie f, Jejunumfistel f, Leerdarmfistel f
nestis 1. Fasten n, Hungern n; 2. Jejunum n, Leerdarm m
nestitherapy, nestotherapy s. nestiatria
nettle [rash] Nesselfieber n, Nesselausschlag m, Nesselsucht f, Urtikaria f
network Netzwerk n, Netz n, Reticulum n, Retikulum n
Neufeld quellung test Neufeldsche Quellungsreaktion f, Kapselquellungsreaktion f (Färbungsreaktion für die Pneumokokkentypisierung)
Neumann's sheath Neumannsche Zahnscheide f, Wandung f der Dentinkanälchen
neural neural, Neural..., Nerven...; vom Nervensystem ausgehend
~ **arc** Nervenbogen m
~ **axis** s. central nervous system
~ **blockade** Nervenblockade f
~ **canal** Canalis m vertebralis, Vertebralkanal m, Wirbelkanal m
~ **crest** Neuralleiste f
~ **cyst** Neuralzyste f, Nervengewebszyste f

~ **ectoderm** Neuralektoderm n
~ **fold** Neuralfalte f
~ **groove** Neuralfurche f, Neuralrinne f (Embryologie)
~ **lepra (leprosy)** Lepra f nervosa, Nervenlepra f
~ **lobe** Processus m infundibularis hypophysis
~ **plate** Neuralplatte f, Nervenplatte f, Medullarplatte f (Embryologie)
~ **sheath** Neuralscheide f, Nervenscheide f
~ **spine** Processus m spinosus, Dornfortsatz m (der Wirbel)
~ **store** Nervenspeicher m
~ **tissue** Nervengewebe n
~ **tube** Neuralrohr n, Nervenrohr n (Embryologie)
neuralgia Neuralgie f, Nervenschmerz m
neuralgic neuralgisch, Neuralgie..., Nervenschmerz...
neuralgiform neuralgiform, nervenschmerzartig, nervenschmerzähnlich
neuralward neuralwärts, nervenwärts
neuraminic acid Neuraminsäure f
neuraminidase Neuraminidase f (Enzym)
~ **treatment** Neuraminidasetherapie f
neuranagenesis Nervengeweberegeneration f
neurangiosis Neurangiosis f, Gefäßneurose f, Blutgefäßneurose f
neurapophysis Neuroapophyse f
neurapraxia Neurapraxie f (Nervenhüllenverletzung mit Wiederherstellung der Nervenleitfähigkeit)
neurasthenia Neurasthenie f, Nervenschwäche f
neurastheniac Neurastheniker m, Nervenschwacher m, nervenschwacher Mensch m
neurasthenic neurasthenisch, nervenschwach
~ **vertigo** neurasthenische Vertigo f, Neurasthenieschwindel m, neurasthenisches Schwindelgefühl n
neuraxis s. central nervous system
neuraxitis 1. Enzephalitis f, Gehirnentzündung f; 2. Nervenfortsatzentzündung f, Achszylinderentzündung f, Nervenentzündung f
neuraxon Neuraxon n, Achsenzylinder[fortsatz] m, Neurit m, Axon n, Nervenfortsatz m
neure s. neuron
neurectasia Neurektasie f, Neurotonie f, Nervendehnung f, Neurodiastase f
neurectomy Neurektomie f, Nervenexzision f, Nervenausschneidung f, [operative] Nervenentfernung f
neurectopia Neurektopie f, Nervenverlagerung f, Nervengewebeversprengung f
neurenteric neurenterisch
neurepithelium s. neuroepithelium
neurexeresis Neurex[h]airese f, Nervenextraktion f, Nervenausreißung f, Nervenausdrehen n
neuriasis s. hypochondriasis
neuriatry s. neurology

27 Nöhring engl./dtsch.

neurilem[m]a

neurilem[m]a Neurilemm[a] n, Neurolemm[a] n, Nervenscheide f, Schwannsche Scheide f
neurilemmal neurilemmal, Neurilemm...
~ sheath cell s. neurilemma
neurilemmitis Neurilemmitis f, Entzündung f der Schwannschen Scheide
neurilemmoma s. neurinoma
neurilemmosarcoma s. neurofibrosarcoma
neurine Neurin n, Trimethylvinylammoniumhydroxid n (bei Fäulnis aus Cholin entstehender Leichengiftstoff)
neurinoma Neurinom n, Neurilemmom n, Schwannom n, Schwannscher Tumor m
~ of facial nerve Fazialisneurinom n
neurinomatosis s. neurofibromatosis
neurite Neurit m, Nerven[zellen]fortsatz m, Achsenzylinder[fortsatz] m, Axon n, Neuraxon n
neuritic neuritisch, auf Nervenentzündung beruhend
neuritis Neuritis f, Nervenentzündung f
neuroabiotrophy Neuroabiotrophie f, Nervenzelldegeneration f
neuroanastomosis Neuroanastomose f, Nerven[bahn]anastomose f
neuroanatomic[al] neuroanatomisch
neuroanatomist Neuroanatom m
neuroanatomy Neuroanatomie f, Nervenanatomie f, Anatomie f des Nervensystems
neuroarthritism Nerven- und Gelenksymptomatik f
neuroarthropathy Neuroarthropathie f, Zentralnervensystem- und Gelenkerkrankung f
neuroasthenia s. neurasthenia
neuroastrocytoma 1. Neuroastrozytom n; 2. Ganglioneurom n
neuroaxonal Neuroaxon..., axonal, Achsenzylinder...
neurobartonellosis Neurobartonellose f, Bartonelleninfektion f des Nervensystems
neurobiological neurobiologisch
neurobiology Neurobiologie f, Nervenbiologie f
neurobiotaxis Neurobiotaxis f
neuroblast Neuroblast m (embryonale Nervenzelle)
neuroblastoma Neuroblastoma n sympath[et]icum, Neuroblastom n, Neuro[zyto]m n (bösartige Neuroblastengeschwulst)
neuroblastomatosis 1. Neuroblastomatose f, gehäuftes Auftreten n von Neuroblastomen; 2. s. neurofibromatosis
neurobrucellosis Neurobrucellosis f, Bruzelleninfektion f des Nervensystems
neurocalorimeter Neurokalorimeter n (zur Messung der Nerventemperatur)
neurocanal Canalis m centralis, Zentralkanal m [im Rückenmark]
neurocardiac neurokardial, Nervensystem-Herz-...
neurocentral Wirbelkörper...
neurocentrum Wirbelkörper m (Embryologie)

neurochemistry Neurochemie f
neurochoroiditis Neurochorioiditis f, Sehnerven- und Aderhautentzündung f
neurochoroidoretinitis Neurochorioretinitis f, Sehnervenentzündung f mit Ader- und Netzhautentzündung
neurocirculatory neurozirkulatorisch, Gehirndurchblutungs...
~ asthenia (syndrome) neurozirkulatorische Asthenie (Dystonie) f
neuroclonic [neuro]klonisch
neurocoele Neuralkanal m (Embryologie)
neurocranial neurokranial, Neurokranial..., Hirnschädel...
neurocranium Neurokranium n, Gehirnschädel m, Hirnschädel m
neurocutaneous 1. neurokutan, Haut-Nerven-...; 2. neurokutan, Hautnerven...
~ melanoblastosis neurokutane Melanoblastose f
neurocyte Neurozyt m, Nervenzelle f, Neuron n
neurocytolysin Neurozytolysin n, Nervenzellgift n
neurocytolysis Neurozytolyse f, Nervenzellenauflösung f, Nervenzellenzerstörung f
neurocytoma Neurozytom n (Geschwulst aus unausgereiften embryonalen Nervenzellen)
neurodealgia Retinaneuralgie f, Netzhautschmerz m
neurodeatrophia Retinaatrophie f, Netzhautatrophie f
neurodegenerative neurodegenerativ, Nervendegenerations...
neurodendrite, neurodendron Neurodendrit m, Nervenzellenzytoplasmafortsatz m
neuroderm Neuroderm n
neurodermatitis Neurodermatitis f, Neurodermitis f, Lichen m chronicus Vidal, Dermatitis f lichenoides chronica pruriens, Prurigo-Ekzem n Besnier, spätexsudatives Ekzematoid n Rost, konstitutionelles Ekzem n, Atopik-Dermatitis f
neurodermatosis Neurodermatose f
neurodermatrophia Neurodermatrophie f
neurodermitis s. neurodermatitis
neurodiagnosis Neurodiagnose f, Diagnose f einer Nervenerkrankung
neurodiastasis s. neurectasia
neurodocitis vertebrale Funiculitis f Sicard
neurodynamic neurodynamisch
neurodynia Neurodynie f, Nervenschmerz m
neurodystonia Neurodystonie f, vegetative Dystonie f
neuroectoderm Neuroektoderm n
neuroectodermal neuroektodermal
neuroelectrotherapy Neuroelektrotherapie f, Elektrotherapie f bei Nervenerkrankungen
neuroendocrine neuroendokrin, Nerven-Hormon-..., Nervensystem-Hormonsystem-...
neuroenteric s. neurenteric
neuroepidermal neuroepidermal, Nerven-Oberhaut-..., Nerven-Epidermis-...

neuromuscular

neuroepithelial neuroepithelial, Sinnesepithel...
neuroepithelioma Neuroepitheliom n, neuroepithelialer Tumor m; Ästhesioneuroblastom n, Ästhesioneuroepitheliom n
neuroepithelium Neuroepithel n, Sinnesepithel n (aus Sinnes- und Stützzellen bestehend)
neurofibril Neurofibrille f, Nervenfaser f
neurofibrillar[y] neurofibrillär, nervenfaserartig, nervenfaserähnlich, nervenfaserförmig
neurofibroma Neurofibrom n, Fibroneurom n (gutartige Geschwulst aus Nerven- und Bindegewebe)
neurofibromatosis Neurofibromatose f, Neurofibromatosis f [generalisata], Morbus m Recklinghausen, gehäuftes Auftreten n von Neurofibromen
neurofibromyxoma Neurofibromyxom n
neurofibrophacomatosis s. neurofibromatosis
neurofibrosarcoma Neurofibrosarkom n
neurofibrositis Neurofibrositis f, Nervenfaserentzündung f
neurofilament Neurofilament n
neurogangli[on]itis Neuroganglionitis f, Ganglionentzündung f, Nervenganglionentzündung f
neurogastric neurogastrisch, Nerven-Magen-...
neurogenesis Neurogenese f, Nervenbildung f, Nervenentwicklung f
neurogenetic s. neurogenic
neurogenic neurogen, von den Nerven ausgehend, vom Nervensystem ausgehend
~ **arthropathy** s. neuropathic arthropathy
~ **sarcoma** s. neurofibrosarcoma
~ **shock** neurogener Schock m
neurogenous s. neurogenic
neuroglia Neuroglia f, Glia f, [ektodermales] Nervenstützgewebe n
neuroglial neuroglial, neurogliär
~ **proliferation** Neurogliaproliferation f
neurogliocyte Neurogliozyt m, Neurogliazelle f
neurogliocytoma Neurogliozytom n
neuroglioma Neurogliom n (gutartige Geschwulst aus Neuroglia)
neuroglio[mato]sis Neurogliose f, Neurogliomatose f, gehäuftes Auftreten n von Neurogliomen
neurogram s. engram
neurohaematology Neurohämatologie f
neurohistology Neurohistologie f
neurohormonal neurohormonal
neurohormone Neurohormon n
neurohumoral neurohumoral
neurohumour s. neurotransmitter
neurohypophyseal neurohypophysär, Neurohypophysen..., Hypophysenhinterlappen..., HHL-...
neurohypophysis Neurohypophyse f, Hypophysenhinterlappen m, HHL
neuroid nervenartig, nervenähnlich, nervenförmig

neuroinhibitor Neuroinhibitor m, Nervenhemmstoff m
neuroinhibitory neuroinhibitorisch, nervenhemmend
neurokeratin Neurokeratin n (Eiweißkörper der Nervenmarkscheiden)
neurolemma s. neurilemma
neuroleprid Neuroleprid n, tuberkulöse Lepra f
neuroleptanaesthesia Neuroleptanästhesie f
neuroleptic neuroleptisch
neuroleptic [agent] Neuroleptikum n (Psychopharmakon)
~ **anaesthesia** s. neuroleptanaesthesia
~ **analgesia** s. neuroleptoanalgesia
neuroleptoanalgesia Neuroleptanalgesie f
neuroleptoanalgesic neuroleptanalgetisch
neurolipid storage disease Neurolipidspeicherkrankheit f
neurolipidosis s. 1. sphingolipidosis; 2. ceroid lipofuscinosis
neurolipomatosis Neurolipomatose f
neurologic s. neurological
neurological neurologisch
~ **disease** neurologische Krankheit (Erkrankung) f
~ **surgeon** Neurochirurg m
neurologist Neurologe m, Nervenarzt m, Facharzt m für Neurologie
neurology Neurologie f, Nervenlehre f (Lehre von der Anatomie, Physiologie und Pathologie des Nervensystems)
neurolues s. neurosyphilis
neurolymph Neurolymphe f, Liquor m cerebrospinalis, Hirn- und Rückenmarkflüssigkeit f
neurolymphomatosis Neurolymphomatose f
neurolysin Neurolysin n
neurolysis 1. Neurolyse f, Nervenfreilegung f, Nerven[frei]präparation f; 2. Neurolyse f, Nerven[gewebe]auflösung f, Nerven[gewebe]zerfall m
neurolytic neurolytisch
neuroma Neurom[a] n, Ganglioneurom n (Nervenfasergeschwulst)
neuromalacia Neuromalazie f, Nervenerweichung f
neuromatoid neuromatoid, neuromartig, neuromähnlich
neuromatosis Neuromatose f, Vorhandensein n mehrerer Neurome
neuromatous neuromatös, Neurom...
neuromechanism Neuromechanismus m, Nervenmechanismus m
neuromere Neuromer n, Nervensegment n
neuromery Neuromerie f, Nervensegmentierung f
neuromimesis Neuromimese f (hysterische Simulierung einer organischen Erkrankung)
neuromimetic neuromimetisch
neuromotor neuromotorisch
neuromuscular neuromuskulär, myoneural, Nerven-Muskel-...

neuromuscular

~ junction motorische Endplatte *f*, Nervenendapparat *m* [motorischer Nerven] *(zur Übertragung der Erregung von der Nerven- auf die Muskelfaser)*
~ spindle neuromuskuläre Spindel *f*
neuromyal *s.* neuromuscular
neuromyasthenia Neuromyasthenie *f*
neuromyelitis Neuromyelitis *f*, Nerven- und Rückenmarkentzündung *f*
neuromyic *s.* neuromuscular
neuromyoarterial neuromyoarteriell, Nerven-Muskel-Arterien-...
neuromyon Neuromyon *n (funktionelle Einheit von Muskelfaser und Nerv)*
neuromyopathic neuromyopathisch, muskel- und nervenkrank
neuromyositis Neuromyositis *f*, Nerven- und Muskelentzündung *f*
neuron Neuron *n*, Nervenzelle *f*, Neurozyt *m*
~ doctrine Neuronenlehre *f*, Neuronentheorie *f*
~ pathway Neuronenbahn *f*, Nerven[leitungs]- bahn *f*, Erregungsleitungsbahn *f*
~ theory *s.* ~ doctrine
neuronagenesis Neuronagenesie *f*, Neuronagenese *f*, fehlende Neuronenbildung *f*
neuronal neuronal, Neuron[en]...
~ invasion Nerveneinsprossung *f (bei Wundheilung)*
~ storage disease *s.* sphingolipidosis
neurone *s.* neuron
neuronic *s.* neuronal
neuronitis Neuronitis *f*, Neuronentzündung *f*, Nervenzellenentzündung *f*
neuronography Neuronographie *f*
neuronopathy Neuronopathie *f*, Neuronkrankheit *f*, Nervenzellenerkrankung *f*
neuronophage Neuronophag[e] *m*, Neuronenfreßzelle *f*, Nervenfreßzelle *f*
neuronophagic neuronophag, nervenzellenfressend
neuronophagocytosis *s.* neuronophagy
neuronophagy Neuronophagie *f*, Neurophagie *f*, Nervenzellenphagozytose *f*
neuro-ophthalmologic[al] neuroophthalmologisch
neuro-ophthalmologist Neuroophthalmologe *m*, Nerven- und Augenspezialist *m*
neuro-ophthalmology Neuroophthalmologie *f*
neuro-optic neurooptisch, Sehnerv[en]...
neuropapillitis Neuropapillitis *f*, Sehnervenentzündung *f*
neuroparalysis Neuroparalyse *f (Lähmung infolge Erkrankung des Nervensystems)*
neuroparalytic neuroparalytisch
~ keratitis Keratitis *f* neuroparalytica, neuroparalytische Hornhautentzündung *f* [des Auges] *(infolge fehlender Hornhautsensibilität)*
neuropath Neuropath *m*, Nervenkranker *m*, Nervenleidender *m*
neuropathic neuropathisch, nervenkrank, nervenleidend

420

~ arthropathy (joint disease) neuropathische (neurogene, tabische) Arthropathie *f*, Charcotsche Arthritis (Krankheit) *f*, Charcotsches Gelenk *n*
neuropathist *s.* neurologist
neuropathogenesis Neuropathogenese *f*
neuropathologic[al] 1. *s.* neuropathic; 2. neuropathologisch, Neuropathologie...
neuropathology Neuropathologie *f*, Nervenkrankheitslehre *f*
neuropathy Neuropathie *f*, Nervenkrankheit *f*, Nervenerkrankung *f*, Nervenleiden *n*
neuropharmacology Neuropharmakologie *f (Lehre von der Arzneimittelwirkung auf das Nervensystem)*
neurophilic *s.* neurotropic
neurophlegmon *s.* neuritis
neurophysiologic[al] neurophysiologisch
neurophysiologist Neurophysiologe *m*
neurophysiology Neurophysiologie *f (Lehre von den biologischen und elektrophysikalischen Vorgängen im Nervensystem)*
neuropil[e] Neuropil[em] *n*, Neurofibrillennetz *n*, Nervenfasergeflecht *n*, Nervenfasernetzwerk *n*
neuropituitary neuropituitär, neurohypophysär, Neurohypophysen...
~ syndrome *s.* adiposogenital dystrophy
neuroplasm Neuroplasma *n*, Nervenzellplasma *n*
neuroplasmic neuroplasmatisch, Neuroplasma...
neuroplasty Neuroplastik *f*, Nervenplastik *f*, Nervenverpflanzung *f (zur Überbrückung von Nervendefekten)*
neuroplegic neuroplegisch, nervenlähmend, nervendämpfend
neuroplegic [agent] Neuroplegikum *n*, neuroplegisches (nervenlähmendes) Mittel *n*
neuroplexus Nervengeflecht *n*, Nervenplexus *m*, Plexus *m* nervosus
neuropodium Neuropodium *n*, Endfüßchen *n*
neuropor[e] Neuroporus *m (Öffnung am oberen und unteren Ende des embryonalen Neuralrohrs)*
neuropotential Neuropotential *n*, Nervenpotential *n*
neuropsychiatric neuropsychiatrisch, nerven- und geisteskrank, nerven- und gemütsleidend
neuropsychiatrist Neuropsychiater *m*, Facharzt *m* für Nerven- und Geisteskrankheiten
neuropsychiatry Neuropsychiatrie *f (Lehre von den Nerven- und Geisteskrankheiten)*
neuropsychology Neuropsychologie *f*
neuropsychopathic neuropsychopathisch, nerven- und geisteskrank
neuropsychopathy Neuropsychopathie *f (Geistesstörung infolge organischer Nervenkrankheit)*
neuropsychosis *s.* psychosis

neuropticomyelitis Neuroptikomyelitis *f*, Sehnervenentzündung *f*
neuroradiologic[al] neuroradiologisch
neuroradiology Neuroradiologie *f*, Röntgenaufnahmetechnik *f* des Nervensystems
neurorecidive, neurorecurrence *s.* neurorelapse
neuroregulation Neuroregulation *f*, Nervenregulation *f*
neurorelapse 1. neurologisches Rezidiv *n*; 2. Neurosyphilisrezidiv *n*
neuroresuscitation Wiederbelebung *f* des Nervensystems
neuroretina Neuroretina *f*
neuroretinitis Neuroretinitis *f*, Papillen- und Netzhautentzündung *f*
neuroretinopathy Neuroretinopathie *f*, Papillen- und Netzhauterkrankung *f*
neuroroentgenology *s.* neuroradiology
neurorrhaphy Neurorrhaphie *f*, Nervennaht *f*
neurorrhexis Neurorrhexis *f*, Nervenausreißung *f*, Nervenausdrehung *f*, Neurex[h]airese *f*, Nervenextraktion *f*
neurosal neuroseartig, neuroseähnlich
neurosarcoma Neurosarkom *n*
neurosclerosis Neurosklerose *f*, Sklerose (Verkalkung) *f* des Nervengewebes, Nervengewebeverkalkung *f*
neurosecretion 1. Neurosekretion *f*, Neurokrinie *f*; 2. Neurosekret *n*
neurosecretory neurosekretorisch, neurokrin
neurosensorial, neurosensory neurosensorisch
neurosis Neurose *f (funktionelle Störung im Bereich der höheren Nerventätigkeit)*
neurosism *s.* neurasthenia
neuroskeletal neuroskeletal, Nerven-Skelett[muskel]-...
neurosome Neurosom *n*, Nervenzellenmitochondrium *n*
neurospasm Neurospasmus *m*
neurospongioma *s.* neuroglioma
neurospongium Neurospongium *n*, Nervenfasergeflecht *n*, Nervenfasernetzwerk *n*
neurostatus Neurostatus *m*, Nerven- und Geisteszustand *m*
neurostearic Nerven- und Fettgewebs-...
neurostenia Neurosthenie *f*, Nervenstärke *f*, Psychostärke *f*
neurosthenic neurosthenisch, nervenstark, psychostark
neurosurgeon Neurochirurg *m*, Facharzt *m* für Neurochirurgie
neurosurgery Neurochirurgie *f*
neurosurgical neurochirurgisch
neurosuture Nervennaht *f*, Neurorrhaphie *f*
neurosyphilid Neurosyphilid *f*
neurosyphilis Neurosyphilis *f*, Neurolues *f*, Lues *f* cerebrospinalis, Syphilis *f* des Nervensystems
neurotabes Pseudotabes *f*, Neurotabes *f* peripherica
neurotendinal, neurotendinous neurotendinös, Nerven-Sehnen-...

neurothecitis Nervenscheidenentzündung *f*, Nervenhüllenentzündung *f*
neurotherapy Neurotherapie *f*, Nerventherapie *f*, Nervenbehandlung *f*
neurothlipsis Neurothlipsis *f*, Nerven[druck]reizung *f*
neurotic neurotisch, auf einer Neurose beruhend
neurotic Neurotiker *m*, Neurosekranker *m*, an einer Neurose Leidender *m*
~ **personality** neurotische Persönlichkeit *f*
neurotigenic neurotogen, eine Neurose bewirkend, zu einer Neurose führend
neurotization 1. Neurotisation *f*, Nervenversorgung *f*, Nervenfasereinsprossung *f*; 2. Neurotisation *f*, Regeneration *f* durchtrennter Nerven; 3. Neurotisation *f*, [operative] Nerveneinpflanzung *f*
neurotmesis Neurotmesis *f*, komplette Nervendurchtrennung *f*
neurotogenic *s.* neurotigenic
neurotome 1. Neurotom *n*, Nervenskalpell *n*, Nervenmesser *n*; 2. *s.* neuromere
neurotomy Neurotomie *f*, Nervenschnitt *m*, Nervendurchschneidung *f*, [operative] Nervendurchtrennung *f*
neurotonic neurotonisch, nervenstärkend
neurotony 1. Neurotonie *f*, Nervendehnung *f*, Nervenstreckung *f*; 2. Tonuslage *f* des vegetativen Nervensystems
neurotoxic neurotoxisch, nervengiftig
neurotoxicity Neurotoxizität *f*, Nervengiftigkeit *f*
neurotoxin Neurotoxin *n*, Nervengift *n*
neurotransmitter Neurotransmitter *m*, Nervenüberträgerstoff *m*
neurotrauma Neurotrauma *n*, Nerventrauma *n*, Nervenverletzung *f*, Nerven[be]schädigung *f*
neurotripsy Neurotripsie *f*, Nerven[zer]quetschung *f*
neurotrope *s.* neurotropic
neurotrophic 1. neurotroph[isch]; 2. *s.* neurotropic
~ **arthritis** *s.* neuropathic arthropathy
~ **keratitis** *s.* neuroparalytic keratitis
~ **ulcer** neurotrophes Ulkus (Geschwür) *n*
neurotrophy Neurotrophie *f*, Nervenversorgung *f* der Gewebe
neurotropic neurotrop[isch], auf das Nervensystem [ein]wirkend, das Nervensystem beeinflussend
~ **virus** neurotropes Virus *n*
neurotropism Neurotropismus *m*, Neurotropie *f*, Nervenaffinität *f*
neurovaccine Neurovakzine *f (im Nervengewebe gezüchteter Impfstoff)*
neurovascular neurovaskulär, Nerven-Gefäß-...
~ **compression symptom** neurovaskuläres Kompressionssymptom *n*
neurovegetative neurovegetativ
neurovirulent neurovirulent

neurovirus 422

neurovirus Neurovirus n
neurovisceral neuroviszeral, Nerven-Eingeweide-...
neurula Neurula f (Embryologie)
neurulation Neurulation f (Embryonalstadium mit Bildung der Nervenplatte und des Nervenrohrs)
neutral 1. neutral, gleichgültig; unbeteiligt; 2. wirkungslos; 3. neutral, weder basisch noch sauer [reagierend]
~ **lipid** Neutralfett n
~ **occlusion** s. neutrocclusion
~ **reaction** Neutralreaktion f
~ **red** Neutralrot n (Azurfarbstoff für Vital- und Supravitalfärbung von Geweben)
~ **red bodies** Neutralrotkörperchen npl (in Lymphozyten)
~ **staining** Neutralfärbung f (von Geweben)
neutralization Neutralisation f, Neutralisierung f, Unwirksammachung f (z. B. einer Giftwirkung durch ein Gegenmittel)
~ **test** Neutralisationstest m
neutralize/to neutralisieren, unwirksam (wirkungslos, neutral) machen; entkräften; sich gegenseitig aufheben
~ **the toxin** das Toxin neutralisieren
neutralizing antibody Neutralisations-Antikörper m
neutrocclusion Neutrokklusion f, Neutralokklusion f, Neutralbiß m, Normalbiß m, eugnather Scherenbiß m, Regelbiß m
neutrocyte s. neutrophil[e]
neutron therapy Neutronentherapie f, Neutronenbehandlung f
neutrooclusion s. neutrocclusion
neutropenia Neutropenie f, Neutrophilenmangel m im Blut
neutrophil[e] neutrophiler Leukozyt (Granulozyt) m, Neutrophiler m
neutrophilia Neutrophilie f, Neutrozytose f (Vermehrung der neutrophil granulierten weißen Blutzellen)
neutrophilic neutrophil, sich besonders mit Neutralfarben färbend, neutralfärbend .
~ **granules** neutrophile Granula npl
~ **leucocyte** s. neutrophil[e]
~ **leukaemia** Neutrophilenleukämie f
~ **polymorphonuclear leucocyte** neutrophiler polymorphkerniger Leukozyt m
~ **series** Neutrophilenserie f, Neutrophilen[reifungs]reihe f
neutrotaxis Neutrotaxis f (anlockende und abstoßende Wirkung der neutrophilen Leukozyten)
nevus s. naevus
new growth Neubildung f, Neoplasma n
newborn neugeboren (Zusammensetzungen s. a. unter neonatal)
newborn Neugeborenes n, neugeborenes Kind n
~ **care** Neugeborenenpflege f; Neugeborenenaufzucht f

~ **haemolytic disease** Morbus m haemolyticus neonatorum, Erythroblastosis f foetalis, hämolytische Fötose f
~ **haemorrhagic disease** Morbus m haemorrhagicus neonatorum
~ **jaundice** Icterus m neonatorum, Neugeborenenikterus m, Neugeborenengelbsucht f
~ **morbidity** Neugeborenenmorbidität f
~ **mortality** Neugeborenenmortalität f, Neugeborenensterblichkeit f
~ **mortality rate** Neugeborenensterblichkeitsrate f
~ **nursery** Neugeborenenpflege f
~ **ophthalmia** Neugeborenenophthalmie f
Newcastle disease Newcastle-Krankheit f, atypische Geflügelpest f
~ **[disease] virus** Newcastle-Virus n
Nezelof's syndrome Nezelofsches Syndrom n, angeborener Lymphozytenmangel m
niacin Niazin n, Nikotinsäure f, 3-Pyridinkarbonsäure f (Vitamin)
~**-negative** niazin-negativ (Mycobacterium tuberculosis)
~**-positive** niazin-positiv
niacinamide Niazinamid n, Nikotinsäureamid n, 3-Pyridinkarbonsäureamid n (Vitamin)
nibbling forceps Knabberzange f (bei Knochenoperation)
niche Recessus m, Aushöhlung f, Bucht f, Grube f, Nische f
Nickerson-Kveim test [Nickerson-]Kveim-Test m (Hauttest zum Sarkoidosenachweis)
niclosamide Niklosamid n, 2',5-Dichloro-4'-nitrosalizylanilid n (Antiwurmmittel)
Nicolas-Favre disease Nicolas-Favresche Krankheit f, Lymphogranuloma n inguinale (venereum), Lymphogranulomatosis (Lymphadenitis) f inguinalis subacuta, 4. Geschlechtskrankheit f
nicotinamide Nikotinsäureamid n, Niazinamid n, 3-Pyridinkarbonsäureamid n
~**-adenine dinucleotide** Nikotinsäureamid-Adenindinukleotid n, NAD, Diphosphopyridinnukleotid n, DPN, Kodehydr[ogen]ase I f, Koenzym I n, Kozymase f
~**-adenine dinucleotide phosphate** Nikotinamid-adenin-dinukleotidphosphat n, NADP, Triphosphopyridinnukleotid n, TPN, Kodehydrase II f
nicotine Nikotin n, 1-Methyl-2-(3-pyridyl)-pyrrolidin n (Alkaloid)
nicotinic action Nikotineffekt m, Nikotinwirkung f
nicotinism Nikoti[a]nismus m, Nikotinintoxikation f, Nikotinvergiftung f
nictation s. nictitation
nictitate/to blinzeln
nictitating membrane Nickhaut f, Palpebra f tertia (rudimentär)
~ **spasm** Spasmus m nictitans, Lidmuskelkrampf m, krankhaftes Blinzeln n
nictitation 1. Niktation f, Blinzeln n; 2. s. nictitating spasm

nidal Nidus...
nidation Nidation *f*, Einbettung *f*, Einnistung *f*, Implantation *f (z. B. der befruchteten Eizelle in die Gebärmutterschleimhaut)*
nidus 1. Nidus *m*, Nervenzellkern *m* im Zentralnervensystem; 2. Nidus *m*, Krankheitsherd *m*, Infektionsherd *m*
Niemann-Pick disease Niemann-Picksche Krankheit *f*, Niemann-Pick-Krankheit *f*, Sphingomyelinspeicherkrankheit *f*
~-Pick lipid s. sphingomyelin
night blindness Nachtblindheit *f*, Nyktalopie *f*
~ cry nächtliches Aufschreien *n*
~ hospital Nachtsanatorium *n*
~ pain Nachtschmerz *m*, Ruheschmerz *m*
~ palsy Schlaflähmung *f (infolge Druckschädigung eines Nerven)*
~ sight Nachtsichtigkeit *f*
~ sweat Nachtschweiß *m*, Sudor *m* nocturnus *(z. B. bei Lungentuberkulose)*
~ terrors Aufschrecken *n*, Nachtangst *f*, Pavor *m* nocturnus
~ vision Nachtsichtigkeit *f*
nightmare Alptraum *m*, Alpdrücken *n*, Incubus *m*
nigra Substantia *f* nigra *(Gehirnabschnitt)*
nigral Substantia-nigra-...
nigrities linguae Nigrities *f* linguae, schwarze Haarzunge *f*, Melanotrichia *f* linguae, Hyperkeratosis *f* linguae
nigroreticular nigroretikulär, die Substantia nigra und die Formatio reticularis betreffend
nigrorubral nigrorubral, die Substantia nigra und den Nucleus ruber betreffend
nigrostriatal nigrostriatal, die Substantia nigra und das Striatum betreffend
nihilism 1. [therapeutischer] Nihilismus *m*, Zweifel *m* am Therapieerfolg; 2. Nihilismus *m*, Verneinungswahn *m*
Nikolsky's sign Nikolski-Zeichen *n*, Nikolskisches Zeichen (Phänomen) *n (bei Pemphigus vulgaris)*
nine Charrière catheter Katheter *m* Charrière (Charr.) 9
ninth cranial nerve IX. Hirnnerv *m*, Nervus *m* glossopharyngeus, Zungen-Schlund-Nerv *m*
niphablepsia Niphablepsie *f*, Schneeblindheit *f*
niphotyphlosis s. niphablepsia
nipiology s. neonatology
nipple Papilla *f* mammae, Mamille *f*, Brustwarze *f (Zusammensetzungen s. unter mamillary)*
Nissen fundoplication Fundoplicatio *f* nach Nissen
Nissl bodies (granules) Nisslsche Schollen *fpl*, Tigroidsubstanz *f*, chromatophile Schollen *fpl (in Nervenzellen)*
~ staining method Nisslsche Färbung[smethode] *f (zur Darstellung der Nisslschen Schollen)*
nisus Nisus *m*, Drang *m*, Trieb *m*
nit Nisse *f*, Läuseei *n*, Ovum *n* pediculi
nitrazepam Nitrazepam *n (Antikonvulsivum)*

nitrification Nitrifikation *f*, Nitrifizierung *f*, Nitratbildung *f*, Salpeterbildung *f (Oxydation des Ammoniaks über Nitrit zu Nitrat durch Bakterien)*
nitrifier Nitrifikant *m*, nitrifizierender Mikroorganismus *m*
nitrify/to nitrifizieren, zu Nitrat oxydieren, Salpeter (Nitrat) bilden
nitrite Nitrit *n (Methämoglobinbildner)*
nitrituria Nitriturie *f*, Nitritausscheidung *f* im Urin
nitrofurantoin Nitrofurantoin *n (Chemotherapeutikum)*
nitrogen balance (equilibrium) Stickstoffgleichgewicht *n*
~ mustard Stickstoffsenfgas *n*, Stickstofflost *m*, N-Lost *m (chemischer Kampfstoff)*
~ retention Stickstoffretention *f* im Blut, mangelnde Stickstoffausscheidung *f*
nitrogenous stickstoffhaltig
nitroglycerin Glyzerintrinitrat *n*, Nitroglyzerin *n (koronargefäßerweiterndes Mittel)*
nitroprusside Nitroprussid *n*, Pentazyanonitrosylferrat *n (blutdrucksenkendes Mittel)*
nitrous oxide Stickstoff(I)-oxid *n*, Distickstoffmonoxid *n*, Lachgas *n*
~ oxide anaesthesia Lachgasanästhesie *f*, Lachgasnarkose *f*
~ oxide analgesia Lachgasanalgesie *f*
~ oxide-oxygen anaesthesia Lachgas-Sauerstoff-Narkose *f*
Noble's plication operation Nobelsche Faltungsoperation *f*
nocardia Nokardia *f (zu den Aktinomyzeten gehörender aerober Mikroorganismus)*
nocardial nokardial, Nokardien...
~ cell wall Nokardienzellwand *f*
~ infection Nokardieninfektion *f*, Nokardienbefall *m*
nocardiosis Nokardiose *f*, Streptotrichose *f (die Haut und die Lungen befallende Pilzkrankheit)*
nociceptive schmerzempfindend, Schmerz...
~ reflex Schmerzreflex *m*
nociceptor Schmerz[empfindungs]rezeptor *m*
nociperception Schmerzempfindung *f*
nociperceptor s. nociceptor
noctalbuminuria Noktalbuminurie *f*, nächtliche Albuminurie *f*, nächtliche Eiweißausscheidung *f*
noctambulation Noktambulismus *m*, Nachtwandeln *n*, Schlafwandeln *n*
noctambulic noktambul, nachtwandelnd, schlafwandelnd
noctiphobia Nyktophobie *f*, Nachtangst *f*, Pavor *m* nocturnus
nocturia 1. Nykturie *f*, nächtliches Wasserlassen *n*; 2. s. nocturnal enuresis
nocturnal emission nächtlicher Samenerguß *m*, Pollution *f*, Spermatorrhoe *f* dormientum, Pollutio *f* nocturna
~ enuresis nächtliches Einnässen (Bettnässen) *n*, Enuresis *f* nocturna

nocturnal

~ **pollution** s. nocturnal emission
~ **proctalgia** Proctalgia f fugax
nocuous schädlich; giftig
nocuousness Schädlichkeit f; Giftigkeit f
nodal nodös, knotig, knotenförmig
~ **arrhythmia** [AV-]Knotenarrhythmie f, Atrioventrikularknotenrhythmusstörung f
~ **rhythm** [AV-]Knotenrhythmus m, Atrioventrikularknotenrhythmus m
~ **tachycardia** [AV-]Knotentachykardie f, Atrioventrikularknotentachykardie f
nodding spasm Nickkrampf m; Salaamkrampf m
node Nodus m, Knoten m
~ **of Cloquet** Cloquetscher Lymphknoten m
~ **of Keith and Flack** Keith-Flackscher Sinusknoten m, Nodus m sinoauricularis
~ **of Rosenmüller** Rosenmüllerscher Lymphknoten m
nodose s. nodal
nodosity 1. Nodosität f, Knotigkeit f, knotiger Zustand m; 2. Knotenbildung f, Knoten m
nodular nodulär, knötchenförmig, knotenförmig
~ **conjunctivitis** Raupenhaarkonjunktivitis f, Conjunctivitis f nodularis
~ **goitre** Knotenstruma f, Knotenkropf m, Struma f nodosa
~ **leprosy** s. lepromatous leprosy
~ **periarteriitis** Periarteriitis f nodosa
~ **prurigo** Prurigo f chronica nodularis
~ **response** Knötchenreaktion f
~ **subepidermal fibrosis** s. dermatofibroma
nodularity knötchenförmige Struktur f
nodulation Knotenbildung f, Knotenentstehung f
nodule Nodulus m, Knötchen n
nodules of the semilunar valves Noduli mpl valvularum semilunarium, Corpora npl Arantii
nodulous nodulös, kleinknotig
nodulus s. nodule
nodus s. node
noise trauma deafness Lärmtraumataubheit f, Lärm[schädigungs]schwerhörigkeit f
noma Noma n(f), Wangenbrand m, Gesichtsbrand m, Mundbrand m, Wasserkrebs m, Stomatitis f gangrenosa, Cancrum n oris
nominal aphasia Anomie f, Verlust m der Benennungsfähigkeit
nomotopic nomotop, ortsgerecht, ortstypisch
non-absorbable nicht absorbierbar (aufnehmbar)
non-adherent nichtadhärent, nichthaftend
non-anaphylactoid reaction nonanaphylaktoide (nichtanaphylaktische) Reaktion f
non-articular nonartikulär, nichtartikulär
non-bacterial nichtbakteriell
non-bacterial regional lymphadenitis Katzenkratzkrankheit f
non-chromaffin nonchromaffin, nichtchromaffin

non-chromaffin paraganglioma s. chemodectoma
non-cirrhotic nichtzirrhotisch
non-communicating hydrocephalus Verschlußhydrozephalus m, Verschlußwasserkopf m, nichtkommunizierender Wasserkopf m
non-congestive glaucoma s. open-angle glaucoma
non-crushing vascular clamp atraumatische Gefäßklemme f
non-cyanotic nichtzyanotisch (z. B. Herzfehler)
non-dominant nondominant, nichtdominant, nicht hervorstechend
non-encapsulated nicht gekapselt, kapsellos
non-encapsulated sclerosing tumour Graham-Tumor m, Adenokarzinom (Mikrokarzinom) n hyperplastischer Strumen
non-endemic nicht endemisch
non-gonococcal nicht gonokokkisch
non-granular nicht granuliert, nicht granulär (körnig)
non-Hodgkin lymphoma Non-Hodgkin-Lymphom n
non-icteric nichtikterisch, anikterisch, nicht gelbsüchtig
non-identical twins zweieiige Zwillinge mpl
non-indurated nichtinduriert, nichtverhärtet
non-infectious nicht infektiös (infizierend)
non-intention tremor Ruhetremor m
non-invasive nichtinvasiv, nicht [in den Körper] eindringend
non-jaundiced s. non-icteric
non-lamellar nicht lamellär
non-lipid nichtlipidisch, fettfrei
non-lipid histiocytosis (reticuloendotheliosis) s. Letterer-Siwe disease
non-luetic nichtluetisch, nichtsyphilitisch, syphilisfrei
non-medullated markscheidenlos
non-motile nicht beweglich, unbeweglich, bewegungslos
non-myelinated myelinscheidenlos
non-myogenic nichtmyogen, nicht muskulären Ursprungs
non-nucleated kernlos, ohne Kern
non-opaque nicht opak, lichtdurchlässig; [röntgen]strahlendurchlässig, nicht Kontrast gebend, nicht strahlendicht
non-otolaryngologist Nicht-Oto[rhino]laryngologe m, Nicht-HNO-Facharzt m
non-osteogenic nicht osteogen, nicht Knochen bildend
non-ovulatory nonovulatorisch, ovulationslos, ohne Eisprung
non-paralytic nicht paralytisch, lähmungsfrei, nicht gelähmt
non-parasitic nichtparasitär, nicht parasitisch, parasitenlos, parasitenfrei
non-parous nichtgebärend, geburtenlos, ohne Geburt
non-pathogenic nichtpathogen, nicht krankheitserregend

non-pathognomonic nichtpathognomonisch, nicht krankheitstypisch
non-psychotic nicht psychotisch, psychosefrei, ohne Psychose
non-purulent nicht purulent, eiterlos, eiterfrei
non-pyogenic nicht pyogen, nicht eiterbildend
non-refractive nicht refraktiv (lichtbrechend), lichtbrechungsfrei
non-secretory myeloma nichtsezernierendes Myelom n
non-segmented unsegmentiert, nicht segmentiert, segmentfrei
non-septate nicht septiert, septumlos, septenfrei
non-specific unspezifisch, nicht spezifisch
non-specific immunity unspezifische Immunität f
non-spore-forming s. non-sporogenous
non-sporogenous nicht sporogen (sporenbildend)
non-sporulating s. non-sporogenous
non-striated nicht gestreift, glatt
non-striated muscle s. smooth muscle
non-suppurative s. non-purulent
non-surgical nicht chirurgisch, nicht operativ
non-tender swelling harte Schwellung f (z. B. einer Drüse)
non-thrombo[cyto]penic nicht thrombozytopenisch, ohne Thrombozytenmangel
non-traumatic atraumatisch
non-tropical sprue nichttropische (einheimische) Sprue f
non-venereal nicht venerisch, geschlechtskrankheitsfrei
non-venereal syphilis nichtvenerische Syphilis f, Syphilis f innocentum (insontium), Bejel f
non-viability Lebensunfähigkeit f
non-viable nicht lebensfähig, lebensunfähig
nonigravida Nonigravida f, zum neunten Mal schwangere Frau f
nonipara Nonipara f, Neuntgebärende f
Nonne-Apelt test Nonne-Apelt-Test m, Nonne-Apelt-Schummsche Reaktion f (Nachweis für erhöhten Globulingehalt in der Hirn-Rückenmark-Flüssigkeit)
nonocclusion Nonokklusion f, offener Biß m
noopsyche Verstand m, Intelligenz f, geistiges Leben n
noradrenaline Noradrenalin n (Neurotransmitter)
norepinephrine s. noradrenaline
normal delivery Normalgeburt f
~ **occlusion** Normalbiß m
~ **serum** Normalserum n
~ **solution** Normallösung f, n-Lösung f
normoblast Normoblast m (kernhaltige Erythrozytenvorstufe)
normoblastic normoblastisch, Normoblast[en]...
normoblastosis Normoblastose f, Normoblastenvermehrung f im Knochenmark
normocalcaemia Normokalziämie f, normaler Blutkalziumgehalt

normocalcaemic normokalziämisch, mit normalem Blutkalziumgehalt
normocapnic mit normalem Kohlendioxidgehalt (CO_2-Gehalt)
normochromasia Normochromasie f, Normalfärbung f, Normalfärbbarkeit f
normochromatic normochromatisch, normochrom, normalfärbend
normochromia Normochromie f, normaler Bluthämoglobingehalt m
normochromic 1. normochrom, mit normalem Hämoglobingehalt; 2. s. normochromatic
~ **anaemia** normochrome Anämie f
normocyte Normozyt m, Normalerythrozyt m, normalgroßer Erythrozyt m
normocytic normozytisch, normalzellig, Normozyten...
~ **anaemia** normozytische Anämie f, Normozytenanämie f
~ **normochromic anaemia** normozytäre normochrome Anämie f
normocytosis Normozytose f, normale Bluterythrozytenzahl f
normoerythrocyte s. normocyte
normoglycaemia Normoglykämie f, normaler Blutzuckerspiegel m, normaler Blutzuckergehalt m
normoglycaemic normoglykämisch, mit normalem Blutzuckergehalt
normokalaemia Normokaliämie f, normaler Blutkaliumgehalt m
normokalaemic normokaliämisch, mit normalem Blutkaliumspiegel
normoproteinaemia Normoproteinämie f, normaler Bluteiweißgehalt m
normoproteinaemic normoproteinämisch, mit normalem Bluteiweißgehalt
normoreflexia Normoreflexie f, normaler Reflexstatus m
normotensive normoton, mit normalem Blutdruck
normothermia Normothermie f, Normaltemperatur f
normothermic normotherm[isch]
normotonia Normotonie f, normaler Muskeltonus m
normotonic normoton, mit normalem Muskeltonus
normotopia Normotopie f, Normallage f
normotopic normotop, an normaler Stelle liegend
normovolaemia Normovolämie f, normales Blutvolumen n
normovolaemic normovolämisch, mit normalem Blutvolumen
North African tick-bite fever nordafrikanisches Zeckenbißfieber n (durch Rickettsia conori)
~ **American blastomycosis** nordamerikanische Blastomykose f (durch Blastomyces dermatitidis)
~ **Asian tick-borne rickettsiosis** s. ~ Asian tick fever

North

~ **Asian tick fever** asiatisches Zeckenbißfieber n *(durch Rickettsia sibirica)*
~ **Queensland tick typhus [fever]** Nord-Queensland-Zeckenbißfieber n *(durch Rikkettsia australis)*
Norwegian itch (scabies) Skabies f Norwegica (crustosa), norwegische Krätze f
nose Nase f, Nasus m *(Zusammensetzungen s. a. unter* nasal)
~ **clip** Nasenklammer f
~ **drops** Nasentropfen mpl
~ **examination** Nasenuntersuchung f
nosebleed Nasenbluten n, Nasenblutung f, Epistaxis f, Rhinorrhagie f
nosebrain Riechhirn n, Rhinenzephalon n
nosochthonography s.
nosocomial nosokomial, im Krankenhaus entstehend, im Hospital auftretend
nosogenesis s. nosogeny
nosogen[et]ic nosogen, krankheitsbildend, krankheitserzeugend, krankmachend
nosogeny Nosogenesis f, Nosogenese f, Krankheitsentwicklung f
nosogeography Nosogeographie f, medizinische Geographie f *(Lehre von der geographischen und klimatischen Verbreitung der Krankheiten)*
nosography Nosographie f, Krankheitsbeschreibung f
nosohaemia Nosohämie f, Blutkrankheit f, Bluterkrankung f
nosologic[al] nosologisch
nosology Nosologie f, [systematische] Krankheitslehre f
nosomania Nosomanie f, Krankheitswahn m, eingebildetes Kranksein n
nosometry Nosometrie f, Bestimmung f der Morbiditätsrate
nosoparasite Nasenparasit m, Nasenschmarotzer m
nosoparasitism Nosoparasitismus m
nosophilia Nosophilie f, Flucht f in eine Krankheit, abnorme Hinwendung f zu Krankheiten
nosophobia Nosophobie f, [abnorme] Krankheitsfurcht f
nosopoietic s. nosogen[et]ic
nosotaxy Krankheitsklassifizierung f, Krankheitsklassifikation f, Krankheitseinordnung f
nosotherapy Nosotherapie f *(z. B. Heilfieberbehandlung)*
nosotrophy Nosotrophie f, Krankenversorgung f, Krankenpflege f
nostalgia Nostalgie f, [krankhaftes] Heimweh n, Nostomanie f
nostalgic nostalgisch, heimwehkrank
nostology s. gerontology
nostomania s. nostalgia
nostrate [ein]heimisch, endemisch
nostril Nasenöffnung f, Nasenloch n, Orificium n nasi, Naris f
~ **retractor** Nasenflügelhaken m
notal dorsal, Rücken...

notalgia Notalgie f, Rückenschmerz m
notancephalia Notenzephalie f, Fehlen n des Hinterhauptschädels
notanencephalia Notanenzephalie f, Fehlen n des Kleinhirns
notch Incisura f, Inzisur f, Einbuchtung f, Einschnitt m
notched teeth tonnenförmige (faßförmige) Schneidezähne mpl, Hutchinsonsche Zähne mpl
notching of the ribs Rippenusurenbildung f
note blindness Notenblindheit f, Amusie f
notencephalocele Notenzephalozele f, Hinterhirnbruch m, Hinterhirnvorfall m
notifiable meldepflichtig, anzeigepflichtig
notochord Chorda f dorsalis, Urwirbelsäule f, Rückensaite f, Achsenstab m
notochordal canal Urwirbelsäulenkanal m *(Embryologie)*
~ **plate** Notochordalplatte f
~ **process** Kopffortsatz m
notogenesis Notogenese f, Wirbelsäulenbildung f
notomelus Notomelus m *(asymmetrische Mißgeburt mit akzessorischen Gliedern am Rücken)*
notomyelitis Notomyelitis f, Rückenmarkentzündung f
nourishment 1. Nahrungsmittel n, Nahrung f; 2. Ernährung f
noxious schädlich, ungesund, verderblich, perniziös
noxiousness Schädlichkeit f, krankheitserregende Ursache f, Noxe f
nubecula Nubekula f, Hornhauttrübung f leichtesten Grades
nubile heiratsfähig
nubility Heiratsfähigkeit f
nucha Nucha f, Nacken m, Genick n
nuchal nuchal, Nacken..., Genick...
~ **aponeurosis** Nackenaponeurose f, Aponeurosis f nuchae
~ **fossa** Nackengrube f
~ **ligament** Nackenband n, Ligamentum n nuchae
~ **plane** Planum n nuchale
~ **rigidity** Nackensteifheit f, Nackensteifigkeit f, Nackenrigidität f
~ **tubercle** Nackenhöcker m
Nuck's canal Nuckscher Kanal m, Canalis m Nucki, Processus m vaginalis peritonei *(Bauchfellausstülpung beim weiblichen Geschlecht)*
~ **diverticulum** Nucksches Divertikel n, Diverticulum n Nucki *(meist obliterierter Processus vaginalis peritonei)*
~ **hydrocele** Nucksche Hydrozele f, Leistenbruch m bei der Frau *(bei offenem Processus vaginalis peritonei)*
nuclear nuklear, Kern..., Nukleo..., Zellkern...
~ **aplasia** Kernaplasie f, Möbiussches Syndrom n, Möbius-Syndrom n *(Fehlentwicklung der Hirnnervenkerne)*

~ **cataract** Kernstar *m*, Cataracta *f* nuclearis *(auf den Alterskern der Linse beschränkte Trübung)*
~ **chromatin** Kernchromatin *n*
~ **disk** s. ~ plate
~ **division** Kernteilung *f*
~ **figure** Kernfigur *f (Kernteilung)*
~ **icterus (jaundice)** Kernikterus *m*
~ **juice** Kernsaft *m*
~ **medicine** Nuklearmedizin *f*
~ **membrane** Nuklearmembran *f*, Kernmembran *f*
~ **paralysis** Nervenkernlähmung *f*, zentrale Lähmung *f*
~ **plate** Äquatorialplatte *f*, Äquatorialebene *f (Chromosomenanordnung bei der Zellkernteilung)*
~ **region** Kernregion *f*
~ **reticulum** s. nucleoreticulum
~ **sap** Kernsaft *m*
~ **spindle** Nuklearspindel *f*, Kernspindel *f*
~ **thread** Nuklearfaden *m*, Kernfaden *m*
nuclease Nuklease *f (Enzym)*
nucleated kernhaltig
nucleic acid Nukleinsäure *f*
~ **acid core** Nukleinsäurekern *m*
nucleide Nukleid *n (Nuklein-Metall-Verbindung)*
nucleiform nukleiform, kernförmig
nuclein Nuklein *n*
nucleinase Nukleinase *f (Enzym)*
nucleinic acid s. nucleic acid
nucleoalbumin Nukleoalbumin *n*
nucleoalbuminuria Nukleoalbuminurie *f*, Nukleoalbuminausscheidung *f* im Urin
nucleocapsid Nukleokapsid *n*
nucleocytoplasmic ratio Zellkern-Zellplasma-Verhältnis *n*
nucleoglucoprotein Nukleoglukoprotein *n*, Nukleoglukoproteid *n*
nucleohyaloplasm Nukleohyaloplasma *n*, Kernhyaloplasma *n*
nucleole Nukleolus *m*, Kernkörperchen *n*
nucleoliform nukleoliform, nukleolenförmig, nukleolenartig
nucleolus s. nucleole
nucleophosphatase s. nucleotidase
nucleoplasm Nukleoplasma *n*, Zellkern[proto]plasma *n*, Karyoplasma *n*
nucleoproteid, nucleoprotein Nukleoproteid *n*, Nukleoprotein *n*
nucleoreticulum Nukleoretikulum *n*, Kernretikulum *n*
nucleosidase Nukleosidase *f (Enzym)*
nucleoside Nukleosid *n*
nucleospindle s. nuclear spindle
nucleotidase Nukleotidase *f (Enzym)*
nucleotide Nukleotid *n*
nucleotoxic nukleotoxisch, kerngiftig
nucleotoxin Nukleotoxin *n*, Kerngift *n*
nucleus Nukleus *m*, Kern *m*; Zellkern *m*, Karyon *n*

~ **chromatin** Kernchromatin *n*
~ **of Bekhterev** Bechterewscher Kern *m*, Nucleus *m* vestibularis superior
~ **of Burdach** Burdachscher Kern *m*, Nucleus *m* cuneatus
~ **of Edinger-Westphal** Westphal-Edingerscher Kern (Ursprungskern) *m*
~ **of Goll** Gollscher Kern *m*, Nucleus *m* gracilis
~ **of Monakow** Monakowscher Kern *m*, Nucleus *m* cuneatus accessorius
~ **of origin** Ursprungskern *m*, Nucleus *m* originis
~ **of Schwalbe** Schwalbescher Kern *m*, Nucleus *m* vestibularis medialis
~ **of termination** Endkern *m*, Nucleus *m* terminationis
~ **of the inferior colliculus** Nucleus *m* colliculi inferioris
~ **of the lateral geniculate body** Nucleus *m* corporis geniculati lateralis
~ **of the lateral lemniscus** Nucleus *m* lemnisci lateralis
~ **of the lens** Nucleus *m* lentis, Linsenkern *m*
~ **of the medial geniculate body** Nucleus *m* corporis geniculati medialis
~ **of the mesencephalic tract of the trigeminal nerve** Nucleus *m* tractus mesencephali nervi trigemini
~ **of the spinal tract of the trigeminal nerve** Nucleus *m* tractus spinalis nervi trigemini
~ **of the tractus solitarius** Nucleus *m* tractus solitarii
~ **of the trapezoid body** Nucleus *m* corporis trapezoidei
nudism Nudismus *m*
nudomania Nudomanie *f*
nudophobia Nudophobie *f*
Nuhn's glands Nuhnsche Drüsen *fpl*, Glandulae *fpl* linguales anteriores, Zungenspitzendrüsen *fpl*
nullipara Nullipara *f (Frau, die nicht geboren hat)*
nulliparity Nulliparität *f (Zustand vor der ersten Geburt)*
nulliparous nullipar, ohne Geburt
numb empfindungslos, starr, erstarrt; betäubt,
· benommen
numbness Erstarrung *f*, Betäubung *f*, Benommenheit *f*; Empfindungslosigkeit *f*; Regungslosigkeit *f*, Stumpfheit *f*, Torpor *m*
nummiform s. nummular
nummular nummular, münzenförmig, kreisrund
~ **dermatitis** Dermatitis *f* nummularis
~ **psoriasis** Psoriasis *f* nummularis
nummulation Geldrollenbildung *f (der roten Blutkörperchen)*
nurse nach 1. säugen, stillen, nähren, einem Säugling die Brust geben; 2. saugen, säugen *(Saugakt)*; 3. pflegen, betreuen *(z. B. Kranke)*
~ **at the breast** mit der Brust ernähren, säugen

nurse 428

nurse 1. Schwester *f*, Krankenschwester *f*;
2. Kinderschwester *f*; Amme *f*
~ **specialist** Fachschwester *f*
nursemaid's elbow Pronatio *f* dolorosa infantum
nursery Säuglingsstation *f*
nurse's training school Schwesternschule *f*
nursing bottle Saugflasche *f*, Flasche *f*
~ **home** Pflegeheim *n*
~ **staff** Pflegepersonal *n*
nutation Nutation *f*, Nickbewegung *f*, Kopfwackeln *n*
nutmeg liver Muskatnußleber *f*, Hepar *n* moschatiforme *(bei chronischer Blutstauung)*
nutrient [er]nährend, nahrhaft
nutrient Nutriens *n*, Nährstoff *m*; Nährmittel *n*; Nähr[stoff]medium *n*
~ **absorption** Nährstoffabsorption *f*
~ **artery** Arteria *f* nutricia, Ernährungsarterie *f* [des Knochens]
~ **artery canal** Volkmannscher Kanal *m*
~ **artery of the fibula** Arteria *f* nutricia fibulae, Wadenbeinernährungsarterie *f*
~ **artery of the humerus** Arteria *f* nutricia humeri, Oberarmknochenernährungsarterie *f*
~ **artery of the renal pelvis** Arteria *f* nutricia pelvis renalis, Nierenbeckenernährungsarterie *f*
~ **artery of the tibia** Arteria *f* nutricia tibiae, Unterschenkelknochenernährungsarterie *f*
~ **canal** Ernährungskanal *m* [des Knochens], Canalis *m* nutricius, Haversscher Kanal *m*
~ **content** Nährstoffgehalt *m*
~ **deficiency** Nährstoffmangel *m*
~ **deficiency symptom** Nährstoffmangelsymptom *n*, Nährstoffmangelerscheinung *f*
~ **demand** Nährstoffbedarf *m*
~ **foramen** Foramen *n* nutritium *(Loch am Knochen für den Durchtritt der Ernährungsarterien)*
nutriment Nahrungsmittel *n*, Lebensmittel *n*, Nahrung *f*
nutrition Nutrition *f*, Ernährung *f*
nutritional Ernährungs…
~ **dystrophy** *s.* kwashiorkor
~ **factor** Ernährungsfaktor *m*
~ **habit** Ernährungsgewohnheit *f*
~ **hypochromic anaemia** Eisenmangelanämie *f*, sideroprive Anämie *f*
~ **oedema** Hungerödem *n*
~ **state (status)** Ernährungszustand *m*
nutritious *s.* nutritive
nutritive nutritiv, nahrhaft, [er]nährend
~ **canal** *s.* nutrient canal
~ **equilibrium** Ernährungsgleichgewicht *n*
nutritory *s.* nutritive
nutrix Amme *f*, Saugamme *f*
nyctalbuminuria *s.* noctalbuminuria
nyctalgia Nyktalgie *f*, Neuralgia *f* nocturna, Nachtschmerz *m*
nyctalope Nachtblinder *m*
nyctalopia Nyktalopie *f*, Nachtblindheit *f*

nyctaphonia Nyktaphonie *f*, Stimmlosigkeit *f* in der Nacht
nyct[er]ohemeral nyktohemeral, Tag- und Nacht…
nyctophilia Nyktophilie *f*, Vorliebe *f* für die Nacht (Dunkelheit)
nyctophobia Nyktophobie *f*, Nachtangst *f*, Pavor *m* nocturnus, Angst *f* vor Dunkelheit
nyctophonia Nyktophonie *f*, Stimmlosigkeit *f* am Tage
nyctotyphlosis *s.* nyctalopia
nycturia Nykturie *f*, nächtliches Wasserlassen *n*
nympha Nympha *f*, Labium *n* minus, kleine Schamlippe *f*
nymphectomy Nymphektomie *f*, Exzision *f* der kleinen Schamlippen
nymphitis Nymphitis *f*, Entzündung *f* der kleinen Schamlippen
nymphocaruncular nymphokarunkulär
nymphohymenal nymphohymenal
nymphomania Nymphomanie *f*, Mannstollheit *f*, Ovariomanie *f*, Östromanie *f*
nymphomaniac nymphoman[isch], mannstoll
nymphomaniac Nymphomanin *f*, Mannstolle *f*, mannstolle Frau *f*
nymphoncus Nymphonkus *m*, Anschwellung *f* der kleinen Schamlippen
nymphotomy Nymphotomie *f*, Inzision *f* der kleinen Schamlippen
nystagmic nystagmisch, Nystagmus…
nystagmiform nystagmiform, nystagmusartig, nystagmusähnlich
nystagmogram Nystagmogramm *n*, Nystagmuskurve *f*
nystagmograph Nystagmograph *m*, Nystagmusschreiber *m* (zur Aufzeichnung des Augenzitterns)
nystagmography Nystagmographie *f*, Nystagmusschreibung *f*, Nystagmusaufzeichnung *f*
nystagmoid *s.* nystagmiform
nystagmus Nystagmus *m*, Augenzittern *n*, Augapfelzittern *n*
~ **beat** Nystagmusschlag *m*
~ **direction** Nystagmusrichtung *f*
~ **intensity** Nystagmusintensität *f*
~ **recording** *s.* nystagmography
nystatin Nystatin *n* (Antibiotikum)

O

o. *s.* 1. oculus; 2. occiput
O agglutination O-Agglutination *f*
O agglutinin O-Agglutinin *n*
O antigen O-Antigen *n* (thermostabiles Antigen des Bakterienkörpers)
oaric *s.* ovarian
oarium *s.* ovary
oasthouse urine disease Methioninmalabsorptionssyndrom *n*
oat-cell carcinoma Oat-cell-Karzinom *n*, kleinzelliges Karzinom *n* (bösartigste Form des Bronchialkarzinoms)

obstipate

oath of Hippokrates Eid m des Hippokrates O. B. s. obstetrics
obdormition Obdormition f, Eingeschlafensein n, Erstarrung f, Unempfindlichkeit f (z. B. von Gliedmaßen)
obduction Obduktion f, Leichen[er]öffnung f, Sektion f, Autopsie f, Leichenschau f
obeliac Obelion...
obeliad zum Obelion hin [gerichtet]
obelion Obelion n (anthropologischer Meßpunkt)
obese fettleibig, fett[süchtig], adipös, korpulent, beleibt
obesity Obesität f, Fettleibigkeit f, Fettsucht f, Adipositas f, Korpulenz f, Beleibtheit f
~ **diet** Reduktionsdiät f, Abmagerungskost f, Entschlackungsdiät f
obesogenous dickmachend, fettansetzend, Übergewichtigkeit (Fettsucht) bewirkend
obex Obex m(f), Riegel m
obfuscation [geistige] Verwirrung f, [geistige] Verschleierung f
object relationship Objektbeziehung f, Gegenstandsreaktion f
objective tinnitus objektives Geräusch n, Pseudotinnitus m
~ **vertigo** objektive Vertigo f, objektiver Schwindel m, objektives Schwindelgefühl n
oblate abgeplattet, abgeflacht (an den Polen)
obligate aerobe obligat aerob, absolut von Sauerstoff abhängig
~ **anaerobe** obligat anaerob, absolut von Sauerstoff unabhängig
oblique arytenoid muscle Musculus m arytenoideus obliquus, schräger Kehlkopfmuskel m
~ **astigmatism** schräger Astigmatismus m
~ **auricular muscle** Musculus m obliquus auriculae
~ **bandage** Schrägverband m
~ **diameter of the pelvis inlet** Diameter f obliqua, schräger Beckeneingangsdurchmesser m
~ **facial cleft** schräge Gesichtsspalte f (embryonale Spaltbildung)
~ **fissure** Fissura f obliqua pulmonis
~ **fracture** Schrägfraktur f, Schrägbruch m
~ **head of the adductor hallucis muscle** Caput n obliquum musculi adductoris hallucis
~ **head of the adductor pollicis muscle** Caput n obliquum musculi adductoris pollicis
~ **hernia** s. indirect hernia
~ **incision** Schrägschnitt m, schräge Inzision f
~ **inguinal incision** Leistenschräginzision f, schräger Leistenschnitt m
~ **line of the fibula** Crista f medialis fibulae
~ **line of the mandible** Linea f obliqua mandibulae
~ **line of the thyroid cartilage** Linea f obliqua cartilaginis thyroideae (am Schildknorpel)
~ **muscle** Musculus m obliquus, Schrägmuskel m

~ **muscle-splitting incision of McBurney** Unterbauchwechselschnitt m
~ **popliteal ligament** Ligamentum n popliteum obliquum
~ **ridge** Linea f trapezoidea (am Schlüsselbein)
~ **sinus of the pericardium** Sinus m obliquus pericardii
~ **vein of Marshall (the left atrium)** Vena f obliqua atrii sinistri
obliquity Obliquität f, Neigung f, Schrägstellung f
~ **of the pelvis** Beckenneigung f, Beckeninklination f, Inclinatio f pelvis
obliquus 1. schief, schräg verlaufend; 2. zu einem Schrägmuskel gehörend
~ **reflex** Obliquusreflex m, Leistenreflex m
obliterant arteriosclerosis Arteriosclerosis f obliterans
obliterate/to 1. obliterieren, verwachsen, verkleben (z. B. Hohlräume); veröden (z. B. Gefäße); 2. obliterieren, verschmelzen (z. B. l. und II. Herzton)
obliterating bronchiolitis Bronchiolitis f obliterans
~ **endarteritis** Endarteriitis f obliterans (Gefäßverschlußkrankheit)
~ **pericarditis** Pericarditis f obliterans
obliteration 1. Obliteration f, Verwachsung f, Verklebung f (z. B. von Hohlräumen); Verödung f (z. B. von Gefäßen); 2. s. extirpation; 3. Gedächtnislücke f, Auslöschung f eines Ereignisses
obliterative obliterierend, verwachsend, verödend
~ **appendicitis** Appendicitis f obliterans
oblongata Medulla f oblongata, verlängertes Rückenmark n
obnubilation Dämmerzustand m, Benommenheit f; Ohnmacht f
obsession Obsession f, Verfolgungswahn m; Zwangsvorstellung f, Zwang m, Besessenheit f
obsessional s. obsessive
obsessive obsessiv, besessen, einer Zwangsvorstellung unterliegend
~ **neurasthenia** s. psychasthenia
obstetric s. obstetrical
obstetrical 1. geburtshilflich, Geburtshilfe...; Geburtshelfer...; 2. Geburts..., Entbindungs...
~ **canal** Geburtskanal m, Gebärkanal m
~ **forceps** Geburtszange f, Forzeps m(f)
~ **lever** Geburtslöffel m
~ **paralysis** Geburtslähmung f
obstetrician Geburtshelfer m
obstetrician's hand Geburtshelferhand f; Pfötchenstellung f der Hand (Tetaniezeichen)
obstetrics Obstetrik f, Geburtshilfe f, Entbindungskunst f
obstipate/to obstipieren, konstipieren, verstopfen, zu Stuhlverstopfung führen

obstipation

obstipation Obstipation f, Konstipation f, Verstopfung f, Stuhlverstopfung f
obstruct/to obstruieren, verstopfen, verlegen; hemmen, hindern
obstruction Obstruktion f, Verstopfung f, Verlegung f (z. B. des Darms)
~ **of the oesophagus** Ösophagusobstruktion f, Speiseröhrenverlegung f
obstructive 1. obstruktiv, verstopfend, verlegend; hemmend, hinderlich; 2. verstopft, verlegt
~ **atelectasis** Obstruktionsatelektase f, Resorptionsatelektase f (entsteht durch Luftaufsaugung in den Alveolen nach Bronchusverstopfung)
~ **emphysema** obstruktives Emphysem n
~ **glaucoma** Engwinkelglaukom n
~ **hydrocephalus** Obstruktionshydrozephalus m, Verschlußhydrozephalus m
~ **jaundice** Okklusionsikterus m, Verschlußikterus m, Stauungsgelbsucht f (durch Galleabflußstauung)
~ **pulmonary disease** obstruktive Lungenerkrankung f
obstruent obstruent, verstopfend, verlegend
obtund/to mildern, lindern, [ver]mindern; [Schmerzen] stillen
obtundation Milderung f, Linderung f, Verminderung f; Schmerzstillung f
obtundent schmerzlindernd, schmerzstillend
obtundent [agent] schmerzstillendes (schmerzlinderndes) Mittel n
obturate/to obturieren, verstopfen, verlegen, verschließen (z. B. Hohlräume)
obturation Obturation f, Verstopfung f, Verlegung f, Verschluß m (Zusammensetzungen s. unter obstructive)
obturator 1. Obturator[muskel] m, Schließmuskel m, Musculus m obturatorius; 2. Obturator m, Mandrin m, Einlegestab m (einer Hohlkanüle); 3. Obturator m, Gaumenverschlußplatte f
~ **artery** Arteria f obturatoria, Hüftbeinlocharterie f
~ **canal** Canalis m obturatorius
~ **crest** Crista f obturatoria
~ **externus [muscle]** Musculus m obturatorius externus, äußerer Hüftlochmuskel m
~ **fascia** Fascia f obturatoria, Obturatorfaszie f
~ **foramen** Foramen n obturatum
~ **groove** Sulcus m obturatorius
~ **hernia** Hernia f obturatoria, Obturatorhernie f, Beckenhernie f
~ **herniotomy** Obturatorherniotomie f, Obturatorhernienschnitt m
~ **internus [muscle]** Musculus m obturatorius internus, innerer Hüftlochmuskel m
~ **line** Linea f obturatoria, Obturatorlinie f
~ **membrane** 1. Membrana f obturatoria, Obturatormembran f; 2. Membrana f stapedis
~ **muscle** s. obturator 1.
~ **nerve** Nervus m obturatorius

430

~ **ring** Obturatorring m
~ **sign** Obturatorzeichen n (Röntgen)
~ **vein** Vena f obturatoria, Hüftbeinlochvene f
obtuse 1. stumpf (z. B. Gefühl); 2. dumpf (Schmerz)
obtusion Obtusion f, Abstumpfung f, Stumpfwerden n, Gefühlsherabminderung f
occasional parasite Gelegenheitsparasit m; periodischer Parasit m
occipital okzipital, Okzipital..., Hinterkopf..., Hinterhaupt...
occipital s. ~ bone
~ **angle** Okzipitalwinkel m
~ **arc** Okzipitalbogen m
~ **artery** Arteria f occipitalis, Hinterhauptarterie f
~ **belly of the epicranius** Venter m occipitalis musculi occipitofrontalis
~ **bone** Os n occipitale, Hinterhauptbein n
~ **cephalopagus** Cephalopagus (Craniopagus) m occipitalis
~ **condyle** Condylus m occipitalis
~ **craniopagus** s. ~ cephalopagus
~ **cross** Protuberantia f occipitalis interna
~ **emissary vein** Vena f emissaria occipitalis
~ **foramen** Foramen n [occipitale] magnum
~ **groove** Sulcus m arteriae occipitalis
~ **gyri** Gyri mpl occipitales, Hinterhauptwindungen fpl
~ **lobe** Lobus m occipitalis, Okzipitallappen m, Hinterhauptlappen m
~ **pachydermia** Pachydermia f occipitalis
~ **plane** Planum n occipitale
~ **plexus** Plexus m occipitalis, Okzipitalplexus m
~ **point** Okzipitalpunkt m, Hinterhauptpunkt m
~ **pole** Polus m occipitalis, Okzipitalpol m, Hinterhauptpol m
~ **region** Okzipitalregion f, Regio f occipitalis
~ **sinus** Sinus m occipitalis, Okzipitalsinus m, Hinterhauptblutleiter m
~ **squama** Squama f occipitalis, Hinterhauptschuppe f
~ **suture** Sutura f lambdoidea, Lambdanaht f
~ **triangle** Okzipitaldreieck n, Hinterhauptdreieck n
~ **vein** Vena f occipitalis, Hinterhauptvene f
occipitalis Venter m occipitalis musculi occipitofrontalis
~ **minor [muscle]** s. transverse nuchal muscle
occipitalization Okzipitalisation f, Verwachsung f mit dem Hinterhauptbein (z. B. des Atlas)
occipitalize/to okzipitalisieren, mit dem Hinterhauptbein verschmelzen (verwachsen)
occipitoanterior okzipitoanterior
~ **position of the foetus** vordere Hinterhauptslage f (bei der Geburt)
occipitoatlantoid s. occipitoatloid
occipitoatloid okzipitoatlantoid, Hinterhaupt[-bein]-Atlas-...
~ **joint** Articulatio f atlantooccipitalis

occipitoaxial okzipitoaxial, Hinterhaupt[bein]-Epistropheus-..., Hinterhaupt-Axis-...
occipitobasilar okzipitobasal, Hinterhaupt[bein]-Schädelbasis-...
occipitocalcarine okzipitokalkarin
occipitocervical okzipitozervikal, Hinterhaupt[bein]-Hals-...
occipitofacial okzipitofazial, Hinterhaupt[bein]-Gesicht-...
occipitofrontal okzipitofrontal, Hinterhaupt[bein]-Stirn-...
~ **circumference** Hinterhaupt-Stirn-Umfang m, okzipitofrontaler Umfang m
~ **diameter** Hinterhaupt-Stirn-Durchmesser m, okzipitofrontaler Durchmesser m
occipitofrontalis [muscle] Musculus m occipitofrontalis
occipitolaevoanterior position [of the foetus] linke (l.) vordere Hinterhauptslage f *(bei der Geburt)*
occipitolaevoposterior position [of the foetus] linke (l.) hintere Hinterhauptslage f *(bei der Geburt)*
occipitomastoid okzipitomastoid, Hinterhaupt[bein]-Warzenfortsatz-...
~ **suture** Sutura f occipitomastoidea, Hinterhauptbein-Warzenfortsatz-Naht f
occipitomental okzipitomental, Hinterhaupt[bein]-Kinn-...
~ **diameter** Hinterhaupt-Kinn-Durchmesser m, okzipitomentaler Durchmesser m
occipitoparietal okzipitoparietal, Hinterhaupt[bein]-Scheitelbein-...
~ **suture** Sutura f occipitoparietalis, Hinterhauptbein-Scheitelbein-Naht f
occipitopontine okzipitopontin, Okzipitallappen-Brücken...
~ **tract** Tractus m occipitopontinus
occipitoposterior okzipitoposterior
~ **position of the foetus** hintere Hinterhauptslage f *(bei der Geburt)*
occipitotemporal okzipitotemporal, Hinterhauptbein-Schläfenbein-...; Hinterhaupt-Schläfenlappen-...
~ **gyrus** Gyrus m occipitotemporalis
occipitothalamic okzipitothalamisch, Hinterhauptlappen-Thalamus-...
~ **fasciculus** Fasciculus m occipitothalamicus
~ **radiation** Radiatio f occipitothalamica
occiput Okziput n, Occiput n, Hinterhaupt n, Hinterkopf m
occlude/to okkludieren, [ab]schließen, versperren; hemmen
occluder Schielverband m, Schielkapsel f
occluding ligature Okklusionsligatur f
occlusal 1. Okklusions..., Verschluß...; 2. Kauflächen... *(Zahn)*
~ **surface of the tooth** Facies f occlusalis dentis
occlusion 1. Okklusion f, Verschluß m, Verschließung f; 2. Okklusion f, Gebißschluß m, [normale] Schlußbißstellung f *(der Zähne)*

~ **disharmony (dystrophy)** Okklusionsstörung f, Gebißschlußstörung f
~ **force** Okklusionskraft f, Gebißschlußkraft f
~ **nystagmus** Okklusionsnystagmus m, latenter Nystagmus m
~ **trauma** Okklusionstrauma n
occlusive okklusiv, verschließend, Verschluß...
~ **arterial disease** arterielle Verschlußkrankheit f, Arterienverschlußkrankheit f
~ **coronary artery disease** Koronararterienverschlußkrankheit f
occlusometer Gnathodynamometer n, Kaukraftmesser m
occult okkult, verborgen
~ **bifid spine** Spina f bifida occulta
~ **blood** okkultes Blut n *(z. B. im Stuhl)*
~ **blood test** Probe f auf okkultes Blut
~ **hydrocephalia** s. low-pressure hydrocephalia
occupational acne Berufsakne f
~ **dermatosis** Berufsdermatitis f
~ **disease** Berufskrankheit f, Berufserkrankung f
~ **injury** Arbeitsunfall m
~ **medicine** Arbeitsmedizin f
~ **neurosis** Berufsneurose f
~ **nystagmus** Berufsnystagmus m, Ermüdungsnystagmus m
~ **paralysis** Berufsparalyse f
~ **spasm** Berufsspasmus m, Ermüdungskrampf m
~ **therapy** Arbeitstherapie f, Beschäftigungstherapie f
~ **tumour** Berufstumor m, Berufsgeschwulst f
ochrodermatosis Ochrodermatose f, Hautgelbfärbung f
ochrodermia Ochrodermie f, gelbe Haut f
ochronosis Ochronose f *(Schwarzfärbung der Knorpel und des straffen Bindegewebes)*
ochronotic Ochronose...
octigravida Oktagravida f, zum achten Mal schwangere Frau f
octipara Oktipara f, Achtgebärende f, Frau f mit acht Geburten
ocular okular, Okular..., Augen...
~ **adnexa** Adnexa f oculi, Augenanhangsgebilde npl
~ **bacterial infection** bakterielle Augeninfektion f
~ **crisis** okulare Krise f, Augenkrise f
~ **discomfort (disorder)** Augenbeeinträchtigung f, Augenstörung f, Augenbeschwerden pl
~ **dominance** Augendominanz f
~ **fundus** Fundus m oculi, Augenfundus m, Augen[hinter]grund m
~ **globe** Globus m oculi, Augapfel m
~ **herpes [simplex]** Herpes m simplex oculi, Augenherpes m
~ **humour** Augen[kammer]wasser n
~ **hypertelorism** Hypertelorismus m, Augenwinkelabstandsvergrößerung f

ocular

~ **hypertension** Augenhypertension f, Augendruckerhöhung f
~ **hypotelorism** Hypotelorismus m, Augenwinkelabstandsverringerung f
~ **image** Okularbild n, Netzhautbild n
~ **leishmaniasis** Augenleishmaniase f
~ **melanocytosis**, Augenmelanozytose f, Melanosis f oculi
~ **migraine** Augenmigräne f, Flimmerskotom n (flimmernde Lichtempfindungen mit Kopfschmerzen bei Gefäßspasmen des Auges oder des Gehirns)
~ **motor nucleus** Okulomotorius[ursprungs]-kern m, Nucleus m originis nervi oculomotorii
~ **muscle** Augenmuskel m, Musculus m oculi
~ **myopathy** Augenmuskelerkrankung f
~ **nystagmus** Okularnystagmus m, Augennystagmus m
~ **onchocerciasis** Augenonchocerciasis f
~ **palsy (paralysis)** Augenparalyse f, Augen[muskel]lähmung f
~ **pathology** Augenpathologie f
~ **perforating injury** perforierende Augenverletzung f
~ **phthisis** s. ophthalmophthisis
~ **pigmentary disturbance** Augenpigmentstörung f
~ **pressure** Augendruck m
~ **prosthesis** Prothesis f ocularis, künstliches Auge n, Glasauge n
~ **skew deviation** Augenschielstellung f
~ **symptom** Augensymptom n
~ **syphilis** Augensyphilis f
~ **tension** Augendruck m
~ **vaccinia** Augenpocken pl
~ **vertigo** Vertigo f ocularis, okulare Vertigo f, Augenschwindel m
~ **zoster** Herpes m zoster oculi, Augenzoster m
oculentum Okulentum n, Augensalbe f
oculist Augenarzt m, Ophthalmologe m, Facharzt m für Augenheilkunde
oculistics Augenheilkunde f, Ophthalmologie f
oculoauriculovertebral okuloaurikulovertebral, Augen-Ohren-Wirbelsäule[n]-...
oculocardiac okulokardial, Augen-Herz-...
~ **reflex** okulokardialer Reflex m, Bulbus-[druck]reflex m, Bulbus-Druckversuch m (Absinken der Herzfrequenz durch Druck auf die Augäpfel)
oculocephalogyric okulozephalogyr
oculocerebrorenal okulozerebrorenal, Augen-Gehirn-Nieren-...
oculocutaneous okulokutan, Augen-Haut-...
oculodentodigital Augen-Zahn-Finger-...
oculofacial okulofazial, Augen-Gesicht[s]-...
oculogastric okulogastrisch, Augen-Magen-...
oculoglandular okuloglandulär, Augen-Lymphknoten-...
oculogyral s. oculogyric
oculogyration Augendrehung f, Augendrehbewegung f

oculogyric okulogyr, augendrehend, augenbewegend
oculomotor 1. Okulomotorius...; 2. okulomotorisch, Augenbewegungs...; Augenmuskel...
~ **nerve** Nervus m oculomotorius, Okulomotorius m, III. Hirnnerv m
~ **nucleus** Nucleus m nervi oculomotorii (Ursprungskern des III. Hirnnerven im Mittelhirn)
~ **palsy (paralysis)** 1. Okulomotoriuslähmung f, Paralyse (Lähmung) f des III. Hirnnerven; 2. Augenmuskellähmung f
~ **sulcus** Sulcus m medialis cruris cerebri
oculomycosis Okulomykose f, Augenmykose f, Pilzerkrankung (Pilzkrankheit) f des Auges
oculonasal okulonasal, Augen-Nasen-...
oculopalpebral reflex okulopalpebraler Reflex m
oculopathic okulopathisch, Augenkrankheits..., Augenleiden...
oculopathy Okulopathie f, Augenkrankheit f, Augenleiden n
oculo-otocutaneous okulo-otokutan, Augen-Ohren-Haut-...
oculopharyngeal okulopharyngeal, Augen-Rachen-...
~ **reflex** okulopharyngealer Reflex m
oculoplethysmography Okuloplethysmographie f
oculopupillary okulopupillär, Augenpupillen...
~ **syndrome** okulopupilläres Syndrom n, Hornerscher Symptomenkomplex m
oculosensory okulosensorisch
oculospinal okulospinal, Augen-Rückenmark-...
oculozygomatic okulozygomatisch, Augen-Jochbein-...
oculus Oculus m, Auge n (Zusammensetzungen s. a. unter eye, ocular)
~ **dexter** Oculus m dexter, rechtes Auge n
~ **sinister** Oculus m sinister, linkes Auge n
ocyodinic s. oxytocic
O. D. s. oculus dexter
odaxesmus 1. Zungenbiß m; 2. Lippenbiß m
odontalgia Odontalgie f, Zahnschmerz m
odontalgic odontalgisch, Zahnschmerz...
odontatrophia Odontatrophie f, Zahnatrophie f
odontectomy Odontektomie f, Zahnextraktion f, Zahnziehen n, Zähneziehen n
odonterism Odonterismus m, Zähneklappern n
odontexesis Odontexesis f, Zahnsteinentfernung f; Zahnreinigung f
odonthyalus s. enamel
odontiasis Dentition f, Zahnung f, Zahnen n, Zahndurchbruch m
odontiatria Odontiatrie f, Zahnheilkunde f
odontic Zahn...
odontinoid zahnähnlich, zahnartig; zahnförmig
odontitis Odontitis f, Zahnentzündung f
odonto-atlantal atlantoaxial, Atlas-Axis-...
odontoblast Odontoblast m, Zahnbeinbildner m, Zahnbeinbildungszelle f

odontoblastic odontoblastisch, zahnbeinbildend
~ **process** Odontoblastenfortsatz *m*
odontoblastoma Odontoblastom *n*, Odontoblastentumor *m*, Odontoblastengeschwulst *f*
odontocele Odontozele *f*, Zahnzyste *f*
odontoclamis Zahnfleischkappe *f*, Zahnfleischdeckel *m*
odontoclasis Odontoclasis *f*, Dentinresorption *f*, Zahnbeinresorption *f*
odontoclast Odontoklast *m*, Zahnwurzelresorptionszelle *f*
odontocnesis Odontoknesis *f*, Zahnfleischjucken *n*
odontodynia *s.* odontalgia
odontogenesis 1. Odontogenese *f*, Odontogenie *f*, Dentifikation *f*, Zahnbildung *f*, Zahnentwicklung *f*; 2. Dentinogenese *f*, Dentinbildung *f*, Zahnbeinbildung *f*
odontogenic odontogen, von den Zähnen ausgehend
odontogram Odontogramm *n*, Zahnbild *n*
odontographic odontographisch
odontography Odontographie *f*, beschreibende Zahnkunde *f*, Zahnbeschreibung *f*
odontohyperaesthesia Odontohyperästhesie *f*, Zahnhypersensibilität *f*, Zahnüberempfindlichkeit *f*
odontoid 1. zahnförmig, zahnähnlich; 2. Densaxis-...
~ **fracture** Densfraktur *f*
~ **ligament** 1. Ligamentum *n* alare articulationis atlantoaxialis; 2. Ligamentum *n* apicis dentis
~ **process** Dens *m* axis (epistrophei), Drehwirbelzahn *m*
~ **vertebra** Vertebra *f* dentata, Axis *f*
odontolith Odontolith *m*, Zahnstein *m*
odontolithiasis Odontolithiasis *f*, Zahnsteinerkrankung *f*, Zahnsteinleiden *f*
odontologic odontologisch, Odontologie..., Zahnkunde...
odontologist Odontologe *m*, Zahnarzt *m*
odontology Odontologie *f*, Zahnkunde *f*, Gebißkunde *f*, Gebiß- und Zahnheilkunde *f*
odontoloxia *s.* odontoparallaxis
odontolysis Odontolyse *f*, Zahn[substanz]auflösung *f*
odontoma Odontom *n* (gutartige Zahnkeimgeschwulst)
odontonecrosis Odontonekrose *f*, Zahnnekrose *f*, Zahnzerfall *m*
odontoneuralgia Odontoneuralgie *f*, Zahnneuralgie *f*, Zahnschmerz *m*
odontoparallaxis Odontoparallaxe *f*, Odontoloxie *f*, Zahnirregularität *f*, Zahnstellungsabweichung *f*, Gebißmißbildung *f*
odontopathy Odontopathie *f*, Zahnkrankheit *f*, Zahnerkrankung *f*
odontoperiosteum Periodontium *n*, Zahnwurzelhaut *f*, Würzelhaut *f*
odontophobia Odontophobie *f*, Zahnbehandlungsangst *f*

odontoplasty Odontoplastik *f*, Zahnplastik *f* (Implantation von künstlichen Zähnen)
odontoplerosis Plombierung *f*, Zahnfüllung *f*, Zahneinguß *m*
odontoprisis Zähneknirschen *n*
odontoptosis Zahnverlust *m*
odontorrhagia Odontorrhagie *f*, Alveolarblutung *f*, Blutung *f* nach Zahnextraktion
odontorthosis Orthodontie *f*, Orthognathodontie *f*, Kieferorthopädie *f*, Gebißausrichtung *f*
odontoschism Fissura *f* dentis, Zahnspalte *f*, Zahnfissur *f*, Zahnriß *m*
odontoscope Odontoskop *n*, Zahnspiegel *m*; Mundspiegel *m*
odontoscopy Odontoskopie *f*, Zahnspiegelung *f*; Mundspiegelung *f*
odontoseisis Odontoseisis *f*, Zahnlockerung *f*, Losewerden *n* der Zähne
odontosis *s.* odontogenesis
odontotherapy Odontotherapie *f*, Zahnbehandlung *f*
odontotomy Odontotomie *f*, Zahntrepanation *f*, Zahneinschneiden *n*, Zahnschnitt *m*
odontotripsis Odontotripsis *f*, Abrasio *f* dentis, Zahnabnutzung *f*
odontotrypy Odontotripie *f*, Zahn[auf]bohren *n*
odor *(Am) s.* odour
odorant, odoriferous riechend, duftend, Geruchs...
odorimeter Odorimeter *n*, Geruchsstärkemesser *m*
odorimetry Odorimetrie *f*, Geruchsstärkemessung *f (einer Substanz)*
odorography Geruchsbeschreibung *f*
odour Odor *m*, Geruch *m*, Duft *m*
odynacousis Odynakusis *f*, schmerzhaftes Hören *n*
odynolysis Schmerzlinderung *f*, Schmerzverminderung *f*
odynometer Odynometer *n*, Schmerzmessungsinstrument *n*
odynometry Odynometrie *f*, Schmerzmessung *f*
odynopean schmerzbereitend, schmerzbewirkend, schmerzeinleitend
odynophagia Odynophagie *f*, Schluckschmerz *m*; schmerzhaftes Schlucken *n*
odynophobia Odynophobie *f*, Furcht *f* vor Schmerzen, Schmerzangst *f*
odynuria Odynurie *f*, schmerzhaftes Wasserlassen *n*
oedema Ödem *n*, Wassersucht *f*, Gewebswassersucht *f (Zusammensetzungen s. a. unter* dropsy, hydrops*)*
~ **of the extremities** Extremitätenödem *n*, Extremitätenschwellung *f*
~ **of the newborn** Oedema (Sclerema) *n* neonatorum, Neugeborenenödem *n*, Neugeborenenwassersucht *f*
~ **of the optic disk (papilla)** Papillenödem *n* [des Auges], Stauungspapille *f*
oedematous ödematös, wassersüchtig, Ödem...

28 Nöhring engl./dtsch.

oedipal

oedipal mit dem Ödipuskomplex behaftet, Ödipuskomplex...
oedipism Augenselbst[be]schädigung f, Augeneigenverletzung f
Oedipus complex Ödipuskomplex m
oesophagalgia Ösophagalgie f, Ösophagusschmerz m
oesophageal ösophageal, Ösophagus...
~ **achalasia** Ösophagusachalasie f
~ **artery** Ösophagusarterie f, Speiseröhrenschlagader f, Arteria f oesophagea
~ **atresia** Ösophagusatresie f, Speiseröhrenatresie f
~ **balloon tube** Ösophagusballonsonde f
~ **bougie** Ösophagusbougie f; Schlundbougie f
~ **cancer (carcinoma)** Ösophaguskarzinom n, Speiseröhrenkrebs m
~ **catheter** Ösophaguskatheter m, Speiseröhrenkatheter m
~ **compression** Ösophaguskompression f
~ **diverticulum** Ösophagusdivertikel n, Speiseröhrendivertikel n
~ **endoprosthesis** Ösophagusendoprothese f, Speiseröhrenendothese f
~ **fistula** Ösophagusfistel f, Speiseröhrenfistel f
~ **foramen** s. ~ hiatus
~ **forceps** Ösophaguszange f
~ **haemostatic tube** Ösophagus-Hämorrhagie-Tamponadesonde f
~ **hiatus** Ösophagushiatus m, Hiatus m oesophageus (Zwerchfellücke)
~ **hiatus hernia** Ösophagushiatushernie f
~ **hiatus hernioplasty** Ösophagushiatushernienplastik f
~ **inlet** Ösophaguseingang m
~ **lead** 1. Ösophagusableitung f (EKG); 2. Ösophaguselektrode f
~ **manometry** Ösophagusmanometrie f, Speiseröhren[b]innendruckmessung f
~ **moniliasis** Ösophagusmoniliasis f, Speiseröhrensoor m, Ösophagus-Candidamykose f
~ **motility** Ösophagusmotilität f
~ **motility disorder** Ösophagusmotilitätsstörung f
~ **orifice of the diaphragm** s. ~ hiatus
~ **plexus** Speiseröhrennervengeflecht n, Plexus m oesophageus
~ **rupture** Ösophagusruptur f, Speiseröhrenzerreißung f
~ **sound** Ösophagussonde f, Speiseröhrensonde f
~ **stenosis** Ösophagusstenose f, Speiseröhrenvereng[er]ung f
~ **stricture** Ösophagusstriktur f, Speiseröhrenstriktur f
~ **tear** Ösophagusriß m, Speiseröhrenzerreißung f
~ **traction diverticulum** Ösophagustraktionsdivertikel n
~ **tube** Schlundrohr n
~ **ulceration** Ösophagusulzeration f, Speiseröhrengeschwür[s]bildung f

~ **varices** Ösophagusvarizen fpl
~ **vein** Speiseröhrenvene f, Vena f oesophagea
oesophagectasia Ösophagektasie f, Ösophagusdilatation f, Speiseröhrenerweiterung f
oesophagectomy Ösophagektomie f, Ösophagusexzision f, [operative] Speiseröhrenentfernung f
oesophagectopy Speiseröhrenverlagerung f; Ösophagusverdrängung f
oesophagism[us] s. oesophagospasm
oesophagitis Ösophagitis f, Speiseröhrenentzündung f
oesophagobronchial ösophagobronchial, Speiseröhren-Bronchus-...
~ **fistula** Ösophagobronchialfistel f, Speiseröhren-Bronchus-Fistel f
oesophagoduodenostomy Ösophagoduodenostomie f, Speiseröhren-Zwölffingerdarm-Anastomose f, [operative] Ösophagus-Duodenum-Verbindung f
oesophagodynia Ösophagodynie f, Speiseröhrenschmerz m
oesophago-enterostomy Ösophagoenterostomie f, Ösophagus-Darm-Anastomose f, [operative] Speiseröhren-Darm-Verbindung f
oesophagogastrectomy Ösophagogastrektomie f, Ösophagus- und Magenexstirpation f, [operative] Speiseröhren- und Magenentfernung f
oesophagogastric ösophagogastral, Speiseröhren-Magen-...
~ **junction** s. cardia
~ **mucosal laceration** Mallory-White-Syndrom n, Mallory-Weißsches Syndrom n (oberflächliche Schleimhautblutungen am Ösophagus-Magen-Übergang)
oesophagoduodenoscopy Ösophagoduodenoskopie f, Speiseröhren-Magen-Zwölffingerdarm-Spiegelung f
oesophagogastroplasty Ösophagogastroplastik f, Speiseröhren- und Magenplastik f, [operative] Speiseröhren- und Magenrekonstruktion f
oesophagogastroscope Ösophagogastroskop n, Speiseröhren- und Magenspiegel m
oesophagogastroscopy Ösophagogastroskopie f, Speiseröhren- und Magenspiegelung f
oesophagogastrostomy Ösophagogastrostomie f, Speiseröhren-Magen-Anastomose f, [operative] Ösophagus-Magen-Verbindung f
oesophagogram Ösophagogramm n, Speiseröhrenröntgen[kontrast]bild n
oesophagographic ösophagographisch
oesophagography Ösophagographie f, Speiseröhrenröntgen[kontrast]darstellung f
oesophagojejunostomy Ösophagojejunostomie f, Ösophagus-Jejunum-Anastomose f, [operative] Speiseröhren-Leerdarm-Verbindung f
oesophagomalacia Ösophagomalazie f, Speiseröhrenerweichung f

oesophagomyotomy Ösophagomyotomie f, [operative] Speiseröhrenmuskeldurchtrennung f
oesophago-oesophagostomy Ösophagoösophagostomie f, Ösophagus-Ösophagus-Anastomose f, [operative] Speiseröhrenvereinigung f
oesophagopathy Ösophagopathie f, Ösophaguserkrankung f, Speiseröhrenkrankheit f
oesophagopharyngeal ösophagopharyngeal, pharyngoösophageal, Ösophagus-Pharynx-..., Speiseröhren-Rachen-...
oesophagoplasty Ösophagoplastik f, Ösophagusplastik f, Speiseröhrenrekonstruktion f
oesophagoplication Ösophagusfältelung f, Speiseröhrenfaltungsoperation f
oesophagoptosis Ösophagusptose f, Ösophagusprolaps m, Speiseröhrenvorfall m
oesophagoscope Ösophagoskop n, Speiseröhrenspiegel m
oesophagoscopic ösophagoskopisch
oesophagoscopy Ösophagoskopie f, Speiseröhrenspiegelung f
oesophagospasm Ösophagospasmus m, Ösophagismus m, Speiseröhrenkrampf m
oesophagostenosis Ösophagostenose f, Speiseröhrenvereng[er]ung f
oesophagostoma Ösophagostoma n, Speiseröhrenöffnung f, Speiseröhrenfistel f
oesophagostomy 1. Ösophagostomie f, [operative] Speiseröhrenfistelung f; 2. s. oesophagostoma
oesophagotome Ösophagotom n, Ösophagusmesser n
oesophagotomy Ösophagotomie f, [operative] Speiseröhreneröffnung f
oesophagotracheal ösophagotracheal, Ösophagus-Trachea-..., Speiseröhren-Luftröhren-...
~ **fistula** Ösophagotrachealfistel f, Speiseröhren-Luftröhren-Fistel f
oesophagus Ösophagus m, Speiseröhre f, Schlund m (Zusammensetzungen s. a. unter oesophageal)
~ **stethoscope** Ösophagusstethoskop n
oestradiol Östradiol n (Follikelhormon)
oestrin s. oestrogen
oestriol Östriol n
oestrogen Östrogen n (weibliches Keimdrüsenhormon)
~ **deficiency** Östrogenmangel m
~ **level** Östrogenspiegel m
~ **receptor** Östrogenrezeptor m
~ **receptor protein** Östrogenrezeptorprotein n
~ **replacement therapy** Östrogensubstitutionstherapie f
~ **therapy** Östrogentherapie f, Östrogenbehandlung f
oestrogenic östrogen, Östrogen...
~ **hormone** s. oestrogen
oestrogenization Östrogenapplikation f, Östrogenbehandlung f

oestrone Östron n, Östratrien-3-ol-17-on n
oestrous stage of the ovarian cycle Östrogenphase f [des Ovarialzyklus]
oestrus Ostrus m, Brunst f
OFC s. occipitofrontal circumference
official offizinell, offizinal, im Arzneimittelbuch enthalten; als Arzneimittel anerkannt
offspring Nachkomme m, Abkömmling m; Nachkommenschaft f
Ohara's disease s. tularaemia
oidiomycetic Oidiomyzeten...
oidiomycosis Oidiomykose f (Pilzerkrankung durch Oidium cutaneum)
oidiomycotic oidiomykotisch, Oidiomykose...
Oidium albicans Oidium n albicans, Soorpilz m
oikomania s. ecomania
oikophobia Oikophobie f, Häuserangst f, Geländefurcht f
oil-aspiration pneumonia Lipidpneumonie f
~ **gland** Talgdrüse f, Glandula f sebacea
~-**immersion lens** Ölimmersionslinse f
~-**immersion light microscope** Ölimmersions[licht]mikroskop n
~-**immersion objective** Ölimmersionsobjektiv n
~-**soluble dye** fettlöslicher Farbstoff m, Lysochrom n
oinomania Delirium n tremens
ointment Unguentum n, Salbe f
old dislocation veraltete (alte) Dislokation f, nicht reponierter Knochenbruch m
~ **sight** Alterssichtigkeit f, Presbyopie f
~ **term** alter Terminus m (im Gegensatz zu den Nomina Anatomica)
~ **tuberculin** Alt-Tuberkulin n, AT
Old World hookworm Ancylostoma n duodenale (Erreger der Ankylostomiasis)
oleaginous ölig; ölhaltig
oleandomycin Oleandomycin n (Antibiotikum)
oleandrism Oleanderintoxikation f, Oleandervergiftung f
olecranal Olekranon..., Hakenfortsatz...
olecranarthritis Ellenbogengelenkentzündung f
olecranarthrocace Ellenbogengelenktuberkulose f
olecranarthropathy Ellenbogengelenkerkrankung f, Ellenbogengelenkkrankheit f, Ellenbogengelenkleiden n
olecranoid hakenfortsatzartig, hakenfortsatzähnlich, hakenfortsatzförmig, Olekranon...
olecranon Olekranon n, Hakenfortsatz m der Elle
~ **bursa** Bursa f subcutanea olecrani
~ **fossa** Fossa f olecrani, Hakenfortsatzgrube f
~ **fracture** Olekranonfraktur f
~ **process** s. olecranon
~ **region** Regio f olecrani, Olekranonregion f
~ **spur** Olekranonsporn m
~ **tip** Olekranonspitze f
olenitis s. olecranarthritis
oleogranuloma Oleogranulom n, Oleom n, Elaiom n, Oleosklerom n, Öltumor m, Ölge-

oleoma

schwulst f *(Fremdkörpergeschwulst nach Injektion von Ölen)*
oleoma s. oleogranuloma
oleotherapy Öltherapie f, Ölbehandlung f
oleothorax Oleothorax m, Ölplombe f
oleovitamin ölige Vitaminlösung f, öliges Vitaminpräparat n
oleum Oleum n, Öl n
olfaction 1. Riechen n; 2. Geruchssinn m
~ **acuity** Riechschärfe f
olfactometer Olfaktometer n, Geruchssinnmesser m
olfactometry Olfaktometrie f, Geruchssinnprüfung f
olfactophobia Olfaktophobie f, [krankhafte] Geruchsabneigung f
olfactory Geruchssinn...; Geruchs...
~ **anaesthesia** s. anosmia
~ **apparatus** Riechapparat m; Geruchs[sinn]system n
~ **area** Area f olfactoria
~ **aura** Geruchsaura f, Geruchsvorbote m *(z. B. Geruchssensation bei epileptischem Anfall)*
~ **brain** s. rhinencephalon
~ **bulb** Bulbus m olfactorius *(Teil des Riechhirns)*
~ **canal** Riechkanal m *(Embryologie)*
~ **capsule** Riechkapsel f *(Embryologie)*
~ **cell** Geruchs[sinn]zelle f, Riechzelle f
~ **dysfunction** Geruchs[sinn]dysfunktion f, Riechstörung f
~ **epithelium** Geruchs[sinn]epithel n, Riechepithel n
~ **field** nasales Sehfeld n *[der Netzhaut]*
~ **foramen** Foramen n olfactorium
~ **glands** Glandulae fpl olfactoriae *(schlauchförmige Drüsen in der Geruchssinnesregion der Nase)*
~ **gyrus** Gyrus m olfactorius, Geruchssinnwindung f
~ **hallucination** Geruchshalluzination f
~ **lobe** Lobus m olfactorius, Geruchssinn[hirn]lappen m
~ **mucosa** Geruchs[sinn]mukosa f, Riechschleimhaut f
~ **mucosal region** Geruchs[sinn]schleimhautregion f, Riechschleimhautregion f
~ **mucous membrane** s. ~ mucosa
~ **nerve** Nervus m olfactorius, Riechnerv m, I. Hirnnerv m, Filum n olfactorium, Riechfaden m
~ **neuroblastoma** s. neuroepithelioma
~ **organ** Organum n olfactus, Riechorgan n, Geruchs[sinn]organ n
~ **peduncle** Pedunculus m olfactorius
~ **pit** Riechgrube f *(Embryologie)*
~ **placode** Riechplakode f *(Embryologie)*
~ **region [of the nose]** Regio f olfactoria [tunicae mucosae nasi], Riechregion f [der Nase]
~ **root** Stria f olfactoria
~ **sensibility** Geruchsempfindlichkeit f, Osmästhesie f

~ **sulcus** Sulcus m olfactorius lobi frontalis
~ **system** Riechsystem n, Geruchs[sinn]system n
~ **tract** Tractus m olfactorius
~ **trigone** Trigonum n olfactorium
oligaemia Oligämie f, Blut[volumen]verminderung f
oligakisuria Oligakisurie f, seltenes Urinlassen (Urinieren) n
olighidria s. oligohidria
olighydria s. oligohydria
oligoamnios s. oligohydramnios
oligoblast Oligoblast m *(Oligodendrozytenvorstufe)*
oligoblennia Oligoblennie f, Schleimmangel m
oligocardia Oligokardie f, herabgesetzte Herzfrequenz f
oligocholia Oligocholie f, Gallenmangel m
oligochromaemia Oligochromänie f, Hämoglobinmangel m, Bleichsucht f
oligochromasia Oligochromasie f, Hämoglobinmangel m *(im roten Blutkörperchen)*
oligochylia Oligochylie f, Chylusmangel m, Darmlymphemangel m
oligochymia Oligochymie f, Chymusverringerung f, Speisebreiverminderung f
oligocythaemia Oligozythämie f, Erythrozytenmangel m, Erythrozytenarmut f, Anämie f
oligocythaemic anämisch
oligodacrya Tränenmangel m
oligodactyly Oligodaktylie f, Ektrodaktylie f, [angeborenes] Fehlen n von Fingern und Zehen
oligodendria s. oligodendroglia
oligodendroblastoma Oligodendroblastom n
oligodendrocyte Oligodendrozyt m, Oligodendrogliazelle f
oligodendrocytoma s. oligodendroglioma
oligodendroglia Oligodendroglia f *(Nervengewebestützsubstanz)*
oligodendroglial Oligodendroglia...
oligodendroglioma Oligodendrogliom n, Oligodendrozytom n, Oligodendroblastom n *(gutartige Hirngeschwulst)*
oligodendrogliomatosis Oligodendrogliomatosis f, Vorhandensein n mehrerer Oligodendrogliome
oligodendroma s. oligodendroglioma
oligodipsia Oligodipsie f, vermindertes Durstgefühl n, Durstverminderung f
oligodontia Oligodontie f, [angeborener] Zahnmangel m
oligodynamic oligodynamisch, in kleinsten Mengen wirksam
~ **action** oligodynamische Wirkung f *(keimhemmende Wirkung von Schwermetallionen)*
oligoencephalia s. microcephalia
oligoerythrocythaemia 1. Oligoerythrozythämie f, Hämoglobinmangel m im Erythrozyten; 2. s. erythrocytopenia

oligogalactia Oligogalaktie *f*, Hypogalaktie *f*, verminderte Milchabsonderung (Milchsekretion) *f*
oligogene Oligogen *n*
oligogenic oligogen
oligogenics Geburtenkontrolle *f*
oligoglia s. oligodendroglia
oligohidria Oligohidrie *f*, Schweißmangel *m*
oligohydramnios Oligohydramnie *f*, Fruchtwassermangel *m*
oligohydria Oligohydrie *f*, Körperflüssigkeitsmangel *m*
oligohydruria Oligohydrurie *f*, Ausscheidung *f* eines hochkonzentrierten Urins
oligolalia Oligolalie *f*
oligolecithal oligolezithal, dotterarm, eigelbarm *(Eizelle)*
oligoleucocythaemia, oligoleucocytosis s. leucocytopenia
oligomania Oligomanie *f*
oligomelus Oligomelus *m*, Mißgeburt *f* mit verminderter Gliederzahl
oligomenorrhoea Oligomenorrhoe *f*, seltene Regelblutung (Monatsblutung) *f*
oligonucleotide Oligonukleotid *n*
oligophosphaturia Oligophosphaturie *f*, verminderte Phosphatausscheidung *f* im Urin
oligophrenia Oligophrenie *f*, Geistesschwäche *f*, Schwachsinn *m*
oligophrenic oligophren, geistesschwach, schwachsinnig
oligoplasmia Oligoplasmie *f*, Plasmamangel *m*
oligoplastic Plasmamangel...
oligopnoea Oligopnoe *f*, verminderte Atemfrequenz *f*; Verminderung *f* der Atmung
oligopsychia Geistesschwäche *f*
oligoptyalism, oligosialia Oligoptyalismus *m*, Oligosialie *f*, verminderte Speichelabsonderung *f*, Verminderung *f* der Speichelsekretion
oligosideraemia Oligosiderämie *f*, verminderter Bluteisengehalt *m*
oligospermatism s. oligospermia
oligospermia Oligospermie *f*, verminderte Samenabsonderung (Spermasekretion) *f*
oligotrichia Oligotrichie *f*, mangelhafter (verminderter) Haarwuchs *m*
oligozoospermia s. oligospermia
oliguresis, oliguria Oligurie *f*, verminderte Harnausscheidung (Urinausscheidung) *f*
oliguric oligurisch
oligydria s. oligohydria
oliva s. olive
olivary 1. Oliven[kern]...; 2. olivenartig, olivenähnlich
~ **body (nucleus)** Nucleus *m* olivaris, Olivenkern *m*
~ **peduncle** Pedunculus *m* olivaris
olive Olive *f*, Oliva *f (Gehirnabschnitt)*
~-**tipped bougie** Olivensonde *f*
Oliver's sign Oliver-Cardarelli-Zeichen *n (Kehlkopfpulsationen bei Aortenerweiterung)*
olivifugal vom Olivenkern weg gerichtet

olivipetal zum Olivenkern hin gerichtet
olivocerebellar olivozerebellar, Olivenkern-Kleinhirn-...
~ **tract** Tractus *m* olivocerebellaris
olivopontocerebellar olivopontozerebellar, Oliven-Brücken-Kleinhirn-...
olivospinal olivospinal, Olivenkern-Rückenmark-...
~ **tract** Tractus *m* olivospinalis
Ollier's disease s. enchondromatosis
omagra Omagra *f(n)*, Schultergicht *f*, Gicht *f* im Schultergelenk
omalgia Omalgie *f*, Schulterschmerz *m*
omarthralgia Omarthralgie *f*, Schultergelenkschmerz *m*
omarthritis Omarthritis *f*, Schultergelenkentzündung *f*
ombrophobia Ombrophobie *f*, Regenangst *f*, Regenfurcht *f*
omental omental, Omentum..., Epiploon..., Netz...
~ **bursa** Bursa *f* omentalis, Netzbeutel *m*
~ **graft** Netztransplantat *n*
~ **hernia** Omentumhernie *f*, Omentozele *f*, Netzhernie *f*, Netzbruch *m*
~ **overcoat** Omentumbedeckung *f*, Netzabdeckung *f (z. B. bei Blinddarmperforation)*
~ **patching** Netzdeckung *f (beim chirurgischen Eingriff)*
~ **sac** Netzbeutel *m*
~ **taenia** Taenia *f* omentalis, Omentumansatz *m*, Netzansatz *m*
~ **venule** Netzvenole *f*
omentectomy Omentektomie *f*, Netzresektion *f*, Netzexision *f*, [operative] Netzentfernung *f*
omentitis Omentitis *f*, Netzentzündung *f*
omentocele s. omental hernia
omentofixation s. omentopexy
omentopexy Omentopexie *f*, Omentofixation *f*, Netzfixierung, [operative] Netzanheftung *f*
omentoplasty Omentoplastik *f*, Netzplastik *f*
omentorrhaphy Omentorraphie *f*, Omentumnaht *f*, Netznaht *f*
omentosplenopexy Omentosplenopexie *f*, Netz- und Milzfixation *f*
omentotomy Omentotomie *f*, Omentum[ein]schnitt *m*, Netz[ein]schnitt *m*
omentulum kleines Netz *n (Teil des Bauchfells)*
omentum Omentum *n*, Epiploon *n*, Netz *n*
omentumectomy s. omentectomy
omitis Omitis *f*, Schulterentzündung *f*
omnivorous omnivor, allesfressend *(z. B. Bakterien)*
omocervicalis [muscle] Musculus *m* levator claviculae, Schlüsselbeinheber *m*
omoclavicular omoklavikulär, Schulter-Schlüsselbein-...
~ **trigonum** Trigonum *n* omoclaviculare, Fossa *f* supraclavicularis major
omodynia s. omalgia
omohyoid omohyoid, Schulter[blatt]-Zungenbein-...

omohyoid

~ **muscle** Musculus *m* omohyoideus, Schulter-Zungenbein-Muskel *m*
omosternum Cartilago *f* sternoclavicularis
omovertebral omovertebral, Schulter[blatt]-Wirbel-...
omphalectomy Omphalektomie *f*, Nabelexzision *f*, Nabelausschneidung *f*, [operative] Nabelentfernung *f*
omphalelcosis Exulceratio *f* umbilici, Nabelgeschwür *n*
omphalic omphalisch, umbilikal, Nabel..., Umbilikus... *(Zusammensetzungen s. unter umbilical)*
omphalitis Omphalitis *f*, Nabelentzündung *f*
omphaloangiopagous durch die Nabelschnurgefäße verbunden *(Zwillingsmißbildung)*
omphalocele Omphalozele *f*, Nabelhernie *f*, Nabelbruch *m*, Nabelvorfall *m*, Hernia *f* funiculi umbilicalis
omphalochorion Omphalochorion *n*
omphalodidymus *s.* omphalopagus
omphalogenesis Omphalogenese *f*, Dottersackentwicklung *f*
omphalo-intestinal duct *s.* omphalomesenteric duct
omphaloma Omphaloma *n*, Nabelgeschwulst *f*, Nabeltumor *m*
omphalomesenteric omphalomesenterisch, omphalomesenterial, Nabel-Mesenterium-...
~ **artery** Arteria *f* omphalomesenterica, Dottersackarterie *f*
~ **canal** Canalis *m* omphalomesentericus *(Embryologie)*
~ **circulation** Dottersack[blut]kreislauf *m*
~ **duct** Ductus *m* omphaloentericus, Darm[dotter]gang *m* *(embryonale Verbindung von Darm und Dottersack)*
~ **vein** Vena *f* omphalomesenterica, Dottersackvene *f*
omphalomonodidymus Omphalomonodidymus *m*, Doppelmißgeburt *f* mit einem Nabel
omphalopagus Omphalopagus *m*, Monomphalus *m*, Doppelmißgeburt *f* mit Nabelverwachsung
omphalophlebitis Omphalophlebitis *f*, Nabelvenenentzündung *f*
omphalophlegmon Omphalophlegmone *f*, Nabelphlegmone *f*
omphaloproptosis Omphaloproptosis *f*, Nabelschnurvorfall *m* *(bei der Geburt)*
omphalorrhagia Omphalorrhagie *f*, Nabelblutung *f*, Nabelbluten *n*
omphalorrhexis Omphalorrhexis *f*, Nabelruptur *f*, Nabelzerreißung *f*
omphalorrhoea Omphalorrhoe *f*, Nabellymphfluß *m*
omphalos Omphalos *m*, Umbilikus *m*, Nabel *m*
omphalospinous omphalospinal, Nabel-Darmbeinstachel-...
omphalotaxis Omphalotaxis *f*, Nabelschnurrückverlagerung *f*, Reposition *f* eines Nabelschnurvorfalls

omphalotome Omphalotom *n*, Nabelskalpell *n*, Abnabelungsmesser *n*
omphalotomy Omphalotomie *f*, Abnabelung *f*, Nabelschnurdurchtrennung *f*, Nabelschnurschnitt *m*
omphalotribe Omphalotriptor *m*, Nabelschnurquetsche *f*
omphalotripsy Omphalotripsie *f*, Nabelschnur[durch]quetschung *f*, Nabelschnurabquetschung *f*
omphalus *s.* omphalos
Omsk haemorrhagic fever Omsker Zeckenbißfieber (hämorrhagisches Fieber) *n* *(durch Arbovirus Gruppe B)*
onanism Onanie *f*, Selbstbefriedigung *f*
onanist Onanist *m*
once-a-day-dosage Einmal-pro-Tag-Dosierung *f*
Onchocerca Onchocerca *f* *(Nematodengattung; durch Stechmücken übertragene Krankheitserreger der Tropen)*
~ **caecutiens** Onchocerca *f* caecutiens, Nachtlarvenfilarie *f*, Microfilaria *f* nocturna
~ **volvulus** Onchocerca *f* volvulus, Knäuelfilarie *f*, afrikanische Filarie *f* *(Übertragung durch die Kriebelmücke)*
onchocercal Onchozerken...
onchocerciasis Onchozerkose *f*, Onchocerciasis *f*, Onchozerkeninfektion *f*
onchocercoma Onchozerkom *n*, Onchocerciasisknoten *m*
onchocercosis *s.* onchocerciasis
onchodermatitis Onchodermatitis *f*, Hautonchocerciasis *f*, Hautonchozerkose *f*
onchosphere Onkosphaere *f*, Bandwurmlarve *f*
oncocyte Onkozyt *m*, Pyknozyt *m*
oncocytic onkozytisch, Onkozyten...
oncocytoma Onkozytom *n*, Hürtle-Zelltumor *m*
oncogen Onkogen *n*, onkogenetischer Stoff *m*
oncogenesis Onkogenese *f*, Geschwulstentwicklung *f*, Geschwulstbildung *f*, Tumorentstehung *f*
oncogenetic onkogen, geschwulstbildend; geschwulstauslösend
oncogenetic [agent] krebserzeugender Stoff *m*, Karzinogen *n*, Kanzerogen *n*
oncograph Onkograph *m* *(Gerät zur Aufzeichnung von Volumenschwankungen von Organen) (s. a. oncometer)*
oncographic onkographisch
oncography Onkographie *f*, Volumenschwankungsaufzeichnung *f*
oncologic onkologisch, Geschwulst..., Tumor...
oncologist Onkologe *m*, Geschwulstspezialist *m*, Tumorspezialist *m*
oncology Onkologie *f*, Geschwulstlehre *f*
oncolysis Onkolyse *f*, Geschwulstauflösung *f*, Tumorzerfall *m*
oncolytic onkolytisch, geschwulstauflösend, Geschwülste auflösend, tumorauflösend
oncolytic [agent] Onkolytikum *n*, geschwulstauflösendes Mittel *n*

oncometer Onkometer *n*
oncometric onkometrisch
oncometry Onkometrie *f (Methode zur Messung von Volumenschwankungen von Organen)*
oncosis Tumorkrankheit *f;* Tumorkachexie *f*
oncosphere *s.* onchosphere
oncostatic onkostatisch, geschwulsthemmend, tumorhemmend
oncotherapeutic onkotherapeutisch
oncotherapy Onkotherapie *f,* Geschwulstbehandlung *f,* Tumortherapie *f*
oncotic 1. onkotisch, druckerhöhend; 2. onkotisch, volumenerhöhend; 3. Tumor..., Geschwulst...
~ **agent** onkotisch aktive Substanz *f*
~ **pressure** onkotischer (kolloidosmotischer) Druck *m*
oncotomy Onkotomie *f,* Geschwulstschnitt *m,* Tumoroperation *f*
oncotropic onkotrop, tumoraffin, Tumorzellen anziehend
one-child sterility Ein-Kind-Sterilität *f*
~**-eyed** einäugig
~**-point discrimination** Ein-Punkt-Diskriminierung *f (Tastsinn)*
~**-stage operation** einzeitige Operation (Operationsmethode) *f*
~**-stage procedure** einzeitiges Verfahren (Vorgehen) *n*
~ **third tubular plate** Drittelrohrplatte *f (Osteosynthese)*
oneiric 1. oneiroid, traumartig; 2. traumhaft; verschwommen *(Bewußtseinszustand)*
oneirism On[e]irismus *m,* Traumzustand *m*
oneirodynia On[e]irodynia *f,* nächtliche Unruhe *f*
oneirogmus On[e]irogmus *m,* Pollution *f,* nächtlicher Samenerguß *m*
oneirology On[e]irologie *f,* Traumlehre *f*
oneiroscopy On[e]iroskopie *f,* Traumanalyse *f*
oniomania Oniomanie *f,* krankhafter Kauftrieb *m*
onion-peel dermatome Zwiebelschalendermatom *n*
onir... *s.* oneir...
onkinocele Onkinozele *f,* Sehnenscheidenödem *n,* Sehnenscheidenschwellung *f*
onlay graft Anlagerungs[knochen]span *m*
onomatology Onomatologie *f,* Onomastik *f,* Nomenklaturlehre *f,* Wissenschaft *f* von den Eigennamen
onomatomania Onomatomanie *f,* Namenszwang *m*
onomatopoiesis Onomatopoese *f,* Onomatopöie *f,* Lautnachahmung *f,* Lautmalerei *f*
onset Ausbruch *m (einer Krankheit);* Initialsymptom *n;* Anfall *m*
~ **of the rash** Auftreten *n* des Hautausschlags (Exanthems) *(z. B. bei Syphilis)*
ontogenesis *s.* ontogeny
ontogen[et]ic ontogenetisch, Individualentwicklungs...

ontogeny Ontogenie *f,* Ontogenese *f,* Individualentwicklung *f*
onyalai tropische Thrombozytopenie *f*
onychalgia Onychalgie *f,* Nagelschmerz *m*
onychatrophia 1. Onychatrophie *f,* Nagelschwund *m;* 2. Versiegen *n* des Nagelwachstums
onychauxis Onychauxis *f,* Nagelhypertrophie *f,* Nagelwucherung *f,* verstärktes Nagelwachstum *n*
onychectomy Onychektomie *f,* Nagelextraktion *f,* [operative] Nagelentfernung *f*
onychexallaxis Onychexallaxis *f,* Nageldegeneration *f*
onychia Onychie *f,* Nagelbettentzündung *f;* Nagelbett[ver]eiterung *f*
onychin Onychin *n,* Nagelhartsubstanz *f*
onychitis Onychitis *f,* Nagelentzündung *f*
onychoclasis Onychoklasis *f,* Nagel[zer]brechen *n*
onychocryptosis Onychokryptosis *f,* Nageleinwachsung *f;* Unguis *m* incarnatus, eingewachsener Nagel *m*
onychodynia *s.* onychalgia
onychodystrophy Onychodystrophie *f,* Nagelmißbildung *f*
onychogenic onychogen, nagelbildend
onychogram Onychogramm *n,* Nagelpulskurve *f*
onychograph Onychograph *m,* Nagelpulsaufzeichnungsgerät *n*
onychographic onychographisch
onychography Onychographie *f,* Nagelpulsaufzeichnung *f*
onychogryp[h]osis Onychogryposis *f,* Nagelverkrümmung *f;* Krallennagelbildung *f*
onychohelcosis Onychohelkosis *f,* Nagelulzeration *f,* Nagelgeschwürbildung *f*
onychoheterotopia Onychoheterotopie *f,* abnorme Nagellokalisation *f*
onychoid onychoid, nagelartig, nagelähnlich; nagelförmig
onycholysis Onycholysis *f,* Nagelablösung *f*
onychoma Onychom *n,* Nagel[bett]geschwulst *f,* Nagelbettumor *m*
onychomadesis Onychomadesis *f,* Nagelausfall *m*
onychomalacia Onychomalazie *f,* Nagelerweichung *f*
onychomycosis Onychomykose *f,* Pilzkrankheit *f* der Nägel, Nagelpilzwucherung *f*
onychonosus *s.* onychopathy
onychopacity *s.* leuconychia
onychopathic onychopathisch
onychopathology Onychopathologie *f,* Nagelkrankheitslehre *f*
onychopathy Onychopathie *f,* Nagelkrankheit *f,* Nagelerkrankung *f,* Nagelleiden *n*
onychophagia Onychophagie *f,* Nägelkauen *n,* Nagel[ab]beißen *n,* Nagel[ab]knabbern *n*
onychophagist Nagelkauer *m,* Nagelbeißer *m*

onychophyma

onychophyma Onychophym n, Nagelgeschwulst f, Nageltumor m, Nagelwucherung f
onychoptosis Onychoptose f, Nagelabfallen n
onychorrhexis Onychorrhexis f, Nagelbrüchigkeit f, Nagelspaltbildung f, Nagelfissurbildung f
onychorrhiza Onychorrhiza f, Nagellockerung f
onychoschizia Onychoschisis f, Nagel[auf]spaltung f, Nagel[auf]splittern n
onychosis s. onychopathy
onychostroma Onychostroma n, Nagelmatrix f, Nagelbett n
onychotillomania Onychotillomanie f, triebartige Fingernagelzerstörung f *(Verhaltensstörung)*
onychotomy Onychotomie f, Nagelinzision f, Nagel[ein]schnitt m
onychotrophy Onychotrophie f, Nagelernährung f
onyx 1. Onyx m, Unguis m, Nagel m; Fingernagel m; Zehennagel m *(Zusammensetzungen s. unter* nail*)*; 2. s. hypopyon
onyxitis Onyxitis f, Nagelentzündung f
oocyesis s. ovarian pregnancy
oocyst Oozyste f
oocyte Oozyt m, Oozyte f, Eizelle f
~ nucleus Oozytennukleus m, Eizellenkern m
oogenesis Oogenese f, Eientwicklung f, Eibildung f
oogenetic oogenetisch, eibildend, Eibildungs...
oogonium Oogonium n, Ovogonium n, Urei n, Primordialei n
ookinesis Ookinese f
ookinete Ookinet m *(Entwicklungsstufe der Malariaerreger)*
ookinetic ookinetisch
oolemma Oolemma n, Zona f pelucida, Eihaut f
oophoralgia Oophoralgie f, Eierstockschmerz m
oophorauxe Oophorauxe f, Eierstockvergrößerung f, Eierstockwucherung f
oophorectomy Oophorektomie f, Ovariektomie f, Ovarialexstirpation f, [operative] Eierstockentfernung f
oophoritis Oophoritis f, Ovaritis f, Eierstockentzündung f
oophorocaecal oophorozökal, Eierstock-Blinddarm-...
oophorocystectomy Oophorozystektomie f, [operative] Eierstockzystenentfernung f
oophorocystosis Oophorozystose f, Eierstockzystenbildung f
oophorocystostomy Oophorozystostomie f, Eierstockzystenfistelung f
oophorogenous oophorogen, aus dem Eierstock stammend
oophorohysterectomy Oophorohysterektomie f, Hysteroovariektomie f, Gebärmutter- und Eierstockexstirpation f, [operative] Gebärmutter- und Eierstockentfernung f

440

oophoroma Oophorom n, Eierstockgeschwulst f, Eierstocktumor m
oophoromalacia Oophoromalazie f, Ovar[ium]erweichung f, Eierstockerweichung f
oophoromania Oophoromanie f *(psychische Störung infolge Eierstockfunktionsstörung)*
oophoron s. ovary
oophoropathy Oophoropathie f, Eierstockkrankheit f, Eierstockerkrankung f, Eierstockleiden n
oophoropexy Oophoropexie f, Eierstockfixierung f, Eierstockanheftung f
oophoroplasty Oophoroplastik f, Ovar[ial]plastik f, Eierstockplastik f
oophororrhaphy s. oophorrhaphy
oophorosalpingectomy Oophorosalpingektomie f, Ovariosalpingektomie f, Eierstock- und Eileiterexstirpation f, [operative] Eierstock- und Eileiterentfernung f
oophorosalpingitis Oophorosalpingitis f, Eierstock- und Eileiterentzündung f
oophorostomy Oophorostomie f, Eierstockfistelung f
oophorotomy Oophorotomie f, Eierstockschnitt m
oophorrhagia Oophorrhagie f, Eierstockblutung f
oophorrhaphy Oopho[ro]rrhaphie f, Eierstockanheftung f, Eierstockfixierung f
ooplasm Ooplasma n, Ei[zyto]plasma n
ooporphyrin Ooporphyrin n
oosperm Oospermium n, Zygote f, befruchtete Eizelle f
ootheca Oothek f, Eihülle f, Eipaket n
oothecalgia s. oophoralgia
oothecectomy s. oophorectomy
opacification Eintrübung f, Trübung f *(z. B. der Augenhornhaut)*
~ of the lens Linsentrübung f
opacify/to sich eintrüben, trüb (lichtundurchlässig) werden
opacity Eintrübung f, Trübung f *(des Auges)*
opalescence Opaleszenz f, Schillern n *(z. B. des Urins)*
opalescent opaleszierend, schillernd, schimmernd
opaque 1. opak, lichtundurchlässig, undurchsichtig; 2. strahlenundurchlässig, [röntgen-]kontrastgebend ● **to be ~ to X-rays** für Röntgenstrahlen undurchlässig sein, röntgenstrahlendicht sein
~ meal Kontrastmahlzeit f
opeidoscope Opeidoskop n *(Instrument zur Projektion der Stimmschwingungen)*
open anaesthesia s. ~-circuit anaesthesia
~-angle glaucoma Weitwinkelglaukom n
~ bite offener Biß m
~-bite malocclusion s. ~ bite
~ cardiac massage s. ~-chest cardiac compression
~-chest cardiac compression (massage) intrathorakale (direkte) Herzmassage f

ophthalmic

~-chest defibrillation intrathorakale Defibrillation f, direkte Herzdefibrillation f
~-circuit anaesthesia offenes Narkosesystem n; offene Narkosetechnik f
~ fracture offener Knochenbruch (Bruch) m, komplizierte Fraktur f
~-heart operation s. ~-heart surgery
~-heart surgery (technique) Operation f am offenen Herzen; Operation f im extrakorpolaren Kreislauf
~-intracardiac surgery s. ~-heart surgery
~ pneumothorax offener Pneumothorax m, Luftansammlung f im Brustkorb *(durch Verletzung der Brustwand)*
~ reduction offene Reposition f, operative Knochenbrucheinrichtung f
~ rhinolalia Rhinolalia f aperta, offene Nasensprache f *(bei mangelndem Verschluß des Nasenrachens)*
~-roofed skull Kranioschisis f
~ tuberculosis offene (aktive) Tuberkulose f
opening into the lesser sac of the peritoneum Foramen n epiploicum (Winslowi)
~ mitral snap Mitralöffnungston m
~ of the crypt of the pharyngeal tonsil Fossula f tonsillaris tonsillae pharyngeae
~ of the frontal sinus Apertura f sinus frontalis, Stirn[bein]höhlenöffnung f
~ of the sphenoid sinus Apertura f sinus sphenoidalis, Keilbeinhöhlenöffnung f
~ snap Öffnungston m *(der Herzklappen)*
opera-glass hand Opernglashand f *(bei Rheumatoidarthritis)*
operability Operabilität f, Operierbarkeit f *(z. B. einer Geschwulst)*
operable operabel, operierbar, operationsfähig
operate/to operieren, eine Operation durchführen (vornehmen), einen ärztlichen Eingriff durchführen
~ upon a patient einen Patienten operieren
operated/to be operiert werden, sich einer Operation unterziehen
~ upon for carcinoma/to be wegen Krebs operiert werden
operating condition Operationsbedingung f
~ knife Operationsskalpell n, Operationsmesser n
~ microscope Operationsmikroskop n
~ room Operationssaal m, OP[-Saal] m
~ room staff Operationssaalpersonal n, OP-Personal n
~ room temperature Operationssaaltemperatur f
~ scissors Operationsschere f
~ table Operationstisch m, OP-Tisch m
~ theatre s. ~ room
operation Operation f, chirurgischer Eingriff m
● **in doing an ~** bei der Durchführung einer Operation
~ of election Elektivoperation f, Operation f zum Zeitpunkt der Wahl
~ risk of the patient Operationsrisiko n für den Patienten

operational s. operative
operative operativ, auf chirurgischem Wege, mittels Operation, durch ärztlichen Eingriff
~ ankylosis operative Ankylose (Ankylosierung) f, operative Gelenkversteifung f
~ cholangiography intraoperative Cholangiographie f (Gallengangdarstellung) f
~ dentistry Kieferchirurgie f
~ mortality Operationsmortalität f
~ mortality rate Operationsmortalitätsrate f
~ procedure Operationsverfahren n, Operationstaktik f
~ risk Operationsrisiko n
~ shock Operationsschock m
operator Operateur m, operierender Arzt m; Chirurg m
opercular Operkulum..., Deckel...
operculate ein Operkulum besitzend
operculum Operkulum n, Operculum n, Deckel m
operon Operon n (Genetik)
ophiasis Ophiasis f, bandförmiger Haarausfall m *(meist am Hinterkopf und bei Kindern)*
ophidiasis s. ophidism
ophidiophobia Ophidiophobie f, Schlangenangst f, Schlangenfurcht f
ophidism Ophidiasis f, Ophiotoxämie f, Schlangengiftintoxikation f, Schlangengiftvergiftung f, Schlangenbißvergiftung f
ophiophobe ophiophob, schlangenfürchtend
ophiophobe Schlangenfürchtender m, sich vor Schlangen fürchtender Mensch m
ophiotoxaemia s. ophidism
ophryitis Ophryitis f, Augenbrauenentzündung f
ophryon Ophryon n, Stirnglatzenmittelpunkt m *(anthropologischer Meßpunkt)*
ophryosis Ophryosis f, Augenbrauenspasmus m, Augenbrauenkrampf m
ophrys Augenbraue f
ophrytic Augenbrauen...
ophthalmacrosis Augenvergrößerung f, Augapfelvergrößerung f
ophthalmagra plötzlicher Augenschmerz m
ophthalmalgia Ophthalmalgie f, Augenneuralgie f, Augen[nerven]schmerz m
ophthalmatrophia Ophthalmatrophie f, Augenatrophie f
ophthalmecchymosis Ophthalmecchymose f, Bindehaut[ein]blutung f
ophthalmectomy Ophthalmektomie f, Augenexstirpation f, Augapfelenukleation f, [operative] Augenentfernung f
ophthalmencephalon Ophthalmenzephalon n *(visuelles Nervensystem)*
ophthalmia Ophthalmie f, Augen[bindehaut]entzündung f; Ophthalmitis f
ophthalmiac Ophthalmiekranker m
ophthalmiatrics s. ophthalmology
ophthalmic ophthalmisch, Augen...
~ artery Arteria f ophthalmica, Augenarterie f
~ manifestation Augenmanifestation f *(einer Krankheit)*

ophthalmic

~ **migraine** ophthalmische Migräne f, Augenmigräne f
~ **nerve** Nervus m ophthalmicus, Augennerv m (erster Ast des Nervus trigeminus)
~ **ointment** Augensalbe f
~ **optician** brillenbestimmender Optiker m
~ **plexus** Plexus m ophthalmicus, Augen[arterien]plexus m, Augenarterien[nerven]geflecht n
~ **surgery** Augenchirurgie f, Ophthalmochirurgie f
~ **test** Ophthalmotest m, Konjunktivalprobe f, Ophthalmoreaktion f (Allergietestung)
~ **tract** Tractus m opticus
~ **vesicle** Vesicula f ophthalmica, Augenbläschen n (Embryologie)
~ **zoster** Zoster m ophthalmicus (corneae)
ophthalmitic ophthalmitisch, Augenentzündungs...
ophthalmitis Ophthalmitis f, Augenentzündung f; Ophthalmie f
ophthalmoblennorrhoea Ophthalmoblennorrhoe f, Augenblennorrhoe f, akute Bindehautentzündung f
ophthalmocace Augenkrankheit f, Augenerkrankung f, Augenleiden n
ophthalmocarcinoma Ophthalmokarzinom n, Augenkarzinom n, Augenkrebs m
ophthalmocele Ophthalmozele f
ophthalmocentesis Paracentesis f bulbi (oculi), Ophthalmozentese f, Augenpunktion f
ophthalmochromoscopy Ophthalmochromoskopie f
ophthalmocopia Ophthalmokopie f, Lassitudo f visionis, Asthenopie f, Kopiopie f, Sehmüdigkeit f
ophthalmodiagnosis Ophthalmodiagnose f, Augendiagnose f
ophthalmodiaphanoscope Ophthalmodiaphanoskop n
ophthalmodiaphanoscopy Ophthalmodiaphanoskopie f
ophthalmodonesis Ophthalmodonese f, Augenzittern n
ophthalmodynamography Ophthalmodynamographie f
ophthalmodynamometer 1. Ophthalmodynamometer n (zur Druckmessung in den Netzhautgefäßen); 2. Ophthalmodynamometer n, Augenkraftmesser m (Konvergenzkraftbestimmung)
ophthalmodynamometry 1. Ophthalmodynamometrie f (Methode zur Druckmessung in den Netzhautgefäßen); 2. Ophthalmodynamometrie f, Augenkraftmessung f (Konvergenzkraftbestimmung)
ophthalmodynia Ophthalmodynie f, Augenschmerz m
ophthalmo-eikonometer Ophthalmoeikonometer n
ophthalmofundoscopy s. ophthalmoscopy
ophthalmograph Ophthalmograph m

ophthalmography Ophthalmographie f
ophthalmogyric ophthalmogyrisch, augendrehend
ophthalmokopia s. ophthalmocopia
ophthalmolith Ophthalmolith m, Tränenstein m
ophthalmologic[al] ophthalmologisch, Augenheilkunde...
ophthalmologist Ophthalmologe m, Augenarzt m, Facharzt m für Ophthalmologie (Augenheilkunde)
ophthalmology Ophthalmologie f, Augenheilkunde f, Ophthalmiatrie f, Ophthalmiatrik f
~ **department** Augenabteilung f
ophthalmomacrosis s. ophthalmacrosis
ophthalmomalacia Ophthalmomalazie f, Augenerweichung f, Augapfelerweichung f
ophthalmomeningeal vein Vena f ophthalmomeningea
ophthalmometer Ophthalmometer n, Krümmungsflächenmesser m
ophthalmometry Ophthalmometrie f, Krümmungsflächenmessung f (der Hornhaut des Auges)
ophthalmomycosis Ophthalmomykose f, Augenmykose f, Pilzerkrankung f des Auges
ophthalmomyiasis Ophthalmomyiasis f, Augenmyiasis f, Madenkrankheit (Madenerkrankung) f des Auges
ophthalmomyositis Ophthalmomyositis f, Augenmuskelentzündung f
ophthalmomyotomy Ophthalmomyotomie f, Augenmuskelschnitt m, Augenmuskeldurchtrennung f
ophthalmoneuritis Ophthalmoneuritis f, Sehnervenentzündung f
ophthalmoneuromyelitis Ophthalmoneuromyelitis f
ophthalmopathy Ophthalmopathie f, Augenkrankheit f, Augenerkrankung f, Augenleiden n
ophthalmophacometer Ophthalmophakometer n, Brechkraftmesser m des Auges
ophthalmophacometry Ophthalmophakometrie f, Brechkraftmessung f des Auges
ophthalmophantom Ophthalmophantom n, Augenmodell n
ophthalmophobia Ophthalmophobie f
ophthalmophthisis Ophthalmophthisis f, Phthisis f bulbi, Augenschrumpfung f, Augapfelschwund m
ophthalmophyma Ophthalmophyma n, Augen[an]schwellung f, Augapfel[an]schwellung f
ophthalmoplastic ophthalmoplastisch, Augenplastik...
ophthalmoplasty Ophthalmoplastik f, Augenplastik f
ophthalmoplegia Ophthalmoplegie f, Augenmuskellähmung f
ophthalmoplegic ophthalmoplegisch, augenmuskellähmend; Augenmuskellähmungs...
ophthalmoptosis s. exophthalmus

ophthalmorrhagia Ophthalmorrhagie f, Augenblutung f, Augapfelblutung f
ophthalmorrhexis Ophthalmorrhexis f, Augenzerreißung f, Augapfelzerreißung f
ophthalmorrhoea Ophthalmorrhoe f, eitrige Augenentzündung f
ophthalmos s. ophthalmus
ophthalmoscope Ophthalmoskop n, Augenspiegel m (zur Untersuchung des Augenhintergrundes)
ophthalmoscopic ophthalmoskopisch
ophthalmoscopist Ophthalmoskopiker m
ophthalmoscopy Ophthalmoskopie f, Augenspiegelung f; Augenhintergrundspiegelung f
ophthalmosonometry Ophthalmosonometrie f, Ultraschalluntersuchung f des Auges
ophthalmostasis Ophthalmostase f, Augenfixierung f, Augapfelfixation f
ophthalmostat Ophthalmostat m, Augenhalter m, Augenspekulum n
ophthalmostatometer Ophthalmostatometer n
ophthalmostatometry Ophthalmostatometrie f
ophthalmosteresis Ophthalmosterese f, Verlust m eines Auges
ophthalmosynchysis Ophthalmosynchisis f, Augenkammererguß m
ophthalmothermometer Ophthalmothermometer n, Augenthermometer n
ophthalmotomy Ophthalmotomie f, Augapfelinzision f, Augen[ein]schnitt m
ophthalmotonometer Ophthalmotonometer n, Augen[binnen]druckmesser m, Augeninnendruckmesser m
ophthalmotonometry Ophthalmotonometrie f, Augen[binnen]druckmessung f, Augeninnendruckmessung f
ophthalmotonus Ophthalmotonus m, Augapfel[binnen]druck m, Augen[innen]druck m
ophthalmotrope Augenphantom n (Augapfelmodell zur Untersuchung der Augenmuskelbewegung)
ophthalmotropometer Ophthalmotropometer n (zur Messung der Augenmuskelbewegung)
ophthalmotropometry Ophthalmotropometrie f, Messung f der Augenmuskelbewegung
ophthalmoxerosis Xerophthalmie f, Xerosis f conjunctivae, Xerose f, Hornhaut- und Bindehauteintrocknung f, Augendarre f
ophthalmus Ophthalmos m, Auge n (Zusammensetzungen s. unter eye)
opiate Opiat n, opiumhaltiges Arzneimittel n
opiomania Opiumsucht f
opiomaniac Opiumsüchtiger m
opiophagia Opiophagie f, Opiumsucht f
opiophile s. opiomaniac
opisthenar Opisthenar m, Handrücken m
opisthencephalon s. cerebellum
opisthion Opisthion n (anthropologischer Meßpunkt)
opisthocranion Opisthokranion n (anthropologischer Meßpunkt)
opisthogeny s. opisthognathia

opisthognathia Opisthognathie f, Brachygnathie f, Unterkieferverkümmerung f, Unterkieferkleinwuchs m
opisthoporeia Rückwärtsgehen n, Rückwärtslaufen n
opisthorchiasis Opisthorchiasis f, Leberegelinfektion f, Leberegelbefall m
Opisthorchis Opisthorchis m [sinensis], [chinesischer] Leberegel m
opisthorchosis s. opisthorchiasis
opisthotonic opisthotonisch, Opisthotonus...
opisthotonoid opisthotonoid, opisthotonusartig
opisthotonos s. opisthotonus
opisthotonus Opisthotonus m, Rückenmuskelstarrkrampf m
opium Opium n
opiumism Opiumsucht f
opocephalus Opozephalus m, Opokephalus m
opotherapy 1. Opotherapie f, Gewebs[saft]behandlung f, Gewebssafttherapie f; 2. s. organotherapy
Oppenheim's disease 1. Oppenheimsche Krankheit f, Myatonia f congenita; 2. Oppenheimsche Krankheit f, Dystonia f musculorum deformans
~ **reflex** Oppenheimscher Reflex m, Oppenheim-Reflex m (Pyramidenbahnzeichen)
oppilation Porenverstopfung f
oppilative oppilativ, porenverstopfend
opponens opponens, gegenüberstellend
~ **digiti minimi manus [muscle]** Musculus m opponens digiti minimi manus, Kleinfingergegensteller m
~ **digiti minimi pedis [muscle]** Musculus m opponens digiti minimi pedis, Kleinzehengegensteller m
~ **digiti quinti [muscle] of the foot** s. ~ digiti minimi pedis [muscle]
~ **digiti quinti [muscle] of the hand** s. ~ digiti minimi manus [muscle]
~ **pollicis [muscle]** Musculus m opponens pollicis, Daumengegensteller m
oppressive feeling Oppressionsgefühl n, Beklemmungsgefühl n
opsin Opsin n (Sehfarbstoff)
opsinogen Opsinogen n, Immunkörper produzierende Substanz f
opsinogenous opsinogen, opsoninproduzierend; opsininstimulierend
opsionosis Opsionosis f, Augenerkrankung f, Augenleiden n; Sehstörung f
opsiuria Opsiurie f, vermehrte Urinausscheidung f beim Fasten
opsoclonus Opsoklonus m
opsogen s. opsinogen
opsonic Opsonin...
~ **action** Opsoninwirkung f, Opsonineffekt m
~ **index** Opsoninindex m, phagozytische Zahl f, Phagozytoseindex m
opsonification s. opsonization

opsonin

opsonin Opsonin n, Bakteriotropin n (im normalen Blutserum; bereitet Vernichtung von Bakterien durch Leukozyten vor)
opsonization Opsonisation f (Bakterienveränderung durch Opsonine zur Vernichtung durch Leukozyten)
opsonize/to opsonieren, durch Opsonin vorbereiten (verändern) (Bakterien im Blut)
opsonocytophagic opsonozytophagisch
opsonology Opsonologie f, Opsoninforschung f, Lehre f von den Opsoninen
opsonometry Opsonometrie f, Opsoninindexbestimmung f, Bestimmung f der phagozytischen Zahl
opsonophilia Opsonophilie f, Opsoninaffinität f
opsonophilic opsonophil, opsoninaffin, opsoninanziehend
opsonotherapy Opsonotherapie f (Krankheitsbehandlung durch Stimulierung der Opsoninbildung)
optaesthesia Optästhesie f, Sehsensibilität f, Sehempfindlichkeit f
optic 1. Augen...; 2. s. optical
~ **anaesthesia** temporäre Amaurose f
~ **angle** optischer Winkel m, Sehwinkel m
~ **atrophy** Optikusatrophie f, Sehnervenatrophie f, Sehnervendegeneration f
~ **axis** Axis f opticus, optische Achse (Sehachse) f (gedachte Linie zwischen Horn- und Netzhautmittelpunkt des Auges)
~ **canal** Canalis m opticus
~ **centre** Sehzentrum n
~ **chiasma** Chiasma n opticum (nervorum opticorum), Sehnervenkreuzung f
~ **chiasma lesion** Chiasma-[opticum-]Läsion f, Sehnervenkreuzungverletzung f
~ **chiasma syndrome** Chiasmasyndrom n
~ **chiasma tumour** Chiasmatumor m, Sehnervenkreuzunggeschwulst f
~-**chiasmatic arachnoiditis** Arachnoiditis f optico-chiasmatica
~ **commissure** s. ~ chiasma
~ **cup** Caliculus m ophthalmicus, Augenbecher m, doppelwandige sekundäre Augenblase f
~ **disk** Discus m nervi optici, Sehnervenscheibe f, Sehnervenpapille f, blinder Fleck m, Papilla f fasciculi optici
~ **disk hole** Excavatio f papillae
~ **disk pallor** Papillenabblassung f
~ **dysfunction** Sehstörung f
~ **foramen** Foramen n opticum, Sehnervenloch n
~ **groove** Sulcus m chiasmatis
~ **nerve** Nervus (Fasciculus) m opticus, Sehnerv m, II. Hirnnerv m
~ **nerve atrophy** Sehnervenatrophie f
~ **nerve coloboma** Sehnervenkolobom n
~ **nerve fibre** Sehnervenfaser f
~ **nerve glioma** Sehnervengliom n
~ **nerve hypoplasia** Sehnervenhypoplasie f
~ **neuritis** Neuritis f optica, Sehnervenentzündung f

~ **neuro[encephalo]myelopathy** Neuromyelitis f optica (neurologische Erkrankung mit Erblindung und Querschnittslähmung)
~ **neuropathy** Optikusneuropathie f, Sehnervenerkrankung f
~ **pallor** s. ~ disk pallor
~ **papilla** s. ~ disk
~ **pathway** Sehbahn f
~ **perineuritis** Sehnervenscheidenentzündung f
~ **pit** Fossula f optica, Sehnerventrichter m, Papillengefäßtrichter m
~ **pore** Porus m opticus
~ **primordium** Augenuranlage f
~ **radiation** Radiatio f optica (occipitothalamica), Gratioletsche Sehstrahlung f
~ **recess** Recessus m opticus (Ausbuchtung der dritten Hirnkammer)
~ **stalk** Augenblasenstiel m
~ **tabes** Tabes f optica, Sehnervenatrophie f bei Syphilis
~ **tract** Tractus m opticus
~ **vesicle** Vesicula f ophthalmica, Augenbläschen n (Embryologie)
optical optisch
~ **activity** optische Aktivität f, optisches Drehvermögen n, Drehung f der Polarisationsebene (z. B. durch Harnzucker)
optician Optiker m
opticochiasmatic optikochiasmatisch, Sehnerven-Chiasma-...
~ **arachnoiditis** Arachnoiditis f opticochiasmatica
opticochiasmic s. opticochiasmatic
opticociliary optikoziliar, Sehnerv-Ziliarnerv..., Seh- und Ziliarnerven...
opticocoele Optikozöle f, Sehventrikel m
opticofacial optikofazial, Seh- und Gesichtsnerven...
opticokinetic s. optokinetic
opticopupillary optikopupillär, Sehnerven-Pupillen-...
optics Optik f (eines Geräts), optische Bauelemente npl
optimum dose Optimaldosis f
optoblast Optoblast m (lange Netzhautganglienzelle)
optochiasmic s. opticochiasmatic
optogram Optogramm n, Netzhaut[ab]bild n
optokinetic optokinetisch, Augenbewegungs...
~ **nystagmus** optokinetischer Nystagmus m, Augenzittern n bei der Verfolgung bewegter Gegenstände; Eisenbahnnystagmus m
optomeninx s. retina
optometer Optometer n, Sehkraft- und Sehweitenmesser m
optometrist Optometrist m, brillenbestimmender Optiker m
optometry Optometrie f, Sehkraft- und Sehweitenbestimmung f, Fernpunktbestimmung f; Brillenbestimmung f

optomyometer Optomyometer n, Gerät n zur Augenmuskelkraftmessung
optostriate optostriatal
optotype Optotyp m, Sehzeichen n *(zur Bestimmung der Sehschärfe)*
ora Ora f, Rand m, Saum m
orad mundwärts, zum Mund gerichtet
oral 1. oral, Mund...; Mundhöhlen...; 2. oral, durch den Mund *(z. B. Arzneimitteleinnahme)*
~ **airway** Mundtubus m, Pharyngealtubus m
~ **anatomy** Mund[höhlen]anatomie f
~ **arch** Mandibularbogen m, erster Schlundbogen m
~ **cavity** Mundhöhle f, Cavum n oris
~ **contraceptive** orales Kontrazeptivum n, [Antibaby-]Pille f
~ **diaphragm** Mundboden m, Diaphragma n oris
~ **expressive aphasia** motorische Aphasie f
~ **gangrene** Cancrum n oris
~ **hygiene** Mundhygiene f
~ **moniliasis** Oralmoniliasis f, Mundsoor m, Soor m
~ **mucosa (mucous membrane)** Mund[höhlen]schleimhaut f
~ **physiology** Mund[höhlen]physiologie f
~ **plate** Mundplatte f *(Embryologie)*
~ **poliovirus vaccine** orale Poliovirusvakzine f
~ **region** Mundregion f, Regio f oralis
~ **surgery** Kieferchirurgie f
~ **treponema** Mundspirochäte f
~ **vestibule** Mundvorhof m, Vestibulum n oris
orale Orale n *(anthropologischer Meßpunkt)*
orange-peel appearance Apfelsinenschalenphänomen n *(bei Brustkrebs)*
~-**skin appearance** s. orange-peel appearance
orbicular orbikular, kreisförmig, scheibenförmig, ringförmig
orbicularis [muscle] Musculus m orbicularis, Ringmuskel m
~ **oculi [muscle]** Musculus m orbicularis oculi, Augenringmuskel m
~ **oculi muscle paralysis** Augenringmuskellähmung f
~ **oculi reflex** Supraorbitalreflex m, Augenringmuskelreflex m
~ **oris [muscle]** Musculus m orbicularis oris, Mundringmuskel m, Lippenmuskel m
~ **oris reflex** Lippenmuskelreflex m
~ **palpebrarum [muscle]** s. ~ oculi [muscle]
orbiculus Orbiculus m, kleiner Kreis m
~ **ciliaris** Orbiculus m ciliaris *(pigmentierter Abschnitt des Strahlenkörpers am Auge)*
orbit Orbita f, Augenhöhle f *(Zusammensetzungen s. a. unter* orbital*)*
~ **angioma** Augenhöhlenangiom n
~ **phlebography** Orbitaphlebographie f, Orbitalvenenröntgen[kontrast]darstellung f
~ **tumour** Orbitatumor m, Augenhöhlengeschwulst f
orbita s. orbit

orbital orbital, Orbital..., Augenhöhlen... *(Zusammensetzungen s. a. unter* orbit*)*
~ **abscess** Orbitaabszeß m, Augenhöhlenvereiterung f
~ **bone** Os n orbitale
~ **canal** s. ethmoid canal
~ **cellulitis** Cellulitis f orbitae, Orbitazellulitis f, Augenhöhlenzellgewebsentzündung f
~ **decompression** Orbitadruckentlastung f, Augenhöhlendekompression f
~ **fascia** Fascia f orbitalis, Orbitalfaszie f
~ **fat hernia** Orbitafettkörperhernie f
~ **floor** Orbitaboden m, Augenhöhlenboden m
~ **floor fracture** Orbitabodenfraktur f
~ **gyri** Gyri mpl orbitales *(des Stirnhirns)*
~ **haemorrhage** Augenhöhlen[ein]blutung f; Orbitahämatom n
~ **height** Orbitahöhe f
~ **index** Orbitaindex m *(Verhältnis von Breite zu Höhe des Augenhöhleneingangs)*
~ **lobe** Orbitallappen m *(des Stirnhirns)*
~ **margin** Orbitalrand m, Augenhöhlenrand m
~ **muscle** Musculus m orbitalis, Augenhöhlenmuskel m
~ **optic neuritis** Retrobulbärneuritis f
~ **periosteum** Orbitaperiost n
~ **plane** 1. Planum n orbitale *(Kraniometrie);* 2. Facies f orbitalis maxillae
~ **plate of the frontal bone** Pars f orbitalis ossis frontalis; Augenhöhlendach n
~ **process of the palatine bone** Processus m orbitalis ossis palatini
~ **process of the zygomatic bone** Processus m orbitalis ossis zygomatici
~ **region** Regio f orbitalis, Orbitalregion f
~ **roof** Orbitadach n, Augenhöhlendach n
~ **septum** Septum n orbitale *(bindegewebige Platte der Augenhöhle)*
~ **sulci** Sulci mpl orbitales *(des Stirnlappens)*
~ **swelling** Orbitaschwellung f
~ **tomogram** Orbitatomogramm n, Augenhöhlenröntgenschichtbild n
~ **venography** Orbitavenenröntgen[kontrast]darstellung f
~ **width** Orbitabreite f
orbitale Orbitale n *(anthropologischer Meßpunkt)*
orbitalis [muscle] Musculus m orbitalis, Augenhöhlenmuskel m
orbitography Orbitographie f, Augenhöhlenröntgendarstellung f
orbitonasal orbitonasal, Orbitonasal..., Augen- und Nasenhöhlen...
orbitonometer Orbitometer n, Orbita[binnen]druckmesser m, Augenhöhleninnendruckmesser m
orbitonometry Orbitometrie f, Orbita[binnen]druckmessung f, Augenhöhleninnendruckmessung f
orbitosphenoid orbitosphenoidal, Augenhöhlen-Keilbein-...

orbitotemporal

orbitotemporal orbitotemporal, Orbitotemporal..., Augenhöhlen-Schläfen[bein]-...
orbitotomy Orbitotomie f, [operative] Augenhöhlen[er]öffnung f, Augenhöhlen[ein]schnitt m
orcheitis s. orchitis
orchialgia Orchialgie f, Orchiodynie f, Hodenneuralgie f, Hodenschmerz m, Didymalgie f, Testalgie f
orchic s. orchidic
orchidalgia s. orchialgia
orchidectomy Orchidektomie f, Hodenexzision f, Hodenexstirpation f, [operative] Hodenentfernung f; Kastration f, Entmannung f
orchidic Hoden... (Zusammensetzungen s. unter testicular)
orchiditis s. orchitis
orchido-epididymectomy Orchidoepididymektomie f, [operative] Hoden- und Nebenhodenentfernung f
orchidoncus Orchidoncus m, Hodenschwellung f
orchidopathy Orchidopathie f, Hodenkrankheit f, Hodenerkrankung f, Hodenleiden n
orchidopexy Orchi[d]opexie f, Orchipexie f, Hodenfixation f, Hodenfixierung f, [operative] Hodenanheftung f (im Hodensack)
orchidoplasty Orchidoplastik f, Orchioplastik f, Hodenplastik f, plastische Hodenoperation f
orchidoptosis Orchidoptose f, Hodensenkung f; Hodentiefstand m
orchidorrhaphy Orchidorrhaphie f, Hodennaht f
orchidotherapy Orchidotherapie f, Hodenextraktbehandlung f
orchidotomy Orchidotomie f, Hodeninzision f, Hoden[ein]schnitt m
orchiectomy s. orchidectomy
orchi-epididymitis Orchiepididymitis f, Hoden- und Nebenhodenentzündung f
orchio... s. a. orchido...
orchiocatabasis Descensus m testis, Hodendeszensus m, Hodenabstieg m (aus der Bauchhöhle in das Skrotum)
orchiocele 1. Skrotalhernie f, Hernia f scrotalis (Zusammensetzungen s. a. unter scrotal); 2. Hodentumor m, Hodengeschwulst f; 3. Leistenhoden m, Testis m inguinalis
orchiodynia, orchioneuralgia s. orchialgia
orchioscirrhus Hodeninduration f, Hodenverhärtung f
orchis Orchis m, Hoden m, Testis m, Testikel m, Didymus m, männliche Keimdrüse f
orchitic orchitisch, Hodenentzündungs...
orchitis Orchitis f, Hodenentzündung f, Testitis f, Didymitis f
orchotomy s. orchidotomy
orderly Pfleger m, Krankenpfleger m; Sanitäter m
ordure Ausscheidungsprodukt n, Exkrement n, Ausscheidung f; Kot m; Harn m
orexigenic appetitanregend, appetitsteigernd
oreximania Oreximanie f, krankhafte (übersteigerte) Eßlust f

organ Organ n, Organum n
~ **donation** Organspende f
~ **donor** Organspender m
~ **grasping forceps** Organfaßzange f
~ **neurosis** Organneurose f
~ **of attachment** Wirtsorgan n (z. B. der Bandwürmer)
~ **of Corti** Cortisches Organ n, Organum n spirale
~ **of equilibrium** Gleichgewichtsorgan n, Organum n vestibulare
~ **of generation** Fortpflanzungsorgan n, Geschlechtsorgan n, Organum n generativum
~ **of hearing** Hörorgan n, Organum n auditus
~ **of smell** Riechorgan n, Organum n olfactus
~ **of taste** Geschmacksorgan n, Organum n gustus
~ **of vision** Sehorgan n, Organum n visus
~ **preservation** Organkonservierung f
~ **procurement** s. ~ donation
~ **recipient** Organempfänger m
~ **specifity** Organspezifität f
~ **system** Organsystem n
~ **transplant** Organtransplantat n
~ **transplantation** Organtransplantation f
organelle Organelle f
organic organisch, Organ...
~ **amnesia** organische Amnesie f
~ **anosmia** organische Anosmie f
~ **disease** organische Krankheit f, Organerkrankung f
~ **impotence** organische Impotenz f
~ **murmur** organisches Geräusch n; organisches Herzgeräusch n
~ **muscle** s. involuntary muscle
~ **psychosis** Organpsychose f
organism Organismus m, Lebewesen n, lebender Körper m; Organzusammenspiel n
organization Organisation f, Gewebeumbildung f (durch Zelleinwanderung); Kapillareinsprossung f
organize/to sich organisieren; organisiert werden (regenerierendes Gewebe)
organized ferment zellständiges Enzym (Ferment) n
organizing phase Organisationsphase f (bei Entzündung)
organogenesis Organogenese f, Organbildung f
organogenetic organogen[etisch], organbildend
organoid organoid, organähnlich, organartig
organology Organologie f, Organlehre f
organomegaly Organvergrößerung f, Splanchnomegalie f, [abnorme] Eingeweidevergrößerung f
organopathy Organopathie f, Organkrankheit f, Organerkrankung f
organopexy Organopexie f, Organfixierung f, [operative] Organanheftung f
organophil[e], organophilic organophil, organfreundlich

organoscopy Organoskopie f, Organspiegelung f, Organbetrachtung f, Organinspektion f
organotaxis Organotaxis f, organgerichtete Bewegung f
organotherapy Organ[o]therapie f, Organbehandlung f
organotrophic organotroph *(die Organernährung betreffend)*
organotropic organotrop, auf ein Organ wirkend
organotropism, organotropy Organotropie f, Organ[ein]wirkung f, Organotropismus m
organum s. organ
orgasm Orgasmus m, höchstes Wollustgefühl n
oriental bedbug Cimex m hemipterus
~ **[intestinal] schistosomiasis** Schistosomiasis f japonica, Katayama-Krankheit f
~ **sore** s. cutaneous leishmaniasis
orienting reflex Orientierungsreflex m, Einstellungsreflex m *(reizempfindlicher Organe)*
orifice Orifizium n, Orificium n, Öffnung f; Eingang m, Mündung f
~ **of the maxillary sinus** Apertura f sinus maxillaris
orificial orifizial, Orifizium...
orificium s. orifice
origin Origo f, Ursprung m
~ **of a muscle** Muskelursprung m
original tuberculin s. old tuberculin
ornithinaemia Ornithinämie f, Hyperornithinämie f, Ornithinerhöhung f im Blut
ornithine Ornithin n, α, δ-Diaminovaleriansäure f *(Aminosäure)*
~ **cycle** Ornithinzyklus m, Krebs-Henseleit-Zyklus m
~ **transcarbamylase** Ornithin-Transkarbamylase f *(Enzym)*
~ **transcarboxylase** Ornithin-Transkarboxylase f *(Enzym)*
Ornithodorus Ornithodoros f *(Lederzeckengattung)*
ornithosis Ornithose f, Ornithoseviruskrankheit f *(s. a. psittacosis)*
oroantral oroantral, Mund-Oberkieferhöhlen-...
~ **fistula** oroantrale Fistel f, Mund-Kieferhöhlen-Fistel f
orocutaneous orokutan, Mund[höhlen]-Haut-...
orofacial orofazial, Mund-Gesicht-...
orolingual orolingual, Mund-Zungen-...
oromaxillary oromaxillär, Mund-Oberkiefer-...
oronasal oronasal, Mund-Nasen-...
oronosus Höhenkrankheit f
oropharyngeal oropharyngeal, mesopharyngeal, Mundrachen...
~ **airway** Oropharyngealtubus m, Guedel-Tubus m
~ **bacterial flora** oropharyngeale Bakterienflora f, Mundrachenbakterienflora f
~ **tube** s. ~ airway
oropharynx Oropharynx m, Pars f oralis pharyngis, Mundrachen[raum] m, Mesopharynx m

orotracheal anaesthesia orotracheale Anästhesie (Narkose) f
Oroya fever Oroya-Fieber n, Peruwarzenkrankheit f, Carriónsche Krankheit f *(durch Bartonella bacilliformis)*
orrhodiagnosis Serodiagnose f, Serumdiagnostik f
orrho-immunity Serumimmunität f, passive Immunität f
orrhology Serologie f, Lehre f von den Blutwassereigenschaften
orrhoreaction Seroreaktion f, Serumreaktion f
orrhorrhoea Orrhorrhoe f, Ororrhoe f, seröser Ausfluß m
orrhos Serum n
orrhotherapy Serotherapie f, Serumtherapie f, Serumbehandlung f
orthergasia Orthoergasie f, Normalzustand m; Normalfunktion f
orthesis Prothese f, orthopädischer Ersatz m
orthocephalia Orthozephalie f, Orthokephalie f, Mittelköpfigkeit f
orthocephalic, orthocephalous orthozephal, orthokephal, mittelköpfig
orthochorea Orthochorea f, Chorea f bei aufrechter Körperhaltung
orthochromatic orthochrom[atisch], normal gefärbt; normal färbend
~ **normoblast** orthochromatischer Normoblast m
orthochromia Orthochromie f, normaler Hämoglobingehalt m
orthochromic s. orthochromatic
orthochromophile orthochromophil, normalfärbend
orthocrasia Orthokrasie f, Normalreaktion f *(auf Arzneimittel)*
orthodactylous orthodaktyl, geradfingrig
orthodentin Orthodentin n
orthodiagram Orthodiagramm n, Fluoreszenzschirm[ab]bild n von Organen
orthodiagraphy Orthodiagraphie f, Orthoröntgenographie f, Umrißdarstellung f von Organen auf dem Fluoreszenzschirm
orthodiascope Orthodiaskop n, Durchleuchtungsgerät n
orthodiascopy Orthodiaskopie f, Durchleuchtung f, Röntgendurchleuchtung f
orthodolichocephalous orthodolichozephal, orthodolichokephal
orthodont orthodont, normalzahnig, normalgezahnt
orthodontia Orthodontie f, Orthognathodontie f, Kieferorthopädie f, Gebißausrichtung f
orthodontic orthodontisch, kieferorthopädisch
~ **treatment** kieferorthopädische Behandlung f
orthodontics s. orthodontia
orthodontist Kieferorthopäde f, Facharzt m für Kieferorthopädie
orthodontology s. orthodontia
orthogenesis Orthogenese f
orthogen[et]ic orthogen[etisch], Orthogenese...

orthognathia Orthognathie f, gerade Kieferstellung f, Neutralbiß m
orthognathic orthognath
orthognatism s. orthognathia
orthograde orthograd
orthomesocephalous orthomesozephal, orthomesokephal
orthometer s. exophthalmometer
orthopaedic orthopädisch, Orthopädie...
~ **surgery** orthopädische Chirurgie f
orthopaedics Orthopädie f
orthopaedist Orthopäde m, Facharzt m für Orthopädie
orthopedics s. orthopaedics
orthopercussion Orthoperkussion f
orthophony Orthophonie f, richtige Stimmbildung f
orthophoria Orthophorie f, normale Organlage f; Augenmuskelgleichgewicht n
orthophoric orthophor[isch]
orthophrenia Orthophrenie f, normale psychische Reaktion f
orthopnoea Orthopnoe f (starke Atemnot beim Liegen)
orthopnoeic orthopnoeisch
orthopraxy Orthopraxie f, mechanischer Organersatz m
orthoptic orthoptisch, normalsichtig
orthoptics Orthoptik f, Sehschulung f; Schielbehandlung f durch Muskeltraining
orthoptoscope Orthoptoskop n
orthoroentgenography s. orthodiagraphy
orthoscope Orthoskop n (Ophthalmologie)
orthoscopic 1. orthoskopisch, unverzerrt; tiefenrichtig; 2. orthoskopisch, normalsichtig
orthoscopy Orthoskopie f, orthoskopische Augenuntersuchung f
orthosis Aufrichtung f, Ausrichtung f, Geraderichten n (einer Deformierung)
orthostatic orthostatisch, aufrecht stehend; durch aufrechtes Stehen verursacht
~ **albuminuria** orthostatische Albuminurie f, Orthostasealbuminurie f, Eiweißausscheidung f im Harn beim Aufrechtstehen
~ **hypotension** orthostatischer Hypotonus m, Orthostasehypotonus m, Blutdruckabfall m beim Aufrechtstehen
~ **syncope** orthostatische Synkope f, Orthostasesynkope f, kurze Bewußtlosigkeit f beim Aufrechtstehen
orthostatism Orthostase f, aufrechte Körperstellung f
orthosympathetic system s. sympathetic nervous system
orthotherapy Orthotherapie f, Haltungstherapie f, Körperhaltungsbehandlung f
orthotic s. orthostatic
orthotonic orthotonisch, Orthotonus...
orthotonus Orthotonus m, Starrkrampf m bei gestrecktem Körper
orthotopia Orthotopie f, Normalposition f, Normallokalisation f

orthotopic orthotopisch, in Normalposition (Normallokalisation)
~ **liver grafting** orthotope Lebertransplantation f
~ **transplantation** orthotope Transplantation f
O.S. s. oculus sinister
os 1. Os n, Knochen m, Bein n, Gebein n (Zusammensetzungen s. unter bone, osseous); 2. Os n, Mund m (Zusammensetzungen s. unter mouth, oral)
oscedo Oscedo f, Gähnkrampf m, Gähnen n
oschea Skrotum n, Hodensack m
oscheal Skrotum..., Hodensack... (Zusammensetzungen s. unter scrotal)
oscheitis Oschitis f, Hodensackentzündung f, Skrotumentzündung f
oschelephantiasis Oschelephantiasis f, Elephantiasis f scroti, Hodensackelephantiasis f (hochgradige Lymphstauung)
oscheocele 1. Oscheozele f, Skrotalhernie f, Hodensackbruch m, Hernia f scrotalis; 2. Hodensacktumor m
oscheohydrocele Oscheohydrozele f, Hodensackhydrozele f, skrotaler Wasserbruch m
oscheolith Oscheolith m, Hodensackstein m
oscheoma Oscheoma n, Hodensackgeschwulst f, Hodensacktumor m
oscheoplasty Oscheoplastik f, Hodensackplastik f, Skrotumplastik f
Oscillaria malariae s. Plasmodium falciparum
oscillating bed Dekubitusmatratze f
oscillatory oszillatorisch, schwingend; zitternd, schwankend
~ **nystagmus** oszillatorischer Nystagmus m, Pendelnystagmus m
oscillogram Oszillogramm n, Schwingungsbild n
oscillograph Oszillograph m, Schwingungsschreiber m
oscillographic oszillographisch
oscillography Oszillographie f, Schwingungsaufzeichnung f; Pulswellenaufzeichnung f
oscillometer Oszillometer n, Pulswellenschreiber m
oscillometric oszillometrisch
oscillometry Oszillometrie f, Pulswellenmessung f
oscillopsia Oszillopsie f, Schwingungssehen n
oscilloscope Oszilloskop n, Katodenstrahlszillograph m
oscitancy Oscedo f, Oszitation f, Gähnen n, Gähnkrampf m
oscitate/to gähnen
oscitation s. oscitancy
osculation Oskulation f, Blutgefäßanastomose f
osculum Osculum n, Öffnung f, Zellmund m
Osgood-Schlatter disease Osgoodsche Krankheit f, Schlattersche Krankheit f, Morbus m Schlatter (Verknöcherungsstörung am Schienbeinhöcker bei Jugendlichen)
Osler-Weber-Rendu disease Oslersche Krankheit f, hereditäre hämorrhagische Telean-

giektasie (Angiomatose) f, Morbus m Osler, Teleangiectasia f hereditaria haemorrhagica
osmaesthesia Osmästhesie f, Geruchsempfindlichkeit f
osmatic Geruchs..., Riech...
osmesis Riechen n, Riechvorgang m
osmidrosis s. bromhidrosis
osmiophilic osmiophil, osmiumfreundlich; mit Osmium färbend
osmodysphoria Osmodysphorie f, Geruchsabneigung f
osmol Osmol n *(Einheit der Osmolarität)*
osmolal osmolal
osmolality Osmolalität f
osmolar osmolar
osmolarity Osmolarität f
osmology 1. Osmologie f, Osmosologie f, Osmoselehre f; 2. Osmologie f, Osphresiologie f, Lehre f vom Geruchssinn
osmometer 1. Osmometer n, Gerät n zur Messung des osmotischen Drucks; 2. Osmometer n, Olfaktometer n, Geruchssinnmesser m
osmonosology Osmonosologie f, Lehre f von den Geruchsstörungen
osmophobia Osmophobie f, Geruchsangst f, Geruchsfurcht f
osmoreceptor Osmorezeptor m, Rezeptor m für den osmotischen Druck *(im Gehirn)*
osmosis Osmose f
osmotic diuretic Osmodiuretikum n
~ **fragility** Osmofragilität f *(der Erythrozyten)*
~ **fragility test** Osmofragilitätstest m
~ **pressure** osmotischer Druck m
osphresiology s. osmology 2.
osphresiometer s. osmometer 2.
osphresiophobia Osphresiophobie f, Geruchsfurcht f, Geruchsabneigung f
osphresis Geruchssinn m
osphretic Geruchssinn...
osphyalgia Osphyalgie f, Hüftschmerz m
osphyarthritis Osphyarthritis f, Hüftgelenkentzündung f
osphyomyelitis Osphyomyelitis f, Lendenmarkentzündung f
ossein[e] Ossein n *(Gerüsteiweiß der Knochen)*
osseo-albuminoid Knochenalbuminoid n
osseocartilaginous osseokartilaginös, Knochen-Knorpel-...; Knochen und Knorpel enthaltend
osseofibrous osseofibrös, Knochen-Fasergewebe-...; Knochen und Fasergewebe enthaltend
osseoligamentous osseoligamentös, Knochen-Bänder-...
osseous ossär, knöchern, aus Knochen bestehend, Knochen...; knochenartig, knochenähnlich *(Zusammensetzungen s. a. unter bone)*
~ **ampulla** Ampulla f ossea *(Ampulle der knöchernen Bogengänge)*
~ **labyrinth** Labyrinthus m osseus, Capsula f ossea labyrinthi, knöchernes Labyrinth n *(des Ohres)*

29 Nöhring engl./dtsch.

~ **lamella** Knochenlamelle f
~ **leontiasis** Leontiasis f ossea, Knochenriesenwuchs m
~ **manifestation** Knochenmanifestation f
~ **metastasis** Knochenmetastase f
~ **plate** Knochenplatte f
~ **resonance** Knochenresonanz f
~ **rheumatism** Arthritis f deformans
~ **semicircular canal** Canalis m semicircularis osseus, knöcherner Bogengang m
~ **sound** Knochenton m
~ **spiral lamina** Lamina f spiralis ossea *(Knochenblättchen an der Außenfläche des Mediolus)*
~ **system** Knochensystem n, Skelett n
~ **tissue** Knochengewebe n, Knochensubstanz f, Knochen m
ossicle 1. Ossikulum n, Ossiculum n, Knöchelchen n; 2. Gehörknöchelchen n, Ossiculum n auditus (tympani)
ossicular ossikulär, Gehörknöchelchen...
~ **chain** Gehörknöchelchenkette f
~ **chain audiometry** Gehörknöchelchenaudiometrie f
ossiculectomy Ossikulektomie f, Gehörknöchelchenexstirpation f, Gehörknöchelchenexzision f, [operative] Gehörknöchelchenentfernung f
ossiculotomy Ossikulotomie f, Gehörknöchelchenschnitt m
ossiculum s. ossicle
ossiferous knochenenthaltend, knöchern
ossific 1. knochenbildend; 2. verknöchernd
ossification 1. Ossifikation f, Knochenbildung f, Knochenentwicklung f; 2. Ossifikation f, Verknöcherung f
~ **centre** Ossifikationszentrum n
ossifluence s. osteolysis
ossiform knochenartig, knochenähnlich, knöchern
ossify/to ossifizieren, verknöchern
ossifying myositis Myositis f ossificans, [umschriebene] Muskelverknöcherung f *(z. B. durch Kalkeinlagerungen als Unfallfolge)*
ostalgia Ost[e]algie f, Knochenschmerz m
ostalgic ostalgisch, Knochenschmerz...
osteal s. osseous
ostealgia s. ostalgia
osteanagenesis Knochenregeneration f, Knochenneubildung f
osteanaphysis s. osteanagenesis
ostearthrotomy s. osteoarthrectomy
ostectomy Ostektomie f, Knochenresektion f, [operative] Knochenentfernung f
ostectopia Ostektopie f, Knochenektopie f
osteectomy s. ostectomy
ostein[e] s. ossein
osteitic osteitisch, Osteitis..., Knochenentzündungs...
osteitis Osteitis f, Knochenentzündung f
ostembryon Ostembryon m, verknöcherter Fötus m

ostempyesis Knocheneiterung f
osteoacousia Osteoakusis f, Osteophonie f, Schädelknochenschalleitung f, Schädelknochenleitung f
osteoanaesthesia Osteoanästhesie f, Knochenunempfindlichkeit f
osteoanagenesis s. osteanagenesis
osteoaneurysm Knochenaneurysma n
osteoarthrectomy Osteoarthrektomie f, Knochen- und Gelenkresektion f, Knochen- und Gelenkexzision f, [operative] Knochen- und Gelenkentfernung f
osteoarthritic osteoarthritisch
osteoarthritis Osteoarthritis f, Knochen- und Gelenkentzündung f
~ **of the hip joint** Malum n coxae senilis, Arthropathia f deformans spontanea, deformierendes Hüftgelenksleiden n *(des alternden Menschen)*
osteoarthropathy Osteoarthropathie f, Knochen- und Gelenkerkrankung f
osteoarthrosis Osteoarthrose f, degenerative Gelenkerkrankung f
osteoarthrotomy s. osteoarthrectomy
osteoarticular osteoartikulär, Knochen-Gelenk-...
osteoblast Osteoblast m, Knochenbildungszelle f, Knochenstammzelle f, Knochenmutterzelle f
osteoblastic osteoblastisch, knochenbildend
osteoblastoma Osteoblastom n *(vom Knochen ausgehende Geschwulst)*
osteocachexia Osteokachexie f, Knochenkachexie f
osteocampsia Knochen[ver]krümmung f, Knochenverbiegung f
osteocarcinoma Osteokarzinom n, Knochenkarzinom n
osteocartilaginous osteokartilaginös, osteochondral, Knochen-Knorpel-...
osteocementum Knochenzement m
osteochondral osteochondral, osteokartilaginös, Knochen-Knorpel-...
~ **fracture** osteochondrale Fraktur f, Knochen-Knorpel-Bruch m
osteochondritis 1. Osteochondritis f, Knochen- und Knorpelentzündung f; 2. s. osteochondrosis
~ **of the tibial tuberosity** s. Osgood-Schlatter disease
osteochondrodysplasia Osteochondrodysplasie f, Knochen- und Knorpeldysplasie f
osteochondrodystrophy Osteochondrodystrophie f, Morquiosches Syndrom n
osteochondrolysis Osteochondritis (Osteochondrosis) f dissecans
osteochondroma Osteochondrom n
osteochondromatosis Osteochondromatose f, Vorhandensein n mehrerer Osteochondrome
osteochondromyxoma Osteochondromyxom n
osteochondromyxosarcoma Osteochondromyxosarkom n

osteochondrosarcoma Osteochondrosarkom n
osteochondrosis Osteochondrosis f, Osteochondrose f, Knochen- und Knorpeldegeneration f, Osteochondritis f
~ **of capitular epiphysis** Osteochondritis f deformans [coxae] juvenilis
~ **of navicular bone** s. scaphoiditis
~ **of the capitulum humeri** Epiphysennekrose f des Capitulum humeri *(im Kindesalter)*, Pannersche Krankheit f, Panner-Syndrom n
osteochondrous s. osteochondral
osteoclasis 1. Osteoklasie f, Knochenzerstörung f; 2. Osteoklasie f, chirurgisches Knochenzerbrechen n *(bei schlechter Frakturstellung)*
osteoclast Osteoklast m, Knochenzerstörungszelle f
osteoclastic 1. osteoklastisch, knochenzerstörend; 2. osteoklastisch, knochen[zer]brechend
osteoclastoma Osteoklastom n, Osteoklastentumor m, Riesenzellgeschwulst f
osteocope Osteokopie f, Knochenreißen n, Knochenschmerz m *(z. B. bei Syphilis)*
osteocopic Knochenreißen..., Knochenschmerz...
~ **pain** s. osteocope
osteocranium Osteokranium n, knöcherner Schädel m
osteocystoma Osteozystom n, zystischer Knochentumor m
osteocyte Osteozyt m, Knochenzelle f
osteodermatoplastic osteodermatoplastisch, knochen- und hautbildend
osteodermatous mit verknöcherter Haut, hautverknöchert; Hautverknöcherungs..., Osteodermie...
osteodermia Osteodermie f, Hautverknöcherung f, verknöcherte Haut f
osteodesmosis Osteodesmose f, Sehnenverknöcherung f
osteodiastasis Osteodiastase f, Knochendiastase f
osteodynia Osteodynie f, Knochenschmerz m
osteodysplasia Osteodysplasie f, Knochen[gewebe]wachstumsstörung f
osteodystrophia Osteodystrophie f, Knochenfehlbildung f, Knochenfehlentwicklung f
osteoepiphysis Osteoepiphyse f, Knochenepiphyse f
osteofibrochondroma Osteofibrochondrom n
osteofibrochondrosarcoma Osteofibrochondrosarkom n
osteofibrolipoma Osteofibrolipom n
osteofibroma Osteofibrom n, Fibroosteom n, Knochenbindegewebsgeschwulst f
osteofibromatosis Osteofibromatose f
osteofibrosarcoma Osteofibrosarkom n, Fibroosteosarkom n
osteofibrosis Osteofibrose f, Knochenfibrose f
osteogenesis Osteogenese f, Knochenbildung f
osteogenetic s. osteogenic
osteogenic osteogen[etisch], knochenbildend; vom Knochen gebildet

~ **cell** osteogene Zelle f, Knochenbildungszelle f
~ **sarcoma** s. osteosarcoma
osteogenous s. osteogenic
osteohalisteresis Halisterese f, Knochenentkalkung f, Knochendemineralisierung f
osteohypertrophic osteohypertroph[isch], verstärkt Knochen bildend
osteoid osteoid, knochenartig, knochenähnlich
osteoid s. ~ **tissue**
~ **aneurysm** pulsierender Knochentumor m, pulsierende Knochengeschwulst f
~ **matrix** Osteoidmatrix f
~ **osteoma** Osteoidosteom n
~ **sarcoma** Osteoidsarkom n
~ **tissue** Osteoid n, osteoides Gewebe n, unverkalktes Knochengewebe n
osteolipochondroma Osteolipochondrom n
osteolipoma Osteolipom n
osteology Osteologie f, Knochenlehre f, Knochenkunde f
osteolysis Osteolyse f, Knochenauflösung f, Knochenresorption f, Knochenzerstörung f; Knochenentkalkung f
osteolytic osteolytisch, knochenauflösend, knochenresorbierend, knochenzerstörend; knochenentkalkend
osteoma Osteom n, gutartige Knochengeschwulst f, gutartiger Knochentumor m
~ **of the tongue** Zungenosteom n
osteomalacia Osteomalazie f, Osteomalacia f, Knochenerweichung f (durch Kalksalzverarmung)
osteomalacial osteomalazisch, knochenerweichend
osteomalacic pelvis Pelvis f osteomalacica, Beckenosteomalazie f
osteomatoid osteomatoid, osteomartig, osteomähnlich
osteomatosis Osteomatose f, Vorhandensein n von mehreren Osteomen
osteomatous s. osteomatoid
osteometric osteometrisch, knochenvermessend
osteometry Osteometrie f, Skelettknochenmessung f
osteomyelitic osteomyelitisch, Osteomyelitis..., Knochenmarkentzündungs...
osteomyelitis Osteomyelitis f, Knochenmarkentzündung f
~ **of the clavicle** Schlüsselbeinosteomyelitis f
~ **of the skull** Schädelosteomyelitis f
osteomyelographic osteomyelographisch
osteomyelography Osteomyelographie f, Röntgen[kontrast]darstellung f des Knochenmarks
osteomyocutaneous osteomyokutan, Knochen-Muskel-Haut-...
~ **flap** Knochen-Muskel-Haut-Lappen m (bei Transplantation)
osteomyxochondroma Osteomyxochondrom n
osteon[e] Osteon n (lamelläre Knochengrundstruktur)

osteonecrosis Osteonekrose f, Knochennekrose f, Knochengewebeuntergang m, Knochen[gewebs]tod m
osteonephropathy Osteonephropathie f (Knochenveränderungen infolge Nierenkrankheit)
osteoneuralgia Osteoneuralgie f, Knochenschmerz m
osteopaedion Osteopädion n, Knochenkind n
osteopathic osteopathisch, Knochenkrankheits...
osteopathy Osteopathie f, Knochenkrankheit f, Knochenerkrankung f, Knochenleiden n
osteopecilia s. osteopoikilosis
osteopenia Osteopenie f, Knochenmangel m
osteoperiosteal osteoperiostal, Knochen-Periost-..., Knochen-Knochenhaut-...
~ **graft** Knochen-Periost-Transplantat n
~ **strip** Knochen-Periost-Span m
osteoperiostitis Osteoperiostitis f, Knochen- und Knochenhautentzündung f
osteopetrosis Osteopetrosis f, Marmorknochenkrankheit f, Albers-Schönbergsche Krankheit f
osteopetrotic osteopetrotisch, Marmorknochenkrankheits...
osteophage Osteophag[e] m, Knochenfreßzelle f
osteophlebitis Osteophlebitis f, Knochenvenenentzündung f
osteophony s. osteoacousia
osteophthisis Osteophthise f, Knochenschwund m
osteophyte Osteophyt m, Knochensporn m, Knochenauswuchs m
osteophytic osteophytisch, knochenspornragend; Knochensporn...
osteophytosis Osteophytose f, Vorhandensein n von mehreren Knochenauswüchsen
osteoplaque Knochenplatte f, Knochenschicht f
osteoplast s. osteoblast
osteoplastic 1. s. osteoblastic; 2. osteoplastisch, Osteoplastik...
~ **flap** osteoplastischer Lappen m; Knochen-Haut-Lappen m; Knochen-Galea-Lappen m
osteoplasty Osteoplastik f, osteoplastische Operation f
osteopoikilosis Osteopoikilie f, Osteopathia f condensans disseminata, Osteitis f condensans generalisata, Osteosclerosis f fragilis generalisata
osteoporosis Osteoporose f, Knochenschwund m
~ **of the skull** Schädelosteoporose f
osteoporotic osteoporotisch, Knochenschwund...
osteopsathyrosis Osteopsathyrose f, Knochenbrüchigkeit f, Fragilitas f ossium, Osteogenesis f imperfecta
osteoradionecrosis Osteoradionekrose f, Strahlenknochennekrose f
osteorrhagia Osteorrhagie f, Knochenblutung f
osteorrhaphy Osteorrhaphie f, Knochennaht f

osteosarcoma

osteosarcoma Osteosarkom n, Knochensarkom n
osteosarcomatous osteosarkomatös
osteosclerosis Osteosklerose f, Knochenverhärtung f
osteosclerotic osteosklerotisch
osteoseptum Osteoseptum n, knöcherne Nasenscheidewand f
osteosis Osteosis f, Knochen[gewebe]bildung f
osteospongioma Osteospongiom n
osteosteatoma Osteosteatom n
osteostixis Osteostixis f, Knochenpunktion f
osteosuture Osteosutura f, Knochennaht f
osteosynovitis Osteosynovitis f
osteosynthesis Osteosynthese f (operative Knochenbruchbehandlung mit Fixation der Bruchenden)
osteothrombosis Osteothrombose f, Knochenvenenthrombose f
osteotome Osteotom n, Knochenmesser n; Knochenmeißel m; Laminektomiefräse f
osteotomoclasia, osteotomoclasis Korrekturosteotomie f
osteotomy 1. Osteotomie f, Knochendurchmeißelung f, Knochendurchtrennung f; 2. Korrekturosteotomie f
osteotribe Raspatorium n, Knochenraspel f, Knochenfeile f
osteotrite s. osteotribe
osteotrophy Osteotrophie f, Knochenernährung f
ostitis s. osteitis
ostium Ostium n, Mündung f, Eingang m
~ **of the auditory tube** 1. Ostium n pharyngeum tubae auditivae; 2. Ostium n tympanicum
~ **of the uterus** Ostium n uteri, äußerer Muttermund m
~ **primum defect** Ostium-primum-Defekt m (Herzfehler)
~ **secundum defect** Ostium-secundum-Defekt m (Herzfehler)
ostosis s. osteogenesis
ostreotoxism Austernvergiftung f
otagra s. otalgia
otalgia Otalgie f, Ohrenschmerz m, Otodynie f, Neuralgia f tympanica
otalgic otalgisch, Ohrenschmerz...
otantritis Mastoiditis f, Warzenfortsatzentzündung f [des Ohres]
othaematoma Othämatom n, Ohrhämatom n, Ohrblutgeschwulst f
othaemorrhagia Othämorrhagie f, Ohrblutung f
othaemorrhoea Othämorrhoe f, blutiger Ohrausfluß m
othelcosis Othelcosis f, Ohreiterung f
otiatrics s. otology
otic Ohr... (Zusammensetzungen s. a. unter ear)
~ **barotrauma** s. barotitis media
~ **capsule** Ohrkapsel f (Embryologie)
~ **cerebral abscess** otitischer Hirnabszeß m (nach Mittelohreiterung)

~ **duct** Endolymphgang m, Ductus m endolymphaticus
~ **fluid** Endolymphe f
~ **ganglion** Ganglion n oticum
~ **pit** Ohrgrube f
~ **placode** Ohrplatte f, Labyrinthplatte f
~ **vesicle** Ohrbläschen n
oticodinia Otikodinie f, Otikodinose f, Ohrschwindel m (Menièrescher Symptomkomplex)
otitic otitisch, Otitis..., Ohr[en]entzündungs...
otitis Otitis f, Ohr[en]entzündung f
otoblenorrhoea Otoblenorrhoe f, eitrig-schleimiger Ohrfluß m
otocatarrh Ohr[en]katarrh m
otocephalia Otozephalie f, Synotie f, Mißbildung f mit Ohrverschmelzung
otocephalus Otozephalus m, Otokephalus m
otocleisis Otokleisis f, Ohrverschluß m
otoconia Otokonien fpl, Otolithen mpl, Statokonien fpl, Statolithen mpl, Gehörsand m
otocranial Otokranium...
otocranium Otokranium n, Felsenbein n des Schädels (enthält das Ohr)
otocyst Otozyste f, Ohrbläschen n (Embryologie)
otodynia s. otalgia
otoencephalitis Otoenzephalitis f, otogene Enzephalitis (Gehirnentzündung) f
otogenic, otogenous otogen, vom Ohr ausgehend
otolaryngologist Otolaryngologe m, Facharzt m für Hals-, Nasen- und Ohrenheilkunde, HNO-Facharzt m
otolaryngology Otolaryngologie f, Hals-, Nasen- und Ohrenheilkunde f, HNO
otolith Otolith m, Statolith m, Hörstein m
otolithic membrane Otolithenmembran f
otologic[al] otologisch, otiatrisch, Ohrenheilkunde...
otologist Otologe m, Otiater m, Ohrenarzt m
otology Otologie f, Otiatrie f, Ohrenheilkunde f
otomastoiditis Otomastoiditis f, Ohr- und Warzenfortsatzentzündung f
otomicroscope Otomikroskop n, Ohrmikroskop n
otomyasthenia Otomyasthenie f, Ohrmuskelschwäche f
otomycosis Otomykose f, Pilzerkrankung f des Ohres
otomyiasis Otomyiasis f, Mittelohreiterung f durch Fliegenlarven (in den Tropen)
otonecrectomy Otonekrektomie f, Nekrosenausräumung f aus dem Ohr
otoneuralgia s. otalgia
otoneurasthenia Otoneurasthenie f
otoneurological otoneurologisch
otoneurology Otoneurologie f
oto-ophthalmo-laryngoscope set Oto-Ophthalmo-Laryngoskopie-Besteck n
otopathy Otopathie f, Ohrerkrankung f, Ohrenkrankheit f, Ohrenleiden n

ovarian

otopharyngeal otopharyngeal, Ohr-Rachen-...
~ **tube** Tuba *f* auditiva (Eustachii, pharyngotympanica), Ohrtrompete *f*, Eustachische Röhre *f*
otophone Otophon *n*, Hörrohr *n*
otoplasty Otoplastik *f*, Ohr[muschel]plastik *f*
otopolypus Ohrpolyp *m*
otopyorrhoea Otopyorrhoe *f*, eitriger Ohrausfluß *m*
otopyosis Ohreiterung *f*
otorhinolaryngologic otorhinolaryngologisch, HNO-ärztlich, HNO-...
otorhinolaryngologist Otorhinolaryngologe *m*, Facharzt *m* für Hals-, Nasen- und Ohrenheilkunde, HNO-Facharzt *m*
otorhinolaryngology Otorhinolaryngologie *f*, Hals-, Nasen- und Ohrenheilkunde *f*, HNO
otorhinology Otorhinologie *f*, Ohren- und Nasenheilkunde *f*
otorrhagia Otorrhagie *f*, Ohrblutung *f*, Ohrbluten *n*
otorrhoea Otorrhoe *f*, Ohrenfluß *m*, Ohrenlaufen *n*
otosalpinx *s.* otopharyngeal tube
otosclerosis Otosklerose *f*, Otitis *f* sclerotica (Schwerhörigkeit durch Verknöcherung der Gehörknöchelchen)
~ **of inner ear** Innenohrsklerose *f*
otosclerotic otosklerotisch
~ **deafness** otosklerotische Taubheit *f*
~ **focus** otosklerotischer Herd *m*, Otosklerosefokus *m*
otoscope Otoskop *n*, Ohrenspiegel *m*
~ **set** Otoskopie-Besteck *n*
otoscopic otoskopisch
otoscopy Otoskopie *f*, Ohrenspiegelung *f*, Trommelfellbesichtigung *f* [mit dem Otoskop]
otospongiosis *s.* otosclerosis
otosurgical otochirurgisch, HNO-chirurgisch
ototomy Ototomie *f*, Ohrinzision *f*, Ohr[ein]schnitt *m*
ototoxic ototoxisch, ohrschädigend
ototoxicity Ototoxizität *f*
ouabain Ouabain *n*, g-Strophanthin *n* (Herzglykosid)
oula Gingiva *f*, Zahnfleisch *n* (Zusammensetzungen s. unter gingival)
oulectomy Zahnfleischresektion *f*, [operative] Zahnfleischentfernung *f*
oulitis Zahnfleischentzündung *f*
oulorrhagia Zahnfleischblutung *f*, Zahnfleischbluten *n*
out knee Genu *n* varum, O-Bein *n*
outer hamstring Tendo *m* musculi bicipitis femoris
~ **layer of the muscle coat of the ductus deferens** Stratum *n* externum tunicae muscularis ductus deferentis
~ **layer of the muscle coat of the ureter** Stratum *n* externum tunicae muscularis ureteris

~ **layer of the muscle coat of the urinary bladder** Stratum *n* externum tunicae muscularis vesicae urinariae
~ **malleolus** *s.* lateral malleolus
~ **nuclear layer** äußere Körnerschicht *f* (der Netzhaut)
~ **spiral sulcus** Sulcus *m* spiralis externus
~ **surface of the parietal bone** Facies *f* externa ossis parietalis
~ **table of the skull** Tabula *f* externa
~ **wall of the cochlear duct** Paries *m* externus ductus cochlearis
~ **wall of the tympanic cavity** Paries *m* membranaceus cavi tympani
outflow tract Ausflußbahn *f*
~ **tract of the left ventricle** linksventrikuläre Ausflußbahn *f*
~ **tract of the right ventricle** rechtsventrikuläre Ausflußbahn *f*
outlet of the pelvis *s.* pelvic outlet
outpatient ambulanter Patient *m*
~ **anaesthesia** ambulante Anästhesie (Narkose) *f*
~ **investigation** ambulante Untersuchung *f*
outpatient's department Ambulanz *f*
outpouching *s.* evagination
outpouring of leucocytes into the blood Leukozytenausschüttung *f* in das Blut
output Ausscheidung *f*
outstanding auricle abstehendes Ohr *n*
oval-cell anaemia *s.* ovalocytosis
~ **window** ovales Fenster *n*, Vorhoffenster *n*, Fenestra *f* vestibuli [ovalis]
ovale infection Plasmodium-ovale-Infektion *f*
~ **malaria** Malaria *f* tertiana (durch Plasmodium ovale)
ovalocyte Ovalozyt *m*, Elliptozyt *m*
ovalocytosis Ovalozytose *f*, Elliptozytose *f*, Elliptozytenanämie *f*
ovarialgia Ovarialgie *f*, Eierstockschmerz *m*
ovarian ovarial, Ovarial..., Eierstock... (Zusammensetzungen s. a. unter ovary)
~ **agenesis** Ovarialagenesie *f*, Eierstockagenesie *f*
~ **aplasia** Ovarialaplasie *f*, Eierstockaplasie *f*
~ **appendage** Nebeneierstock *m*, Epoophoron *n*, Parovarium *n*
~ **bursa** Bursa *f* ovarica
~ **cancer (carcinoma)** Ovarialkarzinom *n*, Eierstockkrebs *m*
~ **cyst** Ovarialzyste *f*, Eierstockzyste *f*
~ **dermoid cyst** Ovarialkystom *n*, Eierstockdermoidzyste *f*
~ **dysgenesis** Ovarialdysgenesie *f*, Eierstockdysgenesie *f*
~ **follicle** Ovarialfollikel *m*, Eierstockfollikel *m*, Follikel *m*
~ **hormone** Ovarialhormon *n*, Eierstockhormon *n*
~ **insufficiency** Ovarialinsuffizienz *f*, Eierstockinsuffizienz *f*

ovarian

~ **ligament** Ligamentum *n* ovarii proprium, Eierstockband *n*
~ **morphology** Eierstockmorphologie *f*
~ **neuralgia** Ovarialneuralgie *f*, Eierstockneuralgie *f*, Eierstock[nerven]schmerz *m*
~ **plexus** Plexus *m* ovaricus, Eierstocknervengeflecht *n*
~ **pregnancy** Ovarialgravidität *f*, Eierstockschwangerschaft *f*
~ **pseudomyxoma** Ovarialpseudomyxom *n*, Eierstockpseudomyxom *n*
ovaric artery Arteria *f* ovarica, Eierstockarterie *f*
~ **vein** Vena *f* ovarica, Eierstockvene *f*
ovariectomy Ovariektomie *f*, Oophorektomie *f*, Ovarialexstirpation *f*, [operative] Eierstockentfernung *f*
ovariocele Ovariozele *f*, Ovarialhernie *f*, Eierstockbruch *m*, Eierstockvorfall *m* (Senkung des Eierstocks in einen Leistenbruch)
ovariocentesis Ovariozentese *f*, Eierstockpunktion *f*, Eierstock[ein]stich *m*
ovariocyesis *s.* ovarian pregnancy
ovariodysneuria Ovarialneuralgie *f*, Eierstockneuralgie *f*, Eierstock[nerven]schmerz *f*
ovariogenic ovariogen, aus dem Eierstock stammend
ovariohysterectomy *s.* oophorohysterectomy
ovariolytic ovariolytisch, eierstockzerstörend
ovarioncus Ovarialgeschwulst *f*, Ovarialtumor *m*, Eierstockgeschwulst *f*, Eierstocktumor *m*
ovariopathy Ovariopathie *f*, Eierstockerkrankung *f*, Eierstockleiden *n*
ovariorrhexis Ovariorrhexis *f*, Ovarialruptur *f*, Eierstockzerreißung *f*
ovariosalpingectomy *s.* oophorosalpingectomy
ovariosteresis *s.* ovariectomy
ovariostomy *s.* oophorostomy
ovariotesticular *s.* ovotesticular
ovariotestis *s.* ovotestis
ovariotomy Ovariotomie *f*, Eierstockschnitt *m*
ovariotubal ovariotubal, Ovarium-Tuben-..., Eierstock-Eileiter-...
ovaritis Ovaritis *f*, Eierstockentzündung *f*
ovarium *s.* ovary
ovary Ovarium *n*, Ovar *n*, Oophoron *n*, Eierstock *m* (Zusammensetzungen *s. a.* unter ovarian)
~ **abscess** Ovar[ial]abszeß *m*, Eierstockabszeß *m*
~ **graft** Eierstocktransplantat *n*
~ **hyperplasia** Ovar[ial]hyperplasie *f*, Eierstockhyperplasie *f*
~ **hypertrophy** Ovar[ial]hypertrophie *f*, Eierstockhypertrophie *f*
~ **hypoplasia** Ovar[ial]hypoplasie *f*
~ **torsion** Ovar[ial]torsion *f*, Eierstockverdrehung *f*
~ **transplantation** Ovar[ial]transplantation *f*, Eierstockverpflanzung *f*
overatropinization Atropinüberdosierung *f*
overbite Überbiß *m*
overcompensation Überkompensation *f (Psychiatrie)*

454

overcorrection Überkorrektur *f (von Sehfehlern)*
overextension Überstreckung *f*
overfeeding Überfütterung *f*
overflexion Hyperflexion *f*, Gelenküberbeugung *f*
overflow of the gall *s.* jaundice
overgrowth *s.* 1. hypertrophy; 2. hyperplasia
overhydration Überwässerung *f*, Hyperhydratation *f (z. B. bei Infusionstherapie)*
overinfusion syndrome Überwässerungssyndrom *n*, Hyperhydratationssyndrom *n*
overriding Dislocatio *f* ad axim cum contractione *(Knochenbruch)*
~ **of the aorta** Reiten *n* der Aorta *(bei Herzfehler)*; reitende Aorta *f*
oversecretion Hypersekretion *f*, Übersekretion *f*
overstrain/to überanstrengen
overstrain Überanstrengung *f*
overt tuberculous disease *s.* open tuberculosis
overtransfusion Übertransfusion *f*
overventilation *s.* hyperventilation
overweight Übergewicht *n*
oviducal *s.* oviductal
oviduct Tuba *f* uterina, Eileiter *m*, Tube *f*
oviductal oviduktal, Eileiter..., Tuben...
~ **pregnancy** Eileiterschwangerschaft *f*, Tubengravidität *f*
oviferous ovifer, ei[er]enthaltend
oviform eiförmig, oval
ovigenesis *s.* oogenesis
ovigen[et]ic, ovigenous *s.* oogenetic
ovigerm Eikeimzelle *f*
ovigerous oviger, ei[er]tragend
~ **disk** Cumulus *m* oophorus, Eihügel *m*
ovisac *s.* ovarian follicle
ovocentre Zentrosom *n*, Zentriol *n*, Zentralkörperchen *n (während der Befruchtung)*
ovocyte *s.* oocyte
ovogenesis *s.* oogenesis
ovogonium Ovogonium *n*, Ureizelle *f*, Urei *n*
ovoid ovoid, eiartig, eiförmig
ovomucin Ovomuzin *n (Glykoproteid)*
ovoplasm Ovoplasma *n*
ovotesticular ovotestikulär
ovotestis Ovotestis *m (Geschlechtsdrüse eines Zwitters mit sperma- und eierbildenden Abschnitten)*
ovotid *s.* oocyte
ovular ovular, Ovum..., Ei...
ovulate/to ovulieren, den Follikelsprung (Eisprung) haben
ovulation Ovulation *f*, Follikelsprung *m*, Eisprung *m*, Eilösung *f*, Eiaustritt *m*
~ **induction** Ovulationsinduktion *f*, Eisprungauslösung *f*
~ **inhibition** Ovulationsinhibition *f*, Eisprunghemmung *f*
~ **inhibitor** Ovulationshemmer *m*
~ **timing** Eisprungbestimmung *f*
ovulational Ovulations..., Eisprung...
~ **age** Ovulationsalter *n (Embryo)*

ovulatory ovulatorisch, Ovulations..., Eisprung...
ovule Ovulum n, kleines Ei n, Eizelle f
ovulogenous ovulogen, ei[er]bildend
ovulum s. ovule
ovum Ovum n, Ei n, Eizelle f; weibliche Keimzelle f
~ **scoop** Abort[us]löffel m
Owren's disease Owrensche Krankheit f, Owren-Krankheit f, angeborenes Faktor-V-Mangel-Syndrom n (s. a. parahaemophilia)
ox heart Cor n bovinum, Ochsenherz n
oxalacetic acid Oxalessigsäure f
oxalaemia Oxalämie f, erhöhter Oxalsäuregehalt m des Blutes
oxalate Oxalat n
oxalic acid Oxalsäure f
oxalism Oxalsäurevergiftung f, Oxalsäureintoxikation f, Oxalatvergiftung f
oxalosis Oxalose f (Stoffwechselstörung)
oxaluria Oxalurie f, Oxalsäureausscheidung (Oxalatausscheidung) f im Urin
oxidase Oxydase f (Enzym)
oxidative phosphorylation oxydative Phosphorylierung f
oxidize/to oxydieren; Sauerstoff aufnehmen
oxidizing enzyme Oxydationsenzym n; Oxydase f; Dehydrogenase f
oxidoreductase Oxydoreduktase f, Redoxase f (Enzym)
oxidosis (Am) s. acidosis
oximeter Oximeter n, Sauerstoffsättigungsmesser m (für arterielles Blut)
oximetry Oximetrie f, Sauerstoffsättigungsmessung f (des arteriellen Blutes)
oxyaesthesia s. hyperaesthesia
oxyakoia s. hyperacousia
oxyblepsia Oxyblepsie f, erhöhte Sehschärfe f; erhöhtes Scharfsehen n
oxycephalia Oxyzephalie f, Spitzköpfigkeit f
oxycephalic, oxycephalous oxyzephal, oxykephal, spitzköpfig
oxycephalus Oxyzephalus m, Oxyzephaler m, Spitzkopf m
oxychromatic oxychromatisch, sauerfärbend, azidophil
oxycodone Oxykodon n (Analgetikum)
oxydase s. oxidase
oxygen bath Sauerstoffbad n
~ **capacity** Sauerstoffkapazität f, Sauerstoffaufnahmefähigkeit f (des Hämoglobins)
~ **carrying capacity** Sauerstofftransportkapazität f
~ **consumption** Sauerstoffverbrauch m
~ **content in blood** Blutsauerstoffgehalt m
~ **debt** Sauerstoffdefizit n, Sauerstoffschuld f
~ **desaturation** Sauerstoffuntersättigung f
~ **diffusion** Sauerstoffdiffusion f
~ **electrode** Sauerstoffelektrode f
~-**enriched** sauerstoffangereichert
~ **extraction** Sauerstoffausschöpfung f
~ **insufflator** Sauerstoffinsufflator m; Sauerstoffgerät n
~ **saturation** Sauerstoff[auf]sättigung f (des Hämoglobins)
~ **tension** Sauerstoffspannung f, pO_2
~ **tent** Sauerstoffzelt n
~ **therapy** Sauerstofftherapie f, O_2-Behandlung f
~ **tolerance** Sauerstofftoleranz f
~ **transport** Sauerstofftransport m
~ **transport model** Sauerstofftransportmodell n
~ **uptake** Sauerstoffaufnahme f
~ **utilization** Sauerstoffutilisation f, Sauerstoffverbrauch m
~ **want** s. anoxaemia
oxygenase Oxygenase f (Enzym)
oxygenate/to oxygenieren, mit Sauerstoff sättigen (z. B. Hämoglobin); mit Sauerstoff anreichern
oxygenation Oxygenierung f, Sauerstoff[auf]sättigung f (des Hämoglobins); Anreicherung f mit Sauerstoff
oxygenic sauerstoffhaltig; Sauerstoff...
oxygeusia Oxygeusie f, gesteigerter Geschmackssinn m
oxyhaematin Oxyhämatin n
oxyhaematoporphyrin Oxyhämatoporphyrin n
oxyhaemoglobin Oxyhämoglobin n
~ **dissociation** Oxyhämoglobindissoziation f
~ **dissociation curve** Oxyhämoglobindissoziationskurve f
oxylalia Oxylalie f, Tachylalie f, schnelles Sprechen n; schnelle Sprache f
oxymetry s. oximetry
oxymorphine Oxymorphin n, Dehydromorphin n (Analgetikum)
oxynervon Oxynervon n, Hydroxynervon n (Zerebrosid)
oxyntic säuresezernierend, säureausscheidend
~ **cell** Parietalzelle f, Belegzelle f, [salz]säureproduzierende Zelle f (der Magenschleimhaut)
~ **gland area** Parietalzellenareal n, Fundus m (des Magens)
oxyopia Oxyopie f, Hyperopie f, abnormes Scharfsehen n
oxyopter Oxyoptrie f (Sehschärfe-Einheit)
oxyosis s. acidosis
oxyosmia, oxyosphresia Oxyosmie f, Hyperosmie f, Geruchsüberempfindlichkeit f
oxypathy Oxypathie f, Blutübersäuerung f
oxyphilia 1. Oxyphilie f, Azidophilie f (Färbung mit sauren Farbstoffen); 2. s. eosinophilia 1.
oxyphilic 1. azidophil, säurefärbend, durch saure Farbstoffe färbbar; säureliebend; 2. s. eosinophilic
~ **cell** s. oxyntic cell
~ **granules** oxyphile Granula npl, oxyphile Körnchen npl
~ **leucocyte** s. eosinophilic leucocyte
oxyphonia Oxyphonie f, schrille Stimme f, scharfer Stimmklang m

oxyproline

oxyproline Oxyprolin n, Hydroxyprolin n, 4-Hydroxypyrrolidin-2-Karbonsäure f *(Eiweißbaustein)*
oxyrhine 1. spitznasig; 2. mit ausgeprägtem Riechsinn
oxytetracycline Oxytetrazyklin n *(Antibiotikum)*
oxytocia Oxytokie f, Schnellgeburt f, schnelle (überstürzte) Geburt f, Sturzgeburt f
oxytocic oxytozisch, wehenanregend, geburtsanregend, geburtsstimulierend, geburtsfördernd, geburtsbeschleunigend
oxytocic [agent] Oxytozikum n, Wehenmittel n, wehenanregendes Mittel n
~ **hormone** s. oxytocin
oxytocin Oxytozin n *(die Gebärmutterkontraktion verstärkendes Hormon der Hirnanhangsdrüse)*
oxytocinase Oxytocinase f *(Enzym)*
oxyuriasis Oxyuriasis f, Springwurmbefall m, Madenwurmerkrankung f *(durch Oxyuris vermicularis)*
oxyuricide [agent] Oxyurenmittel n, oxyurentötendes Mittel n
oxyurid oxyurenartig, oxyurenähnlich, madenwurmartig
oxyurid Oxyuris m vermicularis, Madenwurm m, Springwurm m
oxyurifuge [agent] Oxyurenabtreibungsmittel n, oxyurenvertreibendes Mittel n
ozaena Ozaena f, Stinknase f, Rhinitis f atrophicans cum foetore
ozaenous Ozaena..., Stinknasen...
ozochrotia Ozochrotie f, übler (starker) Hautgeruch m
ozochrotous ozochrotös
ozonization Ozonisierung f
ozostomia Ozostomie f, übler (fauler) Mundgeruch m

P

P loop P-Schleife f *(Vektorkardiographie)*
P mitrale [wave] P-mitrale n *(EKG)*
P pulmonale [wave] P-pulmonale n *(EKG)*
P-Q interval P-Q-Intervall n, P-Q-Dauer f *(EKG)*
P-R interval P-R-Intervall n *(EKG)*
P-R segment P-R-Segment n *(EKG)*
P wave [of the electrocardiogram] P-Zacke f, Vorhofzacke f *[im EKG]*
Pacchionian bodies (granulations) Pacchionische Granulationen fpl, Granulationes fpl arachnoidales
pacemade patient schrittmacherstimulierter Patient m
pacemake/to mit einem Pacemaker (Schrittmacher) stimulieren
pacemaker Schrittmacher m, Herzschrittmacher m, Pacemaker m
~ **of the heart** Sinusknoten m, Nodus m sinuatrialis, Keith-Flackscher Knoten m

~ **stimulus potential** Schrittmacherstimulationspotential n
pachometer s. pachymeter
pachyacria Pachyakrie f, Fingervergrößerung f; Zehenvergrößerung f
pachyblepharon Pachyblepharon n, verdicktes Augenlid n; Augenlidverdickung f
pachyblepharosis s. pachyblepharon
pachycephalia Pachyzephalie f, Dickschäd[e]ligkeit f, Dickköpfigkeit f *(abnorm kurzer Schädel)*
pachycephalic, pachycephalous pachyzephal[isch], pachykephal, dickschädelig, dickköpfig
pachych[e]ilia Pachycheilie f, [abnorme] Lippenverdickung f *(s. a. macrocheilia)*
pachycholia Pachycholie f, Galleneindickung f
pachychromatic pachychromatisch *(Zellkern)*
pachydactyly Pachydaktylie f, Dickfingrigkeit f, angeborene Fingerverdickung f
pachyderma s. pachydermia 1.
pachydermatocele Elephantiasis f neuromatosa
pachydermatosis Rosacea f hypertrophica, Rhinophym n
pachydermatous pachydermatös, dickhäutig, harthäutig
pachydermia 1. Pachydermie f, Pachyderma n, Dickhäutigkeit f, Harthäutigkeit f, Hautverdickung f, Hautverhärtung f, Bindegewebshypertrophie f der Haut; 2. s. elephantiasis
pachydermial, pachydermic s. pachydermatous
pachydermoperiostosis Pachydermoperiostose f, Haut- und Periostverdickung f
pachyglossia Pachyglossie f, Zungenverdickung f, Zungenverhärtung f, Zungenvergrößerung f
pachygnathous pachygnath, großkiefrig
pachygyria Pachygyrie f *(Abflachung und Verbreiterung der Hirnwindungen)*
pachyhaematous 1. dickblütig; 2. bluteindickend, Bluteindickungs...
pachyhaemia 1. Pachyhämie f, Dickblütigkeit f; 2. Bluteindickung f
pachyhymenic s. pachydermatous
pachyleptomeningitis Pachyleptomeningitis f, Entzündung f der harten und der weichen Hirnhaut
pachylosis 1. Pachylosis f, Hauttrockenheit f; 2. Hauteintrocknung f
pachymeningitic pachymeningitisch, Pachymeningitis...
pachymeningitis Pachymeningitis f, Perimeningitis f, Pachymeninxentzündung f, Entzündung f der harten Hirnhaut
pachymeningopathy Pachymeningopathie f, Erkrankung (Krankheit) f der harten Hirnhaut
pachymeninx Pachymeninx f, Dura f mater, harte Hirnhaut f
pachymeter Pachometer n, Dickenmesser m; Hornhautdickenmesser m *(Ophthalmologie)*

pachymucosa Pachymukosa f, verdickte Schleimhaut (Mukosa) f, Schleimhautverdickung f
pachynsis Pachynsis f, abnorme Verdickung f (z. B. einer Membran)
pachyntic pachyntisch, [abnorm] verdickt
pachyonychia, pachyonyxis Pachyonychie f, Nagelverdickung f, Verdickung f der Nagelplatte
pachyotia Pachyotie f, Ohrmuschelverdickung f
pachypelviperitonitis Pachypelviperitonitis f, Entzündung f und Verdickung f des Beckenbauchfells
pachypericarditis Pachyperikarditis f, Perikardverdickung f
pachyperiostosis Pachyperiostose f, entzündliche Periostverdickung f (der langen Röhrenknochen)
pachyperitonitis Pachyperitonitis f, entzündliche Bauchfellverdickung f
pachypleuritis Pachypleuritis f, entzündliche Rippenfellverdickung f
pachypodous pachypodös, dickfüßig
pachyrhine, pachyrhinic pachyrhin, dicknasig
pachysalpingitis Pachysalpingitis f, entzündliche Eileiterverdickung (Tubenverdickung) f, Salpingitis f parenchymatosa
pachysalpingo-oothecitis s. pachysalpingoovaritis
pachysalpingo-ovaritis Pachysalpingoovaritis f, Entzündung f und Verdickung f von Eierstock und Eileiter
pachysomia Pachysomie f, Weichteilverdickung f [des Körpers]
pachytic 1. dick, eingedickt; viskos; 2. eindickend, verdickend; viskos machend
pachytrichous pachytrichös, dickhaarig
pachyvaginitis Pachyvaginitis f, entzündliche Scheidenwandverdickung f
pacifier Nuckel m, Sauger m (für Säuglinge)
pacing electrode Schrittmacherelektrode f, Stimulationselektrode f
Pacinian corpuscle [Vater-]Pacinisches Körperchen n, Lamellenkörperchen n
pack/to 1. tamponieren, mit einem Tampon ausstopfen; 2. einpacken; wickeln
pack 1. Tampon m; Tupfer m; Bausch m; Streifen m; 2. Packung f, Einpackung f; Wickel m; 3. Instrumentensatz m
packed-cell volume Hämatokrit m
~ erythrocytes (red blood cells) Erythrozytenkonzentrat n
packer Tamponadestiel m
packet liver Paketleber f, syphilitische Lappenleber f, Hepar n lobatum syphiliticum (im dritten Stadium der Syphilis)
packing 1. Tamponieren n, Tamponierung f, Tamponade f; Streifeneinlegen n; 2. s. pack 2.
pad 1. Polster n, Wattepolster n; 2. Kompresse f; 3. Fettpolster n, Fettgewebsansammlung f
~ of the corpus callosum Splenium n corporis callosi, Balkenbauch m
paedarthrocace Pädarthrokaze f, tuberkulöse Gelenkentzündung f bei Kindern
paedatrophia Pädatrophie f, Kindesabzehrung f, Kindesauszehrung f
paederast Päderast m, Kinäde m, der Knabenliebe Ergebener m; Homosexueller m
paederasty Päderastie f, Knabenliebe f, Sodomie f, männliche Homosexualität f mit Knaben
paediadontist Kinderzahnarzt m, Kinderstomatologe m, Jugendzahnarzt m, Facharzt m für Kinderzahnheilkunde (Kinderstomatologie)
paediadontology Kinderzahnheilkunde f, Kinderstomatologie f
paediatric pädiatrisch, kinderheilkundlich, Pädiatrie...
~ anaesthesia Kinderanästhesie f
~ cardiology Kinderkardiologie f
~ disease Kinderkrankheit f
~ intensive care Kinderintensivpflege f, Kinderintensivbetreuung f
~ psychologist Kinderpsychologe m
~ surgeon Kinderchirurg m
~ surgery Kinderchirurgie f
~ ward Kinder[kranken]station f
paediatrician Pädiater m, Kinderarzt m, Facharzt m für Kinderheilkunde (Pädiatrie)
paediatrics Pädiatrie f, Kinderheilkunde f
paediatrist s. paediatrician
paediatry s. paediatrics
paedicterus physiologischer Neugeborenenikterus m, Icterus m neonatorum
paed[i]odontia, paedodontics, paedodontology s. paediadontology
paedologist Pädologe m
paedology Pädologie f (Lehre von der körperlichen und geistigen Entwicklung der Kinder)
paedometer Pädometer n, Instrument n zur Neugeborenenvermessung (Kindervermessung)
paedometry Pädometrie f, Neugeborenenvermessung f, Kindervermessung f
paedonosology Pädonosologie f
paedophilia 1. Pädophilie f, Kinderliebe f; 2. Pädophilie f (geschlechtliche Befriedigung an Kindern)
paedophilic pädophil, kinderfreundlich, kinderlieb
paedophobia Pädophobie f, Kinderabneigung f
paedopsychiatrist Kinderpsychiater m, Kindernervenarzt m
paedopsychiatry Kinderpsychiatrie f, Kindernervenheilkunde f
Page's syndrome Pagesches Syndrom n, Page-Syndrom n, juveniler Hypertonus (Bluthochdruck) m
Paget-Schroetter's syndrome Paget-von-Schröttersches Syndrom n, Paget-von-Schrötter-Syndrom n, akuter Achselvenenstau m, akute Achselvenenthrombose f, thrombotischer Achselvenenverschluß m

pagetoid

pagetoid pagetartig, der Paget-Krankheit ähnlich
Paget's bone disease s. ~ disease 1.
~ **cancer** s. ~ disease 2.
~ **disease** 1. Pagetsche Krankheit f, Ostitis f deformans, Osteodystrophia f deformans Paget; 2. Pagetsche Krankheit f, Krebsekzem n der Brust
~ **disease of bone** s. ~ disease 1.
~ **nipple disease** s. ~ disease 2.
pagoplexia Frostbeule f
paidology s. paedology
pain 1. Schmerz[en pl] m; 2. s. pains
~ **joy** Schmerzlust f, Masochismus m
~ **on deglution** Schluckschmerz m
~ **point** Schmerzpunkt m, Punctum n dolorosum
~ **reaction** Schmerzreaktion f
~ **receptor** Schmerzrezeptor m
~ **reflex** Schmerzreflex m
~ **sense** Schmerzsinn m
~ **threshold** Schmerzschwelle f
painful schmerzhaft, schmerzend
~ **feet syndrome** Syndrom n der brennenden Füße
~ **point** s. pain point
painless schmerzlos, schmerzfrei
pains Wehen fpl, Geburtsschmerz m
painter's colic Bleikolik f, Malerkrankheit f (Verdauungsbeschwerden mit krampfartigen Schmerzen infolge von Bleivergiftung)
~ **palsy** Bleilähmung f (Lähmung der Streckermuskulatur infolge von Bleivergiftung)
palaeocerebellum Paläozerebellum n, Urkleinhirn n
palaeocortex Paläokortex m
palaeoencephalon Paläoenzephalon n
palaeogenesis Paläogenese f
palaeokinetic paläokinetisch
palaeontology Paläontologie f, Fossilienlehre f
palaeoolive Paläoolive f
palaeopallium Paläopallium n
palaeopathology Paläopathologie f
palaeopsychology Paläopsychologie f
palaeostriatal Paläostriatum..., Pallidum...
~ **syndrome** progressive Pallidumatrophie f
palaeostriatum Paläostriatum n, Globus m pallidus
palaeothalamus Paläothalamus m
palatal s. palatine
palate Palatum n, Gaumen m, Mundhöhlendach n (Zusammensetzungen s. a. unter palatine)
~ **hook** Gaumenhäkchen n
~ **myograph** Gaumenmyograph m (zur Aufzeichnung der Gaumensegelbewegung)
~ **needle** Gaumennadel f
~ **plate** Gaumenplatte f
~ **suture** [operative] Gaumennaht f
palatic s. palatine

palatiform palatiform, gaumenförmig, gaumenartig, gaumenähnlich
palatine palatin, palatal, Palato..., Gaumen... (Zusammensetzungen s. unter palate)
palatine Os n palatinum, Gaumenbein n
~ **aponeurosis** Gaumenaponeurose f
~ **arch** Gaumenbogen m
~ **bar** Gaumenbrücke f
~ **bone** s. palatine
~ **canals** Canales mpl palatini
~ **fistula** Gaumenfistel f
~ **flap** Gaumenlappen m
~ **foramen** Gaumenfenster n, Foramen n palatinum (palatini)
~ **fossa** Fossa f incisiva
~ **incompetence** Gaumeninsuffizienz f, Gaumenschlußunfähigkeit f
~ **mucosa** Gaumenschleimhaut f
~ **myoclonus (nystagmus)** Gaumenmyoklonus m
~ **papilla** Papilla f incisiva
~ **paralysis** Gaumen[segel]lähmung f
~ **process [of the maxilla]** Gaumenfortsatz m des Oberkiefers, Processus m palatinus maxillae
~ **raphe** Gaumennaht f, Raphe f palati
~ **reflex** Gaumenreflex m
~ **spasm** Gaumensegelkrampf m, Spasmus m palatinus
~ **spine** s. posterior nasal spine
~ **suture** Gaumenbeinnaht f, Sutura f palatina mediana
~ **tonsil** Gaumenmandel f, Gaumentonsille f, Tonsilla f palatina
~ **tonsil fossa** Gaumenmandelgrube f
~ **torus** Torus m palatinus
~ **tubercle** Processus m pyramidalis ossis palatini
~ **velum** Gaumensegel n, Velum n palatinum, Pendulum n palatini
palatitis Gaumenentzündung f
palato-ethmoidal suture Sutura f palatoethmoidalis
palatoglossal palatoglossal, Gaumen-Zungen-...
~ **arch** Arcus m palatoglossus, vorderer Gaumenbogen m
~ **muscle** s. palatoglossus
palatoglossus [muscle] Musculus m palatoglossus (glossopalatinus), Gaumen-Zungen-Muskel m
palatognathous Gaumenspalte[n]...
palatograph s. palate myograph
palatomaxillary palatomaxillär, Gaumen-Oberkiefer-...
~ **arch** Gaumenbogen m
~ **suture** Sutura f palatomaxillaris
palatomyograph s. palate myograph
palatonasal palatonasal, Gaumen-Nasen-...
palatopharyngeal palatopharyngeal, Gaumen-Rachen-...

palmate

~ arch Arcus *m* palatopharyngeus, hinterer Gaumenbogen *m*
~ fold Plica *f* palatopharyngea
palatopharyngeus [muscle] Musculus *m* palatopharyngeus (pharyngopalatinus), Schlund-Kopf-Gaumen-Muskel *m*
palatoplasty Palatoplastik *f*, Gaumenplastik *f*, operative Gaumenwiederherstellung (Gaumenrekonstruktion) *f*, Staphyloplastik *f*
palatoplegia Palatoplegie *f*, Gaumen[segel]lähmung *f*
palatopterygoid palatopterygoid, pterygopalatin
palatorrhaphy Palatorrhaphie *f*, Gaumen[spalten]naht *f*
palatosalpingeus [muscle] Musculus *m* tensor veli palatini, Spannmuskel *m* des weichen Gaumens
palatoschisis Palatoschisis *f*, Palatum *n* fissum, Gaumenspalte *f*
palatum s. palate
paleo... s. palaeo...
palikinesia Palikinesie *f*, krankhafte Wiederholung *f* von Bewegungen
palilalia Palilalie *f*, krankhafte Wiederholung *f* von Silben und Wörtern
palindromia Palindromie *f*, Rezidiv *n*, Rückfall *m*, Verschlimmerung *f*, Verschlechterung *f* (eines Krankheitsgeschehens)
palindromic rezidivierend, einen Rückfall erleidend, verschlimmernd, verschlechternd
palingenesis Palingenese *f (Wiederholung stammesgeschichtlicher Vorstufen in der Individualentwicklung)*
palingraphia Palingraphie *f*, krankhafte Wiederholung *f* von Wörtern beim Schreiben
palinkinesis s. palikinesia
palinmnesis Palinmnese *f*, Wiedererinnerung *f*
palinopsia Palinopsie *f*
palinphrasia s. palilalia
pallaesthesia Palläthesie *f*, Vibrationsempfindung *f* (Vibrationsgefühl *n*) der Knochen, Knochensensibilität *f (Empfindungsqualität der Tiefensensibilität)*
pallaesthetic pallasthetisch, vibrationsempfindend
pallanaesthesia Pallanästhesie *f*, Verlust *m* der Vibrationsempfindung
pallial s. pallidal
palliate/to lindern, erleichtern
palliation Linderung *f (z. B. von Schmerzen)*, Erleichterung *f*
palliative palliativ, [schmerz]lindernd, [schmerz]mindernd, erleichternd
palliative [agent] Palliativum *n*, Linderungsmittel *n*, symptomatisches Arzneimittel *n*
~ chemotherapy palliative Chemotherapie *f*
~ operation Palliativoperation *f*
~ treatment Palliativbehandlung *f*, Palliativtherapie *f*
pallidal pallidal, Pallidum...

pallidohypothalamic pallidohypothalamisch, Pallidum-Hypothalamus-...
pallidopyramidal pallidopyramidal
pallidoreticular pallidoretikulär
pallidothalamic pallidothalamisch, Pallidum-Thalamus-...
pallidotomy Pallidotomie *f*, Pallidum[ein-] schnitt *m*, [operative] Pallidumdurchtrennung *f*
pallidum Pallidum *n*, Pars *f* pallida des Nucleus lentiformis *(Anteil des strio-pallidären Systems)*
~ atrophy Pallidumatrophie *f*
palliopontine palliopontin, Pallium-Pons-...
pallium Pallium *n*, Hirnmantel *m*, Gehirnmantel *m*
pallor Pallor *m*, Blässe *f*, Bleichheit *f*
~ of the disk Papillenblässe *f*, Papillenabblassung *f (an der Netzhaut)*
palm [of the hand] Palma *f* manus, Handfläche *f*, Handteller *m*; Vola *f* manus, Hohlhand *f*
palmar palmar, Handflächen...; Hohlhand...
~ abscess Palmarabszeß *m*, Handflächenabszeß *m*
~ and plantar keratosis Keratosis *f* palmoplantaris *(Epidermiswucherungen mit starker Verhornung)*
~ aponeurosis Aponeurosis *f* palmaris, Palmaraponeurose *f*, Hohlhandaponeurose *f*
~ arch Palmarbogen *m*, Hohlhandbogen *m*
~ erythema Palmarerythem *n*
~ fibromatosis Palmarfibromatose *f*, Dupuytrensche Kontraktur *f*
~ hyperkeratosis Palmarhyperkeratose *f*
~ interossei muscles Musculi *mpl* interossei palmares, palmare Zwischenknochenmuskeln *mpl*
~ metacarpal artery Arteria *f* metacarpea palmaris (ventralis), plamare (ventrale) Mittelhandarterie *f*
~ metacarpal vein Vena *f* metacarpea palmaris (ventralis), palmare (ventrale) Mittelhandvene *f*
~ psoriasis Psoriasis *f* palmaris, palmare Psoriasis *f*, Handflächenschuppenflechte *f*
~ radiocarpal ligament Ligamentum *n* radiocarpeum palmare
~ reflex Palmarreflex *m*, Handflächenreflex *m*, Hohlhandreflex *m (Fingerbeugung bei Reizung der Hohlhand)*
~ space Palmarraum *m*, Hohlhandraum *m*
~ surface of the radius Facies *f* anterior radii
~ surface of the ulna Facies *f* anterior ulnae
~ ulnocarpal ligament Ligamentum *n* ulnocarpeum palmare
palmaris brevis [muscle] Musculus *m* palmaris brevis, kurzer Hohlhandmuskel *m*
~ longus [muscle] Musculus *m* palmaris longus, langer Hohlhandmuskel *m*
~ longus tendon Palmaris-longus-Sehne *f*
palmate folds Plicae *fpl* palmatae *(Schleimhautfalten im Gebärmutterhalskanal)*

palmic

palmic Herzschlag...
palmoplantar palmoplantar, Handflächen-Fußsohlen-...
palmus 1. Herzschlag m; 2. s. palpitation; 3. s. twitching
palpable palpabel, tastbar, fühlbar, greifbar
palpate/to palpieren, betasten, abtasten, abfühlen, abtastend (befühlend) untersuchen
palpation Palpation f, Palpieren n, Betasten n, Abtasten n, Abfühlen n, Befühlen n
palpatopercussion s. palpatory percussion
palpatory palpatorisch, betastend, abfühlend, abtastend
~ **finding** Palpationsbefund m, Tastbefund m
~ **percussion** palpierende Perkussion f, Palpatoperkussion f, Tastperkussion f
palpebra Palpebra f, Augenlid n, Lid n, Blepharon n (Zusammensetzungen s. unter eyelid)
palpebral palpebral, Augenlid..., Lid... (Zusammensetzungen s.a. unter eyelid)
~ **alopecia** Wimpernausfall m, Alopezie f der Lider
~ **angle** Lidwinkel m, Augenlidwinkel m
~ **aperture** s. ~ fissure
~ **commissure** Commissura f palpebralis, Lidfurche f
~ **conjunctiva** Tunica f conjunctiva palpebrarum, Augenlidbindehaut f, Lidkonjunktiva f
~ **elephantiasis** Elephantiasis f palpebralis, Lidelephantiasis f
~ **fascia** Augenlidfaszie f
~ **fissure** Rima f palpebrarum, Lidspalte f, Lidritze f
~ **fold** Fornix m conjunctiva, Konjunktivaumschlagfalte f, Lidumschlagfalte f
~ **follicles** Glandulae fpl tarsales, Meibomsche Drüsen fpl
~ **ligament** Ligamentum n palpebrale, Augenlidband n
~ **sebum** Sebum n palpebrale
~ **vein** Vena f palpebralis, Augenlidvene f
~ **xanthoma** Xanthoma n palpebrarum
palpebrate/to zwinkern, blinzeln
palpebration Zwinkern n, Blinzeln n
palpebritis s. blepharitis
palpitate/to palpitieren, zucken; schlagen, klopfen (z.B. Herz); pulsieren
palpitation Palpitation f, Zuckung f; Herzschlag m; Pulsschlag m
palsied gelähmt, paralytisch (Zusammensetzungen s. unter paralytic)
palsy Lähmung f, Paralyse f (Zusammensetzungen s. unter paralysis)
Paltauf-Sternberg disease Paltauf-Sternbergsche Krankheit f, Lymphogranulomatose f
paludal paludal, malarial, Malaria... (Zusammensetzungen s.a. unter malarial)
~ **fever** s. paludism
paludism Paludismus m, Malaria f, Wechselfieber n, Sumpffieber n (Tropenkrankheit mit regelmäßigen Fieberanfällen und Schüttelfrost)

460

palustral s. paludal
pamaquine Pamaquin n (Antimalariamittel)
pampiniform plexus Plexus m pampiniformis (weinrankenförmiges Venengeflecht im Samenstrang)
pampinocele s. varicocele
panacinar, panacinous panazinös
panaesthesia Panästhesie f
panaesthetic panästhetisch
panagglutination Panagglutination f
panagglutinin Panagglutinin n
pananaesthesia Pananästhesie f
pananaesthetic pananästhetisch
panaris s. paronychia
panaritium Panaritium n, Fingerumlauf m, Nagelgeschwür n
panarteritis Panarteri[i]tis f, Entzündung f aller Arterienwandschichten
panarthritis Panarthritis f, Entzündung f aller Gelenkteile
panatrophy Panatrophie f
pancarditis Pankarditis f, Endomyoperikarditis f, Entzündung f aller Herzwandschichten
pancavernositis Pancavernositis f, Pancavernitis f, Entzündung f aller Schwellkörper (Corpora cavernosa)
pancerebral arteriography Panzerebralarteriographie f, panzerebrale Arteriographie f
panchrome stain Panchromfärbung f nach Pappenheim (Blutausstriche)
pancolectomy Pankolektomie f, [operative] Entfernung f des gesamten Dickdarms
pancolpohysterectomy s. panhysterocolpectomy
pancrealgia Pankre[at]algie f, Bauchspeicheldrüsenschmerz m
pancreas Pankreas n, Bauchspeicheldrüse f (Zusammensetzungen s. unter pancreatic)
pancreatalgia s. pancrealgia
pancreatectomy Pankreatektomie f, Pankreasexstirpation f, [operative] Bauchspeicheldrüsenentfernung f
pancreatemphraxis Pankreatemphraxis f, Bauchspeicheldrüsenvergrößerung f durch Sekretstauung (bei Gangverschluß)
pancreathelcosis Pankreasulzerierung f, Pankreasulzeration f, Bauchspeicheldrüsengeschwürbildung f
pancreatic pankreatisch, Pankreas..., Bauchspeicheldrüsen...
~ **acinus** Pankreasazinus m
~ **amylase** Pankreasamylase f, Bauchspeicheldrüsenamylase f, Amylase f (Enzym)
~ **anlage** Pankreasanlage f
~ **calculus** s. pancreatolith
~ **cancer (carcinoma)** Pankreaskarzinom n, Bauchspeicheldrüsenkrebs m
~ **cyst** Pankreaszyste f
~ **diabetes** Pankreasdiabetes m, Diabetes m mellitus
~ **diarrhoea** Pankreasdiarrhoe f, Pankreasstühle mpl

~ **diastase** Pankreasdiastase f, Bauchspeicheldrüsendiastase f, Diastase f *(Enzym)*
~ **disease** Pankreaserkrankung f
~ **diverticulum** Pankreasdivertikel n *(Embryologie)*
~ **duct** Ductus m pancreaticus (Wirsungianus), Bauchspeicheldrüsenhauptausführungsgang m
~ **duct jejunostomy** Pankreasgang-Jejunum-Anastomose f
~ **duct ureterostomy** Pankreasgang-Harnleiter-Anastomose f
~ **ductal system** Pankreasgangsystem n
~ **endopeptidase** Pankreasendopeptidase f *(Enzym)*
~ **enzyme preparation** Pankreasenzympräparat n
~ **exopeptidase** Pankreasexopeptidase f *(Enzym)*
~ **fibrosis** [zystische] Pankreasfibrose f, Zystofibrose f der Bauchspeicheldrüse *(s. a.* mucoviscidosis*)*
~ **fistule** Pankreasfistel f, Bauchspeicheldrüsenfistel f
~ **glomerule** s. pancreatic islets
~ **haemorrhage** Pankreasapoplexie f, Bauchspeicheldrüsen[ein]blutung f
~ **hormone** Pankreashormon n, Bauchspeicheldrüsenhormon n
~ **incisure** Incisura f pancreatica
~ **inflammation** s. pancreatitis
~ **insufficiency** Pankreasinsuffizienz f, Bauchspeicheldrüseninsuffizienz f
~ **islands** s. ~ islets
~ **islet cell carcinoma** Pankreasinselzellkarzinom n
~ **islet cell transplantation** Pankreasinselzelltransplantation f, Inselzelltransplantation f
~ **islets** Langerhanssche Inseln fpl der Bauchspeicheldrüse, Insulae fpl pancreatis *(Insulin produzierende Zellinseln)*
~ **juice** Pankreassaft m, Pankreassekret n, Bauchspeicheldrüsensaft m, Succus m pancreaticus
~ **lipase** Pankreaslipase f, Bauchspeicheldrüsenlipase f *(Enzym)*
~ **necrosis** Pankreasnekrose f
~ **notch** s. ~ incisure
~ **pseudocyst** Pankreaspseudozyste f
~ **region** Pankreasregion f, Regio f pancreatica
~ **succorrhoea** verstärkter Pankreassaftfluß m; Pankreassaftüberproduktion f
~ **tail** Pankreasschwanz m, Cauda f pancreatis
~ **tissue** Pankreasgewebe n
~ **vein** Pankreasvene f, Bauchspeicheldrüsenvene f, Vena f pancreatica
pancreaticocholecystostomy Pankreatikocholezystostomie f, Pankreasfistel-Gallenblasen-Anastomose f
pancreaticoduodenal pankreatikoduodenal, Pankreas-Duodenum-..., Bauchspeicheldrüsen-Zwölffingerdarm-...

~ **plexus** Plexus m pancreaticoduodenalis
~ **vein** Bauchspeicheldrüsen-Zwölffingerdarm-Vene f, Vena f pancreaticoduodenalis
pancreaticoduodenectomy Pankreat[ik]oduodenektomie f, Duodenopankreatektomie f, [operative] Bauspeicheldrüsen- und Zwölffingerdarmentfernung f
pancreaticoduodenostomy Pankreat[ik]oduodenostomie f, Bauchspeicheldrüsen-[fistel-]Zwölffingerdarm-Anastomose f
pancreaticoenterostomy Pankreat[ik]oenterostomie f, Bauspeicheldrüsen[fistel]-Darm-Anastomose f
pancreaticogastrostomy Pankreat[ik]ogastrostomie f, Bauchspeicheldrüsen-Magen-Anastomose f
pancreaticojejunostomy Pankreat[ik]ojejunostomie f, Implantation f des Bauchspeicheldrüsengangs in das Jejunum
pancreaticolithotomy Pankreat[ik]olithotomie f, [operative] Bauchspeicheldrüsengangsteinentfernung f
pancreaticosplenic Pankreas-Lien-..., Bauchspeicheldrüse[n]-Milz-...
pancreatin Pankreatin n *(Enzym)*
pancreatitic pankreatitisch, Pankreatitis..., Bauchspeicheldrüsenentzündungs...
pancreatitis Pankreatitis f, Pankreasentzündung f, Bauchspeicheldrüsenentzündung f
pancreato... s. a. pancreatico...
pancreatogenic, pancreatogenous pankreatogen, aus dem Pankreas stammend, von der Bauchspeicheldrüse ausgehend
pancreatography Pankreatographie f, Pankreasgangröntgen[kontrast]darstellung f
pancreatolipase Pankreaslipase f, Bauchspeicheldrüsenlipase f *(Enzym)*
pancreatolith Pankreatolith m, Pankreasstein m, Bauchspeicheldrüsenstein m
pancreatolithectomy, pancreatolithotomy Pankreatolithektomie f, Pankreatolithotomie f, [operative] Bauchspeicheldrüsensteinentfernung f
pancreatolysis Pankreatolyse f, Pankreasauflösung f, Bauchspeicheldrüsenauflösung f, Pankreaszerstörung f
pancreatolytic pankreatolytisch, pankreasauflösend, bauchspeicheldrüsenauflösend
pancreatopathy Pankre[at]opathie f, Pankreaskrankheit f, Pankreasleiden n, Bauchspeicheldrüsenerkrankung f
pancreatopeptidase Pankreaspeptidase f *(Enzym)*
pancreatotomy Pankreatotomie f, Pankreasinzision f, Bauchspeicheldrüsen[ein]schnitt m
pancrea[to]tropic pankrea[to]trop, pankreaswirksam, auf die Bauchspeicheldrüse wirkend
pancreectomy s. pancreatectomy
pancreo... s. a. pancreato...
pancreoprivic pankreopriv

pancreozyme

pancreozyme Pankreozym *n*
pancreozymin Pankreozymin *n*
pancytopenia Panzytopenie *f*, Panhämozytopenie *f*, Verringerung *f* aller Blutzellen
pandemia Pandemie *f*, über Länder ausgedehnte Endemie (Epidemie) *f*
pandemic pandemisch, Länder und Erdteile verseuchend
pandiculation Gliederstrecken *n*, Gliederrecken *n*
Pandy's test Pandysche Reaktion *f*, Pandy-Reaktion *f (Nachweis für Globuline im Liquor)*
panelectroscope Panelektroskop *n*
panencephalitis Panenzephalitis *f*; von Bogaertsche Enzephalitis *f*, subakute sklerosierende Leukoenzephalitis *f*
panendoscope Panendoskop *n*
panendoscopy Panendoskopie *f*
pang stechender Schmerz *m*, Stechen *n*
pangenesis Pangenesis *f (Entwicklungs- und Vererbungstheorie von Darwin)*
panglossia Panglossie *f*, Verbigeration *f*, Schwatzsucht *f*
panhaematopenia s. pancytopenia
panhaematopoietic panhämatopoetisch
panhidrosis Panhidrose *f*, Schwitzen *n* am gesamten Körper
panhyperaemia Panhyperämie *f*, allgemeine Blutfülle (Plethora) *f*
panhypogonadism Panhypogonadismus *m*
panhypopituitarism Panhypopituitarismus *m*, Hypophyseninsuffizienz *f*, totaler Hirnanhangsdrüsenhormonausfall *m*
panhypopituitary panhypophysär
panhysterectomy Panhysterektomie *f*, totale Uterusexstirpation *f*, vollständige Gebärmutterexzision (Gebärmutterentfernung) *f*
panhysterocolpectomy Panhysterokolpektomie *f*, totale Gebärmutter- und Scheidenentfernung *f*
panhystero-oophorectomy Panhystero-oophorektomie *f*, totale Gebärmutter- und Eierstockentfernung *f*
panhysterosalpingectomy Panhysterosalpingektomie *f*, totale Gebärmutter- und Eileiterentfernung *f*
panhysterosalpingo-oophorectomy Panhysterosalpingo-oophorektomie *f*, totale Gebärmutter-, Eileiter- und Eierstockentfernung *f*
panic Panik *f*
panimmunity Panimmunität *f*
panlobular panlobulär
panmetritis Panmetritis *f*, Entzündung *f* aller Gebärmutterwandteile
panmyeloid panmyeloid
panmyelopathy Panmyelopathie *f*, Knochenmarkinsuffizienz *f*, Aleukie *f*, Aleucia *f* haemorrhagica, aplastische Anämie *f*
panmyelophthisis Panmyelophthise *f*, Knochenmarkschwund *m*
panmyelosis Panmyelose *f*, Knochenmarkproliferation *f*

panmyelotoxicosis Panmyelotoxikose *f*, toxische Knochenmarkschädigung *f*
panmyositis Panmyositis *f*, allgemeine Muskelentzündung *f*
panneuritis Panneuritis *f*, allgemeine Nervenentzündung *f*
panniculitis Pannikulitis *f*, Unterhautfettgewebeentzündung *f*
panniculus Pannikulus *m*, Panniculus *m*, Gewebeschicht *f*, Schicht *f*
pannus Pannus *m*, Hornhautpannus *m*
panophobia s. pantophobia
panophthalmia, panophthalmitis Panophthalmie *f*, Panophthalmitis *f*, Endophthalmitis *f* septica, totale Augenvereiterung *f*
panosteitis Panostitis *f*, totale Knochenentzündung *f*, Entzündung *f* des gesamten Knochens
panotitis Panotitis *f*, Mittelohr- und Innenohrentzündung *f*
panpharmacon Allheilmittel *n*
panphlebitis Panphlebitis *f*, Entzündung *f* aller Venenwandschichten
panphobia s. pantophobia
panplegia Panplegie *f*, totale Körperlähmung *f*
pansclerosis Pansklerose *f*, vollständige Verhärtung *f (z. B. eines Organs)*
pansinusitic syndrome Pansinusitis-Syndrom *n*
pansinusitis Pansinusitis *f*, Entzündung *f* aller Nasennebenhöhlen
Panstrongylus megistus Panstrongylus *m* megistus *(Überträger der Chagas-Krankheit)*
pansystolic pansystolisch, während der gesamten Systole
pantalgia Pantalgie *f*, allgemeiner Körperschmerz *m*
pantamorphic pantamorph, allgemein mißgebildet; formlos
pantanencephalia Pantanenzephalie *f*, totales Fehlen *n* des Gehirns
pantanencephalic pantanenzephal, gehirnlos
pantanencephalus Pantanenzephalus *m*, Pantanenzephaler *m*, gehirnlose Mißgeburt *f*
pantaphobia Pantaphobie *f*, völlige (totale) Furchtlosigkeit *f*
panthenol Panthenol *n (Dermatikum)*
pantophobia Pantophobie *f*, Panphobie *f (krankhafte Furcht vor allen äußeren Dingen)*
pantophobic pantophob
pantosomatous pantosomatisch
pan[to]tropic pantotrop, auf mehrere Gewebe wirkend
panus 1. Lymphogranuloma *n* venereum; 2. Panus *m*, entzündlich vergrößerter Lymphknoten *m*
panuveitis Panuveitis *f*, Entzündung *f* der gesamten Uvea
papain Papain *n*, Papayotin *n (Anwendung bei Magen- und Darmstörungen; Antiwurmmittel)*
Papanicolaou smear Papanicolaou-Abstrich *m*
~ staining Papanicolaou-Färbung *f*

paracentesis

papaverine Papaverin *n*, 1-(3',4'-Dimethoxybenzyl)-6,7-dimethoxyisochinolin *n* *(Opiumalkaloid)*
paper chromatography Papierchromatographie *f*
~ **skin** Pergamenthaut *f*
~-**zone electrophoresis** Papierelektrophorese *f*
papilla Papille *f*, Papilla *f*, Warze *f*; Brustwarze *f*
~ **of Morgagni** Analpapille *f*
~ **of Santorini** Papilla *f* duodeni minor
~ **of Vater** Papilla *f* duodeni major
papillary papillär, papillar, warzenartig, warzenförmig, warzenähnlich
~ **duct** Ductus *m* papillaris renis
~ **foramen** Foramen *n* papillare renis
~ **layer** Stratum *n* papillare corii
~ **muscle** Musculus *m* papillaris, Papillarmuskel *m*
~ **necrosis** Papillennekrose *f*
~ **process** Processus *m* papillaris hepatis *(Erhabenheit der Leber am Lobus caudatus)*
papillate 1. mit Papillen versehen; 2. papillenartig
papillectomy Papillektomie *f*, Papillenexstirpation *f*, Papillenexzision *f*, [operative] Papillenentfernung *f*
papilliferous papillentragend, Papillen besitzend
~ **carcinoma of the thyroid** papilläres Schilddrüsenkarzinom *n*
papilliform papilliform, papillenförmig, warzenförmig
papillitis Papillitis *f*, Papillenentzündung *f*
papilloedema Papillenödem *n*, Stauungspapille *f* des Auges
papilloma Papillom *n* *(gutartige Geschwulst aus gefäßhaltigem Bindegewebe)*
papillomacular papillomakulär, papillomakular, Papillen-Makula-...
~ **bundle** papillomakuläres Bündel *n*, Sehnervenfaserbündel *n*
papillomatosis Papillomatose *f*, Vorhandensein *n* zahlreicher Papillome
papillomatous papillomatös, papillomartig
papilloretinitis Papilloretinitis *f*, Neuroretinitis *f*
papillosarcoma Papillosarkom *n*
pappataci fever Pappatacifieber *n*, Dreitagefieber *n*, Hundsfieber *n* *(durch die Pappatacimücke übertragene Arboviruserkrankung der Tropen)*
papula *s.* papule
papular papular, papulär, papulös, mit Papeln (Knötchen) versehen
~ **mucinosis** Lichen *m* myxoedematosus
~ **scrofuloderma** Lichen *m* scrofulosorum
papulation Papulation *f*, Papelbildung *f*; Papelstadium *n*
papule Papula *f*, Papel *f*, Knötchen *n* *(Primäreffloreszenz auf der Haut)*
papuliferous papel[n]tragend, knötchentragend
papuloerythematous papuloerythematös

papuloid papuloid, papelartig, knötchenartig
papulonecrotic papulonekrotisch
papulopustular papulopustular, papulopustulär, papulopustulös
papulopustule Papulopustula *f*
papulosis Papulose *f*, Vorhandensein *n* vieler Papeln
papulosquamous papulosquamös
papulovesicular papulovesikular, papulovesikulär
papyraceous papierartig, pergamentartig
~ **foetus** Foetus *m* papyraceus, vertrocknete Leibesfrucht *f*
para Para *f*, Gebärende *f*
para-aminohippuric acid Para-Aminohippursäure *f*, p-Aminohippursäure *f*
~ **acid test** Para-Aminohippursäure-Test *m* *(zur Bestimmung der Nierendurchblutung)*
para-aminosalicylic acid Para-Aminosalizylsäure *f*, p-Aminosalizylsäure *f*, PAS *(Mittel gegen Tuberkulose)*
para-amyloid Paraamyloid *n*
para-amyloidosis Paraamyloidose *f*
para-anaesthesia Paraanästhesie *f*, Anästhesie *f* der unteren Körperhälfte
para-analgesia Paraanalgesie *f*, Analgesie *f* der unteren Körperhälfte
para-aortic paraaortal, neben der Aorta
para-appendicitis Paraappendizitis *f*, Gewebsentzündung *f* in der Nähe des Wurmfortsatzes
parabacillus Parabazillus *m*
paraballism Parabillismus *m*, extrapyramidale Bewegungskoordinationsstörung *f*
parabasal body Parabasalkörperchen *n*, Kinetoplast *m*
parabiosis 1. Parabiose *f*, [operative] Vereinigung *f* zweier Einzelorganismen; 2. Parabiose *f*, vorübergehende Erregungsleitungsunterbrechung *f* *(eines Nerven)*
parablepsia Parablepsie *f*, Sehstörung *f*
parabulia Parabulie *f*, [krankhafte] Willensstörung *f*
paracaecal parazökal, neben dem Blinddarm
paracanthoma Parakanthom[a] *n*, Carcinoma *n* spinocellulare
paracardial parakardial, neben dem Herzen
paracarinal parakarinal, neben der Karina
paracentesis Parazentese *f*, Punktion *f*, Punktieren *n*, Durchstechung *f*
~ **of the abdomen** Abdominalpunktion *f*, Bauchpunktion *f*, [abdominale] Parazentese *f*
~ **of the bladder [wall]** Paracentesis *f* vesicae, Harnblasenpunktion *f*; Blasenpunktion *f*
~ **of the chest** Pleurapunktion *f*
~ **of the eye** Paracentesis *f* bulbi (oculi), Augenparazentese *f*, Augenpunktion *f*
~ **of the heart** Paracentesis *f* cordis, Herzpunktion *f*
~ **of the pericardial sac** Paracentesis *f* pericardii, Herzbeutelpunktion *f*, Perikardpunktion *f*

paracentesis

~ of the tympanum Trommelfellparazentese f, Trommelfelldurchstechung f
paracentetic Parazentese…, Punktions…
paracentral parazentral, neben einem Zentrum
~ lobule Parazentrallappen m, Lobulus m paracentralis
~ scotoma Parazentralskotom n
~ sulcus Parazentralsulkus m, Sulcus m paracentralis
paracephalus Parazephalus m, Mißgeburt f mit Kopfrudiment
paracerebellar parazerebellär, neben dem Kleinhirn
paracervical block Parazervikalblockade f
paracholera Paracholera f
paracholia Paracholie f, Diffusionsikterus m *(Gelbsucht durch Leberzellschädigung)*
parachordal parachordal, neben der Urwirbelsäule
parachordal [cartilage] Parachord n
~ plate Parachordalplatte f
parachroma s. parachromatosis
parachromatism, parachromatoblepsia s. parachromatopsia
parachromatopsia Parachromatopsie f, Parachromatismus m, gestörtes Farbensehen n, Farb[en]sehstörung f
parachromatosis Parachromatose f, Parachroma n, Störung f der Hautfärbung
parachromophorous parachromophor
paracme Krankheitsrückgang m, Krankheitsbeseitigung f; Entfieberung f
paracmic entfiebernd
paracoccidioidal parakokzidioidal, Parakokzidioidomykose…
Paracoccidioides brasiliensis Paracoccidioides (Blastomyces) m brasiliensis *(Erreger der südamerikanischen Blastomykose)*
paracoccidioidomycosis Parakokzidioidomykose f, südamerikanische Blastomykose f
paracoele Hirnseitenventrikel m, Ventriculus m lateralis
paracolitis Parakolitis f, Bindegewebsentzündung f neben dem Kolon
paracolpitis Parakolpitis f, Entzündung f der Scheidenumgebung
paracolpium Parakolpium n, die Scheide umgebendes Bindegewebe n
paracondylar parakondylär, parakondylar
paracortical parakortikal, neben der Hirnrinde
paracousis Parakusis f, Hörstörung f; Ohrenklingen n
~ Willisii Parakusis f Willisii (Willisiana) *(Besserhören bei Lärm und Körpererschütterungen)*
paracusia, paracusis s. paracousis
paracyesis s. extrauterine gestation
paracynanche Parotitis f, Ohrspeicheldrüsenentzündung f
paracystic parazystisch, neben der Harnblase
paracystitis Parazystitis f, Gewebsentzündung f neben der Harnblase

paradenitis Paradenitis f, Zellgewebsentzündung f um eine Drüse
paradental paradental, neben einem Zahn
~ pyorrhoea Parodontitis f profunda simplex
paradentitis s. periodontitis
paradentium s. periodontium
paradentosis s. periodontosis
paradidymal paradidymal, Paradidymus…, Beihoden…
paradidymis Paradidymis m, Beihoden m, Giraldessches Organ n
paradiphtherial, paradiphtheritic paradiphtherisch, Paradiphtherie…
paradontal abscess Parodontalabszeß m
paradoxical paradox, widersinnig; sonderbar, seltsam, ungewöhnlich
~ embolism paradoxe Embolie f
~ embolus paradoxer Embolus m
~ pulse paradoxer (Kussmaulscher) Puls m, Pulsus m paradoxus
~ pupillary reaction paradoxe Pupillenreaktion f *(Pupillenerweiterung bei Lichteinfall)*
~ respiration paradoxe Atmung (Respiration) f, Pendelluftatmung f
paraduodenal paraduodenal, neben dem Zwölffingerdarm
~ fossa (recess) Recessus m paraduodenalis
paradysentery Paradysenterie f, milder Durchfall m
paraepilepsy Paraepilepsie f, milde Epilepsieform f
paraerythroblast Paraerythroblast m
paraesthesia Parästhesie f, Mißempfindung f der Haut
paraesthetic parästhetisch
~ meralgia Meralgia f paraesthetica, Bernhardt-Rothsches Syndrom n, Bernhardt-Roth-Syndrom n
parafascicular parafaszikular, parafaszikulär
~ nucleus of the thalamus Nucleus m parafascicularis thalami
paraffin section Paraffinschnitt m *(Histologie)*
paraffinoma Paraffinom n *(Geschwulst durch eine Paraffininjektion)*
parafollicular parafollikulär, neben einem Follikel
paraform[aldehyde] Paraform n, Paraformaldehyd m *(Desinfektionsmittel)*
paragammacism Paragammazismus m *(Ersatz der Verschlußlaute durch Zahnlaute)*
paraganglioma Paragangliom n, Phäochromozytom n, Geschwulst f aus chromaffinen Zellen
paraganglion Paraganglion n
paraganglioneuroma s. paraganglioma
paraganglionic paraganglionär, neben einem Ganglion
paragenital paragenital, neben den Geschlechtsorganen
parageusia Parageusie f, Geschmacksstörung f, veränderte Geschmacksempfindung f, subjektive Geschmacksfälschung f

parageusic geschmacksgestört, geschmacksverändert, geschmacksverfälscht
paragglutination Paragglutination *f*
paraglenoidal paraglenoidal
paraglobulin Paraglobulin *n*
paraglobulinuria Paraglobulinurie *f*, Paraglobulinausscheidung *f* im Urin
paraglossitis Paraglossitis *f*, Mundbodenentzündung *f*, Gewebsentzündung *f* unter der Zunge
paragomphosis Paragomphosis *f*, Kindskopfeinkeilung *f* im Geburtskanal
paragonimiasis Paragonimiasis *f*, Paragonimose *f*, Lungendistomatose *f*, ostasiatische Hämoptyse *f*, Lungenegelbefall *m*, Lungenegelinfektion *f*
Paragonimus westermani Paragonimus *m* westermani (ringeri, kellikotti, formosa), Lungenegel *m*, Lungentrematode *f*, Distomum *n* pulmonis
paragrammatism Paragrammatismus *m*
paragranuloma Paragranuloma *n*
paragraphia Paragraphie *f*, Schreibstörung *f* *(Verwechseln oder Umstellen von Buchstaben)*
paragraphic paragraphisch, schreibgestört
parahaemophilia Parahämophilie *f*, Owrensche Krankheit *f*, angeborener Akzelerinmangel (Faktor-V-Mangel) *m*, Hypoakzelerinämie *f* *(Blutgerinnungsstörung)*
parahepatic parahepatisch, neben der Leber
parahepatitis Parahepatitis *f*, Gewebsentzündung *f* neben der Leber
parahiatal parahiatal, neben dem Hiatus
~ hernia *s.* paraoesophageal hernia
parahidrosis *s.* parhidrosis
parahypnosis Parahypnose *f*
parahypophysis Parahypophyse *f*, Nebenhirnanhang *m*
parainfluenza Parainfluenza *f*
~ bacillus Parainfluenzabazillus *m*, Hemophilus *m* parainfluenzae
~ virus Parainfluenzavirus *n*
parainfluenzal Parainfluenza...
parakeratosis Parakeratose *f*, Verhornungsstörung *f* der Oberhaut
parakeratotic parakeratotisch, Verhornungsstörungs...
parakinesia Parakinesie *f*, Fehlbewegung *f*
paralalia Paralalie *f*, Danebenreden *n*, Vorbeireden *n*, Wortverwechslung *f*, Lautverwechslung *f* *(Sprachstörung)*
paralambdacism Paralambdazismus *m*, L-Stottern *n*, Unfähigkeit *f* der L-Aussprache
paralbumin Paralbumin *n*, Pseudomuzin *n* *(in Eierstockzysten vorkommende Eiweißsubstanz)*
paraldehyde Paraldehyd *m* *(Schlafmittel)*
paraldehydism Paraldehydismus *m*, Paraldehydintoxikation *f*, Paraldehydvergiftung *f*
paraleprosy Paralepra *f* *(abortive Lepraform)*
paralepsy *s.* psycholepsy

paralexia Paralexie *f*, Verlesen *n* *(Lesestörung)*
paralexic Paralexie...
paralgesia 1. Paralgesie *f*, schmerzhafte Mißempfindung *f*; 2. *s.* paraesthesia
paralgesic paralgesisch, Paralgesie...
paralgia *s.* paralgesia
paralipophobia Paralipophobie *f*
parallactic parallaktisch, durch Parallaxe bestimmt
parallax Parallaxe *f*, parallaktische Verschiebung *f*, Sehlinienablenkung *f*
parallel sulcus Sulcus *m* temporalis superior
paralogia Paralogie *f*, Unaufmerksamkeit *f*, mangelnde Konzentrationsfähigkeit *f*, Zerfahrenheit *f*; Vernunftwidrigkeit *f*, Irrtum *m*
paralogism Paralogismus *m*, Fehlschluß *m*, Trugschluß *m*
paralogistic paralogistisch
paralues Paralues *f*, Parasyphilis *f*
paraluetic paraluetisch, parasyphilitisch
paralutein cell Paraluteinzelle *f* *(im Corpus luteum)*
paralysant paralysierend, lähmend
paralysant Lähmungen hervorrufendes Mittel *n*
paralyse/to 1. paralysieren, lähmen; 2. schwächen; aufheben, unwirksam machen
paralysis Paralyse *f*, [vollständige motorische] Lähmung *f*
~ of accomodation Akkomodationslähmung *f*
~ of both arms Paraplegia *f* superior
~ of both legs Paraplegia *f* inferior
~ of the external ocular muscles Ophthalmoplegia *f* externa
~ of the iris and ciliary apparatus Ophthalmoplegia *f* interna
paralyssa Paralyssa *f* *(südamerikanische Tollwutform)*
paralytic paralytisch, gelähmt, Paralyse...
paralytic Paralytiker *m*, Gelähmter *m*
~ abasia paralytische Abasie *f*, Lähmungsabasie *f*
~ aphonia paralytische Aphonie *f*, Lähmungsaphonie *f*
~ bladder paralytische Blase *f*; Blasenlähmung *f*, Blasenatonie *f*
~ disease paralytisches Leiden *n*, Lähmungskrankheit *f*
~ ileus paralytischer Ileus *m*, Darmverschluß *m* durch Darmlähmung
~ mydriasis paralytische Mydriasis (Pupillenerweiterung) *f*, Lähmungsmydriasis *f*
~ squint (strabismus) paralytischer Strabismus *m*, Strabismus *m* paralyticus, Lähmungsschielen *n* *(nach Augenmuskellähmung)*
~ vertigo paralytische Vertigo *f*, paralytischer Schwindel *m*, Lähmungsschwindel *m*
paramammary paramammär, neben der Brust liegend
paramania Paramanie *f*
paramastitis Paramastitis *f*, Gewebsentzündung *f* neben der Brustdrüse
paramastoid paramastoidal, neben dem Warzenfortsatz

30 Nöhring engl./dtsch.

paramastoid

~ **process** Processus *m* paramastoideus [ossis occipitalis], Hinterhauptbeinfortsatz *m*
paramastoiditis Paramastoiditis *f*, [fortgeleitete] Felsenbeinentzündung *f*
paramedial paramedial, neben der Mitte
~ **sulcus** Sulcus *m* paramedialis, Paramedialsulkus *m*
paramedian paramedian, neben der Mittellinie
~ **incision** Paramedianinzision *f*, Paramedianschnitt *m*, Schnittführung *f* neben der Körpermittellinie
paramedic Arzthelfer *m*
paramedical paramedizinisch
paramenia Paramenia *f*, Menstruationsstörung *f*
parameningococcus meningitis Parameningokokkenmeningitis *f*
paramental paramental, neben dem Kinn
paramesonephric duct Ductus *m* paramesonephricus, Müllerscher Gang *m* *(Embryologie)*
parametrial *s.* parametric
parametric parametran, Parametrium..., Beckenbindegewebs...
~ **abscess** parametrischer Abszeß *m*, Parametriumabszeß *m*, Eiteransammlung *f* im Beckenbindegewebe
parametrism Parametrismus *m*, Parametrienschmerz *m*
parametritic parametritisch, Parametritis..., Beckenbindegewebeentzündungs...
parametritis Parametritis *f*, Exometritis *f*, Beckenbindegewebeentzündung *f*, Entzündung *f* des Bindegewebes um die Gebärmutter
parametrium Parametrium *n*, Retinaculum *n* uteri, Beckenbindegewebe *n*
~ **clamp** Parametrienklemme *f*
parametropathy Parametropathie *f*, Parametriumerkrankung *f*, Beckenbindegewebekrankheit *f*
paramimia Paramimie *f*, Mimik[ver]fälschung *f*
paramitome Hyaloplasma *n*, homogenes Grundplasma *n*
paramnesia Paramnesie *f*, Erinnerungsfälschung *f*, Erinnerungsillusion *f*, Gedächtnisfehler *m*
paramucin Paramuzin *n*
paramutation Paramutation *f*
paramyeloblast Paramyeloblast *m*
paramyeloid Paramyeloid *n*, atypisches Amyloid *n*
paramyosinogen Paramyosinogen *n* *(Muskelplasmaeiweiß)*
paramyotonia Paramyotonie *f*, Muskelstarre *f* durch Kälteeinwirkung
paramyxovirus Paramyxovirus *n*
paranaesthesia Paranästhesie *f*, Gefühlsverminderung *f*, Gefühlslähmung *f*
paranasal paranasal, neben der Nasenhöhle; Nasennebenhöhlen...
~ **sinus** Sinus *m* nasalis (paranasalis), Nasennebenhöhle *f*

~ **sinus carcinoma** Nasennebenhöhlenkarzinom *n*
~ **sinus ostium** Nasennebenhöhleneingang *m*
~ **sinus X-ray photograph** Nasennebenhöhlenröntgen[kontrast]aufnahme *f*
paraneoplastic paraneoplastisch
paranephric pararenal, neben der Niere
paranephritis 1. Paranephritis *f*, Entzündung *f* der Nierenfettkapsel; 2. Nebennierenentzündung *f*
paranephroma Paranephrom *n*, Nebennierentumor *m*
paranephros Nebenniere *f*, Glandula *f* suprarenalis
paraneural paraneural, neben einem Nerven
~ **analgesia** Paraneuralanalgesie *f*
~ **suture** paraneurale Naht (Nervennaht) *f*
paranoia Paranoia *f*, Verrücktheit *f*, Geistesstörung *f* mit Wahnvorstellungen
paranoiac paranoisch, paranoid, geistesgestört, geistesverwirrt, wahnsinnig, verrückt; schizophren
paranoiac Paranoider *m*, Paranoiker *m*, Verrückter *m*; Schizophrener *m*
paranoic *s.* paranoiac
paranoid *s.* paranoiac
paranoidism Paranoi[di]smus *m*, Verrücktsein *n*
paranomia Paranomie *f*, Namensverwechslung *f*
paranuclear, paranucleate paranuklear, neben einem Nukleus
paranuclein Paranuklein *n* *(Eiweißkomponente der Nukleinsäuren)*
paranucleolus Paranukleolus *m*, Nebenkörnchen *n* *(im Zellkern)*
paranucleoprotein Paranukleoprotein *n*
paranucleus Paranukleus *m*, Nebenkern *m*
paraoccipital paraokzipital, neben dem Hinterhaupt
paraoesophageal paraösophageal, neben der Speiseröhre
~ **cyst** Paraösophagealzyste *f*
~ **hernia** Paraösophagealhernie *f*
paraomphalic *s.* para-umbilical
paraoral *s.* parenteral
paraortic *s.* para-aortic
paraostial paraostial, neben einem Ostium
parapancreatic parapankreatisch, neben der Bauchspeicheldrüse
paraparesis Paraparese *f*, [teilweise] Lähmung *f* beider Beine
paraparetic paraparetisch, an beiden unteren Extremitäten gelähmt
parapatellar parapatellar, parapatellär, neben der Kniescheibe
parapathia Parapathie *f*, Psychoneurose *f*, Neurose *f*
parapedesis Parapedese *f*, Galleübertritt *m* in die Blutkapillaren
paraperitoneal paraperitoneal, neben dem Bauchfell

parapertussis Parapertussis *f*
parapharyngeal parapharyngeal, neben dem Rachen
~ **space** Parapharyngealraum *m*
paraphasia Paraphasie *f*
paraphasic paraphasisch
paraphemia Paraphemie *f*
paraphia Tastsinnstörung *f*, Gefühlsstörung *f*
paraphilia Paraphilie *f*, sexuelle Perversion *f*, verkehrte Geschlechtsempfindung *f*
paraphimosis Paraphimose *f*, spanischer Kragen *m*
paraphobia Paraphobie *f*, milde Phobie *f*
paraphonia Paraphonie *f*, Stimmüberschnappen *n*, Stimmhöhenwechsel *m*
~ **of the puberty** Paraphonia *f* puberum, Pubertätsstimmwechsel *m*
paraphora Paraphora *f*, leichte Geistesstörung *f*
paraphrasia Paraphrasie *f*, Sichversprechen *n*; Wortneubildung *f* [der Geisteskranken]; Umschreibung *f*, Wortübertragung *f*
paraphrenia Paraphrenie *f*, Irresein *n* Jugendlicher
paraphrenic paraphren[isch]
paraphrenitis Paraphrenitis *f (Entzündung des Brustfell- oder Bauchfellüberzugs des Zwerchfells)*
paraphyseal, paraphysial paraphyseal, paraphyseär
paraplacental paraplazental, neben der Plazenta
paraplasia Paraplasie *f*; Mißbildung *f*
paraplasm *s*. hyaloplasm
paraplastin Paraplastin *n*
paraplectic *s*. paraplegic
paraplegia Paraplegie *f*, vollständige Lähmung *f* der beiden unteren Extremitäten
~ **in extension** Extensionsparaplegie *f*, Streckungsparaplegie *f*, vollständige Lähmung *f* beider Beine in Streckstellung
~ **in flexion** Flexionsparaplegie *f*, Beugungsparaplegie *f*, vollständige Lähmung *f* beider Beine in Beugestellung
paraplegic paraplegisch, paraplektisch, an beiden Beinen vollständig gelähmt
paraplegic Paraplegiker *m*, an beiden Beinen vollständig Gelähmter *m*
paraplegiform paraplegieartig, paraplegieähnlich
parapleuritis Parapleuritis *f*, Brustwandentzündung *f*
parapneumonia Parapneumonie *f*
parapoplexy Parapoplexie *f*, leichte Apoplexie *f*
parapraxia Parapraxie *f*, Verwechselung *f* von Bewegungen
paraproctitis Paraproktitis *f*, Zellgewebsentzündung *f* des Mastdarms und Afters
paraproctium Paraproktium *n*, Periproktium *n (den Mastdarm und den After umhüllendes Binde- und Fettgewebe)*
paraprostatitis Paraprostatitis *f*, Zellgewebsentzündung *f* neben der Vorsteherdrüse

paraprotein Paraprotein *n*, pathologischer Eiweißkörper *m*
paraproteinaemia Paraproteinämie *f*, Vorhandensein *n* von pathologischen Eiweißkörpern im Blutplasma
parapsis Parapsis *f*, Tastsinnstörung *f*
parapsoriasis Parapsoriasis *f*
pararectal pararektal, neben dem Rektum
~ **fossa** Fossa *f* pararectalis
pararectus incision Pararektalschnitt *m (bei Bauchhöhleneröffnung)*
pararenal pararenal, neben der Niere
pararhotacism Pararhotazismus *m*, fehlerhaftes Aussprechen *n* des R-Lautes
pararrhythmia Pararhythmie *f*, Doppelrhythmus *m (Nebeneinanderbestehen zweier Reizbildungszentren am Herzen)*
pararrhythmic pararhythmisch, mit doppeltem Herzrhythmus
pararthria Pararthrie *f*, Störung *f* des Sprechvermögens
parasacral parasakral, neben dem Kreuzbein
~ **anaesthesia** Parasakralanästhesie *f*, Leitungsanästhesie *f* der Sakralnerven
parasagittal parasagittal, Parasagittal...
parasalpingeal parasalpingeal, neben dem Eileiter
parasalpingitis Parasalpingitis *f*, Zellgewebsentzündung *f* neben dem Eileiter
parascarlatina, parascarlet Exanthema *n* subitum
parasecretion Parasekretion *f*, Sekretionsstörung *f*
parasellar parasellar, parasellär, neben dem Türkensattel, neben der Sella turcica
paraseptal paraseptal, neben dem Nasenseptum, neben der Nasenscheidewand
parasexuality Parasexualität *f*
parasinoidal parasinoidal, neben einem Sinus, parasinusoidal
~ **sinus** Parasinoidalsinus *m*, Lacuna *f* lateralis
parasitaemia Parasitämie *f*, Parasitenumlauf *m* im Blut, Vorhandensein *n* von Parasiten im Blut
parasite 1. Parasit *m*, Schmarotzer *m (z. B. Mikroorganismus)*; 2. Parasit *m (im Gegensatz zum Autosit das lebensunfähige Individuum einer Doppelmißgeburt)*
~ **index** Parasitenindex *m (der Prozentsatz positiver Blutausstriche einer Bevölkerungsgruppe bei parasitären Erkrankungen)*
~-**laden** parasitenbeladen, parasitenhaltig
parasitic parasitisch, parasitär, Parasiten..., Schmarotzer...
~ **blepharitis** Blepharitis *f* parasitica
~ **cycle** Parasitenzyklus *m (z. B. bei Malaria)*
~ **cyst** Parasitenzyste *f*
~ **disease** *s*. parasitosis
~ **haemoptysis** *s*. paragonimiasis
~ **stomatitis** Soor *m*
~ **sycosis** Sycosis *f* parasitica (parasitaria), Trichophytie *f* der Bartregion

parasiticidal

parasiticidal, parasiticide parasitizid, parasitentötend, schmarotzerzerstörend
parasiticide [agent] parasitentötendes (schmarotzertötendes) Mittel n
parasitism Parasitismus m, Parasitentum n, Schmarotzertum n
parasitization Parasitenbefall m, Parasiteninfektion f, Schmarotzerbefall m
parasitized/to be von Parasiten befallen werden; von Schmarotzern besiedelt sein
parasitologist Parasitologe m
parasitology Parasitologie f, Parasitenlehre f, Schmarotzerlehre f
parasitophobia Parasitophobie f, Parasitenfurcht f, Angst f vor Schmarotzerbefall
parasitosis Parasitose f, Parasiteninfektion f, Schmarotzerinfestation f, Parasitenkrankheit f
parasitotrope, parasitotropic parasitotrop, auf Parasiten (Schmarotzer) wirkend
parasitotropic [agent] parasitotropes Mittel n, auf Parasiten (Schmarotzer) wirkendes Medikament n
parasitotropism Parasitotropismus m, Parasitenwirksamkeit f, Schmarotzerwirkung f (z. B. von bestimmten Medikamenten)
parasmallpox s. alastrim
parasome Parasom n (Zytoplasmakörper)
paraspadias Paraspadie f, seitliche Harnröhrenmündung (Harnröhrenspalte) f
paraspasm Paraspasmus m, Paraspastik f, Gliederstarre f (doppelseitige spastische Hypertonie der Gliedmaßen)
parasplenic parasplenisch, paralienal, neben der Milz
parasprue Parasprue f
parasteatosis Parasteatose f, gestörte Talgproduktion f
parasternal parasternal, neben dem Brustbein
~ **line** Parasternallinie f, Linea f parasternalis
~ **region** Parasternalregion f
parastruma Parastruma f, Nebenschilddrüsentumor m, Nebenschilddrüsengeschwulst f
parasympathetic parasympathisch, Parasympathikus...
~ **denervation** Parasympathikusdenervierung f
~ **fibre** Parasympathikusfaser f
~ **nerve** parasympathischer Nerv m, Nervus m parasympathicus (vagus)
~ **nervous system** parasympathisches Nervensystem n, Parasympathikus m (Bestandteil des vegetativen Nervensystems)
parasympathicolytic parasympathikolytisch, anticholinergisch, parasympathikustonussenkend
parasympathicolytic [agent] Parasympathikolytikum n (die Wirkung einer Vagusreizung blockierender Stoff)
parasympathicomimetic parasympathikomimetisch, wie eine Parasympathikusreizung wirkend

parasympathicomimetic [agent] Parasympathikomimetikum n (die Wirkung einer Vagusreizung auslösender Stoff)
parasympathicotonia Parasympathikotonie f, Vagotonie f (Verschiebung des Gleichgewichts im vegetativen Nervensystem zugunsten des Parasympathikus)
parasympathicotonic parasympathikotonisch, cholinergisch, parasympathikustonuserhöhend
parasynapsis Parasynapse f, Chromosomenkonjugation f
parasynovitis Parasynovitis f
parasyphilis Parasyphilis f, Metasyphilis f, Metalues f (Nachkrankheit der Syphilis)
parasyphilitic parasyphilitisch
parasystole Parasystolie f (parallele Impulsgebung von zwei Reizbildungszentren des Herzens)
parasystolic parasystolisch
~ **rhythm** s. parasystole
paratenon Paratenon n, Sehnenhüllgewebe n
paraterminal paraterminal
~ **gyrus** Gyrus m paraterminalis
paratherapeutic paratherapeutisch
parathormone s. parathyroid hormone
parathymia Parathymie f, Gefühlsverkehrung f
parathyreoprival parathyreopriv, Nebenschilddrüsen[hormon]mangel...
parathyroid parathyreoid, Parathyreoidea..., Nebenschilddrüsen...
parathyroid Parathyreoidea f, Nebenschilddrüse f, Beischilddrüse f, Glandula f parathyreoidea, Epithelkörperchen f
~ **adenoma** Nebenschilddrüsenadenom n
~ **body** s. parathyroid
~ **capsule** Nebenschilddrüsenkapsel f
~ **extract** Nebenschilddrüsenextrakt m
~ **gland** s. parathyroid
~ **hormone** Nebenschilddrüsenhormon n, Epithelkörperchenhormon n, Parathormon n
~ **hyperplasia** Nebenschilddrüsenhyperplasie f
~ **osteitis (osteodystrophia)** Osteitis f fibrosa cystica generalisata
~ **osteosis** Osteitis f fibrosa cystica
~ **tetany** Nebenschilddrüsentetanie f
~ **tissue** Nebenschilddrüsengewebe n
parathyroidal s. parathyroid
parathyroidectomize/to parathyreoidektomieren, die Nebenschilddrüse [operativ] entfernen, eine Parathyreoidektomie durchführen
parathyroidectomy Parathyreoidektomie f, Parathyreoideaexstirpation f, [operative] Nebenschilddrüsenentfernung f
parathyropathy Parathyreopathie f, Nebenschilddrüsenerkrankung f, Nebenschilddrüsenkrankheit f
parathyroprival, parathyroprivous s. parathyreoprival
parathyrotoxicosis Parathyreotoxikose f, Nebenschilddrüsenüberfunktion f

parathyrotrophic s. parathyrotropic
parathyrotropic parathyreotrop, auf die Nebenschilddrüse wirkend
~ **hormone** parathyreotropes Hormon n (den Aufbau und die Tätigkeit der Nebenschilddrüse beeinflussendes Hormon des Hypophysenvorderlappens)
parathyrotropin Parathyreotropin n
paratonia Paratonie f (Unvermögen zur willkürlichen Muskelerschlaffung)
paratonsillar paratonsillar, paratonsillär, neben einer Mandel
paratonsillitis Paratonsillitis f, Zellgewebsentzündung f neben den Tonsillen (Mandeln)
paratracheal paratracheal, neben der Luftröhre
~ **adenitis** Paratrachealadenitis f
~ **cyst** Paratrachealzyste f
paratrachoma Paratrachom n, Einschlußkonjunktivitis f, Schwimmbadkonjunktivitis f
paratrichosis Paratrichose f, Haarstörung f; Behaarungsanomalie f
paratrophic s. dystrophic 1.
paratubal paratubal, neben dem Eileiter
paratuberculin Paratuberkulin n, Johnin n
paratuberculosis Paratuberkulose f
paratuberculous paratuberkulös
paratyphlitis Paratyphlitis f, Zellgewebsentzündung f neben dem Zökum
paratyphoid Paratyphus...
~ **fever** Paratyphus m, Schottmüllersche Krankheit f
~ **osteomyelitis** Paratyphusosteomyelitis f
~ **vaccine** Paratyphusvakzine f, Paratyphusimpfstoff m
paratypic[al] paratypisch, nicht erblich
para-umbilical paraumbilikal, neben dem Nabel
~ **hernia** Paraumbilikalhernie f, Hernia f paraumbilicalis
~ **vein [of Sappey]** Paraumbilikalvene f, Vena f paraumbilicalis [Sappeyi]
para-ureteric paraureterisch, neben dem Harnleiter
para-ureteritis Paraureteritis f, Zellgewebsentzündung f neben dem Harnleiter
para-urethral paraurethral, neben der Harnröhre
~ **duct** Paraurethraldrüsengang m, Ductus m paraurethralis
~ **gland** Paraurethraldrüse f, Glandula f paraurethralis
para-uterine parauterin, neben der Gebärmutter
paravaccinia Paravakzinia f, paravakzinaler Hautausschlag m
paravaginal paravaginal, neben der Scheide
paravaginitis Paravaginitis f, Zellgewebsentzündung f neben der Scheide
paravariola s. alastrim
paravascular paravaskular, paravaskulär, neben einem Blutgefäß
paravenous paravenös, neben einer Vene

paraventricular paraventrikular, paraventrikulär, neben der dritten Hirnkammer
~ **nucleus of the hypothalamus** Nucleus m paraventricularis hypothalami
~ **nucleus of the thalamus** Nucleus m paraventricularis thalami
paraventriculohypophyseal tract Tractus m hypothalamohypophysialis
paravertebral paravertebral, neben der Wirbelsäule
~ **abscess** Paravertebralabszeß m
~ **anaesthesia** Paravertebralanästhesie f
~ **ganglion** Paravertebralganglion n
paravesical paravesikal, neben der Harnblase
~ **fossa** Fossa f paravesicalis
paravitaminosis Paravitaminose f
paraxon Paraxon n
parchment crackling Pergamentknistern n (bei Rachitis)
~ **skin** Pergamenthaut f
parectasia Parektasie f, übermäßige Dehnung f (z. B. eines Organs)
parencephalitis Parenzephalitis f, Kleinhirnentzündung f
parencephalocele Zerebellumprolaps m, Kleinhirnvorfall m
parencephalon Zerebellum n, Cerebellum n, Kleinhirn n
parenchym[a] Parenchym n, spezifisches Organgewebe n
parenchymal parenchymatös, Parenchym...
~ **destruction** Parenchymzerstörung f
~ **lobule** Parenchymlappen m
parenchymatitis Parenchymatitis f, Parenchymentzündung f, Organgewebsentzündung f
parenchymatous parenchymatös, Parenchym...
~ **anaphylactic keratitis** Keratitis f parenchymatosa anaphylactica
~ **degeneration** parenchymatöse Degeneration f, trübe Schwellung f
~ **goitre** Struma f parenchymatosa
~ **jaundice** parenchymatöser (hepatozellulärer) Ikterus m, parenchymatöse Gelbsucht f
~ **keratitis** Keratitis f parenchymatosa (interstitialis)
~ **myositis** Muskelfaserentzündung f
~ **organ** Parenchymorgan n, parenchymatöses Organ n
~ **salpingitis** s. pachysalpingitis
parent Elternteil n
~ **figure** Elternfigur f
~ **image** Elternbild n
parentage test Vaterschaftsbestimmung f
parenteral parenteral, den Verdauungskanal umgehend
~ **feeding** parenterale Ernährung f
~ **fluid theraphy** Infusionstherapie f
parepididymis s. paradidymis
parepigastric parepigastrisch, in der Nähe des Epigastriums liegend

parergasia 470

parergasia Parergasie *f*, verkehrte Willenshandlung *f*
paresis Parese *f*, unvollständige Lähmung *f*, motorische Schwäche *f*
paretic paretisch, teilweise (nicht vollständig) gelähmt; geschwächt, leistungsschwach
~ **gait** paretischer Gang *m*, Paresegang *m*
~ **squint** *s*. paralytic squint
pareunia Koitus *m*, Kohabitation *f*, Begattung *f*, Beischlaf *m*
pargyline Pargylin *n (blutdrucksenkendes Mittel)*
parhidrosis, paridrosis Paridrosis *f*, Parahidrosis *f*, gestörte Absonderung *f* von Schweiß
paries Paries *m*, Wand *f*
parietal 1. parietal, seitlich, wandständig, zur Körperwand hin [liegend]; 2. Scheitelbein...
parietal *s*. ~ bone
~ **block** Parietalblock *m*
~ **bone** Os *n* parietale, Scheitelbein *n*
~ **boss** *s*. ~ eminence
~ **cell** Parietalzelle *f*, Belegzelle *f*, [salz]säureproduzierende Zelle *f (der Magenschleimhaut)*
~ **cell vagotomy** Parietalzellenvagotomie *f*
~ **craniopagus** Craniopagus *m* parietalis
~ **decidua** Decidua *f* parietalis (vera)
~ **diameter** Diameter *m* posterotransversa, Parietaldurchmesser *m*, Posterotransversaldurchmesser *m*
~ **eminence** Tuber *n* parietale, Parietaleminenz *f*, Scheitelbeineminenz *f*, Scheitelhöcker *m*
~ **emissary vein** Vena *f* emissaria parietalis
~ **foramen** Foramen *n* parietale
~ **gyrus** Gyrus *m* parietalis, Scheitelhirnwindung *f*
~ **incisure** Incisura *f* parietalis
~ **layer of serous pericardium** Lamina *f* parietalis pericardii
~ **layer of the tunica vaginalis of the testis** Lamina *f* parietalis tunicae vaginalis [propriae] testis
~ **leaf** parietales Blatt *n (des Peritoneums)*
~ **lobe** Lobus *m* parietalis, Scheitel[bein]lappen *m*, Parietallappen *m*
~ **lobule** Lobulus *m* parietalis, Parietalläppchen *n*
~ **notch** *s*. ~ incisure
~ **operculum** Operculum *n* frontoparietale
~ **pelvic fascia** Fascia *f* pelvis parietalis
~ **pericardium** Pericardium *n* parietale, parietales Perikard *n*
~ **peritoneum** Peritoneum *n* parietale, parietales Bauchfell *n*
~ **pleura** Pleura *f* parietalis, parietale Pleura *f*
~ **pregnancy** interstitielle Schwangerschaft *f*
~ **presentation** Scheitellage *f (bei der Geburt)*
~ **protuberance** *s*. ~ eminence
~ **region** Regio *f* parietalis, Scheitelregion *f*
~ **thrombus** parietaler Thrombus *m*, wandständiges Blutgerinnsel *n (z. B. im Herzen)*
~ **tubercle** *s*. ~ eminence
parietofrontal 1. parietofrontal, Scheitelbein-Stirn[bein]-...; 2. parietofrontal, Scheitellappen-Stirnlappen-...
parietomastoid parietomastoidal, Scheitelbein-Mastoid-..., Scheitelbein-Warzenfortsatz-...
~ **suture** Sutura *f* parietomastoidea
parieto-occipital 1. parieto-okzipital, Scheitelbein-Hinterhaupt[bein]-...; 2. parieto-okzipital, Scheitellappen-Hinterhauptlappen-...
~~-**occipital fissure** Sulcus *m* parietooccipitalis
~~-**occipital fracture** parietookzipitale Fraktur *f*, Scheitelbein-Hinterhauptbein-Fraktur *f*
~~-**occipital sulcus** Sulcus *m* parietooccipitalis
parietopontine parietopontin, Scheitellappen-Brücke[n]-...
~ **tract** Tractus *m* parietopontinus
parietosphenoid parietosphenoidal, Scheitelbein-Keilbein-...
parietosplanchnic *s*. parietovisceral
parietosquamosal parietosquamös, Scheitelbein-Hinterhauptschuppe[n]-...
parietotemporal 1. parietotemporal, Scheitelbein-Schläfen[bein]-...; 2. parietotemporal, Scheitellappen-Schläfenlappen-...
parietovisceral parietoviszeral
Parinaud's oculoglandular syndrome Parinaudsche Krankheit *f*, Parinaudsches Syndrom *n*
Paris Nomina Anatomica Pariser Nomenklatur *f*, PNA
paristhmic Tonsillen..., Mandel... *(Zusammensetzungen s. unter* tonsillar*)*
paristhmion Tonsille *f*, Mandel *f (Zusammensetzungen s. unter* tonsil*)*
paristhmitis Tonsillenentzündung *f*, Mandelentzündung *f*
Parkinsonian crisis Parkinsonkrise *f*
~ **state** *s*. parkinsonism
parkinsonism Parkinsonismus *m*, Parkinsonsche Krankheit *f*, Parkinson-Syndrom *n*, Paralysis *f* agitans, Schüttellähmung *f (extrapyramidales Syndrom mit teigiger Muskelsteifigkeit, Zittern von Körperteilen und Bewegungslosigkeit)*
Parkinson's disease *s*. parkinsonism
parodentosis *s*. periodontosis
parodontitis Parodontitis *f*, Zahnbettentzündung *f*
parodontium Parodontium *n*, Zahnbett *n*, Zahnhalteapparat *m*, Zahnaufhängeapparat *m*
parodontopathy Parodontopathie *f*, Zahnbetterkrankung *f*, Zahnfleischrandkrankheit *f*
parodynia Parodynie *f*, Dystokie *f*, Geburtsstörung *f*, erschwerte Entbindung *f*, Partus *m* difficilis
parolfactory parolfaktorisch
~ **area** Area *f* parolfactoria (subcallosa)
~ **sulcus** Sulcus *m* parolfactorius
parolivary parolivär, neben dem Olivenkern liegend
paromomycin Paromomyzin *n (Breitspektrumantibiotikum)*

paroniria Paroniria f, Alptraum m
paronychia Paronychie f, Umlauf m, Nagelfalzpanaritium n, Nagelwallentzündung f, Nagelbettentzündung f, Nagelbetteiterung f
paronychial paronychial, Paronychie...
paronychium s. perionychium
paronychomycosis Paronychomykose f, Nagelfalzmykose f, Nagelwallmykose f, Pilzerkrankung f des Nagelfalzes (Nagelwalls)
paronychosis Paronychose f, abnorme Nagelbildung f
paroophoric Paroophoron..., Nebeneierstock...
paroophoritis 1. Paroophoritis f, Epoophoronentzündung f, Parovariumentzündung f, Nebeneierstockentzündung f; 2. s. perioophoritis
paroophoron 1. Paroophoron n, Beieierstock m; 2. Paradidymis m, Beihoden m
parophthalmia Parophthalmie f, Zellgewebsentzündung f um das Auge
parophthalmoncus Parophthalmonkus m, Geschwulst f neben dem Auge
paropsia, paropsis Paropsie f, Sehstörung f
paroptic Paropsie...
parorchidium Parorchidie f, falsche Hodenlage f
parorchis Nebenhoden m (Zusammensetzungen s. unter epididymal)
parorexia Parorexie f, abnorme Geschmacksrichtung f (z. B. bei Schwangeren)
parosmia Parosmie f, Geruchstäuschung f, Geruchsfälschung f, Geruchsstörung f, Geruchshalluzination f
parosphresis s. parosmia
parosteal parosteal
parosteitis Parostitis f, Gewebsentzündung f neben dem Periost
parosteosis Parostose f, Knochenbildung f an abnormer Stelle
parostitis s. parosteitis
parotic parotisch, neben dem Ohr liegend
parotid 1. parotid, Parotis..., Ohrspeicheldrüsen...; 2. s. parotic
parotid s. ~ gland
~ **cyst** Parotiszyste f, Ohrspeicheldrüsenzyste f
~ **duct** Ductus m parotideus, Ohrspeicheldrüsenausführungsgang m
~ **fascia** Parotisfaszie f, Ohrspeicheldrüsenfaszie f
~ **fistula** Parotisfistel f, Ohrspeicheldrüsenfistel f
~ **gland** Glandula f parotis, Parotis f, Ohrspeicheldrüse f
~ **gland atrophy** Parotisatrophie f, Ohrspeicheldrüsenatrophie f
~ **gland calculus** Parotiskonkrement n, Ohrspeicheldrüsenstein m
~ **gland fistula** s. ~ fistula
~ **glandular tissue** Parotisgewebe n, Ohrspeicheldrüsengewebe n
~ **lipomatosis** Parotislipomatose f

~ **papilla** Papilla f parotidea
~ **plexus** Plexus m parotideus, Gesichtsnervengeflecht n in der Ohrspeicheldrüse
~ **region** Parotisregion f, Ohrspeicheldrüsengebiet n
~ **saliva** Parotisspeichel m
~ **salivary gland** s. ~ gland
~ **sialogram** Parotissialogramm n, Ohrspeicheldrüsengangröntgen[kontrast]bild n
~ **stone** s. ~ gland calculus
~ **vein** Vena f parotidea, Ohrspeicheldrüsenvene f
parotidean s. parotid 1.
parotidectomy Parotidektomie f, Parotisexzision f, Ohrspeicheldrüsenexstirpation f, [operative] Ohrspeicheldrüsenentfernung f
parotiditis s. parotitis
parotidosclerosis Parotissklerose f, Parotisinduration f, Ohrspeicheldrüsenverhärtung f
parotitic parotitisch, Parotitis..., Ohrspeicheldrüsenentzündungs...
parotitis Parotitis f [epidemica], Mumps m, Ziegenpeter m, Ohrspeicheldrüsenentzündung f [durch Virusinfektion], Ohrenmichel m, Bauernwetzel m
parovarian 1. parovarial, parovariell, neben dem Eierstock liegend; 2. Parovarium..., Epoophoron..., Nebeneierstock...
~ **cyst** Parovarialzyste f
parovariotomy Parovariotomie f, Parovarialzystenexstirpation f
parovaritis Parovaritis f, Nebeneierstockentzündung f
parovarium Parovarium n, Epoophoron n, Nebeneierstock m
paroxysm Paroxysmus m, anfallsartige Steigerung f von Krankheitserscheinungen; Anfall m, Attacke f
paroxysmal paroxysmal, paroxystisch, anfallsweise auftretend
~ **choreoathetosis** paroxysmale Choreoathetose f
~ **cold haemoglobinuria** paroxysmale Kältehämoglobinurie f
~ **haemoglobinuria** paroxysmale Hämoglobinurie f
~ **heart atrium tachycardia** paroxysmale supraventrikuläre Tachykardie f
~ **heart ventricle tachycardia** paroxysmale ventrikuläre Tachykardie f
~ **sleep** Narkolepsie f, Schlummersucht f, anfallsweise Schlafanwandlung f
~ **stage** Paroxysmalstadium n
~ **tachycardia** paroxysmale Tachykardie f, anfallsweises Herzjagen n
parrot fever s. psittacosis
~ **tongue** Papageienzunge f
partial agglutination Minoragglutinin n, Gruppenagglutinin n
~ **amputation** partielle Amputation f, Teilamputation f
~ **anaesthesia** partielle Anästhesie f, Teilanästhesie f

partial

~ **ankylosis** partielle Ankylose (Gelenkversteifung) f, Teilankylose f
~ **antigen** Partialantigen n, Teilantigen n; Hapten n
~ **colour blindness** partielle Farbenblindheit f, Teilfarbenblindheit f
~ **denture** Teilprothese f
~ **dislocation** partielle (inkomplette) Dislokation f, Teilverrenkung f
~ **gastrectomy** Magenteilresektion f
~ **heart block** partieller (inkompletter) Herzblock m
~ **hysterectomy** partielle Hysterektomie f, Gebärmutterteilexstirpation f
~ **nephrectomy** Nierenteilentfernung f, partielle Nephrektomie f
~ **pressure** Partialdruck m, Teildruck m
~ **pressure gradient** Partialdruckgradient m
~ **pressure of carbon dioxide** Kohlendioxidpartialdruck m, pCO₂
~ **pressure of oxygen** Sauerstoffpartialdruck m, pO₂
~**-thickness skin graft** Spalthauttransplantat n
~ **thromboplastin** partielles Thromboplastin n
~ **thromboplastin time** partielle Thromboplastinzeit f, PTT
parturient 1. gebärend, entbindend; 2. Geburts...
parturient Gebärende f, Frau f während der Geburt
~ **canal** Geburtskanal m, Geburtsweg m
parturifacient geburtseinleitend, geburtserleichternd, geburtsbeschleunigend
parturifacient [agent] Wehenmittel n, wehenanregendes Mittel n
parturiometer Parturiometer n, Wehenmesser m
parturition Geburt f, Geburtsvorgang m, Gebären n
partus Partus m, Geburt f, Niederkunft f (Zusammensetzungen s. unter birth, labour)
parulis Parulis f, Zahngeschwür n, Zahn[fleisch]abszeß m, Zahn[fleisch]eiterung f
parumbilical par[a]umbilikal, um den Nabel liegend
parvicellular kleinzellig
parvovirus Parvovirus n
parvule kleine Pille (Tablette) f
PAS s. 1. periodic acid Schiff reaction; 2. para-aminosalicyclic acid
paschachurda Paschachurda n, Taschkentgeschwür n, Sartenkrankheit f, knotige Hautgranulome npl (Hautleishmaniase)
Paschen bodies Paschensche Körperchen npl, Paschen-Körperchen npl, Elementarkörperchen npl
pass flatus/to Flatus (Winde) abgehen lassen
~ **into nitrogen anabolism** in eine positive Stickstoffbilanz übergehen
~ **stool** Stuhl absetzen
~ **the instruments** die Instrumente anreichen (zureichen)
~ **urine** Wasser (Urin) lassen, harnen

passive algolagnia passive Algolagnie f, Masochismus m, Schmerzgeilheit f, [sexuelle] Schmerzwollust f
~ **anaphylaxis** passive Anaphylaxie f
~ **ascites** mechanischer Aszites m
~ **exercise** passive Übung f, passive (geführte) Bewegung f
~ **immunity** passive Immunität f
~ **negativism** passiver Negativismus m
~ **oneirodynia** Oneirodynia f passiva, Alpdrücken n
~ **transport** passiver Transport m
~ **tremor** Ruhetremor m
past pointing Vorbeizeigen n (beim Finger-Nasen-Versuch)
Pasteurella pestis Pasteurella f pestis, Pestbazillus m, Pesterreger m
~ **pseudotuberculosis** Pasteurella f pseudotuberculosis (Erreger der Lymphadenitis mesenterialis Masshoff)
~ **tularensis** Pasteurella f tularensis (Erreger der Tularämie)
pasteurellosis Pasteurellose f
pasteurize/to pasteurisieren, entkeimen, durch Erhitzen keimarm machen
pasteurizer Pasteurisiergerät n, Pasteurisator m
Pastia's lines (sign) Pastiasches Zeichen n, Pastia-Zeichen n (Auftreten von kleinsten Hautblutungen in den Ellenbeugen bei beginnendem Scharlach)
pasty pastös, aufgeschwemmt, gedunsen, ödematös
patagial, patagiate Patagium..., Hautfalten..., Flügelfell..., Schwimmhaut...
patagium Patagium n, Hautfalte f, Flügelfell n, Schwimmhaut f
patch 1. Patch m, Gewebeflicken m; 2. Pflaster n; 3. Augenbinde f; 4. Fleck m; Hautfleck m
~ **test** Patch-Test m; Reizprobe f
patella Patella f, Kniescheibe f
patellapexy Patellopexie f, Patellafixierung f, Kniescheibenfixation f
patellar patellar, Patella..., Kniescheiben...
~ **bursa** Bursa f patellaris, Kniescheibenschleimbeutel m
~ **chondromalacia** Chondromalacia f patellae, Patellachondromalazie f
~ **clonus** Patellarklonus m, Patellazucken n, Kniescheibenzuckung f (bei Pyramidenbahnläsion)
~ **fracture** Patellafraktur f, Kniescheibenbruch m
~ **ligament** Ligamentum n patellae, Kniescheibenband n, Patellarsehne f, Kniescheibensehne f
~ **plexus** Patellarplexus m, Kniescheibennervengeflecht n
~ **reflex** Patellar[sehnen]reflex m, Kniescheibenreflex m, Kniescheibenrenreflex m (Streckung des Unterschenkels nach Schlag gegen die Patellarsehne)
~ **rete** Rete n patellae
~ **retinaculum** Retinaculum n patellae, Patel-

lahalteband n, Kniescheibenhalteband n
~ **surface** Facies f patellaris
~ **synovial fold (plica)** Plica f synovialis [infra-] patellaris
~ **tendon** s. ~ ligament
~ **tendon reflex** s. ~ reflex
patellectomy Patellektomie f, Kniescheibenexstirpation f, Kniescheibenexzision, [operative] Kniescheibenentfernung f
patelliform patelliform, kniescheibenförmig
patellofemoral patellofemoral, Patella-Femur-..., Kniescheiben-Oberschenkel[knochen]-...
patent offen, durchgängig ● **to be** ~ offen (durchgängig) sein *(z. B. Gefäß)*
~ **Botallo's duct** s. ~ ductus arteriosus
~ **ductus arteriosus** offener Ductus m arteriosus Botallo, Ductus m arteriosus apertus persistens
~ **foramen ovale** offenes Foramen n ovale
paternity test Vaterschaftstest m, Vaterschaftsbestimmung f
path Leitungsbahn f, Nerven[leitungs]bahn f
pathema Krankheit f, Krankheitszustand m
pathergasia Pathergasie f, Anpassungsstörung f, Verhaltensstörung f
pathergia, pathergy Pathergie f, [krankhafte] Überempfindlichkeit f, Sensibilitätssteigerung f *(bei Allergie)*
patheticus Nervus m trochlearis, IV. Hirnnerv m
pathetism Pathetismus m, Hypnotismus m
pathetist Pathetist m, Hypnotiseur m
patho-anatomy Pathoanatomie f, pathologische Anatomie f
pathobiochemistry Pathobiochemie f
pathoclisis Pathoklise f
pathogen Krankheitserreger m, pathogener (krankheitserregender) Keim m
pathogenesis Pathogenese f, Krankheitsentstehung f, Krankheitsentwicklung f; Krankheitsverlauf m
pathogenetic pathogenetisch, Pathogenese...
pathogenic 1. pathogen, krankheitserregend, krankmachend; 2. s. pathogenetic
~ **for man** humanpathogen, menschenpathogen
pathogenicity Pathogenität f, Fähigkeit f zur Krankheitserzeugung
pathognomic 1. Pathognomik...; 2. s. pathognomonic
pathognomonic pathognomonisch, pathognostisch, krankheitskennzeichnend, krankheitstypisch
pathognomy 1. Pathognomik f, Pathognostie f, Symptomenlehre f; 2. Krankheitssymptombeobachtung f
pathognostic pathognostisch, eine Krankheit kennzeichnend (bestimmend)
patholesia Patholesie f, hysterischer Zustand m
pathologic 1. pathologisch, krankhaft; 2. Pathologie...
~ **amenorrhoea** pathologische Amenorrhoe f
~ **amputation** pathologische Amputation f

~ **anatomy** pathologische Anatomie f
~ **atrophy** pathologische Atrophie f
~ **fracture** pathologische Fraktur f, pathologischer (spontaner) Knochenbruch m, Spontanfraktur f
~ **histology** pathologische Histologie f, Pathohistologie f
~ **mendacity** pathologisches (krankhaftes) Lügen n
~ **mitosis** pathologische Mitose f, krankhafte Zellteilung f
~ **physiology** pathologische Physiologie f, Pathophysiologie f
~ **reflex** pathologischer (krankhafter) Reflex m
pathological s. pathologic
pathologist Pathologe m, Facharzt m für Pathologie
pathologist's wart Leichenwarze f, Leichentuberkel m, Tuberculosis f verrucosa
pathology Pathologie f, Krankheitslehre f
pathomimesis Pathomimie f, Krankheitsnachahmung f, Krankheitsvortäuschung f
pathomimia, pathomimicry s. pathomimesis
pathomorphism, pathomorphology Pathomorphismus m, pathologische Morphologie f
pathoneurosis Pathoneurose f
pathophilia Pathophilie f, [emotionale] Krankheitsanpassung f *(bei chronischem Leiden)*
pathophobia Pathophobie f, abnorme Krankheitsfurcht (Krankheitsangst) f
pathophoresis Pathophorese f, Krankheitsübertragung f
pathophoric, pathophorous pathophor, krankheitsübertragend
pathophysiologic pathophysiologisch
pathophysiology Pathophysiologie f, pathologische Physiologie f
pathopoiesis Krankheitsherausbildung f, Krankheitsentwicklung f
pathopsychologic[al] pathopsychologisch
pathopsychology Pathopsychologie f
pathway 1. Leitungsbahn f, Nerven[leitungs]bahn f; 2. Stoffwechselweg m
patient Patient m
~ **selection** Patientenauswahl f
patient's blood Patientenblut n
~ **skin** Patientenhaut f
patricide 1. Vatermord m; 2. Vatermörder m
patrilineal väterlicherseits
patroclinous vom Vater geerbt
pausimenia s. menopause
pavement epithelium einschichtiges Plattenepithel n
pavilion of the ear s. auricle 1.
~ **of the oviduct** Ampulla f tubae
~ **of the pelvis** Beckeneingang m; Pelvis n major, großes Becken n
paving-stone naevus Pflastersteinnävus m
pavor Pavor m, Schreck m; Angst f, Furcht f
Payr's clamp Payrsches Darmkompressorium n, Payrsche (weichfassende) Darmklemme f
~ **incision** Payrscher Schnitt m, Payr-Schnitt m [zur Kniegelenkseröffnung]

Payr's 474

~ **intestinal crushing clamp** s. Payr's clamp
PBI s. protein-bound iodine
p.c. s. post cibum
PCG s. phonocardiogram
pcpt. s. perception
PCWP s. pulmonary capillary wedge pressure
pea-soup stool Erbs[en]suppenstuhl m, erbsbreiartiger Stuhl m (bei Typhus)
Péan's forceps Péansche Klemme f, Péan-Klemme f (stumpfe Blutgefäßklemme ohne Krallen)
pearl cyst Perlzyste f
pearly tumour Perlgeschwulst f, Cholesteatom n
pecten Pecten m, Kamm m, Vorsprung m
~ **of the pubic bone** Pecten m ossis pubis, Schambeinkamm m
pectinate kammartig, kammförmig
~ **ligament** Ligamentum n pectinatum anguli iridocornealis
~ **muscles** Musculi mpl pectinati, Trabeculae fpl carneae
pectineal 1. s. pectinate; 2. Schambein...
~ **fascia** Fascia f pectinea
~ **line** 1. Linea f pectinea, Kammlinie f (des Oberschenkelknochens); 2. s. pecten of the pubic bone
pectineus [muscle] Musculus m pectineus, Kammuskel m
pectiniform pektiniform, kammförmig
~ **septum** Septum n penis (pectiniforme corporis cavernosi penis)
pectization Koagulation f, Gerinnung f
pectoral pektoral, Brust...
~ **fascia** Pektoralfaszie f, Brustmuskelfaszie f, Fascia f pectoralis
~ **girdle** Schultergürtel m
~ **limb** obere Extremität f, Arm m
~ **lymphatic node** Pektoralislymphknoten m
~ **myocutaneous island flap** pektoraler Haut-Muskel-Insellappen m
~ **reflex** Pektoral[is]reflex m, Pektoralmuskelreflex m, Brustmuskelreflex m
~ **vein** Pektoralvene f, Vena f pectoralis
pectoralgia Pektoralgie f, Brustschmerz m
pectoralis Musculus m pectoralis, Brustmuskel m
~ **fascia** s. pectoral fascia
~ **major [muscle]** Musculus m pectoralis major, großer Brustmuskel m
~ **minor [muscle]** Musculus m pectoralis minor, kleiner Brustmuskel m
~ **muscle** s. pectoralis
pectoriloquy Pektoriloquie f, Bruststimme f, Kavernenstimme f (bei Lungenkrankheiten)
pectorophony Pektorophonie f, starke Bronchophonie f, Bruststimmenhören n (bei Lungenauskultation)
pectus Pectus n, Brust f (Zusammensetzungen s. unter breast, mammary)
pedal oedema Fußödem n, Fußschwellung f
pedialgia Pedialgie f, Fußschmerz m, Fußweh n
pedicellate[d] s. pediculate

pedicellation s. pediculation 1.
pedicle Pedunkulus m, Stiel m, Schenkel m (s.a. peduncle)
~ **clamp** Stielklemme f
~ **flap** Stiellappen m
~ **flap grafting** Stiellappentransplantation f
~ **graft** s. ~ flap
~ **of the epiglottis** Petiolus m epiglottidis, Kehldeckelstiel m
pedicled muscle graft gestieltes Muskeltransplantat n
~ **skin graft** gestieltes Hauttransplantat n
pedicular Pedikulus..., Läuse...; verlaust
pediculate gestielt
pediculation 1. Stielbildung f, Stielentwicklung f; 2. Läusebefall m, Läuseinfektion f, Verlausung f
pediculicide [agent] Läusemittel n, läusetötendes Mittel n
pediculofrontal pedikulofrontal
pediculoparietal pedikuloparietal
pediculophobia Pedikulophobie f, Läusefurcht f, Läuseangst f
pediculosis Pedikulose f, Läusekrankheit f
pediculous verlaust, von Läusen befallen
pediculus 1. Pedikulus m, Laus f; 2. s. pedicle
pedicure Pediküre f, Fuß[nagel]pflege f
pediluvium Pediluvium n, Fußbad n
pedodynamometer Pedodynamometer n, Beinkraftmesser m
pedometer Pedometer n, Schrittmesser m, Schrittzähler m
pedometry Pedometrie f, Schrittmessung f, Schrittzählung f
pedopathy Pedopathie f, Fußkrankheit f, Fußerkrankung f, Fußleiden n
peduncle Pedunkulus m, Stiel m, Füßchen n
~ **of the pineal body** s. pineal peduncle
peduncular pedunkular, stielförmig, Pedunkulus..., Stiel...
pedunculate[d] gestielt
pedunculotomy Pedunkulotomie f, [operative] Hirnstieldurchtrennung f
pedunculus s. peduncle
peeling Schälen n, Schuppen n (der Haut)
peg Stift m, Zahnstift m
~ **tooth** Stiftzahn m
Pel-Ebstein disease (fever, syndrome) Pel-Ebsteinscher Fiebertyp m, intermittierender (wechselnder) Fiebertyp m (charakteristisch für Lymphogranulomatose)
pelada, pelade Pelade f, Alopecia f areata, kreisförmiger Haarausfall m
peladic Alopezie..., Haarausfall[s]...
peladophobia Peladophobie f, Glatzenfurcht f, Angst f vor Glatzenbildung
pelage Körperbehaarung f, Behaarung f
pelagism s. seasickness
pelicometer s. pelvimeter
pelioma Pelioma n, Blutunterlaufung f
peliosis Peliosis f, Purpura f, Blutfleckenkrankheit f

pelviotomy

peliotic Peliose..., Blutfleckenkrankheit[s]...
pellagra Pellagra f, Nikotinsäureavitaminose f, Vitamin-B$_2$-Mangelkrankheit f, lombardischer Aussatz m
~-preventive factor Pellagrapräventivfaktor m, PP-Faktor m, Pellagraschutzstoff m
pellagragenic pellagraauslösend, pellagrabewirkend
pellagramin Nikotinsäure f
pellagric Pellagra verursachend
pellagrin Pellagrakranker m, Pellagraleidender m
pellagroid pellagraartig, pellagraähnlich
pellagrologist Pellagraspezialist m
pellagrous 1. pellagrös, pellagrakrank; Pellagra...; 2. s. pellagroid
pellicle Pellikula f, Häutchen n, Plasmahäutchen n (der Protozoen)
pellicular häutchenförmig, Pellikula..., Plasmahäutchen...
pelliculate mit einem Häutchen überzogen
pellotine Pellotin n (Alkaloid)
pellucid pelluzid, durchsichtig, durchscheinend, transparent
~ septum Septum n pellucidum
~ zone Zona f pellucida
pelma Fußsohle f
pelmatic Fußsohlen...
pelmatogram Pelmatogramm n, Fußabdruck m
peloid schlammartig, Schlamm...
peloid Heilschlamm m, Thermalschlamm m; Pelose f
pelology Pelologie f, Lehre f vom Heilschlamm f
pelotherapy Pelotherapie f, Schlammkur f, Moorkur f, Schlammbaden n
pelveoperitonitis s. pelvioperitonitis
pelviabdominal pelviabdominal, Becken-Bauch-...
pelvic pelvin, Becken... (Zusammensetzungen s. a. unter pelvis)
~ abscess Beckenabszeß m, pelviner Abszeß m, Eiteransammlung f im Becken
~ arrest Beckeneinklemmung f (des Fötus)
~ axis Beckenachse f, pelvine Achse f
~ brim Beckenrand m
~ canal Beckenkanal m
~ cavity Beckenhöhle f, Cavum n pelvis
~ cellulitis Beckenzellgewebsentzündung f
~ colon s. sigmoid colon
~ congestion Congestion-Fibrosis-Syndrom n, Parametritis f posterior [spastica], Parametropathia f spastica, Parametritis f chronica atrophicans (Fibrose des Beckenbindegewebes)
~ diameter Beckendurchmesser m, Diameter m pelvis
~ diaphragm Beckenboden m, Diaphragma n pelvis
~ fascia Beckenfaszie f, Fascia f pelvis
~ floor Beckenboden m
~ floor muscle Beckenbodenmuskel m
~ fracture Beckenfraktur f, Becken[knochen]bruch m

~ ganglion Beckenganglion n, Ganglion n pelvinum
~ girdle Beckengürtel m, Cingulum n membri inferioris
~ haematoma Beckenhämatom n
~ hammock Handtuchverband m (bei Beckenfraktur)
~ hernia Beckenhernie f, Hernia f pelvis
~ high position Beckenhochlage f
~ inflammatory disease entzündliche Beckenerkrankung f
~ inlet Beckeneingang m, Apertura f pelvis superior
~ kidney Beckenniere f
~ laceration Beckenverletzung f
~ limb untere Extremität f, Bein n
~ neoplasm Beckenneoplasma n, Beckengeschwulst f
~ operation Beckenoperation f
~ outlet Beckenausgang m, Apertura f pelvis inferior
~ peritoneum Beckenperitoneum n
~ plexus Beckennervengeflecht n, Plexus m pelvinus (hypogastricus inferior)
~ portion of the ureter Pars f pelvina ureteris
~ presentation Beckenendlage f (bei der Geburt)
~ region Beckenregion f, Regio f pelvis
~ sling Becken[fraktur]schlinge f
~ splanchnic nerves Nervi mpl splanchnici pelvini
~ surgery Beckenchirurgie f, pelvine Chirurgie f
~ venous thrombosis Beckenvenenthrombose f
~ version Beckendrehung f (des Fötus)
pelvicephalography Pelvizephalographie f
pelvicephalometry Pelvizephalometrie f
pelvicliseometer Pelvikliseometer n, Beckenneigungsmesser m
pelvifemoral pelvifemoral, Becken[gürtel]-Oberschenkel-...
pelvifixation Pelvifixation f, Beckenanheftung f eines Organs
pelvigraphy s. pelvioradiography
pelvimeter Pelvimeter n, Beckenmesser m
pelvimetry Pelvimetrie f, Becken[ver]messung f
pelviolithotomy Pelviolithotomie f, Nierenbeckensteinschnitt m, [operative] Nierenbeckensteinentfernung f
pelvioneocystostomy Pelvioneozystostomie f, Nierenbecken-Harnblasen-Anastomose f
pelvioperitonitis Pelvi[o]peritonitis f, Pelveoperitonitis f, Beckenbindegewebsentzündung f
pelvioplasty Pelvioplastik f, Becken[erweiterungs]plastik f
pelvioradiography Pelvioradiographie f, Pelviographie f, Beckenröntgenuntersuchung f
pelvioscopy s. pelviscopy
pelviotomy 1. Pelviotomie f, Nierenbeckenschnitt m, Nierenbeckeneröffnung f; 2. s. pelvisection

pelvirectal

pelvirectal pelvirektal, Becken-Rektum-...
pelvis Pelvis f, Becken n (Zusammensetzungen s. a. unter pelvic)
~ **aequabiliter justo major** [allgemein] erweitertes Becken n
~ **aequabiliter justo minor** [allgemein] verengtes Becken n
~ **exenteration** Beckenexenteration f
~ **inflammation** Beckenentzündung f
~ **of ureter** s. renal pelvis
pelvisacral pelvi[o]sakral, Pelvisakral..., Becken-Kreuzbein-...
pelvisacrum Pelvisakrum n
pelviscope Pelviskop n, Beckenspiegel m, Beckenendoskop n
pelviscopy Pelvi[o]skopie f, Beckenspiegelung f
pelvisection [operative] Beckendurchtrennung f, Beckenspaltung f
pelviureteroradiography Pelviureteroradiographie f, Nierenbecken-Harnleiter-Röntgen[kontrast]darstellung f
pelvivertebral angle Beckenneigungswinkel m gegen die Wirbelsäule
pelvocalyceal Nierenbecken-Nierenkelch-...
pelvocalycectasis Nierenbecken- und Nierenkelcherweiterung f
pemphigoid pemphigusartig, pemphigusähnlich, Pemphigus...
pemphigoid Pemphigoid n
pemphigus Pemphigus m, Schälblatter f, Blasenausschlag m, Blasenkrankheit f, Morbus m vesicularis (phlyctenoides)
~ **of larynx** Larynxpemphigus m
pen holder Impffederhalter m
pendelluft respiration Pendelluftatmung f, paradoxe Atmung (Respiration) f
pendular nystagmus Pendelnystagmus m
pendulous abdomen Hängebauch m
penectomy Penektomie f, Gliedresektion f, Penisexstirpation f, [operative] Gliedentfernung f
penetrance Penetranz f (Wahrscheinlichkeit der Manifestation eines Gens im Phänotyp)
penetrate the blood-brain barrier/to die Blut-Hirn-Schranke überwinden
penetrating penetrierend, penetrant, durchdringend
~ **injury** Penetrationsverletzung f
~ **wound** Penetrationswunde f
penetration Penetration f, Durchdringung f, Eindringung f
penial s. penile
penicillamin Penizillamin n
penicillase s. penicillinase
penicillic acid Penizillinsäure f
penicillin Penizillin n (Antibiotikum)
~**-resistant** penizillinresistent, penizillinunempfindlich
~ **sensitivity test** Penizillinsensibilitätstest m
~**-streptomycin blood agar** Penizillin-Streptomyzin-Blutagar m (bakterienhemmendes Kulturmedium für Pilze)

~ **therapy** Penizillintherapie f, Penizillinbehandlung f
~ **V** Penizillin V n, Phenoxymethylpenizillin n (säurefestes Penizillin)
penicillinase Penizill[in]ase f (penizillinspaltendes Enzym)
~**-labile** penizillinase-labil
~**-stable** penizillinase-stabil
Penicillium Penicillium n, Pinselschimmel n
penicillus Penicillus m, Pinselarterie f
penile penil, Penis..., Glied...
~ **albuginea** Tunica f albuginea penis
~ **hypospadias** Penishypospadie f
~ **reflex** Penisreflex m
~ **septum** Septum n penis (corporum cavernosorum), Rautenschwellkörperscheidewand f
~ **strabismus** Penis m plasticus, Induratio f penis plastica, plastische Penisinduration f
~ **urethra** Pars f spongiosa urethrae
penis Penis m, männliches Glied n, Membrum n virile (Zusammensetzungen s. a. unter penile)
~ **carcinoma** Peniskarzinom n, Peniskrebs m
~ **clamp** Penisklemme f
penischisis Penisspalte, Gliedspalte f; Spaltpenis m
penitis Penisentzündung f, Entzündung f des männlichen Gliedes
pennate muscle gefiederter Muskel m, Musculus m pennatus
penniform federförmig, federartig, federähnlich
penoscrotal penoskrotal, Penis-Skrotum-..., Glied-Hodensack-...
~ **hypospadias** Penoskrotalhypospadie f
pension neurosis Rentenneurose f
pentadactyl pentadaktyl, fünffingrig; fünfzehig
pentagastrin Pentagastrin n (Magensaftstimulator)
pentalogy Pentalogie f
~ **of Fallot** Fallotsche Pentalogie f, Fallot-Pentalogie f (Herzfehler mit Pulmonalstenose, Rechtsherzhypertrophie, Vorhofseptumdefekt, reitender Aorta und Ventrikelseptumdefekt)
pentapeptide Pentapeptid n
pentaquin[e] Pentaquin n (Antimalariamittel)
pentastome Pentastomum n, Zungenwurm m
pentastomiasis Pentastomiasis f, Pentastomuminfestation f, Zungenwurminfektion f
Pentastomida Pentastomiden pl, Zungenwürmer mpl, Wurmspinnen fpl
pentatrichomoniasis Pentatrichomoniasis f, Pentatrichomonasinfestation f, Pentatrichomonasinfektion f
pentobarbital sodium Pentobarbital-Natrium n (Narkosemittel)
pentosaemia Pentosämie f, Vorhandensein n von Pentosen im Blut
pentose Pentose f
~ **phosphate cycle** Pentosephosphatzyklus m
pentosuria Pentosurie f, Pentoseausscheidung f im Urin

pepper-and-salt fundus Pfeffer-und-Salz-Fundus *m (Augenhintergrund)*
pepsigogue pepsinstimulierend, die Pepsinsekretion anregend
pepsin Pepsin *n (Enzym des Magensafts)*
pepsinase Pepsinase *f (Enzym)*
pepsiniferous 1. pepsinbildend, pepsinerzeugend; 2. pepsinhaltig
pepsinogen Pepsinogen *n*, Propepsin *n (inaktive Pepsinvorstufe)*
pepsinogenous pepsinogen, pepsinproduzierend
pepsinotherapy Pepsintherapie *f*, Pepsinbehandlung *f*
pepsinuria Pepsinurie *f*, Pepsinausscheidung *f* im Urin
peptic 1. peptisch, Pepsin..., verdauungsfördernd; Verdauungs...; durch Verdauung[sprozeß] entstanden; 2. peptisch, Pepsin...
~ **cell** peptische Zelle *f*
~ **digestion** peptische Verdauung (Digestion) *f*
~ **gland** peptische Drüse *f*, Verdauungsdrüse *f*
~ **ulcer** peptisches Ulkus (Geschwür) *n*
peptidase Peptidase *f (Enzym)*
peptide Peptid *n*
~ **bond** Peptidbindung *f*
peptidolytic peptidspaltend
peptization Peptisation *f*, Gelverflüssigung *f*, Gel-Sol-Umwandlung *f*
peptize/to peptisieren, ein Gel verflüssigen, ein Gel in ein Sol zurückverwandeln
peptogenic, peptogenous peptogen, pepsinproduzierend; peptonproduzierend
peptolysis *s.* peptonolysis
peptonaemia Peptonämie *f*, Vorhandensein *n* von Peptonen im Blut
peptone Pepton *n*
peptonic Pepton...
peptonize/to 1. durch Pepsin verdauen; 2. zu Peptonen aufspalten; vorverdauen
peptonolysis Peptonaufspaltung *f*
peptonuria Peptonurie *f*, Peptonausscheidung *f* im Urin
per anum per anum, durch den Anus (After), via Anus
~ **rectum** per rectum, rektal, durch den Mastdarm
peracute perakut, hochakut
perception Perzeption *f*, Sinneswahrnehmung *f*; Reizwahrnehmung *f*
~ **time** Perzeptionszeit *f*, Reizwahrnehmungszeit *f*
perceptive perzeptiv, wahrnehmend, erfassend
~ **asemia** Asemie *f* perceptiva, rezeptive Asemie *f*, Verlust *m* des Zeichenverständnisses
~ **deafness** Innenohrschwerhörigkeit *f*
~ **disorder** Perzeptionsstörung *f*, Wahrnehmungsstörung *f*
~ **hearing loss** *s.* ~ deafness
perceptivity Reizaufnahmefähigkeit *f*
perceptorium Sensorium *n*
perceptual *s.* perceptive

percolate/to perkolieren, durchseihen, durchlaufen lassen, durch Perkolation gewinnen
percolate Perkolat *n*, Extrakt *m*, Auszug *m (durch Perkolation gewonnen)*
percolation Perkolation *f*, Durchseihung *f*, Durchseihen *n*
percuss/to perkutieren, beklopfen, [die Körperoberfläche] abklopfen, beklopfend (abklopfend) untersuchen
percussible perkussorisch, perkutorisch, durch Beklopfen feststellbar
percussion Perkussion *f*, Beklopfen *n*, Abklopfen *n* [der Körperoberfläche]
~ **area** Perkussionsgebiet *n*, Perkussionsabschnitt *m*, Perkussionsbereich *m*
~ **hammer** Perkussionshammer *m*; Reflexhammer *m*
~ **note (sound)** Perkussionston *m*
~ **test** Perkussionstest *m*
~ **wave** Perkussionswelle *f*
percussor 1. Perkussor *m*, Perkussionsinstrument *n*; 2. perkutierender Arzt *m*
percutaneous perkutan, durch die Haut [hindurch], per cutem, transkutan
~ **catheterization** perkutane Kathetereinführung *f*
~ **needle puncture** Perkutanpunktion *f*
~ **reaction** Perkutanreaktion *f*
~ **transhepatic cholangiography** perkutane transhepatische Cholangiographie *f*, PTC
perflation Perflation *f*, Durchblasung *f*; Tubendurchblasung *f*
perforans perforant, durchbohrend
~ **gasseri [nerve]** Nervus *m* musculocutaneus
~ **manus [muscle]** Musculus *m* flexor profundus digitorum, tiefer Fingerbeugemuskel *m*
perforate[d] perforiert, durchbohrt, durchlöchert; durchgebrochen (*z. B.* Geschwür)
perforated substance Substantia *f* perforata
perforating arteries Arteriae *fpl* perforantes, perforierende Arterien *fpl*
~ **eye injury** Augenperforationsverletzung *f*, perforierende Augenverletzung *f*
~ **ulcer of the foot** Malum *n* perforans pedis (schmerzlose Geschwürsbildung an der Fußsohle)
~ **veins** Venae *fpl* perforantes, perforierende Venen *fpl*
~ **wound** Perforationswunde *f*
perforation Perforation *f*, Perforieren *n*, Durchbohrung *f*, Durchlöcherung *f*
perforative appendicitis Appendicitis *f* perforativa
perforator Perforator *m*, Perforatorium *n (chirurgisches Instrument)*
perforatorium Perforatorium *n*, Perforationsapparat *m* der Samenzelle
perform a splenectomy/to eine Milzentfernung vornehmen (durchführen)
~ **a tracheostomy** eine Tracheotomie durchführen, tracheotomieren, ein Tracheostoma anlegen

perfusate Perfusat n
perfuse/to perfundieren, durchströmen
perfusion Perfusion f, Perfundierung f, künstliche Durchströmung f
~ **scintigram** Perfusionsszintigramm n
perfusionist perfundierender Arzt m
periacinous periazinös, um einen Azinus liegend
periadenitis Periadenitis f, Gewebsentzündung f um eine Drüse
periadventitial periadventitial, um die Adventitia liegend
perialienitis Perialienitis f, Fremdkörperentzündung f; Fremdkörperreaktion f
periamygdalitis s. peritonsillitis
perianal perianal, um den Anus (After) liegend
~ **abscess** perianaler Abszeß m, Perianalabszeß m
~ **skin** Perianalhaut f
periangiitis Periangiitis f, Zellgewebsentzündung f um ein Blutgefäß
periangiocholitis s. pericholangitis
periaortic periaortal, um die Aorta liegend
periaortitis Zellgewebsentzündung f um die Aorta
periapical periapikal, um die Zahnwurzelspitze liegend
~ **abscess** periapikaler Abszeß m, Periapikalabszeß m, Zahnwurzelspitzenabszeß m
~ **cemental dysplasia** s. cementoma
~ **cyst** periapikale Zyste f, Periapikalzyste f, Zahnwurzelspitzenzyste f
~ **granuloma** periapikales Granulom n, Periapikalgranulom n, Zahnwurzel[spitzen]granulom n, Wurzelspitzengranulom n
periappendiceal s. periappendicular
periappendicitis Periappendizitis f, Zellgewebsentzündung f um den Wurmfortsatz
periappendicular periappendikulär, periappendikular, um den Wurmfortsatz liegend
~ **abscess** perityphlitischer Abszeß m
~ **mass** perityphlitisches Infiltrat n
~ **phlegmon** perityphlitische Phlegmone f
periaquaeductal periaquäduktal, um den Aquaeductus cerebri liegend
~ **pneumatization** periaquäduktale Pneumatisation f
periareolar periareolär, um den Warzenhof liegend
periarterial periarteriell, um eine Schlagader liegend
periarteriolar periarteriolär, um eine Arteriole liegend
periarteritis Periarteriitis f, Zellgewebsentzündung f um eine Arterie
periarthritis Periarthritis f, Zellgewebsentzündung f um ein Gelenk
~ **of the shoulder** s. frozen shoulder
periarticular periartikulär, um ein Gelenk liegend
periatrial periatrial, um den Herzvorhof liegend

periauricular 1. periaurikulär, um das äußere Ohr liegend; 2. periaurikulär, um das Herzohr liegend
periaxial periaxial
~ **neuritis** periaxiale Neuritis f
periaxillary periaxillär, um die Axilla liegend
periaxonal periaxonal, um einen Achsenzylinder liegend
periblepsia Periblepsie f, [krankhaftes] Umherblicken n (bei Psychose)
peribronchial peribronchial, um den Bronchus liegend
peribronchiolar peribronchiolär, um den Bronchiolus liegend
peribronchiolitis Peribronchiolitis f, Zellgewebsentzündung f um die Bronchiolen
peribronchitis Peribronchitis f, Zellgewebsentzündung f um die Bronchien
peribuccal ring of lymphatic tissue [of Waldeyer] Waldeyerscher Rachenring m
peribulbar peribulbär, um den Augapfel liegend
peribursal peribursal, um eine Bursa liegend
pericaecal perizökal, um das Zökum liegend
pericaecitis Perizökitis f, Zellgewebsentzündung f um das Zökum
pericalyceal um einen Nierenkelch liegend
pericanalicular perikanalikulär, um ein Kanälchen liegend
pericapillary perikapillär, perikapillar, um eine Kapillare liegend
~ **cells** s. perithelium
pericardiac s. pericardial
pericardiacophrenic perikardiakophrenisch, Perikard-Diaphragma-..., Herzbeutel-Zwerchfell-...
~ **artery** Arteria f pericardiacophrenica, Herzbeutel-Zwerchfell-Arterie f
~ **vein** Vena f pericardiacophrenica, Herzbeutel-Zwerchfell-Vene f
pericardial 1. perikardial, um das Herz liegend; 2. Perikard..., Herzbeutel...
~ **calcification** Perikardverkalkung f
~ **cavity** Perikardhöhle f, Herzbeutelhöhle f, Cavum n pericardii
~ **click** perikardialer Klick m
~ **coelomic cyst** s. ~ cyst
~ **cyst** Perikardzyste f, Herzbeutelzyste f
~ **effusion** Perikarderguß m
~ **fluid** Perikardflüssigkeit f, Liquor m pericardii
~ **friction rub** Perikardreiben n, Perikardreibegeräusch n
~ **knock** s. ~ click
~ **mesothelioma** Perikardmesotheliom n
~ **murmur** Perikardgeräusch n
~ **pleura** Pleura f pericardiaca
~ **rub** s. ~ friction rub
~ **sac** Herzbeutel m
~ **space** s. ~ cavity
~ **tamponade** Perikardtamponade f, Herzbeuteltamponade f
pericardicentesis s. pericardiocentesis

pericardiectomy Perikardektomie *f*, Perikardexstirpation *f*, Perikardresektion *f*, Perikardexzision *f*, [operative] Perikardentfernung *f*
pericardiocentesis Perikardiozentese *f*, Perikardpunktion *f*, Herzbeutelpunktion *f*
pericardiolysis Perikardiolyse *f*, Lösung *f* von Perikardverwachsungen
pericardiomediastinitis Perikardiomediastinitis *f*, Perikard- und Mediastinumentzündung *f*
pericardiophrenic *s.* pericardiacophrenic
pericardiopleural perikardiopleural, pleuroperikardial, Pleura-Perikard-..., Brustfell-Herzbeutel-...
pericardiorrhaphy Perikardiorrhaphie *f*, Perikardnaht *f*, Herzbeutelnaht *f*
pericardiostomy 1. Perikardiostoma *n*, [operative] Herzbeutelfistel *f*; 2. Perikardiostomie *f*, [operative] Herzbeutelfistelung *f*
pericardiotomy Perikardiotomie *f*, Perikarderöffnung *f*, [operative] Herzbeuteleröffnung *f*
pericarditic perikarditisch, Perikarditis..., Herzbeutelentzündungs...
pericarditis Perikarditis *f*, Perikardentzündung *f*, Herzbeutelentzündung *f*
pericardium Perikard *n*, Herzbeutel *m*
pericaval perikaval, um die Hohlvenen liegend
pericellular perizellulär, um die Zelle liegend
pericementitis *s.* periodontitis
pericementoclasia Perizementoklasie *f*, Wurzelhautzerfall *m*
pericementum Pericementum *n*, Perizementum *n*, Wurzelhaut *f*
pericephalic perizephal, um den Schädel liegend
pericerebral perizerebral, um das Gehirn liegend
pericholangiolitic pericholangiolitisch
pericholangitic pericholangitisch
pericholangitis Pericholangitis *f*, Zellgewebsentzündung *f* um die Gallekanälchen
pericholecystic pericholezystisch, um die Gallenblase liegend
pericholecystitis Pericholezystitis *f*, Zellgewebsentzündung *f* um die Gallenblase
perichondr[i]al perichondral, den Knorpel umgebend, Knorpelhaut-...
perichondritic perichondritisch, Knorpelhautentzündungs...
perichondritis Perichondritis *f*, Knorpelhautentzündung *f*
perichondrium Perichondrium *n*, Knorpelhaut *f*
perichondroma Perichondrom *n*
perichoroid[al] perichoroidal, zwischen Chorioidea und Sklera liegend
periclaustral periklaustral, um das Claustrum liegend
pericoccygeal perikokzygeal, perikokzygisch, um das Steißbein liegend
pericolic perikolisch, um den Dickdarm liegend
pericolitis Perikolitis *f*, Entzündung *f* des Dickdarmbauchfellüberzuges

pericolonic *s.* pericolic
pericolonitis *s.* pericolitis
pericolpitis Perikolpitis *f*, Zellgewebsentzündung *f* um die Scheide
periconchal perikonchal, um die Concha liegend
periconchitis Perikonchitis *f*, Entzündung *f* der Orbitaperiostauskleidung
pericorneal perikorneal, am Hornhautrand des Auges liegend
pericoronal perikoronal, um die Corona liegend
pericoronitis Pericoronitis *f*
pericostal perikostal, um eine Rippe liegend
~ **suture** Perikostalnaht *f*
pericranial perikranial, Perikranium...
pericranium Perikranium *n*, äußeres Schädeldachperiost *n*, äußere Schädeldachknochenhaut *f*
pericystic 1. perizystisch, um die Harnblase liegend; 2. perizystisch, um die Gallenblase liegend
pericystitis 1. Perizystitis *f*, Gewebsentzündung *f* um die Harnblase; 2. *s.* pericholecystitis
pericystium Perizystium *n*, eine Zyste umgebendes Gewebe *n*
pericyte Perizyt *m*, Adventitialzelle *f*, Rouget-Zelle *f*, Rougetsche Zelle *f*
pericytial 1. perizellulär, um eine Zelle liegend; 2. Perizyten...
pericytoma Perizytom *n*, Hämangioperizytom *n*
peridectomy Peri[d]ektomie *f*, Peritomie *f* (streifenförmige Bindehautexstirpation um die Hornhaut des Auges)
perideferentitis Perideferentitis *f*, Entzündung *f* der Samenstranghüllen
peridendritic peridendritisch, um die Dendriten liegend
peridental *s.* periodontal
peridermal peridermal
peridiastolic *s.* prediastolic
perididymis Perididymis *f*, Tunica *f* vaginalis testis
perididymitis Perididymitis *f*
peridiverticulitis Peridivertikulitis *f*
peridontal *s.* periodontal
periductal periduktal, um einen Gang liegend
~ **sarcoma** Cystosarcoma *n* phylloides
periduodenitis Periduodenitis *f*, Gewebsentzündung *f* um das Duodenum
peridural peridural (Zusammensetzungen s. a. unter epidural, extradural)
~ **anaesthesia** Periduralanästhesie *f*, extradurale Spinalanästhesie *f*
periencephalitis Perienzephalitis *f*, Hirnrindenentzündung *f*
periencephalomeningitis *s.* periencephalitis
perienteric perienterisch, um die Eingeweide liegend
perienteritis Perienteritis *f*, Entzündung *f* der Eingeweideperitonealhaut
periependymal periependymal, um das Ependym liegend

periepididymitis

periepididymitis Periepididymitis f, Gewebsentzündung f um den Nebenhoden
periepiglottic periepiglottisch, um die Epiglottis liegend
perifistular perifistulär, perifistular, um eine Fistel liegend
perifocal perifokal, um einen Infektionsherd liegend
perifollicular perifollikulär, um einen Follikel liegend
perifolliculitis Perifollikulitis f, Gewebsentzündung f um einen Follikel
perifunicular perifunikulär, um den Samenstrang liegend
perigangliitis Perigangliitis f, Gewebsentzündung f um ein Ganglion
periganglionic periganglionär, um ein Ganglion liegend
perigastric perigastral, um den Magen liegend
perigastritis Perigastritis f, Gewebsentzündung f um den Magen
perigemmal um eine Geschmacksknospe liegend
perigenital perigenital, um die Geschlechtsorgane liegend
periglandular periglandulär, periglandular, um eine Drüse liegend
periglossitis Periglossitis f, Zellgewebsentzündung f um die Zunge
periglottic periglottisch, um die Zunge liegend
periglottis Zungenschleimhaut f
perignathic perignath[isch], um die Kiefer liegend
perihepatic perihepatisch, um die Leber liegend
perihepatitis Perihepatitis f, Leberkapselentzündung f
perihernial perihernial, um eine Hernie liegend
perihilar perihilär, um einen Hilus liegend
perihypophyseal perihypophysär, perihypophyseal, um die Hirnanhangsdrüse liegend
perijejunitis Perijejunitis f, Zellgewebsentzündung f um das Jejunum
perikaryon Perikaryon n (um den Zellkern liegender Zellteil)
perikeratic perikorneal, um die Hornhaut liegend
perilabyrinth Perilabyrinth n
perilabyrinthitis Perilabyrinthitis f, Zellgewebsentzündung f um das Labyrinth
perilaryngeal perilaryngeal, um den Kehlkopf liegend
perilaryngitis Perilaryngitis f, Zellgewebsentzündung f um den Kehlkopf
perilenticular perilentikulär, um eine Linse liegend
periligamentous periligamentär, periligamentös, um im Ligament liegend
perilobar perilobär, um einen Lappen liegend
perilobular perilobulär, um ein Läppchen liegend
perilymph Perilymphe f, Labyrinthflüssigkeit f

480

~ **fistula** Perilymphfistel f
perilymphadenitis Perilymphadenitis f, Zellgewebsentzündung f um einen Lymphknoten
perilymphangeal, perilymphangial perilymphatisch, um ein Lymphgefäß liegend
perilymphangitis Perilymphangitis f, Gewebsentzündung f um ein Lymphgefäß
perilymphatic 1. perilymphatisch, Perilymphe...; 2. s. perilymphangeal
~ **duct** Ductus m perilymphaticus (mit Perilymphe gefüllter Gang des Labyrinths)
~ **space** Spatium m perilymphaticum, Perilymphraum m, perilymphatischer Raum m
~ **system** perilymphatisches System n, Perilymphesystem n
perimacular perimakulär, um den gelben Fleck liegend
perimastitis Perimastitis f, Zellgewebsentzündung f um die Brustdrüse
perimedullary 1. perimedullär, das Rückenmark umgebend; 2. perimedullär, das Knochenmark umgebend
perimeningitis s. pachymeningitis
perimeter Perimeter n, Gesichtsfeldmesser m
perimetric 1. perimetrisch, Perimetrium...;
2. periuterin, um die Gebärmutter liegend;
3. perimetrisch, gesichtsfeld[ver]messend, Perimeter...
~ **target** Perimetermarke f
perimetritic perimetritisch, Perimetritis...
perimetritis Perimetritis f, Perimetriumentzündung f
perimetrium Perimetrium n, Pelveoperitoneum n, Gebärmutterbauchfellüberzug m
perimetrosalpingitis Perimetrosalpingitis f
perimetry Perimetrie f, Gesichtsfeld[ver]messung f, Gesichtsfeldbestimmung f, Kampimetrie f
perimyelitis 1. Perimyelitis f, Knocheninnenhautentzündung f; 2. Perimyelitis f, Entzündung f der Rückenmarkhäute
perimyositis Perimyositis f, Muskelhüllenentzündung f
perimysial perimysial, Perimysium...
perimysium Perimysium n, bindegewebige Muskelhülle f
perinaeum s. perineum
perinaevoid perinävoid, um einen Nävus liegend
perinatal perinatal, um den Geburtstermin liegend
~ **care** Perinatalpflege f
~ **mortality** perinatale Mortalität f, Perinatalsterblichkeit f
~ **period** Perinatalperiode f, Perinatalzeitraum m
perinatology Perinatologie f
perineal perineal, Perineum..., Damm...
~ **artery** Arteria f perinealis, Dammarterie f
~ **body** Centrum n tendineum perinei
~ **crutch** Dammstütze f
~ **ectopia** perineale Ektopie f (z. B. des Hodens)

- **flexure [of the rectum]** Flexura f perinealis recti
- **haematoma** Dammhämatom n
- **hernia** s. perineocele
- **hypospadias** Perinealhypospadie f
- **incision** Dammschnitt m
- **membrane** Membrana f perinei, Fascia f diaphragmatis urogenitalis inferior
- **nerves** Nervi mpl perinei, Dammnerven mpl
- **pain** Dammschmerz m
- **prostatectomy** perineale Prostatektomie f
- **raphe** Raphe f perinei, Dammnaht f
- **region** Regio f perinealis, Dammregion f
- **spasm** Dammuskelkrampf m
- **tear** Dammriß m
- **testis** Perinealhoden m, Dammhoden m
- **urethrotomy** perineale Urethrotomie f

perineauxesis Perineauxesis f, Kolpoperineorrhaphie f, [operative] Dammverlängerung f
perineocele Hernia f perinealis, Dammbruch m
perineometer Perineometer n
perineoplasty Perineoplastik f, Dammplastik f, plastische Dammoperation f
perineorectal perineorektal, Perineum-Rektum-...
perineorrhaphy Perineorrhaphie f, Dammnaht f
perineoscrotal perineoskrotal, Perineum-Skrotum-..., Damm-Hodensack-...
perineosynthesis Perineosynthese f, Dammrekonstruktion f
perineotomy Perineotomie f, Dammschnitt m
perineovaginal perineovaginal, Damm-Scheiden-...
- **fistula** Damm-Scheiden-Fistel f

perineovaginorectal perineovaginorektal, Damm-Scheiden-Rektum-...
perineovulvar perineovulvar, Perineum-Vulva-..., Damm-Scheidenvorhof-...
perinephrial Perinephrium..., Nierenkapsel...
perinephric perirenal, um die Niere liegend
- **capsule** s. perinephrium

perinephritic perinephritisch, Perinephritis..., Nierenkapselentzündungs...
perinephritis Perinephritis f, Nierenkapselentzündung f
perinephrium Perinephrium n, Nierenkapsel f
perinephrobronchial fistula perinephrobronchiale Fistel f
perinephros s. perinephrium
perineum Perineum n, Damm m, Mittelfleisch n (Zusammensetzungen s. unter perineal)
perineural perineural, um einen Nerven liegend
- **anaesthesia (analgesia)** Perineuralanästhesie f, Perineuralanalgesie f
- **fibroma** perineurales Fibrom n, Neurofibrom n
- **glioma** perineurales Gliom n, Neurolemmom n
- **space** Perineuralraum m

perineurial Perineurium..., Nervenscheiden...
perineuritic perineuritisch, Perineuritis..., Nervenscheidenentzündungs...

perineuritis Perineuritis f, Nervenscheidenentzündung f
perineurium Perineurium n, Nervenbündelscheide f, Faszikelhülle f
perineuronal perineuronal, um ein Neuron liegend
perinuclear perinuklear, um einen Kern liegend
periocular periokulär, periokular, um das Auge liegend
periodic fever periodisches (regelmäßig wiederkehrendes) Fieber n, Intervallfieber n
- **insanity (mania)** periodisches Irresein n, manisch-depressive Krankheit f

periodic acid Perjodsäure f
- **acid Schiff reaction** Perjodsäure-Schiff-Reaktion f, Perjodsäurefärbung f, PAS-Reaktion f (Nachweis für Polysaccharide)

periodontal peri[o]dontal, parodontal, Periodontium..., Zahnwurzelhaut...
- **abscess** Periodontalabszeß m
- **atrophy** Wurzelhautatrophie f
- **cyst** Wurzelhautzyste f
- **disease** s. periodontosis
- **ligament (membrane)** s. periodontium
- **pack** Zahnfleischverband m
- **pocket** Periodontaltasche f, Zahnfleischtasche f

periodontic s. periodontal
periodontics s. periodontology
periodontist Paradontologe m, Zahnwurzelhautspezialist m
periodontitis Periodontitis f, Zahnwurzelhautentzündung f, Zahnfleischrandentzündung f
periodontium Periodontium n, Zahnwurzelhaut f
periodontoclasia Periodontoklasie f, Zahnlockerung f, Zahnlockern n
periodontology Periodontologie f, Paradontologie f, Lehre f von der Zahnwurzelhaut
periodontosis Parodontose f, Paradentopathia f dystrophica, dystrophe Zahnfleischranderkrankung f
periodoscope Periodoskop n, Geburtskalender m
periodynia allgemeiner Körperschmerz m
perioesophageal periösophageal, um die Speiseröhre liegend
perioesophagitis Periösophagitis f, Gewebsentzündung f um die Speiseröhre
periomphalic s. periumbilical
perionychia Perionychie f, Nagelwallentzündung f, Nagelfalzentzündung f
perionychium Perionychium n, Nagelwall m, Nagelfalz m, Paronychium n
perioophoritis Perioophoritis f, Zellgewebsentzündung f um den Eierstock
perioophorosalpingitis Perioophorosalpingitis f, Zellgewebsentzündung f um den Eierstock und den Eileiter
perioothecitis s. perioophoritis
perioothecosalpingitis s. perioophorosalpingitis

perioperative

perioperative perioperativ
periophthalmic periophthalmisch, um das Auge liegend
periophthalmitis Periophthalmitis f, Zellgewebsentzündung f um das Auge
perioptometry s. perimetry
perioral perioral, um den Mund liegend
periorbit[a] Periorbita f, Augenhöhlenperiost n
periorbital periorbital
~ **abscess** Periorbitalabszeß m
~ **oedema** Periorbitalödem n
periorbi[ti]tis Periorbi[ti]tis f, Augenhöhlenperiostentzündung f
periorchitis Periorchitis f, Hodenscheidenentzündung f
periost s. periosteum
periosteal periost[e]al, Periost..., Knochenhaut...
~ **dysplasia** Periostdysplasie f, Osteogenesis f imperfecta
~ **elevation** Periostabhebung f
~ **elevator** Periostelevatorium n, Knochenhautelevator m, Knochenhaut[ab]heber m
~ **flap** Periostlappen m
~ **graft** Periosttransplantat n, Knochenhauttransplantat n
~ **lamella** Periostlamelle f
~ **reflex** Periostreflex m, Knochenhautreflex m
~ **retractor** Periostretraktor m, Knochenhautretraktor m
periosteitis s. periostitis
periosteoma Periosteom n, Knochenhauttumor m, Knochenhautgeschwulst f
periosteomedullitis Periost- und Knochenmarkentzündung f
periosteophyte Periosteophyt m, Knochenhautauswuchs m
periosteoradial reflex Radiusperiostreflex m
periosteotomy Periosteotomie f, Knochenhautschnitt m, Periostdurchtrennung f, Knochenhautdurchtrennung f
periosteum Periosteum n, Periost n, Knochenhaut f, Beinhaut f
~ **knife** Periostmesser n
periostitis Periostitis f, Knochenhautentzündung f
periostoma s. periosteoma
periostosis Periostose f, lokale Knochenverdickung f
periotic periaurikulär, um das Ohr liegend
~ **duct** Ductus m perilymphaticus
~ **fluid** s. perilymph
~ **space** s. perilymphatic space
periovarian periovariell, um den Eierstock liegend
periovaritis s. perioophoritis
periovular periovulär, um ein Ei liegend
periovulatory period periovulatorische Periode f
peripachymeningitis Peripachymeningitis f, Entzündung f der Außenfläche der Dura mater

peripancreatic peripankreatisch, um die Bauchspeicheldrüse liegend
peripancreatitis Peripankreatitis f, Entzündung f der Bauchspeicheldrüsenumgebung
peripapillary 1. peripapillär, um eine Papille liegend; 2. peripapillär, um die Sehnervenpapille liegend
periphacitis Periphakitis f, Augenlinsenkapselentzündung f
periphacus Periphakus m, Augenlinsenkapsel f
peripharyngeal peripharyngeal, um den Rachen liegend
peripheral peripher, am Rande liegend
~ **blood** peripheres Blut n
~ **circulatory failure** peripheres Kreislaufversagen n
~ **nerve blockage** periphere Nervenblockade f
~ **nervous system** Systema n nervosum periphericum, peripheres Nervensystem n, PNS
~ **occlusive arteriosclerosis** Arteriosclerosis f obliterans
~ **resistance** peripherer Widerstand (Gefäßwiderstand) m
periphlebitic periphlebitisch, Periphlebitis...
periphlebitis Periphlebitis f, Venenaußenhautentzündung f, Venenumgebungsentzündung f
periphrenitis Periphrenitis f, Entzündung f des Zwerchfells und seiner Umgebung
peripleural peripleural, um die Pleura liegend
peripleuritis Peripleuritis f, Entzündung f der Pleuraumgebung
periporitis Periporitis f, Pustulosis f, Miliaria f pustulosa
periportal periportal, in der Nähe der Pfortader liegend
periproctal, periproctic periproktal, um den Mastdarm und den After liegend
periproctitis Periproktitis f, Zellgewebsentzündung f des Mastdarms und des Afters
periprostatic periprostatisch, um die Vorsteherdrüse liegend
periprostatitis Periprostatitis f, Zellgewebsentzündung f um die Vorsteherdrüse
peripyelitis Peripyelitis f, Zellgewebsentzündung f um das Nierenbecken
peripylephlebitis Peripylephlebitis f, Zellgewebsentzündung f um die Pfortader
peripylic s. periportal
peripyloric peripylorisch, um den Magenpförtner liegend
periradicular periradikulär, um eine Wurzel (Zahnwurzel) liegend
perirectal perirektal, um das Rektum liegend
perirectitis s. periproctitis
perirenal perirenal, um die Niere liegend
perirhinal perirhinal, perinasal, im Bereich der Nase liegend
perisalpingian parovarial, um den Eileiter liegend
~ **cyst** Parovarialzyste f

perisalpingitis Perisalpingitis f, Zellgewebsentzündung f um den Eileiter
perisalpingo-ovaritis s. perioophorosalpingitis
perisalpinx Perisalpinx f
perisigmoiditis Perisigmoiditis f, Zellgewebsentzündung f um das Sigma
perisinuous um einen Sinus liegend
perisinusitis Perisinusitis f, Zellgewebsentzündung f um einen Hirnblutleiter
perisinusoidal perisin[us]oidal, um einen Sinus liegend
~ **space [of Disse]** Dissescher Raum m *(Spaltbildung zwischen Leberzellen und Leberkapillaren)*
perispermatitis Perispermatitis f, Samenstranghüllenentzündung f, Samenstrangscheidenentzündung f
perisplenic perisplenisch, perilienal, um die Milz liegend
perisplenitis Perisplenitis f, Milzbauchfellentzündung f, Entzündung f des Bauchfellüberzugs der Milz
perispondylic perispondylär, um die Wirbelsäule liegend
perispondylitis Perispondylitis f, Gewebsentzündung f um einen Wirbel
peristalsis Peristaltik f, peristaltische (wurmähnliche) Bewegung f *(von Hohlorganen)*
peristaltic peristaltisch, wurmähnlich, wurmartig *(z. B. Magen- und Darmbewegung)*
peristaphyline um die Uvula liegend, in der Nähe des Zäpfchens liegend
peristaphylitis Peristaphylitis f, Zellgewebsentzündung f um die Uvula
peristasis 1. Peristase f, peristatische Hyperämie f; 2. Peristase f, Umwelt f, Milieu n
peristatic peristatisch, Peristase...
peristole s. peristalsis
peristrumitis Peristrumitis f, Zellgewebsentzündung f um die Schilddrüse
peristrumous peristrumös, um die Schilddrüse liegend
perisynovial perisynovial, um die Synovia liegend
perisystole Perisystole f, diastolische Pause f
perisystolic perisystolisch
peritectomy s. peridectomy
peritendineum Peritendineum n, Gleithülle f scheidenloser Sehnen
peritendinitis Peritendinitis f, Pseudovaginitis f
peritenon 1. Peritenon n, Sehnenscheide f; 2. s. peritendineum
peritenonitis s. peritendinitis
perithelial perithelial, Perithelium...
perithelioma Perithelium[m] n
perithelium Perithel[ium] n *(äußerste Zellschicht kleinster Blut- und Lymphgefäße)*
perithoracic perithorakal, den Brustkorb umgebend
perithyroiditis Perithyroiditis f, Schilddrüsenkapselentzündung f

peritoneotomy

peritomize/to eine Peritomie durchführen
peritomy s. 1. peridectomy; 2. circumcision
peritonaeum s. peritoneum
peritoneal peritoneal, Peritoneum..., Bauchfell...
~ **aspiration** Peritonealflüssigkeitsabsaugung f
~ **canal** Processus m vaginalis peritonei
~ **carcinomatosis** Peritonealkarzinomatose f
~ **cavity** Cavum n peritonei, Peritonealhöhle f, Bauchfellhöhle f
~ **covering** Peritonealhülle f, Peritonealüberzug m
~ **dialysis** Peritonealdialyse f
~ **effusion** Peritonealerguß m
~ **exudate** Peritonealexsudat n
~ **fibrosis** Peritonealfibrose f
~ **fluid** Peritonealflüssigkeit f
~ **forceps** Peritoneumklemme f
~ **irritation** Peritonealirritation f, Bauchfellreizung f
~ **lavage** Peritoneallavage f, Peritonealspülung f
~ **margin** Peritonealrand m, Bauchfellrand m
~ **mesothelioma** Peritonealmesotheliom n
~ **pouch** Bauchfelltasche f
~ **recess** Peritonealrezessus m
~ **reflection** Peritonealumschlagfalte f
~ **sac** Peritonealsack m
~ **transfusion** Peritonealtransfusion f
~ **tuberculosis** Peritonealtuberkulose f, Bauchfelltuberkulose f
~-**venous shunt** s. peritoneovenous shunt
peritonealgia Peritonealschmerz m, Bauchfellschmerz m
peritonealization Peritonealisation f, Peritonealisierung f
peritonealize/to peritonealisieren, mit Bauchfell überdecken (übernähen)
peritoneocentesis Peritoneozentese f, Bauchfellstich m, Bauchhöhlenpunktion f
peritoneoclysis Peritoneoklyse f, Bauchhöhleninfusion f
peritoneomuscular peritoneomuskulär
peritoneopathy Peritoneopathie f, Peritoneumerkrankung f, Bauchfellkrankheit f
peritoneopericardial peritoneoperikardial, Peritoneum-Perikard-..., Bauchfell-Herzbeutel-...
peritoneopexy Peritoneopexie f, Gebärmutterfixation f am Bauchfell
peritoneoplasty Peritoneumplastik f, Bauchfellplastik f
peritoneoscope Peritoneoskop n, Bauchhöhlenspiegel m
peritoneoscopy Peritoneoskopie f, Bauchhöhlenspiegelung f
peritoneosubarachnoid peritoneosubarachnoidal
peritoneothecal s. peritoneosubarachnoid
peritoneotome Bauchfellsegment n
peritoneotomy Peritoneotomie f, Peritoneumschnitt m, Bauchfellschnitt m

peritoneovenous 484

peritoneovenous shunt peritoneovenöser Shunt *m*
peritoneum Peritoneum *n*, Peritonaeum *n*, Bauchfell *n*
~ **forceps** Peritoneumklemme *f*
~ **homograft** Peritoneumhomotransplantat *n*
~ **macrophage** Peritonealmakrophage *f*
~ **pseudomyxoma** Peritonealpseudomyxom *n*
peritonism Peritonismus *m*, Pseudoperitonitis *f*
peritonitis Peritonitis *f*, Bauchfellentzündung *f*
peritonize/to *s.* peritonealize/to
peritonsillar peritonsillar, peritonsillär, um eine Mandel liegend
~ **abscess** Peritonsillarabszeß *m*, Paratonsillarabszeß *m*
~ **space** Peritonsillarraum *m*
peritonsillitis Peritonsillitis *f*, Paratonsillitis *f*, Zellgewebsentzündung *f* um die Mandeln
peritracheal peritracheal, um die Luftröhre liegend
peritracheitis Peritracheitis *f*, Zellgewebsentzündung *f* um die Luftröhre
peritrichial peritrichial, um einen Haarfollikel liegend
peritrichous peritrich, über die ganze Oberfläche behaart *(z. B. Mikroorganismen)*
peritrochanteric peritrochantär, um einen Trochanter liegend
peritruncal peritrunkal
peritubal peritubal, um den Eileiter liegend
perityphlic perityphlisch, um den Blinddarm liegend
perityphlitic perityphlitisch, Perityphlitis…
~ **abscess** perityphlitischer Abszeß *m*
perityphlitis 1. Perityphlitis *f*, Appendizitis *f*, Wurmfortsatzentzündung *f*; 2. Perityphlitis *f*, Zellgewebsentzündung *f* um das Zökum
periumbilical periumbilikal, periomphalisch, um den Nabel liegend
~ **colic** Periumbilikalkolik *f*
~ **region** Periumbilikalregion *f*
periungual periungual, um den Nagel liegend
periureteric periureterisch, um den Harnleiter liegend
periureteritis Periureteritis *f*, Zellgewebsentzündung *f* um den Harnleiter
periurethral periurethral, um die Harnröhre liegend
~ **abscess** Periurethralabszeß *m*, Eiteransammlung *f* um die Harnröhre
periurethritis Periurethritis *f*, Zellgewebsentzündung *f* um die Harnröhre
periuterine periuterin, um die Gebärmutter liegend, den Uterus umgebend
periuvular periuvulär, um das Zäpfchen liegend, die Uvula umgebend
perivaginal perivaginal, um die Scheide liegend
perivaginitis Perivaginitis *f*, Zellgewebsentzündung *f* um die Scheide
perivascular perivaskulär, perivakulär, um ein Blutgefäß liegend
~ **plexus** Plexus *m* perivascularis

perivasculitis Perivaskulitis *f*, Gewebsentzündung *f* um ein Blutgefäß
perivenous perivenös, um eine Vene liegend
periventricular 1. periventrikulär, eine Herzkammer umgebend; 2. periventrikulär, eine Hirnkammer umgebend
perivertebral perivertebral, einen Wirbel umgebend
perivesical perivesikal, die Harnblase umgebend
perivesicular perivesikulär, ein Samenkanälchen umgebend
perivesiculitis Perivesikulitis *f*, Zellgewebsentzündung *f* um die Samenkanälchen
perivisceral periviszeral, die Eingeweide umgebend
perivisceritis Perivisceritis *f*, Zellgewebsentzündung *f* um die Eingeweide
perivitelline perivitellin
perivulvar perivulvär, um die Vulva liegend, den Scheideneingang umgebend
perixenitis Fremdkörperentzündung *f*, Fremdkörperreaktion *f*, Zellgewebsentzündung *f* um einen Fremdkörper
perle 1. Riechampulle *f*, Brechampulle *f*; 2. Perle *f*, Gelatinekapsel *f* *(Arzneimittelform)*
perlèche Perlèche *f*, Faulecke *f*, Angulus *m* infectiosus, Mundwinkelrhagaden *fpl*
perlsucht Perlsucht *f*, Rindertuberkulose *f*
permanent callus permanenter (bleibender) Kallus *m*, Dauerkallus *m*
~ **cartilage** Dauerknorpel *m*
~ **dentition** *s.* ~ teeth
~ **parasite** permanenter Parasit *m*, Dauerparasit *m*
~ **teeth** bleibende Zähne *mpl*, Dentes *mpl* permanentes, bleibendes Gebiß *n*
~ **tracheostomy** Dauertracheostoma *n*
permeability Permeabilität *f*, Durchlässigkeit *f* *(von Scheidewänden)*
permeation Permeation *f*, Durchdringung *f*, Durchsetzung *f*, Infiltration *f*
~ **analgesia** Oberflächenanalgesie *f*
pernasal pernasal, durch die Nase
perniciosiform pernizioartig
pernicious perniziös, bösartig, tödlich verlaufend
~ **anaemia** perniziöse Anämie *f*, Anaemia *f* perniciosa
~ **leucopenia** perniziöse Leukopenie *f*
~ **malaria** perniziöse Malaria *f*, Malaria *f* tropica, Tropenfieber *n*
pernio Frostbeule *f*
perniosis Perniosis *f*, Hauterfrierung *f*
perobrachius Perobrachius *m*, Mißgeburt *f* mit verkümmerten Armen
peroch[e]irus Peroch[e]irus *m*, Mißgeburt mit Verstümmelung *f* der Hände
perodactylus Perodaktylus *m*, Mißgeburt *f* mit Verkümmerung der Finger und Zehen
perodactyly Perodaktylie *f*, Fingerverkümmerung *f*; Zehenverkümmerung *f*

peromelia Peromelie f, Mißbildung f mit Extremitätenverstümmelung
peromelus Peromelus m, Mißgeburt f mit verkümmerten Extremitäten
peronaeal s. peroneal
peroneal peroneal, Wadenbein..., Fibula...
~ **artery** Arteria f peronea, Wadenbeinarterie f
~ **groove** Sulcus m tendinis musculi peronei longi calcanei
~ **muscular atrophy** Wadenmuskelatrophie f; Charcot-Mariesche Krankheit f, neurale progressive Muskelatrophie f
~ **palsy (paralysis)** Peroneuslähmung f
~ **reflex** Peroneusreflex m
~ **retinaculum** Retinaculum n musculorum peroneorum
~ **sign** Peroneusphänomen n, Peroneuszeichen n
~ **trochlea (tubercle) of the calcaneus** Trochlea f peronealis, Fersen[bein]rolle f
~ **vein** Vena f peronea, Wadenbeinvene f
peroneocalcaneus externus s. peroneus accessorius quartus muscle
peroneus accessorius Musculus m peroneus accessorius
~ **accessorius digiti minimi [muscle]** Musculus m peroneus accessorius digiti minimi
~ **accessorius muscle** s. peroneus accessorius
~ **accessorius quartus [muscle]** Musculus m peroneus accessorius quartus
~ **accessorius tertius [muscle]** Musculus m peroneus accessorius tertius
~ **brevis [muscle]** Musculus m peroneus brevis, kurzer Wadenbeinmuskel m
~ **longus [muscle]** Musculus m peroneus longus, langer Wadenbeinmuskel m
~ **tertius [muscle]** Musculus m peroneus tertius, dritter Wadenbeinmuskel m
peroperative cholangiography intraoperative Cholangiographie f
peroplasia Fehlbildung f, Malformation f
peropus Peropus m, Mißgeburt f mit Beinverstümmelung (Fußverstümmelung)
peroral peroral, per os, durch den Mund [verabfolgt]
perosplanchnia Perosplanchnie f, Eingeweidemißbildung f
perosseous perossal, durch den Knochen übertragen
peroxidase Peroxydase f (Enzym)
peroxide Peroxid n; Wasserstoffperoxid n
peroxisome Peroxisom n
perpendicular plate of the ethmoid bone Lamina f perpendicularis ossis ethmoidalis
~ **plate of the palatine bone** Lamina f perpendicularis ossis palatini
persecution complex Persekutionsdelirium n, Verfolgungswahn m
perseveration Perseveration f, [abnormes] Verharren n, Wiederholungszwang m (z. B. gleicher Handlungen)

persistent common atrioventricular canal persistierender gemeinsamer Atrioventrikularkanal (AV-Kanal) m
person-to-person spread Mensch-zu-Mensch-Ausbreitung f (z. B. von Mikroorganismen)
~-**to-person transmission** Mensch-zu-Mensch-Übertragung f (z. B. einer Krankheit)
personality Persönlichkeit f
~ **change** Persönlichkeitsveränderung f
~ **disorder** Persönlichkeitsstörung f
~ **disorganization** Persönlichkeitsabbau m
~ **formation** Persönlichkeitsbildung f
~ **structure** Persönlichkeitsstruktur f
~ **test** Persönlichkeitstest m
personification Personifikation f, Personifizierung f
persorption Persorption f (Direktaufnahme von intakten Stoffen durch die Körperoberfläche)
perspiration Perspiration f, Stoffaustausch m durch die Haut; Ausdünstung f, Schwitzen n; Hautatmung f, Perspiratio f insensibilis
perspiratory perspiratorisch, die Ausdünstung [be]fördernd, Perspirations...
~ **gland** Schweißdrüse f, Glandula f sudorifera
perspire/to perspirieren, schwitzen
persuasion Überzeugung f, Überredung f (Psychotherapie)
Perthes' disease Perthessche Krankheit f, Osteochondropathia f deformans coxae juvenilis
pertubation Pertubation f, Tubendurchblasung f
pertussal pertussal, keuchhustenartig
pertussis Pertussis f, Keuchhusten m
~ **vaccination** Pertussisvakzination f, Keuchhusten[schutz]impfung f
~ **vaccine** Pertussisvakzine f, Keuchhustenimpfstoff m
pertussoid s. pertussal
Peruvian balsam Perubalsam m, Balsamum n peruvianum
~ **wart** Peruwarze f, Verruca f peruviana (s. a. bartonelliasis)
perversion Perversion f, Verkehrung f, abwegige Triebrichtung f, verkehrte Geschlechtsempfindung f
pervert/to pervertieren; pervers werden
pervert Perverser m, perverser Mensch m
pervigilium Pervigilium n, Schlaflosigkeit f
pes Pes m, Fuß m (Zusammensetzungen s. unter foot)
pessary Pessar n, Pessarium n
~ **cell** Anulozyt m (Pessarform der Erythrozyten)
~ **corpuscle** s. target cell
~ **form** s. ~ cell
pess[ul]um s. pessary
pest 1. s. plague 1.; 2. Schädling m (z. B. Insekt)
pesthouse Pesthaus n
pesticaemia Pestikämie f, Vorhandensein n von Pesterregern im Blut
pesticide Pestizid n, Schädlingsbekämpfungsmittel n

pestiferous pestübertragend
pestilence 1. Pestilenz *f*, bösartige Seuche *f*; 2. *s.* plague 1.
pestilential 1. pestbringend; ansteckend; pestartig, Pest...; 2. pestilenzialisch, verpestet, übelriechend; 3. schädlich, verderblich
~ **bubo** Pestbubo *m*, Pestbeule *f*
pestology 1. Pestologie *f*, Pestlehre *f*, Pestforschung *f*; 2. Seuchenlehre *f*; 3. Schädlingsbekämpfungslehre *f*
petechiae Petechien *pl*, pt, punktförmige Hautblutungen *fpl*
petechial petechial, Petechien..., Petechial...
~ **haemorrhage** petechiale Blutung *f*, Petechialblutung *f*
~ **rash** petechialer Ausschlag *m*
~ **typhus** *s.* typhus fever
petechiasis Petechiasis *f*, Vorhandensein *n* von Petechien
petechiometer Petechiometer *n* (zur Messung der Kapillarpermeabilität)
pethidine Pethidin *n*, 1-Methyl-4-phenylpiperidin-4-karbonsäureäthylester *m* (Narkotikum)
petiole, petiolus Petiolus *m*, Füßchen *n*, Beinchen *n*, Stiel *m*
petit mal Petit mal *n*, abortiver epileptischer Anfall *m*, „kleiner Anfall" *m*, kurz dauernde Bewußtseinstrübung *f*, Verwirrtheit *f*
Petit's triangle Petitsches Dreieck *n*, Petit-Dreieck *n*, Trigonum *n* lumbale, Lendendreieck *n*
Petri [culture] dish Petrischale *f* (für Bakterienkulturen)
~ **plate** *s.* Petri culture dish
petrifaction Petrifikation *f*, Versteinerung *f* (z. B. eines Gewebes durch Kalkablagerung)
pétrissage Pétrissage *f*, Knetmassage *f*, Massage *f*
petrobasilar petrobasilar
petroleum-jelly gauze Petroleumgaze *f*
petromastoid petromastoidal
petro-occipital petrookzipital
~ **fissure** Fissura *f* petrooccipitalis
~ **suture** Sutura *f* petrooccipitalis
~ **synchondrosis** Synchondrosis *f* petrooccipitalis
petrosa Felsenbein *n*, Felsenbeinpyramide *f*, Pyramide *f*, Pars *f* petrosa ossis temporalis
petrosal Felsenbein..., Felsenbeinpyramiden..., Pyramiden...
~ **fossa** Receptaculum *n* ganglii petrosi
~ **nerve** Felsenbeinnerv *m*, Nervus *m* petrosus
~ **process** Felsenbeinfortsatz *m* des Keilbeins
petrositis Petrositis *f*, Felsenbeinentzündung *f*
petrosphenoid petrosphenoidal
~ **suture** Sutura *f* petrosphenoidea
petrosquamous petrosquamös
~ **fissure** Fissura *f* petrosquamosa
~ **suture** Sutura *f* petrosquamosa
petrotympanic petrotympanal
~ **fissure** Fissura *f* petrotympanica
petrous petrös, Felsenbein...
~ **apex** Felsenbeinspitze *f*, Pyramidenspitze *f*, Apex *m* partis petrosae

~ **bone** *s.* petrosa
~ **part (portion) of the temporal bone** *s.* petrosa
~ **pyramid** *s.* petrosa
~ **ridge [of the temporal bone]** Felsenbeinleiste *f*, Crista *f* pyramidis, Margo *m* superior partis petrosae
~ **temporal bone** *s.* petrosa
Peutz-Jeghers syndrome Peutz-Jegherches Syndrom *n*, Peutz-Jeghers-Syndrom *n* (Schleimhautpolypen im Magen-Darm-Kanal mit Haut- und Schleimhautpigmentation)
pexis Pexie *f*, Anheftung *f*, Annähen *n*, Fixation *f*, Fixierung *f* (z. B. von Organen bei Lageveränderung)
Peyer's glands (patches) Peyersche Plaques *pl*, Peyersche Drüsen (Platten) *fpl*, Peyersche Haufen *mpl*, Lymphonoduli *mpl* aggregati, Lymphfollikelhaufen *mpl* (im unteren Dünndarm)
peyote Peyote *m*, Peyotl *f* (Rauschgift)
Peyronie's disease Peyroniesche Krankheit *f*, Peyronie-Krankheit *f*, Dupuytrensche Kontraktur *f* mit Induratio penis plastica; fibröse Kavernitis *f*
Pfannenstiel's incision Pfannenstielscher Querschnitt *m*, Pfannenstiel-Querschnitt *m* (Bauchdeckenschnitt an der oberen Schambehaarungsgrenze)
Pfaundler-Hurler syndrome *s.* Hurler's disease
Pfeiffer's disease (glandular fever) Pfeiffersches (lymphämoides) Drüsenfieber *n*, infektiöse Mononukleose *f*, Mononucleosis *f* infectiosa, Lymphoidzellenangina *f*, Monozytenangina *f*
Pflüger's law Pflügersches Zuckungsgesetz *n* (Physiologie)
pH value pH-Wert *m*, pH *m(n)*, Wasserstoff[ionen]exponent *m*
phacentocele *s.* phacocele
phacic Linsen..., Augenlinsen
phacitis Phakitis *f*, Linsenentzündung *f*
phacoanaphylactic phakoanaphylaktisch
~ **endophthalmitis** Endophthalmitis *f* phacoanaphylactica
phacoanaphylaxis Phakoanaphylaxie *f*
phacocele Phakozele *f*, Linsenhernie *f*, Augenlinsenvorfall *m*; Augenlinsenverdrängung *f*
phacocyst Linsenkapsel *f*
phacocystectomy Phakozystektomie *f*, [operative] Linsenkapselentfernung *f*
phacocystitis Phakozystitis *f*, Linsenkapselentzündung *f*
phacoemulsification Phakoemulsifikation *f*, Linsenverflüssigung *f*
phacoeresis, phacoerysis Phakoeresis *f*, Linsenextraktion *f* (mit einem Saugapparat)
phacofragmentator Phakofragmentator *m*
phacoid phakoid, linsenförmig
phacolysis 1. Phakolyse *f*, [operative] Linsenherauslösung *f*; 2. Phakolyse *f*, Linsenauflösung *f*
phacolytic phakolytisch

phantom

phacoma Phakom n, Linsentumor m, Augenlinsengeschwulst f
phacomalacia Phakomalazie f, Augenlinsenerweichung f
phacomatosis Phakomatose f
phacometachoresis s. phacocele
phacometer Phakometer n *(Gerät zur Ausmessung optischer Linsen)*
phacoplanesis Phakoplanese f, Wanderlinse f, mobile Augenlinse f
phacoscleroma Phakoskleroma n, Altersstar m
phacosclerosis Phakosklerose f, Linsensklerose f, Linsenverhärtung f
phacoscope Phakoskop n, Augenlinsenspiegel m
phacoscopy Phakoskopie f, Augenlinsenspiegelung f
phacoscotasmus Phakoskotasmus m, Linsentrübung f
phacotoxic phakotoxisch
phaeochrome phäochrom, chromaffin
phaeochromoblast Phäochromoblast m *(Phäochromozytenvorstufe)*
phaeochromoblastoma Phäochromoblastom n, Phäochromoblastengeschwulst f
phaeochromocyte Phäochromozyt m, chromaffine Zelle f *(z. B. im Nebennierenmark)*
phaeochromocytoma Phäochromozytom n, Paragangliom n, Geschwulst f aus chromaffinen Zellen
phage Phage m, Bakteriophage m *(bakterientötendes Virus)*
~ **induction** Phageninduktion f, Bakteriophageninduktion f
~ **typing** Phagentypisierung f, Bakteriophagentypisierung f
phagedaena Phagedäna f, fortschreitendes (um sich fressendes) Geschwür n *(besonders bei Syphilis)*
phagedaenic phagedänisch, fortschreitend, sich ausbreitend *(Geschwür)*
phagocytable phagozytierbar, durch Phagozytose aufnehmbar
phagocytal s. phagocytic
phagocyte Phagozyt m, Phagozyte f, Freßzelle f
phagocytic phagozytisch
~ **ability** phagozytische Fähigkeit f, Phagozytosefähigkeit f
~ **capacity** phagozytische Kapazität f, Phagozytosekapazität f
~ **index** phagozytische Zahl f, Phagozytoseindex m, Opsoninindex m
~ **vacuole** s. phagosome
phagocytin Phagozytin n
phagocytize/to phagozytieren, durch Phagozytose aufnehmen *(z. B. Bakterien)*
phagocytoblast Phagozytoblast m *(Phagozytenvorstufe)*
phagocytolysis Phagozytolyse f, Phagolyse f, Phagozytenzerfall m, Phagozytenauflösung f
phagocytolytic phagozytolytisch
phagocytose/to s. phagocytize/to

phagocytosis Phagozytose f
phagolysis s. phagocytolysis
phagolysosome s. phagosome
phagomania Phagomanie f, Eßsucht f
phagosome Phagosom n, Phagolysom n, Phagozytosevakuole f
phakoma s. phacoma
phalangeal phalangeal, Phalanx..., Fingerglied...; Zehenglied...
~ **knife** Phalangenmesser n
phalangectomy Phalangektomie f, [operative] Phalanxentfernung f
phalangitis Phalangitis f, Fingerknochenentzündung f; Zehenknochenentzündung f
phalangization Phalangisation f, Phalangisierung f, Phalangisieren n *(Fingerneubildung aus einem Knochenstumpf)*
phalangophalangeal interphalangeal
phalanx Phalanx f, Fingerknochen m, Fingerglied n; Zehenknochen m, Zehenglied n
phallalgia Phallalgie f, Penisschmerz m, Gliedschmerz m
phallectomy Phallektomie f, Penisamputation f, [operative] Penisentfernung f
phallic phallisch, Phallus..., Penis..., Glied...
phalliform phalliform, phallusförmig, gliedartig
phallitis Phallitis f, Phallusentzündung f
phallocampsis Phallokampsis f, Phallusverkrümmung f
phallocrypsis Phallusretraktion f
phallodynia s. phallalgia
phalloid phalloid, phallusartig, gliedartig
phalloplasty Phalloplastik f, Penisplastik f, Gliedplastik f, Phallusrekonstruktion f
phallorrhagia Phallorrhagie f, Phallusblutung f
phallorrhoea Phallorrhoe f, Tripper m, männliche Gonorrhoe f
phallotomy Phallotomie f, Phallusschnitt m, Gliedinzision f
phallus Phallus m, Penis m, [männliches] Glied n *(Zusammensetzungen s. unter* penile*)*
phanerogen[et]ic phanerogenetisch
phanerosis Phanerosis f, Phanerose f, Sichtbarmachen n, Sichtbarmachung f; Sichtbarwerden n
phantasm 1. Phantasma n, Trugbild n, Scheinbild n, Phantasiebild n, optische Sinnestäuschung f, Halluzination f; 2. Illusion f, Phantasmie f
phantasmophobia Phantasmophobie f, Geisterfurcht f, Geisterangst f
phantasmoscopia Phantasmoskopie f, Scheinbildersehen n, Geistersehen n, Phantasieren n
phantasy s. fantasy
phantom 1. Phantom n, Trugbild n, Sinnestäuschung f; 2. Phantom n, [anatomisches] Modell n; Puppe f, Körpernachbildung f
~ **cell** Erythrozytenschatten m
~ **hand** Phantomhand f
~ **leg** Phantombein n
~ **limb** Phantomglied n

phantom

~ **limb pain** s. ~ pain
~ **odontalgia** Phantomzahnschmerz m
~ **pain** Phantomschmerz m
~ **pregnancy** Scheinschwangerschaft f
phantosmia s. pseudosmia
pharmacal s. pharmaceutical
pharmaceutic[al] pharmazeutisch, Pharmazie...
pharmaceutical [agent] Pharmazeutikum n, Arzneimittel n, Arzneistoff m
~ **chemistry** pharmazeutische Chemie f, Pharmakochemie f, Arzneimittelchemie f
pharmaceutics Pharmazie f, Pharmazeutik f, Arznei[mittel]kunde f
pharmaceutist, pharmacist Pharmazeut m, Arzneimittelkundiger m; Apotheker m
pharmacoangiography Pharmakoangiographie f, Gefäßröntgendarstellung f nach Pharmakagabe
pharmacodiagnosis Pharmakodiagnose f
pharmacodynamic pharmakodynamisch
~ **test** Augentropfentest m, pharmakodynamischer Test m
pharmacodynamics Pharmakodynamik f (Lehre von der Arzneimittelwirkung im Organismus)
pharmacogenetics Pharmakogenetik f (Lehre von den erblichen Formen der Arzneimittelreaktionen)
pharmacognosist Drogenkundiger m, Drogenspezialist m
pharmacognostic pharmakognostisch, drogenkundlich
pharmacognostics, pharmacognosy Pharmakognosie f, Drogenkunde f (Bestimmungs- und Erkennungslehre der Drogen)
pharmacologic[al] pharmakologisch
pharmacology Pharmakologie f, Arzneimittellehre f, Arznei[mittel]verordnungslehre f
pharmacomania Pharmakomanie f, Arzneimittelsucht f
pharmacon Pharmakon n, Arzneimittel n
pharmacopaedics s. pharmacology
pharmacopeia s. pharmacopoeia
pharmacophilia Pharmakophilie f, Arzneisucht f, Medikamentenvorliebe f
pharmacophobia Pharmakophobie f, Arzneifurcht f, Medikamentenabneigung f
pharmacophore pharmakologische Wirkgruppe f
pharmacopoeia Pharmakopöe f, Arzneibuch n, Arznei[mittel]verzeichnis n
pharmacopoeial offizinell, im Arzneibuch (Arzneimittelverzeichnis) enthalten, Pharmakopöe...
pharmacopsychosis Pharmakopsychose f, Arzneimittelpsychose f, Medikamentenpsychose f
pharmacotherapy Pharmakotherapie f, Arzneimitteltherapie f, Arzneimittelbehandlung f
pharmacy 1. s. pharmaceutics; 2. Apotheke f

488

pharyngalgia Pharyngalgie f, Pharyngodynie f, Pharynxschmerz m, Rachenschmerz m, Schlundschmerz m; Schluckschmerz m
pharyngeal pharyngeal, Pharynx..., Rachen..., Schlund...
~ **adenoids** s. ~ tonsil
~ **aponeurosis** Pharynxaponeurosis f
~ **arch** Schlundbogen m
~ **bursa** Bursa f pharyngea
~ **canal** Canalis m palatovaginalis
~ **crisis** Pharynxkrise f, krampfhafter Würgeanfall m
~ **discomfort** s. pharyngalgia
~ **diverticulum** Pharynxdivertikel n, Pulsionsdivertikel n, Zenkersches Divertikel n
~ **dysphagia** Pharynxdysphagie f, Schluckbeschwerden pl
~ **exudate** Rachenexsudat n
~ **groove** Kiemenfurche f
~ **membrane** pharyngeale Membran f, Rachenmembran f
~ **moniliasis** Pharynxmoniliasis f, Rachensoor m
~ **mucosa** Mucosa f pharyngis, Rachenschleimhaut f
~ **muscle** Rachenmuskel m, Schlundmuskel m
~ **muscular spasm** Schlundmuskelkrampf m
~ **musculature** Schlundmuskulatur f
~ **opening of the auditory (eustachian) tube** Ostium n pharyngeum tubae auditivae, Rachenmündung f der Ohrtrompete
~ **pain** s. pharyngalgia
~ **plexus** 1. s. ~ venous plexus; 2. Plexus m pharyngeus, Schlundnervengeflecht n
~ **pouch** Schlundtasche f
~ **recess** Recessus m pharyngeus, Rosenmüllersche Grube f (hinter dem Tubenwulst)
~ **reconstruction** Pharynxrekonstruktion f, [operative] Rachenwiederherstellung f
~ **reflex** Pharynxreflex m, Rachenreflex m, Würgereflex m
~ **surgery** Pharynxchirurgie f
~ **swabbing** Rachenabstrich m
~ **tonsil** Tonsilla f pharyngica, Pharynxtonsille f, Rachenmandel f
~ **tubercle** Tuberculum n pharyngeum
~ **tumour** Pharynxtumor m, Rachengeschwulst f
~ **vein** Vena f pharyngea, Schlundkopfvene f
~ **venous plexus** Plexus m pharyngeus venosus, Rachenvenengeflecht n, Schlundvenengeflecht n
~ **wall** Pharynxwand f, Rachenwand f
pharyngectasia Pharyngektasie f, Rachenerweiterung f
pharyngectomy Pharyngektomie f, [operative] Rachenteilentfernung f
pharyngemphraxis Pharynxobstruktion f, Rachenobstruktion f
pharyngism[us] s. pharyngospasm
pharyngitic pharyngitisch, Pharyngitis..., Rachenentzündungs...

pharyngitis Pharyngitis f, Pharynxentzündung f, Pharynxkatarrh m, Rachen[schleimhaut]entzündung f, Rachenkatarrh m
pharyngo-amygdalitis s. pharyngotonsillitis
pharyngobranchial pharyngobranchial, Schlund-Kiemenbogen-...
~ **duct** Ductus m pharyngobranchialis
pharyngocele Pharyngozele f, Pharynxhernie f, Rachenbruch m
pharyngoconjunctival pharyngokonjunktival, Pharynx-Konjunktiva-...
~ **fever** Pharyngokonjunktivalfieber n, Rhinopharyngitis f acuta, Koryza f, abakterielle Pharyngitis (Rachenentzündung) f, Virusschnupfen m
pharyngodynia s. pharyngalgia
pharyngo-epiglottic pharyngoepiglottisch, Pharynx-Epiglottis-...
pharyngoglossal pharyngoglossal, pharyngoglossär, Rachen-Zungen-...
pharyngokeratosis Pharyngokeratose f, Rachenkeratose f
pharyngolaryngeal pharyngolaryngeal, Rachen-Kehlkopf-...
pharyngolaryngectomy Pharyngolaryngektomie f, operative Pharynx- und Larynxentfernung f
pharyngolaryngitis Pharyngolaryngitis f, Pharynx- und Larynxentzündung f, Rachen- und Kehlkopfkatarrh m
pharyngo-laryngo-oesophagectomy Pharynx-, Larynx- und Ösophagusexstirpation f, [operative] Rachen-, Kehlkopf- und Speiseröhrenentfernung f
pharyngolith Pharyngolith m, Rachenstein m
pharyngologic pharyngologisch
pharyngology Pharyngologie f, Lehre f von den Rachenkrankheiten
pharyngolysis s. pharyngoplegia
pharyngomaxillary pharyngomaxillär, Rachen-Oberkiefer-...
pharyngomycosis Pharyngomykose f, Rachenmykose f
pharyngonasal pharyngonasal, Rachen-Nasen-...; Nasenrachen...
~ **cavity** Nasenrachen[raum] m, Epipharynx m
pharyngo-oesophageal pharyngoösophageal, ösophagopharyngeal, Pharynx-Ösophagus-..., Rachen-Speiseröhren-...
~ **diverticulum** s. pharyngeal diverticulum
~ **prosthesis** Pharynx-Ösophagus-Prothese f, pharyngoösophageale Prothese f
~ **replacement** Pharynx-Ösophagus-Ersatz m
pharyngo-oesophagolaryngectomy s. pharyngo-laryngo-oesophagectomy
pharyngo-oesophagus Pharyngoösophagus m
pharyngopalatine s. palatopharyngeal
pharyngoparalysis s. pharyngoplegia
pharyngopathy Pharyngopathie f, Pharynxkrankheit f, Rachenkrankheit f, Schlunderkrankung f
pharyngoperistole s. pharyngostenia

pharyngoplasty Pharyngoplastik f, Pharynxplastik f, Rachenplastik f, Schlundplastik f, Pharynxrekonstruktion f
pharyngoplegia Pharyngoplegie f, Pharyngoparalyse f, Rachenmuskellähmung f, Schlundlähmung f
pharyngorhinitis Pharyngorhinitis f, Rhinopharyngitis f, Nasenrachenentzündung f, Nasenrachenkatarrh m
pharyngorhinoscopy Pharyngorhinoskopie f, Nasenrachenspiegelung f, hintere Nasenspiegelung f, Rhinoscopia f posterior
pharyngorrhagia Pharyngorrhagie f, Pharynxblutung f, Rachenblutung f, Schlundblutung f
pharyngorrhoea Pharyngorrhoe f, Rachenschleimfluß m
pharyngoscleroma Pharynxsklerom n, Rachensklerom n
pharyngoscope Pharyngoskop n, Rachenspiegel m
pharyngoscopy Pharyngoskopie f, Pharynxspiegelung f, Rachenspiegelung f
pharyngospasm Pharyngospasmus m, Pharyngismus m, Pharynxkrampf m, Rachenkrampf m, Schlundkrampf m
pharyngospasmodic pharyngospasmodisch, Rachenkrampf..., Schlundkrampf...
pharyngostenia Pharyngostenose f, Pharynxstenose f, Schlundverengerung f, Rachenstriktur f; Pharynxstenosierung f, Rachenstenosierung f
pharyngostenous Rachenstenosen..., Schlundverengerungs..., Pharynxstriktur...
pharyngotherapy Pharyngotherapie f, Pharynxbehandlung f, Rachenbehandlung f
pharyngotomy Pharyngotomie f, Pharynxschnitt m, Pharynxinzision f, Rachenschnitt m, [operative] Racheneröffnung f
pharyngotonsillar tissue pharyngotonsilläres Gewebe n, Rachenmandelgewebe n
pharyngotonsillitis Pharyngotonsillitis f, Rachen- und Mandelentzündung f
pharyngotracheal pharyngotracheal, Pharynx-Trachea-..., Rachen-Luftröhren-...
pharyngotympanic pharyngotympanal, Pharynx-Tympanum-..., Rachen-Paukenhöhlen-...
~ **tube** Tuba f auditiva, Ohrtrompete f
pharyngoxerosis Pharyngoxerose f, Schlundtrockenheit f, Racheneintrocknung f
pharynx Pharynx m, Rachen m, Schlund m (Zusammensetzungen s. unter pharyngeal)
phase 1. Phase f, Abschnitt m, Entwicklungsstufe f, Stadium n; 2. Krankheitsphase f, Krankheitsstadium n
~-**contrast microscope** Phasenkontrastmikroskop n
~-**contrast microscopy** Phasenkontrastmikroskopie f
~-**difference haploscope** Phasendifferenzhaploskop n
~ [-**difference**] **microscope** s. ~-contrast microscope

phase

~ **of healing** Heilungsphase f
phasic phasisch, regelmäßig wechselnd, in bestimmten Abständen wiederkehrend
phasmophobia s. phantasmophobia
phenacetin Phenazetin n, Azetphenetidin n (Analgetikum, Antipyretikum)
~ **abuse** Phenazetinabusus m
phenetidin Phenetidin n, Äthoxyanilin n (Grundstoff verschiedener Antipyretika)
phenetidinuria Phenetidinurie f, Phenetidinausscheidung f im Urin
phengophobia Phengophobie f, Tageslichtscheu f, Lichtscheu f
phenobarbital Phenobarbital[um] n, Phenyläthylbarbitursäure f (Hypnotikum)
~ **therapy** Phenobarbitaltherapie f, Phenobarbitalbehandlung f
phenol Phenol n, Hydroxybenzol n, Karbolsäure f, Acidum n carbolicum
phenolase o-Diphenoloxydase f, Thyrosinase f (Enzym)
phenolphthalein Phenolphthalein n (Indikatorsubstanz; Abführmittel)
~ **test** Phenolphthaleintest m (zum Nachweis von okkultem Blut im Stuhl)
phenolsulphonephthalein Phenolsulfonphthalein n, Phenolrot n
~ **test** Phenolsulfonphthaleintest m, Phenolrotprobe f (Nierenfunktionsdiagnostik)
phenoluria Phenolurie f, Phenolausscheidung f im Urin
phenomenon of Arthus Arthus-Phänomen n (Immunologie)
phenophobia s. phengophobia
phenothiazine Phenothiazin n (Wurmmittel)
phenotype Phänotyp m, äußeres Erscheinungsbild n [eines Lebewesens]
phenotypic phänotypisch, Phänotyp...
phenylalaninaemia Phenylalaninämie f, Vorhandensein n von Phenylalanin im Blut
phenylalanine Phenylalanin n (essentielle Aminosäure)
phenylamine Phenylamin n, Aminobenzol n, Anilin n
phenylbutazone Phenylbutazon n (Analgetikum, Antiphlogistikum)
phenylethylbarbituric acid Phenyläthylbarbitursäure f (Hypnotikum)
phenylhydrazine test Phenylhydrazintest m, Phenylhydrazinprobe f (zum Nachweis für Monosaccharide)
phenylketonuria 1. Phenylketonurie f, Föllingsche Krankheit f, Phenylbenztraubensäureschwachsinn m; 2. Phenylketonurie f, Phenylketonkörperausscheidung f im Urin
phenylketonuric phenylketonurisch
phenylpyruvic amentia (oligophrenia) s. phenylketonuria 1.
Ph.I. = International Pharmacopoeia
phial Phiole f, kleines Fläschchen n
Phialophora verrucosa Phialophora f verrucosa (Erreger der Chromoblastomycosis)

Philadelphia chromosome Philadelphiachromosom n
philoneism Neophilismus m, [krankhafte] Vorliebe f für Neues
philtrum Philtrum n (Rinne in der Oberlippenmitte)
phimosis Phimose f, Vorhautvereng[er]ung f
phimotic phimotisch
phlebalgia Phlebalgie f, Venenschmerz m
phlebanaesthesia Phlebonarkose f, intravenöse Narkose (Anästhesie) f
phlebangioma Venenaneurysma n, venöses Aneurysma n
phlebarteriectasia Venen- und Arterienektasie f, Venen- und Arterienerweiterung f
phlebarteriodialysis arterio-venöses Aneurysma n
phlebasthenia Phlebasthenie f, Venen[wand]schwäche f
phlebectasia Phlebektasie f, Venektasie f, Venenerweiterung f
phlebectomy Phlebektomie f, Venektomie f, Venenexstirpation f, Venenresektion f, [operative] Venenentfernung f
phlebectopia Phlebektopie f, Venenverlagerung f
phlebemphraxis Phlebemphraxis f, Venenverstopfung f (durch Blutgerinnsel)
phlebexeresis Phlebex[h]airese f, Venenexhärese f, Venenstripping n, Venenextraktion f, Venenausreißung f
phlebhepatitis Lebervenenentzündung f
phlebismus Venenüberdehnung f
phlebitic phlebitisch, Phlebitis..., Venenentzündungs...
phlebitis Phlebitis f, Venenentzündung f
phlebocarcinoma Phlebokarzinom n, Venenkarzinom n
phleboclysis Phleboklysis f, Veneninfusion f, [intra]venöse Infusion f
phlebogenous phlebogen, aus einer Vene stammend, von der Vene ausgehend
phlebogram 1. Phlebogramm n, Venenröntgen[kontrast]bild n, Venogramm n; 2. Phlebogramm n, Venenpulsbild n
phlebograph Phlebograph m, Venenpulsschreiber m
phlebographic 1. phlebographisch, venendarstellend; 2. phlebographisch, venenpulsschreibend, venenpulsaufzeichnend
phlebography 1. Phlebographie f, Venographie f, Venenröntgen[kontrast]darstellung f; 2. Phlebographie f, Venenpulsschreibung f
phleboid 1. phleboid, venös, Venen...; 2. venenartig, venenähnlich
phlebolith Phlebolith m, Venenstein m, verkalkter Venenthrombus m
phlebolithiasis Phlebolithiasis f, Venensteinbildung f, Venensteinentstehung f
phlebolithic phlebolithisch
phlebology Phlebologie f, Venenlehre f
phlebometritis Phlebometritis f, Gebärmuttervenenentzündung f

phlebonarcosis s. phlebanaesthesia
phlebophlebostomy Phlebophlebostomie f, Venenanastomose f, Venenvereinigung f
phlebopiezometry Phlebopiezometrie f, Venendruckmessung f
phleboplasty Phleboplastik f, Venenplastik f, Venenrekonstruktion f
phleborrhagia Phleborrhagie f, Venenblutung f, venöse Blutung f
phleborrhaphy Phleborrhaphie f, Venennaht f
phleborrhexis Phleborrhexis f, Venenzerreißung f, Venen[ein]riß m
phlebosclerosis Phlebosklerose f, Venensklerose f, Venenverkalkung f
phlebostasis Phlebostase f, Venenstauung f, Venenstau m, venöse Blutstauung f
phlebostenosis Phlebostenose f, Venenstenose f, Venenkonstriktion f, Venenvereng[er]ung f
phlebothrombosis Phlebothrombose f, Venenthrombose f
phlebotome Phlebotom n, Venenmesser n, Venenskalpell n
phlebotomus fever Phlebotomusfieber n, Dreitagefieber n, Pappatacifieber n, Sandfliegenfieber n, Hundskrankheit f, Chitralfieber n
Phlebotomus Phlebotomus m (tropische Mückengattung)
~ **argentipes** Phlebotomus m argentipes (Kala-Azar-Überträger in Indien)
~ **chinensis** Phlebotomus m chinensis (Kala-Azar-Überträger in China)
~ **intermedius** Phlebotomus m intermedius (Überträger der südamerikanischen Leishmaniase)
~ **papatasii** Phlebotomus m papatasii (Überträger des Pappatacifiebers)
~ **sergenti** Phlebotomus m sergenti (Überträger der Orientbeule)
~ **verrucarum** Phlebotomus m verrucarum (Überträger des Oroyafiebers)
phlebotomy Phlebotomie f, Venae sectio f, Venotomie f, Venen[ein]schnitt m, [operative] Veneneröffnung f
phlegm 1. Schleim m, Mukus m; 2. Phlegma n, Trägheit f; Gleichgültigkeit f; geistige und körperliche Langsamkeit f
phlegmasia Phlegmasie f, Entzündung f
~ **cerulea dolens** Phlegmasia f cerulea dolens
phlegmatic 1. schleimhaltig; schleimig; schleimerzeugend; 2. phlegmatisch, langsam; gleichgültig; seelisch und körperlich träge
phlegmon Phlegmone f, eitrige Zellgewebsentzündung f
phlegmonous phlegmonös
phlogistic phlogistisch, entzündlich
phlogogenic, phlogogenous phlogogen, entzündungserregend, Entzündungen hervorrufend
phlogosis Phlogosis f, Entzündung f
phlyctaena s. phlycten
phlycten Phlyktäne f, Bläschen n

phlyctenar, phlyctenous phlyktänulös, blasig, Blasen...
phlyctenula s. phlyctenule
phlyctenular bläschenartig, bläschenförmig, bläschenähnlich
~ **conjunctivitis (keratitis)** s. ~ keratoconjunctivitis
~ **keratoconjunctivitis (ophthalmia)** Keratitis f phlyctaenulosa
phlyctenule Bläschen n; Hautbläschen n, Brandbläschen n
phlyctenulosis 1. Bläschenausschlag m; 2. Ophthalmia f eczematosa
phobia Phobie f, krankhafte Angst (Furcht) f, Zwangsbefürchtung f
phobic neurosis Angstneurose f
phobophobia Phobophobie f, Angst f vor Angstanfällen
phocomelia Phokomelie f, Robbengliedrigkeit f
phocomelic robbengliedrig
phocomelus Phokomelus m, Mißgeburt f mit flossenartigen Extremitäten
phonal Stimm[en]..., Laut...
phonasthenia Phonasthenie f, Stimmschwäche f, Stimmbandüberanstrengung f
phonate/to phonieren, Stimme bilden, Laute formen
phonation Phonation f, Stimmbildung f, Lautbildung f
~ **valve** Sprechventil n (für Tracheostomiekanülen)
phonatory phonatorisch, stimmbildend, lautbildend
~ **band (cord)** Stimmband n
~ **spasm** Phonationskrampf m, Stimmkrampf m
phoneme Phoneme npl, Stimmenhören n, Hörhalluzination f, akustische Halluzination f
phonendoscope Phonendoskop n; Membranstethoskop n; Schlauchhörrohr n
phonetic phonetisch, lautlich, stimmlich
phonetics Phonetik f, Lautlehre f (Lehre von der Atmung, Stimme und Lautbildung)
phoniatrician Phoniater m
phoniatrics, phoniatry Phoniatrie f (Lehre von den Erkrankungen des Stimmapparates)
phonic phonisch, Stimm[en]..., Laut...
~ **spasm** phonischer Stimmritzenkrampf m, Dysphonia f spastica
phonism Phonismus m, Tonempfindung f bei Reizung anderer Sinnesorgane (Synästhesieform)
phonoangiography Phonoangiographie f
phonocardiogram Phonokardiogramm n
phonocardiograph Phonokardiograph m, Herzschallschreiber m
phonocardiographic phonokardiographisch
phonocardiography Phonokardiographie f, Herzschallschreibung f
phonocinefluorocardiography Phonokinefluorokardiographie f
phonocorda s. phonatory band

phonomania

phonomania Phonomanie f, Mordsucht f
phonometer Phonometer n, Schall[stärke]messer m, Klangmesser m
phonometry Phonometrie f, Schall[stärke]messung f, Klangmessung f (Hörprüfung)
phonomyoclonus Phonomyoklonus m, Muskelton m
phonomyography Phonomyographie f, Muskeltonaufzeichnung f
phonopathy Phonopathie f, Sprachstörung f, Stimmbildungsstörung f
phonophobia Phonophobie f, Angst f vor dem Sprechen; Furcht f vor lauten Stimmen
phonophotography Phonofotografie f (fotografische Darstellung der Stimmschwingungen)
phonopsia Phonopsie f, Farbenhören n (Synästhesieform)
phonoreceptive phonorezeptiv, schallwahrnehmend
phonoreceptor Phonorezeptor m, Schallrezeptor m
phorology Phorologie f, Lehre f von den Krankheitsüberträgern
phorometer Phorometer n
phorometry Phorometrie f, Messung f der Augenachsenablenkung
phorooptometer Phoroptometer n (ophthalmologisches Instrument)
phoroscope Phoroskop n (Linsengestell zur Sehprüfung)
phose Phosis f, Lichtempfindung f
phosgene Phosgen n, Kohlenoxidchlorid n (lungenschädigender Kampfstoff)
phosgenic s. photogenic
phosphagen s. phosphocreatine
phosphataemia Phosphatämie f, Vorhandensein n von Phosphaten im Blut
phosphatase Phosphatase f (Enzym)
phosphate diabetes Phosphatdiabetes m, familiäre Hyperphosphatämie f
phosphatide Phosphatid n, Phospholipid n
~ **thesaurismosis** Phosphatidthesaurismose f, Phospholipidspeicherkrankheit f
phosphatometer Phosphatometer m (zur Urinphosphatbestimmung)
phosphaturia Phosphaturie f, Phosphatausscheidung f im Urin
phosphene Phosphen n, Druckkreis m (subjektive Lichterscheinung bei Augendruck)
phosphoaminolipid Phosphoaminolipid n
phosphocreatine Phosphokreatin n, Kreatinphosphat n
phosphodiesterase Phosphodiesterase f (Enzym)
phosphoenolpyruvic acid Phosphoenolbenztraubensäure f (Zwischenprodukt des Kohlenhydratstoffwechsels)
phosphofructokinase Phosphofruktokinase f, Phosphohexokinase (Enzym)
~ **deficiency disease** Phosphofruktokinase-Mangelkrankheit f
phosphofructomutase Phosphofruktomutase f (Enzym)

phosphogalactose uridyl transferase Galaktose-1-phosphat-uridyl-Transferase f (Enzym)
phosphoglucomutase Phosphoglukomutase f (Enzym)
phosphogluconic acid Phosphoglukonsäure f
phosphoglucose isomerase Phosphoglukoseisomerase f (Enzym)
phosphoglyceraldehyde Phosphoglyzerolaldehyd m
phosphoglyceric acid Phosphoglyzerinsäure f
phosphoglyceromutase Phosphoglyzeromutase f (Enzym)
phosphohexoisomerase Phosphohexoisomerase f (Enzym)
phosphohexokinase Phosphohexokinase f (Enzym)
phospholipase Phospholipase f (Enzym)
phospholipid Phospholipid n, Phosphatid n
phosphomonoesterase Phosphomonoesterase f (Enzym)
phosphonecrosis s. phossy jaw
phosphopenia Phosphopenie f, Phosphormangel m im Körper
phosphoprotein Phosphoprotein n
phosphoresce/to phosphoreszieren, [nach vorhergehender Bestrahlung] nachleuchten
phosphorescence Phosphoreszenz f, Phosphoreszieren n
phosphorescent phosphoreszierend, nachleuchtend
phosphorhidrosis Phosphorhidrose f, Absonderung f phosphoreszierenden Schweißes
phosphoribomutase Phosphoribomutase f (Enzym)
phosphoridrosis s. phosphorhidrosis
phosphorism Phosphorismus m, chronische Phosphorintoxikation (Phosphorvergiftung) f
phosphornecrosis s. phossy jaw
phosphorolysis Phosphorolyse f
phosphorous 1. Phosphor...; 2. s. phosphorescent
phosphoruria Phosphorurie f, Phosphorausscheidung f im Urin
phosphorus depletion syndrome Phosphorverarmungssyndrom n, Phosphorverlustsyndrom n
phosphorylase Phosphorylase f (Enzym)
phosphorylate/to phosphorylieren
phosphorylation Phosphorylierung f
~ **enzyme** Phosphorylierungsenzym n
phossy jaw Phosphornekrose f, Kiefernekrose f durch Phosphor
phosvitin Phosvitin n (Phosphoprotein)
photaesthesia 1. Photästhesie f, Lichtempfindlichkeit f; 2. s. photophobia
photalgia Photalgie f, Lichtschmerz m, Photodynie f
photaugiophobia s. photophobia
photic durch Licht hervorgerufen; lichtabhängig; lichterzeugend
~ **epilepsy** photogene (durch Licht erzeugte) Epilepsie f

photism Photisma *n*, Lichtempfindlichkeit *f* bei Reizung anderer Sinnesorgane
photoactinic photoaktinisch
photobacterium Photobakterium *n*, Leuchtbakterium *n*, phosphoreszierendes Bakterium *n*
photobiotic photobiotisch
photocarcinogenesis Photokarzinogenese *f*, Licht[strahlen]karzinogenese *f*
photocatalysis Photokatalyse *f*, Fotokatalyse *f*
photocauterization Photokauterisation *f*, Photokautern *n*, Lichtverschorfung *f*
photochemical photochemisch, fotochemisch
photochemistry Photochemie *f*, Fotochemie *f*
photochemotherapy Photochemotherapie *f*
photochromatic photochromatisch
photochromogen Photochromogen *n (pigmentbildendes Mykobakterium)*
photochromogenic photochromogen, nach Lichteinwirkung Farbstoff bildend
photocoagulation Photokoagulation *f*, Lichtkoagulation *f*
~ **therapy** Photokoagulationstherapie *f*
photoconductive lichtübertragend
photoconjunctivitis Photokonjunktivitis *f*, Lichtstrahlenkonjunktivitis *f*
photodermatitis, photodermatose Photodermatitis *f*, Photodermatose *f*, Lichtdermatose *f*
photodynamic photodynamisch
photodynia *s.* photalgia
photodysphoria *s.* photophobia
photoelectric photoelektrisch, lichtelektrisch
photoerythema Lichterythem *n*
photofluorogram Röntgenschirmbild *n*, Röntgenschirmbildaufnahme *f*
photofluorographic röntgenschirmbilddarstellend
photofluorography Röntgenschirmbildfotografie *f*, Röntgenschirmbildaufnahmeverfahren *n*, Fluororöntgenographie *f*
photofluoroscopy *s.* photofluorography
photogene Photogen *n*, Netzhautnachbild *n*
photogenic 1. lichterzeugend, leuchtend; 2. photogen, lichterzeugt, durch Licht entstanden
photographic dosimetry Filmdosimetrie *f*, Röntgenstrahlendosimetrie *f*
photokeratography Photokeratographie *f*
photokymograph Photokymograph *m*
photolethal durch Lichtstrahlen tödlich
photoluminescence Photolumineszenz *f*
photolysis Photolyse *f*, Zellauflösung *f* durch Licht
photomania Photomanie *f*, Manieauslösung *f* durch Lichtwirkung
photometer Photometer *n*, Lichtstärkemesser *m*
photometric photometrisch
photometry Photometrie *f*, Licht[stärke]messung *f*
photomicrograph Mikro[skop]foto *n*
photomicrography Mikro[skop]fotografie *f*
photomotor photomotorisch

photonystagmography Photonystagmographie *f*
photoparaesthesia Photoparästhesie *f*, Netzhautempfindlichkeitsstörung *f*
photopathologic photopathologisch
photopathy Photopathie *f*, Licht[strahlen]krankheit *f*
photoperceptive photoperzeptiv, lichtwahrnehmend, lichtempfindend
photophilia Photophilie *f*, Lichtvorliebe *f*
photophilic, photophilous photophil, lichtliebend
photophobia 1. Photophobie *f*, Lichtscheu *f*; 2. Lichtüberempfindlichkeit *f*, abnorme Lichtempfindlichkeit *f*
photophobic photophob, lichtscheu
photophthalmia Photophthalmia *f* electrica, Photophthalmie *f*, Verblitzen *n*
photopia Helligkeitsanpassung *f*, Tages[licht]adaptation *f*; Tagessichtigkeit *f*
photopic lichtadaptierend, lichtanpassend, Lichtanpassungs...
~ **vision** photopisches Sehen *n*, Zapfensehen *n*
photopsia Photopsie *f*, Lichterscheinung *f*; Lichtersehen *n*; Funkensehen *n*
photopsin Photopsin *n*, Zapfenopsin *n (Sehfarbstoff)*
photoptic photoptisch; lichtersehend; funkensehend
photoptometer Sehschärfemesser *m*, Sehschärfemeßapparat *m*
photoreceptive photorezeptiv, licht[strahlen]wahrnehmend
photoreceptor Photorezeptor *m*, Lichtrezeptor *m*
photoretinitis Photoretinitis *f*
photosensitive photosensitiv, lichtempfindlich
photosensitivity Photosensibilität *f*, Fotosensibilität *f*, Licht[strahlen]empfindlichkeit *f*
photosensitization Photosensibilisierung *f*, Lichtempfindlichkeitssteigerung *f* der Haut
photosensitize/to lichtsensibilisieren, lichtempfindlich machen
photoshock Lichtschock *m*
photosynthesis Photosynthese *f*
photosynthetic photosynthetisch
phototactic phototaktisch
phototaxis Phototaxis *f (aktive Bewegungsänderung eines Organismus durch Lichtwirkung)*
phototherapeutic phototherapeutisch
phototherapy Phototherapie *f*, Lichttherapie *f*, Licht[strahlen]behandlung *f*, Lichtheilverfahren *n*
phototonic photonisch
phototrophic phototroph *(z. B. Bakterien)*
phototropic phototrop[isch], heliotrop[isch], lichtwendig
phototropism Phototropismus *m*, Heliotropismus *m*, Lichtwendigkeit *f*
photuria 1. Photurie *f*, Ausscheidung *f* von fluoreszierendem Urin; 2. Urinfluoreszenz *f*

phrenalgia

phrenalgia 1. Phrenalgie f, Phrenodynie f, Zwerchfellschmerz m; 2. s. psychalgia
phrenasthenia Phrenasthenie f, Zerebralneurasthenie f, Erschöpfungszustand m des Zentralnervensystems
phrenasthenic phrenasthenisch, [zebral]neurasthenisch
phrenasthenic Phrenastheniker m
phrenatrophy Phrenatrophie f, Hirnatrophie f
phrenectomy s. phreniectomy
phrenemphraxis Phrenemphraxis f, Phrenikusquetschung f, Quetschung f des Nervus phrenicus
phrenesiac Wahnsinniger m
phrenesis Phrenesie f, Wahnsinn m
phrenetic phrenetisch, wahnsinnig
phrenic Zwerchfell...
~ **emphraxis** s. phrenemphraxis
~ **ganglion** Zwerchfellganglion n
~ **nerve** Phrenikus m, Zwerchfellnerv m, Nervus m phrenicus
~ **nerve paralysis** Phrenikusparalyse f, Zwerchfellnervenlähmung f
~ **neuralgia** Phrenikusneuralgie f, Zwerchfellnervenschmerz m
~ **plexus** Zwerchfellplexus m, Zwerchfell[nerven]geflecht n, Plexus m phrenicus
phreniclasis s. phrenemphraxis
phrenicocolic phrenikokolisch, Zwerchfell-Kolon-...
~ **ligament** Ligamentum n phrenicocolicum, Zwerchfell-Kolon-Band n
phrenicocostal phrenikokostal, Zwerchfell-Rippen-...
~ **sinus** Sinus m phrenicocostalis [pleurae], Recessus m costodiaphragmaticus
phrenicoexeresis Phrenikusex[h]airese f, [operative] Teilentfernung f des Zwerchfellnerven (vom Halse her)
phrenicogastric phrenikogastrisch, Zwerchfell-Magen-...
phrenicoglottic phrenikoglottisch, phrenoglottisch, Zwerchfell-Stimmritzen-...
phrenicohepatic phrenohepatisch, Zwerchfell-Leber-...
phrenicolienal phrenikolienal, phrenikosplenisch, Zwerchfell-Milz-...
~ **ligament** Ligamentum n phrenicolienale
phrenico-oesophageal phrenikoösophageal, Zwerchfell-Speiseröhren-...
phrenicosplenic s. phrenicolienal
phrenicotomy Phrenikotomie f, Phrenikus[durch]schnitt m, Phrenikusdurchtrennung f, Zwerchfellnervendurchtrennung f
phrenicotripsy s. phrenemphraxis
phreniectomy Phrenikusresektion f, Phrenikusexzision f, [operative] Entfernung f des Nervus phrenicus
phrenitic phrenitisch, Phrenitis..., Zwerchfellentzündungs...
phrenitis Phrenitis f, Zwerchfellentzündung f
phreno... s.a. phrenico...

phrenocardia Phrenokardie f
phrenolepsia Phrenolepsie f, Zwangsvorstellung f, Zwangszustand m
phrenology Phrenologie f, [Gallsche] Schädellehre f
phrenoparalysis Phrenoparalyse f, Phrenoplegie f, Zwerchfellparalyse f, Zwerchfellähmung f
phrenopathy Phrenopathie f, Geisteskrankheit f; Psychose f
phrenoplegia s. phrenoparalysis
phrenoptosis Phrenoptose f, Zwerchfelltiefstand m
phrenosin Phrenosin n, Zerebron n (Zerebrosid)
phrenospasm Phrenospasmus m, Zwerchfellspasmus m, Zwerchfellkrampf m
phrygian cap phrygische Mütze (Kappe) f (Gallenblasenröntgendiagnostik)
phrynoderma Phrynoderm[a] n, Krokodilhaut f, Krötenhaut f
phthalic acid Phthalsäure f, Benzoldikarbonsäure f
phthalylsulphacetamide Phthalylsulfazetamid n (Antibiotikum)
phthalylsulphathiazole Phthalylsulfathiazol n (Antibiotikum)
phthinoid s. phthisical
phthioic acid Phthionsäure f (durch Mycobacterium tuberculosis gebildet)
phthiriasis Phthiriasis f, Filzlausbefall m
phthiriophobia Phthiriophobie f, Läusefurcht f, Läuseangst f
Phthir[i]us Phthir[i]us m, Laus f
phthisic[al] phthisisch, phthitisch, [lungen-]schwindsüchtig, Tuberkulose...
phthisiologist Tuberkulosespezialist m, Tuberkuloseforscher m
phthisiology Phthisiologie f, Tuberkuloselehre f, Tuberkuloseforschung f
phthisiophobia Phthisiophobie f, Angst f vor Lungentuberkulose
phthisiotherapy Phthisiotherapie f, Tuberkulosetherapie f, Schwindsuchtbehandlung f
phthisis 1. Phthise f, Körperauszehrung f, Auszehrung f; 2. Phthisis f, Phthise f, Schwindsucht f, Lungenschwindsucht f, [chronische ansteckende] Lungentuberkulose f
phycomycosis Phykomykose f, Algenpilzinfektion f
phycomycotic phykomykotisch, Algenpilz...
phylactic phylaktisch, Infektionsschutz bewirkend, Abwehr...
phylaxis Phylaxis f, natürliche Abwehr (Körperabwehr) f gegen Infektionen
phyletic s. phylogenetic
phylloid sarcoma Cystosarcoma n phylloides
phylogenesis s. phylogeny
phylogenetic phylogenetisch, phyletisch, stammesgeschichtlich
phylogenetically recent phylogenetisch jung

phylogeny Phylogenie f, Phylogenese f, Stammesentwicklung f, Stammesgeschichte f
phylum Phylum n, Stamm m
phyma Phyma n, Knollen m, Gewächs n; Hautknoten m; Tuberkel m
phymatoid phymatoid, Phyma...
phymatosis Phymatose f
physaliphorous cell Physalide f, Wasserblase f (große blasige Zelle des Chordoms)
physiatrics 1. Physiatrie f, Naturheilkunde f; physikalische Medizin f; 2. s. physical therapy
physical 1. physisch, körperlich, Körper...; 2. natürlich, Natur...; 3. physikalisch, Physik...
~ **examination** Körperuntersuchung f
~ **medicine** s. physiatrics 1.
~ **therapist** Physiotherapeut m
~ **therapy** Physiatrik f, physikalische Therapie (Heilkunde) f, Physiotherapie f, Physiatrie f
physician 1. Arzt m, Mediziner m; 2. Internist m
● **on the arrival of the** ~ bei[m] Eintreffen des Arztes ● **until the arrival of the** ~ bis zum Eintreffen des Arztes
~**-patient relationship** Arzt-Patient-Verhältnis n
~ **visit** Arztbesuch m; Arztkonsultation f
physician's office Sprech[stunden]zimmer n
physicochemical physikochemisch, physikalisch-chemisch
physiochemical biochemisch
physiognomy Physiognomie f, Gesichtsausdruck m, [persönliche] Gesichtszüge mpl
physiognosis Physiognosis f, Gesichtsdiagnose f
physiologic s. physiological
physiological physiologisch
~ **albuminura** physiologische Albuminurie f
~ **anaemia** physiologische Anämie f
~ **atrophy** physiologische Atrophie f
~ **chemistry** physiologische Chemie f, Biochemie f
~ **dead space** physiologischer Totraum m (Atemwege)
~ **diplopia** physiologische Diplopie f, physiologisches Doppelsehen n
~ **hourglass stomach** physiologischer Sanduhrmagen m, Kaskadenmagen m
~ **hyperbilirubinaemia** physiologische Hyperbilirubinämie f
~ **hypertrophy** physiologische Hypertrophie f
~ **jaundice of the newborn** physiologischer Neugeborenenikterus m
~ **salt (sodium chloride) solution** physiologische Natriumchloridlösung (Kochsalzlösung) f
physiologist Physiologe m, Facharzt m für Physiologie
physiology Physiologie f (Lehre von den normalen Lebensvorgängen in den Organismen)
physiopathologic pathophysiologisch
physiopathology Pathophysiologie f

physiotherapeutic physiotherapeutisch
physiotherapist Physiotherapeut m
physiotherapy s. physical therapy
physohaematometra Physohämatometra f, Gas- und Blutansammlung f in der Gebärmutter
physohydrometra Physohydrometra f, Gas- und Flüssigkeitsansammlung f in der Gebärmutter
physometra Physometra f, Gasansammlung f in der Gebärmutter
physopyosalpinx Physopyosalpinx f, Gas- und Eiteransammlung f im Eileiter
physostigma Physostigma n, Kalabarbohne f
physostigmine Physostigmin n, Eserin n (Alkaloid der Kalabarbohne)
phytic acid Phytinsäure f, Inositolhexaphosphorsäure f
phytobezoar Phytobezoar m, Pflanzenfaserknäuel n [im Magen]
phytogenous phytogen, pflanzlicher Herkunft, aus Pflanzen entstanden
phytohaemagglutinin Phytohämagglutinin n
~ **antigen** Phytohämagglutininantigen n
~ **stimulation** Phytohämagglutininstimulation f
phytoid phytoid, pflanzenartig, pflanzenähnlich
phytophagous phytophag, pflanzenessend, vegetarisch
phytophotodermatitis Phytophotodermatitis f
phytopneumoconiosis Phytopneumokoniose f, Pflanzenstaublunge[nerkrankung] f
phytoprecipitin Phytopräzipitin n
phytothrombokinase Phytothrombokinase f (Enzym)
phytotoxic phytotoxisch, Pflanzengift...
phytotoxin Phytotoxin n, Pflanzengift n, pflanzliches Gift n
pia-arachnoid Pia-Arachnoidea f, Leptomeninx f
~ **mater [of the brain]** Pia f mater [encephali], weiche Gehirnhaut (Hirnhaut) f
~ **mater of the spinal cord** Pia f mater spinalis, weiche Rückenmarkshaut f
pial, piamatral Pia..., Pia-mater-...
pian Pian m, Framboesia f tropica, Frambösie f
piarachnitis Entzündung f der Pia mater und der Arachnoidea
piarachnoid s. pia-arachnoid
pica 1. Pica f, Schwangerengelüste pl; 2. Pikazismus m, Picasches Syndrom n, Pica-Krankheit f (krankhaftes Essen nichtphysiologischer Nahrung infolge Appetitstörung)
pick-up forceps Faßzange f
Pickwickian syndrome Pickwick-Syndrom n, Pickwicksches Syndrom n (Herzkreislaufinsuffizienz und Fettsucht)
picornavirus Picornavirus n (kleines RNS-haltiges Virus)
picrogeusia Pikrogeusie f, krankhafter bitterer Nachgeschmack m
picrotoxin Picrotoxin n

piedra

piedra Piedra f, Trichomycosis f nodularis, Trichosporosis f, Haarknötchenkrankheit f *(tropisches Haarpilzleiden)*
pigeon breast (chest) Pectus n gallinaceum (carinatum), Hühnerbrust f, Kielbrust f
~ **toed** entenfüßig, mit einwärtsgerichteten Zehen
pigment Pigment n, Körperfarbstoff m
~ **border** Pigmentsaum m
~ **cell** Pigmentzelle f
~ **deposition** Pigmentablagerung f
~ **disorder** Pigmentstörung f
~ **epithelial macrophage** Pigmentepithelmakrophage m
~ **epithelium** Pigmentepithel n
~ **granule** Pigmentkörnchen n
~ **layer** Pigmentschicht f
pigmentary pigmentiert, pigmentär, Pigment...
~ **change** Pigmentveränderung f, pigmentäre Veränderung f
~ **defect** Pigmentdefekt m, Pigmentfehler m
~ **degeneration** pigmentäre (pigmentartige) Degeneration f *(z. B. Nervenzellen)*
pigmentation Pigmentation f, Pigmentierung f, pigmentäre Färbung f; abnorme Pigmentablagerung f
pigmented cataract Vossiussche Ringtrübung f
~ **cell layer of the ciliary body** Stratum n pigmenti corporis ciliaris
~ **cell layer of the iris** Stratum n pigmenti iridis
~ **mole (naevus)** Pigmentnävus m, braunes Pigmentmal (Muttermal) n, Naevus m pigmentosus
~ **purpuric lichenoid dermatitis** Dermatitis f lichenoides purpurea et pigmentata, Gougerot-Blumsche Krankheit f
pigmentogenesis Pigmentbildung f
pigmentophage 1. Pigmentophag m, Pigmentfreßzelle f; 2. Monozyt m mit Resten von Malariapigment
piitis s. piarachnitis
pilar Haar...
pilary behaart
pile 1. s. pilus; 2. Hämorrhoide f, Hämorrhoidenknoten m, Hämorrhoidalknoten m
pileous s. pilous
piliation Haarbildung f
pilibezoar s. hair ball
piliform haarartig, haarähnlich
pill Pille f, Pilula f *(feste Arzneiform)*
~-**rolling tremor** Pillendrehertremor m, Pillendrehen n
pillar cell Pfeilerzelle f
~ **of the fauces** Gaumenbogen m
~ **of the iris** Irisschenkel m, Corniculum n iridis
pilocarpine Pilokarpin n *(Alkaloid)*
~ **eye drops** Pilokarpin-Augentropfen mpl
pilocystic pilozystisch, haarig-zystisch
piloerection Piloerektion f, Haaraufrichtung f, Haaraufrichten n

pilomotor pilomotorisch, haarbewegend, haaraufrichtend
~ **muscle** Haaraufrichter[muskel] m, Musculus m arrector pilorum
~ **nerve** pilomotorischer Nerv m, Haaraufrichternerv m
~ **reflex** Gänsehautreflex m
pilonidal pilonidal
~ **abscess** Pilonidalabszeß m
~ **cyst** Pilonidalzyste f, Sakrokokzygealzyste f
~ **disease** Pilonidal[sinus]krankheit f
~ **fistula** Pilonidalfistel f
~ **sinus** Pilonidalsinus m
pilose haarig, behaart
~ **naevus** Nävus m pilosus, Haarnävus m, behaarter Nävus m
pilosebaceous Haarfollikel-Talgdrüsen-...
pilosis s. polytrichia
pilous haarig, behaart
~ **gland** Glandula f sebacea, Talgdrüse f
pilula, pilule s. pill
pilus Pilus m, Haar n
pimelitis Fettgewebsentzündung f
pimeloma s. lipoma
pimelopterygium Pimelopterygium n
pimelorrhoea Fettstuhl m
pimeluria Lipurie f, Adiposurie f, Fettausscheidung f im Urin
pimple Pickel m, Pustel f; Papel f
pin Nagel m, Knochennagel m
~ **extension** Drahtextension f *(bei Knochenbruch)*
Pinard's manoeuvre Pinardscher Handgriff m *(Geburtshilfe)*
pincers Pinzette f *(s. a. forceps)*
pinch graft s. Reverdin graft
pineal pineal, Pineal..., Epiphysen..., Zirbeldrüsen...
~ **appendage** s. ~ body
~ **body** Corpus n pineale, Zirbeldrüse f, Epiphysis f cerebri, Epiphyse f
~ **gland** s. ~ body
~ **peduncle** Pedunculus m corporis pinealis
~ **recess** Recessus m pinealis *(Ausbuchtung der 3. Hirnkammer in die Zirbeldrüse)*
~ **seminoma** s. pinealoma
~ **syndrome** Zirbeldrüsensyndrom n, Epiphysensyndrom n
~ **tumour** Zirbeldrüsentumor m, Zirbeldrüsengeschwulst f
~ **ventricle** Zirbeldrüsenventrikel m
pinealblastoma Pinealblastom n *(bösartige Epiphysengeschwulst)*
pinealcytoma s. pinealoma
pinealectomy Pinealektomie f, Epiphysenexstirpation f, Zirbeldrüsenresektion f, [operative] Zirbeldrüsenentfernung f
pinealoma Pinealom n, Pinealozytom n
pinealopathy Zirbeldrüsenerkrankung f, Epiphysenkrankheit f
pinguecula Pinguecula f, Lidspaltenfleck m
pinhole pupil s. pinpoint pupil

piniform [pinien]zapfenförmig
pink disease s. acrodynia 1.
~-eye Conjunktivitis f catarrhalis
pinna [of the ear] Pinna f, Ohrmuschel f, Ala f auris
pinnal Pinna..., Ohrmuschel..., Außenohr...
pinocyte Pinozyt m
pinocytosis Pinozytose f (Stoffaufnahmemodus in die Zelle)
pinocytotic pinozytotisch, Pinozytose...
pinosome Pinosom n, Pinozytosevakuole f
pinpoint pupil Nadel[spitzen]pupille f; Morphinmiosis f (extrem enge und starre Pupille)
pinta Pinta f, Carate f, Mal n de Pinto (Hautkrankheit durch Treponema carateum)
pintid Pintid n, Pintafleck m (Hauteruption im Sekundärstadium)
pintillo Pintakranker m
pintoid yaws s. pinta
pinworm infection s. enterobiasis
pionaemia s. lipaemia
Piophila Piophila f casei, Käsefliege f
pipe-stem artery Tonpfeifenstielarterie f
~-stem cirrhosis Tonpfeifenstielzirrhose f (Leberzirrhose bei Bilharziose)
piperazine Piperazin n (Antiwurmmittel)
pipet[te] Pipette f, gläsernes Saugrohr n
piptonychia Piptonychie f, Nagelschuppung f, Nagelschuppen n
piquite s. pinta
piriform piriform, birnenförmig
~ fossa Fossa f piriformis
~ muscle s. piriformis muscle
~ recess (sinus) Recessus (Sinus) m piriformis, Schlundbucht f
piriformis [muscle] Musculus m piriformis, birnenförmiger Muskel m
Pirogoff's amputation Pirogoffsche Operation f, Amputatio f pedis osteoplastica
piroplasmosis Piroplasmose f, Babesiasis f, Babesiose f, Babesieninfektion f (hämolytische Infektionskrankheit)
piroplasmotic Piroplasmose..., Babesiose...
pisiform 1. pisiform, erbsenförmig; 2. Erbsenbein...
pisiform [bone] Os n pisiforme, Erbsenbein n (Handwurzelknochen)
pisohamate Erbsenbein-Hakenbein-...
~ ligament Ligamentum n pisohamatum
pisometacarpal pisometakarpal
~ ligament Ligamentum n pisometacarpeum
pisotriquetral Erbsenbein-Dreieckbein-...
pistol-shot phenomenon (sound) Pistolenschußphänomen n, Pistolenschußgeräusch n, Traubescher Doppelton m (bei Aorteninsuffizienz)
~-shot wound Pistolenschußwunde f
pit 1. Grube f, Höhle f; 2. Narbe f
~ of the stomach Magengrube f, Oberbauch m, Epigastrium n, Regio f epigastria (abdominis cranialis)

pithiatism 1. Pithiatismus m, gesteigerte Beeinflußbarkeit f; 2. Suggestionstherapie f, Suggestivtherapie f
pitted narbig; pockennarbig
pitting Dellenbildung f (z. B. in der Haut); Grübchenbildung f; Höhlenbildung f
~ of the optic nerve Discus m nervi optici
pituicyte Pituizyt m (Gliazellform im Hypophysenhinterlappen)
pituicytoma Pituizytom n
pituitarism Pituitarismus m, Hypophysenerkrankung f
pituitary 1. hypophysär, Hypophysen..., Hirnanhang[s]..., Hirnanhangdrüsen... (Zusammensetzungen s. a. unter hypophyseal); 2. schleimsezernierend
pituitary 1. s. ~ gland; 2. Hypophysenhinterlappenextrakt m
~ adenoma Hypophysenadenom n
~ apoplexy Hypophysenapoplexie f
~ appendage s. ~ gland
~ basophilism basophiles Hypophysenvorderlappenadenom n, Cushingsche Krankheit f, Morbus m Cushing
~ body s. ~ gland
~ cachexia hypophysäre (Simmondssche) Kachexie f, Hypophysenvorderlappeninsuffizienz f, Simmondssche Krankheit f, Morbus m Simmonds
~ curette Hypophysenkürette f
~ dwarf Hypophysenzwerg m, hypophysärer Zwerg m
~ dwarfism hypophysärer Zwergwuchs m
~ eunuchoidism hypophysärer Eunuchoidismus m
~ forceps Hypophysenpinzette f
~ fossa Fossa f hypophysialis (hypophyseos), Hypophysengrube f, Hirnanhang[drüsen]grube f
~ gland Hypophyse f, Hypophysis f cerebri, Hirnanhang m, Glandula f pituitaria, Hirnanhangdrüse f
~ hypogonadism hypophysärer Hypogonadismus m
~ infantilism s. ~ dwarfism
~ insufficiency Hypophyseninsuffizienz f
~ stalk section [operative] Hypophysenstieldurchtrennung f
~ tumour Hypophysentumor m, Hirnanhangdrüsengeschwulst f
pituitectomy s. hypophysectomy
pityriasic Pityriasis...
pityriasis Pityriasis f, Schuppenkrankheit f
pityroid schuppig; abgeschilfert
Pityrosporum ovale Pityrosporon n ovale, Pityriasis-Kryptokokken mpl, Flaschenpilze mpl
pivot Zapfen m, Stift m
~ crown s. ~ tooth
~ joint Articulatio f trochoidea, Radgelenk n, Drehgelenk n
~ tooth Stiftzahn m

32 Nöhring engl./dtsch.

PKU

PKU s. phenylketonuria
place a suture/to eine Naht plazieren (legen)
placebo Plazebo n (Scheinmedikament)
placenta Plazenta f, Mutterkuchen m, Nachgeburt f (Zusammensetzungen s. a. unter placental)
~ **antigen** Plazentaantigen n
~ **damage** Plazentaschädigung f
~ **perfusion** Plazentaperfusion f
~ **praevia** Placenta f praevia, Plazentavorlagerung f [vor den Muttermund]
~ **praevia partialis** Placenta f praevia partialis (marginalis, lateralis)
~ **scoop** Plazentalöffel m
~ **separation** Plazentaseparation f, Plazentalösung f
placental plazentar, plazental, Plazenta..., Mutterkuchen... (Zusammensetzungen s. a. unter placenta)
~ **apoplexy** Plazentarapoplexie f, Plazenta[r]infarkt m
~ **barrier** Plazentabarriere f, Plazentaschranke f, Plazentarmembran f
~ **blood** Plazenta[r]blut n
~ **blood space** Plazenta[r]lakune f
~ **blood vessel** Plazentablutgefäß n
~ **bruit** s. ~ murmur
~ **circulation** Plazenta[r]kreislauf m
~ **hormone** Plazentahormon n
~ **hypoplasia** Plazentahypoplasie f
~ **infarction** s. ~ apoplexy
~ **insufficiency** Plazentainsuffizienz f
~ **lactogen** Plazentalaktogen n
~ **localization** Plazentalokalisation f
~ **membrane** s. ~ barrier
~ **microsomal fraction** Plazentamikrosomenfraktion f
~ **murmur** Plazentageräusch n
~ **parasite** Plazentaparasit m
~ **permeability** Plazentapermeabilität f
~ **polyp** Plazentarpolyp m, Plazentarest m nach der Geburt
~ **presentation** s. placenta praevia
~ **respiration** Plazentaatmung f, fötale Atmung f
~ **site** Plazentasitz m
~ **souffle** s. ~ murmur
~ **stage** Plazentarperiode f, Plazentarstadium n, Nachgeburtsperiode f
~ **structure** Plazentastruktur f, Plazentaraufbau m
~ **thrombosis** Plazentathrombose f
~ **transfer** s. ~ transmission
~ **transfusion** plazentale Transfusion f
~ **transmission** Plazentapassage f, Plazentaübertritt m, Plazentadurchtritt m, Plazentaüberschreitung f (z. B. von Medikamenten)
~ **trophoblast** Plazentatrophoblast m, Ektoplazenta f
~ **villus** Plazentavillus m, Plazentazotte f
~ **weight** Plazentagewicht n
placentation Plazentation f, Plazentabildung f

placentitis Plazentitis f, Plazentaentzündung f, Mutterkuchenentzündung f
placentography Plazentographie f, Plazentaröntgen[kontrast]darstellung f
placentoid plazentaförmig, plazentaähnlich, mutterkuchenartig
placentoma Plazentom[a] n, Plazentageschwulst f
placentopathy Plazentopathie f, Plazentaerkrankung f
placentosis Plazentose f, intervillöse Thrombose f
placentotherapy Plazentatherapie f, Plazentabehandlung f
Placido's disk Plazidoscheibe f, Keratoskop n
placing reaction (reflex) Stellreflex m
placodal stalk Plakodenstiel m, Ohrplattenstiel m, Labyrinthplattenstiel m (Embryologie)
placode Plakode f
plagiocephalia Plagiozephalie f, Schiefköpfigkeit f
plagiocephalic, plagiocephalous plagiozephal, schiefköpfig
plagiocephalus Plagiozephalus m, Schiefkopf m
plague 1. Pest f (Infektionskrankheit durch Pasteurella pestis); 2. Seuche f, Plage f, Geißel f
~ **bacillus** Pestbazillus m, Pasteurella f pestis
~ **carbuncle** Pestbeule f
~ **meningitis** Pestmeningitis f
~ **pneumonia** Pestpneumonie f, Lungenpest f
~ **spot** Pestfleck m
~ **vaccine** Pestvakzine f, Pestimpfstoff m
plain abdominal roentgenogram Abdomenübersichts[röntgen]aufnahme f
~ **radiograph** Übersichts[röntgen]aufnahme f
~ **radiography** Übersichts[röntgen]darstellung f
~ **roentgenogram** s. ~ radiograph
~ **skull radiogram** Schädelübersichts[röntgen]aufnahme f
~ **X-rays of the abdomen** s. plain abdominal roentgenogram
plane of inlet of the pelvis Beckeneingangsebene f
~ **of outlet of the pelvis** Beckenausgangsebene f
planes of anaesthesia Narkosestadien npl
planiceps flachköpfig
planigraphy s. tomography
planocellular flachzellig
planoconcave plano-konkav, plankonkav (z. B. Linse)
planoconvex plano-konvex, plankonvex (z. B. Linse)
planography s. tomography
planomania Wandertrieb m, Wanderlust f
planovalgus Pes m planovalgus, Knickplattfuß m
planta Planta f, Fußsohle f
plantalgia Plantalgie f, Fußsohlenschmerz m

plantar plantar, Fußsohlen...; fußsohlenwärts
~ **aponeurosis** Aponeurosis *f* plantaris, Plantaraponeurose *f*, Plantarfaszie *f*, Fußsohlenfaszie *f*
~ **arterial arch** Arcus *m* plantaris, Arterienbogen *m* der Fußsohle
~ **calcaneocuboid ligament** Ligamentum *n* calcaneocuboideum plantare
~ **fascia** s. ~ aponeurosis
~ **fascitis** Plantarfaszienentzündung *f*, Fußsohlenfaszienentzündung *f*
~ **fibromatosis** Plantarfibromatose *f*
~ **flexion** Plantarflexion *f*, Plantarbeugung *f*, Beugung *f* des Fußes nach der Fußsohle
~ **hyperkeratosis** Plantarhyperkeratose *f*, verstärkte Fußsohlenverhornung *f*
~ **interossei muscles** Musculi *mpl* interossei plantares, plantare Zwischenknochenmuskeln *mpl*
~ **metatarsal artery** Arteria *f* metatarsea plantaris, plantare Mittelfußarterie *f*
~ **metatarsal vein** Vena *f* metatarsea plantaris, plantare Mittelfußvene *f*
~ **reflex** Plantarreflex *m*, Fußsohlenreflex *m*
~ **reflex centre** Plantarreflexzentrum *n*
~ **rete** Rete *n* plantare
~ **tubercle** Plantarhöcker *m*
~ **wart** Verruca *f* plantaris, Fußsohlenwarze *f*
plantarflex/to plantarflektieren
plantaris [muscle] Musculus *m* plantaris, Sohlenspanner *m*
plantation Einpflanzung *f*, Übertragung *f* (s. a. implantation, transplantation)
planter's wart s. plantar wart
plantigrade plattfüßig
planum Planum *n*, Durchtrittsebene *f* (des kindlichen Schädels bei der Geburt)
plaque 1. Plaque *f(m)*, umschriebener (erhabener) Fleck *m*; 2. Plaque *m*, Arterioskleroseherd *m*, Atheroskleroseherd *m*
plasm 1. Plasma *n*, Protoplasma *n*, Zellplasma *n*, Zytoplasma *n*, Kernplasma *n*, Nukleoplasma *n*; 2. s. plasma
plasma Plasma *n*, Blutplasma *n*
~ **accelerator globulin** Plasmaakzeleratorglobulin *n*
~ **activation** Plasmaaktivierung *f*
~ **bicarbonate** Plasmabikarbonat *n*, Blutbikarbonat *n*
~ **cell** Plasmazelle *f*
~ **cell dyscrasia** Plasmazellendyskrasie *f*
~ **cell granuloma** Plasmazellengranulom *n*
~ **cell infiltration** Plasmazelleninfiltration *f*, plasmazelluläre Infiltration *f*
~ **cell mastitis** Plasmazellenmastitis *f*
~ **cell myeloma** Plasmazellenmyelom *n*
~ **cell neoplasia** Plasmazellenneoplasie *f*
~ **cell proliferate** Plasmazellenproliferat *n*
~ **cell tumour** Plasmazell[en]tumor *m*
~ **cholesterol value** Plasmacholesteringehalt *m*
~ **filtration treatment** s. plasmapheresis
~ **gamma globulin** Plasmagammaglobulin *n*

~ **iron** Plasmaeisen *n*
~ **membrane** s. plasmalemma
~ **potassium level** Plasmakaliumspiegel *m*
~ **protein** Plasmaprotein *n*, Plasmaeiweiß *n*
~-**protein escape** Plasmaproteinaustritt *m* (durch Kapillarwände)
~-**protein fraction** Plasmaproteinfraktion *f*
~-**protein level** Plasmaproteinspiegel *m*
~ **prothrombic activity** Plasmaprothrombinaktivität *f*
~ **renin activity** Plasmareninaktivität *f*
~ **substitute** Plasmaersatzstoff *m*, Blutplasmaersatz *m*, Plasmaexpander *m*
~ **thromboplastic factor A** antihämophiles Globulin A *n*, AHG, Blutgerinnungsfaktor XIII *m*
~ **thromboplastic factor B** antihämophiles Globulin B *n*, Blutgerinnungsfaktor IX *m*, Plasma-Thromboplastin-Komponente *f*, PTC, Christmas-Faktor *m*
~ **thromboplastin** Plasmathromboplastin *n*
~ **thromboplastin antecedent** Plasma-Thromboplastin-Antecedent *n*, PTA, Blutgerinnungsfaktor XI *m*
~ **thromboplastin component** s. ~ thromboplastic factor B
~ **transfusion** Plasmatransfusion *f*
~ **volume** Plasmavolumen *n*
~ **volume expander** Plasma[volumen]expander *m*, Volumenexpander *m*
~ **volume shrinkage** Plasmavolumenverkleinerung *f*, Plasmavolumenschrumpfung *f*
plasmacyte Plasmazelle *f*
plasmacytic Plasmozyten..., Plasmazellen...
~ **dyscrasia** s. plasma cell dyscrasia
~ **leukaemia** Plasmazellenleukämie *f*
~ **myeloma** s. plasma cell myeloma
~ **sarcoma** Plasmazellensarkom *n*
~ **series** Plasmazellenreihe *f*
plasmacytoid plasmazellenartig, plasmazellenähnlich, plasmazellenförmig
plasmacytoma Plasmozytom *n*, Myelom *n* (bösartige Geschwulst)
plasmacytosis Plasmozytose *f*, Plasmazellenvermehrung *f* im Blut
plasmagel Plasmagel *n*
plasmalemma Plasmalemm *n*, Plasmahaut *f*, Plasmamembran *f*
plasmalemmal Plasmalemm...
plasmapheresis, plasmaphoresis Plasmaphorese *f*, Plasmapherese *f*
plasmasol Plasmasol *n*
plasmatherapy Plasmatherapie *f*, Blutplasmatherapie *f*, Blutplasmabehandlung *f*
plasmatic plasmatisch, Plasma...
plasmatogamy Plasmatogamie *f*, Zytoplasmaverschmelzung *f*
plasmatorrhexis Plasmatorrhexis *f*, Zytoplasmazerfall *m*
plasmex[h]idrosis Plasmaausschwitzung *f*
plasmic 1. s. plasmatic; 2. protoplasmareich
plasmin Plasmin *n*, Fibrinolysin *n*
~ **inhibitor** Plasmininhibitor *m*

plasminogen

plasminogen Plasminogen n, Proplasmin n, inaktives Plasmin n, Profibrinolysin n *(Plasminvorstufe)*
~ **activator** Plasminogenaktivator m
~ **proactivator** Plasminogenproaktivator m
plasminogenopenia Plasminogenopenie f, Plasminogenmangel m, Fibrinolysinmangel m
plasmocyte Plasmozyt m, Plasmazelle f
plasmocytic s. plasmacytic
plasmocytoma s. plasmacytoma
plasmodesmata Plasmodesmen npl *(feinste fädige Plasmaverbindungen zwischen den Zellen)*
plasmodial plasmodisch, Plasmodien...
plasmodiblast Plasmodiblast m, Synzytiotrophoblast m, Throphoblast m
plasmodic s. plasmodial
plasmodicidal plasmodizid, plasmodientötend
plasmodicide plasmodientötendes Mittel n, Malariaplasmodientötungsmittel n
plasmoditrophoblast s. plasmodiblast
Plasmodium Plasmodium n *(Blutparasit)*
~ **falciparum** Plasmodium n falciparum (immaculatum) *(Erreger der Malaria falciparum)*
~ **malariae** Plasmodium m malariae *(Erreger der Malaria quartana)*
~ **ovale** Plasmodium n ovale *(Erreger der Malaria ovale)*
~ **vivax** Plasmodium n vivax *(Erreger der Malaria tertiana)*
plasmogamy Plasmogamie f, Zytoplasmavereinigung f, Zellplasmaverschmelzung f
plasmolysis Plasmolyse f, Plasmaablösung f *(von der Zellwand infolge Wasserentzugs)*
plasmolytic plasmolytisch
plasmolyze/to Plasmolyse bewirken; der Plasmolyse unterliegen
plasmoma Plasmom n, Plasmazellentumor m, Plasmazellengeschwulst f
plasmoptysis Zellplasmaausfluß m, Zellplasmaaustritt m
plasmorrhexis Plasmorrhexis f, Zellzerreißung f; Zellplasmazerfall m
plasmoschisis 1. Plasmoschise f, Plasmazersetzung f; 2. Zellzerfall m, Zellzersetzung f; Blutzellenzersetzung f
plasmosome Plasmosom n, Mikrosom n
plasmotherapy s. plasmatherapy
plasmotropism Plasmotropismus m
plasmozyme s. prothrombin
plastein Plastein n *(proteinähnliche Substanz)*
plaster 1. Pflaster n, Emplastrum n; 2. Gips m
~ **bandage** 1. Gipsbinde f; 2. Gipsverband m
~ **breaker** Gips[abreiß]zange f
~ **cast** s. ~ of Paris cast
~ **dressing** Gipsverband m
~ **hip spica** Beckengips[verband] m
~ **jacket** s. ~ of Paris jacket
~ **knife** Gipsmesser n
~ **of Paris** Gips m, Verbandgips m

500

~ **of Paris back slab** Gipslonguette f; Gipsschiene f
~ **of Paris cast** Gipsverband m, Gips m
~ **of Paris jacket** Gipskorsett n, Gipsjackett n
~ **saw** Gipssäge f
~ **scissors (shears)** Gipsschere f
~ **slab** s. ~ of Paris back slab
~ **splint** Gipsschiene f
~ **spreader** Gipsspreizer m
plastic plastisch
~ **bronchitis** Kruppbronchitis f, kruppöse Bronchitis f
~ **inflammation** produktive Entzündung f
~ **operation** plastische (rekonstruktive) Operation f, Wiederherstellungsoperation f
~ **pleurisy** Pleuritis f proliferativa
~ **surgeon** plastischer Chirurg m, Wiederherstellungchirurg m
~ **surgery** plastische Chirurgie f, Wiederherstellungschirurgie f
plasticity Plastizität f, Formbarkeit f
plastodynamia Wachstumspotential n
plastogamy s. plasmogamy
plastosome Plastosom n, Mitochondrium n, Mitochondrie f, Chondriosom n *(veraltet) (Zellorganelle)*
plate 1. Platte f; Knochenplatte f; 2. flache Elektrode f; 3. Zahnprothese f, Zahnersatz m
~ **culture** Plattenkultur f
plateau pulse Plateaupuls m, Pulsus m parvus et tardus
platelet Blutplättchen n, Thrombozyt m *(Zusammensetzungen s. a. unter thrombocyte)*
~ **cofactor I** s. plasma thromboplastic factor A
~ **cofactor II** s. plasma thromboplastic factor B
~ **pack** Thrombozytenkonzentrat n
~ **thrombus** Plättchenthrombus m, Blutplättchenthrombus m, Agglutinationsthrombus m, Korallenstockthrombus m, weißer Abscheidungsthrombus (Thrombus) m
~ **transfusion** Thrombozytentransfusion f
platinum loop Platinöse f *(bakteriologisches Instrument)*
~ **spatula** Platinspatel m
platonychia Platonychie f, Vorhandensein n von flachen Nägeln
platybasia Platybasie f, Schädelbasisabplattung f *(bei Pagetscher Krankheit)*
platycephalia Platyzephalie f, Flachköpfigkeit f
platycephalic platyzephal, flachköpfig
platycephalus Platyzephalus m, Flachkopf m
platycnemia Platyknemie f, Tibiaabflachung f, Schienbeinabflachung f
platycnemic platyknemisch
platycoria s. mydriasis
platyglossal flachzungig, breitzungig
platyhelminth Plathelminthe f, Plattwurm m
platymorphia Platymorphie f, Kurzauge n *(in der Sehachse verkürztes Auge mit Weitsichtigkeit)*
platyope Platyoper m, breitgesichtiger Mensch m

pleurodynia

platyopia Platyopia f, Breitgesichtigkeit f
platyopic platyop, breitgesichtig
platypellic, platypelloid breitbeckig
platypodia Platypodie f, Plattfüßigkeit f
platyrrhine breitnasig, flachnasig
platysma Platysma f [myoideum], Hautmuskel m des Halses
~-like platysmaartig
~ myoides s. platysma
platysmal platysmal, Platysma...
~ phenomenon Platysmaphänomen n
platyspondylia Platyspondylie f, [angeborene] Wirbelkörperabflachung f
platystaphyline breitgaumig, flachgaumig
platystencephalia Platystenzephalie f
play therapy Spieltherapie f
pledget Tupfer m, kleine Kompresse f, Tampon m
plei[o]... s. pleo...
pleiotropic pleiotrop
pleiotropism Pleiotropie f, Pleiotropismus m, Polyphänie f (Zuordnung vieler Merkmale zu einem Gen)
pleochroic s. pleochromatic
pleochroism Pleochroismus m, Mehrfarbigkeit f (bei wechselnder Betrachtungsrichtung)
pleochromatic pleiochrom[atisch], pleochroitisch, mehrfarbig
pleochromocytoma Pleochromozytom n
pleochromocytosis Pleochromozytose f
pleocytosis Pleozytose f, Zellvermehrung f (in der Gehirn- und Rückenmarkflüssigkeit)
pleokaryocyte Pleokaryozyt m
pleomastia Mehrbrüstigkeit f
pleomorphic pleomorph, vielgestaltig, mehrgestaltig
~ lymphosarcoma s. Hodgkin's disease
pleomorphism Pleomorphismus m, Vielgestaltigkeit f; Gestaltwechsel m
pleomorphous s. pleomorphic
pleonasm Pleonasmus m
pleonastic pleonastisch, überladen
pleonosteosis Pleonosteosis f
pleoptic pleoptisch
pleoptics Pleoptik f (Therapieverfahren der Schielamblyopie)
plesiognathus Plesiognathus m
plesiomorphism Plesiomorphismus m, Formengleichheit f
plesiopia Plesiopie f, Pseudomyopie f, Kurzsichtigkeit f (infolge dauernder Akkommodation)
plessimeter s. pleximeter
plessor s. plexor
plethora Plethora f, Blutfülle f, Vollblütigkeit f
plethoric plethorisch, blutüberfüllt, vollblütig
plethysmogram Plethysmogramm n, Volumenschwankungskurve f
plethysmograph Plethysmograph m, Volumenschwankungsschreiber m
plethysmographic plethysmographisch

plethysmography Plethysmographie f, Volumenschwankungsmessung f
pleura Pleura f, Brustfell n
pleuracentesis s. pleurocentesis
pleuracotomy s. thoracotomy
pleural pleural, Pleura..., Brustfell...
~ adhesion Pleuraadhäsion f, Brustfellverwachsung f
~ cavity Cavum n pleurae, Pleurahöhle f, Brustfellhöhle f, Pleuraspalt m, Pleuraraum m
~ cupola (dome) Pleurakuppel f
~ effusion Pleuraerguß m
~ emphysema Pleuraemphysem n
~ empyema Pleuraempyem n
~ fluid Pleuraflüssigkeit f
~ friction rub Pleurareibegeräusch n
~ lavage Pleuralavage f, Pleuraspülung f
~ peel Pleuraschwarte f
~ rale Pleurarasseln n; Pleurareibungsgeräusch n
~ recess 1. Recessus m costomediastinalis; 2. Recessus m costodiaphragmaticus
~ reflection Pleuraumschlagfalte f
~ reserve sinus s. ~ recess
~ sac Pleurahöhle f; Pleuraspalt m
~ sarcoma Pleurasarkom n, Brustfellsarkom n
~ shock Pleuraschock m
~ sinus s. ~ recess
~ space s. ~ cavity
~ villus Villus m pleuralis, Pleurazotte f
pleuralgia Pleuralgie f, Pleuraschmerz m, Brustfellschmerz m, Pleurodynie f
pleuralgic Pleuraschmerz...
pleurapophysis Pleuraapophyse f
pleuratome Pleurasegment n
pleurectomy Pleurektomie f, Pleuraexstirpation f, Pleuraexzision f, Brustfellresektion f, [operative] Brustfellentfernung f
pleurisy Pleuritis f, Brustfellentzündung f, Rippenfellentzündung f, Lungenfellentzündung f
pleuritic pleuritisch, Pleuritis...
~ pain Pleuritisschmerz m
~ pneumonia Pleuropneumonie f
pleuritis s. pleurisy
pleuritogenous pleuritiserzeugend
pleuroapophyseal Pleuraapophysen...
pleurobronchitis Pleurobronchitis f, Pleuraentzündung f und Bronchitis f
pleurocele Pleurozele f, Pleuraprolaps m, Pleuravorfall m
pleurocentesis Pleurozentese f, Pleurapunktion f
pleurocholecystitis Pleurocholezystitis f
pleuroclysis Pleuroklyse f, Pleuraspülung f
pleurocutaneous pleurokutan, Pleura-Haut-...
pleurodesis Pleurodese f, Pleurafixierung f, [operative] Pleuraanheftung f
pleurodynia 1. s. pleuralgia; 2. epidemische Pleurodynie f, Pleurodynia (Myositis) f epidemica, Bornholmer Krankheit f, Muskelkaterkrankheit f, Sylvestsches Syndrom n

pleurogenic 502

pleurogenic, pleurogenous pleurogen, vom Brustfell ausgehend
pleurography Pleurographie f, Pleurahöhlenröntgendarstellung f
pleurohepatitis Pleurohepatitis f
pleurolith Pleurolith m, Pleurastein m
pleurolysis Pleurolyse f, Lösung f von Pleuraverwachsungen
pleuroma Pleuroma n, Pleuramesotheliom n
pleuroparietopexy Pleuroparietopexie f
pleuropericardial pleuroperikardial, perikardiopleural, Pleura-Perikard-..., Brustfell-Herzbeutel-...
~ **canal (duct)** Pleuroperikardialkanal m, Pleuroperikardialgang m (Embryologie)
~ **membrane** Pleuroperikardialmembran f
pleuropericarditis Pleuroperikarditis f (Entzündung von Brustfell und äußerem Herzbeutelblatt)
pleuroperitoneal pleuroperitoneal, Brust- und Bauchfell..., Brustfell-Bauchfell-...
~ **cavity** Pleuroperitonealhöhle f
~ **duct** Pleuroperitonealkanal m, Pleuroperitonealgang m
~ **hiatus** Pleuroperitonealhiatus m
~ **membrane** Pleuroperitonealmembran f
pleuropneumonia Pleuropneumonie f, Rippenfell- und Lungenentzündung f
~**-like** pleuropneumonieartig
~**-like organisms** Pleuro-pneumonia-like-organisms, PPLO, pleuropneumonieähnliche Organismen mpl (zur Gattung der Mykoplasmen gehörende Mikroorganismen)
pleuropneumonolysis Pleuropneumo[no]lyse f
pleuropulmonary pleuropulmonär, pleuropulmonal, Brustfell-Lungen-...
pleurorrhoea Pleuraerguß m; Wasserbrust f
pleuroscopy Pleuroskopie f, Pleuraspiegelung f
pleurosomatoschisis Pleurosomatoschisis f, laterale Abdominalspalte f
pleurospasm Pleurospasmus m, Pleurakrampf m, Brustfellkrampf m
pleurothotonus Tetanus m lateralis, Pleuro[tho]tonus m, Rückenstreckmuskelstarrkrampf m
pleurotomy Pleurotomie f, Pleurainzision f, Pleura[ein]schnitt m, Pleura[höhlen]eröffnung f, Brustfellinzision f
pleurotyphoid Pleurotyphus m, Typhuspleuritis f, Brustfellentzündung f bei Typhus
pleurovisceral pleuroviszeral, Brustfell-Eingeweide-...
plexal Plexus...
plexectomy Plexektomie f, Plexusexstirpation f, Plexusresektion f, [operative] Plexusentfernung f; Nervengeflechtexstirpation f; Adergeflechtexstirpation f
plexiform plexiform, plexusartig, plexusförmig, plexusähnlich; nervengeflechtartig; adergeflechtartig

pleximeter 1. Plessimeterfinger m; 2. Plessimeter n, Klopfplättchen n, Perkussionsplättchen n
pleximetric plessimetrisch
~ **percussion** Plessimeterperkussion f
plexor 1. Perkussionshammer m; 2. perkutierender Finger m, Klopffinger m
plexus Plexus m, Geflecht n; Nervengeflecht n; Adergeflecht n
~ **of the abdominal aorta** Plexus m aorticus abdominalis, Bauchaortanervengeflecht n
~ **of the thoracic aorta** Plexus m aorticus thoracicus, Brustaortanervengeflecht n
plica Falte f, Plica f; Hautfalte f
plicate/to falten
plication Faltungsoperation f
plicotomy Plikotomie f, Durchschneidung f der Trommelfellfalte
plomb Plombe f
plombage Plombierung f, Plombieren n
~ **thoracoplasty** Thoraxplombe f, extrapleurale Plombierung f
plug Pfropf m; Plombe f
plugging 1. Ausstopfung f, Tamponade f; 2. Plombierung f, Zahnfüllung f
plumbism [chronische] Bleivergiftung f, Bleiintoxikation f
Plummer-Vinson syndrome Plummer-Vinsonsches Syndrom n, Kelly-Pattersonsches Syndrom n
Plummer's treatment Plummersche Jodbehandlung f (Vorbehandlung bei Strumaoperationen)
plunging goitre Tauchkropf m
plural birth Mehrfachgeburt f
plurideficiency Mehrfachmangelkrankheit f
~ **syndrome** s. kwashiorkor
plurideficient Mehrfachmangel...
plurifocal plurifokal, multifokal, mehrherdig
pluriglandular pluriglandulär, mehrdrüsig
plurigravida Plurigravida f, Multigravida f, mehrfach schwangere Frau f
plurilocular plurilokulär, multilokulär
pluriorificial pluriorifiziell
pluripara 1. Pluripara f, Multipara f, Vielgebärende f, Mehrgebärende f; 2. Mutter f mit Mehrlingsschwangerschaften
pluripotent[ial] pluripotent
plutomania Plutomanie f, Reichtumspsychose f
PNA s. Paris Nomina Anatomica
pneocardiac Lungen-Herz-...
pneodynamics Atemdynamik f
pneometer s. spirometer
pneopneic Lungen-Lungen-...
pneumarthrography s. pneumoarthrography
pneumarthrosis Pneumarthrosis f, Luftansammlung (Gasansammlung) f in einem Gelenk
pneumascos s. pneumoperitoneum
pneumathaemia Pneumathämie f, Vorhandensein n von Luft im Blut, Luftembolie f

pneumatic pneumatisch, Luft...; lufthaltig, luftgefüllt; durch Luft (Luftdruck) bewirkt
~ **bone** pneumatisierter (lufthaltiger) Knochen *m*, Os *n* pneumaticum
~-**hammer disease** Preßlufthammerkrankheit *f*
~ **tourniquet** Druckmanschette *f*
pneumatization Pneumatisation *f*, Pneumatisierung *f (Bildung luftgefüllter Höhlen in Knochen)*
pneumatize/to pneumatisieren, luftgefüllte Hohlräume bilden *(z. B. in einzelnen Schädelknochen)*
pneumatocardia Pneumatokardie *f*, Luftansammlung *f* im Herzen
pneumatocele 1. Pneumatozele *f*, Pneumo[no]zele *f*; Lungenhernie *f*, Lungenvorfall *m (durch einen Brustwandspalt)*; 2. Pneumatozele *f*, Pneumo[no]zele *f*, Luftansammlung *f* im Gewebe *(z. B. im Skrotum)*
pneumatocephalia Pneumatozephalie *f*, Luftansammlung *f* in den Hirnkammern
pneumatocystic pneumatozystisch
pneumatodyspnoea Emphysemdyspnoe *f*
pneumatogram 1. Pneumogramm *n*, Röntgen[kontrast]aufnahme *f* nach Lufteinblasung; 2. Pneumogramm *n*, Atem[bewegungs]kurve *f*
pneumatograph Pneumograph *m (Apparat zur Aufzeichnung der Atembewegungen des Brustkorbs)*
pneumatography 1. Pneumographie *f*, Röntgen[kontrast]darstellung *f* nach Lufteinblasung *(z. B. des Gelenks)*; 2. Pneumographie *f*, Lungenröntgendarstellung *f*, Lungenröntgen *n*; 3. Pneumographie *f*, Aufzeichnung *f* der Atembewegungen des Brustkorbes
pneumatometer 1. Pneumatometer *n*; 2. *s.* spirometer
pneumatometry 1. Pneumatometrie *f (Messung des Unter- bzw. Überdrucks beim Atmen)*; 2. *s.* spirometry
pneumatorrhachis Pneumatorrhachis *f*, Luftansammlung *f* im Wirbelsäulenkanal
pneumatosis Pneumatose *f*, Windsucht *f*, Gasauftreibung *f*
pneumatotherapy Pneumatotherapie *f*
pneumatothorax *s.* pneumothorax
pneumaturia Pneumaturie *f*, Vorhandensein *n* von Luft (Gas) beim Harnlassen
pneumectomy *s.* pneumonectomy
pneumencephalography *s.* pneumoencephalography
pneumo... *s. a.* pneumono...
pneumoangiogram Pneumoangiogramm *n*, Lungengefäßröntgen[kontrast]bild *n*
pneumoangiography Pneumoangiographie *f*, Lungengefäßröntgen[kontrast]darstellung *f*
pneumoarthrogram Pneumoarthrogramm *n*, Gelenkröntgen[kontrast]bild *n* nach Lufteinblasung

pneumoarthrography Pneumoarthrographie *f*, Gelenkröntgen[kontrast]darstellung *f* nach Lufteinblasung
pneumobacillus Pneumobazillus *m*, Klebsiella *f* pneumoniae
pneumobulbar pneumobulbär
pneumocele *s.* pneumatocele
pneumocentesis Pneumozentese *f*, Lungen[gewebe]punktion *f*, Lungenstich *m*
pneumocephalus Pneumozephalus *m*, Luftansammlung *f* in den Hirnkammern
pneumocholecystitis Pneumocholezystitis *f*, Gallenblasenentzündung *f* mit Luftansammlung
pneumococcaemia Pneumokokkämie *f*, Vorhandensein *n* von Pneumokokken im Blut, Pneumokokkenblutvergiftung *f*
pneumococcal capsular polysaccharide Pneumokokkenkapselpolysaccharid *n*
~ **infection** Pneumokokkeninfektion *f*
~ **peritonitis** Pneumokokkenperitonitis *f*
~ **pneumonia** Pneumokokkenpneumonie *f*
pneumococcidal pneumokokkentötend
pneumococcosuria Pneumokokkosurie *f*, Pneumokokkenurie *f*, Vorhandensein *n* von Pneumokokken im Urin
pneumococcus Pneumococcus *m*, Pneumokokke *f*, Diplococcus *m* pneumoniae
~ **antibody test** Pneumokokkenantikörpertest *m*
~ **nephritis** Pneumokokkennephritis *f*
pneumocolon 1. Pneumokolon *n*, Luftansammlung *f* im Dickdarm; 2. Pneumokolon *n*, Lufteinblasung *f* in das Kolon
pneumoconiosis *s.* pneumokoniosis
pneumocranium Pneumokranium *n*, Luftansammlung *f* im Schädel *(in den Hirnkammern)*
Pneumocystis carinii Pneumocystis *f* carinii
~ **[carinii] pneumonia** Pneumocystis-carinii-Pneumonie *f*, interstitielle plasmazelluläre Lungenentzündung *f (der Neugeborenen)*
pneumocystogram Pneumozystogramm *n*, Blasenröntgen[kontrast]bild *n* nach Lufteinblasung
pneumocystography Pneumozystographie *f*, Blasenröntgen[kontrast]darstellung *f* nach Lufteinblasung
pneumoderma Pneumoderma *n*, Hautemphysem *n*, Luftansammlung *f* unter der Haut
pneumodynamics Pneumodynamik *f*, Atmungsdynamik *f*
pneumoempyema Pneumoempyem *n*
pneumoencephalocele Pneumoenzephalozele *f*, Pneumozephalus *m*, Luftansammlung *f* in den Hirnkammern
pneumoencephalogram Pneumoenzephalogramm *n*, Röntgen[kontrast]bild *n* der Hirnhohlräume nach Luftfüllung
pneumoencephalography Pneumoenzephalographie *f*, Röntgen[kontrast]darstellung *f* der Hirnhohlräume nach Luftfüllung

pneumoenteritis

pneumoenteritis Pneumoenteritis f, Lungen- und Darmentzündung f
pneumogastric pneumogastrisch, Lungen-Magen-...
~ **nerve** Nervus m vagus, X. Hirnnerv m, Parasympathikus m
pneumography s. pneumatography
pneumohaemia Pneumohämie f, Luftansammlung f in Blutgefäßen
pneumohaemopericardium Pneumohämoperikard n, Luft- und Blutansammlung f im Herzbeutel
pneumohaemothorax Pneumohämothorax m, Luft- und Blutansammlung f in der Brusthöhle
pneumohydrometra Pneumohydrometra f, Luft- und Flüssigkeitsansammlung f in der Gebärmutter
pneumohydropericardium Pneumohydroperikard n, Luft- und Flüssigkeitsansammlung f im Herzbeutel
pneumohydrothorax Pneumohydrothorax m, Luft- und Flüssigkeitsansammlung f in der Brusthöhle
pneumohypoderma Pneumohypoderma n, Hautemphysem n, subkutanes Emphysem n
pneumokoniosis Pneumo[no]koniose f, Staublunge[nerkrankung] f
pneumolipidosis Pneumolipidose f, Lipidablagerung f im Lungengewebe
pneumolith Pneumolith m, Lungenstein m, Lungenkonkrement n (durch Kalkablagerungen bei chronischen Lungenkrankheiten)
pneumolithiasis Pneumolithiasis f, Vorhandensein n von Lungensteinen
pneumomalacia Pneumomalazie f, Lungengewebeerweichung f
pneumomediastinogram Pneumomediastinogramm n, Mediastinumröntgen[kontrast]bild n nach Lufteinblasung
pneumomediastinography Pneumomediastinographie f, Mediastinumröntgen[kontrast]darstellung f nach Lufteinblasung
pneumomediastinum 1. Pneumomediastinum n, Mediastinalemphysem n, Luftansammlung f im Mediastinum (Mittelfellraum); 2. Pneumomediastinum n, Lufteinblasung f in den Mittelfellraum (Diagnostikmethode)
pneumometry s. pneumatometry
pneumomycosis Pneumomykose f, Pilzerkrankung f der Lungen, Lungenmykose f
pneumomyelography Pneumomyelographie f, Rückenmarkröntgen[kontrast]darstellung f nach Lufteinblasung
pneumonectasis Lungenemphysem n
pneumonectomy Pneumonektomie f, Pulm[on]ektomie f, Lungenexstirpation f, Lungenresektion f, [operative] Lungenentfernung f
pneumonia Pneumonie f, Lungenentzündung f
pneumonic 1. pneumonisch, Pneumonie..., Lungenentzündungs...; 2. pneumonisch,

Lungen... (Zusammensetzungen s. a. unter lung, pulmonary)
~ **consolidation** Lungen[gewebe]verfestigung f, Hepatisation f [der Lunge]
~ **infiltration** Lungeninfiltration f
~ **plague** Lungenpest f
~ **tularaemia** Lungentularämie f
pneumonitis Pneumonitis f, interstitielle plasmazelluläre Pneumonie (Lungenentzündung) f
pneumono... s. a. pneumo...
pneumonocele s. pneumatocele
pneumonoconiosis s. pneumokoniosis
pneumonoedema Lungenödem n, Lungenwassersucht f
pneumonolysis Pneumolyse f, operative Lösung f der Lunge von der Brustkorbwand (zur Ruhigstellung)
pneumonomoniliasis Lungenmoniliasis f
pneumonopathy Pneumonopathie f, Lungenkrankheit f, Lungenerkrankung f, Lungenleiden n
pneumonopexy Pneumonopexie f, [operative] Lungenfixierung f an der Brustwand
pneumonophthisis Lungentuberkulose f
pneumonorrhaphy Pneumonorrhaphie f, Lungennaht f
pneumonosis Pneumonose f, Lungenerkrankung f mit Verdickung der Lungenbläschenwände (verursacht Verminderung des Gasaustauschs)
pneumonotherapy Pneumonotherapie f, Lungenkrankheitsbehandlung f
pneumonotomy Pneumotomie f, Lungenschnitt m, Lungengewebe[ein]schnitt m
pneumopelvigraphy Pneumopelvigraphie f, Beckenröntgen[kontrast]darstellung f nach Lufteinblasung
pneumopericardial Pneumoperikard...
pneumopericardiogram Pneumoperikardiogramm n, Herzbeutelröntgen[kontrast]bild n nach Lufteinblasung
pneumopericardiographic pneumoperikardiographisch
pneumopericardiography Pneumoperikardiographie f, Herzbeutelröntgen[kontrast]darstellung f nach Lufteinblasung
pneumopericarditis Pneumoperikarditis f, Perikardentzündung (Herzbeutelentzündung) f mit Luftansammlung im Herzbeutel
pneumopericardium Pneumoperikard n, Luftansammlung f im Herzbeutel
pneumoperitoneal Pneumoperitoneum...
pneumoperitoneum 1. Pneumoperitoneum n, Pneumaskos m, Luftansammlung f in der Bauchhöhle; 2. Pneumoperitoneum n, Lufteinfüllung f in die Bauchhöhle (Diagnostikmethode)
pneumoperitonitis Pneumoperitonitis f, Bauchfellentzündung f mit Luftansammlung
pneumopexy Pneumopexie f, Lungenanheftung f an der Thoraxwand

pneumophagy Luftschlucken n
pneumopleuritis Pneumopleuritis f, Lungen- und Brustfellentzündung f
pneumopyelogram Pneumopyelogramm n, Röntgenbild n des Nierenbeckenkelchsystems nach Luftfüllung
pneumopyelography Pneumopyelographie f, Röntgen[kontrast]darstellung f des Nierenbeckenkelchsystems nach Lufteinfüllung
pneumopyopericardium Pneumopyoperikard n, Luft- und Eiteransammlung f im Herzbeutel
pneumopyothorax Pneumopyothorax m, Luft- und Eiteransammlung f in der Brusthöhle
pneumorachis s. pneumorrhachis
pneumoradiogram Pneumoröntgenogramm n
pneumoradiography Pneumoröntgenographie f, Pneumoradiographie f, Röntgen[kontrast]darstellung f nach Lufteinblasung (z. B. von Organen)
pneumoresection Lungenresektion f, Lungenteilentfernung f
pneumoretroperitoneum Pneumoretroperitoneum n, Luftansammlung f im Retroperitonealraum
pneumoroentgenography s. pneumoradiography
pneumorrhachis Pneumorrhachis f, Luftansammlung f im Rückenmarkkanal
pneumorrhagia Pneumorrhagie f, Lungenblutung f, Lungenblutsturz m
pneumosclerosis Pneumosklerose f, Lungenfibrose f
pneumoserothorax Pneumoserothorax m, Gas- und Serumansammlung f in der Brusthöhle
pneumosiderosis Pneumosiderose f, Pneumoconiosis f siderotica, Siderosis f pulmonum, Feil[en]hauerlunge f (Lungenverhärtung durch eisenhaltigen Staub)
pneumosilicosis Pneumosilikose f, Lungensilikose f
pneumotachogram Pneumotachogramm n (Aufzeichnung der Strömungsgeschwindigkeit der Atemluft)
pneumotachograph Pneumotachograph m, Atemluftströmungsmesser m
pneumothorax 1. Pneumothorax m, Pneu m, Luftansammlung f im Brustfellraum; 2. Pneumothorax m, Lufteinfüllung f in den Brustfellraum (zur Diagnostik oder Therapie)
~ needle Pneumothoraxkanüle f
pneumotomy Pneumotomie f, Lungenschnitt m
pneumotoxin Pneumotoxin n
pneumotropic pneumotrop, die Lunge bevorzugend; auf die Lunge wirkend
pneumotympanum Pneumotympanum n, Luftansammlung f im Mittelohr
pneumotyphoid, pneumotyphus Pneumotyphus m, Typhuspneumonie f, Typhuserkrankung f mit Lungenentzündung
pneumoventricle Pneumoventrikel m, Luftansammlung f im Hirnventrikel
pneumoventriculogram Pneumoventrikulogramm n, Röntgen[kontrast]bild n der Hirnkammern nach Lufteinblasung
pneumoventriculography Pneumoventrikulographie f, Röntgen[kontrast]darstellung f der Hirnkammern nach Lufteinblasung
pneusis Atmung f, Respiration f (Zusammensetzungen s. unter respiratory)
pock Pocke f, Blatter f (Symptom der Pockenkrankheit)
~-marked pockennarbig
pocked pockig, pockennarbig
pocket Blindsack m, Tasche f, Divertikel n
~ flap Rundstiellappen m, gestielter Lappen m
podagra Podagra n, Gicht f der Großzehe, Zehengicht f, Zipperlein n
podagric, podagrous Podagra...; gichtig, Gicht...
podalgia Podalgie f, Pododynie f, Fußschmerz m
podalic pedal, Fuß...
podarthritis Podarthritis f, Fußgelenkentzündung f
podencephalus Podenzephalus m (Mißgeburt)
podiatrist 1. Fußorthopäde m; 2. Pediküter m, Fußpfleger m
podiatry 1. Fußorthopädie f; 2. Pediküre f, Fußpflege f
podobromhidrosis Podobromhidrose f, stinkende Fußschweißbildung f
podocyte Podozyt m (in der Niere)
podocytic podozytisch, Podozyten...
pododynamometer Pododynamometer n, Fußkraftmesser m
pododynia s. podalgia
podoedema Fußödem n, Fuß[an]schwellung f
podogram Podogramm n, Fußabdruck m; Fußabguß m
podology Podologie f, Fußlehre f
podophyllin Podophyllin n (Mitosegift)
podophyllotoxin Podophyllotoxin n (Mitosegift)
podophyllum Podophyllum n (Mitosegift)
poekilo... s. poikilo...
pogonion Pogonion n (anthropologischer Meßpunkt)
poikiloblast Poikiloblast m (Poikilozytenvorstufe)
poikilocyte Poikilozyt m (abnorm geformter Erythrozyt)
poikilocythaemia Poikilozythämie f, Vorhandensein n von Poikilozyten im Blut
poikilocytosis Poikilozytose f, Vielgestaltigkeit f der roten Blutzellen (Folge einer schweren Blutbildungsstörung)
poikilodentosis s. dental fluorosis
poikiloderma Poikilodermie f (vielgestaltige Hautkrankheit)
~ [reticulare] of Civatte s. reticulated pigmented poikiloderma
poikilodermatomyositis Poikilodermatomyositis f, Poikiloderma f atrophicans vasculare

poikilothermal

poikilothermal, poikilothermic poikilothermisch, wechselwarmblütig
poikilothrombocyte Poikilothrombozyt *m (abnorm geformter Thrombozyt)*
poikilozoospermia Poikilozoospermie *f*, Vielgestaltigkeit *f* der Samenzellen
point mutation Punktmutation *f*
~ **of election** Ort *m* (Stelle *f*) der Wahl *(z. B. bei Operation)*
~ **of maximal impulse** Punctum *n* maximum *(Stelle des lautesten Herztons)*
pointed [fig] wart spitze Feigwarze *f*, spitzes Kondylom *n*, Condyloma *n* acuminatum
pointing Randständigkeit *f* eines Abszesses
poison Gift *n*, Toxin *n* (Zusammensetzungen s. unter toxin)
poisoning Vergiftung *f*, Intoxikation *f*
poisonous giftig, toxisch *(Zusammensetzungen s. unter toxic)*
poker back (spine) Spondylarthritis (Spondylitis) *f* ankylopoetica, Bechterewsche Wirbelsäule *f*
polar bodies 1. Polkörperchen *npl (bei der Reifeteilung der Eizelle)*; 2. s. Babés-Ernst bodies
~ **cataract** Polkatarakt *f*, Polstar *m*
~ **globules** s. polar bodies 1.
~ **presentation** Längslage *f (bei der Geburt)*
~ **spongioblastoma** Spongioblastoma *n* polare
~ **staining** Polfärbung *f (Histologie)*
polarimeter Polarimeter *n*, Polarisationsmesser *m*
polarimetry Polarimetrie *f*, Polarisationsmessung *f*
polariscope s. polarimeter
polarization Polarisation *f*, Polarisierung *f*
~ **angle** Polarisationswinkel *m*
polarizing microscope Polarisationsmikroskop *n*
pole Pol *m*, Polus *m*
~ **artery** Polarterie *f*
~ **ligation** Polligatur *f* der Schilddrüse, Schilddrüsenpolunterbindung *f*
poliencephalitis s. polioencephalitis
polio s. poliomyelitis
poliodystrophia Poliodystrophie *f*, Degeneration *f* der grauen Substanz
polioencephalitis [acuta] Polioenzephalitis *f*, Entzündung *f* der grauen Hirnsubstanz
polioencephalomeningomyelitis Polioenzephalomeningomyelitis *f (Entzündung der grauen Substanz des Gehirns und des Rückenmarks sowie deren Häute)*
polioencephalomyelitis Polioenzephalomyelitis *f (Entzündung der grauen Substanz des Gehirns und des Rückenmarks)*
polioencephalopathy Polioenzephalopathie *f*, Krankheit (Erkrankung) *f* der grauen Hirnsubstanz
poliomyelencephalitis s. polioencephalomyelitis
poliomyelitic poliomyelitisch, Poliomyelitis...

poliomyelitis Polio[myelitis] *f*, Poliomyelitis *f* epidemica (anterior acuta), spinale Kinderlähmung *f*, Heine-Medinsche Krankheit *f*, Entzündung *f* der grauen Rückenmarksubstanz
~**-like** poliomyelitisartig
~ **vaccine** Poliomyelitisvakzine *f*, Poliomyelitisimpfstoff *m*; Sabinsche Schluckvakzine *f*; Salk-Formolimpfstoff *m*, Salk-Vakzine *f*
~ **virus** Poliomyelitisvirus *n*, Erreger *m* der spinalen Kinderlähmung *(serologisch verschiedene Typen; Typ I = Brunhilde, Typ II = Lansing, Typ III = Léon)*
poliomyelopathy Poliomyelopathie *f*, Krankheit (Erkrankung) *f* der grauen Rückenmarksubstanz
poliosis, poliothrix Poliosis *f*, Haarergrauen *n*, Grauwerden *n* der Haare
poliovirus s. poliomyelitis virus
Politzer bag Politzer-Ballon *m*, Politzersche Luftdusche *f*
politzerization Politzersches Verfahren *n (Lufteinblasung durch die Ohrtrompete in das Mittelohr)*
Politzer's method of inflation s. politzerization
~ **test** Politzer-Test *m*, Politzerscher Hörtest *m*, Politzersche Stimmgabelprobe *f*
pollakisuria Pollakisurie *f*, häufiger Harndrang *m*, häufiges Harnlassen *n*
pollen asthma s. pollenosis
pollenosis Pollinose *f*, Pollenkrankheit *f*, Heufieber *n*, Heuschnupfen *m*, Sommerkatarrh *m*
pollex Pollex *m*, Daumen *m*
pollicization [plastische] Daumenneubildung *f*, Daumenaufbau *m*
pollution Pollution *f*, unwillkürlicher Samenerguß *m (s. a. nocturnal emission)*
polocyte Polozyt *m*, Polzelle *f*
polus s. pole
polyadenitis Polyadenitis *f*, multiple Drüsenentzündung *f*
polyadenopathia Polyadenopathie *f*, Erkrankung *f* mehrerer Drüsen
polyaemia Polyämie *f*, Blutfülle *f*, Vollblütigkeit *f*
polyaesthesia Polyästhesie *f*, Mehrfachempfindung *f*, Doppelempfindung *f*
polyandry Polyandrie *f*, Vielmännerei *f*
polyangiitis Polyangiitis *f*, Entzündung *f* mehrerer Gefäße
polyarteritis 1. Polyarteriitis *f*, Entzündung *f* mehrerer Arterien (Schlagadern); 2. Polyarteriitis (Periarteriitis) *f* nodosa, Kussmaulsche Krankheit *f (knötchenartige Verdickungen an kleinen Schlagadern)*
polyarthralgia Polyarthralgie *f*, Schmerz *m* in mehreren Gelenken
polyarthritis Polyarthritis *f*, Entzündung *f* mehrerer Gelenke
polyarthropathy Polyarthropathie *f*, Krankheit (Erkrankung) *f* mehrerer Gelenke

polyarticular polyartikulär, mehrgelenkig, mehrere Gelenke betreffend
polyblepharon Polyblepharon *n*, überzähliges Augenlid *n*
polycellular polyzellulär, multizellulär, vielzellig
polycentric polyzentrisch, mehrzentrisch
polycheiria Polycheirie *f*, Vorhandensein *n* einer überzähligen Hand
polycheirous vielhändig, mehrhändig
polychemotherapy Polychemotherapie *f*
polycholia Polycholie *f*, übermäßige Gallensekretion *f*
polychondritis Polychondritis *f*, Entzündung *f* mehrerer Knorpel
polychromasia Polychromasie *f*, Vielfärbigkeit *f* (von jungen Erythrozyten)
polychromatia s. polychromatophilia
polychromatic 1. polychromatisch, vielfarbig, mehrfarbig; 2. s. polychromatophilic
polychromatocyte Polychromatozyt *m*
polychromatophilia 1. Polychromatophilie *f*, Färbbarkeit *f* mit basischen und sauren Farbstoffen; 2. Polychromatophilie *f*, Vorhandensein *n* polychromatophiler Zellen im Blut
polychromatophilic polychromatophil, basisch und sauer färbend
~ **erythrocyte** polychromatischer (polychromatophiler) Erythrozyt *m*
~ **normoblast** polychromatischer (polychromatophiler) Normoblast *m*
polychrome polychrom, vielfarbig, mehrfarbig
polychromia Polychromie *f*, verstärkte Pigmentbildung *f*
polychromocytosis s. polychromatophilia
polychromophil s. polychromatophilic
polychylia Polychylie *f*, übermäßige Chylusbildung *f*, Chylusüberproduktion *f*
polyclinic Poliklinik *f*
polyclonal polyklonal, multiklonal; zu vielen Klonen gehörend
polyclonia Polyklonie *f*, Paramyoklonus *m* multiplex
polycoria Polykorie *f*, Vorhandensein *n* mehrerer Pupillen *(an einem Auge)*
polycyclic polyzyklisch
polycyesis Mehrfachschwangerschaft *f*, Mehrlingsschwangerschaft *f*, Gravitas *f* multiplex
polycystic polyzystisch, mehrzystisch, viele Zysten (Blasen) enthaltend
~ **kidney** polyzystische Niere *f*, Zystenniere *f*
~ **kidney disease** polyzystische Nierendegeneration *f*, Zystennierenleiden *n*
~ **ovary** polyzystisches Ovar *n*, Zysteneierstock *m*
polycythaemia Polyzythämie *f*, Polycythaemia *f* rubra, Polyglobulie *f*, Rotblütigkeit *f*
polycythaemic polyzythämisch
polydactyly Polydaktylie *f*, Hyperdaktylie *f*, Fingerüberzahl *f*; Zehenüberzahl *f*
polydipsia Polydipsie *f*, [krankhaft] gesteigerter Durst *m*, unstillbarer Durst *m*, Anadipsie *f*
polydontia s. polyodontia

polydysplasia Polydysplasie *f*
polydystrophic polydystroph
polyemia s. polyaemia
polygalactia Polygalaktie *f*, übermäßige Milchproduktion *f*; Milchträufeln *n*
polygamous polygam, vielehig, in Mehrehe lebend
polygamy Polygamie *f*, Vielehe *f*, Mehrehe *f*
polyganglionic polyganglionär
polygastria Polygastrie *f*, übermäßige Magensaftsekretion *f*
polygastric 1. polygastrisch, mehrere Muskelbäuche besitzend; 2. polygastrisch, mehrere Mägen besitzend
polygenic polygen, vielfacher Herkunft, verschiedener Entstehung
polyglandular polyglandulär, pluriglandulär, vieldrüsig
polyglobulia, polyglobulism s. polycythaemia
polygnathus Polygnathus *m*, Doppelmißgeburt *f* mit Kieferverwachsung
polygyria Polygyrie *f*, Vorhandensein *n* überzähliger Hirnwindungen
polyhidrosis verstärktes Schwitzen *n*
polyhydramnion Polyhydramnion *n*, Polyhydramnie *f*, Hydramnion *n*, [übermäßige] Fruchtwasservermehrung *f*
polyhydruria Polyhydrurie *f*, Ausscheidung *f* von abnorm verdünntem Urin
polyhypermenorrhoea Polyhypermenorrhoe *f*
polyhypomenorrhoea Polyhypomenorrhoe *f*
polyinfection Polyinfektion *f*, Mehrfachinfektion *f*, Mischinfektion *f*
polykaryocyte Polykaryozyt *m*
polylecithal lezithinreich
polylobular multilobular, mehrlappig, viellappig
polymastia Polymastie *f*, Vorhandensein *n* überzähliger Brustdrüsen
polymelia Polymelie *f*, Vorhandensein *n* überzähliger Glieder
polymelus Polymelus *m*, Mißgeburt *f* mit überzähligen Gliedern
polymenia, polymenorrhoea Polymenorrhoe *f*, zu häufige Regelblutung (Monatsblutung) *f*
polymeria Polymerie *f*, Vorhandensein *n* überzähliger Körperteile
polymetacarpalism Polymetakarpalismus *m*, Mittelhandknochenüberzähligkeit *f*
polymicrobial mehrere Mikrobenarten enthaltend
polymicrogyria Polymikrogyrie *f*, Vorhandensein *n* zahlreicher kleiner Hirnwindungen
polymorphic 1. polymorph, vielgestaltig; 2. polysymptomatisch
polymorphism Polymorphismus *m*, Polymorphie *f*, Vielgestaltigkeit *f*
polymorphocellular polymorphzellig, mehrere Zellformen besitzend
polymorphocyte 1. Polymorphozyt *m*, polymorphkernige Zelle *f*, Zelle *f* mit vielgestaltigem Kern; 2. s. polymorphonuclear leucocyte

polymorphonuclear

polymorphonuclear polymorphkernig, vielgestaltige Kerne besitzend
~ **leucocyte** polymorphkerniger (granulärer) Leukozyt *m*, Granulozyt *m (reifer neutrophiler Leukozyt)*
polymyalgia Polymyalgie *f*, Schmerz *m* in mehreren Muskeln
polymyoclonus Paramyoklonus *m* multiplex
polymyopathy Polymyopathie *f*, Krankheit (Erkrankung) *f* mehrerer Muskeln
polymyositis akute multiple Muskelentzündung *f*, Polymyositis *f* acuta
polymyxin Polymyxin *n (Antibiotikum aus Bacillus polymyxa)*
polyneural polyneural, mehrnervig, mehrere Nerven betreffend
polyneuralgia Polyneuralgie *f*, Neuralgie *f* in mehreren Nerven
polyneuric *s.* polyneural
polyneuritic polyneuritisch, Polyneuritis...
polyneuritis Polyneuritis *f*, Neuritis *f* multiplex, Entzündung *f* mehrerer Nerven
polyneuromyositis Polyneuromyositis *f*
polyneuropathy Polyneuropathie *f*
polyneuroradiculitis Polyneuroradikulitis *f*
polynuclear, polynucleate polynukleär, vielkernig, mehrkernig
polynucleotidase Polynukleotidase *f (Enzym)*
polynucleotide Polynukleotid *n*
polyodontia Polyodontie *f*, Zahnüberzahl *f*, Vorhandensein *n* überzähliger Zähne
polyonychia Polyonychie *f*, Vorhandensein *n* überzähliger Fingernägel; Vorhandensein *n* überzähliger Zehennägel
polyop[s]ia Polyopie *f*, Mehrfachsehen *n (eines Gegenstandes) (s. a. diplopia)*
polyorchid mehrhodig, vielhodig
polyorchid Polyorchid[er] *m*, Mann *m* mit überzähligen Hoden
polyorchi[di]sm Polyorchidie *f*, Vorhandensein *n* überzähliger Hoden
polyorexia Heißhunger *m*
polyorrhymenitis *s.* polyserositis
polyostotic mehrere Knochen betreffend
polyotia Polyotie *f*, Vorhandensein *n* überzähliger Ohrmuscheln
polyp Polyp *m*, Stielgeschwulst *f* [der Schleimhaut]
polypapilloma Polypapilloma *n* tropicum, Frambösie *f (s. a. framboesia)*
polyparasitism Polyparasitismus *m*, Befall *m* durch mehrere Parasiten
polyparesis Polyparese *f*, Mehrfachparese *f*, Allgemeinlähmung *f*
polypathia Polypathie *f*, Vorhandensein *n* mehrerer Krankheiten (Erkrankungen)
polypectomy Polypektomie *f*, Polypenexstirpation *f*, Polypenexzision *f*, Polypenabtragung *f*, [operative] Polypenentfernung *f*
polypeptidaemia Polypeptidämie *f*, Vorhandensein *n* von Polypeptiden im Blut
polypeptidase Polypeptidase *f (Enzym)*

polypeptide Polypeptid *n*
polyphagia Polyphagie *f*, Gefräßigkeit *f*
polyphalangism Polyphalangismus *m*, Phalangenüberzähligkeit *f*
polypharmacy Polypragmasie *f*, kritiklose Medikamentenanwendung *f*
polyphobia Polyphobie *f*, Mehrfachfurcht *f*, Furcht *f* vor vielen Dingen
polyphrasia Polyphrasie *f*, krankhafter Rededrang *m*, Geschwätzigkeit *f*
polypiferous polypentragend
polypiform polypiform, polypenförmig
polypionia Polypionie *f*, Fettleibigkeit *f*
polyplasmia Polyplasmie *f*, Blutplasmaüberschuß *m*, Plasmafülle *f*
polyplegia Polyplegie *f*, Mehrfachlähmung *f*
polypnoea Polypnoe *f*, beschleunigte Atmung *f*; Atembeschleunigung *f*
polypodia Polypodie *f*, Vielfüßigkeit *f*
polypoid polypös, polypenartig, polypenförmig
~ **carcinoma** polypöses Karzinom *n*
~ **degeneration** polypöse Degeneration *f*
~ **hyperplasia** polypöse Hyperplasie *f*
polyporous polyporös, vielporig
polyposis Polyposis *f*, Vorhandensein *n* von mehreren Polypen
polypous *s.* polypoid
polypragmasy *s.* polypharmacy
polyptychial mehrschichtig *(z. B. Epithelzellen)*
polypus *s.* polyp
polyradiculitis Polyradikulitis *f*
polyradiculoneuritis Polyradikuloneuritis *f*
polyradiculoneuropathy Polyradikuloneuropathie *f*
polyribosome Polyribosom *n*
polysaccharide Polysa[c]charid *n*
polysclerosis Polysklerose *f*, multiple Sklerose *f*
polyserositis Polyserositis *f*, Entzündung *f* der serösen Häute
polysialia Polysialie *f*, Speichelfluß *m*
polysinusitis Polysinusitis *f*, Entzündung *f* mehrerer Nasennebenhöhlen
polysome *s.* polyribosome
polysomic polysom
polysomus Doppelmißbildung *f*; Mehrfachmißbildung *f*
polyspermia, polyspermism 1. Poly[zoo]spermie *f*, Vorhandensein *n* vieler Samenzellen im Sperma; 2. Polyspermie *f*, Eindringen *n* mehrerer Samenzellen in eine Eizelle
polystichia Polystichiasis *f*, Vielreihigkeit *f* der Wimpern
polystomatous mehrere Mundöffnungen besitzend
polysymptomatic polysymptomatisch, mehrere Krankheitszeichen aufweisend
polysynaptic polysynaptisch, mehrere Synapsen betreffend
polysyndactylism Polysyndaktylismus *m*, multiple Syndaktylie *f*
polysynovitis Polysynovitis *f*, Entzündung *f* der Synovialmembranen

polythelia Polythelie f, Vorhandensein n mehrerer Brustwarzen
polytocous mehrfach entbindend
polytomoencephalography Polytomoenzephalographie f
polytomography Polytomographie f, Mehrfachschichtung[sdarstellung] f
polytrichia, polytrichosis Polytrichie f, übermäßige Behaarung f (s. a. hypertrichosis)
polytrophy Polytrophie f, Überernährung f, Überfütterung f
polytropic polytrop, stark anpassungsfähig
polyuria Polyurie f, Harnflut f, vermehrte Harnausscheidung (Urinausscheidung) f
polyuric polyurisch, Harnflut...
polyuric Polyuriker m
polyvalent polyvalent, gegen mehrere Krankheitserreger wirksam
Pompe's disease Pompesche Krankheit f, Maltasemangel m, Cardiomegalia f glycogenica
pompholyhaemia Pompholyhämie f, Vorhandensein n von Gasblasen im Blut
pomphus Pomphus m, Quaddel f
Poncet's disease Poncetsche Krankheit f, tuberkulöser Gelenkrheumatismus m, Polyarthritis f bei Tuberkulösen
ponopathy Ponopathie f, Überarbeitung f, Abgespanntheit f
pons 1. Pons m, Brücke f, Steg m; Gewebsbrücke f; 2. Gehirnbrücke f, Varolsbrücke f, Pons m Varoli
pontic künstlicher Zahn m, Zahnbrücke f
pontile s. pontine
pontine pontin, zur Brücke gehörend, Brücken...
~ **cistern** Cisterna f pontis
~ **glioma** Brückengliom n
~ **nucleus** Nucleus m pontis, Brückenkern m
~ **raphe** Raphe f pontis
pontobulbar pontobulbär
pontocerebellar pontozerebellar, Kleinhirn-Brücken-...
~ **angle** Angulus m ponto-cerebellaris, zerebellopontiner Winkel m, Kleinhirn-Brücken-Winkel m
~ **tract** Crus n pontocerebellares, mittlerer Kleinhirnstiel m, Brückenarm m, Brachium n pontis
pontomedullary pontomedullär
pooled [human] plasma Poolplasma n, Mischplasma n
~ **serum** Poolserum n, Mischserum n
poples s. popliteal region
popliteal popliteal, Kniekehlen...
~ **arcuate ligament** Ligamentum n popliteum arcuatum
~ **artery** Arteria f poplitea, Kniekehlenarterie f
~ **line** Linea f poplitea (musculi solei)
~ **plane** Facies f poplitea, Planum n popliteum
~ **plexus** Plexus m popliteus
~ **region (space)** Fossa f poplitea, Kniekehle f, Kniebeuge f, Poplitealregion f, Poples m

~ **vein** Vena f poplitea, Kniekehlenvene f
popliteus 1. Musculus m popliteus, Kniekehlenmuskel m; 2. s. popliteal region
poradenolymphitis Lymphogranuloma n venereum
pore Pore f, Porus m, Öffnung f, Ausgang m; Mündung f; Ausführungsgang m (z. B. von Schweißdrüsen)
porencephalia Porenzephalie f, Vorhandensein n von Höhlenbildungen in der Hirnsubstanz
porencephalic porenzephal[isch]
porencephalitis Porenzephalitis f, Gehirnentzündung f mit Höhlenbildung
porencephalus Porenzephalus m, Mißgeburt f mit Höhlenbildungen in der Hirnsubstanz
poriomania Poriomanie f, Wandersucht f, Wandertrieb m
poriomaniac Poriomane m, Wandersüchtiger m
pork tapeworm Taenia f solium, Scheibenbandwurm m, Schweinebandwurm m
porocephaliasis Porozephaliasis f (Infektionskrankheit durch Porocephalus)
porokeratosis Porokeratose f, Porschwielen fpl, Porokeratosis f Mibelli, Hyperkeratosis f excentrica
porosis Porose f, Porenbildung f; Höhlenbildung f (besonders in Knochen)
porosity Porosität f, Porigkeit f; Durchlässigkeit f
porotic, porous porös, porig, mit Poren versehen; durchlässig
porphobilin Porphobilin n (Abbauprodukt des roten Blutfarbstoffs)
porphobilinogen Porphobilinogen n (Zwischenprodukt der Porphyrinsynthese)
porphyria Porphyrie f (Anomalie des Porphyrinstoffwechsels)
porphyric neuritis Porphyrinneuritis f
porphyrin Porphyrin n
porphyrinaemia Porphyrinämie f, Vorhandensein n von Porphyrin im Blut
porphyrinuria Porphyrinurie f, Porphyrinausscheidung f im Urin
porphyropsin Porphyropsin n
porphyruria s. porphyrinuria
porphyry spleen Porphyrmilz f, Bauernwurstmilz f (bei Lymphogranulomatose)
port Bestrahlungsfeld n
~ **-wine mark (naevus, stain)** Naevus m flammeus (vasculosus), Flammennävus m, Feuermal n
porta 1. Porta f, Pforte f (s. a. hilum); 2. s. hepatis; 3. s. portal vein
~ **hepatis** Leberpforte f, Porta f hepatis
portacaval portokaval, Pfortader-Hohlvenen-...
~ **anastomosis** portokavale Anastomose f, Pfortader-Hohlvenen-Anastomose f, Ecksche Fistel f
~ **shunt** portokavaler Shunt m
portal 1. portal, Leberpforten...; 2. portal, Pfortader...

portal

portal s. ~ vein
~ **[bed] block** Bantische Krankheit f, Banti-Syndrom n
~ **blood** Pfortaderblut n
~ **blood flow** Pfortaderdurchblutung f
~ **circulation** portale Zirkulation f, Pfortaderkreislauf m
~ **cirrhosis** portale Zirrhose (Leberzirrhose) f
~ **decompression** Pfortaderdekompression f
~ **hypertension** portale Hypertension (Hypertonie) f; portaler Hochdruck m, Pfortaderhochdruck m; Pfortaderstauung f
~ **obstruction** Pfortaderverschluß m
~ **of entry [of the agent]** Eintrittspforte f des Erregers, Keimeintrittspforte f
~ **phlebitis** Pfortaderentzündung f
~ **pressure** Pfortaderdruck m
~ **system** portales System n, Pfortadersystem n
~ **system vein** Pfortadersystemvene f
~ **triad** portale Triade (Trias) f
~ **vein** Pfortader f, Vena f portae
~ **vein blood** s. ~ blood
~ **vein obstruction** s. ~ obstruction
~ **vein thrombosis** Pfortaderthrombose f
~ **venography** s. portography
~ **venous pressure** s. ~ pressure
portocaval s. portacaval
portogram Portogramm n, Röntgen[kontrast]bild n des Pfortadersystems
portography Portographie f, Pfortaderangiographie f, Pfortaderphlebographie f, Pfortaderröntgen[kontrast]darstellung f
portorenal portorenal, Pfortader-Nieren[venen]-...
~ **shunt** portorenaler Shunt m, portorenale Anastomose f, Pfortader-Nierenvenen-Anastomose f
portosystemic portosystemisch
~ **encephalopathy** portosystemische Enzephalopathie f
~ **shunt** portosystemischer Shunt m
portovenography s. portography
porus s. pore
Posada's disease s. coccidioidomycosis
posiomania s. dipsomania
position 1. Position f, Lage f; Stellung f; 2. Körperhaltung f, Haltung f
~ **of the foetus** Fötuslage f
positional nystagmus Einstellungsnystagmus m, Endstellennystagmus m
~ **vertigo** Haltungsschwindel m
positioning of the arm Armlagerung f
positive bathmotropic positiv bathmotrop, reizschwellensenkend, die Reizschwelle des Herzens senkend
~ **pressure breathing (respiration)** Überdruckbeatmung f
~ **pressure respirator** Überdruckrespirator m
~ **pressure ventilation** s. ~ pressure breathing
~ **pressure ventilator** s. ~ pressure respirator
post-bypass patient Koronar-Bypass-Patient m

~-**cibal late syndrome** postalimentäres Spätsyndrom n (Dumping-Syndrom)
~ **cibum** post cibum, postprandial, nach den Mahlzeiten, nach dem Essen
~-**kala-azar dermal leishmanoid** Post-Kala-Azar-Hautleishmanoid n
~ **mortem** 1. post mortem, post mortal, p. m., nach dem Tode; 2. Sektions..., Autopsie...
~ **partum** s. postpartum
~-**term birth** Geburt f nach dem Termin
postabortal postabortal, nach einer Fehlgeburt
postanaesthetic postnarkotisch, nach der Narkose
~ **recovery room** Aufwachraum m
postanal postanal, hinter dem After liegend
postaortic postaortisch
postapoplectic postapoplektisch, nach einem apoplektischen (zerebrovaskulären) Insult, nach einem Hirnschlag
postauditory hinter dem äußeren Gehörgang liegend
postauricular retroaurikulär, hinter dem Ohr
postbulbar postbulbär, hinter der Medulla oblongata liegend
postcapillary postkapillär, hinter dem Kapillargebiet liegend
postcardiotomy psychosis Postkardiotomiepsychose f
~ **syndrome** Postkardiotomiesyndrom n
postcava Vena f cava inferior, untere Hohlvene f
postcentral postzentral, hinter der Zentralfurche liegend
~ **gyrus** Gyrus m postcentralis
~ **sulcus** Sulcus m postcentralis
postcholecystectomy syndrome Postcholezystektomiesyndrom n
postcibal post cibum, postprandial, nach den Mahlzeiten
postclavicular postklavikulär, hinter dem Schlüsselbein liegend
postclimacteric postklimakterisch, nach dem Klimakterium
postcoital postkoital, nach dem Geschlechtsverkehr auftretend
postcommissurotomy syndrome Postkommissurotomie-Syndrom n (Beschwerdekomplex nach Herzoperation)
postconceptual postkonzeptionell, nach der Empfängnis
postconcussion syndrome postkommotionelles Syndrom n (Regulationsstörung der Gehirndurchblutung nach einer Gehirnerschütterung)
postcondylar postkondylär, hinter dem Gelenkfortsatz liegend
postconization nach einer Zervixkonisation auftretend
postconvulsive postkonvulsiv, nach einem Krampf
postcordial retrokardial, hinter dem Herz[en] liegend

postcostal retrokostal, hinter den Rippen liegend
postcricoid hinter dem Ringknorpel des Kehlkopfes liegend
postdiastolic postdiastolisch, nach der Diastole
postdicrotic postdikrot[isch]
postdigestive postdigestiv, nach der Verdauung auftretend
postdiphther[it]ic postdiphther[it]isch, nach einer Diphtherie auftretend
postdysenteric postdysenterisch, nach einer Dysenterie auftretend
postembryonic postembryonal, nach der Embryonalperiode auftretend
postencephalitic postenzephalitisch, nach einer Gehirnentzündung auftretend
postepileptic postepileptisch, nach einem epileptischen Anfall auftretend
posterior posterior, hinten [liegend], hinterer, Hinter...
~ **ampullary nerve** Nervus m ampullaris posterior
~ **antebrachial cutaneous nerve** Nervus m cutaneus antebrachii posterior
~ **approach to the joint** hinterer Gelenkzugang m
~ **arch of the atlas** Arcus m posterior atlantis
~ **area of the arm** Regio f brachii posterior
~ **area of the forearm** Regio f antebrachii posterior
~ **asynclitism** hinterer Asynklitismus m, Hinterscheitelbeineinstellung f, Litzmannsche Obliquität f
~ **atlantooccipital membrane** Membrana f atlantooccipitalis posterior
~ **auricular artery** Arteria f auricularis posterior (retroauricularis), hintere Ohrarterie f
~ **auricular ligament** Ligamentum n auriculare posterius
~ **auricular muscle** Musculus m auricularis posterior, hinterer Ohrmuskel m
~ **auricular nerve** Nervus m auricularis posterior
~ **auricular vein** Vena f auricularis posterior, hintere Ohrvene f
~ **axillary line** Linea f axillaris posterior, hintere Axillarlinie f
~ **axillary plica** Plica f axillaris posterior, hintere Achselfalte f
~ **belly of the digastric muscle** Venter m posterior musculi digastrici
~ **belly of the epicranius muscle** Venter m occipitalis musculi occipitofrontalis, Musculus m occipitalis, Hinterhauptsmuskel m
~ **border of the glans penis** Corona f glandis penis
~ **border of the radius** Margo m posterior radii, Speichenhinterrand m
~ **border of the testis** Margo m posterior testis, Margo m mesorchicus
~ **border of the ulna** Margo m posterior ulnae, Ellenhinterrand m

~ **brachial cutaneous nerve** Nervus m cutaneus brachii posterior
~ **caecal branch of the ileocolic artery** Arteria f caecalis posterior
~ **central gyrus** Gyrus m centralis posterior, hintere Zentralwindung f
~ **cerebellar lobe** Lobus m posterior cerebelli, hinterer Kleinhirnlappen m
~ **cerebellar notch** Incisura f cerebelli posterior
~ **cerebral artery** hintere Hirnarterie f, Arteria f cerebri posterior
~ **cervical intertransverse muscles** Musculi mpl intertransversarii posteriores cervicis
~ **cervical triangle** s. supraclavicular fossa
~ **chamber** Camera f posterior bulbi, hintere Augenkammer f
~ **clinoid process** Processus m clinoideus posterior
~ **column of the spinal medulla** Columna f posterior medullae spinalis, Hintersäule f (Hinterhorn n) des Rückenmarks (graue Substanz)
~ **column of the vagina** Columna f rugarum posterior
~ **column of white matter of the spinal cord** Funiculus m posterior medullae spinalis
~ **commissure [of the cerebrum]** Commissura f posterior cerebri
~ **communicating artery of the cerebrum** Arteria f communicans posterior [cerebri], hintere Hirnverbindungsarterie f
~ **conjunctival artery** Arteria f conjunctivalis posterior
~ **conjunctival vein** Vena f conjunctivalis posterior
~ **convex surface of the maxilla** Facies f infratemporalis maxillae
~ **cord of the brachial plexus** Fasciculus m posterior plexus brachialis
~ **coronary plexus of the heart** Plexus m coronarius cordis posterior, Nervengeflecht n der hinteren Herzkranzarterie
~ **cranial fossa** Fossa f cranii posterior, hintere Schädelgrube f
~ **cricoarytenoid muscle** Musculus m cricoarytenoideus posterior, Posticus m, Stimmritzenerweiterer m
~ **cruciate knee ligament rupture** hintere Kreuzbandruptur (Kniekreuzbandzerreißung) f
~ **cruciate ligament of the knee** Ligamentum n cruciatum posterius (genus posterior), hinteres Kreuzband (Kniekreuzband) n
~ **cubital region** Regio f cubiti posterior
~ **curvature** s. lordosis
~ **cusp** Cuspis f posterior (dorsalis), hinterer Klappenzipfel m, hinteres Segel n (Herzklappe)
~ **cusp of the left atrioventricular valve** Cuspis f posterior (dorsalis) valvae atrioventricularis sinistrae, Cuspis f posterior valvulae bicuspidalis, hinterer Mitralklappenzipfel m, hinteres Mitralklappensegel n

posterior

- ~ **cusp of the right atrioventricular valve** Cuspis *f* posterior (dorsalis) valvae atrioventricularis dextrae, Cuspis *f* posterior valvulae tricuspidalis, hinterer Trikuspidalklappenzipfel *m*, hinteres Trikuspidalklappensegel *n*
- ~ **cutaneous nerve of forearm** *s.* ~ antebrachial cutaneous nerve
- ~ **deformity** *s.* kyphosis
- ~ **elastic lamina** Lamina *f* limitans posterior
- ~ **embryotoxon** Embryotoxon *n* posterior, Arcus *m* juvenIlls, angeborene Hornhautrandtrübung *f* des Auges
- ~ **ethmoid air cells** Cellulae *fpl* ethmoidales posterior, hintere Siebbeinzellen *fpl*
- ~ **ethmoid artery** Arteria *f* ethmoidalis posterior, hintere Siebbeinarterie *f*
- ~ **ethmoid foramen** Foramen *n* ethmoidale posterius, hinteres Siebbeinloch *n*
- ~ **ethmoid nerve** Nervus *m* ethmoidalis posterior
- ~ **ethmoid sinusitis** Sinusitis *f* ethmoidalis posterior, hintere Siebbeinzellenentzündung *f*
- ~ **ethmoid vein** Vena *f* ethmoidalis posterior, hintere Siebbeinvene *f*
- ~ **external spinal vein** Vena *f* spinalis externa posterior, dorsale äußere Rückenmarkvene *f*
- ~ **eye chamber** *s.* ~ chamber
- ~ **facial vein** Vena *f* facialis posterior, hintere Gesichtsvene *f*
- ~ **femoral cutaneous nerve** Nervus *m* cutaneus femoris posterior
- ~ **fontanel** Fonticulus *m* posterior, hintere Fontanelle *f*
- ~ **gastric plexus** Plexus *m* gastricus posterior, Rami *mpl* gastrici posteriores nervi vagi (hintere Vagusnervenaufzweigung am Magen)
- ~ **gluteal line** Linea *f* glutea posterior
- ~ **grey commissure of the spinal cord** Commissura *f* grisea posterior medullae spinalis
- ~ **horn** Cornu *n* posterius medullae spinalis, Hinterhorn *n*
- ~ **horn cell** Hinterhornzelle *f*
- ~ **horn of the lateral ventricle** Cornu *n* posterius ventriculi lateralis
- ~ **horn of the spinal medulla** *s.* ~ horn
- ~ **humeral circumflex artery** Arteria *f* circumflexa humeri posterior, hintere Kranzarterie *f* des Armes
- ~ **incudal ligament** Ligamentum *n* incudis posterius
- ~ **inferior cerebellar artery** Arteria *f* cerebelli inferior posterior, untere hintere Kleinhirnarterie *f*
- ~ **inferior iliac spine** Spina *f* iliaca posterior inferior (iliaca dorsalis caudalis), hinterer unterer Darmbeinstachel *m*
- ~ **inferior quadrant** hinterer unterer Quadrant *m* (am Trommelfell)
- ~ **intercavernous sinus** Sinus *m* intercavernosus posterior

- ~ **intercostal artery** Arteria *f* intercostalis posterior, hintere Zwischenrippenarterie *f*
- ~ **intercostal vein** Vena *f* intercostalis posterior, hintere Zwischenrippenvene *f*
- ~ **intermediate sulcus** Sulcus *m* intermedius posterior [medullae spinalis]
- ~ **intermuscular septum of the leg** Septum *n* intermusculare posterius cruris
- ~ **interosseous artery** Arteria *f* interossea posterior, hintere Zwischenknochenarterie *f*
- ~ **interosseous nerve of the forearm** Nervus *m* interosseus [antebrachii] posterior
- ~ **interventricular furrow (groove)** Sulcus *m* interventricularis posterior *(Herz)*
- ~ **junction of the labia majora** Commissura *f* labiorum posterior, hintere Schamlippenkommissur *f*
- ~ **labial branch of the internal pudendal artery** Arteria *f* labialis posterior pudendi muliebris, Ramus *m* labialis posterior arteriae pudendae internae
- ~ **labial nerves** Nervi *mpl* labiales posteriores
- ~ **labial vein** Vena *f* labialis posterior
- ~ **lacrimal crest** Crista *f* lacrimalis posterior, hintere Tränenleiste *f*
- ~ **lateral malleolar artery** Arteria *f* malleolaris posterior lateralis, hintere äußere Knöchelarterie *f*
- ~ **lateral nasal artery** Arteria *f* nasalis posterior lateralis, hintere seitliche Nasenhöhlenarterie *f*
- ~ **leaflet of the mitral valve** *s.* ~ cusp of the left atrioventricular valve
- ~ **ligament of the incus** *s.* ~ incudal ligament
- ~ **lip of the auditory tube** Labium *n* posterius tubae auditivae
- ~ **lip of the cervix of the uterus** Labium *n* posterius ostii uteri, Labium *n* posterius portionis vaginalis uteri, hintere Muttermundslippe *f*
- ~ **lobe of the cerebellum** Lobus *m* posterior cerebelli, Kleinhirnhinterlappen *m*
- ~ **lobe of the hypophysis** Lobus *m* posterior hypophyseos, Hypophysenhinterlappen *m*, HHL, Neurohypophyse *f*
- ~ **longitudinal cardiac sulcus** Sulcus *m* interventricularis posterior
- ~ **longitudinal column of grey matter of the spinal cord** *s.* ~ column of the spinal medulla
- ~ **longitudinal ligament of the spine (vertebral column)** Ligamentum *n* longitudinale posterius columnae vertebralis, hinteres Wirbelsäulenlängsband *n*
- ~ **malleolar fold** Plica *f* mallearis posterior [membranae tympani], hintere Hammerfalte *f*
- ~ **marginal dysplasia of the cornea** *s.* ~ embryotoxon
- ~ **medial malleolar artery** Arteria *f* malleolaris posterior medialis, hintere innere Knöchelarterie *f*
- ~ **mediastinal area** *s.* ~ mediastinum

posterior

- ~ **mediastinum** Mediastinum *n* posterius, Cavum *n* mediastinale posterius, Pars *f* dorsalis mediastini, hinteres Mediastinum *n*, hinterer Mittelfellraum *m*
- ~ **medullary velum** Velum *n* medullare posterius, hinteres Kleinhirnmarksegel *n*
- ~ **membranous ampulla** Ampulla *f* membranacea posterior, hintere Bogengangsampulle *f*
- ~ **meningeal artery** Arteria *f* meningea posterior, hintere Hirnhautarterie *f*
- ~ **midline of the body** Linea *f* mediana posterior, hintere Körpermedianlinie *f*
- ~ **myocardial infarction** Herzmuskelhinterwandinfarkt *m*, Hinterwandinfarkt *m*
- ~ **nasal spine** Spina *f* nasalis posterior [ossis palatini]
- ~ **neck triangle** hinteres Halsdreieck *n*
- ~ **nucleus of the thalamus** Nucleus *m* posterior thalami
- ~ **obturator tubercle** Tuberculum *n* obturatorium posterius
- ~ **papillary muscle** Musculus *m* papillaris posterior, hinterer Papillarmuskel *m*
- ~ **papillary muscle of the left ventricle** Musculus *m* papillaris posterior ventriculi sinistri
- ~ **papillary muscle of the right ventricle** Musculus *m* papillaris posterior ventriculi dextri
- ~ **parametritis** Parametritis *f* posterior
- ~ **parolfactory sulcus** Sulcus *m* parolfactorius posterior
- ~ **part of the anterior cerebral commissure** Pars *f* posterior commissurae anterioris cerebri
- ~ **part of the cricoid cartilage** Lamina *f* cartilaginis cricoideae
- ~ **part of the diaphragmatic surface of the liver** Pars *f* posterior hepatis
- ~ **part of the interpeduncular fossa** Recessus *m* posterior fossae interpeduncularis
- ~ **part of the quadrangular lobule of the cerebellum** Pars *f* posterior lobuli quadrangularis
- ~ **part of the rhinencephalon** Pars *f* posterior rhinencephali
- ~ **perforated space (substance)** Substantia *f* perforata posterior
- ~ **pillar of the fauces** Arcus *m* palatopharyngeus, hinterer Gaumenbogen *m*
- ~ **pillar of the fornix** Crus *n* fornicis
- ~ **pituitary** Hypophysenhinterlappenextrakt *m*
- ~ **pituitary hormone** Hypophysenhinterlappenhormon *n*, HHL-Hormon *n*
- ~ **pole of the eye** Polus *m* posterior bulbi oculi, hinterer Augenpol *m*
- ~ **pole of the lens** Polus *m* posterior lentis, hinterer Linsenpol *m*
- ~ **process of the talus** Processus *m* posterior tali
- ~ **pubic ligament** Ligamentum *n* pubicum posterius
- ~ **pulmonary plexus** Plexus *m* pulmonalis posterior

- ~ **recurrent tibial artery** Arteria *f* recurrens tibialis posterior, hintere rückläufige Schienbeinarterie *f*
- ~ **region of the knee** Regio *f* genus posterior
- ~ **region of the leg** Regio *f* cruris posterior
- ~ **region of the neck** Regio *f* colli posterior
- ~ **region of the thigh** Regio *f* femoris posterior
- ~ **rhinoscopy** Rhinoscopia *f* posterior, Nasenrachenspiegelung *f*
- ~ **rhizotomy** Rhizotomia *f* posterior, Förstersche Operation *f*, hintere Rückenmarkwurzeldurchschneidung *f*, Durchtrennung *f* der hinteren Rückenmarkwurzeln
- ~ **root** Radix *f* dorsalis nervorum spinalium, hintere Spinalnervenwurzel *f*
- ~ **sacral foramen** Foramen *n* sacrale posterius (dorsale)
- ~ **scalene muscle** Musculus *m* scalenus posterior, hinterer Rippenhalter[muskel] *m*
- ~ **scrotal artery** Arteria *f* scrotalis posterior, hintere Skrotalarterie *f*
- ~ **scrotal nerves** Nervi *mpl* scrotales posteriores
- ~ **scrotal vein** Vena *f* scrotalis posterior, hintere Skrotalvene *f*
- ~ **semicircular canal of the bony labyrinth of the inner ear** Canalis *m* semicircularis posterior, hinterer Bogengang *m*
- ~ **semicircular duct of the inner ear** Ductus *m* semicircularis posterior, hinterer häutiger Bogengang *m*
- ~ **septal nasal artery** Arteria *f* nasalis posterior septi, hintere Nasenhöhlenscheidewandarterie *f*
- ~ **sheet of the sheath of the rectus abdominis muscle** Lamina *f* posterior vaginae musculi recti abdominis
- ~ **spinal artery** Arteria *f* spinalis posterior (dorsalis), hintere Rückenmarkarterie *f*
- ~ **spinal sclerosis** Tabes *f* dorsalis
- ~ **spinocerebellar tract** Tractus *m* spinocerebellaris posterior, hintere Kleinhirnseitenstrangbahn *f*, Flechsigsches Bündel *n*
- ~ **sternoclavicular ligament** Ligamentum *n* sternoclaviculare posterius, hinteres Sternoklavikularband *n*
- ~ **sternocostal ligament** Ligamentum *n* sternocostale posterius
- ~ **superior alveolar artery** Arteria *f* alveolaris superior posterior, hintere Oberkieferarterie *f*
- ~ **superior iliac spine** Spina *f* iliaca posterior superior, hinterer oberer Darmbeinstachel *m*
- ~ **surface of the adrenal gland** Facies *f* posterior glandulae suprarenalis
- ~ **surface of the arm** Facies *f* posterior brachii, Oberarmrückseite *f*
- ~ **surface of the arytenoid cartilage** Facies *f* posterior cartilaginis arytenoideae
- ~ **surface of the cornea** Facies *f* posterior corneae
- ~ **surface of the fibula** Facies *f* posterior fibulae

posterior 514

- ~ **surface of the forearm** Facies *f* posterior antebrachii, Unterarmrückseite *f*
- ~ **surface of the humerus** Facies *f* posterior humeri
- ~ **surface of the iris** Facies *f* posterior iridis, Irisrückseite *f*
- ~ **surface of the kidney** Facies *f* posterior renis, Nierenrückseite *f*
- ~ **surface of the leg** Facies *f* posterior cruris
- ~ **surface of the lens** Facies *f* posterior lentis, Linsenrückseite *f*
- ~ **surface of the pancreas** Facies *f* posterior pancreatis, Pankreasrückseite *f*
- ~ **surface of the patella** Facies *f* articularis patellae, Kniescheibenrückseite *f*
- ~ **surface of the prostate** Facies *f* posterior prostatae, Vorsteherdrüsenrückseite *f*
- ~ **surface of the radius** Facies *f* posterior radii, Radiusrückseite *f*
- ~ **surface of the sacrum** Facies *f* dorsalis ossis sacri
- ~ **surface of the scapula** Facies *f* dorsalis scapulae, Schulterblattrückseite *f*
- ~ **surface of the shaft of the tibia** Facies *f* posterior tibiae
- ~ **surface of the thigh** Facies *f* posterior femoris, Oberschenkelrückseite *f*
- ~ **surface of the ulna** Facies *f* posterior ulnae, Ulnarückseite *f*
- ~ **talocalcaneal ligament** Ligamentum *n* talocalcaneum posterius, hinteres Talokalkanealband *n*
- ~ **talofibular ligament** Ligamentum *n* talofibulare posterius
- ~ **talotibial ligament** Ligamentum *n* talotibiale posterius
- ~ **thoracic nerves** Nervi *mpl* thoracales posteriores
- ~ **tibial artery** Arteria *f* tibialis posterior, hintere Schienbeinarterie *f*
- ~ **tibial vein** Vena *f* tibialis posterior, hintere Schienbeinvene *f*
- ~ **tibiofibular ligament** Ligamentum *n* tibiofibulare posterius, hinteres Tibiofibularband *n*
- ~ **triangle of the neck** hinteres Halsdreieck *n*
- ~ **tricuspid leaflet** *s.* ~ cusp of the right atrioventricular valve
- ~ **tympanic artery** hintere Paukenhöhlenarterie *f*, Arteria *f* tympanica posterior
- ~ **urethritis** Urethritis *f* posterior, hintere Harnröhrenentzündung *f*
- ~ **vagal trunk** Truncus *m* vagalis posterior, Vagushinterstamm *m*
- ~ **vein of the left ventricle** Vena *f* posterior ventriculi sinistri
- ~ **wall of the stomach** Paries *m* posterior ventriculi, Magenhinterwand *f*
- ~ **wall of the vagina** Paries *m* posterior vaginae, Scheidenhinterwand *f*

postero-anterior posteroanterior, posteroanterior, von hinten nach vorn gerichtet; vorn und hinten

- ~ **chest roentgenogram** anteroposteriore Thoraxröntgenaufnahme *f*

posterolateral posterolateral, hinten und seitlich

- ~ **fissure of the cerebellum** Fissura *f* posterolateralis cerebelli
- ~ **spinal sulcus** Sulcus *m* lateralis posterior medullae spinalis
- ~ **sulcus of the medulla oblongata** Sulcus *m* lateralis posterior medullae oblongatae
- ~ **ventral nucleus of the thalamus** Nucleus *m* ventralis posterolateralis thalami

posteromedial posteromedial, nach hinten und zur Mitte gerichtet

- ~ **ventral nucleus of the thalamus** Nucleus *m* ventralis posteromedialis thalami

posterosuperior posterosuperior, hinten und oben [liegend]

- ~ **spine of the ilium** *s.* posterior superior iliac spine

postexanthematous postexanthematös
postextubation stridor Postextubationsstridor *m*
postfebril postfebril, nach dem Fieber, nach einer Körpertemperaturerhöhung
postganglionic postganglionär, hinter einem Ganglion liegend
postgastrectomy nach einer Magenentfernung auftretend, Postgastrektomie...
- ~ **syndrome** Postgastrektomiesyndrom *n*

postglenoid postglenoidal
postgravid nach der Schwangerschaft
posthaemorrhagic posthämorrhagisch, nach einer Blutung auftretend
- ~ **anaemia** posthämorrhagische Anämie *f*, Blutarmut *f* nach Blutverlust, Blutungsanämie *f*

posthemiplegic posthemiplegisch, nach einer Halbseitenlähmung auftretend
posthepatic posthepatisch, hinter der Leber liegend
- ~ **jaundice** posthepatische Gelbsucht *f*, Verschlußikterus *m*

posthepatitic posthepatitisch, nach einer Leberentzündung auftretend
postherpetic nach einem Herpes auftretend
posthioplasty Posthioplastik *f*, Vorhautplastik *f*, künstliche Vorhautbildung *f*
posthitis Posthitis *f*, Präputiumentzündung *f*, Vorhautentzündung *f*
postholith Postholith *m*, Präputiumstein *m*, Vorhautstein *m*
posthumous posthum, postum, nach dem Tode
posthypnotic posthypnotisch, nach einer Hypnose auftretend
posticous hinterer, hinten gelegen
postictal nach einem Anfall (Schlaganfall) auftretend
posticteric postikterisch, nach einer Gelbsucht auftretend
posticus paralysis Postikuslähmung *f*

postinfarction nach einem Infarkt auftretend, Postinfarkt...
postinfectious postinfektiös, nach einer Infektion auftretend
postinfluenzal postinfluenzal, nach einer Grippe auftretend
postjunctional membrane s. postsynaptic membrane
postlaminectomy syndrome Postlaminektomie-Syndrom *n*
postligation oedema Postligaturödem *n*
postmalarial postmalarial, nach einer Malaria auftretend
postmammary submammär, unter der Brust liegend
postmastectomy nach einer operativen Brustentfernung (Mastektomie) auftretend, Postmastektomie...
~ **lymphoedema** Lymphödem *n* nach Brustamputation
~ **radiotherapy** Röntgennachbestrahlung *f* nach Brustamputation
postmature postmatur, übertragen, überreif
postmenarche nach der Menarche auftretend, Postmenarche...
postmenopausal nach der Menopause auftretend, Postmenopause...
~ **hot flushes** aufsteigende Hitze *f* in der Menopause
postmenopause Postmenopause *f*
~ **bleeding** Postmenopauseblutung *f*
postmenstrual postmenstrual, postmenstruell, nach der Monatsblutung (Regelblutung) liegend, post menstruum
postmortal postmortal, nach dem Tode auftretend
postmortem s. ~ examination
~ **diagnosis** Sektionsdiagnose *f*
~ **examination** Autopsie *f*, Sektion *f*, Leichen[er]öffnung *f*, Nekropsie *f*
~ **rigidity** Totenstarre *f*, Rigor *m* mortis
~ **room** Leichenraum *m*, Leichenkammer *f*, Leichenkeller *m*
~ **wart** s. necrogenic verruca
postmyocardial-infarction nach einem Myokardinfarkt (Herzinfarkt)
postnasal postnasal, retronasal, hinter der Nase, im Nasenrachen liegend
~ **space** s. nasopharynx
postnatal postnatal, nachgeburtlich, nach der Geburt auftretend
~ **asphyxia atelectasis** Neugeborenenatemnotsyndrom *n*, postnatale Asphyxieatelektase *f*
postnecrotic postnekrotisch, nach dem Gewebetod auftretend
postneuritic postneuritisch, nach einer Nervenentzündung auftretend
postocular postokulär, hinter dem Auge liegend
postoesophageal postösophageal, hinter der Speiseröhre liegend
postolivary postolivär, hinter dem Olivenkern liegend

postoperative postoperativ, nach einer Operation auftretend, einer Operation folgend
~ **bleeding (haemorrhage)** postoperative Blutung *f*, Nachblutung *f*
~ **hernia** Narbenhernie *f*
~ **radiation** postoperative Bestrahlung *f*, Nachbestrahlung *f*
postoral postoral, hinter dem Mund liegend
postorbital postorbital, hinter der Augenhöhle liegend
postpalatine postpalatin, postpalatal, hinter dem Gaumen liegend
postpaludal s. postmalarial
postparalytic postparalytisch, nach einer Lähmung auftretend
postpartal s. postpartum
postpartum post partum, postpartal, nach der Geburt auftretend
~ **acute (haemorrhagic) hypopituitarism** Sheehan-Syndrom *n*, postpartale Hypophyseninsuffizienz *f*
~ **period** Postpartalperiode *f*
~ **pituitary necrosis** postpartale Hypophysennekrose *f*
postperfusion psychosis Postperfusionspsychose *f*
~ **syndrome** Postperfusionssyndrom *n*
postpericardiotomy syndrome Postperikardiotomiesyndrom *n*
postpharyngeal retropharyngeal, hinter dem Pharynx liegend
postphlebitic postphlebitisch, nach einer Venenentzündung auftretend
postprandial postprandial, nach einer Mahlzeit, nach Nahrungsaufnahme
postprostatic postprostatisch, hinter der Vorsteherdrüse liegend
postpuber[t]al nach der Pubertät auftretend
postpuerperal postpuerperal, nach dem Wochenbett auftretend
postpyramidal postpyramidal, hinter der Pyramidenbahn liegend
postradiation nach einer Bestrahlung auftretend
postrenal postrenal, in den Harnwegen liegend
~ **transplant patient** nierentransplantierter Patient *m*
postrhinal postrhinal, hinter der Nase liegend
postsacral postsakral, hinter dem Kreuzbein liegend
postscapular retroskapular, hinter der Skapula liegend
postscapularis [muscle] Musculus *m* infraspinatus
postscarlatinal postskarlatinal, nach dem Scharlach auftretend
postsplenectomy nach einer operativen Milzentfernung auftretend, Postsplenektomie...
postsplenic retrosplenisch, hinter der Milz liegend
poststenotic poststenotisch, hinter einer Stenose liegend

poststreptococcal

poststreptococcal nach einer Streptokokkeninfektion auftretend
postsurgical s. postoperative
postsynaptic postsynaptisch, hinter einer Synapse liegend
~ **membrane** postsynaptische Membran f
postsyphilitic postsyphilitisch, nach einer Syphilis auftretend
postthrombotic postthrombotisch, nach einer Thrombose auftretend
~ **syndrome** postthrombotisches Syndrom n, Postthrombosesyndrom n
postthyroidectomy respiratory inadequacy Ateminsuffizienz f nach Thyroidektomie
posttracheotomy stenosis Posttracheotomiestenose f, Luftröhrenverengung f nach einer Tracheotomie (im Bereich des Luftröhrenschnitts)
posttransfusion hepatitis Transfusionshepatitis f
~ **jaundice** Transfusionsikterus m
~ **viral hepatitis** Transfusionshepatitis f
posttraumatic posttraumatisch, nach einem Unfall auftretend
~ **pulmonary insufficiency** s. shock lung
~ **reflex sympathetic dystrophy** s. Sudeck's atrophy
posttussive nach dem Husten auftretend
posttyphoid nach einem Typhus auftretend
postural Haltungs..., Stellungs..., Lagerungs...
~ **drainage** Lagerungsdrainage f (Lungenabszeßentleerung)
~ **exercise** Haltungsübung f, Körperhaltungstraining n
~ **hypotension** orthostatischer Hypotonus (Blutdruckabfall) m
~**-percussion drainage** Lagerungs- und Klopfdrainage f
~ **reflex** Haltungsreflex m, Stellreflex m
~ **scoliosis** Haltungsskoliose f
posture Haltung f, Körperhaltung f, Stellung f
~ **sense** Haltungssinn m, Stellungssinn m
postuterine postuterin, hinter der Gebärmutter liegend
postvaccinal postvakzinal, postvakzinell, nach einer Impfung auftretend
~ **dermatosis** postvakzinale Dermatose f, Postvakzinationsdermatitis f, Impfdermatitis f
~ **encephalitis** postvakzinale Enzephalitis (Hirnentzündung) f, Impfenzephalitis f
~ **encephalomyelitis** postvakzinale Enzephalomyelitis f, Impfenzephalomyelitis f
~ **hepatitis (jaundice)** postvakzinale Gelbsucht f, Serumhepatitis f
~ **myelitis** postvakzinale Myelitis (Rückenmarksentzündung) f, Impfmyelitis f
postvalvulotomy syndrome Postvalvulotomiesyndrom n
postvesical postvesikal, retrovesikal, hinter der Harnblase liegend
potassaemia s. hyperkalaemia

potassium depletion Kaliummangel m, Kaliumverarmung f
~ **intoxication** Kaliumintoxikation f, Kaliumvergiftung f
~ **iodide** Kaliumjodid n
~ **restriction** Kaliumrestriktion f, Kaliumeinschränkung f
potato nose Kartoffelnase f, Knollennase f, Pfundnase f, Rhinophym n
potator Potator m, Trinker m, Alkoholiker m, Trinksüchtiger m, Säufer m
potency 1. Potenz f, Leistungsfähigkeit f; 2. Potenz f, Zeugungsfähigkeit f
potent 1. potent, leistungsfähig; 2. zeugungsfähig
potentiality of a virus Virulenz f
potion Potio f, Trank m, Arzneitrank m
potomania Potomanie f, Trunksucht f
Potter-Bucky diaphragm [Potter-]Bucky-Blende f (Radiologie)
potter's asthma s. silicosis
~ **phthisis** s. silicotuberculosis
Pott's and Smith procedure s. ~ operation
~ **disease** Pottsche Krankheit f, Malum n Potti, tuberkulöse Wirbelsäulenentzündung f, Spondylitis f tuberculosa, Wirbeltuberkulose f, anguläre Kyphose f, Pottscher Buckel m
~ **[eversion] fracture** Pottsche Fraktur f, Bimalleolarfraktur f, bimalleoläre Sprunggelenksfraktur f
~ **operation** Pottsche Operation f, aorto-pulmonale Anastomose (Gefäßverbindung) f (Verbindung zwischen großer Körperschlagader und Lungenschlagader bei Fallotscher Tetralogie)
pouch Blindsack m, Tasche f
~ **of Douglas** Douglas-Raum m, Douglas m, Excavatio f rectouterina (rectovesicalis)
Poupart's ligament Poupartsches Band (Ligament) n, Ligamentum n inguinale, Leistenband n
pox 1. Bläschenkrankheit f; Bläschenausschlag m; 2. s. syphilis
poxvirus Pockenvirus n
PP factor s. pellagra-preventive factor
practical nurse Hilfsschwester f, nichtexaminierte Krankenschwester f
practise/to praktizieren, als Arzt tätig sein, eine Praxis haben (unterhalten)
practitioner praktischer Arzt m
praeputium s. prepuce
praevia voraus liegend, im Wege liegend
pragmatagnosia Pragmatagnosie f, Erkennungsverlust m für früher bekannte Gegenstände
pragmatamnesia Pragmatamnesie f, Erinnerungsverlust m für bekannte Gegenstände
Prague manoeuvre [umgekehrter] Prager Handgriff m (Geburtshilfe)
Prausnitz-Küstner reaction Prausnitz-Küstner-Reaktion f, passive Allergieübertragung f
Pravaz's syringe Pravaz-Spritze f, Pravazsche Spritze f

preacher's hand Predigerstellung *f* der Hand
preagonal präagonal, vor der Agonie auftretend
prealbumin Präalbumin *n*
prealbuminuric präalbuminurisch, vor einer Eiweißausscheidung im Urin auftretend
preampullary präampullär, vor der Ampulla liegend
preanaesthetic präanästhetisch, vor der Schmerzausschaltung (Anästhesie) auftretend
~ **medication** Prämedikation *f*
preanal präanal, vor dem After liegend
preantimicrobial era präantibiotisches Zeitalter *n*
preantiseptic präantiseptisch
preaortic präaortisch, präaortal, vor der Körperschlagader (Aorta) liegend
preaseptic präaseptisch, voraseptisch, vor der aseptischen Ära
preauricular präaurikulär, präaural, vor dem Ohr liegend
precancerosis Präkanzerose *f*
precancerous präkanzerös, vor einer Krebskrankheit auftretend
precapillary präkapillär, vor dem Kapillargebiet liegend
precapillary [arteriole] Präkapillare *f*
precarcinoma Präkarzinom *n*
precarcinomatous präkarzinomatös, vor einem Karzinom auftretend
precardiac präkardial, vor dem Herzen liegend
precava Vena *f* cava superior, obere Hohlvene *f*
precentral präzentral, vor der Zentralfurche liegend
~ **gyrus** Gyrus *m* precentralis
~ **sulcus** Sulcus *m* precentralis
precervical präzervikal, an der Halsvorderseite liegend
prechordal prächordal, vor der Urwirbelsäule (Rückensaite) liegend
~ **plate** Prächordalplatte *f*
precipitant [agent] Präzipitans *n*, Fällungsmittel *n*, ausfällendes (niederschlagendes) Mittel *n*
precipitate/to präzipitieren, [aus]fällen, niederschlagen
precipitate überstürzt, unbesonnen, Hals über Kopf; kopflos
precipitate 1. Präzipitat *n*, Niederschlag *m*, Bodensatz *m*; 2. Präzipitat *n*, Antigen-Antikörper-Komplex *m* (Ausfällungsprodukt von Präzipitinogenen durch Präzipitine)
~ **labour** Partus *m* praecipitatus, Sturzgeburt *f*, überstürzte Geburt *f*
precipitation 1. Präzipitation *f*, Ausfällung *f*, Fällen *n*, Abscheiden *n*; 2. s. ~ reaction
~ **reaction** Präzipitationsreaktion *f*, Präzipitation *f*, Ausfällung *f* von Antigenen durch Präzipitine
precipitin Präzipitin *n* (Antikörper)
~ **reaction** Präzipitinreaktion *f*

precipitinogen Präzipitinogen *n* (zur Präzipitinbildung führendes Antigen)
precipitinoid Präzipitinoid *n* (Präzipitin mit durch Hitze zerstörter Funktionsgruppe)
preclavicular präklavikular, vor dem Schlüsselbein liegend
preclimacteric präklimakterisch, vor dem Klimakterium
preclinical vorklinisch
~ **student nurse** Schwesternschülerin *f*
preclotting Vorgerinnung *f* (z. B. bei Gefäßprothesenimplantation)
precoccygeal präkokzygeal, vor dem Steißbein liegend
precocious praecox, vorzeitig [auftretend]
~ **puberty** s. premature puberty
precocity s. premature puberty
precoital präkoital, vor dem Geschlechtsverkehr auftretend
precollagenous präkollagenös
~ **fibre** Präkollagenfaser *f*, Retikulinfaser *f*
precoma Präkoma *n*, Komavorstadium *n*
precomatose präkomatös, vor dem Koma
precommissural präkommissural
preconvulsive präkonvulsiv, vor einem epileptischen Anfall auftretend
precordial präkordial, präkardial, vor dem Herz[en] liegend
~ **electrocardiogram** s. ~ lead
~ **fright** Präkordialangst *f*
~ **lead** präkordiale Ableitung *f*, Brustwandableitung *f*, Brustwandelektrokardiogramm *n*, Brustwand-EKG *n*
~ **pain** Präkordialschmerz *m*
~ **region** Präkordialregion *f*
~ **thrill** präkordiales Schwirren *n*
precordialgia Präkordialschmerz *m*
precordium Präkordium *n*
precostal präkostal, vor den Rippen liegend
precox s. precocious
precuneus Präkuneus *m*, Vorkeil *m*, Vorzwickel *m* (Rindenfeld)
predentin Prädentin *n*
prediabetes Prädiabetes *m*
prediabetic prädiabetisch, Prädiabetes...
prediastole Prädiastole *f*
prediastolic prädiastolisch, vor der Diastole
predicrotic prädikrot[isch]
predigest/to vorverdauen
predigestion Prädigestion *f*, Vorverdauung *f*, Vorverdauen *n*
predispose/to prädisponieren, für eine Krankheit empfänglich machen
predisposition Prädisposition *f*, Empfänglichkeit *f*; Anlage *f*
prednisolone Prednisolon *n*, Dehydro-Hydrokortison *n* (Steroid mit Nebennierenrindenhormonwirkung)
prednisone Prednison *n*, Dehydrokortison *n* (Steroid mit Nebennierenrindenhormonwirkung)
predormital paralysis Schlaflähmung *f*

predormition

predormition Vorschlaf *m*
pre-eclampsia Präeklampsie *f*, Eklampsismus *m*, Schwangerschaftstoxikose *f (mit Organschäden)*
pre-eclamptic präeklamptisch
~ **toxaemia** *s.* pre-eclampsia
pre-epiglottic präepiglottisch, vor dem Kehldeckel liegend
pre-eruptive präeruptiv
~ **stage** Präeruptivstadium *n*
pre-excitation syndrome Präexzitationssyndrom *n*, Wolff-Parkinson-White-Syndrom *n*, WPW-Syndrom *n*
prefibrotic präfibrotisch
preformation Präformation *f*, Vorbildung *f*
prefrontal präfrontal
preganglionic präganglionär, vor einem Ganglion liegend
~ **neuron** präganglionäres Neuron *n*, präganglionäre Nervenfaser *f*
pregenital prägenital
preglenoid präglenoidal
pregnancy Gravidität *f*, Gestation *f*, Schwangerschaft *f (Zusammensetzungen s. a. unter gestation)*
~ **cells** Schwangerschaftszellen *fpl* [des Hypophysenvorderlappens]
~ **cholestasis** Schwangerschaftscholostase *f*
~ **complication** Schwangerschaftskomplikation *f*
~ **gingivitis** Schwangerschaftsgingivitis *f*
~ **rate** Schwangerschaftsrate *f*
~ **termination** Schwangerschaftsbeendigung *f*, Schwangerschaftsabbruch *m*
~ **test** Schwangerschaftstest *m*
~ **toxaemia** Schwangerschaftstoxämie *f*
pregnanediol Pregnandiol *n*
pregnanetriol Pregnantriol *n*
pregnant gravid, schwanger ● **to be** ~ schwanger sein
pregnophobia Schwangerschaftsfurcht *f*, Schwangerschaftsangst *f*
pregravid prägravid, vor der Schwangerschaft
prehemiplegic prähemiplegisch, vor einer Halbseitenlähmung auftretend
prehepatic prähepatisch, vor der Leber liegend
~ **jaundice** prähepatischer Ikterus *m*
prehypophyseal prähypophysär, Hypophysenvorderlappen...
prehypophysis Hypophysenvorderlappen *m*, HVL
preictal vor einem Anfall (Schlaganfall) auftretend
preicteric präikterisch, vor einer Gelbsucht auftretend
preinfarction vor einem Infarkt auftretend, Präinfarkt...
~ **angina** Präinfarktangina *f*, instabile Angina *f* pectoris, Status *m* anginosus, Präinfarkt-Syndrom *n*
preinvasive präinvasiv
prelacrimal prälakrimal, vor dem Tränensack liegend

518

prelacteal prälakteal, vor der Milchabsonderung, Prälaktations...
prelaryngeal prälaryngeal, vor dem Kehlkopf liegend
preleukaemic präleukämisch
prelimbic prälimbisch, vor dem Limbus liegend
preliminary film Röntgenübersichtsaufnahme *f*, Röntgenleeraufnahme *f*
preload Vordehnung *f* des Herzens *(durch Füllungsvolumen)*
prelum Pressen *n*
premalignant prämaligne
premamillary prämamillär
premaniacal prämanisch, vor einer Manie auftretend
premarital vorehelich
premature 1. prämatur, frühreif, vorzeitig in die Pubertät eintretend; 2. prämatur[us], frühreif *(Fötus)*
~ **beat** *s.* extrasystole
~ **birth** *s.* ~ delivery
~ **contraction** *s.* extrasystole
~ **delivery** Partus *m* praematurus (immaturus), Frühgeburt *f*
~ **detachment of the placenta** Abruptio *f* placentae, vorzeitige Plazentalösung *f*
~ **ejaculation** Ejaculatio *f* praecox, vorzeitiger Samenerguß *m*
~ **infant** Frühgeborene[s] *n*
~ **labour** *s.* ~ delivery
~ **nursery** Frühgeborenenpflege *f*, Frühgeborenenaufzucht *f*
~ **puberty** Pubertas *f* praecox, vorzeitige Pubertät *f*, [körperliche und geistige] Frühreife *f*
~ **senility syndrome** 1. *s.* Hutchinson-Gilford disease; 2. *s.* Werner's syndrome
~ **systole** prämature (vorzeitige) Systole *f*
~ **ventricular contraction** Kammerextrasystole *f*
prematurity Prämaturität *f*, Frühreife *f*
premaxilla Intermaxillarknochen *m*, Zwischenkieferknochen *m*, Os *n* intermaxillare (incisivum)
premaxillary 1. prämaxillär, vor dem Oberkieferknochen liegend; 2. Zwischenkieferknochen...
~ **palate** Primärgaumen *m*
premedical vormedizinisch
premedicant Prämedikationsmittel *n*, Medikament *n* zur Prämedikation
premedicate/to prämedizieren, eine Prämedikation verabfolgen (durchführen)
premedication Prämedikation *f*, Narkosevorbereitung *f*, Vornarkose *f*
premelanosome Prämelanosom *n*
premenopausal vor der Menopause auftretend, Prämenopause...
premenstrual prämenstruell, antemenstruell, vor der Monatsblutung (Regelblutung) liegend
~ **stage** Prämenstrualstadium *n*
~ **tension** prämenstruelles Syndrom *n*

premenstruation syndrome s. premenstrual tension
premenstruum Prämenstruum n, Tage mpl vor der Menstruation
premolar prämolar, vor den Mahlzähnen liegend
premolar [tooth] Prämolarer m, Dens m bicuspidatus (praemolaris), Bikuspidat m, zweihöckriger Zahn m
premonition Aura f, Prodromalerscheinung f, Prodromalsymptom n
premonitory prämonitorisch, prodromal, ankündigend, vorhergehend
premonocyte s. promonocyte
premorbid prämorbid, vor einem Krankheitsausbruch liegend
premortal prämortal, vor dem Tode auftretend
premyeloblast Prämyeloblast m
premyelocyte s. promyelocyte
prenarcotic pränarkotisch, vor der Narkose
prenatal pränatal, vorgeburtlich, vor der Geburt auftretend
~ **development** pränatale Entwicklung f, Fötalentwicklung f, Fetalperiode f
~ **respiration** Fötalatmung f
~ **syphilis** Syphilis f congenitalis, kongenitale (angeborene) Syphilis f
preneoplastic präneoplastisch, vor der Tumorentstehung (Geschwulstentwicklung) auftretend
prenidatory vor der Nidation (Eieinnistung) liegend, Pränidations...
preoccipital präokzipital, vor dem Hinterhaupt liegend
preolivary präolivär, vor dem Olivenkern liegend
preoperative präoperativ, vor einer Operation auftretend, einer Operation vorausgehend
preopticus Colliculus m superior [mesencephali]
preoral präoral, vor dem Mund liegend
prepalatal präpalatin, präpalatal, vor dem Gaumen liegend
preparalytic präparalytisch, vor einer Lähmung auftretend
preparation 1. Präparation f, Vorbereitung f (z. B. auf eine Operation); Bereitung f, Zubereitung f (von Arzneimitteln); 2. Präparat n, Arzneimittel n; 3. anatomisches Präparat n
preparetic präparetisch
prepartal, prepartum präpartal, ante partum, vor der Geburt auftretend
prepatellar präpatellar, vor der Kniescheibe liegend
~ **bursa** Bursa f praepatellaris
~ **bursitis** Bursitis f praepatellaris
prepatent period Präpatenzperiode f, Präpatenzzeit f
prepeduncle Pedunculus m anterior cerebellaris
prepelvic präpelvin, vor dem Becken liegend
preperforatum Substantia f perforata anterior

preperitoneal präperitoneal, vor dem Bauchfell liegend
preplacental präplazental, vor der Plazentabildung
preponderance Präponderanz f, [körperliches oder geistiges] Übergewicht n, Vorherrschen n
prepsychotic präpsychotisch, vor dem Ausbruch einer Psychose auftretend
prepuber[t]al präpuberal, präpubertal, vor der Pubertät liegend
prepuberty Präpubertät f, Vorpubertätsperiode f
prepuce Präputium n, Praeputium n, Vorhaut f
~ **of the clitoris** Praeputium n clitoridis, Vorhaut f der Klitoris
~ **of the penis** Praeputium n penis, Penisvorhaut f, Vorhaut f des männlichen Glieds
preputial präputial, Präputium..., Vorhaut...
~ **calculus** s. postholith
~ **gland** Glandula f praeputialis, Präputialdrüse f, Vorhautdrüse f
~ **gland cell** Präputialdrüsenzelle f
~ **sac (space)** Spatium n praeputiale, Vorhautspalt m
preputiotomy Präputiotomie f, Vorhautschnitt m
preputium s. prepuce
prepyloric präpylorisch, vor dem Magenpförtner liegend
~ **vein** Vena f praepylorica
prepyramidal präpyramidal, vor der Pyramide liegend
prerectal präretal, vor dem Mastdarm liegend
prereduction phase Präreduktionsphase f (bei der Zellteilung)
prerenal prärenal, vor der Niere liegend
~ **anuria** prärenale Anurie f
prereproductive präreproduktiv, vor der Reproduktionsphase (Geschlechtsphase) liegend
preretinal präretinal, vor der Netzhaut liegend
presacral präsakral, vor dem Kreuzbein liegend
~ **block** Präsakralblockade f, Parasakralanästhesie f
~ **nerve** Plexus m hypogastricus superior
presbyac[o]usia Presbyakusis f, Altersschwerhörigkeit f
presbyatrics Geriatrie f, Altersheilkunde f
presbycardia Presbykardie f, Altersherz n
presbycusis s. presbyacousia
presbyderma Presbyderma n, Altershaut f
presbyope Presbyoper m, Alters[weit]sichtiger m
presbyophrenia Presbyophrenie f, Dementia f senilis, senile Demenz f, Altersschwachsinn m, Altersdemenz f, Altersschwachsinnigkeit f, Altersblödsinn m
presbyophrenic presbyophren[isch], altersschwachsinnig, an seniler Demenz leidend
presbyopia Presbyopie f, Alters[weit]sichtigkeit f

presbyopic

presbyopic presbyop[isch], alters[weit]sichtig
presbytiatrics s. presbyatrics
presbytic s. presbyopic
presbytism s. presbyopia
prescalene präskalenisch, vor den Skalenusmuskeln liegend
prescapular präskapular, vor der Skapula liegend
preschizophrenic präschizophren[isch], vor einer Schizophrenie auftretend
presclerosis Präsklerose f
presclerotic präsklerotisch
prescribe/to ordinieren, verschreiben, verordnen, ein Rezept ausstellen
prescription Präskription f, Ordination f, Rezept n, Verordnung f, Verschreibung f, Arzneivorschrift f
presenile präsenil
~ **alopecia** Alopecia f prematura
~ **dementia** präsenile Demenz f
~ **gangrene** Thromboangiitis f obliterans
~ **involutional osteoporosis** präsenile Involutionsosteoporose f, postmenopausische Osteoporose f
~ **psychosis** s. ~ dementia
presenility Präsenilität n, vorzeitige Alterung f
presensitization Vorsensibilisierung f
present/to sich präsentieren (einstellen) *(bei der Geburt)*
presentation 1. Präsentation f, Einstellung f, Lage f *(bei der Geburt);* 2. Patientenvorstellung f
preservative Präservativ n, Schutzmittel n; Kondom m(n)
prespastic präspastisch, vor einem Krampf auftretend
presphygmic präsphygmisch, vor der Pulswelle auftretend
pressor pressorisch, [blut]druckerhöhend
~ **area** vasopressorisches Zentrum n, Vasomotorenzentrum n
~ **headache** Bluthochdruckkopfschmerz m, Hypertonuskopfschmerz m
~ **nerve** pressorischer Nerv m, Drucknerv m
~ **reflex** Blutdruckreflex m
pressoreceptive pressorezeptiv, druckwahrnehmend, druckaufnehmend
pressoreceptor Pressorezeptor m, Druckrezeptor m, Dehnungsrezeptor m, Blutdruckzügler m (in der Aorta)
pressosensitive pressosensitiv, druckempfindlich, drucksensibel
pressure 1. Druck m *(s. a. blood pressure);* 2. Stress m
~ **atrophy** Druckatrophie f
~ **bandage** Druckverband m
~ **clamp** Druckklemme f
~ **compress** Druckkompresse f
~ **cone** Druckkonus m, Kleinhirneinklemmung f
~ **curve** Blutdruckkurve f
~ **diverticulum** s. pulsion diverticulum
~ **dressing** Druckverband m

~ **gradient** Druckgradient m; Drucksprung m *(z. B. beim Herzkatheterismus)*
~ **infusion** Druckinfusion f
~ **monitoring** Druckaufzeichnung f *(z. B. bei operativer Überwachung)*
~ **necrosis** Drucknekrose f
~ **neuritis** Druckneuritis f
~ **palsy (paralysis)** Drucklähmung f *(z. B. eines Nerven)*
~ **point** Druckpunkt m *(Hautpunkt mit einem Drucksinnesempfänger)*
~ **pulse** Druckpuls m
~ **sense** Drucksinn m
~ **sore (ulceration)** Druckbrand m, Druckgeschwür n, Druckulkus n, Dekubitus m
presternal prästernal, vor dem Brustbein liegend
presubiculum Presubiculum n
presuppurative präsuppurativ
presylvian fissure (sulcus) Sulcus m praecentralis
presymptomatic präsymptomatisch
presynaptic präsynaptisch, vor einer Synapse liegend
presystole Präsystole f
presystolic präsystolisch, vor der Systole auftretend
~ **gallop** präsystolischer Galopp m
~ **thrill** präsystolisches Schwirren n
pretarsal prätarsal, vor dem Tarsus liegend
pretectal prätektal, vor dem Tectum mesencephali liegend
preterm birth (parturition) s. premature delivery
preterminal präterminal
preternatural präternatural, widernatürlich
~ **anus** widernatürlicher (künstlicher) After m, Anus m praeternaturalis, Kunstafter m
prethrombosis Präthrombose f
prethyroid[eal], prethyroidean 1. präthyreoidal, vor dem Schildknorpel liegend; 2. präthyreoidal, vor der Schilddrüse liegend
pretibial prätibial, vor dem Schienbein liegend
pretracheal prätracheal, vor der Luftröhre liegend
~ **fascia** Fascia f praetrachealis, Prätrachealfaszie f
pretragal prätragal, vor dem Tragus liegend
pretransfusion Prätransfusions..., vor der Transfusion
pretreatment Vorbehandlung f
pretuberculous prätuberkulös, vor der Tuberkulose (Tuberkelbildung) auftretend
pretympanic 1. prätympanisch, vor dem Trommelfell liegend; 2. prätympanisch, vor dem Mittelohr liegend
prevalence Prävalenz f, Vorherrschen n *(einer Krankheit)*
~ **rate** Prävalenzrate f
prevenception Schwangerschaftsverhütung f, Empfängnisverhütung f
prevent recurrence/to einem Rezidiv vorbeugen

prevention of recurrency Rezidivprophylaxe f
preventive präventiv, vorbeugend, verhütend
~ **measure** Präventivmaßnahme f, Vorbeugungsmaßnahme f
~ **medicine** präventive (vorbeugende) Medizin f, Präventivmedizin f
prevertebral prävertebral, vor einem Wirbel liegend; vor der Wirbelsäule
~ **fascia** Fascia f praevertebralis
~ **ganglion** Prävertebralganglion n, Ganglion n collaterale
~ **plexus** Plexus m praevertebralis
prevesical prävesikal, vor der Harnblase liegend
~ **space [of Retzius]** Spatium n praevesicale (retropubicum), Retziusscher Raum m
previllous prävillös, vor der Zottenbildung
prezonular präzonular
priapism Priapismus m, Penisdauererektion f, [schmerzhafte] Dauererektion f des männlichen Glieds
priapitis Penisentzündung f
prickle cell Stachelzelle f
~-**cell carcinoma** Carcinoma n spinocellulare, Stachelzellenkrebs m, Spinaliom n (epitheliale Haut- und Schleimhautgeschwulst)
~-**cell layer** Stratum n spinosum (Malpighii), Stachelzellenschicht f der Epidermis (Oberhaut)
~ **layer** s. ~-cell layer
prickly heat s. miliaria
Priessnitz bandage Prießnitzumschlag m, Prießnitzwickel m
primaquine Primaquin n, Primachin n, 8-(4'-Amino-1'-methylbutylamino)-6-methoxychinolin n (Antimalariamittel)
primary abscess Primärabszeß m, Primäreiterung f
~ **amenorrhoea** primäre Amenorrhoe f
~ **amputation** Primäramputation f
~ **amyloidosis** Primäramyloidose f, primäre Amyloidose f
~ **anaemia** primäre Anämie f, megalozytäre Anämie f
~ **aneurysm** primäres (spontanes) Aneurysma n, Primäraneurysma n, Spontananeurysma n
~ **atypical pneumonia** primär atypische Pneumonie f (durch Mycoplasma pneumoniae)
~ **bone** Primärknochen m, primärer Knochen m
~ **bronchus** Primärbronchus m, primärer Bronchus m
~ **cause** Primärursache f, primäre Krankheitsursache f
~ **chancre** s. ~ lesion
~ **choana** Primärchoane f, Primitivchoane f, primäre (primitive) Choane f
~ **closure** s. ~ wound closure
~ **complex** s. ~ focus
~ **delayed suture** verzögerte Primärnaht f
~ **dentin** Primärdentin n

~ **dentition** 1. Primärdentition f, Primärzahnung f; primäre Dentition f; 2. Milchgebiß n
~ **digestion** Primärverdauung f, gastrointestinale Digestion f
~ **dysmenorrhoea** primäre Dysmenorrhoe f
~ **ectoderm** s. primitive ectoderm
~ **entoderm** s. primitive entoderm
~ **fissure** Primärfissur f, primäre Fissur f
~ **focus** Primärkomplex m, Primärherd m; Primäraffekt m (örtliche Erkrankung an der Erregereintrittspforte)
~ **follicle** Primärfollikel m
~ **glaucoma** Primärglaukom n
~ **gut** Archenteron n, Urdarm m
~ **haemorrhage** Primärblutung f
~ **hypertension** primäre (essentielle) Hypertension f, primärer (essentieller) Hypertonus m
~ **immunoglobulin (immunologic) deficiency disease** primäre Immunmangelkrankheit f, primäre Immunoglobulinmangelkrankheit f
~ **infection** Primärinfektion f
~ **lesion** Primärläsion f, Primäraffekt m
~ **marrow** primäres (embryonales) Knochenmark n
~ **memory** Kurzzeitgedächtnis n
~ **nasal cavity** primäre Nasenhöhle f
~ **oocyte** Primäreizelle f, Primäroozyte f, primäre Oozyte f
~ **oral cavity** primäre Mundhöhle f
~ **palate** Primärgaumen m, primärer Gaumen m
~ **polycythaemia** Polycythaemia f vera
~ **pulmonary focus (lesion)** s. ~ focus
~ **radiation** Primär[röntgen]strahlung f
~ **sequestrum** Primärsequester m
~ **sex character** primäres Geschlechtsmerkmal n
~ **sore** Primärgeschwür n, harter Schanker m
~ **spermatocyte** primärer Spermatozyt m, Primärsamenzelle f
~ **suture** Primärnaht f, primäre Naht f; primärer Wundverschluß m
~ **syphilis** Primärsyphilis f, primäre Syphilis f, Syphilis f [im Stadium] I, Primärstadium n der Syphilis
~ **tuberculosis** Primärtuberkulose f
~ **tumour** Primärtumor m, Primärgeschwulst f
~ **vaccination** Erstimpfung f
~ **villus** Primärzotte f, primäre Zotte f
~ **wound closure** primärer Wundverschluß m; primäre Wundnaht f, Primärnaht f
primigravida Primigravida f, Erstschwangere f
primipara Primipara f, Erstgebärende f
primiparity Erstgeburt f
primiparous primipar, erstgebärend
primitive primitiv, einfach, unentwickelt, undifferenziert; zurückgeblieben
~ **amenorrhoea** s. primary amenorrhoea
~ **aorta** Primitivaorta f
~ **atrium** Primitivatrium n, Primitiv[herz]vorhof m
~ **canal** Primitivkanal m

primitive

- ~ **cell** Primitivzelle f, Embryonalzelle f
- ~**-cell lipoma** s. liposarcoma
- ~ **ectoderm** primitives Ektoderm n, Ektoblast m
- ~ **entoderm** primitives Entoderm n, Entoblast m
- ~ **groove** Primitivrinne f
- ~ **gut** Archenteron n, Urdarm m
- ~ **interatrial foramen** Foramen n primum
- ~ **kidney** Pronephros m, Vorniere f
- ~ **line** s. ~ streak
- ~ **mouth** Blastoporus m, Urmund m
- ~ **node** Primitivknoten m, Primordialknoten m
- ~ **palate** Primitivgaumen m
- ~ **pit** Primitivgrübchen n, Primitivgrube f
- ~ **plate** Primitivplatte f
- ~ **streak** Primitivstreifen m
- ~ **thinking** Primitivdenken n

primordial primordial, ursprünglich
- ~ **cartilage** Primordialknorpel m, temporärer Knorpel m
- ~ **cell** Primordialzelle f
- ~ **cyst** Primordialzyste f
- ~ **dwarf** Primordialzwerg m
- ~ **follicle** Primordialfollikel m
- ~ **germ cell** Urgeschlechtszelle f, Urkeimzelle f
- ~ **kidney** Pronephros n, Vorniere f
- ~ **ovum** Ureizelle f, Urei n

primordium Primordium n, Anlage f, Organanlage f
principal artery of the thumb Arteria f princeps pollicis, Daumenhauptarterie f
- ~ **cell** s. chief cell
- ~ **vestibular nucleus** Nucleus m vestibularis medialis, Schwalbescher Kern m

printer's palsy Buchdruckerlähmung f
prism diopter Prismendioptrie f
prismatic prismatisch, prismaartig, prismenförmig
prismoptometer Prismoptometer n
prison fever s. typhus fever
- ~ **psychosis** Gefängnispsychose f, Haftpsychose f

proaccelerin Proakzelerin n, Blutgerinnungsfaktor V m
proacrosomal proakrosomal, Proakrosom[en]...
proactivator Proaktivator m, Aktivatorvorstufe f, inaktiver Aktivator m
proagglutinoid Proagglutinoid n
proband Proband m, Ausgangsperson f, Versuchsperson f
probang 1. Ösophaguskatheter m; 2. s. probe 2.
probationary ward Quarantänestation f
probe/to sondieren, probieren, versuchen; prüfen
probe 1. Sondieren n, Sondierung f; 2. Sonde f, Knopfsonde f
- ~ **with eye** Öhrsonde f

procaine Prokain n, Novokain n, p-Aminobenzoesäure-β-diäthylaminoäthylester m (Lokalanästhetikum)
- ~ **amide** Prokainamid n (Lokalanästhetikum)
- ~ **block of the stellate ganglion** Prokainblokkade f des Ganglionstellatum, Stellatumblokkade f
- ~ **esterase** Prokainesterase f (Enzym)

procallus Prokallus m
procephalic prozephal, prokephal
procercoid Prozerkoide f
procerus [muscle] Musculus m procerus, Stirnhautsenker m
process 1. s. processus; 2. Prozeß m, Vorgang m, Ablauf m
- ~ **schizophrenia** Prozeßschizophrenie f

processus Processus m, Apophyse f, Fortsatz m, Knochenfortsatz m
procheilia Procheilie f
procheilon Procheilon n
prochondral prächondral, vor der Knorpelbildung auftretend
prochordal prächordal
prochoresis Prochoresis f
prochromatin Prochromatin n
prochromosome Prochromosom n
procidentia s. 1. prolapse; 2. prolapse of the uterus
procoagulant Prokoagulator m
procollagen Prokollagen n
proconceptive konzeptionsfördernd, empfängnisfördernd
proconvertin Prokonvertin n, Konvertin n, Blutgerinnungsfaktor VII m
- ~ **deficiency** Gerinnungsfaktor-VII-Mangel m, Prokonvertinmangel m, Pseudohämophilie f

procreate/to [Nachkommen] zeugen
procreation Zeugung f, Nachkommenzeugung f
proctagra Proktagra f, plötzlicher Afterschmerz m
proctalgia 1. Proktalgie f, Afterschmerz m; 2. Proktalgie f, Mastdarmschmerz m
proctatresia Proktatresie f, Anusatresie f, fehlender After m
proctectasia 1. Proktektasie f, Anusdilatation f, Aftererweiterung f; 2. Proktektasie f, Rektumdilatation f, Mastdarmerweiterung f
proctectomy Proktektomie f, Rektumamputation f, Rektumresektion f, Mastdarmexstirpation f, [operative] Mastdarmentfernung f
proctencleisis Proktenkleisis f, Rektumstenose f, Mastdarmvereng[er]ung f
procteurynter 1. Afterdehner m; 2. Prokteurynter m, Mastdarmdehner m
procteurysis Prokteurysis f, Mastdarmdehnung f
proctitis 1. Proktitis f, Afterentzündung f; 2. Proktitis f, Mastdarmentzündung f, Rektumkatarrh m
proctocele Proktozele f, Rektozele f, Mastdarmbruch m, Mastdarmvorfall m
proctoclysis Proktoklysis f, Rektuminfusion f
proctococcypexy Proktokokzypexie f, Rektumfixation f am Steißbein

proctocolectomy Proktokolektomie f, [operative] Rektum- und Kolonentfernung f
proctocolitis Proktokolitis f, Rektum[schleimhaut]- und Kolon[schleimhaut]entzündung f, Mastdarm- und Dickdarmentzündung f
proctocolonoscopy Proktokolonoskopie f, Rektum- und Kolonspiegelung f
proctocolpoplasty Proktokolpoplastik f, Rektum-Scheiden-Plastik f, Mastdarm- und Scheidenrekonstruktion f
proctocystoplasty Proktozystoplastik f, Rektum-Blasen-Plastik f, Mastdarm- und Blasenrekonstruktion f
proctodaeal proktodäal, Proktodäum...
proctodaeum Proktodäum n
proctodynia s. proctalgia
proctogenic 1. proktogen, dem Anus (After) entstammend; 2. proktogen, dem Rektum (Mastdarm) entstammend
proctologic proktologisch
proctologist Proktologe m, Spezialist m für After- und Mastdarmerkrankungen
proctology Proktologie f
proctoparalysis Proktoparalyse f, Mastdarmlähmung f; Lähmung f des Afterschließmuskels
proctoperineoplasty Proktoperineoplastik f, After-Damm-Plastik f, After- und Dammrekonstruktion f
proctoperineorrhaphy Proktoperineorrhaphie f, After- und Dammnaht f
proctopexy Proktopexie f, Rektopexie f, Mastdarmfixation f, [operative] Rektumanheftung f
proctoplasty Proktoplastik f, Anus-Rektum-Plastik f, After- und Rektumrekonstruktion f
proctoplegia s. proctoparalysis
proctopolypus Rektumpolyp m
proctoptosia, proctoptosis Proktoptose f, Rektumprolaps m, Mastdarmprolaps m, Mastdarmvorfall m
proctorrhagia Proktorrhagie f, Rektumblutung f
proctorrhaphy Proktorrhaphie f, Rektumnaht f, Rektorrhaphie f
proctorrhoea Proktorrhoe f, Schleimabgang m durch den After
proctoscope Proktoskop n, Rektoskop n, Rektumspiegel m, Mastdarmspiegel m
proctoscopic proktoskopisch
proctoscopy Proktoskopie f, Rektoskopie f, Rektumspiegelung f, Mastdarmspiegelung f
proctosigmoidectomy Proktosigmoidektomie f, [operative] Rektum- und Sigmaentfernung f
proctosigmoiditis Proktosigmoiditis f, Rektum- und Sigmaentzündung f
proctosigmoidoscopy Proktosigmoidoskopie f, Rektosigmoidoskopie f, Rektum- und Sigmaspiegelung f
proctospasm 1. Afterkrampf m; 2. Proktospasmus m, Mastdarmkrampf m
proctostasis Proktostase f, Kotverstopfung f des Mastdarms

proctostenosis Proktostenose f, Rektumstenose f, Mastdarmvereng[er]ung f
proctostomy Proktostomie f, Rektumfistelung f, [operative] Mastdarmfistelung f
proctotome Proktotom n, Rektummesser n
proctotomy Proktotomie f, Rektum[ein]schnitt m, [operative] Mastdarmeröffnung f
procurvation Vorwärtsbeugung f [des Körpers]
prodromal prodromal, vorausgehend, anzeigend
~ **period (stage)** Prodromalstadium n, Stadium n prodromorum
~ **symptom** Prodromalsymptom n
prodrome Prodrom n, Vorläufer m, Vorbote m, Aura f
prodromic, prodromous s. prodromal
produce allergic reactions/to allergische Reaktionen bewirken (verursachen)
~ **immunity** Immunität bewirken (produzieren)
productive 1. produktiv, gewebs[neu]bildend; 2. produktiv, sekretfördernd; schleimfördernd
~ **inflammation** produktive Entzündung f (mit Gewebsneubildung)
~ **osteitis** s. eburnation
proencephalia Proenzephalie f, Proenkephalie f
proencephalus Proenzephalus m, Proenkephalus m
proenzyme Proenzym n, Vorenzym n, Enzymvorstufe f, Proferment n
proerythroblast Proerythroblast m
proerythrocyte Proerythrozyt m, Retikulozyt m
professional hyperkinesia Beschäftigungsneurose f
~ **spasm** Ermüdungskrampf m
profibrin Profibrin n
profibrinolysin s. plasminogen
Profichet's syndrome Profichetsches Syndrom n, Profichet-Syndrom n, Profichetsche Krankheit f, Calcinosis f circumscripta (umschriebene Kalkablagerungen in der Haut der Extremitäten)
proflavine Proflavin n
profluvium Profluvium n, Ausfluß m
profunda tief, tiefliegend
~ **brachii artery** Arteria f profunda brachii, tiefe Armarterie f
~ **clitoridis artery** Arteria f profunda clitoridis, tiefe Klitorisarterie f
~ **femoris artery** Arteria f profunda femoris, tiefe Oberschenkelarterie f
~ **linguae artery** Arteria f profunda linguae, tiefe Zungenarterie f
~ **penis artery** Arteria f profunda penis, tiefe Penisarterie f
profundoplasty Profundaplastik f (an der Oberschenkelarterie)
progamic, progamous progam, vor der Eibefruchtung
progaster s. archenteron
progenia Progenie f, Vorstehen n des Unterkiefers

progeniture

progeniture 1. Zeugung *f*; 2. *s.* progeny
progeny Progenitur *f*, Nachkommenschaft *f*
progeria Progerie *f*, Hutchinson-Gilfordsche Krankheit *f*, Vergreisung *f* im Kindesalter, greisenhafter Zwergwuchs *m*
progestation stage [of the ovarian cycle] Gelbkörperphase *f*, Corpus-luteum-Phase *f* [des Ovarialzyklus]
progestational Gelbkörperphasen..., Sekretionsphasen...
~ **hormone** *s.* progesterone
progesterone Progesteron *n*, Corpus-luteum-Hormon *n*
proglossis Zungenspitze *f*
proglottid, proglottis Proglottid *m*, Proglottis *f*, Bandwurmglied *n*
prognathic prognath[isch]
prognathism Prognathie *f*, Vorstehen *n* des Oberkiefers, Oberkiefervorstand *m*
prognathous *s.* prognathic
prognose/to *s.* prognosticate/to
prognosis Prognose *f*, Krankheitsvorhersage *f*, Voraussage *f*
prognostic prognostisch, vorhersagend, voraussagend
prognosticate/to prognostizieren, vorhererkennen, [den Krankheitsverlauf] voraussagen, eine Prognose (Vorhersage) geben
prognostician Prognostiker *m*
progranulocyte Progranulozyt *m*
progravid *s.* progestational
progression Progression *f*, Fortschreiten *n*, Stufenfolge *f*, Steigerung *f*
progressive progressiv, progredient, fortschreitend, sich verschlimmernd *(Krankheit)*
~ **bulbar palsy (paralysis)** progressive Bulbärparalyse *f*
~ **cerebellar dyssynergy** Dyssynergia *f* cerebellaris progressiva
~ **cerebral poliodystrophy** Poliodystrophia *f* cerebri progressiva infantilis
~ **diaphyseal dysplasia** Osteopathia *f* hyperostotica multiplex infantilis
~ **emphysematous necrosis** *s.* gas gangrene
~ **external ophthalmophlegia** Ophthalmolgia *f* plus (progressiva)
~ **lipodystrophy** Lipodystrophia *f* progressiva
~ **vaccinia** Vaccinia *f* gangrenosa (necrosum)
proinsulin Pro-Insulin *n*
projection area (centre) Projektionsfeld *n*, Projektionszentrum *n* (Hirnrinde)
~ **fibre** Projektionsfaser *f*
~ **perimetry** Projektionsperimetrie *f* (Ophthalmologie)
~ **system** Projektionssystem *n* (Nervensystem)
prokaryocyte Prokaryozyt *m*
prokinase Prokinase *f* (Enzym)
prolabium Prolabium *n*
prolactin Prolaktin *n*, luteotrophes (laktotrophes) Hormon *n*, Laktationshormon *n*, Laktogen *n*, Laktotropin *n*, Luteotrophin *n*, LTH, Galaktin *n*

prolamin[e] Prolamin *n*, Gliadin *n*
prolan Prolan *n*
prolapse/to prolabieren, vorfallen *(z. B. Organe)*
prolapse Prolaps *m*, Vorfall *m*
~ **of the cerebrum** Gehirnprolaps *m*, Hirnvorfall *m*, Prolapsus *m* cerebri
~ **of the cord** Nabelschnurprolaps *m*, Nabelschnurvorfall *m*
~ **of the iris** Irisprolaps *m*, Vorfall *m* der Regenbogenhaut, Prolapsus *m* iridis
~ **of the rectum** Rektumprolaps *m*, Mastdarmvorfall *m*, Prolapsus *m* recti
~ **of the uterus** Uterusprolaps *m*, Gebärmuttervorfall *m*, Prolapsus *m* uteri
~ **of the vitreous body** Glaskörperprolaps *m*, Glaskörpervorfall *m*
~ **pessary** Prolapspessar *n*
prolapsed spleen *s.* wandering spleen
prolapsus *s.* prolapse
proleucocyte Proleukozyt *m*, Leukoblast *m*
proliferate/to proliferieren, wuchern
proliferating retinitis Retinitis *f* proliferans
proliferation Proliferation *f*, Wucherung *f*, Gewebswucherung *f*, Gewebevermehrung *f*
proliferative proliferativ, wuchernd; mit Gewebswucherung einhergehend
~ **arthritis** *s.* rheumatoid arthritis
~ **inflammation** produktive Entzündung *f*
~ **stage** Proliferationsstadium *n*
proliferous *s.* proliferative
prolinaemia Prolinämie *f*, Hyperprolinämie *f*, Prolinerhöhung *f* im Blut
prolinase Prolinase *f* (Enzym)
proline Prolin *n*, Pyrrolidin-(2)-karbonsäure *f*
prolinuria Prolinurie *f*, Prolinausscheidung *f* im Urin
prolipase Prolipase *f* (Lipasevorstufe)
prolonged pregnancy 1. Schwangerschaftsverlängerung *f*; 2. verzögerte Geburt *f*
~ **treatment** Dauerbehandlung *f*, Dauertherapie *f*
prolymphocyte Prolymphozyt *m*
promazine Promazin *n* (Beruhigungsmittel)
promegakaryocyte Promegakaryozyt *m*
promegaloblast Promegaloblast *m*
promethazine Promethazin *n* (Antihistaminikum)
prominence Prominentia *f*, Vorsprung *m*, Knochenvorsprung *m*
promitosis Promitose *f*
promonocyte Promonozyt *m*
promontorium *s.* promontory
promontory Promontorium *n*, Promunturium *n*; Vorgebirge *n* [des Beckens]
~ **of the middle ear** Promontorium *n* cavi tympani
~ **of the sacrum** Promontorium *n* ossis sacri
~ **of the tympanum** *s.* ~ of the middle ear
promyelocyte Promyeolozyt *m*
promyelocytic promyelozytisch, Promyelozyten...

pronate/to pronieren, einwärtsdrehen
pronation 1. Pronation f, Handeinwärtsdrehung f, Einwärtsdrehen n der Hand; 2. Pronation f, Senkung f des inneren Fußrandes
~ **fracture** Pronationsfraktur f
~ **phenomenon** Pronationsphänomen n
~ **position** Pronationsstellung f
~**-supination test** Pronation-Supination-Test m
pronator [muscle] Musculus m pronator, Pronator m, Neiger m, Einwärtsdreher m
~ **quadratus [muscle]** Musculus m pronator quadratus, viereckiger Einwärtsdreher m
~ **radii teres [muscle]** Musculus m pronator teres, runder Einwärtsdreher m
~ **ridge** Pronatorleiste f
prone position Bauchlage f
pronephric Pronephros..., Vornieren...
pronephros Pronephros m, Vorniere f
pronormoblast Pronormoblast m
pronormocyte Pronormozyt m
pronucleus Pronukleus m, Vorkern m
pro-oestrogen Proöstrogen n, Voröstrogen n
pro-otic präaural, präaurikulär, vor dem Ohr liegend
propaedeutics Propädeutik f, Vorerziehung f, Unterweisung f, Vorübung f, Einleitung f, [vorbereitende] Einweisung f in eine Wissenschaft
propagate/to 1. [sich] fortpflanzen, reproduzieren; 2. [sich] ausbreiten
propagation 1. Fortpflanzung f, Reproduktion f; 2. Ausbreitung f
propepsin Propepsin n, Pepsinogen n (inaktive Pepsinvorstufe)
propeptone Propepton n
propeptonuria Propeptonurie f (s. a. albumosuria)
proper hepatic artery Arteria f hepatica propria
~ **ligament of the ovary**, ~ **ovarian ligament** Ligamentum n ovarii proprium
~ **palmar digital artery** Arteria f digitalis palmaris propria
~ **palmar digital nerves of the median nerve** Nervi mpl digitales palmares proprii nervi mediani
~ **palmar digital nerves of the ulnar nerve** Nervi mpl digitales palmares proprii nervi ulnaris
~ **plantar digital artery** Arteria f digitalis plantaris propria
~ **volar digital artery** Arteria f digitalis volaris propria
properdin Properdin n (Plasmaglobulin)
properitoneal s. preperitoneal
prophage Prophage m
prophase Prophase f, erste Kernteilungsphase f
prophylactic prophylaktisch, vorbeugend, abwendend, [krankheits]verhütend
prophylactic [agent] Prophylaktikum n, vorbeugendes Mittel n, krankheitsverhütendes Mittel n

prophylactodontia vorbeugende Zahnmedizin f; Dentalprophylaxe f
prophylaxis Prophylaxe f, Krankheitsvorbeugung f, Krankheitsverhütung f
~ **of tetanus** Tetanusprophylaxe f
~ **of thrombosis** Thromboseprophylaxe f
propionic acid Propionsäure f, Propansäure f (z. B. in der Galle)
proplasmacyte Proplasmozyt m
proprioception Propriozeption f, Interozeption f, Muskelsinn m
proprioceptive propriozeptiv, körpereigene Reize wahrnehmend
~ **reflex** propriozeptiver Reflex m, Eigenreflex m
proprioceptor Propriozeptor m, Interozeptor m, Eigenrezeptor m
proptometer s. exophthalmometer
proptosis 1. Proptosis f, Exophthalmus m, Vortreibung f des Augapfels; 2. s. prolapse
proptotic proptotisch, vorfallend, prolabierend
propulsion Propulsion f, Trippelgang m, Festination f, [unwillkürliche] Gangbeschleunigung f (z. B. bei Parkinsonismus)
propulsive propulsiv
propylalcohol Propylalkohol m, n-Propanol n (Desinfektionsmittel)
prorennin s. renninogen
proscillaridin Proszillaridin n (Glykosid)
proscolex s. onchosphere
prosecretin Prosekretin n (Sekretinvorstufe)
prosect/to [pro]sezieren, eine Leichenzerlegung (Sektion) durchführen
prosector Prosektor m, Leichenzerlegungen durchführender (überwachender) Arzt m
prosector's wart Verruca f necrogenica
prosencephalic prosenzephal, Prosenzephalon..., Vorderhirn...
~ **dysraphism** Vorderhirndysraphie f
~ **vesicle** Vorderhirnbläschen n
prosencephalon Prosenzephalon n, Vorderhirn n (aus Dienzephalon und Telenzephalon)
proserozyme Proserozym n (Gerinnungsfaktor)
prosocoele s. prosencephalic vesicle
prosopagnosia Prosopagnosie f, physiognomische Agnosie f
prosopagus s. prosopopagus
prosopalgia Prosopalgie f, Prosopodynia f, Trigeminusneuralgie f; Gesichtsschmerz m
prosopalgic Trigeminusneuralgie...; Gesichtsschmerz...
prosoplasia 1. Prosoplasie f, höhere Differenzierung f (z. B. von Geweben); 2. Prosoplasie f, abnorme Gewebsdifferenzierung f (z. B. Geschwulstbildung)
prosoplastic 1. prosoplastisch, höher differenziert; 2. prosoplastisch, geschwulstbildend
prosopoanoschisis Prosopoanoschisis f, schräge Gesichtsspalte f
prosopodiplegia Prosopodiplegie f, beidseitige Gesichtslähmung (Fazialislähmung) f
prosopodynia s. prosopalgia

prosopodysmorphia Prosopodysmorphie f, Hemiatrophia f facialis progressiva
prosoponeuralgia Prosoponeuralgie f, Trigeminusneuralgie f, Gesichtsschmerz m
prosopopagus Prosopopagus m, Doppelmißgeburt f mit Gesichtsverwachsung
prosopoplegia Prosopoplegie f, Gesichtslähmung f; periphere Fazialislähmung f, Gesichtsnervenlähmung f, Lähmung f des Nervus facialis
prosopoplegic prosopoplegisch, Gesichtslähmungs...
prosoposchisis Prosoposchisis f, [angeborene] Gesichtsspalte f
prosopospasm Prosopospasmus m, Gesichts[muskel]krampf m, Fazialiskrampf m, Tic m douloureux
prosoposternodidymus s. prosopothoracopagus
prosoposternodymia Prosoposternodymie f
prosopothoracopagus Prosopothorakopagus m, Doppelmißgeburt f mit Brust- und Gesichtsverschmelzung
prosopotocia Prosopotokie f, Gesichtslage f (bei der Geburt)
prospermia Prospermie f, Prospermatismus m, vorzeitiger Samenerguß m, Ejaculatio f praecox
prostaglandin Prostaglandin n (Vorsteherdrüsenhormon)
~ **synthetase** Prostaglandinsynthetase f (Enzym)
prostata s. prostate
prostatalgia Prostatalgie f, Prostatadynie f, Vorsteherdrüsenschmerz m
prostatauxe Prostatavergrößerung f, Vorsteherdrüsenvergrößerung f
prostate [gland] Prostata f, Vorsteherdrüse f
prostatectomy Prostatektomie f, Prostataexstirpation f, Vorsteherdrüsenexzision f, [operative] Prostataentfernung f
prostatic prostatisch, Prostata..., Vorsteherdrüsen...
~ **abscess** Prostataabszeß m, Vorsteherdrüsen[ver]eiterung f
~ **adenectomy** s. prostatectomy
~ **adenoma** Prostataadenom n
~ **atrophy** Prostataatrophie f, Prostataschwund m
~ **bed** Prostatabett n
~ **calculus** Prostatakalkulus m, Vorsteherdrüsenstein m
~ **cancer** Prostatakarzinom n, Vorsteherdrüsenkrebs m
~ **capsule** Prostatakapsel f
~ **cavity** Prostatahöhle f
~ **concretions** Corpora npl amylaceae prostatae, Prostatakörperchen npl, Vorsteherdrüsenkörperchen npl
~ **cyst** Prostatazyste f, Vorsteherdrüsenzyste f
~ **disease** Prostatakrankheit f, Prostataleiden n, Vorsteherdrüsenerkrankung f

~ **duct** Prostatagang m, Vorsteherdrüsengang m
~ **enlargement** Prostatavergrößerung f
~ **enucleation** Prostataenukleation f
~ **epithelium** Prostataepithel n, Vorsteherdrüsenepithel n
~ **fluid** Succus m prostaticus, Prostatasekret n
~ **gland** s. prostate
~ **hypertrophy** Prostatahypertrophie f
~ **index** Prostataindex m
~ **injury** Prostataverletzung f, Vorsteherdrüsenverletzung f
~ **lobe forceps** Prostatafaßzange f
~ **massage** Prostatamassage f
~ **needle biopsy** Prostatanadel[punktions]biopsie f
~ **nerve supply** Prostatanervenversorgung f, Vorsteherdrüseninnervation f
~ **plexus** 1. Plexus m prostaticus, sympathisches Nervengeflecht n um die Vorsteherdrüse; 2. Plexus m venosus prostaticus, Venengeflecht (Venennetz) n um die Vorsteherdrüse
~ **portion of the male urethra** Pars f prostatica urethrae [masculinae]
~ **sinus** Sinus m prostaticus, Prostatasinus m, Vorsteherdrüsensinus m
~ **tissue** Prostatagewebe n, Vorsteherdrüsengewebe n
~ **urethra** s. ~ portion of the male urethra
~ **urethral-polyp** Polyp m in der Pars prostatica urethrae [masculinae]
~ **utricle** Utriculus m prostaticus (masculinus)
prostatism Prostatismus m (Beschwerdenkomplex bei Prostatavergrößerung)
prostatitic Prostatitis..., Prostataentzündungs..., Vorsteherdrüsenentzündungs...
prostatitis Prostatitis f, Prostataentzündung f, Vorsteherdrüsenentzündung f
prostatocystitis Prostatozystitis f, Vorsteherdrüsen- und Blasenentzündung f
prostatocystotomy Prostatozystotomie f, [operative] Prostata- und Harnblaseneröffnung f
prostatodynia s. prostatalgia
prostatogram Prostatogramm n, Röntgen[kontrast]bild n der Vorsteherdrüse
prostatography Prostatographie f, Röntgen[kontrast]darstellung f der Vorsteherdrüse
prostatolith Prostatolith m, Prostatastein m, Vorsteherdrüsenstein m
prostatolithotomy Prostatolithotomie f, Prostatasteinexstirpation f, Vorsteherdrüsensteinexzision f, [operative] Prostatasteinentfernung f
prostatomegaly Prostatomegalie f, Prostatahypertrophie f
prostatomy s. prostatotomy
prostatorrhoea Prostatorrhoe f, Prostatasekret[aus]fluß m, Vorsteherdrüsensekretabgang m
prostatoseminal vesiculitis s. prostatovesiculitis

prostatotomy Prostatotomie f, Prostatainzision f, Vorsteherdrüsen[ein]schnitt m
prostatovesiculectomy Prostatovesikulektomie f, [operative] Vorsteherdrüsen- und Samenbläschenentfernung f
prostatovesiculitis Prostatovesikulitis f, Vorsteherdrüsen- und Samenbläschenentzündung f
prosthesis Prothese f; orthopädischer Ersatz m
prosthetic 1. prothetisch, Prothesen...; 2. prosthetisch
~ **arterial grafting** Arterienprothesentransplantation f
~ **dentistry** s. prosthodontia
~ **fitting** Prothesenanpassung f
~ **group** prosthetische Gruppe f (nichteiweißartiger Proteidbestandteil); Agon n, Wirkungsgruppe f, Koenzym n
~ **[heart] valve** künstliche Herzklappe f, Klappenprothese f
prosthetics Prothetik f
prosthetist Orthopäde m, Prothesenmacher m, Prothesenhersteller m; Prothetiker m, Zahnprothesenhersteller m
prosthion Prosthion n (anthropologischer und kieferorthopädischer Meßpunkt)
prosthodontia, prosthodontics Prothetik f, Zahnersatzkunde f, Lehre f vom künstlichen Zahnersatz
prosthodontist Zahnprothesenhersteller m; Zahntechniker m
prostigmine test Prostigmintest m (Schwangerschaftstest)
prostration Prostration f, [hochgradige] Entkräftung f, Erschöpfung f [der Körperkräfte]
protagonist Protagonist m (Muskel)
protal kongenital, angeboren (Zusammensetzungen s. unter congenital)
protaminase Protaminase f (Enzym)
protamine Protamin n (Heparinantagonist)
~ **sulphate** Protaminsulfat n, Prosulfat n (Heparinantagonist)
~ **sulphate precipitation** Protaminsulfatpräzipitation f
~ **zinc insulin** Protamin-Zink-Insulin n, PZ-Insulin n (Depotinsulin)
protanomalopia s. protanomaly
protanomalous protanomal, rotschwach[sichtig]
protanomaly Protanomalie f, Rotschwäche f
protanope Protanoper m, Rotblinder m; Grünsichtiger m
protanopia Protanopie f, Anerythropsie f, Rotblindheit f; Grünsichtigkeit f
protanopic protanopisch, rotblind; grünsichtig
protease Protease f, proteolytisches (eiweißspaltendes) Enzym n
~ **inhibitor** Proteaseinhibitor m
protect against infection/to [sich] gegen eine Infektion schützen
protective protektiv, schützend

protective protektives (protektiv wirkendes) Mittel n
~ **bandage** s. ~ dressing
~ **colloid** protektives Kolloid n, Schutzkolloid n
~ **dressing** Schutzverband m
~ **protein** Schutzprotein n, Schutzeiweiß n
~ **reflex** Schutzreflex m
proteic Eiweiß..., Protein...
proteid Proteid n, zusammengesetzter Eiweißkörper m; Eiweiß n
protein Protein n, einfacher Eiweißkörper m; Eiweiß n
~ **antigen** Proteinantigen n
~ **binding** Proteinbindung f, Eiweißbindung f
~ **binding capacity** Proteinbindungskapazität f
~ **blood level** Eiweißblutspiegel m
~**-bound** proteingebunden, eiweißgebunden
~**-bound iodine** proteingebundenes Jod n, PBJ
~ **catabolism** Proteinkatabolismus m, Eiweißabbau[stoffwechsel] m
~ **coat** Proteinmantel m, Eiweißhülle f (der Bakterien)
~ **fever** Proteinfieber n, künstliches Fremdeiweißfieber n
~ **hydrolysate** Proteinhydrolysat n (Aminosäurengemisch nach Proteinspaltung)
~**-lipopolysaccharide complex** Eiweiß-Lipopolysaccharid-Komplex m
~ **loss** Proteinverlust m, Eiweißverlust m
~ **malnutrition** Eiweißmangelernährung f, Proteinfehlernährung f
~ **metabolism** Proteinmetabolismus m, Eiweißstoffwechsel m
~ **milk** eiweißangereicherte Milch f
~ **quotient** Proteinquotient m, Eiweißquotient m, Globulin-Albumin-Quotient m, Globulin-Albumin-Index m
~ **synthesis** Proteinsynthese f, Eiweißaufbau m
~ **therapy** Proteintherapie f, Eiweißbehandlung f, Eiweißernährung f
proteinaceous proteinartig, eiweißähnlich; proteinhaltig
proteinaemia Proteinämie f, Vorhandensein n von Protein im Blut
proteinase Proteinase f (Enzym)
proteinic s. proteinaceous
proteinochromogen s. tryptophan
proteinogenous proteinogen, aus Protein gebildet (entstanden) f
proteinosis Proteinose f, Eiweißspeicherung f, Eiweißablagerung f (im Gewebe)
proteinuria Proteinurie f, Albuminurie f, Eiweißausscheidung f im Urin
proteinuric proteinurisch, Eiweiß im Urin ausscheidend
proteoclastic s. proteolytic
proteohormone Proteohormon n
proteolysis Proteolyse f, Eiweiß[auf]spaltung f, Eiweißabbau m
proteolytic proteolytisch, proteinspaltend, eiweißabbauend, eiweißverdauend

proteolytic 528

~ **enzyme** proteolytisches (eiweißspaltendes, eiweißverdauendes) Enzym *n*
proteometabolic Eiweißstoffwechsel...
proteometabolism Proteometabolismus *m*, Eiweißstoffwechsel *m*
proteopepsis Eiweißverdauung *f*
proteopeptic [proteo]peptisch, eiweißverdauend
proteose Proteose *f*, Albumose *f (Enzym)*
proteosuria Proteosurie *f*, Albumosurie *f*, Vorhandensein *n* von Proteosen (Albumosen) im Urin
proteotherapy *s.* protein therapy
proteotoxin *s.* anaphylatoxin
proteuria *s.* proteinuria
Proteus vulgaris Proteus *m* vulgaris
~ **mirabilis** Proteus *m* mirabilis
prothesis *s.* prosthesis
prothrombase *s.* prothrombin
prothrombin Prothrombin *n*, Thrombinogen *n*, Thrombozym *n*
~ **activator** Prothrombinaktivator *m*
~ **consumption index** Prothrombin-Konsumtions-Index *m*
~ **factor** Vitamin K *n*
~ **level** Prothrombinspiegel *m*
~ **time** Prothrombinzeit *f* [nach Quick], Prothrombinbestimmung *f* nach Quick
prothrombinaemia Prothrombinämie *f*, Hyperprothrombinämie *f*, Prothrombin[spiegel]erhöhung *f* im Blut
prothrombinogenic prothrombinogen, prothrombinbildend; die Prothrombinbildung [in der Leber] fördernd
prothrombinopenia Prothrombinopenie *f*, Prothrombinmangel *m*, Prothrombinverminderung *f* [im Blut]
prothrombinopenic Prothrombinmangel...
prothrombogenic *s.* prothrombinogenic
prothrombokinase Prothrombokinase *f* (Thrombokinasevorstufe)
prothromboplastin time Prothromboplastinzeit *f*
protist Protist *m*, Einzeller *m*, einzelliges Lebewesen *n*
protoalbumose *s.* albumose
protoblast Protoblast *m*, zellwandlose Zelle *f*
protoblastic protoblastisch, Protoblasten...
protodiastolic protodiastolisch, am Anfang der Diastole liegend
protoelastose Protoelastose *f (Elastinspaltprodukt)*
protoerythrocyte Protoerythrozyt *m*
protofibril Protofibrille *f*
protofilament *s.* protofibril
protogala *s.* colostrum
protogaster *s.* foregut
protoglobulose Protoglobulose *f*
protohaematoblast Protohämatoblast *m*
protoleucocyte Protoleukozyt *m*
protometrocyte Protometrozyt *m*
proton microscope Protonenmikroskop *n*

protoneuron peripheres Neuron *n*
protopathic protopathisch; idiopathisch, selbständig [auftretend]; primär
protopathy Protopathie *f*, ursprüngliche (primäre) Krankheit *f*
protopepsia Protopepsie *f*
protoplasm Protoplasma *n*, lebende Zellsubstanz *f*
protoplasmal, protoplasmatic *s.* protoplasmic
protoplasmic protoplasmatisch, Protoplasma...; protoplasmahaltig; protoplasmaartig
~ **process** Protoplasmafortsatz *m*
protoplast 1. Protoplast *m (Zellkörper)*; 2. Zelle *f*; 3. *s.* protoplasm
protoporphyria Protoporphyrie *f*, Vorhandensein *n* von Protoporphyrin in den Erythrozyten
protoporphyrin Protoporphyrin *n*
protoporphyrinuria Protoporphyrinurie *f*, Protoporphyrinausscheidung *f* im Urin
protoproteose Protoproteose *f*
protopsis Protrusio *f* bulbi
protosiderin Protosiderin *n*
protospasm Protospasmus *m*
protostoma *s.* blastopore
protosyphilis *s.* primary syphilis
prototrophic prototroph[isch] *(Bakterien)*
protovertebra Protovertebra *f*, Primitivwirbel *m*
protovertebral protovertebral
protoxin Protoxin *n (Toxinvorstufe)*
protozoacide protozoenvernichtend, protozoentötend
protozoacide Protozoengift *n*, protozoentötendes Mittel *n*
protozoal Protozoon..., Einzeller..., Urtierchen...; durch Protozoen erregt
protozoan *s.* protozoon
protozoology Protozoologie *f*, Protozoenlehre *f*, Wissenschaft *f* von den Einzellern
protozoon Protozoon *n*, Einzeller *m*, Urtierchen *n*
protozoophage Protozoophag[e] *m*, Protozoenfreßzelle *f*
protract/to 1. protrahieren, verzögern, verlängern *(z. B. die Wirkung von Arzneimitteln)*; aufschieben; 2. [hervor]ziehen
protracted labour protrahierte (verzögerte) Geburt *f*
protrude/to [her]vorstehen, [her]vorragen
protruded disk *s.* herniation of nucleus pulposus
protruding ear abstehendes Ohr *n*, Segel[flieger]ohr *n*
protrusion Protrusion *f*, Hervortreibung *f*, Vorwölbung *f*, Vorstülpung *f*
protrusive protrusiv, [her]vortreibend, [her]vorwölbend, [her]vorstülpend
protrypsin Protrypsin *n*, Trypsinogen *n (Trypsinvorstufe)*
protuberance, protuberantia Protuberanz *f*, Hervorragung *f*, Vorsprung *m*, Auswuchs *m*, Höcker *m*

protyrosinase Protyrosinase *f*
proud flesh wildes Fleisch *n*
provitamin Provitamin *n (Vitaminvorstufe)*
provocation test Provokationstest *m*
provocative diagnosis Provokationsdiagnostik *f*
Prowazek-Halberstaedter bodies Prowazeksche Zelleinschlüsse *mpl*, Halberstädter-Prowazeksche Körperchen *npl (in den Augenbindehautzellen bei Trachom)*
Prower factor Stewart-Prower-Faktor *m*, Stewart-Prowerscher Faktor *m*, Blutgerinnungsfaktor X *m*
proximad *s.* proximal
proximal proximal, rumpfnah, körpernah, rumpfwärts liegend
~ **convoluted tubules** proximales Tubuluskonvolut *n*
~ **phalanx of the finger** Phalanx *f* prima (proximalis) digitorum manus, Fingergrundglied *n*
~ **phalanx of the toe** Phalanx *f* prima (proximalis) digitorum pedis, Zehengrundglied *n*
~ **radioulnar joint** Articulatio *f* radioulnaris proximalis
~ **tibiofibular joint** Articulatio *f* tibiofibularis superior
proximobuccal proximobukkal
proximolabial proximolabial
proximolingual proximolingual
prozymogen Prozymogen *n*
pruriginous pruriginös, juckend
prurigo Prurigo *f*, stark juckende Dermatose (Hautkrankheit) *f*; juckende Hautflechte *f*
pruritic pruritisch, Pruritus...
pruritus Pruritus *m*, Hautjucken *n*, Juckreiz *m*, Juckempfindung *f*
Prussak's pouch (space) Prussakscher Raum *m*, Recessus *m* tympani superior *(Schleimhautbucht im Innenohr)*
Prussian blue reaction Preussisch-Blau-Reaktion *f (Hämosiderinnachweis)*
Pryce slide-culture method Prycesche Mikrokultur *f*, Objektträgerkulturverfahren *n* [nach Pryce] *(zur Züchtung von Tuberkulosebakterien)*
psalterium Commissura *f* fornicis
psammoma Psammom *n*, Sandgeschwulst *f*
~ **body** Psammomkörperchen *n (verkalkte, zwiebelschalenähnlich geschichtete Geschwulstzelle)*
psammomatous psammomatös, psammomartig, psammomähnlich, psammomförmig
psammotherapy Psammotherapie *f*, Sandtherapie *f*
pselaphesia, pselaphesis Pselaphesie *f*, Tastsinn *m*
pseudarthritis Pseudarthritis *f*, Scheinarthritis *f*
pseudarthrosis Pseudarthrose *f*, falsches Gelenk *n*, Fehlgelenk *n*, Nearthrose *f*, Gelenkneubildung *f*
pseudiphtheritic *s.* pseudodiphtheritic
pseudo... *s. a.* pseud...
pseudoacephalus Pseudozephalus *m*, Pseudoakephalus *m*

pseudoacholia Pseudoacholie *f*
pseudoacromegaly Pseudoakromegalie *f*, Scheinakromegalie *f*
pseudoactinomycosis Pseudoaktinomykose *f*
pseudoaesthesia Pseudästhesie *f*, Scheinwahrnehmung *f*; Phantomschmerz *m*
pseudoagglutination Pseudoagglutination *f*, Schein[hämo]agglutination *f*
pseudoagrammatism Pseudoagrammatismus *m*, syntaktische Aphasie *f*
pseudoagraphia Pseudoagraphie *f*, Scheinagraphie *f*
pseudoalbuminuria Pseudoalbuminurie *f*, falsche Albuminurie *f*
pseudoallele Pseudoallele *f*
pseudoalveolar pseudoalveolär
pseudoamnesia Pseudoamnesie *f*, Scheinamnesie *f*
pseudoanaemia Pseudoanämie *f*, Scheinanämie *f*, Pseudoanaemia *f* angiospastica
pseudoanaphylactic pseudoanaphylaktisch
pseudoanaphylaxis Pseudoanaphylaxe *f*
pseudoaneurysm Pseudoaneurysma *n*, Scheinaneurysma *n*, falsches Aneurysma *n*
pseudoangina Pseudoangina *f* [pectoris]
pseudoangioma Pseudoangiom *n*
pseudoankylosis Pseudoankylose *f*, Scheinankylose *f*, falsche Ankylose *f*
pseudoanorexia Pseudoanorexie *f*, Scheinanorexie *f*, falsche Anorexie *f*
pseudoaphakia Pseudoaphakie *f*, Cataracta *f* membranosa
pseudoapoplexy Pseudoapoplexie *f*, Scheinapoplexie *f*, falsche Apoplexie *f*
pseudoappendicitis Pseudoappendizitis *f*, scheinbare Blinddarmentzündung *f*
pseudoapraxia Pseudoapraxie *f*, Scheinapraxie *f*
pseudoascites Pseudoaszites *m*, Scheinaszites *m*
pseudoastereognosis Pseudoastereognosis *f*, Scheinastereognosis *f*
pseudoataxia Pseudoataxie *f*, Bewegungsunsicherheit *f* bei Muskelparesen
pseudoatheroma Pseudoatherom *n*
pseudoathetosis Pseudoathetose *f*, Scheinathetose *f*
pseudoatrophoderma Pseudoatrophoderm *n*
pseudobacillus Pseudobazillus *m*
pseudobacterium Pseudobakterium *n*
pseudoblepsia Pseudoblepsie *f*, optische Halluzination *f*
pseudobubo Pseudobubo *f*
pseudobulbar palsy (paralysis) Pseudobulbärparalyse *f*
pseudocartilage Pseudoknorpel *m*
pseudocast Pseudozylinder *m*, Scheinzylinder *m*
pseudocele Pseudozele *f*
pseudocephalocele Pseudozephalozele *f*
pseudochalazion Pseudochalazion *n*
pseudochancre Pseudoschanker *m*

34 Nöhring engl./dtsch

pseudocholecystitis

pseudocholecystitis Pseudocholezystitis f
pseudocholestane s. coprostane
pseudocholesteatoma Pseudocholesteatom n
pseudocholinesterase Pseudocholinesterase f, unspezifische Serumcholinesterase f *(Enzym)*
pseudochorea Pseudochorea f
pseudochromaesthesia Pseudochromästhesie f
pseudochromatin Pseudochromatin n, Paranuklein n
pseudochromia Pseudochromie f
pseudochromosome Pseudochromosom n
pseudochylous pseudochylös
pseudocirrhosis Pseudo[leber]zirrhose f
pseudocoarctation Pseudocoarctatio f [der Aorta]
pseudocolloid Pseudokolloid n
pseudocoloboma Pseudokolobom n, Scheinkolobom n
pseudocoxalgia Pseudokoxalgie f
pseudocrisis Pseudokrise f, vorübergehender plötzlicher Fieberanfall m
pseudocroup Pseudokrup[p] m
pseudocryptorchism Pseudokryptorchismus m
pseudocyesis Pseudogravidität f, Scheinschwangerschaft f, eingebildete (hysterische) Schwangerschaft f
pseudocyst Pseudozyste f, Scheinzyste f
pseudodecidua Decidua f menstrualis
pseudodementia Pseudodemenz f, Scheindemenz f, Pseudoschwachsinn m, vorgetäuschter Schwachsinn m
pseudodiphtheria Pseudodiphtherie f, Scheindiphtherie f
pseudodiphtheritic pseudodiphtherisch, Pseudodiphtherie...
pseudodiverticulum Pseudodivertikel n, Scheindivertikel n
pseudodysentery Pseudodysenterie f
pseudoelephantiasis Pseudoelephantiasis f
pseudoembryonic pseudoembryonal
pseudoemphysema Pseudoemphysem n
pseudoendometritis Pseudoendometritis f
pseudoeosinophil pseudoeosinophil
pseudoephedrine Pseudoephedrin n
pseudoepilepsy Pseudoepilepsie f, Scheinepilepsie f
pseudoepitheliomatous hyperplasia pseudoepitheliomatöse Hyperplasie f
pseudoerectile pseudoerektil
pseudoerysipelas Pseudoerysipel n
pseudofever Pseudofieber n, Scheinfieber n
pseudofollicular pseudofollikulär
pseudofracture Pseudofraktur f, Scheinfraktur f
pseudoganglion Pseudoganglion n, Scheinganglion n
pseudogeusaesthesia Pseudogeusästhesie f, Farbwahrnehmung f mit Geschmackszuordnung
pseudogeusia Pseudogeusie f, Scheingeschmack m

pseudoglandular squamous cell carcinoma s. adenoacanthoma
pseudoglaucoma Pseudoglaukom n, Scheinglaukom n
pseudoglioma Pseudoglioma f retinae, amaurotisches Katzenauge n
pseudoglobulin Pseudoglobulin n
pseudoglottic myoclonia s. hiccough
pseudoglottis Pseudoglottis f, Scheinglottis f
pseudogonorrhoea Pseudogonorrhoe f, unspezifische Urethritis (Harnröhrenentzündung) f
pseudogout Pseudogicht f, Scheingicht f; Chondrokalzinose f
pseudogynaecomastia Pseudogynäkomastie f, Scheingynäkomastie f, Scheinbrust f [beim Mann]
pseudohaemagglutination Pseudohämagglutination f
pseudohaemangiopericytoma Pseudohämangioperizytom n
pseudohaemophilia Pseudohämophilie f, Scheinhämophilie f
pseudohallucination Pseudohalluzination f, Scheinhalluzination f
pseudohemiacardius Pseudohemiakardius m, Acephalus m athorus
pseudohermaphrodite Pseudohermaphrodit m, Scheinhermaphrodit m
pseudohermaphroditic pseudohermaphroditisch
pseudohermaphroditism Pseudohermaphroditismus m, Scheinhermaphroditismus m, Scheinzwittertum n
pseudohernia Pseudohernie f
pseudohydrocephalia Pseudohydrozephalie f, Scheinhydrozephalie f
pseudohydronephrosis Pseudohydronephrose f
pseudohydrophobia Pseudohydrophobie f
pseudohypertrophic pseudohypertroph[isch]
pseudohypertrophy Pseudohypertrophie f, Scheinhypertrophie f, scheinbare Organvergrößerung f
pseudohyponatraemia Pseudohyponatriämie f, scheinbare Natriumverminderung f im Blut
pseudohypoparathyroidism Pseudohypoparathyreoidismus m
pseudohypopyon Pseudohypopyon n
pseudoileus Pseudoileus m, adynamischer Ileus (Darmverschluß) m
pseudoisochromatic pseudoisochromatisch
~ **plate** pseudoisochromatische Tafel f, Farbsehtafel f *(zur Farbsinnprüfung)*
pseudojaundice Pseudoikterus m, Scheingelbsucht f *(s. a. xanthosis)*
pseudokeloid keloidartig, keloidähnlich, keloidförmig
pseudokeratin Pseudokeratin n, falsches Keratin n
pseudokeratosis Pseudokeratose f, Scheinkeratose f

pseudoleukaemia Pseudoleukämie f, Scheinleukämie f
pseudolipoma Pseudolipom n
pseudolithiasis Pseudolithiasis f, scheinbares Steinleiden n
pseudolupus Pseudolupus m
pseudoluxation Pseudoluxation f, Scheinluxation f
pseudolymphoma Pseudolymphom n
pseudomalady Pseudomaladie f, Scheinkrankheit f, Scheinerkrankung f
pseudomalaria Pseudomalaria f, Scheinmalaria f
pseudomamma Pseudomamma f, Scheinbrust[drüse] f
pseudomania Pseudomanie f, Scheinmanie f
pseudomegacolon Pseudomegakolon n
pseudomelanosis Pseudomelanose f
pseudomembrane Pseudomembran f, Scheinmembran f
pseudomembranous enterocolitis pseudomembranöse Enterokolitis f
~ **inflammation (mucositis)** pseudomembranöse Entzündung f, Diphtherie f
pseudomeningitis Pseudomeningitis f, Meningismus m
pseudomeninx Pseudomeninx f
pseudomenstruation Pseudomenstruation f, Scheinmonatsblutung f
pseudomethaemoglobin Pseudomethämoglobin n, Methämalbumin n
pseudomicrocephalia Pseudomikrozephalie f, Scheinmikrozephalie f
pseudomnesia Pseudomnesie f, Erinnerungsfälschung f
Pseudomonas aeruginosa Pseudomonas f aeruginosa (pyocyanea)
pseudomongolism Pseudomongolismus m
pseudomongoloid pseudomongoloid
pseudomongoloid Pseudomongoloider m
pseudomucin Pseudomuzin n, Scheinmuzin n, Metalbumin n, schleimähnliche Substanz f
pseudomucinous pseudomuzinös, schleimartig, schleimähnlich
pseudomyasthenic pseudomyasthenisch
pseudomyopia Pseudomyopie f, Scheinmyopie f, scheinbare Kurzsichtigkeit f
pseudomyxoedema Pseudomyxödem n
pseudomyxoma Pseudomyxom n
pseudomyxomatous pseudomyxomatös, myxomartig, myxomähnlich
pseudonarcotic pseudonarkotisch
pseudonarcotism Pseudonarkose f, Scheinnarkose f
pseudoneoplasm Pseudoneoplasma n, Scheintumor m, Scheingeschwulst f
pseudoneoplastic pseudoneoplastisch
pseudoneuritis 1. Pseudoneuritis f, Scheinneuritis f; 2. s. pseudopapilloedema
pseudoneuroma Pseudoneurom n, Amputationsneurom n

pseudoneurotic pseudoneurotisch, scheinneurotisch
pseudonuclein Pseudonuklein n
pseudonucleolus Pseudonukleolus m
pseudonystagmus Pseudonystagmus m, Scheinnystagmus m
pseudo-oedema Pseudoödem n, Scheinödem n
pseudo-ophthalmoplegia Pseudoophthalmoplegie f, Scheinophthalmoplegie f
pseudo-osteomalacia Pseudoosteomalazie f, Scheinosteomalazie f
pseudopapilloedema Pseudopapillödem n, Pseudostauungspapille f
pseudoparalysis Pseudoparalyse f, Scheinlähmung f
pseudoparaphrasia Pseudoparaphrasie f
pseudoparaplegia Pseudoparaplegie f, Pseudoparese f, Scheinparaplegie f, Scheinlähmung f der Extremitäten
pseudoparasite Pseudoparasit m, Scheinparasit m
pseudoparesis s. pseudoparalysis
pseudopelade Pseudopelade f, Alopecia f atrophicans (cicatrisata)
pseudoperitonitis Pseudoperitonitis f, Peritonismus m
pseudophlegmon Pseudophlegmone f, Scheinphlegmone f
pseudoplegia s. pseudoparalysis
pseudopneumonia Pseudopneumonie f, Scheinpneumonie f
pseudopod[ium] Pseudopodium n, Scheinfüßchen n (Protoplasmafortsatz kriechender Amöben)
pseudopolycoria Pseudopolykorie f, Scheinpolykorie f
pseudopolycythaemia Pseudopolyzythämie f
pseudopolyposis Pseudopolyposis f, Scheinpolypose f
pseudoporencephalia Pseudoporenzephalie f, Scheinporenzephalie f
pseudopregnancy s. pseudocyesis
pseudopsia Pseudopsie f, falsches Sehen n
pseudopsychopathic pseudopsychopathisch
pseudopterygium Pseudopterygium n, Scheinpterygium n, Narbenpterygium n
pseudoptosis Pseudoptose f, Scheinptose f
pseudoptyalism Pseudoptyalismus m
pseudoreaction Pseudoreaktion f, Scheinreaktion f
pseudorheumatism Pseudorheumatismus m
pseudorickets renale Osteodystrophie f
pseudorosette Pseudorosette f
pseudorubella Pseudoröteln pl, Exanthema n subitum, Roseola f infantum
pseudosarcoma of the breast Cystosarcoma n phylloides
pseudoscarlatina Pseudoscharlach m, Scheinscharlach m
pseudosclerema Pseudosklerema n, Adiponecrosis f subcutanea neonatorum

pseudosclerosis

pseudosclerosis Pseudosklerose f, Scheinsklerose f
pseudoseizure Scheinanfall m
pseudoserous pseudoserös
pseudosmallpox Variola f minor, Variolois f, Alastrim n, abgeschwächte (weiße) Pocken fpl
pseudosmia Pseudosmie f, Scheingeruch m, Phantosmie f
pseudostoma Pseudostoma n
pseudostrabism[us] Pseudostrabismus m, Scheinstrabismus m
pseudosyphilis Pseudosyphilis f
pseudosyringomyelia Pseudosyringomyelie f
pseudotabes Pseudotabes f
pseudotabetic Pseudotabes...
pseudotetanus Pseudotetanus m, Scheintetanus m
pseudotrichinosis Pseudotrichinosis f, Polymyositis f, Dermatomyositis f
pseudotruncus arteriosus Pseudotruncus m arteriosus [communis]
pseudotuberculoma Pseudotuberkulom n
pseudotuberculosis Pseudotuberkulose f, Scheintuberkulose f
pseudotuberculous pseudotuberkulös
pseudotumour Pseudotumor m, Pseudogeschwulst f, Scheingeschwulst f
pseudotympany Pseudotympanie f, Scheintympanie f
pseudotyphoid Pseudotyphus...
pseudotyphus Pseudotyphus m
pseudovacuole Pseudovakuole f
pseudovariola s. pseudosmallpox
pseudoventricle Pseudoventrikel m
pseudovoice Pseudostimme f, Scheinstimme f
pseudovomiting Pseudoerbrechen n, Scheinerbrechen n
pseudoxanthoma Pseudoxanthom n
psilosis 1. Psilosis f, Haarausfall m, Haarverlust m; Haarlosigkeit f; 2. s. sprue
psilotic Psilosis...
psittacosis Psittakose f, Papageienkrankheit f
psoas Musculus m psoas, Lendenmuskel m
~ **abscess** Psoasabszeß m
~ **compartement** Psoasloge f
~ **hypertrophy** Psoas[muskel]hypertrophie f
~ **magnus (major) muscle** Musculus m psoas major, großer Lendenmuskel m
~ **minor muscle** Musculus m psoas minor, kleiner Lendenmuskel m
~ **muscle** s. psoas
~ **parvus [muscle]** s. ~ minor muscle
~ **shadow** Psoas[muskel]schatten m
~ **sheath** Psoasscheide f
~ **sign** Psoaszeichen n
~ **spasm** Psoasspasmus m, Lendenmuskelkrampf m
psoitis Psoitis f, Lendenmuskelentzündung f
psora s. psoriasis
psoriasiform psoriasisartig, schuppenflechtenähnlich

psoriasis Psoriasis f, Schuppenflechte f, schuppende Hautflechte f
~-**like** psoriasisartig, schuppenflechtenähnlich
~ **of tongue** Psoriasis (Ichthyosis) f linguae, Zungenleukoplakie f
psoriatic arthropathy Psoriasis f arthropathica
psorophthalmia Psorophthalmie f, Blepharitis f marginalis
psorosperm Psorospermium n
psorospermia Psorospermie f
psorospermial Psorospermien...
psorospermiasis Psorospermosis f
psychagogic psychagogisch
psychagogy Psychagogik f, psychologische Erziehung f
psychalgia Psychalgie f, Psychoschmerz m, psychischer Schmerz m, Seelenschmerz m
psychanopsia s. psychic blindness
psychasthene Psychastheniker m
psychasthenia Psychasthenie f, Nervenschwäche f bei seelischen Störungen
psychasthenic psychasthenisch, nervenschwach
psychataxia Psychataxie f
psyche Psyche f (Gesamtheit aller Prozesse der höheren Nerventätigkeit)
psycheclampsia Psycheklampsie f, akute Manie f
psychiater s. psychiatrist
psychiatric psychiatrisch, Psychiatrie...
~ **illness** Geisteskrankheit f, Geistesstörung f, Psychose f
psychiatrics 1. s. psychiatry; 2. Psychiatrie f, psychiatrische Klinik f
psychiatrist Psychiater m, Facharzt m für Psychiatrie
psychiatry Psychiatrie f, Irrenheilkunde f, Lehre f von den Geistes- und Gemütskrankheiten
psychic psychisch, seelisch-funktionell; geistig
~ **blindness** Rindenblindheit f, Seelenblindheit f, optische Agnosie f
~ **deafness** 1. Rindentaubheit f; 2. psychogene Taubheit f
~ **energizer** Psychoanaleptikum n, psychisches (geistiges) Leistungsstimulans n
~ **energy** Psychoenergie f, psychische Energie f
~ **epilepsy** psychische Epilepsie f, Psychoepilepsie f
~ **force** psychische Kraft (Stärke) f
~ **profile** s. psychogram
~ **shock** psychischer Schock m, Psychoschock m
~ **trauma** psychisches Trauma n, Psychotrauma n, seelische Verletzung f
psychics s. psychology
psychoacoustic psychoakustisch
psychoactivator s. psychic energizer
psychoanalgesia Psychoanalgesie f, psychische Schmerzausschaltung f
psychoanalysis Psychoanalyse f
psychoanalyst Psychoanalytiker m

psychoanalytic psychoanalytisch
psychocardiac reflex psychokardialer Reflex *m*
psychochromaesthesia Psychochromästhesie *f*, Farbenhören *n*
psychocoma Psychokoma *n*, Stupor *m*
psychocortical psychokortikal, Psychokortex..., Sinneskortex...
psychodelic psychoseerzeugend
psychodiagnosis Psychodiagnose *f*
psychodiagnostics Psychodiagnostik *f*
psychodometry *s.* psychometry
psychodrama Psychodrama *n (psychotherapeutische Methode)*
psychodynamic psychodynamisch
psychodynamics Psychodynamik *f*
psycho-epilepsy Psychoepilepsie *f*
psychogalvanic reflex psychogalvanischer Reflex (Hautreflex) *m*
psychogalvanometer Psychogalvanometer *n*
psychogenesis 1. Psychogenese *f*, Entwicklung *f* des Psychischen; 2. Psychogenie *f*, psychologisch bedingte Krankheit *f*
psychogen[et]ic 1. psychogen, psychogenetisch; 2. durch seelische Vorgänge verursacht, seelisch bedingt
psychognosis Psychognosie *f (Erkenntnis der seelischen Vorgänge)*
psychognostic psychognostisch
psychogogic psychogogisch, psychostimulierend
psychogram Psychogramm *n*, Persönlichkeitsbild *n*
psychographia Psychographie *f*, Persönlichkeitsbeschreibung *f*
psychographic psychographisch
psychokinesia, psychokinesis Psychokinese *f*
psycholagny Psycholagnie *f (geschlechtliche Erregung durch Vorstellung geschlechtlicher Handlungen)*
psycholepsy Psycholepsie *f*, plötzlicher Psychotonusverlust *m*
psycholeptic psycholeptisch, den Psychotonus vermindernd
psychological 1. psychologisch, Psychologie...; 2. psychisch, seelisch; 3. emotionell, emotional, gefühlsmäßig, Gefühls...
~ **test** psychologischer Test *m*, Psychotest *m*, Verhaltenstest *m*; Intelligenztest *m*
psychologist Psychologe *m*
psychology Psychologie *f (Wissenschaft von den seelischen Vorgängen und den Verhaltensweisen)*
psychometric psychometrisch
psychometrics *s.* psychometry
psychometry Psychometrie *f (Messung von Zeitabläufen der höheren Nerventätigkeit)*
psychomimetic Psychomimetikum *n*, Psychosomimetikum *n*, Psychotikum *n*
psychomotor psychomotorisch, durch psychische Vorgänge bewegt; triebmäßig bedingt
~ **epilepsy** psychomotorische Epilepsie *f*, epileptisches Äquivalent *n*, Dämmerzustand *m*, Dämmerattacke *f*

psychoneurologic[al] psychoneurologisch
psychoneurosis Psychoneurose *f*, Neurose *f* durch Konfliktsituation
psychoneurotic psychoneurotisch
~ **disorder** *s.* psychoneurosis
psychonomics *s.* psychology
psychonosema Geistesstörung *f*
psychoparesis Geistesschwäche *f*
psychopath Psychopath *m*, psychisch Abartiger *m*
psychopathic psychopathisch, geistig-seelisch abnorm
~ **personality** psychopathische Persönlichkeit *f*, Psychopath *m*
~ **ward** psychiatrische Station *f*
psychopathist *s.* psychiatrist
psychopathologic[al] psychopathologisch
psychopathologist Psychopathologe *m*
psychopathology Psychopathologie *f*, Lehre *f* von den geistigen und seelischen Störungen
psychopathy Psychopathie *f*, geistige Störung *f* durch krankhafte Veranlagung
psychopharmacologic psychopharmakologisch
psychopharmacology Psychopharmakologie *f*
psychophonasthenia Psychophonasthenie *f*, psychische Sprachstörung *f*
psychophysic[al] psychophysisch, seelisch-leiblich, körperlich-seelisch
psychophysics Psychophysik *f*
psychophysiologic psychophysiologisch
psychophysiology Psychophysiologie *f*
psychoplegia Psychoplegie *f*, Psychedämpfung *f*
psychoplegic psychoplegisch, psychedämpfend
psychoplegic [agent] Psychoplegikum *n*, die Psyche dämpfendes Mittel *n*
psychoreaction Psychoreaktion *f*
psychorhythmia Psychorhythmus *m*
psychorrhagia Psychorrhagie *f*, Todesagonie *f*
psychosensory psychosensorisch
psychosexual psychosexual, psychosexuell
psychosis Psychose *f*, Seelenstörung *f*, krankhafter Geisteszustand *m*
psychosocial psychosozial
psychosomatic psychosomatisch, seelisch-körperlich
psychosurgery Psychochirurgie *f*
psychotherapeutic psychotherapeutisch, seelisch behandelnd (beeinflussend)
psychotherapist Psychotherapeut *m*, Spezialist *m* für Psychotherapie
psychotherapy Psychotherapie *f*, Seelenbehandlung *f*; Krankenbehandlung *f* durch seelische Beeinflussung
psychotic psychotisch, geisteskrank, an einer Psychose leidend
psychotic Psychotiker *m*, Psychosekranker *m*, Geisteskranker *m*
psychotogen Psychotogen *n*, Psychotikum *n*, psychoseerzeugendes Mittel *n*
psychotogenic psychotogen, psychoseerzeugend

psychotrauma

psychotrauma Psychotrauma n, seelisches Trauma n
psychotropic psychotrop (z. B. Medikament)
psychovisual sensation optische Halluzination f
psychroaesthesia Psychroästhesie f, subjektives Kältegefühl n
psychroalgia Psychroalgie f, schmerzhaftes Kältegefühl n
psychrometer Psychrometer n, Feuchtigkeitsmesser m, Verdunstungsmesser m
psychrophilia Psychrophilie f, Kälteliebe f
psychrophilic psychrophil, kälteliebend (z. B. Mikroorganismen)
psychrophobia 1. Psychrophobie f, Kältefurcht f, Kälteangst f; 2. abnorme Kälteempfindlichkeit f
psychrophobic 1. psychrophob, kältefürchtend; 2. kälteempfindlich
psychrotherapy Psychrotherapie f, Kältetherapie f, Kältebehandlung f
ptarmic [agent] Ptarmikum n, Niesmittel n
ptarmus Ptarmus m, Nieskrampf m
pterygial pterygial, Pterygium...
pterygium Pterygium n, Flügelfell n (Wucherung der Augapfelbindehaut auf die Augenhornhaut)
pterygoid pterygoid, flügelförmig, flügelartig, flügellähnlich
~ **canal** Canalis m pterygoideus
~ **fissure** Incisura f pterygoidea
~ **fossa** Fossa f pterygoidea, Flügelgrube f
~ **hamulus** Hamulus m pterygoideus
~ **plate** Flügelplatte f
~ **plexus** Plexus m pterygoideus
~ **process of the sphenoid bone** Processus m pterygoideus ossis sphenoidalis
~ **tubercle** Tuberositas f pterygoidea
~ **venous plexus** s. ~ plexus
pterygomandibular pterygomandibular, Flügelfortsatz-Unterkiefer-...
pterygomaxillary pterygomaxillar, Flügelfortsatz-Oberkiefer-...
~ **fissure** Fissura f pterygomaxillaris
pterygopalatine pterygopalatin[al], zwischen dem Flügelfortsatz und dem Gaumenknochen liegend
~ **canal** Canalis m pterygopalatinus
~ **fissure** Fissura f pterygomaxillaris
~ **foramen** Foramen n pterygopalatinum (sphenopalatinum)
~ **fossa** Fossa f pterygopalatina
~ **ganglion** Ganglion n pterygopalatinum
~ **groove** Sulcus m palatinus major ossis palatini
~ **nerves** Nervi mpl pterygopalatini
~ **sulcus** s. ~ groove
pterygopharyngeus [muscle] Pars f pterygopharyngea musculi constrictoris pharyngis superioris
pterygospinous ligament Ligamentum n pterygospinale
~ **process** Processus m pterygospinus

534

ptilosis Ptilosis f, Lidrandentzündung f mit Wimpernausfall
ptomainaemia Ptomainämie f, Vorhandensein n von Ptomain im Blut, Ptomainblutvergiftung f
ptomaine Ptomain n
ptomainuria Ptomainurie f, Ptomainausscheidung f im Urin
ptosis Ptosis f, Lidptose f, Oberlidsenkung f
ptotic ptotisch
ptyalase s. ptyalin
ptyalectasis Ptyalektase f, Speicheldrüsengangerweiterung f
ptyalin Ptyalin n, Speicheldiastase f (Enzym)
ptyalism Ptyalismus m, [vermehrter] Speichelfluß m; Sabbern n
ptyalith s. ptyalolith
ptyalocele Ptyalozele f, Speichel[drüsen]zyste f
ptyalogenic ptyalogen
ptyalogogue speicheltreibend, den Speichelfluß anregend
ptyalogogue [agent] Ptyalogogum n, speicheltreibendes Mittel n
ptyalogram Ptyalogramm n, Röntgen[kontrast]bild n der Speicheldrüse und ihrer Gänge
ptyalography Ptyalographie f, Röntgen[kontrast]darstellung f der Speicheldrüse und ihrer Gänge
ptyalolith Ptyalolith m, Speichelstein m
ptyalolithiasis Ptyalolithiasis f, Speichelsteinerkrankung f, Speichelsteinleiden n
ptyalolithotomy Ptyalolithotomie f, Speichelsteinexstirpation f, Speichelsteinexzision f, [operative] Speichelsteinentfernung f
ptyalorrhoea Ptyalorrhoe f, vermehrter Speichelfluß m
ptysma Speichel m
ptysmagogue [agent] die Speichelsekretion förderndes Mittel n
puber Pubertant m, Pubertierender m
puber[t]al puber, geschlechtsreif, Pubertäts...
pubertas praecox Pubertas f praecox, [körperliche und geistige] Frühreife f
puberty Pubertät f, Eintritt m der Geschlechtsreife
pubes 1. Pubes f, Schamgegend f; 2. Pubes pl, Schamhaare npl; Scham f
pubescence s. puberty
pubescent pubertierend, geschlechtsreif werdend
pubic pubisch, zur Schamgegend gehörend, Scham...
~ **arch** Arcus m pubicus, Schambogen m
~ **bone** Os n pubis, Schambein n
~ **crest** Crista f pubica
~ **eminence** Mons m pubis, Schamberg m, Schamhügel m
~ **hair** Schamhaar n
~ **louse** Phthirius m pubis, Filzlaus f
~ **pecten** Pecten m ossis pubis, Schambeinkamm m
~ **region** Regio f pubica, Schamgegend f

~ **spine** s. ~ tubercle
~ **symphysis** Symphysis f pubis (pubica, ossium pubis), Schambeinfuge f, Schambeinsymphyse f
~ **tubercle** Tuberculum n pubicum ossis pubis
pubiotomy Pubiotomie f, Pubeotomie f, Hebetomie f, Hebosteotomie f, Schambeinspaltung f, [operative] Schambeinknochendurchtrennung f
pubis s. pubic bone
pubisure Schamhaar n
public health agency Gesundheitsamt n
~ **health nurse** Gemeindeschwester f
Public Health Service Staatliches Gesundheitswesen n
pubocapsular Schambein-Hüftgelenkskapsel-...
~ **ligament** Ligamentum n pubofemorale
pubococcygeal pubokokzygeal, Schambein-Steißbein-...
pubococcygeus [muscle] Musculus m pubococcygeus
pubofemoral pubofemoral, Pubis-Femur-..., Schambein-Oberschenkelknochen-...
~ **ligament** Ligamentum n pubofemorale
puboprostatic Schambein-Vorsteherdrüsen-...
~ **ligament** Ligamentum n puboprostaticum
~ **muscle** Musculus m puboprostaticus
puborectalis [muscle] Musculus m puborectalis
pubovesical pubovesikal, Schambein-Harnblasen-...
~ **ligament** Ligamentum n pubovesicale
pubovesicalis [muscle] Musculus m pubovesicalis
pudendagra Pudendagra f, Genitalschmerz m
pudendal pudendal, zur Schamgegend gehörend
~ **anaesthesia** Pudendalanästhesie f
~ **canal** Canalis m pudendalis
~ **cleft** Rima f pudendi, Schamspalte f, Schamritze f
~ **gangrene** Noma f pudendi
~ **nerve** Nervus m pudendus
~ **plexus** 1. Plexus m pudendus (Nervengeflecht); 2. Plexus m venosus prostaticus (Venengeflecht)
pudendum [femininum] Pudenda npl feminina, weibliche Scham f, Cunnus m, Vulva f, Schamgegend f
pudic s. pudendal
puerile pueril, kindlich; knabenhaft; unreif
~ **respiration** puerile Respiration (Atmung) f, pueriles Atmen n (verschärftes Vesikuläratmen bei Kindern)
puerilism Puerilismus m, Kindischsein n
puerpera Puerpera f, Wöchnerin f
puerperal puerperal, Wochenbett..., Kindbett...
~ **convulsion (eclampsia)** Puerperaleklampsie f, Wochenbettklampsie f
~ **fever** Puerperalfieber n, Kindbettfieber n
~ **insanity (mania)** s. ~ psychosis

~ **mastitis** Puerperalmastitis f, Laktationsmastitis f
~ **metritis** Puerperalmetritis f, Lochiometritis f
~ **peritonitis** Puerperalperitonitis f, Lochoperitonitis f
~ **psychosis** Puerperalpsychose f, Wochenbettpsychose f, Kindbettpsychose f
~ **sepsis** Puerperalsepsis f
~ **septicaemia** Puerperalseptikämie f
~ **synovitis** Puerperalsynovitis f
~ **thelitis** Puerperalthelitis f
~ **venous thrombosis** Wöchnerinnenthrombose f
puerperant Wöchnerin f, Puerpera f
puerperium 1. Puerperium n, Frühwochenbett n, Wochenbett n, Kindbett n; 2. Puerperium n, Spätwochenbettzeit f
pug nose Nasus m simus, Stupsnase f
Pulex Pulex m, Floh m
~ **cheopis** Pulex m cheopis, Rattenfloh m (Pestüberträger)
~ **irritans** Pulex m irritans, Menschenfloh m
pulicaris flohstichartig, flohstichähnlich
pulicatio Pulicosis f, Flohbefall m
pulicidal flohtötend
pull-out suture Ausziehnaht f (z. B. Sehnennaht)
~**-through operation** Durchzugoperation f (z. B. bei Rektumexstirpation)
pulled elbow Pronatio f dolorosa infantum
pulmo Pulmo m; Lunge f (Zusammensetzungen s. unter lung)
pulmocardial pulmokardial, Lungen-Herz-...
pulmogastric pulmogastral, Lungen-Magen-...
pulmonary pulmonal, Lungen... (Zusammensetzungen s. a. unter lung)
~ **abnormality** Lungenabnormität f
~ **actinomycosis** Lungenaktinomykosis f, pulmonale Strahlenpilzerkrankung f
~ **adenomatosis** Lungenadenomatose f
~ **alveolar microlithiasis** Lungenalveolenmikrolithiasis f
~ **alveolar proteinosis** Lungenalveolenproteinose f
~ **area** Lungenareal n
~ **arterial banding** Lungenarterienbändelung f (bei Herzfehlern)
~ **arterial change** Lungenarterienveränderung f
~ **arterial hypertension** Lungenarterienhypertonus m, pulmonaler Hochdruck m
~ **arterial pressure** Lungenarteriendruck m
~ **arterial pulsation** Lungenarterienpulsation f
~ **arterial stenosis** Lungenarterienvereng[er]ung f, Pulmonalarterienstenose f
~ **arteriovenous fistula** arterio-venöse Lungenfistel f
~ **arteritis** Pulmonalarterienentzündung f
~ **artery** 1. Lungenarterie f, Arteria f pulmonalis; 2. s. ~ trunk
~ **artery branch** Lungenarterienast m
~ **artery wedge pressure** s. ~ capillary wedge pressure

pulmonary

- ~ **aspergillosis** Lungenaspergillose f, pulmonale Kolbenschimmelerkrankung f
- ~ **atelectasis** Lungenatelektase f
- ~ **auscultation** Lungenauskultation f
- ~ **auscultatory abnormality** Lungenauskultationsabnormität f
- ~ **blastomycosis** Lungenblastomykose f, pulmonale Sproßpilzerkrankung f
- ~ **blood flow (stream)** Lungendurchblutung f
- ~ **capillary** Lungenkapillare f
- ~ **capillary bed** Lungenkapillarbett n
- ~ **capillary network** Lungenkapillarnetz n
- ~ **capillary pressure** s. ~ capillary wedge pressure
- ~ **capillary thrombosis** Lungenkapillarthrombose f
- ~ **capillary wedge pressure** Lungenkapillarverschlußdruck m, Pulmonalkapillardruck m, PC
- ~ **cavity** Lungenkaverne f
- ~ **circulation** Pulmonalkreislauf m, Lungenkreislauf m, pulmonaler (kleiner) Blutkreislauf m
- ~ **cirrhosis** interstitielle Pneumonie f
- ~ **clamp** Pulmonalisklemme f
- ~ **closure sound** Pulmonalisschlußton m
- ~ **collapse** Lungenkollaps m
- ~ **congestion** Lungenanschoppung f (bei Pneumonie)
- ~ **consolidation** Lungen[gewebs]verfestigung f
- ~ **cryptococcosis** Lungenkryptokokkose f, pulmonale Kryptokokkose f
- ~ **cyst** Lungenzyste f
- ~ **decortication** Lungendekortikation f, Pleurektomie f
- ~ **diffusing capacity** Lungendiffusionskapazität f, pulmonale Diffusionskapazität f
- ~ **disorder** Lungen[funktions]störung f
- ~ **distomiasis** Lungendistomiasis f, pulmonale Leberegelerkrankung f
- ~ **echinococcosis** Lungenechinokokkose f, pulmonale Hundebandwurmerkrankung f
- ~ **embolectomy** Lungenembolektomie f, pulmonale Embolektomie f, [operative] Lungenembolusentfernung f
- ~ **embolism** Lungenembolie f
- ~ **embolization** Lungenembolisierung f, Lungenembolusversprengung f
- ~ **embolus** Lungenembolus m
- ~ **emphysema** Lungenemphysem n, pulmonales Emphysem n
- ~ **fibrosis** Lungenfibrose f
- ~ **field** Lungenfeld n (Röntgenologie)
- ~ **function** Lungenfunktion f
- ~ **function study (test)** Lungenfunktionsprobe f, Lungenfunktionsuntersuchung f, Lungenfunktionstest m
- ~ **fungal infection** Lungenpilzinfektion f, pulmonaler Pilzbefall m
- ~ **haemorrhage** Lungenblutung f, Lungenbluten n, pulmonale Blutung f
- ~ **haemosiderosis** Lungenhämosiderose f, pulmonale Hämosiderose f

- ~ **heart [disease]** Cor n pulmonale
- ~ **hilum** Lungenhilus m
- ~ **hypertension** pulmonaler Hochdruck m
- ~ **infarct** Lungeninfarkt m
- ~ **infarction** Lungeninfarzierung f
- ~ **infection** Lungeninfektion f, pulmonale Infektion f
- ~ **infiltrate** Lungeninfiltrat n, pulmonales Infiltrat n
- ~ **infiltration** Lungeninfiltration f, pulmonale Infiltration f
- ~ **insufficiency** Pulmonalisinsuffizienz f, Pulmonalklappenschlußunfähigkeit f
- ~ **invasion** Lungeninvasion f, Lungenbefall m, pulmonaler Befall m
- ~ **leaflet** Pulmonalissegel n, Pulmonalklappensegel n
- ~ **ligament** Ligamentum n pulmonale
- ~ **lobe** Pulmonallappen m, Lungenlappen m, Lobus m pulmonalis
- ~ **lobectomy** Lungenlobektomie f, [operative] Lungenlappenentfernung f
- ~ **lobule** Lungenläppchen n, Lungenläppchen n, Lobulus m pulmonalis
- ~ **lymphangiomyomatosis** Leiomyomatosis f diffusa pulmonum
- ~ **malignancy** bösartige (maligne) Lungenerkrankung f
- ~ **manifestation** Lungenmanifestation f
- ~ **medicine** Pulmonologie f
- ~ **microabscess** Lungenmikroabszeß m
- ~ **monitoring** Lungen[funktions]überwachung f
- ~ **murmur** Pulmonalgeräusch n, Lungengeräusch n, Atmungsgeräusch n
- ~ **mycetoma** Lungenmyzetom n
- ~ **oedema** Lungenödem n, Asthma n cardiale
- ~ **opacification** Lungenverschattung f, pulmonale Trübung f (Röntgenologie)
- ~ **osteoarthropathy** pulmonale Osteoarthropathie f, Trommelschlegelfingerbildung f (z. B. bei Herzfehlern)
- ~ **outflow tract** Lungenausflußbahn f, pulmonale Ausflußbahn f
- ~ **paragonimiasis** Lungenparagonimiasis f
- ~ **parenchyma** Lungenparenchym n
- ~ **phthisis** Lungentuberkulose f, Lungen-Tbk f
- ~ **phycomycosis** Lungenphykomykose f
- ~ **plethora** pulmonale Hyperämie f, Pulmonalhyperämie f, Lungenhyperämie f, Lungenblutfülle f
- ~ **pleura** Lungenfell n, Pleura f pulmonalis
- ~ **plexus** Plexus m pulmonalis
- ~ **pulse** Pulmonalispuls m, Lungenarterienpuls m
- ~ **recirculation** Lungenrezirkulation f, pulmonale Rezirkulation f (bei Herzfehlern)
- ~-**renal syndrome of Goodpasture** Goodpasture-Syndrom n, Lungenblutung f mit Glomerulonephritis
- ~ **resection** Lungenresektion f

537 **punch**

~ **resistance** Lungen[kreislauf]widerstand m, Pulmonal[kreislauf]widerstand m, pulmonaler Widerstand m
~ **respiration** Lungenatmung f, Pulmonalatmung f, pulmonale Atmung f
~ **sarcoidosis** Lungensarkoidose f
~ **scintigraphy** Lungenszintigraphie f, pulmonale Szintigraphie f
~ **scleroderma** interstitielle Lungenfibrose f
~ **second sound** II. (zweiter) Pulmonalklappenton m
~ **sound** Pulmonaliston m, Pulmonalklappenton m
~ **sporotrichosis** Lungensporotrichose f, pulmonale Sporotrichose f
~ **stenosis** Pulmonal[klappen]stenose f, Pulmonalklappenvereng[er]ung f
~ **surgery** Lungenchirurgie f
~ **symptom** Lungensymptom n
~ **tissue** Lungengewebe n
~ **transpiration** Lungentranspiration f, Pulmonaltranspiration f, pulmonale Transpiration f
~ **tropical eosinophilia** tropische Eosinophilie f
~ **trunk** Pulmonalis f, Lungenarterienstamm m, Truncus m pulmonalis
~ **trunk pressure** Pulmonalisdruck m, Lungenarterienstammdruck m
~ **valve** Pulmonalklappe f, Pulmonalis f, Valva f trunci pulmonalis
~ **valve cusp** Pulmonalklappensegel n
~ **valvular stenosis** Pulmonalisstenose f, Pulmonalklappenvereng[er]ung f
~ **valvulotomy** Pulmonalisvalvulotomie f, [operative] Lungenklappensprengung f
~ **vascular bed** Lungengefäßbett n, Pulmonalgefäßbett n
~ **vascular markings** Lungengefäßzeichnung f
~ **vascular resistance** Lungengefäßwiderstand m
~ **vascularity** Lungengefäßzeichnung f; pulmonaler Gefäßreichtum m
~ **vasculature** Lungegefäßverteilung f, Pulmonalgefäßanordnung f; pulmonale Gefäßversorgung f
~ **vein** Lungenvene f, Pulmonalvene f, Vena f pulmonalis
~ **venous blood** Lungenvenenblut n
~ **venous drainage** Lungenvenenabfluß m, Pulmonalvenenabfluß m
~ **volume** Lungenvolumen n
~ **wedge pressure** s. ~ capillary wedge pressure
pulmonectomy s. pneumonectomy
pulmonic s. pulmonary
pulmonitis s. pneumonia
pulmotor Pulmotor m, Beatmungsgerät n, Apparat m zur künstlichen Beatmung
pulp Pulpa f, Fleisch n (Organparenchym)
~ **artery** Pulpaarterie f
~ **cavity [of the tooth]** Pulpahöhle f, Zahnpulpahöhle f, Zahnmarkhöhle f, Cavum n dentis
~ **cell** Pulpazelle f, Markzelle f

~ **chamber** Cavum n coronale
~ **nodule** Pulpaknötchen n
~ **of the finger** Finger[spitzen]pulpa f
~ **of the intervertebral disk** Nucleus m pulposus
~ **polyp** 1. Pulpapolyp m; 2. hyperplastische Pulpitis f
~ **stone** Pulpastein m
~ **vein** Pulpavene f
pulpa s. pulp
pulpal pulpal, Pulpa...
pulpalgia Pulpalgie f, Pulpaschmerz m
pulpar s. pulpal
pulpation Pulpaumwandlung f
pulpectomy Pulpektomie f, Pulpaexstirpation f, Pulpaexzision f, [operative] Pulpaentfernung f; Zahnmarkausschneidung f
pulpiform s. pulpy
pulpitis Pulpitis f, Zahnpulpaentzündung f, Zahnmarkentzündung f, Entzündung f der Pulpa dentium
pulpless pulpafrei; zahnmarkfrei
pulpotomy s. pulpectomy
pulpy pulpaartig, pulpaähnlich, markartig
pulsate/to pulsieren, schlagen, klopfen; vom Puls erschüttert werden; wellenförmig ein Blutgefäß durchströmen
pulsatile pulsierend, klopfend, schlagend
~ **abdominal mass** pulsierender Bauchtumor m
pulsating exophthalmus pulsierender Exophthalmus m, Pulsationsexophthalmus m
~ **pleurisy** Pleuritis f pulsans
pulsation Pulsation f, Schlagen n, Klopfen n; Pulsschlag m
pulse/to pulsieren, klopfen, schlagen
pulse Puls m, Pulsschlag m, Sphygmus m
~ **cycle** Pulszyklus m
~ **deficit** Pulsdefizit n
~-**echo diagnosis** s. sonography
~ **pressure** Pulsdruck m, Pulsdruckamplitude f
~ **rate** Pulsrate f, Pulsfrequenz f
~ **wave** Pulswelle f
pulseless pulslos
~ **disease** Aortenbogensyndrom n
pulsimeter Pulsometer n, Puls[kraft]messer m
pulsion Pulsion f, Stoß m, Schlag m
~ **diverticulum** Pulsionsdivertikel n
pulsometer s. pulsimeter
pulsus s. pulse
pulv. s. pulvis
pulverization Pulverisation f, Pulverisierung f; Zerstäubung f; Zerstäuben n
pulverize/to pulverisieren, zerpulvern, zu Pulver zerreiben (zerstoßen); zerstäuben
pulvinar [thalami] Pulvinar n thalami, Nucleus m posterior thalami (hinteres Ende des Thalamus im Gehirn)
pulvis Pulvis m, Pulver n (Arzneiform)
pump/to pumpen; [ab]saugen
pump oxygenator Pumpenoxygenator m
punch Stanze f

punch

- ~ **biopsy** Stanzbiopsie f
- ~ **forceps** Stanze f, Lochzange f
- **punched-out ulcer** ausgestanztes Ulkus (Geschwür) n
- **punctate** punktiert, getüpfelt
- ~ **haemorrhage** Punktblutung f
- ~ **keratitis** Keratitis f punctata
- ~ **keratoconjunctivitis** Keratokonjunktivitis f punctata
- **puncture/to** punktieren, durchstechen, eine Parazentese durchführen
- ~ **a vein** eine Vene punktieren
- **puncture** Punktion f, Durchstechung f, Parazentese f
- ~ **headache** Punktionskopfschmerz m, Lumbalpunktionskopfschmerz m
- ~ **needle** Punktionsnadel f
- ~ **of the eyeball** s. paracentesis of the eye
- **pupil** Pupille f, Sehloch n
- ~ **constriction** Pupillenkonstriktion f
- ~ **dilatation** Pupillendilatation f
- ~ **-dilating** pupillendilatierend, pupillenerweiternd
- ~ **motility** Pupillenmotilität f
- ~ **movement** Pupillenbewegung f
- ~ **unrest** s. hippus
- **pupilla** s. pupil
- **pupillary** pupillär, Pupillen...
- ~ **anomaly** Pupillenanomalie f
- ~ **athetosis** Pupillenathetose f, Iriszittern n, Hippus m pupillae
- ~ **axis** Pupillenachse f, Axis f pupillaris
- ~ **border** Pupillenrand m
- ~ **darkness reflex** Pupillenreaktion f auf Dunkelheit
- ~ **dialysis** Pupillendialyse f, Sphinkterriß m, Koredialysis f, Dialysis f pupillaris
- ~ **inertia** Pupillenträgheit f, Bradykorie f
- ~ **membrane** Membrana f pupillaris
- ~ **obliteration (occlusion)** Pupillenverschluß m, Pupillenobliteration f, Occlusio f pupillae
- ~ **play** Pupillenspiel n
- ~ **reflex** Pupillenreflex m, Pupillarreflex m; Pupillenreaktion f
- ~ **response** Pupillenreaktion f
- ~ **rigidity** Pupillenstarre f, Pupillenrigidität f
- ~ **size** Pupillengröße f
- ~ **zone** Zona f pupillaris, Anulus m iridis minor
- **pupillatonia** Pupillenatonie f
- **pupilloconstrictor** pupillokonstriktorisch, pupillenverenge[r]nd
- **pupillodilator** pupillodilatorisch, pupillenerweiternd
- **pupillography** Pupillographie f
- **pupillometer** Pupillometer n
- **pupillometry** Pupillometrie f (Bestimmung des Pupillendurchmessers)
- **pupillomotor** pupillomotorisch
- **pupilloscope** Pupilloskop n
- **pupilloscopy** Pupilloskopie f, Schattenprobe f, Skiaskopie f, Retinoskopie f

- **pupillostatometer** Pupillostatometer n (Instrument zur Bestimmung des Pupillenabstandes nach Ostwald)
- **pupillotonia** Pupillotonie f, Adiesche Pupille f, Adiesches Syndrom n
- **pupillotonic** pupillotonisch
- **pure** pur, rein, unvermischt, unverfälscht
- ~ **culture** Reinkultur f (z. B. Bakterien)
- ~ **tone audiogram** Reintonaudiogramm n
- ~ **tone audiometry** Reintonaudiometrie f
- ~ **tone hearing loss** Reintonhörverlust m
- **purgation** Purgation f, Abführung f, Abführen n, Darmreinigung f
- **purgative** purgativ, abführend, [den Darm] reinigend
- **purgative** Purgativ[um] n, Purgans n, Abführmittel n, Laxans m
- ~ **abuse** Laxantienabusus m, Abführmittelmißbrauch m
- **purge/to** purgieren, abführen, [den Darm] entleeren
- **puriform** puriform, eiterartig, eiterähnlich
- **purinaemia** Purinämie f, Vorhandensein n von Purinbasen im Blut
- **purine** Purin n, Purinkörper m
- ~ **base** Purinbase f
- ~ **metabolism** Purinmetabolismus m, Purinstoffwechsel m
- **purity** Purität f, Reinheit f
- **Purkinje cell** Purkinjesche Zelle f (stark verzweigte Nervenzelle in der Kleinhirnrinde)
- ~ **fibre** Purkinjesche Faser f, Purkinje-Faser f
- ~ **image** Purkinjesche Aderfigur f, Purkinje-Aderfigur f
- ~-**Sanson's images** Purkinje-Sansonsche Spiegelbilder npl
- **puromucous** mukopurulent, schleimig-eitrig
- **puromycin** Puromyzin n (Antibiotikum aus Streptomyces alboniger)
- **purposive reflex** Schutzreflex m
- **purpura** Purpura f, Blutfleckenkrankheit f, Peliosis f
- ~ **rheumatica** Purpura f rheumatica (anaphylactica, Schönlein-Henoch)
- **purpuric** Purpura...
- **purpurin** Purpurin n, Uroerythrin n
- **purpurinuria** Purpurinurie f, Purpurinausscheidung f im Urin
- **purpurogenous** purpurogen, sehpurpurbildend
- **purse-string suture** Tabaksbeutelnaht f
- **purulence, purulency** 1. Purulenz f, Eiterung f; 2. Eiter m (Zusammensetzungen s. unter pus)
- **purulent** purulent, eitrig, eiternd
- ~ **blister** Eiterblase f, Eiterbläschen n
- ~ **exudate** Eiterexsudat n, purulentes Exsudat n
- ~ **keratitis** eitrige Hornhautentzündung f, Keratitis f purulenta
- ~ **meningitis** eitrige Hirnhautentzündung f, Meningitis f purulenta
- ~ **nasal discharge** eitriges Nasensekret n

~ **panophthalmitis** Panophthalmitis *f* purulenta
~ **pleurisy** eitrige Brustfellentzündung *f*, Pleuritis *f* purulenta
~ **salpingitis** purulente Salpingitis *f*, eitrige Eileiterentzündung *f*
~ **sputum** purulentes Sputum *n*, eitriger Auswurf *m*
puruloid purulent, eiterähnlich, eiterartig
pus Pus *n*, Eiter *m*
~ **blister** Eiterblase *f*
~ **cavity** Eiterhöhle *f*
~ **cell** Eiterzelle *f*
~ **-forming** eiterbildend, pusbildend, pyogen
~ **-like** eiterartig, eitrig
~ **organism** Eitererreger *m*
~ **-producing** s. ~-forming
~ **tube** s. pyosalpinx
pusher-plate heart Druckplattenherz *n (künstliches Herz)*
pustulant eiterblasenbildend
pustular pustulös, mit Eiterbläschen (Pusteln) bedeckt; mit Eiterbläschen (Pusteln) einhergehend
~ **psoriasis** 1. Acrodermatitis *f* continua; 2. Impetigo *f* herpetiformis
~ **varicella** Varicella *f* pustulosa
pustulation Pustelbildung *f*, Eiterbläschenbildung *f*, Eiterbeulenbildung *f*
pustule Pustel *f*, Eiterbläschen *n*, Eiterbeule *f*
pustuliform pustelförmig, pustelartig, eiterbläschenähnlich
pustuloderma Pustuloderma *n*
pustulosis Pustulosis *f*, Pustelbildung (Eiterbläschenbildung) *f* an der Haut
putamen Putamen *n (äußerer Teil des Linsenkerns im Endhirn)*
putrefaction Putrefaktion *f*, Putreszenz *f*, Verwesung *f*, Faulen *n*, Fäulnis *f*
putrefactive 1. faulig, Fäulnis..., Verwesungs...; 2. fäulniserregend
putrefy/to [ver]faulen, verwesen, in Fäulnis übergehen; zum Faulen bringen, in Fäulnis übergehen lassen
putrescence Putreszenz *f*, Fäulnis *f*
putrescent [ver]faulend, verwesend, in Fäulnis übergehend; faulig
putrescine Putreszin *n (Amin des Ornithins)*
putrid putrid, faulig; übelriechend
pyaemia Pyämie *f*, metastasierende Sepsis *f*, Blutvergiftung *f*
pyaemic pyämisch
~ **abscess** pyämischer Abszeß *m*, Eitermetastase *f*
pyarthrosis Pyarthrosis *f*, eitrige Gelenkentzündung *f*; Pyarthros *m*, Gelenkvereiterung *f*
pyaskos Pyaskos *m*, Eiteransammlung *f* in der Peritonealhöhle
pycnometer Pyknometer *n*, Dichtemesser *m*
pyecchysis Eiterabsonderung *f*
pyelectasia Pyelektasie *f*, Nierenbeckenerweiterung *f*

pyelitic Pyelitis..., Nierenbeckenentzündungs...
pyelitis Pyelitis *f*, Nierenbeckenentzündung *f*
pyelocalyceal system Nierenbecken-Kelchsystem *n*
pyelocystitis Pyelozystitis *f*, Zystopyelitis *f*, Nierenbecken- und Harnblasenentzündung *f*
pyelofluoroscopy Pyelofluoroskopie *f*, Nierenbeckendurchleuchtung *f*
pyelogenic pyelogen, vom Nierenbecken ausgehend
pyelogram Pyelogramm *n*, Röntgen[kontrast]bild *n* des Nierenbeckens und Harnleiters
pyelographic pyelographisch
pyelography Pyelographie *f*, Röntgen[kontrast]darstellung *f* des Nierenbeckens und des Harnleiters, Nierenbeckenaufnahme *f*
~ **by elimination** Ausscheidungspyelographie *f*, intravenöse Pyelographie *f*
pyelolithotomy Pyelolithotomie *f*, [operative] Nierenbeckensteinentfernung *f*
pyelolymphatic pyelolymphatisch
pyelonephritis Pyelonephritis *f*, Nierenbecken- und Nierengewebeentzündung *f*
pyelonephrosis Pyelonephrose *f*
pyelopathy Pyelopathie *f*, Nierenbeckenerkrankung *f*, Nierenbeckenaffektion *f*
pyelophlebitis Pyelophlebitis *f*, Nierenbeckenvenenentzündung *f*
pyeloplasty Pyeloplastik *f*, Nierenbeckenplastik *f*
pyeloplication Pyeloplikation *f*, [operative] Nierenbeckenverkleinerung *f* durch Wandfaltung
pyelostomy Pyelostomie *f*, Nierenbeckenfistelung *f*
pyelotomy Pyelotomie *f*, Nierenbeckenschnitt *m*, [operative] Nierenbeckeneröffnung *f*
pyelotubular pyelotubulär, Nierenbecken-Harnkänlchen-...
pyelo-ureteral pyeloureteral, pyelouretisch, Nierenbecken-Harnleiter-...
pyelo-ureterectasis Pyeloureterektasie *f*, Nierenbecken- und Harnleitererweiterung *f*
pyelo-ureteric s. pyelo-ureteral
pyelo-ureterography s. pyelography
pyelo-ureteroplasty Pyeloureteroplastik *f*, Nierenbecken-Harnleiter-Plastik *f*
pyelovenous pyelovenös
pyemesis Pyemesis *f*, Eitererbrechen *n*, eitriges Erbrechen *n*
pyencephalus Pyenzephalus *m*, Eiteransammlung *f* im Gehirn, Hirnvereiterung *f*, Hirnabszeß *m*
pygalgia Pygalgie *f*, Gesäßschmerz *m*
pygmalionism Pygmalionismus *m (sexuelle Erregung beim Betrachten und Betasten von Standbildern)*
pygmy Zwerg *m*
pygodidymus s. pygopagus
pygomelus Pygomelus *m*

pygopagus

pygopagus Pygopagus m, Doppelmißgeburt f mit Verwachsung am Kreuzbein
pyic s. purulent
pyknic pyknisch, gedrungen, untersetzt
~ **habit** pyknischer Habitus m
pyknodysostosis Pyknodysostosis f
pykno[epi]lepsy Pyknolepsie f *(Häufung von kleinen epileptischen Anfällen)*
pyknomorphic, pyknomorphous pyknomorph *(Nervenzellen)*
pyknosis Pyknose f, Zellkernverdichtung f, Zellkernschrumpfung f *(beim Absterben von Zellen)*
pyknotic pyknotisch, verdickt, verdichtet
pylemphraxis Pylemphraxis f, Pfortaderverschluß m, Pfortaderobstruktion f, Pfortaderverstopfung f
pylephlebectasia Pylephlebektasie f, Pfortaderdilatation f, Pfortadererweiterung f
pylephlebitis Pylephlebitis f, Pfortaderentzündung f
pylethrombophlebitis Pylethrombophlebitis f, Pfortaderthrombose f und -entzündung f
pylethrombosis Pylethrombose f, Pfortaderthrombose f
pylic Pfortader...
pyloralgia Pyloralgie f, Pylorusschmerz m
pylorectomy Pylorektomie f, Pylorusresektion f, [operative] Magenpförtnerentfernung f
pyloric pylorisch, Pylorus..., Magenpförtner...
~ **antrum** Antrum n pyloricum
~ **canal (channel)** Canalis m pyloricus
~ **gland area** s. ~ antrum
~ **glands** Glandulae fpl pyloricae, Pylorusdrüsen fpl
~ **plexus** Pylorus[nerven]plexus m
~ **portion of the stomach** Pars f pylorica ventriculi
~ **sphincter** Musculus m sphincter pylori
~ **stenosis** Pylorusstenose f, Magenausgangsstenose f, Magenausgangsvereng[er]ung f
~ **vestibule** s. ~ antrum
pylorocolic pylorokolisch, Magenausgang-Grimmdarm-...
pylorodilator Pylorusdilator m, Magenpförtnerdehnungsinstrument n
pyloroduodenal pyloroduodenal, Pylorus-Duodenum-..., Magenausgang-Zwölffingerdarm-...
pyloroduodenitis Pyloroduodenitis f, Pylorus- und Zwölffingerdarmentzündung f
pyloromyotomy Pyloromyotomie f, Weber-Ramstedtsche Operation f
pyloroplasty Pyloroplastik f, Magenpförtnerplastik f, Magenausgangsplastik f; [operative] Magenausgangserweiterung f
pyloroptosia Pyloroptose f, Pylorussenkung f, Magenpförtnersenkung f, Magenausgangstiefstand m
pyloroschesis Pyloroschesis f, Pylorusobstruktion f, Magenpförtnerverschluß m, Magenausgangsverschluß m

pyloroscopy Pyloroskopie f, Pylorusspiegelung f, Magenausgangsspiegelung f, Magenpförtnerspiegelung f
pylorospasm Pylorospasmus m, Pyloruskrampf m, Magenpförtnerspasmus m
pylorostenosis Pylorostenose f, Pylorusstenose f, Magenpförtnerstenose f, Magenausgangsvereng[er]ung f
pylorostomy Pylorostomie f, Pyloruskanalfistelung f
pylorotomy Pylorotomie f, [operative] Pyloruskanaleröffnung f
pylorus Pylorus m, Magenpförtner m, Magenausgang m
~ **clamp** Magenquetschklemme f
~ **spreader** Pylorusspreizer m
pyoarthrosis s. pyarthrosis
pyoblennorrhoea Pyoblennorrhoe f
pyocele Pyozele f, vereiterte Hydrozele f, Eiteransammlung f im Hodensack
pyocephalus Pyozephalus m, Eiteransammlung f in den Hirnkammern
pyochezia Pyochezie f, eitriger Stuhlgang m
pyococcic Pyokokken...
pyococcus Pyokokkus m
pyocolpocele Pyokolpozele f, eiterhaltiger Scheidentumor m
pyocolpos Pyokolpos m, Eiteransammlung f in der Scheide
pyocyanase Pyozyanase f *(Enzym)*
pyocyanic pyozyanisch
pyocyanin[e] Pyozyanin n *(Antibiotikum)*
pyocyanogenic pyozyanogen, pyozyaninbildend
pyocyanolysin Pyozyanolysin n *(durch Pseudomonas aeruginosa erzeugtes Hämolysin)*
pyocyanosis Pyozyanose f *(Infektion durch Pseudomonas aeruginosa)*
pyocyst Eiterzyste f
pyocystitis Pyozystitis f, eitrige Harnblasenentzündung f
pyoderma Pyodermie f, Pyodermatose f, eitrige Hauterkrankung f, eitriger Hautausschlag m
pyodermatitis Pyodermatitis f, eitrige Hautentzündung f
pyodermatosis s. pyoderma
pyodermatous pyodermatös
pyogenesis Pyogenese f, Eiterbildung f, Eiterentstehung f
pyogenetic s. pyogenic
pyogenic pyogen, eiterbildend, eitererzeugend
~ **arthritis** s. pyarthrosis
~ **microorganism** pyogener Mikroorganismus m, pyogenes Bakterium n, Eiterbakterium n, Eitererreger m
~ **salpingitis** pyogene Salpingitis f, eitrige Eileiterentzündung f
pyogenous s. pyogenic
pyohaemia s. pyaemia
pyohaemothorax Pyohämothorax m, Eiter- und Blutansammlung f in der Brustfellhöhle
pyoid pusartig, eiterartig, eiterähnlich, eitrig

pyolabyrinthitis Pyolabyrinthitis f, eitrige Labyrinthitis f
pyometra Pyometra f, Eiteransammlung f in der Gebärmutterhöhle, Gebärmuttervereiterung f
pyomyositis suppurative Myositis f
pyonephritis Pyonephritis f, pyogene Nephritis f, eitrige Nierenentzündung f
pyonephrolithiasis Pyonephrolithiasis f, Nierensteinleiden n mit Nierenvereiterung
pyonephrosis Pyonephrose f, Nierenvereiterung f; vereiterte Sackniere f
pyonephrotic pyonephrotisch
~ **kidney** s. pyonephrosis
pyo-ovarium Pyoovarium n, Eierstock[ver]eiterung f, Eierstockabszeß m, Ovar[ial]abszeß m; vereiterter Eierstock m
pyopericarditis Pyopericarditis f, Pericarditis f purulenta, eitrige Herzbeutelentzündung f
pyopericardium Pyoperikard n, Eiteransammlung f im Herzbeutel, Herzbeutelvereiterung f
pyoperitoneum Pyoperitoneum n, Eiteransammlung f in der Peritonealhöhle (Bauchfellhöhle), Bauchhöhlenvereiterung f
pyoperitonitis Pyoperitonitis f, pyogene Peritonitis f, eitrige Bauchfellentzündung f
pyophagia Pyophagie f, Eiterverschlucken n
pyophthalmia Pyophtalmie f, eitrige Augenentzündung f
pyophylactic pyophylaktisch
pyophysometra Pyophysometra f, Eiter- und Luftansammlung f in der Gebärmutterhöhle
pyopneumocholecystitis Pyopneumocholezystitis f, Eiter- und Luftansammlung f in der Gallenblase
pyopneumopericarditis Pyopneumoperikarditis f, Herzbeutelentzündung f mit Eiter- und Luftansammlung im Herzbeutel
pyopneumopericardium Pyopneumoperikard n, Eiter- und Luftansammlung f im Herzbeutel
pyopneumoperitoneum Pyopneumoperitoneum n, Eiter- und Luftansammlung f in der Bauchhöhle
pyopneumoperitonitis Pyopneumoperitonitis f, Bauchfellentzündung f mit Eiter- und Luftansammlung in der Bauchfellhöhle
pyopneumothorax Pyopneumothorax m, Eiter- und Luftansammlung f im Brustfellraum
pyopoiesis Pyogenese f, Eiterbildung f, Eiterentstehung f
pyopoietic pyogen, eiterbildend, eitererzeugend
pyoptysis Pyoptysis f, eitriger Auswurf m
pyorrhoea Pyorrhoe f, Eiterfluß m, eitriger Katarrh m
~ **pocket** Eitertasche f
pyorrhoeal Pyorrhoe...
pyosalpingitis Pyosalpingitis f, pyogene Salpingitis f, eitrige Eileiterentzündung f
pyosalpingo-oophoritis Pyosalpingo-oophoritis f, pyogene (eitrige) Eileiter- und Eierstockentzündung f

pyosalpinx Pyosalpinx f, Eileitervereiterung f, Eileiterabszeß m, Eiteransammlung f im Eileiter; vereiterter Eileiter m
pyosepticaemia Pyoseptikämie f
pyosis Eiterbildung f, Vereiterung f; Eiterung f
pyospermia Pyospermie f, pyogene (eitrige) Samenflüssigkeit f
pyostatic pyostatisch, eiterhemmend
pyostatic [agent] Pyostatikum n, eiterhemmendes Mittel n
pyotherapy Pyotherapie f, Eitertherapie f, Eiterbehandlung f
pyothorax Pyothorax m, Pleuraempyem n, Eiterbrust f, Brust[höhlen]vereiterung f
pyoumbilicus Pyoumbilikus m, Nabelvereiterung f
pyourachus Pyourachus m, Urachusvereiterung f
pyoureter Pyoureter m, Harnleitervereiterung f, Harnleiterabszeß m, Eiteransammlung f im Harnleiter
pyoxanthin Pyoxanthin n
pyramid Pyramide f, Pyramis f medullae oblongatae
~ **of the cerebellum** Pyramis f cerebelli (vermis) (Teil des Kleinhirnunterwurms)
~ **of the tympanum** Eminentia f pyramidalis
~ **of the vestibule** Pyramis f vestibuli
pyramidal pyramidal, pyramidenförmig, pyramidenartig, pyramidenähnlich
~ **area** s. motor cortex
~ **cell** Pyramidenzelle f
~ **decussation** Decussatio f pyramidum, Pyramidenbahnkreuzung f
~ **disorder** Pyramidenbahnstörung f, Pyramidenbahnerkrankung f
~ **eminence** Eminentia f pyramidalis
~ **epithelium** s. columnar epithelium
~ **lobe** Lobus m pyramidalis [glandulae thyroideae]
~ **muscle of the ear** Musculus m pyramidalis auriculae
~ **neuron** Pyramidenzelle f
~ **process of the palatine bone** Processus m pyramidalis ossis palatini
~ **radiation** Radiatio f pyramidalis
~ **system** Pyramiden[bahn]system n
~ **tract** Tractus m pyramidalis, Pyramidenbahn f
~ **tract fibre** Pyramidenbahnfaser f
~ **tract sign** Pyramidenbahnzeichen n
~ **tuberosity** Processus m pyramidalis ossis palatini
pyramidalis [muscle] Musculus m pyramidalis
pyramidotomy Pyramidotomie f, [operative] Pyramidenbahndurchtrennung f
pyramis s. pyramid
pyrectic s. pyretic
pyretic pyretisch, fiebernd; fiebererzeugend
pyretogen Pyrogen n, pyrogener Stoff m, fiebererzeugendes Mittel n
pyretogenesia Pyretogenese f, Fiebererzeugung f

pyretogen[et]ic 542

pyretogen[et]ic, pyretogenous pyrogen, pyretisch, fiebererzeugend
pyretologist Fieberspezialist *m*
pyretology Pyretologie *f*, Fieberlehre *f*
pyretolysis Pyretolyse *f*, Lyse *f*, Fiebersenkung *f*, Fieberabfall *m*
pyretotherapy 1. Pyretotherapie *f*, Fieberbehandlung *f*, Fieberkur *f*; 2. Fieberbekämpfung *f*, [medikamentöse] Fiebersenkung *f*, fiebersenkende Behandlung (Therapie) *f*
pyretotyphosis Pyretotyphosis *f*, Fieberdelirium *n*, Fieberwahn *m*, Fieberphantasieren *n*, Delirium *n* febrile
pyrexia Pyrexie *f*, Fieber *n*, Fieberanfall *m*
pyrexial, pyrexic Pyrexie..., Fieberanfall...
pyrexiophobia Pyrexiophobie *f*, Fieberfurcht *f*, Fieberangst *f*
pyrgocephalia Pyrgozephalie *f*, Turmschäd[e]ligkeit *f*
pyrgocephalic, pyrgocephalous pyrgozephal[isch], turmschädelig
pyridostigmine Pyridostigmin *n* (Cholinesterasehemmer)
pyridoxine Pyridoxin *n*, Vitamin B_6 *n*
~ **deficiency** Pyridoxinmangel *m*, Vitamin-B_6-Mangel *m*
pyriform *s.* piriform
pyrimethamine Pyrimethamin *n*, 2,4-Diamino-5-*p*-chlorphenyl-6-äthylpyrimidin *n* (Antimalariamittel)
pyrimidine Pyrimidin *n*, 1,3-Diazin *n*, *m*-Diazin *n*, Miazin *n*
pyrocatechase Pyrokatechase *f* (Enzym)
pyrocatechin *s.* pyrocatechol
pyrocatechinuria Pyrokatechinurie *f*, Pyrokatechinausscheidung *f* im Urin
pyrocatechol Pyrokatechol *n* (Antiseptikum)
pyrogallol Pyrogallol *n*, Pyrogallussäure *f*, Acidum *n* pyrogallicum, Trioxybenzol *n* (Dermatikum)
pyrogen Pyrogen *n*, fiebererzeugender (pyrogener) Stoff *m* (Abbau- und Stoffwechselprodukt von Bakterien)
pyrogen[et]ic, pyrogenous pyrogen, fiebererzeugend
pyroglobulin Pyroglobulin *n*
pyroglobulinaemia Pyroglobulinämie *f*, Vorhandensein *n* von Pyroglobulin im Blut
pyroglossia Pyroglossie *f*, Zungenbrennen *n*
pyrolysis Pyrolyse *f*, Hitzezersetzung *f*
pyrolytic pyrolytisch, hitzezersetzend
pyromania Pyromanie *f*, Brandstiftungstrieb *m*
pyromaniac Pyromane *m*, triebhafter Brandstifter (Feuerleger) *m*
pyronin[e] Pyronin *n* (Gewebsfarbstoff)
pyroninophilic pyroninophil, mit Pyronin färbbar (färbend)
pyrophobia Pyrophobie *f* (Furcht vor Feuer)
pyrophosphatase Pyrophosphatase *f* (Enzym)
pyropuncture Pyropunktur *f*, Heißnadelpunktion *f*
pyrosis Pyrosis *f*, Sodbrennen *n*, Magenbrennen *n*

pyrotic pyrotisch
pyrotoxin Pyrotoxin *n*
pyruvate Pyruvat *n*
~ **kinase** Pyruvatkinase *f* (Enzym)
~**-kinase deficiency** Pyruvatkinasemangel *m*
pyruvic acid Brenztraubensäure *f*
pyuria Pyurie *f*, Eiterausscheidung *f* im Urin
pyuric pyurisch

Q

Q fever Q-Fieber *n*, Query-Fieber *n*, Fragezeichenfieber *n*, Queenslandfieber *n*, Balkangrippe *f* (durch Coxiella Burnetti)
Q-T interval QT-Intervall *n* (EKG)
Q wave [of the electrocardiogram] Q-Zacke *f* [im EKG]
q.d. *s.* quoque die
q.h. *s.* quoque hora
q.i.d. *s.* quarter in die
QRS axis QRS-Vektor *m*, elektrische Achse *f* (im Vektorkardiogramm)
QRS complex QRS-Komplex *m*, Herzkammerkomplex *m* (EKG)
QRS interval QRS-Intervall *n* (EKG)
QRS loop QRS-Schleife *f* (Vektorkardiographie)
QRS-T angle QRS-T-Winkel *m* (Vektorkardiographie)
quack/to quacksalbern, Kurpfuscherei betreiben
quack[salver] Quacksalber *m*, Kurpfuscher *m*
quadrangular lobule Lobulus *m* quadrangularis
~ **membrane** Membrana *f* quadrangularis
quadrant Quadrant *m*, Kreisviertel *n* (Brustregion)
quadrantanop[s]ia Quadrantanopsie *f*, Quadrantenhemianopsie *f*
quadrantic hemianopia *s.* quadrantanopsia
quadrate foramen Foramen *n* venae cavae
~ **ligament** Ligamentum *n* quadratum
~ **lobe** Lobus *m* quadratus
quadratus femoris [muscle] Musculus *m* quadratus femoris
~ **labii inferioris [muscle]** Musculus *m* quadratus labii mandibularis, Musculus *m* depressor labii inferioris, Unterlippensenker[muskel] *m*
~ **labii superioris [muscle]** Musculus *m* levator labii superioris, Oberlippenheber[muskel] *m*
~ **lumborum [muscle]** Musculus *m* quadratus lumborum, viereckiger Lendenmuskel *m*
~ **plantae muscle** Musculus *m* quadratus plantae, Sohlenviereckmuskel *m*
quadriceps quadrizeps, vierköpfig
~ **femoris** Musculus *m* quadriceps femoris, vierköpfiger Schenkelstrecker *m*
~ **femoris extension** Oberschenkel[draht]extension *f*, Oberschenkelstreck *m* (Traumatologie)
~ **plasty** Quadrizepsplastik *f*, Rekonstruktion *f* des vierköpfigen Schenkelstreckers *m*
~ **reflex** Quadrizepsreflex *m*, Patellareflex *m*

~ **surae [muscle]** Musculus *m* quadriceps surae
quadricuspid quadrikuspid, viersegelig
quadridigitate vierfingrig
quadrigeminal pulse vierschlägiger Puls *m*
quadrigeminum Corpus *m* quadrigeminum
quadrilateral quadrilateral, vierseitig
~ **segment of the left lobe of the liver** Pars *f* quadrata lobi hepatis sinistri
quadripara Quadripara *f*, Viertgebärende *f*
quadriparesis Quadriparese *f*, Schwäche *f* der vier Extremitäten
quadriparity Viertgeburt *f*
quadriparous quadripar, viertgebärend, zum vierten Mal gebärend
quadriplegia Quadriplegie *f*, Tetraplegie *f*, Lähmung *f* der vier Extremitäten
quadritubercular quadrituberkulär, vierhöckrig
quadruple rhythm Viererrhythmus *m (Herz)*
quadruplet Vierling *m*
quadruplets Vierlinge *mpl*
Quain's fatty degeneration (heart) fettige Herzdegeneration *f*
quantimeter Quantimeter *n (Röntgenstrahlmeßinstrument)*
quantum libet nach Belieben, quantum libet, qu. l.
~ **placet** nach Belieben, quantum placet, qu. p.
~ **satis (sufficit)** ausreichend, in ausreichender Menge, quantum satis (sufficit), qu. s.
~ **vis** nach Belieben, quantum vis, q. v., so viel du willst
quarantine Quarantäne *f*
~ **measure** Quarantänemaßnahme *f*
~ **period** Quarantänezeit *f*
quartan 1. viertägig; 2. Quartanfieber...
quartan s. ~ fever
~ **ague** Malaria-quartana-Fieberanfall *m*, Quartanaanfall *m (72-Stunden-Intervall)*
~ **fever (malaria)** Malaria *f* quartana, Quartanfieber *n*, Quartana *f*, viertägiges Fieber *n*, Viertage[wechsel]fieber *n (durch Plasmodium malariae)*
~ **parasite** Quartana-Parasit *m*, Plasmodium *n* malariae
quarter in die viermal täglich, quarter in die, q. i. d.
quartipara s. quadripara
quaternary ammonium compound quaternäre Ammoniumverbindung *f (Desinfektionsmittel)*
quebrachine Quebrachin *n*, Yohimbin *n (Alkaloid)*
Queckenstedt manoeuvre (sign, test) Queckenstedtsches Symptom *n*, Queckenstedtscher Test *m (zur Überprüfung der Liquorpassage zwischen Gehirn und Rückenmark)*
Queensland coastal fever s. tsutsugamushi disease
~ **tick typhus fever** Queensland-Zeckenbißfieber *n (durch Rickettsia australis)*

quellung reaction Quellungsreaktion *f*, Kapselquellungsreaktion *f*, Kapselschwellungsreaktion *f (Pneumokokkenserologie)*
Quénu's disease Quénusche Krankheit *f*, Phlebalgia *f* ischiadica
querulent Querulant *m*, Nörgler *m*
Quervain's disease Quervainsche Krankheit *f*, stenosierende Tendovaginitis *f*, Tendovaginitis *f* stenosans
quick schnell; lebhaft, lebendig, munter; geistig aktiv
~ **pulse** schneller Puls *m*, Pulsus *m* celer; Pulsbeschleunigung *f*
~-**section diagnosis** Schnellschnittdiagnose *f (Tumordiagnostik)*
quickening erste Kindsbewegung *f*, erste Bewegung *f* des Fötus
quiescent latent, inaktiv, verborgen, ruhend; bewegungslos
quiet necrosis aseptische Nekrose *f*
quill suture Bäuschchennaht *f*
quina Chinchona *f*, China[baum]rinde *f*
Quincke's disease (oedema) Quinckesches (angioneurotisches) Ödem *n*, allergisches Gesichtsödem *n*
~ **pulse** Quinckescher Kapillarpuls *m*
quinidine Chinidin *n*, β-Chinin *n*, Konchinin *n*
~ **sulphate** Chinidinsulfat *n*
quinine Chinin *n (Alkaloid)*
~ **fever** Chininfieber *n*
~ **sulphate** Chininsulfat *n*
~ **therapy** Chinintherapie *f*, Chininbehandlung *f (z. B. der Malaria)*
quininism Chininvergiftung *f*
quininize/to mit Chinin behandeln
quinoline Chinolin *n*
quinone Chinon *n*
quinsy s. peritonsillar abscess
quintan ague Malaria[fieber]anfall *m (im 96-Stunden-Intervall)*
~ **fever** Febris *f* quintana, Quintana *f*, fünftägiges (wolhynisches) Fieber *n*, Fünftage[wechsel]fieber *n*, Schützengrabenfieber *n*, Ikwafieber *n (durch Rickettsia quintana)*
quintipara Quintipara *f*, Fünftgebärende *f*
quintuplet Fünfling *m*
quintuplets Fünflinge *mpl*
quitiqua s. pinta
quoque die jeden Tag, täglich, quoque die, q. d.
~ **hora** jede (alle) Stunde, stündlich, quoque hora, q. h.
quotidian täglich, quotidian
~ **ague** Malaria-tropica-Fieberanfall *m*, Tropikaanfall *m (24-Stunden-Intervall)*
~ **malaria** Malaria (Febris) *f* quotidiana, Quotidiana *f*, tägliches Wechselfieber *n*

R

r s. roentgen
r. s. right eye

–R.

–R. = Rinne's test negative
+R. = Rinne's test positive
R-R interval R-R-Intervall *n (EKG)*
r unit *s.* roentgen
R wave [of the electrocardiogram] R-Zacke *f* [im EKG]
rabbit fever *s.* tularaemia
rabic tollwütig, Rabies..., Tollwut...
rabicidal rabizid, tollwutvirustötend
rabid tollwütig, Rabies..., Tollwut... ● **to be ~** tollwütig sein, die Tollwut haben
rabies Rabies *f*, Lyssa *f*, Tollwut *f*, Hundswut *f*, Wutkrankheit *f*
~ immunization Tollwutimmunisierung *f*
~ prophylaxis Tollwutprophylaxe *f*
~ vaccination Tollwutvakzination *f*, Tollwut[schutz]impfung *f*
~ vaccine Tollwutvakzine *f*, Tollwutimpfstoff *m*
~ virus Tollwutvirus *n*
rabiesphobia Tollwutfurcht *f*, Tollwutangst *f*
rabiform tollwutartig
rabigenic tollwuterzeugend
race Rasse *f*
Race-Coombs test *s.* antiglobulin test
racemase Razemase *f*, Isomerase *f (Enzym)*
racemose razemos, traubenförmig, traubenähnlich *(z. B. Drüsen)*; seitlich verzweigt
racephedrine razemisches Ephedrin *n*, Ephedrinrazemat *n*, dl-Ephedrin *n*
rachialgia Rachialgie *f*, Wirbelsäulenschmerz *m*; Rückenschmerz *m*
rachianaesthesia Rhachianästhesie *f*, Spinalanästhesie *f*, Rückenmarkanästhesie *f*, Medullaranästhesie *f*; Lumbalanästhesie *f*
rachianalgesia *s.* rachianaesthesia
rachicele Rachizele *f (Vorfall von Wirbelsäulenkanalanteilen bei Wirbelspalte)*
rachicentesis Rhachizentese *f*, Spinalpunktion *f*, Rückenmark[kanal]punktion *f*, Lumbalpunktion *f*
rachidial, rachidian spinal, Spinal..., Wirbelsäulen...
rachiocampsis Wirbelsäulen[ver]krümmung *f*
rachiocentesis *s.* rachicentesis
rachiodynia *s.* spinalgia
rachiokyphosis *s.* kyphosis
rachiometer Rachiometer *n*, Wirbelsäulenkrümmungsmesser *m*
rachiomyelitis Rückenmarkentzündung *f*
rachioparalysis Spinalmuskellähmung *f*
rachiopathy Rhachiopathie *f*, Wirbelsäulenkrankheit *f*, Wirbelsäulenerkrankung *f*, Wirbelsäulenleiden *n*
rachioplegia *s.* spinal paralysis
rachioscoliosis Rhachioskoliose *f*, seitliche Wirbelsäulenverkrümmung *f (s. a. scoliosis)*
rachiotome Rhachiotom *n*, Wirbelsäulenmesser *n*
rachiotomy Rhachi[o]tomie *f*, Wirbelsäulenschnitt *m*, [operative] Wirbelsäulenkanaleröffnung *f*
rachipagus Rhachipagus *m*, Doppelmißgeburt *f* mit gemeinsamer Wirbelsäule

rachis Columna *f* vertebralis, Wirbelsäule *f*, Rückgrat *n*
rachisagra Rhachisagra *f*, Wirbelgelenkgicht *f*
rachischisis Rhachischisis *f*, Wirbel[säulen]spalte *f*, Rückgratspalte *f*
rachitic rachitisch, rachitisartig, Rachitis...
~ beads *s.* **~ rosary**
~ dwarf rachitischer Zwerg *m*
~ myopathy Myopathia *f* rachitica
~ pelvis rachitisches Becken *n*, Pelvis *n* rachitica
~ rosary rachitischer Rosenkranz *m*
rachitis Rachitis *f*, Englische (Glissonsche) Krankheit *f*, Morbus *m* Glisson (anglicus)
rachitogenic rachitogen, rachitisbewirkend; rachitisfördernd
rachitomy *s.* rachiotomy
racial rassisch, Rassen...
racket amputation Racketschnitt *m*, Rakettschnitt *m*
raclage Abkratzung *f*
RAD *s.* right axis deviation
rad *s.* radiation absorbed dose
rad. *s.* radix
radectomy Wurzelresektion *f*, [operative] Zahnwurzel[spitzen]entfernung *f*
radial 1. radial, Radius..., Speichen...; 2. radial, strahlenförmig
~ artery Arteria *f* radialis, Speichenarterie *f*
~ artery of the index finger Arteria *f* radialis indicis, speichenseitige Zeigefingerarterie *f*
~ bursa Bursa *f* radialis, Vagina *f* tendinis musculi flexoris pollicis longi
~ collateral artery Arteria *f* collateralis radialis, speichenseitige Nebenarterie *f* des Armes
~ collateral ligament of the elbow joint Ligamentum *n* collaterale radiale
~ collateral ligament of the wrist joint Ligamentum *n* collaterale carpi radiale
~ eminence of the wrist Eminentia *f* carpi radialis
~ fossa Fossa *f* radialis
~ groove *s.* **~ sulcus**
~ nerve Nervus *m* radialis, Speichennerv *m*
~ notch Incisura *f* radialis
~ periosteal reflex Radius-Periost-Reflex *m*
~ pulse Radialispuls *m*
~ recurrent artery Arteria *f* recurrens radialis, rückläufige Speichenarterie *f*
~ reflex *s.* **~ periosteal reflex**
~ side of the forearm Regio *f* antebrachii radialis
~ styloid process Processus *m* styloideus radii
~ sulcus Sulcus *m* nervi radialis
~ tuberosity Tuberositas *f* radii
~ vein Vena *f* radialis, Radialvene *f*, Speichenvene *f*
radialis *s.* radial 1.
radiant 1. radiant, [aus]strahlend; 2. strahlenförmig [angeordnet]
radiate/to 1. strahlen, Strahlen aussenden; 2. ausstrahlen *(Schmerzen)*

radiodensity

radiate ligament Ligamentum *n* capitis costae radiatum
~ **ligament of the wrist** Ligamentum *n* carpi radiatum
radiation 1. Radiatio *f*, Strahlung *f*; 2. *s.* ~ therapy
~ **absorbed dose** Rad-Einheit *f*, Rad *n*, rd *(SI-fremde Einheit der Strahlendosis)*
~ **absorption** Strahlungsabsorption *f*
~ **anaemia** Strahlenanämie *f*, Röntgen[strahlen]anämie *f*
~ **burn** Strahlenverbrennung *f*
~ **carcinoma** Strahlenkarzinom *n*, Strahlenkrebs *m*
~ **castration** Strahlenkastration *f*
~ **cataract** Strahlenkatarakt *f*
~ **cytology** Strahlenzytologie *f*
~-**damaged** strahlengeschädigt
~ **dermatitis** Strahlendermatitis *f*, Radiodermatitis *f*
~ **dose** Strahlendosis *f*, Strahlungsdosis *f*
~ **fibrosis** Strahlenfibrose *f*
~-**induced** strahleninduziert
~ **injury** Strahlenverletzung *f*, Strahlenschädigung *f*
~ **intensity** Strahlenintensität *f*, Strahlungsintensität *f*
~ **myelitis** Strahlenmyelitis *f*
~ **necrosis** Strahlennekrose *f*
~ **poisoning** Strahlenintoxikation *f*
~ **retinopathy** Strahlenretinopathie *f*
~ **sequela** Bestrahlungsfolge *f*; Bestrahlungskomplikation *f*
~ **shielding** Strahlenschutz *m*, Strahlungsabschirmung *f*
~ **sickness** Strahlenkrankheit *f*
~ **syndrome** Strahlensyndrom *n*
~ **therapist** Strahlentherapeut *m*
~ **therapy (treatment)** Strahlentherapie *f*, Strahlenbehandlung *f*, Radiotherapie *f*
radical 1. radikal, gründlich; 2. *s.* radicular
~ **cure** Radikalbehandlung *f*
~ **hysterectomy** radikale Hysterektomie *f*, Wertheimsche Operation *f*
~ **mastectomy** radikale Mastektomie (Mammaamputation, Brustentfernung) *f*
~ **mastoidectomy** radikale Mastoidektomie (Warzenfortsatzausräumung) *f*, Radikalmastoidektomie *f*
~ **operation** radikale Operation *f*, Radikaloperation *f*
radiciform wurzelförmig
radicle [kleine] Wurzel *f*
radicotomy Radikotomie *f*, Nervenwurzeldurchschneidung *f*, [operative] Rückenmarkwurzeldurchtrennung *f*
radiculalgia Nervenwurzelneuralgie *f*, Nervenwurzelschmerz *m*
radicular radikulär, Wurzel...; Nervenwurzel...; Zahnwurzel... *(Zusammensetzungen s. a. unter* root*)*
~ **artery** Wurzelarterie *f*, Nervenwurzelarterie *f*
~ **cyst** Wurzelzyste *f*, Zahnwurzelzyste *f*
~ **neuritis** Nervenwurzelentzündung *f*
~ **pain** Wurzelschmerz *m*, Nervenwurzelschmerz *m*, Nervenwurzelneuralgie *f*
~ **pulp** Pulpa *f* radicularis, Zahnwurzelpulpa *f*
radiculectomy Radikulektomie *f*, Nervenwurzelresektion *f*, Nervenwurzelexstirpation *f*, Nervenwurzelexzision *f*, [operative] Nervenwurzelentfernung *f*
radiculitis Radikulitis *f*, Nervenwurzelentzündung *f*, Spinalwurzelneuritis *f*
radiculomedullary radikulomedullär, Nervenwurzel-Rückenmark-...
radiculomyelopathy Radikulomyelopathie *f*, Nervenwurzel- und Rückenmarkerkrankung *f*
radiculoneuritis Radikuloneuritis *f*, Nerven- und Nervenwurzelentzündung *f*
radiculoneuropathy Radikuloneuropathie *f*, Nerven- und Nervenwurzelerkrankung *f*
radiculopathy Radikulopathie *f*, Nervenwurzelerkrankung *f*, Spinal[nerven]wurzelkrankheit *f*
radiectomy Radiektomie *f*, Zahnwurzelextraktion *f*
radioactive decontamination radioaktive Dekontamination (Entseuchung) *f*
~ **liver scanning** Leberisotopendarstellung *f*, Leberszintigraphie *f*
~ **renal scintiscan** Nierenisotopenbild *n*, Isotopennephrogramm *n*
radioarteriogram Arteriogramm *n*, Arterienröntgen[kontrast]bild *n*
radioarteriographic arteriographisch
radioarteriography Arteriographie *f*, Arterienröntgen[kontrast]darstellung *f*
radiobiological radiobiologisch, strahlenbiologisch
radiobiology Radiobiologie *f*, Strahlenbiologie *f*
radiocardiogram Radiokardiogramm *n*, Herzröntgen[kontrast]bild *n*
radiocardiography Radiokardiographie *f*, Herzröntgen[kontrast]darstellung *f*
radiocarpal radiokarpal, Radiokarpal..., Speichen-Handwurzel-...
~ **articulation (joint)** Articulatio *f* radiocarpea, Radiokarpalgelenk *n*, Speichen-Handwurzel-Gelenk *n*, proximales Handwurzelgelenk *n*
radiocarpeus [muscle] Musculus *m* flexor carpi radialis brevis
radiochemistry Radiochemie *f*, Strahlenchemie *f*
radiocobalt Radiokobalt *n*, Kobalt-60 *n*, ^{60}Co; [58]Co
radiocolloid Radiokolloid *n*
radiocurability Radiokurabilität *f*, Strahlenkurabilität *f*
radiocurable durch Bestrahlung heilbar
radiocystitis Radiozystitis *f*, Strahlenzystitis *f*, strahlenbedingte Blasenentzündung *f*
radiodense strahlenundurchlässig, strahlendicht
radiodensity Strahlenundurchlässigkeit *f*

35 Nöhring engl./dtsch.

radiodermatitis

radiodermatitis Radioderm[at]itis f, Strahlenderm[at]itis f, Hautentzündung f durch radioaktive Strahlen
radiodiagnosis Radiodiagnose f, Röntgen[strahlen]diagnose f, Strahlendiagnose f
radiodiagnostics Radiodiagnostik f, Röntgen[strahlen]diagnostik f, Strahlendiagnostik f
radiodigital radiodigital, Radiodigital..., Speichen-Finger-...
radiodontia, radiodontics Zahnröntgendiagnostik f
radiogenic radiogen, durch radioaktiven Zerfall entstanden
radiogold Radiogold n, Gold-198 n, ^{198}Au
radiogram Radiogramm n, Röntgenogramm n, Röntgenaufnahme f, Röntgenbild n
radiograph/to röntgen, eine Röntgenaufnahme machen, ein Röntgenbild anfertigen
radiograph s. radiogram
radiographer Röntgenarzt m
radiographic radiographisch, röntgenographisch
~ **examination** Röntgenuntersuchung f
~ **finding** Röntgenbefund m
~ **sign** röntgenologisches Zeichen n, Röntgenzeichen n, Röntgenhinweis m
radiography Radiographie f, Röntgendarstellung f, Röntgen n
radiohumeral radiohumeral, Radiohumeral..., Speichen-Oberarmknochen-...
~ **joint** Articulatio f humeroradialis
radiohypophysectomy Radiohypophysektomie f, Hypophysen[funktions]ausschaltung f durch Röntgenbestrahlung
radioimmunoassay Radioimmunoassay m, RIA
radioimmunoelectrophoresis Radioimmunoelektrophorese f
radioimmunoglobulin dosimetry Radioimmunoglobulin-Dosimetrie f
radioimmunology Radioimmunologie f
radioimmunosorbent test s. radioimmunoassay
radioiodide scintiscanning Radiojodszintigraphie f
radioiodine Radiojod n, Jod-131 n, ^{131}J; ^{127}J
~**-labelled** mit Radiojod markiert
~ **therapy** Radiojodtherapie f, Radiojodbehandlung f
radioiron Radioeisen n, Eisen-59 n, ^{59}Fe; ^{55}Fe
radioisotope Radioisotop n, radioaktives (instabiles) Isotop n
~ **camera** Isotopenkamera f
~**-labelled** isotopenmarkiert, mit radioaktiven Isotopen markiert
~ **renogram** Isotopennephrogramm n
~ **renography** Isotopennephrographie f
~ **scan** Isotopenaufnahme f, Isotopenbild n
~ **scanner** Radioisotopenscanner m, Scanner m
~ **scanning** Isotopenabtastung f; Isotopendarstellung f
~ **technique** Radioisotopentechnik f, Isotopentechnik f

radioisotopic bone scan Knochenisotopenaufnahme f
radiokymogram Radiokymogramm n
radiokymographic radiokymographisch
radiokymography Radiokymographie f
radiolabelled radioaktiv markiert, isotopenmarkiert
radiologic s. radiological
radiological radiologisch, strahlenkundlich; Röntgen...
~ **department** Röntgenabteilung f
~ **study** Röntgenuntersuchung f
radiologist Radiologe m, Facharzt m für Radiologie; Röntgenologe m
radiology Radiologie f, Strahlenkunde f, Strahlenlehre f
~ **department** Röntgenabteilung f
radiolucency Strahlendurchlässigkeit f; Röntgenstrahlendurchlässigkeit f
radiolucent strahlendurchlässig; röntgenstrahlendurchlässig
radioluminescence Radiolumineszenz f, Strahlenlumineszenz f
radiometer Radiometer n, Strahlungsmesser m, Strahlenmesser m
radiometric radiometrisch
radiometry Radiometrie f, Strahlungsmessung f, Strahlenmessung f
radiomimetic radiomimetisch
radiomimetic [agent] Radiomimetikum n, radiomimetisches Mittel n
radiomutation Strahlenmutation f, Bestrahlungsmutation f
radionecrosis Radionekrose f, Strahlennekrose f, Gewebszerstörung f durch Strahlen[ein]wirkung
radioneuritis Radioneuritis f, Strahlenneuritis f, Nervenentzündung f durch Strahlen[ein]wirkung
radionuclide Radionuklid n
~ **angiocardiogram** Radionuklidangiokardiogramm n, Isotopenangiogramm n
~ **angiography** Radionuklidangiographie f, Isotopenangiographie f
~ **renography** Isotopennephrographie f
~ **test** Radionuklidtest m, Isotopentest m
radio[o]pacity Strahlenundurchlässigkeit f, Strahlendichtheit f; Röntgenstrahlenundurchlässigkeit f
radio[o]paque strahlendicht; röntgenstrahlendurchlässig
radioparency Strahlentransparenz f; Röntgenstrahlendurchlässigkeit f
radioparent strahlentransparent; röntgenstrahlendurchlässig
radiopathologic radiopathologisch, strahlenpathologisch
radiopathology Radiopathologie f, Strahlenpathologie f
radiopelvimetry Radiopelvimetrie f
radiopharmaceutic[al] radiopharmazeutisch
radiopharmaceutical [agent] Radiopharmazeutikum n, Radiopharmakon n

radiophosphorus Radiophosphor *m*, Phosphor-32 *m*, ^{32}P
radiopraxis Strahlenanwendung *f*
radioreaction Strahlenreaktion *f*
radioresistance Strahlenresistenz *f*, Strahlenfestigkeit *f*, Strahlenunempfindlichkeit *f*; Bestrahlungsunempfindlichkeit *f*
radioresistant strahlenresistent, strahlenfest, strahlenunempfindlich; bestrahlungsunempfindlich
radioresponsive strahlenempfindlich, strahlensensibel
radioscopic radioskopisch, [röntgen]durchleuchtend, röntgenoskopisch
radioscopy Radioskopie *f*, Röntgendurchleuchtung *f*, Durchleuchtung *f*, Röntgenfluoroskopie *f*
radiosensibility *s.* radiosensitivity
radiosensitive radiosensitiv, strahlensensibel, strahlenempfindlich; röntgenstrahlenempfindlich
radiosensitivity Radiosensibilität *f*, Strahlenempfindlichkeit *f*; Röntgen[strahlen]empfindlichkeit *f*
radiostereoscopy Radiostereoskopie *f*, Röntgendurchleuchtung *f* innerer Organe
radiotherapeutic radiotherapeutisch, strahlentherapeutisch
radiotherapist Radiotherapeut *m*, Strahlentherapeut *m*
radiotherapy Radiotherapie *f*, Strahlentherapie *f*, Strahlenbehandlung *f*
~ **department** Röntgen-Therapie-Abteilung *f*; Strahlen-Therapie-Abteilung *f*
radiothyroidectomize/to eine Radiojodbehandlung der Schilddrüse durchführen, die Schilddrüse durch Radiojod ausschalten
radiotransparent strahlentransparent; röntgenstrahlendurchlässig
radiotropic radiotrop, durch Strahlen beeinflußt
radiotropism Radiotropismus *m*
radio-ulnar radioulnar, Radius-Ulna-..., Speichen-Ellen-...
~ **bursitis** Bursitis *f* radioulnaris
radium emanation Radon-222 *n*, ^{222}Rn, Radiumemanation *f (veraltet)*
~ **needle** Radiumnadel *f*, Radiumstift *m*
~ **radiation** Radiumstrahlung *f*
~ **therapy** Radiumtherapie *f*, Radiumbehandlung *f*
radius Radius *m*, Speiche *f (Unterarmknochen) (Zusammensetzungen s. unter* radial*)*
radix Radix *f*, Wurzel *f (Zusammensetzungen s. unter* radicular, root*)*
radon seed Radonkapsel *f*
raffinase Raffinase *f (Enzym)*
raffinose Raffinose *f*, Melitriose *f*
rage reaction Wutreaktion *f*
railway nystagmus Eisenbahnnystagmus *m*, optokinetischer Nystagmus *m*
~ **sickness** Reisekrankheit *f (Kinetose)*

rale Rasselgeräusch *n*, Rasseln *n (beim Atmen)*
ramal Ramus..., Ast..., Zweig...
ramous verzweigt
Ramstedt operation Ramstedt-Webersche Operation *f*, Pyloromyotomie *f (Operationsmethode zur Beseitigung eines Magenpförtnerkrampfs)*
ramus Ramus *m*, Ast *m*, Zweig *m*
~ **of the mandible** Ramus *m* mandibulae
Randall's stone forceps Stein[faß]zange *f* nach Randall
range of accommodation Akkommodationsbereich *m*, Akkommodationsamplitude *f*
~ **of audibility** Hörbereich *m*
ranine Ranula...
rank itch Scabies *f* papuliformis (papulosa)
ranula Ranula *f*, Fröschleingeschwulst *f (bläschenartige Zystenbildung unter der Zunge)*
Ranvier's node Ranvierscher Schnürring *m (zirkuläre Einschnürung der Myelinhüllen der Nervenfasern)*
rape Notzucht *f*, Vergewaltigung *f*, Schändung *f*
raphe Raphe *f*, Naht *f*, [natürliche] Verwachsungsnaht *f*
~ **of the medulla oblongata** Raphe *f* medullae oblongatae
~ **of the penis** Raphe *f* penis
~ **of the pharynx** Raphe *f* pharyngis, Rachennaht *f*
~ **of the pons** Raphe *f* pontis
~ **of the scrotum** Raphe *f* scroti, Skrotumnaht *f*, Hodensacknaht *f*
~ **of the tongue** Sulcus *f* medianus linguae
rapid desensitization Schnelldesensibilisierung *f (bei Allergie)*
~ **diagnosis** Schnelldiagnose *f*; Schnelldiagnostik *f*
~ **diagnostic test** Schnelldiagnose-Test *m*
~ **digitalization** Schnelldigitalisierung *f*
~ **ejection phase** schnelle Ejektionsphase *f (in der Herzkammersystole)*
~ **-eye-movement sleep** REM-Schlaf *m*, paradoxer Schlaf *m*
~ **filling phase** schnelle Füllungsphase *f (in der Herzkammerdiastole)*
~ **hyposensitization** *s.* rapid desensitization
raptus Raptus *m*, Ausbruch *m*
rarefaction Rarefikation *f*, Verdünnung *f*, Auflockerung *f*; Gewebeschwund *m*, Schwund *m*
~ **of bone** Knochen[gewebe]schwund *m*
rarefy/to rarefizieren, verdünnen; sich rarefizieren
rarefying osteitis *s.* osteoporosis
rasceta Handbeugefalten *fpl*
rash Rash *m*, flüchtiger Hautausschlag *m*; Exanthem *n*
rasp/to raspeln, glätten *(z. B. den Amputationsstumpf)*
raspatory Raspatorium *n*, Knochenraspel *f*, Knochenfeile *f*
raspberry mark Hämangioma *n* simplex

rat

rat-bite fever Rattenbißfieber *n*, Rattenbißkrankheit *f*, Sodoku *n*
~-borne typhus *s.* endemic typhus
~ flea Rattenfloh *m*, Pestfloh *m*, Xenopsylla *f* cheopis
~ typhus *s.* endemic typhus
Rathke's pouch Rathkesche Tasche *f*, Hypophysentasche *f (Aussackung der primären Mundhöhle)*
rational rational, vernünftig, der Vernunft entsprechend; zweckbewußt, begründet *(z. B. Therapie)*
rattle Rasseln *n*, Rasselgeräusch *n (beim Atmen)*
rauwolfia alkaloid Rauwolfiaalkaloid *n*
ray amputation Strahlamputation *f (z. B. Finger)*
~ fungus Strahlenpilz *m*
Raynaud's disease Raynaudsche Krankheit *f*
~ phenomenon Raynaudsches Phänomen *n*, Akroasphyxie *f (Blauverfärbung der Gliedmaßenenden infolge Gefäßspasmus)*
RBC, rbc *s.* 1. red blood cell; 2. red blood cell count
RBE *s.* relative biological effectiveness of radiation
R.D. *s.* reaction of degeneration
R.D.A. *s.* right dorsoanterior position of the foetus
R.D.P. *s.* right dorsoposterior position of the foetus
RDS *s.* respiratory distress syndrome
R.E. *s.* right eye
reabsorptive capacity Reabsorptionskapazität *f*
react/to reagieren, rückwirken
~ to tuberculin auf Tuberkulin reagieren
reaction centre Reaktionszentrum *n (Lymphoblastenanhäufung in lymphatischen Organen)*
~ kinetics Reaktionskinetik *f*
~ of degeneration Degenerationsreaktion *f*
~ of exhaustion Erschöpfungsreaktion *f*
~ time Reaktionszeit *f*
reactivate/to reaktivieren, wieder wirksam machen; wieder [chemisch] umsetzungsfähig machen
reactive reaktiv, rückwirkend; reaktionsfähig; als Reaktion auf starke Affekte auftretend
~ depression reaktive Depression *f*, Affektdepression *f*
~ epilepsy reaktive Epilepsie *f*, Affektepilepsie *f*
~ psychosis reaktive Psychose *f*, Affektpsychose *f*
~ schizophrenia reaktive Schizophrenie *f*, Affektschizophrenie *f*
reactivity Reaktivität *f*, Rückwirkung *f*; Reaktionsfähigkeit *f*
reading disability Leseunfähigkeit *f*
readmit to the hospital/to erneut (wieder) in das Krankenhaus einweisen
reagent Reagens *n*, Prüfungsmittel *n*, Nachweismittel *n*
reagin Reagin *n (Antikörper)*

548

reaginic antibody *s.* reagin
reality principle Realitätsprinzip *n (Psychoanalyse)*
reamer Reibahle *f*
reamputation Reamputation *f*, Nachamputation *f*
reanimate/to reanimieren, wiederbeleben, wieder zum Leben erwecken
reanimation Reanimation *f*, Wiederbelebung *f*, Resuszitation *f*
re-attachment of the retina Netzhaut[wieder]anlegung *f*, Retinaanheftung *f*
rebleeding Blutungsrezidiv *n*, Rezidivblutung *f*
rebound phenomenon Rebound-Phänomen *n*, Rückstoßphänomen *n (Kleinhirnsymptomatik)*
~ tenderness Abwehrspannung *f*
rebreathing Rückatmung *f*
~ bag Rückatmungsbeutel *m*, Rückatembeutel *m*
recalcification Rekalzifizierung *f*, Wiedereinlagerung *f* von Kalksalzen in den Knochen
~ time Rekalzifizierungszeit *f*
recalcified clotting time *s.* recalcification time
recalcify/to rekalzifizieren, Kalk wiedereinlagern
recalcitrant resistent gegen eine Behandlung
~ pustular acrodermatitis persistierende Akrodermatitis *f*
recall Rückerinnerung *f (1. Psychologie; 2. Immunologie)*
recent memory Kurzzeitgedächtnis *n*
receptive rezeptiv, aufnehmend, empfangend; empfänglich, aufnahmefähig
~ aphasia *s.* sensory aphasia
~ centre rezeptives Zentrum *n*, Wahrnehmungszentrum *n*
~ field Rezeptivfeld *n (der Retina)*
receptor Rezeptor *m*
~ blocker (blocking drug) Rezeptorenblocker *m*
~ potential Rezeptorpotential *n*, Generatorpotential *n*
recess Recessus *m*, Rezessus *m*, Aushöhlung *f*, Grube *f*, Einbuchtung *f*, Vertiefung *f*, Ausbuchtung *f*
~ of the pelvic mesocolon Recessus *m* intersigmoideus
~ of the tympanic cavity Recessus *m* membranae tympani, Trommelfelltasche *f*
recession Rezession *f*, Zurückweichen *n (z. B. des Zahnfleischrands)*
recessive rezessiv, überdeckt *(bei Erbanlagen)*
recessus *s.* recess
recidivation Rezidiv *n*, Krankheitsrückfall *m*; Wiedererkrankung *f*
recipe Rezept *n*, Arzneiverordnung *f*, Ordination *f*, Vorschrift *f*
recipient Empfänger *m (z. B. von Transplantaten)*
~ plasma Empfängerplasma *n*
~ serum Empfängerserum *n*

reciprocal reziprok, wechselseitig, gegenseitig, einander entsprechend
~ **innervation** reziproke Innervation f
~ **transfusion** reziproke Transfusion f
recirculation of blood Blutrezirkulation f
Recklinghausen's disease Recklinghausensche Krankheit f, Morbus m Recklinghausen, Ostitis (Osteodystrophia) f fibrosa generalisata [Recklinghausen], Neurofibromatosis f generalisata, multiple (generalisierte) Neurofibrome npl
reclination 1. Reklination f, Rückwärtsbiegung f, Rückwärtsneigung f; 2. Reclinatio f cataractae, Reklination f, Keratonyxis f, Starstechen n
Reclus' disease Reclussche Krankheit f (gehäuftes Auftreten von Zysten in der Brust)
recombination Rekombination f, Wiedervereinigung f (Genetik)
~ **analysis** Rekombinationsanalyse f
recomposition Rekomposition f
recompression Rekompression f, Wiederunterdrucksetzung f (z. B. bei Taucherkrankheit)
reconstitution Rekonstitution f, Wiederherstellung f
reconstruction Rekonstruktion f, Wiederherstellung f (z. B. von Körperteilen)
reconstructive operation rekonstruktive (plastische) Operation f, Wiederherstellungsoperation f
~ **surgery** rekonstruktive (plastische) Chirurgie f, Wiederherstellungschirurgie f
recovery 1. Rekonvaleszenz f, Genesung f, Wiederherstellung f der Gesundheit; Heilung f; 2. Bergung f, Rettung f
~ **oxygen** Sauerstoffschuld f
~ **phase** Heilungsphase f, Erholungsphase f
~ **ward** Genesungsstation f
recreation therapy Rekreationstherapie f (Psychiatrie)
recrement Rekrement n
recrement[iti]al Rekrement...
recrudescence Rekrudeszenz f, erneute Krankheitsverschlechterung f, Wiederverschlimmerung f
recrudescent rekrudeszent, sich wieder verschlimmernd (verschlechternd)
~ **typhus** Brillsche Krankheit f, Fleckfieberrezidiv n bei Fleckfieberrekonvaleszenten
rectal rektal, Rektal..., Mastdarm...; durch den Mastdarm
~ **ablation** Rektumamputation f
~ **alimentation** rektale Ernährung f, Rektalernährung f
~ **ampulla** Ampulla f recti, Pars f ampullaris recti, Mastdarmampulle f
~ **anaesthesia** rektale Narkose f, Rektalnarkose f
~ **cannula** Rektumkanüle f
~ **carcinoma** Rektumkarzinom n, Mastdarmkrebs m

~ **columns** Columnae fpl rectales (längs verlaufende Schleimhautfalten im Mastdarm)
~ **crisis** rektale Krise f, Mastdarmkrise f (bei Tabes dorsalis)
~ **examination** rektale Untersuchung f, Rektaluntersuchung f
~ **hernia** rektale Hernie f, Rektalhernie f, Mastdarmhernie f, Mastdarmvorfall m
~ **injection** Rektaleinlauf m, Einlauf m, Klistier n, Enema n
~ **intussusception** Rektalintussuszeption f, Rektumeinstülpung f
~ **manometry** Rektalmanometrie f
~ **mucosa** Rektalmukosa f, Mastdarmschleimhaut f
~ **plexus** 1. Plexus m venosus rectalis, Rektumvenengeflecht n; 2. Plexus m rectalis, Rektumnervengeflecht n
~ **procidentia (prolapse)** Rektalprolaps m, Mastdarmvorfall m
~ **reflex** Rektumreflex m, Mastdarmreflex m, Defäkationsreflex m
~ **retractor** Rektumspreizer m
~ **sinus** Sinus m rectalis (analis), Rektalsinus m, Analsinus m
~ **specula** Mastdarm-Rektum-Spekulum n, Rektumspiegel m
~ **stricture** Rektalstriktur f, Mastdarmstriktur f
~ **stump** Rektumstumpf m
~ **swab** Rektalabstrich m
~ **tenesmus** Rektumtenesmus m
~ **touch** digitale Rektumuntersuchung f
~ **triangle** Rektaldreieck n, Analdreieck n
~ **tube** Darmrohr n
~ **valves** Valvulae fpl anales
rectalgia Rektalgie f, Rektumschmerz m, Mastdarmschmerz m
rectectomy Rektumamputation f, Rektumexstirpation f, Proktektomie f, [operative] Mastdarmentfernung f
rectification Einrichtung f, Ausrichtung f, Begradigung f (z. B. eines Knochenbruchs)
rectischiac Rektum-Ischium-..., Mastdarm-Sitzbein-...
rectitis Rektitis f, Rektumentzündung f, Rektumkatarrh m, Mastdarmentzündung f, Proktitis f
rectoabdominal rektoabdominal, Rektum-Abdomen-..., Mastdarm-Bauch-...
rectoanal rektoanal, Rektum-Anus-..., Mastdarm-After-...
rectocele Rektozele f, Proktozele f, Mastdarmvorfall m
rectoclysis Rektoklysis f, Rektalinfusion f
rectococcygeal rektokokzygeal, Mastdarm-Steißbein-...
rectococcygeus [muscle] Musculus m rectococcygeus
rectocolitis Proktokolitis f, Mastdarm- und Dickdarmentzündung f, Rektum[schleimhaut]- und Kolon[schleimhaut]entzündung f
rectocolonic rektokolisch, Rektum-Kolon-..., Mastdarm-Dickdarm-...

rectocutaneous

rectocutaneous rektokutan, Mastdarm-Haut-...
rectocystotomy Rektozystotomie *f*, Rektum- und Blasenschnitt *m*
rectofistula Rektalfistel *f*, rektale Fistel *f*, Mastdarmfistel *f*
rectogenital rektogenital, Rektogenital...
rectolabial rektolabial, Rektolabial..., Mastdarm-Schamlippen-...
rectoperineal rektoperineal, Rektum-Perineum-..., Mastdarm-Damm-...
rectopexy Rektopexie *f*, Proktoskopie *f*, Mastdarmfixation *f*, [operative] Rektumanheftung *f*
rectophobia Rektophobie *f*
rectoplasty Rektoplastik *f*, Rektumplastik *f*, Mastdarmplastik *f*
rectorectostomy Rektorektostomie *f*, Mastdarm-Mastdarm-Anastomose *f*, [operative] Rektum-Rektum-Verbindung *f*, Rektumkontinuitätsherstellung *f*
rectoromanoscope s. sigmoidoscope
rectoromanoscopy Rektoromanoskopie *f*, Rektum- und Sigmaspiegelung *f*
rectorrhaphy Rektorrhaphie *f*, Rektumnaht *f*, Proktorrhaphie *f*
rectoscope Rektoskop *n*, Proktoskop *n*, Rektumspiegel *m*, Mastdarmspiegel *m*
rectoscopy Rektoskopie *f*, Proktoskopie *f*, Rektumspiegelung *f*, Mastdarmspiegelung *f*
rectosigmoid Rektosigmoid *n*
rectosigmoidectomy Rektosigmoidektomie *f*, [operative] Rektum- und Sigmaentfernung *f*
rectosigmoidoscopy Rektosigmoidoskopie *f*, Proktosigmoidoskopie *f*, Rektum- und Sigmaspiegelung *f*
rectostenosis Rektumstenose *f*, Proktostenose *f*, Mastdarmvereng[er]ung *f*
rectostomy Rektostomie *f*, [operative] Mastdarmfistelung *f*, Rektumfistelung *f*
rectotome Proktotom *n*, Rektummesser *n*
rectotomy Rektotomie *f*, Proktotomie *f*, Rektum[ein]schnitt *m*, [operative] Mastdarmeröffnung *f*
rectourethral rektourethral, Rektum-Urethra-..., Mastdarm-Harnröhren-...
rectourethralis [muscle] Musculus *m* rectourethralis
rectouterine rektouterin, Rektum-Uterus-..., Mastdarm-Gebärmutter-...
~ **cul-de-sac** s. ~ fossa
~ **cul-de-sac abscess** Douglasabszeß *m*
~ **cul-de-sac of Douglas** s. ~ fossa
~ **excavation** s. ~ fossa
~ **fold [of Douglas]** s. ~ plica
~ **fossa** Excavatio *f* rectouterina, Douglas *m*, Douglasscher Raum *m* (bei der Frau)
~ **muscle** Musculus *m* rectouterinus
~ **plica** Plica *f* rectouterina
~ **pouch (space)** s. ~ fossa
rectovaginal rektovaginal, Rektum-Vagina-..., Mastdarm-Scheiden-...

~ **fistula** Fistula *f* rectovaginalis, Rektovaginalfistel *f*, Mastdarm-Scheiden-Fistel *f*
~ **septum** Septum *n* rectovaginale
rectovesical rektovesikal, Mastdarm-Harnblasen-...
~ **cul-de-sac [of Douglas]** s. ~ fossa
~ **excavation** s. ~ fossa
~ **fistula** Fistula *f* rectovesicalis, Rektovesikalfistel *f*, Mastdarm-Blasen-Fistel *f*
~ **fold [of Douglas]** s. ~ plica
~ **fossa** Excavatio *f* rectovesicalis, Douglas *m*, Douglasscher Raum *m* (beim Mann)
~ **plica** Plica *f* rectovesicalis
~ **pouch** s. ~ fossa
~ **septum** Septum *n* rectovesicale
~ **space** s. ~ fossa
rectovesicalis [muscle] Musculus *m* rectovesicalis
rectum Rektum *n*, Mastdarm *m*, Intestinum *n* rectum, gerader Darm *m*
~ **carcinoma** Rektumkarzinom *n*, Mastdarmkrebs *m*
~ **prolapse** Rektumprolaps *m*, Mastdarmvorfall *m*
~ **reflex** Rektumreflex *m*, Mastdarmreflex *m*
~ **resection** Rektumresektion *f*, [operative] Mastdarmentfernung *f*
rectus Rektus *m*, Musculus *m* rectus, gerader Muskel *m*
~ **abdominis [muscle]** Musculus *m* rectus abdominis, gerader Bauchmuskel *m*
~ **capitis anterior muscle** Musculus *m* rectus capitis anterior, vorderer gerader Kopfmuskel *m*
~ **capitis lateralis muscle** Musculus *m* rectus capitis lateralis, seitlicher gerader Kopfmuskel *m*
~ **capitis posterior major muscle** Musculus *m* rectus capitis posterior major, großer hinterer gerader Kopfmuskel *m*
~ **capitis posterior minor muscle** Musculus *m* rectus capitis posterior minor, kleiner hinterer gerader Kopfmuskel *m*
~ **fascia** Rektusfaszie *f*
~ **femoris muscle** Musculus *m* rectus femoris, gerader Schenkelmuskel *m*
~ **incision** Rektusschnitt *m*, Transrektalschnitt *m*; Rektusrandschnitt *m*, Kulissenschnitt *m* (Bauchhöhleneröffnung durch den geraden Bauchmuskel)
~ **inferior bulbi muscle** Musculus *m* rectus bulbi inferior, unterer gerader Augenmuskel *m*
~ **lateralis bulbi muscle** Musculus *m* rectus bulbi lateralis, äußerer (temporaler) gerader Augenmuskel *m*
~ **medialis bulbi muscle** Musculus *m* rectus bulbi medialis, medialer (nasaler) gerader Augenmuskel *m*
~ **sheath** Rektusscheide *f*
~ **superior bulbi muscle** Musculus *m* rectus bulbi superior, oberer gerader Augenmuskel *m*
~ **tendon** Rektussehne *f*

recumbency Rückwärtsneigung f, Rückwärtsbiegung f, Reklination f *(Zustand)*
recumbent zurückgeneigt, rekliniert
recuperate/to rekonvaleszieren, genesen, die Gesundheit wiedererlangen, wieder gesund werden
recuperation Rekonvaleszenz f, Genesung f, Gesundung f, Gesundwerden n
recuperative rekonvaleszierend, genesend
recur/to rezidivieren, wiederkehren, wiederaufflackern *(Krankheiten)*
recurrence Rezidiv n, Wiedererkrankung f, Rückfall m
~**-free** rezidivfrei
~ **rate** Rezidivrate f
recurrent 1. rezidivierend, rekurrent; 2. rückläufig
~ **dislocation** habituelle Luxation f, gewohnheitsmäßige (sich häufig wiederholende) Gelenkverrenkung f
~ **fever** Rekurrensfieber n, Rückfallfieber n, Febris n recurrens
~ **inhibition** rückläufige Hemmung f, Renshaw-Hemmung f
~ **insanity** manisch-depressives Irresein n
~ **interosseous artery** Arteria f interossea recurrens, rückläufige Zwischenknochenarterie f
~ **laryngeal nerve** Nervus m laryngeus recurrens
~ **summer eruption** Lichtpocken pl, Hydroa f vacciniformis *(Bläschenbildung bei Sonnenbrand)*
~ **tachycardia** rezidivierende Tachykardie f
~ **ulnar artery** Arteria f recurrens ulnaris, rückläufige Ellenarterie f
recurvation Rückwärtsbeugung f, Zurückbeugung f, Zurückbeugen n *(Vorgang)*
red atrophy [of the liver] rote Leberatrophie (Atrophie) f
~ **blindness** Rotblindheit f, Anerythropsie f, Protanopie f; Grünsichtigkeit f
~ **blood cell** rote Blutzelle f, rotes Blutkörperchen n, Erythrozyt m
~ **blood cell antibody** Erythrozytenantikörper m
~ **blood cell count** Erythrozytenzahl f
~ **blood cell survival time** Erythrozytenüberlebenszeit f
~ **bone marrow** rotes Knochenmark n, Medulla f ossium rubra
~ **boy** s. kwashiorkor
~ **cell** rote Blutzelle f, rotes Blutkörperchen n, Erythrozyt m
~ **cell destruction** Erythrozytenzerstörung f
~ **cell life span** s. ~ blood cell survival time
~ **cell membrane** Erythrozytenmembran f
~ **cell membrane protein** Erythrozytenmembraneiweiß f
~ **cell phosphoglucomutase** Erythrozytenphosphomutase f *(Enzym)*
~ **cell precursor** Erythrozytenvorstufe f

~ **corpuscle** s. ~ blood cell
~ **gum** 1. Schweißfriesel f, Schweißblattern pl, Miliaria f rubra; 2. Strophulus m, Lichen m bei kleinen Kindern
~ **hepatization** rote Hepatisation f [der Lunge], leberartige Lungenverfestigung f *(bei Lungenentzündung)*
~ **induration** rote Lungeninduration f, Lungenhämosiderose f
~ **infarct** roter Infarkt m
~ **marrow** s. ~ bone marrow
~ **muscle** roter Muskel m
~ **neuralgia** s. erythromelalgia
~ **nucleus** Nucleus m ruber
~ **palms** Palmarerythem n, Rötung f der Handflächen
~ **pulp [cords]** rote Pulpa (Milzpulpa) f
~ **reflex** roter Reflex m, Retinareflex m, Netzhautreflex m
~ **softening** rote Erweichung (Hirnerweichung) f
~ **thrombus** roter Thrombus m, rotes Blutgerinnsel n
~ **vision** Rotsehen n, Rotsichtigkeit f, Erythropsie f
~ **water** Texasfieber n
redifferentiation Redifferenzierung f, Neudifferenzierung f *(Gewebe)*
redislocation Redislokation f, Reluxation f, Wiederverrenkung f
redox potential Redoxpotential n, Reduktions-Oxydations-Potential n
redressement 1. Verbandwechsel m; 2. Knochenbrucheinrichtung f; Gelenkeinrenkung f
reduce/to reponieren, wiedereinrenken *(Gelenk)*; einrichten *(Knochenbruch)*
~ **a fracture** eine Fraktur reponieren, einen Knochenbruch einstellen (richten, einrichten)
reducible reponibel, reponierbar, wiedereinrichtbar; reduzibel, zurückführbar
~ **hernia** reponible Hernie f, reponibler Bruch m
reducing diet Reduktionskost f, Abmagerungskost f, Abmagerungsdiät f
reductase Reduktase f *(Enzym)*
reduction 1. Reposition f, Wiedereinrenkung f *(Gelenk)*; Einrichtung f, Ausrichtung f *(Knochenbruch)*; 2. Reduzierung f, Herabsetzung f
~ **division** Reduktionsteilung f [der Chromosomen]
~ **gear unit for dermatome** Dermatomreduziergetriebe n
~ **mammoplasty** Mammareduktionsplastik f
~ **of a fracture** Reposition f, Frakturreposition f, Brucheinrenkung f, Knochenbrucheinrichtung f
~ **of chromosomes** Chromosomenreduktion f
reduplicated heart sounds gedoppelte Herztöne mpl
reduplication Reduplikation f, Verdopp[e]lung f
reduviid raubwanzenartig, raubwanzenähnlich
reduviid Raubwanze f

Reed

Reed-Sternberg cell Reed-Sternbergsche Zelle *f* *(bei Hodgkinscher Krankheit)*
reepithelialization Reepitheli[ali]sation *f*, Reepithelialisierung *f*, Epithelneubildung *f*
reepithelialize/to reepitheli[ali]sieren, wieder mit Epithel (Haut) bedecken
re-establish circulation/to den Kreislauf wiederherstellen
reexcise/to reexzidieren, wieder (nochmals) herausschneiden
reexpand/to reexpandieren, wieder ausdehnen
refer to the specialist/to zum Spezialisten (Facharzt) überweisen
reflect/to 1. reflektieren, widerspiegeln; 2. umschlagen *(Bauchfell)*
reflected ligament Ligamentum *n* reflexum
reflection Reflexio[n] *f*, Umschlagen *n (z. B. des Bauchfells)*
~ **coefficient** Reflexionskoeffizient *m*, Reflexionsfaktor *m*
~ **of pericardium** Perikardumschlagfalte *f*
~ **of the diaphragmatic fascia** Zwerchfellfaszienumschlagfalte *f*
reflector Reflektor *m*, Spiegel *m*
reflex Reflex *m*
~ **action** Reflexvorgang *m*; Reflexhandlung *f*
~ **akinesia** Reflexakinesie *f*
~ **arc** Reflexbogen *m*, Reflexbahn *f*
~ **bladder** Reflexblase *f*
~ **centre** Reflexzentrum *n*
~ **cough** Reflexhusten *m*, reflektorischer Husten *m*
~ **epilepsy** Reflexepilepsie *f*
~ **hammer** Reflexhammer *m*
~ **ileus** adynamischer (reflektorischer) Ileus *m*
~ **movement** Reflexbewegung *f*
~ **streak** Reflexstreifen *m (Netzhaut)*
~ **weeping** Reflexweinen *n*, reflektorisches Weinen *n*
reflexio *s.* reflection
reflexogenic reflexogen, reflexauslösend
reflexograph Reflexograph *m*, Reflexaufzeichnungsinstrument *n*
reflexometer Reflexometer *n*, Reflexmesser *m*
reflexotherapy Reflextherapie *f*, Reflexbehandlung *f*
reflux Reflux *m*, Rückfluß *m*
~ **acid-peptic oesophagitis** *s.* ~ oesophagitis
~ **gastritis** Refluxgastritis *f*
~ **oesophagitis** Refluxösophagitis *f*, Reflux-Speiseröhrenentzündung *f*
refracta dosi in geteilten Dosen
refraction Refraktion *f*, Brechung *f*
~ **angle** Refraktionswinkel *m*, Brechungswinkel *m*
~ **of the eye** Augenrefraktion *f*
~ **point** Refraktionspunkt *m*
refractive error Refraktionsfehler *m*, Brechungsfehler *m*; Refraktionsanomalie *f*, Fehlsichtigkeit *f*, Ametropie *f*
~ **index** Refraktionsindex *m*, Brechungsindex *m*

~ **keratoplasty** Refraktionskeratoplastik *f*
~ **power** Refraktionsstärke *f*, Brechkraft *f*
refractivity Refraktionsvermögen *n*, Brechungsvermögen *n*
refractometer Refraktometer *n*, Brech[ungs]zahlmesser *m*
refractometry Refraktometrie *f*, Refraktionsmessung *f*, Brechzahlmessung *f*
refractory refraktär, unempfindlich *(z. B. gegen Reize)*; widerstandsfähig *(gegen Krankheiten)*; hartnäckig, nicht beeinflußbar *(z. B. eine Krankheit)*
~ **period** Refraktärphase *f*, Refraktärperiode *f*, refraktäre Phase *f*
refracture Refrakturierung *f*, [operatives] Wiederbrechen *n (eines schlecht geheilten Knochenbruchs)*
refresh/to anfrischen, auffrischen *(Wunde)*
refrigerant [agent] Refrigerans *n*, abkühlendes (erfrischendes) Mittel *n*
refrigeration Refrigeration *f*, Abkühlung *f*, Kühlung *f*
~ **anaesthesia** Unterkühlungsanästhesie *f*
Refsum's disease (syndrome) Refsum-Syndrom *n*, Refsumsches Syndrom *n*, Heredopathia *f* atactica polyneuritiformis
refusion Reinfusion *f*, Rückinfusion *f (z. B. von körpereigenem Blut)*
regenerable regenerierbar, erneuerungsfähig
regenerate/to regenerieren, auffrischen, wieder wirksam machen; erneuern *(Körpersubstanz)*; neu bilden, ersetzen *(z. B. verlorengegangene Organe)*
regeneration Regeneration *f*, Regenerierung *f*, Wiederauffrischung *f*; Erneuerung *f (Körpersubstanz)*; Neubildung *f*, Ersatz *m (z. B. von Organen)*
~ **of cartilage** Knorpelregeneration *f*
regenerative regenerativ, regenerierend, [wieder]auffrischend; [sich] erneuernd; neubildend
~ **nodule** Regenerationsknötchen *n*
regimen Regime *n*, [gesundheitsgemäße, geregelte] Lebensweise *f*; Diät *f*
~ **of choice** Vorgehen *n* der Wahl *(bei Therapie)*
region Regio *f*, Körperregion *f*, Gegend *f*; Bereich *m*
~ **of accommodation** Akkommodationsbereich *m*
~ **of the body** Körperregion *f*
~ **of the calf of the leg** Regio *f* suralis
~ **of the hip** Regio *f* coxae, Hüftregion *f*
~ **of the larynx** Regio *f* laryngea, Kehlkopfregion *f*
~ **of the lower eyelid** Regio *f* palpebralis inferior, Unterlidregion *f*
~ **of the lower lip** Regio *f* labialis inferior, Unterlippenregion *f*
~ **of the neck** Regio *f* nuchae, Nackenregion *f*
~ **of the patella** Regio *f* patellaris, Patellarregion *f*

~ **of the upper eyelid** Regio *f* palpebralis superior, Oberlidregion *f*
~ **of the upper lip** Regio *f* labialis superior, Oberlippenregion *f*
regional regional, räumlich [begrenzt], lokal; regionär, einen bestimmten Körperbereich betreffend
~ **[block] anaesthesia** Regionalanästhesie *f*, Lokalanästhesie *f*, lokale (örtliche) Betäubung *f*
~ **colitis** Colitis *f* granulomatosa
~ **enteritis (enterocolitis, ileitis)** Enteritis *f* regionalis [Crohn], Morbus *m* Crohn, Crohnsche Krankheit (Erkrankung) *f*
regress/to [zu]rückbilden, zurückgehen
regression Regression *f*, Rückbildung *f*
regressive regressiv, [sich] zurückbildend, sich rückbildend, zurückgehend
regular insulin Alt-Insulin *n*
regulation Regulation *f*, Steuerung *f*, Regelung *f*; Regulierung *f*
regulative regulativ, regelnd; regulierend
regulator gene Regulatorgen *n*
regurgitant 1. regurgitierend, zurückfließend, zurückströmend; 2. regurgitierend, wieder hervorwürgend
~ **murmur** Regurgitationsgeräusch *n*, Rückstromgeräusch *n* (z. B. bei Herzklappeninsuffizienz)
~ **stream of blood** Blutrückstrom *m* (z. B. bei Herzklappeninsuffizienz)
regurgitate/to 1. regurgitieren, zurückfließen, zurückströmen; 2. regurgitieren, wieder hervorwürgen
regurgitation 1. Regurgitation *f*, Blutrückstrom *m* (bei insuffizienten Herzklappen); 2. Regurgitation *f*, Wiederhochkommen *n* verschluckter Speisen
~ **jaundice** Resorptionsikterus *m*
rehabilitate/to rehabilitieren, wiederherstellen; wiedereingliedern
rehabilitation Rehabilitation *f*, Rehabilitierung *f*, Wiederherstellung *f*; Wiedereingliederung *f*
rehabilitative program Rehabilitationsprogramm *n*
rehalation Rückatmung *f*
Rehfuss tube Rehfuß-Sonde *f*, Magensonde *f* nach Rehfuß
Rehn's operation Rehn-Delorme-Operation *f*, Rehn-Delormesche Operation *f* (zur Behebung des Mastdarmvorfalls)
rehospitalization Rehospitalisierung *f*, Krankenhauswiederaufnahme *f*
rehydration Rehydration *f* (bei Verlust von Körperflüssigkeit)
Reichert's cartilage Reichertscher Knorpel *m*, Zungenbeinknorpel *m*
~ **membrane** Reichertsche Membran *f*, Membrana *f* limitans externa, äußere Grenzmembran *f* der Hornhaut des Auges

Reichmann's disease Reichmannsche Krankheit *f*, Reichmannsches Syndrom *n*, dauernder Magensaftfluß *m*
reimplant/to 1. reimplantieren, rückpflanzen, wiedereinpflanzen; 2. wiedereinheilen
reimplantation 1. Reimplantation *f*, Rückpflanzung *f*, Wiedereinpflanzung *f*; 2. Wiedereinheilung *f*
reinfarction Reinfarkt *m*
reinfect/to reinfizieren, erneut infizieren, wiederanstecken, neu anstecken
reinfection Reinfektion *f*, erneute Infektion *f*, Wiederansteckung *f*, Neuansteckung *f*
~ **tuberculosis** Reinfektionstuberkulose *f*, chronische Tuberkulose *f*
reinforce/to verstärken; kräftigen (Gesundheit)
reinforcement Verstärkung *f*; Kräftigung *f*
~ **of reflex** Reflexverstärkung *f*
reinfusion Reinfusion *f*, Wiedereinlaufenlassen *n*, Retransfusion *f*
reinnervation Reinnervation *f*, Reinnervierung *f*
reinoculation Reinokulation *f*, Wieder[ein]impfung *f*
reintegration Reintegration *f*, Wiedereinfügung *f*, Wiedereingliederung *f* (Psychiatrie)
reintubation Reintubation *f*, Wiederintubation *f*
reinversion Reinversion *f*, Wiedereinstülpung *f* der ausgestülpten Gebärmutter
Reissner's membrane Reissnersche Membran *f*, Reissner-Membran *f*, Membrana *f* vestibularis
Reiter's protein complement fixation test Reiterscher Protein-Komplement-Fixations-Test *m*
~ **syndrome** Reitersches Syndrom *n*, Reiter-Syndrom *n*, Reitersche Krankheit *f*
reject/to 1. abstoßen (z. B. körperfremdes Gewebe); 2. wieder von sich geben (Essen); Nahrung verweigern
rejection phase Abstoßungsphase *f* (Transplantation)
relapse/to rezidivieren, wiederauftreten, wiederkehren, wiederaufflackern (Krankheiten)
relapse Relaps *m*, Rückfall *m*, Wiederkehr *f*, Wiederaufflackern *n* (einer Krankheit)
~**-free** rezidivfrei
~ **operation** Rezidivoperation *f*
~ **rate** Rezidivrate *f*
relapsing dislocation s. recurrent dislocation
~ **febrile nodular non-suppurative panniculitis** [Pfeifer-]Weber-Christiansche Krankheit *f* (nichteitrige Fettgewebsentzündung der Unterhaut)
~ **fever** Rückfallfieber *n*, Rekurrensfieber *n*, Febris *f* recurrens
relation 1. Verwandter *m*; 2. Verwandtschaft *f*
relative biological effectiveness [of radiation] relative biologische Wirksamkeit *f* [ionisierender Strahlung], RBW
~ **hepatic dullness** relative Leberdämpfung *f* (bei Perkussion)
~ **lymphocytosis** relative Lymphozytose *f*

relative

- ~ **near point** relativer Nahpunkt *m*
- ~ **refractory period** relative Refraktärphase (Refraktärperiode) *f*
- **relax/to** relaxieren, erschlaffen, schlaff werden; entspannen
- **relaxant** relaxierend, erschlaffend; entspannend
- **relaxant [agent]** Relaxans *n*, eine Erschlaffung bewirkendes Mittel *n*
- **relaxation** Relaxation *f*, Erschlaffung *f*; Entspannung *f*
- ~ **heat** Relaxationswärme *f*
- ~ **incision** Entlastungsschnitt *m*
- ~ **suture** Entlastungsnaht *f*, Entspannungsnaht *f*
- **relaxing incision** *s.* relaxation incision
- **release of histamine** Histaminfreisetzung *f*
- **releasing incision** *s.* relaxation incision
- **relief** Linderung *f*, Erleichterung *f*
- ~ **of pain** Schmerzlinderung *f*
- **relieve/to** lindern, erleichtern, mildern
- **reluxation** *s.* redislocation
- **REM sleep** *s.* rapid-eye-movement sleep
- **remain patent/to** offen (durchgängig) bleiben, nicht obliterieren *(z. B. Ductus Botalli)*
- **Remak's band** Remaksches Bündel *n*, Achsenfaden *m*, Nervenfaseraxon *n*
- ~ **fibre** Remaksche Faser *f*, marklose Nervenfaser *f*
- ~ **ganglion** Remaksches Ganglion *n* (Ganglienzellenanhäufung im Sinus venosus)
- ~ **plexus** Remaksches Geflecht *n*, Plexus *m* submucosus Meissneri
- **remedial** heilend, heilsam; Heilmittel...
- ~ **therapy** medikamentöse Therapie *f*, Arzneimittelbehandlung *f*
- **remedy** Remedium *n*, Heilmittel *n*, Arzneimittel *n*, Arznei *f*, Medikament *n*
- **remineralization** Remineralisation *f*, Remineralisierung *f (z. B. der Knochen)*
- **remission** Remission *f*, Nachlassen *n*, Abklingen *n (z. B. von Fieber)*
- **remittence** zeitweiliger Rückgang *m*, unvollständiges Nachlassen *n (von Symptomen)*
- **remittent** remittierend, [zeitweilig] zurückgehend, abklingend
- ~ **fever** remittierendes Fieber *n*
- **remote memory** Langzeitgedächtnis *n*
- **removal of the foreskin** Vorhautbeschneidung *f*, Beschneidung *f*, Zirkumzision *f*
- **ren** Ren *m*, Niere *f (Zusammensetzungen s. a. unter kidney)*
- **renal** renal, Nieren...
- ~ **actinomycosis** renale Aktinomykose *f*, Nierenaktinomykose *f*
- ~ **agenesis** Nierenagenesie *f*
- ~ **amino acid diabetes** *s.* Fanconi syndrome
- ~ **aminoaciduria** renale Aminoazidurie (Aminosäureausscheidung) *f*
- ~ **amoebic abscess** Nierenamöbenabszeß *m*
- ~ **angiography** renale Angiographie *f*, Nierengefäßröntgen[kontrast]darstellung *f*
- ~ **anuria** renale Anurie *f*
- ~ **arteriogram** renales Arteriogramm *n*, Nierenarterienröntgen[kontrast]bild *n*
- ~ **artery** Nierenarterie *f*, Arteria *f* renalis (renis)
- ~ **artery fibrodysplasia** Nierenarterienfibrodysplasie *f*
- ~ **artery reconstruction** Nierenarterienrekonstruktion *f*
- ~ **artery stenosis** Nierenarterienstenose *f*
- ~ **ballottement** Nierenballottement *n*
- ~ **biopsy** Nierenbiopsie *f*, Nierengewebeentnahme *f*
- ~ **blood flow** Nierendurchblutung *f*
- ~ **brucellosis** Nierenbruzellose *f*
- ~ **calcium deposit** Kalziumablagerung *f* der Niere
- ~ **calculus** *s.* ~ stone
- ~ **calyces** Nierenkelche *mpl*, Calyces *fpl*
- ~ **candidal infection** Candida-Infektion *f* der Niere
- ~ **capsule** Bindegewebskapsel *f* der Niere, Capsula *f* fibrosa renis
- ~ **capsulotomy** Nierenkapsel[ein]schnitt *m*, Nierenkapselinzision *f*, [operative] Nierenkapseleröffnung *f*
- ~ **carbonic anhydrase** Karboanhydrase *f* der Niere
- ~ **carbuncle** Nierenkarbunkel *m*
- ~ **carcinoma** Nierenkarzinom *n*, Nierenkrebs *m*
- ~ **cast** Nieren[kanälchen]zylinder *m*, Eiweißzylinder *m*, Harnzylinder *m (bei Nierenerkrankung im Urin)*
- ~ **cell** Nierenzelle *f*
- ~-**cell carcinoma** Grawitz-Tumor *m*, hypernephroider Tumor *m*, Hypernephrom *n*, hypernephroides Karzinom *n (bösartige Nierengeschwulst)*
- ~ **clearance** Nieren-Clearance *f*
- ~ **colic** Nierenkolik *f*
- ~ **collecting system** Nierensammelröhrchensystem *n*, Harnsammelröhrchensystem *n* der Niere
- ~ **columns** Columnae *fpl* renales
- ~ **corpuscle** Nierenkörperchen *n*, Malpighisches Körperchen *n* [der Niere], Corpusculum *n* renis Malpighi
- ~ **crisis** Nierenkrise *f*
- ~ **cystic dysplasia** zystische Nierendysplasie *f*; Zystenniere *f*
- ~ **decortication** Nierendekortikation *f*, Nierendekapsulation *f*
- ~ **diabetes** Nierendiabetes *m*, Diabetes *m* renalis, renale Glukosurie *f*
- ~ **disease** Nierenerkrankung *f*, Nierenkrankheit *f*, Nierenleiden *n*
- ~ **dropsy** Nierenwassersucht *f*, Nierenödem *n*, renales Ödem *n*, Oedema *n* renale
- ~ **dwarf** renaler Zwerg *m*
- ~ **dwarfism** renaler Zwergwuchs *m*, Rachitis *f* renalis
- ~ **dysfunction** Nierendysfunktion *f*, Nierenfunktionsstörung *f*; Niereninsuffizienz *f*

renninogen

- ~ **ectopia** renale Ektopie f, Nierenektopie f, Nierenverlagerung f
- ~ **excretion** Nierenausscheidung f
- ~ **excretory capacity** Nierenausscheidungskapazität f
- ~ **failure** renales Versagen n, Nierenversagen n
- ~ **failure unit** Akutdialyse-Einheit f, Akutdialyse-Abteilung f
- ~ **fascia** Fascia f renalis, Nierenfaszie f
- ~ **fistula** Nierenfistel f
- ~ **fistula catheter** Nierenfistelkatheter m
- ~ **function** Nierenfunktion f
- ~ **function test** Nierenfunktionstest m, Nierenfunktionsprobe f
- ~ **glucosuria** s. ~ diabetes
- ~ **haemodynamics** renale Hämodynamik f, Nierenhämodynamik f
- ~ **haemorrhage** renale Blutung f, Nierenblutung f, Nephrorrhagie f
- ~ **hypertension** renale Hypertension f, renaler Bluthochdruck (Hypertonus) m
- ~ **hypoelectrolytaemia** renale Hypoelektrolytämie f, Bartterschen Syndrom n
- ~ **inflammation** Nierenentzündung f, Nephritis f
- ~ **injury** renales Trauma n, Nierenverletzung f, Nierentrauma n
- ~ **insufficiency** renale Insuffizienz f, Niereninsuffizienz f
- ~ **irrigation catheter** Nierenspülkatheter m
- ~ **lobes** Nierenläppchen npl, Lobi mpl renales
- ~ **localization** Nierenlokalisation f, Nierenlokalisierung f
- ~ **medulla** Nierenmark n, Medulla f nephrica (renis)
- ~ **neoplasm** Nierenneoplasma n, Nierengeschwulst f
- ~ **oncocytoma** renales Onkozytom n, Nierenonkozytom n
- ~ **osteodystrophy** s. ~ rickets
- ~ **papilla** Nierenpapille f, Papilla f renalis
- ~ **papillary necrosis** Nierenpapillennekrose f
- ~ **parenchyma** Nierenparenchym n
- ~ **parenchymal destruction** Nierenparenchymzerstörung f
- ~ **pedicle** Nierenstiel m
- ~ **pedicle clamp** Nierenstielklemme f
- ~ **pedicle injury** Nierenstielverletzung f
- ~ **pedicle lymph node** Nierenstiellymphknoten m
- ~ **pelvic epithelium** Nierenbeckenepithel n
- ~ **pelvis** Nierenbecken n, Pelvis f renalis
- ~ **perfusion** Nierenperfusion f
- ~ **perfusion pressure** Nierenperfusionsdruck m
- ~ **plasma flow** renaler Plasmafluß m, Nierenplasmafluß m
- ~ **plexus** Nieren[nerven]geflecht n, Plexus m renalis
- ~ **pressure system** Renin-Angiotensin-System n
- ~ **pyramid** Nierenpyramide f, Pyramis f renalis
- ~ **radiography** Nierenröntgen[kontrast]darstellung f
- ~ **retinitis** Retinitis f nephritica
- ~ **rickets** renale Osteitis f fibrosa generalisata, renale Osteodystrophie f
- ~ **sclerosis** Nierensklerose f, Nephrosklerose f
- ~ **shutdown** s. ~ insufficiency
- ~ **sinus** Nierensinus m, Sinus m renalis
- ~ **stone** Nierenstein m, Nierenkonkrement n, Calculus m renalis
- ~ **stone dissolution** Nierensteinauflösung f
- ~ **threshold** Nieren[ausscheidungs]schwelle f
- ~ **tissue** Nierengewebe n
- ~ **toxicity** Nierentoxizität f
- ~ **transplant** Nierentransplantat n
- ~ **transplant centre** Nierentransplantationszentrum n
- ~ **transplant operation** Nierentransplantation f
- ~ **tuberculosis** Nierentuberkulose f, Nierenschwindsucht f, Nephrophthise f, Nieren-Tbk f
- ~ **tubular absorption** Nierentubulusabsorption f
- ~ **tubular acidosis** Nierentubulusazidose f, renale Azidose f
- ~ **tubular epithelium** Nierentubulusepithel n
- ~ **tubular function** Nierentubulusfunktion f
- ~ **tubular necrosis** Nierentubulusnekrose f
- ~ **tubular reabsorption** Nierentubulusreabsorption f
- ~ **tubule** Nierentubulus m, Nierenkanälchen n, Tubulus m renalis
- ~ **vascular hypertension** s. ~ hypertension
- ~ **vascular pedicle** Nierengefäßstiel m
- ~ **vein** Nierenvene f, Vena f renalis (renis)
- **render a person susceptible to infection/to** jemanden für eine Infektion empfänglich machen
- ~ **hypervulnerable to infection** gegenüber einer Infektion hochempfindlich machen
- ~ **incapable of reproduction** fortpflanzungsunfähig machen, sterilisieren
- **Rendu-Osler-Weber's disease** Rendu-Osler-Webersche Krankheit f, Oslersche Krankheit f, hereditäre hämorrhagische Teleangiektasie f, Teleangiectasia f hereditaria haemorrhagica
- **renicardiac** renokardial, Nieren-Herz-..., Herz-Nieren-...
- **reniform** reniform, nierenförmig; nierenartig
- ~ **placenta** Placenta f reniformis
- **renin** Renin n (Enzym)
- ~-**angiotensin-aldosterone mechanism (system)** Renin-Angiotensin-Aldosteron-Mechanismus m, Renin-Angiotensin-Aldosteron-System n
- ~-**angiotensin system** Renin-Angiotensin-System n
- ~ **substrate** Angiotensinogen n, Hypertensinogen n
- **renipuncture** Nierenpunktion f
- **rennin** Rennin n, Labenzym n, Chymosin n
- **renninogen** Renninogen n, Chymosinogen n (Chymosinvorstufe)

renocutaneous renokutan, Nieren-Haut-..., Haut-Nieren-...
renogastric renogastrisch, Nieren-Magen-..., Magen-Nieren-...
renogram 1. Renogramm *n*, Nierenröntgen[kontrast]bild *n*; 2. Renogramm *n*, Isotopenrenogramm *n*
renography 1. Renographie *f*, Nierenröntgen[kontrast]darstellung *f*; 2. Renographie *f*, Isotopenrenographie *f*
renopathy Renopathie *f*, Nierenerkrankung *f*, Nierenleiden *n*
renoprival nierenlos, ohne Niere
renopulmonary renopulmonal, Nieren-Lungen-..., Lungen-Nieren-...
renorenal renorenal
renotrop[h]ic renotroph, die Nierenvergrößerung fördernd (bewirkend)
renovascular renovaskulär, Nierenblutgefäß...
Renshaw cell Renshaw-Zelle *f*, inhibitorisches Zwischenneuron *n*, Interneuron *n*, Schaltneuron *n*
~ **inhibition** Renshaw-Hemmung *f*, rückläufige Hemmung *f*
reorganization Reorganisation *f*, Gewebsneubildung *f*; Zellneubildung *f*
reovirus Reovirus *n*
reparative reparativ, wiederherstellend; gewebeersetzend
~ **surgery** Wiederherstellungschirurgie *f*, plastische Chirurgie *f*
repel an infection/to eine Infektion abwehren
repellant, repellent repellent, abschreckend
repellent [agent] Repellent *n*, Abschreckmittel *n*, Abwehrmittel *n*
reperitonealization Reperitonealisierung *f*
repetition aphasia Wiederholungsaphasie *f*
repigmentation Repigmentation *f*, Repigmentierung *f*
replacement fibrosis Ersatzfibrose *f*, fibrotischer Gewebeersatz *m*
~ **therapy** Substitutionstherapie *f*
~ **transfusion** Austauschtransfusion *f*
replantation *s.* reimplantation
replete/to [auf]füllen; überfüllen
repletion Fülle *f*; Überfüllung *f*
replicase Replikase *f (Enzym)*
replicate/to reduplizieren
replication Replikation *f (Kopierung der genetischen Information z. B. aus DNS)*; Reduplikation *f*
~ **cycle** Reduplikationszyklus *m (z. B. von Bakteriophagen)*
repneumatization Repneumatisation *f*
repolarization Repolarisation *f (z. B. der Nervenmembranen)*
reposition 1. Reposition *f*, Wiedereinrichtung *f* von Knochenfragmenten, Diaplasis *f*; 2. Reposition *f*, Einrenkung *f* von Gelenken; 3. Reposition *f*, Zurückschieben *n* des Bruchsackinhalts
repositor Repositorium *n*, Einrichtungsinstrument *n*

repository Depotpräparat *n*
~ **injection** Depotinjektion *f*
~ **penicillin** Depotpenizillin *n*
repression Repression *f*, Verdrängung *f*, Zurückdrängen *n*, Unterdrückung *f (von Konflikten)*
repressor Repressor *m*, Repressorsubstanz *f*
reproduce/to 1. sich reproduzieren (fortpflanzen); sich vermehren; 2. regenerieren
reproduction 1. Reproduktion *f*, Fortpflanzung *f*; Vermehrung *f*; 2. Regeneration *f*
~ **rate** Reproduktionsrate *f*, Fortpflanzungsrate *f*
reproductive period Reproduktionsperiode *f*, Fortpflanzungsperiode *f*
~ **system** Reproduktionssystem *n*, Fortpflanzungssystem *n*
repulsion Repulsion *f*, Abstoßung *f*, Abweisung *f*
require treatment/to eine Behandlung erfordern (notwendig machen)
RES *s.* reticuloendothelial system
resect/to resezieren, Organe [teilweise] entfernen; Knochen zurückschneiden
resectability Resezierbarkeit *f*, Resektionsfähigkeit *f*
~ **rate** Resezierbarkeitsrate *f*, Resektionsrate *f*
resectable resezierbar
resection Resektion *f*, Teilentfernung *f* von Organen; Zurückschneiden *n* von Knochen
~ **knife** Resektionsmesser *n*
~ **of coarctation** Aortenisthmusstenosenresektion *f*
~ **of the middle lobe of the right lung** rechtsseitige Lungenmittellappenresektion *f*
resective procedure Resektionsverfahren *n*
resectoscope Resektoskop *n*
resectoscopy Resektoskopie *f*, transurethrale Prostataresektion *f*
reserpine Reserpin *n (Alkaloid)*
reserpinization Reserpinanwendung *f*, Reserpinbehandlung *f*, Reserpineinstellung *f*
reserve air Reserveluft *f*, exspiratorisches Reservevolumen *n*
~ **cell** Reservezelle *f*
~-**cell carcinoma** *s.* oat-cell carcinoma
~ **force** Reservekraft *f*, Leistungsreserve *f* [des Herzens]
reservoir host Reservoirwirt *m*, Nebenwirt *m*
~ **of infection** Infektionsreservoir *n*
~ **of virus** Virusreservoir *n*
resident flora ständige Hautkeime *mpl*
~ **physician** Assistenzarzt *m*
residual residual, zurückbleibend *(z. B. als Krankheitsfolge)*; restlich
~ **abscess** Residualabszeß *m*, Restabszeß *m*
~ **accommodation** Residualakkommodation *f*
~ **air** Residualluft *f*, Restluft *f [der Lunge]*
~ **albuminuria** Residualalbuminurie *f*, Restalbuminurie *f*
~ **astigmatism** Residualastigmatismus *m*
~ **body** Residualkörperchen *n*

respiratory

~ **capacity** Residualkapazität f
~ **hearing** Residualgehör n, Resthören n
~ **lumen** Residuallumen n, Restlumen n
~ **proteinuria** Residualproteinurie f, Restproteinurie f
~ **schizophrenia** Residualschizophrenie f, Restschizophrenie f
~ **tuberculoma** Residualtuberkulom n
~ **urine** Residualurin m, Restharn m
~ **volume** Residualvolumen n, Restvolumen n [der Lunge]
residue Residuum n, Rückstand m, Rest m; Bodensatz m
resin Resina f, Harz n
resist infection/to einer Infektion widerstehen (Widerstand bieten)
resistance Resistenz f, Widerstandskraft f, Nichtanfälligkeit f (eines Individuums); Widerstandsfähigkeit f (z. B. von Erregern gegen Antibiotika); Widerstand m (z. B. eines Organs beim Abtasten)
resistant resistent, widerstandsfähig; Widerstand bietend ● **to be** ~ resistent sein, nicht anfällig sein
~ **rickets** s. vitamin D refractory rickets
resolution Resolution f, Lösung f (Krankheit); Auflösung f (Schleim)
resolve/to [auf]lösen
resolvent [auf]lösend
resolvent [agent] Resolvens n, Solvens n, lösendes Heilmittel (Arzneimittel) n
resolving power of the retina Netzhautauflösungsvermögen n
resonance Resonanz f, Mitschwingen n, Mittönen n (z. B. bei der Perkussion)
resonant resonant, mitschwingend, mittönend
resorb/to resorbieren, aufnehmen, [Stoffe] aufsaugen, einsaugen
resorbent resorbierend, aufnehmend, aufsaugend
resorbent [agent] Resorbens n, die Resorption (Aufsaugung) von Exsudaten förderndes Mittel n
resorcin s. resorcinol
resorcinol Resorzin n, 1,3-Dihydroxybenzol n
~ **test** Resorzinprobe f (auf freie Salzsäure im Mageninhalt)
resorption Resorption f, Aufnahme f, Aufsaugung f, Einsaugen n
resorptive jaundice Resorptionsikterus m, Verschlußikterus m, Okklusionsikterus m
respirability Atmungsfähigkeit f
respirable 1. respirabel, atembar; 2. atmungsfähig
respiration Respiration f, Atmung f, Atmen n; Atemzug m
respirator Respirator m, Beatmungsgerät n, Atemgerät n, Beatmer m
respiratory respiratorisch, Atmungs..., Atem...
~ **acidosis** respiratorische Azidose f
~ **adequacy** Atemsuffizienz f, ausreichende Atmung f

~ **alkalosis** respiratorische Alkalose f
~ **arrest** Atemstillstand m, Apnoe f
~ **arrhythmia** respiratorische Arrhythmie f, atmungsbedingte unregelmäßige Herzschlagfolge f
~ **assistance** Atemhilfe f, Atmungsassistenz f
~ **capacity** respiratorische Kapazität f, Vitalkapazität f, VK
~ **care** Atemgymnastik f
~ **cavity** Brusthöhle f, Brustkorb m
~ **centre** Respirationszentrum n, Atemzentrum n
~ **coefficient** s. ~ quotient
~ **depressant** atemhemmend, atmungsunterdrückend, atemdepressiv
~ **depression** Atemdepression f
~ **difficulty** Atmungsschwierigkeit f, Atemschwierigkeit f
~ **distress** Atemnot f
~ **distress syndrome** Atemnotsyndrom n
~ **dysrhythmia** respiratorische Dysrhythmie f, Atemrhythmusstörung f
~ **embarrassment** Atmungsbehinderung f, Atembehinderung f
~ **enzyme** Atmungsenzym n, Atmungsferment n
~ **epithelium** Respirationsepithel n, respiratorisches Epithel n, Atmungsepithel n, Alveolarepithel n
~ **excursion** Atemexkursion f
~ **failure** Atemversagen n
~ **function** Atemfunktion f
~ **glottis** Pars f intercartilaginea
~ **inadequacy** s. ~ insufficiency
~ **infection** Atemweginfektion f, Luftweginfektion f
~ **insufficiency** respiratorische Insuffizienz f, Ateminsuffizienz f, Lungeninsuffizienz f, pulmonale Insuffizienz f
~ **minute volume** Atemminutenvolumen n
~ **mucous membrane** Atemwegschleimhaut f
~ **murmur** Respirationsgeräusch n, respiratorisches Geräusch n, Atmungsgeräusch n, Atemgeräusch n
~ **muscle** Atemmuskel m
~ **obstruction** Atemwegverlegung f, Luftwegobstruktion f
~ **paralysis** Atemlähmung f
~ **quotient** respiratorischer Quotient m, RQ
~ **rate** Atemfrequenz f
~ **region of the nose** Regio f respiratoria
~ **sound** s. ~ murmur
~ **standstill** s. ~ arrest
~ **surface** respiratorische Oberfläche f, Atmungsoberfläche f
~ **system** respiratorisches System n, Respirationssystem n, Atmungssystem n, Apparatus m respiratorius
~ **tract** Respirationstrakt m, Atemtrakt m, Atemwege mpl, Luftwege mpl
~ **tract burn** Atemwegverbrennung f

respiratory

- ~ **tract illness** Respirationstrakterkrankung f, Erkrankung f der Luftwege
- ~ **tract infection** Respirationstraktinfektion f, Atemwegsinfektion f
- ~ **tract involvement** Respirationstraktbeteiligung f, Atemwegsbeteiligung f
- ~ **tree** Bronchialbaum m, Bronchialsystem n

respire/to respirieren, atmen
respirometer Respirometer n
respirometry Respirometrie f
respond to antibiotics/to auf Antibiotika ansprechen *(Krankheitserreger)*
- ~ **to treatment** auf die Behandlung (Therapie) ansprechen

response Reaktion f, Reizantwort f
responsibility Verantwortlichkeit f
rest pain Ruheschmerz m
restbite Ruhebiß m, Ruheokklusion f
restenosis Restenose f, Stenoserezidiv n
restiform strangförmig, schnurartig, stielförmig
- ~ **body** Pedunculus m cerebellaris inferior, unterer Kleinhirnstiel m, Strickkörper m

resting cell Ruhezelle f, Interphasenzelle f
- ~ **nucleus** Ruhekern m, Interphasenkern m
- ~ **position** [physiologische] Ruhelage f
- ~ **potential** Ruhepotential n
- ~ **saliva** Ruhespeichel m, Nüchternspeichel m
- ~ **tidal volume** Ruheatem[zug]volumen n
- ~ **tremor** Ruhetremor m, Ruhezittern n [der Finger]
- ~ **wandering cell** ruhende Wanderzelle f, Histiozyt m *(im Bindegewebe)*

restitutio ad integrum Restitutio f ad integrum, völlige Wiederherstellung f
restoration Restoration f, Wiederherstellung f, Gesundung f, Genesung f
restorative dentistry konservierende Stomatologie f
restriction of ego Selbstbeschränkung f
resuscitate/to wiederbeleben, reanimieren
resuscitating drug Wiederbelebungsmedikament n; Notfallmedikament n
resuscitation Resuszitation f, Wiederbelebung f, Reanimation f
resuscitative equipment Reanimationsbesteck n, Wiederbelebungsausrüstung f
- ~ **measure** Reanimationsmaßnahme f

resuscitator Resuszitator m, Wiederbelebungsapparat m, Beatmungsgerät n
resuture Sekundärnaht f, sekundäre Naht f
retained placenta Plazentaretention f, Retention f der Plazenta
retainer Zahnbrücke f; kieferorthopädische Brücke f
retaining stitch Haltenaht f
retardate geistig Retardierter m, [in der Entwicklung] Zurückgebliebener m
retardation Retardation f, Retardierung f, Hemmung f, Verlangsamung f *(geistiger und körperlicher Entwicklung)*
retch/to [sich] erbrechen
retching Erbrechen n

rete Rete n, Netz n
- ~ **peg** interpapilläres Epithel n

retention 1. Retention f, Zurück[be]haltung f, Verhaltung f *(z. B. von Körperflüssigkeiten)*; 2. Retention f, Aufrechterhaltung f *(z. B. einer korrigierten Zahnstellung)*
- ~ **cyst** Retentionszyste f
- ~ **enema** Retentionseinlauf m
- ~ **hyperlipaemia** Retentionshyperlipämie f
- ~ **jaundice** Retentionsikterus m
- ~ **of urine** Urinretention f, Harnverhaltung f, Retentio f urinae

retethelioma s. reticulocytic sarcoma
rethoracotomy Rethorakotomie f, Brustkorbwiedereröffnung f, Thoraxzweiteingriff m
reticular retikular, retikulär, netzartig
- ~ **cell** Retikulumzelle f, stark verzweigte Bindegewebszelle f
- ~ **degeneration** retikuläre Degeneration f
- ~ **fibres** Retikulinfasern fpl, Präkollagenfasern fpl; Gitterfasern fpl; argyrophile (argentaffine, argentophile) Fasern fpl
- ~ **formation** Formatio f reticularis
- ~ **formation of the cerebral peduncles** Formatio f reticularis pedunculi cerebri
- ~ **formation of the medulla oblongata** Formatio f reticularis medullae oblongatae
- ~ **formation of the mesencephalon** Formatio f reticularis mesencephali
- ~ **formation of the pons** Formatio f reticularis pontis
- ~ **formation of the spinal cord** Formatio f reticularis medullae spinalis
- ~ **layer** 1. Stratum n reticulare *(Hautschicht)*; 2. Zona f reticularis *(Nebennierenrinde)*
- ~ **magma** Magma f reticulare, Morula-Magma f, netzartiges Faserwerk n *(zum Schutz der Embryonalanlage)*
- ~ **membrane** Membrana f reticularis *(Innenohr)*
- ~ **nucleus** Nucleus m reticularis
- ~ **nucleus of the thalamus** Nucleus m reticularis thalami
- ~ **substance** s. ~ formation
- ~ **system** s. reticuloendothelial system
- ~ **tissue** retikuläres Bindegewebe n
- ~ **white substance** Substantia f reticularis alba [Arnoldi]

reticulated retikuliert, netzförmig, netzartig, Retikulum..., Netz[werk]...
- ~ **erythrocyte** Retikulozyt m
- ~ **pigmented poikiloderma** Poikiloderma n reticulare

reticulin Retikulin n
- ~ **fibres** s. reticular fibres
- ~ **stain** Retikulinfärbung f

reticulocyte 1. Retikulozyt m; 2. Retikulumzelle f
reticulocytic Retikulozyten...
- ~ **sarcoma** Retikulumzellensarkom n, Retikulosarkom n, Retothelsarkom n, Retotheliom n, retikuloendotheliales Sarkom n

reticulocytogenic retikulozytogen, die Retikulozytenbildung anregend
reticulocytopenia Retikulozytopenie f, Retikulozytenverminderung f im Blut
reticulocytosis Retikulozytose f, Retikulozytenvermehrung f im Blut
reticuloendothelial retikuloendothelial
~ **cell** retikuloendotheliale Zelle f, Retikuloendothelzelle f, Retikulumzelle f
~ **sarcoma** s. reticulocytic sarcoma
~ **system** retikuloendotheliales System n, RES
~ **system disease** retikuloendotheliale Systemerkrankung f
reticuloendothelioma Retikuloendotheliom n
reticuloendotheliosis Retikuloendotheliose f, Histiozytose f X
reticuloendothelium Retikuloendothelium n
reticulohistiocytary retikulohistiozytär
reticuloma Retikulom n
reticulopenia s. reticulocytopenia
reticuloplasmocytoma Retikuloplasmozytom n
reticuloreticular tract Tractus m reticuloreticularis
reticulosarcoma s. reticulocytic sarcoma
reticulose s. reticulated
reticulosis Retikulose f, Retotheliose f, Retikulohistiozytose f
reticulospinal tract Tractus m reticulospinalis
reticulothelioma s. reticulocytic sarcoma
reticulothelium s. reticuloendothelium
reticulum Retikulum n, Reticulum n, Netzwerk n, Netz n (Zusammensetzungen s. a. unter reticular)
~ **cell** Retikulumzelle f
~ **cell [lympho]sarcoma** s. reticulocytic sarcoma
retiform netzförmig, netzartig
retina Retina f, Tunica f oculi interna, Netzhaut f, Augennetzhaut f (Zusammensetzungen s. a. unter retinal)
~ **amacrine cell** amakrine Retinazelle f, Netzhautassoziationszelle f
~ **aneurysm** Netzhautaneurysma n
~ **arteriole** Netzhautarteriole f
~ **atrophy** Netzhautatrophie f
~ **bipolar ganglion cell** bipolare Netzhaut[ganglien]zelle f
~ **blood flow** Netzhautdurchblutung f
~ **blood vessel** Netzhaut[blut]gefäß n
~ **blood vessel occlusion** Netzhautgefäßverschluß m
~ **coloboma** Netzhautkolobom n
~ **horizontal nerve cell** Netzhauthorizontal[nerven]zelle f
~ **lattice degeneration** Netzhautdegeneration f
~ **lipaemia** Lipaemia f retinalis
retinaculum Retinaculum n, Halteband n
retinal retinal, Retina..., Netzhaut... (Zusammensetzungen s. a. unter retina)
~ **angiomatosis** Netzhautangiomatose f, Angiomatosis f retinae, von Hippel-Lindausche Erkrankung (Krankheit) f

~ **apoplexy** Netzhautapoplexie f, Apoplexia f retinae
~ **arteriolar narrowing** Netzhautarterienvereng[er]ung f
~ **artery** Netzhautarterie f
~ **artery spasm** Netzhautarterienspasmus m
~ **asthenopia** Netzhautasthenopie f
~ **atrophy** Netzhautatrophie f
~ **break** Netzhautriß m
~ **capillary** Netzhautkapillare f
~ **capillary dilatation** Netzhautkapillarerweiterung f
~ **cell** Netzhautzelle f
~ **coagulator** Netzhautkoagulator m
~ **cone** Netzhautzapfen m, Retinazapfen m, Zapfen m
~ **cone degeneration** Netzhautzapfendegeneration f, Zapfendegeneration f [der Retina]
~ **correspondence** Netzhautkorrespondenz f, Retinakorrespondenz f
~ **cryopexy** Retinakryopexie f, kryochirurgische Netzhautanheftung f
~ **cystic degeneration** zystische Netzhautdegeneration f
~ **degeneration** Netzhautdegeneration f
~ **destruction** Netzhautzerstörung f, Retinadestruktion f
~ **detachment** Netzhautabhebung f, Retinaablösung f, Ablatio f retinae
~ **disease** Netzhauterkrankung f
~ **dysplasia** Netzhautdysplasie f
~ **exudate** Netzhautexsudat n
~ **fatigue** Netzhautermüdung f
~ **fibre** Netzhautfaser f
~ **fibroplasia** Netzhautfibroplasie f
~ **finding** Netzhautbefund m
~ **fluorescein angiography** Netzhautfluoreszeinangiographie f
~ **fold** Netzhautfalte f
~ **fovea** Fovea f retinae
~ **ganglion cell** Netzhautganglienzelle f
~ **ganglion cell layer** Netzhautganglienzellschicht f, Stratum n ganglionare retinae
~ **glial tissue** Netzhautgliagewebe n, Müllersche Stützzellen fpl
~ **glioma** Retinagliom n, Netzhautneuroepitheliom n
~ **haemorrhage** Netzhautblutung f
~ **hole** s. ~ break
~ **image** Netzhautbild n
~ **ischaemia** Netzhautischämie f
~ **macula cystic degeneration** zystische Makuladegeneration f [der Netzhaut]
~ **macula degeneration** Makuladegeneration f [der Netzhaut]
~ **macula haemorrhage** Makula[ein]blutung f [der Netzhaut]
~ **macula hypoplasia** Makulahypoplasie f [der Netzhaut]
~ **macula juvenile degeneration** juvenile Makuladegeneration f [der Netzhaut]
~ **macula oedema** Makulaödem n, Makulaschwellung f

retinal

- ~ **macula senile degeneration** senile Makuladegeneration f [der Netzhaut]
- ~ **macula vitelliform degeneration** vitelliforme Makuladegeneration f [der Netzhaut]
- ~ **necrosis** Netzhautnekrose f
- ~ **neovascularization** Netzhautneovaskularisierung f
- ~ **neuroepithelial layer** Netzhautneuroepithelschicht f, Stratum n neuroepitheliale retinae
- ~ **non-attachment** s. ~ detachment
- ~ **oedema** Netzhautödem n
- ~ **perforation** Netzhautperforation f
- ~ **periphlebitis** Netzhautperiphlebitis f
- ~ **perivasculitis** Netzhautperivaskulitis f
- ~ **photoreceptor** Netzhautphotorezeptor m
- ~ **physiology** Netzhautphysiologie f
- ~ **pigment** Netzhautpigment n
- ~ **pigment epithelial cell** Netzhautpigmentepithelzelle f
- ~ **pigment epitheliitis** Netzhautpigmentepithelentzündung f
- ~ **pigment epitheliopathy** Netzhautpigmentepithelerkrankung f
- ~ **pigment epithelium** Netzhautpigmentepithel n
- ~ **pigmentary dystrophy** pigmentäre Netzhautdystrophie f
- ~ **pigmentation** Netzhautpigmentation f, Retinapigmentierung f
- ~ **projection** Netzhautprojektion f
- ~ **purple** Sehpurpur m
- ~ **reattachment** Retina[wieder]anheftung f, Netzhautfixierung f
- ~ **receptor** Netzhautrezeptor m
- ~ **reflex** Netzhautreflex m
- ~ **rivalry** Netzhautrivalität f
- ~ **rod** Retinastäbchen n, Netzhautstäbchen n, Stäbchen n
- ~ **rupture** Netzhautzerreißung f, Retinaruptur f
- ~ **senile degeneration** senile Netzhautdegeneration f
- ~ **siderosis** Netzhautsiderose f
- ~ **surface** Netzhautoberfläche f
- ~ **swelling** Netzhautschwellung f
- ~ **tear** s. ~ break
- ~ **teleangiectasia** Netzhautteleangiektasie f
- ~ **vascular disease** Netzhautgefäßerkrankung f
- ~ **vascular system** Netzhautgefäßsystem n
- ~ **vasculitis** Netzhautgefäßentzündung f, Vasculitis f retinae
- ~ **vein** Netzhautvene f
- ~ **vein occlusion** Netzhautvenenverschluß m
- ~ **venous stasis** Netzhautvenenstase f
- ~ **wound** Netzhautläsion f, Retinaverletzung f

retinene Retinen n (prosthetische Gruppe des Sehpurpurs)
retinitis Retinitis f, Retinaentzündung f, Netzhautentzündung f
retinoblastoma Retinoblastom n, Neuroepitheliolioma (Glioma) n retinae (bösartige Netzhautgeschwulst)
retinochoroiditis Retinochorioiditis f, Chorioretinitis f, Chorioidea- und Retinaentzündung f
retinocytoma Retinozytom n
retinodialysis Retinodialyse f, periphere Netzhautablösung f
retinography Retinographie f, Netzhautfotografie f
retinoid retinaartig, netzhautartig
retinol Retinol n, Vitamin A n
- ~ **deficiency** Retinolmangel m, Vitamin-A-Mangel m
- ~ **dehydrogenase** Retinol-Dehydrogenase f (Enzym)

retinomalacia Retinamalazie f, Netzhauterweichung f
retinometer Retinometer n
retinopapillitis Retinopapillitis f, Netzhaut- und Sehnervenpapillenentzündung f,
retinopathy Retinopathie f, Retinaerkrankung f, Netzhautkrankheit f
- ~ **of pregnancy** Schwangerschaftsretinopathie f, Retinopathia f gravidarum
- ~ **of prematurity** Frühgeborenenretinopathie f, retrolentale Fibroplasie f

retinopexy Retinopexie f, Netzhautfixation f, Netzhautanheftung f
retinoschisis Retinoschisis f, Netzhautaufspaltung f
retinoscope Retinoskop n, Skiaskop n
retinoscopy Retinoskopie f, Skiaskopie f, Schattenprobe f (objektive Refraktionsbestimmung des Auges)
retinosis Retinosis f, degenerative Netzhauterkrankung f
retinoskiascopy s. retinoscopy
retothelial retothelial, Retothel...
- ~ **sarcoma** s. reticulocytic sarcoma

retothelio[sarco]ma s. reticulocytic sarcoma
retothelium Retothel[ium] n
retract/to retrahieren, zurückziehen (z. B. Sehne); schrumpfen (z. B. Gewebe); einziehen (z. B. Mamille); zusammenziehen, zusammenschnurren (z. B. Muskel)
retracted nipple retrahierte Mamille f; Mamilleneinziehung f
retraction Retraktion f, Zurückziehen n (z. B. einer Sehne); Schrumpfung f, Schrumpfen n (z. B. von Gewebe); Einziehung f (z. B. der Mamille); Zusammenziehen n, Zusammenschnurren n (z. B. eines Muskels)
- ~ **nystagmus** Retraktionsnystagmus m, Nystagmus m retractorius
- ~ **ring** Retraktionsring m (am Uterus)

retractor Retraktor m, Wundhaken m, Wundspreizer m
retroanterograde retroanterograd
retroauricular retroaurikulär, hinter dem Ohr liegend
retrobronchial retrobronchial, hinter dem Bronchus liegend
retrobulbar retrobulbär, hinter dem Augapfel liegend

retropharyngeal

~ **abscess** Retrobulbärabszeß m
~ **anaesthesia** Retrobulbäranästhesie f
~ **haemorrhage** Retrobulbärblutung f
~ **neuritis** Retrobulbärneuritis f, Neuritis f optica retrobulbaris
~ **optic neuropathy** retrobulbäre Optikusneuropathie f
~ **phlegmon** Retrobulbärphlegmone f
~ **space** Retrobulbärraum m
retrocaecal retrozökal, retrozäkal, hinter dem Blinddarm liegend
~ **appendicitis** retrozökale Appendizitis f, Retrozökalappendizitis f, Appendicitis f retrocaecalis
~ **recess** Recessus m retrocaecalis
retrocalcaneal retrokalkaneal, hinter dem Fersenbein liegend
retrocardiac retrokardial, hinter dem Herzen liegend
retrocaval retrokaval, hinter der Hohlvene liegend
retrocervical retrozervikal, hinter dem Gebärmutterhals liegend
retrocession Retrozession f (der Gebärmutter)
retrocheilia Retrocheilie f
retroclavicular retroklavikulär, hinter dem Schlüsselbein liegend
retrocolic retrokolisch, hinter dem Dickdarm liegend
retrocollic Nacken...
retrocollis Retrocollis m spasmodicus, krampfbedingte Rückwärtsbeugung f des Kopfes
retrodeviation Retrodeviation f, Abweichung f nach hinten
retrodisplacement Rückwärtsverlagerung f (der Gebärmutter)
retroduodenal retroduodenal, hinter dem Zwölffingerdarm liegend
~ **artery** Arteria f retroduodenalis
~ **fossa (recess)** Recessus m retroduodenalis
retroflex/to retroflektieren, nach hinten neigen
retroflexion Retroflexion f, Rückwärtsabknickung f, Rückwärtsdrehung f; Rückwärtsbeugung f
~ **of the uterus** Retroflexio f uteri, Uterusretroflexion f (Abknickung des Gebärmutterkörpers nach hinten)
retrogastric retrogastrisch, retrogastral, hinter dem Magen liegend
retrognathia, retrognathism Retrognathismus m, Zurückstehen n des Unterkiefers
retrograde retrograd, rückläufig
~ **amnesia** retrograde Amnesie f
~ **pyelogram** retrogrades Pyelogramm n
~ **pyelography** retrograde Pyelographie f (nach Kontrastmittelgabe über Katheter)
~ **urogram** retrogrades Urogramm n
~ **urography** retrograde Urographie f (nach Kontrastmittelgabe über Katheter)
retrogressive retrogressiv, degenerierend, sich [zu]rückbildend
retro-iridian retropupillär, hinter der Pupille liegend

retrolabyrinthine retrolabyrinthär, hinter dem Labyrinth liegend
retrolental retrolental, hinter der Augenlinse liegend, Retrolental...
~ **fibroplasia** retrolentale Fibroplasie f, Terrysches Syndrom n, Terry-Syndrom n
retrolenticular retrolentikulär, hinter der Linse liegend
retrolingual retrolingual, hinter der Zunge liegend
retromalar retromalar, hinter dem Jochbein liegend
retromammary retromammär, hinter der Brust liegend
~ **abscess** retromammärer Abszeß m, Retromammärabszeß m, Eiterung f hinter der Brustdrüse
~ **mastitis** Paramastitis f
retromandibular retromandibulär, hinter dem Unterkiefer liegend
~ **abscess** Retromandibularabszeß m
~ **vein** Vena f retromandibularis
retromastoid retromastoid, hinter dem Warzenfortsatz liegend
retromaxillary retromaxillär, hinter dem Oberkiefer liegend
retronasal retronasal, hinter der Nase (Nasenhöhle) liegend
retro-ocular retrookular, hinter dem Auge liegend
retro-oesophageal retroösophageal, hinter der Speiseröhre liegend
retroorbital retroorbital, hinter der Augenhöhle liegend
~ **headache** Retroorbitalkopfschmerz m
retroparotid retroparotid, hinter der Ohrspeicheldrüse liegend
retropatellar retropatellär, hinter der Kniescheibe liegend
retroperitoneal retroperitoneal, hinter dem Bauchfell liegend
~ **fibrosis** Retroperitonealfibrose f, Morbus m Ormond
~ **haematoma** retroperitoneales Hämatom n, Retroperitonealhämatom n
~ **hernia** retroperitoneale Hernie f, Retroperitonealhernie f
~ **space** s. retroperitoneum
~ **tissue** retroperitoneales Gewebe n, Retroperitonealgewebe n
~ **tumour** retroperitonealer Tumor m, Retroperitonealgeschwulst f
retroperitoneum Retroperitoneum n, Retroperitonealraum m, Spatium n retroperitoneale
retroperitonitis Retroperitonitis f, Retroperitonealraumentzündung f
retropharyngeal retropharyngeal, hinter dem Rachen liegend
~ **abscess** Retropharyngealabszeß m
~ **haematoma** Retropharyngealhämatom n
~ **space** retropharyngealer Raum m, Retropharyngealraum m

36 Nöhring engl./dtsch.

retropharyngitis

retropharyngitis Retropharyngitis f
retropharynx Retropharynx m
retroplacental retroplazental, retroplazentar, hinter dem Mutterkuchen liegend
retroplasia Retroplasie f, Rückbildung f, Degeneration f
retroposition Retroposition f, Rückwärts[ver]lagerung f
retroprostatic retroprostatisch, hinter der Vorsteherdrüse liegend
retropubic retropubisch, hinter der Symphyse liegend
~ **space** Spatium n retropubicum
retropulsion 1. Retropulsion f, Neigung f zum Rückwärtslaufen (z. B. bei Tabes dorsalis); 2. Repulsion f (Zurücktreiben des Fötuskopfes in den Wehen); 3. Nachinnenschlagen n (einer Krankheit)
retropyramidal retropyramidal, hinter der Pyramide liegend
~ **nucleus** Nucleus m conterminalis
retrorectal retrorektal, hinter dem Mastdarm liegend
retroretinal retroretinal, hinter der Netzhaut liegend
retrostalsis Retroperistaltik f
retrosternal retrosternal, hinter dem Brustbein liegend
~ **goitre** Retrosternalstruma f
~ **pain** Retrosternalschmerz m
~ **pulse** Retrosternalpuls m
retrosymphyseal retrosymphysär, hinter der Symphyse liegend
retrotarsal retrotarsal, hinter dem Tarsus liegend
retrotendinous retrotendinös, hinter einer Sehne liegend
retrothyroid retrothyr[e]oidal, hinter der Schilddrüse liegend
retrotonsillar retrotonsillär, hinter der Rachenmandel liegend
~ **abscess** retrotonsillärer Abszeß m, Retrotonsillarabszeß m, Peritonsillarabszeß m
retrotracheal retrotracheal, hinter der Luftröhre liegend
retrouterine retrouterin, hinter der Gebärmutter liegend
retroversioflexion Retroversioflexion f, Rückwärtsbeugung f und Rückwärtsknickung f (z. B. der Gebärmutter)
retroversion Retroversion f, Rückwärtsbeugung f
~ **of the uterus** Retroversio f uteri, Gebärmutterrückwärtsbeugung f
retrovert/to retrovertieren, zurückbeugen, zurückwenden
retrovesical retrovesikal, hinter der Harnblase liegend
~ **abscess** retrovesikaler Abszeß m, Retrovesikalabszeß m, Eiteransammlung f hinter der Harnblase
retrovitreal retrovitreal, hinter dem Glaskörper liegend

~ **haemorrhage** retrovitreale Blutung f
revaccination Revakzination f, Wiederimpfung f
revagotomy Revagotomie f
revascularization Revaskularisation f, Revaskularisierung f
~ **syndrome** Revaskularisationssyndrom n
revascularize/to revaskularisieren, die Gefäßversorgung wiederherstellen
Reverdin graft Reverdinsches Transplantat (Hauttransplantat) n, Reverdin-Läppchen n
Reverdin's needle Reverdinsche Nadel f, Reverdin-Nadel f
reversed peristalsis s. retrostalsis
~ **Pott's fracture** Inversionsfraktur f des Sprunggelenks
revitalization Revitalisation f, Revitalisierung f
revive/to 1. wiederbeleben, reanimieren; 2. aus der Ohnmacht erwachen
revivification Wiederbelebung f, Reanimation f
revulsant s. revulsive
revulsant [agent] [Blut] ableitendes Mittel n, [Blut] umverteilendes Mittel n
revulsion Revulsion f, Ableitung f (z. B. von Blut)
revulsive revulsiv, ableitend
R.F.A. s. right frontoanterior position of the foetus
RH... s. a. rhesus...
Rh agglutinogen Rh-Agglutinogen n
Rh antibody Rh-Antikörper m, Rhesus-Antikörper m
Rh antigen Rh-Antigen n, Rhesus-Antigen n
Rh antiserum Rh-Antiserum f, Rhesusfaktor-Antiserum n
Rh blocking serum Rhesusfaktor-Blockierungsserum n
Rh blocking test indirekter Coombs-Test m
Rh blood group Rh-Blutgruppe f
Rh factor Rh-Faktor m, Rhesusfaktor m
Rh gene Rh-Gen n
Rh-negative Rh-negativ, rh, d
Rh-positive Rh-positiv, Rh, D
Rh sensitization Rh-Sensibilisierung f
rhabdomyoblast Rhabdomyoblast m
rhabdomyoblastic Rhabdomyoblasten...
rhabdomyoblastoma Rhabdomyoblastom n
rhabdomyochondroma Rhabdomyochondrom n
rhabdomyoma Rhabdomyom[a] n (gutartige Geschwulst aus quergestreiften Muskelfasern)
rhabdomyosarcoma Rhabdomyosarkom n (bösartige Geschwulst aus quergestreiften Muskelfasern)
rhabdophobia Rhabdophobie f, Angst f vor Stockschlägen
rhachi... s. rachi...
rhaeboscelic O-beinig
rhagade Rhagade f, Schrunde f; Einriß m; Furche f; Fissur f, Spalte f, Spaltbildung f
rhagadiform rhagadenförmig, rhagadenähnlich, fissurenförmig, schrundenartig

rhagiocrine cell Histiozyt *m*, ruhende Wanderzelle *f (im Bindegewebe)*
rhamnoglucoside Rhamnoglykosid *n*
rhamnose Rhamnose *f*, Methylpentose *f*
rhamnoside Rhamnosid *n (Glykosid)*
rhegma Ruptur *f*, Zerreißung *f*; Fraktur *f*
rhegmatogenous durch Ruptur bedingt
~ **retinal detachment** Netzhautablösung *f* durch Netzhauteinriß
rheobase Rheobase *f (niedrigstes elektrisches Reizpotential)*
rheobasic Rheobase...
rheocardiogram Rheokardiogramm *n*
rheocardiographic rheokardiographisch
rheocardiography Rheokardiographie *f*
rheoencephalogram Rheoenzephalogramm *n*
rheoencephalographic rheoenzephalographisch
rheoencephalography Rheoenzephalographie *f*
rheologic rheologisch
rheometer Rheometer *n*, Blutstromgeschwindigkeitsmesser *m*
rheotachygram Rheotachygramm *n*
rheotachygraphic rheotachygraphisch
rheotachygraphy Rheotachygraphie *f*
rheotaxis Rheotaxis *f (Beeinflussung der Bewegungsrichtung von Organismen durch Flüssigkeitsströmung)*
rhesus... *s. a.* RH...
~ **immune globulin** Rhesus-Immunoglobulin *n*, Rh-Immunoglobulin *n*
~ **immunization** Rhesus-Immunisierung *f*, Rh-Immunisierung *f*
~ **incompatibility** Rhesus-Inkompatibilität *f*, Rh-Unverträglichkeit *f*
~ **isoimmunization** Rhesus-Isoimmunisierung *f*, Rh-Isoimmunisierung *f*
~ **typing** Rhesus-Typisierung *f*, Rh-Typisierung *f*
rheumapyra *s.* rheumatic fever
rheumarthritis Rheumarthritis *f*, Gelenkrheumatismus *m*
rheumatalgia Rheumatalgie *f*, Rheumaschmerz *m*
rheumatic rheumatisch, Rheumatismus..., Rheuma...
rheumatic Rheumatiker *m*, Rheumakranker *m*, an Rheumatismus Leidender *m*
~ **arteritis** rheumatische Arteriitis (Arterienentzündung) *f*, Arteriitis *f* rheumatica
~ **arthritis** Rheumarthritis *f*, Gelenkrheumatismus *m*, Arthritis *f* rheumatica
~ **carditis** rheumatische Karditis (Herzentzündung) *f*, Carditis *f* rheumatica
~ **chorea** rheumatische Chorea *f*, Sydenhamsche Chorea *f*
~ **complaints** Rheumabeschwerden *pl*
~ **disease** rheumatische Erkrankung *f*, Rheumakrankheit *f*
~ **encephalopathy** rheumatische Enzephalopathie *f*, Encephalopathia *f* rheumatica

~ **endocarditis** rheumatische Endokarditis (Herzinnenhautentzündung) *f*, Endocarditis *f* rheumatica
~ **fever** rheumatisches Fieber *n*, akuter Rheumatismus *m*, Polyarthritis *f* rheumatica acuta
~ **myocarditis** rheumatische Myokarditis (Herzmuskelentzündung) *f*, rheumatische Myokardentzündung *f*, Myocarditis *f* rheumatica
~ **nodule** Rheumaknötchen *n*
~ **peliosis** Hautblutung *f* bei Rheumatismus, Peliosis *f* rheumatica
~ **pericarditis** rheumatische Perikarditis (Herzbeutelentzündung) *f*, Pericarditis *f* rheumatica
~ **pleurisy** rheumatische Pleuritis (Brustfellentzündung) *f*, Pleuritis *f* rheumatica
~ **polymyalgia** Polymyalgia *f* rheumatica
~ **purpura** rheumatische (Schönleinsche) Purpura *f*, Purpura *f* rheumatica
~ **valvular disease** rheumatische Herzklappenkrankheit *f*
rheumatism 1. Rheumatismus *m*, Rheuma *n*, Gelenkreißen *n*; Muskelreißen *n*; Nervenreißen *n*; 2. *s.* rheumatic fever
rheumatoid rheumatoid, rheumaartig, rheumaähnlich
~ **arthritis** Rheumatoidarthritis *f*
~ **episcleritis** Rheumatoidepiskleritis *f*
~ **factor** Rheumafaktor *m*
~ **scleritis** Rheumatoidskleritis *f*
rheumatologic rheumatologisch, Rheumatologie...
rheumatologist Rheumatologe *m*, Rheumaspezialist *m*
rheumatology Rheumatologie *f*, Rheumalehre *f*, Rheumatismuslehre *f*
rhexis Rhexis *f*, Ruptur *f*, Zerreißung *f*, Zerreißen *n*
rhinaesthesia Rhinästhesie *f*, Geruchssinn *m*
rhinal nasal, Nasen..., Rhin[o]... *(Zusammensetzungen s. unter* nasal*)*
rhinalgia Rhinalgie *f*, Rhinodynie *f*, Nasenschmerzen *mpl*
rhinallergosis Rhinallergose *f*, Heuschnupfen *m*
rhinencephalic rhinenzephal, rhinenkephal, Riechhirn..., Rhinenzephalon...
rhinencephalon Rhinenzephalon *n*, Rhinencephalon *n*, Riechhirn *n*
rhinenchysis Nasenspülung *f*
rhineurynter Rhineurynter *m*, Nasendehner *m*, Nasendehn[ungs]instrument *n*
rhinhaematoma Nasenhämatom *n*
rhinion Rhinion *n (antropologischer Meßpunkt)*
rhinism[us] Näseln *n*, Nasalstimme *f*
rhinitis Rhinitis *f*, Nasen[schleimhaut]katarrh *m*, Nasen[schleimhaut]entzündung *f*, Schnupfen *m*, Koryza *f*
~ **of the newborn** Neugeborenenrhinitis *f*
rhinobyon Nasentamponade *f*; Nasentampon *m*
rhinocanthectomy Rhinokanthektomie *f*, [operative] Entfernung *f* des inneren Augenwinkels

rhinocephalia

rhinocephalia Rhinozephalie f
rhinocephalus Rhinozephalus m
rhinocerebral rhinozerebral
~ **mucormycosis** rhinozerebrale Mukormykose f
rhinocheiloplasty Rhinocheiloplastik f, Nasen-Lippen-Plastik f
rhinocleisis Rhinokleisis f, Nasengangsverschluß m
rhinodacryolith Rhinodacryolith m, Tränennasengangstein m
rhinoderma Rhinoderma n, Keratosis f pilaris
rhinodynia s. rhinalgia
rhinogenous rhinogen, von der Nase ausgehend, nasalen Ursprungs
rhinokyphosis Rhinokyphose f
rhinolalia Rhinolalie f, näselnde Sprache f, Näseln n, Nasensprache f
rhinolaryngitis Rhinolaryngitis f, Nasen[-schleimhaut]- und Kehlkopf[schleimhaut]entzündung f
rhinolaryngologist Rhinolaryngologe m, Nasen- und Kehlkopfspezialist m
rhinolaryngology Rhinolaryngologie f, Nasen- und Kehlkopflehre f
rhinolith Rhinolith m, Nasenkonkrement n, Nasenstein m
rhinolithiasis 1. Rhinolithiasis f, Nasensteinkrankheit f, Nasensteinleiden n; 2. Nasensteinbildung f, Nasensteinentwicklung f
rhinologic rhinologisch
rhinologist Rhinologe m, Nasenspezialist m, Nasenfacharzt m, Facharzt m für Hals-, Nasen- und Ohrenheilkunde
rhinology Rhinologie f, Nasenheilkunde f, Lehre f von den Nasenkrankheiten
rhinomanometer Rhinomanometer n
rhinometer Rhinometer n
rhinomiosis operative Nasenverkleinerung f
rhinomycosis Rhinomykose f, Pilzerkrankung (Pilzkrankheit) f der Nase
rhinonecrosis Rhinonekrose f, Nasen[knochen]nekrose f, Nasen[knochen]zerstörung f, Nasen[knochen]untergang m
rhinoneurosis Rhinoneurose f, Nasenneurose f
rhinopathy Rhinopathie f, Nasenkrankheit f, Nasenerkrankung f
rhinopharyngeal rhinopharyngeal, nasopharyngeal, Rhinopharynx..., Nasenrachen[-raum]...
rhinopharyngitis 1. Rhinopharyngitis f, Nasen[-schleimhaut]- und Rachen[schleimhaut]entzündung f; 2. Nasenrachen[schleimhaut]entzündung f, Nasenrachenkatarrh m, Nasopharyngitis f
rhinopharyngocele Rhinopharyngozele f
rhinopharyngolith Rhinopharyngolith m, Nasenrachenstein m, Nasenrachenkonkrement n
rhinopharynx Rhinopharynx m, Nasopharynx m, Nasenrachen[raum] m, Pars f nasalis pharyngis

rhinophonia Rhinophonie f, näselnde Stimme (Sprache) f
rhinophore Nasenkanüle f, Nasentubus m
rhinophycomycosis Rhinophykomykose f
rhinophym[a] Rhinophym n, Knollennase f, Pfundnase f, Erdbeernase f
rhinoplastic rhinoplastisch, nasenplastisch, nasenbildend
rhinoplasty Rhinoplastik f, Nasenplastik f, plastische Nasenoperation f
rhinopolyp Rhinopolyp m, Nasenpolyp m
rhinorrhagia Rhinorrhagie f, Nasenbluten n, Nasenblutung f, Epistaxis f
rhinorrhaphy Rhinorrhaphie f, Nasennaht f
rhinorrhoea Rhinorrhoe f, Nasenfluß m, Liquorfluß m aus der Nase
rhinoschisis Rhinoschisis f, [angeborene] Nasenspalte f
rhinoscleroma Rhinosklerom n (Infektionskrankheit durch Klebsiella rhinoscleromatis)
rhinoscleromatous rhinoskleromatös, Rhinosklerom...
rhinoscope Rhinoskop n, Nasenspekulum n, Nasenspiegel m
rhinoscopic rhinoskopisch
~ **mirror** Rhinoskopiespiegel m, Nasenspiegel m
rhinoscopy Rhinoskopie f, Nasenspiegelung f, Nasenuntersuchung f mit dem Rhinoskop
rhinosinusitis Rhinosinusitis f, Nasen- und Nasennebenhöhlenentzündung f
rhinosinusopathy Rhinosinusopathie f, Nasen- und Nasennebenhöhlenerkrankung f
rhinosporidiosis Rhinosporidiose f (Infektionskrankheit durch Rhinosporidium seeberi)
rhinostenosis Rhinostenose f, Nasenvereng[er]ung f
rhinothrix Nasenhaar n
rhinotomy Rhinotomie f, Nasen[ein]schnitt m, [operative] Naseneröffnung f
rhinotracheitis virus Rhinotracheitis-Virus n
rhinovaccination Rhinovakzination f
rhinovirus Rhinovirus n
rhizoid[al] rhizoid, wurzelartig, wurzelähnlich
rhizomorphoid wurzelförmig
rhizonychia, rhizonychium Nagelwurzel f
rhizotomy Rhizotomie f, Nervenwurzeldurchschneidung f, [operative] Nervenwurzeldurchtrennung f
Rhodesian fever Rhodesiafieber n, Rhodesisches Fieber n, Küstenfieber n
~ **sleeping sickness** ostafrikanische Schlafkrankheit (Trypanosomiasis) f
~ **trypanosomiasis** s. ~ sleeping sickness
Rhodnius [prolixus] Rhodnius m (Trypanosoma cruzi übertragende Raubwanzenart)
rhodogenesis Rhodogenese f, Sehpurpurregeneration f, Sehpurpurregenerierung f
rhodophylactic rhodophylaktisch, sehpurpurgenerierend
rhodopsin Rhodopsin n, Sehpurpur m, Sehrot n, Erythropsin n

~ **bleaching** Rhodopsinbleichen *n*
rhombencephalic rhombenzephal, rhombenkephal, Rautenhirn..., Rhombenzephalon...
~ **tegmentum** Tegmentum *n* rhombencephali
rhombencephalon Rhombenzephalon *n*, Rhombencephalon *n*, Rautenhirn *n*
rhombic 1. *s.* rhomboid; 2. Rautenhirn..., Rhombenzephalon...
rhombocoele Rhombozöle *f*, Rautenhirnhöhle *f*
rhomboid rhomboid, rautenartig, rautenförmig, rautenähnlich
~ **fossa** Fossa *f* rhomboidea, Rautengrube *f*
~ **ligament** Ligamentum *n* costoclaviculare
rhomboideus major [muscle] Musculus *m* rhomboideus major, großer Rautenmuskel *m*
~ **minor [muscle]** Musculus *m* rhomboideus minor, kleiner Rautenmuskel *m*
rhonch[i]al Ronchus..., Rassel...; Schnarch...
rhonchus Rhonchus *m*, Rasseln *n*, Rasselgeräusch *n*; Schnarchen *n*
rhotacism Rhotazismus *m*, fehlerhaftes Aussprechen *n* des R-Lautes
rhypophagy Rhypophagie *f*, Kotessen *n*, Schmutzessen *n*, Dreckessen *n*
rhypophobia Rhypophobie *f*, Molysmophobie *f*, Berührungsfurcht *f*, Verschmutzungsfurcht *f*, Kontaminationsangst *f*
rhythm disturbance Rhythmusstörung *f*
rhythmic nystagmus rhythmischer Nystagmus *m*
rhytidectomy Rhytidektomie *f*, [operative] Hautfaltenentfernung *f*, Runzelentfernung *f*
rhytidoplasty Rhytidoplastik *f*, Gesichtshautstraffung *f*
rhytidosis Rhytidosis *f*, Runzelung *f*, Faltenbildung *f*, Runzelbildung *f* [der Haut]
RIA *s.* radioimmunoassay
rib Rippe *f*, Costa *f* (*Zusammensetzungen s. a. unter* costal*)*
~ **approximator** Rippenapproximator *m*
~ **bed** Rippenbett *n*
~ **cage** Brustkorb *m*, Thorax *m*
~ **contractor** Rippenkontraktor *m*
~ **cutting forceps** Rippenschere *f*, Rippenzange *f*
~ **fracture** Rippenfraktur *f*, Rippenbruch *m*
~ **holding forceps** Rippenfaßzange *f*
~ **notching** Rippenusur *f*
~ **raspatory** Rippenraspatorium *n*
~ **resection** Rippenresektion *f*
~ **retractor** Rippenretraktor *m*, Rippensperrer *m*, Rippenspreizer *m*
~ **rongeur** Hohlmeißelzange *f*, Rundmeißelzange *f*
~ **shears** Rippenschere *f*
~ **spreader** *s.* ~ retractor
~ **strapping** Rippenverband *m*, Dachziegelverband *m*
ribbon stool Bleistiftstuhl *m*
riboflavin Riboflavin *n*, Laktoflavin *n*, Vitamin B$_2$ *n*

~ **adenine dinucleotide** Riboflavinadenosindinukleotid *n*
~ **5'-phosphate** Riboflavin-5-phosphat *n*, Flavinmononukleotid *n*, FMN
ribonuclease Ribonuklease *f* (*Enzym*)
ribonucleic acid Ribonukleinsäure *f*, RNS
~ **acid polymerase** Ribonukleinsäure-Polymerase *f*(*Enzym*)
~ **acid synthesis** Ribonukleinsäuresynthese *f*
~ **acid virus** Ribonukleinsäurevirus *n*, RNS-Virus *n*
ribonucleoprotein Ribonukleoprotein *n*
ribose Ribose *f*, α-D-Ribofuranose *f*
riboside Ribosid *n*
ribosomal protein Ribosomenproteid *n*
ribosome Ribosom *n* (*Zellorganelle*)
rice bodies Reiskörperchen *npl*, Corpora *npl* oryzoidea
~-**water stool** Reiswasserstuhl *m*, reiswasserähnlicher Stuhl[gang] *m* (*bei Cholera*)
Richter's hernia Richtersche Hernie *f*, Richterscher Eingeweidebruch *m*
ricinism Rizinismus *m*, Rizinusvergiftung *f*
rickets Rachitis *f*, Glissonsche (Englische) Krankheit *f*, Morbus *m* Glisson (anglicus) (*Zusammensetzungen s. unter* rachitic*)*
rickettsaemia Rickettsiämie *f*, Vorhandensein *n* von Rickettsien im Blut
rickettsia Rickettsie *f*
Rickettsia akari Rickettsia *f* akari (*Erreger der Rickettsienpocken*)
~ **australis** Rickettsia *f* australis (*Erreger des Queensland-Zeckenbißfiebers*)
~ **burneti** Rickettsia *f* Burneti (*Erreger des Q-Fiebers*)
~ **conori** Rickettsia *f* Conori (*Erreger des Mittelmeerfiebers*)
~ **mooseri** Rickettsia *f* Mooseri (*Erreger des murinen Fleckfiebers*)
~ **orientalis** *s.* ~ tsutsugamushi
~ **prowazeki** Rickettsia *f* Prowazeki (*Erreger des klassischen Fleckfiebers*)
~ **quintana** *s.* ~ wolhynica
~ **rickettsii** Rickettsia *f* rickettsii (*Erreger des Felsengebirgsfiebers*)
~ **siberica** Rickettsia *f* siberica (*Erreger des asiatischen Zeckenbißfiebers*)
~ **tsutsugamushi** Rickettsia *f* tsutsugamushi (*Erreger der Tsutsugamushikrankheit*)
~ **wolhynica** Rickettsia *f* quintana (*Erreger des Wolhynischen Fiebers*)
rickettsial rickettsienartig, rickettsienähnlich, rickettsienförmig
~ **complement fixation reaction** Rickettsien-Komplement-Fixationsreaktion *f*
~ **disease** *s.* rickettsiosis
~ **pox** Rickettsienpocken *pl*
~ **vaccine** Rickettsienvakzine *f*, Rickettsienimpfstoff *m*
rickettsiology Rickettsienlehre *f*
rickettsiosis Rickettsiose *f*, Rickettsienerkrankung *f*, Rickettsienkrankheit *f*, Fleckfiebererkrankung *f*

rickettsiostatic

rickettsiostatic rickettsiostatisch, rickettsienhemmend
rickety s. rachitic
rider's bone Reit[er]knochen m
~ **muscle** Reit[er]muskel m
ridge Leiste f, Kamm m, Rücken m; First m
riding thrombus reitender Thrombus m, Sattelthrombus m
Riedel's struma Riedelsche (eisenharte) Struma f (chronische schwielige Schilddrüsenentzündung mit Bindegewebswucherung)
Rift Valley fever Rift-Tal-Fieber n
~ **Valley fever retinitis** Rift-Tal-Fieber-Retinitis f
~ **Valley fever virus** Rift-Tal-Fieber-Virus n
right annominate (anonymous) vein Vena f anoyma (brachiocephalica) dextra
~ **anterior oblique [position]** Fechterstellung f, I. schräger Durchmesser m (die rechte Schulter ist dem Leuchtschirm bei Durchleuchtung genähert)
~ **atrioventricular ostium** Ostium n atrioventriculare dextrum (Öffnung zwischen dem rechten Herzvorhof und der rechten Herzkammer)
~ **atrioventricular valve** Valva f atrioventricularis dextra, Valvula f tricuspidalis, Trikuspidalis f, Trikuspidalklappe f
~ **atrium of the heart** Atrium n cordis dextrum, rechter Herzvorhof m
~ **auricular appendage** Auricula f dextra [cordis], rechtes Herzohr n
~ **axis deviation** Rechtstyp m (EKG)
~ **border of the heart** Margo m dexter cordis, rechter Herzrand m
~ **brachiocephalic vein** Vena f brachiocephalica dextra, rechte Arm- und Kopfvene f
~ **branch of the atrioventricular bundle** Crus n fasciculi atrioventricularis dextrum
~ **bundle-branch block** Rechtsschenkelblock m
~ **colic artery** Arteria f colica dextra, rechte Grimmdarmarterie f
~ **colic flexure** s. ~ flexure of the colon
~ **colic vein** Vena f colica dextra, rechte Grimmdarmvene f
~ **common carotid artery** Arteria f carotis communis dextra, rechte gemeinsame Halsarterie f
~ **coronary artery** Arteria f coronaria [cordis] dextra, rechte Herzkranzschlagader (Koronararterie) f
~ **crus of the diaphragm** Crus n dextrum diaphragmatis, rechter Zwerchfellschenkel m
~ **crus of the penis** Crus n penis dextrum, rechter Penisschenkel m
~ **dome of the diaphragm** Cupula f dextra diaphragmatis, rechte Zwerchfellkuppel f
~ **dorsoanterior position of the foetus** II. dorsoanteriore Querlage f (Kindesrücken zu den mütterlichen Bauchdecken)
~ **dorsoinferior position of the foetus** II. dorsoinferiore Querlage f (Kindesrücken gegen mütterlichen Beckenboden)

566

~ **dorsoposterior position of the foetus** II. dorsoposteriore Querlage f (Kindesrücken zur mütterlichen Wirbelsäule)
~ **dorsosuperior position of the foetus** II. dorsosuperiore Querlage f (Kindesrücken gegen mütterliches Zwerchfell)
~ **duct of the caudate lobe of the liver** Ductus m lobi caudati dexter
~ **duodenojejunal fossa** Fossa f duodenojejunalis dextra
~ **eye** Oculus m dexter, rechtes Auge n
~-**eyedness** Rechtsäugigkeit f
~ **fibrous trigone of the heart** Trigonum n fibrosum cordis dextrum
~ **flexure of the colon** Flexura f colica dextra, rechte Kolonflexur f
~-**footedness** Rechtsfüßigkeit f
~ **frontoanterior position of the foetus** rechte (II.) Vorderhauptslage f
~ **gastric artery** Arteria f gastrica dextra, rechte Magenarterie f
~ **gastric vein** Vena f gastrica dextra, rechte Magenvene f
~ **gastroepiploic artery** Arteria f gastroepiploica dextra, rechte Magen- und Netzarterie f
~ **gastroepiploic vein** Vena f gastroepiploica dextra, rechte Magen- und Netzvene f
~-**handedness** Rechtshändigkeit f
~-**hander** Rechtshänder m
~ **heart** Cor n dextrum, Rechtsherz n, rechtes Herz n
~ **heart catheterization** Rechtsherzkatheterisation f, Rechtsherzkatheterung f
~ **heart failure** s. ~ ventricular [heart] failure
~ **heart reflex** Bainbridge-Reflex m
~ **hepatic duct** Ductus m hepaticus dexter, rechter Lebergang m
~ **hepatic vein** Vena f hepatica dextra, rechte Lebervene f
~ **intercostal superior vein** Vena f intercostalis superior dextra, rechte obere Zwischenrippenvene f
~ **lamina of the thyroid cartilage** Lamina f dextra cartilaginis thyroideae
~ **lateral [position]** Rechtsseitenlage f (z. B. beim Röntgen)
~ **lobe of the liver** Lobus m hepatis dexter, rechter Leberlappen m
~ **lower lobar artery** rechte Lungenunterlappenarterie f
~ **lymphatic duct** Ductus m lymphaticus dexter
~ **main bronchus** Bronchus m principalis dexter, rechter Hauptbronchus (Stammbronchus) m
~ **mentoanterior position of the foetus** rechte (II.) vordere Gesichtslage f
~ **mentoposterior position of the foetus** rechte (II.) hintere Gesichtslage f
~ **occipitoanterior position of the foetus** rechte (II.) vordere Hinterhauptslage f

~ **occipitoposterior position of the foetus** rechte (II.) hintere Hinterhauptslage *f*
~ **occipitotransverse position of the foetus** II. tiefer Querstand *m*
~ **ovarian vein** Vena *f* ovarica dextra, rechte Eierstockvene *f*
~ **part of the diaphragmatic surface of the liver** Pars *f* dextra faciei diaphragmaticae hepatis
~ **posterior descending branch [of the right coronary artery]** Ramus *m* interventricularis posterior [arteriae coronariae dextrae]
~ **pulmonary artery** Arteria *f* pulmonalis dextra, rechte Lungenarterie *f*
~ **pulmonary vein** Vena *f* pulmonalis dextra, rechte Lungenvene *f*
~ **sacroanterior position of the foetus** rechte (II.) vordere Beckenendlage *f*
~ **sacroposterior position of the foetus** rechte (II.) hintere Beckenendlage *f*
~ **shift** Rechtsverschiebung *f (Blutbild)*
~ **spermatic vein** s. ~ testicular vein
~ **stomach coronary artery** s. ~ gastric artery
~ **stomach coronary vein** s. ~ gastric vein
~ **subclavian artery** Arteria *f* subclavia dextra, rechte Schlüsselbeinarterie *f*
~ **subclavian vein** Vena *f* subclavia dextra, rechte Schlüsselbeinvene *f*
~ **superior pulmonary vein** Vena *f* pulmonalis dextra superior
~ **suprarenal vein** Vena *f* suprarenalis dextra, rechte Nebennierenvene *f*
~ **testicular vein** Vena *f* testicularis (spermatica) dextra, rechte Hodenvene (Samenstrangvene) *f*
~**-to-left-shunt** Rechts-Links-Shunt *m*
~ **triangular ligament [of the liver]** Ligamentum *n* triangulare dextrum [hepatis]
~ **ventricle load** Rechtsherzbelastung *f*
~ **ventricle of the heart** Ventriculus *m* dexter, rechter Ventrikel *m*, rechte Herzkammer *f*
~ **ventricular congestive heart failure** s. ~ ventricular [heart] failure
~ **ventricular dilatation** Rechtsherzdilatation *f*, Erweiterung (Überdehnung) *f* des rechten Ventrikels
~ **ventricular enlargement** Rechtsherzvergrößerung *f*
~ **ventricular [heart] failure** Rechtsherzversagen *n*, Versagen *n* des rechten Ventrikels
~ **ventricular hypertrophy** Rechtsherzhypertrophie *f*, Hypertrophie *f* des rechten Ventrikels
~ **ventricular outflow tract** rechtsventrikuläre Ausflußbahn (Ausstrombahn) *f*
~ **ventricular pressure** Rechts[herz]kammerdruck *m*, rechtsventrikulärer Druck *m*
~ **ventriculogram** Rechts[herz]ventrikulogramm *n*, Röntgen[kontrast]bild *n* der rechten Herzkammer
~ **ventriculography** Rechts[herz]ventrikulographie *f*, Röntgen[kontrast]darstellung *f* der rechten Herzkammer
righting reflex Aufricht[ungs]reflex *m*

rigid 1. rigid[e], steif, starr, unnachgiebig; 2. rigid[e], gespannt, spastisch
rigidity Rigidität *f*, Steifigkeit *f*; Starre *f (z. B. von Muskeln)*
rigor 1. s. rigidity; 2. Rigor *m*, Schüttelfrost *m*
rima Rima *f*, Spalte *f*, Ritze *f*
rimal Rima..., Spalten..., Ritzen...
ring Ring *m*, Anulus *m* (Zusammensetzungen s. a. unter annular)
~ **biopsy** Ringbiopsie *f*
~ **bodies** Cabotsche Ringkörperchen *npl*, Cabotsche Ringe *mpl*, Ringkörperchen *npl* in Erythrozyten *(bei Bleivergiftung oder Blutarmut)*
~ **cataract** Ringstar *m*, Cataracta *f* anularis
~ **finger** Ringfinger *m*, Digitus *m* quartus, vierter Finger *m*
~ **haemorrhage** Ringblutung *f*
~ **handle instrument** Ringgriffinstrument *n*
~ **of the heart valve** Herzklappenring *m*, Klappenring *m*, Anulus *m* fibrosus cordis
~ **pessary** Ringpessar *n*
~ **scotoma** Ringskotom *n*, Skotoma *n* anulare
ringed hair Pili *mpl* anulati, Ringelhaare *npl*, Leukotrichia *f* anularis
Ringer's solution Ringersche Lösung *f*, physiologische Kochsalzlösung *f*
ringworm Tinea *f*, Flechte *f*
~ **of the beard** Tinea *f* barbae, Bartflechte *f*
~ **of the body** Tinea *f* corporis
~ **of the feet** Tinea *f* pedis, Dermatophytosis *f*
~ **of the nails** Onychomykose *f*
~ **of the scalp** Tinea *f* capitis, Trichomycosis *f* capillitii (circinata)
Rinne's test Rinnesche Probe *f*, Rinnescher Versuch *m* (Hörfähigkeitsvergleich zwischen Knochen- und Luftleitung)
Riolan's bone (ossicle) Riolanscher Knochen *m* (Schaltknochen zwischen Hinterhauptsbein und Felsenbein)
ripe reif, matur
~ **cataract** s. mature cataract
risorius [muscle] Musculus *m* risorius
risus Risus *m*, Lachen *n*
Ritgen's manoeuvre Ritgenscher Handgriff *m*, Hinterdammgriff *m* (Geburtshilfe)
Ritter's disease Rittersche Krankheit *f*, Rittershainsche Krankheit *f*, Dermatitis *f* exfoliativa infantum (neonatorum)
Rivalta's test Rivalta-Test *m*, Rivaltasche Probe *f* (zur Unterscheidung zwischen Exsudaten und Transsudaten)
river blindness s. onchocerciasis
rivus Rivus *m*, Kanal *m*
riziform reis[korn]förmig, reis[korn]artig, reis[korn]ähnlich
R.M.A. s. right mentoanterior position of the foetus
R.M.P. s. right mentoposterior position of the foetus
RMSF s. Rocky Mountain spotted fever
RNA s. ribonucleic acid

RNase

RNase s. ribonuclease
RNP s. ribonucleoprotein
R.O.A. s. right occipitoanterior position of the foetus
Robert pelvis Robertsches Becken n (quer verengte Beckenmißbildung mit fehlenden Kreuzbeinflügeln)
roborant roborierend, kräftigend, stärkend
roborant [agent] Roborans n, Kräftigungsmittel n, stärkendes Arzneimittel n
Rocky Mountain spotted fever Rocky Mountain spotted fever, Felsengebirgsfieber n, amerikanisches Zeckenfieber (Fleckfieber) n
~ **Mountain spotted fever vaccine** Rocky-Mountain-spotted-fever-Vakzine f, Felsengebirgsfieberimpfstoff m
rod 1. Stäbchen n, Netzhautstäbchen n; 2. Stäbchen[bakterium] n
~ **cell** Stäbchenzelle f
~ **epithelium** Säulenepithel n
~ **-monochromat** stäbchensichtig, achromat[isch]
~ **vision** Stäbchensehen n
rodent rodens, nagend, fressend; geschwürig zerfressend
~ **cancer (ulcer)** Ulcus n rodens (exedens), fressendes Geschwür n (Basalzellenkarzinom der Haut)
rodenticide [agent] Rodentizid n, Nagetiergift n, Nagetierbekämpfungsmittel n
rodless stäbchenlos
Roederer's obliquity Roederersche Kopfeinstellung f (bei der Geburt)
roentgen Roentgen n, Roentgeneinheit f, R
~ **absorption histospectroscopy** Röntgenabsorptionshistospektroskopie f
~ **cinematography** Röntgenkinematographie f, Röntgenfilmaufnahmetechnik f, Röntgenfilmdarstellung f
~ **dermatitis** Röntgendermatitis f; Strahlendermatitis f
~ **radiation** Röntgenstrahlung f
~ **ray** Röntgenstrahl m (Zusammensetzungen s. a. unter X-ray)
~ **-ray anaemia** Röntgen[strahlen]anämie f, Strahlenanämie f
~ **-ray dermatitis** Röntgenstrahlendermatitis f
~ **-ray treatment** Röntgenstrahlenbehandlung f
~ **tube** Röntgenröhre f
~ **unit** s. roentgen
roentgenize/to 1. röntgen, durchleuchten; 2. mit Röntgenstrahlen behandeln; 3. s. roentgenograph/to
roentgenocardiogram Röntgenkardiogramm n
roentgenocardiography Röntgenkardiographie f
roentgenoderma s. roentgen dermatitis
roentgenogram Röntgenogramm n, Röntgenaufnahme f, Röntgen[kontrast]bild n
roentgenograph/to röntgen, eine Röntgenaufnahme machen, ein Röntgenbild anfertigen
roentgenograph s. roentgenogram

roentgenographic röntgenographisch (s. a. radiographic)
roentgenography Röntgenographie f, Röntgendarstellung f, Röntgen n
roentgenokymogram Röntgenkymogramm n
roentgenokymograph Röntgenkymograph m
roentgenokymographic röntgenstrahlenkymographisch
roentgenokymography Röntgenkymographie f
roentgenologic röntgenologisch
roentgenologist Röntgenologe m, Facharzt m für Radiologie
roentgenology Röntgenologie f, Röntgenstrahlenkunde f
roentgenolucent röntgen[strahlen]durchlässig
roentgenometer Röntgenometer n, Strahlenstärkemesser m
roentgenometry Röntgenometrie f, Strahlenstärkemessung f
roentgenopaque röntgen[strahlen]undurchlässig, röntgendicht
roentgenoscope Röntgendurchleuchtungsapparat m
roentgenoscopic röntgenoskopisch, [röntgen-] durchleuchtend, radioskopisch
roentgenoscopy Röntgendurchleuchtung f, Durchleuchtung f, Röntgenfluoroskopie f, Radioskopie f
roentgenotherapy Röntgen[strahlen]therapie f, Röntgenstrahlenbehandlung f
Roger's disease Rogersche Krankheit f, Morbus m Roger, Ventrikelseptumdefekt m, Herzkammerscheidewanddefekt m
Rokitansky's disease Rokitanskysche Krankheit f, akute gelbe Leberatrophie f
rolandic Zentralfurchen..., Mittelfurchen...
~ **fissure (sulcus)** s. Rolando's fissure
Rolando's fibres Rolandos Fasern fpl, Fibrae fpl arcuatae externae [medullae oblongatae]
~ **fissure** Rolandosche Furche f, Sulcus m Rolandi (centralis cerebri), Zentralfurche (Mittelfurche) f an der Großhirnkonvexität
Romaña's sign Romañasches Zeichen n (Ober- und Unterlidödeme bei Chagaskrankheit)
romanopexy s. sigmoidopexy
romanoscopy s. sigmoidoscopy
Romberg's disease Rombergsche Krankheit f, Rombergsches Syndrom n, Hemiatrophia f facei progressiva
~ **sign** Rombergsches Zeichen n, Rombergsches Phänomen n (Fallneigung bei geschlossenen Augen infolge Kleinhirnerkrankung)
röntgen s. roentgen
roof of the fourth ventricle Tegmen n ventriculi quarti, Dach m der vierten Hirnkammer
~ **of the mastoid cells** Tegmen n mastoideum
~ **of the mouth** Mund[höhlen]dach n
~ **of the orbit** s. superior wall of the orbit
~ **of the skull** Schädeldach n
~ **of the tympanic cavity** Tegmen n tympani, [knöchernes] Paukenhöhlendach n

~ **plate** Deckplatte *f (Embryologie)*
root Wurzel *f*, Radix *f (Zusammensetzungen s. a.* unter radicular*)*
~ **amputation** *s.* ~ resection
~ **canal** Canalis *m* radicis dentis, Zahnwurzelkanal *m*, Wurzelkanal *m*
~ **canal treatment** Wurzelkanalbehandlung *f*, Zahnwurzelbehandlung *f*
~ **caries** Wurzelkaries *f*, Zahnwurzelkaries *f*
~ **cell** Vorderhornzelle *f*
~ **foot** Basalzellfüßchen *n*
~ **forceps** Wurzelzange *f*
~ **membrane** Pericementum *n*, Wurzelhaut *f*
~ **of the aorta** Radix *f* aortae, Aortenwurzel *f*
~ **of the lung** Radix *f* pulmonis, Lungenwurzel *f*
~ **of the mesentery** Radix *f* mesenterii, Mesenterialwurzel *f*
~ **of the nail** Radix *f* unguis, Nagelwurzel *f*
~ **of the nose** Radix *f* nasi, Nasenwurzel *f*
~ **of the tongue** Radix *f* linguae, Zungenwurzel *f*
~ **resection** Zahnwurzel[spitzen]resektion *f*, Zahnwurzelextraktion *f*, Zahnwurzelentfernung *f*
~ **sheath** Wurzelscheide *f (Haarfollikel)*
R.O.P. *s.* right occipitoposterior position of the foetus
rope graft Rundstiellappen *m (Transplantat)*
rosacea Rosazea *f*, Rotfinnen *fpl*, Kupferfinnen *fpl*, Akne *f* rosacea (erythematosa)
~ **keratitis** Keratitis *f* rosacea
rosaceiform rosazeaförmig, rosazeaähnlich, rotfinnenartig, kupferfinnenartig
rose bengal Bengalrosa *n (zur Leberfunktionstestung)*
~ **rash of infants** Roseola *f* infantum, Exanthema *n* subitum, Dreitagefieberexanthem *n (masernähnlicher Hautausschlag im Kindesalter)*
~ **spots** Roseola *f* typhosa, Typhusroseolen *fpl*, Typhusexanthem *n*
Rosenbach's test Rosenbachsche Gallenfarbstoffreaktion *f*
Rosenmüller's fossa Rosenmüllersche Grube *f*, Recessus *m* pharyngeus, Schlundtasche *f* [hinter dem Tubenwulst]
~ **gland (node)** Rosenmüllersche Drüse *f*, Rosenmüllerscher Lymphknoten *m*
Rosenthal syndrome Rosenthal-Syndrom *n*, Hämophilie C *f (s. a.* factor XI deficiency*)*
roseola 1. Roseola *f*, kleinfleckige Hautrötung *f*; 2. *s.* rubella
roseolous Roseola...
rosette cataract Rosettenkatarakt *f*, Cataracta *f* rosiformis
rostral 1. rostral, schnabelförmig, Schnabel...; 2. zum vorderen Körperende hin gelegen; 3. *s.* cephalic
~ **lamina** Lamina *f* rostralis
rostrum Rostrum *n*, Schnabel *m*, schnabelförmiger Fortsatz (Anhang) *m*

~ **of the corpus callosum** Rostrum *n* corporis callosi
~ **of the sphenoid** Rostrum *n* sphenoidale
rosy drop *s.* rosacea
rot/to [ver]faulen, verwesen
rot Fäulnis *f*, Verwesung *f*
rotameter Rotameter *n*, Rotamesser *m*, Schwebekörpermesser *m*
rotary coring of the cervix Zervixkonisation *f*
~ **osteotomy** Rotationsosteotomie *f*
rotation flap Rotations[haut]lappen *m (Transplantat)*
~ **joint** Rotationsgelenk *n*, Drehgelenk *n*, Radgelenk *n*, einachsiges Gelenk *n*
~ **nystagmus** Rotationsnystagmus *m*, Dreh[ungs]nystagmus *m*
~ **stage of labour** Rotationsstadium *n* der Geburt
~ **therapy** Rotationsbestrahlung *f*, Bewegungsbestrahlung *f*
~ **vertebra** Rotationswirbel *m*, Drehwirbel *m*
rotational *s.* rotatory
rotator [muscle] Musculus *m* rotator, Rotator *m*, Rotationsmuskel *m*, Drehmuskel *m*, Dreher *m*
rotatores breves muscles Musculi *mpl* rotatores breves
~ **cervicis muscles** Musculi *mpl* rotatores cervicis
~ **longi muscles** Musculi *mpl* rotatores longi
~ **lumborum muscles** Musculi *mpl* rotatores lumborum
~ **spinae** Musculi *mpl* rotatores spinae, Wirbeldreher *mpl*, Wirbeldrehmuskeln *mpl*
~ **thoracis muscles** Musculi *mpl* rotatores thoracis
rotatory rotatorisch, rotierend, [sich] drehend
~ **muscle** *s.* rotator [muscle]
~ **nystagmus** rotatorischer Nystagmus *m*
~ **spasm** Drehkrampf *m*, Spasmus *m* rotatorius
~ **tic** Drehtick *m*, Tic *m* rotatoire, Torticollis *m* spasticus, spastischer (neurogener) Schiefhals *m*
~ **vertigo** Drehschwindel *m*
röteln *s.* rubella
Roth-Bernhardt's disease Roth-Bernhardtsche Krankheit (Parästhesie) *f*, Meralgia *f* paraesthetica
rotula *s.* patella
rough[-surfaced] endoplasmic reticulum rauhes endoplasmatisches Retikulum *n*
roughage Ballaststoff *m (Nahrung)*
rouleaux formation Geldrollenbildung *f*, Sludge-Phänomen *n* der Erythrozyten
round back Rundrücken *m*
~ **cell** Rundzelle *f*
~**-cell carcinoma** Rundzellenkarzinom *n*
~**-cell infiltration** Rundzelleninfiltration *f*
~**-cell sarcoma** Rundzellensarkom *n*
~ **ligament of the femur** Ligamentum *n* capitis femoris

round

~ **ligament of the liver** Ligamentum *n* teres hepatis
~ **ligament of the uterus** Ligamentum *n* teres uteri
~ **needle** Rundnadel *f*
~ **window** Fenestra *f* rotunda (cochleae) *(Ohr)*
~**-window membrane** Membrana *f* tympani secundaria
roundworm Rundwurm *m*, Nematode *f*
Rous' sarcoma Roussches Sarkom *n*, übertragbares Hühnersarkom *n (bösartige Geschwulst)*
routine examination Routineuntersuchung *f*
Roux-en-Y anastomosis Y-Anastomose *f* nach Roux
~**-en-Y bypass** *s.* ~-en-Y loop
~**-en-Y drainage** Y-Ableitung *f* nach Roux
~**-en-Y gastroenterostomy** Y-Gastroenterostomie *f* nach Roux
~**-en-Y gastrojejunostomy** Y-Gastrojejunostomie *f* nach Roux
~**-en-Y loop** Y-Schlinge *f* nach Roux
~**-en-Y oesophagojejunostomy** Y-Ösophagojejunostomie *f* nach Roux
~**-Y...** *s.* Roux-en-Y...
Roux's gastroenterostomy *s.* Roux-en-Y gastroenterostomy
Rovsing's sign Rovsingsches Zeichen *n*, Zeichen *n* nach Rovsing *(Appendizitiszeichen)*
R.P.A. *s.* right pulmonary artery
R.Q. *s.* respiratory quotient
R.S.A. *s.* 1. right sacroanterior position of the foetus; 2. right subclavian artery
R.S.P. *s.* right sacroposterior position of the foetus
rubber 1. Gummi *m*; 2. Masseur *m*
~ **bandage** Gummibandage *f*
~ **catheter** Gummikatheter *m*
rubedo Hautrötung *f*
rubefacient hautrötend, hyperämisierend, hautreizend
rubefacient [agent] Rubefaziens *n*, hyperämisierendes Haut[reiz]mittel *n*, hautrötendes (hautreizendes) Mittel *n*
rubefaction Hautrötung *f*, Hauthyperämisierung *f*
rubella Rubella *f*, Rubeola *f*, Röteln *pl*
~ **antibody** Rötelnantikörper *m*
~ **embryopathy** Rötelnembryopathie *f*
~ **encephalitis** Rötelnenzephalitis *f*
~ **encephalopathy** Rötelnenzephalopathie *f*
~ **infection** Rötelninfektion *f*
~**-like** rötelnartig
~ **syndrome** Rötelnsyndrom *n*; Rötelnembryopathie *f*
~ **vaccine** Rubellavakzine *f*, Rötelnimpfstoff *m*
~ **virion** Rubellavirion *n*, Rötelnvirion *n*
~ **virus** Rubellavirus *n*, Rötelnvirus *n*
rubelliform rötelnartig, rubeolaähnlich, rötelnförmig
rubeola *s.* 1. rubella; 2. measles
rubeosis Rubeose *f*, Hautrötung *f*

570

~ **of the iris** Rubeosis *f* iridis [diabetica]
rubescence Rotwerden *n*, Erröten *n*; Rötung *f*
rubescent [er]rötend; Rötungs...
rubiginous rubiginös, rostfarben *(z. B. Sputum)*
rubor Rubor *m*, Rötung *f*, entzündliche Hautrötung *f*
rubriuria Rotharnen *n*, Ausscheidung *f* rotgefärbten Urins
rubrobulbar rubrobulbär
rubro-olivary rubro-olivär
rubroreticular rubroretikulär
~ **tract** Tractus *m* rubroreticularis
rubrospinal rubrospinal
~ **tract** Tractus *m* rubrospinalis, rubrospinale Bahn *f*, Monakowsches Bündel *n*
rubrothalamic rubrothalamisch
ructus Ruktus *m*, Rülpsen *n*, Aufstoßen *n*
rude respiration Bronchovesikulärat men *n*
rudiment Rudiment *n*, rudimentäres (rückgebildetes) Organ *n*; Verkümmerung *f*
rudimentary rudimentär, rückgebildet, verkümmert; in der Anlage vorhanden
rudimentum *s.* rudiment
Ruffini's cell (corpuscle, end organ) Ruffinisches Körperchen (Endkörperchen) *n*, wärmesensibles Endkörperchen *n*
ruga Ruga *f*, Runzelfalte *f*, Runzel *f*
~ **of the stomach** Ruga *f* gastrica, Magenschleimhautfalte *f*
~ **of the vagina** Ruga *f* vaginalis, querverlaufende Scheidenschleimhautfalte *f*
rugose rugosus, gerunzelt, runz[e]lig, faltig; rauh
rugosity Faltigkeit *f*, Runz[e]ligkeit *f*; Rauhigkeit *f*
rugous *s.* rugose
rule out a disease/to eine Krankheit ausschließen
rule of nines Neuner-Regel *f* [nach Wallace] *(zur Bestimmung der Verbrennungsfläche)*
rumbling Kollern *n (in den Eingeweiden)*
ruminant wiederkäuend
rumination Rumination *f*, Meryzismus *m*, Wiederkäuen *n*, Wiederkauen *n*
rump Steiß *m*; Gesäß *n*
Rumpel-Leede phenomenon (sign) Rumpel-Leede-Phänomen *n*, Rumpel-Leedesches Zeichen *n*
run amok/to Amok laufen, in blinder Wut umherlaufen
runaround *s.* paronychia
runaway pacemaker failure Pacemakerjagen *n*, Schrittmacherrasen *n*
running suture fortlaufende Naht *f*
runoff Abfluß *m (bei Gefäßplastik)*
rupia Rupia *f*, Rhypia *f*, [dicke] Kruste *f*, [austernschalenartige] Borke *f*
rupial Rupia..., Krusten..., Borken...
rupioid rupiaartig, rupiaähnlich
rupophobia Rupophobie *f*, krankhafte Angst *f* vor Beschmutzung
rupture Ruptur *f*, Zerreißung *f*, Zerreißen *n*, Rhexis *f*

~ **of the aorta** Aortenruptur *f*
~ **support** Bruchband *n*
ruptured rupturiert, zerrissen
~ **[intervertebral] disk** Bandscheibenvorfall *m*
rural typhus s. tsutsugamushi disease
Russell bodies Russellsche Körperchen (Zellkörperchen) *npl (der Plasmazellen)*
Russian autumnal encephalitis russische Herbst-Enzephalitis *f*, Japan-B-Enzephalitis *f*
~ **intermittent fever** Wolhynisches Fieber *n (s. a. five-day fever)*
~ **spring-summer encephalitis** russische Frühsommer-Enzephalitis *f*
~ **tick-borne encephalitis** russische Zeckenenzephalitis *f*
Rust's disease Rustsche Krankheit *f (Tuberkulose der beiden ersten Halswirbel)*
rusty sputum rubiginöses (rostfarbenes) Sputum *n (bei Lungenentzündung)*

S

S-T intervall Kammerendteil *m (EKG)*
S-T segment s. ST segment
S wave [of the electrocardiogram] S-Zacke *f* [im EKG]
SA s. sinoatrial
saber shin (tibia) Säbelscheidentibia *f*, Säbelscheidenschienbein *n*
Sabin-Feldman dye test Sabin-Feldman-Test *m (Toxoplasmoseantikörpernachweis)*
~ **oral poliomyelitis vaccine** Sabin-Tschumakow-Impfstoff *m*, Sabinsche Schluckvakzine *f*, Sabinscher Schluckimpfstoff *m (gegen Poliomyelitis)*
sabinism Sabinismus *m*, Sabinaölvergiftung *f*
Sabouraud's agar Sabouraudscher Pilzagar *m (Kulturmedium)*
sabulous sabulös, sandig
sabulum Sabulum *n*, Sand *m*, Gehirnsand *m*
sac Tasche *f*, Sack *m*, Saccus *m*; Bruchsack *m*
saccadic eye movement sakkadierte (ruckartige) Augenbewegung *f*
saccharase Saccharase *f*, Invertase *f*, Frukto[furano]sidase *f (Enzym)*
saccharephidrosis Saccharephidrose *f*, Zuckerausschwitzung *f*, Zuckerausscheidung *f* mit dem Schweiß
saccharide Sa[c]charid *n*, Kohlenhydrat *n*
sacchariferous zuckerhaltig; zuckererzeugend
saccharification Sa[c]charifikation *f*, Verzuckerung *f*, Stärkeumwandlung *f* in Malzzucker
saccharify/to in Zucker umwandeln (verwandeln), verzuckern
saccharimeter Sa[c]charimeter *n*
saccharimetry Sa[c]charimetrie *f*, Zuckergehaltsbestimmung *f*, Bestimmung *f* der Zuckerkonzentration
saccharin Sa[c]charin *n*, Süßstoff *m*
saccharine zuckerartig; zuckerhaltig; süß
saccharobiose Sa[c]charobiose *f*, Disa[c]charid *n*

saccharogalactorrhoea Sa[c]charogalaktorrhoe *f*, Milchsekretion *f* mit erhöhtem Zuckergehalt
saccharolytic sa[c]charolytisch, zuckerspaltend, zucker[auf]lösend
saccharometabolic Zuckerstoffwechsel...
saccharometabolism Zuckermetabolismus *m*, Zuckerstoffwechsel *m*
saccharometer Sa[c]charometer *n*, Gärungsröhrchen *n (Senkspindel zur Bestimmung der Dichte von Zuckerlösungen)*
saccharomycete Saccharomyzet *m*, Hefepilz *m*
saccharomycetic Saccharomyzet[en]..., Hefepilz...
saccharomycosis Saccharomykose *f*, Hefepilzerkrankung *f*, Hefepilzkrankheit *f*, Hefepilzbefall *m*
saccharorrhoea Saccharorrhoe *f*, Glukosurie *f*
saccharose Sa[c]charose *f*, Rohrzucker *m*, Rübenzucker *m*
saccharosuria Saccharosurie *f*, Saccharoseausscheidung *f* im Urin
saccharuria Saccharurie *f*, Zuckerausscheidung *f* im Urin
sacciform kidney Sackniere *f*
~ **recess of the wrist** Recessus *m* sacciformis articulationis radioulnaris distalis
saccular aneurysm säckchenförmiges Aneurysma *n*
~ **gland** Alveolardrüse *f*
~ **macula** Macula *f* sacculi *(Rezeptur für die Gleichgewichtsempfindung)*
~ **nerve** Nervus *m* saccularis
sacculated bladder Balkenblase *f*
~ **bronchiectasis** sackförmige Bronchiektasen *fpl*
sacculation 1. Sack *m*, Tasche *f*; Aussackung *f*; 2. Sackbildung *f*, Taschenbildung *f*
~ **of colon** 1. Haustrum *n*; 2. Haustrierung *f*, Haustrenbildung *f* des Dickdarms
saccule 1. Säckchen *n*, Täschchen *n*; 2. Sacculus *m*, Säckchen *n* im häutigen Labyrinth
~ **of the larynx** Sacculus *m* laryngis
sacculocochlear sakkulokochleär
sacculotomy Sakkulotomie *f*, [operative] Sakkuluseröffnung *f*
sacculo-utricular canal Canalis *m* utriculosaccularis *(Innenohr)*
sacculus s. saccule
saccus s. sac
Sachs-Georgi test Sachs-Georgischer Test *m*, Sachs-Georgi-Reaktion *f*, SGR *(serologische Flockungsreaktion zur Syphilisdiagnostik)*
sacral sakral, Kreuzbein...
~ **anaesthesia (block)** Sakralanästhesie *f*, Kreuzbeinanästhesie *f*
~ **bursa** Bursa *f* sacralis
~ **canal** Canalis *m* sacralis, Sakralkanal *m*
~ **crest** Crista *f* sacralis
~ **decubitus ulceration** Sakraldekubitus *m*, Kreuzbein[druck]geschwür *n*
~ **flexure** Flexura *f* sacralis recti, Rektumflexur *f*

sacral

~ **hiatus** Hiatus *m* sacralis
~ **index** Sakralindex *m*, Kreuzbeinindex *m*
~ **nerves** Nervi *mpl* sacrales, Sakralnerven *mpl*
~ **plexus** Plexus *m* sacralis, Kreuzbein[nerven]-geflecht *n*
~ **promontory** Promontorium *n* ossis sacri
~ **region** Regio *f* sacralis, Sakralregion *f*
~ **segment** Sakralsegment *n*, Kreuzbeinsegment *n*
~ **splanchnic nerves** Nervi *mpl* splanchnici sacrales
~ **tuberosity** Tuberositas *f* sacralis
~ **vertebra** Vertebra *f* sacralis, Sakralwirbel *m*, Kreuzbeinwirbel *m*
sacralgia Sakralgie *f*, Sakrodynie *f*, Kreuzbeinschmerz *m*
sacralization Sakralisation *f (Verwachsung des fünften Lendenwirbels mit dem Kreuzbein)*
sacralize/to sakralisieren
sacrectomy Sakrektomie *f*, Sakrumexstirpation *f*, Kreuzbeinresektion *f*, [operative] Kreuzbeinentfernung *f*
sacroanterior position of the foetus vordere Beckenendlage *f (bei der Geburt)*
sacrococcygeal sakrokokzygeal, Kreuzbein-Steißbein-...
~ **canal** s. sacral canal
~ **chordoma** Sakrokokzygealchordom *n*
~ **cyst** Sakrokokzygealzyste *f*, Pilonidalzyste *f*
~ **dimple sinus** Pilonidalsinus *m*
~ **fistula** Sakrokokzygealfistel *f*, Kreuzbein-Steißbein-Fistel *f*
~ **hiatus** Hiatus *m* sacralis
~ **joint (junctura)** Symphysis (Junctura) *f* sacrococcygea, Sakrokokzygealgelenk *n*
~ **region** Sakrokokzygealregion *f*, Kreuzbein-Steißbein-Region *f*
~ **space** Sakrokokzygealraum *m*
~ **symphysis** s. ~ joint
~ **teratoma** Sakrokokzygealteratom *n*
sacrococcygeus Musculus *m* sacrococcygeus, Kreuzbein-Steißbein-Muskel *m*
~ **anterior [muscle]** Musculus *m* sacrococcygeus anterior (ventralis), ventraler Kreuzbein-Steißbein-Muskel *m*
~ **dorsalis [muscle]** Musculus *m* sacrococcygeus posterior (dorsalis), dorsaler Kreuzbein-Steißbein-Muskel *m*
~ **muscle** s. sacrococcygeus
~ **posterior [muscle]** s. ~ dorsalis [muscle]
sacrococcyx Kreuz-Steißbein *n*
sacrocoxalgia Sakrokoxalgie *f*, Kreuzbein- und Hüftschmerz *m*
sacrocoxitis Sakrokoxitis *f*, Kreuzbein- und Hüftbeinentzündung *f*
sacrodynia s. sacralgia
sacrogenital fold Plica *f* sacrogenitalis (rectovesicalis)
sacroiliac sakroiliakal, Kreuzbein-Darmbein-...
~ **articulation** Articulatio *f* sacro-iliaca, Sakroiliakalgelenk *n*, Kreuzbein-Darmbein-Gelenk *n*

572

~ **region** Sakroilikalregion *f*, Kreuzbein-Darmbein-Region *f*
~ **synchondrosis** s. ~ articulation
sacroiliitis s. sacrocoxitis
sacrolumbalis [muscle] Musculus *m* iliocostalis lumborum
sacrolumbar sakrolumbal, lumbosakral, Kreuzbein-Lenden-...
sacroperineal sakroperineal, Kreuzbein-Damm-...
sacroposterior position of the foetus hintere Beckenendlage *f (bei der Geburt)*
sacropubic sakropubisch, pubosakral, Pubosakral..., Kreuzbein-Schambein-...
sacrosciatic ischiosakral, Ischiosakral..., Kreuzbein-Schambein-...
sacrospinalis [muscle] Musculus *m* sacrospinalis (erector spinae), Rückenstrecker *m*
sacrospinous sakrospinös, Kreuzbein-Darmbeinstachel-...
~ **ligament** Ligamentum *n* sacrospinale
sacrotuberous ligament Ligamentum *n* sacrotuberale
sacrouterine sakrouterin, uterosakral, Uterosakral..., Kreuzbein-Gebärmutter-...
sacrovertebral sakrovertebral, Sakrovertebral..., Kreuzbein-Wirbel-...
sacrum Sakrum *n*, Os *n* sacrum, Kreuzbein *n*
sactosalpinx Saktosalpinx *f*, Flüssigkeitsansammlung *f* im Eileiter
saddle anaesthesia Reithosenanästhesie *f*
~**-back fever** biphasisches Fieber *n*
~**-back nose** s. ~ nose
~ **block [anaesthesia]** s. saddle anaesthesia
~ **embolus** reitender Embolus *m*
~ **joint** Articulatio *f* sellaris, Sattelgelenk *n*, zweiachsiges Gelenk *n*
~ **nose** Nasus *m* incurvus, Sattelnase *f*
~ **thrombus** Sattelthrombus *m*, reitender Thrombus *m*
saddleback s. lordosis
sadism Sadismus *m*, Schmerzgeilheit *f*
sadist Sadist *m*
sadistic sadistisch, [wollüstig] grausam
sadomasochism Sadomasochismus *m*
sadomasochistic sadomasochistisch
SAF s. serum accelerator factor
safranin[e] Safranin *n (gelber Farbstoff zur Bakterienfärbung)*
safranophil[e] safranophil, safraninfreundlich, mit Safranin färbend
sagittal sagittal, pfeilrecht, Sagittal...
~ **axis of the eye** Sehachse *f*
~ **diameter** Sagittaldurchmesser *m*, Diameter *m* sagittalis
~ **fontanel** Sagittalfontanelle *f*, Pfeilnahtfontanelle *f*
~ **margin** der Pfeilnaht zugekehrter Scheitelbeinrand *m*, Margo *m* sagittalis ossis parietalis
~ **plane** Sagittalebene *f*
~ **section** Sagittalschnitt *m*

~ sinus Sagittalsinus *m*, Sinus *m* sagittalis
~ sulcus Sulcus *m* sinus sagittalis superior
~ suture Pfeilnaht *f*, Sutura *f* sagittalis
sago liver Sagoleber *f*, Amyloidleber *f*; Leberamyloidose *f*
~ spleen Sagomilz *f*, Amyloidmilz *f*; Milzamyloidose *f*
sailor's skin Seemannshaut *f*
Saint Anthony's dance *s.* Sydenham's chorea
~ Avertin's disease *s.* epilepsy
~ Gothard's disease *s.* ancylostomiasis
~ Valentine's disease *s.* epilepsy
~ Vitus' dance *s.* Sydenham's chorea
salaam convulsion (seizure) Salaamkrampf *m*, Nickkrampf *m*
salacious wollüstig, geil
salacity Wollust *f*, Geilheit *f*, gesteigerter Sexualtrieb (Geschlechtstrieb) *m*
salicylamide Salizyl[säure]amid *n* (*Analgetikum, Antipyretikum*)
salicylate therapy Salizylattherapie *f*
salicylic acid Salizylsäure *f*, 2-Hydroxybenzoesäure *f*
salicylism Salizylismus *m*, Salizyl[säure]vergiftung *f*, Salizyl[säure]intoxikation *f*
saline 1. *s.* ~ agent; 2. physiologische Kochsalzlösung *f*
~ agent (cathartic) salinisches Abführmittel *n*
~ diuretic Saluretikum *n*
~-soaked surgical sponge mit Kochsalzlösung getränkter Tupfer *m*
saliva Saliva *f*, Speichel *m*
~ ejector Speichelsauger *m*, Speichelsaugapparat *m*
salivant salivant, speicheltreibend, speichelanregend, speichelstimulierend
salivary amylase Speichelamylase *f* (*Enzym*)
~ antiseptic Speichelantiseptikum *n*
~ calculus 1. *s.* sialolith; 2. Zahnstein *m*
~ centre Speichel[sekretions]zentrum *n*, Salivationszentrum *n*
~ corpuscle Speichelkörperchen *n*, Speichelleukozyt *m*
~ diastase *s.* salivary amylase
~ digestion Speichel[vor]verdauung *f*
~ duct Speicheldrüsengang *m*
~ duct cyst Speicheldrüsengangszyste *f*
~ fistula Speichelfistel *f*
~ gland Speicheldrüse *f*
~ gland catheter Speicheldrüsenkatheter *m*
~ gland disorder Speicheldrüsen[funktions]störung *f*
~ gland enlargement Speicheldrüsenvergrößerung *f*
~ gland tissue Speicheldrüsengewebe *n*
~ gland tumour Speicheldrüsengeschwulst *f*
~ gland virus disease Zytomegalie *f* (*s. a.* cytomegalic inclusion body disease)
~ reflex Speichelreflex *m*
~ tumour *s.* ~ gland tumour
salivate/to Speichel absondern (sezernieren); [ein]speicheln (*die Nahrung*)

salivation Salivation *f*, Speichelabsonderung *f*, Speichelfluß *m*, Speichelsekretion *f*; krankhaft vermehrter Speichelfluß *m*
salivatory salivant, speicheltreibend, speichelanregend, speichelstimulierend
~ nucleus Nucleus *m* salivatorius
salivolithiasis Sialolithiasis *f*, Ptyalolithiasis *f*, Speichelsteinerkrankung *f*
salivous speichelartig; Speichel...
Salk vaccine Salk-Vakzine *f*, Salk-Impfstoff *m*, formalininaktivierter Poliomyelitisimpfstoff *m (zur aktiven Immunisierung)*
salmonella Salmonelle *f*
Salmonella enteritidis Salmonella *f* (Bacterium *n*) enteritidis
~ hirschfeldii Salmonella *f* Hirschfeldii (paratyphi C), Bacterium *n* paratyphosum C
~ paratyphi A Salmonella *f* paratyphi A
~ paratyphi B *s.* ~ schottmülleri
~ paratyphosi C *s.* ~ hirschfeldii
~ schottmülleri Salmonella *f* Schottmülleri (paratyphi B), Bacterium *n* paratyphosum B
~ typhi (typhosa) Salmonella *f* typhi (typhosa), Bacterium *n* typhosum, Eberthella *f* typhosa
salmonellal arthritis Salmonellenarthritis *f*
~ bacteriaemia Salmonellenbakteriämie *f*, Vorhandensein *n* von Salmonellen im Blut
~ enterocolitis Salmonellenenterokolitis *f*
~ food poisoning Lebensmittelvergiftung *f* durch Salmonellen
~ infection Salmonelleninfektion *f*
salmonellosis Salmonellose *f*, Salmonelleninfektion *f*, Salmonellenbefall *m*, Salmonellenenteritis *f*, Cholera *f* nostras, einheimischer Brechdurchfall *m*
salpingeal 1. Salpinx..., Tuben..., Eileiter...; 2. Salpinx..., Ohrtrompeten...
salpingectomy Salpingektomie *f*, Salpinxexstirpation *f*, Eileiterresektion *f*, Tubenexzision *f*, [operative] Eileiterentfernung *f*
salpingemphraxis 1. Salpingemphraxis *f*, Salpinxstenose *f*, Tubenverschluß *m*, Eileiterverstopfung *f*; 2. Salpingemphraxis *f*, Ohrtrompetenstenose *f*, Ohrtubenverschluß *m*
salpingian *s.* salpingeal
salpingitic 1. salpingitisch, Eileiterentzündung[s]..., Tubenentzündung[s]..., Salpingitis...; 2. Ohrtrompetenentzündung[s]..., Ohrtubenkatarrh...
salpingitis 1. Salpingitis *f*, Salpinxentzündung *f*, Eileiterentzündung *f*, Tubenentzündung *f*; 2. *s.* syringitis
salpingocatheterism Salpingokatheterismus *m*, Ohrtubenkatheterismus *m*, Ohrtrompetenkatheterismus *m*
salpingocele Salpingozele *f*, Eileiterhernie *f*, Tubenbruch *m*
salpingocyesis Graviditas *f* tubaria, Tubengravidität *f*, Tubargravidität *f*, Eileiterschwangerschaft *f*
salpingogram Salpingogramm *n*, Eileiterröntgen[kontrast]bild *n*

salpingograph

salpingograph Salpingograph m
salpingography Salpingographie f, Eileiterröntgen[kontrast]darstellung f
salpingolysis Salpingolysis f, Salpingolyse f, Eileiter[ab]lösung f, Lösung f von Adhäsionen (Verwachsungen) am Eileiter
salpingomalleus [muscle] Musculus m tensor tympani, Hammermuskel m, Trommelfellspanner m
salpingo-oophorectomy Salpingo-Oophorektomie f, Salpingoovariektomie f, Salpingoovariotomie f, Eileiter- und Eierstockexstirpation f, [operative] Eileiter- und Eierstockentfernung f
salpingo-oophoritis Salpingo-Oophoritis f, Salpingoovariitis f, Eileiter- und Eierstockentzündung f
salpingo-oophorocele Salpingo-Oophorozele f, Eileiter- und Eierstockhernie f, Eileiter- und Eierstockbruch m
salpingo-oothecitis s. salpingo-oophoritis
salpingo-ovariectomy s. salpingo-oophorectomy
salpingo-ovariotomy s. salpingo-oophorectomy
salpingopalatine salpingopalatin[al], Ohrtrompeten-Gaumen-...
~ **fold** Plica f salpingopalatina
salpingoperitonitis Salpingoperitonitis f, Salpinx- und Peritoneumentzündung f, Eileiter- und Bauchfellentzündung f
salpingopexy Salpingopexie f, Salpinxfixation f, Eileiterfixierung f, Tubenfixation f, [operative] Eileiteranheftung f
salpingopharyngeal salpingopharyngeal, salpingopharyng[e]är, Ohrtrompeten-Rachen-...
~ **fold** Plica f salpingopharyngea
salpingopharyngeus [muscle] Musculus m salpingopharyngeus, Schlundkopftubenmuskel m
salpingoplasty Salpingoplastik f, Eileiterplastik f, Tubenplastik f
salpingorrhaphy Salpingorrhaphie f, Eileiternaht f, Tubennaht f
salpingosalpingostomy Salpingosalpingostomie f, Eileiter-Eileiter-Anastomose f, [operative] Eileiter[wieder]vereinigung f
salpingoscope Nasenrachenspiegel m, Ohrtubenspiegel m
salpingoscopy Nasenrachenspiegelung f, Ohrtubenspiegelung f
salpingostenochoria Salpingostenochorie f, Ohrtrompetenstenose f, Ohrtrompetenstriktur f, Ohrtrombenvereng[er]ung f
salpingostomatomy s. salpingostomy
salpingostomatoplasty Salpingostomatoplastik f
salpingostomy 1. Salpingostomie f, Salpingostoma n, Eileiterfistel f; 2. Salpingostomie f, [operative] Eileiterfistelung (Tubenfistelung) f

salpingotomy Salpingotomie f, Salpinxschnitt m, [operative] Eileitereröffnung f, Tubenschnitt m
salpinx 1. Salpinx f, Tuba f, Tube f, Tuba f uterina [Falloppii], Eileiter m, Muttertrompete f *(Zusammensetzungen s. unter* uterine tube*)*; 2. Salpinx f, Tuba f, Tube f, Tuba f auditiva, Ohrtrompete f
salt and fluid restriction Salz- und Flüssigkeitsbeschränkung f
~-**deficiency heat exhaustion** saloprive Hitzeerschöpfung f
~ **depletion** Salzverarmung f, Kochsalzverarmung f
~-**depletion heat exhaustion** saloprive Hitzeerschöpfung f
~-**depletion syndrome** Salzmangelsyndrom n, Kochsalzmangel-Syndrom n
~-**losing nephritis** s. ~-wasting kidney
~ **restriction** Salzrestriktion f, Kochsalzeinschränkung f
~-**wasting kidney** Salzverlustniere f
saltation 1. Saltation f, Mutation f, Erbsprung m; 2. Saltation f, Umherspringen n *(z. B. bei Chorea)*
saltatoric saltatorisch, sprunghaft
saltatory conduction saltatorische (sprunghafte) Erregungsleitung f
salubrious gesund, zuträglich; bekömmlich; heilsam
salubrity 1. Salubrität f, gesunder Zustand m; 2. Zuträglichkeit f; Heilsamkeit f
salutary heilend, heilsam, gesundheitsfördernd
salve Salbe f
sample/to eine Probe [ent]nehmen
San Joaquin [Valley] fever s. coccidioidomycosis
sanatorium Sanatorium n, Genesungsheim n, Heilstätte f
sanatory s. salutary
sand bath Sandbad n, Balneum n arenae
~ **bodies** Sandkörperchen npl, Corpora npl arenacea
~ **flea** Sandfloh m, Sarkopsylla f penetrans
~ **fly** Sandfliege f
~-**fly fever** Sandfliegenfieber n, Phlebotomusfieber n *(s. a. Chitral fever)*
~ **tumour** Sandgeschwulst f
sane mit gesundem Verstand, geistig gesund; vernünftig
Sanfillipo's syndrome Sanfillipo-Syndrom n, Mukopolysaccharidose f Typ III
sanguicolous im Blut lebend *(z. B. Malariaparasiten)*
sanguifacient s. sanguinopoietic
sanguiferous blutführend, blutleitend, bluthaltig
sanguification Blutbildung f
sanguine 1. sanguinisch, leichtblütig, lebhaft, hoffnungsvoll, aktiv; 2. aus Blut bestehend; blutig

sanguineous 1. sanguinös, bluthaltig, Blut…; 2. s. sanguine 1.
~ **apoplexy** hämorrhagische Apoplexie f, hämorrhagischer Insult m
~ **cyst** Blutzyste f
~ **exudate** blutiges (hämorrhagisches) Exsudat n
sanguinolent sanguinolent, blutig, mit Blut gefärbt, blutig verfärbt
sanguinopoietic blutbildend, Blutbildungs…
sanguinopurulent sanguinopurulent, blutigeitrig
sanguinoserous sanguinoserös, blutig-serös
sanguis Sanguis m, Blut n (Zusammensetzungen s. unter blood)
sanguisuction Blutsaugen n
sanguisuga Blutegel m, Hirudo m
sanguivorous blutsaugend (z. B. Stechmücken)
sanies Ichor m, Wundsekret n
sanious pus blutiger Eiter m
sanitarian Hygieniker m, Hygienearzt m
sanitary 1. sanierend, heilend, die Gesundheit wiederherstellend; sanitär, Gesundheits…, Sanitäts…; 2. sanitär, hygienisch, Hygiene…, gesunde Lebensverhältnisse herstellend; 3. vorbeugend, prophylaktisch
~ **towel** Monatsbinde f, Damenbinde f
sanitation 1. Gesundheitspflege f, Hygiene f; 2. Sanierung f, Hygienemaßnahme f; 3. sanitäre Einrichtungen fpl
sanitize/to 1. sanieren, gesund machen, heilen, retten; 2. gesunde Lebensverhältnisse schaffen; 3. sterilisieren, keimfrei machen, keimarm machen; 4. vorbeugend behandeln
sanity Psychogesundheit f, Geistesgesundheit f; gesunder Verstand m
santonin Santonin n (Wurmmittel)
santonism Santoninvergiftung f, Santoninintoxikation f
Santorini's cartilage Santorinischer Knorpel m, Santorini-Knorpel m, Cartilago f corniculata, Hörnchenknorpel m
São Paulo fever (typhus) São-Paulo-Fieber n, São-Paulo-Rickettsiose f
saphena Vena f saphena, Rosenvene f
saphenectomy Saphenektomie f, Saphenastripping n, [operative] Saphenaentfernung f
saphenofemoral saphenofemoral
saphenous Saphena…
~ **nerve** Nervus m saphenus
~ **opening** Fossa f ovalis
~ **vein** s. saphena
saponaceous saponiform, seifenartig, seifig
saponated verseift
saponification Saponifikation f, Verseifung f; Leichenwachsbildung f, Fettwachsbildung f (bei Leichenzersetzung)
saponify/to verseifen, Seife bilden; Fettwachs bilden
sapphism Sapphismus m, lesbische Liebe f, weibliche Homosexualität f
sapraemia Saprämie f, putride Intoxikation f

sapraemic saprämisch, putrid
saprodontia Zahnkaries f, Karies f, Zahnschmelzzerstörung f, Zahnfäulnis f, Caries f dentium
saprogen saprogener Mikroorganismus m, Fäulniserreger m
saprogenic, saprogenous saprogen, fäulniserregend; durch Fäulnis entstanden
saprophagous saprophag, faulende Stoffe fressend, von faulenden Substanzen lebend
saprophilous saprophil, fäulnisliebend
saprophyte Saprophyt m, Fäulnisbewohner m
saprophytic saprophytisch, von faulenden Stoffen lebend
Sarcina Sarcina f, Sarzinen fpl, Paketkokken fpl (harmlose Magenbakterien)
sarcitis Muskelentzündung f, Muskelgewebsentzündung f, Myositis f
sarcoadenoma Adenosarkom n
sarcoblast Myoblast m, Muskel[faser]bildungszelle f
sarcocarcinoma Karzinosarkom n, Kollisionstumor m
sarcocarcinomatous sarkokarzinomatös
sarcocele Sarkozele f (Hodengeschwulst)
sarcode s. protoplasm
sarcoenchondroma Sarkoenchondrom n
sarcoendothelioma Sarkoendotheliom n
sarcogenic sarkogen, muskelbildend
~ **cell** s. sarcoblast
sarcohydrocele Sarkohydrozele f
sarcoid 1. sarkoid, sarkomartig, sarkomähnlich; 2. sarkoid, fleischartig, fleischähnlich
sarcoid s. sarcoidosis
~ **granuloma** Sarkoidgranuloma n
~ **uveitis** Sarkoiduveitis f
sarcoidosis Sarkoidose f, Sarkoid n
~ **of the larynx** Larynxsarkoidose f
sarcolemma Sarkolemm[a] n, Muskel[faser]hülle f, Myolemm[a] n
sarcolemmal, sarcolemmous Sarkolemm…, Muskel[faser]hüllen…
sarcoleukaemia Sarkoleukämie f, Leukolymphosarkom n, Leukämie f mit Lymphosarkombildung
sarcolysis Sarkolyse f, Muskel[faser]auflösung f
sarcolytic sarkolytisch, muskel[faser]auflösend
sarcoma Sarkom n, Sarcoma n (bösartige Bindegewebsgeschwulst)
~ **of bone** Knochensarkom n, osteogenes Sarkom n
~ **of peripheral nerve** Neurofibrosarkom n
sarcomagenic sarkombildend
sarcomatoid sarkomatoid, sarkomartig, sarkomähnlich
sarcomatosis Sarkomatose f, Vorhandensein n mehrerer Sarkome
sarcomatous sarkomatös, Sarkom…
~ **goitre** Schilddrüsensarkom n
~ **osteitis** s. myelomatosis
sarcomere Sarkomer n, Muskel[faser]segment n

sarcomesothelioma

sarcomesothelioma Sarkomesotheliom n *(bösartiges Mesotheliom)*
sarcoplasm Sarkoplasma n, Myoplasma n, Muskelplasma n, Muskelfaserprotoplasma n
sarcoplasmic Sarkoplasma...
sarcoplast s. sarcoblast
sarcopoietic sarkopoetisch, muskelbildend
Sarcoptes Sarcoptes pl, Krätzemilben fpl, Räudemilben fpl
sarcoptic Krätze..., Räude...
~ **mite** Krätzemilbe f, Sarcoptes f scabiei
sarcoptidosis Sarkoptidose f, Krätze f, Krätzemilbenbefall m
sarcoptoid krätze[milben]artig
sarcosinaemia Sarkosinämie f, Vorhandensein n von Sarkosin im Blut
sarcosine Sarkosin n, Methylaminoessigsäure f, N-Methylglykokoll n
sarcosporidiasis Sarkosporidiose f, Sarkosporidienbefall m
sarcostosis Muskelgewebeverknöcherung f
sarcostyle Myofibrille f, Muskelfibrille f
sarcous fleischig, fleischartig, aus Muskelgewebe bestehend
sardonic sardonisch, krampfhaft
~ **grin (laugh)** sardonisches (teuflisches) Lachen n, Risus m sardonicus, Teufelslachen n *(Gesichtsstarre bei Tetanus)*
sarin Sarin n *(Nervenkampfstoff)*
sartorius [muscle] Musculus m sartorius, Sartorius m, Schneidermuskel m
satellite 1. s. ~ cell; 2. Satellit m, Zentriolenanhang m
~ **cell** Satellit m, Mantelzelle f
satiety centre Sättigungszentrum n
saturate/to saturieren, sättigen, aufsättigen *(z. B. Hämoglobin)*; durchtränken
saturation Saturation f, Sättigung f, Aufsättigung f
saturnine saturnin, durch Blei bedingt; durch Bleivergiftung hervorgerufen, Bleiintoxikations...
~ **encephalopathy** Bleienzephalopathie f
saturnism Saturnismus m, Bleivergiftung f, Bleiintoxikation f, Bleikrankheit f
satyriasis, satyromania Satyriasis f, krankhaft gesteigerter männlicher Geschlechtstrieb m
saucerization Saucerisation f, [operative] Knochenausmuldung f *(durch Nekrosenausräumung)*
saucerize/to ausmulden, eine Knochenhöhle auskratzen
sauriasis s. ichthyosis
sausarism 1. Zungenparalyse f, Zungenlähmung f; 2. Zungentrockenheit f
saving of donor blood Spenderbluteinsparung f
saw Säge f, Knochensäge f
s. c. s. subcutaneous
scab/to verschorfen, [sich] verkrusten, Schorf (Wundschorf) bilden
scab Schorf m, Wundschorf m, Kruste f, Borke f

scabetic Skabies..., Krätze...
scabicide krätzemilbentötend
scabicide [agent] Antiskabikum n, Antiskabiosum n, krätzemilbentötendes Mittel n
scabies Skabies f, Krätze f *(durch Krätzemilben hervorgerufene Hautkrankheit)*
scabiophobia Skabiophobie f, Skabiesfurcht f, Skabiesangst f
scabious skabiös, krätzig, durch Krätze hervorgerufen
scabrities Scabrities f, Rauheit f, Rauhigkeit f, Schorfigkeit f
scala Scala f, Treppe f *(Innenohr)*
scald Brandwunde f, Verbrennung f; Verbrühung f
scalding Harnbrennen n, Brennen n beim Urinieren (Wasserlassen)
scale 1. Schuppe f, Hautschuppe f; 2. Ablagerung f, Belag m; Zahnstein m
scalene 1. Skalenus[muskel]...; 2. ungleichseitig dreieckig
~ **fissure** Skalenuslücke f
~ **lymph node biopsy** Skalenuslymphknotenbiopsie f
~ **tubercle** Tuberculum n musculi scaleni anterioris
scalenectomy Skalenektomie f, Skalenus[muskel]exstirpation f, Skalenus[muskel]exzision f, [operative] Skalenusentfernung f
scalenotomy Skalenotomie f, Skalenus[muskel]schnitt m, [operative] Skalenusdurchtrennung f
scalenus anterior [muscle] Musculus m scalenus anterior, vorderer Rippenhalter m
~ **anterior (anticus) syndrome** Skalenus-[anterior-]Syndrom n
~ **medius [muscle]** Musculus m scalenus medius, mittlerer Rippenhalter m
~ **minimus [muscle]** Musculus m scalenus minimus, kleiner Rippenhalter m
~ **posterior [muscle]** Musculus m scalenus posterior, hinterer Rippenhalter m
scaling Zahnsteinabtragung f, Zahnsteinentfernung f
scalp Skalp m, Kopfschwarte f, Kopfhaut f
~ **abscess** Kopfschwartenabszeß m
~ **flap forceps** 1. Kopfhautklemme f; 2. Kopfschwartenzange f
~ **haemostasis clip** Kopfhautklammer f
~ **infection** Kopfschwarteninfektion f
~ **laceration** Skalpierung f, Kopfschwartenabriß m
scalpel Skalpell n, chirurgisches Messer n, Operationsmesser n
scaly schuppig, geschuppt
~ **ringworm** Tinea f imbricata
scan/to abtasten; ein Szintigramm schreiben
scan 1. Abtasten n; 2. Szintigramm n
scanning Scanning n, Abtasten n *(mit einem Elektronenstrahl)*; Szintigraphie f
~ **beam electron microscopy** s. ~ electron microscopy

scatophagia

~ **electron microscope** Elektronenabtastmikroskop *n*, Rasterelektronenmikroskop *n*, Scanningelektronenmikroskop *n*
~ **electron microscopy** Elektronenabtastmikroskopie *f*, Rasterelektronenmikroskopie *f*
~ **microscopy** *s.* ~ electron microscopy
~ **speech** skandierende Sprache *f*, Skandieren *n*
Scanzoni's manoeuvre Scanzonisches (Scanzonis) Manöver *n (bei hinterer Hinterhauptslage)*
scapha Scapha *f*, Kahn *m*, Nachen *m (Grube zwischen Helix und Anthelix der Ohrmuschel)*
scaphocephalia Skaphozephalie *f*, Kielköpfigkeit *f*, Kahnschäd[e]ligkeit *f*
scaphocephalic skaphozephal[isch], kielköpfig, kahnschäd[e]lig
scaphocephalus Skaphozephalus *m*, Kielkopf *m*, Kahnschädel *m*, kahnförmiger Kopf *m*
scaphoid Os *n* scaphoideum, Kahnbein *n*, Os *n* naviculare [manus]
~ **abdomen** Kahnbauch *m*, kahnförmige Baucheinziehung *f*
~ **bone** *s.* scaphoid
~ **face** Kahngesicht *n*
~ **fossa** Fossa *f* scaphoidea
~**-lunate articulation** Kahnbein-Mondbein-Gelenk *n*
~ **thorax** Kielbrust *f*
~**-trapezium joint** Kahnbein-Trapezium-Gelenk *n*
scaphoiditis Skaphoiditis *f*, Kahnbeinentzündung *f*, Entzündung *f* des Os naviculare
scapula Skapula *f*, Schulterblatt *n*
~ **retractor** Schulterblatthaken *m*, Schulterblattretraktor *m*
scapulalgia Skapulalgie *f*, Skapulodynie *f*, Skapulaschmerz *m*, Schulterblattschmerz *m*
scapular skapular, Schulterblatt..., Skapula...
~ **line** Linea *f* scapularis, Skapula[r]linie *f*, Schulterblattlinie *f*
~ **musculature** Skapulamuskulatur *f*, Schulterblattmuskulatur *f*
~ **notch** Incisura *f* scapulae
~ **reflex** Schulterblattreflex *m*
~ **region** Regio *f* scapularis, Skapula[r]region *f*, Schulterblattbereich *m*
~ **spine** Spina *f* scapulae
scapulectomy Skapulektomie *f*, Skapulaexstirpation *f*, Schulterblattresektion *f*, [operative] Schulterblattentfernung *f*
scapuloclavicular skapuloklavikulär, Skapula-Klavikula-..., Schulterblatt-Schlüsselbein-...
~ **joint** *s.* acromioclavicular joint
scapulocostal scapulokostal, kostoskapular, Schulterblatt-Rippen-...
scapulodynia *s.* scapulalgia
scapulohumeral 1. skapulohumeral, Schulterblatt-Oberarmknochen-..., Skapula-Humerus-...; 2. skapulohumeral, Schulterblatt-Schultergelenk-...

~ **periarthritis** Periarthritis *f* scapulohumeralis (humeroscapularis)
~ **reflex** Skapulohumeralreflex *m*, Skapula-Humerus-Reflex *m*; Skapuloperiostreflex *m*
scapuloperiosteal skapuloperiostal, Schulterblatt-Oberarmknochenhaut-...
scapulopexy Skapulopexie *f*, Skapulafixation *f*, Schulterblattfixierung *f*, [operative] Skapulaanheftung *f*
scapulothoracic skapulothorakal, Skapula-Thorax-..., Schulterblatt-Brustkorb-...
scapus Scapus *m*, Stock *m*, Schaft *m*; Haarschaft *m*
scar Cicatrix *f*, Narbe *f (Zusammensetzungen s. unter* cicatricial*)*
scarf skin Epidermis *f*
scarification Skarifikation *f*, Skarifizierung *f*, Hautritzung *f*, Hautstichelung *f*
scarificator Skarifikationsmesser *n*, Skarifizierungsmesser *n*, Stichel[ungs]messer *n*
scarify/to skarifizieren, die Haut [ein]ritzen
scarlatina *s.* scarlet fever
scarlatinal Scharlach...
~ **nephritis** Scharlachnephritis *f*
~ **toxin** Scharlachtoxin *n*
scarlatinella Exanthema *n* subitum
scarlatiniform skarlatiniform, scharlachartig, scharlachähnlich
~ **erythema** Erythema *n* scarlatiniforme
~ **rash** Scharlachausschlag *m*, Scharlachexanthem *n*
scarlatinoid *s.* scarlatiniform
scarlatinous *s.* scarlatinal
scarlet fever Scharlach *m*, Scarlatina *f*, Febris *f* scarlatina, Scharlachfieber *n*
~ **fever antitoxin** Scharlachantitoxin *n*, Scharlachserum *n*
~ **fever convalescent serum** Scharlachrekonvaleszentenserum *n*, Scharlachimmunserum *n*
~ **fever streptococcus antitoxin** *s.* ~ fever antitoxin
~ **fever streptococcus toxin** Scharlachtoxin *n*
~ **fever test** 1. Scharlachserum-Reaktion *f* nach Dick; 2. Auslöschphänomen *n* nach Schultz, Schultz-Charltonsches Zeichen *n*
~ **red** Scharlachrot *n (als Scharlachrotsalbe zur Epithelialisierung)*
Scarpa's fascia Scarpasche Faszie *f*
~ **triangle** Scarpasches Dreieck *n*, Trigonum *n* femorale
scarring Narbenbildung *f*; Vernarbung *f*
scatacratia Skatakratia *f*, Stuhlinkontinenz *f*
scataemia Skatämie *f*, intestinale Toxinämie *f*
scatol Skatol *n*, 3-Methylindol *n (Kotbestandteil)*
scatologic skatologisch, Skatologie...
scatology Skatologie *f*, [wissenschaftliche] Stuhluntersuchung *f*
scatoma Skatom *n*, Kotgeschwulst *f*
scatophagia Skatophagie *f*, Koprophagie *f*, Kotessen *n*

scatophagous

scatophagous skatophagisch, kotessend
scatophilia Skatophilie f *(Vorliebe für Kot oder Schmutz)*
scatophobia Skatophobie f *(Abneigung gegen Kot oder Schmutz)*
scatoscopy Skatoskopie f, Stuhlüberprüfung f, Stuhlinspektion f
scattered rays Streustrahlen mpl, Röntgenstreustrahlen mpl
scavenger [cell] s. macrophage
scent Odor m, Geruch m
Schäfer's syndrome Schäfersches Syndrom n, Schäfer-Syndrom n, Pachyonychia f congenita
Schauta-Wertheim operation Schauta-Wertheimsche Operation f, [operative] Gebärmutterentfernung f durch die Scheide, vaginale Hysterektomie f
Scheie's syndrome Scheiesches Syndrom n, Scheie-Syndrom n, Mukopolysaccharidose f Typ V
Schenck's disease Schencksche Krankheit f, Sporotrichose f
scheroma s. xerophthalmia
Scheuermann's disease Scheuermannsche Krankheit f, Morbus m Scheuermann, Osteochondropathia f juvenilis deformans
Schick test Schicksche Reaktion f, Diphtherie-Antitoxin-Reaktion f
Schiller's test Schillersche Jodprobe f *(zur Frühdiagnostik des Muttermundkrebses)*
Schilling test Schilling-Test m, Radio-B$_{12}$-Harnexkretionstest m, Vitamin-B$_{12}$-Resorptionstest m
Schimmelbusch's mask Schimmelbusch-Maske f, Schimmelbuschsche Narkosemaske f
Schiötz tonometer Schiötz-Tonometer n, Schiötzsches Tonometer n, Augendruckmeßgerät n nach Schiötz
schistencephalia Schistenzephalie f, Spaltschäd[e]ligkeit f
schistocephalic schistozephal[isch], Spaltschädel...
schistocephalus Schistozephalus m, Spaltschädel m, Spaltkopf m
schistocoelia Schistozölie f, Bauchspalte f
schistocormia Rumpfspalte f
schistocystis Schistozystis f, Blasenexstrophie f, Blasenspalte f
schistocyte Schistozyt m *(Erythrozytenfragment)*
schistocytosis Schistozytose f, Schistozytenvermehrung f im Blut
schistoglossia Glossoschisis f, Zungenspalte f; Spaltzunge f
schistomelia Schistomelie f, Extremitätenspalte f
schistomelus Schistomelus m, Mißgeburt f mit Extremitätenspalte
schistoprosopia Schistoprosopie f, Gesichtsspalte f

schistoprosopus Schistoprosopus m, Mißgeburt f mit Gesichtsspalte
Schistosoma haematobium Schistosoma n haematobium, Blasenpärchenegel m *(Erreger der Blasenbilharziose)*
~ **japonicum** Schistosoma n japonicum *(Erreger der Katayamakrankheit)*
~ **mansoni** Schistosoma n Mansoni *(Erreger der Darmschistosomiasis)*
schistosomacidal schistosomentötend
schistosomacide [agent] schistosomentötendes Mittel n
schistosomal schistosomal, Schistosomen..., Pärchenegel...
~ **cercaria** Schistosomenzerkarie f
schistosome Schistosomum n, Pärchenegel m
~ **cystitis** Schistosomenzystitis f, Blasenentzündung f durch Pärchenegel
~ **dermatitis** Schistosomendermatitis f
schistosomia Schistosomie f, Abdominalspalte f, Bauchspalte f
schistosomiasis Schistosomiasis f, Bilharziose f, Schistosomenbefall m, Pärchenegelerkrankung f
schistosomus Schistosomus m, Mißgeburt f mit Bauchspalte
schistosternia Sternumspalte f, Brustbeinspalte f
schistothorax Schistothorax m, Brustkorbspalte f; Spaltthorax m
schizoaffective schizoaffektiv, schizophren-affektiv
schizoblepharia Schizoblepharie f, Augenlidspalte f, Augenlidfissur f
schizocyte s. schistocyte
schizogenesis Schizogenesis f, Schizogenese f, Zerfallsteilung f, Spaltungsteilung f
schizognathism Schizognathismus m, Kieferspaltbildung f; Spaltkiefer m, Kieferspalte f
schizognathous schizognath, Spaltkiefer..., Kieferspalten...
schizogonic schizogon, durch Spaltung entstanden
schizogony 1. s. schizogenesis; 2. Schizogonie f *(z. B. der Malariaerreger)*
schizoid schizoid, ungesellig, kontaktarm, verschroben, sonderbar
schizoid Schizoider m, schizoide Persönlichkeit f
schizomyces Schizomyzet m, Spaltpilz m
schizomycosis Schizomykose f, Spaltpilzerkrankung f
schizont Schizont m *(Entwicklungsstadium der Malariaerreger)*
schizonticidal drug s. schizontocide [agent]
schizontocide schizontozid, schizontentötend
schizotocide [agent] Schizontenmittel n, schizontentötendes Mittel n *(in der Schizontenphase wirksames Malariamittel)*
schizonychia Schizonychie f, Nagel[auf]splitterung f, Nagel[auf]spaltung f, Onychoschisis f
schizophasia Schizophasie f, Sprachzerfahrenheit f, Sprachverwirrtheit f; Wortsalat m

schizophrenia Schizophrenie f, Spaltungsirresein n, Seelenspaltung f; Zerfahrenheit f des Denkens
schizophreniac Schizophrener m, Spaltungsirrer m
schizophrenic schizophren, spaltungsirre
~ **episode** schizophrener Schub m
~ **-like** schizophrenieartig
schizothymia Schizothymie f
schizothymic schizothym
schizotrichia Schizotrichie f, Haaraufspaltung f
schizotrypano[somia]sis s. Chagas' disease
Schlatter disease Schlattersche Krankheit f, Morbus m Schlatter (Verknöcherungsstörung am Schienbeinhöcker)
Schlemm's canal Schlemmscher Kanal m, Sinus m venosus sclerae (Abflußkanal der vorderen Augenkammer)
Schloffer's tumour Schlofferscher Tumor m, entzündliche Bauchdeckengeschwulst f
Schmincke's tumour Schminckescher Tumor m, Schminckesche (lymphoepitheliale) Geschwulst f, Lymphoepitheliom n
Schmorl's nodules Schmorlsche Knorpelknötchen npl
Schönlein's disease (purpura) Schönleinsche Krankheit f, Purpura (Peliosis) f rheumatica, anaphylaktoide (allergische, rheumatische) Purpura f, Morbus m Henoch-Schönlein
Schottmüller's disease Schottmüllersche Krankheit f, Paratyphus m
Schüffner's dots (stippling) Schüffnersche Tüpfelung f (der Erythrozyten bei Malaria)
Schüller-Christian disease (syndrome) [Hand-] Schüller-Christiansche Krankheit f, Lip[o]idgranulomatose f, Lipoidspeicherkrankheit f
Schultz-Charlton blanching phenomenon Schultz-Charltonsches Zeichen n, Auslöschphänomen n nach Schultz (bei Scharlach)
Schultze's placenta Schultzescher Modus m der Plazentalösung
Schultz's syndrome Schultzsches Syndrom n, Agranulozytose f mit nekrotisierender Angina
Schwann cell Schwannsche Zelle f (Neurilemm)
schwannitis Schwannitis f, Neurilemmentzündung f
schwannoglioma, schwannoma Schwannom n, Schwannogliom n, Neurilemmon n, Neurinom n
schwannosarcoma Schwannzellensarkom n, Neurofibrosarkom n
Schwann's sheath Schwannsche Scheide f, Neurilemm n; Schwannsche Zellen fpl, Neurilemmzellen fpl
sciagraphy s. skiagraphy
sciatic 1. Hüft..., Hüftbein...; 2. Hüftnerv...
~ **foramen** Foramen n ischiadicum
~ **hernia** Hernia f ischiadica
~ **nerve** Nervus m ischiadicus, Hüftnerv m
~ **nerve block** Hüftnervenblockade f

~ **neuralgia (neuritis)** s. sciatica
~ **spine** Spina f ischiadica, Sitzbeinstachel m
~ **tuberosity** Tuber n ischiadicum, Sitzbeinhöcker m, Sitzbeinknorren m
sciatica Ischias f(m), Ischialgie f, Hüftweh n, Hüftschmerz m
scillism Meerzwiebelvergiftung f, Scillaintoxikation f
scintigram Szintigramm n
scintigraph Szintigraph m, Szintiscanner m, Scanner m
scintigraphy Szintigraphie f, Szintillographie f (Isotopendiagnostik)
scintillate/to szintillieren, aufblitzen, aufleuchten, flimmern
scintillating scotoma Szintillationsskotom n
scintillation counter (detector) Szintillationszähler m, Strahlungsdetektor m
~ **scan** s. scintigram
~ **scanning** s. scintigraphy
~ **spectrometer** Szintillationsspektrometer n
scintiphotography Szintifotografie f
scintiscan s. scintigram
scintiscanning s. scintigraphy
scirrhoid zirrhös, Faserkrebs..., Szirrhus...
scirrhous cancer (carcinoma) szirrhöses Karzinom n, Szirrhus m, Drüsenepithelgeschwulst f, Drüsenepitheltumor m, Carcinoma n durum (fibrosum)
scirrhus s. scirrhous cancer
scissors dissection Scherendissektion f
~ **for splitting finger nails** Nagelspaltschere f
~ **for wound edges** Wundrandschere f
~ **gait** Scherengang m
scissura, scissure Scissura f, Riß m, Spalte f
sclera Sklera f, Lederhaut f (des Auges)
scleracne Akne f indurata
scleral skleral, Sklera..., Lederhaut...
~ **atrophy** Skleraatrophie f
~ **buckle operation** s. ~ buckling procedure
~ **buckling [procedure]** Skleraeindellung f durch Plombenaufnähung
~ **conjunctiva** Sklerabindehaut f, Conjunctiva f scleralis
~ **depression** Skleraeindellung f
~ **ectasia** Sklerektasie f
~ **hyaline degeneration** hyaline Skleradegeneration f
~ **perforation** Skleraperforation f
~ **resection** Sklerareseketion f
~ **rigidity** Sklerarigidität f
~ **spur** Sklerasporn m
~ **sulcus** Sulcus m sclerae
scleratitis s. scleritis
scleratogenous s. sclerogenic
sclerectasia Sklerektasie f, Skleravorwölbung f
sclerecto-iridectomy [operative] Sklera- und Iristeilentfernung f (bei Glaukom)
sclerectomy Sklerektomie f, [operative] Skleraeilentfernung f
sclerema Sklerem n, Sklerema n, Sklerose f der Haut

sclerema

~ of the newborn Sclerema *n* neonatorum, sklerodermieartige Krankheit *f* der Neugeborenen
sclerencephalia Sklerenzephalie *f*, Gehirnsklerose *f*, Sclerosis *f* cerebri
scleriasis *s.* scleroderma
scleritis Skleritis *f*, Lederhautentzündung *f* des Auges
scleroadipose skleroadipös
scleroatrophic skleroatroph[isch]
scleroblastema Skleroblastema *n*
scleroblastemic skleroblastemisch, Skleroblastema...
sclerochoroiditis Sklerochoroiditis *f*, Sklera- und Choroideaentzündung *f*
scleroconjunctival sklerokonjunktival, Sklera-Konjunktiva-..., Lederhaut-Bindehaut-...
scleroconjunctivitis Sklerokonjunktivitis *f*, Lederhaut- und Bindehautentzündung *f* des Auges
sclerocornea Sklerokornea *f*, Leder- und Hornhaut *f* des Auges
sclerocorneal Sklerokorneal, Sklera-Kornea-..., Lederhaut-Bindehaut-...
sclerodactyly Sklerodaktylie *f*, Sklerodermie (Hautverhärtung) *f* der Finger
scleroderma Sklerodermie *f*, Hautverhärtung *f*, Sclerosis *f* corii (dermatis)
scleroderm[at]itis Skleroderm[at]itis *f*, entzündliche Hautverdickung *f* und -verhärtung *f*
scleroedema Sklerödem *n*, Scleroedema *n*, Sclerema *n* oedematosum
sclerogenic, sclerogenous sklerogen, sklerosierend, sklerosebewirkend
sclerogyria Sklerogyrie *f*, Sklerose *f* der Hirnwindungen
sclero-iritis Skleroiritis *f*, Lederhaut- und Regenbogenhautentzündung *f* des Auges
sclerokeratitis Sklerokeratitis *f*, Lederhaut- und Hornhautentzündung *f* des Auges
scleroma 1. Sklerom *n*, Scleroma *n* (knotenförmige Schleimhautinfiltrate der oberen Luftwege); 2. *s.* scleroderma
scleromalacia Skleromalazie *f*, Lederhauterweichung *f* des Auges
scleromeninx *s.* dura
scleromyxoedema Skleromyxödem *n*
scleronychia Skleronychie *f*, Nagelinduration *f*, Nagelverhärtung *f*
scleronyxis Skleronyxis *f*, Sklerapunktion *f*, Lederhautpunktion *f*
sclero-oophoritis Sklero-Oophoritis *f*, Ovarialsklerose *f*, Ovarialinduration *f*, Eierstockverhärtung *f*
scleroperikeratitis Skleroperikeratitis *f*, Hornhaut- und Lederhautentzündung *f*
sclerophthalmia Sklerophthalmie *f*
scleroplasty Skleroplastik *f*, Lederhautplastik *f*
scleroprotein Skleroprotein *n*, Gerüsteiweiß *n*, Albuminoid *n*
sclerosant [agent] Sklerosierungsmittel *n*
sclerose/to sklerosieren, verhärten, hart werden (z. B. Gewebe)

sclerosis Sklerose *f*, [krankhafte] Verhärtung *f* (z. B. von Geweben)
sclerostenosis Sklerostenose *f*
sclerostomy 1. Sklerostomie *f*, [operative] Lederhautfistelung *f* (bei Glaukom); 2. Sklerostomie *f*, Sklerostoma *n*, Lederhautfistel *f*
sclerotherapy Sklerotherapie *f*, Sklerosierungsbehandlung *f*
sclerotic 1. sklerotisch, hart, induriert, Sklerose...; 2. sklerotisch, sklerisch, Sklera..., Lederhaut...
~ coat of the eye Tunica *f* albuginea oculi
~ gastritis Sclerosis *f* ventriculi
~ osteitis *s.* osteopetrosis
sclerotica *s.* sclera
scleroticectomy Sklerateilexzision *f*
scleroticonyxis, scleroticopuncture *s.* scleronyxis
scleroticotomy *s.* sclerotomy
sclerotitis *s.* scleritis
sclerotome Sklerotom *n*, Sklerotomiemesser *n*, Lederhautmesser *n*
sclerotomic Sklerotomie...
sclerotomy Sklerotomie *f*, Lederhautinzision *f*, Lederhautschnitt *m*
~ knife *s.* sclerotome
sclerous sklerös
scoleciform bandwurmkopfförmig, bandwurmkopfartig
scolecoid 1. vermiform, wurmförmig, wurmartig; 2. *s.* scoleciform
scolex Skolex *m*, Bandwurmkopf *m*
scolicidal [agent] bandwurm[kopf]tötendes Mittel *n*
scoliokyphosis Kyphoskoliose *f*
scoliolordosis Lordoskoliose *f*
scoliosis Skoliose *f*, seitliche Rückgratverkrümmung *f*, Seitenverbiegung *f* der Wirbelsäule, Wirbelsäulenschiefwuchs *m*
~ of adolescence Adoleszentenskoliose *f*
scoliosometer Skoliosometer *n*, Skoliosemesser *m*
scoliosometry Skoliosometrie *f*, Skoliose[ver]messung *f*
scoliotic skoliotisch, Skoliose..., Wirbelsäulenverkrümmungs...
~ pelvis Skoliosebecken *n*, Skoliosepelvis *f*
scoop chirurgischer Löffel *m*
~ extraction Löffelextraktion *f*
scopolamine Skopolamin *n* (Alkaloid)
scoracratia Stuhlinkontinenz *f*
scorbutic skorbutisch, Skorbut...; krank durch Vitamin-C-Mangel
scorbutigenic Skorbut hervorrufend, skorbutauslösend
scorbutus *s.* scurvy
scotochromogenic skotochromogen, [schon] im Dunkeln Pigment erzeugend
scotoma Skotom *n*, Gesichtsfeldausfall *m*
scotomagraph Skotomagraph *m*, Skotomschreiber *m*
scotomatous Skotom...

scotometer Skotometer n, Skotommeßgerät n
scotometry Skotometrie f, Skotom[aus]messung f, Skotombestimmung f
scotophilia Skotophilie f *(Vorliebe für Dunkelheit)*
scotophobia Skotophobie f *(Angst vor Dunkelheit)*
scotopia Dunkelanpassung f, Nachtadaptation f; Nachtsichtigkeit f; Dämmerungssehen n
scotopic skotopisch, nachtsichtig, dunkelsichtig
~ **vision** skotopisches Sehen n, Stäbchensehen n
scotopsin Skotopsin n *(Sehstoff)*
scotoscopy s. retinoscopy
scotosis s. scotoma
scout film Röntgenübersichtsaufnahme f, Übersichts[röntgen]aufnahme f
~ **film of the abdomen** Abdomen[röntgen]übersichtsaufnahme f
scraper Kürette f, Schaber m, Schabmesser n; scharfer Löffel m
scratch reflex Kratzreflex m
~ **technique** Ritz[ungs]technik f *(bei Impfung)*
~ **test** Ritzungstest m
screen oxygenator Gitteroxygenator m *(Herz-Lungen-Maschine)*
screening Reihenuntersuchung f
scrobiculus Skrobikulus m, Grübchen n
scrofula Skrofulose f, Skrofeln fpl, Halslymphknotentuberkulose f
scrofuloderma Skrofuloderm[a] n, Hauttuberkulose f
scrofulosis s. scrofula
scrofulotuberculous skrofulotuberkulös
scrofulous skrofulös, Skrofulose...
~ **ophthalmia** Conjunctivitis f scrophulosa (phlyctaenulosa)
scrotal skrotal, Skrotum..., Hodensack...
~ **cystocele** Skrotumzystozele f
~ **fistula** Skrotalfistel f, Hodensackfistel f
~ **hernia** Skrotalhernie f, Hodensackbruch m, Hernia f scrotalis, Oscheozele f
~ **hydrocele** Skrotumhydrozele f, Hodensackwasserbruch m
~ **lymphatic [vessel]** Skrotallymphgefäß n
~ **raphe** Hodensacknaht f, Raphe f scroti
~ **reflex** Skrotalreflex m, Hodensackreflex m
~ **septum** Hodensackscheidewand f, Septum n scroti
~ **skin** Skrotalhaut f
~ **tongue** Faltenzunge f, Furchenzunge f, Lingua f scrotalis (plicata)
scrotectomy Skrotektomie f, Skrotumresektion f, [operative] Hodensackentfernung f
scrotitis Skrotumentzündung f, Hodensackentzündung f, Oscheitis f
scrotocele s. scrotal hernia
scrotoplasty Skrotumplastik f, Hodensackplastik f, Oscheoplastik f
scrotum Skrotum n, Hodensack m
scrub nurse Operationsschwester f, OP-Schwester f, Instrumentierschwester f, assistierende (instrumentierende) Schwester f

~ **typhus** Scrub-Typhus m, Buschgelbfieber n *(s. a.* tsutsugamushi disease*)*
~ **typhus rickettsia** Rickettsia f tsutsugamushi (orientalis)
scurf Kopfschuppe f, Haarschuppe f
scurvy Skorbut m, Scharbock m, Vitamin-C-Mangelkrankheit f, C-Avitaminose f
~ **rickets** Möller-Barlowsche Krankheit f, kindlicher Skorbut m, Vitamin-C-Mangelkrankheit f der Kinder
scute Tegmen n tympani, Paukenhöhlendach n
scutulate schildförmig, schildartig, schildähnlich
~ **kidney** Ren m scutulatus, Kuchenniere f
~ **parakeratosis** Parakeratosis f scutularis
scutulum Favusschuppe f, Schildchen (Schüppchen) n bei Favus
scutum s. 1. thyroid cartilage; 2. tympanic scute
scybalous Skybala..., Kotballen...
scybalum Skybalum n, harter Kotballen m
scytitis Dermatitis f, Hautentzündung f
Seabright-Bantam syndrome Seabright-Bantam-Syndrom n, Pseudohypoparathyreoidismus m
seam Sutura f, Raphe f, Naht f, Nahtstelle f
seasickness Seekrankheit f, Vomitus m marinus (Kinetose)
seatworm Enterobius m vermiformis
sebaceous talgig, fettig, Talg...
~ **cyst** Talgzyste f
~ **follicle** Talg[drüsen]follikel m
~ **gland** Glandula f sebacea, Talgdrüse f
~ **gland differentiation** Talgdrüsendifferenzierung f
~ **glands of the conjunctiva** Glandulae fpl sebaceae conjunctivales
~ **glands of the labia majora** Glandulae fpl sebaceae labiorum pudendi
~ **glands of Zeis** Zeissche Drüsen fpl, Wimpernbalgdrüsen fpl
~ **molluscum** Molluscum n sebaceum (pseudocarcinomatosum), Keratoakanthom n *(gutartige Hautwucherung)*
~ **naevus** Naevus m sebaceus, Adenoma s sebaceum
sebastomania religiöse Wahnkrankheit f, religiöser Wahn m
sebiferous, sebiparous talgbildend; talgsezernierend, talgabsondernd
sebocystoma s. sebaceous cyst
sebocystomatosis Sebozystomatosis f, Steatocystoma n multiplex, Vorhandensein n mehrerer Talgzysten
sebolith Sebolith m, Talgdrüsenstein m, Talgdrüsenkonkrement n
seborrhagia s. seborrhoea
seborrhoea Seborrhoe f, Steatorrhoe f, Talgfluß m, Schmerfluß m, gesteigerte Talgabsonderung f
~ **of the scalp** Seborrhoea f capitis, Alopecia f seborrhoeica

seborrhoeal

seborrhoeal s. seborrhoeic
seborrhoeic seborrhoisch, Seborrhoe…, Talgfluß…
~ **dermatitis** Dermatitis f seborrhoeica, Unnasche Krankheit f, seborrhoisches Ekzematid n, Eczema n seborrhoeicum
~ **dermatitis of the trunk** Seborrhoea f corporis
~ **keratosis** Keratosis f seborrhoeica
sebum Sebum n, Talg m
secernment Drüsensekretion f, Drüsenabsonderung f
seclusion of the pupil Seclusio f pupillae, ringförmige Irisverwachsung f
second cranial nerve II. Hirnnerv m, Nervus m opticus, Sehnerv m
~-**degree atrioventricular block** Atrioventrikularblock (AV-Block) m II. Grades
~-**degree burn** s. burn of second degree
~-**degree heart block** s. ~ degree atrioventricular block
~ **heart sound** II. (zweiter) Herzton m
~ **intention healing** Sekundärheilung f, Sanatio f per secundam intentionem, Heilung f per secundam
~ **part of the duodenum** Pars f descendens duodeni
~ **pulmonic sound** zweiter Pulmonalklappenton m, II. Pulmonal[is]ton m
~ **stage of labour** Austreibungsperiode f (Geburt)
~ **toe** Digitus m secundus [pedis], zweite Zehe f
secondary abscess Sekundärabszeß m, embolischer Abszeß m
~ **amenorrhoe** Sekundäramenorrhoe f, sekundäre (erworbene) Amenorrhoe f
~ **amputation** Sekundäramputation f
~ **amyloidosis** Sekundäramyloidose f, sekundäre Amyloidose f
~ **anaemia** sekundäre Anämie f, Begleitanämie f
~ **anal opening** sekundäre (definitive) Analöffnung f
~ **bleeding** Nachblutung f
~ **bone** Sekundärknochen m, sekundärer Knochen m
~ **cataract** Sekundärkatarakt f
~ **cyst** Sekundärzyste f
~ **degeneration** sekundäre (Wallersche) Degeneration f
~ **dentin** Sekundärdentin n
~ **dentition** 1. Sekundärdentition f; 2. Zweitgebiß n, Erwachsenengebiß n
~ **digestion** Sekundärdigestion f, Sekundärverdauung f
~ **dysmenorrhoea** sekundäre (erworbene) Dysmenorrhoe f
~ **fluorescence** Sekundärfluoreszenz f
~ **glaucoma** Sekundärglaukom n
~ **hydatid** Sekundärhydatide f
~ **hypogonadism** sekundärer Hypogonadismus m
~ **hypothyroidism** sekundärer Hypothyreoidismus m
~ **infection** Sekundärinfektion f, erneute (zusätzliche) Infektion f
~ **lesion** Sekundärläsion f, Sekundäraffekt m
~ **memory** Langzeitgedächtnis n
~ **nasal cavity** sekundäre (definitive) Nasenhöhle f
~ **oral cavity** sekundäre (definitive) Mundhöhle f
~ **palate** sekundärer (definitiver) Gaumen m
~ **purpura** sekundäre (symptomatische) Purpura f
~ **radiation** Sekundärstrahlung f
~ **sequestrum** Sekundärsequester m
~ **sex character** sekundäres Geschlechtsmerkmal n
~ **spiral lamina** Lamina f spiralis secundaria
~ **suture** Sekundärnaht f, sekundäre Naht f; sekundärer Wundverschluß m
~ **syphilis** Sekundärsyphilis f, sekundäre Syphilis f, Syphilis f [im Stadium] II, Sekundärstadium n der Syphilis
~ **tympanic membrane** Membrana f tympani secundaria
~ **villus** Sekundärzotte f, sekundäre Zotte f
~ **wound closure** sekundärer Wundverschluß m; sekundäre Wundnaht f, Sekundärnaht f
secretagogue sekretionsanregend, sekretionsfördernd
secretagogue [agent] Sekretagogum n, sekretionsanregendes (sekretionsförderndes) Mittel n
secrete/to ausscheiden, absondern, sezernieren
secretin Sekretin n (Zwölffingerdarmhormon)
~ **suppression test** Sekretinsuppressionstest m
secretion 1. Sekretion f, Ausscheidung f, Absonderung f (Vorgang); 2. Sekret n, Ausscheidung f, Absonderung f, Abgesondertes n (aus einer Drüse)
~ **curette** Sekretlöffel m
~ **suction unit** Absaugung f, Absaugvorrichtung f, Absauggerät n
secretogogue s. secretagogue
secretoinhibitory sekretoinhibitorisch, sekretionshemmend
secretomotor sekretomotorisch, sekretionsanregend
secretory sekretorisch, ausscheidend, absondernd, sezernierend
~ **canaliculus** Sekretionskanälchen n
~ **mechanism** Sekretionsmechanismus m
~ **nerve** Sekretionsnerv m
~ **otitis media** Otitis f media serosa
sectio s. section
section/to sezieren, eine Leiche eröffnen (zergliedern), eine Sektion (Leicheneröffnung) durchführen
section 1. Sektion f, Schnitt m, Durchtrennung f; 2. Sektion f, Leicheneröffnung f, Leichenzergliederung f

~ **cutter** Mikrotom n
sectional 1. Schnitt...; 2. Sektions...
~ **radiography** Röntgenschichtdarstellung f, Schichtdarstellung f, Röntgenschichtung f, Schichtaufnahme f, Laminagraphie f
secundigravida Sekundigravida f, Zweitschwangere f
secundines Nachgeburt f, Mutterkuchen m, Fruchtkuchen m, Plazenta f
secundipara Sekundipara f, Zweitgebärende f
secundiparity Zweitgeburt f
secundiparous sekundipar, zweitgebärend
secundum [type] atrial septal defect Vorhofseptumdefekt m vom Secundum-Typ, Sekundum-Defekt m, ASD II
sedate/to sedieren, beruhigen, dämpfen, eine Beruhigung (Dämpfung) bewirken
sedation Sedierung f, Beruhigung f, Dämpfung f
sedative sedativ, beruhigend, dämpfend, einschläfernd; schmerzstillend
sedative [agent] Sedativ[um] n, Beruhigungsmittel n, sedierendes Mittel n
~ **bath** Beruhigungsbad n
sediment Sediment n, Bodensatz m, Niederschlag m
sedimentation Sedimentation f, Sedimentbildung f, Absetzen n, Ablagerung f, Bildung f eines Bodensatzes
~ **rate** Sedimentationsrate f, Absetzgeschwindigkeit f
~ **test** 1. Sedimentationsprobe f; Blutsenkungsreaktion f, BSR; 2. Agglutinationstest m
~ **time** Sedimentationszeit f (der Erythrozyten)
sedimentometer Blutsenkungsröhrchen n
see a physician/to einen Arzt konsultieren (aufsuchen)
segment Segment n, Segmentum n, Abschnitt m
~ **of the rib** Rippensegment n
segmental segmental, segmentförmig; segmentär, aus Segmenten gebildet
~ **anaesthesia** Segmentanästhesie f
~ **atelectasis** Segmentatelektase f, Lungensegmentatelektase f
~ **block** Segmentblockade f
~ **enteritis** Enteritis f regionalis
~ **nerve** Segmentnerv m
~ **neuritis** Segmentneuritis f, Segmentnervenentzündung f
~ **resection** Segmentresektion f, [operative] Segmententfernung f
segmentary s. segmental
segmentation Segmentation f, Segmentierung f, Segmentbildung; Körpergliederung f
~ **cavity** Segmentationshöhle f, Blastozöle f
~ **cell** Segmentationszelle f (s. a. blastomere)
~ **nucleus** Segmentationskern m
segmentectomy Segmentektomie f, Lungensegmentexzision f, Lungensegmentausschneidung f, [operative] Lungensegmententfernung f

segmenting movement Segmentierungsbewegung f (Darm)
segmentum s. segment
segregate/to segregieren, absondern, trennen, abscheiden
seismaesthesia Seismästhesie f, Vibrationssensibilität f, Schwingungsempfindlichkeit f
seismotherapy Seismotherapie f, Vibrationsmassage f
seizure 1. Anfall m, Krankheitsanfall m; 2. Epilepsieanfall m, epileptischer Anfall m, Krampfanfall m
~ **activity** Krampfaktivität f
~ **pattern** Krampfmuster n
sejunction Sejunktion f, Trennung f von Assoziationsprozessen (Psychologie)
Seldinger guide-wire technique Seldinger-Technik f [der Kathetereinführung]
selection Selektion f, Auslese f, Auswahl f
~ **pressure** Selektionsdruck m (Genetik)
selene Lunula f ungius, Nagelmond m
selenosis Selenintoxikation f, Selenvergiftung f
self-analysis Selbstanalyse f, Eigenanalyse f, Autoanalyse f (psychotherapeutische Methode),
~-**digestion** Selbstverdauung f, Eigenverdauung f, Autodigestion f
~-**fermentation** Selbstauflösung f, Eigenauflösung f, Autolyse f
~-**healing epithelioma** Keratoakanthom n
~-**hypnosis** Selbsthypnose f, Eigenhypnose f, Autohypnose f, künstlicher Teilschlaf m
~-**infection** Selbstansteckung f, Eigeninfektion f, Autoinfektion f
~-**injection** s. ~ inoculation
~-**inoculation** Selbstimpfung f, Eigeninokulation f, Autoinokulation f
~-**mutilation** Selbstverstümmelung f
~-**pollution** Selbstbefriedigung f, Masturbation f, Onanie f
~-**retaining catheter** Verweilkatheter m, Dauerkatheter m
~-**retaining laminectomy retractor** Laminektomiewundspreizer m
~-**retaining retractor** Wundspreizer m
~-**retaining soft palatal retractor** selbsthaltender Gaumenretraktor m
~-**suggestibility** Selbstbeeinflußbarkeit f, Autosuggestibilität f
~-**suggestion** Selbstbeeinflussung f, Autosuggestion f
sella Sella f, Sattel m
sellar Sella..., Sattel..., Türkensattel...
~ **region** Sellaregion f
Selye's syndrome Selyesches (allgemeines) Adaptionssyndrom n
semeiology s. symptomatology
semeiotic s. symptomatic
semeiotics s. symptomatology
semen Semen n, Samen m, Sperma n, Liquor m seminis (Zusammensetzungen s. a. unter seminal)

semen

- **~ agglutination** Samenagglutination f
- **semenuria** Seminurie f, Spermaturie f, Samenausscheidung (Spermienausscheidung) f im Urin
- **semicanal** Halbkanal m, Rinne f, Sulcus m, Furche f
- **~ of the auditory tube** Semicanalis m tubae auditivae
- **~ of the tensor tympani muscle** Semicanalis m musculi tensoris tympani
- **semicartilaginous** semikartilaginös
- **semicircular** semizirkulär, halbkreisförmig
- **~ canal (duct)** Canalis (Ductus) m semicircularis, Bogengang m (Innenohr)
- **~ line [of Douglas]** Linea f semicircularis [Douglasi], Linea f arcuata vaginae musculi recti abdominis
- **semicoma** Semikoma n, Halbkoma n
- **semicomatose** semikomatös, halbkomatös
- **semiflexion** Semiflexion f
- **semilateral** semilateral, halbseitig, einseitig
- **semilunar** semilunar, halbmondförmig
- **semilunar** Lunatum n, Os n lunatum, Mondbein n
- **~ cartilage** Faserknorpelring m (z. B. im Kniegelenk) (s. a. meniscus)
- **~ fold** Plica f semilunaris conjunctivae
- **~ ganglion** Ganglion n semilunare (trigeminale)
- **~ hiatus** Hiatus m semilunaris
- **~ line [of Spieghel]** Linea f semilunaris, Semilunarlinie f, Spieghelsche Linie f
- **~ lobule** Lobulus m semilunaris (Kleinhirn)
- **~ plica** Plica f semilunaris
- **~ space** Traubescher Raum m
- **~ valve** Semilunarklappe f, Taschenklappe f
- **semiluxation** Subluxation f
- **semimalignant** semimaligne
- **semimembranosus [muscle]** Musculus m semimembranosus, Plattsehnenmuskel m
- **semimembranous** semimembranös, halbhäutig, zur Hälfte aus Sehne bestehend
- **seminal** Samen…
- **~ canal** Samenkanälchen n, Tubulus m seminiferus
- **~ capsule** Ampulla f ductus deferentis
- **~ carcinoma** s. seminoma
- **~ cell** Samenzelle f, Spermatozyt m, Spermozyt m
- **~ colliculitis** Samenhügelentzündung f, Colliculitis f seminalis
- **~ colliculus** Samenhügel m, Colliculus m seminalis
- **~ cyst** Samenzyste f
- **~ duct** Samenleiter m, Ductus m deferens
- **~ fluid** Samenflüssigkeit f, Liquor m seminis; Semen n, Samen m, Sperma n
- **~ fluid enzyme** Samen[flüssigkeits]enzym n
- **~ gland** Hoden m, Testis m (Zusammensetzungen s. unter testicular)
- **~ hillock** s. ~ colliculus
- **~ vesicle** Samenbläschen n, Bläschendrüse f, Vesicula f seminalis, Glandula f vesiculosa

- **~ vesiculitis** Samenbläschenentzündung f
- **semination** Insemination f, Besamung f
- **seminiferous** seminifer, samentragend, samenführend
- **~ tubule** Samenkanälchen n, Tubulus m seminiferus
- **seminoma** Seminom n, Hodenkarzinom n (bösartige Hodengeschwulst)
- **seminomatous** seminomatös, seminomartig
- **~ testis cancer** s. seminoma
- **seminuria** s. semenuria
- **semiopen anaesthesia** halboffene Narkose f
- **semiotics** s. symptomatology
- **semipermeable membrane** semipermeable Membran f, halbdurchlässige Scheidewand (Wand) f
- **semiplegia** Hemiplegie f, Halbseitenlähmung f
- **semipronation** Semipronation f
- **semisideration** s. semiplegia
- **semisomnous** halbschlafend, Halbschlaf…
- **semisomnus** Halbschlaf m
- **semispinalis** Musculus m semispinalis, Semispinalis m, Halbdornmuskel m
- **~ capitis [muscle]** Musculus m semispinalis capitis
- **~ cervicis [muscle]** Musculus m semispinalis cervicis
- **~ muscle** s. semispinalis
- **~ thoracis [muscle]** Musculus m semispinalis thoracis
- **semisupination** Semisupination f
- **semisynthetic penicillin** semisynthetisches (halbsynthetisches) Penizillin n
- **semitendinosus [muscle]** Musculus m semitendinosus, Semitendinosus m, Halbsehnenmuskel m
- **semitendinous** semitendinös, halbsehnig
- **semitubular plate** Halbrohrplatte f
- **send for the doctor/to** nach dem Arzt (Doktor) rufen, einen Arzt bestellen
- **senectitude** Senium n, Greisenalter n
- **senescence** 1. Seneszenz f, Altwerden n, Altern n; 2. Seneszenz f, Altersschwäche f
- **senescent** 1. alternd; 2. altersschwach
- **Sengstaken-Blakemore tube, ~ oesophageal tube** Sengstaken-[Blakemore-]Sonde f
- **senile** 1. senil, alt, altersschwach, greisenhaft; 2. altersschwachsinnig
- **~ agrypnia** Altersschlaflosigkeit f
- **~ arch** Alters[trübungs]ring m [der Augenhornhaut], Arcus m senilis
- **~ arteriosclerosis** senile Arteriosklerose f, Altersarteriosklerose f, Mediaverkalkung f der Arterien
- **~ atrophy** Altersatrophie f
- **~ cataract** Alterskatarakt f, Altersstar m, Cataracta f senilis
- **~ chorea** Chorea f senilis
- **~ dementia** senile (arteriosklerotische) Demenz f, Altersschwachsinn m, Altersblödsinn m
- **~ ectropion** Altersektropion n
- **~ emphysema** Altersemphysem n

~ **entropion** Altersentropion *n*
~ **gangrene** senile (arteriosklerotische) Gangrän *f*, Altersbrand *m*
~ **insanity** *s*. ~ psychosis
~ **involution** senile Involution *f*, Altersinvolution *f*, Altersrückbildung *f*
~ **miosis** Altersmiose *f*
~ **osteomalacia** senile Osteomalazie (Knochenerweichung) *f*
~ **osteoporosis** senile Osteoporose *f*, Altersosteoporose *f*
~ **pruritus** Altersjucken *n*, Pruritus *m* senilis
~ **psychosis** senile Psychose *f*, Alterspsychose *f*
~ **purpura** Alterspurpura *f*, Purpura *f* senilis
~ **retinoschisis** senile Retinoschisis *f*
~ **scleromalacia** senile Skleromalazie *f*
~ **tremor** seniler Tremor *m*, Alterszittern *n*
~ **wart** Alterswarze *f*, Greisenwarze *f*, Verruca *f* senilis (seborrhoica)
senilism Senilismus *m*, vorzeitiges Altern *n*; verfrühtes Greisenalter *n*
senility Senilität *f*, Greisenhaftigkeit *f*, Altersschwäche *f*, Altersgebrechlichkeit *f*
senium Senium *n*, Greisenalter *n*
senopia Alterssichtigkeit *f*
sensation Sensation *f*, Sinnesempfindung *f*
sensational Empfindungs…, Gefühls…
sense Sinn *m*, Sensus *m*, Empfindungsfähigkeit *f*, Empfindungsvermögen *n* (Zusammensetzungen *s. a. unter* sensory)
~ **of touch** Tastsinn *m*, Berührungssinn *m*
~ **organ** Sinnesorgan *n*, Sinneswerkzeug *n*
sensibility Sensibilität *f*, Empfindlichkeit *f*; Empfindsamkeit *f*, Feinfühligkeit *f*
sensibilization Sensibilisierung *f*
sensible 1. sensibel, [reiz]empfindlich, reizaufnehmend; sensitiv; 2. sensibel, empfindlich, feinfühlig
~ **perspiration** Perspiratio *f* sensibilis, Transpiration *f*, Wasserdampfabgabe *f* von der Haut
sensitation *s*. sensitization
sensitive sensitiv, [über]empfindlich; leicht reizbar
sensitivity Überempfindlichkeit *f*; leichte Reizbarkeit *f*
sensitization Sensibilisierung *f*
sensitize/to sensibilisieren, empfindlich machen
sensitizer Sensibilisator *m*, sensibilisierender (empfindlichmachender) Stoff *m*
sensomotor *s*. sensorimotor
sensoparalysis sensorische Lähmung *f*, Empfindungslosigkeit *f*
sensorial *s*. sensory
sensorimotor sensorimotorisch
sensorineural sensorineural, Sinnesnerv[en]…
sensorium 1. sensorisches Nervenzentrum *n*; 2. Sensorium *n*, Sinnesapparat *m*; 3. Sensorium *n*, Bewußtsein *n*
sensory sensorisch, sensoriell, Sinnes…
~ **agraphia** sensorische Agraphie *f*

~ **amusia** sensorische Amusie *f*, Tontaubheit *f*
~ **aphasia** sensorische Aphasie *f*
~ **apraxia** sensorische Apraxie *f*
~ **area** Sinneszentrum *n*, Rindenzentrum *n*
~ **cell** Sinneszelle *f*
~ **cell layer** Sinneszell[en]schicht *f*
~ **cortex** *s*. ~ area
~ **decussation** Schleifenkreuzung *f*, Decussatio *f* lemniscorum
~ **disturbance** Sinnesstörung *f*
~ **epithelial cell** Sinnesepithelzelle *f*
~ **epithelium** Sinnesepithel *n*
~ **loss** Sensibilitätsverlust *m*
~ **nerve** Sinnesnerv *m*, afferenter Nerv *m*
~ **nerve cell** Sinnesnervenzelle *f*
~ **neuron** Sinnesneuron *n*
~ **organ** Sinnesorgan *n*
~ **root** sensorische Wurzel (Nervenwurzel) *f*, Radix *f* posterior
~ **tract** Sinnes[nerven]bahn *f*
sensual sensuell, Sinnes…; sinnlich wahrnehmbar
sensus *s*. sense
sentiment Sentiment *n*, Gefühl *n*, Empfindung *f*
separable minimum *s*. minimal separable acuity
separation of the retina Netzhautlösung *f*, Ablatio *f* retinae
separator Separator *m*; Periostelevatorium *n*, Knochenhaut[ab]heber *m*
sepsis Sepsis *f*, Blutvergiftung *f*, Blutfäulnis *f* (*s. a.* septicaemia)
septaemia *s*. septicaemia
septal Septum…, Scheidewand… (Zusammensetzung *s. a. unter* septum)
~ **cartilage [of the nose]** Nasenscheidewandknorpel *m*, Cartilago *f* septi nasi
~ **cell** Herzfehlerzelle *f*
~ **cusp** septales Segel *n*, Cuspis *f* septalis
~ **cusp of the right atrioventricular valve** Cuspis *f* septalis valvae atrioventricularis dextrae, Cuspis *f* medialis valvulae tricuspidalis
~ **cyst** Septumzyste *f*
~ **deviation** Septumdeviation *f*, Nasenscheidewanddeviation *f*
~ **leaflet** *s*. ~ cusp
~ **lines** Kerley-Linien *fpl*
~ **papillary muscle** septaler Papillarmuskel *m*, Musculus *m* papillaris septalis
~ **perforation** Septumperforation *f*
~ **resection** Septumresektion *f*, [operative] Septumentfernung *f*
~ **tricuspid leaflet** *s*. ~ cusp of the right atrioventricular valve
septate septiert, gefächert, mit Querwänden versehen
~ **uterus** Uterus *m* septus duplex
septation 1. Septierung *f*, Septumbildung *f*, Scheidewandabtrennung *f*; 2. Septum *n*, Scheidewand *f*
septectomy Septektomie *f*, Septumresektion *f*, [operative] Nasenscheidewandentfernung *f*

septic

septic septisch, keimhaltig; fäulniserregend; Sepsis...
septicaemia Septik[h]ämie f, Septhämie f, septisches Fieber n; nichtmetastasierende Sepsis f, Blutvergiftung f
septicaemic septikämisch, Sepsis..., Blutvergiftungs...
~ **plague** Pestis f siderans
~ **shock** septischer Schock m
septicophlebitis Septikophlebitis f, septische Venenentzündung f
septicopyaemia Septikopyämie f, metastasierende Sepsis f
septicopyaemic septikopyämisch
septigravida Septigravida f, zum siebenten Mal schwangere Frau f
septimetritis septische Metritis (Gebärmutterentzündung) f
septomarginal septomarginal, Septumrand...
septometer Septometer n, Nasenseptum[dikken]messer m
septonasal Nasenscheidewand...
septoplasty Septumplastik f, Nasenscheidewandrekonstruktion f
septorhinoplasty s. septoplasty
septotome Septotom n, Nasenscheidewandmesser n
septotomy Septotomie f, Nasenseptumschnitt m, [operative] Nasenscheidewanddurchtrennung f
septulum Septulum n, kleine Scheidewand f
septum Septum n, Scheidewand f (Zusammensetzungen s. a. unter septal)
~ **chisel** Septum[flach]meißel m
~ **gouge** Septumhohlmeißel m
~ **of the glans penis** Septum n glandis penis
~ **of the musculotuberal canal** Septum n canalis musculotubarii
~ **of the ventricles of the heart** Septum n ventriculorum (interventriculare), Herzkammerscheidewand f
~ **swivel knife** Septumschwingmesser n
~ **syringe** Septumspritze f
sequela, sequence Folgeerscheinung f (z. B. einer Krankheit), Folgezustand m
sequester/to 1. sequestrieren, einen Sequester bilden; 2. sequestrieren, abtrennen, isolieren
sequestral Sequester...
sequestration 1. Sequestration f, Sequestrierung f, Sequesterbildung f, Abstoßung f eines toten (demarkierten) Organteils; 2. Sequestration f, Absonderung f, Isolierung f (von Infektionskranken)
sequestrectomy Sequestrektomie f, [operative] Sequesterentfernung f, Sequesterausräumung f
sequestrotomy Sequestrotomie f, Sequesterfreilegung f, Totenladeneröffnung f
sequestrum Sequester m, abgestorbenes (sequestriertes) Knochenstück n; abgestorbenes Organstück n
~ **forceps** Sequesterzange f

seralbumin Serumalbumin n
serial arteriography Serienarteriographie f
~ **roentgenography** Röntgenseriendarstellung f
~ **sections** Serienschnitte mpl (Histologie)
serine Serin n, 2-Amino-3-hydroxypropionsäure f
sero-albuminous seroalbuminös
sero-albuminuria Serumalbuminurie f, Serumalbuminausscheidung f im Urin
serochrome Serochrom n, Serumfarbstoff m
seroconversion Serokonversion f
seroculture Serokultur f, Blutserumkultur f
serocystic serozystisch
~ **sarcoma** Cystosarcoma n phylloides
serodermatitis, serodermatosis Serodermatose f, Hautkrankheit f mit seröser Exsudation
serodiagnosis Serodiagnose f, Serumdiagnose f
serodiagnostic serodiagnostisch
serodiagnostics Serodiagnostik f
serofibrinous serofibrinös, Serum-Fibrin-...
~ **pericarditis** Pericarditis f serofibrinosa
~ **pleurisy** Pleuritis f serofibrinosa
serofibrous serofibrös
seroflocculation Seroflokkulation f, Serumausflockung f
serogastrin Serumgastrin n
~ **level** Serumgastrinspiegel m
seroglobulin Serumglobulin n
serogroup Serogruppe f, Serumgruppe f
serogrouping Serumgruppeneinteilung f
sero-immunity Serumimmunität f, passive Immunität f
serolipase Serumlipase f
serologic serologisch
~ **test** serologischer Test m (z. B. auf Syphilis)
serologist Serologe f, Spezialist m für Serologie
serology Serologie f (Lehre von den Eigenschaften des Blutserums)
serolysin Serolysin n
seroma Serom n, Blutwassergeschwulst f
seromembranous seromembranös
seromucinous seromuzinös
seromucoid, seromucous seromukös
seromuscular seromuskulär
seronegative seronegativ (Seroreaktion)
seropneumothorax Seropneumothorax m, Pneumothorax m mit serösem Erguß
seropositive seropositiv (Seroreaktion)
seroprevention s. seroprophylaxis
seroprophylaxis Seroprophylaxe f, Serumschutzimpfung f, prophylaktische Serumbehandlung f
seropurulent seropurulent, eitrig-serös
seroreaction Seroreaktion f, Serumreaktion f
seroresistance Seroresistenz f
seroresistant seroresistent; Wassermann-beständig (bei Syphilis)

serosa Serosa f, Tunica f serosa, seröse Haut f
serosal layer Serosaschicht f
serosanguineous serosanguinös, serös-blutig, blutig-serös
seroserous seroserös
serositis Serositis f, Entzündung f seröser Häute
serosynovial serosynovial
serosynovitis Serosynovitis f, seröse Synovitis f
serotherapeutic serotherapeutisch, Serumtherapie...
serotherapy Serotherapie f, Serumtherapie f, Serumbehandlung f
serothorax Serothorax m, Serumansammlung f im Brustkorb
serotonin Serotonin n, Enteramin n, 5-Hydroxytryptamin n (Katecholamin)
serotoxin Serotoxin n, Anaphylatoxin n, Anaphylaxiegift n
serotype Serotyp m (z. B. Bakterien)
serous 1. serös, serumähnlich, serumartig, Serum...; 2. serös, Serum bildend; serumabsondernd; 3. serumhaltig
~ **angina** 1. akute Rachenentzündung f, akuter Rachenkatarrh m, Pharyngitis f acuta; 2. Kehlkopfödem n, Glottisödem n
~ **circumscribed meningitis** Arachnoiditis f serosa adhaesiva circumscripta [cystica]
~ **cystadenocarcinoma** seröses Zystadenokarzinom n
~ **cystadenoma (cystoma)** seröses Zystadenom (Kystom) f
~ **exudate** seröses Exsudat n
~ **fluid** 1. seröse Flüssigkeit f; 2. Lymphe f, Lymphflüssigkeit f
~ **gland** seröse Drüse f, Glandula f serosa
~ **infiltration** seröses Infiltrat n
~ **inflammation** seröse (exsudative) Entzündung f
~ **layer** Serosaschicht f
~ **lining** Serosaauskleidung f
~ **membrane** s. serosa
~ **pericardium** Pericardium n serosum
~ **pleurisy** Pleuritis f serosa
serovaccination Serovakzination f, aktive Impfung f und Serumbehandlung f, aktive und passive Immunisierung f
serozymogenic serozymogen
serpiginous serpiginös, sich ausbreitend, sich [bogenförmig] ausdehnend; kriechend
~ **angioma** Angioma n serpiginosum
~ **psoriasis** Psoriasis f serpiginosa, Schlangenlinienpsoriasis f, schlangenlinienförmige Schuppenflechte f
~ **ulcer of the cornea** Ulcus n serpens [corneae]
serpigo Serpigo f, kriechende Flechte (Hautflechte) f
serrated gezähnt, sägeartig
~ **suture** Sutura f serrata
serratus Musculus m serratus, Sägemuskel m

~ **anterior muscle** Musculus m serratus anterior, vorderer (seitlicher) Sägemuskel m
~ **magnus [muscle]** s. ~ anterior muscle
~ **muscle** s. serratus
~ **posterior inferior muscle** Musculus m serratus posterior inferior, hinterer unterer Sägemuskel m
~ **posterior superior muscle** Musculus m serratus posterior superior, hinterer oberer Sägemuskel m
Sertoli cell tumour Sertolizell[en]geschwulst f
~ **cells** Sertolische Zellen (Stützzellen) fpl, Fußzellen fpl
serum Serum n, Blutserum n
~ **accelerator factor** Prokonvertin n, Konvertin n, Blutgerinnungsfaktor VII m
~ **accelerator globulin** Akzeleratorglobulin n, Proakzelerin n, Blutgerinnungsfaktor V m
~ **accident** Serumzwischenfall m
~ **acid phosphatase** saure Serumphosphatase f
~ **albumin** Serumalbumin n, Albumin n des Blutserums
~ **albumin level** Serumalbuminspiegel m
~ **amylase** Serumamylase f
~ **amylase level** Serumamylasespiegel m
~ **bilirubin** Serumbilirubin n
~ **complement fixation reaction** Serum-Komplement-Fixationsreaktion f
~ **complement fixation titer** Serum-Komplement-Fixationstiter m
~ **concentration** Serumkonzentration f
~ **creatinine concentration** Serumkreatininkonzentration f
~ **electrolyte** Serumelektrolyt m
~ **electrolyte level** Serumelektrolytspiegel m
~ **electrophoresis** Serumelektrophorese f
~ **enzyme** Serumenzym n
~ **ferritin** Serumferritin n
~ **globulin** Serumglobulin n, Globulin n des Blutserums
~ **glutamic oxaloacetic transaminase** Serum-Glutamat-Oxalazetat-Transaminase f, SGOT
~ **glutamic pyruvic transaminase** Serum-Glutamat-Pyruvat-Transaminase f, SGPT
~ **gonadotropin** Serumgonadotropin n
~ **hepatitis** Serumhepatitis f, homologer Serumikterus m
~-**hepatitis antigen** Serumhepatitis-Antigen n
~-**hepatitis virus** Serumhepatitis-Virus n, SH-Virus n
~ **immunoglobulin** Serumimmunoglobulin n
~ **immunoglobulin concentration** Serumimmunoglobulinkonzentration f
~ **injection** Seruminjektion f
~ **level** Serumspiegel m
~ **lipase** Serumlipase f (Enzym)
~ **lipid level** Serumlipidspiegel m
~ **neuritis** Serumneuritis f
~ **neutralization test** Serum-Neutralisationstest m
~ **paralysis** Serumparalyse f

serum

~ **prophylaxis** s. seroprophylaxis
~ **protein** Serumprotein n, Serumeiweiß n
~ **prothrombin conversion factor** s. ~ accelerator factor
~ **rash** Serumausschlag m
~ **reaction** Serumreaktion f, Seroreaktion f
~ **sample** Serumprobe f
~ **shock** Serumschock m
~ **sickness** Serumkrankheit f
~ **urticaria** Serumurtikaria f
serumal Serum…
sesamoid sesamoid, sesamartig, Sesam…
~ **bone** Os n sesamoideum, Sesambein n, Sehnenknöchelchen n
~ **cartilage** Cartilago f sesamoidea
sesamoiditis Sesamoiditis f, Sesambeinentzündung f
sessile sessil, festsitzend, festhaftend, festgewachsen
set of post mortem instruments Sezierbesteck n, Sektionsbesteck n, Obduktionsbesteck n
setting-sun phenomenon Sonnenuntergangsphänomen n
seven-day fever Siebentage-Fieber n (s. a. dengue)
~-**year itch** Skabies f, Krätze f
seventh cervical vertebra Vertebra f prominens, VII. Halswirbel m
~ **cranial nerve** VII. Hirnnerv m, Nervus m facialis, Fazialis m, Gesichtsnerv m
~ **nerve paralysis** Fazialisparalyse f, Gesichtsnervlähmung f
Sever's disease Seversche Krankheit f, Kalkaneusapophysitis f
sewing spasm Ermüdungsspasmus m, Ermüdungskrampf m
sex Sex[us] m, Geschlecht n (Zusammensetzungen s. a. unter sexual)
~ **character** Geschlechtsmerkmal n
~ **chromatin** Geschlechtschromatin n, Sexchromatin n
~ **chromosome** Geschlechtschromosom n, Sexchromosom n
~ **chromosome aberration** Geschlechtschromosomenaberration f
~ **determination** Geschlechtsbestimmung f, Sexdetermination f
~-**determining** geschlechtsbestimmend (Chromosom)
~ **difference** Geschlechtsunterschied m
~ **differentiation** Geschlechtsdifferenzierung f, Geschlechtsausbildung f
~ **factor** Fertilitätsfaktor m
~ **hormone** Sexualhormon n, Geschlechtshormon n
~ **hygiene** Sexualhygiene f
~ **infantilism** sexueller Infantilismus m
~-**limited**, ~-**linked** geschlechtsgebunden (z. B. Erbkrankheiten)
~ **organ** Geschlechtsorgan n, Sexualorgan n
~ **preference** Geschlechtsbevorzugung f
sexidigital sechsfingrig

sexologic Sexualogie…, Sexuallehre…
sexology Sexualogie f, Sexuallehre f
sextigravida Sextigravida f, Sechstschwangere f, zum sechsten Mal schwangere Frau f
sextipara Sextipara f, Sechstgebärende f
sextuplet Sechsling m
sexual sexuell, sexual, geschlechtlich, Geschlechts… (Zusammensetzungen s. a. unter sex)
~ **act** Sexualakt m, Geschlechtsakt m, Geschlechtsverkehr m, Koitus m
~ **ambiguity** Geschlechtsambiguität f, Doppelgeschlechtlichkeit f
~ **anaesthesia** Anaphrodisie f, [krankhaft] verminderter Geschlechtstrieb m, Geschlechtstriebverminderung f
~ **behaviour** Sexualverhalten n
~ **cell** Geschlechtszelle f
~ **cycle** Sexualzyklus m
~ **development** Sexualentwicklung f
~ **deviation** sexuelle Perversion f, geschlechtliche Abwegigkeit (Abnormität) f
~ **dysfunction** Sexualdysfunktion f, Sexual[funktions]störung f
~ **education** Sexualerziehung f
~ **fold** Genitalfalte f
~ **generation** geschlechtliche Fortpflanzung f
~ **glands** Geschlechtsdrüsen fpl, Gonaden fpl
~ **instinct** Geschlechtstrieb m
~ **intercourse** s. ~ act
~ **inversion** 1. Transvestismus m; 2. Homosexualität f
~ **maturity** Geschlechtsreife f, Sexualreife f
~ **neurosis** Sexualneurose f
~ **precocity** sexuelle Frühreife f
~ **psychopathy** sexuelle Psychopathie f, Psychopathia f sexualis
~ **reflex** Sexualreflex m, Genitalreflex m
sexuality Sexualität f, Geschlechtlichkeit f; Geschlechtsleben n
SGOT s. serum glutamic oxaloacetic transaminase
SGPT s. serum glutamic pyruvic transaminase
SH virus s. serum-hepatitis virus
shabby pulse fadenförmiger Puls m
shadow [cell] Erythrozytenschatten m
~ **of aneurysm** Aneurysmaschatten m (Radiologie)
~ **test** Schattenprobe f (s. a. skiascopy)
shaft Schaft m, Diaphyse f, Knochenschaft m
~ **of the femur** Corpus n femoris, Femurschaft m
~ **of the fibula** Corpus n fibulae, Fibulaschaft m
~ **of the humerus** Corpus n humeri, Humerusschaft m
~ **of the metacarpal bone** Corpus n ossis metacarpalis
~ **of the metatarsal bone** Corpus n ossis metatarsalis
~ **of the penis** Corpus n penis, Penisschaft m, Gliedkörper m
~ **of the radius** Corpus n radii, Speichenkörper m, Speichenschaft m

588

~ **of the tibia** Corpus *n* tibiae, Wadenbeinschaft *m*
~ **of the ulna** Corpus *n* ulnae
shaggy heart Cor *n* villosum (hirsutum), Zottenherz *n*
shaking chill Schüttelfrost *m*
~ **palsy (paralysis)** Schüttellähmung *f*, Paralysis *f* agitans *(s. a.* parkinsonism)
sham feeding Scheinfütterung *f*
shank Unterschenkel *m*; Schienbein *n*, Tibia *f*
sharp dissection scharfe Dissektion (Durchtrennung) *f*
~ **pulse** schnellender Puls *m*, Pulsus *m* celer
~ **retractor** gezahnter Retraktor *m*
Shaver's disease Shaversche Krankheit *f*, Shaver-Syndrom *n*, Korundschmelzerlunge[nerkrankung] *f*
shear fracture Scherfraktur *f*
sheath 1. Scheide *f*, Hülle *f*, Kapsel *f*; Nervenscheide *f*; Gefäßscheide *f*; Muskelscheide *f*; 2. Kondom *n*, Präservativ *n*
~ **of Henle** Endoneurium *n*, Endoneuralscheide *f*
~ **of Schwann** Schwannsche Scheide *f*, Neurilemm *n*; Schwannsche Zellen *fpl*, Neurilemmzellen *fpl*
~ **of the optic nerve** Sehnervenscheide *f*
~ **of the rectus abdominis [muscle]** Vagina *f* musculi recti abdominis, Rektusscheide *f*
shedding Milchzahnausfall *m*
Sheehan's syndrome Sheehan-Syndrom *n*, postpartale Hypophysennekrose *f*, Hypophysenvorderlappeninsuffizienz *f* nach der Geburt
sheep blood agar Schafblutagar *m(n)*
~ **cell agglutinin** Schafzellenagglutinin *n*
~ **pox** Schafpocken *pl*, Schafblattern *pl*, Varizellen *fpl*
shell injury Geschoß[splitter]verletzung *f*, Granatsplitterwunde *f*
~-**shock** 1. Explosionstrauma *n*, Explosionsschock *m*; 2. Kriegsneurose *f*, Psychopathia *f* martialis
~ **wound** *s.* shell injury
sheltered workshop geschützte Werkstatt *f*, geschützter Arbeitsplatz *m*
shift to the left Linksverschiebung *f (weißes Blutbild)*
~ **to the right** Rechtsverschiebung *f (weißes Blutbild)*
shifting of tissue Gewebeverschiebung *f*
Shiga bacillus Shiga-Kruse-Bazillus *m*, Dysenteriebazillus *m*
shigellosis Shigellose *f*, Bakterienruhr *f*, [bakterielle] Dysenterie *f*, Ruhr *f*
shin Schienbein[vorder]kante *f*, Crista *f* anterior tibiae
shinbone Schienbein *n*, Tibia *f*
~ **fever** *s.* trench fever
shingles Gürtelrose *f*, Zoster *m*, Herpes *m* zoster
ship fever *s.* epidemic typhus

ship's surgeon Schiffsarzt *m*
shirt-stud abscess Kragenknopfpanaritium *n*, Knopflochabszeß *m*
shiver Zittern *n*; Frösteln *n*
shivering-fit *s.* shivers
~ **reflex** Schüttelreflex *m*
shivers Fieberschauer *m*; Schüttelfrost *m*
shock 1. Schock *m*, Kreislaufzusammenbruch *m*, Kreislaufversagen *n*; 2. Schock *m*, psychisches (emotionales) Trauma *n*
~ **kidney** Schockniere *f*
~ **lung** Schocklunge *f*; posttraumatische Lungeninsuffizienz *f*
~ **organ** Schockorgan *n*
~ **therapy (treatment)** Schocktherapie *f*, Schockbehandlung *f*
shocklike schockartig
shooting pains einschießende Schmerzen *mpl*
shop typhus endemisches (murines) Fleckfieber *n*
short bone Os *n* breve, kurzer Knochen *m*
~-**bowel syndrome** Syndrom *n* des kurzen Darms *(nach Darmresektion)*
~ **ciliary nerves** Nervi *mpl* ciliares breves
~ **circuit** Kurzschlußanastomose *f*, Umgehungsanastomose *f*
~-**circuiting operation** Kurzschlußoperation *f*, Umgehungsoperation *f (z. B. am Darm)*
~ **crus of the incus** Crus *n* breve incudis, kurzer Amboßschenkel *m*
~ **dorsal sacroiliac ligament** Ligamentum *n* sacroiliacum posterius breve
~ **gastric artery** Arteria *f* gastrica brevis, kurze Magenarterie *f*
~ **gastric vein** Vena *f* gastrica brevis, kurze Magenvene *f*
~-**gut syndrome** *s.* ~-bowel syndrome
~ **head of the biceps muscle of the arm** Caput *n* breve musculi bicipitis brachii
~ **head of the biceps muscle of the leg** Caput *n* breve musculi bicipitis femoris
~ **levatores costarum muscles** Musculi *mpl* levatores costarum breves, kurze Querfortsatzrippenmuskeln *mpl*
~ **posterior ciliary artery** Arteria *f* ciliaris posterior breve
~ **process of the malleus** Processus *m* lateralis (brevis) mallei, kurzer (seitwärts gerichteter) Hammerfortsatz *m*
~ **saphenous nerve** *s.* sural nerve
~ **saphenous vein** *s.* small saphenous vein
~ **sight** Kurzsichtigkeit *f*, Myopie *f*
~-**sighted** kurzsichtig, myop
~-**term memory** Kurzzeitgedächtnis *n*
~ **vinculum** Vinculum *n* breve, kurze Fessel *f*
~-**wave diathermy** Kurzwellendiathermie *f*; Kurzwelle *f*, Diathermie *f*, Thermopenetration *f*, Transthermie *f*, Wärmedurchdringung *f*
shotgun injury Schußverletzung *f*
shotted suture Bleiplattennaht *f*
shoulder Schulter *f*

shoulder

- ~ **blade** Schulterblatt n, Skapula f *(Zusammensetzungen s. unter scapula, scapular)*
- ~ **girdle** Schultergürtel m, Cingulum n membri superioris
- ~-**girdle syndrome** Schultergürtelsyndrom n
- ~-**girdle trauma** Schultergürteltrauma n
- ~-**hand syndrome** Schulter-Arm-Syndrom n
- ~ **joint** Schultergelenk n, Articulatio f humeri
- ~ **muscular fatigue** Schultermuskelermüdung f
- ~-**neck syndrome** Schulter-Hals-Syndrom n
- ~ **pain** Schulterschmerz m
- ~ **presentation** Schultervorfall m *(bei der Geburt)*
- ~ **support** Schulterstütze f *(Operationslagerung)*

show Zeichnen n *(Blutabgang vor der Geburt)*
Shrapnell's membrane Shrapnellsche Membran f, Pars f flaccida membranae tympani
shreds Schleimfäden mpl *(z. B. im Urin)*
shrunken kidney Schrumpfniere f
shudder/to schaudern, beben, zittern
shunt/to shunten, übertreten *(z. B. Blut von einer Herzkammer in die andere bei Herzfehler)*
shunt Shunt m, Nebenschluß m, Nebenweg m, Seitenverbindung f, Kurzschlußverbindung f
- ~ **hyperbilirubinaemia** Shunt-Hyperbilirubinämie f
- ~ **reversal** Shunt-Umkehr f *(bei Herzfehlern)*

shunting of blood Blut-Shunten n
Shwartzman phenomenon (reaction) Shwartzman-Sanarellisches Phänomen n, Sanarelli-Shwartzman-Phänomen n
Shy-Drager syndrome orthotisches Syndrom n, orthostatischer Symptomenkomplex m
siagonagra Siagonagra f, Maxillarschmerz m, Oberkieferschmerz m
sialadenitis Sialadenitis f, Speicheldrüsenentzündung f
sialadenography s. sialography
sialadenoncus Speicheldrüsengeschwulst f, Speicheldrüsentumor m, Sialom n
sialagogic sialagogisch, speicheltreibend, den Speichelfluß erregend
sialagogue [agent] Sialagogum n, speicheltreibendes (speichelflußerregendes) Mittel n
sialaporia Sialaporie f, Speichelmangel m
sialectasia Sialektasie f, Speicheldrüsenvergrößerung f, Speicheldrüsen[an]schwellung f
sialemesis Sialemesis f, Speichelerbrechen n
sialic, sialine sialisch, speichelartig, speichelähnlich, Speichel...
sialithotomy Sialolithotomie f, Speichelsteinschnitt m, [operative] Speichelsteinentfernung f
sialitis s. 1. sialoangitis; 2. sialadenitis
sialoadenectomy Sialoadenektomie f, Speicheldrüsenexstirpation f, [operative] Speicheldrüsenentfernung f
sialoadenitis s. sialadenitis
sialoadenotomy Sialoadenotomie f, Speicheldrüseninzision f, Speicheldrüsen[ein]schnitt m

sialoaerophagy Sialoaerophagie f, Speichel- und Luftschlucken n
sialoangiectasis Sialoangiektasie f, Speichel[ausführungs]gangerweiterung f, Speicheldrüsengangerweiterung f
sialoangiography s. sialography
sialoangitis Sialoangiitis f, Speichelgangentzündung f
sialodochitis s. sialoangitis
sialodocholithiasis Sialodocholithiasis f, Speichelgangsteinleiden n
sialodochoplasty Sialodochoplastik f, Speichelgangplastik f, Speichelgangrekonstruktion f
sialogastrone Sialogastron n
sialogenous sialogen, speichelerzeugend, speichelbildend
sialogogic s. sialagogic
sialogogue s. sialagogue [agent]
sialogram Sialogramm n, Speicheldrüsenröntgen[kontrast]bild n
sialography S ialographie f, Speicheldrüsenröntgen[kontrast]darstellung f
sialoid speichelartig, speichelähnlich
sialolith Sialolith m, Speichelstein m
sialolithiasis Sialolithiasis f, Speichelsteinkrankheit f, Speichelsteinerkrankung f, Speichelsteinleiden n
sialolithotomy Sialolithotomie f, Speichelsteinschnitt m, [operative] Speichelsteinentfernung f
sialology Sialologie f, Speichelkunde f
sialomucin Sialomuzin n
sialon Saliva f, Speichel m *(Zusammensetzungen s. unter salivary)*
sialoporia Sialoporie f, Speichelmangel m
sialoprotein Sialoprotein n
sialorrh[o]ea s. salivation
sialoschesis Sialoschesis f, Speichelverhaltung f, Speichelhemmung f
sialosemeiology Speicheldiagnostik f
sialosis s. salivation
sialostenosis Sialostenose f, Speichelgangstriktur f, Speichelgangvereng[er]ung f
sialosyrinx 1. Speichelfistel f; 2. Speichelgangdrain m, Speichelgangdrainage f; 3. Speichelgangspritze f, Spritze f zur Speichelgangspülung
Siamese twins siamesische Zwillinge mpl
Siberian pest s. anthrax
- ~ **liver fluke** Opisthorchis m felineus
- ~ **tick typhus** asiatisches Zeckenbißfieber n *(durch Rickettsia sibirica)*

sibling Geschwister n
siccative [aus]trocknend
sicchasia Nausea f, Übelkeit f, Brechreiz m, Brechneigung f
sick 1. krank, nicht gesund, morbid; 2. übel
- ~ **bay** 1. Schiffshospital n; 2. Krankenrevier n
- ~ **headache** Migräne f

sicklaemia s. sickle-cell anaemia
sickle cell Sichelzelle f, sichelförmiger Erythrozyt m, Drepanozyt m, Meniskozyt m

590

sigmoidovesical

~-**cell anaemia** Sichelzellenanämie f, Drepanozytose f, Drepanozytenanämie f, drepanozytäre Anämie f, Hämoglobin-S-Krankheit f
~-**cell crisis** Sichelzellenkrise f
~-**cell disease** s. ~ -cell anaemia
~-**cell haemoglobin** Sichelzellenhämoglobin n, Hämoglobin S n, Hb S
~-**cell haemoglobin disease** s. ~-cell anaemia
~-**cell retinopathy** Sichelzellenretinopathie f
~-**cell trait** Sichelzellenanämiemerkmal n; Sichelzellenhämoglobinmerkmalsträger m
~-**celled anaemia** s. ~-cell anaemia
~ **haemoglobinopathy** s. ~-cell anaemia
sickled erythrocyte s. sickle cell
sicklemia s. sickle-cell anaemia
sickness Krankheit f, Erkrankung f, Morbus m
~ **rate** Erkrankungsrate f
side effect Nebenwirkung f (z. B. von Medikamenten)
~ **reaction** Nebenreaktion f
~-**to-side-syndrome** Blindsacksyndrom n (nach Darmanastomosenoperation)
sideration zerebrovaskulärer Insult m, Hirnschlag m
sideroblast Sideroblast m (Erythrozytenvorstufe)
sideroblastic anaemia Sideroblastenanämie f
siderocyte Siderozyt m
siderocytosis Siderozytose f, Siderozytenvermehrung f im Blut
sideroderma Siderodermie f, Eisenablagerung f in der Haut
siderodromophobia Siderodromophobie f (Angst vor dem Eisenbahnfahren)
siderofibrosis Siderofibrose f
sideropenia Sideropenie f, Eisenmangel m
sideropenic sideropenisch, Eisenmangel...
~ **dysphagia** sideropenische Dysphagie f, Plummer-Vinson-Syndrom n
siderophage Siderophag[e] m, eisenspeichernde Zelle f
siderophil[e] siderophil, eisenfreundlich
siderophil[e] Siderophile f, eisenfreundliche Zelle f
siderophilia Siderophilie f
siderophilin Siderophilin n, Transferrin n, Eisen-Transporteiweiß n
siderosilicosis Siderosilikose f
siderosis 1. Siderose f, Eisenablagerung f [im Gewebe]; 2. Siderosis f pulmonum, Pneumoconiosis f siderotica, Eisenstaublunge[nerkrankung] f, Feilenhauerlunge f
~ **of the eye** Siderosis f bulbi, Verrostung f des Augapfels
siderotic siderotisch, Siderose...
~ **splenogranulomatosis** Splenogranulomatosis f siderotica
siderous eisenhaltig, Eisen...
sight-testing Sehprüfung f, Sehprobe f, Sehtest m, Visusuntersuchung f
~-**testing chart** Sehprobentafel f
~-**testing optician** brillenbestimmender Optiker m

sighting test s. sight-testing
sigma s. sigmoid colon
sigmatism 1. Lispeln n, Sigmatismus m; 2. Sigmatismus m, Sigmazismus m, häufiger Gebrauch m des S-Lautes
sigmoid 1. sigmaartig, sigmaförmig, sigmaähnlich; 2. Colon-sigmoideum-..., Sigmoid...
sigmoid s. ~ colon
~ **anastomosis clamp** Rektum-Anastomosenklemme f
~ **area** Sigmabereich m
~ **artery** Grimmdarmarterie f, Arteria f sigmoidea
~ **cancer (carcinoma)** Sigmakrebs m, Sigmakarzinom n
~ **colon** Sigma n, Sigmoid n, Colon n sigmoideum (S-förmiger Dickdarmabschnitt)
~ **colon resection** Colon-sigmoideum-Resektion f
~ **colostomy** s. sigmoidostomy
~ **diverticulitis** Sigmadivertikulitis f
~ **diverticulum** Sigmadivertikel n, Divertikulum n sigmoideum
~ **flexure** s. ~ colon
~ **fossa (groove)** s. ~ sulcus
~ **kidney** Sigmaniere f
~ **mesocolon** Mesocolon n sigmoideum (Bauchfellfalte des Sigmas)
~ **polyp** Sigmapolyp m
~ **sinus** Sinus n sigmoideus
~ **sulcus** Sulcus m sinus sigmoidei
~ **vein** [untere] Grimmdarmvene f, Vena f sigmoidea
sigmoidectomy Sigmoidektomie f, Sigmaresektion f, [operative] Sigmaentfernung f
sigmoiditis Sigmoiditis f, Sigmaentzündung f
sigmoidopexy Sigmoidopexie f, Sigmafixierung f, [operative] Sigmaanheftung f
sigmoidoplasty Sigmoidoplastik f, plastische Sigmaoperation f
sigmoidoproctostomy Sigmoidoproktostomie f, Sigmoidorektostomie f, Rektum-Sigma-Anastomose f, [operative] Rektum-Sigma-Verbindung f
sigmoidorectostomy s. sigmoidoproctostomy
sigmoidoscope Sigmo[ido]skop n, Romanoskop n, Sigmaspiegel m
sigmoidoscopic sigmoidoskopisch
sigmoidoscopy Sigmo[ido]skopie f, Romanoskopie f, Sigmaspiegelung f
sigmoidosigmoidostomy Sigmoidosigmoidostomie f, Sigmoidoanastomose f, Sigmawiedervereinigung f
sigmoidostomy Sigmoidostomie f, [operative] Sigmafistelung f, Sigma-Kunstafter m
sigmoidotomy Sigmoidotomie f, Sigmainzision f, [operative] Sigmaeröffnung f
sigmoidovaginal sigmoidovaginal, Sigma-Scheiden-...
~ **fistula** Sigma-Scheiden-Fistel f
sigmoidovesical sigmoidovesikal, Sigma-Blasen-...

sigmoidovesical

~ **fistula** Sigma-Blasen-Fistel *f*
sigmoscopy *s.* sigmoidoscopy
sign Anzeichen *n*, Symptom *n*, Krankheitszeichen *n*, Signum *n*
~ **of pregnancy** Schwangerschaftszeichen *n*
signal node Signallymphknoten *m*; Virchowsche Drüse *f (supraklavikuläre Lymphknotenmetastase)*
~ **symptom** Signalsymptom *n (Epilepsie)*
signet-ring cell Siegelringszelle *f*
~**-ring-cell carcinoma** Siegelringzellenkarzinom *n*, Drüsenepithelkarzinom *n*, Gallertkrebs *m*
silent still, klinisch nicht manifest
silicatosis *s.* silicosis
siliceous, silicious siliziumdioxidhaltig, Kiesel[säure]...
silicone Silikon *n*
silicosiderosis Silikosiderose *f*, Silikat- und Eisenstaublunge[nerkrankung] *f*
silicosis Silikose *f*, Silikatose *f*, Kiesellunge *f*, Steinstaublunge *f*, Steinhauerlunge[nerkrankung] *f*
silicotic Silikose...
silicotic Silikosekranker *m*, Silikotiker *m*
silicotuberculosis Silikotuberkulose *f*, Staublungentuberkulose *f*
silo-filler's disease Bronchiolitis *f* obliterans
silver amalgam Silberamalgam *n (Stomatologie)*
~**-fork deformity** Gabeldeformität *f*, Gabelrückenstellung *f* der Speichenfraktur
~**-fork fracture** Collesche Fraktur *f*, Speichenfraktur *f* mit Gabelrückenstellung
~ **impregnation** Silberimprägnierung *f (Histologie)*
~ **nitrate** Silbernitrat *n*, Höllenstein *m*
~**-wire artery** Silberdrahtarterie *f (der Netzhaut)*
Silvester's method Silvestersche Atmung *f*, künstliche Beatmung *f* nach Silvester
simian hand Affenhand *f (bei Medianuslähmung)*
similar twins eineiige Zwillinge *mpl*
Simmond's cachexia (disease) Simmondsche Krankheit (Kachexie) *f*, Morbus *m* Simmonds, Hypophysenvorderlappeninsuffizienz *f*, hypophysäre Kachexie *f*
Simonart's threads Simonartsche Bänder *npl*, amniotische Stränge *mpl (Verwachsungsbänder zwischen Eihäuten und Föten)*
Simon's operation Simonsche Operation *f*, Kolpokleisis *f*
simple 1. einfach, unkompliziert; 2. einfältig, beschränkt, dumm
~ **adenia** *s.* Hodgkin's disease
~ **blepharitis** Blepharitis *f* simplex
~ **bullous epidermolysis** Epidermolysis *f* bullosa simplex
~ **conjunctivitis** Conjunctivitis *f* catarrhalis acuta
~ **epithelium** Einschichtenepithel *n*

~ **fracture** einfacher Knochenbruch *m*, unkomplizierte (geschlossene) Fraktur *f*
~ **glaucoma** Glaucoma *n* simplex, Weitwinkelglaukom *n*
~ **goitre** Struma *f* simplex, endemischer Kropf *m*
~ **lobule** Lobulus *m* simplex
~ **meningitis** aseptische Meningitis (Gehirnhautentzündung) *f*
~ **necrosis** aseptische Nekrose *f*
~ **purpura** Purpura *f* simplex
~ **sugar** Einfachzucker *m*, Monosa[c]charid *n*, Monose *f*
~ **urethritis** Urethritis *f* simplex, unspezifische Harnröhrenentzündung *f*
Simpson's forceps Simpsonsche Geburtszange *f*
Sims's speculum Simssches Spekulum (Scheidenspekulum) *n (rinnenförmiges Doppelspekulum)*
simulate/to simulieren, [eine Krankheit] vortäuschen
simulation 1. Simulation *f*, Vortäuschung *f* einer Krankheit; 2. Simulation *f*, Nachahmung *f (z. B. von Krankheitssymptomen)*
simulator 1. Simulant *m*, Krankheitsvortäuscher *m*; 2. Simulator *m*, Trainingsgerät *n*
simultaneous foveal perception foveales Simultansehen *n*
~ **macular perception** makuläres Simultansehen *n*
~ **perception** Simultanperzeption *f*, Simultansehen *n*
sinal Sinus...
sinapism Sinapismus *m*, Senfpflasterbehandlung *f*, Senfpflasteranwendung *f*
sincipital Vorderkopf...
sinciput Sinciput *n*, Vorderkopf *m*
Sinding-Larson disease [Sinding-]Larson-Johansson-Syndrom *n*, Verknöcherungsstörung *f* der Kniescheibe
sinew Sehne *f*, Tendon *m (Zusammensetzungen s. unter* tendon, tendinous*)*
singer's nodes (nodules) Sängerknötchen *npl*, Schreiknötchen *npl*, Noduli *mpl* vocales; Chorditis *f* tuberosa
single-barrelled colostomy einläufiger Kolonafter (Anus praeter) *m*
~ **blind experiment (test)** einfacher Blindversuch *m*, einfache Blindstudie *f*
~**-donor plasma** Einzelspenderplasma *n*
~**-layer anastomosis** einschichtige Anastomose *f*, Einschichtenanastomose *f*
~**-plane angiocardiography** Angiokardiographie *f* in einer Ebene
~**-stage operation** einzeitige Operation *f*
~ **ventricle of the heart** Cor *n* triloculare biatrium
singultation *s.* singultus
singultous aufstoßend, Singultus...
singultus Singultus *m*, Schlucken *m*, Schluckauf *m*

sinister sinister, links[seitig]
sinistral 1. links [liegend], linksseitig; 2. linkshändig
sinistral Linkshänder *m*
sinistrality Linkshändigkeit *f*
sinistraural linksaurikulär, Linksohr...
sinistrocardia Sinistrokardie *f*, Linksverlagerung *f* des Herzens
sinistrocardial sinistrokardial, Linksherz...
sinistrocardiogram Sinistrokardiogramm *n*, Linksherzelektrokardiogramm *n*, Linksherz-EKG *n*
sinistrocerebral sinistrozerebral, Linkshirnhemisphären...
sinistrocular linksäugig
sinistrocularity Linksäugigkeit *f*
sinistrogram 1. Sinistrogramm *n*, Linksherzröntgen[kontrast]bild *n*; 2. *s.* sinistrocardiogram
sinistromanual linkshändig
sinistropedal sinistropedal, linksfüßig
sinistrorotation Linksdrehung *f*
sinistrotorsion Sinistrotorsion *f*, Links[ver]drehung *f*
sinoatrial sinoaurikulär, sinoatrial
~ **heart block** sinuaurikulärer Block *m*, SA-Block *m*
~ **node** Nodus *m* sinuatrialis, [Keith-Flackscher] Sinusknoten *m* (Herzreizleitung)
sinoauricular *s.* sinoatrial
sinodural angle Sinus-Dura-Winkel *m*
sinogram Sinogramm *n*, Nasennebenhöhlenröntgen[kontrast]aufnahme *f*
sinography Sinographie *f*, Nasennebenhöhlenröntgen[kontrast]darstellung *f*
sinoventricular band *s.* atrioventricular bundle
sinuitis *s.* sinusitis
sinuous gewunden; buchtig
sinus 1. Sinus *m*, Höhle *f*, Vertiefung *f*; 2. *s.* ~ of the dura mater; 3. Eiterbucht *f*; 4. Knochenhöhle *f*
~ **arrest** Sinusknotenausfall *m*
~ **arrhythmia** Sinusarrhythmie *f*
~ **bradycardia** Sinus[knoten]bradykardie *f*
~ **disease** Nasennebenhöhlenerkrankung *f*
~ **formation** Sinusbildung *f*, Eiterhöhlenbildung *f*
~ **node** *s.* sinoatrial node
~ **node bradycardia** *s.* ~ bradycardia
~ **of the dura mater** Sinus *m* durae matris, Hirnsinus *m*, Hirnblutleiter *m*
~ **of the epididymis** Sinus *m* epididymidis, Bursa *f* testicularis
~ **of the larynx** Ventriculus *m* laryngis
~ **of Valsalva** Sinus *m* aortae [Valsalvae]
~ **phlebitis** *s.* sinusitis 1.
~ **rhythm** Sinus[knoten]rhythmus *m*
~ **suppuration** Nasennebenhöhleneiterung *f*
~ **tachycardia** Sinus[knoten]tachykardie *f*
~ **thrombosis** Sinusthrombose *f*, Hirnsinusthrombose *f*, thrombotischer Hirnblutleiterverschluß *m*

~ **X-ray photograph** Nebenhöhlenröntgenaufnahme *f*
sinusal Sinus...
sinusitis 1. Sinu[s]itis *f*, Hirnsinusentzündung *f*, Sinusphlebitis *f*, Hirnblutleiterentzündung *f*; 2. Sinu[s]itis *f*, Nasennebenhöhlenentzündung *f*
sinusoid Sinusoid *m*
sinusoidal Sinusoid...
sinusotomy Sinusotomie *f*, Sinuseröffnung *f*, [operative] Nasennebenhöhleneröffnung *f*
siphonage Spülung *f*; Magenspülung *f*, Magenauspumpen *n*
siren[-limb] *s.* sirenomelus
sirenoid sirenenartig, sirenenähnlich
sirenomelia Sirenomelie *f*
sirenomelus Sirenomelus *m*, Mißgeburt *f* mit Verschmelzung der unteren Extremitäten
siriasis 1. Sonnenstich *m*, Heliose *f*, Solarasphyxie *f*; 2. Hitzschlag *m*
site of injection Injektionsstelle *f*, Injektionsort *m*
sitieirgia Sitieirgie *f*, Anorexia *f* mentalis, Nahrungsverweigerung *f*
sitio... *s.* sito...
sitology Sitiologie *f*, Ernährungswissenschaft *f*
sitomania Sitiomanie *f*, Bulimie *f*, Heißhunger *m*
sitophobia Sitophobie *f*, Nahrungsverweigerung *f*
sitotherapy Diättherapie *f*, Diätbehandlung *f*
situation therapy Milieutherapie *f*, Milieubehandlung *f*
situational crisis Situationsphobie *f*, Situationsangst *f*
~ **depression** Situationsschwermut *f*, reaktive Depression *f*
~ **psychosis** Situationspsychose *f*, reaktive Psychose *f*
situs Situs *m*, Lage *f*, Stellung *f*
~ **inversus** Situs *m* inversus, spiegelbildliche Lage *f*
sitz bath Sitzbad *n*
sixth cranial nerve VI. Hirnnerv *m*, Nervus *m* abducens
~ **disease** sechste Krankheit *f*, [kritisches] Dreitagefieber *n*, Exanthema *m* subitum, Filatow-Dukesche Krankheit (Erkrankung) *f*
size of aneurysm Aneurysmagröße *f*
Sjögren's syndrome Sjögrensches Syndrom *n*, Sjögren-Syndrom *n*
skatole Skatol *n*, 3-Methylindol *n* (Geruchsstoff des Kots)
skein cell Retikulozyt *m*
skelalgia Beinschmerz *m*
skeletal skeletal, skelettartig, skelettförmig, skelettähnlich, Skelett...
~ **metastasis** Skelettmetastase *f*
~ **muscle** Skelettmuskel *m*
~ **structure** Skelettstruktur *f*, Skelettgebilde *f*
~ **traction** Skelettzug *m*, Extension *f*

skeletization

skeletization 1. Skelettierung f, Skelettpräparierung f; 2. Skelettierung f *(Unterbindung von Blutgefäßen bei Organpräparation)*; 3. Auszehrung f, Abmagerung f bis auf die Knochen
skeleton Skelett n, Skelet[on] n, Gerippe n, Knochengerüst n
~ **age** Skelettalter n
~ **of the heart** Herzskelett n
skeletonization s. skeletization 2.
skeletonize/to skelettieren
skeneitis Skeneitis f, Entzündung f der Skeneschen Drüsen
Skene's duct Skenescher Gang m, Ductus m paraurethralis
~ **gland** Skenesche Drüse f, Glandula [para-]urethralis
skenitis s. skeneitis
skiagram Röntgenbild n, Röntgenaufnahme f, Röntgenogramm n
skiagraphy Röntgenographie f, Röntgendarstellung f
skiametry s. skiascopy 1.
skiascope Skiaskop n
skiascopy 1. Skiaskopie f, Retinoskopie f, Pupilloskopie f, Schattenprobe f; 2. Durchleuchtung f, Röntgendurchleuchtung f
skiascotoma Skiaskotom n
skin Haut f, Cutis f, Derma n *(Zusammensetzungen s.a. unter* cutaneous, dermal*)*
● **through the** ~ durch die Haut, perkutan, per cutem
~ **abrasion** Hautschleifen n, Hautabrasion f
~ **biopsy specimen** Hautbiopsieprobe f
~ **blood flow** Hautdurchblutung f
~ **clip** Hautklammer f, Michelklammer f, Klammer f
~ **colour** Hautfarbe f
~ **contaminants** Hautverunreinigungen fpl
~ **crease** Hautfalte f
~ **depigmentation** Hautdepigmentierung f, Pigmentverarmung f der Haut
~ **dimple** Hautgrübchen n
~ **dose** Hautdosis f
~ **edge** Hautrand m
~ **erythema dose** Hauterythemdosis f, Hauteinheitsdosis f
~ **excoriation** Hautexkoriation f
~ **flexion crease** Hautbeugefalte f
~ **flora** Hautflora f
~ **graft** Hauttransplantat n
~ **graft knife** Hauttransplantationsmesser n
~ **grafting** Hauttransplantation f, Hautüberpflanzung f, Hautverpflanzen n
~ **-holding forceps** Tuchklemme f
~ **homograft** homologes Hauttransplantat n
~ **incision** Hautinzision f, Hautschnitt m
~ **manifestation** Hautmanifestation f
~ **microcirculation** Hautmikrozirkulation f
~ **pattern** Hautpapillarmuster n
~ **-platysma layer** Haut-Platysma-Schicht f
~ **protector** Gewebeschutzblech n

594

~ **punch** Hautstanze f
~ **puncture** Hautpunktion f
~ **rash** Hautausschlag m
~ **retractor** Hauthäkchen n
~ **sensitivity** Hautsensibilität f
~ **sensitization** Hautsensibilisierung f
~ **stitch** Hautnaht f
~ **straightening plate** Hautspannplatte f
~ **test** Hauttest m, Kutantest m, Kutanprobe f
~ **test antigen** Hauttest-Antigen n
~ **testing** Hauttestung f
~ **transplantation** s. ~ grafting
~ **tuberculin test** Haut-Tuberkulin-Probe f
~ **tuberculosis** Hauttuberkulose f, Tuberculosis f cutis
~ **turgor** Hautturgor m
~ **vasculature** Hautgefäßanordnung f, Hautgefäßverteilung f
~ **wrinkle** Hautfalte f
~ **wrinkle line** Hautspaltlinie f
~ **writing** Hautschrift f *(s.a.* dermographia*)*
skinny kutan, häutig, Haut...
skleriasis Sklerodermie f, Hautverhärtung f
skoliosis s. scoliosis
skull Schädel m, Cranium n *(Zusammensetzungen s.a. unter* cranial*)*
~ **base** Schädelbasis f
~ **breaker** Schädelspalter m
~ **calliper of Crutchfield** Crutchfield-Klammer f, Schädelklammer f nach Crutchfield
~ **cap** knöchernes Schädeldach n, Calvaria f
~ **cutting forceps** Schädelzange f
~ **fracture** Schädelfraktur f
~ **holder** Schädelhalter m
~ **malformation** Schädelfehlbildung f
~ **radiogram** Schädelröntgenaufnahme f, Schädelröntgenbild n
~ **radiography** Schädelröntgendarstellung f, Schädelröntgen n
~ **traction** Schädelzug m, Schädelextension f
~ **traction calliper** Schädelextensionsklammer f
~ **traction tong** Schädelhalter m für Wirbelextension
sleep Schlaf m
~ **apnoea** Schlafapnoe f
~ **disturbance** Schlafstörung f
~ **paralysis** Schlaflähmung f
~ **pattern** Schlafmuster n
~ **therapy** Schlaftherapie f, Heilschlafbehandlung f
sleepiness Schläfrigkeit f, Trägheit f
sleeping sickness 1. Enzephalitis f lethargica; 2. afrikanische Schlafkrankheit (Trypanosomiasis) f
sleeplessness Schlaflosigkeit f, Insomnie f
sleepwalking s. somnambulism
slide Objektträger m, Objektglas n
sliding chest wall flap Brustwand[haut]verschiebelappen m
~ **flap** Verschiebelappen m
~ **hernia** Gleithernie f, Gleitbruch m

sociology

~ **oesophageal hiatus hernia** Ösophagushiatusgleithernie f
slight pannus Pannus m tenuis
slime fever s. swamp fever
sling Tuchschlinge f, Armschlinge f, Halsschlinge f
~ **and swathe** Desault-Verband m
~ **catheter** Schlingenkatheter m
slip hernia s. sliding hernia
slipped disk Diskushernie f, Bandscheibenvorfall m, Nucleus-pulposus-Hernie f
~ **hernia** s. sliding hernia
~ **shoulder** Schulter[gelenk]luxation f, Schulter[gelenk]verrenkung f
slit Spalte f, Schlitz m, Ritze f, Rima f
~-**lamp examination** Spaltlampenuntersuchung f
~-**lamp microscope** Spaltlampenmikroskop n
~-**lamp microscopy** Spaltlampenmikroskopie f
slough/to 1. demarkieren, [Nekrosen] abstoßen; 2. verschorfen
slough Schorf m, Kruste f
sloughing Gewebsdemarkierung f, Nekrosenabstoßung f
~ **phagedena** Gangrän f, Brand m, Gewebsnekrose f
slow infection schleichende Infektion f
~ **pulse** langsamer Puls m, Pulsus m rarus
sludging of the blood Geldrollenbildung f der Erythrozyten, Erythrozytenaggregation f
slumber leichter Schlaf m, Schlummer m
small bowel Dünndarm m, Intestinum n tenue
~ **bowel biopsy** Dünndarmbiopsie f
~ **bowel enteritis** Dünndarmentzündung f
~ **bowel fistula** Dünndarmfistel f
~ **bowel follow-through X-ray examination** Dünndarm[röntgen]passageuntersuchung f
~ **bowel obstruction** Dünndarmobstruktion f, Dünndarmverschluß m
~ **bowel peristalsis** Dünndarmperistaltik f
~ **bowel resection** Dünndarmresektion f
~ **cardiac vein** kleine Herzvene f, Vena f cordis parva
~-**cell carcinoma [of the lung]** s. oat-cell carcinoma
~ **fontanel** kleine Fontanelle f, Fontanella f posterior
~ **intestine** s. small bowel
~ **saphenous vein** kleine Rosenvene f, Vena f saphena parva
~ **wing of the sphenoid bone** kleiner Keilbeinflügel m, Ala f minor ossis sphenoidalis
smallpox Pocken pl, Variola f
~ **eradication program** Pocken-Ausrottungsprogramm n
~ **inoculation** Pockeninokulation f
~ **vaccination** Pocken[schutz]impfung f
~ **vaccine** Pockenvakzine f, Pockenimpfstoff m
~ **virus** Pockenvirus n
smart/to [heftig] schmerzen
smart stechender Schmerz m

smear 1. Ausstrich m, Abstrich m; 2. Scheidensekret n
~ **diagnosis** Ausstrichdiagnose f
~ **of sputum** Sputumausstrich m
smegma Smegma n, Vorhauttalg m
smegmatic Smegma..., Vorhauttalg...
smegmolith Smegmolith m, Smegmakonkrement n, Vorhautstein m, Präputialstein m
smell 1. Geruchsinn m; 2. Odor m, Geruch m
~ **acuity** Geruch[sinn]schärfe f
~-**brain** s. rhinencephalon
Smellie's forceps Smelliesche Geburtszange f
~ **method** Smelliescher Handgriff m, Handgriff m nach Veit-Smellie
Smith-Dietrich method Smith-Dietrich-Reaktion f, Smith-Dietrichsche Lipoidnachweismethode f
~-**Petersen nail** Smith-Petersen-Nagel m, Dreilamellennagel m zur Schenkelhalsnagelung
Smith's syndrome Smithsches Syndrom n, Smith-Syndrom n, Lymphocytosis f infectiosa acuta
smoker's cancer Pfeifenraucherkrebs m, Lippenkarzinom n, Lippenkrebs m
~ **heart** Raucherherz n
~ **patches (tongue)** s. leucoplakia
smooth muscle glatter (unwillkürlicher) Muskel m, Eingeweidemuskel m
~ **muscle fibre** glatte Muskelfaser f, Eingeweidemuskelfaser f
snake bite Schlangenbiß m
~ **venom** Schlangengift n
snap 1. Schnappen n, schnappender Ton m; 2. Sehnenschnappen n
snapping hip schnappende Hüfte f, Perrin-Ferratonsche Krankheit f
~ **jaw** schnappender Kiefer m
~ **knee** schnappendes (schnellendes) Knie n
snare Schlinge f, Schlingeninstrument n; Gefäßdrossel f
sneeze/to niesen
sneeze Niesen n
Snellen chart Snellen-Tafel f, Snellensche Seh[proben]tafel f
~ **test** Snellen-Test m, Snellensche Sehprobe f
Snellen's whole-line optotypes s. Snellen chart
snow blindness Schneeblindheit f, Niphablepsie f, Ophthalmia f nivalis
snowflake (snowstorm) cataract Schneesturmkatarakt f, Schneeflockenstar m
snuff-box [space] Tabatière f, Fossa f radialis
social adjustment soziales Angepaßtsein n
~ **hygiene** Sozialhygiene f
~ **insurance** Sozialversicherung f
~ **maladjustment** soziales Unangepaßtsein n
~ **medicine** Sozialmedizin f
~ **psychology** Sozialpsychologie f
~ **service for the blind** Blindenfürsorge f
~ **welfare** Sozialfürsorge f
sociological soziologisch
sociologist Soziologe m
sociology Soziologie f

sociomedical

sociomedical sozialmedizinisch
socket 1. Zahnalveole f, Zahnfach n; 2. Höhle f, Pfanne f *(eines Gelenks)*
sodium barbital Natriumbarbiturat n *(Schlafmittel)*
~ **chloride solution** Natriumchloridlösung f [physiologische] Kochsalzlösung f
~ **depletion** Natriumverarmung f
~ **pentobarbital** Natriumpentobarbital n, Pentobarbitalnatrium n *(Schlafmittel)*
~ **pump** Natriumpumpe f *(Membrantheorie)*
~ **salicylate** Natriumsalizylat n
sodoku Sodoku n, Rattenbißkrankheit f, Rattenbißfieber n
sodomist Sodomit m
sodomy 1. Sodomie f, männliche Homosexualität f; 2. s. zooerastia
soft chancre weicher Schanker m, Ulcus n molle (venereum), Streptobacillosis f venerea
~ **palate** weicher Gaumen m, Gaumensegel n, Palatum n molle (mobile)
~ **papilloma** Papilloma n molle
~ **pulse** weicher Puls m, Pulsus m mollis (debilis)
~ **radiation** Weichstrahlung f, weiche (energiearme) Strahlung f
~-**tissue damage** Weichteilschaden m, Weichteilschädigung f
~-**tissue defect** Weichteildefekt m
~-**tissue infection** Weichteilinfektion f
~-**tissue injury** Weichteilverletzung f
~-**tissue sarcoma** Weichteilsarkom n
~-**tissue structure** Weichteilstruktur f
~-**tissue swelling** Weichteilschwellung f
~-**tissue wound** Weichteilwunde f
~ **X-rays** weiche Röntgenstrahlen mpl, Weichstrahlen mpl
softening of the brain s. encephalomalacia
solar solar, Sonnen...
~ **dermatitis** Dermatitis f solaris (photoelectrica), Lichtdermatose f
~ **photophthalmia** s. snow blindness
~ **plexus** Plexus m coeliacus (solaris), Cerebrum n abdominale, Solarplexus m, Bauchhirn n, Sonnengeflecht n, Bauchhöhlengeflecht n, Bauchnervengeflecht n
~ **retinitis (retinopathy)** Sonnen[strahlen]retinitis f, Solarretinopathie f
~ **therapy** Solartherapie f, Sonnenstrahlenbehandlung f, Heliotherapie f
~ **urticaria** Urticaria f solaris
solarium Solarium n
solarization s. solar therapy
solarize/to mit Sonnenstrahlen (ultravioletten Strahlen) behandeln
soldier's heart neurozirkulatorische Asthenie (Dystonie) f
sole [of the foot] Fußsohle f, Vola f pedis; Sohle f *(Zusammensetzungen s. unter* plantar)
soleal Soleal..., Schollenmuskel...
~ **line** Linea f poplitea (musculi solei)

soleplate Sohlenplatte f, motorische Endplatte f
soleus [muscle] Musculus m soleus, Schollenmuskel m
solid-cell carcinoma Hypernephrom n, Grawitz-Tumor m, Nierenzellenkarzinom n
solitary solitär, vereinzelt
~ **enchondroma** Solitärenchondrom n
~ **exostosis** Solitärexostose f
~ **fasciculus** Solitärbündel n, Tractus m solitarius
~ **follicle** Solitärfollikel m, Lymphonodulus m solitarius
~ **tract** s. ~ fasciculus
soluble solubel, löslich, auflösbar
solution Solutio[n] f, Lösung f
~ **pressure** Lösungsdruck m
solvent lösend; hustenlösend
solvent [agent] Solvens n, Lösungsmittel n; Expektorans n, hustenlösendes Mittel n
soma Soma n, Leib m, Körper m; Gesamtheit f der Körperzellen
somaesthesia Somästhesie f, Körpergefühl n, Körperempfindung f
somaesthetic somästhetisch
soman Soman n *(Nervenkampfstoff)*
somatalgia Körperschmerz m
somatasthenia Körpererschöpfung f, Körperverfall m
somatic somatisch, leiblich, körperlich
~ **cell** Körperzelle f
~ **death** Körpertod m
~ **muscle** s. skeletal muscle
~ **nervous system** somatisches Nervensystem n
somaticovisceral somatikoviszeral
somatochrome somatochrom
somatodidymus Somatodidymus m, Somatopagus m, Doppelmißgeburt f mit Rumpfverschmelzung
somatodymia Somatodymie f
somatogen[et]ic somatogen, körperlich bedingt (verursacht)
somatologic somatologisch
somatology Somatologie f, Körperlehre f, Lehre f vom menschlichen Organismus
somatomedin Somatomedin n
somatomegaly Gigantismus m, Gigantosomie f, Riesenwuchs m, Makrosomie f
somatometric somatometrisch, körper[ver]messend
somatometry Somatometrie f, Körper[ver]messung f
somatopagus s. somatodidymus
somatopathic somatopathisch
somatopathy Somatopathie f, Körperkrankheit f, Körperleiden n
somatoplasm Somatoplasma n
somatopleural somatopleural
somatopsychic disorder somatopsychische Störung f
somatoscopic somatoskopisch

somatoscopy Somatoskopie f, Körperuntersuchung f; morphologische Körperbeschreibung f
somatosensory somatosensorisch
somatostatin Somatostatin n
somatotherapy Somatotherapie f
somatotomy Körperzerlegung f, Körperzergliederung f
somatotopic somatotopisch
somatotrophin s. somatotropic hormone
somatotropic somatotrop[isch], Wachstums...
~ **hormone** somatotropes Hormon n, STH, Somatotrophin n, Wachstumshormon n
somatotropin s. somatotropic hormone
somatotype Somatotyp m, Körpertyp m
somatotyping Körpertypisierung f
somite Somit m, Ursegment n
somitic Ursegment...
somnambulance s. somnambulism
somnambulate/to schlafwandeln, nachtwandeln
somnambulism Somnambulismus m, Schlafwandeln n, Nachtwandeln n, Oneirodynia f activa
somnambulist Somnambule m, Schlafwandler m, Nachtwandler m
somnambulistic schlafwandelnd, nachtwandlerisch
somnial Schlaf...
somniative träumend, Traum...
somnifacient einschläfernd, schlaferzeugend
somnifacient [agent] Schlafmittel n, Hypnotikum n
somniferous somnifer, schlafbringend
somnific s. somnifacient
somnifugous schlafvertreibend
somniloquence, somniloquism s. somniloquy
somniloquist Schlafredner m, im Schlaf Sprechender m
somniloquy Somniloquie f, Sprechen n im Schlaf
somnolence Somnolenz f, Benommenheit f, [krankhafte] Schläfrigkeit f (leichterer Grad der Bewußtseinsherabsetzung)
somnolent somnolent, benommen, schläfrig; schlafsüchtig
somnolentia s. somnolence
somnolescent somnoleszent, einschläfernd
somnolism Hypnosezustand m, hypnotischer Traumzustand m
somnopathist Schlafgestörter m
somnopathy Schlafstörung f
somnus s. sleep
Somogyi unit Somogyi-Einheit f (der Amylaseaktivität)
sonoencephalogram Ultraschallenzephalogramm n, Echoenzephalogramm n
sonoencephalography Ultraschallenzephalographie f, Echoenzephalographie f
sonogram Sonogramm n, Echogramm n, Ultraschallbild n
sonographic sonographisch

sonography Sonographie f, Ultraschalldarstellung f
sonometer Sonometer n
sonorous sonor, tönend
~ **rale** Giemen n
soor Soor m, Schwämmchen n, Stomatomykose f (Mundschleimhautentzündung durch Candida albicans)
sopor Sopor m, starke Benommenheit f; Lethargie f, Schläfrigkeit f
soporate/to schläfrig machen; narkotisieren, betäuben
soporiferous, soporific 1. einschläfernd, narkotisch, betäubend; 2. schläfrig
soporific Schlafmittel n, Hypnotikum n
soporose soporös, stark benommen; lethargisch, schläfrig
sorbite, sorbitol Sorbit m (Zuckeralkohol)
sordes Sordes m, Schmutz m; Eiter m; Zungenbelag m
sordid schmutzig; eitrig
sore 1. wund; durchgelegen; 2. schmerzend, schmerzhaft; 3. entzündet
sore 1. Geschwür n, Ulkus n; durchgelegene Stelle f; 2. Wunde f; 3. Entzündung f
~ **throat** s. pharyngitis
souffle Geräusch n (bei der Auskultation)
soul blindness Seelenblindheit f
~ **deafness** Seelentaubheit f
~ **pain** Seelenschmerz m, Psychialgie f
sound 1. Schall m; Ton m, Laut m, Geräusch n; 2. Sonde f
~ **conduction** Schalleitung f (beim Hörvorgang)
~ **for varicose veins** Krampfadersonde f
South African tick-bite fever südafrikanisches Zeckenbißfieber n
~ **American blastomycosis** südamerikanische Blastomykose f
~ **American leishmaniasis** südamerikanische Leishmaniasis f
~ **American trypanosomiasis** südamerikanische Trypanosomiasis f
space 1. Spatium n, Raum m, Zwischenraum m (Zusammensetzungen s. a. unter spatial); 2. Interkostalraum m, Zwischenrippenraum m
~ **medicine** Raumfahrtmedizin f
~-**occupying lesion** raumfordernde Läsion (Schädigung) f (z. B. des Gehirns)
~ **of Disse** Dissescher Raum m, Perisinusoidalraum m (Leber)
~ **of Retzius** Cavum n Retzii, Spatium n retropubicum (praevesicale)
~ **perception** Raumempfindung f, Raumwahrnehmung f
~ **sense** Raumsinn m
spaces of the iridocorneal angle Spatia npl anguli iridis, Fontanasche Räume mpl
Spanish collar spanischer Kragen m, Paraphimose f
~ **pox** Syphilis f, Lues f
spare diaphragm Ersatzmembran f (des Stethoskops)

sparganosis Sparganosis f, Sparganose f, Sparganuminfektion f
sparing of the macula Makulaaussparung f
sparteine Spartein n, Lupinidin n *(Alkaloid)*
spasm 1. Spasmus m, Krampf m, tonischkrampfhafte Muskelkontraktion f; 2. Konvulsion f, Zuckungskrampf m, klonischer Krampf m; Krampfanfall m
~ **of accommodation** Akkommodationskrampf m
~ **of the glottis** s. spasmodic croup
spasmodic 1. spasmodisch, spasmisch, spasmatisch, krampfartig; 2. s. spastic 1.
~ **croup (laryngitis)** Laryngismus m stridulus, Glottiskrampf (Stimmritzenkrampf) m bei Kindern
~ **torticollis** Torticollis m spasticus, spastischer (neurogener) Schiefhals m, Tic m rotatoire
spasmology Spasmologie f, Krampflehre f
spasmolygmus Spasmolygmus m, Schluckauf m
spasmolysis Spasmolyse f, Krampflösung f
spasmolytic spasmolytisch, krampflösend
spasmolytic [agent] Spasmolytikum n, krampflösendes (spasmolytisches) Mittel n
spasmophemia Spasmophemie f, Stammeln n, Stottern n
spasmophilia Spasmophilie f, Krampfneigung f, rachitogene Tetanie f
spasmophilic spasmophil, zu Krämpfen neigend
spasmous s. spasmodic
spasmus s. spasm
spastic 1. spastisch, verkrampft; Krampf...; 2. spastisch, krampfend
spastic Spastiker m
~ **constipation** spastische Konstipation (Stuhlverstopfung) f
~ **hemiplegia** spastische Hemiplegie f
~ **ileus** spastischer (dynamischer, hyperdynamischer) Ileus m
~ **paraplegia** spastische Paraplegie f
spasticity Spastizität f, Spastik f, Tonuserhöhung f der Muskulatur
spatial räumlich, Raum... *(Zusammensetzungen s. a. unter space)*
~ **agnosia** räumliche Agnosie f, zentrale Raumblindheit f
~ **blindness** Raumblindheit f, Caecitas f spatialis
~ **discrimination** Zweipunktediskriminierung f
spatium s. space
spatula Spatel m; Salbenspatel m; Mundspatel m
spatulate spatelförmig
speaking tube Sprechkanüle f *(bei Tracheotomie)*
special nurse Fachschwester f
~ **pathology** spezielle Pathologie f
specialist Spezialist m, Facharzt m
species Spezies f, [biologische] Art f
~**-specific** speziesspezifisch

specific spezifisch, arteigen; kennzeichnend *(z. B. Symptom);* abgestimmt, gegen eine bestimmte Krankheit wirksam
specific [agent] Spezifikum n, spezifisches Heilmittel n *(gegen bestimmte Krankheiten)*
~ **birth rate** spezifische Geburtsrate f
~ **death rate** spezifische Todesrate f
~ **urethritis** spezifische Urethritis (Harnröhrenentzündung) f, Gonorrhoe f, GO, Gonokokkenurethritis f, Tripper m
specimen Spezimen n, Probe f, Untersuchungsprobe f, Muster n
spectacle frame Brillengestell n, Brillenfassung f, Brillenrahmen m
~ **lens** Brillenglas n
spectacles for distant vision Fernbrille f
~ **for near vision** Nahbrille f
speculum Spekulum n, Spiegel m *(Instrument)*
speech Sprache f
~ **audiometry** Sprachaudiometrie f
~ **centre** Sprachzentrum n
~ **reading** Lippenlesen n
~ **reception threshold** Sprachwahrnehmungsschwelle f
~ **therapist** Sprachtherapeut m, Sprecherzieher m
~ **therapy** Sprachtherapie f, Sprecherziehung f
sperm 1. Spermium f, Spermie f, Spermatozoon n, männliche Geschlechtszelle f, Samenzelle f, Samenfaden m; 2. s. semen
~ **cell** 1. s. sperm 1.; 2. Spermatoblast m, Spermatide f
~ **centre** Spermiumzentrosom n
~ **count** Spermienzählung f
~ **head** Spermienkopf m, Samenzellenköpfchen n
~ **migration** Spermienmigration f, Spermienbewegung f
~ **motility** Spermienmotilität f, Spermienbeweglichkeit f
~ **nucleus** Spermiennukleus m, Samenzellenkern n
~ **penetration** Spermienpenetration f
~ **tail** Spermienschwanz m
~ **viability** Spermienlebensfähigkeit f, Spermienvitalität f
spermatacrasia Spermatakrasie f, Samenzellenverminderung f
spermatic 1. spermatisch, Samen...; samenhaltig; Samen erzeugend; 2. spermienartig, Spermien...; 3. Samenstrang...
~ **abscess** Samenkanälchenabszeß m
~ **cord** Samenstrang m, Funiculus m spermaticus
~ **cord torsion** Samenstrangtorsion f
~ **duct** Samenleiter m, Ductus m deferens
~ **filament** Samenfaden m
~ **plexus** Plexus m spermaticus (testicularis)
~ **sheath** Samenstranghülle f, Samenstrangscheide f
spermatid Spermatide f, Spermatoblast m
spermatitis Spermatitis f, Samenstrangentzündung f, Funiculitis f

spermatocele Spermatozele f, Samenbruch m
spermatocelectomy Spermatozelektomie f, Samenbruchexstirpation f, [operative] Samenbruchentfernung f
spermatocidal spermatozid, spermatötend, spermien[ab]tötend, spermatozoentötend
spermatocide spermatozides (spermientötendes) Mittel n
spermatocyst Samenblase f, Vesicula f seminalis
spermatocystectomy Spermatozystektomie f, Samenblasenexstirpation f, [operative] Samenblasenentfernung f
spermatocystic Samenblasen...
spermatocystitis Spermatozystitis f, Samenblasenentzündung f, Vesikulitis f
spermatocystotomy Spermatozystotomie f, Samenblaseninzision f, [operative] Samenblaseneröffnung f
spermatocyte Sperm[at]ozyt m, Samenzelle f (s. a. sperm 1.)
spermatocytoma s. seminoma
spermatogenesis Spermatogenese f, Spermiogenese f, Samenzell[en]entwicklung f
spermatogenic 1. spermatogen, Samenzellen bildend; 2. spermatogen, dem Samen entstammend
~ **defect** Samenbildungsdefekt m
spermatogenous s. spermatogenic
spermatogonium Spermatogonium n, Spermatogonie f, Ursamenzelle f
spermatoid spermatoid, spermienartig, spermienähnlich, samenzellenförmig
spermatology Spermatologie f
spermatolysin Spermatolysin n, spermienauflösende Substanz f
spermatolysis Spermatolyse f, Spermiolyse f, Samenzellenauflösung f, Spermienzerfall m
spermatolytic spermatolytisch, spermiolytisch, samenzellenauflösend, Spermiolyse..., Spermienzerfall[s]...
spermatopathy Spermatopathie f, Spermienerkrankung f, Samenzellenkrankheit f
spermatopoietic samenbildend
spermatorrhoea Spermatorrhoe f, Samenfluß m
spermatoschesis Spermatoschesis f, Samenverhaltung f
sperma[to]toxin Spermatotoxin n, Spermiengift n
spermatozoal Spermatozoen..., Spermien..., Samenzellen...
spermatozoon Spermatozoon n, männliche Geschlechtszelle f (s. a. sperm 1.)
spermaturia Spermaturie f, Samen[zellen]ausscheidung f im Urin
spermectomy Samenleiterresektion f, [operative] Samenleiterentfernung f
spermicidal s. spermatocidal
spermin[e] Spermin n
spermiogenesis Spermiogenese f, Spermatozoenbildung f; Spermatozoenreifung f

spermiogram Spermiogramm n
spermolith Spermolith m, Samenstein m, Samenblasenkalkulus m
spermolysis s. spermatolysis
spermoneuralgia Samenstrangneuralgie f, Samenstrangschmerz m
spermorrhoea s. spermatorrhoea
sphacelate/to nekrotisieren; brandig werden
sphacelation 1. Nekrosebildung f, Nekrotisierung f; 2. Gangränbildung f
sphaceloid, sphacelous 1. Nekrose[n]...; 2. Gangrän...
sphacelus Sphacelus m, Gangrän f, feuchter Brand m
sphenion Sphenion n (anthropologischer Meßpunkt)
sphenobasilar s. spheno-occipital
sphenocephalia Sphenozephalie f, Keilschäd[e]ligkeit f
sphenocephalus Sphenozephalus m, Keilschädel m
sphenoethmoid sphenoethmoidal, Keilbein-Siebbein-...
~ **recess** Recessus m sphenoethmoidalis
~ **suture** Sutura f sphenoethmoidalis
sphenofrontal sphenofrontal, Keilbein-Stirnbein-...
~ **suture** Sutura f sphenofrontalis
sphenoid 1. sphenoidal, keilförmig; 2. Keilbein...
sphenoid Os n sphenoidale, Keilbein n
~ **air sinus** s. ~ sinus
~ **bone** s. sphenoid
~ **concha** Concha f sphenoidalis
~ **crest** Crista f sphenoidalis, Keilbeinleiste f
~ **fissure** Fissura f orbitalis superior (cerebralis)
~ **fontanel** Fonticulus m sphenoidalis (anterolateralis), Keilbeinfontanelle f
~ **process of the palatine bone** Processus m sphenoidalis ossis palatini
~ **process of the septal cartilage** Processus m posterior sphenoidalis
~ **sinus** Sinus m sphenoidalis, Keilbeinhöhle f
~ **sinusitis** Sinusitis f sphenoidalis, Keilbeinhöhlenentzündung f, Keilbeinhöhlenkatarrh m
~ **spine** Spina f ossis sphenoidalis
~ **turbinated process** s. ~ concha
sphenoidal s. sphenoid
sphenoiditis s. sphenoid sinusitis
sphenoidotomy Sphenoidotomie f, [operative] Keilbeinhöhleneröffnung f
sphenomalar sphenomalar, Keilbein-Jochbein-...
sphenomandibular sphenomandibular, Keilbein-Unterkiefer-...
~ **ligament** Ligamentum n sphenomandibulare, Keilbein-Unterkiefer-Band n
sphenomaxillary sphenomaxillar, Keilbein-Oberkiefer-...
~ **fissure** Fissura f pterygomaxillaris
~ **fossa** Fossa f pterygopalatina, Flügelgaumengrube f

sphenomaxillary

~ ligament Ligamentum *n* sphenomandibulare
~ suture Sutura *f* sphenomaxillaris
spheno-occipital sphenookzipital, Keilbein-Hinterhauptbein-...
~ suture Sutura *f* spheno-occipitalis
~ synchondrosis Synchondrosis *f* spheno-occipitalis
sphenopalatine sphenopalatinal, Keilbein-Gaumen-...
~ artery Arteria *f* sphenopalatina
~ canal Canalis *m* sphenopalatinus (pterygopalatinus)
~ foramen Foramen *n* sphenopalatinum (pterygopalatinum)
~ ganglion [of Meckel] Ganglion *n* sphenopalatinum (pterygopalatinum)
~ nerve Nervus *m* sphenopalatinus (pterygopalatinus)
~ notch Incisura *f* sphenopalatina
~ suture Sutura *f* sphenoorbitalis
sphenoparietal sphenoparietal, Keilbein-Scheitelbein-...
~ sinus Sinus *m* sphenoparietalis (alae parvae)
~ suture Sutura *f* sphenoparietalis
sphenopetrosal sphenopetrosal, Keilbein-Felsenbein-...
~ fissure Fissura *f* sphenopetrosa
~ suture Sutura *f* sphenopetrosa
sphenorbital sphenoorbital, Keilbein-Augenhöhlen-...
sphenosalpingostaphylinus [muscle] Musculus *m* tensor veli palatini, Gaumensegelspanner *m*
sphenosquamosal sphenosquamös, Keilbein-Schläfenbeinschuppen-...
~ suture Sutura *f* sphenosquamosa
sphenotemporal sphenotemporal, Keilbein-Schläfenbein-...
~ suture Sutura *f* sphenotemporalis
sphenotribe Schädelzertrümmerer *m*, Schädelbohrer *m*
sphenotripsy Schädelzertrümmerung *f*
sphenoturbinal bone *s.* sphenoid concha
sphenovomerin Keilbein-Vomer-...
sphenozygomatic sphenozygomatisch, Keilbein-Jochbein-...
~ suture Sutura *f* sphenozygomatica
spherical aberration sphärische Aberration *f*
~ recess Recessus *m* sphericus vestibuli
spherocyte Sphärozyt *m*, Kugelzelle *f*, kugeliger Erythrozyt *m*
spherocytic sphärozytisch, Kugelzellen-...
~ anaemia Sphärozytenanämie *f*, Kugelzellenanämie *f*, hereditäre Sphärozytose *f*, familiärer hämolytischer Ikterus *m*
spherocytosis 1. Sphärozytose *f*, Sphärozytenvermehrung *f* im Blut; 2. *s.* spherocytic anaemia
spheroid articulation (joint) 1. Kugelgelenk *n*, Articulatio *f* sphaeroidea; 2. Nußgelenk *n*, Articulatio *f* cotylica, Enarthrosis *f* sphaeroidea

spheroidal-cell carcinoma Karzinoid *n*
spherometer Sphärometer *n*, Krümmungsmesser *m*
spherophakia Sphärophakie *f*, Kugellinse *f*
spheroplast Sphäroplast *m* *(gramnegatives zellwandarmes Bakterium)*
sphincter Musculus *m* sphincter, Sphinkter *m*, Schließmuskel *m*, Ringmuskel *m*, Schnürer *m*
~ function Sphinkterfunktion *f*
~ muscle *s.* sphincter
~ of Boyden *s.* ~ of the common bile duct
~ of Oddi Musculus *m* sphincter Oddi (ampullae hepatopancreaticae)
~ of the common bile duct Musculus *m* sphincter ductus choledochi
~ of the hepatopancreatic ampulla *s.* ~ of Oddi
~ of the pylorus Musculus *m* sphincter pylori, Pylorusschließmuskel *m*, Pylorusringmuskel *m*
~ pupillae [muscle] Musculus *m* sphincter pupillae, Pupillenverengerer *m*
~ urethrae [membranaceae] Musculus *m* sphincter urethrae diaphragmaticae, Harnröhrenschließmuskel *m*
~ vesicae Musculus *m* sphincter vesicae, Blasenschließmuskel *m*
~ weakness Sphinkterschwäche *f*, Schließmuskelschwäche *f*
sphincteral *s.* sphincteric
sphincteralgia Sphinkteralgie *f*, Sphinkterschmerz *m*, Schließmuskelschmerz *m*
sphincterectomy Sphinkterektomie *f*, [operative] Schließmuskelentfernung *f*
sphincteric Sphinkter..., Schließmuskel..., Ringmuskel..., Schnürmuskel...
~ achalasia Sphinkterachalasie *f*
~ action Sphinktertätigkeit *f*
~ mechanism Sphinktermechanismus *m*
~ musculature Sphinktermuskulatur *f*
~ reflex Sphinkterreflex *m*
~ relaxation Sphinkterrelaxation *f*, Schließmuskelerschlaffung *f*
sphincterism Sphinkterismus *m*, Sphinkterspasmus *m*, Schließmuskelkrampf *m*
sphincteritis Sphinkteritis *f*, Schließmuskelentzündung *f*
sphincterogram Sphinkterogramm *n*
sphincterolysis Sphinkterolyse *f* *(Lösung von Regenbogenhautverwachsungen an der Hornhaut)*
sphincteroplasty Sphinkterplastik *f*, Schließmuskelrekonstruktion *f*
sphincteroscope Sphinkteroskop *n*, Afterschließmuskelspiegel *m*
sphincteroscopy Sphinkteroskopie *f*, Afterschließmuskelspiegelung *f*
sphincterotomy Sphinkterotomie *f*, [operative] Schließmuskeldurchtrennung *f*
sphingolipid Sphingolipid *n*
sphingolipidosis Sphingolipidose *f*, Sphingolipidspeicherkrankheit *f*

sphingomyelin Sphingomyelin *n (glyzerinfreies Phosphatid)*
sphingomyelinase Sphingomyelinase *f (Enzym)*
sphingosine Sphingosin *n*
sphinx-neck Flügelhaut *f*, Pterygium *n* colli
sphygmic [al] sphygmisch, Sphygmo..., Puls...
sphygmobologram Sphygmobologramm *n*, Pulskurve *f*
sphygmobolometer Sphygmobolometer *n*, Pulskurvenschreiber *m*
sphygmobolometry Sphygmobolometrie *f*, Pulskurvenschreibung *f*
sphygmochronograph Sphygmochronograph *m*
sphygmochronography Sphygmochronographie *f*
sphygmodic pulsartig, pulsierend; Puls...
sphygmodynamometer Sphygmodynamometer *n*, Pulskraftmesser *m*
sphygmodynamometric sphygmodynamometrisch
sphygmodynamometry Sphygmodynamometrie *f*, Pulskraftmessung *f*
sphygmogram Sphygmogramm *n*, Pulskurve *f*, Arteriogramm *n*
sphygmograph Sphygmograph *m*, Pulskurvenschreiber *m*, Arterienpulsschreiber *m*
sphygmographic sphygmographisch
sphygmography Sphygmographie *f*, Pulskurvenschreibung *f*, Arterienpulsschreibung *f*
sphygmoid pulsartig, pulsähnlich; pulsierend
sphygmomanometer Sphygmomanometer *n*, Blutdruckmeßapparat *m*, Blutdruckmesser *m*
~ **bulb** Sphygmomanometerball *m*, Blutdruckmessergebläse *n*
~ **cuff** Blutdruckmanschette *f*
sphygmomanometric sphygmomanometrisch
sphygmomanometry Sphygmomanometrie *f*, Blutdruckmessung *f*
sphygmometer *s.* sphygmograph
sphygmooscillometer Sphygmooszillometer *n*
sphygmophone Sphygmophon *n*
sphygmoplethysmograph Sphygmoplethysmograph *m*
sphygmoplethysmography Sphygmoplethysmographie *f*
sphygmoscope Sphygmoskop *n*
sphygmoscopic sphygmoskopisch
sphygmoscopy Sphygmoskopie *f*
sphygmosystole Sphygmosystole *f*
sphygmotonograph Sphygmotonograph *m*
sphygmotonometer Sphygmotonometer *n*
sphygmous pulsierend, Puls...
sphygmus Sphygmus *m*, Puls *m*, Pulsschlag *m*; Pulsation *f*
spica [bandage] Spica *f*, Kornährenverband *m*
spicular Knochenspitzen...
spicule Spiculum *n*, kleine Knochenspitze *f*
spider [angioma] *s.* ~ naevus
~ **cell** Spinnenzelle *f*, Sternzelle *f*, Astrozyt *m*

~ **fingers** Spinnenfinger *mpl*; Spinnenfingrigkeit *f*, Arachnodaktylie *f*
~ **naevus** Spidernävus *m*, Spinnennävus *m*, Spinnwebennävus *m*, Spinnenmal *n*, Naevus *m* araneus *(arachnoideus, stellatus)*
Spiegel's hernia *s.* Spigelian hernia
Spiegler-Fendt sarcoid Spiegler-Fendt-Sarkom *n*, Lymphocytoma *n* cutis, Lymphadenosis *f* benigna cutis
Spiegler's test Spieglersche Eiweißprobe *f*, Sublimatprobe *f* nach Spiegler
Spielmeyer-Vogt disease Spielmeyer-Vogtsche Krankheit *f*, amaurotische Idiotie *f*
Spigelian hernia Spieghelsche Hernie *f*, Spiegelscher Bauchdeckenbruch *m*
~ **line** Spieghelsche Linie *f*, Linea *f* semilunaris
spike Zacke *f (EEG)*
~ **-and-wave** Zacke-Welle-Komplex *m*
~ **potential** Spitzenpotential *n*, Aktionspotential *n*
spiloma *s.* naevus
spiloplania Erythema *n* fugax
spilus Spilus *m*, Naevus *m* spilus *(Pigmentvermehrung der Haut)*
spina *s.* spine 1.
spinal 1. spinal, dornig, dornartig, stachelförmig; 2. spinal, Spinal..., Wirbelsäulen...; Rückenmark...
~ **accessory nerve** Nervus *m* accessorius, XI. Hirnnerv *m*, Akzessorius *m*
~ **accessory nerve injury** Akzessoriusnervenverletzung *f*
~ **accessory nucleus** Nucleus *m* spinalis nervi accessorii
~ **anaesthesia** Spinalanästhesie *f*
~ **apoplexy** Spinalapoplexie *f*, Hämatomyelie *f*, Blutung *f* ins Rückenmark
~ **arachnoid** Rückenmarkarachnoidea *f*, Arachnoidea *f* spinalis
~ **artery** Rückenmarkarterie *f*, Arteria *f* spinalis
~ **block** Liquorblockade *f*, Liquorsperre *f*
~ **block syndrome** Froinsches Syndrom *n*, Sperrliquor *m*
~ **canal** Spinalkanal *m*, Wirbel[säulen]kanal *m*, Canalis *m* vertebralis, Rückenmarkkanal *m*
~ **caries** *s.* Pott's disease
~ **column** Wirbelsäule *f*, Rückgrat *n*, Columna *f* vertebralis
~ **column injury** Wirbelsäulenverletzung *f*
~ **cord** Rückenmark *n*, Spinalmark *n*, Medulla *f* spinalis
~ **cord compression** Rückenmarkkompression *f*, Rückenmarkdruck *m*, Compressio *f* medullae spinalis
~ **cord concussion** Rückenmarkerschütterung *f*, Concussio *f* medullae spinalis
~ **cord decompression** Rückenmarkdekompression *f*
~ **cord injury (lesion)** Rückenmarkverletzung *f*
~ **cord transection (transverse lesion)** Rückenmarkdurchtrennung *f*

spinal

- ~ **cord tumour** Rückenmarktumor *m*, Rückenmarkgeschwulst *f*
- ~ **dysraphism** Wirbel[säulen]spaltbildung *f*, Wirbel[säulen]spalte *f*
- ~ **epidural space** spinaler Epiduralraum *m*
- ~ **epilepsy** Spinalepilepsie *f*, Rückenmarkepilepsie *f*
- ~ **fluid** Hirn-Rückenmark-Flüssigkeit *f*, Liquor *m* [cerebrospinalis] *(Zusammensetzungen s. a. unter* cerebrospinal fluid*)*
- ~-**fluid findings** Liquorbefund *m*
- ~-**fluid loss headache** Lumbalpunktionskopfschmerz *m*
- ~ **foramen** *s.* ~ medullary canal
- ~ **fusion** Wirbelfusion *f*, Wirbelvereinigung *f*; Wirbel[säulen]versteifung *f*
- ~ **fusion operation** Wirbelsäulenversteifungsoperation *f*
- ~ **ganglion** Spinalganglion *n*, Ganglion *n* spinale
- ~ **hemiplegia** Spinalhemiplegie *f*, Rückenmarkhemiplegie *f*
- ~ **irritation** Rückenmarkirritation *f*, Rückenmarkreizung *f*
- ~ **lemniscus** Lemniscus *m* spinalis
- ~ **marrow** *s.* ~ cord
- ~ **medullary canal** Rückenmarkzentralkanal *m*, Canalis *m* centralis medullae spinalis
- ~ **meningitis** Spinalmeningitis *f*, Rückenmarkhautentzündung *f*
- ~ **meninx** Rückenmarkhaut *f*
- ~ **musculature** Wirbelsäulenmuskulatur *f*
- ~ **needle** Spinalnadel *f*, Lumbalnadel *f*, Rückenmarkkanüle *f*
- ~ **nerve** Spinalnerv *m*, Rückenmarknerv *m*, Nervus *m* spinalis
- ~ **nerve root** Spinalnervenwurzel *f*, Rückenmarknervenwurzel *f*
- ~ **pachymeningitis** Spinalpachymeningitis *f*, Rückenmarkpachymeningitis *f*
- ~ **paralysis** Spinalparalyse *f* [spastische] Spinallähmung *f*, Rückenmarklähmung *f*
- ~ **puncture** Lumbalpunktion *f*
- ~ **reflex** Spinalreflex *m*, Rückenmarkreflex *m*
- ~ **reflex bladder** Reflexblase *f*
- ~ **shock** Spinalschock *m*, Rückenmarkschock *m*
- ~ **subarachnoid haemotoma** spinale Subarachnoidalblutung *f*
- ~ **tap** *s.* ~ puncture
- ~ **tract of the trigeminal nerve** Tractus *m* spinalis nervi trigemini
- ~ **tractotomy** Rückenmarknervenbahndurchtrennung *f*, Chordotomie *f*
- ~ **tuberculosis** Wirbelsäulentuberkulose *f*
- ~ **vein** Rückenmarkvene *f*, Vena *f* spinalis
- ~ **vestibular nucleus** Nucleus *m* vestibularis inferior
- ~ **vestibular tract** Tractus *m* vestibulospinalis, Heldsches Bündel *n*

spinalgia Spinalgie *f*, Wirbelschmerz *m*
spinalis Musculus *m* spinalis, Dornmuskel *m*

- ~ **capitis [muscle]** Musculus *m* spinalis capitis, Kopfdornmuskel *m*
- ~ **cervicis [muscle]** Musculus *m* spinalis cervicis, Halsdornmuskel *m*
- ~ **muscle** *s.* spinalis
- ~ **thoracis [muscle]** Musculus *m* spinalis thoracis, Brustdornmuskel *m*

spindle 1. Spindel *f*; 2. Metaphasenspindel *f* *(bei der Zellteilung)*

- ~ **cataract** Spindelkatarakt *f*, Spindelstar *m*
- ~ **cell** Spindelzelle *f*
- ~-**cell carcinoma** Spindelzellenkarzinom *n*, kleinzelliges Bronchialkarzinom *n*
- ~-**cell sarcoma** Spindelzellensarkom *n*
- ~ **fibre** Spindelfaser *f*

spine 1. Spina *f*, Dorn *m*, Stachel *m*; Dornfortsatz *m*; Gräte *f*; 2. Columna *f* vertebralis, Wirbelsäule *f*

- ~ **of the ischium** Spina *f* ischiadica, Sitzbeinstachel *m*
- ~ **of the scapula** Spina *f* scapulae, Schulterblattgräte *f*
- ~ **of the tibia** Eminentia *f* intercondylaris [tibiae]
- ~ **wrench** Rachiotom *n*

spinobulbar spinobulbär
spinocellular spinozellulär, stachelzellenartig, Stachelzellen-...
spinocerebellar spinozerebellär, Rückenmark-Kleinhirn-...

- ~ **tract** 1. Tractus *m* spinocerebellaris anterior, vordere Kleinhirnseitenstrangbahn *f*, Gowerssches Bündel *n*; 2. Tractus *m* spinocerebellaris posterior, hintere Kleinhirnseitenstrangbahn *f*, Flechsigsches Bündel *n*

spinocollicular spinokollikulär
spinocortical spinokortikal, kortikospinal, Rückenmark-Hirnrinden-...
spinomuscular spinomuskulär, Rückenmark-Muskel-...
spinoneural spinoneural, Rückenmark-Nerven-...
spinoolivary spinoolivär, Rückenmark-Olivenkern-...

- ~ **fasciculus (tract)** Tractus *m* olivospinalis

spinosal nerve Nervus *m* spinosus, Ramus *m* meningeus nervi mandibularis
spinospinal tracts Fasciculi *mpl* proprii medullae spinalis
spinotectal spinotektal, Rückenmark-Tectum-...

- ~ **tract** Tractus *m* spinotectalis

spinothalamic spinothalamisch, Rückenmark-Thalamus-...

- ~ **tract** 1. Tractus *m* spinothalamicus anterior; 2. Tractus *m* spinothalamicus lateralis

spinous spinös, stachelig, Stachel-...

- ~ **cell** Stachelzelle *f*
- ~ **pelvis** Pelvis *f* spinosa, Stachelbecken *n*
- ~ **process** *s.* ~ process of the vertebra
- ~ **process of the ilium** Spina *f* iliaca, Darmbeinstachel *m*

~ **process of the vertebra** Processus m spinosus, Dornfortsatz m
spintherism Spintherismus m, Funkensehen n
spinulose, spiny dornig, stachelig
spiradenitis s. hidradenitis
spiradenoma Schweißdrüsenadenom n
spiral bandage Spiralverband m
~ **canal of the cochlea** 1. Canalis m spiralis cochleae, Schneckenrohr n; 2. Ductus m cochlearis, Cochlea f, häutige Schnecke f, Schneckengang m
~ **canal of the modiolus** Canalis m spiralis modioli
~ **fracture** Spiralfraktur f, Torsionsfraktur f
~ **ganglion of the cochlea** Ganglion n spirale cochleae
~ **joint** Spiralgelenk n
~ **lamina** Lamina f spiralis ossea
~ **ligament** Ligamentum n spirale cochleae
~ **organ of Corti** Organum n spirale, Cortisches Organ n, Hörorgan n
~ **plate** Lamina f spiralis
~ **prominence** Prominentia f spiralis
~ **reverse bandage** Kornährenverband m
~ **sulcus** Sulcus m spiralis internus
~ **valve [of Heister]** Plica f spiralis, Heistersche Klappe f, Valvula f Heisteri
spirem[e] Spirem n (Knäuelstadium der Prophase)
spirillaemia Spirillämie f, Vorhandensein n von Spirillen im Blut
spirillaemic spirillämisch, Spirillämie...
spirillar Spirillen...
~ **abscess** Spirillenabszeß m
spirillary [rat-bite] fever Rattenbißfieber n, Rattenbißkrankheit f, Sodoku n
spirillicidal spirillizid, spirillentötend
spirillicide [agent] spirillizides (spirillentötendes) Mittel n
spirillolysis Spirillenauflösung f, Spirillenvernichtung f
spirillolytic spirillolytisch, spirillenauflösend
spirillosis Spirillose f, Spirilleninfektion f, Spirillenerkrankung f, Spirillenbefall m
spirillotoxic spirillotoxisch
spirillum Spirille f (schraubenförmig gewundenes Bakterium)
~ **fever** Spirillenfieber n, Rückfallfieber n
Spirillum minus Spirillum n minus (morsus muris) (Erreger der Rattenbißkrankheit)
Spirochaeta cuniculi Spirochaeta f (Treponema n) cuniculi
~ **icterogenes** Spirochaeta f icterogenes, Leptospira f haemorrhagiae
~ **icterohaemorrhagiae** Spirochaeta (Leptospira) f icterohaemorrhagiae
~ **obermeieri** Spirochaeta (Borrelia) f recurrentis, Obermeiersche Spirochäte f
~ **pallida** Spirochaeta f pallida, Treponemum n pallidum
spirochaetaemia Spirochätämie f, Vorhandensein n von Spirochäten im Blut

spirochaetal spirochätal, Spirochäten...
~ **infection** Spirochäteninfektion f
~ **jaundice** Spirochaetosis (Leptospirosis) f icterohaemorrhagica, Icterus m infectiosus, Morbus m Weil, Weilsche Krankheit (Erkrankung) f
spirochaete Spirochäte f
spirochaetic s. spirochaetal
spirochaeticidal spirochätizid, spirochätentötend
spirochaeticide [agent] spirochätizides Mittel n, Antispirochätenmittel n
spirochaetogenous spirochätogen
spirochaetolysis Spirochätolyse f, Spirochätenauflösung f, Spirochätenzerfall m
spirochaetolytic spirochätolytisch, spirochätenauflösend
spirochaetosis Spirochätose f, Spirochätenerkrankung f
spirochaetotic Spirochätose...
spirochete s. spirochaete
spirochetemia s. spirochaetaemia
spirogram Spirogramm n, Atmungskurve f
spirograph Spirograph m, Atmungsschreiber m (Gerät zur Aufzeichnung der Atembewegungen)
spirographic spirographisch
spirography Spirographie f (Darstellung der Atemgrößen)
spirometer Spirometer n (Gerät zur Messung und Darstellung der Atemgrößen und Lungenvolumina)
spirometric spirometrisch
spirometry Spirometrie f (Messung der Atemgrößen); Grundumsatzbestimmung f
spironolactone Spironolakton n (Aldosteronantagonist)
splanchnaesthesia Splanchnästhesie f, Eingeweidegefühl n, Eingeweideempfindung f
splanchnaesthetic splanchnästhetisch
splanchnectopia Splanchnektopie f, Eingeweideverlagerung f
splanchnemphraxis Splanchnemphraxis f, Eingeweideobstruktion f
splanchnic splanchnisch, Eingeweide... (Zusammensetzungen s. a. unter visceral)
~ **ganglion** Ganglion n splanchnicum
~ **nerve** Nervus m splanchnicus, Eingeweidenerv m
~ **retractor** Splanchnikushaken m
splanchnicectomy Splanchn[i]ektomie f, Splanchnikusresektion f, [operative] Teilentfernung f des Eingeweidenerven
splanchnicotomy Splanchnikotomie f, Splanchnikusdurchtrennung f, [operative] Eingeweidenerv[en]durchtrennung f
splanchnocele Splanchnozele f, Eingeweideprolaps m, Eingeweidehernie f
splanchnocoele Splanchnozöle f, Pleuroperitonealhöhle f
splanchnoderm Splanchnoderm n
splanchnodiastasis Splanchnodiastase f

splanchnodynia

splanchnodynia Splanchnodynie f, Eingeweideschmerz m
splanchnography Splanchnographie f, Eingeweidebeschreibung f
splanchnolith Splanchnolith m, Eingeweidestein m
splanchnolithiasis Splanchnolithiasis f, Eingeweidesteinleiden n, Eingeweidesteinerkrankung f
splanchnology Splanchnologie f, Eingeweidelehre f
splanchnomegaly Splanchnomegalie f, [abnorme] Eingeweidevergrößerung f; Organvergrößerung f
splanchnomicria Splanchnomikrie f, [abnorme] Eingeweideverkleinerung f; Organverkleinerung f
splanchnopathy Splanchnopathie f, Eingeweideerkrankung f, Eingeweidekrankheit f, Eingeweideleiden n
splanchnopleural splanchnopleural
splanchnopleure Splanchnopleura f, Darmfaserblatt m
splanchnoptosia Splanchnoptose f, Eingeweidesenkung f
splanchnosclerosis Splanchnosklerose f, Eingeweideinduration f, Eingeweideverhärtung f
splanchnoscopic splanchnoskopisch
splanchnoscopy Splanchnoskopie f, Eingeweidespiegelung f
splanchnosomatic splanchnosomatisch
splanchnotomy Splanchnotomie f, Eingeweidezerlegung f
splayfoot Talipes m valgus, Plattfuß m
spleen Splen m, Milz f, Lien f *(Zusammensetzungen s. unter* splenic*)*
splenalgia Splenalgie f, Splenodynie f, Milzschmerz m
splenauxe Splenomegalie f, Milzvergrößerung f
splenectomize/to splenektomieren, eine Milzexstirpation durchführen, die Milz operativ entfernen
splenectomy Splenektomie f, Milzexstirpation f, [operative] Milzentfernung f
splenectopia Splenektopie f, Milzverlagerung f
splenetic *s.* splenic
splenial Riemenmuskel...
splenic lienal, Milz...
~ **abscess** Milzabszeß m
~ **anaemia** Milzanämie f
~ **apoplexy** Milzapoplexie f, Milzeinblutung f
~ **artery** Milzarterie f, Arteria f lienalis
~ **artery aneurysm** Milzarterienaneurysma n
~ **aspirate** Milzaspirat n
~ **bed** Milzlager n, Milzloge f
~ **cachexia** Cachexia f splenica
~ **calcification** Milzkalzifikation f, Milzverkalkung f
~ **corpuscles** *s.* ~ nodules
~ **fever** Milzbrand m, Anthrax m *(Zusammensetzungen s. unter* anthrax*)*

~ **flexure** linke Kolonflexur (Dickdarmflexur) f, Flexura f coli sinistra
~ **haemangioendothelioma** Milzhämangioendotheliom n
~ **infarction** Milzinfarzierung f; Milzinfarkt m
~ **nodules** Malpighische Milzkörperchen npl, Lymphonoduli mpl lienales (Malpighi)
~ **pedicle** Milzstiel m
~ **penicilli** Pinselarterien fpl, Penicilli mpl lienis
~ **plexus** Milzarteriennervengeflecht n, Plexus m lienalis
~ **pulp** Milzpulpa f, Milzparenchym n, Pulpa f lienalis (lienis)
~ **puncture** Milzpunktion f
~ **recess** Recessus m lienalis
~ **red pulp** rote Milzpulpa f
~ **rupture** Milzruptur f, Milzzerreißung f
~ **sinus** Milzsinus m, Sinus m lienalis
~ **souffle** Milzgeräusch n
~ **tissue** *s.* ~ pulp
~ **trabeculae** Milztrabekel fpl, Trabeculae fpl lienis
~ **trauma** Milztrauma n
~ **tumour** Milztumor m
~ **vein** Milzvene f, Vena f lienalis
splenicopancreatic splenikopankreatisch, pankreatikolienal, Pankreas-Milz-...
spleniform spleniform, milzförmig, milzähnlich
splenitis Splenitis f, Lienitis f, Milzentzündung f
splenium 1. Kompresse f; Pflaster n; Bausch m; 2. Splenium n corporis callosi
splenius capitis [muscle] Musculus m splenius capitis, Riemenmuskel (Bauschmuskel) m des Kopfes
~ **cervicis [muscle]** Musculus m splenius cervicis, Riemenmuskel (Bauschmuskel) m des Halses
splenization Splenisation f, milzartige Lungengewebeverfestigung f
splenocele 1. Splenozele f, Lienozele f, Milzhernie f, Milzbruch m; 2. Milztumor m, Milzgeschwulst f
splenocolic splenokolisch, Milz-Kolon-...
splenocyte Splenozyt m, Monozyt m
splenodynia *s.* splenalgia
splenogenic, splenogenous splenogen, von der Milz ausgehend
splenogram Splenogramm n, Milzröntgen[kontrast]bild n
splenographic splenographisch
splenography Splenographie f, Milzröntgen[kontrast]darstellung f, Lienographie f
splenohepatomegaly Splenohepatomegalie f, Milz- und Lebervergrößerung f
splenohepatoplasty Splenohepatoplastik f, plastische Milz- und Leberoperation f
splenoid splenoid, milzartig, milzähnlich
splenolysis Splenolysis f, Milzauflösung f
splenoma Splenom n, Milztumor m, Milzgeschwulst f
splenomalacia Splenomalazie f, Milzerweichung f, Lienomalazie f

splenomedullary splenomedullär, lienomedullär, Milz-Knochenmark-...
splenomegaly Splenomegalie f, Milzvergrößerung f
splenomyelogenous s. splenomedullary
splenonephritic s. splenorenal
splenopancreatic s. splenicopancreatic
splenopathic splenopathisch
splenopathy Splenopathie f, Lienopathie f, Milzerkrankung f, Milzkrankheit f, Milzleiden n
splenopexy Splenopexie f, Milzfixation f, [operative] Milzanheftung f
splenophrenic splenophrenisch, Milz-Zwerchfell-...
~ **ligament** Ligamentum n phrenicolienale
splenoportogram Splenoportogramm n, Röntgen[kontrast]bild n des Pfortaderkreislaufs
splenoportographic splenoportographisch
splenoportography Splenoportographie f, Röntgen[kontrast]darstellung f des Pfortaderkreislaufs
splenoptosis Splenoptose f, Milzsenkung f
splenorenal splenorenal, Milz-Nieren-...
~ **shunt** splenorenaler Shunt m, [operative] Milzarterien-Nierenarterien-Anastomose f
splenorrhagia Splenorrhagie f, Milzblutung f
splenorrhaphy Splenorrhaphie f, Milznaht f
splenosis Splenose f, Milzgewebeaussaat f
splenotomy Splenotomie f, Milzinzision f, Milz[ein]schnitt m
splenotoxin Splenotoxin n, Lienotoxin n, Milzgift n
splenotyphoid Splenotyphoid n, Milztyphus m; Typhusmilz f
splenulus, splenunculus Nebenmilz f, Lien m accessorius, akzessorische Milz f, Lienunculus m
splice a tendon/to eine Sehne durchflechten
splint/to schienen (z. B. einen Bruch)
splint Schiene f
splintage Schienung f, Schienen n
splinter forceps Splitterpinzette f, Splitterklemme f
~ **haemorrhage** Splitterblutung f
~ **of bone** Knochensplitter m
splinting of the chest Brustwandschienung f
split fracture Spaltfraktur f; Berstungsfraktur f; Splitterfraktur f
~ **graft** s. ~-thickness graft
~ **pelvis** Spaltbecken n, Pelvis f fissa
~ **renal function study** seitengetrennte Nierenfunktionsuntersuchung f
~-**skin graft** s. ~-thickness graft
~-**thickness graft** Spalthauttransplantat n
~-**thickness grafting** Spalthauttransplantation f
~-**thickness skin** Spalthaut f
~-**thickness skin graft** Spalthauttransplantat n
~-**thickness skin graft donor site** Spalthauttransplantatentnahmestelle f
~ **towel** Schlitztuch n (bei Operationen)
splitting of the heart sounds Spaltung f der Herztöne

spodiomyelitis Spodiomyelitis f, Poliomyelitis f
spodogram Spodogramm n, Aschenbild n, Veraschungsbild n eines Gewebes
spodography Spodographie f
spondylalgia Spondylalgie f, Wirbelschmerz m
spondylarthritis Spondylarthritis f, Wirbelgelenkentzündung f
spondylarthrocace Spondylarthrokaze f, Wirbel[säulen]tuberkulose f
spondylexarthrosis Spondylexarthrose f, Wirbeldislokation f, Wirbelverrenkung f, Wirbelverlagerung f
spondylitic spondylitisch, Wirbel[säulen]entzündungs...
spondylitis Spondylitis f, Wirbel[säulen]entzündung f
spondyloarthropathy Spondyloarthropathie f, Wirbelsäulen[gelenk]leiden n
spondylocace s. spondylarthrocace
spondylodesis Spondylodese f, Wirbel[säulen]versteifung f
spondylodidymia Spondylodidymie f, Doppelmißbildung f mit Wirbelsäulenverschmelzung
spondylodymus Spondylodymus m, Doppelmißgeburt f mit Wirbelsäulenverschmelzung
spondylodynia s. spondylalgia
spondylolisthesis Spondylolisthesis f, Wirbelgleiten n, Wirbelverschiebung f
spondylolisthetic wirbelgleitend, Spondylolisthesis...
~ **spine** Gleitwirbelsäule f
spondylolysis Spondylolyse f, Wirbelauflösung f, Wirbelzerfall m
spondylomalacia Spondylomalazie f, Wirbel[knochen]erweichung f
spondylopathy Spondylopathie f, Wirbelerkrankung f, Wirbelkrankheit f, Wirbelleiden n
spondyloptosis Spondyloptose f, Wirbelabsenkung f
spondylopyosis Spondylopyosis f, Wirbel[ver]eiterung f
spondylosis Spondylose f, Spondylosis f, Spondylopathia f deformans
spondylosyndesis s. spondylodesis
spondylotomy Spondylotomie f, Wirbelschnitt m, [operative] Wirbeldurchtrennung f
spondylous Wirbel..., Vertebra... (Zusammensetzungen s. unter vertebral)
spondylus Spondylus m, Vertebra f, Rückenwirbel m
sponge Schwamm m, Schwämmchen n
~ **forceps** Kornzange f
~ **holder (holding forceps)** Tupferhalter m
spongiitis s. spongiositis
spongioblast Spongioblast m
spongioblastoma Spongioblastom n (Hirntumor)
spongiocyte Spongiozyt m
spongioform, spongioid spongiform, schwammförmig, schwammartig, schwammähnlich, spongioid

spongioneuroblastoma

spongioneuroblastoma Spongioneuroblastom n *(Hirntumor)*
spongioplasm Spongioplasma *n*
spongiosa Substantia *f* spongiosa, Spongiosa *f*, Knochenschwammsubstanz *f*
~ **screw** Spongiosaschraube *f*
spongiose spongiös, schwammig
spongiosis Spongiose *f*, Interzellularödem *n*
spongiositis Spongiositis *f*, Harnröhrenschwellkörperentzündung *f*
spongiotic spongiotisch, Spongiose..., Interzellularödem...
spongy body Corpus *n* spongiosum penis, Harnröhrenschwellkörper *m* des Penis
~ **bone** spongiöser Knochen *m*
~ **layer** Schwammschicht *f*
~ **osteoma** Osteoma *n* spongiosum *(gutartige Knochengeschwulst mit schwammigen Knochen- und Markräumen)*
~ **portion of the urethra** Pars *f* spongiosa urethrae
~ **state** Status *m* spongiosus *(schwammiger Zustand des Gehirns infolge multipler Hohlraumbildung)*
spontaneous spontan; von selbst, ohne fremde Einwirkung, von innen heraus
~ **abortion** Spontanabort *m*, Spontanfehlgeburt *f*
~ **agglutination** Spontanagglutination *f*, Spontanverklumpung *f*
~ **allergy** Spontanallergie *f*, angeborene Allergie *f*
~ **amputation** Spontanamputation *f*
~ **aneurysm** Spontananeurysma *n*
~ **cure** Spontanheilung *f*
~ **depolarization** Spontandepolarisation *f*
~ **drainage** Spontanentleerung *f (Abszeß)*
~ **erysipelas** Spontanerysipel *n*
~ **fracture** Spontanfraktur *f*
~ **gene mutation** *s*. ~ mutation
~ **haemorrhage** Spontanblutung *f*
~ **healing** Spontanheilung *f*
~ **intracerebral haemorrhage** Hirnmassenblutung *f*
~ **labour** Spontangeburt *f*
~ **mutation** Spontanmutation *f*
~ **necrosis** Spontannekrose *f*, aseptische Nekrose *f*
~ **nystagmus** Spontannystagmus *m*
~ **perforation** Spontanperforation *f (z. B. eines Organs)*
~ **pneumothorax** Spontanpneumothorax *m*
~ **recovery** Spontanheilung *f*
~ **regression (remission)** Spontanremission *f*
~ **respiration** Spontanatmung *f*
~ **rupture** Spontanruptur *f*
~ **rupture of muscle** Muskelspontanruptur *f*
~ **uterine activity** spontane Gebärmutteraktivität *f*, Spontanwehen *fpl*
~ **version** Spontanwendung *f*, Selbstwendung *f*, Versio *f* spontanea *(bei der Geburt)*

spoon nail Löffelnagel *m*, Hohlnagel *m*; Koilonychie *f*
~ **shaped depressor** Kropflöffel *m*
sporadic typhus Typhus *m* exanthematicus, Fleckfieber *n (s. a.* Brill's disease*)*
sporangial Sporangium...
sporangium Sporangium *n*
spore Spore *f*
~ **formation** Sporenbildung *f*
~ **of Clostridium tetani** Clostridium-tetani-Spore *f*
~-**producing** *s.* sporogenic
sporicidal sporizid, sporentötend, sporenzerstörend
sporicide [agent] sporizides (sporentötendes, sporenzerstörendes) Mittel *n*
sporidiosis Sporidiose *f*, Sporidieninfektion *f*
sporiferous sporenbildend; sporentragend
sporoagglutination Sporoagglutination *f*, Sporenagglutination *f*
sporoblast Sporoblast *m*
sporocyst 1. Sporozyste *f (Entwicklungsstadium der Plasmodien)*; 2. Sporozyste *f*, Keimschlauch *m (Entwicklungsstadium der Leberegel)*
sporocyte Sporozyt *m*
sporogenesis Sporogenesis *f*, Sporogenese *f*, Sporenbildung *f*; Sporenentwicklung *f*
sporogenic, sporogenous sporogen, sporenbildend
sporogony Sporogonie *f*
sporomycosis Sporomykose *f*, Pilzsporenkrankheit *f*
sporont Sporont *m*
sporontocide sporontozid, sporontentötend
sporotrichin Sporotrichin *n (Hauttestantigen zum Sporotrichosenachweis)*
sporotrichosis Sporotrichose *f*
Sporotrichum beuermanni (schenckii) Sporotrichon *n* Beuermanni (Schenckii) *(Sporotrichoseerreger)*
sporozoal, sporozoan Sporozoon..., Sporentierchen...
sporozoan *s.* sporozoon
sporozoite Sporozoit *m*
sporozoon Sporozoon *n*, Sporentierchen *n*
sporozoosis Sporozoose *f*, Sporentiercheninfektion *f*
sporulate/to Sporen bilden; Sporen verstreuen (ausstreuen)
sporulation Sporulation *f*, Sporenbildung *f*
sporule Sporula *f*, kleine Spore *f*
spot-film roentgenography Röntgenzielaufnahme *f*, gezielte Röntgendarstellung *f*
~ **of most distinct vision** Fovea *f* centralis *(der Macula lutea)*
spotted bones *s.* osteopoikilosis
~ **disease (fever)** Fleckfieber *n*, Zeckenbißfieber *n*
~ **fever of the Rocky Mountains** Felsengebirgsfieber *n*, amerikanisches Zeckenfieber (Fleckfieber) *n*

standard

~ **fever rickettsia** Fleckfieberrickettsie *f*
~ **sickness** *s.* pinta
~ **sore** Tonsillitis *f* follicularis
spotting Zwischenblutung *f*, Schmierblutung *f*
sprain Verrenkung *f*, Verstauchung *f*, Distorsion *f*, Verdrehung *f*
~ **fracture** Distorsionsfraktur *f*, Verstauchungsbruch *m*
spreading of bacteria Bakterienausbreitung *f*
Sprengel's deformity Sprengelsche Deformität *f*, kongenitaler (angeborener) Schulterblatthochstand *m*, Elevatio *f* scapulae congenitalis
spring catarrh (conjunctivitis) Frühjahrskonjunktivitis *f*, Frühjahrskatarrh *m*
~ **eye** Federöhr *n* (*der chirurgischen Nadel*)
~ **finger** springender (schnellender) Finger *m*
~ **lancet** Federlanzette *f*
~ **ophthalmia** *s.* spring catarrh
springing mydriasis springende Mydriasis *f*, springende Pupillen *fpl*, Mydriasis *f* alternans
springwater cyst Quellwasserzyste *f*
sprue Spru[e] *f*, Sprew *f*, Spruw *f*, Psilosis *f* linguae
sprung knee Sprungknie *n*
spur Sporn *m*, Calcar *m*
spurious falsch, unecht, Schein...
~ **aneurysm** falsches Aneurysma *n*
~ **angina** Angina *f* pectoris vasomotorica
~ **placenta** Placenta *f* spuria
sputum Sputum *n*, Auswurf *m*
~ **bag** Speicheltasche *f*
~ **smear** Sputumabstrich *m*, Sputumausstrich *m*
squama, squame 1. Squama *f*, Schuppe *f*, schuppenartiger Knochen *m*; 2. Squama *f*, Hautschuppe *f*
squamobasal squamobasal
squamocellular Plattenepithel...
squamomastoid suture Sutura *f* squamomastoidea
squamooccipital squamookzipital, Hinterhauptsschuppen...
squamoparietal squamoparietal
~ **suture** *s.* squamosal suture
squamopetrosal squamopetrosal, Hinterhauptsschuppen-Felsenbein-...
squamosa Pars *f* squamosa ossis temporalis
squamosal schuppig, Schuppen...
~ **suture** Sutura *f* squamosa cranii
squamosphenoid squamosphenoidal, Keilbein-Schläfenbein-...
~ **suture** Sutura *f* sphenosquamosa, Keilbein-Schläfenbein-Naht *f*
squamotemporal squamotemporal
squamotympanic squamotympanal
squamous 1. schuppig, Schuppen...; 2. Platten...
~ **blepharitis** Blepharitis *f* squamosa
~ **cancer (carcinoma)** *s.* ~- cell carcinoma
~ **cell** Platten[epithel]zelle *f*

~-**cell carcinoma** Plattenepithelkarzinom *n*
~-**cell epithelioma** Plattenzellepitheliom *n*
~-**cell metaplasia** Plattenepithelzellenmetaplasie *f*
~ **epithelium** Plattenepithel *n*
~ **metaplasia** *s.* ~- cell metaplasia
~ **portion of the temporal bone** *s.* squamosa
squatting position Hockstellung *f* (*bei Morbus Fallot*)
squeezing back process Ausmelk[ungs]prozeß *m*, Ausstreichungsmanöver *n* (*z. B. bei Darminvagination*)
~ **of the lids** Augenlidausstülpung *f*
squint *s.* strabismus
St. Louis encephalitis Saint-Louis-Enzephalitis *f*
ST segment ST-Strecke *f* (*EKG*)
ST segment depression ST-Senkung *f*, ST-Streckensenkung *f* (*EKG*)
ST segment elevation ST-Hebung *f*, ST-Streckenerhöhung *f* (*EKG*)
stab cell Stabkerniger *m*, stabkerniger Leukozyt *m*
~ **culture** Stabkultur *f* (*Mikrobiologie*)
~ **incision** Stichinzision *f*
stabilizing operation Stabilisierungsoperation *f* (*Traumatologie*)
stable factor Prokonvertin *n*, Konvertin *n*, Blutgerinnungsfaktor VII *m*
stadium Stadium *n*, Phase *f*, Entwicklungsstufe *f*, Abschnitt *m*; Krankheitsstadium *n*
staff 1. medizinisches Personal *n*; 2. Stab *m*
~ **cell (form)** *s.* stab cell
stage of general anaesthesia Narkosestadium *n*
~ **of labour** Geburtsstadium *n*
staged operative procedure mehrzeitiges Operationsverfahren *n*
staggering taumelnd, wankend
staggers Schwindelgefühl *n*
stagnate/to stagnieren, stocken, stillstehen
stagnation Stagnation *f*, Stockung *f*; Stase *f* (*z. B. des Blutes*)
~ **mastitis** Stagnationsmastitis *f*, Stauungsmastitis *f*
~ **of blood** Blutstagnation *f*, Blutstauung *f*
staining [histologische] Färbung *f*
~ **characteristic** Färbungseigenschaft *f*, Färbeverhalten *n*
~ **reaction** Färbungsreaktion *f*
stalagmometer Stalagm[an]ometer *n*, Tropfenzähler *m*
stalk-eyed stieläugig
~ **of the neurohypophysis** Infundibulum *n* [hypothalami], Hypophysenstiel *m*
stalked hydatid Morgagnische Hydatide *f*, Appendix *f* testis, Hodenanhang *m*
stammer/to stottern, stammeln
stammer Stottern *n*, Stammeln *n*, Gestammel *n*
stammerer Stotterer *m*, Stammelnder *m*
stammering bladder Stotterblase *f*
standard airway Guedel-Tubus *m*, Oropharyngealtubus *m*
~ **bicarbonate** Standardbikarbonat *n*

standard

~ **conditions** Standardbedingungen *fpl*, Normalbedingungen *fpl*
~ **deviation** Standardabweichung *f*, Mittelwertabweichung *f*
~ **error** Standardfehler *m*
~ **extremity (limb) lead** Standardableitung *f* nach Einthoven, bipolare Extremitätenableitung *f*
~ **solution** Standardlösung *f*
standstill Stillstand *m*
stapedectomy Stapedektomie *f*, Steigbügelexstirpation *f*, [operative] Steigbügelentfernung *f*
stapedial Stapes..., Steigbügel...
~ **base (footplate)** Steigbügelplatte *f*, Basis *f* stapedis
~ **head** Steigbügelkopf *m*, Caput *n* stapedis
stapediotenotomy Stapediotenotomie *f*, Steigbügelmuskelsehnendurchtrennung *f*
stapediovestibular stapediovestibulär
stapedius [muscle] Musculus *m* stapedius, Steigbügelmuskel *m*, Stapedius *m*
~ **nerve** Nervus *m* stapedius
~ **reflex** Stapediusreflex *m*
~ **tendon** Stapediussehne *f*
stapes Stapes *m*, Steigbügel *m* *(Zusammensetzungen s. a. unter* stapedial*)*
~ **mobilization** Stapesmobilisierung *f*, Steigbügelmobilisierung *f*
staphylagra Gaumenzäpfchenzange *f*
staphyle 1. Gaumensegel *n*, Velum *n* palatinum, weicher Gaumen *m*; 2. Staphyle *f*, Gaumenzäpfchen *n*, Zäpfchen *n*, Uvula *f* [palatina]
staphylectomy 1. Staphylektomie *f*, Gaumensegelresektion *f*, [operative] Gaumensegelentfernung *f*; 2. Staphylektomie *f*, Uvularesektion *f*, [operative] Gaumenzäpfchenentfernung *f*
staphylhaematoma Staphylhämatom *n*, Uvulahämatom *n*, Gaumenzäpfchenbluterguß *m*
staphyline 1. Gaumen..., Gaumensegel...; 2. Gaumenzäpfchen..., Uvula...
staphylinopharyngeus [muscle] *s.* staphylopharyngeus [muscle]
staphylinus externus [muscle] Musculus *m* tensor veli palatini, Gaumensegelspanner *m*
~ **internus [muscle]** Musculus *m* levator veli palatini, Gaumensegelheber *m*
~ **medius [muscle]** Musculus *m* uvulae, Zäpfchenmuskel *m*
staphylion Staphylion *n* *(anthropologischer Meßpunkt)*
staphylitis Staphylitis *f*, Uvulitis *f*, Gaumenzäpfchenentzündung *f*
staphylococcaemia Staphylokokkämie *f*, Vorhandensein *n* von Staphylokokken im Blut
staphylococcal Staphylokokken... *(Zusammensetzungen s. a. unter* staphylococcus*)*
~ **enteritis** Staphylokokkenenteritis *f*
~ **enterotoxin** Staphylokokkenenterotoxin *n*
~ **food poisoning** Lebensmittelvergiftung *f* durch Staphylokokken

608

~ **furunculosis** Staphylokokkenfurunkulose *f*
~ **osteomyelitis** Staphylokokkenosteomyelitis *f*
~ **pericarditis** Staphylokokkenperikarditis *f*
~ **pneumonia** Staphylokokkenpneumonie *f*
~ **pyoderma** Staphylokokkenpyodermie *f*
~ **sepsis** Staphylokokkensepsis *f*, Staphylokokkenblutvergiftung *f*
staphylococcic *s.* staphylococcal
staphylococcosis Staphylokokkosis *f*, Staphylokokkeninfektion *f*
staphylococcus Staphylococcus *m*, Staphylokokkus *m* *(Zusammensetzungen s. a. unter* staphylococcal*)*
~ **antitoxin** Staphylokokkenantitoxin *n*, Staphylokokkenserum *n*
~ **toxin** Staphylokokkentoxin *n*
~ **toxoid** Staphylokokkentoxoid *n*
~ **vaccine** Staphylokokkenvakzine *f*, Staphylokokkenimpfstoff *m*
Staphylococcus albus Staphylococcus *m* albus (epidermidis)
~ **aureus** Staphylococcus *m* aureus (pyogenes)
~ **citreus** Staphylococcus *m* citreus
~ **epidermidis** *s.* Staphylococcus albus
~ **pyogenes** *s.* ~ aureus
▸ **staphyloderma** Staphyloderma *n*, Staphylokokkenpyodermie *f*
staphylodermatitis Staphylokokkendermatitis *f*
staphyloedema Staphylödem *n*, Uvulaödem *n*, Gaumenzäpfchen[an]schwellung *f*
staphylohaemolysin *s.* staphylolysin
staphylokinase Staphylokinase *f* *(Enzym)*
staphylolysin Staphylolysin *n*, Staphylokokkenhämolysin *n*
staphyloma Staphylom *n*, Beerengeschwulst *f* (Hervorwölbung an der Kornea oder Sklera)
staphylomatic, staphylomatous Staphyloma...
staphylomycosis Staphylomykose *f*, Staphylokokkenerkrankung *f*
staphyloncus Staphylonkus *m*, Uvulageschwulst *f*, Gaumenzäpfchentumor *m*
staphylopharyngeus [muscle] Musculus *m* palatopharyngeus, Schlund-Kopf-Gaumen-Muskel *m*
staphylopharyngorrhaphy Staphylopharyngorrhaphie *f*, Gaumen-Rachen-Plastik *f*
staphyloplasty Staphyloplastik *f*, Gaumenplastik *f*, Palatoplastik *f*, operative Gaumenrekonstruktion *f*
staphyloptosis Staphyloptose *f*, Uvulaptose *f*, Gaumenzäpfchensenkung *f*
staphylorrhaphy Staphylorrhaphie *f*, Gaumenspaltenplastik *f*, Gaumen[spalten]naht *f*
staphyloschisis Staphyloschisis *f*, Gaumenzäpfchenspalte *f*
staphylotomy 1. Staphylotomie *f*, Uvulotomie *f*, Gaumenzäpfchenschnitt *m*; 2. Staphylotomie *f*, Staphylomeröffnung *f*
staphylotoxin Staphylotoxin *n*
staphylygroma *s.* staphyloedema
stapling device (machine) Klammernahtgerät *n*
star cell Kupffersche Sternzelle *f*

starblind halbblind
starch Stärke *f*, Amylum *n*
~ **gel electrophoresis** Stärke-Gel-Elektrophorese *f*
~ **sugar** Stärkezucker *m*, Dextrose *f*
Stargardt's disease (macular degeneration) Stargardtsche Krankheit *f*, Stargardtsches Syndrom *n*, juvenile Makuladegeneration *f*, Makuladegeneration *f* mit Optikusatrophie
Starling's law of the heart Starlingsches Herzgesetz *n*
Starr-Edwards valve prosthesis Starr-Edwards-Klappenprothese *f*, Starr-Edwards-Klappe *f*
startle reaction (reflex, response) Schreckreaktion *f*, Alarmreflex *m*
starvation 1. Fasten *n*, Hungern *n*; Karenz *f*; 2. Verhungern *n*, Hungertod *m*
~ **acidosis** Hungerazidose *f*
~ **cure (treatment)** Fastentherapie *f*, Hungertherapie *f*
starve/to 1. hungern, fasten; nüchtern (karent) bleiben; 2. verhungern
stasibasiphobia Stasobasophobie *f*, Gehunfähigkeit *f* durch Zwangsvorstellungen
stasiphobia Stasophobie *f*, Stehunfähigkeit *f* durch Zwangsvorstellungen
stasis Stase *f*, Stasis *f*, Stillstand *m*, Stauung *f*
~ **dermatitis** Stasedermatitis *f*, Stauungsdermatitis *f*
~ **liver** Stauungsleber *f*
~ **ulcer** Staseulkus *n*, Stauungsgeschwür *n*
state Status *m*, Zustand *m*, Beschaffenheit *f*; Krankheitszustand *m*; Krankheitshöhepunkt *m*
~ **medicine** 1. staatliches Gesundheitswesen *n*; 2. Gerichtsmedizin *f*
~ **of health** Gesundheitszustand *m*
static organ statisches Organ *n*, Vestibularapparat *m*, Gleichgewichtsorgan *n*
~ **reflex** Haltungsreflex *m*, Stehreflex *m*
~ **tremor** Ruhetremor *m*
stationary air funktionelles Residualvolumen *n*
~ **treatment** stationäre Behandlung *f*
statoacoustic organ statoakustisches Organ *n*, Organum *n* vestibulocochleare, Gehör- und Gleichgewichtsorgan *n*, Innenohr *n*
statoconia Statokonien *fpl*, Otokonien *fpl*, Statolithen *mpl*, Otolithen *mpl*, Gehörsand *m*
statokinetic statokinetisch
statoliths *s.* statoconia
statometer Exophthalmometer *n*
stature Statur *f*, Gestalt *f*; Wuchs *m*
statuvolence Autohypnose *f*, Selbsthypnose *f*
statuvolent Autohypnose…, Selbsthypnose…
stave of the thumb *s.* Bennett's fracture
staxis Blutung *f*
stay a haemorrhage/to eine Blutung stillen
stay suture Haltenaht *f*
steady state Homöostase *f*, inneres Körpergleichgewicht *n*
steal syndrome Anzapfsyndrom *n*

steam autoclave Dampfsterilisator *m*, Dampfsterilisationsapparat *m*, Autoklav *m*
~ **-fitter's asthma** Asbestose *f*, Asbeststaublunge[nerkrankung] *f*
~ **sterilization** Dampfsterilisation *f*
steapsin Steapsin *n*, Pankreassteapsin *n*, Pankreaslipase *f*
steapsinogen Steapsinogen *n* *(Steapsinvorstufe)*
stearic acid Stearinsäure *f*
stearrhoea *s.* steatorrhoea
steatitis Steatitis *f*, Fettgewebsentzündung *f*
steatocele Steatozele *f*, Fettbruch *m*
steatocryptosis Steatokryptose *f*
steatogenous fettbildend, fetteinlagernd, fettanlagernd, verfettend
steatolysis Steatolyse *f*
steatolytic steatolytisch
steatoma 1. Steatom *n*, Talgzyste *f*, Talggeschwulst *f*; Atherom *n*; 2. *s.* lipoma
steatonecrosis Fettnekrose *f*, fettige Nekrose *f*
steatopygia Steatopygie *f*, Fettsteiß *m*, abnorme Fettgewebsentwicklung *f* am Gesäß
steatopygous Fettsteiß…
steatorrhoea 1. Steatorrhoe *f*, Fettdurchfall *m*, Fettstuhl *m*; 2. *s.* seborrhoea
steatosis Steatose *f*, Verfettung *f*, Fettinfiltration *f*, fettige Degeneration *f*
steel wire suture Stahldrahtnaht *f*
steeple head (skull) Oxyzephalie *f*, Spitzköpfigkeit *f*, Spitzschäd[e]ligkeit *f*
steerhorn stomach Stierhornmagen *m* *(Radiologie)*
steering-wheel injury Lenkradverletzung *f*
stegnosis *s.* stenosis
Stegomyia Stegomyia *f* fasciata, Aedes *f* aegypti *(Gelbfieberüberträger)*
Stein-Leventhal syndrome Stein-Leventhal-Syndrom *n*
Steinmann nail (pin) Steinmann-Nagel *m*, Steinmannscher Nagel *m*
stellar naevus Naevus *m* stellaris, Sternennävus *m*, Spidernävus *m*
stellate sternförmig
~ **cataract** *s.* sutural cataract
~ **cell** Sternzelle *f*
~ **cells of the liver** Kupffersche Sternzellen *fpl* (in der Leber)
~ **fracture** Sternfraktur *f*, Sternbruch *m*
~ **ganglion** Ganglion *n* stellatum (cervicothoracicum), Sternganglion *n*
~ **ganglion block** Ganglion-stellatum-Blockade *f*, Stellatumblockade *f*
~ **ligament** Ligamentum *n* capitis costae radiatum
~ **vein** Vena *f* stellata
~ **venules of the kidney** Venulae *fpl* stellatae [Verheynii] *(Niere)*
Stellwag's sign Stellwagsches Zeichen *n* *(seltener Lidschlag)*
stem/to stillen *(Blutung)*; gestillt werden, aufhören *(Blutung)*

stem Stamm *m*; Stiel *m*
~ **bronchus** Stammbronchus *m*, Bronchus *m* intermedius
~ **cell** Stammzelle *f*
~-**cell leukaemia** Stammzellenleukämie *f*
stenion Stenion *n (anthropologischer Meßpunkt)*
stenocardia Stenokardie *f*, Herzenge *f*, Angina *f* pectoris, Präkordialangst *f*
stenocephalia Stenozephalie *f*, Schmalköpfigkeit *f*
stenocephalous stenozephal, schmalköpfig
stenocoriasis Stenokorie *f*, Pupillenvereng[er]ung *f*, Miosis *f*
stenocrotaphy Stenokrotaphie *f*, Vereng[er]ung *f* der Schläfengegend
stenodont stenodont, engzahnig
stenomycteria Nasenstenose *f*, Nasenvereng[er]ung *f*
Stenonian duct *s.* Stensen's duct
stenopaeic stenopäisch, geschlitzt, Schlitz...
~ **spectacles** stenopäische Brille *f*, Schlitzbrille *f*
stenosal Stenose..., Verengerungs...
stenose/to stenosieren, verenge[r]n
stenosing tendovaginitis Tendovaginitis *f* stenosans, stenosierende Sehnenscheidenentzündung *f*, Quérvainsche Krankheit *f*
stenosis Stenose *f*, Vereng[er]ung *f*, Striktur *f*, Enge *f*
~ **of the common bile duct** Choledochusstenose *f*
~ **of the pulmonary valve** Pulmonalklappenstenose *f*, Pulmonalisvereng[er]ung *f*
~ **of the rectum** *s.* rectostenosis
~ **of the right ventricular outflow tract** rechtsventrikuläre Ausflußbahnvereng[er]ung *f*
stenostomia Stenostomie *f*, Mundenge *f*, Mundvereng[er]ung *f*
stenothorax Stenothorax *m*, enger Brustkorb *m*; Brustkorbvereng[er]ung *f*
stenotic stenotisch, verengt, stenosiert
Stensen's duct Stensenscher Gang *m*, Ductus *m* parotideus
~ **foramen** Stensensches Fenster *n*, Foramen *n* incisivum
Stenson's duct *s.* Stensen's duct
Stenvers' projection Stenverssche Aufnahmetechnik *f*, Stenverssche Felsenbeinaufnahme *f*
step section Stufenschnitt *m (Histologie)*
stephanial, stephanic Stephanion...
stephanion Stephanion *n (anthropologischer Meßpunkt)*
steppage gait Steppergang *m*
stercobilin Sterkobilin *n*, Urobilin *n (Bilirubinabbauprodukt)*
stercobilinogen Sterkobilinogen *n*, Urobilinogen *n*
stercolith Koprolith *m*, Kotstein *m*, Fäkalstein *m*
stercoporphyrin Sterkoporphyrin *n*
stercoraceous sterkoral, fäkal, kothaltig

~ **vomiting** Koterbrechen *n*, Kopremesis *f*, Miserere *f*, fäkales Erbrechen *n*
stercoral, stercorary *s.* stercoraceous
stercoroma Kotgeschwulst *f*, Fäkalom *n*, Koprom *n*
stercorous *s.* stercoraceous
stercus Kot *m*, Stuhl *m*, Fäzes *fpl*
stereoagnosis, stereoanaesthesia Stereoagnosie *f*, Astereognosie *f*, taktile Agnosie *f*, Tastsinnlähmung *f*, Tastblindheit *f*
stereoarthrolysis Stereoarthrolyse *f*
stereocampimeter Stereokampimeter *n*, stereoskopisches Kampimeter *n*
stereocampimetry Stereokampimetrie *f*
stereocilium Stereozilie *f*, Wimpernhaar *n*
stereoencephalotome Stereoenzephalotom *n*
stereoencephalotomy Stereoenzephalotomie *f (stereotaktische Operation)*
stereognosis Stereognosie *f*, Tastsinn *m*, taktile Gnosis *f*
stereognostic stereognostisch
~ **sense** *s.* stereognosis
stereo-ophthalmoscope Stereoophthalmoskop *n*
stereophantoscope Stereophantoskop *n*, Panoramastereoskop *n*
stereophoroscope Stereophoroskop *n (Ophthalmologie)*
stereopsis Stereopsis *f*, stereoskopisches (räumliches) Sehen *n*
stereopter Stereopter *m*, Raumsinnmeßinstrument *n*
stereoradiography Stereoradiographie *f*, Stereoröntgenographie *f*, stereoskopische Röntgendarstellung (Röntgenaufnahmetechnik) *f*
stereoscope Stereoskop *n*
stereoscopic stereoskopisch, raumbildlich
~ **vision** *s.* stereopsis
stereoscopy Stereoskopie *f*
stereostroboscope Stereostroboskop *n*
stereotactic stereotaktisch
stereotaxia 1. Stereotaxie *f*, stereotaktische Lokalisation *f (von Hirnarealen);* 2. *s.* stereotropism
stereotaxic *s.* stereotactic
stereotropism Stereotropismus *m*, Stereotaxis *f*, Thigmotropismus *m (gezielte Bewegung auf Berührung)*
stereotypy Stereotypie *f*
stereovectorcardiograph Stereovektorkardiograph *m*
stereovectorcardiography Stereovektorkardiographie *f*, Vektorkardiographie *f*
sterile 1. steril, keimfrei; 2. steril, unfruchtbar
~ **area** Sterilbereich *m*
~ **meningitis** *s.* aseptic meningitis
~ **regional lymphadenitis** Katzenkratzkrankheit *f*
~ **water for injection** Aqua *n* ad injectionem
sterility 1. Sterilität *f*, Keimfreiheit *f*; 2. Sterilität *f*, Unfruchtbarkeit *f*

sterilization 1. Sterilisation *f*, Sterilisieren *n*, Entkeimung *f*, Keimfreimachung *f*; 2. Sterilisation *f*, Sterilisierung *f*, Unfruchtbarmachung *f*
~ **plant** Sterilisationsanlage *f*
sterilize/to 1. sterilisieren, entkeimen, keimfrei machen; 2. sterilisieren, unfruchtbar machen
sterilizer Sterilisator *m*, Sterilisierapparat *m*, Autoklav *m*
sterilizing forceps Sterilisierzange *f*
~ **rack** Sterilisierrahmen *m*
sternal sternal, Sternum..., Brustbein... *(Zusammensetzungen s. a. unter sternum)*
~ **biopsy** Sternalbiopsie *f*; Sternumpunktion *f*
~ **border** Sternalrand *m*, Brustbeinrand *m*
~ **end (extremity) of the clavicle** Extremitas *f* sternalis claviculae
~ **line** Linea *f* sternalis, Sternallinie *f*
~ **manubrium** Manubrium *n* sterni, Brustbeinhandgriff *m*
~ **membrane** Membrana *f* sterni, Sternalmembran *f*
~ **plane** Planum *n* sternale
~ **puncture** Sternalpunktion *f*, Sternumpunktion *f*
~ **puncture needle** Sternumpunktionskanüle *f*
~ **region** Regio *f* sternalis, Sternalregion *f*, Brustbeinbereich *m*
~ **rib** Sternalrippe *f*, echte Rippe *f*
~ **splitting** Sternumspaltung *f*
~ **synchondrosis** Synchondrosis *f* sternalis, Brustbeinknorpelhaft *f*
~ **transfusion** Sternaltransfusion *f*
sternalgia 1. Sternalgie *f*, Brustbeinschmerz *m*; 2. Angina *f* pectoris
sternalis [muscle] Musculus *m* sternalis, Brustbeinmuskel *m*
Sternberg[-Reed] cell Sternbergsche Riesenzelle *f*
sternoclavicular sternoklavikulär, Brustbein-Schlüsselbein-...
~ **angle** Sternoklavikularwinkel *m*
~ **articulation (joint)** Articulatio *f* sternoclavicularis, Sternoklavikulargelenk *n*, Brustbein-Schlüsselbein-Gelenk *n*
sternoclavicularis [muscle] Musculus *m* sternoclavicularis
sternocleidal s. sternoclavicular
sternocleidomastoid Sternokleidomastoid..., Brustbein-Schlüsselbein-Warzenfortsatz-...
sternocleidomastoid Musculus *m* sternocleidomastoideus, Sternokleidomastoideus *m*, Kopfwender[muskel] *m*
~ **artery** Arteria *f* sternocleidomastoidea, Kopfwenderarterie *f*
~ **muscle** s. sternocleidomastoid
~ **vein** Vena *f* sternocleidomastoidea, Kopfwendervene *f*
sternocostal sternokostal, Brustbein-Rippen-...
~ **articulation (joint)** Articulatio *f* sternocostalis
sternocostalis [muscle] Musculus *m* sternocostalis (transversus thoracis)

sternodymia s. sternopagia
sternodynia s. sternalgia 1.
sternoglossal sternoglossal, Brustbein-Zungen-...
sternohyoid sternohyoidal, Brustbein-Zungenbein-...
sternohyoid [muscle] Musculus *m* sternohyoideus, Brustbein-Zungenbein-Muskel *m*
sternomastoid Sternomastoid..., Brustbein-Warzenfortsatz-...
sternopagia Sternopagie *f*, Doppelmißbildung *f* mit Brustbeinverschmelzung
sternopagus Sternopagus *m*, Doppelmißgeburt *f* mit Brustbeinverschmelzung
sternopericardial sternoperikardial, Brustbein-Herzbeutel-...
sternoscapular sternoskapulär, Brustbein-Schulterblatt-...
sternoschisis Sternoschisis *f*, Brustbeinspalte *f*, Fissura *f* sterni
sternothyroid 1. sternothyreoidal, Brustbein-Schilddrüsen-...; 2. sternothyreoidal, Brustbein-Schildknorpel-...
sternothyroid [muscle] Musculus *m* sternothyreoideus, Brustbein-Schildknorpel-Muskel *m*
sternotome Sternotom *n*, Brustbeinmesser *n*
sternotomy Sternotomie *f*, Sternumspaltung *f*, Brustbeinschnitt *m*
sternotracheal sternotracheal, Brustbein-Luftröhren-...
sternovertebral sternovertebral, Brustbein-Wirbel-...
sternum Sternum *n*, Brustbein *n* *(Zusammensetzungen s. a. unter sternal)*
~ **chisel** Sternummeißel *m*
~ **shears** Sternumschere *f*
sternutation Niesen *n*
sternutatory zum Niesen reizend; Nies...
steroid Steroid *n*
~ **cataract** Steroidkatarakt *f*
~ **glaucoma** Steroidglaukom *n*
~ **hormone** Steroidhormon *n*
~ **osteoporosis** Steroidosteoporose *f*
steroidal steroidisch, steroid...
steroidogenesis Steroidbildung *f*
steroidogenic steroidogen, steroidbildend
sterol Sterol *n*
sterone Steron *n*
stertor Stertor *m*, röchelndes Atmen *n*
stertorous röchelnd
stethogoniometer Stethogoniometer *n*
stethogram Brustschallbild *n*; Phonokardiogramm *n*
stethography Brustschallschreibung *f*; Phonokardiographie *f*
stethoscope Stethoskop *n*, Hörrohr *n*
~ **tubing** Stethoskopschlauch *m*
~ **with diaphragm** Membranstethoskop *n*
stethoscopic stethoskopisch, mit dem Hörrohr
stethoscopy Auskultation *f*
Stevens-Johnson syndrome Stevens-Johnson-Syndrom *n*, Erythema *n* exsudativum multiforme

Stewart

Stewart-Morel[-Morgagni] syndrome Stewart-Morel-Morgagni-Syndrom n, Morgagnisches Syndrom n
STH s. somatotropic hormone
sthenia Sthenie f, Kraft f, Kraftfülle f
sthenic sthenisch, kräftig, kraftvoll; aktiv
stibialism Antimonvergiftung f
Sticker's disease Stickersche Krankheit f, Erythema n infectiosum, Megalerythema n, Großfleckenkrankheit f
stickle cell s. prickle cell
stiff starr, steif, nicht flexibel (biegbar)
~ **neck** s. stiffness of the neck
~ **neck fever** epidemische Meningokokkenmeningitis (zerebrospinale Meningitis) f
stiffness of the jaw Kiefersteifigkeit f, Kiefersperre f
~ **of the neck** Nackensteifigkeit f, Nackensteife f, Nackenstarre f, steifer Nacken m (z. B. bei Hirnhautentzündung)
stifle/to ersticken
stigma Stigma n, Kennzeichen n, Merkmal n, Wundmal n, Stippchen n
stigmal, stigmatic Stigma...
stigmatization Stigmatisation f, Stigmatisierung f, Stigmabildung f
stigmatose stigmatisiert, Stigma...
stilbene Stilben n
stilboestrol Stilböstrol n
stilett[e] Stilett n
stillbirth Totgeburt f
~ **rate** Totgeburtsrate f
stillborn totgeboren
Stiller's disease Stillersche Krankheit f, Morbus m asthenicus, Asthenia f universalis congenita
stillicidium Tröpfeln n
Stilling's canal Stillingscher Kanal m, Canalis m centralis [medullae spinalis]
Still's disease Stillsche Krankheit f, Stillsches Syndrom n, juvenile Rheumatoidarthritis f
stimulant stimulierend, [an]reizend, anregend, erregend
stimulant [agent] Stimulans n, Anregungsmittel n, anregendes (reizendes) Mittel n
stimulate/to stimulieren, [an]reizen, anregen, erregen
stimulating bath Anregungsbad n
stimulation Stimulation f, Stimulanz f, Reizung f, Anregung f, Erregung f
stimulator Stimulator m
stimulus Stimulus m, Reiz m, Antrieb m
~ **threshold** Reizschwelle f
stipple cell Tüpfelzelle f
stippled epiphyses Chondrodystrophia f calcificans congenita
stippling Tüpfelung f
stirrup [bone] s. stapes
stitch Stich m, stechender Schmerz m
~ **abscess** Nahtstichabszeß m
stockinet Trikotschlauch m
Stokes-Adams attack Adams-Stokes-Anfall m

~ **Adams disease (syndrome)** Adams-Stokes-Syndrom n, Adams-Stokesscher Symptomenkomplex m
stoma Stoma n, Mund m, Os m (Zusammensetzungen s. unter mouth, oral)
stomacace Stomakaze f, Stomakake f, Mundfäule f, Stomatitis f ulceromembranacea (ulcerosa)
stomach Stomachus m, Gaster m, Ventriculus m, Magen m (Zusammensetzungen s. a. unter gastric)
~ **cancer** Magenkrebs m, Carcinoma n ventriculi
~ **cancer metastasis** Magenkrebsmetastase f
~ **clamp** Magenklemme f
~ **dilatation** Magendilatation f, Magenerweiterung f
~ **forceps** s. ~ clamp
~ **pump** Magenpumpe f
~ **tube** Magenschlauch m, Magensonde f
~ **ulceration** Magengeschwürentstehung f, Magenulkusbildung f, Magenulzeration f
stomachal stomachal, Magen...
~ **vertigo** Vertigo f stomachalis, Magenschwindel m
stomachic Stomachikum n, magenstärkendes Mittel n
stomachodynia Stomachodynie f, Magenschmerz m
stomachoscopy Magenspiegelung f
stomatalgia Stomatalgie f, Mundschmerz m
stomatic Mund...
stomatitis Stomatitis f, Mund[schleimhaut]entzündung f
stomatocace s. stomacace
stomatodynia s. stomatalgia
stomatodysodia Stomatodysodie f, übler Mundgeruch m
stomatogastric stomatogastrisch, stomatogastral, Mund-Magen-...
stomatoglossitis Stomatoglossitis f, Zungen- und Mundschleimhautentzündung f
stomatologic stomatologisch
stomatologist Stomatologe m
stomatology Stomatologie f, Zahn-Mund-Kiefer-Heilkunde f, Lehre f von den Mundhöhlenkrankheiten
stomatomalacia Stomatomalazie f, Erweichung f der Mundorgane
stomatomy Gebärmuttermundinzision f
stomatomycosis Stomatomykose f, Soor m, Schwämmchen n
stomatonecrosis Stomatonekrose f, Stomatitis f gangrenosa, Mundfäule f
stomatopathic stomatopathisch
stomatopathy Stomatopathie f, Mund[höhlen]erkrankung f, Mund[höhlen]krankheit f
stomatoplastic stomatoplastisch, mundbildend
stomatoplasty Stomatoplastik f, Mundrekonstruktion f, plastische Mundoperation f
stomatorrhagia Stomatorrhagie f, Mund[höhlen]blutung f

stomatoschisis Stomatoschisis f, Mundspalte f, Hasenscharte f
stomatoscope Mundspiegel m, Mundspekulum n
stomatoscopy Mundspiegelung f
stomatosis s. stomatopathy
stomatotomy s. stomatomy
stomodaeal Mundbucht..., Munddarm...
stomodaeum Stomadaeum n, Mundbucht f, Munddarm m
stomoschisis s. stomatoschisis
stone Stein m, Konkrement n
~ **dislodger** Harnleiterstein-Extraktor m
~ **mole** Steinmole f
stonecutter's disease Preßlufthammerkrankheit f
~ **phthisis** Steinhauerlunge[nerkrankung] f
stool Stuhl m, Kot m, Fäzes pl (Zusammensetzungen s. unter faecal)
stopping 1. Aufhalten n; 2. Zahnfüllung f, Plombierung f; Plombe f
~ **of haemorrhage** Blutstillung f
storage disease Speicher[ungs]krankheit f, Thesaurismose f
~ **granule** Speicherkörnchen n
stored blood Blutkonserve f
storiform fibrous histiocytoma Dermatofibrosarcoma n protuberans
strabism s. strabismus
strabismal s. strabismic
strabismic Strabismus..., Schiel...
~ **amblyopia** Schielamblyopie f
~ **eye** Schielauge n, schielendes Auge n
strabismometer Strabismometer n, Strabometer n, Schiel[winkel]messer m
strabismometry Strabismometrie f, Strabometrie f, Schielwinkelmessung f
strabismus Strabismus m, Schielen n, Heterotropie f
~ **angle** Strabismuswinkel m, Schielwinkel m
~ **hook** Schielhaken m
~ **surgery** Strabismuschirurgie f, Schielchirurgie f
strabometry s. strabismometry
strabotome Strabotom n, Schielmesser n
strabotomy Strabotomie f, Schieloperation f
straddle a ventricular septal defect/to über einem Ventrikelseptumdefekt (VSD) reiten (z. B. Trikuspidalklappe)
straddling embolus Sattelembolus m, reitender Embolus m
~ **tricuspid valve** reitende Trikuspidalklappe f (bei Transposition der großen Arterien)
straight arteriole [of the kidney] Arteriola f recta renis
~ **gyrus** Gyrus m rectus
~-**leg-raising test** Lasèguesches Phänomen (Zeichen) n (bei Bandscheibenprolaps)
~ **renal tubules** Tubuli mpl renales recti
~ **seminiferous tubules** Tubuli mpl seminiferi recti

streptococcaemia

~ **sinus** Sinus m rectus, gerader Hirnblutleiter m
~ **venule [of the kidney]** Venula f recta renis
strain/to 1. überanstrengen, überlasten; 2. verrenken; verstauchen; zerren (z. B. Muskel)
strain 1. Überanstrengung f, Überlasten n, Überlastung f; 2. Verrenkung f; Zerrung f; 3. Züchtungsstamm m
~ **of bacteria** Bakterienstamm m
strait Enge f, Verengung f
~-**jacket** Zwangsjacke f
strangulate/to 1. strangulieren, erdrosseln, erwürgen; sich strangulieren; 2. abschnüren, einklemmen, inkarzerieren
strangulated hernia strangulierte Hernie f, inkarzerierter Bruch m
strangulation 1. Strangulation f, Erwürgen n, Erdrosseln n, Erhängen n; 2. Strangulation f, Inkarzeration f
~ **obstruction** Strangulationsverschluß m (z. B. des Darms)
stranguria Strangurie f, Harnzwang m, schmerzhaftes Wasserlassen n
strap [up]/to verbinden, einen Heftpflasterverband anlegen
strap Streifen m, Pflasterstreifen m, Heftpflaster n
strapping 1. Verbinden n; 2. Heftpflasterverband m; Verband m
stratification Stratifikation f, Schichtung f, Schichtenbildung f
stratified cartilage s. fibrocartilage
~ **epithelium** Schicht[en]epithel n
~ **thrombus** Mischthrombus m, Schichtthrombus m
stratigraphy s. tomography
stratum Stratum n, Schicht f, Schichtenlage f
~ **zonale of the midbrain** Stratum n zonale corporum quadrigeminorum
~ **zonale of the thalamus** Stratum n zonale thalami
Strauss test Strausssche Reaktion f (Malleineaktion zur Rotzdiagnose)
strawberry haemangioma (mark) Naevus m vasculosus, Hämangioma n simplex, kapillares Angiom n
~ **tongue** Erdbeerzunge f (bei Scharlach)
streak retinoscopy Streifenretinoskopie f
street rabies virus Straßen-Virus n, Lyssa-Virus n, Tollwutvirus n
strepticæemia s. streptococcaemia
streptidine Streptidin n
streptoangina Streptokokkenangina f
streptobacillary streptobazillär, Streptobazillen...
~ **fever** Erythema n arthriticum epidemicum, Haverhill-Fieber n
streptobacillus Streptobazillus m
Streptobacillus moniliformis Streptobacillus m moniliformis (Erreger des Haverhill-Fiebers)
streptococcaemia Streptokokkämie f, Vorhandensein n von Streptokokken im Blut

streptococcal

streptococcal Streptokokken... *(Zusammensetzungen s. a. unter* streptococcus*)*
~ **deoxyribonuclease** Streptokokken-Desoxyribonukleinazidase *f,* Streptodornase *f*
~ **enzyme** Streptokokkenenzym *n*
~ **hyaluronidase** Streptokokkenhyaluronidase *f*
~ **infection** Streptokokkeninfektion *f*
~ **pharyngitis** Streptokokkenpharyngitis *f*
~ **sepsis** Streptokokkensepsis *f,* Streptokokkenblutvergiftung *f*
~ **sore throat** *s.* ~ pharyngitis
~ **upper respiratory infection** Streptokokkeninfektion *f* der oberen Luftwege
streptococcic *s.* streptococcal
streptococcicide streptokokkizid, streptokokkentötend
streptococcosis Streptokokkenerkrankung *f*; Streptokokkeninfektion *f*
streptococcus Streptokokkus *m,* Kettenkokke *f,* Kettenkugelbakterium *n (Zusammensetzungen s. a. unter* streptococcal*)*
~ **antitoxin** Streptokokkenantitoxin *n,* Streptokokkenserum *n*
~ **pneumonia** Streptokokkenpneumonie *f*
Streptococcus pyogenes [of Lancefield's group A] Streptococcus *m* pyogenes [der Lancefield-Gruppe A]
streptoderma Streptodermie *f,* Streptokokkenpyodermie *f*
streptodermatitis Streptokokkendermatitis *f*
streptodornase Streptodornase *f (Enzym)*
streptohaemolysin *s.* streptolysin
streptokinase Streptokinase *f (Enzym)*
~ **activation** Streptokinaseaktivierung *f*
~-**streptodornase** Streptokinase-Streptodornase *f*
streptolysin Streptolysin *n,* Streptokokkenhämolysin *f*
streptomycin Streptomyzin *n (Antibiotikum)*
streptosepticaemia Streptoseptikämie *f,* Streptokokkenblutvergiftung *f*
streptothricin Streptothrizin *n (Antibiotikum)*
streptotrichal Streptothrix...
stress Streß *m*
~ **fracture** Marschfraktur *f,* Übermüdungsfraktur *f*
~ **incontinence** Streßinkontinenz *f*
~ **phenomenon** Streßphänomen *n,* allgemeines Adaptationssyndrom *n*
~ **reaction** Streßreaktion *f*
~ **roentgenogram** gehaltene Aufnahme (Röntgenaufnahme) *f*
~ **ulcer** Streßulkus *n,* Streßgeschwür *n*
~ **urinary incontinence** Streßharninkontinenz *f*
stretch receptor Dehnungsrezeptor *m*
~ **reflex** Dehnungsreflex *m*
stretcher Krankentrage *f,* Trage *f,* Tragbahre *f,* Bahre *f*
stria Stria *f,* Streifen *m*
striatal striär, Corpus-striatum-...
~ **syndrome** Striatumsyndrom *n*
striate gestreift

~ **area (cortex)** Area *f* striata, Sehrinde *f*
~ **keratitis** Streifenkeratitis *f,* Buchstabenkeratitis *f,* Keratitis *f* striata
striated muscle *s.* striped muscle
striation 1. Streifung *f*; 2. Stria *f,* Streifen *m*
striatonigral striatonigral, Corpus-striatum-Substantia-nigra-...
striatopallidal striatopallidal
striatothalamic striatothalamisch, Streifenhügel-Thalamus-...
striatum Striatum *n,* Corpus *n* striatum, Streifenhügel *m*
stricture Striktur *f,* Vereng[er]ung *f,* Stenose *f,* Enge *f*
~ **formation** Strikturbildung *f*
stricturotomy Strikturotomie *f,* [operative] Striktur[en]durchtrennung *f*
strident *s.* stridulous
stridor Stridor *m,* pfeifendes Atemgeräusch *n*
stridulous stridulös, Stridor...
string phlebitis Mondorsche Krankheit *f*
stringent zusammenziehend, schrumpfend
striocellular myoma Rhabdomyoma *n*
striocerebellar striozerebellär, Streifenhügel-Kleinhirn-...
striothalamic radiation Radiatio *f* striothalamica
strip/to [Venen] strippen, Venen extrahieren
strip percussion Streifenperkussion *f*
striped muscle [quer]gestreifter Muskel *m,* Willkürmuskel *m*
stripping Venenstrippen *n,* Venenstrippung *f*
stroke 1. Iktus *m,* Anfall *m*; 2. zerebrovaskulärer Insult *m,* Hirnschlag *m*
~ **patient** Insultpatient *m*
~ **syndrome** *s.* stroke 2.
~ **volume** Schlagvolumen *n*
stroma Stroma *n,* Grundgewebe *n*; Schicht *f*; Bindegewebsgerüst *n* (z. B. in Organen)
stromal, stromatic Stroma...
stromatin Stromatin *n*
stromatogenous stromatogen, vom Stroma ausgehend
strongyloid threadworm Zwergfadenwurm *m,* Strongyloides *m* stercoralis (intestinalis)
strongyloidiasis, strongylosis Strongyloidiasis *f,* Strongyloidosis *f,* Palisadenwurmbefall *m,* Anguilluliasis *f*
strophanthin Strophanthin *n (Glykosid)*
strophocephalia Strophozephalie *f,* Strophokephalie *f*
strophocephalus Strophozephalus *m,* Strophokephalus *n*
strophulus Strophulus *m,* Lichen *m* urticatus
structural gene Strukturgen *n*
struma Struma *f,* Kropf *m,* Schilddrüsenvergrößerung *f*
strumectomy Strumektomie *f,* Strumaresektion *f*
strumiform strumiform, strumaförmig
strumiprival, strumiprivic strumipriv, thyreopriv, Schilddrüsenmangel...

strumitis Strumitis *f*, Kropfentzündung *f*
strumous 1. strumös, strumaartig, Struma..., Kropf...; 2. skrofulös, Skrofulose...
~ **cachexia** s. scrofula
Strümpell-Marie disease Strümpell-Bechterew-Mariesche Krankheit *f*, Spondylarthritis *f* ankylopoetica
Strümpell's sign Strümpellsches Zeichen *n*, Strümpell *m*, Tibialisphänomen *n*, Tibialisanterior-Syndrom *n*
strut chorda Pfeilerchorda *f (Herz)*
strychnine Strychnin *n (Alkaloid)*
~ **poisoning** s. strychnism
strychninization Strychninanwendung *f*, Strychninapplikation *f*, Strychninzufuhr *f*
strychnism Strychnismus *m*, Strychninvergiftung *f*, Strychninintoxikation *f*
Stuart-Prower factor Stuart-Prower-Faktor *m*, Gerinnungsfaktor X *m*
stuffy nose syndrome akute Neugeborenenrhinitis *f*
stummering bladder Blasenstottern *n*, Harnstottern *n*
stump Stumpf *m*, Amputationsstumpf *m*
~ **neuralgia** Stumpfneuralgie *f*, Amputationsstumpfschmerz *m*
~ **neuroma** Stumpfneurom *n*, Amputationsstumpfneurom *n*
~ **of the optic nerve** Sehnervenstumpf *m*
stupefacient betäubend, narkotisch
stupefacient [agent] Betäubungsmittel *n*, Narkotikum *n*
stupefaction 1. Betäubung *f*, Narkotisierung *f*; 2. s. stupor
stupefy/to 1. betäuben, narkotisieren; 2. abstumpfen, unempfindlich werden
stupor Stupor *m*, krankhafter Stumpfsinn *m*
stuporous stuporös, stumpfsinnig
Sturge-Weber syndrome Sturge-Weber-Syndrom *n*, enzephalo-trigeminale Angiomatose *f*
stutter/to stottern, stammeln
stutter Stottern *n*, Stammeln *n*
stutterer Stotterer *m*
Stuttgart disease Stuttgarter Hundeseuche *f*, Kanikola-Fieber *n*, Hundetyphus *m*
sty[e] Hordeolum *n*, Gerstenkorn *n*
stylet 1. Stilett *n*; 2. Mandrin *m*, Führungsstab *m*
styloglossal Styloglossus..., Griffelfortsatz-Zungen-...
styloglossus [muscle] Musculus *m* styloglossus, Griffelfortsatz-Zungen-Muskel *m*
stylohyoid, stylohyoid, Griffelfortsatz-Zungenbein-...
~ **ligament** Ligamentum *n* stylohyoideum
~ **muscle** Musculus *m* stylohyoideus, Griffelfortsatz-Zungenbein-Muskel *m*
styloid 1. griffelförmig, griffelartig, griffelähnlich; 2. Griffelfortsatz...
~ **bone of the third metacarpal** Os *n* styloideum

~ **process of the radius** Processus *m* styloideus radii, Griffelfortsatz *m* der Speiche
~ **process of the temporal bone** Processus *m* styloideus ossis temporalis, Griffelfortsatz *m* des Schläfenbeins
~ **process of the third metacarpal** Processus *m* styloideus ossis metacarpalis III
~ **process of the ulna** Processus *m* styloideus ulnae, Griffelfortsatz *m* der Elle
styloiditis Styloiditis *f*, Griffelfortsatzentzündung *f*
stylomandibular stylomandibulär, Griffelfortsatz-Unterkiefer-...
~ **ligament** Ligamentum *n* stylomandibulare
~ **process** Processus *m* stylomandibularis
stylomastoid stylomastoid[al], Griffelfortsatz-Warzenfortsatz-...
~ **artery** Arteria *f* stylomastoidea
~ **foramen** Foramen *n* stylomastoideum
~ **vein** Vena *f* stylomastoidea
stylomaxillary s. stylomandibular
stylopharyngeus [muscle] Musculus *m* stylopharyngeus, Griffelfortsatz-Schlund-Kopfmuskel *m*
stylostaphyline Griffelfortsatz-Gaumensegel-...
stylus 1. Stylus *m*, Stift *m*; 2. Ätzstift *m*; 3. s. stylet
stypsis Stypsis *f*, Blutstillung *f*
styptic styptisch, blutstillend
styptic [agent] Styptikum *n*, blutstillendes Mittel *n*
subabdominal subabdominal, unter dem Abdomen
subacetabular subazetabular, unter dem Azetabulum
subacromial subakromial, unter dem Akromion
~ **bursa** Bursa *f* subacromialis (subdeltoidea)
subacute subakut, nicht ganz akut
~ **appendicitis** Appendicitis *f* subacuta, subakute Appendizitis *f*
subalimentation Unterernährung *f*
subanaesthetic subanästhetisch
subanconeus [muscle] Musculus *m* subanconeus
subaortic 1. subaortisch, subaortal, unter der Aortenklappe; 2. subaortisch, unter der Aorta
~ **stenosis** s. subvalvular aortic stenosis
subapical subapikal
subaponeurotic subaponeurotisch, unter der Aponeurose
subarachnoid subarachnoidal, unter der Arachnoidea
~ **bleeding** s. ~ haemorrhage
~ **block** subarachnoidale Liquorblockade *f*
~ **fluid** Liquor *m* cerebrospinalis, Zerebrospinalflüssigkeit *f*, Gehirn-Rückenmark-Flüssigkeit *f*
~ **haemorrhage** Subarachnoidalblutung *f*, subarachnoidales Hämatom *n*
~ **space** Cavum *n* subarachnoidale (leptomeningicum), Subarachnoidalraum *m*

subarcuate

subarcuate artery Arteria *f* subarcuata
~ **fossa** Fossa *f* subarcuata
subareolar subareolär
subastragalar subastragalar, subtalar, unter dem Talus
subastragaloid joint Articulatio *f* talocalcaneonavicularis
subaural, subauricular subaural, subaurikulär
subaxillary subaxillär, unter der Axilla
subbrachial subbrachial, unter dem Brachium (*Gehirnanatomie*)
subbrachycephalic subbrachyzephal
subcallosal subkallosal, unter dem Streifenhügel
~ **fasciculus** Fasciculus *m* subcallosus
~ **gyrus** Gyrus *m* subcallosus (paraterminalis)
subcapital subkapital, unter dem Femurkopf
subcapsular subkapsulär, unter der Kapsel
~ **cataract** Cataracta *f* subcapsularis
subcartilaginous subkartilaginös, unter dem Knorpel
subcellular subzellulär
subcerebellar subzerebellär, unter dem Kleinhirn
subcerebral subzerebral, unter dem Gehirn
subcervical subzervikal, unter dem Hals
subchondral subchondral, unter dem Knorpel
subchordal subchordal, unter den Stimmbändern; unter der Stimmritze
subchorial subchorial, unter der Gefäßzottenhaut
~ **tuberous haematoma of the placenta** Breussche Hämatommole *f*
subchorionic *s.* subchorial
subchoroidal subchoroidal, unter der Aderhaut
subchronic subchronisch
subclavian subklavikulär, unter dem Schlüsselbein
~ **aneurysm** Subklavia-Aneurysma *n*
~ **artery** Arteria *f* subclavia, Schlüsselbeinarterie *f*, Subklavia *f*
~ **lymph gland** subklavikulärer Lymphknoten *m*
~ **nerve** Nervus *m* subclavius
~ **puncture** Subklavia-Punktion *f*
~ **steal syndrome** Subklavia-Anzapfsyndrom *n*
~ **sulcus** Sulcus *m* arteriae subclaviae
~ **triangle** Trigonum *n* omoclaviculare
~ **trunk** Truncus *m* subclavius
~ **vein** Vena *f* subclavia, Schlüsselbeinvene *f*, Subklavia *f*
~ **vein puncture** *s.* ~ puncture
subclavicular *s.* subclavian
subclavius [muscle] Musculus *m* subclavius, Unterschlüsselbeinmuskel *m*
subclinical subklinisch
subclinoid subklinoidal, unter dem Processus clinoideus
subcollateral gyrus Gyrus *m* paraterminalis
subconjunctival subkonjunktival, unter der Bindehaut

~ **ecchymosis (haemorrhage)** subkonjunktivale Ekchymosis (Blutung) *f*, Bindehautunterblutung *f* [des Auges]
~ **injection** subkonjunktivale Injektion *f*
subconscious unterbewußt
subconsciousness Unterbewußtsein *n*
subcoracoid subkorakoidal, unter dem Rabenschnabelfortsatz
~ **dislocation of the head of the humerus** Dislocatio *f* subcoracoidea capitis humeri
subcorneal subkorneal, unter der Augenhornhaut
subcortical subkortikal, unter der Hirnrinde
subcostal subkostal, unter den Rippen
~ **angle** Subkostalwinkel *m*, epigastrischer Winkel *m*
~ **artery** Arteria *f* subcostalis, Unterrippenarterie *f*
~ **groove** Sulcus *m* costae
~ **incision** Subkostalschnitt *m*, Rippenbogenrandschnitt *m*
~ **line** Linea *f* subcostalis, Subkostallinie *f*
~ **nerve** Nervus *m* subcostalis
~ **retraction** subkostale Einziehung *f*
~ **vein** Vena *f* subcostalis, Unterrippenvene *f*
subcostals Musculi *mpl* subcostales
subcrureus [muscle] Musculus *m* articularis genus, Kniegelenkmuskel *m*
subcutaneous subkutan, s. c., unter der Haut
~ **abscess** Subkutanabszeß *m*
~ **acromial bursa** Bursa *f* subcutanea acromialis
~ **connective tissue** *s.* ~ tissue
~ **crepitance** subkutanes Krepitieren (Knistern) *n*
~ **emphysema** Hautemphysem *n*
~ **fat layer** Panniculus *m* adiposus, Unterhautfettgewebe *n*
~ **fat necrosis** *s.* ~ necrosis of the newborn
~ **inguinal ring** Anulus *m* inguinalis superficialis, äußerer Leistenring *m*
~ **injection** subkutane Injektion (Einspritzung) *f*, Subkutaninjektion *f*, s. c.-Injektion *f*
~ **mycosis** subkutane Mykose *f*
~ **necrosis of the newborn** Adiponecrosis *f* subcutanea neonatorum, Neugeborenenunterhautfettgewebsnekrose *f*
~ **oedema** Subkutanödem *n*
~ **tissue** Tela *f* subcutanea, subkutanes Bindegewebe *n*, Subkutangewebe *n*, Unterhautgewebe *n*
subcuticular subkutikulär, subepidermal, unter der Epidermis
~ **suture** Intrakutannaht *f*
subcutis Subkutis *f*, Unterhaut[zell]gewebe *n*
subdelirium Subdelir[ium] *n*
subdeltoid subdeltoidal, unter dem Deltamuskel
~ **bursa** Bursa *f* subdeltoidea
subdental subdental, unter dem Zahn
subdermal, subdermic *s.* subcutaneous

subdiabetogenic dose subdiabetogene Dosis *f (des Insulins)*
subdiaphragmatic subdiaphragmatisch, subdiaphragmal, subphrenisch, unter dem Zwerchfell
~ **air** subdiaphragmale Luftansammlung (Luftsichel) *f (z. B. bei Magenperforation)*
subdural subdural, unter der harten Hirnhaut
~ **abscess** Subduralabszeß *m*
~ **effusion** Subduralerguß *m*, subduraler Erguß *m*
~ **empyema** *s.* ~ abscess
~ **haematoma** Subduralhämatom *n*, subdurales Hämatom *n*
~ **haemorrhage** Subduralblutung *f*, subdurale Blutung *f*
~ **space** Subduralraum *m*, Cavum *n* subdurale
subduroperitoneal subduroperitoneal, Subduralraum-Bauchhöhlen-...
subduropleural subduropleural, Subduralraum-Pleurahöhlen-...
subendocardial subendokardial, unter dem Endokard
~ **fibroelastosis** Endokardfibroelastose *f*
~ **sclerosis** Endokardsklerose *f*
subendothelial subendothelial, unter dem Endothel
subependymal subependymal, unter dem Ependym
subepicardial subepikardial, unter dem Epikard
subepidermal subepidermal, unter der Epidermis
subepiglottic subepiglottisch, unter der Epiglottis
subepithelial subepithelial, unter dem Epithel
subfalcial unter der Hirnsichel
subfascial subfaszial, unter der Faszie
subfebrile subfebril
subgaleal subgaleal, unter der Galea
~ **abscess** subgalealer Abszeß *m*
~ **haematoma** subgaleales Hämatom *n*
subgerminal subgerminal, unter dem Blastoderm, unter der Keimschicht
subgingival subgingival, unter dem Zahnfleisch
subglenoid subglenoidal
~ **dislocation** subglenoidale Verrenkung (Luxation) *f (des Humeruskopfes)*
subglossal *s.* sublingual
subglossitis Subglossitis *f*, Zungenunterflächenentzündung *f*
subglottic subglottisch, unter der Stimmritze
subhepatic subhepatisch, unter der Leber
subhyaloid subhyaloidal, unter der Glaskörpermembran (Glashaut)
subhyoid subhyoidal, unter dem Zungenbein
~ **laryngotomy** Laryngotomia *f* superior
~ **region** Regio *f* subhyoidea
subicteric subikterisch
subiliac subiliakal, unter dem Darmbein
subimmunogenic subimmunogen
subinfection Subinfektion *f*, milde Infektion *f*

subinflammatory subinflammatorisch, etwas entzündet
subinguinal subinguinal, unter der Leistengegend
~ **fossa** Fossa *f* subinguinalis (ovalis), Hiatus *m* saphenus
subintegumental *s.* subcutaneous
subintimal subintimal, unter der Gefäßinnenhaut
subinvolution Subinvolution *f*, inkomplette Rückbildung *f*
subjective vertigo subjektiver Schwindel *m*
sublation Sublation *f*, Ablation *f*, Ablösung *f*, Abtrennung *f*
sublethal dose sublethale Dosis *f*
subleukaemic subleukämisch
subliminal subliminal, unterschwellig
~ **stimulus** unterschwelliger Reiz *m*
sublingual sublingual, unter der Zunge
~ **artery** Arteria *f* sublingualis, Unterzungenarterie *f*
~ **caruncle** Caruncula *f* sublingualis
~ **cyst** Unterzungenspeicheldrüsenzyste *f*, Ranula *f*
~ **duct** Ductus *m* sublingualis
~ **fold** *s.* ~ plica
~ **fossa** Fossa *f* sublingualis, Unterzungengrube *f*
~ **gland** Glandula *f* sublingualis, Unterzungen[speichel]drüse *f*
~ **goitre** Zungengrundstruma *f*
~ **nerve** Nervus *m* sublingualis
~ **papilla** *s.* ~ caruncle
~ **plica** Plica *f* sublingualis, Unterzungenfalte *f*
~ **region** Regio *f* sublingualis, Sublingualregion *f*
~ **salivary gland** *s.* ~ gland
~ **vein** Vena *f* sublingualis, Unterzungenvene *f*
sublinguitis Unterzungenspeicheldrüsenentzündung *f*
sublobular sublobulär, unter einem Leberläppchen
subluxated subluxiert, unvollständig verrenkt
subluxation Subluxation *f*, unvollständige Verrenkung *f*
~ **of the radius** Pronatio *f* dolorosa infantum, Radiussubluxation *f*
submalleolar submalleolär, unter dem Knöchel
submammary submammär, unter der Brust
~ **mastitis** *s.* retromammary mastitis
submandibular submandibulär, unter dem Unterkiefer
~ **duct** Ductus *m* submandibularis
~ **fossa** Fossa *f* submandibularis
~ **ganglion** Ganglion *n* submandibulare
~ **gland** Glandula *f* submandibularis
~ **region** Regio *f* submandibularis, Unterkieferregion *f*
~ **salivary gland** *s.* ~ gland
~ **triangle** Trigonum *n* submandibulare, Unterkieferdreieck *n*
submaxilla *s.* mandible

submaxillary

submaxillary s. submandibular
submeningeal submeningeal, unter der Hirnhaut
submental submental, unter dem Kinn
~ **artery** Arteria f submentalis, Unterkinnarterie f
~ **incision** Submentalschnitt m
~ **region** Regio f submentalis, Submentalregion f
~ **vein** Vena f submentalis, Unterkinnvene f
submicroscopic[al] submikroskopisch
submiliary submiliär
subminimal stimulus unterschwelliger Reiz m
submucosa Submukosa f, Tunica (Tela) f submucosa
submucosal, submucous submukös, unter der Schleimhaut
submucous membrane s. submucosa
~ **plexus** Plexus m submucosus, Meißnerscher Plexus m
subnarcotic subnarkotisch
subnasal subnasal, unter der Nase
subnutrition Unterernährung f
suboccipital subokzipital, unter dem Hinterhaupt
~ **fossa** Fossa f suboccipitalis, Subokzipitalgrube f
~ **lymphadenopathy** subokzipitale Lymphadenopathie f
~ **nerve** Nervus m suboccipitalis
~ **region** Regio f suboccipitalis, Subokzipitalregion f
~ **triangle** Subokzipitaldreieck n
suboccipitobregmatic suboccipito-bregmatisch, Hinterhauptbein-Scheitel-...
suborbital suborbital, unter der Augenhöhle
~ **canal** Canalis m infraorbitalis
subpapillary subpapillär, unter dem Stratum papillare
subpapular subpapulär
subparalytic subparalytisch, nicht komplett paralytisch
subparietal subparietal, unter dem Scheitellappen
~ **sulcus** Sulcus m subparietalis
subpatellar subpatellar, unter der Kniescheibe
subpectoral subpektoral, unter den Brustmuskeln
subpeduncular subpedunkulär, unter den Kleinhirnstielen
subpericardial subperikardial, unter dem Perikard
subperichondr[i]al subperichondral
subperiosteal subperiostal, unter der Knochenhaut
~ **fracture** Grünholzfraktur f, Grünholzbruch m
~ **space** subperiostaler Raum m
subperitoneal subperitoneal, unter dem Bauchfell
subpharyngeal subpharyngeal, unter dem Rachen
subphrenic s. subdiaphragmatic

subphrenitis Subphrenitis f, subdiaphragmale Entzündung f
subplacental subplazental, unter der Plazenta
subpleural subpleural, unter der Pleura
subpontine subpontin, unter der Brücke
subpubic subpubisch, unterhalb der Symphyse
~ **angle** Angulus m subpubicus
~ **ligament** Ligamentum n arcuatum pubis, Bogenband n unter der Symphyse
subpulmonary, subpulmonic subpulmonal, unter der Pulmonalklappe (Pulmonalis)
subretinal subretinal, unter der Netzhaut
~ **haemorrhage** Retinaunterblutung f, Netzhautunterblutung f
subsartorial subsartorisch, unter dem Schneidermuskel
~ **canal** Canalis m adductorius [Hunteri], Adduktorenkanal m
subscapular subskapulär, unter dem Schulterblatt
~ **artery** Arteria f subscapularis, Unterschulterblattarterie f
~ **bursa** Bursa f subtendinea musculi subscapularis
~ **fossa** Fossa f subscapularis, Subskapulargrube f
~ **nerve** Nervus m subscapularis
~ **region** Regio f subscapularis, Subskapularregion f, Infraskapularregion f
subscapularis [muscle] Musculus m subscapularis, Unterschulterblattmuskel m
subscleral subskleral, unter der Sklera
subscription Subscriptio f (Rezept)
subserous subserös, unter der Serosa
subsigmoid subsigmoidal, unter dem Colon sigmoideum
subspinous subspinal, unter dem Dornfortsatz
substantia Substantia f, Gewebe n
substernal substernal, unter dem Brustbein
~ **discomfort** s. ~ pain
~ **goitre** retrosternale Struma f
~ **pain** Retrosternalschmerz m
~ **thyroid** s. ~ goitre
substitution therapy Substitutionstherapie f
~ **transfusion** Austauschtransfusion f
substrate Substrat n; Nährboden m
~ **hydrolysis** Substrathydrolyse f
subsultus clonus (tendinum) Subsultus m tendinum, Sehnenhüpfen n
subsynaptic postsynaptisch, hinter der Synapse
~ **membrane** postsynaptische Membran f
subtalar subtalar, unter dem Sprungbein
~ **joint** Articulatio f subtalaris (talocalcanearis)
subtarsal subtarsal, unter dem Lidknorpel
subtemporal subtemporal, unterhalb der Schläfe
subTenon's s. subconjunctival
subtentorial subtentoriell, unter dem Kleinhirnzelt
subtertian malaria Malaria f falciparum
subtetanic subtetanisch

subthalamic subthalamisch, unter dem Sehhügel
~ **nucleus** Nucleus *m* subthalamicus (hypothalamicus) *(grauer Kern des Zwischenhirns)*
~ **region** Regio *f* subthalamica, Subthalamusregion *f*
subthreshold unterschwellig, Unterschwellen...
subthyroidism Hypothyreoidismus *m*, Hypothyreose *f*, Hypothyreoidie *f*, Schilddrüsenunterfunktion *f*
subtotal subtotal
subtrapezial unter dem Kappenmuskel (Trapezmuskel)
subtrigonal gland Homescher Lappen *m*, hypertropher Prostatamittellappen *m*
subtrochanteric subtrochanter[isch], unter dem Rollhügel
subtrochlear subtrochleär, unter der Trochlea
subtympanic subtympanal, unter der Paukenhöhle
subumbilical subumbilikal, unter dem Nabel
subungual subungual, unter dem Nagel
~ **abscess** Subungualabszeß *m*
suburethral suburethral, unter der Harnröhre
subvalvular subvalvulär, unterhalb der Herzklappe
~ **aortic stenosis** subvalvuläre Aortenstenose *f*, linksventrikuläre Ausflußbahnstenose *f*
subvirile subviril
subvitaminosis Hypovitaminose *f*, Vitaminmangelzustand *m*
subvomerine subvomerin, unter dem Pflugscharbein
~ **cartilage** Cartilago *f* vomeronasalis
succenturiate placenta Placenta *f* succenturiata (accessoria), Nebenplazenta *f*, Nebenmutterkuchen *m*
succinate Sukzinat *n*
succinic acid Sukzinsäure *f*, Bernsteinsäure *f*
~ **[acid] dehydrogenase** Bernsteinsäure-Dehydrogenase *f*, Sukzinodehydrogenase *f*
succinylcholine chloride Sukzinylcholinchlorid *n (Muskelrelaxans)*
succorhoea Sukkurrhoe *f*, übermäßige Saftabsonderung *f*
succus Succus *m*, Saft *m*
succussion sound Plätschergeräusch *n*
suck/to 1. [an]saugen; absaugen; 2. säugen, stillen, mit der Brust ernähren
~ **out the trachea** die Trachea absaugen
~ **the breast** an der Brust trinken (saugen)
sucking disk Saugnapf *m* (*des Bandwurms*)
~ **reflex** Saugreflex *m*
~ **wound** schlürfende (luftsaugende) Brustkorbwunde *f*
suckle/to *s.* suck/to
suckling Säugling *m*
sucrase Sa[c]charase *f*, Invertase *f*, Fruktosidase *f (Enzym)*
sucrose Sa[c]charose *f*, Sukrose *f*

suction Saugen *n*, Ansaugen *n*; Absaugung *f*, Saugung *f*
~ **apparatus** Absaugapparat *m*, Absauggerät *n*, Absaugeinrichtung *f*
~ **cannula** Saugkanüle *f*
~ **catheter** Absaugkatheter *m*
~ **curettage** Saugküretage *f*
~ **curette** Saugkürette *f*
~ **decompression** Absaug[ungs]dekompression *f* (z. B. des Darms)
~ **drainage** Saugdrainage *f*
~-**drainage bottle** Saugdrainageflasche *f*
~ **irrigation** Saugspülung *f*, Saugspüldrainage *f*
~ **machine** *s.* ~ apparatus
~ **tube** Saugkanüle *f*; Absaugschlauch *m*
suctioning Absaugen *n*, Freisaugen *n* (z. B. der Luftröhre)
suctorial Saug...
sudamen Sudaminum *n*, Sudamen *n*, Miliaria *f*, Schweißfriesel *f*, Schweißbläschen *n*
Sudan dye Sudanfarbstoff *m*
sudanophilia Sudanophilie *f*
sudanophilic sudanophil, mit Sudan färbend
~ **diffuse sclerosis** Schildersche Krankheit *f*, Schildersche Zerebralsklerose *f*, Encephalitis *f* periaxialis diffusa
sudation Sudation *f*, Schwitzen *n*
sudatorium Sudatorium *n*, Schwitzbad *n*; Schwitzkasten *m*
sudatory schweißtreibend, diaphoretisch
sudden death Mors *f* subitanea, plötzlicher Tod *m*
Sudeck's atrophy (dystrophy) Sudecksche Knochenatrophie (Gliedmaßendystrophie) *f*, Sudecksches Syndrom *n*, Morbus *m* Sudeck, Sudeck *m*, traumatische Osteoporose *f*
sudomotor schweißdrüsenanregend, schweißdrüsenstimulierend
sudor Sudor *m*, Schweiß *m*
sudoral schweißig, Schweiß...
sudoresis übermäßiges Schwitzen *n* (s. a. hyperhidrosis)
sudoriferous sudorifer, schweißproduzierend, schweißbildend, schweißtreibend, diaphoretisch
~ **gland** Glandula *f* sudorifera, Schweißdrüse *f*
sudorific *s.* sudoriferous
sudorific [agent] Sudorifikum *n*, Diaphoretikum *n*, schweißtreibendes Mittel *n*
sudorikeratosis Sudokeratose *f*, Schweißdrüsenkeratose *f*
sudoriparous schweißsezernierend, schweißabsondernd
~ **abscess** Schweißdrüsenabzeß *m*
~ **gland** *s.* sudoriferous gland
sudotherapy Sudotherapie *f*, Schwitzbehandlung *f*
suffer from a disease/to an einer Krankheit leiden
~ **from colds** an einer Erkältung leiden, einen Infekt haben
suffocate/to 1. ersticken; 2. nach Luft ringen

suffocation

suffocation Suffokation f, Erstickung f, Ersticken n, Asphyxie f
suffuse/to unter die Haut bluten
suffusion Suffusion f, Blutunterlaufung f, Blutunterlaufen n, Sugillation f; flächenhafter Bluterguß m [unter der Haut]
sugar Zucker m, Sa[c]charid n, Kohlenhydrat n; Zucker m, Saccharose f, Sucrose f, Rohrzucker m, Rübenzucker m
~ **-coated spleen** Zuckergußmilz f
~ **-icing liver** Zuckergußleber f, Perihepatitis f chronica hyperplastica
~ **loaf head** Oxyzephalie f, Spitzschäd[e]ligkeit f
suggest/to suggerieren, hypnotisch (durch Suggestion) beeinflussen
suggestibility Suggestibilität f, Beeinflußbarkeit f durch Suggestion
suggestible suggestibel, beeinflußbar
suggestion Suggestion f, [psychische] Beeinflussung f (z. B. durch Hypnose)
~ **therapy** Suggestionstherapie f, Suggestionsbehandlung f
suggestive medicine suggestive Medizin f, Suggestivmedizin f
~ **treatment** s. suggestion therapy
sugillation s. suffusion
suicidal suizidal, selbstmörderisch
suicide 1. Suizid m, Selbstmord m, Selbsttötung f; 2. Selbstmörder m
~ **attempt** Suizidversuch m, Selbstmordversuch m
~ **syndrome** Suizidsyndrom n
sulcal, sulcate Sulkus..., Furchen..., Rinnen...
sulcus Sulcus m, Sulkus m, Furche f, Rinne f
~ **of Monro** Sulcus m hypothalamicus
~ **of the auditory tube** Sulcus m tubae auditivae
~ **of the sigmoid sinus** Sulcus m sinus sigmoidei
~ **of the transverse sinus** Sulcus m sinus transversi
Sulkowitch's test Sulkowitsch-Probe f, Kalziumprobe f im Harn
sulpha drug Sulfonamid[präparat] n, Medikament n auf Sulfonamidbasis (Chemotherapeutikum)
sulphacetamide Sulfazetamid n
sulphadiazine Sulfadiazin n, 2-(p-Aminobenzolsulfonamido)-pyrimidin n
sulphaguanidine Sulfaguanidin n, p-Aminobenzolsulfonylguanidin n
sulphamerazine Sulfamerazin n, 2-(p-Aminobenzolsulfonamido)-4-methylpyrimidin n
sulphamethazine Sulfamethazin n, Sulfadimidin n
sulphanilamide Sulfanilamid n, p-Aminobenzolsulfonamid n
sulphanilic acid Sulfanilsäure f, p-Aminobenzolsulfonsäure f
sulphapyrazole Sulfapyrazol n
sulphapyridine Sulfapyridin n, 2-(p-Aminobenzolsulfonamido)-pyridin n

sulphathiazole Sulfathiazol n, 2-(4-Aminobenzolsulfonamido)-thiazol n
sulphhaemoglobin Sulfhämoglobin n
sulphhaemoglobinaemia Sulfhämoglobinämie f, Vorhandensein n von Sulfhämoglobin im Blut
sulphmethaemoglobin s. sulphhaemoglobin
sulphonamide Sulfonamid n, Sulfonsäureamid n
sulphosalicylic acid Sulfosalizylsäure f
~ **acid test** Sulfosalizylsäureprobe f, Harneiweißprobe f nach Roch und Macwilliam
sulphur bacteria Schwefelbakterien npl
~ **bath** Schwefelbad n
~ **ointment** Schwefelsalbe f
summation gallop Summationsgalopp m (der Herztöne)
summer catarrh 1. Frühjahrskatarrh m, Frühjahrskonjunktivitis f, Conjunctivitis f aestivalis; 2. Heufieber n
~ **cholera (diarrhoea)** Sommercholera f, Sommerdurchfall m, Sommerdiarrhoe f, Cholera f aestiva
~ **encephalitis** Sommerenzephalitis f, japanische Enzephalitis (Hirnentzündung) f
~ **eruption** s. miliaria
~ **prurigo** Lichtpocken pl, Sommerjucken n, Prurigo f aestivalis, Hidroa pl vacciniformis
~ **rash** Lichen m tropicus, roter Hund m
sun bath Sonnenbad n
~ **blindness** Sonnenblindheit f, Photoretinitis f
sunburn Sonnenbrand m, Erythema n solare, Insolationsdermatitis f, Dermatitis f solaris
sunflower cataract Sonnenblumenstar m, Kupferstar m
sunshine vitamin Vitamin D n, Kalziferol n
sunspot Sommersprosse f
sunstroke Sonnenstich m
super... s. a. hyper...
superabduction Superabduktion f, Hyperabduktion f
superacid hyperazid, übersauer; übersäuert
superacidity Superazidität f, Hyperazidität f, Übersäuerung f, Säureüberschuß m
superactivity Hyperaktivität f, Überaktivität f, Aktivitätsüberschuß m
superacute hochakut, sehr akut
superalimentation Hyperalimentation f, Überernährung f
superciliary Augenbrauen...
~ **arch (ridge)** Arcus m superciliaris, Augenbrauenbogen m
supercilium Supercilium n, Augenbraue f
superdistension Hyperdistension f, Überdehnung f
superexcitation Hyperexzitation f, Übererregung f
superextension Hyperextension f, Überstreckung f
superfecundation Superfekundation f, Überbefruchtung f, Überschwängerung f, Superfötation f

superficial superfiziell, oberflächlich, Oberflächen...
- ~ **brachial artery** Arteria f brachialis superficialis
- ~ **branch of the radial nerve** Ramus m superficialis nervi radialis
- ~ **calcaneal bursa** Bursa f tendinis calcanei
- ~ **calcaneal bursitis** Achillessehnenschleimbeutelentzündung f, Achillobursitis f
- ~ **cervical artery** Arteria f cervicalis superficialis, oberflächliche Halsarterie f
- ~ **dorsal sacrococcygeal ligament** Ligamentum n sacrococcygeum posterius superficiale
- ~ **dorsal vein of the penis** Vena f dorsalis penis superficialis, oberflächliche Penisrückenvene f
- ~ **epigastric artery** Arteria f epigastrica superficialis, oberflächliche Bauchdeckenarterie f
- ~ **epigastric vein** Vena f epigastrica superficialis, oberflächliche Bauchdeckenvene f
- ~ **fascia** Fascia f superficialis, Tela f subcutanea
- ~ **fascia of the penis** Fascia f penis superficialis
- ~ **folliculitis** Folliculitis f simplex
- ~ **head of the flexor pollicis brevis muscle** Caput n superficiale musculi flexoris pollicis brevis
- ~ **iliac circumflex artery** Arteria f circumflexa ilium superficialis, oberflächliche Kranzarterie f der Hüfte
- ~ **inguinal lymph nodes** Lymphonodi (Nodi lymphatici) mpl inguinales superficiales
- ~ **inguinal ring** Anulus m inguinalis superficialis, äußerer Leistenring m
- ~ **keratitis** Keratitis f superficialis
- ~ **layer of deep cervical fascia** Lamina f superficialis fasciae cervicalis
- ~ **layer of temporal fascia** Lamina f superficialis fasciae temporalis
- ~ **layer of the levator palpebrae superioris muscle** Lamina f superficialis musculi levatoris palpebrae superioris
- ~ **lymph nodes of the inguinal region** s. ~ inguinal lymph nodes
- ~ **lymph nodes of the neck** Nodi mpl lymphatici cervicales superficiales
- ~ **medial cerebral vein** Vena f cerebri media [superficialis]
- ~ **palmar arch** Arcus m palmaris superficialis, oberflächlicher Arterienbogen m der Hohlhand
- ~ **perineal fascia [of Colles]** Fascia f perinei superficialis
- ~ **peroneal nerve** Nervus m peroneus superficialis
- ~ **temporal artery** Arteria f temporalis superficialis, oberflächliche Schläfen[bein]arterie f
- ~ **temporal vein** Vena f temporalis superficialis, oberflächliche Schläfen[bein]vene f
- ~ **transverse metacarpal ligament** Ligamentum n metacarpeum transversum superficiale
- ~ **transverse metatarsal ligament** Ligamentum n metatarseum transversum superficiale
- ~ **transverse muscle of the perineum** Musculus m transversus perinei superficialis, oberflächlicher querer Dammuskel m
- ~ **transverse perineal muscle** s. ~ transverse muscle of the perineum
- ~ **volar arch** s. ~ palmar arch

superficies Superficies f, Oberfläche f
superfoetation, superimpregnation s. superfecundation
superinfection Superinfektion f, nochmalige Infektion f
superior superior, [weiter] oben liegend
- ~ **alternating hemiplegia** Hemiplegia f alterna oculomotorica, Webersches Syndrom n
- ~ **alveolar canals** Canales mpl alveolares superiores (maxillae)
- ~ **alveolar nerves** Nervi mpl alveolares superiores
- ~ **anastomotic vein** Vena f anastomotica superior
- ~ **angle of the scapula** Angulus m superior scapulae
- ~ **anterior alveolar artery** Arteria f alveolaris superior anterior, vordere Oberkieferarterie f
- ~ **aperture of the pelvis minor** Beckeneingang m
- ~ **aperture of the thoracic cavity** Apertura f thoracis superior, obere Brustkorböffnung f
- ~ **articular process** Processus m articularis superior, Gelenkfortsatz m
- ~ **articular process of the vertebra** Processus m articularis superior vertebrae
- ~ **articular surface of the atlas** Fovea f articularis superior atlantis
- ~ **auricular ligament** Ligamentum n auriculare posterius
- ~ **auricular muscle** Musculus m auricularis superior
- ~ **basal vein** Vena f basalis superior
- ~ **belly of the omohyoid muscle** Venter m superior musculi omohyoidei
- ~ **border of the pancreas** Margo m superior pancreatis, oberer Bauchspeicheldrüsenrand m
- ~ **border of the scapula** Margo m superior scapulae, Schulterblattoberrand m, Schulterblattoberkante f
- ~ **bulb of the internal jugular vein** Bulbus m venae jugularis superior, obere Anschwellung f der inneren Drosselvene
- ~ **caroticotympanic nerve** Nervus m caroticotympanicus superior
- ~ **carotid triangle** Trigonum n caroticum, Karotisdreieck n
- ~ **cava vein** s. ~ vena cava
- ~ **cerebellar artery** Arteria f cerebelli superior, obere Kleinhirnarterie f
- ~ **cerebellar peduncle** Pedunculus m cerebellaris superior, oberer Kleinhirnstiel (Bindearm) m, Brachium n conjunctivum
- ~ **cerebellar vein** Vena f cerebelli superior, obere Kleinhirnvene f

superior

- ~ **cerebral vein** Vena f cerebri superior, obere Gehirnvene f
- ~ **cervical cardiac nerve** Nervus m cardiacus cervicalis superior
- ~ **cervical ganglion** Ganglion n cervicale superius
- ~ **cistern** Cisterna f venae magnae cerebri
- ~ **cluneal nerves** Nervi mpl clunium superiores
- ~ **colliculus** Colliculus m superior, oberer Hügel m der Vierhügelplatte des Mittelhirns
- ~ **constrictor pharyngis [muscle]** Musculus m constrictor pharyngis superior, Musculus m cephalopharyngicus, oberer Schlundschnürer[muskel] m
- ~ **costal facet** Fovea f costalis superior
- ~ **curved line of the ileum** Linea f glutaea posterior
- ~ **curved line of the occipital bone** Linea f nuchea superior, Linea f nuchalis terminalis
- ~ **dental plexus** Plexus m dentalis superior (maxillaris), Oberkiefernervengeflecht n (der Zähne)
- ~ **duodenal fossa** Recessus m duodenalis superior
- ~ **entrance to the glottis** Aditus m glottidis superior
- ~ **epigastric artery** Arteria f epigastrica superior, obere Bauchdeckenarterie f
- ~ **epigastric vein** Vena f epigastrica superior, obere Bauchdeckenvene f
- ~ **extensor retinaculum** Retinaculum n musculorum extensorum pedis superius, Ligamentum n transversum cruris
- ~ **frontal gyrus** Gyrus m frontalis superior, obere Stirnhirnwindung f
- ~ **frontal sulcus** Sulcus m frontalis superior
- ~ **ganglion of the glossopharyngeal nerve** Ganglion n superius nervi glossopharyngei
- ~ **ganglion of the vagus nerve** Ganglion n superius nervi vagi
- ~ **gastric plexus** Plexus m gastricus superior
- ~ **gemellus [muscle]** Musculus m gemellus superior
- ~ **gluteal artery** Arteria f glutaea superior, obere Gesäßarterie f
- ~ **gluteal nerve** Nervus m glutaeus superior
- ~ **gluteal vein** Vena f glutaea superior, obere Gesäßvene f
- ~ **haemorrhagic polioencephalitis** 1. Polioencephalitis f haemorrhagica superior (Entzündung der grauen Hirnsubstanz um die dritte Hirnkammer mit Blutung); 2. Polioencephalitis f haemorrhagica, Wernickesche Krankheit f
- ~ **haemorrhoidal artery** Arteria f haemorrhoidalis (rectalis) superior
- ~ **haemorrhoidal nerves** Nervi mpl haemorrhoidales superiores
- ~ **haemorrhoidal plexus** Plexus m haemorrhoidalis (rectalis) superior
- ~ **haemorrhoidal vein** Vena f haemorrhoidalis (rectalis) superior
- ~ **horn of the falciform margin** Cornu n superius marginis falciformis
- ~ **horn of the thyroid cartilage** Cornu n superius cartilaginis thyreoideae
- ~ **hypogastric plexus** Plexus m hypogastricus superior (praesacralis)
- ~ **ileocaecal recess** Recessus m ileocaecalis superior
- ~ **incudal ligament** s. ~ ligament of the incus
- ~ **labial artery** Arteria f labialis superior, Oberlippenarterie f
- ~ **labial vein** Vena f labialis superior, Oberlippenvene f
- ~ **laryngeal artery** Arteria f laryngea superior, obere Kehlkopfarterie f
- ~ **laryngeal nerve** Nervus m laryngeus superior
- ~ **laryngeal vein** Vena f laryngea superior, obere Kehlkopfvene f
- ~ **laryngotomy** Laryngotomia f superior
- ~ **lateral brachial cutaneous nerve** Nervus m cutaneus brachii lateralis superior
- ~ **left pulmonary vein** Vena f pulmonalis superior sinistra, linke obere Lungenvene f
- ~ **ligament of the incus** Ligamentum n incudis superius
- ~ **ligament of the malleus** Ligamentum n mallei superius
- ~ **lobe of the left lung** Lobus m superior pulmonis sinistri, linker Lungenoberlappen m
- ~ **lobe of the lung** Lobus m superior pulmonis, Lungenoberlappen m
- ~ **lobe of the right lung** Lobus m superior pulmonis dextri, rechter Lungenoberlappen m
- ~ **longitudinal fasciculus** Fasciculus m longitudinalis superior [cerebri], oberes Längsbündel n
- ~ **longitudinal muscle of the tongue** Musculus m longitudinalis superior linguae, oberer (oberflächlicher) Langmuskel m der Zunge
- ~ **longitudinal sinus** Sinus m sagittalis superior
- ~ **malleal ligament** s. ~ ligament of the malleus
- ~ **maxilla (maxillary bone)** s. maxilla
- ~ **meatus of the nose** Meatus m nasi superior, oberer Nasengang m
- ~ **mediastinum** Mediastinum n superius, oberer Mittelfellraum m
- ~ **medullary velum** Velum n medullare anterius (superior), oberes (vorderes) Kleinhirnmarksegel n
- ~ **mesenteric artery** Arteria f mesenterica superior, obere (kraniale) Gekrösearterie f
- ~ **mesenteric ganglion** Ganglion n mesentericum superius
- ~ **mesenteric plexus** Plexus m mesentericus superior
- ~ **mesenteric vein** Vena f mesenterica superior, obere (kraniale) Gekrösevene f
- ~ **nasal concha** Concha f nasalis superior, obere Nasenmuschel f
- ~ **nasal meatus** Meatus m nasi superior, oberer Nasengang m
- ~ **nasal turbinate** s. ~ nasal concha

622

~ **nuchal line** Linea f nuchae superior
~ **nucleus of the pons** Nucleus m superior pontis
~ **nutrident artery of the femur** Arteria f nutricia femoris superior
~ **oblique muscle of the eye** Musculus m obliquus bulbi superior, oberer schräger Augenmuskel m
~ **oblique muscle of the head** Musculus m obliquus capitis superior, oberer schräger Kopfmuskel m
~ **occipital fossa** Fossa f occipitalis superior
~ **occipital gyrus** Gyrus m occipitalis superior, obere Hinterhauptwindung f
~ **olivary nucleus** Nucleus m olivaris metencephali, Nucleus m dorsalis corporis trapezoidei
~ **ophthalmic vein** Vena f ophthalmica superior, obere Augenhöhlenvene f
~ **orbital fissura** Fissura f orbitalis superior (cerebralis)
~ **palpebral vein** Vena f palpebralis superior, Oberlidvene f, obere Augenlidvene f
~ **pancreaticoduodenal artery** Arteria f pancreaticoduodenalis superior, obere Bauchspeicheldrüsen-Zwölffingerdarm-Arterie f
~ **parathyroid gland** Glandula f parathyreoidea superior
~ **parietal lobule** Lobulus m parietalis superior
~ **part of the diaphragmatic surface of the liver** Pars f superior faciei diaphragmaticae hepatis
~ **part of the fourth ventricle** Pars f superior fossae rhomboideae
~ **pelvic strait** obere Beckenenge f, Beckeneingang m
~ **peroneal retinaculum** Retinaculum n musculorum peroneorum superius
~ **petrosal sinus** Sinus m petrosus superior, oberer Felsenbeinsinus m
~ **petrosal sulcus of the temporal bone** Sulcus m petrosus superior ossis temporalis
~ **pharyngeal constrictor [muscle]** Musculus m constrictor pharyngis superior
~ **phrenic artery** Arteria f phrenica superior, obere Zwerchfellarterie f
~ **phrenic vein** Vena f phrenica superior, obere Zwerchfellvene f
~ **pole of the kidney** Extremitas f superior renis, Nierenoberpol m, oberer Nierenpol m
~ **posterior alveolar artery** Arteria f alveolaris superior posterior, hintere Oberkieferarterie f
~ **quadrigeminal body** s. ~ colliculus
~ **quadrigeminal brachium** Brachium n colliculi superioris
~ **recess of the omental bursa** Recessus m superior omentalis
~ **rectal artery** Arteria f rectalis (haemorrhoidalis) superior, obere Mastdarmarterie f
~ **rectal vein** Vena f rectalis (haemorrhoidales) superior, obere Mastdarmvene f
~ **rectus muscle** Musculus m rectus superior bulbi, oberer gerader Augenmuskel m

~ **right pulmonary vein** Vena f pulmonalis superior dextra, obere rechte Lungenvene f
~ **root of the ansa cervicalis** Radix f superior ansae cervicalis
~ **sagittal sinus** Sinus m sagittalis superior
~ **salivatory nucleus** Nucleus m salivatorius superior
~ **segmental artery** obere Segmentarterie f (der Lunge)
~ **segmental bronchus** oberer Segmentbronchus m (der Lunge)
~ **semicircular canal** Canalis m semicircularis superior
~ **semilunar lobule** Lobulus m semilunaris superior
~ **strait of the pelvis** s. ~ pelvic strait
~ **suprarenal artery** Arteria f suprarenalis superior, obere Nebennierenarterie f
~ **surface of the cerebellar hemisphere** Facies f superior hemispherii cerebelli
~ **temporal convolution (gyrus)** Gyrus m temporalis superior, obere Schläfenwindung f
~ **temporal line [of the parietal bone]** Linea f temporalis superior ossis parietalis
~ **temporal sulcus** Sulcus m temporalis superior
~ **thyroid artery** Arteria f thyreoidea superior, obere Schilddrüsenarterie f
~ **thyroid notch** Incisura f thyreoidea superior
~ **thyroid vein** Vena f thyreoidea superior, obere Schilddrüsenvene f
~ **tibiofibular joint** Articulatio f tibiofibularis superior
~ **tracheotomy** Tracheotomia f superior, oberer Luftröhrenschnitt m
~ **transverse ligament of the scapula** Ligamentum n transversum scapulae superius
~ **trunk of the brachial plexus** Truncus m superior plexus brachialis
~ **turbinate** s. ~ nasal concha
~ **tympanic artery** Arteria f tympanica superior, obere Paukenhöhlenarterie f
~ **tympanic cavity** s. epitympanic recess
~ **ulnar collateral artery** Arteria f collateralis ulnaris superior
~ **vena cava** Vena f cava superior, obere Hohlvene f
~ **vena cava syndrome** Vena-cava-superior-Syndrom n
~ **vertebral incisure** Incisura f vertebralis superior
~ **vesical artery** Arteria f vesicalis superior, obere Harnblasenarterie f
~ **vestibular area** Area f vestibularis superior
~ **vestibular nucleus** Nucleus m vestibularis superior
~ **wall of the orbit** Paries m superior orbitae, Orbitaldach n, Augenhöhlendach n
superlactation Hyperlaktation f, Milchüberproduktion f, vermehrte Milchsekretion f
superlethal superlethal
supermaxilla s. maxilla

supernormal 624

supernormal supernormal, übernormal
supernumerary überzählig, akzessorisch
~ **spleen** Nebenmilz f, Zusatzmilz f, Lien m accessorius
supernutrition Überernährung f, Überfütterung f
superoinferior superoinferior
superolateral superolateral
superomedial superomedial
superotemporal superotemporal
superparasite Superparasit m
superparasitic superparasitisch
superpigmentation Überpigmentierung f
superscription Superscriptio f (Rezept)
supersecretion Sekretionssteigerung f, vermehrte Sekretion f
supervirulent hochvirulent
supervoltage irradiation Hochvolt[strahlen]-therapie f, Hochvoltbestrahlung[sbehandlung] f
supinate/to supinieren, auswärtsdrehen
supination Supination f, Auswärtsdrehung f
~ **angle** Supinationswinkel m
supinator crest Crista f musculi supinatorius
~ **longus reflex** Brachioradialreflex m
~ **muscle** Musculus m supinator, Auswärtsdreher m
supine 1. auf dem Rücken liegend; 2. mit der Innenfläche nach oben (z. B. Hand)
~ **hypotension syndrome** Vena-cava-Kompressionssyndrom n (in der Schwangerschaft)
~ **position** Rückenlage f
supplemental s. supplementary
supplementary supplementär, ergänzend, zusätzlich
~ **air** exspiratorisches Reservevolumen n
~ **articulation** s. pseudarthrosis
~ **menstruation** s. vicarious menstruation
support of the promontary Subiculum n promontorii
supporting cell Stützzelle f
supportive therapy unterstützende Therapie f
suppository Suppositorium n, Stuhlzäpfchen n, Zäpfchen n
suppress/to unterdrücken, supprimieren
suppression Suppression f, Unterdrückung f (z. B. der Monatsblutung)
suppressor area (band) Suppressorband n (in der Hirnrinde)
~ **cell (lymphocyte)** Suppressorzelle f, Suppressorlymphozyt m (Immunologie)
suppurant eiternd
suppurant [agent] Suppurans n, eiterziehendes Mittel n
suppurate/to suppurieren, eitern
suppuration Suppuration f, Eiterung f
suppurative suppurativ, eiternd, purulent
~ **hepatitis** Leberabszeß m
~ **inflammation** suppurative (eitrige) Entzündung f
~ **labyrinthitis** Labyrinthitis f suppurativa

~ **meningitis** eitrige Meningitis (Hirnhautentzündung) f
~ **pericarditis** Pericarditis f suppurativa
supra-acromial supraakromial, über dem Akromion
supra-aortic supraaortisch, oberhalb der Aorta
~ **stenosis** supraaortische Stenose f
supra-articular supraartikulär, über einem Gelenk
supra-auricular supraaurikulär, über dem Ohr
supra-axillary supraaxillär, über der Achselgrube
supracallosal suprakallosal, über dem Gehirnbalken (Corpus callosum)
~ **gyrus** Indusium n griseum
supracerebellar suprazerebellar, über dem Kleinhirn
supracervical suprazervikal, über dem Gebärmutterhals
suprachoroid suprachoroidal, über der Aderhaut [des Auges]
~ **layer** Lamina f suprachoroidea
supraciliary s. superciliary
supraclavicular supraklavikular, über dem Schlüsselbein
~ **fossa** Fossa f supraclavicularis, Supraklavikulargrube f
~ **nerve** Nervus m supraclavicularis
~ **point** Supraklavikularpunkt m, Erbscher Punkt m
~ **region** Supraklavikularregion f, Regio f supraclavicularis
~ **signal node** supraklavikularer Lymphknoten m, Virchowscher Lymphknoten m
~ **triangle** Supraklavikulardreieck n
supraclinoid supraklinoidal, über dem Processus clinoideus
supraclusion s. supra-occlusion
supracondylar suprakondylär, über einem Kondylus
~ **amputation** suprakondyläre Oberschenkelamputation f, Grittische Amputation f
~ **eminence** Epikondylus m, Gelenkhöcker m
~ **fracture** Suprakondylarfraktur f
~ **process** Processus m supracondylaris
~ **ridge** Suprakondylarleiste f
supracostal suprakostal, über der Rippe
supracranial suprakranial, auf der Schädelaußenseite
supradiaphragmatic supradiaphragmatisch, über dem Zwerchfell
supradural supradural, über der harten Hirnhaut
supragingival supragingival, über dem Zahnfleisch
supraglenoid supraglenoidal
~ **tubercle** Tuberculum n supraglenoidale
supraglottic supraglottisch, über der Glottis
supragranular supragranulär, über der äußeren Körnerschicht des Gehirns
suprahyoid suprahyoidal, über dem Zungenbein
~ **muscle** Musculus m suprahyoideus

supratonsillar

~ **region** Regio f suprahyoidea, Suprahyoidregion f, Überzungenbeinregion f
suprainguinal suprainguinal, über der Leiste
~ **region** Suprainguinalregion f
supralethal supralethal
supralevator über dem Afterschließmuskel
supraliminal überschwellig
supralumbar supralumbar, über der Lendengegend
supramalleolar supramalleolär, über dem Knöchel
supramamillary supramamillär, über der Brustwarze
supramammary supramammär, über der Brustdrüse
supramandibular supramandibulär, über dem Unterkiefer
supramarginal supramarginal, über dem Rand
~ **gyrus** Gyrus m supramarginalis
supramastoid supramastoidal, über dem Warzenfortsatz
supramaxilla s. maxilla
supramaxillary supramaxillär, über dem Oberkiefer
suprameatal suprameatal, über einem Ausführungsgang
~ **spine** Spina f suprameatum
supramental supramental, über dem Kinn
supranasal supranasal, über der Nase
supranuclear supranukleär
supra-occipital supraokzipital, über dem Hinterhauptsknochen
supra-occlusion Supraokklusion f, Überbiß m, tiefer Biß m
supra-ocular supraokulär, über den Augen
supra-optic supraoptisch, über der Sehbahn
~ **commissure** Commissura f supraoptica
~ **nucleus of the hypothalamus** Nucleus m supraopticus hypothalami
supra-orbital supraorbital, über der Augenhöhle
~ **arch** s. superciliary arch
~ **artery** Arteria f supraorbitalis, äußere seitliche Stirnarterie f
~ **foramen** Foramen n supraorbitale
~ **nerve** Nervus m supraorbitalis
~ **neuralgia** Supraorbitalneuralgie f
~ **notch** Incisura f supraorbitalis
~ **region** Regio f supraorbitalis
~ **ridge** s. superciliary arch
~ **vein** Vena f supraorbitalis
suprapatellar suprapatellär, über der Kniescheibe
~ **bursa** Bursa f suprapatellaris
suprapelvic suprapelvisch, suprapelvin, über dem Becken
supraphysiologic dose supraphysiologische Dosis f
suprapineal suprapineal, über der Zirbeldrüse
~ **recess** Recessus m suprapinealis
suprapleural membrane Membrana f suprapleuralis

suprapontine suprapontin, über der Gehirnbrücke
suprapubic suprapubisch, über dem Schambein
suprarenal 1. suprarenal, über der Niere; 2. suprarenal, adrenal, Nebennieren...
~ **gland** Glandula f suprarenalis, Corpus n suprarenale, Nebenniere f, Epinephron n
~ **medulla** Medulla f glandulae suprarenalis, Nebennierenmark n, NNM
~ **melanoma** Melanoma n suprarenale, Morbus m Addison
~ **plexus** Plexus m suprarenalis
~ **vein** Vena f suprarenalis, Nebennierenvene f
suprarenalaemia Adrenalinerhöhung f im Blut
suprarenalectomy Adrenalektomie f, Nebennierenexstirpation f, [operative] Nebennierenentfernung f
suprarenalism Nebennieren[funktions]störung f, Adrenalismus m, Nebennierendysfunktion f
suprarenalopathy Nebennierenkrankheit f, Nebennierenerkrankung f
suprarenin Suprarenin n, Adrenalin n, Epinephrin n *(Nebennierenmarkhormon)*
suprascapular supraskapular, über dem Schulterblatt
~ **artery** Arteria f suprascapularis, obere Schulterblattarterie f
~ **nerve** Nervus m suprascapularis
~ **region** Regio f suprascapularis
~ **vein** Vena f suprascapularis, Schulterblattvene f
suprascleral supraskleral, über der Sklera
suprasellar suprasellär, über dem Türkensattel
~ **cyst** Kraniopharyngeom n, Erdheim-Tumor m
supraspinal 1. supraspinal, über der Wirbelsäule; 2. supraspinal, über einem Dorn
~ **ligament** Ligamentum n supraspinale
supraspinatus [muscle] Musculus m supraspinatus, Obergrätenmuskel m
supraspinous über der Schulterblattgräte
~ **fossa** Fossa f supraspinata
suprasplenial suprasplenisch, über der Milz
suprastapedial suprastapedial, über dem Steigbügel
suprasternal suprasternal, über dem Brustbein
~ **fossa [of Burns]** Fossa f suprasternalis
~ **notch** Incisura f jugularis ossis sterni
~ **region** Regio f suprasternalis, Suprasternalregion f
supratemporal supratemporal, über der Schläfe
supratentorial supratentorial, über dem Tentorium
suprathreshold stimulus überschwelliger Reiz (Stimulus) m
supratonsillar supratonsillär, über der Mandel
~ **abscess** Supratonsillarabszeß m
~ **fossa** Fossa f supratonsillaris
~ **recess** Recessus m supratonsillaris

supratrochlear

supratrochlear supratrochlear, über der Trochlea
~ artery Arteria f supratrochlearis
~ nerve Nervus m supratrochlearis
supratympanic supratympanal, über der Paukenhöhle
supraumbilical supraumbilikal, über dem Nabel
supravaginal supravaginal, oberhalb der Scheide
supravalvular supravalvulär, oberhalb einer Klappe
~ aortic stenosis supravalvuläre Aortenstenose f
supraventricular supraventrikulär, über einem Ventrikel
~ crest Crista f supraventricularis
supravesical supravesikal, über der Blase
~ fossa (fovea) Fossa f supravesicalis
supravital supravital
~ staining Supravitalfärbung f
supraxiphoid supraxiphoidal, über dem Schwertfortsatz
sura Sura f, Wade f
sural sural, Waden...
~ artery Arteria f suralis, Wadenarterie f
~ nerve Nervus m suralis, Wadennerv m
suralimentation Überernährung f, Überfütterung f
surdimutism Surdomutitas f, Taubstummheit f
surdity Surditas f, Taubheit f
surdomute taubstumm
surdomuter Taubstummer m
surexcitation 1. Übererregung f; 2. Überreizung f
surface-active agent 1. Antiatelektasefaktor m; 2. oberflächenaktive Substanz f
~ anaesthesia (analgesia) Oberflächenanästhesie f, Schleimhautanaesthesie f
~ [-cell] biopsy Oberflächen[zell]biopsie f
~ epithelial cell Oberflächenepithelzelle f
~ graft Hauttransplantat n
~ tension Oberflächenspannung f
surfactant s. surface-active agent
surfer's ear Gehörgangsexostose f
surgeon Chirurg m
~-in-chief Chefchirurg m
surgeon's knot chirurgischer Knoten m
surgery Chirurgie f
surgical chirurgisch
~ acute care unit s. ~ intensive care unit
~ cleansing Wundtoilette f
~ cutdown Venae sectio f, Venenschnitt m, Venenfreilegung f
~ diathermy chirurgische Diathermie f, Diathermokoagulation f, Diathermieverkochung f
~ diphtheria Wunddiphtherie f
~ emphysema Hautemphysem n
~ erysipelas Wunderysipel n, Wundrose f
~ -glove talc granuloma Handschuhpudergranulom n, Talkumgranulom n
~ gloves Operationshandschuhe mpl

~ intensive care unit chirurgische Intensivtherapie-Einheit f
~ knot chirurgischer Knoten m
~ microscope Operationsmikroskop n
~ neck [of the humerus] Collum n chirurgicum humeri, chirurgischer Hals (Oberarmknochenhals) m
~ pack Tamponade f
~ procedure Operationsverfahren n, chirurgische Methode f
~ spoon chirurgischer Löffel m, Kürette f
~ team Operationsteam n
sursumduction Aufwärtsbewegung f (des Auges)
sursumvergent strabismus Strabismus m sursumvergens, Aufwärtsschielen n
survey radiograph (roentgenograph) Übersichtsröntgenaufnahme f, Röntgenleeraufnahme f, Leeraufnahme f
survival Überleben n, Weiterleben n; Überlebenszeit f
~ figure Überlebenszahl f
~ mechanism Überlebensmechanismus m
~ rate Überlebensrate f
~ time Überlebenszeit f
survive to adolescence (adulthood)/to bis zum Erwachsenenalter überleben (z. B. Kinder mit Herzfehlern)
susceptibility Suszeptibilität f, Empfänglichkeit f, Empfindlichkeit f, Reizbarkeit f
~ test Sensibilitätsprobe f, Empfindlichkeitstest m; Resistenztest m (z. B. bei Bakterien gegenüber Antibiotika)
susceptible suszeptibel, empfänglich, empfindlich, reizbar ● **to be ~ to penicillin** gegenüber Penizillin empfindlich (sensibel) sein, auf Penizillin ansprechen
suspension Suspension f, Aufschwemmung f
suspensoid Suspensoid n, Suspensionskolloid n, Sol n
suspensorium Suspensorium n, Tragebeutel m, Tragevorrichtung f
suspensory tragend, stützend
suspensory s. 1. suspensorium; 2. ~ bandage; 3. ~ ligament; 4. ~ muscle of the duodenum
~ bandage Stützverband m
~ ligament 1. Aufhängeband n, Ligamentum n suspensorium; 2. Ligamentum n apicis dentis
~ ligament of the breast Ligamentum n suspensorium mammae
~ ligament of the clitoris Ligamentum n suspensorium clitoridis
~ ligament of the duodenum Treitzsches Band n
~ ligament of the lens Zonula f ciliaris, Zonulaapparat m, Linsenaufhängapparat m
~ ligament of the ovary Ligamentum n suspensorium ovarii, Plica f suspensoria ovarii
~ ligament of the penis Ligamentum n suspensorium penis
~ muscle of the duodenum Musculus m suspensorius duodeni

sympathetic

suspire/to tief atmen, tief Atem holen
sustentacular stützend, Stütz...
~ **cell** Stützzelle f
sustentaculum Sustentakulum n, Stütze f, Stützgerüst n
sutura s. suture 1.
sutural cataract Nahtstar m, Sternkatarakt f, Cataracta f suturalis (stellaris)
suture/to nähen, eine Wunde nähen, eine Naht machen
suture 1. Sutura f, Naht f, Knochennaht f; 2. [chirurgische] Naht f; 3. Nähen n; 4. Nahtmaterial n
~ **clip** Wundklammer f
~ **clip applying** Wundklammeranlegen n, Wundklammersetzen n
~ **clip removing** Wundklammerabnehmen n, Wundklammerentfernung f
~ **closure** Nahtverschluß m (z. B. eines Gefäßes)
~ **hook** Fadenfänger m
~ **-ligature** Durchstichligatur f
~ **material** Nahtmaterial n
~ **needle** chirurgische Nadel f
~ **pusher** Fadengabel f
~ **removal** Fadenentfernung f, Fädenziehen n
~ **technic** Nahttechnik f
suturing instrument set Wundnahtbesteck n
suxamethonium chloride s. succinylcholine chloride
Svedberg sedimentation unit Svedbergsche Sedimentationskonstante f
swab 1. Tupfer m, Tampon m; 2. Stieltupfer m
~ **holder** Tamponhalter m
swallen brain Hirnschwellung f, Hirnödem n
swallow/to [ver]schlucken
swallowing Schlucken n, Verschlucken n
~ **reflex** Schluckreflex m
swamp fever Schlammfieber n, Wasserfieber n, Erntefieber n, Feldfieber n (durch Leptospira grippotyphosa)
swan-necked gouge Schwanenhalsmeißel m
swayback nose s. saddle nose
sweat/to schwitzen, transpirieren
sweat Schweiß m
~ **gland** Schweißdrüse f, Glandula f sudorifera
~ **gland adenoma** Schweißdrüsenadenom n, Adenoma n sudoriparum
~ **gland carcinoma** Schweißdrüsenkarzinom n
~ **gland tumour** Schweißdrüsentumor m
~ **pore** Schweißpore f, Porus m sudoriferus
~ **test** Schweißtest m
sweating Schwitzen n, Transpiration f
~ **of blood** Blutschwitzen n, Hämhidrose f, Hämat[h]idrose f; Blutschweiß m, Sudor m sanguinosus
swedged needle atraumatische Nadel f
Swedish type of porphyria akute intermittierende Porphyrie f
swelling 1. Schwellung f, Anschwellen n; 2. Schwellung f, Geschwulst f; Tumor m

Swift's disease Swiftsche Krankheit f, Selter-Swift-Feersche Krankheit f, infantile Akrodynie f
swimming-pool conjunctivitis Schwimmbadkonjunktivitis f
sycoma Warze f
sycosiform sykosiform, [bart]flechtenförmig
sycosis [of the beard] Sykose f, Bartflechte f, Folliculitis f barbae, Sycosis f vulgaris (simplex)
Sydenham's chorea Sydenhamsche Chorea f, Chorea f minor (infectiosa), Veitstanz m
syllable stumbling Silbenstottern n
syllepsis Konzeption f, Imprägnation f, Empfängnis f
sylvan yellow fever Buschgelbfieber n
sylvatic plague Waldpest f, Nagerpest f
Sylvian aqueduct Sylviusscher Aquädukt m, Sylviische Wasserleitung f, Aqueductus m Sylvii (cerebri)
~ **aqueduct syndrome** Aquaedukt-Syndrom n
~ **bone** Processus m lenticularis incudis
~ **fissure** Sylviussche Furche f, Sulcus m cerebri lateralis
~ **vein** Vena f cerebri media
symbiont Symbiont m, Symbioseteilhaber m, Symbioseteilnehmer m
symbiosis Symbiose f (Zusammenleben artfremder Lebewesen zu beiderseitigem Nutzen)
symbiotic symbiotisch, symbiontisch, in Symbiose [zusammen]lebend
symblepharon Symblepharon n, Lidverwachsung f mit dem Augapfel
symblepharosis Symblepharose f, Vorhandensein n eines Symblepharons
symbolic agnosia Symbolagnosie f
symbolismus Symbolismus m, Symboldenken n
symbolophobia Symbolophobie f, Symbolangst f, Symbolfurcht f
Syme's amputation Symesche Amputation (Stumpfplastik) f
symmelia Symmelie f, Sirenenbildung f, Mißbildung f mit Beinverschmelzung
symmelus Symmelus m, Sirene f, Mißgeburt f mit Beinverschmelzung
symmetric symmetrisch, gleichmäßig
~ **gangrene** s. Raynaud's disease
symmetry Symmetrie f, Gleichmäßigkeit f (z. B. beider Körperhälften)
sympathectomy Sympathektomie f, Grenzstrangresektion f, [operative] Teilentfernung f des Nervus sympathicus
sympatheoneuritis Sympathikoneuritis f, Sympathikusentzündung f
sympathetic 1. Sympathikus..., sympathisch; 2. sympathetisch, geheimkräftig
sympathetic Sympathikus m, Nervus m sympathicus
~ **blockage** Sympathikus[nerven]blockade f

sympathetic

~ cell sympathische Nervenzelle f, Sympathikus[nerven]zelle f
~ effusion symptomatischer Erguß m
~ fibre sympathische Nervenfaser f, Sympathikus[nerven]faser f
~ ganglion sympathisches Ganglion n, Sympathikusganglion n, Grenzstrangganglion n
~ hormone s. epinephrine
~ nerve sympathischer Nerv m, Sympathikusnerv m
~ nerve trunk s. ~ trunk
~ nervous system sympathisches Nervensystem n, Systema n nervosum sympathicum; Sympathikus m
~ neuroma Ganglioneurom n
~ ophthalmia Ophthalmia f sympathica (migratoria) *(von einem Auge zum anderen übertragene Entzündung)*
~ plexus sympathisches Nervengeflecht n, Sympathikusplexus m
~ trunk Truncus m sympathicus, Grenzstrang m
sympatheticomimetic s. sympathomimetic
sympatheticoparalytic sympathikoparalytisch, sympathikuslähmend
sympatheticotonia Sympathikotonie f, Sympathikus[über]erregung f
sympatheticotonic sympathikotonisch
sympatheticotonus Sympathikotonus m
sympathic s. sympathetic
sympathicectomy s. sympathectomy
sympathico... s. a. sympatho...
sympathicoblast Sympath[ik]oblast m
sympathicoblastoma Sympath[ik]oblastom n *(bösartige Geschwulst)*
sympathicocytoma Sympathikozytom n, Ganglioneurom n
sympathicogonioma Sympath[ik]ogoniom n, Sympathikusneuroblastom n *(bösartige Geschwulst)*
sympathicopathy Sympathikopathie f, Krankheit (Erkrankung) f infolge Sympathikusstörung
sympathicotonic s. sympatheticotonic
sympathicotripsy Sympathikotripsie f, Sympathikus[nerven]quetschung f
sympathicotropic sympathikotrop, auf den Sympathikus wirksam
sympathicus s. sympathetic nervous system
sympathin Sympathin n *(Sympathikuswirkstoff)*
sympatho... s. a. sympathico...
sympathochromaffin sympathikochromaffin
sympathogonioma Sympathogoniom n *(bösartige Geschwulst)*
sympatholytic sympathikolytisch
sympatholytic [agent] Sympathikolytikum n, sympathikushemmendes Mittel n
sympathoma s. neuroblastoma
sympathomimetic sympathikomimetisch, sympathikuswirksam
sympathomimetic [drug] Sympathikomimetikum n, sympathikusstimulierendes Mittel n

symphalangism Symphalangismus m, Symphalangie f, Fingergelenksversteifung f, Fingersteifigkeit f
symphyocephalus Symphyozephalus m, Synzephalus m, Doppelmißgeburt f mit Schädelverwachsung
symphyseal 1. symphyseal, symphysisch, Symphysen...; 2. Scham[bein]fugen...
symphyseotomy s. symphysiotomy
symphysial, symphysic s. symphyseal
symphysiectomy Symphysiektomie f, Symphysenexstirpation f, [operative] Schambeinentfernung f
symphysiolysis Symphysiolyse f, Symphysen[auf]lösung f
symphysion Symphysion n *(anthropologischer Meßpunkt)*
symphysiorrhaphy Symphysiorrhaphie f, Symphysennaht f, Schambeinnaht f
symphysiotome Symphysiotom n, Symphysenmesser n
symphysiotomy Symphysiotomie f, Symphysenschnitt m, [operative] Schamfugendurchtrennung f
symphysis 1. Symphyse f, Verwachsung f *(s. a. synchondrosis)*; 2. Scham[bein]fuge f, Symphysis f pubica
~ sign Symphysenzeichen n
symphysodactyly s. syndactyly
symphysopsia Symphysopsie f, [angeborene] Augenverschmelzung f
symplasm Symplasma n
sympodia Sympodie f, [angeborene] Beinverschmelzung f
symptom Symptom n, Krankheitszeichen n, Anzeichen n; Kennzeichen n; Merkmal n
~ complex Symptomenkomplex m, Syndrom n
~-free symptomfrei, symptomlos
symptomatic symptomatisch, anzeigend; bezeichnend; typisch, symptombezogen
symptomatologic symptomatologisch
symptomatology Symptomatologie f, Symptomenlehre f, Lehre f von den Krankheitszeichen, Semiologie f, Semiotik f
sympus s. sirenomelus
synaesthesia Synästhesie f, [abnorme] Mitempfindung f *(in Sinnesorganen)*
synaesthesialgia Synästhesialgie f; Kausalgie f, brennende Schmerzempfindung f
synalgia Synalgie f, schmerzhafte Mitempfindung f *(z. B. in Gliedern)*
synalgic synalgisch, Synalgie...
synapse/to durch eine Synapse verbinden; in Synapsenverbindung stehen
synapse Synapse f *(Nervenverbindungsstelle)*
~ membrane Synapsenmembran f, synaptische Membran f
synaptic synaptisch, Synapsen...
~ conduction Synapsenübertragung f, synaptische Übertragung f
~ gap Synapsenspalt m, synaptischer Spalt m
~ junction Synapsenverbindung f

~ knob Synapsenknopf *n*, synaptische Erweiterung *f*, Endfüßchen *n*
~ maturation Synapsenreifung *f*
~ membrane Synapsenmembran *f*, synaptische Membran *f*
~ transmission Synapsenübertragung *f*, synaptische Transmission *f*
~ vesicle Synapsenbläschen *n*, synaptisches Bläschen *n*
synaptogenesis Synaptogenese *f*, Synapsenentwicklung *f*, Synapsenbildung *f*
synaptolemma *s.* synaptic membrane
synaptology Synaptologie *f*, Synapsenlehre *f*
synaptosomal Synaptosomen...
synaptosome Synaptosom *n (Synapsenstruktur)*
synarthrodia *s.* synarthrosis
synarthrodial Synarthrose...
synarthrosis Knochenverbindung *f* ohne Gelenkspalt, unbewegliche Knochenverbindung *f*
syncanthus Synkanthus *m*, Lidwinkelverwachsung *f*
syncaryon Synkarion *n*, diploider Zellkern *m*
syncephalus *s.* symphyocephalus
syncheilia Syncheilie *f*, Lippenverwachsung *f*
synchesis *s.* synchysis
synchilia *s.* syncheilia
synchondrosial Synchodrosen..., Knorpelhaft..., Knorpelfugen...
synchondrosis Synchondrose *f*, Junctura *f* cartilaginea, Knorpelhaft *f*, Knorpelfuge *f*
synchondrotomy 1. Synchondrotomie *f*, [operative] Knorpelhaftdurchtrennung *f*; 2. *s.* symphysiotomy
synchopexia *s.* tachycardia
synchysis Synchisis *f*, Glaskörperverflüssigung *f*, Synchysis *f* corporis vitrei
syncinesis *s.* synkinesia
synclitic synklitisch, achsengerecht, Synklitismus...
synclitism Synklitismus *m (Achseneinstellung des Kindskopfes bei der Geburt)*
synclonic Synklonus...
synclonus Synklonus *m*, Muskelzittern *n* mehrerer Muskeln
syncopal synkopal, synkopisch, synkopenartig; Synkopen...
~ attack *s.* syncope
syncope Synkope *f*, [kurze] Ohnmacht *f*, Ohnmachtsanfall *m*
syncytial synzytial, Synzytium...
~ cell Synzytialzelle *f*, Synzytiumzelle *f*
~ trophoblast Synzytiotrophoblast *m*
syncytiolysin Synzytiolysin *n*
syncytioma Synzytiom *n*, Choriokarzinom *n*
syncytiotoxin Synzytiotoxin *n*, Plazentazellgift *n*
syncytiotrophoblast Synzytiotrophoblast *m*
syncytiotrophoblastic synzytiotrophoblastisch, Synzytiotrophoblasten...
syncytium Synzytium *n (mehrkerniger Zellverband ohne Zellgrenzen)*

syndactyl[ous] syndaktyl, mit verwachsenen Fingern; mit verwachsenen Zehen
syndactylus Syndaktylus *m*, Mißgeburt *f* mit verwachsenen Fingern oder Zehen
syndactyly Syndaktylie *f*, Fingerverwachsung *f*; Zehenverwachsung *f*
syndectomy Syndektomie *f*, Ausschneidung *f* eines Augenbindehautstreifens
syndesis Syndese *f*, künstliche Gelenkversteifung *f*
syndesmectomy Syndesmektomie *f*, Bandexstirpation *f*, [operative] Bandentfernung *f*
syndesmectopia Syndesmektopie *f*, [operative] Bandverlagerung *f*
syndesmitis 1. Syndesmitis *f*, Bandentzündung *f*; 2. *s.* conjunctivitis
syndesmochorial syndesmochorial
syndesmology Syndesmologie *f*, Bänderlehre *f*
syndesmopexy Syndesmopexie *f*, Bänderanheftung *f*, Bandfixierung *f*
syndesmorrhaphy Syndesmorrhaphie *f*, Bändernaht *f*
syndesmosis Syndesmose *f*, Bandhaft *f*, bindegewebige Knochenverbindung *f*, Junctura *f* fibrosa
syndesmotomy Syndesmotomie *f*, [operative] Banddurchtrennung *f*
syndrome Syndrom *n*, Symptomenkomplex *m*
syndromic Syndrom...
synechia Synechie *f*, Verklebung *f*, Verwachsung *f*
synechial synechial, Synechie...
synech[i]otome Synech[i]otom *n*
synech[i]otomy Synechiotomie *f*, Synechiendurchtrennung *f*, Synechienlösung *f*
synencephalia Synenzephalie *f*, Doppelmißbildung *f* mit einem Kopf
synencephalus Synenzephalus *m*, Doppelmißgeburt *f* mit einem Kopf
syneresis Zusammenziehen *n*, Zusammenziehung *f*, Retraktion *f (z. B. von Blutgerinnseln)*
synergetic *s.* synergistic
synergia Synergie *f*, Zusammenwirken *n*
synergic *s.* synergistic
synergism Synergismus *m*, Zusammenwirken *n (z. B. von Muskeln)*
synergist *s.* synergistic muscle
synergistic synergistisch, zusammenwirkend, gleichsinnig, Synergismus...
~ muscle synergistischer Muskel *m*, Synergist *m*
syngamic, syngamous syngam
syngamy Syngamie *f*, Gametenvereinigung *f*
syngeneic syngen, erbgleich; isolog
syngenesioplastic erbgleich transplantiert
syngenesious *s.* syngeneic
syngignocism *s.* hypnotism
syn[h]idrosis Synhidrose *f*, Begleitschwitzen *n*
synkaryon Synkarion *n*, diploider Zellkern *m*
synkinesia, synkinesis Synkinese *f*, [unwillkürliche] Mitbewegung *f*, Begleitbewegung *f*
synkinetic synkinetisch, mitbewegend

synophrys

synophrys Synophrys f, Verwachsung f der Augenbrauen
synophthalmia Synophthalmie f, Monophthalmie f, Einäugigkeit f, Zyklopie f
synophthalmus Synophthalmus m, Mißgeburt f mit einem Auge, Zyklop m
synopsia s. synophthalmia
synoptometer Synoptometer n (ophthalmologisches Instrument)
synoptophore Synoptophor m (Instrument zur Diagnostik und Therapie des Schielens)
synorchi[di]sm Synorchidie f, Hodenverschmelzung f, angeborene Hodenverwachsung f
synost[e]osis Synostose f, Knochenhaft f
synostotic synostotisch, Synostosen..., Knochenhaft...
synotia Synotie f, Otozephalie f, Mißbildung f mit Ohrenverwachsung f
synotus Synotus m, Otozephalus m
synovectomy Synovektomie f, [operative] Synovialisentfernung f
synovia Synovia f, Synovialflüssigkeit f, Gelenkschmiere f, Gelenkflüssigkeit f
synovial Synovial..., Synovia...
~ **capsule** s. ~ membrane
~ **cavity** Synovialhöhle f
~ **chondromatosis** Synovialchondromatose f
~ **cyst** Synovialzyste f
~ **diverticulum** Synovialdivertikulum n
~ **fluid** s. synovia
~ **fold** s. ~ plica
~ **haemangioma** Synovialhämangiom n
~ **hernia** Synovialhernie f
~ **hyperplasia** Synovialhyperplasie f
~ **joint** Synovialgelenk n, Junctura f synovialis
~ **lining** Synovialauskleidung f
~ **membrane** Synovialmembran f, Synovialis f, Gelenk[schleim]haut f, Tunica f synovialis, Synovialhaut f, Stratum n synoviale
~ **plica** Synovialfalte f, Plica f synovialis
~ **sac** s. ~ cavity
~ **sarcoma** Synovialissarkom n
~ **sarcomesothelioma** Synovialissarkomesotheliom n
~ **sheath** Synovialscheide f, Vagina f synovialis
~ **sheath hypertrophy** Synovialscheidenhypertrophie f
~ **sheath of the tendon of the extensor carpi ulnaris muscle** Vagina f synovialis tendinis musculi extensoris carpi ulnaris
~ **sheath of the tendon of the flexor carpi radialis muscle** Vagina f synovialis tendinis musculi flexoris carpi radialis
~ **sheath of the tendon of the flexor hallucis longus muscle** Vagina f synovialis tendinis musculi flexoris hallucis longi
~ **sheath of the tendon of the tibialis posterior muscle** Vagina f synovialis tendinis musculi tibialis posterioris
~ **space** s. ~ cavity

~ **tendon sheath** s. ~ sheath
~ **villus** Synovialzotte f, Gelenkinnenhautzotte f, Villus m synovialis (articularis)
synovialis s. synovial membrane
synovialoma Synovialom n
synovioendothelioma Synovialisendotheliom n
synovioma Synoviom n
synoviparous Gelenkschmiere bildend (sezernierend)
synovitis Synoviitis f, Synovialhautentzündung f, Gelenkschleimhautentzündung f, Gelenkinnenhautentzündung f
synovium s. synovial membrane
synthesis Synthese f, Zusammenfügung f (z. B. von Knochenteilen); Aufbau m (z. B. von körpereigenem Eiweiß)
synthesize/to synthetisieren, zusammenfügen
synthetase Synthetase f (Enzym)
syntrophoblast s. syncytial trophoblast
syphilaemia Syphilämie f, Vorhandensein n von Syphilisspirochäten im Blut
syphilelcos, syphilelcus s. syphilitic chancre
syphilid[e] Syphilid n, syphilitischer Hautausschlag m
syphilis Syphilis f, Lues f [venera], Lustseuche f, Morbus m gallicus
~ **of the liver** Lebersyphilis f, Syphilis f hepatitis
~ **of the nail bed** Nagelbettsyphilis f, Syphilonychia f sicca
~ **test** Syphilistest m
syphilitic syphilitisch, Syphilis..., Lues...; syphiliskrank
syphilitic Syphilitiker m, Syphiliskranker m
~ **chancre** syphilitischer (harter) Schanker m, Ulcus n durum
~ **condyloma** Condyloma n latum, breites Kondylom n
~ **node** Syphilisknoten m
~ **osteochondritis** Osteochondritis f syphilitica
~ **phalangitis** Phalangitis (Dactylitis) f syphilitica
~ **roseola** Roseola f syphilitica, syphilitische Roseola f
~ **stomatitis** Stomatitis f syphilitica
syphilization 1. Syphilisimpfung f, Syphilisinokulation f; 2. Syphilisausbreitung f
syphiloderm[a] Syphiloderma n, syphilitische Hauterkrankung f, Hautsyphilis f, syphilitischer Hautausschlag m
syphilodermatous Syphiloderma..., Hautsyphilis...
syphilogenesis Syphilogenese f, Syphilisentwicklung f
syphilogenous 1. syphilogen, syphilisauslösend; 2. syphilogen, von der Syphilis stammend (herrührend)
syphiloid syphiloid, syphilisartig, syphilisähnlich
syphiloid Syphiloid n (milde Syphylisform)
syphilologist Syphilologe m, Syphilisspezialist m

630

syphilology Syphilologie f, Syphilislehre f
syphiloma Syphilom n, syphilitische Granulationsgeschwulst f; Gumma n
syphilomania Syphilomanie f, Syphiliserkrankungswahn m
syphilomatous syphilomatös
syphilopathy Syphilopathie f, Syphiliserkrankung f, Syphilisleiden n
syphilophobia Syphilophobie f, Syphilisfurcht f, Angst f vor Syphilis
syphilophobic syphilisfürchtend
syphilophyma Syphilisauswuchs m, Syphilisgewächs n
syphilopsychosis Syphilispsychose f
syphilosis Syphilose f, generalisierte Syphiliserkrankung f
syphilotherapy Syphilistherapie f, Syphilisbehandlung f
syphilous s. syphilitic
syringadenoma Schweißdrüsenadenom n
syringadenous Schweißdrüsen...
syringe Spritze f
~ jaundice Spritzenhepatitis f, Spritzenikterus m, Serumhepatitis f, Serumikterus m
syringectomy Syringektomie f, Fistel[gang]ausschneidung f, [operative] Fistelentfernung f
syringitis Syringitis f, Salpingitis f Eustachii, Ohrtrompetenentzündung f, Ohrtrompetenkatarrh m, Ohrtubenentzündung f, Ohrtubenkatarrh m
syringobulbia Syringobulbie f (Höhlenbildung im verlängerten Rückenmark)
syringocarcinoma Syringokarzinom n
syringocoele 1. Syringozöle f, Canalis m centralis medullae spinalis; 2. Syringozele f, Rückenmarkhernie f
syringocystadenoma s. syringoma
syringocystoma Syringokystom n, zystischer Schweißdrüsentumor m
syringoid syringoid, röhrenförmig; [drüsen-]schlauchartig
syringoma Syringom n, Syringozystadenom n, Lymphangioma n tuberosum multiplex (Schweißdrüsengeschwulst)
syringomeningocele Syringomeningozele f, Syringomyelozele, Rückenmarkvorfall m mit Hohlraumbildung
syringomyelia Syringomyelie f, Höhlenbildung f im Rückenmark
syringomyelitis Syringomyelitis f, Rückenmarkentzündung f mit Höhlenbildung
syringomyelocele s. syringomeningocele
syringotome Syringotom n, Fistelmesser n
syringotomy Syringotomie f, Fistelspaltung f, Fisteloperation f
syrinx Fistel f, Fistelgang m
systaltic systaltisch, zusammenziehend
system[a] System n; Organsystem n; Kreislaufsystem n; Nervensystem n
systematize/to 1. systematisieren, ein System aufstellen; 2. systematisch behandeln
systemic systemisch, System...

~ circulation Systemkreislauf m, Körperkreislauf m
~ disease systemische Krankheit f, Systemerkrankung f
~ heparinization Vollheparinisierung f
~ symptom Konstitutionssymptom n
~ therapy Ganzkörperbehandlung f
~ vein Körpervene f
systole Systole f, Herzkontraktionsphase f, Herzzusammenziehung f
systolic systolisch, Systole[n]...
~ blood pressure systolischer Blutdruck m
~ bruit s. ~ murmur
~ murmur Systolengeräusch n, systolisches Geräusch n
~ thrill systolisches Schwirren n
systremma Wadenkrampf m

T

T bandage T-Verband m; T-förmige Binde f
T-cell rosette test T-Zellen-Rosetten-Test m
T fracture T-Fraktur f, T-Knochenbruch m
T loop T-Schleife f (Vektorkardiographie)
t test T-Test m
T tube T-Drain m(n), Kehrscher T-Drain m (Gallenchirurgie)
T-tube cholangiography T-Drain-Cholangiographie f, Gallenwegsröntgendarstellung f über einen T-Drain
T-tube decompression T-Drain-Dekompression f, T-Drain-Entlastung f
T-tube drainage T-Drainage f
T-tube ureterostomy T-Drain-Ureterostomie f
T wave [of the electrocardiogram] T-Zacke f [im EKG]
T-wave change T-Zacken-Veränderung f
T.A.B. vaccine s. typhoid-paratyphoid A and B vaccine
tabacism, tabacosis Tabakose f, Tabacosis f [pulmonum], Tabakstaublunge[nerkrankung] f, Tabaklunge f
tabardillo Tabardillofieber n, mexikanischer Typhus m
tabatière anatomique Tabatière f, Fossa f radialis
tabefaction s. tabes 1.
tabes 1. Abzehrung f, Auszehrung f, Schwindsucht f; 2. Tabes f dorsalis, Rückenmarkschwindsucht f, Rückenmarkdarre f, Rückenmarkhinterstrangsklerose f
tabescence s. tabes 1.
tabescent abzehrend, auszehrend, schwindsüchtig
tabetic tabetisch, tabisch, rückenmarkschwindsüchtig, Tabes...
tabetic Tabiker m, Tabeskranker m
~ ataxia s. tabes 2.
~ crisis Tabeskrise f
tabetiform tabesartig, tabesähnlich
tabic, tabid s. tabetic

table

table 1. Tabula f, Knochenplatte f; 2. Operationstisch m, OP-Tisch m
tablespoonful Eßlöffelmenge f
tablet Tablette f
taboparalysis, taboparesis Taboparalyse f, Taboparese f, Tabeslähmung f
tabophobia Tabophobie f, Tabesangst f, Tabesfurcht f
tabular bone Tafelknochen m, Plattenknochen m, platter Knochen m, Os n planum
~ **epithelium** Plattenepithel n
tabun Tabun n (Nervenkampfstoff)
tachistoscope Tachistoskop n (Gerät zur Prüfung der Wahrnehmungsgeschwindigkeit)
tachistoscopic tachistoskopisch, schnell wahrnehmend; schnell sehend
tachyarrhythmia Tachyarrhythmie f
tachycardia Tachykardie f, Beschleunigung f der Herzfrequenz, Herz[schlag]beschleunigung f
tachycardiac tachykard
tachygram Tachogramm n, Geschwindigkeitskurve f des Blutes
tachygraph Blutflußmesser m, Strömungsgeschwindigkeitsmesser m des Blutes
tachygraphy Tachygraphie f, Strömungsgeschwindigkeitsmessung f des Blutes
tachylalia, tachylogia Tachylalie f, schnelles Sprechen n
tachyphagia Tachyphagie f, schnelles (hastiges) Essen n, Schlingen n
tachyphemia, tachyphrasia s. tachylalia
tachyphrenia Tachyphrenie f, Beschleunigung f aller psychischen Leistungen, geistige Überaktivität f
tachyphylaxia, tachyphylaxis Tachyphylaxie f, schneller Wirkungsverlust m (z. B. eines Medikaments)
tachypnoea Tachypnoe f, beschleunigte Atmung f; Atmungsbeschleunigung f, Kurzatmigkeit f
tachypnoeic tachypnoisch, schnell atmend; kurzatmig
tachyrhythmia s. tachycardia
tachysterol Tachysterol n
tachysystole s. tachycardia
tactile 1. taktil, Tastsinn...; 2. fühlbar, [er]tastbar
~ **agnosia** taktile Agnosie f, Astereognosie f, Stereoagnosie f, Tastblindheit f, Tastsinnlähmung f
~ **corpuscle** Tastkörperchen n
~ **discrimination** taktile Diskrimination f, Tastsinnunterscheidung f
~ **disk** s. ~ meniscus
~ **end organ** taktiles Endorgan n, taktiler Endapparat m, Tastsinnkörperchen n, Meissnersches Tastkörperchen n
~ **fremitus** Stimmfremitus m
~ **hairs** Pili mpl tactiles
~ **meniscus** Meniscus m tactus
~ **reflex** Berührungsreflex m
~ **sensation** Berührungsempfindung f

632

~ **sensibility** Tast[sinn]empfindlichkeit f, taktile Sensibilität f
taenia 1. Taenia f, Gewebestreifen m, Band n (Anatomie); 2. Tänie f, Bandwurm m
~ **of the fourth ventricle** Taenia f ventriculi quarti
~ **of the third ventricle** Taenia f thalami (ventriculi tertii)
Taenia saginata Taenia f saginate, Rinderbandwurm m
~ **solium** Taenia f solium, Schweinebandwurm m
taeniacide tänientötend, bandwurmtötend
taeniacide [agent] Bandwurmmittel n, bandwurmtötendes Mittel n
taeniafuge bandwurmvertreibend
taeniafuge [agent] bandwurmvertreibendes Mittel n
taeniasis Taeniosis f, Täniose f, Bandwurmerkrankung f, Bandwurmbefall m
taeniform, taenioid tänienförmig, bandwurmförmig
taeniophobia Taeniophobie f, Furcht f vor Bandwurminfektion
tag/to markieren (mit radioaktiven Isotopen)
tail Cauda f, Schwanz m; Anhang m
~ **fold** Schwanzfalte f (Embryologie)
~ **of the epididymis** Nebenhodenschwanz m, Nebenhodenschweif m, Cauda f epididymidis
~ **of the pancreas** Pankreasschwanz m, Cauda f pancreatis
tailor's cramp (spasm) Schneiderkrampf m
taint 1. Ansteckung f, Krankheitsbefall m; Krankheitsanfälligkeit f; 2. Kontamination f, Verunreinigung f mit Krankheitskeimen
Takata-Ara test Takata-Ara-Test m, Takata-[Ara-]Reaktion f (Serumlabilitätsprobe)
Takayasu's arteritis (disease, syndrome) Takayasu-Syndrom n, Aortenbogensyndrom n
take a swab/to einen Abstrich machen
~ **of the history** die Anamnese erheben
~ **the blood pressure** den Blutdruck messen
~ **the pill** die Pille nehmen
take Annahme f, Annehmen n, Nichtabstoßung f (von Transplantaten)
taken to the hospital/to be in das Krankenhaus eingeliefert (eingewiesen) werden; in das Krankenhaus aufgenommen werden
talalgia Talalgie f, Fersenneuralgie f, Fersenschmerz m
talar talar, Sprungbein..., Talus...
~ **sulcus** Sulcus m tali
talc Talk m, Talkum n (Magnesiumsilikat)
~ **granuloma** Talkumgranulom n
talcosis Talkose f, Talkstaublunge[nerkrankung] f
talcum-powder granuloma Talkumgranulom n
taliped Klumpfüßiger m, klumpfüßiger Mensch m
talipedic klumpfüßig
talipes Talipes m, Klumpfuß m

talipomanus Talipomanus f, Klumphand f
talocalcaneal, talocalcanean talokalkaneal, Talus-Kalkaneus-..., Sprungbein-Fersenbein-..., astragalokalkaneal
talocalcaneonavicular talokalkaneonavikular, Talus-Kalkaneus-Navikulare-..., Sprungbein-Fersenbein-Kahnbein-...
~ **joint** Articulatio f talocalcaneonavicularis
talocrural talokrural, Talus-Bein-..., astragalokrural
~ **joint** Articulatio f talocruralis, oberes Sprunggelenk n
talofibular talofibular, Talus-Fibula-..., Sprungbein-Wadenbein-..., astragalofibular
talomalleolar talomalleolär, Talus-Malleolus-..., Sprungbein-Knöchel-...
talonavicular talonavikular, Talus-Navikulare-..., Sprungbein-Kahnbein-...
~ **ligament** Ligamentum n talonaviculare
taloscaphoid s. talonavicular
talotibial talotibial, Talus-Tibia..., Sprungbein-Schienbein-..., astragalotibial
talus Talus m, Sprungbein n, Astragalus m
tampon/to s. tamponade/to 1.
tampon Tampon m, Gazebausch m, Gazestreifen m
tamponade/to 1. [aus]tamponieren, einen Tamponadestreifen einlegen, mit einem Tampon ausstopfen, eine Tamponade durchführen; 2. tamponieren, zu einer Tamponade führen
tamponade 1. Tamponade f, Tamponadestreifen m; 2. Tamponade f, Herz[beutel]tamponade f
tamponing, tamponment Tamponieren n, Tamponierung f, Tamponade f, Ausstopfung f mit einem Tampon
tan/to durch Sonne bräunen, mittels UV-Strahlen (Höhensonne) bräunen
tan Sonnenbräune f
tangential percussion Tangentialperkussion f
tannase Tannase f (Enzym)
tanner's disease s. anthrax
tannic acid Acidum n tannicum, Tannin n, Gerbsäure f, Gallusgerbsäure f (Hautgerbungsmittel)
tanning Tannin[säure]gerbung f der Haut (z. B. bei Verbrennungstherapie)
tantrum Wutausbruch m, Wutanfall m
tap/to [ab]punktieren, Flüssigkeit ablassen
tapeinocephalia Flachschäd[e]ligkeit f
tapeinocephalic flachschäd[e]lig
tapetal Tapetum...
tapetoretinal degeneration tapetoretinale Degeneration f
tapetum 1. Tapetum n, Auskleidung f (z. B. von Zellen); 2. Tapetum n nigrum, Pigmentepithel n der Netzhaut
tapeworm Bandwurm m, Tänie f
~ **infestation** Bandwurminfestation f, Bandwurmbefall m, Taeniosis f

taphephobia, taphiphobia Taphophobie f, Angst f vor dem Lebendigbegrabenwerden
tapinocephalia s. tapeinocephalia
tapir lip (mouth) Tapirlippe f
~ **nose** Tapirnase f
tapiroid tapiroid, tapirlippenartig
tapotement Tapotement n, Klopfen n, Klopfung f, Klatschung f, Abklatschen n (Massage)
tapping Punktion f, Abpunktion f, Flüssigkeitsablassen n; Parazentese f
tar cancer Teerkrebs m
tarantism Tarantismus m, Tarentismus m, Tarantolismus m, Tanzwut f
tarantulism s. tarantism
Tardieu's ecchymoses (spots) Tardieusche Ekchymosen fpl (Flecken mpl)
tardive tardiv, verzögert (spät) eintretend, verlangsamt auftretend
tardy median palsy Karpaltunnelsyndrom n
target cell Targetzelle f, Kokardenzelle f, Schießscheibenzelle f (Erythrozytenform)
~ **cell anaemia** s. Cooley's anaemia
~ **gland** Zieldrüse f (Endokrinologie)
~ **organ** Zielorgan n (der Hormonwirkung)
tarry stool Teerstuhl m
tarsadenitis Tarsadenitis f, Tarsusdrüsenentzündung f
tarsal 1. tarsal, Tarsus..., Lidknorpel...; 2. tarsal, Tarsus..., Fußwurzel...
~ **bone** Os n tarsi, Fußwurzelknochen m
~ **conjunctiva** Conjunctiva f tarsalis (palpebralis), Tarsusbindehaut f
~ **conjunctivitis** Tarsusbindehautentzündung f
~ **gland** Glandula f tarsalis, Tarsusdrüse f, Meibomsche Drüse f
~ **muscle of the lower eyelid** s. tarsalis inferior muscle
~ **muscle of the upper eyelid** s. tarsalis superior muscle
~ **plate** Lamina f tarsalis, Tarsusknorpel m, Lidfaserplatte f
~ **plate of the lower eyelid** Tarsus m inferior palpebrae, unterer Lidknorpel m, untere Lidfaserplatte f
~ **plate of the upper eyelid** Tarsus m superior palpebrae, oberer Lidknorpel m, obere Lidfaserplatte f
~ **tunnel syndrome** Tarsaltunnelsyndrom n
tarsalgia Tarsalgie f, Fußwurzelschmerz m
tarsalis inferior [muscle] Musculus m tarsalis inferior, Unterlidsenker m
~ **superior [muscle]** Musculus m tarsalis superior, Oberlidheber m
tarsectomy 1. Tarsektomie f, [operative] Lidknorpelentfernung f; 2. Tarsektomie f, [operative] Fußwurzelknochenentfernung f
tarsitis 1. Tarsitis f, Tarsusentzündung f, Lidknorpelentzündung f; Blepharitis f, Lidrandentzündung f; 2. Tarsitis f, Fußwurzelentzündung f
tarsocheiloplasty Tarsocheiloplastik f, Lidrandplastik f

tarsoclasis 634

tarsoclasis Tarsoklasie f, Fußwurzelzerbrechen n (bei Klumpfuß)
tarsomalacia Tarsomalazie f, Tarsuserweichung f, Lidknorpelerweichung f
tarsomegaly Tarsomegalie f, abnorme Fersenbeinvergrößerung f
tarsometatarsal tarsometatarsal, Fußwurzel-Mittelfuß-...
~ **joint** Articulatio f tarsometatarsea, Fußwurzel-Mittelfuß-Gelenk n
tarsophalangeal tarsophalangeal, Fußwurzel-Zehen-...
tarsophyma Tarsophym n, Tarsustumor m, Lidknorpelgeschwulst f
tarsoplasia, tarsoplasty Tarsoplastik f, Lidknorpelplastik f, Lidknorpelrekonstruktion f
tarsoptosia, tarsoptosis Tarsoptose f, Fußwurzelknochensenkung f; Plattfuß m, Senkfuß m
tarsorrhaphy 1. Tarsorrhaphie f, [operative] Lidspaltverengung f; 2. Tarsorrhaphie f, Lidknorpelnaht f
tarsotibial tarsotibial, Tarsus-Tibia-..., Fußwurzel-Schienbein-...
tarsotomy 1. Tarsotomie f, Lidknorpelinzision f, Lidknorpelschnitt m; 2. Tarsotomie f, Fußwurzelinzision f, Fußwurzelschnitt m
tarsus 1. Tarsus m, Tarsalplatte f, Lidfaserplatte f, Lidknorpel m; 2. Tarsus m, Fußwurzel f
tart cell Tartzelle f, Pseudo-LE-Zelle f (Leukozyt mit fremder Kernsubstanz)
tartar Zahnstein m
Tashkent ulcer Taschkentgeschwür n, Orientbeule f
taste/to schmecken
taste 1. Geschmack m; 2. Geschmackssinn m
~ **blindness** Geschmacksblindheit f, Ageusie f
~ **bud** s. ~ corpuscle
~ **cell** Geschmackszelle f
~ **centre** Geschmacks[sinn]zentrum n
~ **corpuscle** Geschmacksknospe f, Caliculus m gustatorius
~ **disorder** Geschmacks[sinn]störung f
~ **pore** Geschmacksporus m, Porus m gustatorius
~ **quality** Geschmacksqualität f
~ **ridge** Geschmackspapille f, Papilla f foliata
TAT s. toxin-antitoxin
tattoo/to tätowieren, tatauieren
tattooing Tätowieren n, Tatauierung f
~ **needle** Tätowier[ungs]nadel f
taurocholaemia Taurocholämie f, Vorhandensein n von Taurocholsäure im Blut
taurocholaneresis Taurocholsäureausscheidung f (mit der Galle)
taurocholanopoiesis Taurocholsäuresynthese f, Taurocholsäurebildung f (in der Leber)
taurocholate Taurocholat n
taurocholic acid Taurocholsäure f (Gallensäure)
Taussig-Bing complex (malformation) Taussig-Bing-Komplex m, Taussig-Bing-Syndrom n (Ventrikelseptumdefekt, reitende Arteria pulmonalis und rechtsventrikuläre Aorta)
~~**-Blalock operation** Taussig-Blalock-Pottsche Operation f (Schaffung eines künstlichen Ductus Botallo)
tautomenial zum gleichen Menstruationszyklus gehörend
Tawara's node Aschoff-Tawarascher Knoten m, Atrioventrikularknoten m, AV-Knoten m, Nodus m atrioventricularis (Herzreizleitungssystem)
taxis 1. Taxis f, Tropismus m; 2. Taxis f, Reposition f, Reponierung f (eines Bruchs)
taxonomic taxonom, systematisch
Tay-Sachs disease Tay-Sachssche Krankheit f, infantile amaurotische Idiotie f
TB s. tuberculosis
t.b. s. tubercle bacillus
tbsp. s. tablespoonful
teacher's node Sängerknötchen n
tear/to tränen; tropfen
tear Träne f, Lacrima f (Zusammensetzungen s. a. unter lacrimal)
~ **film** Tränenfilm m
~ **gas** Tränengas n
~ **lysozyme** Tränenlysozym n (Enzym)
~ **sac** Tränensack m, Dakryocystis f, Saccus m lacrimalis
~~**-sac extirpation** Tränensackexstirpation f
~ **stone** Tränenstein m, Dakryolith m, Concretio f lacrimalis
teaspoonful Teelöffelmenge f
teat Brustwarze f (s. a. mamilla)
tectal Tektum...
tectiform dachförmig
tectobulbar tektobulbär
tectocerebellar tektozerebellär
~ **tract** Tractus m tectocerebellaris
tectorial membrane 1. Membrana f tectoria [ductus cochlearis], Deckmembran f; 2. Membrana f tectoria, Tektorialmembran f (Halswirbelsäule)
tectorubral tract Tractus m rubrotectalis
tectospinal tract Tractus m tectospinalis
tectum Tectum n, Dach n, Dachschicht f
~ **of the mesencephalon** Tectum n mesencephali, Mittelhirndach n
teething Zahnen n, Zahndurchbruch m, Dentition f
tegmen Tegmen n, Decke f, Dach n
tegmental Tegmen..., Mittelhirnhauben...
~ **decussation of Forel** Decussatio f tegmenti ventralis, Forelsche Haubenkreuzung f
~ **nucleus** Nucleus m tegmenti
~ **wall of the tympanic cavity** Paries m tegmentalis cavi tympani
tegmentum Tegmentum n [mesencephali], Mittelhirnhaube f, Haubenregion f
tegument Oberhaut f, Integument n, [äußere] Haut f, Deckhaut f; Hülle f
tegumental s. tegumentary
tegumentary Integument..., Oberhaut...

~ epithelium Epidermis f, Oberhaut f, Integumentum n commune
teichopsia Teichopsie f, Zackensehen n, Flimmerskotom n
tela Tela f, Gewebe n; Bindegewebe n
telangiectasia, telangiectasis Teleangiektasie f, Hautkapillarerweiterung f, Hautgefäßerweiterung f
telangiectatic teleangiektatisch, [haut]gefäßerweiternd, Teleangiektasie...
telangiectodes s. telangiectatic
telangioma Telangioma n, Kapillargeschwulst f, Haargefäßtumor m
telangion Kapillare f, Haargefäß n
telangiosis Teleangiose f, Kapillarerkrankung f, Haargefäßerkrankung f
telangitis Teleangiitis f, Kapillargefäßentzündung f, Haargefäßentzündung f
teleangiectasia s. telangiectasia
telecardiogram Tele[elektro]kardiogramm n
telecardiographic tele[elektro]kardiographisch
telecardiography Tele[elektro]kardiographie f, Fernübertragung f des Elektrokardiogramms
telecardiophone Tele[elektro]kardiophon n
teleceptor s. telereceptor
telecobalt therapy Telekobalttherapie f, Telekobaltbehandlung f
teledendrite s. telodendrion
telediastolic telediastolisch, am Ende der Diastole
telefluoroscopic telefluoroskopisch
telefluoroscopy Telefluoroskopie f, Ferndurchleuchtung f
telegrapher's cramp (spasm) Schreibkrampf m, Ermüdungskrampf m
telegraphic language (style) Telegrammstil m (Sprachstörung)
telelectrocardiogram s. telecardiogram
telemetry Telemetrie f, Fernmessung f, Fernübertragung f von Meßdaten
telencephal[ic] telenzephal[isch], Telenzephalon..., Endhirn...
telencephalon Telencephalon n, Telenzephalon n, Telenkephalon n, Endhirn n
teleneurite Teleneurit m, Nervenendfaser f, Nervenendigung f
teleomitosis s. telophase
teleoroentgenography s. teleroentgenography
teleotherapeutics s. teletherapy
telepathic telepathisch, gedankenübertragend, gedankenlesend
telepathist Telepath m, Gedankenleser m
telepathy Telepathie f, Gedankenübertragung f, Gedankenlesen n
teleradiography s. teleroentgenography
teleradiology Teleradiologie f, Fernbestrahlung f
teleradium therapy Teleradiumtherapie f, Radiumfernbestrahlung f
telereceptor Telerezeptor m, Fernrezeptor m
teleroentgen therapy Teleröntgentherapie f, Teleröntgenbehandlung f, Röntgenfernbestrahlung f

teleroentgenogram Teleröntgenogramm n, Röntgenfernaufnahme f
teleroentgenographic teleröntgenographisch
teleroentgenography Teleröntgenographie f, Röntgenfernaufnahmetechnik f
telestereoroentgenography Telestereoröntgenographie f, Röntgenstereofernaufnahmetechnik f
telesystolic telesystolisch, am Ende der Systole
teletherapy 1. Teletherapie f, Fernbestrahlung f; 2. Teletherapie f, Suggestionstherapie f
telocoele Telozöle f, Endhirnbläschen n
telodendr[i]on Telodendron n, Nervenendaufzweigung f, Endbäumchen n
telognosis Ferndiagnose f
telolemma Telolemma n, Endplattenmembran f
telophase Telophase f, Mitoseendphase f, Kernteilungsendphase f
teloreceptor s. telereceptor
temperament Temperament n, Gemütsart f
temperance Enthaltsamkeit f, Zurückhaltung f (z. B. gegenüber Alkohol); Beherrschung f
temperature Temperatur f, Körpertemperatur f
● **to have a ~** Fieber (erhöhte Temperatur) haben ● **to take the ~** die Temperatur messen
~ **curve** Fieberkurve f
~ **measurement** Temperaturmessung f, Fiebermessung f
~ **regulatory centre** Temperaturregulationszentrum n
~ **rise** Temperaturerhöhung f, Fieber n
~ **sense** Temperatursinn m
temple Tempus n, Schläfe f
temporal 1. temporal, Schläfen...; 2. temporal, Temporallappen..., Schläfenlappen...
~ **angle** Lidaußenwinkel m, Angulus m oculi lateralis
~ **area** s. ~ region
~ **arteriitis** Riesenzellenarteriitis f, Arteri[i]tis f temporalis
~ **bone** Schläfenbein n, Os n temporale
~ **cortex** Temporallappen[hirn]rinde f
~ **diameter** Temporaldurchmesser m, Schläfenabstand m
~ **field** temporales Gesichtsfeld n, Schläfensehfeld n
~ **fossa** Temporalgrube f, Schläfengrube f, Fossa f temporalis
~ **horn of the lateral ventricle** Cornu n inferius ventriculi lateralis
~ **line** Temporallinie f, Schläfenlinie f, Linea f temporalis ossis frontalis
~ **lobe** Temporallappen m, Schläfenlappen m, Lobus m temporalis
~ **lobe epilepsy** Temporallappenepilepsie f, Schläfenlappenepilepsie f, Epilepsia f procursiva
~ **lobe glioblastoma** Temporallappenglioblastom n
~ **lobe hernia** Temporallappenhernie f, Schläfenlappenvorfall m

temporal

~ **lobe oedema** Temporallappenödem *n*
~ **lobe swelling** Temporallappen[an]schwellung *f*
~ **lobectomy** temporale Lobektomie *f*, [operative] Temporallappenentfernung *f*
~ **operculum** Operculum *n* temporale
~ **plane** Facies *f* temporalis, Planum *n* temporale
~ **pole** Temporallappenpol *m*, Schläfenlappenspitze *f*, Polus *m* temporalis
~ **process of the zygomatic bone** Processus *m* temporalis ossis zygomatici
~ **region [of the skull]** Schläfenregion *f*, Regio *f* temporalis
~ **squama** Schläfenbeinschuppe *f*, Squama *f* temporalis, Pars *f* squamosa ossis temporalis
~ **sulcus** Sulcus *m* temporalis
temporalis Musculus *m* temporalis, Temporalis *m*, Schläfenmuskel *m*
~ **fascia** Temporalisfaszie *f*
~ **muscle** s. temporalis
temporary teeth 1. Milchzähne *mpl*, Milchgebiß *n*; 2. künstlicher Zahnersatz *m*
temporization provisorische Behandlung (Versorgung) *f*
temporize/to provisorisch behandeln, nicht definitiv (endgültig) versorgen
temporofacial temporo-fazial, Schläfen-Gesichts-...
temporofrontal 1. temporo-frontal, Schläfenbein-Stirnbein-...; 2. temporo-frontal, Schläfen-Stirn-...
temporohyoid temporo-hyoid, Schläfenbein-Zungenbein-...
temporomandibular temporo-mandibulär, Schläfenbein-Unterkiefer-...
~ **joint** Articulatio *f* temporomandibularis
temporomaxillary temporo-maxillär, Schläfenbein-Oberkiefer-...
temporo-occipital 1. temporo-okzipital, Schläfenbein-Hinterhauptbein-...; 2. temporo-okzipital, Schläfen-Hinterhaupt-...
temporoparietal 1. temporo-parietal, Schläfenbein-Scheitelbein-...; 2. temporo-parietal, Schläfen-Scheitel-...
~ **region** Temporoparietalregion *f*, Regio *f* temporoparietalis
temporoparietalis muscle Schläfen-Scheitel-Muskel *m*, Musculus *m* temporoparietalis
temporopontine temporo-pontin, Schläfenlappen-Brücken-...
~ **tract** Tractus *m* temporopontinus
temporosphenoid temporo-sphenoidal, Schläfenbein-Keilbein-...
temporozygomatic temporozygomatisch, Schläfenbein-Jochbein-...
temulence, temulentia 1. Temulenz *f*, Taumeln *n*, taumelnder Gang *m*; 2. chronischer Alkoholismus *m*
tenaculum Häkchen *n*, Einzinkerhaken *m*
tenalgia Tenalgie *f*, Tenodynie *f*, Sehnenschmerz *m*

636

tender 1. schwächlich, schwach *(Gesundheit)*; 2. empfindlich *(Körperteil)*; druckschmerzhaft; berührungsschmerzhaft
tenderness 1. Schwächlichkeit *f*; 2. Empfindlichkeit *f*; Druckschmerzhaftigkeit *f*; Berührungsschmerzhaftigkeit *f*
tendineum s. tendon
tendinitis Tendinitis *f*, Sehnenentzündung *f*
tendinoplastic ten[d]oplastisch, Tendinoplastik...
tendinoplasty Ten[d]oplastik *f*, Tendinoplastik *f*, Sehnenplastik *f*, Sehnenrekonstruktion *f*
tendinosuture Sehnennaht *f*
tendinous sehnenartig, sehnenähnlich, Sehnen...
~ **arch [of the pelvic fascia]** Arcus *m* tendineus fasciae pelvis *(Verstärkungszug der Beckenfaszie)*
~ **cord** Chorda *f* tendinea, Papillarmuskelsehne *f (Herzklappen)*
~ **inscriptions (intersections)** Inscriptiones (Intersectiones) *fpl* tendineae
~ **synovitis** Sehnenscheidenentzündung *f*, Tendovaginitis *f*
tendo s. tendon
tendolysis s. tenolysis
tendomucin, tendomucoid Tendomuzin *n*, Sehnenmuzin *n*
tendon Tendo *m*, Sehne *f*
~ **Achilles** Achillessehne *f*, Wadenmuskelsehne *f*, Tendo *m* calcaneus (Achilles)
~ **Achilles reflex** Achillessehnenreflex *m*, Wadenmuskelsehnenreflex *m*
~ **graft** Sehnentransplantat *n*
~ **grafting** Sehnentransplantation *f*, Sehnenverpflanzung *f*
~ **hook** Sehnen[scheiden]haken *m*
~ **jerk** s. ~ reflex
~ **lengthening** Sehnenverlängerung *f*
~ **of insertion** Ansatzsehne *f (eines Muskels)*
~ **of the papillary muscle** s. tendinous cord
~ **reflex** Sehnenreflex *m*
~ **scissors** Sehnenschere *f*
~ **seizing forceps** Sehnenfaßzange *f*
~ **sheath** Sehnenscheide *f*, Vagina *f* [fibrosa et synovialis] tendinis
~-**sheath infection** Sehnenscheideninfektion *f*
~-**sheath nodule** Sehnenscheidenknötchen *n*
~ **shortening** Sehnenverkürzung *f*
~ **spindle** Sehnenspindel *f*
~ **stripper** Sehnenstripper *m*
~ **suspension** s. tenodesis
~ **transplantation** s. ~ grafting
~ **tucker** Sehnenfaltungsinstrument *n*
tendonitis Tendinitis *f*, Sehnenentzündung *f*
tendoplasty s. tendinoplasty
tendosynovitis s. tenosynovitis
tendovaginal tendovaginal, Sehnenscheiden...
tendovaginitis 1. Tendovaginitis *f*, Sehnen- und Sehnenscheidenentzündung *f*; 2. s. tenosynovitis
tenebric vertigo Vertigo *f* tenebricosa

tenectomy Tenektomie f, Sehnenexstirpation f, Sehnenresektion f, [operative] Sehnenentfernung f
tenesmic Tenesmus...
tenesmus 1. Tenesmus m, schmerzhafter Stuhlzwang (Stuhldrang) m; 2. Tenesmus m, schmerzhafter Harnzwang (Harndrang) m
tenia s. taenia 2.
tennis elbow Tennisellenbogen m; Epikondylitis f
tenodesis Tenodese f, Sehnenfesselung f
tenodynia s. tenalgia
tenofibril s. tonofibril
tenolysis Tendolyse f, Sehnenlösung f aus Verwachsungen
tenometer s. tonometer
tenomyoplasty Tenomyoplastik f, Sehnen-Muskel-Plastik f
tenomyotomy Tenomyotomie f, Sehnen- und Muskelschnitt m; Augenmuskelsehnenschnitt m
tenonectomy Tenonektomie f, Sehnenexstirpation f, Sehnenresektion f, [operative] Sehnenentfernung f
tenonitis 1. s. tendonitis; 2. Tenonitis f, Subkonjunktivitis f, Entzündung f der Tenonschen Kapsel
tenonometer s. tonometer
tenonostosis s. tenostosis
Tenon's capsule Tenonsche Kapsel f, Vagina (Fascia, Capsula) f bulbi, Augapfelkapsel f
tenoplasty s. tendinoplasty
tenorrhaphy Tenorrhaphie f, Sehnennaht f
tenostosis Sehnenverknöcherung f, Tendinitis f ossificans
tenosuture s. tenorrhaphy
tenosynovectomy Tenosynovektomie f, Sehnenscheidenexstirpation f, [operative] Sehnenscheidenentfernung f
tenosynovial tendovaginal, Sehnenscheiden...
tenosynovioma Sehnenscheidengeschwulst f, Sehnenscheidentumor m
tenosynovitis Tendovaginitis f, Sehnenscheidenentzündung f
tenotome Tenotom n, Sehnenmesser n
tenotomize/to tenotomieren, eine Sehne durchtrennen, eine Tenotomie durchführen
tenotomy Tenotomie f, [operative] Sehnendurchtrennung f
tenovaginitis s. tendovaginitis
tense pulse gespannter (harter) Puls m, Pulsus m durus
tension Tension f, Spannung f
~ **line [of Langer]** Hautspaltlinie f
~ **pneumothorax** Spannungspneu[mothorax] m, Ventilpneu[mothorax] m
~ **suture** Entlastungsnaht f
tensive gespannt, Spannungs...
tensor Musculus m tensor, Tensor[muskel] m, Spannmuskel m, Spanner m
~ **fasciae latae muscle** Musculus m tensor fasciae latae m, Oberschenkelfaszienspanner m

~ **muscle** s. tensor
~ **muscle of the choroid** Musculus m tensor chorioideae, von Brückescher Muskel m, Fibrae fpl meridionales musculi ciliaris
~ **muscle of the drum** s. ~ tympani muscle
~ **tympani [muscle]** Musculus m tensor tympani, Trommelfellspanner m
~ **tympani tendon** Tendo m musculi tensoris tympani, Trommelfellspannersehne f
~ **veli palatini [muscle]** Musculus m tensor veli palatini, Gaumensegelspanner m
tensure Dehnung f, Ausdehnung f, Streckung f; Streckbarkeit f, Dehnbarkeit f (z. B. eines Muskels)
tentative diagnosis vorläufige Diagnose f
tenth cranial nerve X. Hirnnerv m, Nervus m vagus, Vagus m
tentigo venerea s. nymphomania
tentorial tentorial, tentoriell, Tentorium..., Kleinhirnzelt...
~ **coning (herniation)** Tentoriumeinklemmung f, Kleinhirnzelteinklemmung f
~ **notch** Incisura f tentorii
~ **pressure cone** s. ~ coning
~ **sinus** s. straight sinus
tentoriotomy Tentoriotomie f, Tentoriumschnitt m, [operative] Kleinhirnzeltdurchtrennung f
tentorium [cerebelli] Tentorium n cerebelli, Kleinhirnzelt n
~ **of the hypophysis** Diaphragma n sellae
tenuity Dünnheit f; Zartheit f
tenuous dünn; zart
ter in die dreimal täglich, dreimal pro Tag, ter in die, t. i. d.
teramorphous mißgestaltet, mißgebildet
teras Mißgeburt f, Mißgestalt f, Mißbildung f, Monstrum n
teratic s. teramorphous
teratism Teratismus m, Fehlbildung f, Mißbildung f
teratoblastoma Teratoblastom n, Teratoma n embryonale
teratocarcinoma Teratokarzinom n, karzinomatöses Teratom n
teratogenesis s. teratogeny
teratogen[et]ic teratogenetisch, Mißbildungen bewirkend (hervorbringend)
teratogenic [agent] teratogenes Mittel n, Mißbildungen bewirkendes Mittel n
teratogenicity Teratogenizität f
teratogenous teratogen, von pluripotentem Gewebe abstammend
teratogeny Teratogenese f, Teratogenie f, Monsterbildung f, Hervorbringung f von Mißgeburten (Mißbildungen)
teratoid teratoid, mißgebildet, mißgestaltet, monsterartig
~ **tumour** s. teratoma
teratologic teratologisch
teratologist Teratologe m, Mißbildungsspezialist m
teratology Teratologie f, Lehre f von den Mißbildungen

teratoma

teratoma Teratom n, teratoide Geschwulst f, Dysgerminom n
teratomatous teratomatös, teratomartig
teratophobia Teratophobie f, Mißbildungsangst f, Furcht f vor Mißbildungen
teratosis s. teratism
terato[zoo]spermia Terato[zoo]spermie f, Spermienmißbildung f
terebinthism Terpentinvergiftung f
terebrating pain bohrender Schmerz m
terebration 1. Bohren n, Durchdringen n (z.B. von Schmerzen); 2. Bohren n, Aufbohren n, Durchbohren n
teres major [muscle] Musculus m teres major, großer Rundmuskel m
~ **minor [muscle]** Musculus m teres minor, kleiner Rundmuskel m
term life birth termingerechte Geburt f, Geburt f zum Termin
~ **parturition** s. term life birth
terminal terminal, End...
~ **arborization** Endaufzweigung f (Nervenfasern)
~ **artery** Endarterie f, Endschlagader f
~ **bouton** Endfüßchen n (Nervenendaufzweigung)
~ **cardiac sulcus** Sulcus m terminalis atrii dextri
~ **cone** Conus m medullaris
~ **crest** Crista f terminalis atrii dextri
~ **filament** Filum n terminale
~ **ganglion** Ganglion n terminale, Terminalganglion n
~ **ileitis** Ileitis f terminalis, regionäre Ileitis (Krummdarmentzündung) f, Crohnsche Krankheit f
~ **line** Linea f terminalis [pelvis]
~ **lingual sulcus** Sulcus m terminalis linguae
~ **nerves** Nervi mpl terminales
~ **phalanx** Endphalanx f, Endglied n
~ **ventricle** Ventriculus m terminalis
terms s. menstruation
terrain cure Terrainbehandlung f, Terraintherapie f (z.B. bei Herzkrankheiten)
tertian ague Malaria-tertiana-Fieberanfall m, Tertianaanfall m (48-Stunden-Intervall)
~ **fever (malaria)** Tertiana f, Malaria f tertiana, dreitägiges Fieber n
~ **parasite** Tertiana-Parasit m, Plasmodium n vivax
tertiarism s. tertiary syphilis
tertiary lesion s. ~ syphilid
~ **sequestrum** Tertiärsequester m
~ **syphilid** Tertiärsyphilid n
~ **syphilis** Tertiärsyphilis f, tertiäre Syphilis f, Syphilis f [im Stadium] III, Tertiärstadium n der Syphilis
tertigravida Tertigravida f, Drittschwangere f
tertipara Tertipara f, Drittgebärende f
tessellated epithelium einfaches Plattenepithel n
test antigen Testantigen n

~ **card** 1. Testkarte f, Testtafel f; 2. Sehprüftafel f, Sehschärfetafel f
~ **letter** Testbuchstabe m
~ **meal** Testmahlzeit f, Probemahlzeit f
~ **paper** Indikatorpapier n
~ **serum** Testserum n
~ **serum dilution** Testserumverdünnung f
~ **solution** Testlösung f, zu untersuchende Lösung f
~ **type** s. ~ letter
testalgia Testalgie f, Hodenschmerz m, Hodenneuralgie f, Orchialgie f, Orchiodynie f, Didymalgie f
testicle Testikel m, Testis m, Hoden m, Orchis m, Didymus m, männliche Keimdrüse f
testicular testikulär, Testikel..., Hoden...
~ **adenoma** Hodenadenom n
~ **artery** Hodenarterie f, Arteria f testicularis
~ **atrophy** Hodenatrophie f
~ **biopsy** Hodenbiopsie f
~ **cancer (carcinoma)** Hodenkrebs m, Hodenkarzinom n
~ **compression reflex** Hodenkompressionsreflex m
~ **dysgenesis syndrome** Hodendysgenesiesyndrom n
~ **embryonal carcinoma** embryonales Hodenkarzinom n
~ **feminization** testikuläre Feminisierung f
~ **germ cell tumour** Hodenkeimzellentumor m
~ **graft** Hodentransplantat n
~ **hormone** Hodenhormon n
~ **pain** s. testalgia
~ **parenchyma** Hodenparenchym n, spezifisches Hodengewebe n
~ **teratoma** Hodenteratom n
~ **transplantation** Hodentransplantation f
~ **tumour** Hodentumor m, Hodengeschwulst f
testis s. testicle
testitis Testitis f, Orchitis f, Hodenentzündung f, Didymitis f
testosterone Testosteron n
~ **blood level** Testosteronblutspiegel m
~ **immunoglobulin** s. tetanus immune globulin
tetanic tetanisch, starrkrampfartig, starrkrampfähnlich
~ **cataract** Tetaniekatarakt f, Tetaniestar m
~ **contraction of the uterus** uterine Dauerkontraktion f, Gebärmutterdauerkontraktion f, Tetania f uteri, Krampfwehen fpl
~ **croup** s. spasmodic croup
~ **spasm** tonischer Spasmus (Krampf) m
tetaniform tetaniform, tetanusartig, tetanusähnlich
tetanigenous tetanigen, tetanusauslösend, tetanusbewirkend
tetanin[e] s. tetanus toxoid
tetanism Tetanismus m, Muskelhypertonus m
tetanization Tetanusinduktion f, Tetanusauslösung f

638

tetanize/to tetanisieren, eine Tetanie auslösen, einen tetanischen Muskelkrampf bewirken
tetanode Tetanus[krampf]intervall *n*
tetanoid tetanoid, tetanusartig
tetanolysin Tetanolysin *n (Hämolysegift von Clostridium tetani)*
tetanolysis Tetanolyse *f*, Hämolyse *f* durch Tetanusbakterientoxin
tetanometer Tetanometer *n*, Tetanusmesser *m*
tetanophil[ic] tetanophil, tetanustoxinanziehend
tetanophobia Tetanophobie *f*, Angst *f* vor Wundstarrkrampf
tetanospasmin Tetanospasmin *n (Neurotoxin von Clostridium tetani)*
tetanus Tetanus *m*, Wundstarrkrampf *m*, Starrkrampf *m*
~ **antitoxin** Tetanusantitoxin *n*, Tetanusserum *n*, Antitetanusserum *n*
~ **immune globulin** Tetanus-Immunoglobulin *n*
~ **immune serum** Tetanus-Immunserum *n*
~ **infantum (neonatorum)** Neugeborenentetanus *m*, Tetanus *m* infantum (neonatorum)
~-**prone** *s.* tetanophil
~ **prophylaxis** Tetanusprophylaxe *f*, Wundstarrkrampfprophylaxe *f*
~ **toxin** Tetanustoxin *n*; Tetanospasmin *n*
~ **toxoid** Teta[nus]toxoid *n*
~ **toxoid immunization** Tetatoxoid-Immunisierung *f*, aktive Tetanusimmunisierung *f*, Tetanus[schutz]impfung *f*
~ **vaccination** *s.* ~ toxoid immunization
~ **vaccine** Tetanusvakzine *f*, Tetanustoxoid-Impfstoff *m*
tetany 1. Tetanie *f*, Krampfsyndrom *n*; Krampfbereitschaft *f*; 2. *s.* tetanus
~ **of the newborn** *s.* tetanus infantum
tetrabrachial tetrabrachial, vierarmig
tetrabrachius Tetrabrachius *m*, Mißgeburt *f* mit vier Armen
tetracaine Tetracain *n*, p-Butylaminobenzoesäure-β-dimethylaminoäthylester *m (Lokalanästhetikum)*
tetracheirous vierhändig
tetracheirus Tetrachirus *m*, vierhändige Mißgeburt *f*
tetrachromic vierfarbig sehend
tetracycline Tetrazyklin *n (Antibiotikum)*
tetrad Tetrade *f (Zellkernteilung)*
~ **of Fallot** *s.* tetralogy of Fallot
tetradactyl[ous] vierfingrig
tetraiodothyronine *s.* thyroxine
tetralogy Tetralogie *f*
~ **of Fallot** Fallotsche Tetralogie *f (Herzfehler mit Kammerseptumdefekt, Vorhofseptumdefekt, Rechtsherzhypertrophie und reitender Aorta)*
tetramastia Tetramastie *f*, Vierbrüstigkeit *f*
tetramastigote viergeißlig
tetramazia *s.* tetramastia
tetramelus Tetramelus *m*, Mißgeburt *f* mit vier Beinen

tetranopsia Tetranopsie *f (Blindheit im Bereich eines Sehfeldquadranten)*
tetraophthalmus vieräugig
tetraotus Tetraotus *m*, Mißgeburt *f* mit vier Ohren
tetraparesis Tetraparese *f*, Tetraplegie *f*, Lähmung *f* aller vier Gliedmaßen
tetrapeptide Tetrapeptid *n*
tetraplegia *s.* tetraparesis
tetraploid tetraploid *(Chromosomensatz)*
tetrapus vierfüßig
tetrasaccharide Tetrasa[c]charid *n*
tetrascelus vierbeinig
tetrasomic tetrasom *(Chromosom)*
tetrasomy Tetrasomie *f*
tetraster Tetraster *m (Mitosefigur)*
tetrastichiasis Tetrastichiasis *f*, Vorhandensein *n* von vier Augenwimperreihen
tetravaccine Tetravakzine *f*, TAB-Impfstoff *m*, Vierfachimpfstoff *m (gegen Typhus, Paratyphus A und B sowie Cholera)*
tetrose Tetrose *f (Monosaccharid)*
tetrotus vierohrig
Texas fever Texasfieber *n*, Tristeza *f*
texis *s.* childbirth
text blindness Leseschwäche *f*, Wortblindheit *f*
textural 1. textural, Gewebe...; 2. strukturell
texture 1. Textur *f*, Gewebe *n*; Faserung *f*; 2. Struktur *f*
TGA *s.* 1. thyroglobulin antibody; 2. transposition of the great arteries
thalamencephalic Thalamenzephalon...
thalamencephalon Thalamenzephalon *n (Teil des Zwischenhirns)*
thalamic thalamisch, Thalamus..., Sehhügel...
~ **apoplexy** Thalamusapoplexie *f*
~ **nucleus** Thalamuskern *m*, Nucleus *m* thalamicus
~ **pain** Thalamusschmerz *m*
~ **peduncle** Thalamuspedunkulus *m*, Thalamusstiel *m*
~ **syndrome** Thalamussyndrom *n*, thalamisches Syndrom *n*
thalamocortical thalamokortikal, Thalamus-Hirnrinden-...
thalamocrural thalamokrural
thalamolenticular thalamolentikulär, Thalamus-Linsenkern-...
thalamomamillary thalamomamillär, Thalamus-Mamillenkörper-...
thalamoparietal thalamoparietal, Thalamus-Scheitellappen-...
thalamopeduncular thalamopedunkulär
thalamotegmental thalamotegmental, Thalamus-Hauben[region]-...
thalamotemporal radiation *s.* acoustic radiation
thalamotomy Thalamotomie *f*, Thalamusschnitt *m*
thalamus Thalamus *m*, Sehhügel *m*
thalass[an]aemia Thalassämie *f*, Mediterrananämie *f*, Mittelmeeranämie *f*

thalassophobia Thalassophobie f, Angst f vor Seereisen
thalassotherapy Thalassotherapie f, Meeres[klima]behandlung f
thalidomide Thalidomid n, N-Phthalylglutaminsäureamid n
thallotoxicosis Thalliumvergiftung f, Thalliumintoxikation f
thanatobiologic thanatobiologisch
thanatognomonic thanatognomonisch, todanzeigend, todankündigend
thanatognostic thanatognostisch, für die Todesart typisch (kennzeichnend)
thanatography 1. Thanatographie f, Todesbeschreibung f; 2. Toterklärung f
thanatoid thanatoid, todesartig, todesähnlich
thanatology Thanatologie f, Lehre f von den Todes[an]zeichen
thanatomania Thanatomanie f, Selbsttötungswahn m, suizidale Manie f
thanatophobia Thanatophobie f, Angst f vor dem Tod
thanatophoric todbringend, tödlich, tötend
thanatopsy Thanatopsie f, Leichenschau f, Leicheneröffnung f, Obduktion f
thanatos Todesinstinkt m
theatre Operationssaal m; anatomischer Hörsaal m
~ **clothing** Operationskleidung f, OP-Kittel m
~ **light** Operationslicht n
~ **sister** Operationsschwester f, OP-Schwester f
thebaine Thebain n (Opiumalkaloid)
thebaism Thebainvergiftung f, Thebainintoxikation f
Thebesian valve Thebesiussche Klappe f, Valvula f sinus coronarii
~ **veins** Venae fpl Thebesii (cordis minimae)
theca Theka f, Theca f, Kapsel f, Hülle f
~ **lutein cell** Thekaluteinzelle f
thecal thekal, Theka..., Kapsel..., Hüllen...
~ **abscess** Sehnenscheidenabszeß m
~ **cyst** Sehnenscheidenzyste f, Ganglion n
thecitis Sehnenscheidenentzündung f
thecoma Thekom n, Thekazelltumor m, Thekazellgeschwulst f, Xanthofibroma n thecacellulare
thecostegnosis Sehnenscheidenschrumpfung f, Sehnenscheidenvereng[er]ung f
theileriasis Theileriasis f, Küstenfieber n (Infektion mit Theileria)
theine Tein n, Thein n (Alkaloid)
the[in]ism Teinvergiftung f, Theinintoxikation f
thelalgia Thelalgie f, Brustwarzenschmerz m
thelasis Saugen n
thelaziasis Thelaziasis f (Augenerkrankung durch Thelazia)
theleplasty Brustwarzenplastik f, Mamillenplastik f
theleretism Theleretismus m, Thelotismus m, Brustwarzenerektion f

thelitis Thelitis f, Brustwarzenentzündung f, Mamillenentzündung f
thelium 1. Brustwarze f, Mamille f (Zusammensetzungen s. unter mamillary); 2. Papille f
theloncus Brustwarzengeschwulst f, Mamillentumor m
thelophlebostemma Brustwarzenvenenzeichnung f
thelorrhagia Thelorrhagie f, Brustwarzenblutung f
thelotism s. theleretism
thelygenic thelygen, weibliche Nachkommen zeugend
thenal, thenar Thenar..., Daumenballen...
thenar s. 1. ~ eminence; 2. ~ muscle
~ **area** Daumenballenregion f
~ **eminence** Thenar m, Daumenballen m
~ **muscle** Daumenballenmuskel m
~ **space** Daumenfach n
theobromine Theobromin n, 3,7-Dimethylxanthin n (Alkaloid)
theomania Theomanie f, religiöse Manie f, religiöser Wahnsinn m
theomaniac Theomane m
theophobia Theophobie f, Gottesfurcht f, Gottesfürchtigkeit f
theophylline Theophyllin n, 1,3-Dimethylxanthin n (Alkaloid)
therapeutic 1. therapeutisch, [Krankheiten] behandelnd; 2. therapeutisch, kurativ, heilend
~ **abortion** therapeutischer Abort m
~ **approach** therapeutisches Vorgehen n
~ **efficacy** Therapiewirksamkeit f, therapeutische Wirksamkeit f
~ **pneumothorax** therapeutischer (künstlicher) Pneumothorax m
therapeutics Therapeutik f, Lehre f von der Krankenbehandlung
therap[eut]ist Therapeut m, Behandelnder m
therapy Therapie f, Heilbehandlung f, Krankenbehandlung f, Behandlung f
theriodic bösartig
therioma Malignom n, bösartige Geschwulst f, bösartiger Tumor m
therm... s. a. thermo...
thermaesthesia 1. Thermästhesie f, Temperaturwahrnehmung f; Wärmesinn m; 2. Thermästhesie f, Wärmegefühl n, Wärmeempfindung f; Wärmeempfindlichkeit f
thermaesthesiometer Thermästhesiometer n, Wärmeempfindlichkeitsmesser m, Temperatursinnmesser m
thermal death time Wärmetodzeit f, Wärmetötungszeit f (Sterilisation)
~ **dilution technique** Thermodilutionstechnik f
~ **stimulus** Wärmestimulus m, Wärmereiz m
thermalgia Thermalgie f, schmerzhafte Wärmeempfindung f
thermanaesthesia Thermanästhesie f, Wärmegefühlverlust m, Wärmeunempfindlichkeit f
thermatologic thermatologisch

thermatology Thermatologie f, Lehre f von der Wärmebehandlung
thermic anaesthesia s. thermanaesthesia
~ **fever** Hitzefieber n, Hitzehyperpyrexie f; Hitzschlag m; Sonnenstich m, Insolation f
thermo... s. a. therm...
thermoalgesia Therm[o]algesie f, Wärmeschmerz m, Erwärmungsschmerz m
thermoanalgesia Thermoanalgesie f, Wärmeschmerzunempfindlichkeit f
thermobiology Thermobiologie f, Wärmebiologie f
thermocautery Thermokautern n, Thermokauterung f, Schneiden n mit dem elektrischen Messer
thermocoagulate/to thermokoagulieren, mittels Hitze koagulieren
thermocoagulation Thermokoagulation f, Wärmekoagulation f
thermodilution Thermodilution f
~ **technique** Thermodilutionstechnik f
thermoduric hitzebeständig, hitzeüberdauernd, widerstandsfähig gegen Hitze; beständig gegen Pasteurisierung
thermoduric hitzebeständiger (wärmeresistenter) Mikroorganismus m
thermoexcitory die Körperwärmebildung anregend, die Wärmeproduktion stimulierend
thermogenesis Thermogenese f, Wärmeerzeugung f, Wärmebildung f
thermogenic, thermogenous thermogen, wärmeerzeugend, wärmebildend
thermogram Thermogramm n, Temperaturkurve f; Wärmeverteilungsbild n
thermograph Thermograph m, Temperaturschreiber m
thermography Thermographie f, Temperaturdarstellung f, Wärmeaufzeichnung f
thermohyperaesthesia Thermohyperästhesie f, Temperaturüberempfindlichkeit f
thermohyperalgesia Thermohyperalgesie f, Wärmeschmerzüberempfindlichkeit f
thermohypoaesthesia Thermohypästhesie f, Temperaturunterempfindlichkeit f
thermoinhibitory thermoinhibitorisch, wärmehemmend
thermolabil thermolabil, wärmeunbeständig, hitzeunbeständig
thermolytic thermolytisch, wärmeableitend, wärmeabgebend
thermomassage Thermomassage f, Massage f mit Wärmeanwendung
thermometer Thermometer n, Temperaturmesser m; Fieberthermometer n
thermometric thermometrisch, Temperaturmessungs...; Thermometer...
thermometry Thermometrie f, Temperaturmessung f; Fiebermessung f
thermoneurosis Thermoneurose f
thermopenetration Wärmedurchdringung f, Wärmedurchflutung f, Diathermie f
thermophil[ic] thermophil, wärmeliebend (z. B. Bakterien)

41 Nöhring engl./dtsch.

thermophobia Thermophobie f, Wärmeabneigung f, Hitzefurcht f, Hitzeangst f
thermophylic s. thermostable
thermopile Thermosäule f, thermoelektrische Säule f
thermoplastic thermoplastisch, durch Wärme formbar
thermoplegia Sonnenstich m, Insolation f, Hitzeschlag m
thermopolypnoea Atmungsbeschleunigung f durch Fieber, Fieberatmung f
thermoprecipitation Thermopräzipitation f, Wärmefällung f
thermoprecipitin Thermopräzipitin n (Antikörper)
thermopuncture Thermopunktion f
thermoregulation Thermoregulation f, Wärmeregulation f
thermoregulator Thermoregulator m, Temperaturregulierer m, Temperaturregler m
thermoresistant thermoresistent, widerstandsfähig gegen Wärme (Bakterien)
thermostability Thermostabilität f, Wärmestabilität f, Hitzebeständigkeit f
thermostable thermostabil, wärmebeständig, hitzebeständig
thermosystaltic thermosystaltisch, sich unter Wärme[einwirkung] zusammenziehend
thermosystaltism Wärmekontraktion f (Muskel)
thermotactic, thermotaxic thermotaktisch, Thermotaxis...
thermotaxis 1. Thermotaxis f, Wärmebewegung f, gerichtete Bewegung f auf Wärmereiz; 2. Wärmeregulation f, Körpertemperatureinstellung f
thermotherapy Thermotherapie f, Wärmetherapie f, Wärmebehandlung f
thermotolerant s. thermoduric
thermotoxin Thermotoxin n, Wärmegift n
thermotropism Thermotropismus m
thesaurismosis Thesaurismose f, Speicher[ungs]krankheit f
theta rhythm Theta-Wellenrhythmus m (EEG)
~ **wave** Theta-Welle f (EEG)
thiamin s. thiamine
thiaminase Thiaminase f, Aneurinase f (Enzym)
thiamine Thiamin n, Vitamin B_1 n, Aneurin n (veraltet)
~ **pyrophosphate** Thiaminpyrophosphat n, Kokarboxylase f, ThPP (Enzym)
thick blood film dicker Blutfilm m, Dickfilm m, dicker Tropfen m (beim Blutausstrich)
~-**film method** Technik f des dicken Tropfens (Malariaparasitennachweis)
~ **speech** klosige Sprache f
~-**split graft** Vollhautlappen m
Thiersch graft Thiersch-Transplantat n, Thiersch-Hautlappen m
thigh Schenkel m, Oberschenkel m
~ **amputation** Oberschenkelamputation f
~-**bone** Oberschenkelknochen m, Femur m (Zusammensetzungen s. unter femoral)

thigmanaesthesia

thigmanaesthesia Thigmanästhesie f, Berührungsunempfindlichkeit f
thigmoaesthesia Thigmoästhesie f, Berührungsempfindlichkeit f; Tastempfindung f
thigmotaxis, thigmotropism s. stereotropism
thin blood film dünner Blutfilm m, Dünnfilm m (Hämatologie)
~-film method Dünnschichtenausstrich m (Hämatologie)
~-layer chromatography Dünnschichtchromatographie f
thinking Denken n
thiobacteria Thiobakterien npl, Schwefelbakterien npl
thiobarbiturate Thiobarbiturat n
thiobarbituric acid Thiobarbitursäure f
thiophil[e] thiophil, schwefelliebend, schwefelfreundlich
thiouracil Thiourazil n (schilddrüsenhemmender Stoff)
thiourea Thioharnstoff m, Thiokarbamid n (schilddrüsenhemmender Stoff)
third cranial nerve III. Hirnnerv m, Nervus m oculomotorius
~-degree atrioventricular block s. ~-degree heart block
~-degree burn s. burn of third degree
~-degree heart block Herzblock m dritten Grades, kompletter Atrioventrikularblock (AV-Block) m
~ heart sound dritter (III.) Herzton m, Herzkammerfüllungston m
~ occipital nerve Nervus m occipitalis minor
~ toe Digitus m tertius [pedis], dritte Zehe f
~ ventricle Ventriculus m tertius, dritte (III.) Hirnkammer f
thirst Durst m
~ cure Durstbehandlung f
thixotropic thixotrop
Thoma-Zeiss cell (counting chamber) Thoma-Zeiss-Zählkammer f
thoracal s. thoracic
thoracalgia Thorakalgie f, Thorakodynie f, Brust[korb]schmerz m
thoracectomy Thorakektomie f, Rippenresektion f [mit Brustkorberöffnung]
thoracentesis s. thoracocentesis
thoracic thorakal, Thorax..., Brustkorb..., Brust...
~ aorta Brustaorta f, Aorta f thoracica
~ breathing thorakale Atmung f, Brustatmen n, Brustatmung f
~ cage Brustkorb m
~ cavity Brusthöhle f, Thoraxhöhle f, Cavum n thoracis
~ duct Milchbrustgang m, Ductus m thoracicus
~ duct drainage Milchbrustgangdrainage f
~ empyema Thoraxempyem n
~ ganglion Brustganglion n, Ganglion n thoracicum
~ index Thoraxindex m, Brust[korb]index m
~ injury Thoraxverletzung f

~ inlet obere Thoraxapertur f, Apertura f thoracis superior
~ intertransverse muscles Musculi mpl intertransversarii thoracis
~ kyphosis Thoraxkyphose f
~ limb Arm m, obere Extremität f
~ nerves Nervi mpl thoracici
~ operation Thoraxoperation f
~ organ Thoraxorgan n
~ outlet syndrome Skalenus-[anterior-]Syndrom n
~ portion of the autonomic nervous system Pars f thoracica systematis autonomici
~ respiration s. ~ breathing
~ segment Thoraxsegment n
~ space s. ~ cavity
~ spine Brustwirbelsäule f
~ stomach Thoraxmagen m, Magenvorfall m in den Brustkorb
~ surgery Thoraxchirurgie f
~ vertebra Brustwirbel m, Vertebra f thoracica
~ wall Thoraxwand f, Brustwand f
thoracicohumeral thorakohumeral, Thorax-Humerus-..., Brustkorb-Oberarmknochen-...
thoracicolumbar s. thoracolumbar
thoracispinal thorakospinal, Brustwirbelsäulen...
thoraco-abdominal thorakoabdominal, Thorax-Abdomen-..., Brust-Bauch-...
thoracoacromial thorakoakromial, Thorax-Akromion-..., Brust-Schulter-...
~ artery Arteria f thoracoacromialis, Brust-Schulter-Arterie f
~ vein Vena f thoracoacromialis, Brust-Schulter-Vene f
thoracocentesis Thorakozentese f, Brust[höhlen]punktion f, Pleurapunktion f, Paracentesis f thoracis
thoracocervical thorakozervikal, Thorax-Zervix-..., Brust[korb]-Hals-...
thoracocoeliotomy Thorakozöliotomie f, [operative] Brustkorb- und Baucheröffnung f, Thorakotomie f mit Laparotomie, Thorakolaparotomie f
thoracocoeloschisis Thorakozöloschisis f, Brust[korb]-Bauch[höhlen]-Spalte f, Thorakogastroschisis f
thoracocyllosis Thoraxdeformität f, Brustkorbdeformität f
thoracodelphus Thorakodelphus m (Mißgeburt mit vier Beinen, zwei Armen und einem Kopf)
thoracodidymus Thorakodidymus m, Thorakopagus m, Doppelmißgeburt f mit verwachsenem Brustkorb
thoracodorsal artery Arteria f thoracodorsalis, Brust-Rücken-Arterie f
~ nerve Nervus m thoracodorsalis
thoracodynia s. thoracalgia
thoracogastrodidymus Thorakogastrodidymus m (Doppelmißgeburt mit Verwachsung an Brustkorb und Bauch)

thoracogastroschisis s. thoracocoeloschisis
thoracolaparotomy s. thoracocoeliotomy
thoracolumbar thorakolumbal, Brust-Lenden-...
~ **autonomic nervous system** Nervus m sympathicus, Sympathikus m, Grenzstrang m
~ **fascia** Fascia f thoracolumbalis (lumbodorsalis)
thoracolysis s. pneumonolysis
thoracomediastinal thorakomediastinal
thoracomelus Thorakomelus m, Mißgeburt f mit Arm- und Brustverschmelzung
thoracometry Thorakometrie f, Brustkorb[ver]messung f
thoracopagus Thorakopagus m, Doppelmißgeburt f mit Verwachsung am Thorax
thoracoparacephalus Thorakoparazephalus m
thoracopathy Thorakopathie f, Brustkorbkrankheit f, Brust[höhlen]erkrankung f
thoracoplasty Thorakoplastik f, Brustkorbplastik f
thoracopneumoplasty Thorakopneumoplastik f, Thorax-Lungen-Plastik f
thoracoschisis Thorakoschisis f, Brustkorbspalte f
thoracoscope Thorakoskop n, Thoraxspiegel m, Brusthöhlenspiegel m
thoracoscopy Thorakoskopie f, Thoraxspiegelung f, Brusthöhlenbetrachtung f
thoracostenosis Thorakostenosis f, Brustkorbvereng[er]ung f
thoracostomy 1. Thorakostoma n, Brustkorbfistel f; 2. Thorakostomie f, [operative] Brusthöhlenfistelung f
~ **catheter** Thorakostomiekatheter m
thoracotomy Thorakotomie f, [operative] Brustkorberöffnung f
thoradelphus s. thoracodelphus
thorax Thorax m, Brustkorb m (Zusammensetzungen s. unter chest, thoracic)
thoroughjoint s. diarthrosis
thought reading (transference) Gedankenlesen n, Gedankenübertragung f, Telepathie f
threaded wire Kirschner-Draht m (Traumatologie)
threatened abortion drohender Abort m, drohende Fehlgeburt f, Abortus m imminens
three-chambered heart Cor n triloculare biatriatum
~-**day fever** Dreitagefieber n, Phlebotomusfieber n, Hundskrankheit f, Pappatacifieber n, Chitralfieber n
~-**day measles** Röteln pl, Rubeola f
~-**glass test** Drei-Gläser-Probe f
~ **times a day** dreimal täglich, ter in die, t.i.d.
~-**way stopcock (tap)** Dreiwegehahn m
threonine Threonin n, Thr (Aminosäure)
threpsology Ernährungslehre f, Ernährungswissenschaft f; Diätlehre f
threshold body Schwellensubstanz f [der Niere)
~ **dose** Schwellendosis f

~ **energy** Schwellenenergie f
~ **of consciousness** Bewußtseinsschwelle f
~ **of perception** Wahrnehmungsschwelle f, Minimum n cognoscibile
~ **percussion** Schwellen[wert]perkussion f
~ **stimulus** Schwellenreiz m
~ **value** Schwellenwert m
thrill Schwirren n, Vibrieren n, Fremitus m
~ **at apex** Apexschwirren n (am Herzen)
throat Rachen m, Pharynx m, Schlund m (Zusammensetzungen s. a. unter pharyngeal)
~ **culture** Rachenkultur f
~ **swab** Rachenabstrich m
~ **washing** Rachenspülung f
throb Klopfen n, Schlagen n, Pulsieren n, Pulsation f; Pulsschlag m
throe heftiger Schmerz m; Geburtsschmerz m
● **to be in throes** in den Wehen liegen, Wehen haben
thrombase s. thrombin
thrombasthenia Thrombasthenie f, Thrombozytenschwäche f
thrombasthenic platelet thrombasthenischer Thrombozyt m
thrombectomy Thrombektomie f, Thrombusextraktion f, [operative] Blutgerinnselentfernung f
thrombelastogram Thrombelastogramm n, Gerinnungsablaufkurve f
thrombelastography Thrombelastographie f, Darstellung f der Gerinnung
thrombin Thrombin n, Thrombase f (Enzym)
~ **time** Thrombinzeit f
thrombinogen s. prothrombin
thromboangiitis Thrombangiitis f, Thrombose f mit Blutgefäßentzündung
~ **obliterans** Thrombangiitis (Endangiitis) f obliterans, Bürgersche (Winiwartersche) Krankheit f, Winiwarter-Bürgersche Krankheit f
thromboarteriitis Thromboarteri[i]tis f, Thrombose f mit Arterienentzündung
thromboasthenia s. thrombasthenia
thromboblast Thromboblast m, Megakaryozyt m
thrombocavernositis Thrombokavernositis f, Thrombose f mit Penisschwellkörperentzündung
thromboclastic s. thrombolytic
thrombocyte Thrombozyt m, Blutplättchen n (Zusammensetzungen s. a. unter platelet)
~ **adhesiveness** Thrombozytenadhäsivität f
~ **aggregate** Thrombozytenaggregat n
~ **aggregation** Thrombozytenaggregation f
~ **count** Thrombozytenzahl f
thrombocytic Thrombozyten..., Blutplättchen...
thrombocytocrit Thrombozytenzähler m, Thrombozytenzählrohr n
thrombocytohaemia s. thrombocytosis
thrombocytolysin Thrombozytolysin n (thrombozytenauflösender Stoff)

thrombocytolysis Thrombozytolyse f, Thrombozytenauflösung f, Blutplättchenzerstörung f
thrombocytolytic thrombozytolytisch, blutplättchenauflösend
~ **purpura** idiopathische thrombozytopenische (thrombotische) Purpura f
thrombocytopathic thrombozytopathisch
thrombocytopathy Thrombozytopathie f, Thrombozytenkrankheit f, Blutplättchenfunktionsstörung f
thrombocytopenia Thrombo[zyto]penie f, Thrombozytenverminderung f, Blutplättchenmangel m
thrombocytopenic thrombo[zyto]penisch, Thrombozytenmangel...
thrombocytopheresis Thrombozytopherese f, Thrombozytenabtrennung f vom Blut
thrombocytopoiesis Thrombozytopoese f, Thrombozytenbildung f, Blutplättchenproduktion f
thrombocytopoietic thrombozytopoetisch, thrombozytenbildend, blutplättchenproduzierend
thrombocytosis Thrombozytose f, Thrombozythämie f, Blutplättchenvermehrung f im Blut
thromboembolectomy Thromboembolektomie f, Thrombektomie f, [operative] Blutgerinnselentfernung f
thromboembolic thromboembolisch
thromboembolism, thromboembolization Thromboembolie f, Blutgefäßverschluß m durch Blutgerinnseleinschwemmung
thromboembolus Thromboembolus m, Blutgerinnselpfropf m
thromboendarterectomy Throm[b]endarterektomie f, [operative] Thrombus- und Gefäßinnenhautentfernung f
thromboendarteritis s. thromboarteriitis
thromboendocarditis Thromboendokarditis f, Blutgerinnselablagerung f auf den Herzklappen
thrombogen s. prothrombin
thrombogenesis Thrombogenese f, Thrombusbildung f, Blutgerinnselentwicklung f
thrombogenic thrombogen, thrombenbildend, [blut]gerinnselentwickelnd
thrombogenicity Thrombogenizität f, Thrombenbildung f
thromboglobulin level Thromboglobulinspiegel m
thromboid thrombusartig, [blut]gerinnselartig, Thrombus..., Blutgerinnsel...
thrombokinase Thrombokinase f *(Enzym)*
thrombokinesis Blutgerinnung f
thrombolymphangitis Thrombolymphangitis f, Lymphgefäßentzündung f durch ein Gerinnsel
thrombolysis Thrombolyse f, Thrombuszerstörung f, Blutgerinnselauflösung f

thrombolytic thrombolytisch, thrombenzerstörend, thrombus[auf]ösend, [blut]gerinnselauflösend
thrombolytic [agent] thrombolytisches (gerinselauflösendes) Mittel n
thrombopathy Thrombopathie f, Blutgerinnselbildungsstörung f
thrombopenia s. thrombocytopenia
thrombophilia Thrombophilie f, Thromboseneigung f, Thrombusbildungstendenz f
thrombophlebitis Thrombophlebitis f, Venenentzündung f mit Blutgerinnselbildung
thrombophthisis Thrombo[zyto]phthisis f, Thrombozytenzerstörung f infolge Knochenmarkstörung
thromboplastic 1. thromboplastisch, blutgerinnungsbeschleunigend, blutgerinnungsauslösend; 2. Thromboplastin...
thromboplastid s. thrombocyte
thromboplastin Thromboplastin n, Blutgerinnungsfaktor III m
~ **antecedent** Plasma-Thromboplastin-Antecedent n, PTA, Blutgerinnungsfaktor XI m
~ **time** Thromboplastinzeit f
thromboplastinogen s. blood-clotting factor VIII
thromboplastinopenia Thromboplastinopenie f, Thromboplastinmangel m
thrombopoiesis s. thrombocytopoiesis
thrombose/to thrombosieren, einen Thrombus bilden, ein Blutgerinnsel formen; eine Thrombose erzeugen
thrombosinusitis Thrombosinusitis f, Hirnblutleiterthrombose f, thrombotischer Hirnblutleiterverschluß m
thrombosis Thrombose f, Thrombusbildung f, Blutpfropfbildung f
~ **prophylaxis** Thromboseprophylaxe f
thrombostasis Thrombostase f, Blutstase f
thrombotic thrombotisch, einen Blutpfropf bildend, Thrombose...
~ **phlegmasia** Phlegmasia f alba dolens
thromboxane Thromboxan n
thrombozym s. prothrombin
thrombus Thrombus m, Blutgerinnsel n, Blutpfropf m, Blutkoagel n
~ **formation** Thrombusbildung f, Blutgerinnselbildung f
throttle/to ersticken
throttle s. 1. throat; 2. trachea
through drainage Spüldrainage f
thrush Soor m, Schwämmchen n, Stomatomykose f *(Mundschleimhautentzündung durch Candida albicans)*
~ **fungus** Candida (Oidium, Monilia) f albicans, Monilia f candida, Soorpilz m
thumb Daumen m, Pollex m
~ **flexor tendon** Daumenbeuge[r]sehne f
thymectomize/to thymektomieren, den Thymus entfernen (exstirpieren), die Thymusdrüse herausschneiden

thymectomy Thymektomie f, Thymusexstirpation f, [operative] Thymusentfernung f
thymergasia Thymergasie f
thymergasic thymergastisch
thymic Thymus[drüsen]...
~ **aplasia** Thymusaplasie f
~ **artery** Thymusarterie f, Arteria f thymica
~ **asthma** Thymusasthma n
~ **corpuscle** Thymuskörper m, Thymuskörperchen n
~ **death** Thymustod m, Mors f thymica
~ **vein** Thymusvene f, Vena f thymica
thymicolymphatic thymikolymphatisch
~ **state** Status m thymicolymphaticus (thymicus)
thymidine Thymidin n, Thymindesoxyribosid n (Nukleosid)
~ **metabolism** Thymidinstoffwechsel m
thymin Thymin n, S-Methylurazil n (Pyrimidinbase)
thymion Warze f, Hautwarze f; Kondylom n
thymitis Thymitis f, Thymus[drüsen]entzündung f
thymocyte Thymozyt m, Thymuszelle f
thymogenic thymogen, vom Thymus ausgehend
thymokesis Thymusvergrößerung f [beim Erwachsenen], Thymuspersistenz f
thymol flocculation test Thymolflockungstest m
~ **turbidity test** Thymoltrübungstest m (Leberfunktionsprobe)
thymoleptic thymoleptisch, stimmungshebend, antriebssteigernd
thymoleptic [agent] Thymoleptikum n, thymoleptisches (antriebssteigerndes, stimmungshebendes) Mittel n
thymolysis Thymusauflösung f, Thymuszerstörung f
thymolytic thymolytisch, thymusauflösend, thymuszerstörend
thymoma Thymom n, Thymusgeschwulst f, Thymustumor m
thymonucleic acid Thymonukleinsäure f, Thymusnukleinsäure f, Desoxyribonukleinsäure f
thymopathy 1. Thymopathie f, Thymuserkrankung f, Thymuskrankheit f, Thymusleiden n; 2. Thymopathie f, Gemütskrankheit f
thymopharyngeal duct Ductus m thymopharyngeus
thymoprivic, thymoprivous thymopriv, Thymusmangel...
thymotoxic thymotoxisch, thymusgiftig
thymotropic thymotrop, vom Thymus herrührend
thymus Thymus m, Thymusdrüse f, innere Brustdrüse f
~-**aplastic** thymusaplastisch
~-**dependent lymphocyte** T-Lymphozyt m, T-Zelle f
~ **gland** s. thymus
~ **nucleic acid** s. thymonucleic acid

thyreo... s. a. thyro...
thyreogenic thyreogen, von der Schilddrüse ausgehend
thyreoid s. thyroid
thyreoidea ima artery Arteria f thyreoidea ima
thyroadenitis s. thyroiditis
thyroaplasia Thyr[e]oaplasie f, Schilddrüsenaplasie f
thyroarytenoid thyr[e]oarytenoid, Schildknorpel-Aryknorpel-...
~ **muscle** Musculus m thyreoarytenoideus
thyrocalcitonin Calcitonin n, Parathormon n (Nebenschilddrüsenhormon)
thyrocardiac thyreokardial, Schilddrüsen-Herz-...
thyrocarditis Kropfherz n (Herzentzündung bei Schilddrüsenüberfunktion)
thyrocele Kropf m, Struma f
thyrocervical thyreozervikal, Schilddrüsen-Hals-...
~ **duct** Ductus m thyreocervicalis
~ **trunk** Truncus m thyreocervicalis
thyrochondrotomy Thyreochondrotomie f, Thyreotomie f, [operative] Schildknorpeldurchtrennung (Schildknorpelspaltung) f
thyrocolloid Schilddrüsenkolloid n
thyrocricotomy Ligamentum-conicum-Spaltung f, [operative] Durchtrennung f des Ligamentum cricothyreoideum (conicum), Koniotomie f (Luftröhrenschnitt)
thyroepiglottic thyreoepiglottisch, Schildknorpel-Kehldeckel-...
~ **muscle** Musculus m thyreoepiglotticus, Schildknorpel-Kehldeckel-Muskel m
thyrogenic, thyrogenous thyreogen, von der Schilddrüse ausgehend
thyroglobulin Thyreoglobulin n
~ **antibody** Thyreoglobulinantikörper m
~ **proteolysis** Thyreoglobulinproteolyse f
thyroglossal thyreoglossal, Schilddrüsen-Zungen-..., Schilddrüsenzungen...
~ **cyst** s. ~ duct cyst
~ **duct** Ductus m thyreoglossus, Schilddrüsenzungengang m
~ **duct cyst** Thyreoglossuszyste f, Schilddrüsenzungengangzyste f
~ **duct fistula** Thyreoglossusfistel f, Schilddrüsenzungenfistel f, mittlere Halsfistel f
thyrohyal 1. s. thyrohyoid; 2. Cornu n majus, großes Zungenbeinhorn n
thyrohyoid thyreohyoidal, Schildknorpel-Zungenbein-...
~ **laryngotomy** Laryngotomia f superior
~ **ligament** Ligamentum n thyreohyoideum, Schildknorpel-Zungenbein-Band n
~ **membrane** Membrana f thyreohyoidea, Thyreohyoidmembran f
~ **muscle** Musculus m thyreohyoideus, Schild[knorpel]-Zungenbein-Muskel m
thyroid 1. thyreoidal, Thyreoidea..., Schilddrüsen-...; 2. thyreoidal, schildförmig, Schildknorpel...

thyroid

thyroid 1. Schilddrüse f, Thyreoidea f, Glandula f thyreoidea; 2. Schilddrüsenpräparat n, getrocknete Schilddrüse f, Thyreoidea f sicca
~ **abscess** Schilddrüsenabszeß m
~-**binding globulin** s. thyroglobulin
~ **capsule** Schilddrüsenkapsel f
~ **carcinoma** Thyreoideakarzinom n, Schilddrüsenkrebs m
~ **cartilage** Schildknorpel m, Cartilago f thyreoidea
~ **crisis** s. thyrotoxicosis
~ **disease** Schilddrüsenkrankheit f, Schilddrüsenerkrankung f
~ **diverticulum** Schilddrüsendivertikel n
~ **dwarfism** Kretinismus m
~ **follicle** Schilddrüsenfollikel m
~ **follicular lumen** Schilddrüsenfollikellumen n
~ **function** Schilddrüsenfunktion f
~ **function test** Schilddrüsenfunktionstest m
~ **gland** s. thyroid 1.
~ **gland preparation** Schilddrüsenpräparat n
~ **heart** s. thyrocarditis
~ **hormone** Schilddrüsenhormon n
~ **hormone biosynthesis** Schilddrüsenhormonbiosynthese f
~ **hormone metabolism** Schilddrüsenhormonstoffwechsel m
~ **impar plexus** Plexus m thyreoideus impar
~ **insufficiency** s. hypothyroidism
~ **isthmus** Schilddrüsenisthmus m
~ **ophthalmopathy** Schilddrüsenophthalmopathie f
~ **parenchyma** Schilddrüsenparenchym n
~ **plexus** Schilddrüsennervengeflecht n, Plexus m thyreoideus
~ **region** Schilddrüsenregion f, Regio f thyreoidea
~ **replacement** Schilddrüsen[hormon]substitution f
~ **retractor** Schilddrüsenhaken m
~ **scan** Schilddrüsenszintigramm n
~ **scintigraphy** Schilddrüsenszintigraphie f
~-**stimulating hormone** s. thyrotropin
~ **storm** s. thyrotoxicosis
~ **suppression** Schilddrüsensuppression f
~ **surgery** Schilddrüsenchirurgie f
thyroidectomize/to thyreoidektomieren, eine Thyreoidektomie (Schilddrüsenentfernung) durchführen
thyroidectomy Thyreoidektomie f, Schilddrüsenresektion f, [operative] Schilddrüsenentfernung f
thyroidism Hyperthyreoidismus m, Hyperthyreose f, Schilddrüsenüberfunktion f
thyroiditis Thyreoiditis f, Schilddrüsenentzündung f, Strumitis f
thyroidization Schilddrüsenhormonbehandlung f
thyroidotomy Thyroidotomie f, Schilddrüseninzision f, Schilddrüsenschnitt m
thyroidotoxin Thyreoidotoxin n, Schilddrüsengift n

thyrolingual s. thyroglossal
thyromegaly Schilddrüsenvergrößerung f
thyromimetic thyreomimetisch
thyroncus Schilddrüsentumor m, Schilddrüsengeschwulst f
thyroparathyroidectomy Thyreoparathyreoidektomie f, [operative] Schilddrüsen- und Nebenschilddrüsenentfernung f
thyropathy Thyreopathie f, Schilddrüsenkrankheit f, Schilddrüsenerkrankung f
thyropharyngeal duct Ductus m thyreopharyngeus
thyropharyngeus [muscle] Pars f thyropharyngea musculi constrictoris pharyngis inferioris
thyroprival thyreopriv, ohne Schilddrüse, schilddrüsenlos; Schilddrüsen[hormon]mangel...
~ **tetany** thyreoprive Tetanie f, Tetanie f nach Schilddrüsen- und Nebenschilddrüsenentfernung
thyroprivic, thyroprivous s. thyroprival
thyroprotein Thyr[e]oprotein n, Schilddrüsenprotein n
thyroptosis Thyreoptose f, Schilddrüsensenkung f
thyrosis Schilddrüsenfunktionsstörung f
thyrotherapy Thyreotherapie f, Schilddrüsenhormonbehandlung f
thyrotome Thyreotom n, Schildknorpelmesser n
thyrotomy Thyreotomie f, Thyreochondrotomie f, [operative] Schildknorpeldurchtrennung f, Schildknorpelspaltung f
thyrotoxaemia s. thyrotoxicosis
thyrotoxic thyreotoxisch, Thyreotoxikose..., Schilddrüsenüberfunktions...
~ **crisis** s. thyrotoxicosis
~ **heart** s. thyrocarditis
~ **storm** s. thyrotoxicosis
thyrotoxicosis Thyreotoxikose f, thyreotoxische Krise f, Hyperthyreose f, Schilddrüsenüberfunktion f
thyrotoxin Thyreotoxin n
thyrotrophic 1. thyreotrop[h], schilddrüsenstimulierend, die Schilddrüsentätigkeit steuernd; 2. Thyreotropismus...
thyrotrophin, thyrotropic hormone s. thyrotropin
thyrotropin Thyreotropin n, thyreotropes (schilddrüsenstimulierendes) Hormon n, TSH
~-**releasing factor** Thyreotropin-Freisetzungsfaktor m, TRF
thyrotropism Thyreotropismus m, Schilddrüsenabhängigkeit f
thyroxinaemia Thyroxinämie f, Vorhandensein n von Thyroxin im Blut
thyroxine Thyroxin n, Tetrajodthyronin n, T$_4$ (Schilddrüsenhormon)
thyroxinic Thyroxin...
tibia Tibia f, Schienbein n

tibial tibial, Tibia[l]..., Schienbein...
~ **bolt** Kondylenschraube f, Tibiakopfschraube f
~ **collateral ligament** Ligamentum n collaterale tibiale, inneres (tibiales) Kollateralband n
~ **collateral ligament of the ankle joint** Ligamentum n collaterale tibiale *(am Sprunggelenk)*
~ **crest** Margo m anterior tibiae, vordere Schienbeinleiste f, Schienbeinvorderkante f
~ **nail** Tibianagel m, Unterschenkelnagel m
~ **nerve** Nervus m tibialis, Schienbeinnerv m
~ **puncture** Tibiapunktion f, Schienbeinpunktion f
~ **shaft** Tibiaschaft m, Schienbeinschaft m
~ **tuberosity** Tuberositas f tibiae
tibialgia Tibialgie f, Schienbeinschmerz m
tibialis anterior [muscle] Musculus m tibialis anterior, vorderer Schienbeinmuskel m
~ **phenomenon** Tibialisphänomen n, Strümpellsches Zeichen n, Strümpell m, Tibialis-anterior-Syndrom n
~ **posterior [muscle]** Musculus m tibialis posterior, hinterer Schienbeinmuskel m
~ **posterior reflex** Tibialis-posterior-Reflex m
tibiocalcanean tibiokalkaneal, Tibia-Kalkaneus-..., Schienbein-Fersenbein-...
tibiofemoral tibiofemoral, Tibia-Femur-..., Schienbein-Oberschenkel[knochen]-...
~ **articulation** Kniegelenk n, Articulatio f genus
tibiofibular tibiofibulär, Tibia-Fibula-..., Schienbein-Wadenbein-...
~ **mortise** Sprunggelenkgabel f
~ **syndesmosis** Syndesmosis (Articulatio) f tibiofibularis
tibionavicular tibionavikular, Tibia-Navikulare-..., Schienbein-Kahnbein-...
~ **ligament** Ligamentum n tibionaviculare
tibioscaphoid s. tibionavicular
tibiotarsal tibiotarsal, Tibia-Tarsus-..., Schienbein-Fußwurzel-...
tic Tic[k] m, nervöse Muskelzuckung f
tick Zecke f
~-**bite paralysis** Zeckenparalyse f, Zeckenlähmung f
~-**borne** durch Zecken übertragen
~-**borne encephalitis** Zeckenenzephalitis f
~-**borne encephalitis virus** Zeckenenzephalitisvirus n
~-**borne typhus fever** Zeckenbißfieber n
~ **fever** s. Rocky Mountain spotted fever
~-**transmitted** s. ~-borne
tictology Geburtshilfe f, Obstetrik f
t.i.d. s. ter in die
tidal air Atem[zug]volumen n
~ **drainage** Tidal-Drainage f, Ebbe-Flut-Drainage f
~ **ventilation (volume)** s. tidal air
Tiemann's catheter Tiemann-Katheter m
Tietze's disease (syndrome) Tietze-Syndrom n, Tietzesche Krankheit f, Chondropathia f tuberosa

tiger-spotted s. tigroid
tigering of the heart muscle Tigerherz n
tigroid tigroid, gefleckt
~ **bodies** Tigroidsubstanz f, Nisslsche Schollen fpl
tigrolysis Tigrolyse f, Auflösung f der Tigroidsubstanz (Nisslschen Schollen)
timbre Klingen n (Auskultation)
tinct. s. tincture
tinction Tinktion f, Färbung f, Farbstoffzugabe f *(Rezeptur)*
tinctorial Färbungs...
tincture Tinktur f, [alkoholischer] Drogenauszug m
~ **of iodine** Jodtinktur f
tine Explorationssonde f *(Stomatologie)*
tinea Tinea f, Flechte f
~ **barbae** Tinea f barbae, Bartflechte f
tingle, tingling 1. Prickeln n, Kribbeln n, Stechen n *(Schmerz)*; 2. Summen n, Klingen n
tinkle Klingen n (Auskultation)
tinnitus [aurium] Tinnitus m aurium, Ohrenklingen n, Ohrensausen n, Ohrgeräusch n, Susurrus (Subilismus) m aurium
tintometer Tintometer n, Farbgehaltsmesser m; Blutfarbstoffgehaltsmesser m
tintometry Tintometrie f, Farbgehaltsmessung f; Blutfarbstoffgehaltsbestimmung f
tip of the nose Nasenspitze f, Apex m nasi
~ **of the tongue** Zungenspitze f, Apex m linguae
tiqueur Tickkranker m
tire/to ermüden, müde werden; erschöpfen
tire Ermüdung f; Erschöpfung f
tissue Gewebe n
~ **adhesive** Gewebekleber m
~ **anoxia** Gewebeanoxie f, Sauerstoffmangel m im Gewebe
~ **bank** Gewebebank f
~ **culture** Gewebekultur f
~ **culture cell** Gewebekulturzelle f
~ **culture neutralization test** Gewebekulturneutralisationstest m
~ **damage** Gewebeschaden m; Gewebeschädigung f
~ **debris** Gewebedebris m, Gewebenekrosen fpl
~ **destruction** Gewebezerstörung f
~ **dose** Gewebedosis f *(Radiologie)*
~ **drug level** Medikamentengewebespiegel m
~ **extract** Gewebeextrakt m
~ **fluid** Gewebeflüssigkeit f
~ **fluorescence intensity** Gewebefluoreszenzintensität f
~ **forceps** 1. Hakenzange f; 2. chirurgische Pinzette f
~ **grasping forceps** Gewebefaßzange f
~ **hormone** Gewebehormon f
~ **immunity** Gewebeimmunität f
~ **irritation** Gewebeirritation f, Gewebsreizung f
~ **level** Gewebespiegel m

tissue

~ **necrosin** Gewebenekrosin n
~ **necrosis** Gewebenekrose f, Gewebsnekrose f
~ **protector sheath** Gewebeschutzhülse f
~ **protein** Gewebeprotein n, Gewebseiweiß n
~ **protozoon** Gewebeprotozoon n
~ **section** Gewebeschnitt m
~ **smear** Gewebeausstrich m; Gewebeabstrich m
~ **thromboplastin** Gewebsthromboplastin n, Gewebsthrombokinase f
~ **tropism** Gewebstropismus m
~ **typing** Gewebetypisierung f, Gewebstypisieren n
tissular Gewebe...
~ **therapy** Gewebetherapie f
titillation Titillatio f, Jucken n, Kitzelgefühl n
titillomania Titillomanie f, Kratzwut f
titrate/to titrieren, eine Maßanalyse durchführen
titre Titer m
titrimetry Titrimetrie f, Titrieranalyse f, Maßanalyse f
titubation Titubation f, schwankender Gang m (z. B. bei Kleinhirnerkrankung)
T.O. s. tricuspid orifice
to-and-fro method To-and-fro-Methode f, Pendelatmungssystem n (Anästhesie)
to-and-fro murmur Lokomotivgeräusch n, Perikardreibegeräusch n
toad head Krötenkopf m, Froschkopf m; Anenzephalus m
~ **skin** Krötenhaut f, Krokodilhaut f, Phrynoderm n
~ **test** Krötentest m
tobacco [and alcohol] amblyopia Tabak-Alkohol-Amblyopie f, Tabak- und Alkoholintoxikationsschwachsichtigkeit f
~ **bag suture** Tabaksbeutelnaht f
~ **mosaic virus** Tabakmosaikvirus n
tobaccoism Tabakvergiftung f, Nikotinintoxikation f
tocodynamometer Tokodynamometer n, Wehenkraftmesser m
tocodynamometry Tokodynamometrie f, Wehenkraftmessung f
tocogram Tokogramm n, Wehenkurve f
tocograph Tokograph m, Wehen[kurven]schreiber m, Wehenaufzeichnungsgerät n
tocographic tokographisch
tocography Tokographie f, Wehen[kurven]schreibung f, Wehenaufzeichnung f
tocologist Geburtshelfer m
tocology Tokologie f, Geburtshilfe f
tocomania Tokomanie f, Puerperalpsychose f, Kindbettpsychose f, Wöchnerinnenpsychose f, Maieusiomanie f
tocometer s. tocodynamometer
tocopherol Tokopherol n, Vitamin E n, Fertilitätsvitamin n
tocophobia Tokophobie f, Wehenfurcht f, Angst f vor der Geburt, Maieusiophobie f

tocotachography s. 1. tocodynamometry; 2. tocography
tocus Partus m, Geburt f, Niederkunft f
toe Zehe f
~-**nail** Zehennagel m
~-**to-knee flexible adhesive bandage** Unterschenkelzinkleimverband m
~-**to-knee plaster cast** Unterschenkelgips m
toedrop Spitzfuß m
togavirus Togavirus n
toilet Wundtoilette f, Wundreinigung f
tokus s. tocus
tolbutamide Tolbutamid n (Antidiabetikum)
tolerance dose Toleranzdosis f, Dosis f tolerata (z. B. von Röntgenstrahlen)
toluene Toluol n, Methylbenzol n
toluidine Toluidin n, Aminotoluol n
~ **blue** Toluidinblau n
toluol s. toluene
Tomes's fibres Tomessche Fasern fpl, Odontoblastenfortsätze mpl
~ **granular layer** Tomessche Körnerschicht f
~ **process** Tomesscher Fortsatz m, Adamantoblastenfortsatz m
tomogram Tomogramm n, Röntgenschichtbild n, Röntgenschichtaufnahme f, Planigramm n
tomograph/to tomographieren, in Schichten darstellen, schichten
tomograph Tomograph m, Röntgenschichtungsgerät n
tomographic tomographisch
tomography Tomographie f, Röntgenschichtverfahren n, Röntgenschichtung f, Röntgenschichtdarstellung f, Planigraphie f, Stratigraphie f
tomomania 1. Tomomanie f, Operationswut f, Operationstrieb m; 2. Tomomanie f, Operationswahn m (Sucht, operiert zu werden)
tomotocia Tomotokie f, Schnittentbindung f, Kaiserschnitt m, Kaiserschnittentbindung f, Sectio f caesarea
tonaphasia Tonaphasie f, motorische Amusie f
tone 1. Ton m; 2. Tonus m, Spannung f, Spannungszustand m (z. B. Muskel)
~ **deafness** Tontaubheit f, sensorische Amusie f
tongue Zunge f, Lingua f (Zusammensetzungen s. a. unter lingual)
~ **apraxia** Zungenapraxie f
~ **blade holder** Mundspatelhalter m
~ **depressor** Zungendepressorium n, Zungenspatel m
~ **forceps** Zungen[faß]zange f
~ **malformation** Zungendeformierung f, Zungenfehlbildung f, Zungenmißbildung f
~ **seizing forceps** s. ~ forceps
~ **spatula** Zungenspatel m
~ **swallowing** Zurückfallen n der Zunge (bei Bewußtlosigkeit)
tonguetie Zungenbandverkürzung f

tonic 1. tonisch, Tonus...; 2. tonisierend, kräftigend, stärkend, anregend
tonic Tonikum *n*, tonisierendes (stärkendes) Arzneimittel *n*, Kräftigungsmittel *n*
~ **-clonic** tonisch-klonisch
~ **grasp reflex** tonischer Greifreflex *m*
~ **treatment** Tonikumbehandlung *f*
tonicity Tonizität *f*
ton[ic]oclonic tonisch-klonisch
tonofibril Tonofibrille *f*
tonofilament Tonofilament *n*
tonogram Tonogramm *n*, Druckkurve *f*
tonograph Tonograph *m*, Druck[kurven]schreiber *m*
tonographic tonographisch
tonography Tonographie *f*, Druck[kurven]schreibung *f*, Druckaufzeichnung *f*
tonometer Tonometer *n*, Augen[binnen]druckmeßgerät *n*
tonometric tonometrisch
tonometry Tonometrie *f*, Elastometrie *f*, Augen[binnen]druckmessung *f*
tonoscillograph Blutdruckaufzeichnungsgerät *n*, Blutdruckregistriergerät *n*
tonoscillography Blutdruckaufzeichnung *f*, Blutdruckregistrierung *f*
tonsil Tonsille *f*, Mandel *f (Zusammensetzungen s. a. unter tonsillar)*
~ **bed** Tonsillenlager *n*, Tonsillenloge *f*, Tonsillenbett *n*
~ **dissector** Tonsillenelevatorium *n*
~ **needle** Tonsillennadel *f*
~ **of the cerebellum** Kleinhirntonsille *f*, Tonsilla *f* cerebelli
~ **snare** Tonsillenschlinge *f (Instrument)*
~ **syringe** Tonsillenspritze *f*
tonsils *s.* tonsil
tonsillar tonsillär, tonsillar, Tonsillen..., Mandel... *(Zusammensetzungen s. a. unter tonsil)*
~ **arch** Gaumenbogen *m*
~ **branch of the external maxillary artery** Ramus *m* tonsillaris arteriae maxillaris externae
~ **calculus** *s.* tonsillolith
~ **crypt** Tonsillenkrypte *f*, Mandelkrypte *f*
~ **crypts of the lingual tonsils** Cryptae *fpl* tonsillares tonsillae pharyngeae, Rachenmandelkrypten *fpl*
~ **crypts of the palatine tonsils** Cryptae *fpl* tonsillares tonsillae palatinae, Gaumenmandelkrypten *fpl*
~ **fossa** Sinus *m* (Fossa *f*) tonsillaris, Tonsillengrube *f*
~ **herniation** Kleinhirntonsillenvorfall *m*, Kleinhirntonsilleneinklemmung *f*
~ **inflammation** *s.* tonsillitis
~ **surface** Tonsillenoberfläche *f*, Mandeloberfläche *f*
tonsillectome *s.* tonsillotome
tonsillectomy Tonsillektomie *f*, T. E., Tonsillenausschälung *f*, [operative] Mandelentfernung *f*

tonsillitic tonsillitisch, Mandelentzündungs..., Angina...
tonsillitis Tonsillitis *f*, Tonsillenentzündung *f*, [akute] Mandelentzündung *f*, Angina *f*
tonsillolith Tonsillolith *m*, Tonsillenstein *m*, Mandelstein *m*
tonsillomycosis Tonsillenmykose *f*, Mandelpilzinfektion *f*
tonsillopathy Tonsillopathie *f*, Tonsillenkrankheit *f*, Mandelerkrankung *f*
tonsillopharyngitis Tonsillopharyngitis *f*, Mandel- und Rachenentzündung *f*
tonsillotome Tonsillotom *n*, Tonsillenmesser *n*
tonsillotomy Tonsillotomie *f*, Tonsilleninzision *f*, Gaumenmandelkappung *f*
tonsilsector *s.* tonsillotome
tonus *s.* tone 2.
tooth Zahn *m*, Dens *m (Zusammensetzungen s. a. unter dental)*
~ **bud** Zahnknospe *f*
~ **forceps** 1. Dentalpinzette *f*; 2. Zahnextraktionszange *f*
~ **fracture** Zahnfraktur *f*
~ **malformation** Zahndeformierung *f*, Zahnfehlbildung *f*, Zahnmißbildung *f*
~ **root** Zahnwurzel *f*, Radix *f* dentis
~ **socket** Zahnfach *n*, Zahnalveole *f*, Alveolus *m* [dentalis]
~ **treatment** Zahnbehandlung *f*, Dentalbehandlung *f*
toothache Zahnschmerz *m*, Zahnweh *n*, Odontalgie *f*, Dentalgie *f*
top of the head Corona *f* capitis
topaesthesia Topästhesie *f*, Berührungslokalisation *f*, Berührungsortsbestimmung *f*
topagnosis *s.* topoanaesthesia
topalgia Topalgie *f*, örtliche Schmerzempfindung *f*
topectomy Topektomie *f*, umschriebene Hirnrindenexzision *f*
toper's nose Säufernase *f*, Trinkernase *f*
Töpfer's reagent Töpfers Reagens *n*, Dimethylaminoazobenzol *n*
tophus Tophus *m*, entzündlicher Knoten *m*; Gichtknoten *m*
topical 1. topisch, örtlich [begrenzt], lokal; 2. äußerlich wirkend
~ **anaesthesia** Oberflächenanästhesie *f*
~ **antibiotic** Oberflächenantibiotikum *n*
~ **treatment** Oberflächenbehandlung *f*, oberflächliche (topische) Therapie *f*
topoalgia *s.* topalgia
topoanaesthesia Topagnosie *f*, Topoanästhesie *f*, Verlust *m* des Berührungslokalisationssinns
topographic anatomy topographische Anatomie *f*
topography Topographie *f*, Körperregionsbeschreibung *f*
toponeurosis Toponeurose *f*, lokale Neurose *f*
topoparaesthesia Topoparästhesie *f*, lokale Empfindungsstörung *f*

topophobia

topophobia Topophobie f (Angst vor bestimmten Orten)
torcular [Herophili] Torcular m Herophili, Confluens m sinuum
toric torisch, Torus…, Wulst…
Torkildsen tube Torkildsen-Drainage f
tormina Tormina npl, Bauchschmerzen mpl, Bauchkrämpfe mpl, Darmgrimmen n
torminal, torminous Leibschmerzen…, Kolik…
torpescence Regungslosigkeit f, Stumpfheit f, Torpor m
torpid torpid, stumpfsinnig, apathisch; inaktiv, schlaff; nicht beeinflußbar (z. B. Krankheit)
torpidity, torpor Torpor m, Stumpfsinn m, Apathie; Inaktivität f, Lethargie f; Unbeeinflußbarkeit f
torsion Torsion f, Drehung f, Verdrehung f; Achsendrehung f
~ **dystonia** Torsionsdystonie f, Torsionsspasmus m
~ **fracture** Torsionsfraktur f, Verdrehungsknochenbruch m
~ **of the testis** Hodentorsion f
~ **of the umbilical cord** Nabelschnurverdrehung f
~ **spasm** s. ~ dystonia
torsive verdreht, gewunden
torso Torso m, Trunkus m, Rumpf m
~ **presentation** s. transverse presentation
torticollar Torticollis…, Schiefhals…
torticollis Torticollis m, Schiefhals m
tortuous s. torsive
toruloma Torulom n, Kryptokokkenknoten m
torulosis Torulosis f, Kryptokokkose f, europäische Blastomykose f
torulus Torulus m, kleiner Wulst m
torus Torus m, Wulst m(f)
total aphasia Totalaphasie f
~ **atrioventricular block** totaler (kompletter) Atrioventrikularblock m, Herzblock (AV-Block) m dritten Grades
~ **bilirubin** Gesamtbilirubin n
~-**body cooling** Ganzkörper[unter]kühlung f
~-**body irradiation** Ganzkörperbestrahlung f
~-**body scan** Ganzkörperszintigramm n
~-**body scanning** Ganzkörperszintigraphie f
~ **colour blindness** s. monochromasia
~ **dosage** Gesamtdosis f
~ **hip joint prosthesis** totale Hüftgelenkprothese f
~ **hip replacement** totaler Hüftgelenkersatz m
~ **hysterectomy** totale Hysterektomie (Gebärmutterentfernung) f
~ **leucocyte count** s. ~ white count
~ **lung capacity** totale Lungenkapazität f
~ **ophthalmoplegia** Totalophthalmoplegie f, komplette Ophthalmoplegie f
~ **protein** Gesamteiweiß f
~ **serum cholesterol** Gesamtserumcholesterin n
~ **syndactyly** totale Syndaktylie f, Löffelhand f
~ **white count** Gesamtleukozytenzahl f, Gesamtleukos mpl
touch 1. Palpation f, Palpieren n, Betasten n, Abtasten n, Abfühlen n, Befühlen n; 2. Tastsinn m, Tastgefühl n
~ **corpuscle** [Meissnersches] Tastkörperchen n, Corpusculum n tactum
tourniquet Tourniquet m, Torcular m, Aderpresse f; Stauschlauch m, Staubinde f
~ **paralysis** Abschnürungslähmung f, Kompressionsparalyse f
~ **test** Stauungstest m [nach Rumpel-Leede]
towel OP-Tuch n, Operationstuch n,
tower head (skull) Turmschädel m, Turrizephalus m; Pyrgozephalie f
toxaemia Toxämie f, Toxinämie f, Toxikämie f; Blutvergiftung f
~ **of pregnancy** Schwangerschaftstoxikose f, Gestose f, Gestationstoxikose f
toxaemic toxämisch, an Toxämie (Toxinämie) leidend; Blutvergiftungs…
toxalbumin Toxalbumin n
toxalbumose Toxalbumose f
toxemia s. toxaemia
toxic toxisch, giftig, Gift…
~ **absorption** Toxinabsorption f, Giftaufnahme f
~ **action** Giftwirkung f
~ **amblyopia** Intoxikationsamblyopie f, Vergiftungsschwachsichtigkeit f
~ **goitre** toxisches Schilddrüsenadenom n, Schilddrüsentoxikose f
~ **haemoglobinuria** toxische Hämoglobinurie f
~ **hepatitis** toxische Hepatitis (Leberentzündung) f
~ **hydrocephalus** toxischer Hydrozephalus m, Pseudotumor m cerebri
~ **insanity** Toxinpsychose f, Giftpsychose f
~ **melanodermatitis** Melanodermitis f toxica, Schwarzsucht f
~ **neuritis** toxische Nervenentzündung f
~ **tetanus** toxischer Wundstarrkrampf m
~ **unit** Toxineinheit f, Gifteinheit f
toxicaemia s. toxaemia
toxicant s. toxic
toxicant Toxikum n, Giftstoff m, Gift n; Toxin n
toxication Intoxikation f, Vergiftung f
toxicity Toxizität f, Giftigkeit f, Giftwirkung f
toxicoderma s. toxicodermatosis
toxicodermatitis Toxikodermatitis f, Hautentzündung f durch Giftwirkung
toxicodermatosis, toxicodermia Toxikodermatose f, Toxi[ko]dermie f, Toxikoderma n, toxisches Exanthem n, Hautkrankheit f durch Giftwirkung
toxicogenic 1. toxigen, Gift erzeugend; 2. durch Gift entstanden
toxicoid toxinartig, giftartig
toxicologic[al] toxikologisch
toxicologist Toxikologe m, Toxinspezialist m

toxicology Toxikologie f, Toxinlehre f
toxicomania Toxikomanie f, Giftsucht f; Rauschgiftsucht f
toxicomaniac Toxikomane m, Giftsüchtiger m; Rauschgiftsüchtiger m
toxicopathy s. toxicosis
toxicopectic toxinfixierend, giftbindend, giftneutralisierend
toxicopexis Toxinfixierung f, Toxinfixation f, Giftbindung f, Giftneutralisation f
toxicophobia Toxikophobie f, Toxinfurcht f, Giftangst f; Vergiftungsfurcht f
toxicosis Toxikose f, Toxikopathie f, Vergiftungskrankheit f
toxidermitis s. toxicodermatitis
toxiferous gifthaltig, giftenthaltend, giftführend; Gift erzeugend
toxigenic giftbildend; Toxine erzeugend (z. B. Bakterien)
toxigenicity Toxigenizität f, Giftbildungsfähigkeit f
toxigenous s. toxigenic
toxignomic toxinspezifisch, gifttypisch, giftcharakteristisch
toxin Toxin n
~-antitoxin Toxin-Antitoxin n
~-antitoxin reaction Toxin-Antitoxin-Reaktion f
~-producing toxinproduzierend
~ production Toxinproduktion f
toxinaemia s. toxaemia
toxinic Toxin...
toxinogenous toxinogen, toxinbildend
toxinosis s. toxicosis
toxinum s. toxin
toxiphobia s. toxicophobia
toxiphoric s. toxophorous
toxis Vergiftung f
toxisterol Toxisterin n
toxitherapy Antitoxintherapie f, Serumtherapie f, Gegengiftbehandlung f
toxoid Toxoid n, entgiftetes Toxin n
toxolecithin Toxolezithin n
toxolysin giftneutralisierender Stoff m, Antitoxin n
toxonosis s. toxicosis
toxopexic s. toxicopectic
toxophil[e] toxophil, giftliebend; giftempfänglich
toxophore Toxophor n, toxophore Gruppe f
toxophorous toxophor, gifttragend, toxintragend
toxoplasma antibody Toxoplasma-Antikörper m
Toxoplasma gondii Toxoplasma n gondii (hominis) (Toxoplasmoseerreger)
toxoplasm[at]ic toxoplasmatisch, Toxoplasmose...
toxoplasmin Toxoplasmin n, Toxoplasma-Antigen n
~ [skin] test Toxoplasmin-Test m, Toxoplasmose-Hauttest m

toxoplasmosis Toxoplasmosis f, Toxoplasmose f (Infektionskrankheit durch Toxoplasma gondii)
toxosis s. toxicosis
TPI [test] s. Treponema pallidum immobilization test
TPN s. triphosphopyridine nucleotide
tr. s. tincture
trabecula Trabecula f, Trabekel m, Bälkchen n, Balken m
trabecular trabekulär, Trabekel..., Bälkchen...,
~ artery Trabekelarterie f
~ meshwork Trabekelnetzwerk n, Trabekelgeflecht n
~ pigmentation Trabekelpigmentierung f
~ syncytial reticulosarcoma s. reticulocytic sarcoma
~ vein Trabekelvene f
trabecularism Trabekelstruktur f, Balkenstruktur f
trabeculate Balken...
trabeculation Trabekulation f, Trabekelbildung f, Balkenformierung f (in einem Organ)
trabeculectomy Trabekulektomie f, Sektorensinusektomie f (am Auge)
trabeculotomy Trabekulektomie f, Trabekelschnitt m
trace element Spurenelement n
tracer [element] Tracer m, Markierungselement n, Indikatorisotop n
trachea Trachea f, Luftröhre f (Zusammensetzungen s. a. unter tracheal)
~ retractor Trachealhäkchen n
tracheaectasy Trachealektasie f, Tracheadilatation f, Luftröhrenerweiterung f
tracheal tracheal, Trachea[l]..., Luftröhren...
~ aspiration 1. Trachealabsaugung f; 2. Luftröhrenaspiration f
~ bifurcation Luftröhrenaufzweigung f, Bifurcatio f tracheae
~ breath sounds Trachealrasseln n
~ cartilage s. ~ ring
~ catheter Trachea[l]katheter m
~ dilator Trachea[l]dilatator m
~ intubation Trachea[l]intubation f, tracheale Intubation f
~ mucosa Trachealmukosa f, Luftröhrenschleimhaut f
~ mucous gland Trachealschleimhautdrüse f
~ obstruction Tracheal obstruktion f, Tracheaverlegung f, Luftröhrenverschluß m
~ oedema Tracheal[schleimhaut]ödem n
~ rale Trachealrasseln n
~ respiration Trachealatmen n
~ ring Trachea[l]knorpel m, Luftröhren[knorpel]ring m, Cartilago f trachealis
~ shift Trachea[l]verschiebung f
~ stenosis Trachea[l]stenose f, Luftröhrenvereng[er]ung f
~ tenaculum s. trachea retractor
~ tube 1. Trachealtubus m, Endotrachealtubus m; 2. Trachealkanüle f

tracheal

~ **vein** Trachealvene f, Luftröhrenvene f, Vena f trachealis
trachealgia Trachealgie f, Trachealschmerz m, Luftröhrenschmerz m
tracheitis Tracheitis f, Trachealschleimhautentzündung f, Luftröhrenentzündung f
trachelagra Trachelagra f, Halsgicht f
trachelectomy Trachelektomie f, Zervixamputation f, [operative] Gebärmutterhalsabtragung f
trachelematoma Halshämatom n, Halsblutergruß m, Halseinblutung f
trachelism[us] Trachelismus m, tonischer Halsmuskelkrampf m *(Epilepsie)*
trachelitis Trachelitis f, Gebärmutterhalsentzündung f, Zervixentzündung f
trachelocele s. tracheocele
trachelocyllosis s. torticollis
trachelocystitis Trachelozystitis f, Blasenhalsentzündung f
trachelodynia Trachelodynie f, Halsmuskelschmerz m, Nackenschmerz m
trachelokyphosis Trachelokyphose f, Halswirbelsäulenkyphose f
trachelomastoid [muscle] Musculus m longissimus capitis, Langmuskel m des Halses
trachelomyitis Trachelomyositis f, Halsmuskelentzündung f
tracheloparasitus Tracheloparasit[us] m
trachelopexia Trachelopexie f, Zervixfixierung f, Gebärmutterhalsfixation f
tracheloplasty Tracheloplastik f, Zervixplastik f, Gebärmutterhalsplastik f
trachelorrhaphy Trachelorrhaphie f, Zervixnaht f, Gebärmutterhalsnaht f
trachelorrhecter Trachelorrhektor m *(Instrument zur Halswirbelsäulendurchtrennung)*
tracheloschisis Tracheloschisis f, Halsspalte f, Nackenspalte f
trachelosyringorrhaphy Trachelosyringorrhaphie f, Gebärmutterhals-Scheiden-Naht f
trachelotomy Trachelotomie f, Zervixinzision f, Gebärmutterhalsspaltung f, Gebärmutterhalsschnitt m
tracheoblenorrhoea Tracheoblennorrhoe f, Trachealschleimfluß m
tracheobronchial tracheobronchial, Trachea-Bronchus-..., Luftröhren-Bronchien-...
~ **airways** s. ~ tree
~ **aspiration** tracheobronchiale Absaugung f, Tracheobronchialabsaugung f
~ **secretion** Tracheobronchialsekret n
~ **suction** s. ~ aspiration
~ **toilet** Tracheobronchialtoilette f
~ **tree** Tracheobronchialbaum m
tracheobronchitis Tracheobronchitis f, Luftröhren- und Bronchienentzündung f
tracheobronchoscope Tracheobronchoskop n, Luftröhren-Bronchien-Spiegel m
tracheobronchoscopy Tracheobronchoskopie f, Luftröhren-Bronchien-Spiegelung f

tracheocele Trache[l]ozele f, Luftröhrenbruch m
tracheocutaneous tracheokutan, Luftröhren-Haut-...
~ **fistula** tracheokutane Fistel f, Luftröhren-Haut-Fistel f
tracheofissure s. tracheoschisis
tracheogram Tracheogramm n, Luftröhrenröntgen[kontrast]bild n
tracheography Tracheographie f, Luftröhrenröntgen[kontrast]darstellung f
tracheolaryngeal tracheolaryngeal, Trachea-Larynx-..., Luftröhren-Kehlkopf-...
tracheolaryngotomy Tracheolaryngotomie f, [operative] Luftröhren- und Kehlkopferöffnung f
tracheomalacia Tracheomalazie f, Luftröhrenerweichung f, Erweichung f der Trachealringe
tracheo-oesophageal tracheoösophageal, Trachea-Ösophagus-..., Luftröhren-Speiseröhren-...
~ **fistula** Tracheoösophagealfistel f, Luftröhren-Speiseröhren-Fistel f
~-**skin fistula** tracheoösophagokutane Fistel f, Luftröhren-Speiseröhren-Haut-Fistel f
tracheopathy Tracheopathie f, Trachealkrankheit f, Luftröhrenerkrankung f
tracheopharyngeal tracheopharyngeal, Trachea-Pharynx-..., Luftröhren-Rachen-...
tracheophony Tracheophonie f, Luftröhrenton m
tracheoplasty Tracheoplastik f, Luftröhrenplastik f
tracheopyosis Tracheopyosis f, Tracheitis f purulenta, eitrige Luftröhrenentzündung f
tracheorrhagia Tracheorrhagie f, Trachealblutung f, Luftröhrenblutung f
tracheorrhaphy Tracheorrhaphie f, Trachealnaht f, Luftröhrennaht f
tracheoschisis Tracheoschisis f, Trachealspalte f, Luftröhrenspalte f
tracheoscope Tracheoskop n, Luftröhrenspiegel m
tracheoscopic tracheoskopisch
tracheoscopy Tracheoskopie f, Luftröhrenspiegelung f
tracheostenosis Tracheostenose f, Trachealvereng[er]ung f, Luftröhreneinengung f
tracheostoma Tracheostoma n, Trachea[l]öffnung f, Luftröhrenfistel f
tracheostomy 1. Tracheostomie f, [operative] Luftröhrenfistelung f; 2. s. tracheostoma
~ **tube** s. tracheotomy tube
tracheotome Tracheotom n, Tracheotomiemesser n
tracheotomize/to tracheotomieren, eine Tracheotomie vornehmen, einen Luftröhrenschnitt durchführen
tracheotomy Tracheotomie f, Luftröhrenschnitt m, [operative] Luftröhreneröffnung f
~ **hook** Tracheotomiehaken m
~ **set** Tracheotomiebesteck n

~ tube Tracheotomietubus *m*, Trachea[l]kanüle *f*, Luftröhrenkatheter *m*
trachielcosis Trachea[l]ulzeration *f*, Luftröhrengeschwürbildung *f*
trachielcus Trachealulkus *n*, Luftröhrengeschwür *n*
trachitis *s.* tracheitis
trachoma Trachom *n*, Ägyptische Augenkrankheit (Körnerkrankheit) *f*, Conjunctivitis *f* granulosa (trachomatosa)
~ bodies (granulations) Trachomkörperchen *npl*, Halberstädter-Prowaczeksche Einschlußkörperchen *npl*, Trachomkörner *npl*
~ inclusion conjunctivitis *s.* trachoma
~ of the vocal bands Sängerknötchen *npl*, Noduli *mpl* vocales
trachomatous trachomatös, Trachom...
~ conjunctivitis *s.* trachoma
~ entropion Trachomentropion *n*, Narbentrachom *n*
~ keratitis (pannus) Trachomkeratitis *f*, Pannus *m* trachomatosus, Trachompannus *m*, Hornhautpannus *m* bei Trachom
trachyphonia Trachyphonie *f*, Rauhstimmigkeit *f*, Heiserkeit *f*
tract Tractus *m*, Zug *m*, Strang *m*, Bahn *f*
traction Traktion *f*, Ziehen *n*, Zug *m*
~ aneurysm Traktionsaneurysma *n*
~ bar Distraktionsklammer *f*
~ diverticulum Traktionsdivertikel *n* (Speiseröhre)
~ splint Extensionsschiene *f*
~ suture Zugnaht *f*, Haltenaht *f*
tractor Traktor *m*, Ziehinstrument *n*
tractotomy Traktotomie *f*, [operative] Nervenbahndurchtrennung *f*
tractus *s.* tract
traffic injury Verletzung *f* durch Verkehrsunfall
tragal Tragus...
~ cartilage Tragusknorpel *m*
tragic *s.* tragal
tragicus [muscle] Musculus *m* tragicus
tragophonia Tragophonie *f*
tragus 1. Tragus *m* (Vorsprung am äußeren Ohr); 2. Gehörgangshaar *n*
train nystagmus Eisenbahnnystagmus *m*
trainable trainierbar
trained nurse examinierte Schwester *f*, Vollschwester *f*
trance Trance *f*, Dämmerzustand *m*
tranquilize/to beruhigen
tranquilizer Tranquil[l]izer *m*, Beruhigungsmittel *n*, Ataraktikum *n*, Psychosedativum *n*
transabdominal transabdominal, durch den Bauch
transaminase Transaminase *f*, Aminotransferase *f*, Aminopeptidase *f (Enzym)*
transamination Transaminierung *f*
transanastomotic transanastomotisch, durch die Anastomose
transanimation Transanimation *f*, Mund-zu-Mund-Beatmung *f*, Reanimation *f*, Wiederbelebung *f*

transaortic transaortisch, durch die Aorta
transatrial transatrial, durch den Herzvorhof
transaxonal transaxonal, durch den Nervenachsenzylinder
transbronchial transbronchial, durch den Bronchus
transcavitary transkavitär, durch eine Körperhöhle
transcondylar, transcondyloid transkondylär, durch die Kondylen
transcortical transkortikal, durch die Rinde (Rindenschicht)
transcortin Transkortin *n (Serumglobulin)*
transcostal transkostal, durch die Rippen
transcription Transkription *f*, Übertragung *f*, Überschreibung *f (genetischer Informationen)*
transcutaneous transkutan, perkutan, durch die Haut
transduction Transduktion *f*, Wandlung *f*, Umwandlung *f (genetischen Materials)*
transduodenal transduodenal, durch den Zwölffingerdarm
transect/to durchtrennen, durchschneiden
transection Transektion *f*, Durchtrennung *f*, Durchschneiden *n*
transendothelial transendothelial, durch das Endothel
transfer a patient/to einen Patienten verlegen
transfer Transfer *m*, Übertragung *f*
~ ribonucleic acid Transfer-Ribonukleinsäure *f*, transfer-RNS *f*, t-RNS *f*
transferase Transferase *f (Enzym)*
transference *s.* transfer
transferrin Transferrin *n (Eisentransporteiweiß)*
~ complex Transferrinkomplex *m*
transfix/to transfixieren, durchbohren
transfixion Transfixation *f*, Durchbohren *n*, Durchbohrung *f*
~ ligature Durchstichligatur *f*
~ suture Durchstichnaht *f*
transforate/to den Fötusschädel durchbohren (perforieren)
transforation Transforation *f*, Fötusschädelperforation *f*
transformation 1. Transformation *f*, Umwandlung *f*, Umformung *f (z. B. von Gewebe)*; 2. Bakterientransformation *f*
transfuse/to transfundieren, eine Transfusion (Blutübertragung) durchführen, [Blut] übertragen
transfusion Transfusion *f*, Blutübertragung *f*
~ emergency Transfusionszwischenfall *m*
~ jaundice Transfusionshepatitis *f*, homologe Serumhepatitis *f*, homologer Serumikterus *m*
~ malaria Transfusionsmalaria *f*
~ of packed cells Erythrozytenkonzentrattransfusion *f*
~ reaction Transfusionsreaktion *f*; Transfusionszwischenfall *m*
~ set Transfusionsbesteck *n*

transfusionist

transfusionist Transfusionsarzt *m*
transgastric transgastrisch, durch den Magen
transglottic transglottisch, durch die Glottis (Stimmritze)
transhepatic transhepatisch, durch die Leber
transient transitorisch, vorübergehend; kurzfristig
transiliac transiliakal, zwischen den Darmbeinen
transilluminable transilluminierbar, durchleuchtbar
transillumination Transillumination *f*, Durchleuchtung *f*
~ **of the pupil** Pupillendurchleuchtung *f*
transisthmian transisthmisch, durch den Isthmus
transitional blindness transitorische Blindheit (Amaurose) *f*
~ **cell** 1. Übergangsepithelzelle *f*; 2. *s.* monocyte
~ **cell carcinoma** Übergangsepithelkarzinom *n*
~ **cell papilloma** Übergangsepithelpapillom *n*
~ **epithelium** Übergangsepithel *n*
~ **leucocyte** *s.* monocyte
~ **vertebra** Übergangswirbel *m*
translation Translation *f*, Übersetzung *f (genetischer Informationen)*
translocation Translokation *f*; Chromosomenmutation *f*
translucent, translucid transluzent, transluzid, durchscheinend
transmaxillary transmaxillär, durch die Oberkieferhöhle
transmigration Transmigration *f*
transmissibility Übertragbarkeit *f*, Übertragungsfähigkeit *f (z. B. Infektion)*
transmissible übertragbar, übertragungsfähig
transmission Transmission *f*, Übertragung *f*
~ **by cell** Zytopempsis *f*
~ **deafness** Schalleitungstaubheit *f*
transmitted haematogenously/to be hämatogen (auf dem Blutwege) übertragen werden
transmitter substance Transmittersubstanz *f*, Überträgersubstanz *f (z. B. für Nervenimpulse)*
transmural transmural, durch die Wand *(z. B. Herzinfarkt)*
transocular transokular, durch das Auge
transoesophageal transösophageal, durch die Speiseröhre
transorbital transorbital, durch die Augenhöhle
transosseous transossär, transossal, durch den Knochen
transpeptidase *s.* transaminase
transperitoneal transperitoneal, durch das Bauchfell
transphosphorylase Transphosphorylase *f (Enzym)*
transphosphorylation Transphosphorylation *f*, Phosphatgruppenaustausch *m*
transpirable transpirierbar, atmungsfähig
transpiration 1. Transpiration *f*, Schweißabsonderung *f*; 2. *s.* perspiration

transpire/to transpirieren, [aus]schwitzen, verdunsten
transplacental transplazental, durch die Plazenta
transplant/to transplantieren, Gewebe verpflanzen (überpflanzen, übertragen)
transplant Transplantat *n*, verpflanztes (überpflanztes) Gewebe *n*
~ **donor** Transplantatspender *m*
~ **lung** Transplantationslunge *f*, Lungentransplantat *n*
~ **operation** Transplantationsoperation *f*, Transplantation *f*
~ **patient** Transplantationspatient *m*; Transplantatempfänger *m*
~ **recipient** Transplantatempfänger *m*
~ **rejection** Transplantatabstoßung *f*
~ **team** Transplantationsgruppe *f*
~ **-versus-host disease (reaction)** Transplantat-gegen-Empfänger-Reaktion *f*
transplantation Transplantation *f*, Gewebeverpflanzung *f*, Gewebeübertragung *f*
~ **of the cornea** Hornhauttransplantation *f*, Keratoplastik *f*, Hornhaut[ersatz]plastik *f*
transpleural transpleural, durch das Brustfell
transport aminoaciduria renale Aminoazidurie *f*
~ **medium** Transportmedium *n (z. B. für Bakterien)*
transpose/to transponieren, verlagern, übertragen *(z. B. Gewebe)*
transposition Transposition *f*, Umstellung *f*, Verlagerung *f*, Übertragung *f*
~ **of the aorta** Transposition *f* der Aorta, Aortentransposition *f*
~ **of the great arteries (vessels)** Transposition *f* der großen Arterien (Gefäße), TGA
~ **of the heart** Herztransposition *f*
~ **of the pulmonary artery** Pulmonalarterientransposition *f*, Transposition *f* der Pulmonalarterie
~ **of the pulmonary veins** Pulmonalvenentransposition *f*, Lungenvenenfehlmündung *f*
~ **of the viscera** Eingeweidetransposition *f*, Transposio *f* viscerum, Situs *m* inversus
transpyloric transpylorisch, durch den Magenpförtner
transradiant durchstrahlend, röntgenstrahlendurchlässig
transsacral transsakral, durch das Kreuzbein
~ **block** Transsakralblock *m*, Sakral[nerven]anästhesie *f*
transseptal transseptal, durch die Scheidewand
transsexualism *s.* transvestism
transsphenoidal transsphenoidal, durch das Keilbein
~ **hypophysectomy** transsphenoidale Hypophysektomie (Hypophysenentfernung) *f*
transsternal transsternal, durch das Brustbein
transsymphyseal transsymphyseal, transsymphysär, durch die Symphyse

transtemporal transtemporal, durch den Temporallappen (Schläfenlappen)
transtentorial transtentorial, transtentoriell, durch den Tentoriumschlitz
transthalamic transthalamisch, durch den Thalamus
transthoracic transthorakal, durch den Brustkorb
transthyroid transthyreoidal, durch die Schilddrüse
transtracheal transtracheal, durch die Luftröhre
transtympanic transtympanal, durch das Trommelfell
transudate/to transsudieren, [Transsudat] absondern, ausschwitzen
transudate Transsudat *n*, Blutwassererguß *m*
transudation Transsudation *f*, Flüssigkeitsabsonderung *f*, Flüssigkeitsausschwitzung *f*
transumbilical transumbilikal, durch den Nabel
transurethral transurethral, durch die Harnröhre
transvaginal transvaginal, durch die Scheide
transversal *s.* transverse
transversalis fascia Fascia *f* transversalis
~ **sterni [muscle]** *s.* transverse thoracic muscle
transverse transvers[al], quer, Transversal..., Quer...; schräg
~ **abdominal incision** Bauchquerschnitt *m*, querer Bauchschnitt *m*
~ **abdominal muscle** Musculus *m* transversus abdominis, querer Bauchmuskel *m*
~ **arrest** tiefer Querstand *m* (bei der Geburt)
~ **arytenoid muscle** Musculus *m* arytenoideus transversus, schräger Kehlkopfmuskel *m*
~ **auricular muscle** Musculus *m* transversus auriculae
~ **carpal ligament** Ligamentum *n* carpi transversum, Retinaculum *n* flexorum manus
~ **cerebral fissure** Fissura *f* transversa cerebri
~ **cervical artery** Arteria *f* transversa colli, quere Halsarterie *f*
~ **cervical vein** Vena *f* transversa colli, quere Halsvene *f*
~ **colon** Colon *n* transversum, Querkolon *n*, querer Dickdarm[schenkel] *m*
~ **crural ligament** Ligamentum *n* transversum cruris, Retinaculum *n* musculorum extensorum superius
~ **diameter of the pelvic inlet** querer Beckeneingangsdurchmesser *m*
~ **diameter of the pelvic outlet** querer Beckenausgangsdurchmesser *m*
~ **facial artery** Arteria *f* transversa faciei, quere Gesichtsarterie *f*
~ **facial cleft** quere Gesichtsspalte *f*
~ **facial vein** Vena *f* transversa faciei, quere Gesichtsvene *f*
~ **folds of the rectum** Plicae *fpl* transversales recti, quere Rektumfalten (Mastdarmfalten) *fpl*
~ **foramen** Foramen *n* transversarium (der Halswirbelsäulenkörper)

~ **head of the adductor hallucis muscle** Caput *n* transversum musculi adductoris hallucis
~ **head of the adductor pollicis muscle** Caput *n* transversum musculi adductoris pollicis
~ **incision** Querschnitt *m*, Querinzision *f*
~ **lie** *s.* ~ presentation
~ **ligament of the acetabulum** Ligamentum *n* transversum acetabuli
~ **ligament of the atlas** Ligamentum *n* transversum atlantis
~ **ligament of the knee joint** Ligamentum *n* transversum genus
~ **lingual muscle** Musculus *m* transversus linguae, querer Zungenmuskel *m*
~ **mental muscle** Musculus *m* transversus menti
~ **mesocolon** Mesocolon *n* transversum, Querkolonmeso *n*
~ **midabdominal incision** Mittelbauchquerschnitt *m*
~ **nerve of the neck** Nervus *m* transversus colli
~ **nuchal muscle** Musculus *m* transversus nuchae, querer Halsmuskel *m*
~ **occipital sulcus** Sulcus *m* occipitalis transversus
~ **occipital torus** Torus *m* occipitalis transversus, Hinterhauptschuppenwulst *m*
~ **palatine suture** Sutura *f* palatina transversa, quere Gaumennaht *f*
~ **part of the duodenum** Pars *f* horizontalis duodeni
~ **pelvic (perineal) ligament** Ligamentum *n* transversum perinei (praeurethrale)
~ **presentation** Querlage *f* (bei der Geburt)
~ **process** Processus *m* transversus, Querfortsatz *m*
~ **process of the atlas** Processus *m* transversus atlantis
~ **rectal folds** *s.* ~ folds of the rectum
~ **scapular artery** Arteria *f* suprascapularis
~ **section** Querdurchtrennung *f*, Querdurchtrennen *n*, Querschnitt *m*
~ **septum** Septum *n* transversum (Embryologie)
~ **sinus** 1. Sinus *m* transversus pericardii; 2. Sinus *m* transversus durae matris
~ **sinus of the dura mater** Sinus *m* transversus durae matris
~ **sinus of the pericardium** Sinus *m* transversus pericardii
~ **skin incision** Hautquerschnitt *m*, Querinzision *f* der Haut
~ **stage of the duodenum** *s.* ~ part of the duodenum
~ **sulcus of the anthelix** Sulcus *m* anthelicis transversus
~ **temporal gyrus** Gyrus *m* temporalis transversus
~ **temporal sulcus** Sulcus *m* temporalis transversus
~ **thoracic muscle** Musculus *m* transversus thoracis, querer Brustmuskel *m*

transverse

~ **umbilical incision** querer Nabelschnitt *m*
~ **upper abdominal incision** Oberbauchquerschnitt *m*
~ **vein of the neck** *s.* ~ cervical vein
~ **vesical plica** Plica *f* vesicalis transversa
transversectomy Transversektomie *f*, [operative] Wirbelquerfortsatzentfernung *f*
transversospinalis muscle Musculus *m* transversospinalis
transversostomy 1. Transversostomie *f*, [operative] Querkolonfistelung *f*; 2. Transversostoma *n*, Querkolonfistel *f*, Querkolon[kunst]after *m*
transversotomy Transversotomie *f*, Querkolonschnitt *m*, [operative] Querkoloneröffnung *f*
transversus nuchae [muscle] *s.* transverse nuchal muscle
transvesical transvesikal, durch die Harnblase
transvestism Transvesti[ti]smus *m*, Transsexualismus *m*, Eonismus *m*
transvestite Transvestit *m*, Transsexueller *m*
transvestitism *s.* transvestism
transzygomatic transzygomatisch, durch den Jochbogen
trapezial 1. trapezial, Trapezium...; 2. trapezial, Trapezmuskel...
trapeziform trapeziform, trapezförmig
trapeziometacarpal trapeziometakarpal, Vieleckbein-Mittelhand[knochen]-...
trapezium [bone] *s.* trapezoid
trapezius [muscle] Musculus *m* trapezius, Trapezmuskel *m*, Kappenmuskel *m*
trapezoid trapezoid, trapezartig, trapezähnlich
trapezoid Trapezoideum *n*, Os *n* trapezoideum (multangulum minus), kleines Vieleckbein *n*, Multangulum *n* minus
~ **body** Corpus *n* trapezoideum, Trapezkörper *m*
~ **bone** *s.* trapezoid
~ **ligament** Ligamentum *n* trapezoideum, Trapezband *n*
~ **line (ridge)** Linea *f* trapezoidea *(am Schlüsselbein)*
trauma 1. Trauma *n*, Verletzung *f*, Gewalteinwirkung *f*; Wunde *f*; 2. Trauma *n*, seelische Erschütterung (Verletzung) *f*
traumatherapy Trauma[to]therapie *f*, Unfallbehandlung *f*
traumatic traumatisch, Trauma...
~ **anaesthesia** traumatische Anästhesie *f*, Wundstupor *m*
~ **asphyxia** traumatische Asphyxie (Erstickung) *f*, Kompressionsasphyxie *f*
~ **cataract** Cataracta *f* traumatica
~ **cyanosis** traumatische Zyanose *f*, Kompressionszyanose *f*
~ **dementia** [post]traumatische Demenz *f*
~ **neuroma** traumatisches Neurom *n*, Amputationsneurom *n*
~ **osteoporosis** traumatische Osteoporose *f*, Sudecksche Knochenatrophie *f*, Sudeck *m*, Sudecksche Krankheit *f*

~ **shock** traumatischer Schock *m*, Verletzungsschock *m*
~ **vasospastic syndrome** Preßluftwerkzeugsyndrom *n*, Preßlufthammerkrankheit *f*
traumatism Traumatisierung *f*, Verletzung *f*, Schädigung *f*
traumatize/to traumatisieren, ein Trauma bewirken, verletzen, schädigen
traumatogenic traumatogen, durch Unfall (Trauma) bewirkt
traumatologic traumatologisch
traumatologist Traumatologe *m*, Unfallarzt *m*
traumatology Traumatologie *f*, Unfall[heil]kunde *f*
traumatopathy Traumatopathie *f*, Unfallkrankheit *f*, Verletzungsfolge *f*
traumatopnoea Traumatopnoe *f*, Brustwandschlürfen *n*, Luftansaugung *f* an Brustwandwunden
traumatosis *s.* traumatism
traumatotherapy *s.* traumatherapy
travel sickness Reisekrankheit *f*
treat/to ärztlich (medizinisch) behandeln
~ **expectantly** abwartend (expektativ) behandeln
~ **with a truss** mit einem Bruchband behandeln
treatment Behandlung *f*, Therapie *f*
~ **failure** Therapieversagen *n*, Behandlungsmißerfolg *m*
~ **of choice** Therapie *f* der Wahl
~ **plan** Therapieplan *m*, Behandlungsplan *m*
trefoil tendon Zwerchfellzentralsehne *f*, Centrum *n* tendineum [diaphragmatis]
Treitz's hernia Treitzsche Hernie *f*, Hernia *f* recessus duodenojejunalis
trematode Trematode *f*, Saugwurm *m*
trematodiasis Trematodeninfektion *f*, Saugwurmbefall *m*
tremble/to zittern
trembling 1. *s.* tremor; 2. Konvulsion *f*, Krampf *m*
tremelloid gelatinös
tremogram Tremogramm *n*, Muskelzitterkurve *f*
tremograph Tremograph *m*, Tremorschreiber *m*
tremolabile tremolabil, schüttelempfindlich
tremophobia Tremophobie *f*, Tremorangst *f*, Zitterfurcht *f*
tremor Tremor *m*, Muskelzittern *n*, Zitterbewegung *f*, Zittern *n*
~ **of drinkers** Tremor *m* potatorum, Delirium *n* tremens, Säuferdelir *n*
tremostable tremostabil, schüttelfest
tremulation Zittern *n*, Schütteln *n*, Beben *n*
tremulous zitternd, schüttelnd, bebend
trench fever Trench fever *n*, Fünftagefieber *n*, Febris *f* quintana, Wolhynisches Fieber *n*, Schützengrabenfieber *n*
~ **mouth** Gingivitis *f* ulcerativa, Stomatitis *f* ulcerativa Plaut-Vincenti

Trendelenburg's operation Trendelenburgsche Operation f, Lungenembolektomie f, operative Lungenembolusentfernung f
~ **position** Trendelenburgsche Lagerung f, Beckenhochlagerung f
trepan Trepan m, Schädelbohrer m, Kraniotom n; Trepanationsfräser m
trepanation Trepanation f, Trepanieren n, Schädeleröffnung f, Schädelbohrung f
~ **hole (opening)** Trepanationsloch n, Trepanationsöffnung f
trepanize/to trepanieren, den Schädel anbohren (eröffnen), eine Entlastungstrepanation vornehmen, eine Trepanation durchführen
trephine/to s. trepanize/to
trephine s. 1. trepan; 2. trocar
trepidant s. tremulous
trepidatio[n] Trepidatio f, Trepidation f, Zittern n
treponema Treponema n, Spirochäte f
Treponema americanum (carateum) Treponema n americanum (carateum) *(Erreger der Pinta)*
~ **pallidum** Treponema n pallidum, Spirochaeta f pallida, Syphillisspirochäte f
~ **pallidum antibody** Treponema-pallidum-Antikörper m
~ **pallidum haemagglutination test** Treponema-pallidum-Hämagglutinationstest m
~ **pallidum immobilization test** Treponema-pallidum-Immobilisierungstest m, TPI-Test m
~ **pertenue** Treponema n pertenue *(Erreger der Frambösie)*
~ **pintae** s. Treponema americanum
treponemal treponemal, Treponemen..., Spirochäten...
~ **disease** s. treponematosis
~ **serologic test** serologischer Treponemennachweistest m
treponematologist Treponemaspezialist m, Spirochätenspezialist m
treponematosis, treponemiasis Treponematose f, Spirochäteninfektion f
treponemicidal treponemizid, treponementötend, spirochätentötend
treponemosis s. treponematosis
triad Triade f, Trias f, Dreiheit f, Trilogie f
~ **of Whipple** Whipplesche Trias f *(bei Hyperinsulinismus)*
triage [medizinische] Einstufung f
trial-frame Brillengläserprobiergestell n
~-**lens** Probierglas n, Probenlinse f
~ **of mannitol** Mannitoltest m
triangle Dreieck n, Trigonum n
~ **of election** Trigonum n caroticum superius, oberes Carotisdreieck n
~ **of necessity** Trigonum n caroticum inferius, unteres Carotisdreieck n
~ **of the neck** Halsdreieck n
triangular area of Hesselbach Trigonum n inguinale, Hesselbachsches Dreieck n

~ **bandage** Dreiecksverband m
~ **eminence** Eminentia f fossae triangularis
~ **fold** Plica f triangularis
~ **forceps** Dreieck[s]klemme f
~ **fossa** Fossa f triangularis auriculae
~ **fovea** Fovea f triangularis
~ **ligament** Diaphragma f urogenitale
~ **portion of the inferior frontal gyrus** Pars f triangularis gyri frontalis inferioris
triangularis 1. Os n triquetrum, Dreiecksbein n; 2. Musculus m triangularis (depressor anguli oris)
triatrial triatrial, mit drei Vorhöfen
~ **heart** Cor n triatriatum
tribade Tribade f, lesbische Frau f
tribadism Tribadie f, lesbische Liebe f
tribasilar synostosis tribasilare Synostose f, Tribasilarsynostose f *(vorzeitige Schädelbasisknochenverschmelzung)*
tribe Stamm m
tribrachius tribrachial, dreiarmig
tricarboxylic-acid cycle Trikarboxylsäurezyklus m, Zitronensäurezyklus m, Krebs-Zyklus m
tricellular trizellulär, dreizellig
tricephalus Trizephalus m, Mißgeburt f mit drei Köpfen
triceps dreiköpfig
~ **brachii muscle** Musculus m triceps brachii, Armstrecker m, dreiköpfiger Armmuskel m
~ **jerk** Trizeps[sehnen]reflex m
~ **muscle** Trizeps m, Dreikopfmuskel m, dreiköpfiger Muskel m
~ **reflex** s. ~ jerk
~ **surae muscle** Musculus m triceps surae, dreiköpfiger Wadenmuskel m
trichaesthesia s. trichoaesthesia
trichalgia Trichalgie f, Haarberührungsschmerz m
trichangiectasia Kapillardilatation f, Kapillargefäßerweiterung f
trichatrophia Trichatrophie f, Haaratrophie f
trichiasis Trichiasis f, Wimperneinwärtskehrung f
trichina Trichine f, Trichinella f spiralis
~ **larva** Trichinenlarve f
trichinella s. trichina
trichiniasis s. trichinosis
trichiniferous trichinenhaltig
trichinization Trichineninfektion f, Trichineninfestation f, Trichinenbefall m
trichinophobia Trichinophobie f, Angst f vor Trichineninfektion
trichinosis Trichinose f, Trichinenkrankheit f
trichinous trichinös, von Trichinen durchsetzt
trichitis Trichitis f, Haarfollikelentzündung f, Haarbalgentzündung f
trichloromethane Trichlormethan n, Chloroform n *(Narkosemittel)*
trichoaesthesia Trich[o]ästhesie f, Haargefühl n, Haarsensibilität f, Haarempfindung f, Haarempfindlichkeit f

trichoaesthesiometer 658

trichoaesthesiometer Trichoästhesiometer *n*, Haarempfindlichkeitsmeßinstrument *n*
trichoanaesthesia Trichoanästhesie *f*, Haargefühlverlust *m*, Haarempfindlichkeitsverlust *m*
trichobezoar Trichobezoar *m*, Haarknäuel *n*, Haargeschwulst *f (im Magen)*
trichocardia Trichokardie *f*, Zottenherz *n*, Cor *n* villosum
trichocephaliasis, trichocephalosis *s.* trichuriasis
Trichocephalus dispar (trichiuris) Trichocephalus *m* dispar (trichiuris), Peitschenwurm *m*
trichoclasia Trichoclasia *f* idiopathica, Trichoklasie *f*, Trichorrhexis *f* nodosa, Haarbrüchigkeit *f*, Haarsprödigkeit *f*
trichocryptosis Trichokryptose *f*, Haarbalgkrankheit *f*, Haarfollikelerkrankung *f*
trichoepithelioma Trichoepitheliom *n*
trichogen haarwuchsfördernder Stoff *m*
trichogenous haarbildend; haarwuchsfördernd
trichoglossia Trichoglossie *f*, Haarzunge *f*, Lingua *f* villosa
trichohyalin Trichohyalin *n*, Haar[wurzelscheiden]hyalin *n*
trichoid trichoid, haarähnlich, haarartig
trichokryptomania *s.* trichorrhexomania
tricholith Tricholith *m*, Haarstein *m*
trichology Trichologie *f*, Haar[krankheits]lehre *f*
trichoma Trichom[a] *n*, Weichselzopf *m*, Plica *f* polonica
trichomadesis Haarausfall *m*
trichomania *s.* trichotillomania
trichomatose trichomatös
trichomatosis Trichomatose *f*, Haarverfilzung *f*
trichomonacidal trichomonazid, trichomonadentötend
trichomonacide [agent] trichomonadentötendes Mittel *n*
trichomonad Trichomonade *f*
~ **vaginitis** Trichomonadenvaginitis *f*
trichomonadicidal *s.* trichomonacidal
trichomonal trichomonal, Trichomonaden...
~ **infection** *s.* trichomoniasis
trichomoniasis Trichomoniasis *f*, Trichomonasis *f*, Trichomonadeninfektion *f*
trichomonicide *s.* trichomonacide
Trichomycetes Trichomyzeten *mpl*, Haarpilze *mpl*
trichomycetosis, trichomycosis Trichomykose *f*, Trichomyzeteninfektion *f*, Haarpilzkrankheit *f*
trichonocardiasis Trichonokardiasis *f*, Trichonokardiose *f (Haarerkrankung durch Nocardia tenuis)*
trichonodosis Trichonodosis *f*, Trichonodose *f*, Haarverknotung *f*, Trichorrhexis *f* nodosa
trichonosis *s.* trichopathy
trichopathic trichopathisch, Haarkrankheits...
trichopathophobia Trichopathophobie *f*, Haarerkrankungsfurcht *f*
trichopathy Trichopathie *f*, Trichosis *f*, Haarerkrankung *f*, Haarleiden *n*

trichophagia Trichophagie *f*, [krankhaftes] Haaressen *n*, Haarverschlucken *n*
trichophobia Trichophobie *f*, Abneigung *f* gegen Haare
trichophyte *s.* trichophyton
trichophytic 1. Trichophyten...; 2. Trichophytose...
trichophytid Trichophytid *n*, Trichophytonexanthem *n*
trichophytin Trichophytin *n (Antigen)*
trichophytobezoar Trichophytobezoar *m*, Haar- und Pflanzenknäuel *n (im Magen)*
trichophyton Trichophyton *n*, Trichophyt *m*
trichophytosis Trichophytose *f*, Trichophytie *f*, Scherpilzflechte *f*
trichopoliosis Trichopoliose *f*, Poliosis *f*, Achromotrichie *f*, Haarergrauen *n*, Grauwerden *n* der Haare
trichoptilosis Trichoptilosis *f*, Fragilitas *f* crinium, Haarlängsspaltung *f*, Haaraufspaltung *f*, Haarauffaserung *f*
trichorrhexis Trichorrhexis *f*, Haarbrüchigkeit *f*
trichorrhexomania Trichorrhexomanie *f*, Trichokryptomanie *f*
trichorrhoea Haarausfall *m*
trichoschisis *s.* trichoptilosis
trichosis *s.* trichopathy
trichosporosis Trichosporosis *f*, Trichosporose *f*, Trichosporie *f*, Trichosporoninfektion *f*
trichostrongylosis Trichostrongyliasis *f*, Trichostrongylusinfektion *f*
trichotillomania Tricho[tillo]manie *f*, Haarrupfsucht *f*, krankhaftes Haarausrupfen *n*, Haarzupfkrankheit *f*
trichotrophy Trichotrophie *f*, Haarernährung *f*
trichroic 1. dreifarbig *(z. B. Kristalle);* 2. *s.* trichromatic
trichroism Trichroismus *m*, Trichromatismus *m*, Dreifarbigkeit *f (z. B. von Kristallen)*
trichromat[e] Trichromat[er] *m*, Dreifarbensichtiger *m*, Normalfarbsichtiger *m*
trichromatic 1. trichromat[isch], dreifarbig; 2. trichromat[isch], dreifarbensichtig, normalfarbsichtig
trichromatism *s.* 1. trichroism; 2. trichromatopsia
trichromatopsia Trichromatopsie *f*, Dreifarbensichtigkeit *f*, Normalfarbsichtigkeit *f*
trichromic 1. dreifarbig; 2. *s.* trichromatic
trichuriasis Trichuriasis *f*, Trichocephaliasis *f*, Trichozephalose *f*, Peitschenwurminfektion *f*
trichuris Trichuris *f* [trichiura], Trichocephalus *m* trichiura, Peitschenwurm *m*
tricipital dreiköpfig
~ **muscle** *s.* triceps muscle
tricrotic trikrot[isch], dreigipfelig *(Pulskurve);* dreischlägig
~ **pulse** Pulsus *m* tricrotus (triplex), trikroter (dreischlägiger) Puls *m*
tricrotism Trikrotie *f*, Dreigipfligkeit *f (Pulskurve);* Dreischlägigkeit *f (Puls)*

tricuspid 1. trikuspidal, dreizipflig; 2. Trikuspidal[is]..., Trikuspidalklappen...
~ **atresia** Trikuspidalatresie *f*, angeborener Trikuspidalklappenverschluß *m*
~ **insufficiency** Trikuspidal[is]insuffizienz *f*, Trikuspidalklappenschlußunfähigkeit *f*
~ **murmur** Trikuspidalisgeräusch *n*
~ **orifice** Ostium *n* atrioventriculare dextrum
~ **regurgitation** s. ~ insufficiency
~ **stenosis** Trikuspidal[is]stenose *f*, Trikuspidalklappenvereng[er]ung *f*
~ **valve** Trikuspidalklappe *f*, Valvula *f* tricuspidalis, Valva *f* atrioventricularis dextra
~ **valvular disease** Trikuspidalklappenerkrankung *f*
tridactyl tridaktyl, dreifingrig
tridermic von drei Keimblättern abstammend
tridermoma s. teratoma
trifacial nerve s. trigeminal nerve
trifid dreigeteilt; dreifach gespalten, dreispaltig
triflanged nail Dreilamellennagel *m (für Knochenbruchbehandlung)*
trifocal lens Trifokallinse *f*, Dreistärkenglas *n*
~ **spectacles** Trifokalbrille *f*, Dreistärkenbrille *f*
trifurcation Trifurkation *f*, Dreieraufspaltung *f*, Dreifachverzweigung *f*
trigastric dreibäuchig *(z. B. Muskel)*
trigeminal 1. dreifach, dreimal, trigeminal, Trigeminus...; 2. Trigeminusnerv[en]...
~ **cave** Cavum *n* trigeminale
~ **denervation** Trigeminusdenervierung *f*, Trigeminusnervenausschaltung *f*
~ **ganglion** Ganglion *n* trigeminale [Gasseri], Trigeminusganglion *n*
~ **impression of the temporal bone** Impressio *f* trigemini [ossis temporalis]
~ **knife** Trigeminusmesser *n*
~ **lemniscus** Lemniscus *m* trigeminalis
~ **nerve** Nervus *m* trigeminus, Trigeminus *m*, V. Hirnnerv *m*
~ **neuralgia** Trigeminusneuralgie *f*, Quintusneuralgie *f*, Gesichtsschmerz *m*
~ **nucleus** Trigeminus[nerven]kern *m*
~ **paralysis** Trigeminuslähmung *f*
~ **pulse** dreischlägiger Puls *m*, Pulsus *m* trigeminus, Trigeminus *m*
trigeminothalamic tract s. trigeminal lemniscus
trigeminus s. trigeminal nerve
trigeminy Trigeminie *f*, Trigeminusrhythmus *m*
trigger finger springender Finger *m (bei Sehnenscheidenentzündung)*
triglyceride Triglyzerid *n (Fettstoffwechsel)*
trigone Trigonum *n*, Dreieck *n*
~ **of the [urinary] bladder** Blasendreieck *n*, Trigonum *n* vesicae [Lieutaudi], Lieutaudsches Dreieck *n*
trigonitis Trigonitis *f*, Blasendreieckentzündung *f*
trigonocephalia Trigonozephalie *f*, Dreiecksköpfigkeit *f*
trigonocephalous trigonozephal, dreiecksköpfig

trigonocephalus Trigonozephalus *m*, Dreieckskopf *m*
trigonum s. trigone
triiodomethane Trijodmethan *n*, Jodoform *n*
triiodothyronine Trijodthyronin *n (Schilddrüsenhormon)*
trilaminar trilaminar, dreischichtig
trilobate, trilobular trilobulär, dreilappig
trilocular trilokulär, dreikammerig, dreifächerig
~ **heart** Dreikammerherz *n*, Cor *n* triloculare
trilogy Trilogie *f*
~ **of Fallot** Fallotsche Trilogie *f (Herzfehler mit Vorhofseptumdefekt, Rechtsherzhypertrophie und Pulmonalstenose)*
trimalleolar trimalleolär
~ **fracture** trimalleolärer Knöchelbruch *m*, Cottonsche Fraktur (Sprunggelenkfraktur) *f*
trimanual trimanual, dreihändig
trimenon, trimester Trimenon *n*, Trimester *n*, Vierteljahr *n (z. B. der Schwangerschaft)*
trimorphic, trimorphous trimorph, dreigestaltig
trinucleate dreikernig
triorchid triorchid, mit drei Hoden
triorchid Triorchid[er] *m*, Mann *m* mit drei Hoden
triorchi[di]sm Triorchidie *f*, Vorhandensein *n* von drei Hoden
trip-hammer pulse Wasserhammerpuls *m*
tripara Tripara *f*, Dreigebärende *f*
tripartite placenta dreilappige Plazenta *f*, Placenta *f* tripartita
tripeptid[e] Tripeptid *n*
triphalangism, triphalangy Triphalangismus *m*, dreigliedriger Daumen *m*
triphosphopyridine nucleotide Triphosphopyridinnukleotid *n*, TPN, Nikotinamid-adenin-dinukleotidphosphat *n*, NADP, Kohydr[ogen]ase II *f*, Koenzym II *n*
triple bypass Dreifach-Bypass *m (Herzkranzgefäßchirurgie)*
~ **change stethoscope** Dreifachstethoskop *n*
~ **drug therapy** Dreifachkombinationstherapie *f*
~ **kidney** Tripelniere *f*, Langniere *f* mit drei Nierenbecken
~ **phosphate crystals** Tripelphosphatkristalle *mpl*, Sargdeckelkristalle *mpl*
~ **stain** Dreifachfärbung *f (Histologie)*
~ **ureter** Tripelureter *m*, Ureter *m* triplex (trifidus)
~ **vaccine** Triple-Vakzine *f*, Dreifachimpfstoff *m*
~ **-X syndrome** XXX-Syndrom *n*, X-Trisomie *f (Chromosomenanomalie)*
triplegia Triplegie *f*, Dreifachlähmung *f*, Lähmung *f* dreier Gliedmaßen
triplet Drilling *m*
~ **pregnancy** Drillingsschwangerschaft *f*
triploblastic triploblastisch, dreikeimblättrig
triplocoria Tri[plo]korie *f*, Vorhandensein *n* von drei Pupillen
triploid triploid, dreifach *(Chromosomensatz)*
triplopia Triplopie *f*, Dreifachsehen *n*, Dreifachsichtigkeit *f*

triprosopia

triprosopia Triprosopie f, Dreigesichtigkeit f
tripsis 1. Massage f; Einreibung f; 2. s. trituration
tripus Tripus m, Dreifuß m, Mißgeburt f mit drei Füßen
triquetrous 1. dreieckig, triangular; 2. Triquetrum..., Dreieckbein...
~ **cartilage** s. arytenoid cartilage
triquetrum Os n triquetrum, Triquetrum n, Dreieckbein n
triradial, triradiate triradiär, dreistrahlig, Y-förmig
trisaccharide Trisa[c]charid n
trismic Trismus..., Kieferklemmen...
trismus Trismus m, Kieferklemme f, Kaumuskelkrampf m
trisomic trisom *(Chromosomen)*
trisomic Trisomer m
trisomy Trisomie f, Chromosomenverdreifachung f
~ **13** Trisomie f [des Chromosoms] XIII
~ **18** Trisomie f [des Chromosoms] XVIII, Edwardsches Syndrom n
~ **21 syndrome** Trisomie f [des Chromosoms] XXI, Langdon-Down-Syndrom n, Langdon-Downsche Krankheit f, Mongolismus m, mongoloide Idiotie f
tristichia[sis] Tristichiasis f, Vorhandensein n von drei Augenwimpernreihen
tristimania Melancholie f, Schwermütigkeit f
tritanomaly Tritanomalie f, Blauschwäche f, Blauschwachsichtigkeit f
tritanope Tritanoper m, Blaublinder m
tritanop[s]ia Tritanop[s]ie f, Violettblindheit f, Blau-Gelb-Blindheit f
trituberculár trituberkulär, dreihöckrig, dreiknotig
triturate/to zerreiben, verreiben, pulverisieren
trituration 1. Trituration f, Zerreiben n, Verreiben n, [feine] Pulverisierung f; 2. Einreibung f, Einreibungsmittel n *(Arzneiform)*
trivalve dreibranchig *(z. B. Spekulum)*
trivalvular dreivalvulär, dreiklappig
tRNA s. transfer ribonucleic acid
trocar Trokar m, Troikart m
trochanter Trochanter m, Rollhügel m
~ **major** Trochanter m major, großer Rollhügel m
~ **minor** Trochanter m minor, kleiner Rollhügel m
trochanteric trochanterisch, Trochanter..., Rollhügel...
~ **fossa** Fossa f trochanterica, Trochantergrube f
trochantin s. trochanter minor
trochar s. trocar
troche Trochiscus m, Pastille f
trochiscation Pastillenherstellung f, Pastillenherstellen n
trochiscus s. troche
trochlea Trochlea f, Rolle f
~ **of the astragalus** Trochlea f tali, Sprungbeinrolle f

660

~ **of the humerus** Trochlea f humeri, Humerusrolle f
~ **of the superior oblique muscle of the eye** Trochlea f musculi obliqui [oculi] superioris
trochlear trochlear, Trochlea..., Rolle[n]...
~ **fossa (fovea)** Fovea f trochlearis
~ **nerve** Nervus m trochlearis, IV. Hirnnerv m
~ **notch** Incisura f trochlearis
~ **nucleus** Nucleus m nervi trochlearis, Trochleariskern m
~ **process of the calcaneus** Trochlea f peronealis, Kalkaneusrolle f, Fersen[bein]rolle f
~ **spine** Spina f trochlearis
trochleariform trochleaförmig, rollenförmig
trochlearis [muscle] Musculus m obliquus bulbi superior, oberer schräger Augenmuskel m
trochocephalia Trochozephalie f, Rundköpfigkeit f
trochocephalic trochozephal, rundköpfig
trochocephalus Trochozephalus m, Rundkopf m
trochoginglymus Trochoginglymus m, Rad-Scharnier-Gelenk n
trochoid trochoid, radförmig
~ **joint** Radgelenk n, Articulatio f trochoidea
Tröltsch's spaces Tröltschsche Taschen fpl, Recessus mpl membranae tympani anterior et posterior
Trombicula akamushi Trombicula f akamushi, Kedanimilbe f *(Überträger der Tsutsugamushikrankheit)*
trombiculiasis Trombikuliasis f, Trombidiose f, Erythema n autumnale, Erntekrätze f, Heukrätze f
trombiculosis, trombidiosis s. trombiculiasis
tropacocaine Tropakokain n *(Alkaloid)*
trophesial, trophesic ernährungsgestört, minderversorgt *(z. B. Gewebe)*
trophic trophisch, [gewebs]ernährend, Ernährungs...
trophism Nutrition f, Ernährung f
trophoblast Trophoblast m, Trophoderm n, Plazentatrophoblast m, Ektoplazenta f
trophoblastic trophoblastisch, Trophoblast[en]...
trophoblastoma s. choriocarcinoma
trophocyte Trophozyt m, Ernährungszelle f; Sertolizelle f *(Hoden)*
trophoderm s. trophoblast
trophodermatoneurosis Trophodermatoneurose f, neurotische Hautatrophie f, Hauternährungsstörung f infolge Nervenschädigung
trophodynamics Trophodynamik f, Ernährungsdynamik f
trophoedema Trophödem n, kongenitales Lymphödem n, Hautschwellung f infolge gestörter Nervenversorgung
trophology Trophologie f, Ernährungswissenschaft f, Ernährungslehre f
trophoneurosis Trophoneurose f *(Ernährungsstörung des Gewebes nach Nervenschädigung)*

trophoneurotic trophoneurotisch, Trophoneurose...
trophonosis s. trophopathy
trophonucleus Trophonukleus m, Ernährungskern m, Stoffwechselkern m
trophopathy Trophopathie f, Mangel[ernährungs]krankheit f, Fehlernährungsleiden n
trophoplasm Trophoplasma n, Ernährungsplasma n
trophospongium Trophospongium n, Golgi-Apparat m, Apparato m reticulare interno
trophotherapy Trophotherapie f, Ernährungstherapie f; Diätbehandlung f
trophozoite Trophozoit m *(Malariaparasitenstadium)*
tropical abscess Tropenabszeß m; Amöbenabszeß m
~ **adenitis** tropischer Bubo m, Lymphogranuloma n venereum (inguinale)
~ **anhidrotic asthenia** anhidrotische Asthenie (Hitzeerschöpfung) f, Schweißstauungssyndrom n
~ **aphthae** s. ~ sprue
~ **disease** Tropenkrankheit f
~ **dysentery** Tropenruhr f, Amöbendysenterie f, Amöbenruhr f, Amöbiasis f *(durch Entamoeba histolytica)*
~ **dyshidrotic asthenia** s. ~ anhidrotic asthenia
~ **eosinophilia** tropische Eosinophilie f
~ **macrocytic anaemia** Tropenanämie f
~ **medicine** Tropenmedizin f
~ **megaloblastic (megalocytic) anaemia** Tropenanämie f
~ **pemphigus** Tropenpemphigus m, Pemphigus m tropicus
~ **phagedaena** s. ~ ulcer
~ **river blindness** s. onchocerciasis
~ **sloughing phagedaena** s. ~ ulcer
~ **sore** Orientbeule f, Aleppobeule f, Leishmaniosis f tropica (furunculosa)
~ **sprue** tropische Sprue f, tropische Aphthen fpl, Aphthae fpl tropicae
~ **sweat rash** s. miliaria
~ **tinea circinata** tropische Epidermophytie f, Tinea f imbricata
~ **typhus** s. tsutsugamushi disease
~ **ulcer** Tropenulkus n, Tropengeschwür n, Ulcus n tropicum, Phagedaena f tropica
tropin Tropin n *(Atropinspaltprodukt)*
tropism Tropismus m, Reizhinwendung f *(Zellen)*
tropocollagen Tropokollagen n *(Kollagenfaserbestandteil)*
tropomyosin Tropomyosin n *(Muskeleiweiß)*
true conjugate Conjugata f vera *(bei der Beckenvermessung)*
~ **gas gangrene** Klostridienmyonekrose f, Gasödem n, Gasbrand m, Gasgangrän f
~ **lepra** Lepra f arabicum
~ **pelvis** Pelvis n minor, kleines (echtes) Becken n
~ **rib** Costa f vera, echte Rippe f

~ **skin** Cutis f vera, Korium n, Lederhaut f
~ **smallpox** Variola f vera, echte Pocken pl
truncal trunkal, trunkulär, Stamm...
~ **vagotomy** Stammvagotomie f, trunkuläre Vagotomie f
truncoconal septum s. aorticopulmonary septum
truncus s. trunk
trunk Trunkus m, Stamm m; Rumpf m
~ **of the corpus callosi** Truncus m corporis callosi
~ **presentation** s. transverse presentation
truss Bruchband n
trypan blue Trypanblau n *(trypanozider Farbstoff)*
trypanocidal trypanozid, trypanosomen[ab]tötend
trypanocide [agent] trypanozides (trypanosomentötendes) Mittel n
trypanolysin Trypanolysin n
trypanolysis Trypanolyse f, Trypanosomenauflösung f, Trypanosomenzerstörung f
trypanolytic trypanolytisch, trypanosomenauflösend, trypanosomenzerstörend
Trypanosoma brucei Trypanosoma n brucei *(Erreger der Naganaseuche)*
~ **cruzi** Trypanosoma n cruzi *(Erreger der Chagaskrankheit)*
~ **gambiense** Trypanosoma n gambiense *(Erreger der westafrikanischen Schlafkrankheit)*
~ **rhodesiense** Trypanosoma n rhodesiense *(Erreger der ostafrikanischen Schlafkrankheit)*
trypanosomacidal s. trypanocidal
trypanosomal trypanosomal, Trypanosomen...
~ **chancre** Trypanosomenschanker m
trypanosomatosis s. trypanosomiasis
trypanosomatotropic trypanosomatotrop, trypanosomenanziehend
trypanosome Trypanosom[a] n *(geißeltragender Endoparasit)*
~ **fever** s. trypanosomiasis
trypanosomiasis Trypanosomiasis f, Trypanose f, Trypanosomenerkrankung f, Schlafkrankheit f, Tsetsekrankheit f
trypanosomic s. trypanosomal
trypanosomid Trypanosomid n *(Hautausschlag bei Trypanosomeninfektion)*
trypanosomosis s. trypanosomiasis
trypsin Trypsin n *(Enzym)*
~-like trypsinartig
trypsinogen Trypsinogen n *(Trypsinvorstufe)*
tryptase s. trypsin
tryptic 1. tryptisch; 2. Trypsin...
~ **digestion** tryptische Digestion (Verdauung) f
tryptolytic tryptolytisch
tryptophan Tryptophan n *(essentielle Aminosäure)*
tryptophanaemia Tryptophanämie f, Vorhandensein n von Tryptophan im Blut

tryptophanase

tryptophanase Tryptophanase f *(Enzym)*
tryptophanuria Tryptophanurie f, Tryptophanausscheidung f im Urin
T.S. s. test solution
tsetse [fly] Tsetsefliege f
tsp s. teaspoonful
tsutsugamushi disease (fever) Tsutsugamushikrankheit f, Tsutsugamushifieber n, Kedanikrankheit f, Japanisches Flußfieber n, Milbenfleckfieber n
tuba 1. Tuba f auditiva [Eustachii], Tube f, Ohrtrompete f; 2. Tuba f uterina (Falloppii, uteri), Tube f, Muttertrompete f, Eileiter m
tubage Tubuseinführung f, Intubation f; Kathetereinführung f
tubal 1. Tuben..., Ohrtrompeten...; 2. Tuben..., Tubar..., Eileiter...
~ **abortion** Tubarabort m
~ **block** 1. Tubenobstruktion f, Tubenverlegung f, Ohrtrompetenverschluß m; 2. Tubenobstruktion f, Eileiterverschluß m
~ **elevation** Tubenwulst m, Torus m tubarius
~ **extremity of the ovary** Extremitas f tubaria
~ **insufflation** Tubeninsufflation f, Tubendurchblasung f, Pertubation f
~ **mole** Tubenmole f, Eileitermole f
~ **occlusion** Tubenokklusion f, Eileiterverklebung f, Eileiterverschluß m
~ **patency** Tubendurchgängigkeit f
~ **patency testing** Tubendurchgängigkeitsprobe f
~ **plica** Tubenfalte f, Eileiter[schleimhaut]falte f, Plica f tubaria
~ **pregnancy** Tubargravidität f, Eileiterschwangerschaft f
~ **rupture** Tubenruptur f, Eileiterzerreißung f
~ **tonsil** Tubentonsille f, Tubenmandel f, Tonsilla f tubaria
tube 1. Röhre f, Rohr n; Drain m(n), Ableitungsrohr m; 2. Sonde f, Schlauch m; Magenschlauch m; 3. s. tubus; 4. s. tuba
~ **curare** s. tubocurare
~ **drainage** Schlauchdrainage f
~ **feeding** Sondenernährung f
~ **fixation stand** Tubusstativ n
~ **graft** s. tunnel graft
~ **vision** s. tubular vision
tubectomy Tubektomie f, Tubenresektion f, Tubenexstirpation f, [operative] Eileiterentfernung f
tubed flap Rollappen m *(Hautverpflanzung)*
tuber Tuber m, Knollen m, Höcker m, Vorsprung m
~ **angle** Tuber-Gelenk-Winkel m
tuberal Tuber..., Knollen..., Höcker...
tubercle 1. Tuberkel m, Tuberculum n, Höckerchen n, kleiner Vorsprung (Knochenvorsprung) m; 2. Tuberkel m, Knötchen n; Tuberkuloseknötchen n
~ **bacillus** Tuberkelbazillus m, TB, Mycobacterium n tuberculosis
~ **of the pubis** Tuberculum n pubicum

662

tubercular 1. tuberkular, knotig, höckrig; 2. s. tuberculous
tuberculated tuberkelübersät, knötchenbedeckt
tuberculation Tuberkelentwicklung f, Tuberkelentstehung f, Knötchenbildung f
tuberculid[e] Tuberkulid n, Hauttuberkuloseknoten m
tuberculin Tuberkulin n *(zur Tuberkulosetestung)*
~ **hypersensitivity** s. ~-type sensitivity
~ **-negative** tuberkulinnegativ
~ **patch test** Tuberkulin-Pflasterprobe f
~ **-positive** tuberkulinpositiv
~ **precipitation** Tuberkulinpräzipitation f
~ **reaction** Tuberkulinreaktion f
~ **skin test** Tuberkulinhauttest m, Tuberkulinkutanprobe f
~ **syringe** Tuberkulinspritze f
~ **test** Tuberkulintest m, Tuberkulinprobe f
~ **-type allergy** Tuberkulinspätreaktion f, Tuberkulinallergie f, Tuberkulin[spätreaktions]typ m
~ **-type sensitivity** Tuberkulinsofortreaktion f, Tuberkulinschnellreaktion f
tuberculin[iz]ation Tuberkulindiagnostik f, Tuberkulinanwendung f, Tuberkulinapplikation f
tuberculinotherapy Tuberkulintherapie f, Tuberkulinbehandlung f
tuberculization s. tuberculation
tuberculocidal tuberkulozid, tuberkelbakterientötend
tuberculocide tuberkulozides (tuberkelbakterientötendes) Mittel n
tuberculoderm[a] Tuberkuloderm[a] n, Hauttuberkulose f
tuberculoid 1. tuberkuloid, knötchenförmig, knötchenartig; 2. s. tuberculous
~ **leprosy** tuberkuloide Lepra f
tuberculoma Tuberkulom n, Tuberkuloseschwulst f, Tuberkuloseknoten m
~ **of the nose** Nasentuberkulom n
tuberculomania Tuberkulomanie f, Tuberkulosewahn m
tuberculophobia Tuberkulophobie f, Tuberkulosefurcht f, Tuberkuloseangst f
tuberculoprotein Tuberkuloprotein n, Tuberkelbakterieneiweiß n
tuberculosarium Tuberkulosesanatorium n, Tuberkuloseheilstätte f
tuberculose s. tuberculous
tuberculosilicosis Tuberkulosilikose f, Silikotuberkulose f, Staublungentuberkulose f
tuberculosis Tuberkulose f, Tbk, Tbc, Knötchenkrankheit f *(durch Mycobacterium tuberculosis) (Zusammensetzungen s. a. unter tuberculous)*
~ **morbidity rate** Tuberkulosemorbiditätsrate f
~ **mortality rate** Tuberkulosemortalitätsrate f
~ **of the bone** Knochentuberkulose f
~ **of the epididymis** Nebenhodentuberkulose f
~ **of the larynx** Kehlkopftuberkulose f

tumouraffin

~ **of the lung** Lungentuberkulose *f*
~ **of the lymphatic glands** Lymphknotentuberkulose *f*
~ **of the spine** *s.* tuberculous spondylitis
tuberculostatic tuberkulostatisch, tuberkelbakterienhemmend
tuberculostatic [agent] Tuberkulostatikum *n*, tuberkulostatisches (tuberkelbakterienhemmendes) Mittel *n*
tuberculotic Tuberkulosekranker *m*, Tuberkulöser *m*
tuberculous tuberkulös, Tuberkulose...
~ **caries of bone** *s.* tuberculosis of the bone
~ **cavity** Kaverne *f*, tuberkulöse Höhle *f*
~ **dactylitis** Spina *f* ventosa, Winddorn *m*, tuberkulöse Finger- und Zehenknochenauftreibung *f*
~ **infection** Tuberkuloseinfektion *f*
~ **laryngitis** *s.* tuberculosis of the larynx
~ **lesion** Tuberkuloseherd *m*
~ **meningitis** tuberkulöse Meningitis *f*, Meningitis *f* tuberculosa
~ **pericarditis** tuberkulöse Herzbeutelentzündung *f*, Pericarditis *f* tuberculosa
~ **rheumatism** Gelenktuberkulose *f*, Gelenk-Tbk *f*, Arthritis *f* tuberculosa
~ **salpingitis** Eileitertuberkulose *f*, Eileiter-Tbk *f*
~ **spondylitis** Wirbelsäulentuberkulose *f*, Wirbelsäulen-Tbk *f*, Spondylitis *f* tuberculosa, Morbus *m* Pott, Malum *n* Potti, Pottsche Krankheit *f*
~ **tendosynovitis** Sehnenscheidentuberkulose *f*, Sehnenscheiden-Tbk *f*
tuberculum *s.* tubercle
tuberosity Tuberositas *f*, Rauhigkeit *f*, höckrige Stelle *f*
~ **of the cuboid bone** Tuberositas *f* ossis cuboidei
~ **of the ischium** Tuber *m* ischiadicum, Sitzbeinhöcker *m*, Sitzbeinknorren *m*
~ **of the navicular bone** Tuberositas *f* ossis navicularis
~ **of the palatine bone** Processus *m* pyramidalis ossis palatini
~ **of the tibia** Tuberositas *f* tibiae
~ **of the ulna** Tuberositas *f* ulnae
tuberous tuberös, höck[e]rig
~ **cystic tumour of the breast** Cystosarcoma *n* phylloides
tubing clamp forceps Schlauchklemme *f*
tubo-abdominal tuboabdominal, salpingoabdominal, Eileiter-Bauch[höhlen]-...
~ **pregnancy** Eileiter-Bauchhöhlen-Schwangerschaft *f*
tubocurare Tubokurare *n*, Tubokurarin *n*, Tubakurarin *n* *(Muskelrelaxans)*
tubocurarine *s.* tubocurare
tuboligamentary, tuboligamentous Eileiter-Ligamentum-latum-...
tubo-ovarian tuboovarial, Eileiter-Eierstock-...
~ **abscess** Tuboovarialabszeß *m*, Eileiter-Eierstock-Abszeß *m*

~ **cyst** Tuboovarialzyste *f*, Eileiter-Eierstock-Zyste *f*
~ **pregnancy** Tuboovarialgravidität *f*, Eileiter-Eierstock-Schwangerschaft *f*
tubo-ovariotomy *s.* salpingo-oophorectomy
tubo-ovaritis *s.* salpingo-oophoritis
tuboperitoneal tuboperitoneal, Eileiter-Bauchfell-...
tuboplasty *s.* salpingoplasty
tubotympanal, tubotympanic tubotympanal, Ohrtrompeten-Paukenhöhlen-...
tubo-uterine tubouterin, Eileiter-Gebärmutter-...
tubovaginal tubovaginal, Eileiter-Scheiden-...
tubular tubulär, röhrenförmig, schlauchförmig; Tubulus...
~ **bone** Röhrenknochen *m*
~ **epithelium** Tubulusepithel *n*
~ **fascial stripper** röhrenförmiger Faszienstripper *m*
~ **injury** Tubulusschädigung *f*, Tubulusverletzung *f (der Niere)*
~ **malfunction** Tubulusfunktionsstörung *f*
~ **structure** Tubulusstruktur *f*
~ **vision** Röhrensehen *n*; röhrenförmiges Gesichtsfeld *n*
tubule Tubulus *m*, Röhrchen *n*, Kanälchen *n*, Schlauch *m*
tubuloacinous tubuloazinös *(z. B. Drüse)*
tubuloalveolar tubuloalveolar *(z. B. Drüse)*
tubulointerstitial tubulointerstitiell
tubulolymphatic tubulolymphatisch
tubulous tubulös, kanälchenhaltig; Tubulus...
tubulovenous tubulovenös
tubulus *s.* tubule
tubus Tubus *m*, Narkosetubus *m*, Trachealtubus *m*
tularaemia Tularämie *f*, Hasenpest *f*
tularaemic pneumonia Tularämiepneumonie *f*
tumefacient [an]schwellend; [an]geschwollen
tumefaction 1. Tumeszenz *f*, Schwellung *f*; Anschwellung *f*; 2. Anschwellen *n*
tumefy/to [an]schwellen
tumescence *s.* tumefaction
tumid [an]geschwollen, ödematös
tumidity Schwellungszustand *m*, Schwellung *f*
tumor *(Am) s.* tumour
tumour Tumor *m*, Geschwulst *f*
~ **cell** Tumorzelle *f*, Geschwulstzelle *f*
~ **cell vaccine** Tumorzellenvakzine *f*
~ **diagnosis** Tumordiagnostik *f*
~ **[grasping] forceps** Tumor[faß]zange *f*
~ **growth** Tumorwachstum *n*
~ **induction** Tumorinduktion *f*
~ **infiltration** Tumorinfiltration *f*
~ **pathology** Tumorpathologie *f*
~ **recurrence** Tumorrezidiv *n*
~ **removal** Tumorentfernung *f*
~ **tissue** Tumorgewebe *n*
tumouraffin tumoraffin, tumorwirksam, geschwulstwirksam

tumoural

tumoural s. tumourous
tumouricidal tumorzerstörend
tumourigenic tumorbildend, geschwulstproduzierend
tumourous tumorös, tumorartig, geschwulstartig, Tumor..., Geschwulst...
Tunga penetrans Tunga f penetrans, Sandfloh m
tungiasis Tungiasis f, Sandflohbefall m
tunic[a] Tunica f, Tunika f, Häutchen n; Gewebsschicht f
tuning-fork test Stimmgabeltest m, Stimmgabelprobe f
tunnel anaemia (disease) s. ancylostomiasis
~ **flap** Rundstiellappen m (Gewebetransplantation)
~ **graft** Rundstiellappentransplantat n
~ **vision** s. tubular vision
turbid trübe
turbidimeter Turbidimeter n, Trübungsmesser m
turbidimetric turbidimetrisch
turbidimetry Turbidimetrie f, Trübungsmessung f
turbidity Trübung f
turbinal s. turbinate
turbinate turbinal, gewunden
turbinate [bone] Concha f nasalis, Nasenmuschel f
~ **crest** Crista f conchalis, Nasenmuschelleiste f
turbinectomy Nasenmuschelresektion f, [operative] Nasenmuschelentfernung f
turbinotome Nasenmuschelmesser n
turbinotomy Nasenmuschelinzision f, Nasenmuschelschnitt m
Türck's bundle Türcksches Bündel n, Türcksche Bahn f, Fasciculus m Türcki, temporale Brückenbahn f
turgescence 1. Turgeszenz f, Schwellung f, Anschwellung f; 2. Blutreichtum m, Blutfülle f
turgescent anschwellend
turgid 1. s. tumid; 2. hyperämisch, blutgefüllt, blutreich, blutvoll, angeschoppt
turgor Turgor m, Gewebespannung f
Turkish bath türkisches Bad n, Heißluftbad n
turn/to wenden, drehen, die Kindslage verändern (z. B. bei der Geburt)
Turner's syndrome Turnersches Syndrom n, Morgagni-Turner-Albrightsches Syndrom n, Ovarialagenesie f
turning Wendung f, Drehung f, Version f (bei der Geburt)
turricephalia Turrizephalie f, Turmschäd[e]ligkeit f
turricephalous turrizephal, turmschäd[e]lig
turricephalus Turrizephalus m, Turmschädel m
tusk s. canine tooth
tussal s. tussive
tussiculation Hüsteln n
tussis Tussis f, Husten m
tussive Tussis..., Husten...

664

~ **fremitus** Stimmfremitus m
twang näselnde Stimme f, Näseln n
twelfth cranial nerve XII. Hirnnerv m, Nervus m hypoglossus
twig 1. Arteriole f; Gefäßast m, Blutgefäßzweig m; 2. Nervenfilament n, Nervenfaser f
twilight state Dämmerzustand m
twin Zwilling m
~ **monster** Zwillingsmißgeburt f, Doppelmißbildung f
~ **pregnancy** Zwillingsschwangerschaft f
twinge stechender Schmerz m
twisted hairs Pili npl torti, gedrehte Haare npl (Haarabnormität)
twisters cramp Weberkrampf m
twisting of the umbilical cord Nabelschnurverdrehung f
twitch/to zucken, krampfen
twitch[ing] Muskelzucken n, Muskelzuckung f
two-glass pyuria Zweigläserpyurie f
~-**glass test** Zweigläserprobe f
~-**joint muscle** Zweigelenkmuskel m, Doppelgelenkmuskel m
~-**point discrimination (sensibility)** Zwei-Punkte-Diskriminierung f, Zwei-Punkte-Unterscheidung f (Tastsinn)
~-**stage operation** Zwei-Stufen-Operation f, zweizeitige Operation f
~-**step test** [Masterscher] Zweistufen-Test m
tyloma Tyloma n, Schwiele f
tylosis Tylosis f, Schwielenbildung f
tylotic Tyloma..., Schwielen...
tympanal s. tympanic
tympanectomy Tympanektomie f, Trommelfellexstirpation f, [operative] Trommelfellentfernung f
tympania 1. Tympanie f, Klingen n, klingender Klopfschall m, Resonanz f; 2. Tympanie, Blähsucht f, Trommelsucht f; Meteorismus m
tympanic 1. Tympanum..., Trommelfell...; 2. tympanitisch, resonant, klingend; 3. Tympanie...; Meteorismus...
~ **antrum** Antrum n mastoideum
~ **cavity** Cavum n tympani, Paukenhöhle f
~ **cell** Mastoidzelle f
~ **ganglion** Ganglion n tympanicum
~ **incisure** Incisura f tympanica
~ **membrane** Membrana f tympani, Trommelfell n, Paukenfell n
~ **membrane homograft** Trommelfellhomotransplantat n
~ **membrane perforation** Trommelfellperforation f
~ **nerve** Nervus m tympanicus, Jacobsonscher Nerv m
~ **notch** s. ~ incisure
~ **opening of the Eustachian tube** Ostium n tympanicum tubae auditivae, Paukenhöhlenmündung f der Ohrtrompete
~ **perforation** s. ~ membrane perforation

~ **plexus** Plexus *m* tympanicus, Jacobsonscher Plexus *m*
~ **portion of the temporal bone** Pars *f* tympanica ossis temporalis
~ **ring** Anulus *m* tympanicus, Trommelfellring *m*
~ **scala** Scala *f* tympani, Paukentreppe *f*
~ **scute** Tegmen *n* tympani, knöchernes Paukenhöhlendach *n*
~ **sinus** Sinus *m* tympani
~ **sulcus** Sulcus *m* tympanicus
~ **vein** Vena *f* tympanica, Paukenhöhlenvene *f*
~ **wall of the cochlear duct** Paries *m* tympanicus ductus cochlearis
tympanism, tympanites *s.* tympania 2.
tympanitic tympanitisch, resonant, klingend
~ **abscess** Gasabszeß *m*
tympanitis Tympanitis *f*, Trommelfellentzündung *f*; Otitis *f* media
tympanodynamometry Tympanodynamometrie *f*
tympanoeustachian tympano-eustachisch, Paukenhöhlen-Ohrtrompeten-...
tympanogram Tympanogramm *n*
tympanomastoid tympanomastoid, Paukenhöhlen-Warzenfortsatz-...
tympanomastoidectomy Tympanomastoidektomie *f*, operative Warzenfortsatzausräumung *f*
tympanomastoiditis Tympanomastoiditis *f*, Paukenhöhlen- und Warzenfortsatzentzündung *f*
tympanometric tympanometrisch
tympanometry Tympanometrie *f*
tympanophonia Tympanophonie *f*, Autophonie *f*, Eigenhören *n*, verstärktes Hören *n* der eigenen Stimme
tympanoplastic tympanoplastisch, trommelfellbildend, trommelfellrekonstruierend
tympanoplasty Tympanoplastik *f*, Trommelfellplastik *f*, Trommelfellrekonstruktion *f*
tympanosclerosis Tympanosklerose *f*, Paukenhöhlensklerose *f*
tympanosclerotic tympanosklerotisch
tympanosis *s.* tympania 2.
tympanosquamous tympanosquamös
tympanostapedial tympanostapedial, Mittelohr-Steigbügel-...
~ **syndesmosis** Syndesmosis *f* tympanostapedia
tympanotomy Tympanotomie *f*, Trommelfellparazentese *f*, Trommelfellschnitt *m*
tympanous tympanisch, gasgefüllt, gebläht
tympanum *s.* 1. tympanic membrane; 2. middle ear
tyndallization Tyndallisation *f*, Tyndallisieren *n*, fraktionierte Sterilisation *f*
type/to typisieren *(Nierenspender);* identifizieren *(Bakterienkultur);* klassifizieren *(Blutgruppe)*
type Fiebertyp *m*
~ **A influenza virus** Influenzavirus *n* Typ A

~**-specific immunity** typenspezifische Immunität *f*
typhic *s.* typhoid
typhlatonia Typhlatonie *f*, Zökumatonie *f*, Blinddarmerschlaffung *f*, Caecum *n* mobile
typhlectasia Typhlektasie *f*, Zökumdilatation *f*, Blinddarmerweiterung *f*
typhlectomy Typhlektomie *f*, Zökumexzision *f*, [operative] Blinddarmentfernung *f*
typhlenteritis *s.* typhloenteritis
typhlitis Typhlitis *f*, Blinddarm- und Wurmfortsatzentzündung *f*
typhlocele Typhlozele *f*, Zökumbruch *m*
typhlocolitis *s.* typhloenteritis
typhloempyema Typhloempyem *n*, Zökumempyem *n*, Blinddarmempyem *n*
typhloenteritis Typhloenteritis *f*, Typhlokolitis *f*, Zökumentzündung *f*
typhlolexia Wortblindheit *f*, Buchstabenblindheit *f*
typhlolithiasis Typhlolithiasis *f*, Zökumsteinkrankheit *f*, Blinddarmsteinerkrankung *f*
typhlology Typhlologie *f*, Blindenlehre *f*
typhlomegaly Typhlomegalie *f*, Zökumvergrößerung *f*
typhlon Typhlon *n*, Intestinum *n* caecum, Zökum *n*, Blinddarm *m* (Zusammensetzungen *s. unter* caecum)
typhlopexy Typhlopexie *f*, Zökumfixation *f*, [operative] Blinddarmanheftung *f*
typhlophilia Typhlophilie *f*, Blindenfürsorge *f*
typhloptosis Typhloptosis *f*, Zökumptose *f*, Blinddarmsenkung *f*
typhlorrhaphy Typhlorrhaphie *f*, Zökumnaht *f*, Blinddarmnaht *f*
typhlosis Blindheit *f*; Erblindung *f*
typhlospasm Typhlospasmus *m*, Zökalspasmus *m*, Blinddarmkrampf *m*
typhlostenosis Typhlostenose *f*, Zökumstenose *f*, Blinddarmvereng[er]ung *f*
typhlostomy 1. Typhlostoma *n*, Zökostoma *n*, Blinddarmfistel *f*; 2. Typhlostomie *f*, Zökostomie *f*, [operative] Blinddarmfistelung *f*
typhlotomy Typhlotomie *f*, Zökuminzision *f*, [operative] Blinddarmeröffnung *f*
typhobacterin Typhobakterin *n* *(Typhusimpfstoff)*
typhogenic typhogen, typhusauslösend, typhuserzeugend
typhoid typhös, typhusartig, typhusähnlich
typhoid *s.* ~ fever
~ **bacillus** Typhusbakterium *n*, Salmonella (Eberthella) *f* typhi
~ **carrier** Typhus[dauer]ausscheider *m*
~ **carrier state** Typhusdauerausscheidung *f*
~ **fever** Typhus *m* [abdominalis], Abdominaltyphus *m*, Bauchtyphus *m*, Unterleibstyphus *m*
~ **nodule** Typhusknoten *m*
~ **osteomyelitis** Typhusosteomyelitis *f*

typhoid

~ **-paratyphoid A and B vaccine** Typhus-Paratyphus-A-B-Vakzine f, T.A.B.-Vakzine f, TAB-Impfstoff m
~ **pelioma** Pelioma n typhosum (fleckige Hautblutungen bei Typhus)
~ **pneumonia** s. pneumotyphus
~ **roseola** Roseola f typhosa, Typhusroseole f
~ **spine** Spondylitis f typhosa
~ **vaccination** Typhusvakzination f, Typhusschutzimpfung f
~ **vaccine** Typhusvakzine f, Typhusimpfstoff m

typhoidal s. typhoid
typhomania Typhomanie f, Typhuslethargie f
typhopneumonia s. pneumotyphoid
typhose, typhous s. typhoid
typhus s. 1. ~ fever; 2. typhoid fever
~ **fever** Typhus m exanthematicus, Flecktyphus m, Fleckfieber n, Petechialtyphus m, Kriegstyphus m, Hungertyphus m
~ **nodule** Flecktyphusknoten m, Fleckfieberknoten m
~ **vaccine** Flecktyphusvakzine f, Fleckfieberimpfstoff m; Cox-Vakzine f

typing of the blood Blutgruppentypisierung f, Blutgruppenbestimmung f
tyramine Tyramin n, Tyrosamin n (biogenes Amin)
tyremesis Tyremesis f, käsiges Erbrechen n
tyroid tyroid, käsig, käseartig
tyroma Tyroma n, käsige Lymphknotengeschwulst f
tyrosamine s. tyramine
tyrosinaemia Tyrosinämie f, Tyrosinerhöhung f im Blut
tyrosinase Tyrosinase f, o-Diphenoloxydase f (Enzym)
tyrosine Tyrosin n, p-Hydroxyphenylalanin n (Aminosäure)
tyrosinosis Tyrosinose f (Stoffwechselkrankheit)
tyrosinuria Tyrosinurie f, Tyrosinausscheidung f im Urin
tyrosis Tyrosis f, Verkäsung f, käsige Degeneration f
tysonitis Tysonitis f, Entzündung f der Tysonschen Drüsen
Tyson's glands Tysonsche Drüsen fpl, Glandulae fpl sebaceae glandis et preputii
Tzanck smear (test) Tzanckscher Ausstrich (Test) m (für Pemphigus vulgaris)

U

U wave [of the electrocardiogram] U-Welle f [im EKG]
uberous fertil, fruchtbar
uberty Fertilität f, Fruchtbarkeit f
ubiquitous ubiquitär, überall vorkommend (z. B. Bakterien)

UDPG s. uridine diphosphate glucose
Uffelmann's reagent Uffelmannsches Reagens n (zum Milchsäurenachweis im Magensaft)
~ **test** Uffelmann-Test m, Uffelmann-Reaktion f

ula Gingiva f, Zahnfleisch n (Zusammensetzungen s. unter gingival)
ulcer Ulkus n, Ulcus n, Geschwür n
~ **crater** Ulkuskrater m
~ **distress** s. ~ pain
~ **niche** Ulkusnische f
~ **of the leg** Ulcus n cruris, Unterschenkelgeschwür n
~ **pain** Ulkusschmerz m

ulcerate/to ulzerieren, ein Geschwür bilden, ulzerös (geschwürig) zerfallen; sich geschwürig verändern
ulcerating granuloma of the pudenda Granuloma n inguinale (venereum)
ulceration Ulzeration f, Geschwürbildung f, geschwüriger Zerfall m
ulcerative ulzerativ, ulzerierend, geschwürig zerfallend
~ **blepharitis** Blepharitis f ulcerosa
~ **colitis** Colitis f ulcerosa (ulcerativa)
~ **scrofuloderma** s. inflammatory fungoid neoplasm

ulcerocancer Ulkuskarzinom n, Magengeschwür[s]krebs m
ulcerogenesis Ulkusgenese f, Geschwürbildung f, Geschwürsentwicklung f
ulcerogenic ulzerogen, ulkusbildend, geschwür[s]bildend
ulceroglandular ulzeroglandulär
ulcerogranulomatous ulzerogranulomatös
ulceromembranous ulzeromembranös
ulcerous ulzerös, ulkusartig, geschwürartig, Ulkus...

ulcus s. ulcer
ulectomy Ulektomie f, Gingivektomie f, Zahnfleischresektion f, [operative] Zahnfleischentfernung f
ulegyria Ulegyrie f, Hirnwindungsverkleinerung f (infolge Narbenbildung)
ulerythema Ulerythema n (erythematöse Hauterkrankung mit Narbenbildung)
uletic Gingiva..., Zahnfleisch...
ulitis Ulitis f, Gingivitis f, Zahnfleischentzündung f
Ullrich-Turner syndrome Ullrich-Turner-Syndrom n, Morgagni-Turner-Albrightsches Syndrom n
ulna Ulna f, Elle f
ulnad ulnawärts, ellenwärts
ulnar ulnar, Ulna..., Ellen...
~ **artery** Arteria f ulnaris, Ellenarterie f
~ **bursa** Vagina f synovialis communis musculorum flexorum, Fingerbeugersehnenscheide f
~ **collateral ligament of the elbow [joint]** Ligamentum n collaterale ulnare

~ **collateral ligament of the wrist [joint]** Ligamentum n collaterale carpi ulnare
~ **eminence of the wrist** Eminentia f carpi radialis
~ **head of the extensor carpi ulnaris muscle** Caput n ulnare musculi extensoris carpi ulnaris
~ **incisure** Incisura f ulnaris
~ **nerve** Nervus m ulnaris, Ulnaris m, Ellennerv m
~ **nerve palsy** Ulnarislähmung f
~ **notch** s. ~incisure
~ **side of the forearm** Regio f antebrachii ulnaris
~ **vein** Vena f ulnaris, Ellenvene f
ulnocarpal ulnokarpal, Ulna-Karpus-..., Ellen-Handwurzel-...
ulnocarpeus [muscle] Musculus m flexor carpi ulnaris brevis, kurzer ulnarer Handbeugemuskel m
ulnoradial ulnoradial, Ulna-Radius-..., Ellen-Speichen-...
ulocace Zahnfleischgeschwür n; Zahnfleischvereiterung f
ulocarcinoma Ulokarzinom n, Zahnfleischkrebs m, Gingivakarzinom n
ulodermatitis Ulodermatitis f, Hautentzündung f mit Narbenbildung
uloglossitis Uloglossitis f, Zahnfleisch- und Zungenentzündung f
uloncus Ulonkus m, Zahnfleischschwellung f, Zahnfleischgeschwulst f
ulorrhagia, ulorrhoea Ulorrhagie f, Zahnfleischblutung f
ulotic vernarbend, narbenbildend
ulotomy 1. Ulotomie f, Zahnfleischinzision f; 2. Narbenschnitt m, Narbendurchtrennung f
ultimobranchial ultimobranchial (Embryologie)
ultimogenitary [zu]letztgeboren
ultrabrachycephalic ultrabrachykephal
ultrabrachycranial ultrabrachykranial (Schädelindex über 90,0)
ultracytochemical ultrazytochemisch
ultradolichocephalic ultradolichokephal
ultradolichocranial ultradolichokranial (Schädelindex unter 64,9)
ultrafiltration Ultrafiltration f, Ultrafiltrierung f (Dialysemethode)
ultramicroscopic[al] ultramikroskopisch
ultramicrotome Ultramikrotom n (Histologie)
ultra-red... s. infrared...
ultrasonic-cardiotomographic echokardiotomographisch
~ **cardiotomography** Echokardiotomographie f, Ultraschallkardiotomographie f
~ **diagnosis** Ultraschalldiagnose f; Ultraschalldiagnostik f
~ **finding** Ultraschallbefund m
~ **hypophysectomy** Ultraschallhypophysektomie f, Hypophysenausschaltung f durch Ultraschall
~ **irradiation** Ultraschallbestrahlung f

~ **litholapaxy** Ultraschallsteinzertrümmerung f, Lithotripsie f mittels Ultraschall
~ **nebulizer** Ultraschallvernebler m
~ **scanning** Ultraschallabtastung f
~ **therapy** Ultraschalltherapie f, Ultraschallbehandlung f
~ **visualization** Ultraschalldarstellung f (z. B. von Organen)
~ **wave** Ultraschallwelle f
ultrasonication s. ultrasonography
ultrasono-cardiotomography s. ultrasonic cardiotomography
ultrasonogram Ultraschallbild n, Echogramm n, Sonogramm n
ultrasonographic echographisch, mittels Ultraschall darstellend, sonographisch
ultrasonography Ultraschalldarstellung f, Ultraschallaufnahme f, Echographie f, Sonographie f
ultrasonoscope Ultrasonoskop n, Ultraschallsichtgerät n
ultrasound Ultraschall m (Zusammensetzungen s. unter ultrasonic)
ultrasterile ultrasteril, hochsteril
ultrathin section Ultradünnschnitt m (Histologie)
ultraviolet irradiation Ultraviolettbestrahlung f, UV-Bestrahlung f
~ **radiation** Ultraviolettstrahlung f, UV-Strahlung f
~ **ray ophthalmia** Ophthalmia f electrica (s. a. electric ophthalmia)
ultravirus Ultravirus n (sehr kleines Virus)
ultravisible ultravisibel, mit dem Normalmikroskop nicht sichtbar
umbilectomy Umbilektomie f, Nabelexstirpation f, [operative] Nabelentfernung f
umbilical umbilikal, omphalisch, Umbilikus..., Nabel...
~ **artery** Nabelarterie f, Umbilikalarterie f, Arteria f umbilicalis
~ **artery catheter** Nabelarterienkatheter m
~ **belt** Nabelverband m; Nabelbruchband n
~ **circulation** Umbilikalzirkulation f, Nabelschnurkreislauf m
~ **cord** Nabelschnur f, Nabelstrang m, Funiculus m umbilicalis
~ **cord blood** Nabelschnurblut n
~ **cord blood flow** Nabelschnurdurchblutung f
~ **cord clamp** Nabelschnurklemme f
~ **cord clamping** Nabelschnurabklemmung f
~ **cord compression** Nabelschnurkompression f, Nabelschnurquetschung f
~ **cord obstruction** Nabelschnurobstruktion f
~ **cord prolapse** Nabelschnurprolaps m, Nabelschnurvorfall m
~ **cord scissors** Nabelschnurschere f
~ **cyst** Umbilikalzyste f
~ **duct** Dottergang m, Ductus m omphaloentericus
~ **enteric fistula** umbiliko-enterale Fistel f
~ **fissure** Sulcus m venae umbilicalis (Leber)

umbilical

~ **hernia** Nabelbruch *m*, Umbilikalhernie *f*, Hernia *f* umbilicalis
~ **hernia bandage** Nabelbruchband *n*
~ **incisure (notch)** Incisura *f* ligamentis teretis *(Leber)*
~ **papilla** Nabelpapille *f*
~**-portal thrombosis** umbiliko-portale Thrombose *f*, Nabelvenen-Pfortader-Thrombose *f*
~ **region** Nabelbereich *m*, Umbilikalregion *f*, Regio *f* umbilicalis
~ **ring** Nabelring *m*, Umbilikalring *m*, Anulus *m* umbilicalis
~ **seal** *s*. ~ cord clamp
~ **souffle** Umbilikalgeräusch *n*, Nabelschnurgeräusch *n*
~ **stump** Nabelstumpf *m*, Umbilikalstumpf *m*
~ **tape** Nabelschnurband *n*, Nabelbändchen *n*
~ **urinary fistula** *s*. urachus fistula
~ **vein** Nabelvene *f*, Umbilikalvene *f*, Vena *f* umbilicalis
~ **vein catheterization** Nabelvenenkatheter[isier]ung *f*
~ **vein graft** Nabelvenentransplantat *n*
~ **vein portography** Nabelvenenportographie *f*, Pfortaderdarstellung *f* über die Nabelvene
~ **vesicle** Nabelbläschen *n*, Umbilikalvesikel *f*, Dottersack *m*, Saccus *m* vitellinus
umbilicate nabelartig, nabelförmig
umbilico-iliac line Linea *f* umbilicoiliacalis, Ilioumbilikallinie *f*
umbilicus Umbilikus *m*, Nabel *m*, Omphalos *m*
umbo 1. Umbo *m*, Stippchen *n*; 2. *s*. umbilicus
~ **of the tympanic membrane** Umbo *m* membranae tympani, Trommelfellmittelpunkt *m*, Trommelfellzentrum *n*
umbrascopy *s*. skiascopy
umbrella iris Napfkucheniris *f*, Iris *f* bombé
uncal Unkus..., Uncus..., Haken...
unciform bone *s*. unciforme
~ **process** Hamulus *m* ossis hamati, Hakenfortsatz *m* des Hakenbeins
unciforme Hakenbein *n*, Hamatum *n*, Os *n* hamatum
uncinariasis *s*. ancylostomiasis
uncinate epilepsy Uncinatusepilepsie *f*
~ **fasciculus of the cerebrum (hemisphere)** Fasciculus *m* uncinatus, Hakenbündel *n*
~ **fit** *s*. ~ seizure
~ **gyrus** Gyrus *m* parahippocampalis
~ **process of the ethmoid bone** Processus *m* uncinatus ossis ethmoidalis
~ **process of the pancreas** Processus *m* uncinatus [pancreatis Winslowi]
~ **seizure** Uncinatusanfall *m*
uncinatum *s*. unciforme
uncompensated acidosis dekompensierte Azidose *f*
~ **alkalosis** dekompensierte Alkalose *f*
unconditioned reflex unbedingter (unwillkürlicher) Reflex *m*
unconjugated bilirubin nichtkonjugiertes (indirektes) Bilirubin *n*

668

unconscious 1. bewußtlos, ohne Bewußtsein; 2. unterbewußt, nicht bewußt
unconscious Unterbewußtsein *n*
unconsciousness Bewußtlosigkeit *f*, Ohnmacht *f*
unction 1. Unktion *f*, Einreibung *f*, Salbung *f*, Einsalbung *f*, Ölung *f*; 2. Salbe *f*, Einreibung *f*
uncus 1. Uncus *m*, Unkus *m*, Haken *m*; 2. Uncus *m* gyri parahippocampalis (hippocampi)
~ **of the hippocampal gyrus** *s*. uncus 2.
undercutting Unterminieren *n* (z. B. bei Operation)
undergo an operation/to operiert werden, sich einer Operation unterziehen
~ **haemolysis** der Hämolyse unterliegen
~ **surgery** *s*. undergo an operation/to
underhorn Unterhorn *n*, Cornu *n* inferius ventriculi lateralis
underlying disease Grundkrankheit *f*, Grundleiden *n*
undernutrition Unterernährung *f*
underperfusion Minderperfusion *f*, Mangelperfusion *f* (z. B. mit Blut)
underwater drainage bottle Saugdrainageflasche *f*
~ **exercise** Unterwasserübung *f*
~ **seal drainage** [Unterwasser-]Saugdrainage *f*
~**-seal system** geschlossenes Saugdrainagesystem *n*
~ **treatment** Unterwassertherapie *f*, Unterwasserbehandlung *f*
undescended nichtdeszendiert, nicht abgestiegen (z. B. Hoden)
~ **testicle** Maldescensus *m* testis
undifferentiated undifferenziert, nicht differenziert (z. B. Gewebe); unreif
~**-cell leukaemia** Stammzellenleukämie *f*
undine Augenspülglas *n*
undulant undulierend, wellenförmig, wogend
~ **fever** Febris *f* undulans, undulierendes Fieber *n* (s. a. brucellosis)
undulating pulse Pulsus *m* undulosus
undulatory nystagmus Wellennystagmus *m*
ung. *s*. unguentum
ungual Fingernagel...; Zehennagel...
~ **phalanx** Endphalanx *f*, Endglied *n*, Fingerendglied *n*; Zehenendglied *n*
~ **tuberosity** Tuberositas *f* phalangis distalis
unguentum Unguentum *n*, Salbe *f*
unguinal *s*. ungual
unguis Unguis *m*, Nagel *m*, Onyx *m* (Zusammensetzungen *s*. unter nail)
unguliform kidney Hufeisenniere *f*
unhealthy 1. ungesund, gesundheitsschädigend; 2. krank, kränklich, nicht gesund; 3. krankhaft
uniarticular uniartikulär, eingelenkig, ein Gelenk betreffend
uniaural einohrig

uniaxial uniaxial, sich in einer Achse bewegend *(Gelenk)*
unicamerate einkammrig
unicellular unizellulär, einzellig
uniceps einköpfig *(Muskel)*
unicornous einhornig
unifilar einfädig, ein Filament besitzend
uniglandular uniglandulär, eindrüsig
unigravida Erstschwangere *f*, Primagravida *f*
unilaminar unilaminar, einschichtig
unilateral unilateral, einseitig
~ **anaesthesia** s. hemianaesthesia
~ **mandibular facial dysostosis** Dysostosis *f* mandibulofacialis unilateralis
~ **radiolucency of the lung** s. ~ translucent lung
~ **translucent lung** Macleodsches Syndrom *n* *(Lungendystrophiesyndrom)*
unilobar unilobär, einlappig
unilocular unilokulär, einfächerig
uninuclear einkernig
uniocular einäugig
union Vereinigung *f*, Verwachsung *f*; Heilung *f* *(Wunde)*
unioval eineiig
uniovular twins eineiige Zwillinge *mpl*
unipara Unipara *f*, Erstgebärende *f*
uniparous unipar, ein Kind gebärend
unipedicle flap einstieliger Lappen *m (Transplantation)*
unipennate muscle einfach gefiederter Muskel *m*
unipolar limb lead unipolare Extremitätenableitung *f* [nach Goldberger] *(EKG)*
unisexual unisexual, eingeschlechtig
universal calcinosis Calcinosis *f* universalis
~ **donor** Universal[blut]spender *m (bei Blutgruppe O rh)*
~ **psoriasis** Psoriasis *f* universalis, generalisierte Psoriasis *f*
~ **recipient** Universalempfänger *m (bei Blutgruppe AB)*
univitelline eineiig
unmedullated marklos *(Nerv)*
unmyelinated myelin[scheiden]los *(Nerv)*
Unna-Thost syndrome Unna-Thost-Syndrom *n*, Keratosis *f* palmo-plantaris circumscripta
unofficial nicht offizinell, nicht im Arzneiverzeichnis stehend
unphysiologic unphysiologisch, nicht physiologisch
unreduced nicht reponiert (eingerichtet) *(Knochenbruch)*; nicht eingerenkt *(Gelenk)*; nicht reponiert *(Eingeweidebruch)*
unresolved sich nicht lösend, organisierend *(Lungenentzündung)*
unsound ungesund
unsoundness Gesundheitsstörung *f*
unstable colon irritables Kolon *n*
unstriated fibre glatte Muskelfaser *f*
~ **muscle** glatter Muskel *m*, Eingeweidemuskel *m*

unstriped muscle s. unstriated muscle
ununited fracture nichtgeheilte Fraktur *f*, nicht durchgebauter Knochenbruch *m*
unwell unwohl, nicht gesund; unpäßlich; menstruierend
up-beat nystagmus Vertikalnystagmus *m*, Augenschlagen *n* nach oben
upper abdomen Oberbauch *m*
~ **abdominal pain** Oberbauchschmerz *m*
~ **abdominal rigidity** Oberbauchabwehrspannung *f*
~ **airway obstruction** Obstruktion (Verlegung) *f* der oberen Luftwege
~ **airways** obere Luftwege (Atemwege) *mpl*
~ **arm type of paralysis** s. ~ brachial plexus paralysis
~ **body** Oberkörper *m*
~ **brachial plexus paralysis** obere Armplexuslähmung *f*, Erb-Duchenesche Paralyse *f*
~ **end of the testis** Extremitas *f* superior testis
~ **extremity** obere Extremität *f*, Arm *m*, Membrum *n* superius
~ **extremity of the arytenoid cartilage** Gießbeckenknorpelspitze *f*, Apex *m* cartilaginis arytenoideae
~ **eyelid** Oberlid *n*, Palpebra *f* superior (frontalis)
~ **jaw [bone]** Oberkiefer *m*, Maxilla *f*
~ **lid** s. ~ eyelid
~ **lip** Oberlippe *f*, Labium *n* maxillare *(des Mundes)*
~ **lip of the ileocaecal valve** Labium *n* craniale valvulae ileocaecalis
~ **lip of the osseous spiral lamina** Labium *n* limbi vestibulare
~ **lobe artery** Oberlappenarterie *f*
~ **lobe bronchus** Oberlappenbronchus *m*
~ **lobe resection** s. ~ lobectomy
~ **lobectomy** Oberlappenresektion *f*, [operative] Entfernung *f* des Lungenoberlappens
~ **opening of the true pelvis** Eingang *m* des kleinen Beckens, Apertura *f* pelvis superior
~ **part of the cavity of the middle ear** Pars *f* cupularis recessus epitympanici
~ **part of the middle frontal gyrus** Pars *f* superior gyri frontalis medii
~ **pole of the ovary** Extremitas *f* tubaria
~ **pole of the spleen** oberer Milzpol *m*, Extremitas *f* posterior (superior) lienis
~ **radicular syndrome** s. ~ brachial plexus paralysis
~ **respiratory tract** s. ~ airways
~ **right rectus-splitting incision** oberer rechter Transrektalschnitt *m*
~ **surface of the foot** Fußrücken *m*, Dorsum *n* pedis
~ **surface of the tongue** Zungenrücken *m*, Dorsum *n* linguae, Zungenoberfläche *f*
~ **tarsal follicle** Oberlidfollikel *m*
~ **transverse abdominal incision** Oberbauchquerschnitt *m*, quere Oberbaucheröffnung *f*
~ **urinary tract** obere Harnwege *mpl*

upper

~ uterine segment oberes Uterinsegment (Gebärmuttersegment) *n*
upside-down stomach paraösophageale Hernie *f (Magenvorfall in die Brusthöhle)*
urachal Urachus..., Harngang[s]..., Harnblasen-Nabelgang[s]-....
urachus Urachus *m*, Harngang *m*, Harnblasen-Nabelgang *m*
~ cyst Urachuszyste *f*
~ fistula Urachusfistel *f*, Vesikoumbilikalfistel *f*
uracil Urazil *n*, 2,4-Dioxotetrahydropyrimidin *n (Nukleinsäurebestandteil)*
uracratia Enuresis *f*, Harninkontinenz *f*
uraemia Urämie *f*, Harnvergiftung *f*
uraemic urämisch, Urämie...
~ pericarditis Pericarditis *f* uraemica, urämische Perikarditis *f*
uraemigenic urämigen, urämieerzeugend, urämiebewirkend
uragogue diuretisch, harntreibend
uragogue [agent] harntreibendes (diuretisches) Mittel *n*, Diuretikum *n*
uranal Gaumen...
uranalysis Urinanalyse *f*, Harnanalyse *f*, Harnuntersuchung *f*
uranisconitis Gaumenentzündung *f*
uraniscorrhaphy *s.* uranorrhaphy
uraniscus Gaumen *m*, Palatum *n*
uranism Uranismus *m*, Homosexualität *f*
uranist Homosexueller *m*
uranocoloboma *s.* uranoschisis 1.
uranoplastic uranoplastisch
uranoplasty Uranoplastik *f*, Gaumen[spalten]plastik *f*, plastische Gaumenspaltenoperation *f*
uranoplegia Uranoplegie *f*, Gaumen[segel]lähmung *f*
uranorrhaphy Uranorrhaphie *f*, Gaumen[spalten]naht *f*, Staphylorrhaphie *f*
uranoschisis, uranoschism[a] 1. Uranoschisis *f*, Gaumenspalte *f*, Palatoschisis *f*, Uranokolobom *n*; 2. Gnathopalatoschisis *f*, Gaumen-Kiefer-Spalte *f*
uranostaphyloplasty *s.* uranoplasty
urase *s.* urease
urataemia Uratämie *f*, Vorhandensein *n* von Uraten im Blut
urate Urat *n*
~ calculus Harnsäurestein *m*, Uratstein *m*
uratic urathaltig; Urat...
uratolytic uratolytisch, urat[auf]lösend
uratoma Harnsäuregeschwulst *f*, Gichtknoten *m*
uraturia Uraturie *f*, Uratausscheidung *f* im Urin
urban typhus *s.* murine typhus
~ yellow fever Stadtgelbfieber *n*
urea Urea *f*, Harnstoff *m*, Karbamid *n*
~ clearance Harnstoff-Clearance *f*
~ cycle Harnstoffzyklus *m*
~ nitrogen Harnstoffstickstoff *m*
ureagenetic *s.* ureapoietic

670

ureal Urea..., Harnstoff...
ureametry *s.* ureometry
ureapoiesis Harnstoffbildung *f*, Harnstoffproduktion *f*
ureapoietic ureapoetisch, ureagen, harnstoffbildend, harnstoffproduzierend
urease Urease *f (Enzym)*
urecchysis Urinphlegmone *f*, Urininfiltration *f (im Gewebe)*
urehepatic syndrome hepatorenales Syndrom *n*
uremia *s.* uraemia
ureometer Ureometer *n*, Harnstoffmesser *m*, Harnstoffmeßgerät *n*
ureometric ureometrisch, harnstoffmessend, harnstoffbestimmend
ureometry Ureometrie *f*, Harnstoffmessung *f*, Harnstoffbestimmung *f*
ureosecretory harnstoffausscheidend
uresiaesthesia Harndrang *m*, Harngefühl *n*
uresis *s.* urination
ureter Ureter *m*, Harnleiter *m (Zusammensetzungen s. a. unter* ureteral*)*
~ implantation Ureter[en]implantation *f*, Harnleitereinpflanzung *f*
~ injury Ureter[en]verletzung *f*, Harnleiterverletzung *f*
~ obstruction Ureter[en]obstruktion *f*, Harnleiterverschluß *m*
~ reconstruction Ureterrekonstruktion *f*, [plastische] Harnleiterwiederherstellung *f*
~ splint Ureter[en]schiene *f*, Harnleiterschienungskatheter *m*
~ stenosis Ureter[en]stenose *f*, Harnleitervereng[er]ung *f*
ureteral ureterisch, Ureter..., Harnleiter... *(Zusammensetzungen s. a. unter* ureter*)*
~ bud Ureterknospe *f*, Harnleiteranlage *f (Embryologie)*
~ calculus *s.* ureterolith
~ catheter Ureter[en]katheter *m*, Harnleiterkatheter *m*
~ catheterization Ureter[en]katheterung *f*, Harnleiterkatheterisation *f*
~ irrigation Ureter[en]irrigation *f*, Harnleiterspülung *f*
~ kink Ureter[en]-Kinking *n*, Harnleiterabknickung *f*
~ meatotomy Ureter[en]meatotomie *f*, [operative] Harnleitermündungserweiterung *f*
~ nerve Ureternerv *m*, Harnleiternerv *m*
~ orifice (ostium) (Ostium) Orificium *n* ureteris, Harnleiteröffnung *f*, Uretermündung *f*
~ polyp Ureterpolyp *m*, Harnleiterpolyp *m*
~ reflux Ureterreflux *m*, Harnleiterreflux *m*
~ stricture Ureterstriktur *f*, Harnleitervereng[er]ung *f*
ureteralgia Ureteralgie *f*, Harnleiterschmerz *m*
ureterocystoscopy *s.* ureterocystoscopy
ureterectasia Ureterektasie *f*, Ureterdilatation *f*, Harnleitererweiterung *f*

ureterectomy Ureterektomie f, Ureterexstirpation f, Harnleiterexzision f, [operative] Harnleiterentfernung f

ureteric s. ureteral

ureteritis Ureteritis f, Ureter[en]entzündung f, Harnleiterentzündung f

ureterocele Ureterozele f, Harnleiterbruch m

ureterocelectomy Ureterozelektomie f, [operative] Harnleiterbruchentfernung f

ureterocervical ureterozervikal, Harnleiter-Gebärmutterhals-...

ureterocolic anastomosis s. ureterocolostomy

ureterocolostomy Ureterokolostomie f, Ureter-Kolon-Anastomose f, Harnleiter-Dickdarm-Fistelung f

ureterocystic ureterozystisch, Harnleiter-Harnblasen-...

ureterocystoneostomy Ureterozystoneostomie f, Harnleiterneueinpflanzung f in die Blase

ureterocystoscope Ureterozystoskop n, Harnleiter-Blasen-Spiegel m

ureterocystoscopic ureterozystoskopisch

ureterocystoscopy Ureterozystoskopie f, Harnleiter-Blasen-Spiegelung f

ureterocystostomy Ureterozystostomie f, Ureter-Harnblasen-Anastomose f, Harnleiter-Blasen-Fistelung f

ureteroenteric ureteroenterisch, Harnleiter-Darm-...

ureteroenterostomy Ureteroenterostomie f, Ureter-Darm-Anastomose f, Harnleiter-Darm-Fistelung f

ureterogram Ureterogramm n, Harnleiterröntgen[kontrast]bild n

ureterographic ureterographisch

ureterography Ureterographie f, Harnleiterröntgen[kontrast]darstellung f

ureterohydronephrosis Ureterohydronephrose f, Harnleiter-Nieren-Harnstauung f

ureteroileal uretero-ileal, Ureter-Ileum-..., Harnleiter-Krummdarm-...

ureterointestinal s. ureteroenteric

ureterolith Ureterolith m, Ureterkonkrement n, Harnleiterstein m

ureterolithiasis Ureterolithiasis f, Uretersteinkrankheit f, Harnleitersteinleiden n

ureterolithotomy Ureterolithotomie f, [operative] Harnleitersteinentfernung f

ureterolysis Ureterolyse f, Harnleiterfreilegung f, Harnleiterauslösung f *(aus Verwachsungen)*

ureteromegaly Ureteromegalie f, Harnleitervergrößerung f

ureteroneocystostomy s. ureterocystoneostomy

ureteroneopyelostomy s. ureteropelvineostomy

ureteronephrectomy Ureteronephrektomie f, Ureter- und Nierenexstirpation f, [operative] Harnleiter- und Nierenentfernung f

ureteropathy Ureteropathie f, Ureterkrankheit f, Harnleitererkrankung f

ureteropelvic ureteropelvisch, ureteropelvin, Harnleiter-Nierenbecken-...

ureteropelvineostomy Ureteropelvineostomie f, Ureteropyeloneostomie f, Harnleiterneueinpflanzung f in das Nierenbecken

ureteropelvioplasty Ureteropelvioplastik f, Harnleiter-Nierenbecken-Rekonstruktion f

ureteroplasty Ureteroplastik f, Harnleiterplastik f, [operative] Harnleiterrekonstruktion f

ureteropyelitis Ureteropyelitis f, Ureter- und Pyelonentzündung f, Harnleiter- und Nierenbeckenentzündung f

ureteropyelogram Ureteropyelogramm n, Harnleiter-Nierenbecken-Röntgen[kontrast]aufnahme f

ureteropyelography Ureteropyelographie f, Harnleiter-Nierenbecken-Röntgen[kontrast]darstellung f

ureteropyeloneostomy s. ureteropelvineostomy

ureteropyelonephritis Ureteropyelonephritis f, Harnleiter-Nierenbecken-Nierenentzündung f

ureteropyelonephrostomy Ureteropyelonephrostomie f, Harnleiter-Nierenbecken-Anastomose f

ureteropyeloplasty Ureteropyeloplastik f, Harnleiter- und Nierenbeckenplastik f

ureteropyelostomy s. ureteropelvineostomy

ureteropyosis Ureteropyosis f, Ureterabszeß m, Harnleitervereiterung f

ureterorectostomy Ureterorektostomie f, Ureter-Rektum-Anastomose f, Harnleiter-Rektum-Fistelung f

ureterorrhagia Ureterorrhagie f, Harnleiterblutung f

ureterorrhaphy Ureterorrhaphie f, Harnleiternaht f

ureterosigmoidostomy Ureterosigmoidostomie f, Harnleiter-Sigma-Anastomose f; Coffey-Mayosche Operation f

ureterostenosis Ureterstenose f, Harnleiterstriktur f, Harnleitervereng[er]ung f

ureterostoma Ureter[o]stoma n, Harnleiterfistel f

ureterostomy Ureterostomie f, [operative] Harnleiterfistelung f

ureterotomy Ureterotomie f, Ureterinzision f, [operative] Harnleitereröffnung f

ureteroureteral uretero-ureteral, Ureter-Ureter-..., Harnleiter-Harnleiter-...

ureteroureterostomy Ureteroureterostomie f, Harnleiter-Harnleiter-Anastomose f

ureterouterine ureterouterin, Ureter-Uterus-..., Harnleiter-Gebärmutter-...

ureterovaginal ureterovaginal, Ureter-Vagina-..., Harnleiter-Scheiden-...

~ **fistula** ureterovaginale Fistel f, Harnleiter-Scheiden-Fistel f

ureterovesical ureterovesikal, Ureter-Harnblasen-..., Harnleiter-Blasen-...

urethra Urethra f, Harnröhre f

urethral

urethral urethral, Urethra..., Harnröhren...
~ **artery** Arteria *f* urethralis, Harnröhrenarterie *f*
~ **bulb** Bulbus *m* urethrae
~ **carina** Carina *f* urethralis vaginae
~ **caruncle** Caruncula *f* urethrae
~ **catheter** Harnröhrenkatheter *m*
~ **catheterization** Urethrakatheterung *f*, Harnröhrenkatheterisation *f*
~ **colliculus** *s*. seminal colliculus
~ **condylomata** Urethrakondylome *npl*, Feigwarzen *fpl* der Harnröhre
~ **crest** Crista *f* urethralis [urethrae masculinae]
~ **dilatation** Urethradilatation *f*, Harnröhrenerweiterung *f*
~ **diverticulum** Urethradivertikel *n*, Harnröhrendivertikel *n*
~ **exudate** Urethraexsudat *n*, Harnröhrenausfluß *m*
~ **forceps** Harnröhrenzange *f*
~ **gland** Glandula *f* urethralis, Harnröhrenschleimdrüse *f*, Littrèsche Drüse *f*
~ **haemorrhage** *s*. urethrorrhagia
~ **inflammation** Harnröhrenentzündung *f*
~ **injury** Urethraverletzung *f*, Harnröhrenverletzung *f*
~ **lacuna** Lacuna *f* urethralis
~ **meatal stenosis** Urethramündungsstenose *f*, Harnröhrenöffnungsvereng[er]ung *f*
~ **meatus** Meatus *m* urethrae, Urethramündung *f*, äußere Harnröhrenöffnung *f*
~ **membrane** Urogenitalmembran *f*
~ **mucosa** Mucosa *f* urethrae, Urethramukosa *f*, Harnröhrenschleimhaut *f*
~ **opening** *s*. ~ meatus
~ **orifice (ostium)** Ostium (Orificium) *n* urethrae, Harnröhrenöffnung *f*
~ **papilla** Papilla *f* urethralis
~ **ring** Anulus *m* urethralis
~ **smear** Harnröhrenabstrich *m*
~ **sound** Harnröhrensonde *f*
~ **sphincter** Sphincter *m* urethrae, Urethrasphinkter *m*, Harnröhrenschließmuskel *m*, Musculus *m* sphincter urethrae
~ **stricture** Urethrastriktur *f*, Harnröhrenvereng[er]ung *f*
~ **synovitis** Arthritis *f* gonorrhoica, Trippergelenkentzündung *f*
~ **syringe** Blasenspritze *f*
urethralgia Urethralgie *f*, Harnröhrenschmerz *m*
urethrascopy *s*. urethroscopy
urethrectomy Urethrektomie *f*, Urethraexstirpation *f*, [operative] Harnröhrenentfernung *f*
urethritis Urethritis *f*, Harnröhrenentzündung *f*
urethroblennorrhoe Urethroblennorrhoe *f*, eitriger Harnröhrenausfluß *m*
urethrobulbar urethrobulbär
urethrocavernous urethrokavernös, Harnröhren-Schwellkörper-...
urethrocele Urethrozele *f*, Harnröhrenbruch *m*
urethrocutaneous urethrokutan, Harnröhren-Haut-...

urethrocystitis Urethrozystitis *f*, Harnröhren- und Blasenentzündung *f*
urethrocystocele Urethrozystozele *f*, Harnröhren-Harnblasen-Bruch *m*
urethrocystogram Urethrozystogramm *n*, Harnröhren-Harnblasen-Röntgen[kontrast]bild *n*
urethrocystography Urethrozystographie *f*, Harnröhren-Harnblasen-Röntgen[kontrast]darstellung *f*
urethrodynia *s*. urethralgia
urethrogram Urethrogramm *n*, Harnröhrenröntgen[kontrast]bild *n*
urethrographic urethrographisch
urethrography Urethrographie *f*, Harnröhrenröntgen[kontrast]darstellung *f*
urethropenile Urethra-Penis-..., Harnröhren-Glied-...
urethroperineal urethroperineal, Urethra-Perineum-..., Harnröhren-Damm-...
urethroperineoscrotal Urethra-Perineum-Skrotum-..., Harnröhren-Damm-Hodensack-...
urethrophyma Urethraltumor *m*, Harnröhrengeschwulst *f*
urethroplasty Urethroplastik *f*, Harnröhrenplastik *f*
urethroprostatic urethroprostatisch, Urethra-Prostata-..., Harnröhren-Vorsteherdrüsen-...
urethrorectal urethrorektal, Urethra-Rektum-..., Harnröhren-Mastdarm-...
urethrorrhagia Urethrorrhagie *f*, Urethralblutung *f*, Harnröhrenblutung *f*
urethrorrhaphy Urethrorrhaphie *f*, Harnröhrennaht *f*
urethrorrhoea Urethrorrhoe *f*, Harnröhrenausfluß *m*
urethroscope Urethroskop *n*, Harnröhrenspiegel *m*
urethroscopic urethroskopisch
urethroscopy Urethroskopie *f*, Harnröhrenspiegelung *f*
urethrospasm Urethrospasmus *m*, Harnröhrenkrampf *m*
urethrostenosis Urethrostenose *f*, Urethralstenose *f*, Harnröhrenvereng[er]ung *f*
urethrostoma Urethrostoma *n*, Harnröhrenfistel *f*
urethrostomy Urethrostomie *f*, [operative] Harnröhrenfistelung *f*
urethrotome Urethrotom *n*, Harnröhrenmesser *n*
urethrotomy Urethrotomie *f*, Urethrainzision *f*, [operative] Harnröhreneröffnung *f*
urethrotrigonitis Urethrotrigonitis *f*, Harnröhren- und Blasendreieckentzündung *f*
urethrovaginal urethrovaginal, Urethra-Vagina..., Harnröhren-Scheiden-...
~ **septum** Septum *n* urethrovaginale
urethrovesical urethrovesikal, Harnröhren-Blasen-...
urethrovesicovaginal urethrovesikovaginal, Urethra-Blasen-Vagina-..., Harnröhren-Harnblasen-Scheiden-...

uretic 1. *s.* uric; 2. harntreibend, diuretisch
urge to urinate Harndrang *m*
urgent amputation Notamputation *f*
urhidrosis Urhidrosis *f*, Harnstoffausscheidung *f* im Schweiß
uric Urin..., Harn...
~ **acid** Harnsäure *f*, 2,6,8-Trihydroxypurin *n*
~ **acid calculus** Harnsäurestein *m*
uricacid[a]emia Urikämie *f*, Harnsäurevermehrung *f* im Blut
uriciciduria Urikazidurie *f*, Harnsäureausscheidung *f* im Urin
uricaemia Urikämie *f*, Harnsäurevermehrung *f* im Blut
uricase Urikase *f (Enzym)*
uricemia *s.* uricaemia
uricolysis Urikolyse *f*, Harnsäureauflösung *f*, Uratauflösung *f*
uricolytic harnsäureauflösend, uratauflösend
uricopoiesis Harnsäurebildung *f*, Harnsäureproduktion *f*
uricopoietic harnsäurebildend, harnsäureproduzierend
uricosuric harnsäureausscheidend, uratausscheidend
uridine Uridin *n*, Urazil[-D-]ribosid *n (Nukleinsäurebestandteil)*
~ **diphosphate glucose** Uridindiphosphatglukose *f*, Uridindiphosphoglukose *f*, UDP-Glukose *f*, UDPG
~ **diphosphate glucose epimerase** Uridindiphosphatglukose-Epimerase *f (Enzym)*
~ **diphosphate glucose pyrophosphorylase** Uridindiphosphatglukose-Pyrophosphorylase *f (Enzym)*
~ **diphosphate glucuronyl transferase** Uridindiphosphat-Glukuronyltransferase *f (Enzym)*
uridinediphosphoglucose *s.* uridine diphosphate glucose
uridrosis *s.* urhidrosis
urinacidometer Urinazidometer *n*, Harn-pH-Messer *m*, Harn-pH-Meßgerät *n*
urinacidometric urinazidometrisch
urinal Urinal *n*, Harnflasche *f*, Harnglas *n*, Ente *f*
urinalysis Urinanalyse *f*, Harnuntersuchung *f*
urinary Urin..., Harn... *(Zusammensetzungen s. a. unter* urine*)*
~ **abscess** Urinphlegmone *f*
~ **amylase** Urinamylase *f*
~ **bladder** Vesica *f* urinaria, Harnblase *f (Zusammensetzungen s. unter* bladder*)*
~ **calculus** Harnwegskonkrement *n*
~ **cast** *s.* renal cast
~ **catheter** Urinkatheter *m*, Harnblasenkatheter *m*
~ **cellular excretion** Zell[en]ausscheidung *f* im Urin
~ **concentration** Urinkonzentration *f*
~ **copper excretion** Kupferausscheidung *f* im Urin
~ **evacuation** Harnentleerung *f* [der Blase]
~ **excretion** Urinausscheidung *f*
~ **finding** Urinstatus *m*, Harnbefund *m*

43 Nöhring engl./dtsch.

~ **fistula** Urinfistel *f*
~ **frequency** Miktionshäufigkeit *f*
~ **hesitancy** *s.* ~ retention
~ **incontinence** Harninkontinenz *f*
~ **infiltration** Urininfiltration *f*
~ **intermittency** *s.* ~ stammering
~ **lithiasis** *s.* urolithiasis
~ **meatus** 1. Ostium (Orificium) *n* urethrae femininae externum, weibliche Harnröhrenmündung *f*; 2. Ostium (Orificium) *n* urethrae masculinae externum, männliche Harnröhrenmündung *f*
~ **obstruction** Harnabflußstörung *f*
~ **outflow** Harn[ab]fluß *m*; Urinausscheidung *f*
~ **reflex** Harnblasenreflex *m*, Blasenreflex *m*
~ **retention** Harnverhaltung *f*, Urinretention *f*
~ **schistosomiasis** Blasenbilharziose *f*
~ **stammering (stuttering)** Harnstottern *n*, Harnträufeln *n*; Blasenstottern *n*; Stotterblase *f*
~ **system** Organa *npl* uropoetica, Harn[bereitungs]system *n*
~ **tract** Harntrakt *m*, Harnwege *mpl*
~ **tract affliction** Harnwegsleiden *n*
~ **tract disease** Harnwegserkrankung *f*
~ **tract endoscopy** Harnwegsendoskopie *f*, Harnwegsspiegelung *f*
~ **tract infection** Harnwegsinfektion *f*
~ **tract injury** Harnwegsverletzung *f*
~ **tract malignancy** malignes (bösartiges) Harnwegsleiden *n*
~ **urgency** akuter Harndrang *m*
urinate/to urinieren, harnen, Wasser (Urin, Harn) lassen
urination Urinieren *n*, Harnen *n*, Wasserlassen *n*, Harnlassen *n*, Miktion *f*
urinative [agent] Diuretikum *n*, harntreibendes (diuretisches) Mittel *n*
urine Urin *m*, Harn *m (Zusammensetzungen s. a. unter* urinary*)*
~ **culture** Urinkultur *f*
~ **electrolytes** Harnelektrolyte *npl*
~ **flow** Urinfluß *m*, Harnfluß *m*
~ **osmolality** Urinosmolalität *f*
~ **output** ausgeschiedene Urinmenge *f*; Urinausscheidung *f*
~ **sediment** Urinsediment *n*
~ **-urea** Urinharnstoff *m*
~ **volume** Urinvolumen *n*, Harnmenge *f*
uriniferous harnführend, harnleitend
~ **tubule** Urinkanälchen *n*, Nierentubulus *m*
urinific 1. urinausscheidend, urinierend; 2. *s.* uropoietic
uriniparous *s.* uropoietic
urinogenital *s.* urogenital
urinogenous *s.* urogenous
urinologist 1. Urinspezialist *m*, Harndiagnostiker *m*; 2. *s.* urologist
urinology 1. Urinlehre *f*; Urindiagnostik *f*; 2. *s.* urology
urinoma Harnzyste *f*, Uringeschwulst *f*
urinometer Urometer *n*, Harnwaage *f*, Harndichtemesser *m*

urinometric

urinometric urometrisch
urinometry Urometrie f, Harndichtemessung f, Harndichtebestimmung f
urinophil[e] urinophil, im Harn lebend (z. B. Bakterien)
urinoscopy s. uroscopy
urinose, urinous urinös, urinartig, harnähnlich, Urin..., Harn...
urinosexual s. urogenital
urisolvent harnsäure[auf]lösend
urlinde Urlinde f, Urninde f, Homosexuelle f
urning Urning m, Homosexueller m
uroacidimeter s. urinacidometer
uroazotometer Uroazotometer n, Harnstickstoffmeßgerät n
urobilin Urobilin n, Sterkobilin n (Bilirubinabbauprodukt)
urobilinaemia Urobilinämie f, Vorhandensein n von Urobilin im Blut
urobilinicterus Urobilinikterus m
urobilinogen Urobilinogen n, Sterkobilinogen n
urobilinogenaemia Urobilinogenämie f, Vorhandensein n von Urobilinogen im Blut
urobilinogenuria Urobilinogenurie f, Urobilinogenausscheidung f im Urin
urobilinoid urobilinartig, urobilinähnlich
urobilinuria Urobilinurie f, Urobilinausscheidung f im Urin
urochemotherapy Chemotherapie f der Harnwege
urocheras Harngries m, Urinsand m
urochezia Urochezie f, Urinentleerung f aus dem After
urochrome Urochrom n (Harnfarbstoff)
urochromogen Urochromogen n (Urochromvorstufe)
uroclepsia unbewußter (ungewollter) Harnabgang m
urocyanosis Urozyanose f, Blau[ver]färbung f des Harns
urocystic Harnblasen...
urocystitis Harnblasenentzündung f, Blasenentzündung f
urodynamic investigation urodynamische Untersuchung f
urodynamics Harnausscheidungslehre f
urodynia Urodynie f, Miktionsschmerz m; schmerzhaftes Harnen (Wasserlassen) n
uroerythrin Uroerythrin n (Harnfarbstoff)
uroflavin Uroflavin n
uroflowmetry Harnflußmessung f
urofuscin Urofuszin n (Harnfarbstoff)
urogenital urogenital, Harn- und Geschlechtsorgan...
~ **diaphragm** Diaphragma n urogenitale
~ **fissure** Fissura f urogenitalis, Urogenitalspalte f
~ **fold** Urogenitalspalte f, Urogenitalleiste f
~ **membrane** Urogenitalmembran f
~ **region** Regio f urogenitalis, Urogenitalregion f
~ **ridge** s. ~ fold

~ **schistosomiasis** Urogenitalbilharziose f, „ägyptische Blasenkrankheit" f
~ **sinus** Sinus m urogenitalis, Urogenitalsinus m
~ **system (tract)** Systema n urogenitale, Urogenitalsystem n, Harn- und Geschlechtsorgane npl, Urogenitaltrakt m, Urogenitalapparat m, Apparatus m urogenitalis
~ **tract radiography** Röntgen[kontrast]darstellung f des Urogenitalsystems
~ **tract tuberculosis** Urogenitaltuberkulose f
~ **triangle** Trigonum n urogenitale, Urogenitaldreieck n
urogenous 1. urogen, vom Harn stammend; 2. s. uropoietic
urogram Urogramm n, Harnsystemröntgen[kontrast]aufnahme f
urographic urographisch
urography Urographie f, Harnsystemröntgen[kontrast]darstellung f
urogravimeter s. urinometer
urohaematin Urohämatin n (Harnfarbstoff)
urohaematonephrosis Urohämatonephrose f, Harn- und Blutstauung f in der Niere; Harn- und Blutstauungsniere f
urohaematoporphyrin Urohämatoporphyrin n
urokinase Urokinase f (Enzym)
~ **inhibitor** Urokinaseinhibitor m
urokinetic urokinetisch
urolith Urolith m, Harnstein m
urolithiasis Urolithiasis f, Harnsteinerkrankung f, Harnsteinleiden n
urolithic Urolith..., Harnstein...
urolithology Harnsteinlehre f, Harnsteinkunde f
urolithotomy Urolithotomie f, Harnsteinschnitt m, [operative] Harnsteinentfernung f
urologic[al] urologisch, Urologie...
urologist Urologe m, Facharzt m für Urologie
urology Urologie f, Lehre f von den Erkrankungen der Harnorgane
urolutein Urolutein n (Harnfarbstoff)
uromelanin Uromelanin n (Harnfarbstoff)
urometer s. urinometer
uronephrosis Uronephrose f, Nierenwassersucht f; Harnstauungsniere f
uropathology Uropathologie f, Harnwegserkrankungslehre f
uropathy Uropathie f, Harnwegserkrankung f
uropenia Uropenie f, Urinmangel m, Harnverminderung f; verminderte Harnausscheidung f
urophobia Urophobie f, Harnfurcht f, Harnangst f, Miktionsfurcht f
uropoiesis Uropoese f, Harnbereitung f, Harnbildung f, Harnproduktion f
uropoietic harnbereitend, harnbildend, harnproduzierend, urogen
uroporphyrin Uroporphyrin n
uroporphyrinogen Uroporphyrinogen n
~ **synthetase** Uroporphyrinogensynthetase f (Enzym)
uropsammus s. urocheras

674

uropyonephrosis Uropyonephrose f, Harn-Eiter-Stauungsniere f
urorectal urorektal, Harnweg-Rektum-..., Harnsystem-Rektum-...
~ **septum** Urorektalseptum n, Kloakenscheidewand f (Embryologie)
urorosein Urorosein n (Harnfarbstoff)
urorrhagia s. polyuria
urorrhodin Urorrhodin n (Harnfarbstoff)
urorrhodinogen Urorrhodinogen n (Urorrhodinvorstufe)
urorrhoea s. enuresis
urorubin Urorubin n (Harnfarbstoff)
urorubinogen Urorubinogen n (Urorubinvorstufe)
uroschesis s. urinary retention
uroscopic uroskopisch
uroscopist Urinuntersucher m, Harnuntersuchender m
uroscopy Uroskopie f, Urinuntersuchung f, Harnuntersuchung f, Urininspektion f
urosepsis 1. Urosepsis f, Urotoxikose f, Harnsepsis f; 2. Urosepsis f, septisches Harnfieber n
uroseptic uroseptisch, Urosepsis...
urothelial Harnwegepithel...
urothelium Harnwegepithel n
urotoxic urotoxisch, harngiftig
urotoxicity Urintoxizität f, Harntoxizität f, Harngiftigkeit f
urotoxin Urotoxin n, Harngift n
uroureter Harnstauungsureter m, Stauungsharnleiter m
uroxanthin Uroxanthin n (Harnfarbstoff)
urtica Urtika f, Quaddel f
urticant juckreizauslösend, juckend
urticaria Urtikaria f, Nesselsucht f, Nesselausschlag m, Nesselfieber n
urticarial Urtikaria..., Nesselsucht...
urticariogenic urtikariogen, urtikariaerzeugend, nesselsuchterregend
urticarious s. urticarial
urticate/to Quaddeln erzeugen (z. B. durch Impfung); Quaddeln bilden (Haut); Quaddelbildung (Nesselausschlag) hervorrufen (z. B. Raupen)
urtication Quaddelbildung f, Quaddelentstehung f
Usher's syndrome Ushersches Syndrom n, Retinitis f pigmentosa mit Taubstummheit
U.S.P. = United States Pharmacopeia
ustion s. cauterization
uta [amerikanisches] Uta-Geschwür n, amerikanische Haut- und Schleimhautleishmaniase f
uteralgia Uteralgie f, Gebärmutterschmerz m, Hysteralgie f
uterectomy Uterusexstirpation f, Hysterektomie f, [operative] Gebärmutterentfernung f
uterine uterin, Uterus..., Gebärmutter... (Zusammensetzungen s. a. unter uterus)
~ **adnexa** Adnexe f, Gebärmutteranhangsgebilde npl
~ **adnexectomy** s. adnexectomy

~ **apoplexy** Uterusapoplexie f, uteroplazentare Apoplexie f
~ **appendages** s. ~adnexa
~ **artery** Gebärmutterarterie f, Arteria f uterina
~ **atonia** Uterusatonie f, Gebärmutteratonie f
~ **base** Gebärmutterfundus m, Fundus m uteri
~ **biopsy forceps** Gebärmutterbiopsiezange f
~ **bleeding** Gebärmutterblutung f
~ **body** Gebärmutterkörper m, Corpus n uteri
~ **calculus** s. uterolith
~ **canal** Gebärmutterhöhle f, Cavitas f uteri
~ **cancer (carcinoma)** Uteruskarzinom n, Gebärmutterkrebs m
~ **cavity** s. ~ canal
~ **cervicitis** Gebärmutterhalsentzündung f
~ **cervix** Gebärmutterhals m, Cervix f uteri
~ **cervix adenocarcinoma** Gebärmutterhalsadenokarzinom n
~ **cervix amputation** Gebärmutterhalsamputation f
~ **cervix biopsy** Gebärmutterhalsbiopsie f
~ **cervix cancer (carcinoma)** Gebärmutterhalskarzinom n
~ **cervix conization** Zervixkonisation f, keilförmige Gebärmutterhalsausschneidung f
~ **cervix curettage** Gebärmutterhalskürettage f
~ **cervix cytology** Gebärmutterhalszytologie f
~ **cervix dilatation** Zervixdilatation f, Gebärmutterhals[auf]dehnung f
~ **cervix epithelium** Zervixepithel n, Gebärmutterhalsepithel n
~ **cervix erosion** Zervixerosion f, Gebärmutterhalserosion f
~ **cervix mucus** Zervixschleim m
~ **cervix polyp** Zervixpolyp m
~ **cervix pregnancy** Zervixgravidität f, Gebärmutterhalsschwangerschaft f
~ **curette** Uteruskürette f
~ **descensus** Gebärmuttersenkung f, Descensus m uteri
~ **dilator** Uterusdilatator m
~ **disorder** Uterusdysfunktion f, Gebärmutterstörung f
~ **dressing forceps** Tamponzange f
~ **elevating forceps** Uterusfaßzange f
~ **endometrium gland** s. ~ gland
~ **extremity of the ovary** Extremitas f uterina ovarii
~ **fibroid** s. ~ leiomyoma
~ **flushing tube** Uterusspülkatheter m
~ **gauze packer** Tamponadeführer m
~ **gland** Gebärmutterdrüse f, Glandula f uterina, Endometriumdrüse f
~ **inertia** Wehenschwäche f, Inertia f uteri
~ **isthmus** Uterusisthmus m, Gebärmutteristhmus m, Isthmus m uteri
~ **leiomyoma** Gebärmutterleiomyom n (gutartige Geschwulst)
~ **neck** s. ~ cervix
~ **pain** s. uteralgia
~ **placenta** mütterliche Plazenta f, Placenta f uterina, Pars f uterina placentae

~ **plexus** 1. Gebärmuttervenengeflecht *n*, Plexus *m* venosus uterinus; 2. Gebärmutternervengeflecht *n*, Plexus *m* uterinus
~ **pregnancy** *s.* uterogestation
~ **probe** Uterussonde *f*, Gebärmuttersonde *f*
~ **prolaps** Uterusprolaps *m*, Gebärmuttervorfall *m*, Prolapsus *m* uteri
~ **rupture** Uterusruptur *f*, Gebärmutterzerreißung *f*, Gebärmutterriß *m*
~ **scissors** Uterusschere *f*, Gebärmutterschere *f*
~ **scoop** Uteruslöffel *m*
~ **secretion scoop** Uterussekretlöffel *m*
~ **segment** Uterinsegment *n*
~ **souffle** Uteringeräusch *n*, Gebärmuttergeräusch *n*, Strepitus *m* uteri[nus]; Plazentargeräusch *n*
~ **sound** Gebärmuttersonde *f*
~ **syringe** Uterusspritze *f*
~ **tenaculum [forceps]** Gebärmutterfaßzange *f*
~ **tube** Eileiter *m*, Tuba *f* uterina [Falloppii], Salpinx *f*, Tube *f*, Muttertrompete *f*
~ **tube abscess** Eileiterabszeß *m*
~ **tube coagulation** Eileiterverkochung *f*, Tubenkoagulation *f*
~ **tube ligation** Eileiterunterbindung *f*, Tubenligatur *f*
~ **tube motility** Eileiterbeweglichkeit *f*, Tubenmotilität *f*
~ **tube mucosa** Eileiterschleimhaut *f*, Tubenmukosa *f*
~ **tube occlusion** Tubenverschluß *m*
~ **tube pregnancy** Eileiterschwangerschaft *f*, Tubengravidität *f*, Graviditas *f* tubaria
~ **tube reimplantation** Eileiterwiedereinpflanzung *f*, Tubenreimplantation *f*
~ **tube sterilization** Tubensterilisation *f*
~ **tube transplantation** Eileiterverpflanzung *f*, Tubentransplantation *f*
~ **tuboplasty** plastische Eileiteroperation *f*, Tubenplastik *f*
~ **veil** Gebärmutterpessar *n*, Zervixpessar *n*
~ **vein** Gebärmuttervene *f*, Vena *f* uterina
~ **venous plexus** *s.* ~ plexus 1.
~ **version** Gebärmutterneigung *f*, Uterusversion *f*, Versio *f* uteri
~ **vulsellum forceps** Muttermundfaßzange *f*
uterism[us] *s.* uteralgia
uteritis Uteritis *f*, Gebärmutterentzündung *f*
uteroabdominal uteroabdominal, abdominouterin, Abdomen-Uterus-..., Gebärmutter-Bauch[höhlen]-...
uteroadnexal uteroadnexal, Uterus-Adnexe[n]-..., Gebärmutter-Gebärmutteranhangs-...
uterocervical uterozervikal, Uterus-Zervix-..., Gebärmutter-Gebärmutterhals-...
~ **canal** Uterozervikalkanal *m*, Gebärmutterhalskanal *m*, Canalis *m* cervicis uteri
uterocolic uterokolisch, Uterus-Kolon-..., Gebärmutter-Dickdarm-...
uterocystostomy Uterozystostomie *f*, Gebärmutter-Harnblasen-Anastomose *f*
uterodynia *s.* uteralgia

uteroenteric uteroenterisch, uteroenteral, uterointestinal, Gebärmutter-Darm-...
uterofixation *s.* uteropexia
uterogenic uterogen, vom Uterus ausgehend, Gebärmutter...
uterogestation Intrauteringravidität *f*, Gebärmutter[höhlen]schwangerschaft *f*
uterogram Uterogramm *n*, Gebärmutterröntgen[kontrast]bild *n*, Hysterogramm *n*
uterographic uterographisch, hysterographisch
uterography Uterographie *f*, Gebärmutterröntgen[kontrast]darstellung *f*, Hysterographie *f*
uterointestinal *s.* uteroenteric
uterolith Uterolith *m*, Uteruskonkrement *n*, Gebärmutterstein *m*, Hysterolith *m*
uterometer Uterometer *n*, Gebärmuttervermessungsinstrument *n*, Hysterometer *n*
uterometric uterometrisch, hysterometrisch
uterometry Uterometrie *f*, Gebärmuttervermessung *f*, Hysterometrie *f*
utero-ovarian uteroovariell, Gebärmutter-Eierstock-...
~ **ligament** Eierstockband *n*, Ligamentum *n* ovarii proprium, Chorda *f* uteroovarica
uteroparietal uteroparietal, Gebärmutter-Bauchwand-...
uteropelvic uteropelvin, Gebärmutter-Becken-...
uteropexia Uteropexie *f*, Uterusfixation *f*, [operative] Gebärmutteranheftung *f*, Hysteropexie *f (an die Bauchdecken)*
uteroplacental uteroplazental, Uterus-Plazenta-..., Gebärmutter-Mutterkuchen-...
uteroplasty Uteroplastik *f*, Uterusplastik *f*, Gebärmutterplastik *f*
uterorectal uterorektal, Uterus-Rektum-..., Gebärmutter-Mastdarm-...
uterosacral uterosakral, Uterus-Kreuzbein-..., Gebärmutter-Kreuzbein-...
~ **ligament** Ligamentum *n* sacrouterinum
uterosalpingogram Uterosalpingogramm *n*, Gebärmutter-Eileiter-Röntgen[kontrast]bild *n*, Hysterosalpingogramm *n*
uterosalpingography Uterosalpingographie *f*, Gebärmutter-Eileiter-Röntgen[kontrast]darstellung *f*, Hysterosalpingographie *f*
uterosclerosis Uterussklerose *f*, Gebärmutterverhärtung *f*
uteroscope Uteroskop *n*, Uterusspekulum *n*, Gebärmutterspiegel *m*, Hysteroskop *n*
uteroscopic uteroskopisch
uteroscopy Uteroskopie *f*, Gebärmutterspiegelung *f*, Hysteroskopie *f*
uterotome Uterotom *n*, Gebärmuttermesser *n*, Hysterotom *n*
uterotomy Uterotomie *f*, Uterusschnitteröffnung *f*, [operative] Gebärmuttereröffnung *f*, Hysterotomie *f*
uterotonic uterotonisch, gebärmuttertonisierend
uterotonic [agent] Uterotonikum *n*, gebärmuttertonisierendes Mittel *n*, Wehenmittel *n*
uterotractor *s.* uterine tenaculum forceps

uterotubal uterotubal, Uterus-Tuben-..., Gebärmutter-Eileiter-...
uterovaginal uterovaginal, Uterus-Vagina-..., Gebärmutter-Scheiden-...
~ **plexus** 1. Plexus *m* uterovaginalis; 2. Plexus *m* venosus uterovaginalis
uteroventral *s.* uteroabdominal
uterovesical uterovesikal, Gebärmutter-Harnblasen-...
~ **pouch** Excavatio *f* vesicouterina
uterus Uterus *m*, Gebärmutter *f (Zusammensetzungen s. a. unter* uterine*)*
~ **aplasia** Uterusaplasie *f*, Gebärmutteraplasie *f*
~ **broad ligament** Ligamentum *n* latum uteri
~ **circulation** Gebärmutter[blut]kreislauf *m*
~ **contractility** Uteruskontraktilität *f*, Gebärmutterkontraktilität *f*
~ **contraction** Uteruskontraktion *f*, Gebärmutterkontraktion *f*
~ **fibromyoma** Gebärmutterfibromyom *n*
~ **horn** Gebärmutterhorn *n*, Cornu *n* uteri
~ **hypoplasia** Uterushypoplasie *f*, Gebärmutterunterentwicklung *f*
~ **innervation** Uterusinnervation *f*, Gebärmutternervenversorgung *f*
~ **inversion** Gebärmutterumstülpung *f*, Inversio *f* uteri
~ **ischaemia** Gebärmutterischämie *f*
~ **malformation** Uterusmißbildung *f*, Gebärmuttermißbildung *f*
~ **mesenchymoma** Gebärmuttermesenchymom *n*
~ **motility** Uterusmotilität *f*, Gebärmutterbeweglichkeit *f*
~ **myoma** Uterusmyom *n*, Gebärmuttermyom *n*, Myom *n*
~ **perforation** Gebärmutterperforation *f*
~ **retroflexion** Uterusretroflexion *f*, Retroflexio *f* uteri
~ **round ligament** Ligamentum *n* teres uteri
~ **sarcoma** Gebärmuttersarkom *n*
~ **scar** Gebärmutternarbe *f*
~ **synechia** Gebärmutterverwachsung *f*
~ **tumour** Uterustumor *m*, Gebärmuttergeschwulst *f*
utricle 1. Utrikulus *m*, Utriculus *m* vestibuli *(Innenohr)*; 2. Utriculus *m* masculinus (prostaticus)
utricular Utrikulus...
~ **endolymph** Utrikulusendolymphe *f*
~ **macula** Macula *f* [acustica] utriculi *(Rezeptor für die Gleichgewichtsempfindung)*
~ **nerve** Nervus *m* utricularis
~ **recess** Recessus *m* ellipticus vestibuli *(Innenohr)*
utriculitis 1. Utrikulitis *f*, Utrikulusentzündung *f (Innenohr)*; 2. Utrikulitis *f (Entzündung des Utriculus masculinus)*
utriculoampullary nerve Nervus *m* utriculoampullaris
utriculosaccular utriculosakkular, Utrikulus-Sakkulus-...
~ **duct** Ductus *m* utriculosaccularis

utriculus *s.* utricle
~ **masculinus (prostaticus)** *s.* utricle 2.
uvea Uvea *f*, Traubenhaut *f*
uveal uveal, Uvea[l]..., Traubenhaut...
~ **coloboma** Uveakolobom *n*
~ **inflammation** *s.* uveitis
~ **melanoma** Uveamelanom *n*
~ **staphyloma** Uvea[l]staphylom *n*, Staphyloma *n* uveale, Iridonkosis *f*
~ **tract** Tunica *f* vasculosa bulbi, mittlere Augenhaut *f (umfaßt Aderhaut, Ziliarkörper und Regenbogenhaut)*
uveitic Uveitis..., Traubenhautentzündung[s]...
uveitis Uveitis *f*, Uveaentzündung *f*, Traubenhautentzündung *f*
uveo[meningo]encephalitis Uveomeningoenzephalitis *f*, Traubenhaut-, Hirnhaut- und Gehirnentzündung *f*
uveoparotid uveoparotid, Uvea-Parotis-..., Traubenhaut-Ohrspeicheldrüsen-...
~ **fever** *s.* uveoparotitis
uveoparotitis Uveoparotitis *f*, Traubenhaut- und Ohrspeicheldrüsenentzündung *f*, Febris *n* uveoparotidea, Heerfordtsches Syndrom *n*
uvula Uvula *f* [palatina], Gaumenzäpfchen *n*, Zäpfchen *n*, Staphyle *f*
uvular uvular, Uvula..., Gaumenzäpfchen..., Zäpfchen...
~ **oedema** Uvulaödem *n*, Gaumenzäpfchenschwellung *f*
uvulatome *s.* uvulotome
uvulectomy Uvulektomie *f*, Kiotomie *f*, Uvularesektion *f*, [operative] Gaumenzäpfchenentfernung *f*
uvulitis Uvulitis *f*, Gaumenzäpfchenentzündung *f*, Staphylitis *f*
uvulonodular uvulonodular
uvuloptosis Uvulaptose *f*, Gaumenzäpfchensenkung *f*, Staphyloptose *f*
uvulotome Uvulotom *n*, Gaumenzäpfchenmesser *n*
uvulotomy Uvulotomie *f*, Gaumenzäpfchenschnitt *m*, Staphylotomie *f*

V

V-Z virus *s.* varicella-zoster virus
VA *s.* vestibular aquaeduct
vaccigenous vakzinogen, vakzineproduzierend, impfstoffbildend
vaccin *s.* vaccine
vaccina Vaccina *f*, Vakzina *f*, Impfpocke *f*, Pocke *f*, Impfblatter *f*
vaccinable impfbar, impffähig
vaccinal 1. vakzinal, Vakzine..., Impfstoff..., 2. vakzinal, Vakzination[s]..., Impf[ungs]...
~ **fever** Impffieber *n*
vaccinate/to 1. vakzinieren, impfen; 2. gegen Pocken impfen
vaccination 1. Vakzination *f*, Impfung *f*, Impfen *n*, Vakzinetherapie *f*, Vakzinationsbehandlung *f*; 2. *s.* vaccinia virus vaccination

vaccination 678

~ **campaign** Reihenimpfung f
~ **encephalitis** Impfenzephalitis f
~ **instruments** Impfinstrumente npl, Impfinstrumentarium n; Impfzubehör n
~ **lancet** Impflanzette f, Impffeder f
~ **needle** Impfnadel f
~ **rash** Impfexanthem n
~ **reaction** Impfreaktion f
~ **scar** 1. Impfnarbe f; 2. Pocken[impfungs]narbe f
~ **set** Impfbesteck n
~ **status** Impfstatus m
~ **varicella** Impf[ungs]varizellen fpl, Varicella f inoculata
vaccinator 1. s. vaccinostyle; 2. Impfapparat m, Impfpistole f; 3. Impfarzt m
vaccine 1. Vakzine f, Vakzin n, Impfstoff m; 2. s. ~ lymph
~ **immunoprophylaxis** s. vaccination 1.
~ **lymph** Vakzine f, Kuhpockenlymphe f, Pockenlymphe f
~ **rash** s. vaccination rash
~ **therapy** s. vaccination 1.
~ **virus** s. vaccinia virus
vaccinee Impfling m, Impfkandidat m
vaccinia Vaccinia fpl, Kuhpocken pl
~ **immune globulin** Pockenimmunoglobulin n
~ **virus** Vakziniavirus n, Vakzinevirus n, Impfpockenvirus n, Poxvirus n officinale
~ **virus vaccination** Pocken[virus]impfung f, Pockenschutzimpfung f
vaccinial Vakzine..., Pocken..., Blatter...; Impfpocken...
vaccinid Pockenblase f, Impfbläschen n
vacciniform vakziniform, pockenartig, blatternförmig
vacciniola Nebenpocke f, Nebenblatter f
vaccinogenous s. vaccigenous
vaccinoid s. vacciniform
vaccinophobia Vakzinophobie f, Impffurcht f, Impfangst f
vaccinostyle Impflanzette f; Impfnadel f; Impfmesserchen n
vaccinotherapy s. vaccination 1.
vacuolar, vacuolate vakuolär, Vakuolen..., Zellhohlraum...
vacuolation s. vacuolization
vacuole Vakuole f, Zellhohlraum m
vacuolization Vakuolisierung f, Vakuolenbildung f, Zellhohlraumbildung f
vacuome s. Golgi apparatus
vacuum extraction Vakuumextraktion f (bei der Geburt)
~ **extractor** Vakuumextraktor m
vagabondage Vagabundentum n; Vagabundenneurose f
vagabond's disease (pigmentation) Vagabundenkrankheit f, Vagabundenhaut f, Vagandenhaut f, Melanodermia f phthiriasica
vagal vagal, Vagus... (Zusammensetzungen s. a. unter vagus)
~ **denervation** Vagusdenervierung f, Vagus[nerven]durchtrennung f

~ **nucleus** Vaguskern m, Nucleus m nervi vagi
~ **paralysis** Vagusparalyse f, Vagus[nerven]lähmung f
~ **system** Vagus[nerven]system n
vagina Vagina f, [weibliche] Scheide f
vaginal 1. vaginal, Vagina..., Scheiden..., Kolpo...; 2. Sehnenscheiden...
~ **agenesia** Scheidenagenesie f
~ **aplasia** Scheidenaplasie f
~ **artery** Scheidenarterie f, Arteria f vaginalis
~ **bleeding** Scheidenblutung f
~ **bulb** Bulbus m vaginae
~ **canal** Scheidenkanal m, Canalis m vaginae
~ **cancer (carcinoma)** Vaginakarzinom n, Scheidenkrebs m
~ **clamp** Vaginalklemme f
~ **column** Columna f rugarum
~ **cuff abscess** mantelförmiger Scheidenabszeß m
~ **cytology** Vaginalzytologie f
~ **delivery** vaginale Entbindung f
~ **discharge** Scheidenausfluß m, Ausfluß m, Fluor m [vaginalis]
~ **douche** Vaginaldusche f, Scheidenirrigator m
~ **duplication** Scheidendoppelbildung f, Vagina f septa
~ **epithelium** Vaginalepithel n, Scheidenepithel n
~ **examination** Vagina[l]untersuchung f, Scheidenuntersuchung f
~ **fistula** Vaginalfistel f, Scheidenfistel f
~ **fornix** Scheidengewölbe n, Fornix f vaginae
~ **gel** Vaginalgel n
~ **gland** Scheiden[schleimhaut]drüse f
~ **haematocele** Scheidenhämatozele f
~ **haemorrhage** s. ~ bleeding
~ **hernia** Vaginalhernie f, Scheidenbruch m
~ **hysterectomy** vaginale Hysterektomie f, Schauta-Wertheimsche Operation f
~ **introitus** s. ~ orifice
~ **ligament** Vestigium n processus vaginalis
~ **mucosa** Vaginalmukosa f, Scheidenschleimhaut f
~ **nerves** Nervi mpl vaginales
~ **orifice (ostium)** Orificium (Ostium) n vaginae, Scheidenöffnung f, Scheideneingang m, Introitus m vaginae
~ **pessary** Scheidenpessar n
~ **pipe** Mutterrohr n
~ **plexus** 1. Plexus m vaginalis, Scheidennervengeflecht n; 2. Plexus m venosus vaginalis, Scheidenvenengeflecht n
~ **process of the peritoneum** Processus m vaginalis peritonei
~ **process of the sphenoid bone** Processus m vaginalis ossis sphenoidalis
~ **retractor** Scheidenhalter m, Vulvaspreizer m
~ **secretion** Vaginalsekret n, Scheidensekret n
~ **smear** Vaginalausstrich m, Scheidenabstrich m
~ **speculum** Vaginalspekulum n, Scheidenspekulum n

~ sphincter Scheidenpförtner *m*, Musculus *m* bulbospongiosus
~ spotting Schmierblutung *f*
~ synovitis *s.* tendinous synovitis
~ touch digitale Scheidenuntersuchung *f*, Scheidenaustastung *f*
~ trichomoniasis Scheidentrichomoniasis *f*
~ vault *s.* ~ fornix
~ wall Scheidenwand *f*
vaginalectomy *s.* vaginectomy 1.
vaginalgia Vaginalgie *f*, Vaginodynie *f*, Scheidenschmerz *m*, Kolpalgie *f*
vaginapexy Vaginafixierung *f*, [operative] Scheidenanheftung *f*, Kolpopexie *f*
vaginectomy 1. Vaginektomie *f*, Scheidenexstirpation *f*, [operative] Scheidenentfernung *f*, Kolpektomie *f*; 2. Vaginektomie *f*, Sehnenscheidenexstirpation *f*, [operative] Sehnenscheidenentfernung *f*
vaginiferous 1. scheidenbildend; 2. scheidentragend, eingescheidet
vaginism[us] Vaginismus *m*, Scheidenspasmus *m*, Scheidenkrampf *m*
vaginitis Vaginitis *f*, Scheiden[schleimhaut]entzündung *f*, Scheidenkatarrh *m*, Kolpitis *f*, Elytritis *f*
vaginoabdominal vaginoabdominal, Vagina-Abdomen-..., Scheiden-Bauch[höhlen]-...
vaginocele Vaginozele *f*, Scheidenbruch *m*, Scheidenprolaps *m*, Kolpozele *f*
vaginodynia *s.* vaginalgia
vaginofixation Vaginofixation *f*, Vaginofixatio *f* uteri *(Gebärmutterfundusanheftung an die Scheide)*
vaginogram Vaginogramm *n*, Scheidenröntgen[kontrast]bild *n*
vaginography Vaginographie *f*, Scheidenröntgen[kontrast]aufnahme *f*
vaginolabial vaginolabial, Scheiden-Schamlippen-...
vaginomycosis Vaginalmykose *f*, Scheidenmykose *f*, Scheidenpilzerkrankung *f*
vaginopathy Vaginopathie *f*, Scheidenkrankheit *f*, Scheidenerkrankung *f*, Scheidenleiden *n*, Kolpopathie *f*
vaginoperineal vaginoperineal, Vagina-Perineum-..., Scheiden-Damm-...
vaginoperineorrhaphy Vaginoperineorrhaphie *f*, Scheiden-Damm-Naht *f*, Kolpoperineorrhaphie *f*
vaginoperineotomy Vaginoperineotomie *f*, Scheiden-Damm-Schnitt *m*
vaginoperitoneal vaginoperitoneal, Vagina-Peritoneum-..., Scheiden-Bauchfell-...
vaginoplasty Vaginoplastik *f*, Scheidenrekonstruktion *f*, [operative] Scheidenwiederherstellung *f*, Kolpoplastik *f*
vaginoscope Vaginoskop *n*, Vaginalspekulum *n*, Scheidenspiegel *m*, Kolposkop *n*
vaginoscopic vaginaspiegelnd, kolposkopisch
vaginoscopy Vaginoskopie *f*, Scheidenspiegelung *f*, Kolposkopie *f*

vaginotome Vaginotom *n*, Scheidenmesser *n*, Kolpotom *n*
vaginotomy Vaginotomie *f*, Scheidenschnitt *m*, [operative] Scheideneröffnung *f*, Kolpotomie *f*
vaginovesical vaginovesikal, Vagina-Harnblasen-..., Scheiden-Blasen-...
vagitus Vagitus *m*, Kindesschrei *m*
vagoglossopharyngeal vagoglossopharyngeal, Vagus[nerv]-Glossopharyngeus[nerv]-...
vagohypoglossal vagohypoglossal, Vagus[nerv]-Hypoglossus[nerv]-...
vagolysis 1. Vagolyse *f*, Vagus[nerven]hemmung *f*; 2. Vagolyse *f*, Vagusdenervierung *f*
vagolytic 1. vagolytisch, vagus[nerven]hemmend; 2. vagolytisch, vagusdenervierend
vagomimetic vagomimetisch, vagus[nerven]stimulierend
vagopressor vagopressorisch, blutdrucksteigernd durch Vagus[nerven]reizung
vagotomize/to vagotomieren, den Vagusnerv[en] durchschneiden (durchtrennen)
vagotomy Vagotomie *f*, Vagusdurchschneidung *f*, [operative] Vagusnervenresektion *f*, [operative] Vagus[nerven]durchtrennung *f*
vagotonia Vagotonie *f*, Vagustonuserhöhung *f*
vagotonic vagoton, vagustonuserhöhend
vagotrope, vagotropic vagotrop, auf den Vagus[nerven] [ein]wirkend
vagotropism Vagotropismus *m*, Vagus[ein]wirkung *f*
vagovagal vagovagal, Vagus[nerv]-Vagus[nerv]-...
vagrant cell Wanderzelle *f*
vagus [nerve] Vagus[nerv] *m*, Nervus *m* vagus, X. Hirnnerv *m*
~ nerve resection *s.* vagotomy
~ pulse Vaguspuls *m*
valerian Baldrian *m*; Baldrianwurzel *f*
valer[ian]ic acid Valeriansäure *f*, Baldriansäure *f*
valetudinarian kränklich, kränkelnd; schwächlich; invalid[e]
valetudinarian kränklicher Mensch *m*; Invalide *m*
valetudinarianism Kränklichkeit *f*; Invalidität *f*
valgoid krummbeinig; X-beinartig
valgus valgus, krumm, abnorm gebogen; X-beinig
valine Valin *n*, α-Aminoisovaleriansäure *f* *(essentielle Aminosäure)*
vallate umwallt, Wall...
~ papilla Papilla *f* [circum]vallata *(Zunge)*
vallecula Vallecula *f*, Rinne *f*, Furche *f*, Einbuchtung *f*
valley fever *s.* coccidioidomycosis
~ of the cerebellum Vallecula *f* cerebelli
Valsalva's antrum Antrum *n* mastoideum
~ manoeuvre Valsalvascher Versuch *m*
~ sinus Sinus *m* aortae [Valsalvae]
valva *s.* valve
valvar *s.* valvular

valve

valve Valva f, Klappe f; Herzklappe f ● at ~ level auf Klappenebene
~ **cusp** Klappensegel n, Herzklappensegel n
~ **of Heister** s. Heister's valve
~ **of the inferior vena cava** Valvula f venae cavae inferioris
~ **of Vieussens** Velum n superius medullaris
~ **replacement** Klappenersatz m, Herzklappenersatz m
~ **ring** Klappenring m, Herzklappenring m
~ **sound** Klappenton m, Herzklappenton m
valveless klappenlos
valves of Kerckring Kerckringsche Falten fpl, Plicae fpl circulares [Kerckring] *(Querfalten im Dünndarm)*
valviform klappenförmig
valvotomy s. valvulotomy
valvula Valvula f, [kleine] Klappe f
valvular valvulär, valvär, Klappen...; klappenähnlich
~ **aortic stenosis** valvuläre Aortenstenose f, Aortenklappenstenose f
~ **attachment** Klappenansatz m *(Herz)*
~ **disease** s. ~ heart disease
~ **dysfunction** Klappendysfunktion f, Herzklappenfunktionsstörung f
~ **heart disease** Herzklappenerkrankung f, Herzklappenkrankheit f; Herzklappenfehler m
~ **incompetence (insufficiency)** Klappeninsuffizienz f, Herzklappeninsuffizienz f
~ **lesion** Klappenläsion f, Herzklappenverletzung f
~ **pneumothorax** Ventilpneumothorax m, Spannungspneumothorax m
~ **prosthesis** Klappenprothese f, künstliche Herzklappe f
~ **pulmonary stenosis** valvuläre Pulmonalstenose f
~ **stenosis** Klappenstenose f, Herzklappenvereng[er]ung f
valvulectomy Valvulektomie f, Klappenexzision f, Klappenexstirpation f, [operative] Herzklappenentfernung f
valvulitis Valvulitis f, Klappenentzündung f
valvuloplasty Valvuloplastik f, Klappenplastik f, Herzklappenrekonstruktion f
valvulotome Valvulotom n, Klappenmesser n
valvulotomy Valvulotomie f, Valvulaspaltung f, Klappendurchtrennung f, [operative] Herzklappensprengung f
vanadiumism Vanadiumintoxikation f, Vanadinvergiftung f
vancomycin Vankomyzin n *(Antibiotikum)*
vanillism Vanilleintoxikation f, Vanillevergiftung f
vanilylmandelic acid Vanillinmandelsäure f
vapocauterization Vaporisation f, Dampfverkochung f *(von Gewebe)*
vaporarium Vaporarium n, Dampfbad n; Sauna f
vaporization 1. s. vapocauterization; 2. Vaporisation f, Verdampfung f

680

vaporize/to 1. vaporisieren, mit heißem Dampf behandeln; 2. vaporisieren, verdampfen
vaporizer Verdampfer m
vapotherapy Vaportherapie f, Dampfbehandlung f
vapour bath 1. s. vaporarium; 2. Dampfbad n; Dampfanwendung f
Vaquez-Osler disease, Vaquez's disease Vaquezsche Krankheit f, Polycythaemia f vera *(krankhafte Erythrozytenvermehrung)*
variant Variante f; Mutante f
varication Varizenbildung f, Krampfaderentstehung f
variceal Varizen..., Krampfader...
varicectomy Varikektomie f, Varizenexzision f, [operative] Krampfaderentfernung f, Varizenstrippen n
varicella Varizella f, Varizellen pl, Windpocken pl, spitze Blattern pl, Schafpocken pl, Wasserpocken pl, Spitzpocken pl
~ **encephalitis** Varizellenenzephalitis f
~ **pneumonia** Varizellenpneumonie f
~ **[-zoster] virus** Varizellen-Zoster-Virus n, Windpockenvirus n, Herpesvirus n varicellae
varicellar rash Varizellenexanthem n
varicellation s. varicellization
varicelliform varizelliform, varizellenartig, windpockenförmig
varicellization Varizellenimpfung f, Windpockenimpfung f
varicelloid Varizellen..., Windpocken...
variciform varizenförmig, krampfadrig, varikös
varicoblepharon Varikoblepharon n, Augenlidvarize f
varicocele Varikozele f, Krampfaderbruch m, Krampfadervorfall m
varicocelectomy Varikozelektomie f, Varikozelenexstirpation f, [operative] Krampfaderbruchentfernung f
varicogram Varikogramm n, Krampfaderröntgen[kontrast]bild n
varicographic varizendarstellend
varicography Varikographie f, Krampfaderröntgen[kontrast]darstellung f
varicoid Varizen..., Krampfader...
varicomphalus Varikomphalus m, Varizennabel m; Nabelkrampfader f
varicophlebitis Varikophlebitis f, Krampfaderentzündung f
varicosclerosation Varizensklerosierung f, Krampfaderverödung f
varicose [abnorm] angeschwollen; varikös, krampfadrig
~ **ulcer** Ulcus n varicosum (cruris) *(Hautgeschwürbildung bei Krampfaderleiden)*
~ **veins** Varizen fpl, Krampfadern fpl
varicosis Varikosis f, Krampfaderleiden n
varicosity 1. Varikosität f, variköser Zustand m; Varizenexistenz f; 2. s. varix
varicotomy s. varicectomy
varicula Konjunktivalvarize f, Augenbindehautkrampfader f

vasodilative

variety Varietät f, Abart f, Normabweichung f
variform vielgestaltig; formabweichend
variola Variola f, Pocken pl, Blattern pl
~ **virus** Variolavirus n, Pockenvirus n, Poxvirus n variolae
variolar s. variolous
variolate/to gegen Pocken impfen
variolation Variolation f, Pocken[schutz]impfung f
variolic s. variolous
varioliform varioliform, pockenartig, blatternförmig
variolization s. variolation
varioloid Variolois f (milde Pockenform)
variolous pockenartig, Variola..., Pocken..., Blattern...
~ **erythema** Erythema n variolosum, Pockeninitialexanthem n
variolovaccine Variolavakzine f, Pockenimpfstoff m
varix Varix m(f), Varize f, Krampfader f, Venenknoten m
~ **haemorrhage** Krampfaderblutung f
Varolian pons Pons m Varoli, Varolsbrücke f, Pons m [cerebri], Gehirnbrücke f (Hirnteil oberhalb des verlängerten Rückenmarks)
varus varus, O-beinig
vas s. vessel
vasal s. vascular
vascular vaskulär, Vaskular..., Gefäß...
(Zusammensetzungen s. a. unter vessel)
~ **anastomosis** Gefäßanastomose f
~ **arborization** Blutgefäßaufzweigung f
~ **bundle** Gefäßbündel n
~ **circle of the optic nerve** Circulus m vasculosus nervi optici
~ **clamp** Gefäßklemme f
~ **dilation** Gefäßdilatation f, Gefäßerweiterung f
~ **disease** Gefäßkrankheit f, Gefäßleiden n
~ **endothelial cell** Gefäßendothelzelle f
~ **endothelial lining** Gefäßendothelauskleidung f
~ **endothelium** Endothel[ium] n, Gefäßinnenhaut f
~ **flap** Gefäß-Stiellappen m
~ **forceps** Gefäßpinzette f
~ **haemophilia** vaskuläre Hämophilie f, Angiohämophilie f
~ **hilar shadow** Hilusgefäßschatten m (Radiologie)
~ **insufficiency** Gefäßinsuffizienz f, vaskuläre Insuffizienz f
~ **involvement** Gefäßbeteiligung f
~ **lesion** Gefäßverletzung f
~ **loop** Gefäßschlinge f
~ **malformation** Gefäßfehlbildung f, Gefäßmißbildung f
~ **naevus** s. haemangioma
~ **pedicle** Gefäßstiel m
~ **perfusion** Gefäßperfusion f
~ **permeability** Gefäßpermeabilität f

~ **polyp** Gefäßpolyp m, gestieltes Angiom n
~ **reflex** Gefäßreflex m, vaskulärer (vasomotorischer) Reflex m
~ **retinopathy** Retinitis f nephritica
~ **ring** Gefäßring m
~ **shadow** Gefäßschatten m
~ **spatula-dissector** Gefäß-Spatel-Dissektor m
~ **surgeon** Gefäßchirurg m
~ **surgery** Gefäßchirurgie f, vaskuläre Chirurgie f
~ **suture** Gefäßnaht f
~ **system** Gefäßsystem n, vaskuläres System n
~ **tonus** Gefäßtonus m
~ **tumour** Gefäßtumor m
vascularity Gefäßreichtum m
vascularization 1. Vaskularisation f, Vaskularisierung f, Gefäß[neu]bildung f; 2. Kapillareinsprossung f
vascularize/to 1. vaskularisieren, Gefäße bilden; 2. einsprossen, [hin]einwachsen
vasculature Blutgefäßverteilung f, Gefäßanordnung f; Gefäßversorgung f (eines Organs)
vasculitis Vaskulitis f, Angiitis f, Gefäßentzündung f
vasculogenesis Gefäß[neu]bildung f
vasculolymphatic vaskulolymphatisch, Blutgefäß-Lymphgefäß-...
vasculomotor s. vasomotor
vasculoneural vaskuloneural, Gefäßnerven...
vasculopathy s. vascular disease
vasculum Vaskulum n, kleines Gefäß n
vasectomize/to vasektomieren, den Samenleiter exstirpieren (operativ entfernen)
vasectomy Vasektomie f, Vasoresektion f, Samenleiterexstirpation f, [operative] Samenleiterentfernung f
vasifaction Blutgefäßneubildung f
vasifactive [blut]gefäßbildend
vasiform vasiform, gefäßförmig; gefäßartig
vasiformation s. vasifaction
vasitis Samenleiterentzündung f, Entzündung f des Ductus deferens
vasoconstriction Vasokonstriktion f, Gefäßzusammenziehung f, Gefäßvereng[er]ung f
vasoconstrictive vasokonstriktorisch, vasokonstriktiv, [blut]gefäßzusammenziehend, gefäßverenge[r]nd
vasoconstrictor [agent] Vasokonstriktor m, vasokonstriktorisches (gefäßverengerndes) Mittel n, Blutgefäßverengerer m
~ **centre** Vasokonstriktorenzentrum n
~ **fibre** Vasokonstriktoren[nerven]faser f
vasodepressive vasodepressorisch, blutdrucksenkend
vasodepressor [agent] Vasodepressor m, vasodepressorisches (blutdrucksenkendes) Mittel n
vasodilation Vasodilatation f, Gefäßerweiterung f, Gefäßerschlaffung f
vasodilative vasodilatatorisch, vasodilatativ, [blut]gefäßerweiternd

vasodilator

vasodilator [agent] Vasodilatator m, vasodilatatorisches (blutgefäßerweiterndes) Mittel n, Blutgefäßerweiterer m
~ **centre** Vasodilatatorenzentrum n
~ **therapy** Vasodilatatorentherapie f
vasoepididymostomy Vasoepididymostomie f, Samenleiter-Nebenhoden-Anastomose f
vasoformation s. vasifaction
vasogenic vasogen, Gefäß...
vasography s. angiography
vasohypertonic s. vasoconstrictive
vasohypotonic s. vasodilative
vasoinhibitor [agent] Vasoinhibitor m, vasoinhibitorisches Mittel n, gefäß[nerven]hemmendes Mittel n
vasoinhibitory vasoinhibitorisch, gefäß[nerven]hemmend
vasoligation, vasoligature Vasoligatur f, Blutgefäßunterbindung f, Gefäßunterbindung f
vasomotor vasomotorisch
~ **catarrh** s. ~ rhinitis
~ **centre** Vasomotorenzentrum n, Gefäßnervenzentrum n
~ **nerve** Vasomotorennerv m, Vasomotor m, Gefäßnerv m
~ **neurosis** s. vasoneurosis
~ **paralysis** s. vasoparalysis
~ **reflex** Vasomotorenreflex m, Gefäßnervenreflex m
~ **rhinitis** Rhinitis f vasomotorica
~ **system** Vasomotorensystem n, Gefäßnervensystem n
vasoneurosis Vaso[motoren]neurose f, Gefäßneurose f, Angioneuropathie f, Angioneurose f
vasoorchidostomy Vasoorchidostomie f, Samenleiter-Hoden-Anastomose f
vasoparalysis Vasomotorenlähmung f, Vasomotorenkollaps m
vasoparesis Vaso[motoren]parese f, Gefäßparese f
vasopressin Vasopressin n, Tonephin n (Hypophysenhinterlappenhormon)
vasopressor s. vasoconstrictor agent
vasoproliferative vasoproliferativ
vasopuncture Samenleiterpunktion f
vasoreflex Blutgefäßreflex m
vasorelaxation Vasorelaxation f, Gefäßerschlaffung f
vasoresection s. vasectomy
vasorrhaphy Vasorrhaphie f, Samenleiternaht f
vasospasm Vasospasmus m, Gefäßkrampf m
vasospastic vasospastisch
vasostimulant vasostimulierend, gefäßstimulierend
vasostimulant [agent] Vasostimulans n, vasostimulierendes (gefäßstimulierendes) Mittel n
vasostomy Vasostomie f, Samenleiterfistelung f
vasotomy Vasotomie f, Samenleiterschnitt m, [operative] Samenleiterdurchtrennung f
vasotonic vasoton, Gefäßtonus...

682

vasotonic [agent] Vasotonikum n, gefäßtonisierendes Mittel n
vasotribe Gefäßklemme f
vasotrophic vasotroph, blutgefäßernährend, Gefäßernährungs...
vasotropic blutgefäßwirksam
vasovagal vasovagal, Blutgefäß-Vagus[-nerv]-...
vasovasostomy Vasovasostomie f, Samenleiteranastomose f, Samenleiter[wieder]vereinigung f
vasovesiculectomy Vasovesikulektomie f, [operative] Samenleiter- und Samenbläschenentfernung f
vasovesiculitis Vasovesikulitis f, Samenleiter- und Samenbläschenentzündung f
vastus intermedius muscle Musculus m vastus intermedius, mittlerer Schenkelmuskel m
~ **lateralis muscle** Musculus m vastus lateralis, äußerer Schenkelmuskel m
~ **medialis muscle** Musculus m vastus medialis, innerer Schenkelmuskel m
~ **muscle** Musculus m quadriceps femoris, vierköpfiger Schenkelstrecker[muskel] m
Vater-Pacini corpuscle Vater-Pacinisches Körperchen (Tastkörperchen) n, Corpusculum n lamellosum
Vater's ampulla Vatersche Ampulle f, Ampulla f hepatopancreatica
vault 1. Gewölbe n, Fornix f; 2. knöchernes Schädeldach n, Kalvaria f, Calvaria f
~ **of the pharynx** Fornix f pharyngis
~ **of the vagina** s. vaginal fornix
V.C.G. s. vectorcardiogram
VD s. venereal disease
vection Vektion f, Krankheitserregerübertragung f, Keimverschleppung f
vector Vektor m, Krankheits[erreger]überträger m
vectorcardiogram Vektorkardiogramm n, VKG, Vkg, Herzvektorbild n
vectorcardiograph Vektorkardiograph m, Vektorkardiogrammschreiber m, Herzvektorschreiber m
vectorcardiographic vektorkardiographisch
vectorcardiography Vektorkardiographie f, Herzvektoraufzeichnung f
vegetable vegetabil[isch], pflanzlich
vegetarian vegetarisch
vegetarian Vegetarier m, Pflanzen[kost]esser m
vegetation 1. [adenoide] Vegetation f, Wucherung f; 2. [globulöse] Vegetation f des Herzens
vegetative dermatitis Dermatitis f vegetans
~ **nervous system** vegetatives (autonomes) Nervensystem n
vehicle Vehikel n, Trägersubstanz f
veil 1. Velum n, Segel n; Gaumensegel n; 2. Amnion n, Eihaut f (Zusammensetzungen s. unter amniotic)
vein Vene f, Vena f (Zusammensetzungen s. a. unter vena, venous)
~ **graft** Venentransplantat n

venographic

~ **grafting** Venentransplantation f
~ **homograft** Venenhomotransplantat n
~ **occlusion** Venenverschluß m
~ **of the dorsum of the foot** dorsale Mittelfußvene f, Vena f metatarsea dorsalis pedis
~ **of the dorsum of the hand** Handrückenvene f, Vena f metacarpea dorsalis
~ **of the eyelid** Augenlidvene f, Vena f palpebralis
~ **of the forehead** Stirnvene f, Vena f supratrochlearis (frontalis)
~ **of the heart** Herzvene f, Vena f cordis
~ **of the lower eyelid** Unterlidvene f, Vena f palpebralis inferior
~ **of the lower lip** Unterlippenvene f, Vena f labialis inferior
~ **of the pterygoid canal** Vena f canaliculi pterygoidei
~ **of the sole of the foot** plantare Mittelfußvene f, Vena f metatarsea plantaris
~ **of the temporomandibular joint** Kiefergelenkvene f, Vena f articularis mandibulae
~ **of the upper eyelid** Oberlidvene f, Vena f palpebralis superior
~ **of the upper lip** Oberlippenvene f, Vena f labialis superior
~ **patch** Venenpatch m
~ **retractor** Venenretraktor m, Venenhaken m
~ **stone** Venenstein m, Phlebolith m
~ **stripper** Venenstripper m
velamen Velamentum n, Hülle f, Umhüllung f, Membran f
velamentous velamentös, Hüll…, Umhüllungs…, Membran…
~ **insertion** Insertio f velamentosa, häutiger Nabelansatz m
velamentum s. velamen
velar Velum…, Segel…; Gaumensegel…
vellicate/to [sich] krampfartig zusammenziehen, zucken (z. B. Muskel)
vellication Muskelzucken n, krampfartiges Muskelzittern n
vellus Flaum m, Flaumhaar n
velum s. veil 1.
vena Vene f, Vena f (Zusammensetzungen s. a. unter vein, venous)
~ **cava** Vena f cava, Hohlvene f, Kava f (Zusammensetzungen s. a. unter caval)
~ **caval filter** Kavafilter n(m), Hohlvenenfilter n(m)
~ **caval hiatus** Foramen n (Hiatus m) venae cavae
~ **caval ligation** Kavaligatur f, Hohlvenenunterbindung f
~ **caval obstruction** Kavaobstruktion f, Hohlvenenverschluß m
~ **caval system** Kavasystem n, Hohlvenensystem n
~ **cavogram** Kavogramm n, Hohlvenenröntgen[kontrast]bild n
~ **cavography** Kavographie f, Hohlvenenröntgen[kontrast]darstellung f
venae sectio s. venesection

venation Venenverzweigung f, Venenverteilung f, Venenanordnung f, Venenmuster n
venectasia Venektasie f, Venenerweiterung f, Phlebektasie f
venectomy Venektomie f, Venenexstirpation f, Venenresektion f, [operative] Venenentfernung f, Phlebektomie f
venenation Gifteinspritzung f (z. B. durch Schlangen); Vergiftung f, Intoxikation f
venene s. venin
veneniferous giftführend, gifttragend
venenific giftbildend
venenous giftig, Gift…
venenum s. venom
venepuncture Venae punctio f, Venenpunktion f
venereal 1. venerisch, Geschlechtskrankheits…; 2. geschlechtlich, sexuell
~ **adenitis** s. ~ lymphogranulomatosis
~ **disease** Venerie f, Geschlechtskrankheit f, venerische Erkrankung f
~ **lymphogranuloma[tosis]** Lymphadenitis f granulomatosa venerea, Lymphogranulomatosis f venerea, Lymphogranuloma n inguinale (venereum), vierte Geschlechtskrankheit f, Bubo m tropicalis
~ **sore** Primäraffekt m, Primärgeschwür n (Syphilis)
~ **ulcer** Ulcus n molle, weicher Schanker m
~ **urethritis** Urethritis f gonorrhoica, Tripper m (s. a. gonorrhoea)
~ **verruca (wart)** Condyloma n acuminatum, spitzes Kondylom n, Verruca f acuminata, spitze Feigwarze f
venereologic venerologisch
venereologist Venerologe m, Facharzt m für Geschlechtskrankheiten
venereology Venerologie f, Lehre f von den Geschlechtskrankheiten
venereophobia Venerophobie f (Angst vor Geschlechtskrankheiten)
venesection Venae sectio f, Venen[ein]schnitt m, Venotomie f, [operative] Veneneröffnung f, Phlebotomie f
~ **set** Venae-sectio-Besteck n
venesuture Venennaht f, Phleborrhaphie f
Venezuelan equine encephalitis (encephalomyelitis) Venezolanische Pferdeenzephalitis (Pferdeenzephalomyelitis) f
venin Venin n, Schlangengift n
venipuncture s. venepuncture
venoarterial oxygen content difference arteriovenöse Sauerstoffdifferenz f
venoauricular venoaurikulär, Hohlvenen-Herzohr-…
venoclysis Veneninfusion f, [intra]venöse Infusion f, Phleboklysis f
venofibrosis Venenfibrose f, [bindegewebige] Venenverhärtung f
venogram Venogramm n, Phlebogramm n, Venenröntgen[kontrast]bild n
venographic venendarstellend, phlebographisch

venography

venography Venographie *f*, Phlebographie *f*, Venenröntgen[kontrast]darstellung *f*
venom Venenum *n*, Gift *n*; Tiergift *n*, tierisches Gift *n*
venomotor venomotorisch, venenlumenregulierend
venomous *s.* venenous
veno-occlusive disease of the liver *s.* Budd-Chiari syndrome
venopressor venopressorisch, venen[lumen]verengernd
venosclerosis Venensklerose *f*, Phlebosklerose *f*, Venenverkalkung *f*
venose venenreich, aderreich
venosity 1. venöse Beschaffenheit *f (z. B. des Blutes)*; 2. Venenblutfülle *f*, venöse Anschoppung *f*; 3. Venenreichtum *m*, Venenvermehrung *f*
venospasm Venospasmus *m*, Venenkrampf *m*
venostasis Venenstauung *f*, Venenstau *m*, venöse Blutstauung *f*, Phlebostase *f*
venothrombotic venenthrombosierend
venotomy *s.* venesection
venous venös, Venen..., Blutader...
~ **-arterial shunt** arteriovenöser Shunt *m*
~ **blood** Venenblut *n*; venöses Blut *n*
~ **blood oxygen percent saturation** prozentuale venöse Sauerstoffsättigung *f*
~ **catheter** Venenkatheter *m*
~ **congestion** venöse Blutfülle *f*
~ **cutdown** *s.* venesection
~ **filling** Venenfüllung *f*
~ **insufficiency** venöse Insuffizienz *f*, Veneninsuffizienz *f*
~ **malformation** Venenfehlbildung *f*, Venenmißbildung *f*
~ **plexus** Venenplexus *m*, Plexus *m* venosus, Venengeflecht *n*
~ **pressure** venöser Druck *m*, Venendruck *m*
~ **pulse** Venenpuls *m*
~ **return** venöser Rückfluß (Rückstrom) *m*
~ **sclerosis** *s.* phlebosclerosis
~ **sinus of the sclera** Sinus *m* venosus sclerae, Schlemmscher Kanal *m*
~ **spasm** *s.* venospasm
~ **stasis** venöse Stase (Stauung) *f*
~ **thrombosis** venöse Thrombose *f*, Venenthrombose *f*
~ **valve [cusp]** Venenklappe *f*
venovenostomy Venenanastomose *f*, Venenvereinigung *f*, Phlebophlebostomie *f*
vent/to 1. ablassen; 2. entlüften
venter 1. Venter *m*, Abdomen *n*, Bauch *m (Zusammensetzungen s. unter abdominal)*; 2. Venter *m* musculi, Muskelbauch *m*
ventilate/to 1. ventilieren, [be]lüften, beatmen; 2. *s.* oxygenate/to
ventilation Ventilation *f*, Belüftung *f*; Beatmung *f*
ventilatory arrest Atemstillstand *m*
~ **capacity** Ventilationskapazität *f*
~ **movement** Atembewegung *f*, Ventilationsbewegung *f*

venting catheter Entlüftungskatheter *m*
ventral ventral, bauchwärts, bauchseitig, bauchseits, Bauch...
~ **cochlear nucleus** Nucleus *m* cochlearis ventralis
~ **cornu** Cornu *n* anterius [medullae spinalis], Vorderhorn *n*
~ **corticospinal tract** Tractus *m* corticospinalis anterior, Pyramidenvorderstrangbahn *f*
~ **external arcuate fibres** Fibrae *fpl* arcuatae externae ventrales
~ **hernia** Abdominalhernie *f*, Bauchhernie *f*
~ **horn** *s.* ~ cornu
~ **median fissure** Fissura *f* mediana anterior *(Rückenmark)*
~ **metacarpeal artery** Arteria *f* metacarpea ventralis (palmaris)
~ **nucleus of the thalamus** Nucleus *m* ventralis thalami
~ **root** Vorderwurzel *f*, Radix *f* ventralis nervorum spinalium
~ **sacrococcygeal ligament** Ligamentum *n* sacrococcygeum ventrale
~ **spinocerebellar fasciculus [of Gowers]** *s.* ~ spinocerebellar tract
~ **spinocerebellar tract** Tractus *m* spinocerebellaris anterior, vordere Kleinhirnseitenstrangbahn *f*, Gowerssches Bündel *n*
~ **spinothalamic tract** Tractus *m* spinothalamicus anterior
~ **surface of the heart** Facies *f* sternocostalis cordis
~ **surface of the kidney** Facies *f* anterior renis
~ **surface of the pancreas** Facies *f* anterior pancreatis
~ **surface of the sacrum** Facies *f* pelvina ossis sacri
~ **tegmental decussation** Decussatio *f* tegmenti ventralis
~ **wall of the stomach** Paries *m* anterior ventriculi, Magenvorderwand *f*
ventricle 1. Ventriculus *m*, Ventrikel *m*, Kammer *f*; 2. *s.* ~ of the brain; 3. *s.* ~ of the heart
~ **of Morgagni** Ventriculus *m* laryngis, Morgagnische Tasche *f*
~ **of the brain** Ventriculus *m* cerebri (encephali), Hirnventrikel *m*, Hirnkammer *f*
~ **of the cord** Canalis *m* centralis medullae spinalis, Rückenmarkzentralkanal *m*
~ **of the heart** Ventriculus *m* cordis, Herzventrikel *m*, Herzkammer *f*
~ **of the larynx** *s.* ~ of Morgagni
ventricular ventrikulär, Ventrikel..., Kammer...; Herzkammer...; Hirnkammer...
~ **arrhythmia** ventrikuläre Arrhythmie *f*, Herzkammerarrhythmie *f*
~ **cannula** Hirnventrikel[punktions]kanüle *f*
~ **complex** Kammerkomplex *m*, QRS-Komplex *m (EGK)*
~ **compliance** Ventrikel-Compliance *f*
~ **contraction** Ventrikelkontraktion *f*, Herzkammerkontraktion *f*

~ **depolarization** Ventrikeldepolarisation f, Herzkammerdepolarisation f
~ **depolarization complex** s. ~ complex
~ **end-diastolic volume** enddiastolisches Herzkammervolumen n
~ **excitation** Ventrikelerregung f, Herzkammererregung f
~ **extrasystole** Ventrikelextrasystole f, Herzkammerextrasystole f
~ **fibrillation** Ventrikelflimmern n, Herzkammerflimmern n
~ **filling** Ventrikelfüllung f, Herzkammerfüllung f
~ **filling pressure** Herzkammerfüllungsdruck m
~ **filling sound** Ventrikelfüllungston m, Herzkammerfüllungsgeräusch n, III. Herzton m
~ **fluid** Hirnkammerflüssigkeit f
~ **gallop** Ventrikelgalopp m, Herzkammergalopp m
~ **groove** Sulcus m interventricularis
~ **hypertrophy** Herzkammerhypertrophie f
~ **premature beat** prämature (vorzeitige) Herzkammerkontraktion f
~ **pressure** Ventrikeldruck m, Herzkammerdruck m
~ **puncture** Ventrikelpunktion f, Hirnkammerpunktion f; Herzkammerpunktion f
~ **relaxation** Ventrikelrelaxation f, Herzkammererschlaffung f
~ **repolarization complex** T-Zacke f (EKG)
~ **rhythm** ventrikulärer Rhythmus m, Herzkammerrhythmus m
~ **septal defect** Ventrikelseptumdefekt m, VSD, Herzkammerscheidewanddefekt m
~ **septum** Ventrikelseptum n, Herzkammerscheidewand f, Septum n interventriculare
~ **standstill** Ventrikelstillstand m, Herz[kammer]stillstand m
~ **system** Ventrikelsystem n, Hirnkammersystem n
~ **systole** Ventrikelsystole f
~ **tachyarrhythmia** Kammertachyarrhythmie f
~ **tachycardia** Ventrikeltachykardie f, Herzkammerjagen n
~ **wall tension** Herzkammerwandspannung f
ventriculitis Ventrikulitis f, Hirnkammerentzündung f
ventriculoatrial ventrikuloatrial, Hirnventrikel-Atrium-…, Hirnkammer-Herzvorhof-…
ventriculoatriostomy Ventrikuloatriostomie f, Hirnkammer-Herzvorhof-Drainage f (bei Hydrozephalus)
ventriculocisternostomy Ventrikulozisternostomie f; Torkildsen-Drainage f, Hirnkammer-Zisternen-Drainage f (bei Hydrozephalus)
ventriculogram Ventrikulogramm n, Hirnkammerröntgen[kontrast]bild n
ventriculographic ventrikulographisch
ventriculography Ventrikulographie f, Hirnkammerröntgen[kontrast]darstellung f
ventriculojugular ventrikulojugulär, Hirnventrikel-Jugularis-…, Hirnkammer-Drosselvenen-…

ventriculometric ventrikulometrisch
ventriculometry Ventrikulometrie f, Hirn[kammer]druckmessung f
ventriculoperitoneal ventrikuloperitoneal, Hirnventrikel-Peritonealhöhlen-…, Hirnkammer-Bauchhöhlen-…
~ **shunt** Hirnventrikel-Peritonealhöhlen-Drainage f (bei Hydrozephalus)
ventriculopleural ventrikulopleural, Hirnventrikel-Pleurahöhlen-…
ventriculopuncture Ventrikelpunktion f, Hirnkammerpunktion f
ventriculoscope Ventrikuloskop n, Hirnkammerendoskop n, Hirnkammerspiegel m
ventriculoscopic ventrikuloskopisch
ventriculoscopy Ventrikuloskopie f, Hirnkammerendoskopie f, Hirnkammerspiegelung f
ventriculospinal-subarachnoid shunt s. ventriculocisternostomy
ventriculostomy Ventrikulostomie f, [operative] Hirnventrikelfistelung f, Hirnkammerdrainage f
ventriculovenous ventrikulovenös, Hirnkammer-Venen-…
ventriculus s. ventricle
ventricumbent auf dem Bauch liegend
ventrifixation of the uterus s. ventrohysteropexy
ventriloquism Ventriloquismus m, Bauchreden n
ventrocystorrhaphy Ventrozystorrhaphie f, Harnblasenanheftung f an die Bauchwand
ventrodorsal ventrodorsal, vorn und hinten
ventrohysteropexy Ventrohysteropexie f, Ventrofixation f, Ventrifixatio f uteri, Gebärmutterfixierung f an der Bauchwand
ventrolateral ventrolateral, vorn und seitlich
ventromedial ventromedial, vorn und in der Mitte
ventroposterior ventroposterior, von vorn nach hinten
ventroptosis Magenptose f, Magensenkung f; Senkmagen m
ventroscopic ventroskopisch, bauchhöhlenspiegelnd
ventroscopy Bauchhöhlenspiegelung f
ventrotomy s. laparotomy
venular Venula…, Venolen…
~ **endothelium** Venolenendothel n
venule Venula f, Venole f, kleine Vene f
verbal agraphia Verbalagraphie f, Wortschreibunfähigkeit f, verbale Agraphie f
~ **suggestion** Verbalsuggestion f, Wortsuggestion f
verbigeration Verbigeration f, monotone Wortwiederholung f
verdoglobin Verdoglobin n (Hämoglobinabbauprodukt)
verdohaemin Verdohämin n (Gallepigment)
verdohaemochromogen Verdohämochromogen n (Gallepigment)
verdohaemoglobin Verdohämoglobin n (Hämoglobinabbauprodukt)

vermian Vermis..., Kleinhirnwurm...
vermicidal vermizid, wurmtötend
vermicide [agent] Vermizidum n, vermizides (wurmtötendes) Mittel n
vermicular vermikular, wurmartig, wurmähnlich
~ **motion** Peristaltik f
vermiculate s. vermicular
vermiculation Peristaltik f
vermiculose, vermiculous s. 1. vermicular; 2. verminous
vermiform appendix (process) Appendix f vermiformis, Wurmfortsatz m
vermifugal vermifug, wurmabtreibend
vermifuge [agent] Vermifugum n, vermifuges (wurmabtreibendes) Mittel n, Wurmmittel n
~ **treatment** Wurmabtreibung f
vermilingual vermilingual, wurmzungig, Wurmzunge[n]...
vermination Wurmbefall m, Wurmerkrankung f
verminous von Ungeziefer befallen; wurminfiziert, verwurmt, Wurm...
vermiphobia Vermiphobie f, Wurmangst f, Würmerfurcht f
vermis 1. Vermis m, Wurm m; 2. Vermis m cerebelli, Kleinhirnwurm m
vermography Wurmfortsatzröntgen[kontrast]darstellung f
vernal conjunctivitis (keratoconjunctivitis) Frühjahrskonjunktivitis f, Frühjahrskatarrh m der Augen, Conjunctivitis f catarrhalis aestiva
verruca Verruca f, Warze f
~ **peruana (peruviana)** s. Carrion's disease
verruciform, verrucoid warzenartig, warzenähnlich, Warzen...
verrucose verrukös, warzig, warzenhaft; warzenreich
verrucous endocarditis Endokarditis f verrucosa
~ **mycotic dermatitis** s. blastomycosis
~ **naevus** Naevus m verrucosus
~ **psoriasis** Psoriasis f verrucosa
versicolour versikolor, vielfarbig
version Version f, Beugung f, Neigung f; Wendung f (Geburtshilfe)
vertebra Vertebra f, Wirbel m
vertebral vertebral, Wirbel...; wirbelwärts
~ **angiography** s. ~ arteriography
~ **aponeurosis** Vertebralaponeurosis f, Wirbelaponeurose f
~ **arch** Vertebralbogen m, Wirbelbogen m, Arcus m vertebrae
~ **arteriogram** Vertebralisarteriogramm n, Wirbelarterienröntgen[kontrast]bild n
~ **arteriography** Vertebralisarteriographie f, Wirbelarterienröntgen[kontrast]darstellung f
~ **artery** Vertebralis f, Vertebralarterie f, Wirbelarterie f, Arteria f vertebralis
~ **artery aneurysm** Vertebralisaneurysma n
~ **-basilar artery insufficiency syndrome** Basilarisinsuffizienzsyndrom n
~ **body** Vertebralkörper m, Wirbelkörper m

~ **canal** Vertebralkanal m, Wirbelkanal m, Canalis m vertebralis
~ **collapse** Wirbelzusammenbruch m
~ **column** Wirbelsäule f, Columna f vertebralis
~ **foramen** Wirbelloch n, Foramen n vertebrale
~ **incisure** Incisura f vertebralis
~ **joint** Wirbelgelenk n
~ **nerve** Nervus m vertebralis
~ **notch** s. ~ incisure
~ **osteomyelitis** Wirbel[körper]osteomyelitis f
~ **pedicle** Pediculus f arcus vertebrae
~ **process** Wirbelfortsatz m, Processus m vertebralis
~ **region** Vertebralregion f, Wirbel[säulen]bereich m, Regio f vertebralis
~ **spine** Dornfortsatz m, Processus m spinosus
~ **vein** Wirbelvene f, Vena f vertebralis
vertebrarterial foramen s. transverse foramen
vertebrectomy Wirbelexstirpation f, Wirbel[körper]resektion f, [operative] Wirbelentfernung f
vertebro-arterial Vertebralis..., Wirbelarterien...
vertebrobasilar system vertebrobasiläres System n
vertebrochondral vertebrochondral, Wirbel-Rippenknorpel-...
vertebrocostal vertebrokostal, Vertebra-Costa-..., Wirbel-Rippen-...
~ **triangle** Vertebrokostaldreieck n, Bochdalecksches Dreieck n, Trigonum n lumbocostale, Lumbokostaldreieck n
vertebrodidymia Vertebrodidymie f, Doppelmißbildung f mit Wirbelverschmelzung
vertebrodidymus Vertebrodidymus m, Doppelmißgeburt f mit Wirbelverschmelzung
vertebrosacral vertebrosakral, Vertebra-Sakrum-..., Wirbel-Kreuzbein-...
vertebrosternal vertebrosternal, Vertebra-Sternum-..., Wirbel-Brustbein-...
vertex 1. Vertex m, Scheitel m, Spitze f; 2. Haarwirbel m, Wirbel m
~ **of the cornea** Hornhautscheitel m, Vertex m corneae
~ **of the heart** Herzscheitel m, Vertex m cordis
~ **power** Scheitelbrechwert m, Vis f frontalis (Auge)
~ **presentation** Scheitellage f (bei der Geburt)
vertical abdominal incision Bauchlängsschnitt m
~ **concomitant strabismus** Strabismus m concomitans verticalis
~ **illumination** Vertikalbeleuchtung f, direkte Beleuchtung f
~ **lingual muscle** Musculus m verticalis linguae
~ **nystagmus** Vertikalnystagmus m
~ **squint (strabism)** Höhenschielen n, Vertikalschielen n, Strabismus m verticalis
~ **vertigo** Vertikalschwindel m, Höhenschwindel m
vertiginous vertiginös, schwindlig, Schwindel...

vertigo Vertigo f, Schwindel m, Schwindelgefühl n
verumontanitis Colliculitis f seminalis, Samenhügelentzündung f
verumontanum Colliculus m seminalis, Samenhügel m
Vesalius' ligament Vesaliussches Band n, Leistenband n, Ligamentum n inguinale
vesania Vesania f, Geisteskrankheit f
vesanic geisteskrank, wahnsinnig
vesica Vesica f, Blase f; Harnblase f; Gallenblase f
vesical vesikal, Blasen...; Harnblasen...; Gallenblasen...
~ **artery** Blasenarterie f, Harnblasenarterie f, Arteria f vesicalis
~ **calculus** Harnblasenkonkrement n, Blasenstein m
~ **centre** Miktionszentrum n
~ **crisis** Blasenkrise f
~ **diverticulum** Blasendivertikel n
~ **ectopia** Blasenektopie f, Harnblasenexstrophie f
~ **fistula** Blasenfistel f
~ **hernia** s. vesicocele
~ **neck** Blasenhals m
~ **neck obstruction** Blasenhalsobstruktion f
~ **plexus** 1. Harnblasennervengeflecht n, Plexus m vesicalis; 2. Harnblasenvenengeflecht n, Plexus m venosus vesicalis
~ **reflex** Blasenreflex m, vesikourethraler Reflex m
~ **schistosomiasis** Blasenbilharziose f
~ **trigone** Blasendreieck n, Trigonum n vesicae
~ **vein** Harnblasenvene f, Vena f vesicalis
vesicant [agent] Vesicans n, blasenziehendes Mittel n
vesicate/to Blasen bilden (entwickeln); sich mit Blasen bedecken
vesication Blasenbildung f, Blasenentwicklung f
vesicatory blasenbildend
vesicle Vesicula f, Vesikel f, Bläschen n
vesico-abdominal vesikoabdominal, Harnblasen-Bauch-...
vesicobullous vesikobullös
vesicocele Vesikozele f, Blasenhernie f, Blasenbruch m, Zystozele f
vesicocervical vesikozervikal, Harnblasen-Gebärmutterhals-...
vesicocolonic fistula Harnblasen-Dickdarm-Fistel f
vesicoenteric vesikoenterisch, vesikoenteral, vesikointestinal, Harnblasen-Verdauungstrakt-...
vesicofixation Blasenfixierung f, [operative] Blasenanheftung f, Zystopexie f
vesicointestinal s. vesicoenteric
vesicolithotomy Steinschnitt m, [operative] Blasensteinentfernung f
vesicoprostatic vesikoprostatisch, Harnblasen-Prostata-...

vesicopubic vesikopubisch, Harnblasen-Schambein-...
vesicopudendal vesikopudendal, Harnblasen-Schamgegend-...
vesicopustular vesikopustular, Eiterbläschen...
vesicorectal vesikorektal, Harnblasen-Mastdarm-...
~ **fistula** Vesikorektalfistel f, Blasen-Mastdarm-Fistel f
vesicorectovaginal vesikorektovaginal, Blasen-Mastdarm-Scheiden-...
~ **fistula** Vesikorektovaginalfistel f, Blasen-Mastdarm-Scheiden-Fistel f
vesicorenal vesikorenal, Harnblasen-Nieren-...
vesicosigmoid vesikosigmoidal, Harnblasen-Sigmoid-...
vesicospinal centre s. vesical centre
vesicostomy Vesikostomie f, [operative] Harnblasenfistelung f
vesicotomy Vesikotomie f, Blaseninzision f, [operative] Harnblaseneröffnung f
vesicoumbilical vesikoumbilikal, Harnblasen-Nabel-...
~ **fistula** Vesikoumbilikalfistel f, Urachusfistel f
~ **ligament** Ligamentum n umbilicale medianum
vesicourachal vesikourachal, Harnblasen-Harngang-...
vesicoureteral vesikoureteral, Harnblasen-Harnleiter-...
vesicourethral vesikourethral, Harnblasen-Harnröhren-...
~ **reflex** vesikourethraler Reflex m, Harnblasenreflex m
~ **reflux** vesikourethraler Reflux m
vesicourethrovaginal vesikourethrovaginal, Harnblasen-Harnröhren-Scheiden-...
vesicouterine vesikouterin, Harnblasen-Gebärmutter-...
~ **excavation (pouch)** Excavatio f vesicouterina
vesicouterovaginal vesicouterovaginal, Harnblasen-Gebärmutter-Scheiden-...
vesicovaginal vesikovaginal, Harnblasen-Scheiden-...
~ **septum** Vesikovaginalseptum n, Blasenscheidenseptum n, Harnblasen-Scheiden-Septum n
vesicovaginorectal vesikovaginorektal, Harnblasen-Scheiden-Mastdarm-...
vesicula s. vesicle
vesicular vesikulär, bläschenartig, Bläschen...
~ **emphysema** Bläschenemphysem n, vesikuläres Emphysem n, Vesikularemphysem n
~ **follicle** Bläschenfollikel m, Folliculus m oophorus vesiculosus, Graafscher Follikel m, Tertiärfollikel m
~ **keratitis** Bläschenkeratitis f, Keratitis f vesicularis
~ **mole** Blasenmole f
~ **morula** Blastula f, Bläschenkeim m, Blasenkeim m
~ **rale** Entfaltungsknistern n (Lunge)
~ **rash** Bläschenexanthem n

vesicular 688

~ **respiration** Vesikuläratmen n
~ **rickettsiosis** s. rickettsial pox
vesiculate 1. bläschenartig, Bläschen...; 2. mit Bläschen bedeckt
vesiculation Bläschenbildung f, Bläschenentwicklung f
vesiculectomy Vesikulektomie f, Samenbläschenexstirpation f, Samenbläschenexzision f, [operative] Samenbläschenentfernung f
vesiculiform bläschenförmig
vesiculitis Vesikulitis f, Samenbläschenentzündung f, Spermatozystitis f
vesiculobronchial bronchovesikulär, Bronchien-Lungenbläschen-...
vesiculobullous vesikulobullös
vesiculocavernous vesikulokavernös, Bläschen-Kavernen-...
vesiculogram Vesikulogramm n, Samenblasenröntgen[kontrast]bild n
vesiculographic samenblasendarstellend
vesiculography Vesikulographie f, Samenblasenröntgen[kontrast]darstellung f
vesiculopapular vesikulopapulär
vesiculopustular vesikulopustulär, vesikulopustulös, Bläschen-Eiterbläschen-...
vesiculopustule Eiterbläschen n
vesiculotomy Vesikulotomie f, Samenblaseninzision f, Samenblasenschnitt m, [operative] Samenblaseneröffnung f
vesiculotubular vesikulotubulär
vessel Vas n, Gefäß n; Blutgefäß n; Lymphgefäß n
~ **hook** Gefäßhäkchen n
~ **irrigating cannula** Gefäßspülkanüle f
~ **knife** Gefäßmesser n
~ **patency** Gefäßdurchgängigkeit f
~ **scissors** Gefäßschere f
~ **wall** Gefäßwand f
vestibular 1. vestibulär, Vorhof...; 2. vestibulär, Gleichgewichtsapparat...
~ **apparatus** Vestibularapparat m, Gleichgewichtsapparat m, Vorhofbogengangsapparat m
~ **aquaeduct** Aquaeductus m vestibuli
~ **ataxia** vestibuläre Ataxie f
~ **branch of the auditory nerve** s. ~ nerve
~ **bulb of the vagina** Bulbus m vestibuli vaginae
~ **disorder** Vestibularisstörung f; vestibuläre Störung f, Gleichgewichtsstörung f
~ **failure** Vestibularisausfall m
~ **fenestra** s. ~ window
~ **fold** Plica f vestibularis (ventricularis), Vestibularfalte f, Taschenfalte f, Taschenband n, falsches Stimmband f
~ **ganglion** Ganglion n vestibulare, Vestibularganglion n
~ **gland** Glandula f vestibularis, Vestibulardrüse f, Scheidenvorhofsdrüse f
~ **ligament** Ligamentum n vestibulare
~ **membrane of Reissner** Membrana f vestibularis, Vestibularmembran f, Reissnersche Membran f, Paries m vestibularis ductus cochlearis

~ **nerve** Nervus m vestibularis, Vestibularnerv m, Vestibularis m
~ **nuclear degeneration** Vestibulariskerndegeneration f
~ **nucleus** Nucleus m vestibularis, Vestibulariskern m
~ **nystagmus** Vestibularnystagmus m, Labyrinthnystagmus m
~ **organ** vestibuläres Organ n, Gleichgewichtsorgan n
~ **scala** Scala f vestibuli, Vorhofstreppe f
~ **stimulation** Vestibularisstimulation f
~ **system** s. ~ apparatus
~ **vertigo** Vertigo f vestibularis, Vestibularschwindel m
~ **window** Fenestra f vestibuli (ovalis)
vestibule Vestibulum n, Atrium n, Vorhof m, Vorraum m; Herzvorhof m
~ **of the inner ear** Vestibulum n labyrinthi ossei, Vestibulum n auris interna, Innenohreingang m, Innenohrvorhof m
~ **of the larynx** Vestibulum n laryngis, Kehlkopfeingang m, Kehlkopfvorhof m
~ **of the mouth** Vestibulum n oris, Mundeingang m, Mundvorhof m
~ **of the nose** Vestibulum n nasi, Naseneingang m, Nasenvorhof m
~ **of the vagina (vulva)** Vestibulum n vaginae, Scheideneingang m, Scheidenvorhof m
vestibulocerebellar vestibulozerebellar, Vestibularis[nerv]-Kleinhirn-...
~ **tract** Tractus m vestibulocerebellaris
vestibulocochlear vestibulokokleär, Vestibularis[nerv]-Cochlearis[nerv]-..., Hör-Gleichgewicht[s]-...
~ **nerve** Nervus m vestibulocochlearis (statoacusticus, octavus), VIII. Hirnnerv m, Hör- und Gleichgewichtsnerv m
~ **organ** Organum n vestibulocochleare, statoakustisches Organ n, Hör- und Gleichgewichtsorgan n
vestibulofibrosis Innenohrfibrose f
vestibulo-ocular vestibulookulär, Vestibularis[nerv]-Okularis[nerv]-...
~ **reflex** Vestibulookularreflex m
vestibulospinal vestibulospinal, Vestibularis[nerv]-Rückenmark-...
~ **tract** Tractus m vestibulospinalis, Heldsches Bündel n
vestibulotomy Vestibulotomie f, [operative] Vestibulumeröffnung f
vestibulotoxic innenohrtoxisch
vestibulotoxicity Innenohrtoxizität f
vestibulum s. vestibule
vestige Vestigium n, Rudiment n; rudimentäres Organ n
vestigial remnant of the mesonephric duct Ductus m epoophori longitudinalis
vestigium s. vestige
viability Lebensfähigkeit f
viable lebensfähig, lebend
vial Fläschchen n, Medizinfläschchen n, Ampulle f

vibices Vibices *fpl*, streifenförmige Hautblutungen *fpl*
vibrate/to vibrieren, schwingen; flimmern; zittern, beben
vibrating epithelium Ziliarepithel *n*, Flimmerepithel *n*
vibration Vibration *f*, Schwingung *f*; Flimmern *n*; Zittern *n*, Beben *n*; Erschütterung *f*
vibratory sense Vibrationssinn *m*, Vibrationsempfindung *f*, Pallästhesie *f*
vibrio Vibrion *n*, Spirille *f*, Zittertierchen *n*
~ **cholerae** Vibrio *m* cholerae (comma), Choleravibrion *n*, Kommabazillus *m*
vibrion septique Vibrio *m* septique, Clostridium *n* septicum, Pararauschbrandbazillus *m*
vibrissa Vibrissa *f*, Nasen[vorhofs]haar *n*
vibromassage Vibrationsmassage *f*
vicarious vikariierend, die Tätigkeit eines ausgefallenen Organs ausgleichend (ersetzend)
~ **menstruation** vikariierende Menstruation (Blutung) *f*, Menstruatio *f* vicaria
Vidian artery Arteria *f* maxillaris, Oberkieferarterie *f*
~ **nerve** Nervus *m* Vidianus (canalis pterygoidei)
vigil vigil, wachend, wach; aufmerksam
vigilance 1. Vigilanz *f*, Wachzustand *m*; 2. Insomnie *f*, Schlaflosigkeit *f*
villiferous zottentragend
villosity Zottigkeit *f*, Zottenreichtum *m*
villous villös, zottenreich, Zotten...
~ **cancer (carcinoma)** Zottenkrebs *m*, villöses Karzinom *n*
~ **heart** Zottenherz *n*, Cor *n* villosum
~ **synovitis** Synovitis *f* villosa
villus Villus *m*, Zotte *f*
villusectomy Villusektomie *f*, Synovialzottenexzision *f*, [operative] Gelenkzottenentfernung *f*
vinblastine Vinblastin *n* (*Zytostatikum*)
Vincent's angina Angina *f* Plaut-Vincenti, Angina *f* ulcerosa (ulceromembranacea)
vincristine Vinkristin *n* (*Zytostatikum*)
vinculum Vinculum *n*, Band *n*, Fessel *f*
Vineberg operation Vinebergsche Operation *f*, Arteria-mammaria-Implantation *f*
vinyl ether Vinyläther *m* (*Narkotikum*)
violation Vergewaltigung *f*
violet blindness Violettblindheit *f*
viomycin Viomyzin *n* (*Antibiotikum*)
viraemia Virämie *f*, Virusämie *f*, Vorhandensein *n* von Viren im Blut
viraemic virämisch, Virämie...
viral viral, Virus... (*Zusammensetzungen s. unter virus/*)
Virchow-Robin space Virchow-Robinscher Raum *m*, perivaskulärer Spaltraum *m*
Virchow's node Virchowsche Drüse *f*, Virchowscher Lymphknoten *m* (*supraklavikuläre Lymphknotenmetastase*)
viremia s. viraemia
virgin Virgo *f*, Jungfrau *f*
virginal virginal, jungfräulich, Jungfrau...
~ **membrane** s. hymen
44 Nöhring engl./dtsch.

virginity Virginität *f*, Jungfräulichkeit *f*, Jungfernschaft *f*
viricidal virizid, virustötend
viridans streptococcus Streptococcus *m* viridans
viridofulvin Viridofulvin *n* (*Antibiotikum*)
virile viril, männlich
virilescence s. virilization
viriligenic s. virilizing
virilism Virilismus *m*, [krankhafte] Vermännlichung *f* (*bei Frauen*)
virility 1. Virilität *f*, Mannbarkeit *f*, männliche Kraft *f*; 2. Sexualpotenz *f*, Geschlechtspotenz *f*
virilization Virilisierung *f*, Vermännlichung *f*, Maskulinisierung *f*
virilizing virilisierend, vermännlichend, maskulinisierend
virion Virion *n*, reife (infektiöse, komplette) Viruspartikel *f*
viripotent männlich reif (ausgereift)
virologist Virologe *m*, Virusspezialist *m*
virology Virologie *f*, Lehre *f* von den Viren, Viruskunde *f*
viropexis Virushaftung *f*
virucidal s. viricidal
virulence Virulenz *f*, Ansteckungsfähigkeit *f*; Bösartigkeit *f*; Giftigkeit *f*
~-**enhancing effect** virulenzsteigernder Effekt *m*
~ **test** Virulenztest *m*
virulent virulent, ansteckend, ansteckungsfähig, krankheitserregend; bösartig; giftig
viruliferous virus[über]tragend
virus Virus *n*(*m*)
~ **aetiology** Virusätiologie *f*
~-**bound** virusständig, an Virus gebunden; virusabhängig
~ **capsid** Viruskapsid *n*
~ **classification** Virusklassifikation *f*
~ **culture** Viruskultur *f*
~ **disease** Viruskrankheit *f*, Viruserkrankung *f*
~ **encephalitis** Virusenzephalitis *f*
~ **enhancement** virale Steigerung *f*, gesteigerte Virusvermehrung *f*
~ **enteritis** s. ~ gastroenteritis
~ **excretion** Virusausscheidung *f*
~ **gastroenteritis** Virus[gastro]enteritis *f*
~ **hepatitis** 1. Virushepatitis *f*, Hepatitis *f* epidemica; 2. Virushepatitis *f*, [homologe] Serumhepatitis *f*, Inokulationshepatitis *f*, [homologer] Serumikterus *m*
~ **inactivation** Virusinaktivierung *f*
~ **infection** Virusinfektion *f*
~ **interference** Virusinterferenz *f*
~ **isolation** Virusisolation *f*, Virusisolierung *f*
~-**like** virusartig
~ **meningitis** Virusmeningitis *f*, Meningitis *f* serosa, abakterielle (aseptische) Gehirnhautentzündung *f*
~ **neutralization** Virusneutralisation *f*
~ **neutralization test** Virusneutralisationstest *m*

virus

~ **particle** Viruspartikel f
~ **pneumonia** Viruspneumonie f
~ **release** Virusfreisetzung f
~ **replication** Virusreplikation f
virusaemia s. viraemia
viscera Viscera pl, Viszera pl, Eingeweide npl
visceral viszeral, Eingeweide... *(Zusammensetzungen s. a. unter* intestinal, splanchnic*)*
~ **arch** Viszeralbogen m, Kiemenbogen m
~ **arch system** Kiemenbogensystem n
~ **brain** Viszeralgehirn n, Limbisches System n
~ **cleft** Viszeralspalte f, Kiemenspalte f, Kiemengang m
~ **cranium** Viszeralschädel m, Gesichtsschädel m
~ **disruption** Eingeweidezerreißung f; Eingeweidebruch m
~ **epilepsy** Viszeralepilepsie f
~ **groove** Viszeralfurche f, Kiemenfurche f
~ **layer of the tunica vaginalis of the testis** Lamina f visceralis tunicae vaginalis testis
~ **leaf** viszerales Blatt n *(des Bauchfells)*
~ **leishmaniasis** Viszeralleishmaniasis f, Kala-Azar f, schwarze Krankheit f, Splenomegalia t tropica
~ **muscle** Viszeralmuskel m, Eingeweidemuskel m, unwillkürlicher (viszeraler) Muskel m
~ **nerve** Viszeralnerv m, Eingeweidenerv m
~ **nervous system** Viszeralnervensystem n, Eingeweidenervensystem n, autonomes (vegetatives) Nervensystem n
~ **neuralgia** Viszeralneuralgie f
~ **organ** Viszeralorgan n
~ **pericardium** Epikard n, Pericardium n viscerale
~ **peritoneum** viszerales Peritoneum n, Peritoneum n viscerale
~ **pleura** Lungenfell n, Pleura f visceralis (pulmonalis)
~ **pouch** Schlundtasche f, Kiementasche f
~ **reflex** Viszeralreflex m, Eingeweidereflex m
~ **rheumatism** viszeraler Rheumatismus m, Eingeweiderheumatismus m
~ **rupture** Eingeweideruptur f
~ **surface of the spleen** Facies f visceralis lienis
~ **zoster** viszeraler Zoster m
visceralgia Viszeralgie f, Viszeralschmerz m, Eingeweideschmerz m
viscerocardiac viszerokardial, Eingeweide-Herz-...
visceroceptor Viszerozeptor m, Eingeweidenervenrezeptor m
viscerogram Viszerogramm n, Eingeweideröntgen[kontrast]bild n
viscerography Viszerographie f, Eingeweideröntgen n, Eingeweideröntgen[kontrast]darstellung f
visceroinhibitory viszeroinhibitorisch, eingeweidehemmend
visceromegaly Viszeromegalie f, Eingeweidevergrößerung f
visceromotor viszeromotorisch, eingeweidestimulierend

690

visceroparietal viszeroparietal, Eingeweide-Bauchwand-...
visceroperitoneal viszeroperitoneal, Eingeweide-Bauchfell-...
visceropleural viszeropleural, Eingeweide-Brustfell-...
visceroptosis Viszeroptose f, Eingeweidesenkung f
viscerosensory viszerosensorisch
viscerosomatic viszerosomatisch, Eingeweide-Körper-...
viscerotome 1. Viszerotom n, Eingeweidemesser n; 2. Viszerotom n, Eingeweideabschnitt m
viscerotomy Viszerotomie f, Eingeweideschnitt m
viscerotonic viszerotonisch
viscerotrophic viszerotroph[isch]
viscerotropic viszerotrop, auf die Eingeweide gerichtet
viscid, viscose s. viscous
viscosimetry Viskosimetrie f, Viskositätsmessung f
viscosity Viskosität f, Zähigkeit f, Zähflüssigkeit f
viscous viskos, viskös, zähflüssig, dickflüssig; klebrig
viscus Viskus m, Eingeweideorgan n
visible visibel, sichtbar
~ **minimum** Sehbarkeitsminimum n, Minimum n visibile, Minimum n des Sehvermögens; Lichtschwellenwert m
vision 1. Sehen n, Sehvermögen n, Gesichtssinn m; 2. s. visual acuity; 3. Vision f, Traumbild n; Erscheinung f; Halluzination f
~ **test** Sehprüfung f, Sehtest m
visiting nurse Gemeindeschwester f
visual visuell, Seh...; Gesichts[sinn]...
~ **aberration** visuelle Aberration f
~ **acuity** Sehschärfe f
~ **agnosia** Seelenblindheit f, optische Agnosie f
~ **aid** Sehhilfe f; Brille f
~ **angle** Sehwinkel m, Gesichtswinkel m
~ **area** s. ~ centre
~ **aura** visuelle Aura f, Lichterscheinung f
~ **axis** Sehachse f, Axis f visus
~ **cell** Sehzelle f
~ **centre (cortex)** [kortikales] Sehzentrum n, Sehsphäre f, Sehrinde f, Cortex m visivus
~ **deprivation** Sehverlust m; Erblindung f
~ **discrimination** Auflösungsvermögen n
~ **disturbance (dysfunction)** Sehstörung f
~ **fatigue** Sehmüdigkeit f, Kopiopie f
~ **field** Sehfeld n, Gesichtsfeld n
~ **field defect** Gesichtsfeldausfall m; Gesichtsfeldverlust m
~ **field examination** s. ~ perimetry
~ **field loss** s. ~ field defect
~ **improvement** Visus[ver]besserung f
~ **line** Sehlinie f, Blicklinie f
~ **loss** Visusverlust m
~ **nerve** Sehnerv m
~ **organ** Sehorgan n, Organum n visus

vitreous

~ **pathway** Sehbahn *f*
~ **perimetry** Sehfeldprüfung *f*, Sehfelduntersuchung *f*, Perimetrie *f*
~ **pigment** Sehpigment *n* (s. a. ~ *purple*)
~ **plane** Sehebene *f*
~ **prosthesis** künstliches Auge *n*, Glasauge *n*
~ **purple** Sehpurpur *m*, Rhodopsin *n*
~ **sense** Gesichtssinn *m*, Sehen *n*, Sehvermögen *n*
~ **substance** s. ~ *purple*
~ **threshold** Visusschwelle *f*, Sehschwelle *f*
~ **trouble** Sehstörung *f*
~ **violet** Jodopsin *n*
~ **word centre [for reading]** Lesezentrum *n* (Gehirn)
visualization Sichtbarmachung *f*, Sichtbarmachen *n*
visualize/to sichtbar machen *(dem Auge)*
visuoauditory audiovisuell, Seh- und Hör...
visuomotor visuomotorisch
visuopsychic visuopsychisch
visuosensory visuosensorisch
visus Visus *m*, Gesichtssinn *m*, Sehen *n*; Sehschärfe *f*
vital vital, lebenskräftig, kraftvoll; lebenswichtig; von großer Lebensdauer
~ **activity** Lebensaktivität *f*, Lebenstätigkeit *f*
~ **capacity** Vitalkapazität *f*, VK *(Lunge)*
~ **capacity test** Vitalkapazitätstest *m*
~ **dye** s. ~ *stain*
~ **force** Lebenskraft *f*
~ **sensibility** Vitalgefühl *n*
~ **stain** Vitalfarbe *f*, Vitalfarbstoff *m*, Lebendfarbstoff *m*
~ **staining** Vitalfärbung *f*, Supravitalfärbung *f*, Lebendfärbung *f*
vitality Vitalität *f*, Lebensfähigkeit *f*, Lebenskraft *f*, Lebendigkeit *f*; große Lebensdauer *f*
vitalize/to 1. beleben, lebendig machen; 2. kräftigen, stärken
vitals lebenswichtige Organe *npl*
vitamin Vitamin *n*
~ **A** Vitamin A *n*, antixerophthalmisches Vitamin *n*, Epithelschutzvitamin *n*, Wachstumsvitamin *n*
~ **A deficiency xerophthalmia** [Vitamin-A-Mangel-]Xerophthalmie *f*, Xerosis *f* conjunctivae
~ **activity** Vitaminaktivität *f*
~ **B complex** Vitamin-B-Komplex *m*
~ **B$_1$** Vitamin B$_1$ *n*, Thiamin *n*, Aneurin *n*, antineuritisches Hormon *n*
~ **B$_2$** Vitamin B$_2$ *n*, Riboflavin *n*, Laktoflavin *n*
~ **B$_2$ phosphate** Riboflavin-5-phosphat *n*
~ **B$_6$** Vitamin B$_6$ *n*, Pyridoxin *n*, Ademin *n*
~ **B$_{12}$** Vitamin B$_{12}$ *n*, Zyanokobalamin *n*, Antiperniziosa-Faktor *n*, Erythrozytenreifungsfaktor *m*
~ **C** Vitamin C *n*, Askorbinsäure *f*, antiskorbutisches Vitamin *n*
~ **D** Vitamin D *n*, antirachitisches Vitamin *n*
~ **D milk** vitamin-D-angereicherte Milch *f* (durch Ultraviolettbestrahlung)
~ **D refractory rickets** vitamin-D-refraktäre Rachitis *f*, vitamin-D-resistente Rachitis *f*
~ **D$_2$** Vitamin D$_2$ *n*, Ergokalziferol *n*
~ **D$_3$** Vitamin D$_3$ *n*, Cholekalziferol *n*
~ **deficiency** Vitaminmangel *m*
~ **deficiency disease** Vitaminmangelkrankheit *f*, Avitaminose *f*
~ **E** Vitamin E *n*, Tokopherol *n*, Antisterilitätsvitamin *n*
~ **F** Vitamin F *n*, essentielle Fettsäuren *fpl*
~ **K** Vitamin K *n*, Koagulationsvitamin *n*, antihämorrhagisches Vitamin *n*
~ **K test** Vitamin-K-Test *m* *(Leberfunktionsprobe)*
~ **K$_3$** Vitamin K$_3$ *n*, Menadion *n*
~ **P** Vitamin P *n*, Permeabilitätsvitamin *n*
vitamine s. vitamin
vitaminoid vitaminartig, vitaminähnlich
vitaminology Vitaminlehre *f*
vitellary s. vitelline
vitellicle s. vitelline sac
vitellin Vitellin *n* (Dottereiweiß)
vitelline Dotter[sack]...
~ **ansa** Ansa *f* vitellina
~ **artery** Arteria *f* omphalomesenterica, Dottersackarterie *f*
~ **circulation** Dottersack[blut]kreislauf *m*, Nabelkreislauf *m*
~ **cyst** Dottersackzyste *f*
~ **disk** Cumulus *m* oophorus (ovigerus), Eihügel *m*
~ **duct** Ductus *m* omphaloentericus, Dottergang *m*
~ **sac** Saccus *m* vitellinus (omphaloentericus), Dottersack *m*, Nabelbläschen *n*
~ **sphere** Morula *f*, Maulbeerkeim *m*
~ **vein** Vena *f* omphalomesenterica, Dottersackvene *f*
vitellointestinal vitellointestinal
~ **duct** s. vitelline duct
vitellomesenteric Dottersack-Mesenterium-..., Nabel-Mesenterium-...
vitellus Vitellus *m*, Eidotter *n*
vitiligines weiße Hautflecken *mpl* (Hautstellen *fpl*)
vitiliginous vitiliginös, Vitiligo...
vitiligo Vitiligo *f*, Weißfleckenkrankheit *f*; Scheckhaut *f*
vitium Vitium *n*, Fehler *m*; Gebrechen *n*
vitrectomy Glaskörperexstirpation *f*, [operative] Glaskörperentfernung *f*
vitreoretinal vitreoretinal, Glaskörper-Netzhaut-...
~ **disease** s. vitreoretinopathy
~ **hyperplasia** Glaskörper-Netzhaut-Hyperplasie *f*
vitreoretinopathy Vitreoretinopathie *f*, Glaskörper- und Netzhauterkrankung *f*
vitreous 1. Glaskörper...; 2. gläsern, glasig; durchscheinend, hyalin
~ **biopsy** Glaskörperbiopsie *f*
~ **body** Glaskörper *m*, Corpus *n* vitreum

vitreous　　　　　　　　　　　　　　　　　　　　　　　　　　　　　　　　　692

~ **body abscess** Glaskörperabszeß *m*, Glaskörpervereiterung *f*
~ **body detachment** Glaskörperablösung *f*
~ **body haemorrhage** Glaskörper[ein]blutung *f*
~ **body resection** *s.* vitrectomy
~ **chamber** Augenkammer *f*, Camera *f* oculi (vitrea bulbi)
~ **change** Glaskörperveränderung *f*
~ **degeneration** hyaline Degeneration *f*
~ **detachment** *s.* ~ body detachment
~ **fluorophotometry** Glaskörperfluorophotometrie *f*
~ **framework** *s.* ~ scaffold
~ **humour** 1. Glaskörperflüssigkeit *f*, Humor *m* vitreus; 2. *s.* ~ body
~ **membrane** Glaskörpermembran *f*, Membrana *f* vitrea
~ **opacity** Glaskörpertrübung *f*
~ **pearl** Glaskörperperle *f*
~ **prolapse** Glaskörperprolaps *m*
~ **retraction** Glaskörperretraktion, *f*, Glaskörpereinziehung *f*
~ **scaffold** Glaskörpergerüst *n*
vitropression Glasspateldruck *m*; Glasspateldruckmethode *f*
vivax infection Plasmodium-vivax-Infektion *f*
~ **malaria** Malaria *f* tertiana *(durch Plasmodium vivax)*
vividiffusion *s.* dialysis
vivification Vivifikation *f*, Belebung *f*
viviparous vivipar, lebendgebärend
vivisect/to vivisezieren, ein betäubtes Tier operieren (sezieren); einen Tierversuch durchführen
vivisection Vivisektion *f*, Tierversuch *m*
vocal vokal, stimmlich, Stimm...
~ **cord** Stimmband *n*, Stimmfalte *f*, Plica *f* vocalis, Stimmlippe *f*, Labium *n* vocale
~ **cord lesion** Stimmbandläsion *f*
~ **cord oedema** Stimmbandödem *n*, Stimmband[an]schwellung *f*
~ **cord paralysis** Stimmbandlähmung *f*
~ **cord recovery** Stimmbanderholung *f*
~ **cord spasm** Stimmbandkrampf *m*
~ **cord weakness** Stimmbandschwäche *f*
~ **fold** *s.* ~ cord
~ **fremitus** Stimmfremitus *m*, Pektoralfremitus *m*
~ **ligament** Ligamentum *n* vocale, Stimmband *n*
~ **node (nodule)** Nodulus *m* vocalis, Stimmbandknötchen *n*; Sängerknötchen *n*; Schreiknötchen *n*
~ **process** Processus *m* vocalis
vocalis [muscle] Musculus *m* vocalis, Stimmbandmuskel *m*
Vogt-Koyanagi[-Harada] syndrome [Vogt-]Koyanagische Krankheit *f*
voice Stimme *f*, Vox *f*
void/to ausscheiden *(z. B. Kot)*; entleeren *(z. B. die Blase)*
voiding cystourethrogram Miktionszystourethrogramm *n*

~ **disorder of the bladder** Miktionsstörung *f*, Blasenentleerungsstörung *f*
vola 1. Vola *f* manus, Handteller *m*, Hohlhand *f*; 2. Vola *f* pedis, Fußsohle *f*
volaemic volämisch, Blutvolumen...; Plasmavolumen...
volar 1. volar, Handteller..., Hohlhand...; 2. Fußsohlen...
~ **arch** Arcus *m* palmaris, Hohlhandarterienbogen *m*
~ **carpal ligament** Ligamentum *n* carpi volare
~ **metacarpal vein** Vena *f* metacarpea volaris, volare (palmare) Mittelhandvene *f*
volatilize/to verdampfen, verdunsten, verflüchtigen
volatilizer Verdampfer *m*, Verdampfungsapparat *m*
Volhard's test Volhardscher Wassertrinkversuch (Konzentrationsversuch) *m* *(Nierenfunktionsprobe)*
Volhynia fever *s.* Wolhynia fever
volition Wille *m*, Willenskraft *f*; Willensbekundung *f*, Willensäußerung *f*
volitional tremor Intentionstremor *m*
Volkmann's [ischaemic] contracture Volkmannsche (ischämische) Muskelkontraktur *f*
~ **paralysis** Volkmannsche Muskelparalyse *f*, ischämische Muskellähmung *f*
~ **splint** Volkmannsche Schiene *f* *(zur Knochenbruchlagerung)*
volsella Faßzange *f*; Muttermundfaßzange *f*
volsellum [forceps] *s.* volsella
voltage lead Brustwandableitung *f* *(EKG)*
volume-cycled ventilator volumengesteuertes Beatmungsgerät *n*, volumengesteuerter Respirator *m*
~ **dose** Raumdosis *f*, Integraldosis *f* *(Radiologie)*
~ **expander** Volumenexpander *m*, Plasmaexpander *m*
~ **of packed erythrocytes** Hämatokrit *m*
~ **replenishment** Volumen[wieder]auffüllung *f* *(z. B. bei Blutung)*
~ **respirator** *s.* volume-cycled ventilator
volumetric volumetrisch, volumenmessend, volumenbestimmend
voluntary willkürlich, Willkür...
~ **muscle** willkürlicher Muskel *m*, Willkürmuskel *m*
~ **musculature** Willkürmuskulatur *f*
~ **pollution** *s.* masturbation
volvulosis *s.* onchocerciasis
volvulus Volvulus *m*, Darmverdrehung *f*, Darmverschlingung *f*
~ **of the small bowel** Dünndarmvolvulus *m*
vomer Vomer *m*, Pflugscharbein *n*
vomerine Vomer..., Pflugscharbein...
vomerobasilar vomerobasilar, Pflugscharbein-Schädelbasis-...
vomeronasal vomeronasal, Pflugscharbein-Nasen-...
~ **cartilage** Cartilago *f* vomeronasalis
~ **organ** Organum *n* vomeronasale

vomit/to vomieren, [sich] erbrechen
vomit 1. Erbrochenes *n*; 2. *s.* vomiting
vomiting Vomitus *m*, Emesis *f*, Erbrechen *n*, Übergeben *n*
~ **centre** Brechzentrum *n*
~ **of pregnancy** Schwangerschaftserbrechen *n*
~ **reflex** Brechreflex *m*
vomitive vomitiv, Erbrechen auslösend
vomitory 1. Vomitiv *n*, Brechmittel *n*; 2. Brechgefäß *n*, Brechschale *f*; Brechbeutel *m*
vomiturition 1. *s.* vomiting; 2. Würgen *n*, Brechreiz *m*
von Economo's disease Economosche Krankheit *f*, Encephalitis *f* lethargica (epidemica), Gehirngrippe *f*, Kopfgrippe *f*, europäische Schlafkrankheit *f*
von Giercke's disease von Gierckesche Krankheit *f*, Glykogenspeicherkrankheit *f*, Hepatonephromegalia *f* glycogenica
von Jacksch's anaemia von Jaksch-Hayemsche Anämie *f*, Pseudoleucaemia *f* infantum, Anaemia *f* pseudoleucaemica infantum
von Willebrand's disease von Willebrand-Jürgens-Syndrom *n* (*s. a.* vascular haemophilia)
voracious gefräßig; gierig
vortex of the heart Vortex *m* cordis, Herzwirbel *m*
~ **of the lens** Vortex *m* lentis, Linsenwirbel *m*
~ **vein** Vena *f* vorticosa, Wirbelvene *f*, Strudelvene *f* (am Auge)
vorticose Vortex..., Wirbel...; wirbelreich
Vossius cataract (lenticular ring) Vossiussche Ringtrübung *f*, Pigmentkatarakt *f*
vox *s.* voice
voyeurism Voyeurismus *m*, Voyeurtum *n*
Vrolik's disease Vroliksche Krankheit *f*, Osteogenesis *f* imperfecta congenita (letalis Vrolik), erbliche Knochenbrüchigkeit *f*
vulnerability Vulnerabilität *f*, Verwundbarkeit *f*, Verletzbarkeit *f*
vulnerable vulnerabel, verwundbar, verletzbar
vulnerate/to verwunden, verletzen
vulnus Vulnus *n*, Wunde *f*; Verletzung *f* (Zusammensetzungen *s.* unter wound)
vulva Vulva *f*, Pudendum *n* femininum, weibliche Scham *f*
vulval *s.* vulvar
vulvar vulvar, Vulva...; Scheideneingang[s]...
~ **area** Vulvabereich *m*
~ **atresia** Vulvaatresie *f*, Atresia *f* vulvae
~ **canal** *s.* vestibule of the vagina
~ **carcinoma** Vulvakarzinom *n*
~ **elephantiasis** Vulvaelephantiasis *f*
~ **esthiomene** Vulvaesthiomene *n*
~ **fusion** *s.* ~ atresia
~ **kraurosis** Kraurosis *f* vulvae
~ **pain** Vulvaschmerz *m*
~ **pruritus** Pruritus *m* vulvae
~ **sarcoma** Vulvasarkom *n*
~ **ulceration** Vulvaulzeration *f*
~ **velamen** Velamen *n* vulvae, Hottentottenschürze *f*

vulvectomy Vulvektomie *f*, Vulvaexzision *f*, Vulvaexstirpation *f*
vulvismus *s.* vaginism
vulvitis Vulvitis *f*, Vulvaentzündung *f*, Scheidenvorhofentzündung *f*
vulvocrural vulvokrural, Vulva-Oberschenkel-...
vulvovaginal vulvovaginal, Vulva-Vagina-...
~ **area** Scheiden-Scheidenvorhof-Bereich *m*
~ **flora** vulvovaginales Keimwachstum *n*, Scheiden-Scheidenvorhof-Flora *f*
vulvovaginitis Vulvovaginitis *f*, Vulva- und Scheidenentzündung *f*

W

W factor *s.* biotin
W-P-W syndrome *s.* Wolff-Parkinson-White syndrome
wad/to [aus]polstern, mit Watte polstern (ausstopfen) (z. B. Gipsverband)
wad of cotton-wool Wattebausch *m*
wadding Auspolsterung *f*, Polsterung *f*, Wattepolsterung *f*, Ausstopfung *f*
waddling gait Watschelgang *m*
waist Taille *f*
wakeful wach; schlaflos
wakefulness 1. Wachzustand *m*; 2. Schlaflosigkeit *f*, Insomnie *f*
waking dream Wachtraum *m*, Illusion *f*; Halluzination *f*
Walcher's position Walchersche Hängelage *f* (bei der Geburt)
Waldenström's syndrome Waldenströmsche Makroglobulinämie *f*, Makroglobulinämie *f* Waldenström
Waldeyer's tonsillar ring Waldeyerscher (lymphatischer) Rachenring *m*
walking cast Gehgips *m*, Laufgips *m*
wall Wall *m*, Wand *f* (z. B. von Blutgefäßen)
~ **of the aneurysm** Aneurysmawand *f*
~ **shear stress** Wandscherspannung *f* (am Herzen)
Wallace's rule of nine Neunerregel *f* nach Wallace
Wallerian degeneration Wallersche (sekundäre) Degeneration *f*
walleye 1. Leukom[a] *n*, Augenhornhautleukom *n*; 2. Strabismus *m* divergens
Walthard's islets Walthardsche Zellinseln *fpl* (Eierstock)
wandering abscess Wanderabszeß *m*, Senkungsabszeß *m*, Kongestionsabszeß *m*
~ **atrial pacemaker** wandernder Vorhofschrittmacher *m* (Herzreizleitung)
~ **caecum** Wanderblinddarm *m*, Coecum *n* mobile
~ **cell** Wanderzelle *f* (Leukozyt)
~ **erysipelas** Wandererysipel *n*, Erysipelas *n* migrans
~ **flap** Wanderlappen *m*
~ **heart** Wanderherz *n*, Cor *n* mobile

wandering

~ kidney 1. Wanderniere f, Senkniere f, Ren m mobilis; 2. Nierensenkung f, Nephroptose f
~ lens s. phacoplanesis
~ liver Wanderleber f, Hepar n migrans (mobile); Lebersenkung f, Hepatoptose f
~ macrophage Wandermakrophage m
~ madness Wanderdrang m, Wandertrieb m, Poriomanie f
~ nystagmus Wandernystagmus m
~ rash Glossitis f areata exfoliativa, Lingua f geographica, Exfoliatio f areata linguae
~ spleen 1. Wandermilz f, Lien m migrans (mobilis); 2. Milzsenkung f
war fever s. epidemic typhus
~ gas Kampfgas n
~ injury Kriegsverletzung f, Verwundung f
~ medicine Militärmedizin f
~ neurosis Kriegsneurose f
~ ophthalmia s. trachoma
ward Krankenstation f, Station f, Abteilung f
~ chart Krankenkurve f; Krankenblatt n, Krankenjournal n
warm-blooded warmblütig
wart Warze f, Verruca f [vulgaris]
~ virus Warzen-Virus n, Molitor m verrucae
Wartenberg's disease Wartenbergsche Krankheit f, Cheiralgia f paraesthetica
Warthin-Finkeldey [giant] cell Warthin-Finkeldeysche Riesenzelle f, Masernriesenzelle f
Warthin's tumour Cystadenoma n lymphomatosum papillare, Adenocystoma n lymphomatosum
warty warzig, warzenartig, Warzen…
wash 1. Waschen n; Spülung f; 2. Lotion f
washer woman's hand Waschfrauenhand f
washing forceps Abwaschzange f (vor Operationen)
Wassermann antibody Wassermann-Antikörper m (Syphilis)
~-fast Wassermann-stabil
~ reaction (test) Wassermannsche Reaktion f, Wassermann-Reaktion f, WaR
waste Stoffwechselabfall m, Ausscheidungsstoff m, Schlackenstoff m
waster marantisches (ausgezehrtes) Kind n
wasting disease auszehrende Krankheit f, Konsumptionskrankheit f
~ paralysis progressive Muskelatrophie f
water balance Wasser[haushalts]gleichgewicht n, Flüssigkeitsäquilibrium n (des Körpers)
~ bed Wasserbett n
~ blister Wasserblase f
~-borne infectious disease durch Trinkwasser übertragene Infektionskrankheit f
~ brash Sodbrennen n
~ cancer s. noma
~-clear cells wasserhelle Zellen fpl (Nebenschilddrüse)
~ cure Wasserbehandlung f, Hydrotherapie f; Wasserkur f
~-depletion heat exhaustion hydroprive Hitzeerschöpfung f, Dehydrierungserschöpfung f
~ farcy s. glanders

~ fever Wasserfieber n, Schlammfieber n, Erntefieber n, Feldfieber n (Infektionskrankheit durch Leptospira grippotyphosa)
~-filled cushion s. ~ pillow
~ for injection Wasser n zur Injektion, Aqua n ad injectionem
~-hammer[-type] pulse Wasserhammerpuls m
~ intoxication Wasservergiftung f, Wasserintoxikation f (des Körpers)
~ itch Schistosomendermatitis f
~ lack Wassermangel m; Dehydratation f
~ loading test Wasserbelastungsversuch m
~ mattress Wasserbett n
~ metabolism Wasserhaushalt m
~ of combustion Verbrennungswasser n, Oxydationswasser n
~ on the brain s. hydrocephalus
~ on the chest s. hydrothorax
~ on the knee Kniegelenkerguß m
~ pillow Wasserkissen n
~ retention Wasserretention f, Wassereinlagerung f
~-seal drainage system geschlossene Saugdrainage f
~ sterilizer Kochsterilisator m
~-vomiting disease epidemisches Erbrechen n
waterfall stomach s. cascade stomach
Waterhouse-Friderichsen syndrome [Marchand-]Waterhouse-Friderichsen-Syndrom n, Nebennierenapoplexie f
waters Amnionflüssigkeit f, Fruchtwasser n, Liquor m amnii
watery eye Tränenträufeln n, Epiphora f
waxy wachsartig, Wachs…
~ cast Amyloidzylinder m (im Urin)
~ degeneration wachsartige Degeneration (Entartung) f, Zenkersche Muskeldegeneration (Degeneration) f
~ flexibility Flexibilitas f cerea, wächserne Biegsamkeit f, Haltungsverharren n
~ kidney Wachsniere f, Speckniere f, Amyloidniere f; Nierenamyloidose f
~ liver Wachsleber f, Speckleber f, Amyloidleber f; Leberamyloidose f
~ spleen Wachsmilz f, Speckmilz f, Amyloidmilz f; Milz[pulpa]amyloidose f
WBC count s. white blood cell count
weak pulse weicher Puls m, Pulsus m mollis (debilis)
~ sight[edness] Schwachsichtigkeit f, Sehschwäche f
~ urinary stream schwacher Harnstrahl m (z. B. bei Prostataadenom)
wean/to entwöhnen, abstillen (Säugling)
weaning Entwöhnen n, Abstillen n
weanling Flaschenkind n
wear-and-tear pigment Abnutzungspigment n
web 1. Schwimmhaut f; 2. Gewebe n (Anatomie)
~ space Intertrigium n
webbed fingers Syndaktylie f
~ neck Flügelfell n, Pterygium n colli

Weber's law Weber-Fechnersches Gesetz *n* (Reizphysiologie)
~ **test** Weberscher Versuch *m*, Webersche Stimmgabelprobe *f*
wedge excision Keilexzision *f*, Keilresektion *f*, keilförmige Exzision *f*
~ **pressure** Lungenkapillardruck *m*, Kapillarverschlußdruck *m*
~ **resection** s. wedge excision
wedged hepatic vein pressure Lebervenenverschlußdruck *m*
~ **vertebra** Keilwirbel *m*
weeping 1. weinend, tränend; 2. [aus]schwitzend, exsudierend; nässend
weeping 1. Weinen *n*, Tränenlaufen *n*; 2. Schwitzen *n*, Ausschwitzen *n*, Exsudation *f*; Nässen *n* (Wunde)
~ **dermatitis** nässende Dermatitis *f*, Dermatitis *f* exsudativa
~ **sinew** Ganglion *n*, Überbein *n*, Hygrom *n*
Wegener's granulomatosis Wegenersche Granulomatose *f*, Granuloma *n* gangraenescens
Weichselbaum's coccus Meningococcus *m* Weichselbaum, Neisseria *f* meningitidis
Weigert's method Weigertsche Markscheidenfärbung *f*
weighing-bed Bettwaage *f*
weight gain Gewichtszunahme *f*
~ **traction** Gewichtsextension *f* (Knochenbruchbehandlung)
Weil-Felix reaction (test) Weil-Felixsche Reaktion *f* (zur Fleckfieberdiagnostik)
Weil's disease Weilsche Krankheit (Erkrankung) *f*, Morbus *m* Weil, Icterus *m* infectiosus, Leptospirosis (Spirochaetosis) *f* icterohaemorrhagica
Welch bacillus Welch-Fraenkelscher Bazillus *m*, Clostridium *n* Welchi (perfringens), Bacterium *n* perfringens, Gasbranderreger *m*
wen Talgzyste *f* (am Kopf)
Wenckebach phenomenon Wenckebachsches Phänomen *n*, Wenckebachsche Periodik *f* (EKG)
Werdnig-Hoffmann atrophy (disease) Werdnig-Hoffmannsche Krankheit *f*, infantile hereditäre progressive spinale Muskelatrophie *f*
Werlhof's disease Werlhofsche Krankheit *f*, Morbus *m* Werlhof, essentielle Thrombozytopenie *f*, idiopathische thrombo[zyto]penische Purpura *f*
Werner-His disease s. Wolhynia fever
Werner's syndrome Wernersches Syndrom *n* (vorzeitige Vergreisung im Erwachsenenalter)
Wernicke-Mann paralysis Wernicke-Mannsche Prädilektionsparese *f*
Wertheim's hysterectomy (operation) Wertheimsche Operation *f*, abdominale Hysterektomie *f*, totale abdominale Gebärmutterentfernung *f*
Werth's tumour Pseudomyxoma *n* peritonei
West African trypanosomiasis westafrikanische Trypanosomiasis (Schlafkrankheit) *f*

~ **Nile fever** West-Nile-Fieber *n*
~ **Nile virus** West-Nile-Virus *n*
Westergren method Westergrensche Methode *f*, Blut[körperchen]senkungsreaktion *f* nach Westergren, BKS, BSR
Western equine encephalitis (encephalomyelitis) westliche Pferdeenzephalitis (Pferdeenzephalomyelitis) *f*
Westphal-Piltz reflex Westphal-Piltzsches Pupillenphänomen *n*, paradoxes Pupillenphänomen *n*, Lidschlußreaktion *f*, Orbikularisphänomen *n*
~-**Strümpell pseudosclerosis** Westphal-Strümpellsche Pseudosklerose *f*, hepatolentikuläre Degeneration *f*
wet brain Hirnödem *n*, Hirnschwellung *f*
~ **dream** Pollution *f*, nächtlicher Samenerguß *m*
~ **gangrene** feuchter Brand *m*, feuchte Gangrän *f*
~ **lung** Flüssigkeitslunge *f*; Lungenödem *n*
~ **nurse** Amme *f*
Wharton's duct Whartonscher Gang *m*, Ductus *m* submandibularis (Ausführungsgang der Unterkieferspeicheldrüse)
~ **jelly** Whartonsche Sulze *f*, gallertiges Bindegewebe *n* (Nabelschnur)
wheal Quaddel *f*, Urtika *f*
wheeze Keuchen *n*, Stridor *m*
whetstone crystal Wetzsteinkristall *m* (Harnsäurekristall)
whip catheter Peitschenkatheter *m*
whiplash injury Peitschenschlagtrauma *n*, Peitschenschlagverletzung *f* (der Halswirbelsäule)
Whipple resection Whipplesche Resektion *f*, radikale Duodenopankreatektomie *f*
Whipple's disease Whipplesche Krankheit *f*, Morbus *m* Whipple, intestinale Lipoiddystrophie *f*
whipworm s. trichuris
whirlbone Kniescheibe *f*, Patella *f*
whisky[-rum] nose Whiskynase *f*, Schnapsnase *f*, Säufernase *f*, Rhinophym *n*
whispered (whispering) pectoriloquy Flüstersprache *f*; Flüsterstimme *f*; Flüsterstimmenfortleitung *f* (bei Lungenkrankheiten)
white bile weiße Galle *f*
~ **blood cell** Leukozyt *m*, weiße Blutzelle *f*, weißes Blutkörperchen *n* (Zusammensetzungen s. a. unter leucocyte)
~ **blood cell count** Leukozytenzahl *f*
~ **blood corpuscle** s. ~ blood cell
~ **cell cast** Leukozytenzylinder *m* (im Urin)
~ **fibre** Kollagenfaser *f*
~ **fibrous tissue** Faserbindegewebe *n*
~ **head** s. milium
~ **leg** Phlegmasia *f* alba dolens
~ **leprosy** s. vitiligo
~ **line** Linea *f* alba
~ **matter of the brain (cerebrum)** Substantia *f* alba, weiße Hirnsubstanz *f*

white

~ **matter of the [spinal] cord** Substantia *f* alba medullae spinalis
~ **mouth** *s.* thrush
~ **noise** weißes Rauschen *n* *(Hörprüfung)*
~ **pneumonia** Pneumonia *f* alba, interstitielle plasmazelluläre Lungenentzündung *f*
~ **pulpa** weiße Milzpulpa *f*
~ **reticular substance of the medulla oblongata** Substantia *f* reticularis alba medullae oblongatae
~ **sponge naevus of the mucosa** Naevus *m* spongiosus albus
~ **substance** *s.* ~ matter of the brain
~ **substance of Schwann** *s.* myelin
~ **thrombus** weißer Thrombus *m*, Fibrinthrombus *m*
Whitehead's operation Whiteheadsche Hämorrhoidenoperation *f*
whitepox *s.* alastrim
whites Weißfluß *m*, weißlicher Fluor (Ausfluß) *m*, Fluor *m* albus, Leukorrhoe *f*
whitlow Nagelgeschwür *n*
WHO *s.* World Health Organization
whole blood Vollblut *n*
~-**blood loss** Vollblutverlust *m*
~-**blood transfusion** Vollbluttransfusion *f*
~-**body counter** Ganzkörperzähler *m* *(Radiologie)*
~-**body CT scanning** Ganzkörper-Computertomographie *f*
~-**body X-irradiation** Ganzkörperröntgenbestrahlung *f*
~ **pituitary** Hypophysengesamtextrakt *m*
whooping cough Keuchhusten *m*, Pertussis *f*
wicking Gazestreifen *m*; Streifentamponade *f*
Widal reaction (test) Widalsche Reaktion *f*, Widal-Probe *f* *(Typhus)*
wide-angle glaucoma Weitwinkelglaukom *n*
~-**spectrum antibiotic** Breitspektrumantibiotikum *n*
widening of the mediastinum Mediastinalverbreiterung *f* *(Radiologie)*
Wigand's manoeuvre Wigand-Martin-Winckelscher Handgriff *m* *(Geburtshilfe)*
wildfire rash *s.* miliaria
Wilms'[s] tumour Wilms-Tumor *m*, Nierenadenosarkom *n*
Wilson central terminal Wilson-Elektrode *f* *(EKG)*
Wilson's disease Wilsonsche Krankheit *f*, Morbus *m* Wilson, hepatolentikuläre Degeneration *f*
Winckel's disease Winckelsche Krankheit *f*, Säuglingssepsis *f*, Neugeborenensepsis *f*
wind Blähung *f*
windkessel function Windkesselfunktion *f* (der Aorta)
windmill murmur Windmühlengeräusch *n*
windowing Fensterung *f*, Fensterungsoperation *f*
windpipe Luftröhre *f*, Trachea *f* *(Zusammensetzungen s. unter tracheal)*
wing Flügel *m*, Ala *f*

~ **cell** Stachelzelle *f* *(Epidermis)*
~ **of the nose** Nasenflügel *m*, Ala *f* nasi
~ **of the vomer** Ala *f* vomeris
~ **plate** Flügelplatte *f*
winged scapula Flügelskapula *f*
winking reflex Blinzelreflex *m*, Zwinkerreflex *m*
~ **spasm** Blinzelspasmus *m*, Zwinkerkrampf *m*, Spasmus *m* nictitans
Winslow's foramen Foramen *n* Winslowi (epiploicum), Winslowsches Fenster (Loch) *n*, Netzbeuteleingang *m*
winter itch Pruritus *m* hiemalis
~ **vomiting disease** Virusgastroenteritis *f*
Wintrich's sign Wintrichsches Zeichen *n*, Wintrichscher Schallwechsel *m* *(Lungenkaverne)*
wire bending pliers Drahtbiegezange *f*
~ **cutting scissors** Drahtschere *f*
~ **extension** Drahtextension *f* *(bei Knochenbruch)*
~ **saw** Giglisäge *f*
~ **suture** Drahtnaht *f*
~ **traction bow** Drahtextensionsbügel *m*
wiring Drahtfixation *f*, Drahtfixierung *f*; Drahtspickung *f* *(Knochenbruch)*
Wirsung's canal (duct) Ductus *m* pancreaticus (Wirsungianus), Wirsungscher Gang *m*, Pankreashauptausführungsgang *m*
wiry pulse Drahtpuls *m*
wisdom tooth Weisheitszahn *m*, Dens *m* serotinus (sophroneticus), dritter Mahlzahn *m*
witch's milk Hexenmilch *f*
withdrawal bleeding Entzugsblutung *f*, Abbruchblutung *f*
~ **symptom** Entzugssymptom *n*
~ **syndrome** Entzugssyndrom *n*
Witzel's operation Witzelsche Fistel (Magenfistelung) *f*
Wolff-Parkinson-White syndrome Wolff-Parkinson-White-Syndrom *n*, WPW-Syndrom *n*, Zeichen *n* von Wolff, Parkinson und White, Präexzitationssyndrom *n* *(EKG)*
Wolffian body Wolffscher Körper *m*, Urniere *f*
~ **duct** Wolffscher Gang *m*, Ductus *m* mesonephricus (Wolffi), Urnierengang *m*
wolfjaw Wolfsrachen *m*, Cheilognathopalatoschisis *f*, Lippen-Kiefer-Gaumen-Spalte *f*
Wölfler's operation Wölflersche Operation *f*, Gastroenterostomie *f*, GE, Magen-Dünndarm-Anastomose *f*, [operative] Magen-Dünndarm-Fistelung *f*
Wolhynia fever wolhynisches Fieber *n*, Fünftagefieber *n*, Febris *f* quintana, Ikwafieber *n*, Schützengrabenfieber *n*
womb Gebärmutter *f*, Uterus *m*
wooden belly brettharter Bauch *m*; bretthart Bauch[muskel]abwehrspannung *f*
~-**shoe heart** Holzschuhherz *n*, Coeur *m* en sabot, Holzpantoffelform *f* des Herzens *(Radiologie)*
woody phlegmon Holzphlegmone *f*
~ **thyroiditis** Riedelsche (eisenharte) Struma *f* *(chronische schwielige Schilddrüsenentzündung)*

wool fat Wollfett n, Adeps m lanae *(Dermatologie)*
woolsorter's disease Milzbrand m *(Zusammensetzungen s. unter anthrax)*
word blindness Wortblindheit f *(s. a. alexia)*
~ **deafness** Worttaubheit f, sensorische Aphasie f, Seelentaubheit f
~ **dumbness** Wortstummheit f, motorische Aphasie f
~ **salad** Wortsalat m, Schizophasie f
work hypertrophy Arbeitshypertrophie f
~ **therapy** Arbeitstherapie f
working diagnosis Behandlungsdiagnose f
World Health Organization Weltgesundheitsorganisation f, WHO, WGO
worm Wurm m, Vermis m
~ **abscess** Wurmabszeß m
~ **infestation** Wurminfestation f, Wurmbefall m
~ **of the cerebellum** Kleinhirnwurm m, Vermis m cerebelli
wound Wunde f, Vulnus m
~ **clip** Wundklammer f, Hautklammer f; Michel-Klammer f
~ **closure** Wundverschluß m; Wundnaht f
~ **dehiscence** Wunddehiszenz f
~ **diphtheria** Wunddiphtherie f
~ **disruption** s. ~ **dehiscence**
~ **edge** Wundrand m
~ **excision** Wundexzision f, Wundausschneidung f
~ **healing** Wundheilung f
~ **healing process** Wundheilungsprozeß m
~ **infection** Wundinfektion f
~ **management** s. ~ **treatment**
~ **retractor** Wundhäkchen n
~ **sepsis** Wundsepsis f
~ **shock** Wundschock m, hypovolämischer Schock m, Volumenmangelschock m
~ **stretcher** Wund[rand]spreizer m
~ **syringe** Wundspritze f
~ **towel** Wund[rand]tuch n
~ **treatment** Wundbehandlung f
wrinkle Falte f, Runzel f
Wrisberg's cartilage Wrisbergscher Knorpel m, Cartilago f cuneiformis, Kegelknorpel m
~ **ganglion** Wrisbergsches Ganglion n, Ganglion n cardiacum (Wrisbergi)
wrist Handwurzel f, Carpus m
~ **joint [proper]** Speichen-Handwurzel-Gelenk n, Articulatio f radiocarpea, proximales Handwurzelgelenk n
~ **joint prosthesis** Handgelenkprothese f
wristdrop Fallhand f, Karpoptose f
writer's cramp (paralysis) Schreibkrampf m
writing centre Schreibzentrum n *(Gehirn)*
wry-head Schiefkopf m, Plagiozephalus m
~ **-neck** Schiefhals m, Tortikollis m, Caput n obstipum
Wuchereria bancrofti Wuchereria (Filaria) f bancrofti *(Erreger der Elephantiasis)*
wuchereriasis Wuchereriasis f, Wuchereriainfektion f

X

x-bacillus X-Bazillus m
X chromosome X-Chromosom n *(Geschlechtschromosom)*
X disease s. Australian X-disease
X factor X-Faktor m, X-Hormon n
X-linked an X-Chromosomen gebunden
X-radiation Röntgenstrahlung f, X-Strahlung f
X-ray/to röntgen, mit Röntgenstrahlen durchleuchten; bestrahlen
X-ray 1. Röntgenstrahl m *(Zusammensetzungen s. a. unter* roentgen ray*)*; 2. s. X-ray photograph
X-ray burn Röntgenstrahlenverbrennung f, Strahlungsverbrennung f
X-ray check Röntgenkontrolle f
X-ray contrast medium Röntgenkontrastmittel n, Kontrastmittel n, KM
X-ray department Röntgenabteilung f
X-ray diagnosis Röntgendiagnose f; Röntgen[strahlen]diagnostik f
X-ray examination Röntgenuntersuchung f
X-ray film 1. Röntgenfilm m; 2. s. X-ray photograph
X-ray induced röntgen[strahlen]induziert
X-ray kymography s. roentgenokymography
X-ray mass examination Röntgenreihenuntersuchung f
X-ray motion picture photography Kineradiographie f, Röntgenfilmaufnahmetechnik f, Röntgenfilmdarstellung f
X-ray of the abdomen Abdomenröntgenaufnahme f
X-ray of the chest Thoraxröntgenaufnahme f
X-ray of the small bowel Dünndarmröntgen[kontrast]aufnahme f
X-ray of the stomach Magenröntgen[kontrast]aufnahme f
X-ray pelvimetry Pelviradiometrie f
X-ray photograph Röntgenbild n, Röntgenaufnahme f
X-ray photographic röntgenfotografisch
X-ray photography Röntgen[strahlen]darstellung f, Röntgen n
X-ray picture Röntgenbild n, Röntgenaufnahme f
X-ray plain film Röntgenübersichtsaufnahme f
X-ray plate Röntgenplatte f
X-ray sickness Strahlenkrankheit f, Strahlenkater m
X-ray sign Röntgenzeichen n
X-ray technician Röntgentechniker m
X-ray technique Röntgen[strahlen]technik f
X-ray therapy (treatment) Röntgen[strahlen]therapie f, Röntgenstrahlenbehandlung f
X-ray tube Röntgenröhre f
X-ray unit Röntgeneinheit f; Röntgenabteilung f
X-rayed/to be geröntgt werden
X-rays Röntgenstrahlen mpl, X-Strahlen mpl, Röntgenstrahlung f
xanthaemia Xanthämie f *(Vorhandensein gelber Substanzen im Blut)*

xanthelasma 698

xanthelasma Xanthelasma n [palpebrarum] *(Cholesterineinlagerung in den Lidern)*
xanthelasmatosis Xanthelasmatose f *(Häufung von Cholesterineinlagerungen in der Haut)*
xanthelasmoidea Urticaria f pigmentosa
xanthic 1. Xanthin..., 2. gelb, gelblich
~ **calculus** Xanthinstein m
xanthine Xanthin n, 2,6-Dihydroxypurin n
~ **oxidase** Xanthinoxydase f, Aldehydoxydase f, Schardingersches Enzym n
xanthinuria Xanthinurie f, Xanthinausscheidung f im Urin
xanthochroia Gelbfärbung f
xanthochromatic xanthochrom[atisch], gelbfarbig, gelbgefärbt, hellfarbig
xanthochromia Xanthochromie f, Gelb[braun]färbung f *(z. B. der Gehirnflüssigkeit)*
xanthochromic s. xanthochromatic
xanthochroous xanthoderm, gelbhäutig
xanthocyanop[s]ia Xanthozyanopsie f, Gelb-Blau-Sehen n
xanthocyte Xanthozyt m, gelbpigmentierte Zelle f
xanthoderm Gelbhäutiger m
xanthoderma, xanthodermia Xanthodermie f, Gelbfärbung f der Haut; Pergamenthaut f
xanthodontous gelbzahnig
xanthogranuloma Xanthogranulom n
xanthogranulomatosis Xanthogranulomatose f, Hand-Schüller-Christian-Syndrom n, Lipoidgranulomatose f
xanthogranulomatous xanthogranulomatös
xanthoma Xanthom[a] n, Gelbknoten m [der Haut]
~ **cell** Xanthomzelle f, Schaumzelle f
~ **diabeticorum** Xanthoma n diabeticorum
~ **disseminatum** Xanthoma n disseminatum
~ **tuberosum** Xanthoma n tuberosum, Lipoidgicht f
xanthomatosis Xanthomatose f *(Cholesterinstoffwechselstörung)*
xanthomatous xanthomatös, Xanthom...
xanthophyll Xanthophyll n *(Lipochromfarbstoff)*
xanthopia s. xanthopsia
xanthoproteic Xanthoprotein...
~ **acid** Xanthoproteinsäure f
~ **reaction** Xanthoproteinreaktion f, Xanthoproteinprobe f *(Tryptophan- und Tyrosinnachweis)*
xanthoprotein Xanthoprotein n
xanthopsia Xanthopsie f, Gelbsehen n
xanthopsin Xanthopsin n *(Sehfarbstoff)*
xanthopterin Xanthopterin n, Uropterin n, 2-Amino-4,6-dihydroxypteridin n
xanthorrhoea Xanthorrhoe f, Gelbfluß m, gelber Scheidenausfluß m
xanthosine Xanthosin n *(Nukleosid)*
xanthosis Xanthose f *(Gelbverfärbung der Haut durch Karotin)*
xanthuria s. xanthinuria
xanthydrol Xanthydrol n, Xanthen-9-ol n *(zum Harnstoffnachweis)*

xanthylic Xanthin...
xenoantibody Xenoantikörper m, artfremder Antikörper m
xenoantigen Xenoantigen n, artfremdes Antigen n
xenodiagnosis Xenodiagnose f; Xenodiagnostik f, Fremddiagnostik f
xenogenesis Xenogenese f *(Entstehung von Nachkommen ohne Elternähnlichkeit)*
xenogenic, xenogenous xenogen, artfremd; heterolog
xenograft Xenograft n, artfremdes (heterologes) Transplantat n
xenology Xenologie f, Parasiten-Wirt-Lehre f
xenomenia vikariierende Menstruation (Blutung) f
xenophobia Xenophobie f, Fremdenabneigung f; Fremdenfeindlichkeit f
xenoplastic xenoplastisch
xenoplasty Xenoplastik f
Xenopsylla cheopis Xenopsylla f cheopis, Pestfloh m
xeransis Trocknung f, Austrocknung f, Vertrocknung f
xerantic [aus]trocknend, vertrocknend
xerasia Xerasie f, Haartrockenheit f; Haaraustrocknung f
xerocheilia Xerocheilie f, Lippentrockenheit f; Lippenaustrocknung f
xeroderma Xeroderma n, Pergamenthaut f, trockene Haut f
~ **pigmentosum** Xeroderma n pigmentosum, Melanosis f lenticularis progressiva
xerodermatic Xeroderm...
xerodermia Xerodermie f, Hauttrockenheit f; Hautaustrocknung f
xeroma Bindehauttrockenheit f; Augenbindehautaustrocknung f
xeromenia Xeromenie f *(Menstruationsbeschwerden ohne Blutung)*
xeromycteria Nasenschleimhauttrockenheit f; Nasenschleimhautaustrocknung f
xerophagy Xerophagie f *(Ernährung durch getrocknete Nahrung)*
xerophthalmia Xerophthalmie f, Xerosis f conjunctivae, Xerose f, Hornhaut- und Bindehauteintrocknung f, Augendarre f
xerophthalmic xerophthalmisch, Xerophthalmie...
xeroradiography Xeroradiographie f
xerorhinia s. xeromycteria
xerosalgia Xerosalgie f, Austrocknungsschmerz m
xerosis s. 1. xerophthalmia; 2. xerodermia
xerostomia Xerostomie f, Mundtrockenheit f; Mund[höhlen]austrocknung f
xerotic xerotisch, trocken, eingetrocknet, Xerose...
xerotocia Partus m siccus, Geburt f nach vorzeitigem Fruchtwasserabgang
xiphisternal s. xiphosternal
xiphocostal xiphokostal, Schwertfortsatz-Rippen-...

~ **ligament** Ligamentum n costoxiphoideum
xiphodynia Xiphodynie f, Schwertfortsatzschmerz m
xiphoid 1. xiphoid, schwertartig, schwertförmig, Schwert...; 2. Schwertfortsatz...
xiphoid s. xiphosternum
~ **angle** Xiphoidwinkel m, Schwertfortsatzwinkel m
~ **cartilage (process)** s. xiphosternum
xiphoiditis Xiphoiditis f, Schwertfortsatzentzündung f
xiphopagus Xiphopagus m, Doppelmißgeburt f mit Brustbeinverschmelzung
xiphosternal xiphosternal, Brustbein[körper]-Schwertfortsatz-...
~ **articulation (joint)** s. ~ junction
~ **junction (synchrondrosis)** Synchondrosis f xiphosternalis
xiphosternum Processus m xiphoideus [sterni], Schwertfortsatz m, Xiphoid n
xiphoumbilical xiphoumbilikal, Schwertfortsatz-Nabel-...
XO syndrome XO-Syndrom n, Gonadendysgenesie-Syndrom n, Gonadendysgenesie f
xylene, xylol Xylol n, Dimethylbenzol n
xylosuria Xylosurie f, Xyloseausscheidung f im Urin
xyphoid s. xiphosternum
xyrospasm Xyrospasmus m, Rasiererkrampf m, Keirospasmus m
xyster Raspatorium n, Raspel f

Y

Y chromosome Y-Chromosom n (Geschlechtschromosom)
Y factor Pyridoxin n
Y ligament [of Bigelow] Ligamentum n iliofemorale
Y-linked an Y-Chromosomen gebunden
Y-type infusion pathway Y-Infusionssystem n; Y-Stück n
yaba [pox] virus Yabapoxvirus n
yawey Frambösiekranker m
yawn/to gähnen
yaws Framboesia f tropica, Frambösie f, Himbeerkrankheit f, Himbeerwarzensucht f, Himbeerpocken pl, Erdbeerpocken pl (durch Treponema pertenue)
yeast Hefe f; Hefepilz m
~ **septicaemia** Hefepilzseptikämie f
yellow blindness Gelbblindheit f
~ **body** Gelbkörper m, Corpus n luteum
~ **bone marrow** gelbes Knochenmark n, Fettmark n, Medulla f ossium flava
~ **cross** s. yperite
~ **enzyme** gelbes Ferment n, Flavinenzym n, Flavoproteid n
~ **fat disease** Gelbfettkrankheit f, Gelbfetterkrankung f
~ **fever** Gelbfieber n, Febris f biliosa, Schwarzes Erbrechen n
~ **fever vaccination** Gelbfiebervakzination f, Gelbfieberimpfung f
~ **fever vaccine** Gelbfiebervakzine f, Gelbfieberimpfstoff m
~ **fibre** elastische Faser (Bindegewebsfaser) f
~ **hepatization** gelbe Hepatisation f (bei Lungenentzündung)
~ **jack** s. ~ fever
~ **marrow** s. ~ bone marrow
~ **pigment of the macula** Makulagelb n
~ **spot [of the retina]** Macula f lutea, gelber Fleck m der Netzhaut (Stelle des schärfsten Sehens)
yohimbine Yohimbin n (Alkaloid)
yoke-bone Jochbein n, Os n zygomaticum
yolk Dotter n, Eidotter n
~ **sac** Dottersack m, Saccus m vitellinus (omphaloentericus), Nabelbläschen n
~-**sac culture** Dottersackkultur f
~-**sac entoderm** Dottersackentoderm n
~ **stalk** Dottergang m, Ductus m omphaloentericus
Yoshida tumour Yoshida-Tumor m, Yoshida-Sarkom n
young female syndrome Aortenbogensyndrom n, Takayasusches Syndrom n, Takayasu-Krankheit f
~ **monocyte** Promonozyt m
yperite Yperit n, Lost n, Senfgas n, Dichlordiäthylsulfid n (hautschädigender Kampfstoff)

Z

Z flap Z-Lappen m
Z-plastic relaxing operation Z-Plastik f, Z-Lappenplastik f (plastische Chirurgie)
Z stitch Z-Naht f
Zeis's glands Zeissche Drüsen fpl, Wimpernbalgdrüsen fpl
Zenker's degeneration Zenkersche Muskeldegeneration (wachsige Entartung) f
~ **diverticulum (pouch)** Zenkersches Divertikel n, Ösophagusdivertikel n, Ösophagus[pulsions]divertikel n
Ziehl-Neelsen stain [for tubercle bacilli] Ziehl-Neelsensche Tuberkelbazillenfärbung f
~-**Neelsen staining procedure (technique)** s. Ziehl-Neelsen stain
zinc chills Zinkfieber n
~ **mercuric-oxide pacemaker battery** Zink-Quecksilberoxid-Schrittmacherbatterie f
~ **oxide** Zinkoxid n (Dermatikum)
~ **poisoning** Zinkintoxikation f, Zinkvergiftung f
~ **sulphate turbidity test** Zinksulfattrübungstest m(Leberfunktionsprobe)
Zinn's central artery Zinnsche Zentralarterie f, Arteria f centralis retinae
~ **circle** Zinnscher Gefäßkranz m, Circulus m arteriosus nervi optici
~ **zonule** Zinnsche Zone f, Zonula f ciliaris (Zinni), Linsenaufhängeband n

zoanthropy

zoanthropy Zo[o]anthropie f *(Wahnvorstellung der Tierverwandlung)*
Zollinger-Ellison syndrome Zollinger-Ellison-Syndrom n *(Magengeschwürbildung bei gastrinbildendem Tumor)*
zona 1. Zone f, [umschriebener] Bezirk m, Gürtel m; 2. s. zoster
~ **intermedia** Zona (Pars) f intermedia, Zwischenzone f der Hypophyse, Hypophysenzwischenlappen m
zonaesthesia Zonästhesie f, Gürtelgefühl n, Gürtelschmerz m
zonal, zonary gürtelförmig, Gürtel...
zone therapy Reflexzonentherapie f, Reflexzonenbehandlung f
zonula s. zonule
zonular zonular, Zonula...
~ **cataract** Schichtstar m, Cataracta f zonularis
~ **fibres** Zonulafasern fpl, Fibrae fpl zonulares
zonule Zonula f, kleiner Bezirk (Gürtel) m
~ **of Zinn** s. Zinn's zonule
zonulitis Zonulitis f, Entzündung f der Zonula ciliaris
zonulotomy Zonulotomie f, Durchtrennung f der Zonula ciliaris, [operative] Linsenaufhängebanddurchtrennung f
zooerastia Zooerastie f, Zoophilia f erotica, geschlechtliche Unzucht f mit Tieren
zoogloea Zoogloea f *(Interzellularsubstanz in Bakterienkolonien)*
zoogloeic Zoogloea...
zoograft Zograft n, Tiertransplantat n
zoomania Zoomanie f, krankhafte Tierliebe f
zoonosis Zoonose f, Tierkrankheit f
zoonotic zoonotisch, Zoonose..., Tierkrankheits...
zooparasite Zooparasit m, Tierparasit m
zooparasitic zooparasitisch, Zooparasiten..., Tierparasiten...
zoophagous zoophag, fleischessend
zoophilia Zoophilie f, Tierliebe f, Tierzuneigung f
zoophilic zoophil, tierliebend
zoophobia Zoophobie f, Tierfurcht f, Tierabneigung f
zooplastic graft s. zoograft
zooplasty Zooplastik f, Tiertransplantatverpflanzung f
zoopsia Zoopsie f, Tiersehen n *(Wahnvorstellung)*
zoosperm 1. Zoospermium n, Samenfaden m (s. a. sperm); 2. s. zoospore
zoospermia Zoospermie f *(Vorhandensein von Samenfäden im Ejakulat)*
zoospore Zoospore f, Schwärmzelle f, Schwärmspore f
zootoxin Zootoxin n, Tiergift n, tierisches Gift (Toxin) n
zoster Zoster m, Herpes m zoster, Gürtelrose f
~ **immune globulin** Zoster-Immunglobulin n
zosteriform, zosteroid zosterartig, zosterähnlich, gürtelrosenförmig
zuckerguss liver Zuckergußleber f

~ **spleen** Zuckergußmilz f
Zuckerkandl's convolution Gyrus m paraterminalis
zygapophyseal Wirbel[körper]gelenkfortsatz-...
zygapophysis Wirbel[körper]gelenkfortsatz m
zygoma s. zygomatic bone
zygomatic zygomatisch, Jochbein..., Jochbogen...
~ **arch** Arcus m zygomaticus, Jochbogen m
~ **bone** Zygoma n, Os n zygomaticum, Jochbein n, Jochbogen m
~ **fossa** Fossa f infratemporalis, Unterschläfengrube f
~ **fracture** Jochbeinfraktur f
~ **margin** Margo m zygomaticus alae majoris
~ **muscle** Musculus m zygomaticus, Jochbeinmuskel m
~ **nerve** Nervus m zygomaticus
~ **process of the frontal bone** Processus m zygomaticus ossis frontalis
~ **process of the maxilla** Processus m zygomaticus maxillae
~ **process of the temporal bone** Processus m zygomaticus ossis temporalis
~ **region** Regio f zygomatica, Jochbeinregion f
zygomaticofacial zygomatikofazial, Jochbein-Gesichts-...
zygomaticofrontal zygomatikofrontal, Jochbein-Stirn[bein]-...
~ **suture** Sutura f zygomaticofrontalis, Jochbein-Stirnbein-Naht f
zygomaticomaxillary zygomatikomaxillär, Jochbein-Oberkiefer-...
~ **suture** Sutura f zygomaticomaxillaris, Jochbein-Oberkiefer-Naht f
zygomatico-orbital zygomatikoorbital, Jochbein-Augenhöhlen-...
~ **artery** Arteria f zygomaticoorbitalis, Jochbein-Augenhöhlen-Arterie f
zygomaticosphenoid zygomatikosphenoidal, Jochbein-Keilbein-...
zygomaticotemporal zygomatikotemporal, Jochbein-Schläfen[bein]-...
~ **suture** Sutura f temporozygomatica (zygomaticotemporalis)...
zygomaticus [muscle] s. zygomatic muscle
zygomatitis Zygomatitis f, Jochbeinentzündung f
zygomaxillary s. zygomaticomaxillary
zygomycetes Zygomyzeten mpl, Jochpilze mpl
zygospore Zygospore f, Jochpilzspore f
zygote Zygote f, befruchtete Eizelle f
zygotic zygotisch, Zygoten...
zymase Zymase f *(Enzym)*
zyme s. enzyme
zymochemistry Fermentationschemie f
zymogen Zymogen n, Proferment n, inaktive Enzymvorstufe f
~ **granule** Zymogenkörnchen n, Prosekretkörnchen n *(z. B. in der Bauchspeicheldrüse)*
zymogenic, zymogenous zymogen, zymotisch, fermentierend, Gärung bewirkend
zymohexase Zymohexase f, Aldolase f *(Enzym)*

zymohydrolysis enzymatische Hydrolyse *f*
zymologic zymologisch
zymology Zymologie *f*, Fermentationslehre *f*, Gärungslehre *f*
zymolysis Zymolyse *f*, Fermentation *f*
zymolytic Zymolyse…, Fermentations…
zymophore zymophore Gruppe *f (aktiver Enzymabschnitt)*

zymophoric, zymophorous zymophor
zymoplastic enzymbildend, fermentbildend
zymoprotein Enzymprotein *n*, Fermenteiweiß *n*
zymosis 1. Gärung *f*, Fermentation *f*; 2. Infektionskrankheit *f*
zymotic 1. żymotisch, fermentativ, gärend; 2. ansteckend, epidemisch, Infektions…

VERZEICHNIS HÄUFIGER WORTBILDUNGSELEMENTE

1. Vorsilben

abdomin... Abdomin[o]..., Abdomen..., Bauch...
acanth... Akantho..., Dorn...; Stachel...
acar... Akar[i]..., Milben...; Krätze...; Juck...
acou... Aku..., Hör...
acr... Akr[o]..., Akren...
adelpho... Adelph[o]..., Bruder...
aden... Aden[o]..., Drüsen...
adip... Adip[o]..., Fett..., Fettgewebs...
adren... 1. Adren[o]..., Drüsen...; 2. Adrenal..., Nebennieren...
aetio... Ätio..., Krankheitsursachen...
alb... Alb[o]..., Weiß...; Albino...
alg... Alg[io]..., Algo..., Schmerz...
ali... Ali..., Flügel...
allant... Allant[o]..., Allantois...
allelo... Allelen..., Genpaar...
alveol... Alveolen..., Alveolar...
amel... Amel[o]..., Enamel..., Schmelz..., Zahnschmelz...
amnio... Amnio[n]..., Eihaut...
amoeb... Amöb[o]..., Amöben...
amygdal... Amygdal[o]..., Mandel...
anchyl... *s.* ankyl...
andr... Andr[o]..., männlich
angi... Angi[o]..., Gefäß...
ankyl... Ankyl[o]..., Haken...; Krümmungs...; Gelenkversteifungs...; Verwachsungs...
ano... Anus..., Anal..., After...
anthrac... Anthrax..., Milzbrand...
anthrop... Anthrop[o]..., Mensch[en]...
antr... Antr[o]..., Antrum...
aort... Aort[o]..., Aorta..., Aorten..., Körperschlagader...
apic... Apik[o]..., Apex..., Spitzen...
append... Append[iko]..., Appendix..., Wurmfortsatz...
arachn... Arachnoidea..., Spinnenhaut...
arrhen... Arrhen[o]..., männlich
arteri... Arteri[o]..., Arterien..., Schlagader...
arthr... Arthr[o]..., Gelenk...
asthen... Asthen[o]..., Asthenie..., Körperschwäche...
athero... 1. Athero..., Atherom...; 2. Degenerations...
atlant... Atlant[o]..., Atlas...
atri... Atri[o]..., Atrium..., Vorhof...
audio... Audio..., Hör...
audit... Audit[o]..., Hör...
aur..., auriculo... Aur[i]..., Aurikulo..., Auro..., Ohr...
ax... Ax[o]..., Axon..., Achsenzylinder...

bacteri... Bakteri[o]..., Bakterien...
balan... Balan[o]..., Glans..., Eichel...
brachi... Brachi[o]..., Arm...
brachy... Brachy..., Kurz...
brady... Brady..., Langsam...
branchi... Branchi[o]..., Branchial..., Kiemen...; Kiemenbogen...
bronch... Bronchi[o]..., Bronchial..., Bronchien...
bucco... Bukk[o]..., Wangen...
bulb... Bulb[o]..., Bulbus...

caec... Caec[o]..., Zäkum..., Zökum..., Blinddarm...
calcaneo... Kalkaneo..., Kalkaneus...; Fersenbein...
canth... Kanth[o]..., Kanthus...
carcin... Karzino..., Krebs...
cardi... 1. Kardi[o]..., Kardial..., Herz...; 2. Kardia..., Kardio..., Magenmund...
cario... Kario..., Karies...
carp... Karp[o]..., Karpus..., Hand[wurzel]...
cary... *s.* kary...
caud... Kaud[o]..., Kauda..., Schwanz...
cel... *s.* coel...
cellul... Zellul[o]..., Zell[en]..., Zellulär...
cephal... Zephal[o]..., Kephal[o]..., Kopf...
cerat... Kerat[o]..., Horn...
cerebell... Zerebell[o]..., Zerebellum..., Kleinhirn...
cerebr... Zerebr[o]..., Zerebrum..., Gehirn..., Großhirn..., Hirn...
cervic... 1. Zervik[o]..., Zervikal..., Hals...; 2. Zervik[o]..., Zervix..., Zervikal..., Gebärmutterhals...
cheil... Cheil[o]..., Lippen...
cheir..., chir... Cheir[o]..., Hand...
chol... Chol[o]..., Chole..., Gallen...
cholangi... Cholangi[o]..., Gallengang[s]...; Gallenweg[s]...
chondr... Chondr[o]..., Knorpel...
chord... 1. Chord[o]..., Chorda..., Band...; Stimmband...; 2. Chorda..., Rückgrat...
chori... 1. Chori[o]..., Chorion..., Zottenhaut...; Chori[o]..., Zotten...; 2. Choroid[o]..., Aderhaut...
chromat... 1. Chromat[o]..., Farb...; Pigment...; 2. Chromatin...
chyl... Chyl[o]..., Chylus..., Milchsaft...
cili... Zili[o]..., Zilien..., Wimpern...
cleid... Kleido..., Schlüsselbein..., Klavikula...
clitorid... Klitorid[o]..., Klitoris..., Kitzler...
cocc... Kokk[o]..., Kokken..., Kokkus..., Kugelbakterien...
coccidi... Kokzidio..., Kokzidien...

Vorsilben

coccyg... Kokzyg[o]..., Steißbein...
coel... Zöl[o]..., Zölom..., Höhlen...; Bauchhöhlen..., Abdomen...
col... Kol[o]..., Kolon..., Dickdarm...
colp... Kolp[o]..., Scheiden..., Vagina...
condyl... Kondyl[o]..., Kondylen..., Gelenkkopf..., Gelenkfortsatz..., Knöchel...
copr... Kopr[o]..., Kot...
corne... Korne[o]..., Kornea..., Hornhaut...
cortico... Kortik[o]..., Kortex..., Rinden...
cost... Kost[o]..., Kostal..., Rippen...
cox... Kox..., Hüft[en]...; Hüftgelenk[s]...
crani... Krani[o]..., Kranial..., Schädel...
cub... Kubital...
cut... Kut[i]..., Kutan..., Haut...
cycl... 1. Zykl[o]..., Ziliarkörper...; 2. Ring...
cyesio... Schwangerschafts...
cyst... Zyst[o]..., Zysten..., Blasen...; Gallenblasen...; Harnblasen...
cyt... 1. Zyt[o]..., Zell[en]...; 2. Zellplasma...

dacry... Tränen..., Lakrimal...; Tränendrüsen...
dactyl... Daktyl[o]..., Finger...; Zehen...
dent... Dent[o]..., Dental..., Zahn...
dextr... Dextr[o]..., Rechts...
derm... Derm[a]..., Haut..., Kutis..., Kutan...
didym... Didym..., Hoden..., Testikel...
disc... Scheiben...
dors... Dors[o]..., Dorsal..., Rücken...
duoden... Duoden[o]..., Duodenal..., Zwölffingerdarm...

elytr... Elytr[o]..., Vagina[l]..., Scheiden...
embry... Embry[o]..., Embryonal..., Keim..., Fötal..., Fetal...
emet... Emet[o]..., Brech..., Erbrechen...
encephal... Enzephal[o]..., Gehirn..., Hirn...
endotheli... Endotheli[o]..., Endothelium...
epiderm... Epiderm[o]..., Epidermis..., Oberhaut...
epididym... Epididym[o]..., Nebenhoden...
epilept... Epilept[o]..., Epilepsie...
epiplo... Epiploon..., Netz..., Omentum...
episio... Episio..., Vulva...
epitheli... Epitheli[o]..., Epithel...
erythr... 1. Erythr[o]..., Erythrozyto..., Erythrozyten...; 2. Rot...
eury... Eury..., Breit..., Weit...

femoro... Femoro..., Femoral..., Femur..., Oberschenkel[knochen]...
feto... *s.* foeti...
fibr... 1. Fibr[o]..., Faser...; 2. Fibroma...; 3. Fibrin[o]...
foeti... Föto..., Fötus..., Fetus...

galact... Galakt[a]..., Galakto..., Milch...
gangli... Gangli[o]..., Ganglion...
gastr... Gastr[o]..., Magen...
gen... 1. Gen[o]..., genetisch; 2. Genital..., Geschlechts...; 3. Generations...

geront... Geront[o]..., Gero..., Alters...
gingiv... Gingiv[o]..., Gingiva..., Zahnfleisch...
gli... 1. Gli[o]..., Glia..., Neuroglia...; 2. Gliom...
glomerul... Glomerul[o]..., Glomerulum..., Nierenglomerulum...
gloss... 1. Gloss[o]..., Zungen...; 2. Sprach...
gluteo... Gluteo..., Gluteal..., Gesäß...
gnath... Gnath[o]..., Kiefer...
granul... Granul[o]..., Granular..., Körner...; Granulations...
gyn[aec]... Gynäk[o]..., Frau[en]...
gyr... Gyr[o]..., Gyrus..., Hirnwindungs...

haem... Häm[o]..., Blut...
helminth... Helminth[o]..., Wurm...
hepat... Hepat[o]..., Leber...
heredo... Heredo..., Erb..., Vererbungs...
heter... Heter[o]..., Fremd...
hidr... Hidr[o]..., Schwitzen...; Schweiß...
histi... Hist[io]..., Gewebe..., Gewebs...
humero... Humero..., Humerus..., Oberarmknochen...
hypn... 1. Schlaf...; 2. Hypnose...
hyster... 1. Hyster[o]..., Gebärmutter..., Uterus..., Utero...; 2. Hysterie...

icter... Ikter[o]..., Ikterus..., Gelbsucht...
ile... Ile[o]..., Ileum..., Krummdarm...
ili... Ili[o]..., Ilium..., Darmbein...
in... In[o]..., Faser...; Muskelfaser..., Muskel...
incud... Inkud[o]..., Inkus..., Amboß...
inguin... Inguin[o]..., Inguin[al]..., Leisten...
irid... Irid[o]..., Iris..., Regenbogenhaut...
ischi... Ischi[o]..., Ischium..., Ischial...

jejun... Jejun[o]..., Jejunum..., Leerdarm...
juxta... juxta..., nah [gelegen]

kary... Kary[o]..., Zellkern..., Kern..., Nukleus...
kerat... 1. Kerat[o]..., Keratin..., Horn...; 2. Kerat[o]..., Hornhaut..., Kornea...
klept... Klept[o]..., Stehl..., Diebstahl...

labio... Labio..., Labial..., Lippen...
lact... Lakt[o]..., Milch...
laryng... Laryng[o]..., Larynx..., Kehlkopf...
lecith... Lezith[o]..., Lezithin...; Eigelb...
leio... Leio..., glatt...
lemmo... Lemmo..., Neurilemm...
lept... Lept[o]..., dünn..., fein...; schmal..., eng...; leicht..., mild...; schwach...
leuc... 1. Leuk[o]..., Leukozyten...; 2. Weiß...
lieno... Lien[o]..., Milz..., Splen[o]...
lingu... Lingu[o]..., Zungen...
lio... *s.* leio...
lip... Lip[o]..., Fett..., Lipid...
lith... Lith[o]..., Stein...
log... Log[o]..., Wort..., Rede...; Denk...

Vorsilben

lumb... Lumbo..., Lumbar..., Lenden...
lute... Lute[o]..., Luteal..., Gelbkörper...
lymph... Lymph[o]...
lymphaden... Lymphaden[o]..., Lymphknoten..., Lymphdrüsen...
lymphangi... Lymphgefäß...

mal... Mal..., Miß..., Fehl...
mamill... Mamill[o]..., Mamillen..., Brustwarzen..., Brustnippel...
mamm... Mamm[o]..., Mamma..., Brust...
mandibul... Mandibul[o]..., Mandibula[r]..., Unterkiefer...
mast... 1. Brust...; Brustwarzen...; Brustdrüsen...; 2. Mastoid..., Warzenfortsatz...
maz... 1. Brust...; 2. Plazenta[r]..., Mutterkuchen...
mel 1. Wangen..., Backen...; 2. Extremitäten..., Glied[er]...
melan... 1. Melanin...; 2. Melan[o]..., Schwarz...
men... Men[o]..., Menstruations...
mening... Mening[o]..., Meninx..., Hirnhaut...
menisc... 1. Meniskus...; 2. Sichel..., Semilunar...
mento... Ment[o]..., Kinn...
mer... 1. Oberschenkel...; 2. Mer[o], Teil..., Partial...
mes... 1. Mes[o]..., Mittel..., Zwischen...; 2. Mesenterium..., Mesenterial...; 3. Mesoderm[al]...
metr... Metr[o]..., Uterus..., Gebärmutter...
mio... 1. Mio..., Kontraktions..., Konstriktions...; 2. Rudimentär..., Rudiment...
mit... 1. Mitose...; 2. Faden...
mnem... Mnem[o]..., Gedächtnis...
morph... Gestalt[s]..., Form..., Struktur...
muc... 1. Muk[o]..., Mukus..., Schleim...; 2. Mukosa..., Schleimhaut...; 3. Muzin...
my... 1. My[o]..., Muskel...; 2. Myom...
myc... Myk[o]..., Pilz...
myel... 1. Myel[o]..., Mark...; Knochenmark...; Rückenmark...; 2. Myelin...; 3. Markscheiden...
myring... Myring..., Trommelfell...
myx... 1. Myx[o]..., Schleim..., Mukus...; 2. Myxoma...

nan... Nan[o]..., Zwerg...
narc... 1. Taubheits...; Stupor...; 2. Narkose...; 3. Tiefschlaf..., Schlaf...
nas Nas[o]..., Nasen...
necr... 1. Toten..., Leichen...; 2. Nekrose...
nem... 1. Nem[o]..., Faden..., Filament...; 2. Nematoden...
nephr... Nephr[o]..., Nieren...
neur... Neur[o]..., Neural..., Nerven...
noci... Schmerz...
nocto... s. nyct...
nos... Noso..., Krankheits...
not... Not[o]..., Rücken...; Dorsal...
nucle... Nukle[o]..., Kern..., Nukleus...

nyct... Nykt[o]..., Nokt[o]..., Nacht...
nystagm... Nystagm[o]..., Nystagmus..., Augenzittern...

occipit... Okzipit[o]..., Okzipital..., Hinterhaupt[s]...
occlus... Okkluso..., Okklusions..., Verschluß...
ocul... Okul[o]..., Augen...
odont... Odont[o]..., Zahn...
odyn... Odyn[o]..., Schmerz...
oesophag... Ösophag[o]..., Ösophagus..., Speiseröhren...
om... Schulter...
oment... Oment[o]..., Omentum..., Netz..., Epiploon...
omphal... Omphal[o]..., Nabel..., Umbilikal...
onco... 1. Onko..., Tumor..., Geschwulst...; 2. Onko..., Volumen...
one[i]r... Oneir[o]..., Traum...
onk... s. onco...
onych... Onych[o]..., Nagel...
oo... Oo..., Ei...
oophor... Oophor..., Ovarial..., Eierstock...
ophthalm... Ophthalm[o]..., Augen..., Augapfel...
opisth... Opisth[o]..., Rücken...; Dorsal...
opt... Opt[o]..., Seh...; Augen...
orchi... Orch[i]..., Hoden...
oro... 1. Oro..., Mund..., Oral...; 2. s. orrho...
orrho... Serum..., Sero...
orth... 1. Orth[o]..., normal..., gerad...; 2. Orthopädie...
osche... Osche[o]..., Skrotal..., Skrotum..., Hodensack...
osm... Osm..., Geruchs...
ossi... Ossi..., Knochen...
oste... Oste[o]..., Knochen...
ot... Ot[o]..., Ohr...
ov... Ov[i]..., Ovo..., Ovum..., Ei...
ovari... Ovari[o]..., Ovarial..., Oophor..., Eierstock...

pachy... 1. Pachy..., Dick...; 2. Dura-mater-...
paed... Päd..., Kinder...
palato... Palat[o]..., Palatum..., Gaumen...
pancre... Pankre[o]..., Pankreas..., Bauchspeicheldrüsen...
papill... Papill[o]..., Papillen...
papulo... Papul[o]..., Papel...
parieto... 1. Pariet[o]..., Parietal..., Scheitel...; 2. Scheitelbein...
path... Path[o]..., Krankheits...
ped... 1. Ped[o]..., Pedal..., Fuß...; 2. s. paed...
pel... Schlamm...
pell... Pell..., Haut...
pelv... Pelv[o]..., Becken...
pept... 1. Pepsin...; 2. Pepton...
pericardi... Perikardi[o]..., Perikard..., Herzbeutel...
perineo... Perineo..., Perineal..., Perineum..., Damm...

Vorsilben

periost... Periost[eo]..., Knochenhaut...
periton... Periton[eo]..., Peritoneum..., Peritoneal..., Bauchfell...
peroneo... Peron[eo]..., Wadenbein..., Fibula...
petr[i]... 1. Petr[o]..., Felsenbein...; 2. Petr..., Stein...
phac... Phak[o]..., Linsen..., Augenlinsen...
phaeo... Phäo..., Braun...; Dunkel...
phag... Phag[o]..., Phagozyten..., Freßzellen...
phak... s. phac...
phalang... Phalang[o]..., Phalangen..., Phalanx...
pharmaco... Pharmako..., Arznei..., Heilmittel...
pharyng... Pharyng[o]..., Pharynx..., Rachen...
phleb... Phleb[o]..., Ven[e]..., Venen...
phon... Phon[o]..., Laut...; Stimm[en]...; Sprach...
phos... Licht...
phot... Phot[o]..., Foto..., Licht...
phren... 1. Gehirn...; Geist[es]...; 2. Phren[o]..., Diaphragma..., Zwerchfell...; 3. Phrenik[o]..., Phrenikus...
physi... 1. Physiologie...; 2. Physis..., Natur...; 3. Physik...
phyt... Phyt[o]..., Pflanzen...
pil... Pil[o]..., Haar...
pimel... Fett...
plagi... Schief...
plasm... Plasm[o]..., Plasma...; Protoplasma...; Zytoplasma...
plasmod... Plasmodi[o]..., Plasmodien..., Malaria...
plat... Plat[y]..., Flach...; Breit...
pleo... Pleo..., Pleio..., Mehr..., Viel...
plesi[o]... Plesi[o]..., Nah...
pleur... 1. Pleur[o]..., Pleura...; 2. Seiten...; 3. Rippen...
pneo... Atem...; Luft...
pneum... 1. Pneum[ato]..., Luft...; Gas...; 2. Lungen...; 3. Atmungs..., Atem...
pod... 1. Pod[o]..., Fuß...; 2. Pedunkel..., Stiel...
poikilo... Poikilo..., Wechsel...
poli... Poli[o]..., Substantia-grisea-...
presby... Presby[o]..., Alters...
proct... 1. Prokt[o]..., After..., Anus...; 2. Prokt[o]..., Mastdarm..., Rektum...
prosop... Prosop[o]..., Gesichts..., Fazial...
prostat... Prostat[o]..., Vorsteherdrüsen...
prote... Prote[o]..., Protein..., Eiweiß...
psamm... Psamm[o]..., Sand...
psych... 1. Psych[o]..., Seelen...; 2. Psychologie...
pteryg... Pteryg[o]..., Pterygoid..., Flügel[fortsatz]...
ptyal... Ptyal[o]..., Speichel...
pub... Pub[o]..., Pubes..., Scham...
pulmo... Pulm[o]..., Lungen..., Pulmonal...

pupillo... Pupill[o]..., Pupillen...
py... Py[o]..., Eiter...
pyel... Pyel[o]..., Nierenbecken...
pyg... Gesäß...; Steiß...
pykn... Pykn[o]..., Dick...
pyl... Pyl[e]..., Pfortader...
pylor... Pylor[o]..., Magenpförtner...
pyr... Pyr[o]..., Fieber...; Hitze...
pyret... Pyreto..., Fieber...

quin... Quin..., Chinin...

rachi... Rachi[o]..., Spinal..., Wirbelsäulen..., Rückgrat...
radicul... Radikul[o]..., Radix..., Wurzel...; Nervenwurzel...; Zahnwurzel...
radio... 1. Radio..., Strahlungs..., Strahlen...; 2. radioaktiv; 3. Radius..., Speichen...
rect... Rekt[o]..., Rektum..., Rektal..., Mastdarm...
reno... Ren[o]..., Renal..., Nieren...
reticul... Retikul[o]..., Retikulum..., Netz...
retin... Retin[o]..., Retina..., Netzhaut...
retro... Retro..., Rück[wärts]...; hinter... liegend
rhabd... 1. Rhabd[o]..., Stock..., Stab...; 2. Rhabd[o]..., Streifen..., Querstreifen...
rhachi... s. rachi...
rheo... Rheo..., Fluß..., Fließ...
rhin... Rhin[o]..., Nasen...
rhiz... Rhiz..., Wurzel...
rhomb... Rhomb..., Rauten...
rubr... 1. Rubr[o]..., Rot...; 2. Nucleus-ruber-...

sacr... Sakr[o]..., Sakral..., Sakrum..., Kreuzbein...
salping... 1. Salping[o]..., Eileiter...; 2. Salping[o]..., Ohrtrompeten...
sangui[no]... Sangui..., Blut...
sapr... Sapr[o]..., Fäulnis...
sarc... Sark[o]..., Muskel..., Fleisch...
scaph... Skaph[o]..., Skaphoid..., Kahnbein...
scapul... Skapul[o]..., Skapula..., Schulterblatt...
scat... Skat[o]..., Stuhl..., Fäkal..., Kot...
sci... s. skia...
schisto... Schisto..., Spalt...
schiz... 1. Schiz[o]..., Spalt...; 2. Schizophrenie...
scler... 1. Sklera..., Lederhaut...; 2. Verhärtungs...; Sklerose...
scot... Skot[o]..., Dunkel...
sept... Septum..., Scheidewand...
sero... Sero..., Serum...
sial... Sial[o]..., Speichel..., Saliva...
sider... Sider[o]..., Eisen...
sinistr... Sinistr[o]..., Links...
sino..., **sinu**... Sin[o]..., Sinus...
sito... Nahrungs...
skelet... Skelet[o]..., Skelett...
skia... Skia..., Schatten...

Vorsilben

somat... Somat[o]..., Körper...
somn[i]... Somn[o]..., Schlaf...
spasmo... Spasmo..., Krampf...
sperm... Sperm[a]..., Spermi[o]..., Spermo..., Samen...
spermat... Spermat[o]..., Spermatozoen...; Samen...
sphen... 1. Sphen[o]..., Keil...; 2. Keilbein...
sphygmo... Sphygm[o]..., Puls...
spin... 1. Spina..., Dorn[fortsatz]...; 2. Spinal..., Wirbelsäulen..., Rachi...; Rückenmark...
spiro... Spiro..., Atmungs...
splanchn... Splanchn[o]..., Eingeweide..., Viszera...
splen... Splen[o]..., Milz..., Lien[o]...
spondyl... Spondyl[o]..., Wirbel..., Vertebra...
spongi... Spongi[o]..., Schwamm...
spor... Sporo..., Sporen...
squam... Squamo..., Schuppen...
staphyl... 1. Staphyl[o]..., Gaumenzäpfchen..., Uvula...; 2. Gaumensegel..., Gaumen...; 3. Staphylokokken...
stato... Stato..., Gleichgewichts...
steat[o]... Steat[o]..., Fett...
sten... Steno..., Eng...
sterc... Sterko..., Kot..., Fäzes..., Stuhl...
stern... Stern[o]..., Sternal..., Sternum..., Brustbein...
steth... Steth[o]..., Brust[korb]..., Thorax...
stomat... Stomat[o]..., Mund...
strept... 1. Streptokokken...; 2. Streptomyzin...
strio... 1. Strio..., Streifen...; 2. Corpus-striatum-...
styl... Styl[o]..., Griffelfortsatz...
sud... Sud[o]..., Schweiß...
sursum... Sursum..., Aufwärts...
sympath[et]ico..., sympatho... Sympath[ik]o..., Sympathikus...
symphysi... Symphysi[o]..., Symphysen...; Scham[bein]fugen...
syndesm... Syndesm[o]..., Band..., Bänder...
synovi... Synovi[o]..., Synovial...
syphil... Syphil[o]..., Syphilis...
syring... Syring[o]..., Kanal..., Rohr...; Fistel...

tachy... Tachy..., Schnell...
talo... Tal[o]..., Talus..., Astragalus..., Fersenbein...; Fersen...
tars... 1. Tars[o]..., Tarsus..., Lidknorpel...; 2. Tarsus..., Fußwurzel...
tel... Tel[o]..., End..., Final...
temporo... Temporo..., Temporal..., Schläfen...; Schläfenbein...
teno... Teno..., Sehnen...
terat[o]... Terat[o]..., Mißgeburt...
tetan... 1. Tetanus..., Wundstarrkrampf...; 2. Tetanie..., Starrkrampf..., Muskelkrampf...
thalam... Thalam[o]..., Thalamus..., Sehhügel...
thanat... Thanato..., Tod[es]...

thec... Thek[o]..., Theka..., Kapsel..., Hüllen...
thel... Thel[o]..., Brustwarzen...
thigmo... Thigm[o]..., Berührungs...
thorac... Thorak[o]..., Thorax..., Brustkorb..., Brust...
thromb[o]... 1. Thromb[o]..., Thrombus..., Blutgerinnsel...; 2. Blutgerinnungs...; 3. Thrombose...
thym... Thym[o]..., Thymus...
thyr... 1. Thyr[e]o..., Schilddrüsen...; 2. Schildknorpel...
tibio... Tibi[o]..., Tibia..., Schienbein...
toco..., toko... Toko..., Geburts...
tomo... Tomo..., Schicht...
tono... 1. Tono..., Tonus..., Spannungs...; 2. Druck...
tonsill... Tonsill[o]..., Tonsillen..., Mandel...
tox... Tox[o]..., Toxin..., Gift...
trache... Trache[o]..., Trachea..., Luftröhren...
trachel... Trachel[o]..., Zervikal..., Zervix..., Hals...
traumat... Traumat[o]..., Verletzungs...; Wund...
trich... Trich[o]..., Haar...; Filament...
troph... Troph[o]..., Ernährungs...
tubercul... 1. Tuberkul[o]..., Tuberkel..., Knötchen...; 2. Tuberkulose...
tubo... 1. Tuben..., Eileiter...; 2. Tuben..., Ohrtrompeten...
tympan... 1. Tympan[o]..., Tympanon..., Trommelfell...; 2. Tympan[o]..., Tympanie..., Meteorismus...
typh... Typh[o]..., Typhus...; Fleckfieber...
typhl... 1. Typhl[o]..., Blinddarm..., Zökum...; 2. Typhlo..., Blinden...

ulcero... Ulkus..., Geschwür[s]...
ulo... 1. Ul[o]..., Gaumen..., Gingiva...; 2. Narben...
ur... 1. Ur[o]..., Urin..., Harn...; 2. Ur[a]..., Cauda..., Schwanz...
uran... Uran[o]..., Gaumen...
uretero... Ureter..., Harnleiter...
urethr... Urethr[o]..., Urethra[l]..., Harnröhren...
uric... Urik[o]..., Harnsäure...
urin... Urin..., Harn...
uter... Uter[o]..., Uterus..., Gebärmutter...
uvul... Uvul[o]..., Uvula..., Gaumenzäpfchen..., Zäpfchen...

vag... Vag[o]..., Vagus[nerv]...
vagin... Vagin[o]..., Vaginal..., Scheiden...
valvul... Valvula..., Klappen...
varic[o]... Varik[o]..., Varizen..., Krampfader[n]...
vas... 1. Vas[o]..., Gefäß...; 2. Gefäßnerven...; 3. Samenleiter...
vascul... Vaskul[o]..., Vaskular..., Gefäß...
ven... Ven[e]..., Veni..., Veno..., Venen..., Phleb[o]...
ventr... 1. ventri..., vorn, Vorder[seiten]...;

2. Ventri..., Bauch...; 3. Ventri..., Ventrikel..., Kammer...
ventriculo... Ventrikel..., Kammer...
vermi... Vermi..., Wurm...
vertebr... Vertebr[o]..., Vertebra[l]..., Wirbel...
vesico... Vesik[o]..., Vesikal..., Blasen...; Harnblasen...
vesicul... Vesikul[o]..., Vesikal..., Bläschen..., Blasen...
vestibulo... Vestibulo..., Vestibulum..., Vorhof...
viscer... Viszero..., Viszeral..., Eingeweide...
visuo... Visuo..., Visual..., Seh...
vivi... Vivi..., Lebens..., Lebend...
vulv... Vulv..., Vulva...

xanth... Xantho..., Gelb...
xen... Xen[o]..., Fremd...
xer... Xer[o]..., Trocken...
xiph... Xiph[oid]..., Schwertfortsatz...

zygomatico... Zygomatiko..., Jochbein...
zym... Zym[o]..., Enzym..., Ferment...

2. Nachsilben

...**acousia**...akusie f, ...akusis f, ...hören n
...**adelphus**...adelphus m, ...geschwister n; ...bruder m
...**aemia**...ämie f, ...blütigkeit f
...**aesthesia**...ästhesie f, ...empfindung f, ...wahrnehmung f
...**agogue**...gogum n, ...[treib]mittel n
...**agra**...agra f, ...gicht f
...**airese** s. ...hairese
...**algia**...algie f, ...schmerz m
...**angium**...angium n, ...gefäß n
...**apsis**...apse f, ...berührung f; ...verbindung f
...**arche**...arche f, ...anfang m
...**asthenia**...asthenie f, ...schwäche f
...**auxe**...auxis f, ...auxe f, ...zunahme f, ...wachstum n; ...vermehrung f
...**blast**...blast m, ...keim m, ...sproß m
...**blepsia**...blepsie f, ...sehen n, ...sichtigkeit f
...**campsis**...kampsis f, ...[ver]krümmung f
...**capnia**...kapnie f, ...kohlensäurehaltigkeit f
...**cardia** 1. ...kardie f, ...herzschlagfolge f; 2. ...herzkrankheit f
...**cardium**...kard[ium] n, ...herzblatt n
...**cele** 1. ...zele f, ...hernie f, ...bruch m, ...vorfall m; 2. ...zele f, ...tumor m, ...geschwulst f; 3. ...schwellung f
...**cephalia**...cephalie f, ...zephalie f, ...kephalie f, ...köpfigkeit f, ...schäd[e]ligkeit f
...**cephalus**...cephalus m, ...zephalus m, ...kephalus m, ...kopf m, ...schädel m
...**ceptor**...zeptor m, ...empfänger m

...**chromia**...chromie f, ...farbigkeit f
...**chylia**...chylie f, ...saftigkeit f
...**cide**...zid, ...tötend
...**clasia**...klasie f, ...zerbrechen n
...**clasty**...klastie f, ...zerbrechen n
...**clonia**...klonie f, ...krampf m
...**clusio**...verschluß m, ...schluß m, ...schließung f
...**coele**...zöle f, ...[körper]höhle f
...**crania**...kranie f, ...schädel m, ...kopf m; ...schäd[e]ligkeit f
...**crasia**...krasie f, ...mischung f
...**crine**...krin, ...absondernd
...**crotic**...krot, ...schlagend
...**cyst**...zyste f, ...blase f
...**cyte**...zyt m, ...zelle f
...**cytosis**...zytose f, ...zelligkeit f

...**dactyly**...daktylie f, ...fingrigkeit f
...**derm** 1. ...derm n, ...haut f; 2. ...keimschicht f
...**derma** 1. ...derma n, ...hautkrankheit f; 2. ...hautart f
...**dermia**...dermie f, ...häutigkeit f
...**desis**...dese f, ...verbindung f
...**donesis**...donesis f, ...erschütterung f, ...schlottern n
...**dontia**...dontie f, ...biß m
...**dynamia**...dynamie f, ...kraft f, ...vermögen n
...**dynia**...dynie f, ...schmerz m
...**ectasis**...ektase f, ...erweiterung f, ...ausdehnung f
...**ectomy**...ektomie f, ...resektion f, ...exzision f, ...entfernung f
...**eresis**...erese f, ...ausstoßung f; ...fluß m
...**genia** 1. ...genie f, ...zeugung f; 2. ...genie f, ...kinn n
...**geusia**...geusie f, ...geschmack m
...**glossia**...glossie f, ...züngigkeit f
...**gnathia**...gnathie f, ...kieferigkeit f
...**gnostic**...gnostisch, ...erkennend
...**gram**...gramm n, ...aufnahme f, ...bild n
...**graphia**...graphie f, ...aufzeichnung f, ...darstellung f
...**gynia**...gynie f, ...weiblichkeit f
...**haemia** 1. ...hämie f, ...blutmenge f; 2. ...zellenart f
...**hairese**...[h]airese f, ...härese f, ...ausreißen n
...**iasis**...iasis f, ...krankheit f, ...leiden n; ...befall m
...**iatry**...iatrie f, ...heilkunde f
...**itis**...itis f, ...entzündung f
...**kinesia**...kinese f, ...bewegung f
...**lalia**...lalie f, ...plapperei f
...**lepsy**...lepsie f, ...anfall m
...**lith**...lith m, ...stein m

Nachsilben

...**mastia** ...mastie f, ...brüstigkeit f; ...brust f
...**mania** ...manie f, ...süchtigkeit f; ...sucht f
...**megaly** ...megalie f, ...vergrößerung f
...**melia** ...melie f, ...gliedrigkeit f; ...glied n
...**mnesia** ...mnesie f, ...gedächtnis n, ...erinnerung f
...**morph** ...morph, ...förmig, ...gestaltig
...**myces**, ...**mycete** ...myzet m, ...pilz m
...**myelia** ...myelie f, ...mark n

...**nyxis** ...nyxis f, ...punktion f, ...durchstechung f, ...parazentese f

...**ocular** ...okular, ...äugig
...**odontia** ...odontie f, ...gebiß n
...**oid** ...oid, ...förmig, ...ähnlich, ...artig
...**oma** ...tumor m, ...geschwulst f
...**onychia** ...onychie f, ...nägeligkeit f
...**op[s]ia** ...op[s]ie f, ...sichtigkeit f, ...sehen n
...**orexia** ...orexie f, ...appetit m
...**osis** 1. ...ose f, ...zustand m; 2. ...erkrankung f; 3. ...erhöhung f; 4. ...vermehrung f

...**parous** 1. ...par, ...gebärend; 2. ...produzierend; ...sezernierend
...**path** ...path m, ...kranker m
...**pathic** ...patisch, ...krank
...**pathy** ...pathie f, ...erkrankung f, ...krankheit f, ...leiden n
...**penia** ...penie f, ...mangel m, ...armut f, ...verminderung f
...**petal** ...petal, ...füßig
...**pexy** ...pexie f, ...fixierung f, ...anheftung f
...**phag[e]** ...phag[e] m, ...freßzelle f
...**phagous** ...phag, ...fressend
...**phil[e]** ...phil, ...freundlich, ...liebend
...**philia** ...philie f, ...freundlichkeit f, ...neigung f
...**phobe** ...phob, ...fürchtend
...**phobia** ...phobie f, ...furcht f, ...angst f, ...scheu f
...**phonia** 1. ...phonie f, ...stimmigkeit f; 2. ...phonie f, ...klang m; 3. ...sprachstörung f
...**phoresis** ...phorese f, ...übertragung f
...**phoria** ...phorie f, ...blickrichtung f
...**phrenia** ...phrenie f, ...geistesstörung f
...**phthisis** ...phthise f, ...verminderung f, ...verlust m

...**phyte** ...phyt m, ...auswuchs m
...**plasia** ...plasie f, ...bildung f, ...wachstum n
...**plasty** ...plastik f, ...wiederherstellung f, ...rekonstruktion f
...**plegia** ...plegie f, ...paralyse f, ...lähmung f
...**plegic** ...plegisch
...**pnoea** ...pnoe f, ...atmigkeit f; ...atmung f
...**podia** ...podie f, ...füßigkeit f
...**poiesis** ...poese f, ...bildung f, ...produktion f
...**poietic** ...poetisch, ...bildend, ...produzierend
...**praxia** ...praxie f, ...bewegung f
...**ptosis** ...ptose f, ...senkung f; ...vorfall m
...**rrhachis** 1. ...rrhachis f, ...wirbelsäule f; 2. ...rückenmark n
...**rrhage**, ...**rrhagia** ...rrhagie f, ...blutung f; ...fluß m
...**rrhaphy** ...rrhaphie f, ...naht f
...**rrhexis** ...rrhexis f, ...zerreißung f, ...ruptur f
...**rrhine** ...rrhin, ...nasig
...**rrhoea** ...rrhoe f, ...fluß m

...**schisis** ...schisis f, ...spaltung f
...**scopy** ...skopie f, ...betrachtung f, ...spiegelung f
...**stasis** ...stase f, ...stauung f, ...stockung f
...**stomy** ...stomie f, ...fistelung f

...**thrix** ...thrix f, ...haar n
...**tokous** ...tok, ...gebärend
...**tome** 1. ...tom n, ...messer n; 2. ...tom n, ...segment n
...**tomy** ...tomie f, ...schnitt m, ...inzision f
...**tonia** ...tonie f, ...tonus m, ...spannung f
...**tresia** ...tresie f, ...perforation f, ...durchlöcherung f
...**trichia** ...trichie f, ...haarigkeit f
...**tripsy** ...tripsie f, ...zertrümmerung f
...**trophy** ...trophie f, ...ernährung f
...**tropic** ...trop, ...hinwendend
...**tropism** ...tropismus m, ...hinwendung f

...**uresis** ...urese f, ...harnen n, ...harnung f
...**uria** ...urie f, ...ausscheidung f im Urin

...**version** ...version f, ...neigung f; ...wendung f